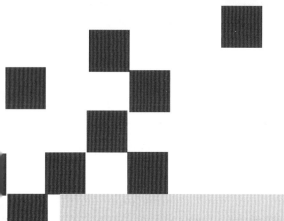

肺部细菌感染临床与影像解析

主编 张 嵩

U0194043

科学出版社

北京

内 容 简 介

本书系统介绍了肺部几大类细菌感染的临床表现和影像特点，以疾病为本、影像为辅，突出疾病和影像的本质联系，侧重影像的诊断和鉴别诊断。每种疾病详细阐述了病因、临床和影像表现、诊断、鉴别诊断、治疗等内容，并辅以大量病例进行解析和说明，理论联系实际、体现临床思维，实用性很强。

本书适合呼吸科医师、影像科医师、全科医师、临床医学研究生及相关人员阅读参考。

图书在版编目 (CIP) 数据

肺部细菌感染临床与影像解析 / 张嵩主编 . —北京：科学出版社，2019.8
ISBN 978-7-03-061947-1

Ⅰ. ①肺⋯　Ⅱ. ①张⋯　Ⅲ. ①肺疾病－细菌－感染－影象诊断
Ⅳ. ① R563.04

中国版本图书馆 CIP 数据核字（2019）第 155345 号

责任编辑：程晓红 / 责任校对：郭瑞芝
责任印制：霍　兵 / 封面设计：吴朝洪

科 学 出 版 社 出版
北京东黄城根北街 16 号
邮政编码：100717
http://www.sciencep.com

三河市春园印刷有限公司　印刷
科学出版社发行　各地新华书店经销

*

2019 年 8 月第 一 版　开本：889 × 1194　1/16
2023 年 12 月第四次印刷　印张：48
字数：1700 000
定价：298.00 元
（如有印装质量问题，我社负责调换）

主编简介

　　张嵩，山东大学附属省立医院呼吸与危重症医学科副主任医师、博士。现任山东省医师协会睡眠医师分会副主任委员，山东省医学会呼吸分会青年委员，中国医师协会呼吸医师分会呼吸放射工作委员会委员。先后以第一作者发表SCI论著4篇、核心期刊论著30余篇。主持省级科研课题2项，参与多项国家级科研课题。主编《胸部疑难病例影像解析》《肺部疾病临床与影像解析》《纵隔、肺疾病临床与影像解析》。

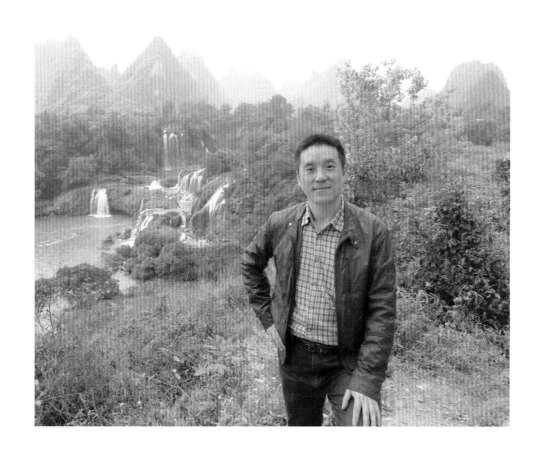

编著者名单

主编　张　嵩　山东大学附属省立医院呼吸与危重症医学科

副主编　卓超洲　深圳市龙华区人民医院呼吸科

　　　　王庆波　辽宁省葫芦岛市第二人民医院医学影像中心

　　　　白雅红　陕西省宝鸡市人民医院检验科

　　　　韩　华　锦州医科大学附属第三医院放射科

编　委　颜　兵　浙江新安国际医院放射科

　　　　林　伟　黑龙江省传染病防治院CT室

　　　　杨芳芳　香港大学深圳医院呼吸内科

　　　　赵成福　辽宁省丹东市中心医院呼吸内科

　　　　董晓伟　黑龙江省传染病防治院结核科

　　　　周志国　长沙市第一医院呼吸科

　　　　沈　瑶　上海市浦东医院呼吸科

　　　　张　蕾　枣庄市峄城区人民医院呼吸科

　　　　刘伟丽　滨州医学院附属医院呼吸科

　　　　边翠霞　济宁市第一人民医院呼吸科

　　　　窦海艳　赤峰市第二医院呼吸与危重症医学科

前　言

　　我于2015年、2017年、2018年先后主编出版了《胸部疑难病例影像解析》《肺部疾病临床与影像解析》和《纵隔、肺疾病临床与影像解析》，三本书出版后因其实用性得到了广大临床医师的认可，特别是后两本书借助专业平台和网络媒体的传播，在本专业领域产生了一定的口碑，得到了专业人员的肯定，这对我是一个极大的鼓励。肺部细菌感染是呼吸系统一大类疾病，病种多、发病广，涉及多种抗生素的合理使用。为了更全面地认识和理解肺部细菌感染性疾病的诊断、鉴别诊断和治疗，笔者又编写了《肺部细菌感染临床与影像解析》一书。本书秉承"临床与影像解析"系列书的风格和体例，以疾病为本、影像为辅，突出疾病和影像的本质联系，侧重影像的诊断和鉴别诊断。所选病例少数来自笔者在临床工作中遇到的典型病例，大部分病例为兄弟单位提供的精选样本，以期能够重点突出疾病特征。同时配以大量影像、病理、病原学图片，希望在自我完善和学习过程中为呼吸科以及相关学科的医师在疾病诊治中略尽绵薄之力。

　　影像学诊断有其局限性，需密切结合临床资料及疾病动态变化进行综合分析，特别是细菌感染类疾病发病快、进展快，更需及时观察、判断，调整治疗方案，这样才能减少误诊概率，提高治愈率。本书内容均为笔者个人观点，不代表各病例提供单位的水平。由于编者水平有限，书中疏漏之处在所难免，恳请各位同仁不吝赐教。

　　本书在编写过程中得到了相关兄弟单位同行的大力支持，在此表示诚挚谢意。

山东大学附属省立医院呼吸与危重症医学科　张　嵩

2019年3月

目　录

第1章

细菌总论

第一节　细菌的大小与形态

细菌(bacterium)是一类原核细胞型微生物,无核膜和核仁、无高尔基体、无内质网、有细胞壁,但不能进行有丝分裂,多以二分裂方式进行繁殖,是自然界分布最广、个体数量最多的有机体。细菌个体微小,无色透明或半透明,以微米(μm)作为计量单位,其大小可以用用测微尺在显微镜下进行测量。不同种类的细菌大小不等,同一种细菌因生长繁殖的阶段不同而有所差异,同时也可因环境因素的影响而改变。

一、细菌的正常形态

细菌的正常形态是指细菌在适宜的生长繁殖条件下所显示的形态。不同种类的细菌形态各异,主要有球状、杆状和螺旋状3种,分别称为球菌、杆菌和螺形菌。

1.球菌　球菌(coccus)直径在0.8~1.2 μm,平均为1.0μm,外观呈圆球形或近似球形(如豆形、肾形、矛头形等)。由于繁殖时细菌分裂平面不同和分裂后菌体之间相互黏附程度不一,可形成不同的排列方式,这有助于球菌的分类与鉴别。

(1)双球菌(diplococcus):在一个平面上分裂,分裂后2个菌体成对排列,接触面扁平或稍凹陷,如脑膜炎奈瑟菌。

(2)链球菌(streptococcus):在一个平面上分裂,分裂后多个菌体连成链状,如乙型溶血性链球菌。

(3)四联球菌(micrococcus tetragenus):在2个互相垂直的平面上分裂,分裂后4个菌体连在一起呈"田字形"排列,如四联微球菌。

(4)八叠球菌(sarcina):在3个互相垂直的平面上分裂,分裂后8个菌体连在一起呈"成立方状",如藤黄八叠球菌。

(5)葡萄球菌(staphylococcus):在多个不规则的平面上分裂,分裂后菌体无规则地聚集在一起似葡萄状,如金黄色葡萄球菌。

2.杆菌　杆菌(bacillus)呈杆状或球杆状,在细菌中杆菌种类最多,其长短、大小、粗细差异很大。大的杆菌如炭疽芽胞杆菌长3~10 μm,宽1.0~1.5 μm;中等的杆菌如大肠埃希菌长2~3μm,宽0.5~0.7 μm;小的杆菌如布鲁菌长仅0.6~1.5 μm,宽0.5~0.7 μm。

杆菌多数呈直杆状,亦可稍弯;多数分散存在,亦可呈链状排列,称为链杆菌;菌体两端大多呈钝圆形,少数两端平齐(如炭疽芽胞杆菌)或两端尖细(如梭杆菌)。有的杆菌末端膨大呈棒状,称为棒状杆菌(如白喉棒状杆菌);有的菌体短小,近于椭圆形,称为球杆菌;有的呈分枝生长趋势,称为分枝杆菌(如结核分枝杆菌);有的末端呈分叉状,称为双歧杆菌。

3.螺形菌　螺形菌(spiral bacterium)菌体弯曲。菌体长2~3 μm,只有一个弯曲,呈逗点状或弧状,称为弧菌(vibrio),如霍乱弧菌;菌体长3~6 μm,有数个弯曲,称为螺菌(spirillum),如鼠咬热螺菌;亦有菌体细长弯曲呈弧形或螺旋状,称为螺杆菌(helicobacterium),如幽门螺杆菌。

二、影响细菌形态的因素

细菌的形态易受温度、pH、培养基成分和培养时间等环境因素影响。一般说来,在生长条件适宜时培养8~18小时的细菌形态较为典型;幼龄细菌形体较长;细菌衰老时或在陈旧培养物中,或环境中有不适合于细菌生长的物质(如药物、抗生素、抗体、过高的盐分等)时,细菌常出现不规则的形态,表现为多形性(pleomorphism),或呈梨形、气球状、丝状等,称为衰退型(involutionform),不易识别。观察细菌形态和大小特征时,应注意来自机体或环境中各种因素所导致的细菌形态变化。

三、决定细菌形态的分子机制

20世纪70年代,科学家发现了细菌的形态突变体。所谓细菌的形态突变体是指因发生基因突变而在形态上发生改变的细菌,这些改变是可以稳定遗传的。正是通过对细菌形态突变体的研究,才逐渐了解了一些细菌形态决定的分子机制。

一般来说,细菌等绝大部分微生物及原生动物由一个细胞组成,即单细胞生物,高等植物与高等动物则是多细胞生物。细菌的结构包括基本结构和特殊结构:特殊结构有荚膜、鞭毛、菌毛、芽胞,基本结构包括细胞壁、细胞膜、细胞质、细胞核。细胞壁固定了细菌的形态。所有细胞都含有由磷脂双分子层构成的细胞膜,细胞膜允许水自由通过,如果没有细胞壁和细胞内骨架系统,所有的细胞都应该是球形的,这一点在各种缺壁的细菌和用化学试剂处理过内骨架的动物细胞中得到了证实。细胞天然是球形的,球菌可能并不需要特殊的分子机制维持其形状,至今为止,也没有发现球菌的形态突变体。杆菌的大小可以用宽×长表示。虽然同一种杆菌的长度变化很大,但其宽度及直径却非常恒定。杆菌的形态与MreB和Mbl有关,这两个基因中任何一个失活,都可使细菌的形态发生改变。螺形菌的形态比杆菌更复杂,除了长和宽外,还有螺距。MreB和CreS与螺形菌的形态有关。

细胞骨架是指广泛存在于真核细胞内的蛋白纤维网架体系,包括细胞核骨架、细胞膜骨架和细胞质骨架。一般认为,由微管、微丝和中间丝这3类蛋白构成狭义上的细胞骨架,即细胞质骨架。细胞骨架不仅在维持细胞形态及内部稳态中发挥重要作用,而且与细胞的胞质运动、物质运输、能量转换、信息传递、基因表达、分裂和分化等生命必需活动密切相关。长期以来,人们认为细胞骨架为真核生物所特有的结构,但研究发现它也存在于细菌等原核生物中。其中,FtsZ、MreB和CreS是目前发现的3种重要的细菌骨架蛋白,它们分别与真核细胞骨架的微管、微丝和中间丝类似。

FtsZ是由ftsZ基因编码的一种重要的细菌细胞分裂蛋白,全称为丝状温度敏感蛋白Z(filamentous temperature-sensitive protein Z, FtsZ),存在于除支原体、衣原体和古细菌外几乎所有原核生物中。FtsZ是人类微管蛋白的结构类似物,有证据表明这两种蛋白在进化上具有相关性,不过只有10%～18%的蛋白质序列相似。已有实验证明,一些化合物的作用靶点只针对FtsZ蛋白,而对真核细胞的微管蛋白无作用。FtsZ具有鸟苷三磷酸(GTP)酶活性,细胞分裂时,FtsZ蛋白是第一个到达细胞中央分裂位点的细胞分裂蛋白。紧接着,在GTP存在条件下,FtsZ蛋白聚合装配成Z环。Z环作为一个骨架来招募其他至少20种细胞分裂蛋白共同形成一个分裂复合体,这个分裂复合体能够引起细胞膜的收缩。最终,一个隔膜在细胞中间形成,紧接着,通过水解细菌细胞中间隔膜里的肽聚糖使得两个新生的细胞分开。目前,在原核细胞分裂中推测FtsZ蛋白主要有如下两

点作用:作为细胞内部其他分裂相关蛋白的组装支架,即为其他分裂相关蛋白在细胞分裂位点处的募集提供位点;作为细胞内的一种刚性结构存在,并为细胞质膜的收缩提供能量。当FtsZ蛋白的装配不能正常进行时,Z环的形成也会消失。即使DNA复制和拟核分离功能正常,细菌细胞也只能伸长或增大而不能正常分裂,最后导致细胞的凋亡。因此,开发以FtsZ蛋白为靶点的抗菌药物是一个非常有前途的研究方向。

MreB是普遍存在于杆状细菌中的一种蛋白质,参与细胞形态的建成、细胞分裂、染色体分离和细胞极性的维持等生命过程。MreB在氨基酸序列、组装方式、功能与结构方面均与真核生物中的肌动蛋白有着高度的相似性。早在1989年,Wachi M等就在大肠埃希菌中发现了mreB基因,其编码的蛋白产物MreB对维持杆状细菌的形态意义重大。直到2001年,哈佛大学Jones LJ教授通过研究枯草杆菌发现MreB在细胞内中央部位装配形成螺旋丝状结构环绕于细胞膜内壁上。同时,他们还在枯草杆菌中发现一种MreB的类似蛋白(MreB-like protein, Mbl),其螺旋丝状结构从细胞的一端延伸到另一端。随后,人们发现MreB的晶体结构和微丝(由肌动蛋白分子螺旋状聚合成的纤丝,又称肌动蛋白丝)非常相似,且重要功能区域氨基酸序列也具有重合性,才确认MreB是细菌骨架肌动蛋白。

与微丝类似,MreB也是由MreB单体聚合形成单链,再由2条单链相互缠绕形成MreB原丝,最后多条MreB原丝缠绕形成螺旋丝状结构。Mbl的组装形式和MreB相同,最后也形成贯穿全轴的螺旋丝状结构,不同的是,Mbl的螺距[$(1.70\pm0.28)\mu m$]明显大于MreB的螺距[$(0.73\pm0.12)\mu m$]。

MreB是调控杆状细胞形态的重要决定蛋白质。研究表明,大肠埃希菌、沙门菌和枯草杆菌等杆状细菌中的MreB发生突变,导致菌体变成球形。另外,存在于枯草杆菌中的Mbl也与杆状细胞的形态建成相关,且与MreB共同调控枯草杆菌细胞的形态。MreB主要参与调控细胞的宽度,而Mbl主要控制细胞的长度和保持细胞长轴方向的线性。进一步研究发现MreB可通过调控细胞壁合成来调控杆状细胞的形态建成。MreB可募集细胞壁中与肽聚糖和壁磷酸合成有关的酶类聚集,通过影响细胞壁的合成进一步参与细菌细胞形态的调控。有文献报道,在大肠埃希菌中,MreB蛋白定位与细菌细胞的几何结构之间存在复杂的负反馈作用机制。

虽然螺形菌和杆菌一样,也存在mreB等基因,但单纯依靠MreB不能决定螺形菌的形态。2003年,耶鲁大学Ausmees等通过研究新月柄杆菌(caulobacter crescentus)的形态决定机制,有了新的发现。新月柄杆菌是一种革兰阴性的α-变形菌纲寡营养细菌,广泛分布于淡水湖泊和河

流中。新月柄杆菌是针对细胞周期、不对称细胞分裂和细胞分化调控研究的一种重要的模式生物，它的特点是在每个细胞周期进行不对称分裂，分裂形成2种具有不同形态和细胞命运的子细胞。由于新月柄杆菌独特的形态特征和类似于真核生物的细胞周期，特殊细胞周期时相与不同的细胞形态相对应，并且分离和观察同步化菌群的实验技术路线十分简易，使得新月柄杆菌成为研究驱动细菌细胞周期的分子过程的最佳模型生物之一。Ausmees等发现，由转座子引起的插入突变可以导致新月柄杆菌变为直杆状。突变细菌的形态在其他方面和野生型没有区别，只是失去了弯曲的弧状。Ausmees等接着鉴定出那个因插入失活的基因所编码的蛋白质，并将其命名为CreS（Crescentin）。敲除了creS基因的新月柄杆菌将由月牙形或螺旋形变为杆状或直线状（培养天数不同，新月柄杆菌形状不同，由月牙

形逐渐变为螺旋形），而转入外源creS表达质粒后，杆状或直线状菌又恢复至原有的弧形。通过将这个蛋白质与绿色磷光蛋白融合，然后在磷光显微镜下观察发现，CreS只位于弧状细胞的凹面靠近细胞膜的地方，并且是连续没有间断的，这意味着CreS和MreB一样在细胞内可以聚为多聚体，形成纤维状的结构。只不过CreS形成的纤维位于弧状细胞的凹面，呈弧形，而不像MreB呈螺旋形。CreS并不能单独决定细胞的形状。需要与MreB等一起作用才能决定细胞的形状。CreS在蛋白分子大小、超微结构方面都与真核细胞的中间丝高度相似，是中间丝原核类似蛋白，即中间丝的祖先。而MreB则是另一真核生物细胞骨架的主要成分肌动蛋白的祖先。CreS形成新月柄杆菌细胞内最短的纵轴，并在细胞的凹面相对于凸面减少细胞壁的合成，这样最终形成弯曲的结构。

第二节 细菌的基本结构

细菌的基本结构包括细胞壁、细胞膜、细胞质、细胞核。

一、细胞壁

细胞壁（cell wall）位于细菌细胞的最外层，包绕在细胞膜的周围，坚韧而具有弹性。经特殊染色后在光学显微镜下可以看到，或利用电子显微镜可直接观察细菌的细胞壁。细胞壁的化学组成比较复杂，用革兰染色法可将细菌分为两大类，即革兰阳性菌（菌体呈紫色）和革兰阴性菌（菌体呈红色）。

细胞壁的主要功能如下：维持菌体固有的形态；保护细菌抵抗低渗环境，细菌细胞质内有高浓度的无机盐和许多大分子营养物质，其渗透压高达500～2500 kPa，依靠细胞壁的保护作用，使细菌能承受内部巨大的渗透压而不会发生破裂，并能在相对低渗的环境下生存；细胞壁上有许多小孔，参与菌体内、外的物质交换；细胞壁上带有多种抗原决定簇，决定了菌体的抗原性，可以诱发机体的免疫应答。

细菌细胞壁主要成分是肽聚糖（peptidoglycan），又称黏肽（mucopetide），细胞壁的机械强度有赖于肽聚糖的存在。合成肽聚糖是原核生物特有的能力。肽聚糖是由N-乙酰葡萄糖胺和N-乙酰胞壁酸（N-acetyl muramic acid，NAM）经β-1,4-糖苷键连接间隔排列形成的多糖支架。在N-乙酰胞壁酸分子上连接四肽侧链，肽链之间再由五肽交联桥或肽链联系起来，组成一个机械性很强的网状结构。各种细菌细胞壁的肽聚糖支架均相同，在四肽侧链的组成及其连接方式随菌种而异。医学上可选择相应的药物破坏肽聚糖的结构或抑制其合成，通过损伤细胞壁而杀伤细菌。如溶菌酶能切断肽聚糖中N-乙酰葡萄糖胺和N-乙

酰胞壁酸间的β-1,4-糖苷键连接，破坏肽聚糖骨架，引起细菌裂解。青霉素可通过干扰四肽侧链上D-丙氨酸与五肽桥之间的连接，通过抑制细菌转肽酶等青霉素结合蛋白的功能，影响了肽聚糖侧链形成，导致其细胞壁不坚固，使细菌无法适应低渗生存环境而破裂死亡。革兰阴性菌由于肽聚糖含量少，且有外膜的保护作用，故溶菌酶和青霉素对其作用甚微；而革兰阳性菌对溶菌酶和青霉素的作用则较为敏感。由于人和动物的细胞无细胞壁，故青霉素或溶菌酶对其无影响。

革兰阳性菌的细胞壁较厚（20～80 nm），化学组成简单，一般有90%肽聚糖和10%磷壁酸（teichoic acid）。细胞壁基本由15～50层的肽聚糖构成，磷壁酸穿插其中。磷壁酸是由核糖醇或甘油残基经磷酸二酯键相互连接而成的多聚物，为革兰阳性菌细胞壁特有成分，穿插于肽聚糖层中。按其结合部位分为壁磷壁酸和膜磷壁酸。壁磷壁酸的一端与细胞壁中肽聚糖的胞壁酸（muramic acid）结合，另一端游离于细胞壁外；膜磷壁酸又称脂磷壁酸（lipoteichoic acid），一端与细胞膜外层糖脂结合，另一端向外穿透肽聚糖层而游离于细胞壁外。磷壁酸抗原性强，是革兰阳性菌表面的特有抗原，并具有黏附宿主细胞的功能，与细菌的致病性有关（图1-2-1）。

革兰阴性菌细胞壁较薄（10～15 nm），只有1～2层的肽聚糖结构。肽聚糖外侧的外膜是革兰阴性菌的特殊组分，约占细胞壁干重的80%。外膜由脂蛋白、脂质双层和脂多糖（lipopolysaccharide，LPS）3部分组成：脂蛋白中脂质部分与外膜的脂质双层连接，蛋白部分连接在肽聚糖的四肽侧链上；脂质双层的结构类似细胞膜，中间镶嵌有一些特殊蛋白质，称为外膜蛋白（outer membrane protein，OMP），有其重要功能，如允许水溶性分子通过，参与特殊

物质的扩散过程，有些外膜蛋白还是噬菌体、性菌毛或细菌素的受体；由脂质双层向细胞外伸出的是脂多糖。脂多糖即革兰阴性菌的内毒素（endotoxin），位于细胞壁的最外层，通过疏水键附着于外膜上，由类脂A（lipid A）、核心多糖和特异性多糖（O-多糖侧链）3部分组成。类脂A是内毒素的毒性部分，无种属特异性，不同种属细菌的类脂A骨架基本一致，因此，不同细菌产生的内毒素所引起的毒性作用均相似。核心多糖位于类脂A外侧，具有属的特异性，同一属细菌的核心多糖相同。特异性多糖在脂多糖最外层，是由若干个寡糖重复单位构成的多糖链，为革兰阴性菌的菌体抗原（O抗原），具有种特异性。特异性多糖的缺失，可使细菌从光滑型转变为粗糙型（图1-2-2）。

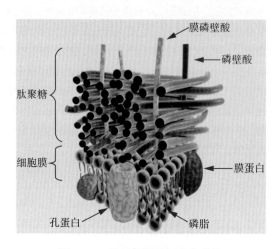

图1-2-1　革兰阳性菌细胞壁结构

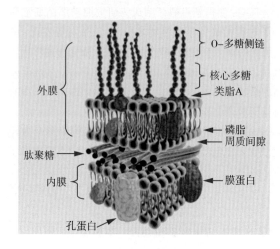

图1-2-2　革兰阴性菌细胞壁结构

革兰阴性菌的细胞膜与细胞壁之间有一空隙，称为周质间隙（periplasmic space），亦称壁膜间隙，其中含有许多种周质蛋白，与营养物质的获取及交换等有关。周质蛋白包括：水解酶类，例如蛋白酶、核酸酶等；合成酶类，例如肽聚糖合成酶；结合蛋白（具有运送营养物质的作用）；受体蛋白（与细胞的趋化性相关）。不同细菌周质间隙不同，大肠埃希菌的周质间隙宽度为12～15nm。

每种细菌都有固定的形态，其形态决定于细菌最外层的细胞壁，细菌细胞壁不同程度缺失导致细菌变成细菌L型。细菌细胞壁的肽聚糖结构受到理化或生物因素的直接破坏或合成被抑制，这种细胞壁受损的细菌在普通环境中因不能耐受菌体内的高渗透压而胀裂死亡，但在高渗环境下仍可存活。Klieneberger于1935年在英国从念珠状链杆菌的培养物中发现有一种微小的菌落，当时认为是一种支原体，并以他工作的李斯特（Lister）研究所的第一个字母而命名为L1。随后发现其他细菌也能分离出细菌L型，并证明细菌L型在无细胞壁的情况下仍能生长繁殖。细菌L型包括稳定型和不稳定型两类。稳定型是基因突变体，不能回复成野生型，并可在不含细胞壁抑制剂的培养基上生长。不稳定型是一种表型变异体，当移除诱导剂和它们生长必需的细胞壁抑制剂及渗透保护的条件后，可回复成正常的野生型。根据细胞壁的缺失程度，细菌L型可分为原生质球（部分缺失）和原生质体（完全缺失）。革兰阳性菌细胞壁缺失后，原生质仅被一层细胞膜包裹，称为原生质体（proto plast）；革兰阴性菌肽聚糖层受损后尚有外膜保护，称为原生质球（spheroplast）。

细菌胞壁的缺失可以是自发的，也可以是人工诱导的，但人工诱导的频率远比自发为高。人工方法诱导细菌变为L型细菌的因素较多：抗生素，如青霉素、先锋霉素、万古霉素、杆菌肽、溶葡萄球菌素；酶类，如溶菌酶和脂酶；氨基酸，如甘氨酸、蛋氨酸、甲硫氨酸；机体的一些免疫因素，如抗体、补体、吞噬细胞；物理因素，如紫外线；化学因素，如亚硝基胍和去氧胆酸盐等。这些因素根据其作用机制分为4类：影响细菌DNA发生改变的因素，直接破坏细胞壁的因素，阻断肽聚糖合成的因素，机体的一些免疫因素。

细菌L型具有多形态性，大小不一，生长繁殖要求与原菌相似，但须在高渗、高营养、低琼脂培养基中生长，培养2～7天后形成的菌落有3种类型：颗粒型、荷包蛋样和丝状型菌落，临床上以前者最多见。细菌L型在液体培养基中生长后呈疏松颗粒沉于管底，培养液清亮。

在不利的环境条件下，细菌转变成细菌L型，这可能是细菌抵抗不利环境条件的一种方式。如在蚤和蜱体内持续存在的鼠疫耶尔森菌能转变成细菌L型，并能持续生存几年之久，当这些细菌L型回复成细菌型后，可引起感染；结核杆菌被巨噬细胞吞噬后易变成细菌L型，其原因可能是结核杆菌在抗生素、抗体、补体和溶菌酶等体内因素的作用下，导致细胞壁部分或完全缺失形成细菌L型。在许多病例中，L型细菌的出现都发生在临床用药治疗之后，并且有一定的耐药性，说明用药剂量不足或用药不当是产生细菌L型的重要原因之一。

细菌L型可在很多疾病中发现，与临床持续性和复发性感染性疾病密切相关。如感染性心内膜炎、脑膜炎、肺炎、关节炎、骨髓炎、风湿病、结节病、积脓症、布鲁菌病、莱姆病和骨髓移植术后感染等。

二、细胞膜

细胞膜（cell membrane）或称胞质膜（cytoplasmic membrane），位于细胞壁内侧，紧包着细胞质，为柔软而具有一定弹性的半渗透膜。厚5～10 nm，主要由磷脂和蛋白质组成，柔韧致密，富有弹性，占细胞干重的10%～30%。细菌细胞膜的结构与真核细胞基本相同，化学组成主要有磷脂、蛋白质和少量的多糖，与真核生物细胞膜不同的是不含胆固醇类物质。

细胞膜的主要功能如下：通过胞吞（可分为吞噬作用、胞饮作用及受体介导的胞吞作用）或胞吐的方式吸收、消化和外排细胞膜内、外的物质，供应细胞在生命活动中对营养物质的需求；通过选择渗透控制细胞内、外营养物质及代谢产物的运输，不允许大多数亲水性分子通过，某些脂溶性分子、CO_2和O_2能选择性通过；细胞膜上有多种呼吸酶，参与细胞的产能代谢；部分细胞膜内陷、折叠形成中介体（mesosome），中介体扩大了细胞膜的表面积，除参与细胞分裂外，其作用类似真核细胞的线粒体；合成细菌细胞壁及胞外附属结构的场所；作为鞭毛的着生点，为鞭毛的运动提供能量；细胞膜也能接收外界信号的刺激使细胞做出反应，从而调节细胞的生命活动。细胞膜不单是细胞的物理屏障，也是在细胞生命活动中有复杂功能的重要结构。

三、细胞质

细胞膜包裹的无色半透明的胶状物质为细胞质（cytoplasm），或称原生质（protoplasm），其化学组成中80%为水，还有蛋白质、脂类、核酸及少量糖和无机盐。细胞质是细菌的内在环境，是细菌合成蛋白质、核酸的场所。细胞质中尚有许多重要结构，如质粒、核糖体、胞质颗粒等。

1.质粒（plasmid） 是细菌染色体外的遗传物质，为闭合环状的双链DNA分子，其相对分子质量远小于染色体，所携带的基因数也很少，通常只有1～200个，可控制细菌某些特定的遗传性状，如性菌毛、细菌素、毒素和耐药因子等。质粒具有独立复制、传给子代及在细胞之间转移等特性，但是质粒不是细菌生长必不可少的，能自行丢失或经人工处理而消失，失去质粒的细菌仍能正常存活。在自然条件下，质粒能通过接合作用将某些遗传性状传递给另一细菌，因而与细菌的遗传、变异有关，是基因工程技术的重要工具。

2.核糖体（ribosome） 是游离于细胞质中的由蛋白质（40%）和核糖核酸（RNA）（60%）所组成的颗粒状结构（10～20 nm），每个菌体内可含有数万个核糖体，为细菌合成蛋白质的场所。一般而言，原核细胞只有一种核糖体，而真核细胞具有两种核糖体（线粒体中的核糖体与细胞质核糖体不相同）。原核细胞与真核细胞的核糖体结构不同，细菌核糖体较小且疏松，其沉降系数为70S，由50S大亚基和30S小亚基组成。真核细胞的核糖体沉降系数为80S，按沉降系数也分为两种亚基，由60S大亚基和40S小亚基组成。

3.胞质颗粒（cytoplasmic granules） 细菌细胞质中含有多种颗粒，大多为储藏的营养物质，包括糖原、淀粉等多糖及脂类、磷酸盐等。胞质颗粒又称为内含物（inclusion），内含物并不是细菌所必需或恒定的结构，不同细菌有不同的胞质颗粒，同一菌在不同环境或生长期亦可不同。当营养充足时胞质颗粒较多；当养料和能源短缺时则动用储备的营养物质，颗粒减少甚至消失。异染颗粒（metachromatic granule）是胞质颗粒的一种，含RNA和多偏磷酸盐，嗜碱性强，亚甲蓝染色呈紫色，常见于白喉棒状杆菌，位于菌体两端，故又称极体（polar body），有助于鉴定。

四、核质

细菌为原核生物，无核膜、核仁和有丝分裂器，染色体集中于细胞质的某一区域，称为核质（nuclear material）或拟核（nucleoid）。核质的功能与真核细胞的染色体相似，控制细菌的遗传性状，故习惯上亦称之为细菌的染色体。细菌的染色体与真核细胞的染色体显著不同，不仅DNA量要小得多，其序列的组织性也简单得多，而且染色体为单倍体，很少有重复序列。核质的化学组成除环状的双链DNA外，还有少量的RNA和蛋白质，但不含组氨酸，也不形成核小体。细菌一般具有1～4个核质，多的可达20余个。核质所含的遗传信息量可编码2000～3000种蛋白质，空间构建十分精简，没有内含子。由于没有核膜，因此DNA的复制、RNA的转录与蛋白的质合成可同时进行，而不像真核细胞，其生化反应在时间和空间上是严格分隔开来的。

第三节 细菌的特殊结构

某些细菌具有特殊结构，如荚膜、鞭毛、菌毛、芽胞等，但它们并非细菌细胞生活所必需的结构。

一、荚膜

某些细菌在生活过程中，可向细胞壁外分泌一层疏松、透明的黏性、胶冻状物质，当厚度不小于0.2 μm、边界明显，经染色后在普通光学显微镜下可见时称为荚膜（capsule）；当厚度小于0.2 μm，光镜下不能直接看到，如伤寒沙门菌的Vi抗原、大肠埃希菌的K抗原等，称为微荚膜（microcapsule）。

荚膜的形成与细菌所在的环境条件有关，一般在动物体内或营养丰富（含有血清或糖）的培养基中容易形成荚膜,在普通培养基上或连续传代后荚膜易消失。有荚膜的细菌在固体培养基上常形成黏液型或光滑型菌落,失去荚膜后其菌落变为粗糙型。

荚膜的化学成分随细菌种类的不同而有差异,多数细菌的荚膜为多糖,多糖的分子组成和构型多样,令其结构极为复杂,成为血清学分型的基础,如肺炎链球菌;少数细菌的荚膜为多肽,如炭疽芽胞杆菌、鼠疫杆菌等;有的荚膜含脂类或脂类蛋白复合体;个别细菌的荚膜为透明质酸。

荚膜是细菌的重要致病因素之一。它能保护细菌抵抗吞噬细胞的吞噬和消化作用,抵抗机体有害物质如溶菌酶、补体、抗体及抗菌药物等对菌体的损伤,从而增强细菌的侵袭力。有荚膜的细菌也可黏附于组织细胞或无生命物体表面,参与生物膜(biofilm)的形成,是引起感染的重要因素;亦能有选择地黏附到特定细胞的表面上,表现出对靶细胞的专一攻击能力,例如,伤寒沙门杆菌能专一性地侵犯肠道淋巴组织。荚膜多糖为高度水合分子,含水量在95%以上,可帮助细菌抵抗干燥对生存的威胁。当缺乏营养时,荚膜可被利用作碳源和能源,有的荚膜还可作氮源。另外,荚膜还具有抗原性,不同的细菌荚膜组成不同,抗原性也不同,对细菌的鉴别和分型有重要作用。

二、鞭毛

许多细菌,包括所有的弧菌和螺菌,约50%的杆菌和个别球菌,在菌体上附有细长并呈波状弯曲的丝状物,少则仅1～2根,多者可达数百根,这些丝状物称为鞭毛(flagellum)。鞭毛的长度为菌体的4～6倍,一般为5～20 μm,直径仅10～20 nm,需用电子显微镜观察。经特殊染色法使鞭毛增粗后在普通光学显微镜下也能看到。鞭毛自细胞膜长出,穿过细胞壁,游离于细胞外,由基础小体、钩状体和丝状体3部分组成。

鞭毛的化学成分主要为蛋白质,是一种弹性纤维蛋白,也称鞭毛蛋白,其氨基酸的组成与骨骼肌中的肌动蛋白相似,具有特殊的抗原性,通常称为H抗原。

根据鞭毛的数目、排列和位置的不同,可将鞭毛菌分为以下几种。

1.单毛菌(monotrichate)　只有一根鞭毛,着生于菌体的一端,如霍乱弧菌。

2.双毛菌(amphitrichate)　菌体的两端各有一根鞭毛,如空肠弯曲菌。

3.丛毛菌(iophotrichate)　在菌体的一端或两端有多根鞭毛,如铜绿假单胞菌。

4.周毛菌(peritrichate)　在菌体表面各部位均匀生长着多根鞭毛,如大肠埃希菌。

鞭毛是细菌的运动器官,鞭毛有3种运动方式:在液体中泳动,在固体表面上滑行,在液体中旋转梭动。根据细菌有无鞭毛及鞭毛的类型,可鉴定细菌,如伤寒沙门菌与志贺菌在形态上无法区别,但伤寒沙门菌具有鞭毛,可以运动,志贺菌不具有鞭毛,无动力。鞭毛的运动有化学趋向性,有助于细菌向营养物质处移动,逃离有害物质。一些细菌的鞭毛与致病性有关,如霍乱弧菌、空肠弯曲菌等通过鞭毛运动穿越小肠黏膜表面的黏液层,使细菌黏附于肠黏膜上皮细胞。根据细菌有无鞭毛及鞭毛的数量、附着部位和抗原性(H抗原)有助于将细菌进行鉴定和分类。

三、菌毛

在许多革兰阴性菌和少数革兰阳性菌菌体表面存在着一种比鞭毛更细、更短、更多的丝状物,称为菌毛(pilus或fimbriae),也称为伞毛或纤毛。菌毛与鞭毛相似,也源于细胞质膜内侧基粒上。菌毛与运动无关,其化学组成亦为蛋白质(菌毛蛋白),该蛋白为螺旋状排列成圆柱体。菌毛蛋白具有抗原性,其编码基因位于细菌的染色体或质粒上。虽然一个菌体上可覆盖1000根以上的菌毛,但由于菌毛较细,在普通光学显微镜下看不到,必须用电子显微镜观察。

根据菌毛的形态和功能不同,可将其分为普通菌毛和性菌毛两类。

1.普通菌毛(common pili)　长0.2～2 μm,宽3～14 nm,数量多,每菌可达100～1000根,短而直,布满菌体表面。普通菌毛与细菌的动力无关,而与细菌的黏附性有关,能与宿主细胞表面的相应受体结合,并在该处定植,导致感染的发生。如大肠埃希菌的普通菌毛可黏附于肠道和下尿道黏膜上皮细胞,引发肠炎或尿道炎。无菌毛的细菌则易被黏膜细胞的纤毛运动、肠蠕动或尿液冲洗而被排除。有的细菌一旦丧失了菌毛,其致病力亦随之消失。

2.性菌毛(sex pili)　由F质粒编码,所以也称F菌毛。有性菌毛的细菌称为F^+菌或雄性菌,无性菌毛的细菌称为F^-菌或雌性菌。性菌毛的数量少,1个菌仅有1～4根,性菌毛的长度和直径均大于普通菌毛,长6～13.5 μm,宽约20 nm,中空呈管状,是DNA转移的通道,F^+菌可借助于性菌毛与F^-菌进行遗传物质的接合转移,从而使后者获得F^+菌的某些遗传特性。由质粒控制的细菌的毒性及耐药性即可通过这种方式传递,这是某些肠道杆菌容易产生耐药性的原因之一。此外,性菌毛也是一些噬菌体的吸附受体,使噬菌体吸附于F^+菌,并使后者获取致病物质,如霍乱弧菌获取霍乱肠毒素。

四、芽胞

许多革兰阳性菌在一定的环境条件下,细胞质脱水浓缩,在菌体内部形成一个具有多层膜包裹的圆形或卵圆形小体,称为芽胞(spore)。由于它位于细胞内,为区别放线菌、真菌等形成的分生孢子,故又称内生胞子

（endospore）。芽胞杆菌属（如炭疽芽胞杆菌等）和梭菌属（如破伤风梭菌等）是形成芽胞的主要细菌。芽胞是细菌代谢处于相对静止状态、维持生存、具有特殊抗性的休眠结构。一个芽胞只产生一个营养体，所以芽胞不是一种繁殖方式。与芽胞相比，未形成芽胞而具有繁殖能力的菌体称为繁殖体。

芽胞的形成受多种因素的影响，芽胞菌内有控制芽胞形成的基因。当细菌生长环境中营养物质缺乏、有害代谢产物积累过多时，控制芽胞形成的基因被激活，转录参与芽胞形成的酶和蛋白质，菌体内开始形成芽胞。不同细菌形成芽胞所需的条件不同，如炭疽芽胞杆菌须在有氧条件下才能形成芽胞，而破伤风芽胞杆菌则在无氧条件下形成芽胞。一旦芽胞形成后，菌体即成为空壳，有些芽胞可从菌体上脱落而游离出来。芽胞形成后细菌即失去了繁殖能力，当遇到适宜的环境时，芽胞可以吸水而膨大，发育成新的菌体。

成熟的芽胞具有多层保护结构，由内向外依次为核心、内膜、芽胞壁、皮质、外膜、芽胞壳及芽胞外衣。核心为芽胞原生质体，是芽胞有生命的部分，含水量（10%~15%）很低，是耐热机制的关键。芽胞的各层结构的共同特点是含水量低、酶活性差、代谢处于停滞状态。

芽胞折光性强、壁厚、不易着色，染色时需经媒染、加热等处理。芽胞的大小、形状及在菌体中的位置等因细菌的种类而异，该特点有助于细菌的鉴别。如破伤风梭菌的芽胞呈正圆形，位于菌体的顶端且比菌体宽，如鼓锤状；炭疽芽胞杆菌的芽胞为卵圆形、比菌体小，位于菌体中央。

细菌的芽胞对热、干燥、辐射及化学消毒剂等理化因素有强大的抵抗力，这与芽胞的结构及其组成有关。一般细菌的繁殖体在80℃水中即迅速死亡，而有些细菌的芽胞可耐煮沸数小时。炭疽芽胞杆菌的芽胞一旦污染了草原，其传染性可保持20~30年。但是，细菌的芽胞并不直接引起疾病，芽胞在适宜条件下发芽成为繁殖体后大量繁殖、产生毒素才可致病。由于芽胞抵抗力强，在临床上对于手术器械、敷料等用具，多采用高压蒸汽灭菌，并以杀灭芽胞作为灭菌彻底与否的判断指标。

第四节　细菌的遗传物质

一、细菌染色体

细菌染色体（bacterial chromosome）为一条环状双链DNA分子，呈超螺旋结构，其反复折叠卷曲聚集在一起形成较为致密的区域，又称拟核（nucleoid）。细菌染色体相对较小（4.6×10^6bp，约4000个基因），细菌的基因结构呈连续性，无内含子，因此，转录后的RNA不需加工剪切即可产生成熟的mRNA。

二、质粒

细菌的DNA除大部分集中于核质（染色体）内，尚有少部分（1%~2%）存在于染色体外，称为质粒（plasmid）。质粒为环状双股超螺旋DNA，其分子量远比染色体为小，1~1000kb，仅为细菌染色体DNA的0.5%~3%。在疏螺旋体属、链霉菌属和酵母菌中发现有少数质粒呈线状。革兰阴性菌一般都带有质粒，某些革兰阳性菌如葡萄球菌也有质粒。

1.质粒的基本特性

（1）自主复制：质粒DNA的复制往往不依赖细菌染色体而自主复制，称为松弛型质粒（relaxed plasmid）。仅有少数质粒可与染色体同步复制，称为紧密型质粒（stringent plasmid）。

（2）编码某些特定性状：质粒DNA可编码某些特殊功能的蛋白质，从而赋予宿主菌某些特定的生物学特性，如耐药性等。

（3）可转移性：质粒可在细菌间转移。通过接合作用能在细菌间转移的质粒，称为接合性质粒，如F质粒。

（4）相容性与不相容性：两种结构相似的质粒不能稳定地存在于同一个细菌细胞内，即两者不相容。反之，两种结构不同的质粒能稳定地存在于同一个细菌细胞内，即两者相容。

（5）质粒的丢失与消除：质粒不是细菌必备的结构，可以自行丢失或经人工处理而消除。这种丢失不像染色体突变发生率很低，而是较易发生。失去质粒的细菌，其生命活动可不受影响。

2.常见质粒

（1）致育因子（fertility plasmid，F质粒）：F质粒能编码性菌毛，性菌毛可介导细菌间接合作用的发生。

（2）耐药性质粒（resistance plasmid）：耐药性质粒有接合性耐药质粒和非接合性耐药质粒两种。前者可通过细菌间的接合作用进行转移；后者不能通过接合作用进行转移。接合性耐药质粒又称R质粒，由耐药传递因子和耐药决定因子两部分组成。前者编码宿主菌产生接合及自主复制的蛋白质，具有传递基因的功能；后者决定对药物的耐受性。通过耐药质粒的转移，耐药菌可将耐药基因转移到敏感菌中，使后者也成为耐药菌。

（3）大肠埃希菌毒素质粒（colicinogenic plasmid，Col质粒）：Col质粒编码大肠埃希菌的肠菌素。

（4）毒力质粒（virulent plasmid，Vi质粒）：毒力质粒编码与细菌致病性有关的蛋白质。如致病性大肠埃希菌产生的耐热性肠毒素是由ST质粒决定的,产生不耐热肠毒素是由LT质粒决定的。

三、转座因子

转座因子(transposable element)是细菌基因组中能改变自身位置的一段特殊的核苷酸序列,其位置的改变可发生在染色体的不同位点,也可发生在染色体和质粒之间。转座因子改变位置(例如从染色体上的一个位置转移到另一个位置,或者从质粒转移到染色体上)的行为称为转座(transposition)。转座因子DNA片段的两端有反向或同向的重复顺序,中间部分有结构基因,如与转座有关的转座酶基因,该基因编码的转座酶使它们整合到受体DNA上的某一位点,此位点为一段寡核苷酸的同向重复顺序。转座因子的转座行为可导致DNA序列的重排、基因突变,在细菌变异及进化上具有重要意义。

转座因子按结构和功能的不同分为两类:

1.插入序列(insertion sequence, IS) 在原核生物中IS家族有很多成员,它们的结构相似,两端都有短的正向重复序列(direct repeat, DR)(靶序列),略长的反向重复序列(inverted repeat, IR),中间为转座酶基因,仅编码和转座有关的转座酶,是最小的转座因子。

2.转座子(transposon, Tn) 转座子除具有插入序列外,在其中间还携带有很多结构基因,如耐药基因、毒力基因等,这些基因可随转座子的转座而在染色体及质粒之间移动,对于细菌的耐药性及毒力的播散发挥着重要作用。

第五节　细菌的致病作用

细菌在宿主体内寄生、繁殖并引起疾病的性能称细菌的致病性(pathogenicity)。能使宿主致病的细菌称为致病菌(pathogen)。细菌致病力的强弱程度称为细菌的毒力(virulence)。不同的病原菌对宿主可引起不同的疾病,表现为不同的临床症状和病理变化,即某种病原菌只能引起一定的疾病。因此,致病性是细菌种的特征,是质的概念。各种病原菌的毒力不尽一致,即使同种细菌也因菌型或菌株的不同而有所差异,据此有强毒、弱毒(减毒)和无毒之分。因此,毒力是菌株个体的特征,是量的概念。病原菌侵入机体能否致病取决于3个因素,即细菌的毒力、细菌侵入的数量及细菌侵入的途径。

一、细菌的毒力

细菌的毒力是由侵袭力和毒素决定的。毒素对宿主有毒,能直接破坏机体的结构和功能。侵袭力本身无毒性,但能突破宿主机体的生理防御屏障,并可在机体内定植、繁殖和扩散。

(一)侵袭力

侵袭力(invasiveness)是指细菌突破机体的防御功能,在体内定植、繁殖、扩散及蔓延的能力。构成侵袭力的主要物质有细菌的黏附素、胞外酶、荚膜、细菌生物膜及其他表面结构物质。

细菌与宿主的呼吸道、消化道或泌尿生殖道等黏膜上皮细胞的黏附是绝大多数致病菌感染过程中的第一步。细菌的初始黏附可由黏附素(adhesin)介导,宿主黏膜上皮细胞表面一般有黏附素受体,两者均可以是糖蛋白或糖脂。致病菌黏附素与黏膜上皮细胞表面受体的相互作用具有高度特异性,因而致病菌感染一般具有组织特异性,只能感染特定的部位。一种病原菌也可具备多种黏附素,可以在不同的组织器官造成感染。细菌表面的黏附因子可以促进细菌与真核宿主细胞的相互作用,为细菌进一步附着和定植提供优势,同时也会附着到免疫细胞表面促进吞噬和清除。因此,很多致病菌通过产生抗吞噬表面层减小免疫细胞带来的副作用。抗吞噬表面层通常由多糖和表达延伸到细菌外表面的具有聚合物结构的黏附分子组成,如细菌表面的各种菌毛蛋白。标本分离的产肠毒素型大肠埃希菌大多数具有菌毛,大肠埃希菌通过P菌毛黏附到泌尿道上皮后,可引起肾盂肾炎。A群链球菌可借脂磷壁酸黏附于咽喉黏膜细胞,引起上呼吸道感染。

除少数定植的细菌在表面可引起局部感染外,大部分细菌还会侵入细胞内并扩散到其他细胞、组织或全身,而引起侵袭性感染,并可释放有利于病原菌的抗吞噬作用并向周围组织扩散的侵袭性胞外酶。细菌的胞外酶本身无毒性,但在细菌感染的过程中有助于细菌定植、扩散或抵抗宿主免疫力。血浆凝固酶能加速人或兔血浆的凝固,保护病原菌不被吞噬或免受抗体等的作用。大多数引起人类感染的链球菌能产生链激酶,或称链球菌溶纤维蛋白酶,其作用是能激活溶纤维蛋白酶原或胞浆素原(plasminogen)成为溶纤维蛋白酶或胞浆素(plasmin),从而使纤维蛋白凝块溶解。因此,链球菌感染由于容易溶解感染局部的纤维蛋白屏障而促使细菌和毒素扩散。透明质酸酶,或称扩散因子,可溶解机体结缔组织中的透明质酸,使结缔组织疏松,通透性增加。产气荚膜杆菌可产生胶原酶,是一种蛋白分解酶,在气性坏疽中起致病作用。许多细菌有神经氨酸酶,是一种黏液酶,能分解细胞表面的黏蛋白,使之易于感染。A群链球菌产生的脱氧核糖核酸酶,能分解脓液中的DNA,因此,该菌感染的脓液,稀薄而不黏稠。其他如淋病奈瑟菌IgA$_1$蛋白酶、幽门螺杆菌脲酶等,均使之易于感染。

细菌的荚膜具有抵抗吞噬及体液中杀菌物质的作用。肺炎链球菌、A群和C群乙型链球菌、炭疽芽胞杆菌、鼠疫耶尔森菌、肺炎克雷伯菌及流感嗜血杆菌的荚膜是重要的毒力因素。如将无荚膜细菌注射到易感动物体内，细菌易被吞噬而消除，有荚膜细菌则可引起病变，甚至死亡。

有些细菌表面有其他表面物质或类似荚膜的物质。如链球菌的微荚膜（透明质酸荚膜）、M蛋白；某些革兰阴性杆菌细胞壁外的酸性糖包膜，如沙门菌属的Vi抗原和大肠埃希菌的K抗原等，不仅能阻止吞噬，并有抵抗抗体和补体的作用。

细菌生物膜是细菌生长过程中为了适应周围环境而形成的一种保护性生存方式，有利于细菌附着在某些支持物表面，脱落后还可扩散到其他部位引起感染；能阻挡抗生素的渗入和机体免疫系统的杀伤作用，而且生物膜内的细菌彼此之间还容易发生信号传递、耐药基因和毒力基因的捕获及转移。铜绿假单胞菌、表皮葡萄球菌等极易形成生物膜，是引起感染的常见致病菌。

（二）毒素

细菌毒素（toxin）按其来源、性质和作用的不同，可分为外毒素和内毒素两大类。

1. 外毒素 有些细菌在生长过程中能产生外毒素（exotoxin），并可从菌体扩散到环境中。外毒素毒性强，小剂量即能使易感机体致死。其中以肉毒毒素毒性最强，如1mg纯化的肉毒毒素可杀死2000万只小白鼠，其毒性比化学毒剂氰化钾还要大1万倍。

外毒素是蛋白质，不耐热，可被蛋白酶分解，遇酸易发生变性。葡萄球菌肠毒素耐热，若蛋糕等食品被葡萄球菌污染产生肠毒素后，即使在100℃的高温下加热30分钟，食后仍能发生食物中毒。外毒素不稳定、抗原性强，可刺激机体产生特异性抗体（抗毒素），可中和外毒素，用作治疗。经甲醛处理可脱毒，做成类毒素，用作免疫预防剂。

产生外毒素的细菌主要是革兰阳性菌，主要有破伤风梭菌、肉毒梭菌、产气荚膜梭菌、白喉棒状杆菌、A群链球菌、金黄色葡萄球菌等。也有少数是革兰阴性菌，如志贺痢疾杆菌、鼠疫耶尔森菌、霍乱弧菌、产肠毒素型大肠埃希菌、铜绿假单胞菌等。

大多数外毒素是产毒菌进行新陈代谢过程中在细胞内合成后分泌到菌体外的，外毒素因而得名。但也有少数外毒素合成后保存在体内，待细菌死亡裂解后才释放至周围环境中，志贺痢疾杆菌和产肠毒素型大肠埃希菌的外毒素就属于这种类型。

外毒素具有亲组织性，可选择性作用于某些组织或器官，引起特殊病变。例如破伤风梭菌、肉毒梭菌及白喉棒状杆菌所产生的外毒素，虽然都作用于神经系统，但作用部位、作用机制不同，临床症状亦不相同。肉毒梭菌产生的肉毒毒素能阻断胆碱能神经末梢神经介质（乙酰胆碱）的释放，麻痹运动神经末梢，出现眼及咽肌等的麻痹，严重的可因呼吸肌麻痹不能呼吸而死亡。白喉棒状杆菌产生的白喉毒素与周围神经末梢及特殊组织（如心肌等）有亲和力，通过抑制蛋白质合成而引起心肌炎、肾上腺出血及神经麻痹等。

按细菌外毒素对宿主细胞的亲嗜性和作用方式不同，可分成神经毒素（如破伤风痉挛毒素、肉毒毒素等）、细胞毒素（如白喉毒素、葡萄球菌中毒性休克综合征毒素-1、A群链球菌致热毒素等）和肠毒素（如霍乱弧菌肠毒素、葡萄球菌肠毒素等）三类。根据毒素的作用机制，可分为膜损伤、抑制蛋白质的合成、激活刺激信使通路、激活免疫应答和蛋白酶等。

多数外毒素的分子结构由A和B两种亚单位组成。A亚单位是外毒素的活性部分，决定其毒性效应；B亚单位无毒，能与宿主易感细胞表面的特殊受体结合，介导A亚单位进入细胞，使A亚单位发挥其毒性作用。所以，外毒素必须A、B两种亚单位同时存在时才有毒性。学者们利用B亚单位与易感细胞受体结合后能阻止该受体再与完整外毒素分子结合这一特点，研制外毒素B亚单位疫苗以预防相应的外毒素性疾病。

2. 内毒素 内毒素（endotoxin）存在于菌体内，是菌体的结构成分，只有菌体自溶或用人工方法使细菌裂解后才能释放，故称为内毒素。大多数革兰阴性菌都有内毒素，如沙门菌、志贺菌、大肠埃希菌、奈瑟菌等。

内毒素的化学成分是磷脂-多糖-蛋白质复合物，主要成分为脂多糖，位于细胞壁的最外层，覆盖于细胞壁的黏肽上。各种细菌内毒素的成分基本相同，即脂多糖，由类脂A、核心多糖和菌体特异性多糖3部分组成。类脂A是一种特殊的糖磷脂，是内毒素的主要毒性成分。菌体特异多糖位于最外层，由若干重复的寡糖单位组成。多糖的种类与含量决定着细菌种、型的特异性及不同细菌间具有的共同抗原性。

内毒素耐热，加热100℃1小时不被破坏，必须加热160℃，经2~4小时或用强碱、强酸或强氧化剂煮沸30分钟才能灭活。内毒素不能用甲醛脱毒制成类毒素，刺激机体产生抗体的能力弱。

内毒素对组织细胞的选择性不强，不同革兰阴性菌的内毒素引起的病理变化和临床症状大致相同。各种内毒素均能刺激机体的巨噬细胞、血管内皮细胞等产生细胞因子，少量的内毒素即能诱发机体发热、微血管扩张和炎症反应等对宿主有一定免疫保护的应激性反应。感染严重时大量的内毒素释放能引发内毒素血症、中毒性休克及弥散性血管内凝血等，病死率较高。

二、细菌侵入的数量

细菌引起感染除需有一定毒力外，还必须有足够的数量。有些病原菌毒力极强，极少量的侵入即可引起机体发病，如鼠疫耶尔森菌，有数个细菌侵入就可发生感染。而对大多数病原菌而言，需要达到一定的数量，才能引起感染，少量细菌的侵入，易被机体防御系统所清除。

三、细菌侵入的途径

具有一定的毒力及足够数量的致病菌，若侵入易感机体的途径或部位不适宜，仍然不能引起感染。如志贺菌必须经口侵入，定植于结肠内才能引起细菌性痢疾。而破伤风梭菌只有经伤口侵入，于厌氧条件下在局部组织生长繁殖，产生外毒素而引发破伤风。但也有些病原菌的感染途径是多渠道的，如结核分枝杆菌既可由呼吸道传染，也可经消化道或皮肤创伤等途径侵入机体导致感染。

第六节　细菌的生长繁殖

一、细菌生长繁殖的条件

细菌生长繁殖除需必要的营养物质外，还需有适宜的环境，包括温度、酸碱度及气体等。

1.充足的营养　细菌的生长繁殖、新陈代谢必须有充足的营养物质才能提供其菌体所需的原料及能量。

2.适宜的温度　不同细菌对温度的要求不同，据此可分为嗜冷菌、嗜温菌、嗜热菌3种类型。病原菌在长期进化过程中已适应于动物体，均为嗜温菌，在15～40℃都能生长，多数病原菌最适生长温度为35～37℃，少数病原菌如小肠结肠炎耶尔森菌最适温度为20～28℃，空肠弯曲菌最适温度为36～43℃。有些病原菌如金黄色葡萄球菌在4～5℃冰箱内仍能缓慢生长，释放肠毒素，可引起食物中毒。

3.适宜的酸碱度　各类细菌对于生长环境中氢离子的浓度要求不同，多数在中性至弱碱性环境中酶活性高，生长良好，多数病原菌最适pH为7.2～7.6，个别细菌如结核分枝杆菌最适pH为6.5～6.8（偏酸性），霍乱弧菌最适pH为8.4～9.2（偏碱性）。因细菌在生长繁殖过程中可分解糖类产酸，使周围环境的pH下降，不利于细菌生长，故人工培养细菌时应加入缓冲剂，防止培养基酸碱度发生变化影响分离培养。

4.适宜的气体　细菌生长繁殖时所需的气体主要是CO_2和O_2。多数细菌在其代谢过程中所产生的CO_2即可满足本身需求，只有少数细菌如奈瑟菌、流感嗜血杆菌等在初次分离培养时需提供5%～10%CO_2才能生长。根据细菌对氧分子的需求，将其分为以下几种。

（1）专性需氧菌（obligate aerobe）：一类必须在有氧的环境中才能生长的细菌，具有完善的呼吸酶系统，以氧分子作为氢受体进行有氧呼吸。如结核分枝杆菌、炭疽芽胞杆菌等。

（2）微需氧菌（microaerophilic bacterium）：一类在低压氧（5%～6%）环境中生长最好，氧浓度>10%时生长被抑制的细菌。如空肠弯曲菌、幽门螺杆菌等。

（3）兼性厌氧菌（facultative anaeobe）：一类在有氧或无氧环境中均能生长的细菌，在无氧环境中进行无氧发酵，在有氧环境中进行需氧呼吸，不同环境中所产生的代谢产物不同。多数病原菌属此类。

（4）专性厌氧菌（obligate anaerobe）：一类只能在无氧环境中才能生长的细菌，缺乏完善的呼吸酶系统，只能进行无氧酵解，因游离氧对其有毒性作用，在有氧时生长受抑制甚至死亡。如破伤风梭菌、产气荚膜梭菌、肉毒梭菌等。

二、细菌个体的生长繁殖

细菌以二分裂（binary fission）方式进行无性繁殖。当细菌生长到一定时间后细胞体积增大，染色体复制，细胞膜内陷或新合成横隔，将细胞新染色体分隔在两侧，新合成的细胞壁沿横隔生长将细胞分裂成两个子代细胞。球菌可沿不同平面分裂形成双球菌、四联球菌、八叠球菌或葡萄球菌，杆菌沿横隔分裂，分枝杆菌可通过分枝方式分裂成子代细菌。

细菌每分裂一次所需的时间称为代时（generation time），多数细菌在条件适宜时代时为20～30分钟，个别细菌繁殖速度较慢，如结核分枝杆菌的代时为12～24小时。

三、细菌群体的生长繁殖

假设细菌代时为20分钟，在生长繁殖条件适宜时，一个细菌经10小时繁殖的数量可达10亿个以上，24小时后则达到惊人的数量。但实际上随着营养物质的消耗，毒性代谢产物的积累，环境酸碱度的改变，细菌并不能始终保持如此高的速度而无限制繁殖。将一定数量的活菌接种于适宜的培养基中，置于适宜环境培养，以培养时间为横坐标，以活菌数的对数为纵坐标，可得出一条反映细菌生长繁殖规律的曲线，称为生长曲线（growth curve）。根据细菌生长曲线的特点，将细菌生长繁殖过程分为4期，即迟缓期、对数期、稳定期和衰亡期。

1.迟缓期（lag phase）　接种于培养基1～4小时后，细菌并不立即分裂繁殖，而是为分裂做准备，菌体增大、代谢活跃,合成新的细胞成分。此期是细菌进入新环境后的适应期。在此时期,细菌产生足够量的酶、辅酶及一些必需的中间产物。当这些物质在培养基中达到一定浓度时,细菌才能开始分裂增殖。此期细菌嗜碱性强,对不良环境条件比较敏感。

影响这个时期的因素有以下几种。

(1)接种细菌的数量:接种数量的多少与此期时间的长短一般成正比,但若培养基内的营养物质及气体张力对接入菌适宜时,接种数量的影响则相对较小。

(2)接种细菌的菌龄:若接种的细菌是迟缓期的细菌,接种到新培养基2小时仅有少量细菌生长。若是在对数生长期,则接种后可不经过迟缓期而立即开始生长,其增殖速度与其亲代增殖速度一致。若是在生长晚期,则生长较缓。例如,伤寒杆菌的接种菌龄为2.5~3小时,接种至新培养基后,只需40分钟即可增殖一代,若菌龄为6.25小时,则增殖一代需85分钟;当菌龄为14~16小时,则需160分钟才能增殖1次。

(3)接种细菌本身的特性:如大肠埃希菌迟缓期较短,而棒状杆菌和分枝杆菌则生长较慢。

(4)培养基的性质:培养基适宜,接种菌易于迅速地适应新环境,因而迟缓期较短,反之,则将延长。

(5)培养的温度:合适的温度可使迟缓期缩短。例如在牛奶中培养链球菌42℃时迟缓期为30分钟,37℃时为1小时,30℃和26℃时为2小时,20℃时为3小时。

2.对数期(logarithmic phase) 对数期又称指数期,出现于细菌培养后的8~18小时。此期细菌分裂繁殖迅速,活菌数以几何级数增长至峰值。对数期细菌形态、大小、染色性、生理活性等较典型,对外界环境因素敏感,适用于研究细菌的生物学特性、耐药性等。抗生素对该时期的细菌作用效果最佳。

3.稳定期(stationary phase) 因对数期消耗了大量营养物质,产生了多种代谢产物,从而导致毒性产物聚积、培养基pH下降,使得细菌分裂繁殖速度减缓,死亡菌数与活菌数处于动态平衡。由于积累有许多不利于微生物活动的代谢产物,此期细菌形态、染色性、生理特性等发生改变。此期的长短随菌种和培养情况而不同,有的可以保持几天,有的仅维持数小时。此期总菌数最高,故常称为最高浓度。各种菌的最高浓度是不同的。由于代谢产物大量积聚,故提取外毒素、抗生素等细菌代谢产物多选择在稳定期,芽胞也多在此期形成。

4.衰亡期(decline phase) 随着培养基生长环境越来越恶劣,死亡菌数逐渐多于活菌数,细菌发生变形甚至自溶,生理代谢也逐渐趋于停滞。此期细菌形态显著改变,菌体变长、肿胀或扭曲,出现畸形或衰退型等多形态,有的菌体难以辨认。

了解细菌生长曲线有助于人们培养、研究和利用细菌。例如鉴定细菌及做药敏试验宜选用对数期细菌;培养益生菌时应及时补充营养,以利于其快速生长繁殖。

第七节 细菌的变异

细菌变异是细菌的基本属性之一。具有相同基因型的细菌,在不同条件下,可呈现不同的特性。在特定外界环境中,细菌在生长中所表现的形态和生理特征的总和,称为表型。细菌的变异可分为两类:遗传变异(genetic variation)和表型变异(phenotypic variation)。遗传变异只发生在少数个体,但能稳定地传给后代,并导致变种或新种的产生。在这种意义上,遗传变异有利于物种的变化。表型变异则因外界因素所致,常波及同一环境中的大多数个体,因遗传物质的结构未改变,其变化为可逆,表型变异不能遗传。当去除了引起变异的环境条件后,细菌可恢复原来的性状。在自然界中表型变异在细菌中颇为常见。

一、细菌变异现象

细菌变异可表现在形态、结构、酶活性、菌落、毒力、免疫原性、耐药性和宿主范围等多种性状的变化。

1.形态与结构变异 细菌菌体的形态和大小在不同的生长时期可有所不同,细菌在生长过程中受外界环境条件的影响也可发生形态与结构的变异。如细菌细胞壁缺损可形成细菌L型,在形态上呈现高度多样化,对渗透压敏感,在普通培养基中不能生长。细菌的荚膜、芽胞、鞭毛等特殊结构也可发生变异。肠道杆菌中如沙门菌属、志贺菌属中常发生鞭毛抗原及菌体抗原的变异。变异后,细菌的抗原性消失或发生改变,从而不能被特异的抗体所凝集。

2.培养特性变异 细菌的菌落特征会因环境因素的影响而发生变化。如新分离出的沙门菌常为光滑型菌落(smooth colony,S型菌落),经人工培养后菌落则呈现粗糙型(rough colony,R型菌落),称为S-R变异。S-R变异多见于肠道杆菌,其变异的物质基础为革兰阴性菌细胞壁外膜的脂多糖蛋白质复合物中,失去了末端的特异寡糖,从而暴露了非特异的核心多糖。因为失去了相应的O抗原,细菌的抗原性、毒力及某些生化特性亦随之改变。

3.毒力变异 细菌的毒力变异有毒力减弱和增强两种情况。卡介苗(BCG)是一株牛型结核分枝杆菌,在含有胆汁、甘油、马铃薯的培养基上连续传代,经13年230代,其毒力减弱的同时保留了原菌抗原特异性的变异株。目前用于预防接种的很多疫苗都是采用人工方法将致病菌强毒株减毒而制备的。白喉棒状杆菌能产生白喉毒素是其变为溶原性细菌后具有的性状。

4.耐药性变异　耐药性变异是细菌对某种抗菌药物由敏感到对该药物耐受的变异。细菌耐药性变异可通过基因突变或获得外源耐药基因而发生。细菌耐药性变异可造成临床细菌性感染治疗的失败。由于抗菌药物的大量使用，细菌耐药性问题日趋严重，成为严重的社会公共卫生问题，已引起人们的广泛关注。

二、细菌变异的机制

引起遗传性变异的机制包括突变及遗传物质的转移和重组。

(一)突变

在细菌生长繁殖过程中其基因组DNA序列会发生突然而稳定的改变，称为突变(mutation)。突变率是由复制的准确度、DNA损伤发生的概率及对损伤DNA修复程度等3个方面因素综合决定的。

1.突变的类型

(1)自发突变和诱导：每个细菌都可以自发突变，但发生频率很低，一般在10^6～10^9分裂中发生一次。当加入诱导剂(如紫外线、X线、亚硝酸盐等)后可提高其突变率。

(2)随机突变和选择：突变是随机的和不定向的，细菌染色体数千个基因中任何一个基因都可以发生突变，从而导致其相应性状的改变，即性状的改变是随机的，不受外界因素的影响。要从大量细菌中找出某个基因的突变株，必须将此菌放在一个有利于突变株而不利于其他菌株生长的环境中，才能将突变菌筛选出来。大量使用抗菌药物，会有细菌耐药菌株频繁出现，即是这个道理。

(3)突变和回复突变：发生突变的菌株称为突变株(mutant)。突变株经过再次突变又成为与原菌株相同表型的过程称为回复突变(backward mutation)。

2.突变的机制

(1)碱基置换：碱基置换包括转换和颠换两种类型。转换是由嘌呤置换嘌呤或由嘧啶置换嘧啶。颠换是以嘌呤置换嘧啶或反之。碱基的突变影响到密码的组成，改变基因所编码的氨基酸进而影响相关蛋白质的功能。

(2)碱基插入和缺失：当DNA序列上插入或缺失一个碱基，会使插入或缺失部位以后的序列中的碱基发生移码突变。

(3)转位因子插入：转位因子从一个基因组移到另一个基因组，则会引起其插入位点附近的基因突变。

(二)遗传物质的转移和重组

遗传性变异还可通过两个不同性质的细菌之间发生遗传物质的转移或重组而实现。在基因转移中，提供DNA的细菌为供体，而接受DNA的细菌为受体。外源性的遗传物质由供体菌转入某受体菌细胞内的过程称为基因转移(gene transfer)。转移的基因与受体菌DNA整合在一起称为重组(recombination)，从而使受体菌获得供体菌的某些特性。外源性遗传物质包括供体菌染色体DNA片段、质粒DNA及噬菌体基因等。细菌的基因转移和重组可通过转化、转导、接合、溶原性转换、原生质体融合和转染等方式进行。

1.转化　受体菌直接摄取供体菌提供的游离DNA片段，并与自身的基因重组，使受体菌的性状发生变异的过程，称为转化(transformation)。转化的发生过程，首先是供体的DNA片段吸附于受体细菌的细胞膜上。这种吸附起先是可逆的，后来则不可逆，细胞膜上的双链DNA分解成单链，与一种特异的蛋白结合，穿入受体菌细胞内，与其DNA发生整合，取代一部分原来的DNA，受体菌由于获得外源的DNA而改变了遗传性状。不是所有细菌都有转化现象。除链球菌属、嗜血杆菌属及芽胞梭菌属外，大多数细菌不能接受外源性DNA，不能将它整合到染色体之中；另外，细菌还能产生内切酶，能识别并破坏进入细胞的外源性DNA。是否发生转化与菌株在进化过程中的亲缘关系有着密切的联系。同时受体菌必须处于感受态(competence)才能转化。在实验室中可人工诱导细菌感受态的出现，使目的基因转化进入受体菌。

2.转导　以温和噬菌体为媒介，将供体菌的基因转移到受体菌内，导致受体菌基因改变的过程，称为转导(transduction)。获得新遗传性状的受体菌细胞，称为转导子(transductant)。转导分为普遍性转导(general transduction)和局限性转导(restricted transduction)。普遍性转导与温和噬菌体的裂解期有关，局限性转导则与温和噬菌体的溶原期有关。在噬菌体复制过程中，细菌的DNA片段有可能被噬菌体错误地包装，成为一个转导性噬菌体。这种错误的包装是随机的，可将细菌的任何基因包装入噬菌体，因而该转导称为普遍性转导。若溶原性噬菌体DNA脱离宿主染色体时发生偏差，把自身一段DNA留在染色体上，而将细菌染色体上原整合部位两侧的基因带走，此错位脱离的噬菌体是缺陷型噬菌体，这种只转导与噬菌体整合位置相邻的个别基因的转导称为局限性转导。

应当注意转导与溶原性转换两者的差别。后者是指温和噬菌体感染其寄主后，噬菌体基因整合于寄主基因组中，寄主的性状发生变异，它是一种表面上与转导相似但本质上却不同的特殊现象。当噬菌体在寄主中消失时，通过噬菌体转换而获得的性状也同时丧失。

3.接合　受体菌和供体菌通过性菌毛直接接触，供体菌通过性菌毛将质粒或部分染色体基因转移至受体菌的过程称为接合(conjugation)。接合性质粒有F质粒、R质粒、

Col质粒等。细菌的接合最早在大肠埃希菌中发现，以后在其他菌中也观察到，主要见于革兰阴性菌。

（1）F质粒的接合：F质粒通过性菌毛由雄性菌（F$^+$）转移给雌性菌（F$^-$）的过程，称为F质粒的接合。在受体菌获得F质粒时，供体菌并不失去F质粒。受体菌在获得F质粒后即变为F$^+$菌，也长出性菌毛。

大肠埃希菌的F质粒进入F$^-$菌后，能单独存在，自行复制。但有小部分F质粒可整合到受体菌的染色体上，与染色体一起复制。整合后的细菌能以高效率转移染色体上的基因，称为高频重组菌（high frequency recombinant，Hfr）。Hfr不稳定，F质粒可从染色体上脱离下来变为F$^+$菌，终止其Hfr状态。从染色体上脱离下来的F质粒有时可带有染色体上几个邻近的基因，这种质粒称为F′质粒。当F′质粒转入F$^-$菌时，F$^-$菌可同时获得这一部分新的基因而成为F′菌。所以F′质粒有类似转导中的温和噬菌体，起着基因载体的作用。这种通过F′质粒转移基因称为性导（sexduction）。F$^+$、Hfr、F′3种菌都有性菌毛，均为雄性菌。

（2）R质粒的接合：R质粒又称R因子，是一种能在不同菌株间转移并引起对多种药物产生耐药性的质粒。细菌耐药性的产生主要是由于R质粒在菌株间的迅速转移和快速生长繁殖所致。R质粒有两种功能不同的部分组成，一种是耐药性转移因子（resistance factor，RF），其作用类似F因子；另一种是耐药性因子（RF），它决定耐药性。RTF和RF均能自主复制，但是只有两者同时存在时，这个细菌才能将耐药性转移给另一个细菌。R质粒有些属于接合型，有些属于非接合型。R质粒的接合方式类似F因子的转移方式，先由RTF控制，耐药菌（R$^+$）长出R菌毛，与敏感菌（R$^-$）相接触，RF即由R$^+$菌转移至R$^-$菌内。当RF与F因子一起共存于某个细菌细胞时，有些RF可以阻止F因子的转移，称为fi$^+$（fertility inhibition）R因子；而另一些不阻止F因子转移的RF，称为fi$^-$R因子。

（3）Col质粒的接合：Col质粒控制细菌素的合成，这类质粒很多，有的可以产生性菌毛，在细菌间进行接合转移，称为转移性质粒；有的不能在细菌间接合转移，称为非转移性质粒。但当细菌细胞同时具有可转移的质粒如F因子时，则两者可同时发生接合转移。

4.溶原性转换（lysogenic conversion） 是噬菌体的DNA与细菌染色体重组，使宿主菌遗传物质发生改变而引起的变异，溶原性细菌可获得新的特性。如白喉棒状杆菌噬菌体与不产毒素的白喉棒状杆菌基因整合后表现为产生白喉毒素的有毒株。

5.原生质体融合 两种经过处理失去细胞壁的原生质体混合后可自发或在人工操作条件下（适宜的物理条件或化学试剂）发生融合，融合后的双倍体细胞发生染色体间的重组，出现新的基因型及新的性状，称为原生质体融合（protoplast fusion）。原生质体融合可实现远缘菌株的基因重组，可使遗传物质传递更为完整、获得更多基因重组的机会。

6.转染 受体菌获得从噬菌体而非从其他供体菌提取的DNA的过程，称为转染（transfection）。另外，"转染"一词更广泛地用于真核生物细胞，其含义有差别，指真核细胞通过病毒感染，获得某一片段DNA或RNA的过程。与原生质体融合一样，转染也是一种人为的手段，通常用于哺乳动物细胞，往往为了获得重组病毒而设计。

第八节 细菌的代谢

代谢，又称细胞代谢，是生物体内所发生的用于维持生命的一系列有序的化学反应的总称。这些反应进程使得生物体能够生长和繁殖、保持它们的结构及对外界环境做出反应，包括物质代谢和能量代谢两个方面。物质代谢是指生物体与外界环境之间物质的交换和生物体内物质的转变过程；能量代谢是指生物体与外界环境之间能量的交换和生物体内能量的转变过程。

一、细菌的能量代谢

细菌的能量代谢主要是通过生物氧化合成ATP的过程，其方式主要有加氧、脱氢和脱电子反应，细菌以脱氢更为常见。以氧分子作为氢受体的称为有氧呼吸，以有机物作为氢受体的称为无氧发酵。不同细菌在不同环境中生物氧化的方式、途径及产物都各不相同。如需氧菌以有氧呼吸为主，兼性厌氧菌根据环境中氧分子的含量可进行有氧呼吸或无氧酵解，厌氧菌主要为无氧发酵。

二、细菌的新陈代谢

细菌的生理中心是新陈代谢，其最大的特点是繁殖速度快、代谢种类多。细菌的新陈代谢是从周围环境中摄取营养物质开始，主要包括分解代谢和合成代谢。分解代谢指细菌通过分解糖类、脂类、蛋白质而获得细菌生长繁殖所需的能量及原料；合成代谢是将小分子物质合成复杂的大分子物质，这一过程要消耗能量，是同化过程。分解代谢为合成代谢提供前体和能量，合成代谢又是分解代谢的基础，两者相辅相成，是细菌生命活动的最基本过程。

（一）细菌的分解代谢及生化反应

不同的细菌其酶系统不同，故对营养物质的分解能力、分解方式及分解产物亦不同。因此，可利用生物化学反应检测细菌对不同基质的分解能力及分解产物以鉴别细菌，称为细菌的生化反应。

1.糖的分解　细菌通过产生的胞外酶将周围环境中的多糖分解为单糖，进而转化为丙酮酸。进行有氧呼吸的细菌通过三羧酸循环将丙酮酸彻底分解生成CO_2、水及其他代谢物，而进行无氧酵解的细菌则通过不同途径发酵丙酮酸，产生各种酸、醛、酮、醇等。所以可通过糖酵解试验鉴别细菌，如有些细菌分解糖类产酸产气，培养基中酸碱指示剂变色且有气泡产生；有些细菌分解糖类只产酸不产气，培养基中只有酸碱指示剂变色而无气泡产生。

2.蛋白质的分解　不同细菌对蛋白质的分解能力不同，只有少数能够通过胞外酶分解蛋白质为短肽，将其吸收后再进一步通过胞内酶在菌体内分解为氨基酸。又因蛋白酶专一性较强，可根据细菌能否分解蛋白质鉴别细菌。大多数细菌虽能够分解氨基酸，但分解能力也不相同，亦可用于鉴别细菌。

（二）细菌的合成代谢及其医学意义

细菌将摄取的营养成分及分解代谢获得的原料和能量用于合成菌体本身成分，如肽聚糖、核酸、多糖、脂肪酸、蛋白质等。此外，还可合成分泌其他具有医学意义的代谢产物。

1.热原质　本质为革兰阴性菌外膜成分脂多糖，因其注入人或动物体内即可引起发热反应，故称热原质（pyrogen），又名致热原。热原质耐高温，高压蒸汽灭菌（121.3℃，20分钟）不能被破坏，250℃高温干烤可破坏热原质。用吸附或滤过除菌（石棉滤板）可清除液体中大部分热原质。因热原质无挥发性，故以蒸馏法去除热原质效果最好。如果注射用液体被细菌污染，即使经高压蒸汽灭菌或滤过除菌也有可能存在热原质，注入人体后可引起输液反应，因此，在制备和使用注射药品时必须严格遵守无菌操作原则，防止细菌污染。

2.毒素及侵袭性酶　细菌产生的毒素主要有两种。一种是由多数革兰阳性菌及少部分革兰阴性菌在生长繁殖过程中分泌产生的蛋白质类物质，称外毒素，其毒性作用强，可引起特殊的临床症状；另一种是由革兰阴性菌死亡裂解后释放的脂多糖，称内毒素，其毒性作用相对较弱。

某些细菌可产生促使细菌扩散、利于细菌侵袭、损伤机体细胞的酶类，因与细菌的致病性有关，故称为侵袭性酶。如金黄色葡萄球菌产生的血浆凝固酶，A群链球菌产生的链激酶、链道酶、透明质酸酶等。

3.色素　有些细菌在分裂繁殖过程中可产生不同颜色的色素，可用于鉴别细菌。色素有两种，即水溶性色素和脂溶性色素。前者能够使菌落及其周围培养基着色，如铜绿假单胞菌产生的绿脓素使培养基或脓汁呈绿色；后者不溶于水，仅保持在菌落内使之呈色而培养基颜色不变，如金黄色葡萄球菌产生金黄色色素、表皮葡萄球菌产生白色色素。细菌色素的产生需一定条件（如营养丰富、氧气充足、温度适宜），无光合作用，对细菌的功能尚不清。

4.抗生素　有些微生物在生长繁殖过程中可产生某些抑制或杀灭其他微生物及肿瘤细胞的物质，称为抗生素。抗生素多由放线菌及真菌产生，如链霉素、青霉素等，少部分由细菌产生，如多黏菌素、杆菌肽等。

5.细菌素　有些细菌可产生对亲缘菌具有抗菌作用的蛋白质，称为细菌素（bactericin），如大肠埃希菌产生的大肠菌素、霍乱弧菌产生的弧菌素、铜绿假单胞菌产生的绿脓菌素等。细菌素虽具有抗菌作用，但由于其抗菌谱较窄，只对亲缘菌有抑制作用，故临床上一般不用于治疗，主要用于细菌的分型及流行病学调查。

6.维生素　有些细菌能够合成分泌某些维生素，不仅能提供自身所需，还可分泌到周围环境，营养其他生物。如大肠埃希菌为人体肠道正常菌群，能够合成分泌B族维生素及维生素K，被人体吸收利用。

第九节　细菌的分类

一、细菌的分类方法

细菌分类学是细菌学研究的一个重要分支，主要经历了两个阶段。第一阶段主要是以Bergey分类方法为基础的根据细菌的表观相似度进行分类，这种分类方法只依据细菌之间的表观相似度，不考虑细菌之间的亲缘关系；第二阶段是细菌分类学进入分子生物学时代后，细菌分类从表观相似分类法向系统发育进化分类法发展。

20世纪初，在美国细菌学家David Hendricks Bergey的推动下成立了一个委员会，目的是建立针对所有已知细菌的分类计划。根据这个分类计划，依据不同的标准，如革兰染色、细菌形态、菌落、生化反应等，对所有细菌进行鉴定并分类。这个最早的细菌分类方法主要是根据细菌的相似度进行分类，与生物进化无关。即便如此，Bergey所倡导的分类方法，为细菌学的发展做出了巨大贡献。直至现在，大多数细菌的分类还依据这一方法。

1970年Colwell提出将表型与系统进化学分类的优点结合的分类方法，称为多相分类学（polyphasic taxonomy），其含义是将所有可以获得的表型、基因型和化学信息整合在一起，建立普遍适用于所有细菌的分类方案，目前与此目的相适应的分类方法包括表型特征分类法、遗传学分类法及生化分类法等方法。

（一）表型特征分类法

1.传统分类法 19世纪以来，以细菌的形态、生理特征为依据的分类法奠定了传统分类法的基础。细菌分类鉴定的主要依据是其表型（phenotype）特征，即形态、染色、培养、细胞壁结构、生理生化、抗原性及对噬菌体的敏感性等特征。这些表型特征对细菌的鉴定和分类具有很重要的作用，尤其是在临床微生物学的实践中，至今仍有应用价值。例如沙门菌与大肠埃希菌按表型特征分为两个属，两者的16S rRNA序列同源性约90%，按照目前的考虑，它们应归于同一个属，但是两者表型的区别对临床诊断十分重要，已被微生物学家所熟悉，因此，几乎没有人赞同改变它们按表型确定的分类地位。依据细菌的形态、培养特性可将细菌划分到科、属，再依据生理生化特性可将细菌划分到种。另外，依据细菌的抗原性和噬菌体的敏感性进一步将细菌划分到型。

2.数值分类法及自动细菌鉴定法 20世纪60年代，随着计算机的应用而将数值分类引入了细菌分类，一般选用50项以上的细菌生理、生化指标，借助计算机分析各菌间的相似度，以此来划分种和属。在此基础上建立了细菌的自动化分类鉴定系统。多种商品化的半自动及全自动鉴定系统已广泛应用于细菌分类及临床鉴定，逐步实现了细菌分类鉴定的快速、方便和标准化。

（二）遗传学分类法

目前微生物学界普遍考虑的分类依据是细菌的种系发生关系，即分析其基因特性，从而确定分类地位。研究细菌的种系发生关系主要采用3种方法：测定DNA碱基（G＋C）比例、核酸分子杂交及rRNA寡核苷酸分析。

1.DNA的G＋C的摩尔分数 除RNA病毒以外，各种生物都具有遗传物质DNA，其DNA的鸟嘌呤（G）和胞嘧啶（C）的摩尔分数是恒定的。微生物也一样，亲缘关系密切、表型高度相似的微生物往往有相似的G＋C的摩尔分数。但是G＋C的摩尔分数只反映DNA中碱基所占的百分数，并不表明序列，因此，不同种的细菌也可能有相近的G＋C的摩尔分数。但是，可以肯定的是G＋C的摩尔分数不同的细菌绝不会属于同一种。一般认为，此项差异超过3%时，就不可能属于同一种；相差超过10%时，则为不同的属。总体而言，在整个细菌世界里，G＋C含量为24%～76%。

DNA中G＋C的摩尔分数的测定可用化学或物理方法，不同方法所得的结果可有差异。目前多用物理解链法。熔解温度（melting temperature，Tm）法又称解链法，是将DNA样本缓缓加热，随着碱基对间氢键的断裂，DNA在260 nm处的吸光度值增加，出现约30%的增色效应。出现增色效应一半时的温度，被称为Tm。Tm与DNA的G＋C的摩尔分数呈线性相关，Tm值愈高，DNA的G＋C的摩尔分数值也愈高。

2.核酸分子杂交 其原理是将待检菌的DNA变性，其双链解为单链，而后与标记的参考菌株的单链DNA或rRNA杂交，按照碱基互补配对的原理，形成杂交DNA-DNA或DNA-rRNA。两种细菌DNA中共同的核苷酸序列愈多，杂交的互补区就愈多，两者的同源性就越高，亲缘关系就越近。DNA-DNA的同源性通常以百分比（%）表示，一般认为，同源性在60%～70%以上者属同一种，同源性小于50%者为不同种。由于核糖体RNA（rRNA）基因具有高度保守性，因此，DNA-rRNA杂交的同源性比DNA-DNA杂交的同源性更能表示两者的亲缘关系。

3.rRNA寡核苷酸分析 rRNA寡核苷酸碱基序列是原核细胞和真核细胞中最稳定的序列，1970年由美国科学家C.R.Woese等提出，迄今为止已用此方法对数百物种进行了广泛测定。rRNA是研究细菌进化和亲缘关系的重要指标，它含量大（约占细菌RNA总量的80%），并存在于所有细菌中。由于rRNA寡核苷酸碱基序列变化比DNA慢得多，也稳定得多，故此被称为细胞中的"活化石"。细菌中含有3种rRNA序列，分别为23S、16S和5S，并且它们位于同一操纵子上。16S rRNA的核苷酸数目适中、信息量大，具有高度稳定性，易于提取和分析，故现在的方法主要基于分析比较细菌菌株的16S rRNA寡核苷酸序列，据此确定其分类地位。分析方法多用指纹图谱法：用一种RNA酶水解rRNA后，可产生一系列寡核苷酸片段，分析这些片段形成的电泳图谱，两株细菌的亲缘关系越近，其产生的寡核苷酸片段序列就越相近，图谱也越相似，从而确定种系的发生关系。

二、细菌分类

细菌的分类单元有界、门、纲、目、科、属、种，最重要、最基本的单元是种（species），其次是属（genus）。科及其以上的划分在细菌学不太完善，而且随着研究的深入，科、属的划分会有变动。

1.属（genera，单数genus） 是性状相近、关系密切的若干菌种的组合，应与其他属有明显的差异。不同属之间的16S rRNA序列有较大的差异，但尚未提出差异的量化标准。

2.种（species） 是细菌学分类的最基本单元。基于大量的经验数据，包括DNA-DNA杂交数据和其他特性数据的前提下，细菌种的定义是一群包括模式菌株在内的不同来源的菌株，它们的DNA-DNA关联度≥70%，且ΔTm值≤5℃。种的界定阈值是可以有变化的。多相分类方法强调实用性，例如百日咳鲍特菌、副百日咳鲍特菌和支气管脓毒鲍特菌之间的DNA-DNA关联度＞80%，但因为它们在表型和化学分类等方面存在差异，仍被认为是3个不同的种。灵活界定细菌种的界线有助于形成分类方案并为细菌鉴定提供便利。

同一菌种的各个细菌,虽然性状基本相同,但在某些方面仍有一定差异,差异较明显的称为亚种或变种,差异小的则为型(type)。在微生物中,一个种只能用该种内的一个典型菌株(type strain)作为它的具体代表,这种典型菌株就称为模式种(type species)或标准菌株(standard strain)。例如,在双歧杆菌的大量菌株中,只有ATCC29521才是它的标准菌株。在细菌的分类、鉴定和命名时均以模式菌为依据,也可将其作为质量控制的标准。

3.菌株(strain) 是不同来源的某一种细菌的纯培养物。同一种细菌可有许多菌株,其主要性状应完全相同,次要性状可稍有差异。菌株的名称没有统一的规定,通常用地名或动物名的缩写加编号作为菌株名。

4.细菌的主要类群 以rRNA小亚基比对为基础的生命树包含了3个种系,即细菌界、古菌界和真核生物界。目前细菌界中有34个正式命名的菌门,并进一步分成无数的亚分类单元。除了以16S rRNA独特性为基础外,被推荐用于门定义的还包括生物学特征、至少一个可获得的可培养的典型代表和一个全基因组序列。

以高阶分类学和种系发生的传统(以16S rRNA基因测序为基础)观点看,变形菌门(proteobacteria)、厚壁菌门(firmicutes)、放线菌门(actinobacteria)和拟杆菌门(bacteroidetes)包含了大部分临床相关菌种。

变形菌门名字取自希腊神话中能够变形的神普罗透斯(Proteus),因为该门细菌的形状具有极为多样的形状。变形菌门是最大的菌门,物种和遗传多样性极为丰富,这决定了该类群涵盖了极为广泛的生理代谢类型。变形菌门内的物种在农业、工业、医药、卫生、环保等领域具有重要应用价值,广泛用于氮肥促进利用、植物病虫害防治、工农业废水处理、土壤修复和复杂污染物降解等。所有的变形菌门细菌为革兰阴性菌,其外膜主要由脂多糖组成。很多种类利用鞭毛运动,但有一些非运动性的种类,或者依靠滑行来运动。此外,还有一类独特的黏细菌,可以聚集形成多细胞的子实体。变形菌门传统上被分为5类(通常作为5个纲),用希腊字母α、β、γ、δ和ε命名,最近又确立"ζ-变形菌门"(尚未有效确认)和硫酸杆菌门。α-变形菌纲包括布鲁菌属(brucella)、埃里希体属(ehrlichia)和立次体属(rickettsia)。β-变形菌纲包括伯克霍尔德菌属(burkholderia)、鲍特菌属(bordetella)和奈瑟菌属(neisseria)。γ-变形菌纲包括一些医学上和科学研究中很重要的类群,如肠杆菌科

(enterobacteraceae)、弧菌科(vibrionaceae)和假单胞菌科(pseudomonadaceae)。很多重要的病原菌属于这个纲,如沙门菌属(salmonella)(肠炎和伤寒)、耶尔森菌属(yersinia)(鼠疫)、弧菌属(vibrio)(霍乱)、气单胞菌属(aeromonas)、军团菌属(legionella)和铜绿假单胞菌属(pseudomonas aeruginosa)等。δ-变形菌纲包括弯曲菌属(campylobacter)和螺杆菌属(helicobacter)等。ε-变形菌纲、"ζ-变形菌门"和硫酸杆菌门包含了许多主要的环境细菌,其临床相关性较小。

厚壁菌门多为低G+C含量的革兰阳性菌,多为球状或杆状,也有不规则杆状、丝状或分枝丝状等。很多厚壁门菌可以产生芽胞,可以抵抗脱水和极端环境。厚壁菌门主要被分为3个纲:厌氧的梭菌纲(clostridia)、兼性或者专性需氧的芽胞杆菌纲(bacilli)和没有细胞壁的柔膜菌纲(mollicutes)。芽胞杆菌纲包括芽胞杆菌属(bacillus)、李斯特菌属(listeria)、葡萄球菌属(staphylococcus)、肠球菌属(enterococcus)、乳杆菌属(lactobacillus)、乳球菌属(lactococcus)、明串珠菌属(leuconostoc)、链球菌属(streptococcus)等。梭菌纲包括醋杆菌属(acetobacterium)、梭菌属(clostridium)、优杆菌属(eubacterium)、太阳杆菌属(heliobacterium)和香蕉胞菌属(sporomusa)等。柔膜菌纲包括支原体属(mycoplasma)、螺原体属(spiroplasma)、脲原体属(ureaplasma)和丹毒丝菌属(erysipelothrix)等。

放线菌门为高G+C含量的革兰阳性菌,主要包括放线菌属(actinomyces)、节杆菌属(arthrobacter)、双歧杆菌属(bifidobacterium)、棒杆菌属(corynebacterium)、弗兰克菌属(frankia)、微球菌属(micrococcus)、微单胞菌属(micromonospora)、分枝杆菌属(mycobacterium)、诺卡菌属(nocardia)、丙酸杆菌属(propionibacterium)和链霉菌属(streptomyces)等。

拟杆菌门包括三大类细菌:拟杆菌纲(bacteroidia)、黄杆菌纲(flavobacteriia)和鞘氨醇杆菌纲(sphingobacteriia)。很多拟杆菌纲细菌生活在人或者动物的肠道内,是肠道内的常驻菌,但也有些时候会成为病原菌。在粪便中,拟杆菌属(bacteroides)是主要微生物种类。黄杆菌纲主要存在于水生环境中,也会在食物中存在。多数黄杆菌纲细菌对人无害,但脑膜脓毒性金黄杆菌可引起新生儿脑膜炎。黄杆菌纲还有一些嗜冷类群。鞘氨醇杆菌纲重要类群为鞘氨醇杆菌属。

其他一些菌门有包含了螺旋体和钩端螺旋体的螺旋体菌门,包含了衣原体属的衣原体门等。

第十节 细菌耐药性产生机制

一、细菌耐药性

自1928年英国细菌学家弗莱明发现了世界上第一种抗生素（青霉素）以来，抗生素在感染性疾病的治疗中发挥了重要作用。继青霉素之后，不断地发现和合成了多种抗菌药物，如青霉素之外的β-内酰胺类、氨基糖苷类、喹诺酮类、大环内酯类、糖肽类、磺胺类、四环素类和硝基呋喃类、硝基咪唑类等。目前典型的抗菌药物特异性作用靶标包括：细胞壁（β-内酰胺类和糖肽类）、细胞膜（脂肽类）、DNA或RNA（喹诺酮类和利福霉素类）、50S核糖体（大环内酯类、林可酰胺、链阳菌素类）、30S核糖体（氨基糖苷类和氯霉素类），以及叶酸合成（磺胺类）等。与此相对应，细菌在与抗菌药物长期接触后，在抗菌药物的选择压力下发生突变而产生耐药性，耐药菌相继产生，且耐药性逐渐增强。亚致死剂量的抗菌药物不仅存在于药物治疗期的细菌感染病人中，更存在于人类生活的环境中，如被残留抗菌药物污染的水体、土壤和食物。细菌接触亚剂量抗菌药物后受到选择压力的作用会引起自身基因随机突变，继而导致一系列基因转录和蛋白表达水平的改变，以此来抵御环境压力。这是目前引起细菌耐药性传播和泛滥的主要原因，也是临床治疗失败的主要原因。

从1940年Abraham等首先在大肠埃希菌中发现青霉素酶，到1956年Newton等在芽胞杆菌中发现头孢菌素酶，从1960年耐甲氧西林金黄色葡萄球菌（MRSA）第一次被发现，到21世纪初耐万古霉素金黄色葡萄球菌首次在美国被报道，细菌的耐药发生发展过程伴随着抗菌药物的不停使用和新药的不断开发呈现出逐年加剧的态势。迄今为止，多重耐药、泛耐药甚至是全耐药细菌的报道已经屡见不鲜。任何一种新的抗菌药物问世后几年或十几年之内，必然出现与之对应的耐药菌，药物对细菌的抗菌作用以及细菌对抗菌药物的耐药性都处于不断变化中。

二、细菌耐药性产生机制

细菌可通过不同机制产生耐药性，其最终结果是使抗菌药物完全或部分失效。细菌耐药性包括生物性和临床性耐药、环境介导的耐药以及细菌介导的耐药。

（一）生物性耐药和临床性耐药

生物性耐药是指细菌对于原先表现为敏感的药物降低其敏感性。当敏感性降低至临床用药达不到有效程度时，则称为临床性耐药。生物性耐药和临床性耐药并不一定保持一致。大多数实验室检测着重于临床性耐药，而实际上细菌在不断发生生物性耐药的变化。

（二）环境介导的耐药

细菌耐药性的产生是药物、细菌及其所处环境相互作用的结果。环境中的物理或化学特性可以直接改变抗菌药物或改变细菌对于药物的正常生理反应，称为环境介导的耐药。这些环境因素有pH、阳离子（如Mg^{2+}和Ca^{2+}）浓度、胸腺嘧啶含量和厌氧气体环境等。有些抗生素的药效会受到环境pH的影响，如红霉素、氨基糖苷类的药效随着pH的降低而减小，而四环素的药效却随着pH的降低而升高。抗菌药物在敏感菌体内的积蓄是通过一系列复杂的步骤来完成的，包括需氧条件下的主动转运系统，因此，在缺氧环境下药物进入细胞受到抑制，药物活性降低。氨基糖苷类药物的活性受环境中离子的影响，如Mg^{2+}和Ca^{2+}，特别是作用于铜绿假单胞菌时，氨基糖苷类药物带有净正电荷，铜绿假单胞菌的外膜带有净负电荷，这有助于药物吸附于细菌细胞表面。如果环境中也有大量带正电荷的Mg^{2+}和Ca^{2+}竞争吸附于细菌细胞表面，那么能够吸附于表面的药物就减少，从而使得药物的活性降低。环境中的某些代谢物和营养物质也会影响抗菌药物的活性。例如，肠球菌可利用胸腺嘧啶和外源性叶酸代谢物来逃避磺胺甲氧苄啶对叶酸途径的抑制作用。也就是说，如果环境能供给细菌可利用的代谢物，那么通过抑制产生这些代谢物的途径来发挥作用的药物其活性则会大大降低，甚至完全失活。当环境缺乏这些代谢物时，细菌对药物的敏感性则恢复。

在建立标准体外抗菌药物敏感性试验方法时应考虑到这些环境介导的耐药因素，以最大限度地减少环境因素的影响，使试验结果能够更准确地反映细菌介导的耐药性。值得注意的是，药敏试验的反应条件无法再现感染病人体内的生理环境，只能最大限度地检测出细菌表达的耐药性。因此，药敏试验的结果与临床治疗效果并非完全吻合。

（三）基因水平（耐药性产生的遗传方式）遗传学机制

细菌可以通过自身基因突变而产生耐药性，也可以通过染色体的垂直传播、质粒或转座子的水平转移来获得外源耐药基因，再将其整合后使之转变成耐药基因，这些传播方式使细菌的耐药性呈现为固有耐药（intrinsic resistance）或获得性耐药（acquired resistance）。固有耐药是由细菌染色体基因决定的，具有遗传性；获得性耐药是细菌在长期与抗菌药物相互作用的过程中产生的，当长期不再与抗生素接触时其耐药性就会丢失。但是，当获得耐药基因转移到染色体后就会变成天然耐药基因，具有遗传性。因此，两者之间并没有严格界限。

1.固有耐药　又称天然耐药，是由细菌染色体基因决定、代代相传的天然耐药性。固有耐药通过染色体遗传基因DNA发生突变，突变后的变异株对抗生素耐药。一般突变率很低，由突变产生的耐药菌生长和分裂缓慢，故由突变造成的耐药菌在自然界中不占主要地位，但染色体介导的耐药菌并不少见。固有耐药由细菌的种属特性所决定，该耐药性可以根据细菌归类的种属推测出来。根据细菌的固有耐药性，可以将某些药物从药敏试验的药物选择中排除，也可用来帮助鉴定细菌。例如，革兰阳性球菌的常规药敏试验药物选择应当排除氨曲南，革兰阴性杆菌的常规药敏试验药物选择应当排除万古霉素。

2.获得性耐药　细菌因基因变化引起细胞生理和结构的改变，从而导致的耐药称为获得性耐药。与固有耐药不同，获得性耐药往往只发生于细菌种属中的个别细菌。因此，获得性耐药不能根据细菌的种属归类来推测，必须进行药敏试验以检测其耐药性。获得耐药性的产生方式有以下3种。

（1）基因突变：所有细菌都经常发生随机突变，但频率很低，其中少数基因突变能够产生耐药性。突变的频率与使用抗菌药物无关，但药物造成的选择性压力有利于耐药突变株的存活，并最终成为优势菌群。

（2）通过基因传递机制从其他细菌获得耐药基因：质粒、转座因子和整合子都是可以传递耐药性的基因元件。

质粒是细菌染色体之外的遗传物质，能够通过接合、转化、转导等形式传递耐药性。转座因子是能在质粒之间或质粒与染色体之间自行转移的核苷酸序列。

转座因子分为3种：插入序列（insertion sequence, IS）、转座子（trarlsposon, Tn）和转座噬菌体（mutator phage）。转座子借助细菌染色体、噬菌体或质粒复制并插入到新的位点上，又或是自身从原位点转移到新位点上，使得细菌产生耐药性。此外，转座子还可以将染色体基因或其他遗传物质的基因转移到接合质粒中，实现细菌之间耐药性基因的转移。转座因子几乎存在于所有的生物中，在遗传进化中起重要作用。

整合子的概念在20世纪80年代由Strokes等首次提出。整合子具有独特结构，可捕获和整合外源性基因使之转变为功能性基因的表达单位，通过转座子和接合质粒在细菌之间进行传播的遗传物质。它的结构由保守片段、整合酶基因、启动子和基因盒组成。基因盒是在两个保守片段间的区域插入的编码某些功能的基因，可以编码耐药性状，也可以编码细菌的其他多种适应功能。整合子对基因盒的捕获或剪切造成基因盒的移动，整合子本身也可位于质粒或转座因子上并在细菌间进行传播。根据捕获基因

盒和整合酶基因的不同，现将已发现的整合子分为10类，在细菌的耐药性传递上发挥着重要的作用整合子主要是Ⅰ～Ⅳ类整合子。第Ⅰ类和第Ⅲ类整合子与转座子Tn402相关，第Ⅱ类整合子位于转座子Tn7及其衍生物上。

（3）以上两种方式的综合。

（四）常见的耐药产生途径（蛋白质水平）

细菌无论对杀菌药物或抑菌药物都可以形成耐药性，其耐药表型借助蛋白质的改变而表现。无论是固有耐药还是获得性耐药，细菌对于抗菌药物产生耐药的途径都非常类似，如产生药物灭活酶、改变药物作用靶点、药物摄取或积累的减少、形成生物膜等。

1.药物灭活酶　细菌可产生多种酶以灭活药物，包括水解酶、修饰酶、钝化酶和转移酶，如β-内酰胺酶、氨基糖苷类修饰酶等。这些灭活酶可由质粒和染色体基因表达。

（1）β-内酰胺酶：细菌产生β-内酰胺酶是细菌对β-内酰胺类抗生素耐药的主要机制。此类酶包括：青霉素酶、超广谱β-内酰胺酶（ESBLs）、头孢菌素酶（AmpC）、碳青霉烯酶。

青霉素酶普遍见于葡萄球菌和卡他莫拉菌，此酶赋予细菌对不稳定青霉素耐受；ESBLs是目前临床革兰阴性杆菌分离株中最为常见的产酶机制，此酶可被棒酸抑制，对青霉素类和所有头孢菌素类及单环类药物均耐药，但对头霉素、碳青霉烯类及酶抑制剂敏感；几乎所有肠杆菌科菌和铜绿假单胞菌均产生AmpC酶，但产量很少，不足以导致耐药，AmpC酶对所有的β-内酰胺类抗菌药物均有一定破坏力，仅对碳青霉烯类、第四代头孢菌素破坏力较弱，但四代头孢的耐药性可因为使用β-内酰胺类抗菌药物而被诱导产生；碳青霉烯酶主要水解碳青霉烯类抗菌药物（如亚胺培南、美罗培南）等。

（2）氨基糖苷类修饰酶：该酶能够修饰氨基糖苷类药物的结构，使药物和细菌核糖体的结合减少，是细菌对氨基糖苷类药物产生获得性耐药的重要原因。此酶主要存在于细菌胞质内，由质粒、转座子、整合子等介导，在种内和种间进行传播，即使没有明显遗传关系的细菌种属间也能传播。根据反应类型可分为：乙酰基转移酶（N-acetyltransferases, AAC），使氨基糖苷类药物游离的羟基乙酰化；磷酸转移酶（O-phosphotransferases, APH），使游离羟基磷酸化；核苷转移酶（O-nucleotidyltranferases, ANT），使游离羟基核苷化。

（3）红霉素类钝化酶（MSL）：红霉素类的结构多样，相应的钝化酶也有差异。此类酶可破坏14元环大环内酯环，包括红霉素酯酶、红霉素磷酸转移酶和维吉尼亚霉素酰基转移酶。肠杆菌属和大肠埃希菌中因大量存在此类酶而天然对红霉素高度耐受。

（4）氯霉素乙酰基转移酶：此酶由染色体或质粒上的氯霉素乙酰基转移酶基因*catA*和*catB*介导，编码产生的酰基转移酶可使氯霉素转化为无抗菌活性的代谢产物，主要存在于肺炎链球菌、葡萄球菌属、肠杆菌属及奈瑟菌属。

2.改变药物作用靶点　细菌体内的多个抗菌药物结合靶位的结构发生改变，使药物不易结合是导致细菌耐药的重要机制。

β-内酰胺类药物必须与细菌细胞内膜上的青霉素结合蛋白（PBPs）结合才能抑制细菌细胞壁合成而起到杀菌作用。如果细菌获得外源性DNA，编码产生与药物低亲和力的PBPs或者PBPs本身发生结构修饰或点突变，降低与药物结合的能力，则导致对β-内酰胺类药物耐药。

喹诺酮类药物的作用靶点是DNA解旋酶和拓扑异构酶，如果细菌的DNA解旋酶和拓扑异构酶的结构发生改变（相关基因*gyrA*和*gyrB*），与喹诺酮类药物不能有效结合，也会导致细菌的耐药。

万古霉素等糖肽类抗生素的作用靶点是细菌细胞壁五肽聚糖前体的D-丙氨酸-D-丙氨酸，肠球菌如使之突变为D-丙氨酸-D-乳酸或D-丙氨酸-丝氨酸，则不能与万古霉素结合，通过阻止万古霉素对细胞壁合成的抑制而导致耐药。

红霉素结合于细菌核糖体的关键位点A2058可被*erm*基因编码的核糖体甲基化酶甲基化，使其腺嘌呤残基N-6位甲基化导致耐药也是肺炎链球菌对红霉素不敏感的主要耐药机制。

四环素、氨基糖苷类等抗菌药物均可由于作用靶位的改变而耐药。

3.减少药物的摄取或积聚　药物只有进入细菌细胞内才能发挥药效。细菌可通过下述3种途径减少药物摄取或减少药物在细菌体内的积聚而导致药物失活。

（1）外膜通透性的改变：细菌细胞壁障碍或细胞膜通透性改变可形成一道具有高度选择性的屏障，使抗菌药物无法进入细菌体内。外膜通透性降低是由于膜孔蛋白的缺陷、多向性突变、特异性通道的改变及膜脂质双层的改变所致。脂质双层结构的外膜和外层脂多糖，排列紧密，带有负电荷，允许亲脂性药物通过。抗菌药物的分子越大、所带负电荷越多，则越不容易通过细菌外膜。常见于假单胞菌、醋酸不动杆菌、肠球菌等对β-内酰胺类、氨基糖苷、氯霉素、喹诺酮类抗生素的耐药。

（2）外膜孔蛋白的突变：革兰阴性菌外膜的脂质双层中镶嵌有多种通道蛋白，称为外膜孔蛋白（porins），可通过营养物质和亲水性抗菌药物。当外膜孔蛋白结构变异、减少或丢失时，药物进入细菌受到阻碍而导致耐药。如铜绿假单胞菌的外膜孔蛋白*oprD*基因突变后对碳青霉烯类抗生素产生耐药；大肠埃希菌的外膜孔蛋白*ompF*基因和*ompC*基因发生突变后对β-内酰胺类药物产生耐药；肺炎克雷伯菌能够产生孔蛋白OmpK35和OmpK36的异构体而对碳青霉烯类抗菌药物产生耐药性。

（3）主动外排耐药机制（外排泵）：某些细菌外膜上存在能量依赖的主动外排泵，可将已经进入菌体内的药物泵出，使得菌体内药物浓度不足以发挥药效而导致耐药。例如大肠埃希菌的AcrAB-ToIC外排系统可以导致细菌对β-内酰胺类药物、红霉素、四环素、氯霉素、氟喹诺酮类药物、利福平、氧化剂、碱性染料、有机溶剂等多种物质的耐药或抗性；铜绿假单胞菌的MexAB-OprM外排系统可使细菌产生多重耐药。研究显示，细菌的主动外排泵对于大环内酯类、四环素类、氟喹诺酮类药物的耐药产生起着重要作用。

与细菌多重抗菌药耐药性有关的主动外排泵系统主要归于以下5大类：ATP结合盒式蛋白家族（ATP-binding cassette superfamily，ABC）、耐药结节分化家族（resistance-nodulation-division，RND）、主要易化因子超家族（major facilitator superfamily，MFS）、小多重耐药家族（small multidmg resistance，SMR）和多药与毒性化合物外排家族（multidrug and toxic compound extrusion family，MATE），以上各类转运体中，ABC以ATP水解能量驱动外排泵，MFS、SMR、MATE和RND均以质子为驱动力，并形成质子与药物的反转运体。这些外排泵系统的编码基因有的位于染色体上，通过内源性基因编码并低水平表达，当其调控基因发生改变时，表达水平可显著提高，而且底物广泛，可对多种药物产生外排作用而造成细菌的多耐药特征，例如RND外排泵；也有外排泵是由质粒或可移动的遗传元件编码（转座子或整合子），仅能外排一种或两种抗生素为药物特异性外排泵，然而这些外排泵基因往往与其他的耐药基因同时高表达，从而造成这些细菌的多重耐药性，比如MFS家族外排泵Tet，基因位于转座子上，仅对四环素有外排特性。

RND外排泵通常由染色体基因编码，其结构一般由膜融合蛋白（membrane fusion protein，MFP）、RND转运蛋白、外膜蛋白（outer membrane factor，OMF）3部分组成。MFP使细菌内外膜结合紧密，使结构稳定；RND转运蛋白具有识别药物并将其主动转出细胞膜的功能；OMF位于细胞外膜，具有孔道蛋白的作用，使药物排出菌体。这3种蛋白通常由操纵子编码，RND转运蛋白的特征决定了底物的广泛性，常作为流行病学的检测指标。RND外排泵主要存在于革兰阴性菌中，典型的有AcrAB-ToIC和Mdt（multidrug transport）外排泵。如MdtA在乳酸乳球菌和大肠埃希菌中存在，可泵出四环素、氯霉素、林可酰胺和链霉素。MFS外排泵主要存在于革兰阳性菌中，如位于始旋链霉菌染色体上的Ptr外排泵，可将此菌产生的原始霉素（普那霉素）排出细胞外。NorM外排泵属于MATE家族，存在于副溶血弧菌中，可导致该菌对多种抗生素包括诺氟沙星和卡那霉素等产生耐药性。在肺炎链球菌染色体上有MFS家族的PmrA外排泵以及ABC家族的两个外排泵PatA和PatB，这3个外排泵可导致对氟喹诺酮类抗生素（诺氟沙星和环丙沙星）耐药。SMR蛋白家族外排泵普遍位于质粒、整合子和转座子等移动元件上，对β-内酰胺、头孢菌素和氨基糖苷类等抗生素具有高水平耐药。

4.形成生物膜　细菌在不利环境下可通过群体感应系统形成生物膜。群体感应或密度依赖的基因调控是指细菌在增殖的过程中，会产生一些次级代谢产物，有些次级代谢产物可以作为化学信号在细菌细胞间传递信息。这种信号分子的浓度会随着细菌的增殖而在胞外积累，当信号分子积累到一定的阈值浓度时，可被细菌捕获重新进入细胞，与相应的受体结合后调控目的基因的转录，使细菌在多细胞水平上采取协调一致的统一行动来完成一些重要的生理学功能，如生物发光、生物膜的形成等。这一调控系统称为群体感应系统（quorum sensing）。

生物膜的概念最先由微生物学家Costerton在1978年提出。生物膜是指细菌黏附于接触表面，分泌胞外多糖基质、纤维蛋白等，将其自身包绕其中而形成的大量细菌聚集的膜样物。生物膜的基体是由胞外的聚合物基质构成的，在大多数生物被膜中，微生物所占的质量不到10%，而基质占了90%以上。生物膜的形成是一个动态发展的过程，有研究发现细菌在创面24小时即可形成成熟的生物膜。其形成大致分为3个阶段。第一阶段为定植期，也称为黏附期，单个细菌或者少量细菌黏附在创面表面，此时细菌从可逆黏附发展为不可逆黏附，增殖并且产生大量的细胞外基质。细胞外DNA在此阶段中起到重要的辅助作用，构成细菌生物膜的骨架，维持生物膜的空间构象。在细菌的黏附阶段，生物膜内细菌对于不良环境抵抗能力最弱，是用药治疗的最佳时期。第二阶段为成熟期，此阶段形成成熟稳定且具有三维立体结构的生物膜。第三阶段为播散期，此阶段细菌在生物膜内随时可以播散出去，重新再定植到其他部位。

生物膜的形成受到多种环境因素的影响，如营养与代谢信号、无机物、群体感应信号、抗菌剂、渗透压、酒精、pH、温度、氧气的浓度等均可以影响生物膜的形成。

细菌生物膜可以黏附在生命体表面（如上皮细胞等），也可以黏附在非生命体表面。如果是黏附在生命体表面，那么这个表面会存在蛋白或宿主细胞，这些都有可能改变细菌的黏附能力。此外，细菌也可以不黏附在物体的表面而形成生物膜，如铜绿假单胞菌可以在呼吸道黏液内聚集形成生物膜。

关于生物膜的耐药机制尚未定论，其可能的原因有：①细菌生物膜阻碍抗菌药物渗透。②吸附对应抗菌药物的钝化酶，促进抗菌药物水解。③细菌生物膜下的细菌代谢水平低下，对抗菌药物敏感下降。④生物膜阻止了机体对细菌正常的抗感染免疫现象，削弱了机体免疫力与抗菌药物的协同杀菌作用。此时药物只能杀灭生物膜表面的浮游细菌，而不能充分渗透到深部以达到有效杀菌浓度。

被膜菌无论其形态结构、生理生化特性、致病性还是对环境因子的敏感性等都与浮游细菌有显著不同，尤其表现为对抗生素及宿主免疫系统具有很强的抵抗力，从而引起许多慢性且难以治愈的感染性疾病。另外，细菌生物膜黏附于各种医疗器械及导管上极难清除，也可引发医源性感染。

目前抑制和清除生物膜的方法有很多种，包括物理（超声、局部负压）、化学（EDTA、次氯酸钠、氯己定、铁盐）、生物制剂（抗菌肽、噬菌体）等。

三、细菌耐药特性

细菌耐药性具有交叉耐药与多重耐药（MDR）的特性。前者是指细菌同时对作用机制相同的抗菌药物耐药，如对氟喹诺酮类不同品种、第三代头孢菌素耐药；后者是指细菌同时对作用机制不同的抗菌药物耐药，如同时对β-内酰胺类、氟喹诺酮类、氨基糖苷类耐药。细菌耐药性从对单种药物耐药发展至多种耐药，即某种细菌对多种作用机制不同的抗菌药物产生的耐药性。耐药机制是两个或多种不同机制相互作用决定一种细菌对一种抗菌药物的耐药水平。如多重耐药大肠埃希菌株是外膜通透性下降与主动外排系统的协同作用所致高度的耐药性。

第2章

革兰阳性球菌

第一节 总 论

革兰阳性菌、革兰阴性菌是根据对细菌进行革兰染色的结果来区分的。革兰染色反应是细菌分类和鉴定的重要性状,1884年由丹麦医师Christain Gram创立。革兰染色法(Gram stain)不仅能观察到细菌的形态,而且还可将所有细菌区分为两大类:凡染后菌体呈紫色的,称革兰阳性菌,用G^+表示;菌体呈伊红色,称革兰阴性菌,用G^-表示。

细菌对于革兰染色的不同反应,是由于它们细胞壁的成分和结构不同造成的。革兰阳性细菌的细胞壁较厚(20～80nm),主要是由肽聚糖和磷壁酸组成。在染色过程中,当用乙醇处理时,由于脱水而引起网状结构中的孔径变小,通透性降低,使结晶紫-碘复合物被保留在细胞内而不易脱色,因此,呈现蓝紫色。革兰阴性细菌的细胞壁中肽聚糖含量低,而脂类物质含量高,当用乙醇处理时,脂类物质溶解,细胞壁的通透性增加,使结晶紫-碘复合物易被乙醇抽出而脱色,然后又被染上了复染液的颜色,因此呈现红色。

革兰阳性球菌是一群需氧或兼性厌氧、微需氧或专性需氧的细菌,在自然界分布广泛,存在于自然环境及人类、动物的皮肤黏膜部位,可引起多种局部化脓感染或全身感染,如皮肤感染、疖肿、脓肿、丹毒、蜂窝织炎、伤口感染、咽炎、喉炎、肺炎、心内膜炎、脑膜炎、泌尿系统感染、食物中毒及菌血症、中毒休克综合征等。

革兰阳性球菌在血琼脂平板、巧克力平板上生长,在麦康凯平板、伊红亚甲蓝平板、中国蓝平板上不生长或生长不良(肠球菌和D群链球菌除外)。一般临床实验室对该群细菌初步分群多依据观察显微镜下菌体大小、形态、排列方式、荚膜、鞭毛等,以及在琼脂平板上菌落生长情况:如大小、形状、性状、色素、溶血、气味、生长速度等,再配合触酶试验、凝固酶、氧化酶试验、氧化发酵(O/F)试验、盐耐受试验、血清学试验及对一些抗生素的敏感性加以区分。

革兰阳性球菌主要分为触酶阳性和触酶阴性两大类。触酶又称过氧化氢酶,具有过氧化氢酶的细菌,能催化过氧化氢成为水和原子态氧,继而形成氧分子,出现气泡。绝大多数含细胞色素的需氧和兼性厌氧菌均产生过氧化氢酶,但链球菌属阴性,故常用此试验来鉴定。

触酶阳性革兰阳性球菌:葡萄球菌属、动球菌属、差异球菌属、黏滑罗氏菌属、微球菌属、库克菌属、皮球菌属、皮肤球菌属、活动节杆菌属、盐生内斯特兰克菌属等。

触酶阴性革兰阳性球菌:链球菌属、肠球菌属、乳球菌属、气球菌属、孪生球菌属、四联球菌属、无色藻菌属、片球菌属、球链菌属、乏养球菌属、漫游球菌属、魏斯菌属、颗粒链菌属、虚伪球菌属、狡诈球菌属、懒惰球菌属、创伤球菌属等。

触酶阳性革兰阳性球菌群的鉴别根据O/F试验区分为专性需氧菌和非专性需氧菌。专性需氧菌有动球菌属、差异球菌属、微球菌属、库克菌属、盐生内斯特兰克菌属、皮球菌属、皮肤球菌属、活动节杆菌属等;非专性需氧菌有葡萄球菌属和黏滑罗氏菌属。

第二节 链球菌属

一、概述

链球菌(streptococcus)属于细菌界、厚壁菌门(firmicutes)、芽胞杆菌纲(bacilli)、乳杆菌目(lactobacillales)、链球菌科(streptococcaceae)、链球菌属(*streptococcus*),目前包含的已知菌种有100余种,是常见的化脓性球菌,广泛存在于自然界、人及动物粪便、健康人鼻咽部,大多数不致病。

链球菌属几乎所有菌种触酶试验阴性（除了动物源性的负鼠链球菌），均为革兰阳性球菌，菌落通常<2μm，呈灰色或近白色，湿润或有光泽，干燥菌落较少见。在液体培养基中易呈链状生长。如果链球菌在血琼脂生长，可出现触酶试验假阳性。多数链球菌属的菌种G＋C含量较低，为34%～46%，代表菌种为化脓链球菌。链球菌细胞壁构成属于典型的革兰阳性菌，主要成分是肽聚糖。多种糖类、表面蛋白抗原与磷壁酸附着于细胞壁，这些特征构成链球菌种内与种间差异。大多数链球菌的最适生长温度为35～37℃，乳房链球菌在10℃低温条件下也可以生长。链球菌为兼性厌氧菌，额外增加CO_2（5%）或厌氧环境有利于多数链球菌种的生长。由于缺乏血红蛋白化合物，链球菌无法进行呼吸代谢。所有的链球菌与肠球菌均可产生亮氨酸氨基肽酶（LAP），此外，乳球菌属、片球菌属及其他的触酶阴性、革兰阳性的球菌也可生成LAP。产LAP可将上述菌与不产LAP的气球菌属与明串珠菌属（链球菌科，触酶阴性革兰阳性菌）进行鉴别。

医学上重要的链球菌主要有化脓链球菌、草绿色链球菌、肺炎链球菌、无乳链球菌等。引起人类的疾病主要有化脓性炎症、毒素性疾病（猩红热、链球菌中毒性休克综合征等）和超敏反应性疾病（风湿热、急性肾小球肾炎）等。

（一）分类

随着16S rRNA基因序列分析为代表的分子生物学技术在细菌分类鉴定中的广泛应用，链球菌的菌群划分发生了很大变化。原先一些链球菌群先后被划分出来，独立成属，如肠球菌属、孪生球菌属、乳球菌属、乏养菌属、颗粒链菌属、费克兰姆菌属和圆短链菌属等；同时，一些新的菌种不断被分离、命名和补充增加，成为链球菌属的新成员，如中华链球菌、中国香港链球菌。

传统链球菌种分类多依据溶血反应、菌落大小及携带何种Lancefield抗原确定，该分类方法对于正确鉴定链球菌菌种存在一定局限，但由于该分类方法与不同链球菌种所致临床症状密切相关，可以将链球菌初步分成几大类，有利于进一步鉴定及指导经验用药，故仍采用之。

目前常将链球菌属按溶血能力分为β-溶血链球菌和非β-溶血链球菌（α-溶血和γ-溶血）。具体包括：①α-溶血链球菌（甲型溶血链球菌）：菌落周围有1～2mm宽的草绿溶血环，亦称草绿色链球菌。溶血环内的红细胞并未完全溶解，绿色物质可能是细菌产生的过氧化氢破坏血红蛋白所致。α-溶血链球菌中，肺炎链球菌能溶解胆汁，同时对奥普托欣敏感，借此与草绿色链球菌群中的其他链球菌区分。②β-溶血链球菌（乙型溶血链球菌）：菌落周围形成一个宽2～4mm、界限分明、完全透明的溶血环，是细菌产生的溶血素使红细胞完全溶解所致。包括人源性致病菌，如化脓链球菌、无乳链球菌、停乳链球菌似马亚种，以及多种重要

的动物源性致病菌，如海豚链球菌、豕链球菌和假豕链球菌等。③γ-溶血链球菌（丙型链球菌）：不产生溶血素，菌落周围无溶血环，故又称不溶血链球菌，为口腔、鼻咽部及肠道的正常菌群，一般不致病。

β-溶血链球菌又称为化脓性链球菌，该名称较β-溶血链球菌更为确切，因为化脓性链球菌亦包括非β-溶血菌的菌种，如停乳链球菌停乳亚种，但不包括咽峡炎链球菌群中的β-溶血株（被划分为草绿色链球菌群）。非化脓性链球菌包括大多数的α-溶血链球菌和γ-溶血链球菌，甚至包括草绿色链球菌群中的β-溶血链球菌种，即咽峡炎链球菌群。此外，还有一些链球菌种并未明确分类，尚未分群。

化脓性链球菌进一步根据链球菌细胞壁中多糖抗原（C抗原）不同，按Lancefield血清学分群法将其分为A～H、K～V等20个群，对人类有致病力者90%为A群，B、C、D、G也偶致病。血清群和溶血性无平行关系，但对人类致病的A群链球菌多数呈β-溶血。A群链球菌（group A streptococcus, GAS）主要为化脓链球菌，亦包括停乳链球菌似马亚种和咽峡炎链球菌群中的某些菌种。B群链球菌仅限于无乳链球菌，菌落四周会出现溶血，在进行CAMP试验（存在金黄色葡萄球菌β-溶血素时，两者可协同溶血）时，呈阳性；马尿酸钠水解试验（B群链球菌可使马尿酸水解为苯甲酸和甘氨酸，甘氨酸与茚三酮反应形成紫色化合物）亦呈阳性。无乳链球菌之外的链球菌，特别是草绿色链球菌群，也可能为马尿酸钠水解试验阳性。C群链球菌（例如马链球菌马亚种和马链球菌兽瘟亚种等）使用马尿酸钠、6.5%氯化钠对其试验均为阴性。马链球菌为大菌落，马链球菌马亚种仅见于动物宿主。D群链球菌与其他链球菌的鉴别主要依靠七叶苷水解试验，前者阳性，后者阴性。七叶苷水解试验是以有的细菌可将七叶苷分解成葡萄糖和七叶素，七叶素与培养基中枸橼酸铁的二价铁离子反应，生成黑色的化合物，使培养基呈黑色的原理进行的一种细菌鉴别方法。G群链球菌见于停乳链球菌似马亚种的某些菌种、咽峡炎链球菌群的某些菌种和犬链球菌。马链球菌兽瘟亚种、豕链球菌和犬链球菌主要为动物源性致病菌，很少从人体分离。

（二）流行病学

链球菌可感染人和动物，包括哺乳动物和鱼类。多种链球菌常是黏膜组织的共生菌。有些链球菌种表现出高毒力，但即便是高致病性链球菌种也常会作为定植菌。链球菌型别繁多，人体曾感染过某型细菌后产生的抵抗力，各型之间无交叉免疫，对其他型细菌并无作用，故链球菌感染可发生多次。

流行病学数据显示，在美国，2012年肺炎链球菌引起将近31 600例侵入性感染（10.1/10万），导致约3300例死亡（1.1/10万）；无乳链球菌所致的侵入性感染仅次于肺炎

链球菌，感染病例约为28 150例（9.0/10万），死亡1865例（0.59/10万）；化脓链球菌致10 700例侵入性感染（3.4/10万），1100例死亡（0.35/10万）。2016年肺炎链球菌引起将近30 400例侵入性感染（9.4/10万），导致约3690例死亡（1.14/10万）；无乳链球菌感染病例约为30 800例（9.6/10万），死亡1700例（0.53/10万）；化脓链球菌致18 500例侵入性感染（5.8/10万），1850例死亡（0.58/10万）。针对无乳链球菌所致感染流行病学变化趋势的回顾研究表明，受累人群最多见于1岁以下的小儿及65岁以上老年人。除了可引起侵入性感染，化脓性链球菌经常是定植菌株。化脓链球菌的咽部无症状定植可见于5%以下成人，无乳链球菌在女性泌尿生殖道与胃肠道定植率为10%～30%，男性上述部位亦可定植。女性妊娠期与非妊娠期无乳链球菌定植率无显著差异。

2017年，中国细菌耐药监测网（CHINET）的数据显示，分离到A、B、C、F、G各组β-溶血链球菌分别为3589、3010、362、57和72株，分离自血液或脑脊液等无菌体液标本中的草绿色链球菌1990株，7.9%的草绿色链球菌对青霉素耐药。各组链球菌属对红霉素和克林霉素的耐药率均近60%或以上，A群链球菌对两药的耐药率可达90%以上。除B群链球菌外，其他链球菌属对左氧氟沙星均较敏感。未发现万古霉素和利奈唑胺耐药株。

链球菌感染可通过多种途径传播，致病链球菌（如化脓链球菌与肺炎链球菌）主要通过飞沫或直接接触传播，定植在感染部位，随后细菌增殖引发相关部位感染。母婴传播是新生儿侵入性无乳链球菌感染的主要传播方式。尽管无乳链球菌可在产前传播，导致死胎，但新生儿通常主要是在分娩过程中感染该菌。产后传播，即无乳链球菌从母亲或医务人员传播给婴儿，可能是大多数晚发型新生儿感染的主要原因。另一种可致母婴传播的链球菌为变异链球菌，该菌可致龋齿，传播多发生在婴幼儿早期，多数通过口腔分泌物传播。草绿色链球菌群为口腔微生物群的一部分，其所致感染并不需要事先传播，多为内源性感染。

链球菌感染并不属于经典的人畜共患病。多数链球菌种都有各自适宜的宿主，但动物—人之间的传染确有发生，如猪链球菌所致感染病例即是如此。动物源性与人源性链球菌株的基因型与表型分析表明，致人感染与致动物感染的菌株之间差异明显。目前，所有的β-溶血的C群、L群及人致病性G群链球菌均被划分为停乳链球似马亚种，而α-溶血的动物源性C群链球菌被划分为停乳链球菌停乳亚种；动物源性的G群链球菌被划分为犬链球菌。其他动物致病链球菌种还包括马链球菌马亚种和马链球菌兽瘟亚种。停乳链球菌似马亚种菌株的主要来源人类宿主，多见于人际传播。

（三）临床意义

链球菌感染的临床类型具有多样性，可引起化脓性感染，也可引起变态反应性疾病；既能单独引起感染，也能与其他细菌共同引起混合感染或继发感染。链球菌的致病力与其产生的各种毒素和侵袭性酶有关。

1.化脓链球菌（A群链球菌）

（1）微生物特点：化脓链球菌（S.pyogenes）初步鉴定采用杆菌肽敏感试验或L-吡咯烷酮-β-萘基酰胺反应试验（PYR试验）。其他β-溶血链球菌上述两项试验中偶尔会有一项阳性，但两项同时阳性者无。与其他人来源的β-溶血链球菌相比，化脓链球菌的杆菌肽试验多敏感，仅少数例外。但是，在几个欧洲国家已观察到一些杆菌肽耐药的化脓链球菌。海豚链球菌、豕链球菌和假豕链球菌可呈现PYR阳性，但这些菌种很少从人临床样本中分离，且对杆菌肽耐药。上述试验联合Lancefield抗原检测可用于鉴定化脓链球菌。A群β-溶血性链球菌对热及干燥抵抗力不强，经55℃处理30分钟后可全部灭活，也和容易被各种消毒剂杀死，但在0℃环境中可以生活几个月。

（2）致病机制：化脓链球菌定植于人体的咽及皮肤等部位，是造成人体出现化脓性感染的常见病原体。发病机制主要分为两步：首先，化脓链球菌定植在上皮细胞，主要是通过细菌的黏附素与人体的细胞受体相结合，固定在细胞壁上。细胞受体主要为细胞外基质蛋白（包括纤粘连蛋白、层粘连蛋白、胶原等）。然后，细菌通过逃避人体的固有免疫，在血液中存活并增殖，并通过血液向全身各器官播散，侵袭机体细胞，引起全身性特定的感染。

化脓链球菌产生多种外毒素（链球菌溶血素O和链球菌溶血素S、红疹毒素）、细胞壁成分（M蛋白、脂磷壁酸）和侵袭性酶（链激酶、链道酶和透明质酸酶）等致病因子。

链球菌溶血素有溶解红细胞、破坏白细胞和血小板的作用。根据对O_2的稳定性，分为链球菌溶血素O（streptolysin O, SLO）和链球菌溶血素S（streptolysin S, SLS）两种。SLO是一种含有-SH基的蛋白质，遇O_2时-SH基被氧化为-SS-基而失去溶血活性。SLO能破坏白细胞和血小板，动物实验证实对心脏有急性毒害作用，使心搏骤停。抗原性强，链球菌感染后2～3周至病愈后数月到1年内可检出抗O抗体，测定抗O抗体含量，可作为链球菌新近感染指标之一或风湿热及其活动性的辅助诊断。SLS是小分子糖肽，无免疫原性。链球菌在血琼脂平板上菌落周围的β-溶血环即其所致。SLS对O_2稳定，对热和酸敏感。能破坏白细胞和血小板，给动物静脉注射可迅速致死。注射小鼠腹腔，引起肾小管坏死。

红疹毒素或猩红热毒素为致热外毒素，由A群链球菌溶原菌株产生，能够刺激机体产生抗体和形成抗原-抗体复合物，是引起人类猩红热的主要致病物质。该毒素还有内毒素样的致热作用，对细胞或组织有损害作用。

由编码成熟M蛋白的基因（encoding mature M

protein gene, emm基因)决定的M蛋白是引起化脓链球菌感染性疾病的重要致病因子,M蛋白是细菌细胞壁中的蛋白质组分,对中性粒细胞和血小板都有免疫毒性作用。此外,M蛋白与心肌、肾小球基底膜等有共同抗原,可刺激机体产生特异性免疫应答,与链球菌感染后引起心、肾及关节的超敏反应性疾病有关。人类口腔黏膜上皮细胞和血细胞细胞膜上有脂磷壁酸结合点,故脂磷壁酸是黏附因子。

链激酶,亦称链球菌溶纤维蛋白酶,能使血液中纤维蛋白酶原变成纤维蛋白酶,可以溶解血块并防止血液凝固;链道酶,亦称链球菌DNA酶,主要由A、C、G群链球菌产生,能降解脓液中具有高度黏稠性的DNA,使脓液稀薄;透明质酸酶,又名扩散因子,能分解细胞间质的透明质酸,三者均可导致细菌在组织内扩散。

(3)临床表现:化脓链球菌在所有链球菌中对人致病力最强,可引起化脓性、中毒性和超敏反应性3类疾病。传播方式有空气飞沫传播,经皮肤、黏膜、伤口感染和被污染食物经口传入。

化脓性感染包括皮肤及皮下组织感染,如蜂窝织炎、痈、脓疱疮等;其他组织感染,如扁桃体炎、咽炎、咽峡炎、鼻窦炎、中耳炎、脑膜炎、淋巴管炎和淋巴结炎等;也可经产道感染引起产褥热或产后脓毒症。

化脓链球菌占20世纪初细菌性肺炎病例的2%～5%。由化脓链球菌引起的社区获得性肺炎(community acquired pneumonia, CAP)罕见,但有较高的病死率。Barnham等回顾了17例化脓链球菌肺炎,其病死率高达47%,血液培养样本中的检出率亦高达88%,63%的死亡病人死于住院后1天内。2016年Tamayo等的一项研究也显示出化脓链球菌肺炎的高病死率(20%),50%的病人在入院后24小时内死亡,从血液培养中检测出化脓链球菌的比例为43%(17/40例)。在抗生素出现后,由化脓链球菌引起的肺炎的病死率下降到一个较低水平,主要是在军营中有零星的化脓链球菌感染,一般情况下很少引起肺炎。然而,2002年在美国的一个军营中暴发了化脓链球菌肺炎。病人在肌内注射青霉素或口服阿奇霉素治疗后痊愈。这表明,化脓链球菌潜在暴发流行的可能性不容忽视。化脓链球菌肺炎通常发生在冬季和春季。高血压、慢性阻塞性肺病和糖尿病是化脓链球菌肺炎病人的常见基础疾病。常有胸腔积液、空洞形成、菌血症和脓毒性休克等并发症。急性呼吸道病毒感染可能与化脓链球菌肺炎的发生有关,反映了病毒在呼吸道引起的上皮损伤和短暂的免疫抑制。Tamayo等还认为,乙型流感病毒可能加重肺炎。因此,医师应注意化脓链球菌肺炎病人之前是否有病毒感染病史。

中毒性疾病又名猩红热,由产致热外毒素(红疹毒素)的A群链球菌引起,细菌经咽喉黏膜侵入机体,引起发热、咽峡炎、皮肤弥漫性鲜红色皮疹等症状。猩红热为儿童常见传染病,好发于5～10岁儿童。链球菌能产生A、B、

C3种抗原性不同的红疹毒素,其抗体无交叉保护力,均能致发热和猩红热皮疹。猩红热很少导致全身性毒素效应,但是引起链球菌中毒性休克综合征(streptococcal toxic shock syndrome, STSS)时,可表现出严重的症状。

链球菌感染后超敏反应性疾病主要有风湿热和急性肾小球肾炎,常在链球菌感染后1～4周发病,致病机制与链球菌M蛋白等抗原刺激机体引起Ⅱ、Ⅲ型超敏反应有关。化脓链球菌致咽部感染后可引起上述两种疾病,致皮肤感染后仅会引起肾小球肾炎。抗链球菌溶血素O(ASO)感染后约1周后滴度上升,3～6周达到高峰,可持续数月甚至1年。ASO阳性只能证实病人在近期内有化脓性链球菌感染,不能提示体内是否存在化脓性链球菌感染诱发的自身免疫反应。学龄儿童的ASO滴度较成人高,因此,只有在恢复期较急性期抗体滴度增高2倍以上认为有诊断意义。化脓链球菌还与儿童自身免疫神经精神病相关。

自20世纪80年代以来,欧美各国化脓链球菌的发病率上升,病死率增加。尤其是该菌能迅速破坏组织,引起坏死性筋膜炎和肌炎,并多伴有STSS,被西方国家称为"食肉菌",多见于幼儿(特别是伴发水痘者)和老年人。其他有STSS风险的人群包括罹患糖尿病、慢性心肺疾病、HIV感染,以及静脉吸毒或酒精成瘾者。

1983年,Willoughby和Greenberg首次报道了链球菌感染引起的中毒性休克病例,并命名为STSS。其诊断标准:①从病人无菌部位分离出A群链球菌(如血液、脑脊液、胸腔积液、腹水;组织活检标本;外科伤口等)。②低血压(收缩压:成人≤90mmHg,儿童<正常同龄儿童第5百分位数);并同时合并下述2项以上临床表现:肾功能障碍(成人肌酐≥2 mg/dl;儿童≥2倍正常同龄儿童肌酐上限;对既往存在肾损害的病人,肌酐≥2倍基础值);凝血功能障碍(如血小板减少、弥散性血管内凝血);肝功能障碍(如肝酶或胆红素≥2倍正常上限,对既往存在肝脏疾病的病人,肝酶或胆红素≥2倍基础值);ARDS;泛发性红色斑丘疹,部分患儿可能存在恢复期脱皮;软组织损伤(如坏死性筋膜炎、肌炎或坏疽)。对出现低血压、脏器损害甚至功能衰竭的病人,即使无上述A群链球菌侵袭性感染依据,如果一旦咽喉、阴道或皮肤破损部位分离到A群链球菌,应疑诊为STSS并立即开始治疗。

STSS主要临床表现为局部疼痛、高热、急性多器官功能损害、凝血功能异常及急性呼吸窘迫综合征等,通常经皮肤或黏膜感染,可发展为菌血症,新生儿可经过脐部感染。即使经积极抢救,病死率仍较高。由化脓链球菌引起的STSS致死率可达50%以上。STSS主要由链球菌表达的各种毒素介导,化脓链球菌引起STSS的主要毒力因子包括M蛋白及超抗原。M蛋白是化脓链球菌的主要毒素之一,具有抗吞噬作用及介导细菌黏附宿主细胞的功能。目前,根据编码M蛋白的emm基因分型,化脓链球菌有200多个

型。emm基因型的流行有地域特点，在欧美等发达国家，主要以emm1、emm12、emm28、emm3、emm4为主，而在非洲等欠发达国家，主要以emm12、emm75、emm74、emm1、emm3为主。从全球来看，由化脓链球菌引起的侵袭性感染，主要以emm1、emm3、emm12、emm24为主。国内由化脓链球菌引起的非侵袭性感染如扁桃体炎等，主要以emm1、emm12、emm24为主，引起STSS的分离株主要以emm1、emm3、emm12和emm24为主，偶见emm89型引起感染的报道。超抗原是化脓链球菌感染的重要致病因素，其主要功能是能够同时与抗原递呈细胞的MHCⅡ分子和T细胞受体同时结合，从而启动免疫应答。尽管多项研究已经证实STSS的发病与其毒力基因有关，但是其发病的确切机制尚不清楚，目前尚无针对性阻断疾病进展的治疗措施。

　　STSS的治疗包括快速液体复苏、应用血管活性药物、及时抗感染治疗。早期应用抗生素尤为重要，青霉素对大多数A群溶血性链球菌有效。目前推荐β-内酰胺类联合氨基糖苷类药物治疗STSS及其他侵袭性A群链球菌感染，而并非简单依据体外药敏试验结果应用单药治疗。随着利奈唑胺在临床中应用的逐渐增多，在β-内酰胺类药物、万古霉素等效果不满意时，利奈唑胺仍表现出很好的疗效，且足疗程治疗停药后复燃少见，可作为常规抗感染疗效差、存在其他药物用药禁忌时的二线药物。疗程至少14天，还需参考病人对抗感染治疗的反应，对于严重软组织感染致STSS病人，抗感染疗程取决于软组织感染的恢复。尽管丙种球蛋白被应用于STSS，但其作用尚未得到证实。持续血液净化及其他支持措施用于多器官功能障碍的治疗。

　　STSS需与葡萄球菌中毒性休克综合征及革兰阴性脓毒性休克相鉴别。葡萄球菌中毒性休克综合征为局部葡萄球菌感染引起，但多无局部疼痛表现，最终的鉴别需细菌培养。革兰阴性脓毒性休克是由于革兰阴性杆菌引起，多存在胆道、泌尿道等原发感染灶，多无黏膜及皮肤受损迹象。

　　2.无乳链球菌（B群链球菌）　化脓性链球菌β-溶血链球菌菌种中，无乳链球菌（S.agalactiae），即B群链球菌（group B streptococcal，GBS），生成的菌落最大，但是其溶血环相对较小。可见不溶血的无乳链球菌，外观似肠球菌。1887年GBS作为牛乳房炎的病原菌被首次鉴定，严重危害畜牧业。该菌正常情况下寄居于妇女阴道和人体肠道内，带菌率可达10%～30%，其中40%～70%在分娩过程中会传递给新生儿，可引起早产、流产、宫内感染、胎膜早破、新生儿肺炎、菌血症、脑膜炎等。该菌在健康人鼻咽部标本中也能分离到。

　　依据发生时间不同，新生儿GBS感染性疾病可分为早发型和晚发型。早发型新生儿感染通常发生于出生后7天内，多发生于产后24小时内，约占新生儿感染的80%，主要由母婴垂直传播，表现为菌血症、肺炎，若治疗不及时，

可引起远期后遗症，如智力发育迟缓、视觉听觉丧失等，是新生儿死亡的主要原因之一；晚发型新生儿感染通常发生于出生后7～90天，发病隐匿，其临床特征表现为脑膜炎等，可导致严重的神经系统后遗症及听力丧失等不可逆损害。剖宫产不能避免新生儿感染。带菌新生儿有1%～3%会出现早期侵入性感染，其中5%会导致死亡。早发型新生儿GBS（early-onset neonatal group B streptococcal，EOGBS）感染在新生儿中呈上升趋势，且病情凶险。主要的危险因素包括：既往孕产史有新生儿GBS感染史、早产儿、GBS菌尿、阴道拭子GBS阳性、产妇分娩时体温≥38℃、胎膜早破超过18小时和疑似产妇产时感染（包括疑似绒毛膜羊膜炎）等。GBS早已被西方国家列为围生期感染的首要病原菌之一，2002年美国疾病控制与预防中心（Centers for Disease Control and Prevention，CDC）指南建议把筛查妊娠35～37周孕妇阴道或直肠GBS感染作为预防新生儿感染GBS的推荐方案，且为发现GBS定植的病人提供分娩时抗菌药物预防（intrapartum antibiotic prophylaxis，IAP），国内也已把这一举措作为孕期保健的备查项目之一。近15年美国GBS感染性疾病的发病率由1.7‰降低至0.34‰～0.37‰，母儿预防性抗生素治疗可有效降低感染性疾病的发生。但是，2017年英国皇家妇产科医师学院（Royal College of Obstetricians and Gynaecologists，RCOG）指南指出目前没有证据表明GBS常规筛查利大于弊，故并不推荐进行普遍的细菌筛查。可对有上述危险因素者进行筛查，并根据具体情况决定是否给予IAP。同意使用抗菌药物预防的孕妇，应服用苄青霉素，一旦开始，应定期规律治疗直至分娩。已知或疑似青霉素过敏的孕妇如果对青霉素没有严重过敏，应当使用头孢菌素类药物。如果有对青霉素严重过敏的证据，应当使用万古霉素。抗菌药物的选择取决于青霉素过敏及过敏的严重程度。如果既往病史所描述的反应不是本质上的过敏反应（只是呕吐），那么应该给予青霉素。如果有对β-内酰胺类过敏的证据，但不严重（即没有过敏反应、血管性水肿、呼吸窘迫或荨麻疹），可以静脉注射头孢菌素类（如头孢呋辛 1.5g，750 mg/8h）。如果对β-内酰胺类严重过敏，建议静脉注射万古霉素（1g/12h）。

　　GBS是一种条件致病菌，一般正常健康人群感染该菌并不致病。成年病人侵入性GBS感染多发生在产后感染。GBS对孕妇有较强的致病性，可以通过产道上行扩散感染子宫和胎膜引起绒毛羊膜炎、产褥感染等。GBS阴道定植增加了孕妇上行感染的风险，但其作为一种无动力的细菌，如何由定植部位阴道上行至子宫的机制还不清楚。分娩前孕妇GBS感染的发病率约为非孕妇的2倍（0.04‰ vs 0.02‰），而分娩后GBS感染的发病率则为非孕妇的25倍（0.49‰ vs 0.02‰）。总体上看，孕妇发生GBS感染的平均风险是非孕妇的5倍。

目前，GBS荚膜被分为10种血清型：Ⅰa、Ⅰb及Ⅱ~Ⅸ。非孕妇成人GBS感染与年龄（高龄），种族（黑色人种）及基础疾病史相关。Edmond等于2012年进行的一项Meta分析结果显示，GBS全球致死率从欧洲的不到1%到非洲的高达22%。GBS见于免疫抑制成年病人，如酒精成瘾、糖尿病、癌症或HIV感染等人群。通常表现为皮肤软组织感染，亦可导致肺炎、菌血症、脑膜炎、心内膜炎、尿路感染、骨髓炎等疾病。美国的一项研究表明与新生儿及孕妇GBS感染不同，非孕妇成人GBS感染的发病率近年来有明显上升趋势，主要发病年龄为15~64岁，发病率由1999年的3.6/10万，上升至2007年的7.3/10万，提高了48%。但病死率由1999年的23.7%下降至2007年的7.5%。与成人GBS感染相关的基础疾病主要有糖尿病（41%），心脏疾病（36%）及肿瘤（17%）。非孕妇成人感染以血清型Ⅴ型为主，约占31%，其次是Ⅰa型（24%），Ⅱ型（12%）及Ⅲ型（12%）。

GBS是导致成人脑膜炎的罕见原因。在1998—2002年和2006—2017年，荷兰进行了两项全国前瞻性队列研究，对≥16岁的脑脊液培养GBS阳性病人进行了评估。33例GBS脑膜炎病人的中位年龄为58岁，男性病人22例（67%），年发病率为16/100万。10例病人（30%）免疫低下，6例为酒精中毒，4例为糖尿病病人。11例病人（33%）有播散感染，其中4例患有心内膜炎。7例病人（21%）死亡，6例（18%）因后遗症导致残疾，包括因眼内炎导致视力下降和失明（2例）。20例病人（61%）完全康复。最常见的细菌血清型为Ⅲ型（41%）和Ⅰa型（25%）。血清型Ⅴ型阳性病人共4例，3例（75%）死亡；其他血清型共28例，4例（18%）死亡，血清型Ⅴ型与病死率的增加有关。

Pacha等于2017年报道1例罕见的由GBS血清型Ⅲ型引起的坏死性肺炎病例。该例为48岁男性糖尿病病人，从他的胸腔积液中分离出病原菌，仅对四环素耐药。病人应用头孢他啶（2g/8h，静脉注射）联合克林霉素（300mg/8h）治疗18天后出院，继续口服阿莫西林/克拉维酸钾（1g/12h）23天，病变无明显进展。在化脓性链球菌侵袭性感染病例中，克林霉素可以预防链球菌中毒性休克综合征的发生。

美国疾病控制与预防中心（CDC）推荐治疗GBS感染的常用药物为青霉素。当孕产妇对青霉素类或头孢类药物过敏时，红霉素和克林霉素被推荐为预防性治疗GBS的二线药物。但世界范围内都出现其耐药水平的不断上升，如马来西亚红霉素耐药率为23.3%，克林霉素耐药率为17.5%，加拿大红霉素耐药率为25.0%，克林霉素耐药率为22.0%，我国的耐药率分别为66.2%和55.7%。这两种抗生素能否继续作为抗GBS感染二线药物受到广泛质疑。建议对青霉素过敏的病人选用红霉素或克林霉素进行抗GBS感染预防和治疗之前，应先进行药敏试验后再合理选择抗菌药物。GBS对大环内酯类抗生素耐药的主要机制是由*erm*基因介导的核糖体靶位点甲基化修饰，从而引起的细菌对大环内酯-林可酰胺-链阳菌素B（MLSB）交差耐药。此外，GBS对红霉素的耐药机制还包括*mefA/E*基因诱导的外排作用，导致细菌对14、15元大环内酯耐药。细菌对四环素的耐药机制通常由*tetM*或*tetO*基因介导，且与大环内酯类耐药基因位于同一可移动元件上。

怀疑为化脓性脑膜炎时，在应用抗感染药物治疗前应尽早进行脑脊液涂片、生化检查，脑脊液培养及血培养。细菌性脑膜炎病人预后不良与初始经验治疗延迟有关，尤其急性细菌性脑膜炎的治疗应该越早越好。2016年，欧洲临床微生物与感染性疾病学会（European Society of Clinical Micrbiology and Infection Diseases, ESCMID）指南指出，细菌性脑膜炎病人入院至初始抗菌药物治疗的时间不应超过1小时。对于<1月龄的细菌性脑膜炎患儿，初始治疗经验性推荐选择阿莫西林（或氨苄西林、青霉素）联合头孢噻肟，或联合氨基糖苷类。国家抗微生物指南推荐经验性选择氨苄西林联合头孢噻肟治疗。对于GBS脑膜炎，2010年英国国家卫生与临床优化研究所（National Institute for Heatth and Clinical Excellence, NICE）指南推荐选用头孢噻肟，2012年NICE指南和IDSA推荐青霉素G或氨苄西林联合庆大霉素抗感染治疗，2012年NICE指南强调新生儿应用窄谱抗生素优于头孢噻肟；青霉素G是窄谱抗生素且能覆盖包括GBS在内的大多数致病菌，联合庆大霉素具有协同作用，仅最初5天使用庆大霉素可减少不良反应发生。各指南推荐的GBS脑膜炎的疗程基本一致，至少14天。

3.停乳链球菌（S.dysgalactiae）　停乳链球菌包括停乳链球菌似马亚种和停乳链球菌停乳亚种。停乳链球菌是一种环境病原菌，常寄生在牲畜的口腔、阴道和皮肤等部位，在环境中也有分布，常感染牲畜，致脓肿、心内膜炎及乳腺炎。

停乳链球菌停乳亚种主要分离自动物，溶血性不固定，可为α-溶血或不溶血，也有可能是β-溶血，具有C群Lancefield抗原。

停乳链球菌似马亚种（S.dysgalactiae subspecies equisimilis, SDSE）是β-溶血链球菌，大菌落，具有C群或G群Lancefield抗原，有些菌株含有L群或A群抗原。主要分离自人，可见于皮肤、口咽、胃肠道和泌尿生殖道等，但人感染者很少见，多与食用被污染的奶制品或肉制品有关，但症状以上呼吸道感染为主。2014年6月，西安市某幼儿园暴发一起食源性（酸奶）停乳链球菌似马亚种感染引起的急性上呼吸道感染疫情。

SDSE是一种条件致病菌，在机体免疫力低下时可致病，与化脓链球菌有相似的M蛋白、链霉素O、链霉素S、链激酶、透明质酸酶、C5a肽酶等毒性因子。*emm*样毒力基因引起的临床感染类型和A群化脓链球菌很相似，如上呼吸道感染、皮肤感染、软组织感染、菌血症、心内膜炎、坏死性筋膜炎和链球菌中毒性休克综合征，以及与化脓链球菌相似的肾小球肾炎、急性风湿热等。目前尚无证据表明停乳链球菌似马亚种可导致猩红热。2017年日本学者Kan等报道了第1例血液透析病人因停乳链球菌似马亚种感染导致的感染性心内膜炎，并引起链球菌中毒性休克综合征。Bläkberg对2008—2016年瑞典发生的50例停乳链球菌所致感染性心内膜炎病例进行了分析。分离株为*emm*型，STC74a、STG62647和STG643最常见。病人的中位年龄为74岁（38～93），与由金黄色葡萄球菌引起的感染性心内膜炎病人的中位年龄（65岁）相比，年龄明显偏大。其从症状开始到诊断明确的平均时间是1天，比其他病原体引起的感染性心内膜炎的明确时间（2～15天）要少。46%的病人出现栓塞，住院病人死亡率为8%。2018年Hagiya等报道了1例播散性停乳链球菌似马亚种感染合并内源性眼内炎并导致全眼炎和失明的病例。该病例为65岁男子，2个月前接受了二尖瓣置换术，由于高热和右眼失明而住院治疗。该病人还合并纵隔脓肿、假体感染性心内膜炎、脑血栓和出血、多发关节炎。病人接受了多种治疗，包括玻璃体切除术、纵隔灌洗、二尖瓣置换、关节灌洗及抗生素治疗。其总体病情逐渐好转，但内源性眼内炎发展为全眼炎，最终行眼球摘除术。G群链球菌相关内源性眼内炎的文献综述表明，这种疾病多发生于老年人，常伴有心内膜炎，无论是否采用适当的抗生素治疗和外科治疗，视力预后都很差。在老龄化社会，为了改善病人的预后，医生们应该更多地认识停乳链球菌似马亚种的侵袭性感染。

4.肺炎链球菌 肺炎链球菌属于缓症链球菌群，但与该群的其他链球菌差异较大。肺炎链球菌寄居在人上呼吸道，特别在儿童中更易定植。肺炎链球菌所致感染最常见的是中耳炎，也是社区获得性肺炎最常分离的呼吸道病原菌，还可以引起乳突炎、鼻窦炎、脑膜炎、心内膜炎和菌血症。肺炎链球菌的侵袭力主要是荚膜，失去荚膜其毒力减弱或丧失，溶血素、神经氨酸酶也是主要致病因子。

5.草绿色链球菌（the viridans group Streptococci，VGS） 草绿色链球菌是异质性的生物类群，呈草绿色溶血，在人类中可定植于口腔黏膜、胃肠道和泌尿生殖道。草绿色链球菌多为条件致病菌，已知菌种的数目多于30个，包括缓症链球菌群、咽峡炎链球菌群、变异链球菌群、唾液链球菌群和牛链球菌群。牛链球菌群与唾液链球菌群中的菌种呈典型的不溶血灰白色菌落。所有的草绿色链球菌群均为LAP试验阳性，PYR试验阴性。对于分离自正常无菌部位（如脑脊髓液、血液、骨髓）的草绿色链球菌，应使用MIC法检测青霉素的敏感性。

草绿色链球菌目前仍是感染性心内膜炎的主要病原菌，占全部病原菌的30%～40%，较之早年的75%有下降趋势。Kim等对2007年7月～2014年12月确诊的296例链球菌感染导致的感染性心内膜炎的病例进行了分析。其中，草绿色链球菌占76%（224例），化脓性链球菌占17%（50例），具体分型待定的比例为6%（17例），厌氧链球菌占2%（5例）。63例（21%）草绿色链球菌株未进一步鉴定。其余161例草绿色链球菌株中，缓症链球菌群占61%，牛链球菌群占15%，变异链球菌群占13%，咽峡炎链球菌群占9%，唾液链球菌群占1%。在50例化脓性链球菌株中，78%为无乳链球菌，16%为停乳链球菌。草绿色链球菌也可致肺炎、菌血症、脑膜炎、心包炎、腹膜炎、唾腺炎、口面部感染、牙源性感染、中耳炎、鼻窦炎等。

草绿色链球菌亦是囊性纤维化（cystic fibrosis，CF）病人呼吸道感染的新兴病原菌。Maeda等于2011年研究了成人CF病人痰中草绿色链球菌的种群结构。用缓症唾液链球菌琼脂（mitis-Salivarius agar）培养基对45例成人CF病人58份新鲜痰液进行常规培养，得到190株草绿色链球菌。通过rnpB和16-23S rRNA ITS基因序列分析表明，这些分离株分属12种草绿色链球菌，包括咽峡炎链球菌、南方链球菌（S.australis）、嵴链球菌（S.cristatus）、戈登链球菌（S.gordonii）、婴儿链球菌（S.infantis）、缓症链球菌（S.mitis）、变异链球菌（S.mutans）、口腔链球菌（S.oralis）、副血链球菌（S.parasanguinis）、肺炎链球菌（S.pneumoniae）、唾液链球菌（S.salivarius）和血链球菌（S.sanguinis）等。最常见的草绿色链球菌病原体为唾液链球菌（47/190；24.7%），其次为缓症链球菌（36/190；19%）、血链球菌（25/190；13.2%）、口腔链球菌（20/190；11.0%）、肺炎链球菌（19/190；10.0%）、副血链球菌（16/190；8.4%）、婴儿链球菌（11/190；5.8%）、戈登链球菌（7/190；3.7%）、咽峡炎链球菌（4/190；2.1%）、嵴链球菌（2/190；1.1%）、南方链球菌（1/190；0.5%）和变异链球菌（1/190；0.5%），另有0.5%（1/190）无乳链球菌。除4名病人外，所有病人均携带至少1种草绿色链球菌，范围为1种到5种链球菌，平均每名病人有2.85种。采用最低抑菌浓度（minimum inhibitory concentration，MIC）法检测青霉素、红霉素和环丙沙星的耐药性。青霉素和红霉素对所有草绿色链球菌的耐药率分别为73/190（38.4%）和167/190（87.9%）。对于环丙沙星，27/190（14.2%）为完全耐药，21/190（11.1%）为中介，故142/190（74.7%）的分离株对环丙沙星敏感。

青霉素仍是治疗草绿色链球菌感染的首选药物。治疗心内膜炎时，青霉素需与氨基糖苷类（庆大霉素）联合应用，必要时也可应用万古霉素治疗。2016年Süzük等对49例有感染性心内膜炎风险的病人进行分析。分离出的草绿色链球菌分布为：缓症链球菌群占32.6%，咽峡炎链球菌群占32.6%，血链球菌群占16.3%，变异链球菌群占12.2%，唾液链球菌群占6.1%。草绿色链球菌对青霉素和氨苄西林耐药率分别为61.2%和55.1%。然而，所有分离株均对万古霉素敏感。

6.缓症链球菌群（streptococcus mitis group）　缓症链球菌群属于α-溶血性链球菌，在羊血平板上菌落形成草绿色溶血为其共同特征。菌落粗糙干燥，包括缓症链球菌、血链球菌、副血链球菌、戈登链球菌、崎链球菌、口腔链球菌、婴儿链球菌、泛口腔链球菌、南方链球菌、中华链球菌、鼠口腔链球菌、寡发酵链球菌、马赛链球菌、提谷那链球菌、乳链球菌、假肺炎链球菌及肺炎链球菌。缓症链球菌群的各种链球菌多数是人体口腔、消化道、生殖道等部位的正常菌群之一，为条件致病菌。该群链球菌可为正常皮肤的一过性定植菌群，从血培养中分离出的此类菌可能是污染菌，但这些菌也是细菌性心内膜炎中最常见的病原菌。对于粒细胞缺乏症病人，化疗后出现免疫抑制，该菌群常可以引起致命的脓毒症与肺炎。

7.咽峡炎链球菌群（streptococcus anginosus group，SAG）　咽峡炎链球菌群菌落小（直径≤0.5mm），有助于其与化脓性链球菌的大菌落（直径＞0.5mm）相鉴别。可呈现不同的溶血（α、β、γ），可能含有A、C、F、G荚膜抗原或者不含任一抗原。包括咽峡炎链球菌、中间链球菌、星座链球菌、咽峡炎链球菌威利亚种和星座链球菌维堡亚种，是人体口腔、上呼吸道、消化道、泌尿生殖道正常菌群，其引发一些感染和脓肿与A群链球菌很相似，与脑部、口咽部或腹腔的脓肿形成密切相关。当拔牙或扁桃体摘除时，寄居在口腔、龈隙中的咽峡炎链球菌可侵入血流引起菌血症。一般情况下，血流中细菌短时间内即被肝、脾、淋巴结和骨髓中的吞噬细胞清除，若心脏瓣膜有病损或为人工瓣膜时，细菌容易黏附于其上并生长繁殖，引起亚急性细菌性心内膜炎。咽峡炎链球菌群亦是囊性纤维化病人呼吸道感染的新兴病原菌。

8.唾液链球菌群（streptococcus salivarius group）　唾液链球菌群包括唾液链球菌、前庭链球菌和嗜热链球菌。唾液链球菌群与牛链球菌群密切相关。牛链球菌群中的小儿链球菌（S.infantarius）和不解乳糖链球菌以前曾归属于唾液链球菌群。

唾液链球菌菌株在血平皿上多呈非溶血或α-溶血。在含蔗糖的平皿上，因产生细胞外多糖，可形成较大黏液样或较硬菌落。前庭链球菌为α-溶血，在含蔗糖的平皿上不能生成细胞外多糖，有助于将其与唾液链球菌的菌株相鉴别。嗜热链球菌仅见于奶制品中，还没有从临床样本中分离过。大多数前庭链球菌菌株与Lancefield抗原K群抗血清反应。唾液链球菌群的菌株也可能与链球菌D群抗血清反应。但目前尚不清楚是否这些菌株具有D族抗原，还是产生了非特异性的交叉反应。

唾液链球菌和前庭链球菌可从口腔和血液中分离出来。唾液链球菌为菌血症、心内膜炎及脑膜炎的致病菌，前庭链球菌与人类感染无明确关系。血培养分离出唾液链球菌某种程度上与肿瘤生成有关。

1907年，乌克兰生物学家、诺贝尔奖获得者Elie Metchnikoff首次提出益生菌的概念。WHO对益生菌的定义是以适当剂量服用时，对宿主（人或动物）健康有益的活体微生物制剂。益生菌包括双歧杆菌族、乳酸杆菌族和链球菌族等。

研究表明，唾液链球菌也是一种益生菌，它是婴幼儿口腔中最先定植的细菌，在健康人体口腔微生物菌群中占主要地位，并作为细菌素样抑菌物质的主要产生菌，具有抑制其他多种微生物的活性，参与宿主局部生物屏障的构成，能够减少病原菌在口腔、呼吸道等部位的定植，维持宿主口腔菌群的生态平衡。2001年，唾液链球菌K12成为第一株开发为益生菌产品的唾液链球菌。唾液链球菌K12属于细菌界、厚壁菌门、芽胞杆菌纲、乳杆菌目、链球菌科、链球菌属、唾液链球菌种、K12菌株。目前广泛应用于口臭、咽炎、扁桃体炎、口腔念珠菌病、中耳炎等相关疾病的预防或治疗。

9.变异链球菌群（streptococcus mutans group）　变异链球菌群包括变异链球菌、表兄链球菌、仓鼠链球菌、鼠链球菌、道恩链球菌、野生链球菌、猪阴道链球菌、德氏链球菌和猕猴链球菌等。

变异链球菌群的链球菌种主要特征为分解蔗糖，产生细胞外多糖。在含蔗糖培养基上变异链球菌群菌种菌落粗糙（呈覆霜的玻璃样外观），堆积状，含有液体的葡聚体环绕在菌落周围。

变异链球菌株可呈现出非典型的链球菌外形，在固体培养基或酸性条件下的肉汤培养时，形成短杆状。血平皿上生成的菌落常较硬，附着平皿，呈α-溶血环。厌氧环境下培养，部分菌株为β-溶血。表兄链球菌菌株大多数无溶血，或偶尔呈α-溶血。

变异链球菌与表兄链球菌是变异链球菌群最多见的人临床样本分离菌种，通常可自口腔分离。仓鼠链球菌、鼠链球菌及道恩链球菌偶尔可自人样本鉴定出。野生链球菌、猪阴道链球菌、德氏链球菌及猕猴链球菌仅为动物致病菌。

变异链球菌是龋齿的首要病原菌，感染具有可传播性，其致病性取决于其利用蔗糖产酸和耐酸的能力。该菌能产生葡糖基转移酶，分解蔗糖产生高相对分子质量、黏性大的不溶性葡聚糖（牙菌斑的基质），可黏附口腔中的大量细菌，其中乳杆菌能发酵多种糖类，产生大量酸，当pH降至4.5左右时，能使牙釉质脱钙，造成龋齿。在西方人群中，正常生活状态下，变异链球菌在2~3周岁末开始永久定植。母婴分离菌株间的分子生物学研究表明，婴儿的变异链球菌通常来自母亲，婴儿的定植率也有赖于母亲携带的菌量。另外，变异链球菌是变异链球菌群中最常见的致菌血症菌种。

10.牛链球菌群（streptococcus bovis group）　牛链

球菌群属于非肠球菌D群链球菌，传统的分类方法按照是否可以水解甘露醇分为生物Ⅰ型和Ⅱ型，根据能否分解β-葡糖醛酸糖苷酶，生物Ⅱ型又分为Ⅱ.1和Ⅱ.2。1995年Osawa采用表观分析结合DNA基因分析，将分解解没食子酸的牛链球菌命名为解没食子酸链球菌（S.gallolyticus）。1998年，Devriese将人源心内膜炎分离株和鸽源菌血症分离株归为解没食子酸链球菌。为了更精确地对牛链球菌进行分类，2003年Schlege又根据DNA-DNA相关度和生化试验，以及16S rRNA基因测序的区别对牛链球菌、马肠链球菌进行了第2次分类，目前牛链球菌群有4种DNA族（cluster），包含7个不同的种和亚种，即马肠链球菌（DNA Ⅰ族）、解没食子酸链球菌（解没食子酸亚种、马其顿亚种和巴氏亚种）（DNA Ⅱ族）、小儿链球菌（小儿亚种和大肠亚种）（DNA Ⅲ族）及不解乳酸链球菌（DNA Ⅳ族）。其中解没食子酸链球菌解没食子酸亚种是传统分型的生物Ⅰ型，其余亚种为传统分型的生物Ⅱ型，小儿链球菌以前称为牛链球菌生物型Ⅱ.1。

牛链球菌群常寄居在人体肠道、胆道和泌尿生殖道，可引起心内膜炎、脑膜炎和菌血症，以及腹部化脓性感染、泌尿系统感染等。

解没食子酸链球菌解没食子酸亚种在动物和人类均可分离到，其对动物引起的感染常见于如乳腺炎、家禽菌血症、乳酸酸中毒等。解没食子酸亚种是人类肠胃中的正常菌落，有2.5%～15%的健康人体内携带该菌，然而它亦是人体机会致病菌，能引起包括菌血症和心内膜炎等的多种感染。约24%的链球菌感染性心内膜炎是由解没食子酸链球菌解没食子酸亚种引起。除此之外，解没食子酸链球菌解没食子酸亚种与胃肠道疾病有关，如结肠癌及慢性肝病。

解没食子酸链球菌巴氏亚种以前称为牛链球菌生物型Ⅱ.2，对动物和人类都有一定的致病性，可感染鸽子、火鸡、鹅，引起菌血症。感染人类主要引起新生儿的脑膜炎、菌血症和成年人的脑膜炎、心内膜炎、腹膜炎、脾脓肿、泌尿系统感染、痔疮、结肠癌、严重的休克、动脉瘤等。解没食子酸链球菌马其顿亚种通常用于乳制品制作和植物性食物发酵，目前普遍认为其是安全的，不具备毒性，然而鉴于该菌与有毒力的种有很近的亲缘关系，故该菌在食品行业的应用需严格控制。

11.猪链球菌 猪链球菌（S.suis）是一种在猪群中正常携带、人畜共患的动物源性微生物，主要是猪致病菌，通常定植于猪的上呼吸道，如扁桃体与鼻腔，也可见于牛与其他哺乳动物，偶从人类脑膜炎与菌血症感染病例中分离。猪链球菌有荚膜，在羊血琼脂平板上呈α-溶血，有些菌株在马血琼脂平板上呈β-溶血。猪链球菌菌株Lancefield抗原可呈R群、S群或T群阳性，抗原鉴定有助于鉴别猪链球菌与其他表型相似的菌种，如戈登链球菌、血链球菌与副血链球菌。

自20世纪50年代首次发现猪链球菌以来，世界各地均发生因感染猪链球菌致大量猪死亡的报道，特别是养猪业较发达的荷兰、英国，严重影响养猪业的发展。猪群带菌率高达30%～75%，高温、气候变化、圈舍卫生条件差等因素可诱发猪链球菌病。根据荚膜抗原的不同，猪链球菌有35个血清型，包括1～34型和1/2型，其中1、2、7、9型菌株最重要，2型分布最广、致病性最强、临床检出率最高。猪链球菌2型的主要毒力因子包括荚膜多糖、溶菌酶释放蛋白、溶血素及多种具有溶血活性的蛋白片段。

1968年，Perch等在丹麦首次报道3例人感染猪链球菌引起脑膜炎合并菌血症的病例，此后欧洲、亚洲、澳大利亚、拉丁美洲等国家或地区均有报道。由于养猪业规模、现代化养殖程度等差异，在亚洲流行情况极为严重。截至2014年，全世界人感染猪链球菌的案例已经超过1600例且依旧在持续增长，其中，74.7%为猪链球菌2型感染。在中国，猪链球菌2型就曾引起过两次大规模的暴发：1998年，在江苏导致25人感染，14人死亡；2005年，在四川发生迄今为止可见报道的最大规模人感染猪链球菌，导致215人感染，38人死亡。而在越南，猪链球菌是人患脑膜炎的主要病原之一，Dutldewicz等2017年对越南近450例疑似细菌性脑膜炎病例进行了统计，其中超过1/3的病例为猪链球菌感染。Segura等2009研究显示，猪链球菌也是中国香港引起脑膜炎的第三大病原体（仅次于肺炎链球菌和结核分枝杆菌）。

人感染与从事生猪屠宰和加工等职业有关，多是因为皮肤破损并直接接触病猪、死猪，以及猪肉、猪内脏、排泄物等造成感染，也可经鼻咽腔和消化道侵入人体，未发现人与人之间传播。不同性别、年龄、种族的人群对猪链球菌普遍易感。高危人群突发寒战、高热，伴头痛、头晕、耳聋，皮肤新发皮疹，恶心、呕吐而无其他感染可解释，应高度怀疑本病。猪链球菌的大规模流行通常是由各国不同国情造成的。中国四川2005年的猪链球菌大暴发的感染途径均为病猪传播。该事件中患病仔猪大部分来源于同一养猪场，并且分散散养过程中缺乏免疫流程，为猪链球菌的传播埋下了隐患。在东南亚，由于有食用未熟制猪制品的风俗习惯，给当地人患猪链球菌病带来了极大的风险。泰国的科研工作者通过社区科普食品安全，推广猪链球菌防治知识，并在活动进行后的两年内极大地降低了猪链球菌感染的发病率，但由于没有后续活动的跟进，在第3年发病率又有回升趋势。尽管科普活动最终的结果并不太尽如人意，但其反映了公共卫生干预对猪链球菌防治的作用，为各国防治工作提供了良好的示范。

尽管血清分型发现强毒菌株集中在几种血清型中，但是其与菌株致病力相关性并不大。即使是同一血清型的菌株，其致病能力可能相差巨大。因此，依靠血清型来评判菌株的致病能力并不可行。多位点序列分型（mulfilocus sequence typing, MLST）是一种依据多个管家基因的核酸序列将细菌分型的方法。在猪链球菌中，选取管家基因*aroA*、*cpn60*、*dpr*、*gki*、*mutS*、*recA*和*thrA*作为MLST的依据。基于MLST，将可将猪链球菌分为不同的序列型（sequence type, ST）。猪链球菌MLST数据库显示，全世界已经发现了1000余种不同ST型的猪链球菌，且还不断有新的ST型被发现。与血清型感染案例不同，猪链球菌ST型感染有明显的地域偏好性。在欧洲，人和猪感染的猪链球菌主要以ST1和ST20为主；在北美洲，猪感染的猪链球菌主要以ST28和ST25为主，人感染的猪链球菌主要以ST25为主；在亚洲，猪感染猪链球菌主要以ST1和ST7为主，ST7作为中国两次感染暴发的流行菌株，仅局限于中国大陆，没有在其他国家和地区发现和报道；而ST101～ST104是泰国主要流行菌株，其中ST104在多例人患猪链球菌病例中分离得到。值得注意的是，虽然ST分型分辨力更高，但有同一ST型存在多个血清型的现象出现。

猪链球菌感染人可导致脑膜炎、菌血症、心内膜炎、关节炎、永久性耳聋及链球菌中毒性休克综合征。根据临床症状不同，将人感染猪链球菌分为4种临床类型：普通型、脑膜炎型、休克型和混合型。脑膜炎型多见且治疗效果较好，但此类型病情好转后容易留下听力受损、面瘫等神经系统后遗症；休克型进展十分迅速，常伴有皮肤出血斑，预后极差；普通型所占比例少，预后较好。据2005年四川暴发流行资料显示，猪链球菌对大多数抗生素敏感，所以治疗方案多选用广谱青霉素类抗感染及对症治疗。休克型病人常选用青霉素类和氨基糖苷类或喹诺酮类联合抗感染，以及呼吸机辅助呼吸、中心静脉压监测积极扩容等治疗。脑膜炎型应积极采用降颅内压、给予激素以减轻粘连等治疗。

12.其他少见人类致病链球菌　有些链球菌主要为动物致病菌，偶尔也可自人类宿主分离，多数情况下这些病人与动物有密切接触史。猪链球菌、豕链球菌以及海豚链球菌均属于此类链球菌。豕链球菌（S.porcinus）与猪链球菌的情况相似，其Lancefield抗原主要为E、P、U、V，主要为猪的致病菌。国外相关研究显示，豕链球菌与A群链球菌（化脓链球菌）16S rRNA的平均相似性为96.9%，表明两者之间有较高的同源性。豕链球菌主要感染猪，可引起猪喉部脓肿、败血症、肺炎等猪链球菌病。从人外周血、伤口及女性生殖道分离的β-溶血的豕链球菌菌株非常罕见。对从女性生殖道分离的豕链球菌菌株进行分子生物学研究，结果表明这些菌株属于新链球菌种，被命名为假豕链球菌（S.pseudoporcinus）。假豕链球菌于2006年被Bekal分离出并鉴定为一种独立的链球菌。2011年，Stoner等发现，5.4%的女性生殖系统培养物中检测到假豕链球菌。自女性生殖道分离的假豕链球菌可与商品化的B群抗血清发生假阳性反应，CAMP试验阳性，所以很容易误鉴定为无乳链球菌。Grundy等2019年发表的一项为期两年的回顾性队列

研究发现，1.6%的妊娠女性存在假豕链球菌定植，凝集试验GBS阳性结果中有2.5%为假阳性。假豕链球菌对克林霉素的耐药性并不常见。妊娠期假豕链球菌定植与非裔美国妇女、烟草使用和BMI＞35独立相关。豕链球菌与胎膜早破或自发性早产有关。豕链球菌与假豕链球菌可呈PYR试验阳性，不水解马尿酸，这与无乳链球菌不同，借此鉴别。

海豚链球菌（S.iniae）是一种呈链状或呈双排列的革兰阳性球菌，因最早分离于亚马逊淡水海豚化脓病灶而得名。海豚链球菌为鱼类致病菌，β-溶血，但是不携带任何Lancefield抗原，可以从有软组织感染、菌血症、心内膜炎和脑膜炎的病人中分离，这些病人通常都有与鱼类密切接触史。海豚链球菌PYR试验阳性，与化脓链球菌相似。海豚链球菌仅在琼脂穿刺点周围，或者在厌氧培养条件下才可见β-溶血。商品化鉴定系统无法准确鉴定该菌种，主要鉴别要点在于海豚链球菌与Lancefield抗血清反应阴性，因为β-溶血的链球菌Lancefield血清反应阴性很少见，故可资鉴别。中国香港链球菌为新发现的人类致病链球菌，病人通常与鱼类有密切接触史，该菌种与海豚链球菌及副乳房链球菌非常相近。

参 考 文 献

Banas JA, Zhu M, Dawson DV, et al.Acidogenicity and acid tolerance of Streptococcus oralis and Streptococcus mitis isolated from plaque of healthy and incipient caries teeth.J Oral Microbiol, 2016, 8: 32940.

Barnett J, Ainsworth H, Boon JD, et al.Streptococcus gallolyticus subsp.pasteurianus septicaemia in goslings.Vet J, 2008, 176: 251-253.

Barnham M, Weightman N, Anderson A, et al.Review of 17 cases of pneumonia caused by Streptococcus pyogenes.Eur J Clin Microbiol Infect Dis, 1999, 18（7）: 506-509.

Bekal S, Gaudreau C, Laurence RA, et al.Streptococcus pseudoporcinus sp.nov., a novel species isolated from the genitourinary tract of women.J Clin Microbiol, 2006, 44: 2584-2586.

Bläkberg A, Nilson B, Öenci V, et al.Infective endocarditis due to Streptococcus dysgalactiae: clinical presentation and microbiological features.Eur J Clin Microbiol Infect Dis, 2018, 37（12）: 2261-2272.

Crum NF, Russell KL, Kaplan EL, et al.Pneumonia outbreak associated with group a Streptococcus species at a military training facility.Clin Infect Dis, 2005, 40（4）: 511-518.

Duarte RS, Barros RR, Facklam RR, Teixeira LM, et al.Phenotypic and genotypic characteristics of Streptococcus porcinus isolated from human sources.J Clin Microbiol, 2005, 43（9）: 4592-4601.

Feder O, Gruson KI.Glenohumeral Joint Sepsis Caused by

Streptococcus mitis: A Case Report.Am J Orthop（Belle Mead NJ），2016，45（6）：E343-E346.

Hagiya H, Semba T, Morimoto T, et al.Panophthalmitis caused by Streptococcus dysgalactiae subsp.equisimilis: A case report and literature review.J Infect Chemother, 2018, 24（11）：936-940.

Kan M, Mori Y, Kishimoto N, et al.Infective Endocarditis Associated with Streptococcal Toxic Shock Syndrome due to Streptococcus dysgalactiae subsp.equisimilis Infection in a Hemodialysis Patient.Case Rep Nephrol Dial, 2017, 7（3）：154-160.

Kim SL, Gordon SM, Shrestha NK.Distribution of streptococcal groups causing infective endocarditis: a descriptive study.Diagn Microbiol Infect Dis, 2018, 91（3）：269-272.

Lazarovitch T, Shango M, Levine M, et al.The relationship between the new taxonomy of Streptococcus bovis and its clonality to colon cancer, endocarditis, and biliary disease. Infection, 2013, 41（2）：329-337.

Maeda Y, Elborn JS, Parkins MD, et al.Population structure and characterization of viridans group streptococci（VGS）including Streptococcus pneumoniae isolated from adult patients with cystic fibrosis（CF）.J Cyst Fibros, 2011, 10（2）：133-139.

Németh A, Knausz M, Schmidt P, et al.Special case of purulent meningitis caused by Streptococcus suis.Case report.Orv Hetil, 2019, 160（1）：30-34.

Obszańska K, Kern-Zdanowicz I, Sitkiewicz I.Efficient construction of Streptococcus anginosus mutants in strains of clinical origin.J Appl Genet, 2018, 59（4）：515-523.

Pacha A, Luna Cian R, Bonofiglio L, et al.Group B streptococcal necrotizing pneumonia in a diabetic adult patient.Rev Argent Microbiol, 2017, 49（2）：139-141.

Stoner KA, Rabe LK, Austin MN, et al.Incidence and epidemiology of Streptococcus pseudoporcinus in the genital tract.J Clin Microbiol, 2011, 49: 883-886.

Süzük S, Kaskatepe B, Cetin M.Antimicrobial susceptibility against penicillin, ampicillin and vancomycin of viridans group Streptococcus in oral microbiota of patients at risk of infective endocarditis.Infez Med, 2016, 24（3）：190-193.

Tamayo E, Montes M, Vicente D, et al.Streptococcus pyogenes Pneumonia in Adults: Clinical Presentation and Molecular Characterization of Isolates 2006-2015.PLoS One, 2016, 11（3）：e0152640.

van Kassel MN, Bijlsma MW, Brouwer MC, et al.Community-acquired group B streptococcal meningitis in adults: 33 cases from prospective cohort studies.J Infect, 2019, 78（1）：54-57.

二、肺炎链球菌

肺炎链球菌（streptococcus pneumoniae）1881年首次由法国的巴斯德（louis Pasteur）和美国的G.M.Sternberg分别从病人痰液中分离出来。1883年，Friedlander和Talamon首次报道该菌。1886年，Fraenkel将其命名为肺炎球菌（pneumococcus）。1920年，命名为肺炎双球菌。1974年，正式命名为肺炎链球菌。

肺炎链球菌属细菌界、厚壁菌门、芽胞杆菌纲、乳杆菌目、链球菌科、链球菌属、肺炎链球菌种。基于表型特征和分类学考虑，肺炎链球菌与缓症链球菌群中的缓症链球菌和口腔链球菌的核酸序列相似率＞99%，目前将其归入缓症链球菌群。肺炎链球菌是常见的条件致病菌，常寄居于正常人鼻咽部，目前已知的亚型90多个，多数不致病或致病力弱，仅一部分（20~30个亚型）有致病力，常在人体营养不良、抵抗力下降时发病。

（一）微生物学特点

1.形态与染色　肺炎链球菌为具有多糖荚膜的革兰染色阳性球菌，兼性厌氧，菌体呈矛头或瓜籽仁状，直径0.5~1.25μm，常以钝端相对、尖端向外成对或成短链（细菌数＜6个）排列（图2-2-1~图2-2-2），少数呈鱼群样排列。无鞭毛和芽胞。肺炎链球菌在机体内或含血清的培养基上有较厚的荚膜，人工培养后荚膜逐渐消失。革兰染色时荚膜不着色，表现为菌体周围透明环。

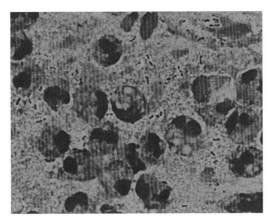
图2-2-1　痰涂片，成对或短链状，有荚膜

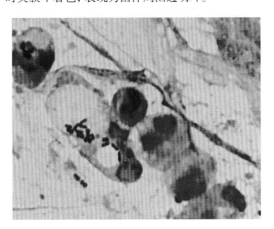
图2-2-2　被吞噬的肺炎链球菌

2.培养特性 肺炎链球菌为苛养菌,在普通培养基上生长不良,容易误认为其他草绿色链球菌,在含血液或血清的培养基中才能生长。其生长需要5%CO_2环境,典型菌落特征为灰色半透明、扁平、有草绿色溶血环(图2-2-3)。培养初期菌落隆起呈穹窿形,放置24小时后,大部分菌落形成脐窝状凹陷(图2-2-4),这是由于肺炎链球菌产生自溶素所致。继续培养菌落可自溶,只留下草绿色溶血环,此时革兰染色可阴性。若于液体培养基中培养24小时,呈均匀浑浊,后期可因产生自溶而变得澄清,仅见管底留有少许沉淀。自溶素(细胞壁水解酶)通过裂解N-乙酰胞壁酰-L-丙氨酸,导致细胞壁肽聚糖骨架断裂,使细胞壁坍塌,最终导致细胞溶解死亡。其他草绿色链球菌落外观呈穹形突起,无脐窝状凹陷特征(图2-2-5)。但是有20%的肺炎链球菌菌株形态与其他的草绿色链球菌群无法区分。及时转种阳性血培养瓶是减少肺炎链球菌漏检的关键。

经人工培养后荚膜逐步消失是肺炎链球菌另一个特点。有荚膜的肺炎链球菌形成光滑型菌落,毒力强;失去荚膜后变为粗糙型菌落,毒力降低或消失。当粗糙型菌落中加入光滑型菌落的DNA提取物时,则前者可转变成光滑型,此为肺炎链球菌转化现象,可借以研究微生物遗传学。

另有一种外部有厚厚的黏液型荚膜的特殊类型,使其菌落特征不同于典型菌落,在血琼脂平板上形成水滴状的黏液型菌落,且菌落之间易融合,习惯性称之为黏液型肺炎链球菌,简称黏液型肺链(图2-2-6)。该型菌不易产生细菌耐药性,但该细菌具有荚膜,有很强的致病性,侵入血液容易引起菌血症、化脓性脑膜炎、脑脓肿和心内膜炎等,是成人侵袭性感染的常见病原菌,在儿童中很少引起侵袭性感染。

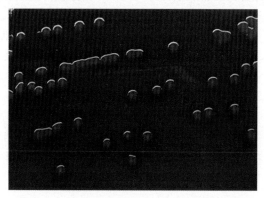

图2-2-3 血平板,菌落灰色半透明、扁平、有草绿色溶血环

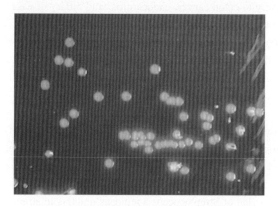

图2-2-5 普通草绿链球菌,无脐窝状凹陷

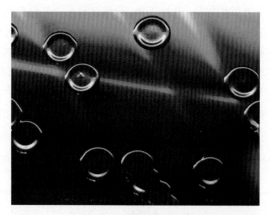

图2-2-4 菌落脐窝状凹陷

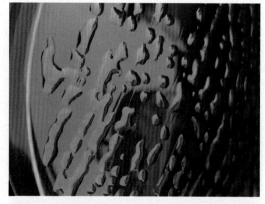

图2-2-6 黏液型肺炎链球菌,呈水滴状,融合明显

3.生化反应 肺炎链球菌可分解葡萄糖、麦芽糖、乳糖、蔗糖等,产酸不产气。肺炎链球菌在血琼脂平板上菌落周围形成α-溶血环。细菌生长的能量来源于分解葡萄糖,伴随乳酸的形成。乳酸的堆积会抑制细菌的生长,故间断性加入碱性物质可使肺炎链球菌大量繁殖。触酶试验阴

性,荚膜肿胀试验阳性,胆盐溶解试验阳性。

4.鉴别 肺炎链球菌在普通琼脂培养基上呈绿色,应与草绿色链球菌群中的其他链球菌相鉴别,以奥普托欣试验(图2-2-7)、菊糖发酵试验、胆汁溶解试验最为常用。在上述试验中,肺炎链球菌均为阳性,而其他草绿色

链球菌为阴性。奥普托欣对肺炎链球菌的作用机制可能是干扰叶酸的生物合成，但由于药物毒性，仅用于临床细菌学诊断。几乎所有的肺炎链球菌对奥普托欣敏感（抑菌圈直径≥14mm，判断为敏感），而其他链球菌耐药。胆汁溶解试验的原理是基于胆盐能够通过活化肺炎链球菌的自溶酶而溶解肺炎链球菌，其他草绿色链球菌不产生自溶酶，故加入胆盐等表面活性剂不能溶解，利用此特点

可资鉴别。4%～11%胆汁溶解试验阳性的肺炎链球菌菌株可能被奥普托欣试验遗漏（图2-2-8），故样本原始培养可采用奥普托欣纸片快速鉴定疑似菌落，混合菌生长时应进行纯培养，重复奥普托欣试验，或补充胆汁溶解试验。大多数新分离出的肺炎链球菌可发酵菊糖，故菊糖发酵试验在鉴别肺炎链球菌与其他链球菌时有一定的参考价值。

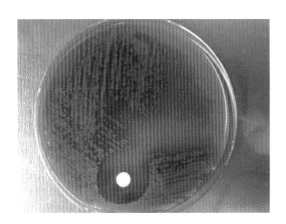

图2-2-7 奥普托欣试验阳性

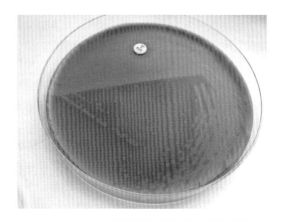

图2-2-8 奥普托欣试验阴性的肺炎链球菌

假肺炎链球菌与肺炎链球菌高度类似，几年前从肺炎链球菌中划分出去，独立成种。假肺炎链球菌菌株无包膜，不溶解胆汁，仅在空气条件下培养时，对奥普托欣敏感。此外，假肺炎链球菌菌株常分离于下呼吸道感染的病人，此类病人多有易患因素，如慢性阻塞性肺疾病。

（二）致病机制

肺炎链球菌致病过程包括黏附、炎症反应、细菌产物的细胞毒作用。肺炎链球菌侵袭宿主细胞的信号传导、自然转化等机制在致病过程中扮演重要角色。肺炎链球菌具有100种以上的表面蛋白及多种的毒力因子，其中某些表面蛋白和毒力因子与肺炎链球菌的致病机制及毒力密切相关。肺炎链球菌不产生重要毒素，其侵袭能力主要与荚膜、肺炎链球菌溶血素、神经氨酸酶、自溶素、肺炎链球菌表面蛋白A等有关。

荚膜可以抑制补体活性、逃避中性粒细胞吞噬并能黏附上皮细胞，是其致病的关键。由肺炎链球菌基因组上的特定基因座编码合成了各种酶进而合成多种类型的单糖成分然后组成不同的多糖链结构，正是由于肺炎链球菌基因的这种多态性，多种多糖链组成了多种荚膜，出现肺炎链球菌荚膜的高度异质性。荚膜是最主要的致病因素，也是分型的基础，如果失去荚膜，其毒力和致病性将削弱或丧失。荚膜多糖的化学结构和荚膜的厚度决定了不同的血清型在血流中的存活和引起侵袭性疾病的能力。另外，型特异多糖荚膜的量与细菌毒力之间存在定量关系。有研究表明，荚膜多糖合成基因存在于细菌染色体上dexB和aliA

之间。在这段染色体5′端，存在4个属于酪氨酸磷酸化调节系统高度保守基因*cpsA*、*cpsB*、*cpsC*和*cpsD*，分别表达蛋白CpsA、CpsB、CpsC、CpsD。而荚膜多糖的合成量受*cpsA-D*编码的多磷酸转移系统在转录水平上的调节。根据荚膜多糖合成机制的不同，在细菌中可分为3条合成途径：Wzx/Wzy依赖性途径、合成酶依赖性途径和ABC转移途径。除了血清型3和血清型37通过合成酶依赖性途径合成荚膜多糖外，其他血清型菌株大多通过Wzx/Wzy依赖性途径合成荚膜多糖。合成荚膜多糖途径中所需要的UDP-葡萄糖焦磷酸化酶是由*galU*基因编码。

肺炎链球菌溶血素（pneumolysin, Ply）是肺炎链球菌的一种重要的毒力因子，存在于所有肺炎链球菌中，由471个氨基酸构成，相对分子质量为53kDa，含有4个结构域，是胆固醇依赖性细胞溶血素的家族成员之一，其邻近羧基端的11个氨基酸序列为细胞毒性所必需，具有较好的免疫活性。Ply可与被感染者细胞膜上的胆固醇结合，插入脂质双分子层，然后通过蛋白质的寡聚化作用形成跨膜孔，致使细胞裂解。高浓度的Ply可直接溶解宿主细胞，在肺炎链球菌致病过程中起重要作用。除了引起细胞裂解外，Ply还可促进细菌生物膜形成，减弱机体对下呼吸道黏液的清除，加速肺炎链球菌的感染。此外，Ply损伤肺泡毛细血管上皮结构，引起肺泡水肿和出血，诱发肺炎链球菌肺炎，产生的肺水肿为细菌的生长繁殖提供营养物质，促进细菌从上皮渗入肺间隙，最终进入血液导致机体菌血症。因此，肺炎链球菌感染引起的肺炎是以上皮细胞高渗透性为特征的肺渗透性水肿。Ply亦可调节补体系统，使肺

炎链球菌免受机体的补体调理作用,同时消耗C3补体分子,减弱补体沉积,降低机体内调理素水平,抑制吞噬细胞的吞噬作用和阻碍机体对细菌的清除。Ply也是一种促炎毒素,对宿主细胞造成损害。这种促炎作用也有助于细菌在宿主间的传播。研究还表明,Ply通过诱导双链DNA断裂从而导致DNA损伤。Rai等在2016年描述了一种由Ply引起的DNA损伤机制。结果表明,该毒素能够促进Ca^{2+}内流,细胞内活性氧过量生产,导致DNA损害。

肺炎链球菌细胞表面的蛋白质结构,在肺炎链球菌与上皮细胞受体连接过程中起桥梁作用。胰酶、加热等因素可影响细菌与上皮细胞的黏附,细胞壁的完整性同样影响肺炎链球菌的黏附。作为毒力因子的表面蛋白通常含有锚定模块(anchored motif)以锚定在肺炎链球菌表面。依据锚定方式的不同,肺炎链球菌的表面毒力蛋白可以分为四类,即亮氨酸-脯氨酸-任意氨基酸-丙氨酸-甘氨酸(LPXTG)锚定蛋白、胆碱结合蛋白、脂蛋白和不含有锚定模块的蛋白。LPXTG锚定蛋白通过LPXTG模块锚定在细菌表面,包括神经氨酸酶(neuraminidase, nan)、IgA1蛋白酶、锌依赖的金属蛋白酶(zinc-dependent metalloprotease1, Zmp)、丝氨酸蛋白酶PrtA和HtrA(high-temperature requirement A)蛋白酶;胆碱结合蛋白(choline binding proteins, cbps)通过胆碱结合结构域结合细菌肽聚糖上的磷酸胆碱残基而锚定到细菌表面,包括自溶素LytA、PspA、PspC(也称CbpA)和磷酰胆碱酯酶(phosphorylcholine esterase, Pce或CbpE);脂蛋白是直接锚定在细胞膜上的,包括转运锰离子的ABC转运蛋白复合体的底物结合蛋白PsaA(pneumococcal surface adhesin A)、肽脯氨酰异构酶PpmA(putative proteinase maturation protein A)和SlrA(streptococcal lipoprotein rotamase A)和参与铁转运的ABC转运蛋白复合体Pia和Piu;肺炎链球菌黏附和毒力因子A(pneumococcal adherence and virulence factor A, PavA)、烯醇化酶(Eno)和甘油醛-3-磷酸脱氢酶GAPDH为含非经典锚定模块的表面毒力蛋白。

LPXTG锚定蛋白有透明质酸酶、神经氨酸酶和丝氨酸蛋白酶PrtA。约99%的肺炎链球菌临床分离株都分泌透明质酸酶,它水解哺乳动物的结缔组织和细胞外基质中的透明质酸组分,从而有利于细菌传播和定植。神经氨酸酶(也称为唾液酸酶)是糖蛋白,属于Ⅱ型膜蛋白,其单体为蘑菇形状,由胞内域、极性跨膜区、柄部、头部4部分组成,在膜上以四聚体形式存在,包括3种亚型(NanA、Nan B和NanC),分别由基因nanA、nanB和nanC编码。其中,NanA存在于所有肺炎链球菌分离株的细胞膜表面。其不仅可以分解宿主细胞表面或体液中的糖蛋白和多糖,还可以分解低聚糖上的唾液酸分子来破坏宿主细胞,暴露肺炎链球菌黏附受体,与肺炎链球菌在鼻咽部和支气管黏

膜上定植、繁殖和扩散有关。另外,肺炎链球菌生物膜的形成需要该酶的参与,并且该酶在肺炎链球菌黏附和入侵人脑内皮细胞方面有一定帮助。丝氨酸蛋白酶PrtA的确切功能还不清楚,但是它的表达与许多其他的毒力基因,如菌毛基因座和ply基因,都是被转录因子链球菌表面抗原R(pneumococcal surface antigen R PsaR)调控的。

自溶素(N-乙酰胞壁酰-L-丙氨酸酰胺酶;autolysin),亦称肽聚糖水解酶,是细菌自身产生的可降解细菌细胞壁的蛋白水解酶,定位于肺炎链球菌细胞壁的表面,在不同血清型的菌株中均具有高度的保守性。其编码基因由957bp构成,编码318个氨基酸,分子质量约36kDa。自溶素参与细菌的自溶作用,导致细胞释放出Ply、磷壁酸和其他成分。自溶素不但与细菌细胞分裂、生物膜形成、表面黏附、遗传感受态和细胞壁更新有关,还可抑制血液培养瓶中次代菌的生长繁殖。肺炎链球菌能表达多种自溶素,如LytA、LytB、LytC等,以LytA研究最深入。许多细菌都能产生自溶素,但是目前只观察到肺炎链球菌的自溶素在进入稳定期后可引起肺炎链球菌自溶。LytA活化并不代表就有溶菌或自溶作用产生,也可能是细胞壁重塑、子代分离等生理活动需要。LytA是肺炎链球菌的重要的毒力因子,也是肺炎链球菌重要的受体之一,其特殊结构有助于肺炎链球菌的黏附和存活。另外,LytA可以通过调节降解肽聚糖、释放胞壁肽这一过程,发挥细菌感染和在宿主体内存活的作用。当LytA被激活后,可以水解细胞壁,促使毒性物质和细胞降解物质、溶血素等从细胞中释放至外周环境,从而增强宿主的炎症反应,造成机体损伤。

肺炎链球菌表面蛋白A(pneumococcal surface protein A, PspA)是存在于肺炎链球菌细胞壁表面的胆碱结合蛋白,相对分子质量为67～99kDa,具有较强的免疫原性。PspA是一种重要的毒力因子,其主要作用是结合乳铁蛋白并使其丧失生物活性,通过抑制补体活化,降低C3b在肺炎链球菌表面沉积,阻止补体介导的调理吞噬作用,进而阻止宿主清除此致病菌。

肺炎链球菌表面黏附素A(pneumococcal surface adhesin A, PsaA)是肺炎链球菌的黏附分子,遗传上高度保守,是主要的毒力蛋白之一,是该菌各血清型共有的种特异性的表面结合脂蛋白,在细菌侵袭呼吸道黏膜表面过程中发挥关键性的作用。由于PsaA具有良好的免疫原性,通过检测机体血清中产生的相应抗PsaA特异性抗体,可用于快速诊断临床肺炎链球菌的感染,在肺炎链球菌疾病的免疫学诊断中发挥着重要作用。

2006年,Barocchi等发现肺炎链球菌表面具有菌毛。菌毛参与毒力,调节细菌结合到细胞上,并刺激促炎症细胞因子的产生。菌毛的主要作用是增强菌体与宿主细胞的黏附,但并不是所有的肺炎链球菌都具有菌毛。

另外,大气污染、暴露于吸烟环境、病毒感染等因素,

也与肺炎链球菌的致病有密切关系。

（三）流行病学

近年来，由于人口老龄化、慢性病患病率增加及抗生素耐药性增加等多种因素的影响，肺炎链球菌感染性疾病所造成的负担已出现了逐渐加重的态势。尤其是在过去的几十年里，由于耐多种抗菌药物现象的出现，因肺炎链球菌感染治疗失败所导致的负担明显加重。

肺炎链球菌感染性疾病常见于营养不良人群、社会经济水平低者及发展中国家。各季节均可发生，温带地区以冬季和早春发病较高，并经常与病毒感染病史有关。肺炎链球菌可在所有人群中发生，但在65岁以上、2岁以下、吸烟、酗酒、有哮喘或COPD病史，或无脾的人群中更常见。该病多呈散发流行，但在封闭的人群中（如养老院、幼儿园等）可暴发流行。据2012年WHO报道，每年有超过120万人死于肺炎链球菌感染，其中70万～100万人为5岁以下儿童，在能通过疫苗预防的病原菌中其病死率最高。绝大多数病例发生在发展中国家。在美国，成年人肺炎的总确诊感染率为（5.16～6.11）/10万，65岁以上者为36.4/10万，1岁以下婴儿为34.2/10万。Rudan等采用中国妇幼卫生死因监测数据对中国5岁以下儿童死亡进行分析发现，2000年死亡率约为40/10万、2008年约为18.5/10万，其中肺炎病死率分别占26%和17%。因此，肺炎链球菌是导致儿童和老年人发病和死亡的重要病原体。

该菌在很多无症状携带人群中亦可检出，为定植菌。肺炎链球菌的无症状携带率在儿童与成人间相差较大。据报道，未成年人群肺炎链球菌检出率为20%～50%，变异大是因为采样方法不同所致，携带率在2～3岁达到峰值，而健康成人的携带率为5%～10%。成年人如在家庭生活中与学龄前儿童起居在一起，肺炎链球菌的定植率显著增高，表明该菌在父母子女之间可发生家居传播。另外，低收入国家人群定植率高于发达国家人群。

很多肺炎为多种致病菌导致的混合感染，发生率2.5%～79.6%不等。De Roux等2006年的研究表明，在82例混合感染社区获得性肺炎病例中，肺炎链球菌是最常见的致病菌（44例），最易与流感嗜血杆菌（17例）一起致病，肺炎链球菌和化脓链球菌共同感染的病人比化脓链球菌单独感染的病人更易出现休克。Okada等对2004年1月～2010年7月的363例急性肺炎链球菌肺炎病人进行研究，共241例（66.4%）感染了其他病原体，85例合并流感嗜血杆菌感染，48例合并铜绿假单胞菌感染，37例合并甲氧西林敏感金黄色葡萄球菌（MSSA）感染。混合感染的病人合并基础疾病的比例明显高于单独感染的病人。其中，86例急性肺炎链球菌单独感染者和129例混合感染者进行了胸部薄层CT检查。通过对86例肺炎链球菌单独感染、36例肺炎链球菌合并流感嗜血杆菌感染、26例肺炎链球菌合并铜绿假

单胞菌感染和22例肺炎链球菌合并MSSA感染病例的影像分析发现，小叶中心结节和支气管壁增厚在混合感染中更常见，空洞和双侧胸腔积液在肺炎链球菌合并铜绿假单胞菌感染病例中更常见，混合感染亦更易并发支气管扩张。作者指出，当肺炎链球菌肺炎病人在CT影像上表现为小叶中心结节、支气管壁增厚、支气管扩张、空洞或双侧胸腔积液时，应考虑混合感染可能。

（四）临床表现

肺炎链球菌目前可分为至少100多个血清型，不同的血清型在细菌定植、引起局部或侵袭性疾病和表达抗生素耐药基因的能力上有所不同。血清型也随环境和时间发生变化，可能与鼻咽部共存的其他微生物的局部生态竞争压力以及来自抗生素和疫苗的选择压力有关。全球5岁以下儿童约70%的侵袭性肺炎链球菌疾病（invasive pneumococcal disease，IPD）是由十几种血清型所致，最常见血清型是1、5、6A、6B、14、19F和23F。我国2005—2007年分离自儿童的肺炎链球菌主要的血清型为19F、19A、14、6B、23F和15型，我国成人病人分离的肺炎链球菌常见血清型有19F、19A、3、23F与15型。感染或接种多糖抗原后刺激机体产生的保护性抗体具有型特异性，也有些抗体对相关血清型有一定程度的交叉保护。

肺炎链球菌性疾病包括非侵袭的黏膜性疾病和侵袭性肺炎链球菌疾病（IPD）。肺炎链球菌可定植于正常人的鼻咽部，并可由此直接侵入中耳、鼻窦、气管支气管和肺部等，引起黏膜性疾病；也可经血流播散，入侵原本无菌并与外环境无直接相通的器官组织，引起菌血症、脓毒症、脑膜炎、菌血症性肺炎，以及脓胸、心内膜炎、心包炎、腹膜炎和骨关节炎等，即IPD。IPD中80%～90%为菌血症性肺炎，5%～10%为脑膜炎，不足5%为胸膜炎和关节炎等。

自然条件下，该菌定植在10%～40%的人鼻咽部，2～3岁儿童是定植的高峰期。2012年WHO报道，在发达国家儿童鼻咽部肺炎链球菌携带率为27%，发展中国家达到85%。因正常人呼吸道有多种防止肺部感染的保护机制如咳嗽反射、纤毛运动、巨噬细胞吞噬作用等，在呼吸道上皮层无损伤时，细菌可定植于呼吸道黏膜，与人处于共生状态，无致病性。仅当进入气道的细菌数量太大，或呼吸道正常防御功能遭受损害时才引起发病，人与人之间通过气溶胶传播。突然受寒、淋雨、饥饿、疲劳和酒醉等均可降低抵抗力。当病人免疫力降低或菌群失调时，其可直接侵入鼻窦、支气管甚至肺泡引起肺炎等。该菌引起的肺炎以大叶性实变为主要表现，也可以表现为小叶性肺炎，其次是支气管炎。肺炎链球菌是社区获得性肺炎的常见病原菌，临床症状为突然发病，高热、寒战、咳嗽、胸膜剧烈疼痛、咳铁锈色痰。10%～30%的病人可于高热期伴发菌血症。其病理表现最初为肺泡内有大量纤维蛋白渗出液，继

之是红细胞和白细胞向肺泡内渗出,最终导致病变部位肺组织实变。早期肺部体征无明显异常;肺实变时叩诊浊音、触诊语颤增强并可闻及支气管呼吸音;消散期可闻及湿啰音。

(五)影像学表现

肺炎链球菌的致病力主要是多糖荚膜对组织的侵袭作用,引起肺泡壁水肿,白细胞和红细胞渗出,含菌的渗出液经肺泡间孔(Cohn孔)向肺的中央部扩散,累及几个肺段或整个肺叶,通常不累及支气管,表现为肺实质炎症,这种典型的肺炎链球菌肺炎又称为大叶性肺炎(图2-2-9,图2-2-10)。由于实变起始于肺的外周部的气腔,故其总是贴近脏层胸膜表面或叶间裂。偶尔,感染可表现为球形病灶(球形肺炎),与成人相比,该类型更多见于儿童。另外,约1/3病人表现为斑片状实变影(支气管肺炎)。病情严重者,可出现空洞性坏死(图2-2-11)、脓肿、支气管胸膜瘘。胸腔积液约见于10%的病人(图2-2-12,图2-2-13),淋巴结肿大可见,肺气囊相对罕见。

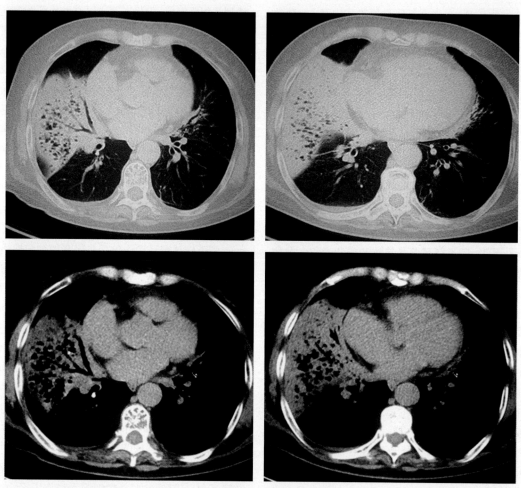

图2-2-9　女,71岁。咳嗽、咳黄痰10天,发热伴呼吸困难1天。胸部CT示右肺中叶实变影,支气管充气征明显(2018-04-02)

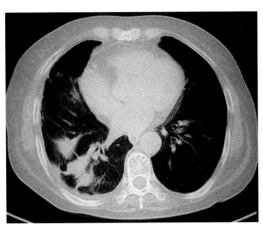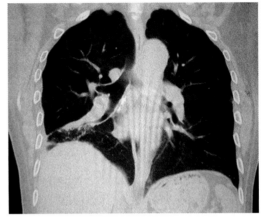

图2-2-10 肺炎链球菌尿抗原检测阳性，抗感染治疗后病变吸收（2018-05-13）

（忻州市中心医院放射科 任武科 提供）

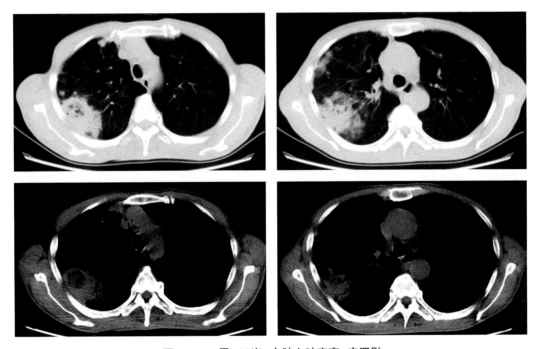

图2-2-11 男，59岁。右肺上叶实变、空洞影

（山东省立医院东院保健呼吸科 倪玉华 提供）

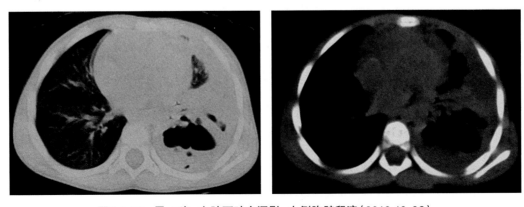

图2-2-12 男，3岁。左肺下叶空洞影，左侧胸腔积液（2016-10-02）

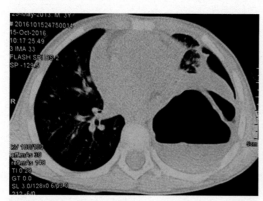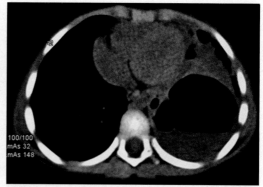

图2-2-13　空洞较前增大（2016-10-15）

（山东省立医院小儿呼吸科　刘奉琴　提供）

Yagihashi等回顾性分析了2007年1月~2008年8月期间75例肺炎链球菌肺炎的影像学特征，所有病人诊断依据为尿液中的肺炎链球菌尿抗原阳性。所有病人的胸部CT检查均显示异常，大叶性肺炎和支气管肺炎均占48%，4%为间质性肺炎表现。最常见的征象是实变（84%），其次是磨玻璃影（82.7%）、支气管壁增厚（61.3%）和小叶中心结节（49.3%）。其他征象包括支气管扩张（21.6%）、胸腔积液（33.3%）、淋巴结肿大（34.8%）和肺气肿（21.3%）。临床症状和CT表现无相关性。Haroon等亦回顾性分析了2008年11月~2010年1月39例肺炎链球菌肺炎的影像学特征。其中，实变影占56.4%，磨玻璃影占71.7%，小叶间隔网状阴影占69.2%，小叶中心结节占53.8%，小叶间隔增厚占46.6%，支气管壁增厚占46.6%，淋巴结肿大占10.2%，胸腔积液占10.2%。节段性分布（65.7%）比非节段性分布（35.9%）更常见，14例双侧异常，25例单侧异常，下叶分布更常见。

流感病毒肺炎是季节性流行病，主要在冬季暴发。继发性细菌感染是季节性和流行性流感病毒感染最常见的并发症。尸检结果显示肺炎链球菌是流感病毒肺炎病人最常见的继发感染病原体（29%~48%），其次是金黄色葡萄球菌（7%~40%）。肺炎链球菌肺炎需与季节性流感病毒肺炎相鉴别。流感病毒性肺炎病人磨玻璃影和"铺路石征"等影像学表现和比肺炎链球菌肺炎更常见，而实变、黏液栓塞、小叶中心结节和胸腔积液在肺炎链球菌肺炎中更常见。

（六）病原学诊断

从无菌体液中直接培养到肺炎链球菌，是确切诊断IPD的金标准。对痰液、脓液及脑脊液离心沉淀物进行涂片、固定、革兰染色后镜检，油镜下观察菌落形态（自溶现象、脐窝状菌落、宽大草绿色溶血环）、革兰染色特征（G$^+$，菌体呈矛头状，多呈双排列，宽端相对，尖端相背，有较厚荚膜）及奥普托欣敏感试验、菊糖发酵试验、血清学试验

和胆盐溶解试验等进行鉴定，结合临床症状可做出初步诊断。痰培养在检测肺炎病因时的敏感性和特异性均较低。但是，对于怀疑有耐药性的病人，应进行痰培养。痰标本检测的干扰因素主要包括痰标本是否合格、之前是否使用过抗生素及送检是否及时，对于培养出的肺炎链球菌还需要区分是定植还是感染。

10%~20%病人合并菌血症，故重症肺炎病人应做血培养检查来判断血液中有无细菌。由肺炎链球菌引起的所有肺炎病例中，血培养阳性率仅为20%~25%。血培养更适用于重症监护治疗病房（intensive care unit, ICU）病人，如白细胞减少、空洞病变、严重的肝脏疾病、酗酒、无脾或胸腔积液等。当血培养阳性时，大多数病人有肺炎表现，但很少改变临床治疗。如合并胸腔积液，可抽取积液进行细菌培养。

随着医学检验技术的飞速发展，鉴定此菌的检验方法日新月异，如自动化细菌鉴定仪、肺炎链球菌抗原试验、乳胶凝集试验、分子生物学检测（质谱技术及基因测序）等。

肺炎链球菌尿抗原检测有助于判断是否存在肺炎链球菌感染，对于非菌血症的肺炎链球菌性肺炎灵敏度为52%~78%；菌血症阳性的肺炎链球菌肺炎灵敏度为80%~86%；成人特异度>90%。当整合了13种血清型肺炎链球菌的特异多糖抗原后，其检测的敏感度可达97%，特异度接近100%。其检测不受抗菌药物的使用影响。该方法的缺陷是感染肺炎链球菌后该抗原持续存在，3个月后浓缩尿检测仍为阳性，最长可维持1年以上，既往发生过肺炎链球菌感染者可能出现假阳性，因此不适用于复发病例的检测，也较难区分现症与既往感染。另外，对肺炎链球菌无症状的携带者，特别是婴儿，该检测也经常呈阳性反应，因此该检测推荐用于成人，对于儿科病人价值有限，不推荐应用于6岁以下幼儿。有研究显示对于鼻咽（部）定植儿童及慢性结构性肺病但无肺炎证据的成人有21%~54%假阳性率。

肺炎链球菌肺炎的病原学诊断标准如下：①血液或胸腔积液培养到肺炎链球菌；②经纤维支气管镜或人工气道吸引的标本培养的肺炎链球菌浓度≥10^5CFU/ml（半定量培养＋＋），支气管肺泡灌洗液（BALF）标本≥10^4CFU/ml（＋～＋＋），防污染毛刷或防污染BALF标本≥10^3CFU/ml（＋）；③肺炎链球菌尿抗原检测（免疫层析法）阳性（儿童除外）。

有意义的诊断如下：①合格痰标本培养肺炎链球菌中度以上生长（≥＋＋＋）；②合格痰标本培养肺炎链球菌少量生长，同时涂片镜检查见成对排列的阳性球菌；③3天内多次培养到肺炎链球菌。

（七）耐药机制

抗生素治疗是对抗肺炎链球菌感染的主要方法，直到20世纪70年代，绝大多数的肺炎链球菌菌株对青霉素、大环内酯类抗生素、克林霉素、头孢菌素、利福平、万古霉素和复方新诺明等常用抗生素均敏感。1967年Hansman首次报道肺炎链球菌对青霉素耐药，耐药肺炎链球菌的流行已成为全球性问题。几十年来，肺炎链球菌对大环内酯类和喹诺酮类耐药以及多药耐药（MDR）现象均已在世界范围内出现，这主要与抗菌药物应用的增加及细菌耐药性克隆（例如Spain23F-1）的传播有关。亚洲国家耐抗生素肺炎链球菌的患病率明显高于西方国家。

1.大环内酯类抗生素的耐药 在世界许多地方，肺炎链球菌在体外对大环内酯类药物耐药是最为突出的问题。美国的SENTRY抗生素监测项目（SENTRY Antimicrobial Surveillance Prograw）表明，大环内酯类抗生素的耐药率已从1998年的17.8%增加到2011年的44.8%。2004—2005年在15个欧洲国家进行的调查也显示，分离自社区获得性呼吸道感染病人的肺炎链球菌，对大环内酯类抗生素的平均耐药率为24.6%。其中，最低的是挪威的6.9%，最高的是希腊的57.1%。许多亚洲国家的肺炎链球菌分离株对大环内酯类抗生素的耐药率更是明显高于西方国家。根据亚洲细菌耐药监测网络（Asian Network for Surveillance of Resistant Pathogens, ANSORP）的结果，该菌在亚洲国家对红霉素的耐药率，已从1996—1997年的46.1%，显著增加到2008—2009年的72.7%。在2008—2009年，其在中国大陆的耐药率为96.4%，中国台湾为84.9%，越南为80.7%，韩国为77.7%。2016年全国细菌耐药监测报告，肺炎链球菌对红霉素耐药率全国平均为94.4%，较2015上升了2.9%；不同地区肺炎链球菌对红霉素耐药率为79.6%～98.0%。

大环内酯类抗生素最常见的耐药机制是通过细菌ermB基因编码的23S核糖体靶部位的甲基化，该变化可使之产生高水平的大环内酯类抗生素耐药。高水平耐药是指：红霉素最低抑菌浓度（MIC）≥64mg/L。另一常见耐药机制是通过mef基因（mefA和mefE）对外排泵的修饰，该种

变化与细菌产生的低水平耐药相关。mefA和mefE都是主动外排基因元件操纵子的一部分，两者有90%同源。低水平耐药定义为：红霉素的MIC介于1～32mg/L。对抗低水平耐药，临床上通常只需加大抗菌药物的用量即可。携带mef基因的肺炎链球菌主要表现为M型耐药，即对14、15元环大环内酯类多产生耐药，而对克林霉素、链阳菌素及16元环大环内酯类抗菌药物敏感。通常，由mefA基因介导的低水平耐药是美国大环内酯类抗生素耐药的最普遍类型，但由ermB基因介导的耐药也逐渐增多。在欧洲、南非和亚洲国家，则以由ermB基因介导的高水平耐药更为常见。在大多数亚洲国家，超过50%的肺炎链球菌分离菌株发现其单独表达ermB基因或同时表达ermB基因与mefA基因。同时表达ermB和mefA基因的耐大环内酯类抗生素肺炎链球菌近年来在全球均有增加。2008—2009年，在亚洲国家分离到的大多数同时表达ermB基因和mefA的菌株最常见的是血清型19F（61.3%），其次是19A（16.4%）和6A（9.8%）。同时携带ermB基因和mefA基因的肺炎链球菌分离菌株除了对大环内酯类抗生素具有高水平的耐药性外，还常显示出多药耐药的特性。除了以上两种常见的耐药机制之外，少数菌株由于核糖体突变导致耐药。核糖体突变指23S rRNA变异和（或）编码L4、L22蛋白的基因变异。有研究认为，核糖体蛋白L4和L22可以与23S rRNA V区接合（并非链接抗菌药物），保护23S rRNA的立体构象，当L4和L22突变时将扰乱23S rRNA V区的构象，进而降低与V区肽转移酶中心附近位点结合的抗菌药物的抗菌活性。L4核糖体蛋白耐药机制是由于构象改变，缩窄的蛋白通道使药物不能接合到靶点上。与L4变异不同的是，L22核糖体蛋白以单个氨基酸改变为主，此时通道拓宽，药物接合无效，引发耐药。

肺炎链球菌分离菌株对大环内酯类抗生素耐药率的增加，主要是由于抗菌药物使用的增多及耐药菌株的克隆传播引起。尽管血清型19A仍是美国儿童IPD中最常见的血清型，但自从13价肺炎链球菌结合疫苗（PCV13）引入以来，其血清型19A肺炎球菌分离菌株已经开始下降。研究数据提示，PCV13可以防止大环内酯类抗耐药肺炎球菌19A菌株的克隆传播。

2.β-内酰胺类抗生素的耐药 肺炎链球菌对β-内酰胺类抗生素耐药并非质粒和β-内酰胺酶介导，而主要是通过细菌青霉素结合蛋白（penicillin-binding protein, PBP）基因改变，降低β-内酰胺类抗生素对肺炎链球菌的亲和力从而导致耐药。1985年，Frere和Joris在耐β-内酰胺类抗菌药物的肺炎链球菌中发现了变异的PBP。PBP可以催化肽聚糖聚合形成细胞壁、维持糖肽比例和保证细胞外形完整。β-内酰胺类抗菌药物特征结构为β-内酰胺环，PBP上的丝氨酸可以与其形成共价键，此时肽聚糖聚合受阻，而细胞壁合成过程不充分，细菌细胞壁因合成不良造成胞壁破

坏，菌体被降解。抑制PBP会扰乱细胞壁合成，本身只会抑制细菌的生长而不会杀死细菌。然而，PBP和β-内酰胺分子的相互作用会触发细胞壁降解分子，即自溶素的活化，导致细胞破裂，进而死亡。多数情况下，自溶素的活化程度与β-内酰胺对某特定菌株的杀伤力有关。

PBP介导的耐药主要见于革兰阳性菌。正常的敏感细菌中PBP介导的耐药可有多种形式，包括：PBP过量产生；获得外源性低亲和力PBP；敏感PBP与更耐药PBP变异体重组；PBP点突变导致与β-内酰胺类抗生素亲和性降低。PBP表达增加作为一种耐药机制相对少见，已知的有高表达PBP4的金黄色葡萄球菌的甲氧西林耐药水平增加；高表达PBP5的屎肠球菌的青霉素耐药水平增加。获得外源性PBP的典型例子为金黄色葡萄球菌通过表达非自身来源的有mecA基因编码的低亲和力PBP2a而对甲氧西林耐药。通常pbp基因单位点的突变只导致低水平的耐药，而pbp基因多位点突变则会引起较高水平的耐药。在PBP1a、PBP1b、PBP2a、PBP2b、PBP2x及PBP3等6种青霉素结合蛋白中，PBP1a、PBP2b和PBP2x，间或还有PBP2a的改变，与肺炎链球菌的青霉素耐药密切相关。pbp2b基因是肺炎链球菌对青霉素耐药的最重要的决定子。pbp2b和（或）pbp2x突变可降低细菌与β-内酰胺类抗生素的亲和力，但细菌仅出现低水平耐药，若同时发生pbp1a基因突变，细菌产生高水平耐药。PBP2a也对青霉素的耐药有作用，但是，它似乎只是加强已有的耐药而不单独导致青霉素的耐药。由于头孢菌素类抗菌药物不能作用于pbp2b基因及其产物，故pbp2b基因的变异与头孢菌素类耐药无关。Fani F等研究认为PBP2X是头孢菌素主要的作用位点，变异的PBP2x会导致头孢菌素的耐药。在pbp1a与pbp2x基因一个或两个出现突变时，可以很好地为高水平耐头孢菌素现象做出解释。

青霉素耐药可由细菌种内或种间基因转移所致的pbp基因突变引起，这种现象对于缓症链球菌和口腔链球菌等共生链球菌尤其明显。而基因转移的结果就是导致了肺炎链球菌pbp嵌合基因序列的产生。一些青霉素耐药的国际克隆如肺炎链球菌Spain23F-1、肺炎链球菌Spain6B-2等的pbp嵌合基因序列，即被认为是起源于耐药的共生链球菌。除了各种pbp基因上的突变以外，murM嵌合基因编码了MurM酶，这种酶可以进一步下调PBP与β-内酰胺类抗菌药物的接合能力，增强菌株的耐药性。murM基因的变异是肺炎链球菌对青霉素高水平耐药（MIC≥8μg/ml）和对头孢曲松耐药（MIC≥2μg/ml）的机制之一。值得注意的是，murM基因要发挥作用，首先需要pbp2b、pbp2x、pbp1a基因三者之间任一基因发生变异配合才能实现。此外，ciaH/R、cpoA、pdgA和stkP这些基因上的突变增强肺炎链球菌对β-内酰胺类抗生素的抗性。ciaH基因可以编码一种跨膜组氨酸蛋白激酶CiaH。CiaH控制细菌脂质转运的水平，变异的CiaH系统可以导致自身的异常激活，增加肽聚糖的合

成，造成肺炎链球菌对头孢噻肟耐药。cpoA基因指导合成的糖基转移酶对于维持细胞膜形态和传递物质有重要作用，有研究表明，cpoA基因突变株可以降低细胞溶解的速度和比例，当哌拉西林诱导细菌降解时，cpoA变异基因起保护作用，哌拉西林失去原有效应时即为耐药。

肺炎链球菌对青霉素和头孢菌素的耐药表达取决于辅助基因的正常表达。肺炎链球菌的fib基因座（fibA和fibB）类似于金黄色葡萄球菌中的femA和femB。它们参与肽间桥的形成，fib的失活会减少胞壁肽的交联，即使是存在低亲和力的嵌入式PBPs，也会造成青霉素耐药性丧失。

目前，肺炎链球菌对青霉素的不敏感率＜10%，约5.9%对青霉素耐药。2016年全国细菌耐药监测报告显示，按非脑膜炎（静脉）折点统计，青霉素耐药肺炎链球菌（pnicillin resistant streptococcus pneumoniae, PRSP）全国检出率平均为3.9%，较2015年下降了0.3%；上海市最高，为9.7%，内蒙古自治区最低，为0.2%。2017年全国细菌耐药监测报告显示，3212儿童株中青霉素敏感肺炎链球菌（PSSP）、青霉素中介肺炎链球菌（PISP）和青霉素耐药肺炎链球菌（PRSP）的检出率分别为86.8%、11.0%和2.2%；成人株中分别为94.7%、3.4%和1.9%。儿童株中PSSP检出率较成人株低，但PISP和PRSP检出率则较成人高。

近年文献报道，不同血清型肺炎链球菌临床菌株对β-内酰胺类抗生素的耐药性有较大差异。Pai等2005年报道，与其他致病性肺炎链球菌血清型比较，19A血清型有较高的耐药率。Hackel等2013年发现，青霉素高耐药率的致病性肺炎链球菌常见血清型为19A、19F、35B、6A、23A、9V、15A、14。我国则是19F血清型耐药率较高。近年发现，低浓度抗生素可引起细菌应激，通过各种应激分子及其介导的下游信号通路加速细菌以基因突变的方式适应环境，如肺炎链球菌荚膜多糖基因位于PBP1a编码基因下游，因此，pbp1a基因突变时易引发荚膜多糖基因突变，结果导致耐药性和血清型均发生转变。

3.氟喹诺酮类药物的耐药　尽管氟喹诺酮类药物在临床实践中，特别是呼吸道感染的治疗中应用广泛，但肺炎链球菌对氟喹诺酮类药物的耐药率仍然很低，整体耐药率＜1%。肺炎链球菌对氟喹诺酮类药物耐药通常是由gyrA和（或）parC基因氟喹诺酮耐药决定区域的点突变所介导。对氟喹诺酮类耐药的肺炎链球菌引起的侵袭性的疾病主要为血清型8，HIV阳性的病人更易感染此血清型且病死率较高。在肺炎链球菌中，常见的目标突变靶点是拓扑异构酶Ⅳ（parC亚基）介导的对环丙沙星和左氧氟沙星的耐药，以及由DNA解旋酶（gyrA亚基）介导的对莫西沙星的耐药。通常，对环丙沙星低水平耐药的菌株是由修饰parC基因的突变发展而来，其对左氧氟沙星、加替沙星、莫西沙星和吉米沙星等较新一代的氟喹诺酮类药物仍然敏感；而高水平的氟喹诺酮类耐药菌株，则通常有同时影响parC和gyrA基

因的双突变。

此外，多耐药外排泵的存在也是一个重要因素。MFS家族的蛋白PmrA本身可以抵抗氟喹诺酮类抗生素，而另一个ABC外排泵基因patA和patB的表达受亚致死浓度的氟喹诺酮诱导，激活了肺炎链球菌的自发感受态途径，然后介导了patA和patB基因的表达，最终导致了对抗生素的耐药性。

4. 对其他抗菌药物的耐药　肺炎链球菌可诱导克林霉素耐药，此类耐药是由对细菌的大环内酯类和林可酰胺类药物结合靶位均有修饰作用的ermB基因介导的。由ermB基因编码的23S核糖体靶位的甲基化，导致了细菌对大环内酯类、林可酰胺类抗生素和链阳霉素B(macrolide-lincosamide-streptagramin B, MLSB)的交叉耐药，并显示出结构型(cMLSB型)、诱导型(iMLSB型)及大环内酯类(M型)耐药。结构型耐药表现为较高水平的耐药，即对林可酰胺类、链阳菌素类及14、15、16元环大环内酯类均耐药。诱导型耐药常可随着细菌对大环内酯类药物的暴露而产生，即需大环内酯(红霉素)作诱导物才产生克林霉素耐药，否则体外表型为大环内酯耐药，克林霉素、链阳菌素敏感。M型是指对林可酰胺类和链阳菌素敏感，但是对14元环大环内酯类药物(如红霉素、克拉霉素等)和15元环大环内酯类药物(如阿奇霉素)耐药的表型。对由克林霉素敏感、红霉素耐药的肺炎链球菌引起的感染而言，细菌可在治疗期间出现克林霉素耐药并导致治疗失败。由于克林霉素经常被用于各种肺炎链球菌感染(如急性中耳炎、鼻窦炎)的治疗，而诱导型克林霉素耐药不能通过标准药敏纸片或MIC检测确定，所以此类耐药问题在临床实践中值得关注。

四环素被2005年欧洲《成人下呼吸道感染诊治指南》推荐为下呼吸道感染的首选。由于对青霉素、先锋霉素类抗生素、大环内酯类抗生素耐药的出现，多西环素也被美国感染性疾病协会/美国胸科学会(Infectious Diseases Society of America, IDSA)/(American theoracie society, ATS)推荐为肺炎链球菌感染所致低危性社区获得性肺炎的一线治疗药物。然而，根据SENTRY抗生素监测计划研究所示，在美国，肺炎链球菌对四环素的敏感率(≤2mg/L)已经从1998年的88.8%下降到2011年的72%。2004—2005年在欧洲15国进行的一项调查也显示，其对四环素的不敏感率(中介和耐药)为19.8%。在亚洲和非洲国家，肺炎链球菌对四环素类耐药形势更为严峻。

肺炎链球菌对四环素类抗生素主要耐药机制是由细菌细胞内质粒或转座子编码的与四环素类药物结合的核蛋白体保护因子(tetM和tetO)，阻碍药物结合核蛋白体，进而导致耐药。也有一部分是由质粒或转座子编码的排出因子介导。在细菌体内还存在一种可以阻碍排出因子表达的抑制因子，四环素类药物能够结合该抑制因子并使其失活，从而导致排出因子的大量表达，促进药物排出细胞外，

使细菌对四环素耐药。另外，在革兰阳性菌中，耐药相关接合性转座子对耐药基因的传播起着重要作用。在肺炎链球菌中，由于ermB基因插入到携带有tetM基因的接合性转座子Tn916-Tn1545家族中，出现对大环内酯类和四环素类抗菌药同时耐药。转座子Tn1545携带多种耐药基因包括卡那霉素耐药基因(aphA3)、四环素耐药基因(tetM)及常见的红霉素耐药基因(ermB)，可在革兰阳性菌不同种、属间进行接合转移并整合到受体菌基因组DNA中，是细菌产生耐药，包括多重耐药的重要因子。需要注意，某些菌株可对多西环素敏感，但对四环素耐药。

此外，肺炎链球菌也能够表现出对利福平(rpoB RNA聚合酶基因突变)、氯霉素(CAT乙酰转移酶对抗生素的修饰)、复方磺胺甲噁唑(DHFR突变、DHPS突变)、酮内酯和噁唑烷酮(23S rRNA突变、L4核糖体蛋白的缺失)类抗生素的耐药性，这些耐药性的产生也往往是通过其作用靶点的突变产生的。相对来说，这些耐药性较为少见，发生率很低。

5. 多药耐药(multiple driug resistance, MDR)　多药耐药肺炎链球菌的定义是指细菌对≥3类的抗生素不敏感，此类菌目前在全球范围内均有所增多。特别是血清型19A多药耐药克隆的出现，正日益引起人们的关注。肺炎链球菌多药耐药常常涉及β-内酰胺类、大环内酯类、四环素类和磺胺类耐药，而氟喹诺酮类耐药则较少与多药耐药相关。对青霉素类和头孢菌素类等β-内酰胺类抗生素的主要耐药机制是通过PBP的改变来实现；对大环内酯类抗生素的耐药机制是由于其核糖体的靶位改变和主动外排机制所导致；而对喹诺酮类抗生素的耐药机制则是由于细菌DNA解旋酶、拓扑异构酶Ⅳ的改变、细菌外膜的渗透性降低及药物的泵出机制而实现；对磺胺类耐药机制主要为编码二氢叶酸还原酶的基因发生改变，引起其产物增加，导致亲和力下降而产生耐药。

肺炎链球菌的多重耐药是通过接合性转座子进行，转座子整合过程所必需的酶是由int基因编码。作用机制是携带多种耐药基因的接合性转座子，在无质粒作用下直接在同种或不同种细菌间接合转移并整合到受体菌DNA的不同位点上，介导细菌的多重耐药，使其耐药性得以扩散。肺炎链球菌所携带的耐药基因还可进行水平传播，世界不同地区菌株发生独立的基因突变，而点突变往往发生耐药的作用较小，耐药基因常通过转化或基因重组发生水平传播。

相比于世界其他地方，多药耐药在亚洲国家和地区非常常见。根据ANSORP监测研究所示，该地区多药耐药总的发生率在2000—2001年为26.8%，在2008—2009年则为59.3%。其中，中国最高(83%)，其后依次为越南(75.5%)、韩国(63.9%)、中国香港(62.2%)和中国台湾(59.7%)。多药耐药菌株在亚洲地区的突出增加是因为包括中国台湾19F(Taiwan19F)和西班牙23F(Spain23F)等

一些克隆的传播所致。

6.疫苗的影响 在过去的几十年里，肺炎链球菌耐药的流行病学一直受到抗生素的广泛应用、耐药克隆的传播和肺炎链球菌疫苗引入的影响。在抗生素被广泛滥用、耐药克隆大量传播，而肺炎链球菌疫苗应用较少的许多亚洲国家，肺炎链球菌的耐药尤其严重。随着2000年引进肺炎链球菌疫苗，肺炎链球菌疾病的发生率及肺炎链球菌耐药现象均已显著减少，然而非疫苗血清型肺炎链球菌，如血清型19A却在世界很多地方快速出现，并且该型细菌常常与多药耐药相关。血清型19A的增加是因为其耐药克隆在全球范围内的播散所致。而包含了19A等额外6种血清型的PCV13的引进，可能会减少多药耐药血清型19A肺炎链球菌菌株的克隆传播。但新的疫苗的应用亦会继续改变肺炎链球菌耐药的流行病学，需对肺炎链球菌流行病学持续监测。

（八）耐药性检验

20世纪90年代，我国卫生部将美国临床实验室标准化委员会（National Committee for Clinical Laboratory Standards, NCCLS）出版的药敏试验标准操作指南作为我国的部颁标准。2005年NCCLS改名为美国临床实验室标准化研究所（Clinical and Laboratory Standards Institute, CLSI）。肺炎链球菌药敏试验根据CLSI-2013标准，用青霉素E-test法测定MIC值，用K-B法测定苯唑西林纸片直径。从脑膜炎病人的标本中分离的肺炎链球菌，需做万古霉素、青霉素、头孢他啶或头孢曲松的药敏试验；其他部位的分离株应同时以脑膜炎折点和非脑膜炎折点报告上述药物的敏感性结果。

在药敏试验中，由某一药物的药敏结果可以"预报"或"指示"其他药物敏感或耐药的药物，该药物即预报药或指示药。按照1993年NCCLS标准，从中枢神经系统以外分离的肺炎链球菌首先应做苯唑西林药敏试验来检测是否对β-内酰胺类药物耐药，抑菌圈直径为20mm以上，可预测青霉素敏感；最低抑菌浓度（MIC）≤0.06μg/ml，可预报氨苄西林、氨苄西林/舒巴坦、阿莫西林、阿莫西林/克拉维酸等多种β-内酰胺类抗菌药物敏感。2008年，CLSI对肺炎链球菌青霉素药敏试验结果的判断标准做出了如下修改：将非脑膜炎标本（如肺炎或血流感染）来源的肺炎链球菌对青霉素的敏感标准由MIC≤0.06μg/ml调整为MIC≤2μg/ml，而苯唑西林对肺炎链球菌敏感的抑菌圈直径未降低，仍为≥20mm。苯唑西林抑菌圈<20mm时，应检测青霉素、头孢噻肟、头孢曲松、美罗培南的MIC值，没有做青霉素MIC试验之前，不能报告为青霉素耐药。

红霉素可预报阿奇霉素、克拉霉素和地红霉素的敏感和耐药。对红霉素耐药、克林霉素敏感或中介的分离株，报告克林霉素敏感之前，应进行克林霉素诱导耐药试验。左氧氟沙星敏感可预报吉米沙星、莫西沙星敏感；但吉米沙星

或莫西沙星敏感不能预报左氧氟沙星敏感。

（九）疫苗应用

随着对肺炎链球菌荚膜、细胞壁、蛋白等结构的研究，研制了多种疫苗：如多糖疫苗、结合疫苗、蛋白疫苗等品种，这些疫苗各有优缺点。接种肺炎链球菌疫苗是现今最有效、直接的预防手段，可成功减少肺炎链球菌疾病的发病率和相关血清型菌群的耐药性。儿童和65岁以上老年人是感染肺炎链球菌的高危人群。因此，对这两大类人群进行疫苗保护十分有必要。

已经证实针对荚膜多糖的抗体是具有保护性的抗体，所以可根据荚膜多糖特性合成疫苗。肺炎球菌多糖疫苗所用荚膜多糖是经细菌发酵培养后脱毒，利用乙醇分级沉淀和层析分析方法分别进行粗提和高效纯化后而得到的多糖。根据荚膜多糖的抗原特性，肺炎链球菌可分为46个血清群，100多种血清型。致病性肺炎链球菌血清型有30个左右，给多价疫苗研制带来较大困难。目前，开发应用的疫苗可分为肺炎链球菌结合疫苗（pneumococcal conjugate vaccine, PCV）和肺炎链球菌多糖疫苗（pneumococcal polysaccharide vaccine, PPSV）。PCV是由常见致病血清的多糖抗原与载体蛋白结合后吸附于佐剂。多糖抗原与载体的结合改变了抗原性质，从非T细胞依赖性抗原（多糖）转换为T细胞依赖性抗原（多糖蛋白结合物），从而刺激T辅助细胞，诱导产生免疫记忆。PPSV由提纯的细胞荚膜多糖制备。PCV类有PCV7（血清型组成为4、6B、9V、14、18C、19F和23F型）、PCV9（PCV7+1、5型）、PCV10（PCV9+7F型）、PCV11（PCV10+3型）、PCV13（PCV11+6A、19A型）、PCV15（PCV13+22F、33F型）；PPSV类有PP, V23（包括1、2、3、4、5、6B、7F、8、9N、9V、10A、11A、12F、14、15B、17F、18C、19A、19F、20、22F、23F、33F血清型）等。

PCV疫苗的接种可诱导高水平的荚膜特异性IgG，其穿过黏膜表面，阻止肺炎链球菌在鼻咽部定植，有效降低肺炎链球菌的携带率。2007年，美国免疫实践咨询委员会（Advisory Committee on Immunization Practices, ACIP）推荐所有2～59月龄儿童接种7价肺炎链球菌结合疫苗（PCV7）。接种PCV7能防止疫苗血清型菌株在鼻咽部定植，降低了由疫苗血清型引起的侵入性疾病，但不能防止肺炎链球菌非疫苗血清型定植于鼻咽部，并相对增加了非疫苗血清型的肺炎链球菌及其引起的侵入性的疾病，与疫苗诱导的血清型的替换有关。为了能够更加全面覆盖常见肺炎链球菌血清型引起的侵入性疾病，2010年，ACIP建议儿童常规接种13价肺炎链球菌结合疫苗（PCV13）。PCV13由13种肺炎链球菌血清型荚膜多糖抗原所构成（包括血清型6A，这种血清型并未包括在PPSV23中），与以往的PCV7相比，PCV13更能降低侵袭性肺炎链球菌疾病的

发病率。血清型3为黏液型菌株，荚膜较厚，相对其他血清型不易清除，可保护细菌免受吞噬细胞吞噬，抑制补体的调理作用，并使其逃离中性粒细胞的作用，从而规避了抗荚膜IgG的作用，是引起感染性休克的重要血清型，死亡率较其他菌株高。一旦肺炎链球菌侵入肺组织导致感染，由PCV诱导的血清型特异性抗体可能无法有效预防感染，且造成的IPD大多由PCV不覆盖的菌株引起。除PCV13外，目前美国亦推荐应用23价肺炎链球菌多糖疫苗（PPSV23）。1983年，PPSV23在美国获准上市，能诱导机体产生体液免疫，覆盖了88%的分离株。

由于肺炎链球菌的荚膜多糖引起的免疫反应不依赖T淋巴细胞，这样对免疫系统尚未发育完全的2岁以下婴幼儿的免疫应答作用不是特别理想，所以在此年龄段的儿童发生肺炎链球菌脑膜炎和其他侵袭性感染的概率较高。PCV是利用化学方法将荚膜多糖共价结合到载体蛋白上，即将多糖抗原转变为依赖 T 淋巴细胞的抗原，从而使婴幼儿产生有效的免疫应答，并且加强免疫后也可以产生免疫记忆应答。故接种PCV7、PCV10和PCV13都能对2岁以下儿童进行保护。而PPSV23没有与蛋白结合，对儿童无保护作用，故可应用于成人及老年人肺炎链球菌感染的预防。

ACIP推荐：①所有5岁以下儿童都应接种PCV13疫苗；②所有65岁及65岁以上老年人都应接种PCV13疫苗和PPSV23疫苗（注：两种疫苗不同时接种）；③19～65岁的健康青壮年人群无须接种疫苗预防肺炎链球菌性疾病；④19～65岁、长期患有慢性疾病的人群应该接种疫苗，如心脏疾病、肺病、糖尿病、HIV感染、某些癌症或接受脾脏手术者，依据特定身体状况，选择接种一种或两种疫苗。根据接种疫苗时的年龄，可考虑在 65岁以后再次接种巩固免疫。医生可以协助决策是否有必要接种疫苗以及选用何种疫苗进行接种。

我国现在批准上市的肺炎链球菌疫苗有两种，分别是PCV13和PPSV23。PCV13一般推荐给儿童接种，而PPSV23主要推荐给成人接种。60岁及60岁以上老年人接种PPSV23，基础接种为1剂，通常不建议复种。但在首次接种时年龄小于60岁并伴有慢性肾衰竭、肾病综合征、功能或器质性无脾及免疫功能受损者中可开展复种，2剂PPSV23至少间隔5年。

2013年发表的一篇Meta分析指出，接种PPSV23可以减少IPD的发生，但尚无一致证据表明接种PPSV23可以减少肺炎病死率和全因肺炎病死率。2011年底中国香港全民免疫规划中引入了PCV13。Hon等回顾性分析了PCV13应用前后的2007—2011年和2012—2016年儿科重症监护治疗病房（pediatric intensive care unit, PICU）所有肺炎链球菌的血清型。共发现29例（1.9%）肺炎链球菌感染患儿，死亡6例（20%）。在2012年之前以血清型6和血清型19为主，2012年之后以血清型3为主。接种PCV13以后，PICU肺炎链球菌的发病率从1%上升到2%，血清型3是主要的致病血清型，尽管其在疫苗覆盖范围内。94%的肺炎链球菌菌株对青霉素敏感，所有肺炎链球菌标本均对头孢噻肟和万古霉素敏感。尽管全身应用抗生素和ICU支持治疗，严重的肺炎链球菌疾病与发病率和病死率显著相关。PCV13的覆盖范围可减少血清型6型和血清型19感染，但在PICU环境下，肺炎链球菌相关的病死率/发病率并未降低。

疫苗总体安全，常见不良反应有发热、局部红肿等。另外，PPSV23与流感疫苗同时使用，具有叠加效应，在安全性没有改变的情况下，保护效果均优于单独使用。

多糖蛋白结合疫苗在预防肺炎链球菌引起的感染性疾病方面发挥了显著作用，成为当前肺炎链球菌疫苗研究的主要方向。但是研究出覆盖所有血清型的疫苗并不现实，且非疫苗血清型肺炎球菌感染性疾病的增加使得越来越多的研究学者更加重视开发肺炎链球菌相关蛋白抗原疫苗。蛋白质疫苗最主要的优势是能够产生非血清型依赖的保护作用，血清型覆盖面广，应用高度保守的蛋白质疫苗接种后能够产生对各年龄组人群的保护作用，加强免疫并诱发记忆应答。而且随着基因重组技术的不断成熟，合成蛋白的成本也会降低，所以蛋白疫苗被认为是最有发展潜力的一类疫苗。目前研究最多的蛋白有肺炎链球菌溶菌素、自溶酶、表面蛋白A、黏附素A及神经酰胺酶等。由于单个蛋白的免疫原性较低，研究出多种肺炎链球菌毒力蛋白的联合疫苗，是此菌疫苗开发的一个新的研究方向。随着相关蛋白疫苗的研发，为了延长免疫应答，提高免疫效果，许多学者开始关注研发相应的DNA疫苗。肺炎链球菌DNA疫苗的制备不需要太多的体外分离、纯化蛋白质等复杂步骤，更加经济节约。DNA疫苗也成为肺炎链球菌疫苗研究的一个新思路。

（十）治疗

IDSA/ATS的成人CAP治疗共同指南强烈推荐大环内酯类抗生素作为门诊治疗的单一药物方案。但考虑到在一些国家及地区，如亚洲国家，肺炎链球菌对大环内酯类药物耐药率的增加，应用该推荐方案时应保持谨慎。IDSA/ATS还建议应以25%的大环内酯类药物高水平耐药率作为界限，当其高于此比例时，大环内酯类药物将不宜作为CAP的经验性治疗。头孢呋辛已被IDSA/ATS指南推荐用于有抗生素耐药风险的肺炎链球菌感染病人的治疗。然而，在对头孢呋辛有高耐药率的地区，如亚洲地区，也不应选用这种推荐。在美国和欧洲的指南中，氟喹诺酮类药物也被推荐作为CAP病人可供选择的治疗方法。考虑到全球许多地区肺炎链球菌对氟喹诺酮类药较低的耐药率，在CAP诊断准确的基础上，可以谨慎地选用该类药物。在我国，肺炎链球菌对克林霉素、红霉素和复方新诺明的耐药性也较高，均超过50%，对万古霉素、利奈唑胺及氯霉素的耐药性较低，必要时可选择万古霉素、氯霉素、利奈唑胺等耐药性较低的抗菌药物，以提高肺炎链球菌感染的治疗效果。

无并发症的肺炎链球菌肺炎疗程为7～10天，抗菌药物一般用至热退且平稳、全身症状明显改善以及呼吸道症状部分改善后3～5天。

（十一）预后

肺炎链球菌肺炎病人的预后取决于潜在的危险因素、合并症、年龄、肺受累程度、机械通气需要与否和抗生素的应用种类。总的来说，肺炎链球菌肺炎与高发病率和高病死率有关。ICU的病人死亡率最高，接近3%～20%。

参 考 文 献

费文祎，罗健.儿童坏死性肺炎诊治进展.临床儿科杂志，2018, 36（4）: 306-310.

Abe T, Furuno K, Bin C, et al.Bacteriological Analysis of Pneumococcus Detected from the Sputum of Hospitalized Children.Kansenshogaku Zasshi, 2017, 91（2）: 137-144.

Advisory Committee on Immumizaton Practices.Preventing pneumococcal disease among infants and young children. Recommendations of the Advisory Committee on Immunization Practices（ACIP）.MMWR Recomm Rep, 2000, 49（RR-9）: 1-35.

Blot M, Pauchard LA, Dunn I, et al.Mechanical ventilation and Streptococcus pneumoniae pneumonia alter mitochondrial homeostasis.Sci Rep, 2018, 8（1）: 11718.

Bogaert D, de Groot R, Hermans PW.Streptococcus pneumonia colonisation: the key to pneumococcal disease. Lancet Infect Dis, 2004, 4（3）: 144-154.

De Roux A, Ewig S, Garcia E, et al.Mixed community-acquired pneumonia in hospitalized patients.Eur Respir J, 2006, 27: 795-800.

Felmingham D.Comparative antimicrobial susceptibility of respiratory tract pathogens.Chemotherapy, 2004, 50（Suppl 1）: 3-10.

Haroon A, Higa F, Fujita J, et al.Pulmonary computed tomography findings in 39 cases of Streptococcus pneumoniae pneumonia.Intern Med, 2012, 51（24）: 3343-3349.

Hon KL, Chan KH, Ko PL, Cheung MHY, et al.Change in Pneumococcus Serotypes but not Mortality or Morbidity in Pre-and Post-13-Valent Polysaccharide Conjugate Vaccine Era: Epidemiology in a Pediatric Intensive Care Unit over 10 Years.J Trop Pediatr, 2018, 64（5）: 403-408.

Hsieh YC, Hsiao CH, Tsao PN, et al.Necrotizing pneumococcal pneumonia in children: the role of pulmonary gangrene.Pediatr Pulmonol, 2006, 41（7）: 623-629.

Isozumi R, Ito Y, Ishida T, et al.Molecular characteristics of serotype 3 Streptococcus pneumoniae isolates among community-acquired pneumonia patients in Japan.J Infect Chemother, 2008, 14（3）: 258-261.

Janapatla RP, Hsu MH, Hsieh YC, et al.Necrotizing pneumonia caused by nanC-carrying serotypes is associated with pneumococcal haemolytic uraemic syndrome in children.Clin Microbiol Infect, 2013, 19: 480-486.

Janapatla RP, Hsu MH, Liao WT, et al.Low serum fetuin-A as a biomarker to predict pneumococcal necrotizing pneumonia and hemolytic uremic syndrome in children.Medicine （Baltimore）, 2016, 95（13）: e3221.

Kasahara K, Maeda K, Mikasa K, et al.Clonal dissemination of macrolide-resistant and penicillin-susceptible serotype 3 and penicillin-resistant Taiwan 19F-14 and 23F-15 Streptococcus pneumoniae isolates in Japan: a pilot surveillance study.J Clin Microbiol, 2005, 43（4）: 1640-1645.

Kerem E, Bar Ziv Y, Rudenski B, Katz S, Kleid D, Branski D.Bacteremic necrotizing pneumococcal pneumonia in children.Am J Respir Crit Care Med, 1994, 149: 242-244.

Ko KS, Song JH.Evolution of erythromycin-resistant Streptococcus pneumoniae from Asian countries that contains erm（B）and mef（A）genes.J Infect Dis, 2004, 190（4）: 739-747.

Koppe U, Suttop N, Opittz B.Recognition of streptococcus pneumonia by the innate immune system.Cell Microbiol, 2012, 14（4）: 460-466.

Krenke K, Sanocki M, Urbankowska E, et al.Necrotizing pneumonia and its complications in children.Adv Exp Med Biol, 2015, 857: 9-17.

Lemaitre C, Angoulvant F, Gabor F, et al.Necrotizing pneumonia in children.Report of 41 cases between 2006 and 2011 in a French tertiary care center.Pediatr Infect Dis J, 2013, 32: 1146-1149.

Luna CM, Pulido L, Niederman MS, et al.Decreased relative risk of pneumococcal pneumonia during the last decade, a nested case-control study.Pneumonia（Nathan）, 2018, 10: 9.

Okada F, Ando Y, Matsushita S, et al.Thin-section CT findings of patients with acute Streptococcus pneumoniae pneumonia with and without concurrent infection.Br J Radiol, 2012, 85（1016）: e357-e364.

Rai P, He F, Kwang J, et al.Pneumococcal pneumolysin induces DNA damage and cell cycle arrest.Sci Rep, 2016, 6: 22972.

Rudan L, Chan KY, Zhang JS, et al.Causes of deaths in children younger than 5 years in China in 2008.Lancet, 2010, 375（9720）: 1083-1089.

Sawicki GS, Lu FL, Valim C, et al.Necrotising pneumonia is an increasingly detected complication of pneumonia in children.Eur Respir J, 2008, 31（6）: 1285-1291.

Torres A, Peetermans WE, Viegi G, et al.Risk factors for

community-acquired pneumonia in adults in Europe: a literature review.Thorax, 2013, 68: 1057-1065.

World Health Organization.Pneumococcal conjugate vaccine for childhood immunization-WHO position paper.Wkly Epidemiol Rec, 2007, 82 (12) : 93-104.

Yagihashi K, Kurihara Y, Fujikawa A, et al.Correlations between computed tomography findings and clinical manifestations of Streptococcus pneumoniae pneumonia.Jpn J Radiol, 2011, 29 (6) : 423-428.

病例解析

1.病例1：男，66岁。咳嗽，咳痰，发热1周，咯血3小时。病人1周前感冒后出现咽部疼痛，自觉发热，未测体温，咳嗽，咳黑色黏痰，不易咳出，痰有异味，伴右侧胸痛、气短。3小时前病人突发咯血，色鲜红，约10ml，伴周身疼痛，于2017-07-25入院。

胸部CT（2017-07-25）：右肺上叶实变影，内见支气管充气征（图2-2-14）。

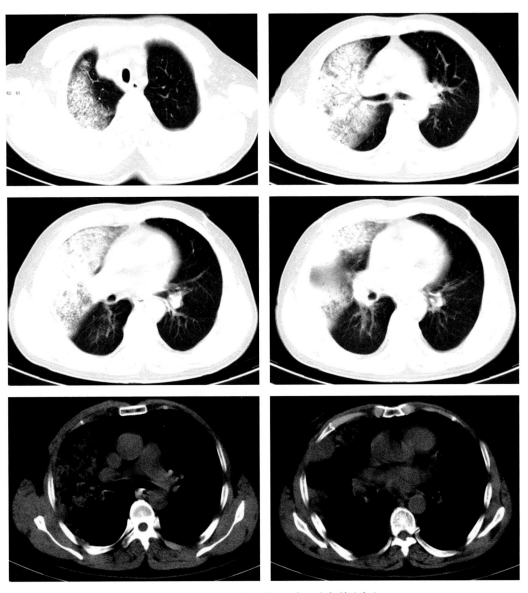

图2-2-14 右肺上叶实变影，内见支气管充气征

【诊断】肺炎链球菌肺炎。

【诊断依据】老年男性，有发热、咳嗽、咳痰、咯血症状，胸部CT示右肺上叶实变影，病变起源于外周，紧邻胸膜，然后向肺野中心扩散，以上叶为主，内见支气管充气征，为典型大叶性肺炎表现，考虑为社区获得性肺炎。社区获得性肺炎病原菌以肺炎链球菌和支原体居多，结合病人年龄和影像学特征，考虑肺炎链球菌所致可能性大。入院查体：T 37.7℃。辅助检查：血气分析示PaO_2 50.8mmHg、

血氧饱和度87.2%;血常规示N% 85.84%。痰培养:肺炎链球菌,对红霉素、克林霉素耐药,对环丙沙星中介,对青霉素、氨苄西林、苯唑西林、头孢唑林、庆大霉素、万古霉素

敏感。诊断明确后予以哌拉西林/舒巴坦钠4.5g,每日2次静脉滴注。复查胸部CT(2017-08-03),病变明显吸收(图2-2-15)。

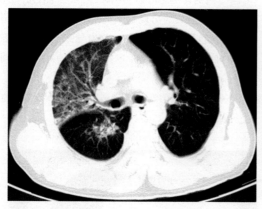
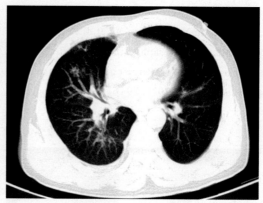

图2-2-15　抗炎治疗后,病变明显吸收

【分析】痰标本革兰染色在社区获得性肺炎诊断中的价值一直饱受争议,它的敏感性与特异性在不同情况下差别较大。合格的下呼吸道标本是诊断下呼吸道感染的重要前提之一。由于口咽部存在大量定植菌,痰标本不可避免会遭受其污染,如何判断痰标本是否适合进行培养及正确区分痰培养结果中的污染菌与感染菌,成为临床微生物学实验室工作的一个重点和难点。痰标本涂片进行细胞学检查可对送检标本进行质量评价,确认其是否应该进入下一步检验流程。下呼吸道咳出的痰,内含峡部鳞状上皮细胞少,而白细胞较多,以此作为评价送检痰标本是否取自下呼吸道的依据。具体评价如下:白细胞>25个/低倍视野或鳞状上皮细胞<10个/低倍视野,即为合格标本。另外,痰标本涂片可观察有无细菌、细菌的形态特征和染色特点、细菌的数量和分布,以及各种细菌与炎症渗出的白细胞之间的相互作用(吞噬、包裹、伴行),分析判断标本中与感染相关的病原菌,将其与正常菌群或定植菌相鉴别,并根据形态特征推断其大致种类,有助于形态特殊微生物的快速诊断,有利选择恰当的首代培养基。由于肺炎链球菌形态的特殊性,在社区获得性肺炎病人的合格脓痰标本中若发现大量革兰阳性双球菌可以诊断为肺炎链球菌肺炎。痰标本革兰染色在肺炎链球菌肺炎的诊断中有重要的作用,此项检查判断迅速且价格相对较低。

自2013年4月以来,日本已将PCV7列入常规免疫计划。在疫苗接种后肺炎链球菌血清型被非疫苗血清型替代的现象已在IPD中得到报道。Abe等通过对2014年8月至2015年9月住院患儿痰标本检测的肺炎链球菌进行药敏试验和血清分型,调查痰标本中肺炎链球菌的血清型替换是否与IPD相似且与PCV接种史相关。调查结果显示,80.3%的儿童至少接受过一次PCV。92.4%的菌株检测到肺炎链球菌血清型,主要血清为15A(21.3%)、35B(19.7%)和

6C(13.1%),而PCV13覆盖的血清型仅占9.8%,提示痰标本中肺炎链球菌菌株与IPD一样,存在血清型替换。青霉素G的药敏试验结果显示,PRSP占4.5%,PISP占47%,PSSP占48.5%。在血清型药敏检测中,15A、19A、23A、35B的不敏感率较高。这意味着不同血清型的耐药趋势是不同的。该研究证实痰标本中肺炎链球菌血清型的验证是有意义的,血清型的监测对于评估IPD的疫苗接种具有重要意义。

肺炎链球菌为苛养菌,苛养菌是一大类对生长环境、营养要求较苛刻的细菌,在普通环境中不能或难以生长,体外培养需添加特殊的营养因子,并且要在一定浓度的CO_2条件下才能生长良好。肺炎链球菌、流感嗜血杆菌、卡他莫拉菌、淋病奈瑟菌和脑膜炎奈瑟菌等是人体常见的苛养菌,当机体内环境失调,免疫力下降时,就会引发相关疾病。肺炎链球菌是急性呼吸道感染的主要病原菌,在临床还可以引起胸膜炎、脑膜炎和菌血症等。据世界卫生组织统计,40%的社区获得性肺炎及10%的医院获得性肺炎是由肺炎链球菌引起。成人肺炎链球菌菌血症病死率为10%~30%,脑膜炎病死率为16%~37%。肺炎链球菌侵袭性感染性疾病的发生不仅与病人的合并症情况、营养状况甚至吸烟和哮喘的发生相关,还与其在鼻咽部的定植率、当地流行病状况和医疗服务水平甚至经济状况有关。

随着抗生素的广泛应用,临床上越来越频繁地出现多药耐药菌株,导致抗生素治疗失败和病人反复感染。肺炎链球菌耐药性产生的方式有两种,即获得耐药基因和自身染色体突变。肺炎链球菌临床菌株在耐药表型方面表现出高度多样性,即对同一种抗生素,有些菌株对其表现为敏感,其他菌株则具有耐药性。这种耐药表型的多样性与其产生耐药性的机制有紧密的联系。肺炎链球菌高度的遗传

可塑性是导致该菌能够适应人类宿主和压力环境的决定因素。肺炎链球菌可以通过以自然转化为主要机制的水平基因转移"吸收"外源的DNA产生遗传多样性，如产生耐药性和改变荚膜或表面蛋白等抗原物质的结构。正因为如此，在临床上频繁分离到多药耐药的肺炎链球菌菌株，没有被疫苗覆盖到的肺炎链球菌血清型产生的感染病例越来越多。

在我国，红霉素和克林霉素对肺炎链球菌的耐药率高达90%以上，本例药敏试验也得到体现。目前认为，红霉素和克林霉素不再适用于该菌感染的治疗。目前针对肺炎链球菌感染，青霉素等β-内酰胺类抗菌药物仍是经验治疗的首选药物。临床实验室标准化协会（CLSI）推荐使用苯唑西林纸片扩散法或肉汤稀释法检测肺炎链球菌对青霉素的敏感性，判断标准分脑膜炎分离株及非脑膜炎分离株。CHINET耐药监测网数据表明肺炎链球菌对青霉素等β-内酰胺类及其他几类抗菌药物仍保持较高的敏感性，为70%～90%，但青霉素中介的肺炎链球菌（PISP）及耐青霉素的肺炎链球菌（PRSP）有逐年上升的趋势。

肺炎链球菌在鼻咽部有定植现象，数据也显示检出标本以呼吸道为主。临床和微生物实验室需要注意以下方面：①尽量留取合格的检验标本，革兰染色镜检查见有白细胞吞噬或相关的阳性呈链状的球菌；②根据病人的临床表现及结合血液细胞指标、特征影像学的检查，对判断感

染和定植可有明确的作用；③由于肺炎链球菌培养阳性率低，也可通过检测肺炎链球菌的尿抗原快速确诊，其灵敏度可达50%～80%，特异性为90%。多种检测方法结合对诊断更准确，为临床治疗提供更可靠的依据。另外，对于侵袭性肺炎链球菌感染更应高度重视，如血流感染、脑脊液感染，其临床往往表现更高危象。

肺炎链球菌是社区获得性肺炎的重要致病菌之一，随着抗菌药物的长期过度使用，对抗菌药物的耐药性有一定的上升趋势，故对肺炎链球菌的分离及耐药性情况等进行流行病学监测，并且进行综合全面分析和解读，对合理使用抗菌药物有积极的指导作用。

（哈尔滨市胸科医院影像科　王秀峰　提供）

2.病例2：男，16月龄。咳嗽10天，发热1周，加重2天。患儿10天前无明显诱因出现咳嗽，干咳，白天为著，未予特殊治疗。1周前患儿出现发热，体温最高达40.6℃，伴寒战，口服药物（具体不详）治疗4天，发热无缓解。3天前门诊检查：血常规示白细胞10.39×10⁹/L、中性粒细胞 0.65；肺炎支原体IgM弱阳性、副流感病毒抗体弱阳性。X线胸片示右肺肺炎。2天前患儿咳嗽较前加重，夜间为著，静脉滴注阿奇霉素2天症状无缓解，改用头孢呋辛治疗1天，热峰值较前下降，间隔时间延长，于2017-11-10入院治疗。

胸部CT（2017-11-10）：右肺实变影，内见支气管充气征，右侧胸腔积液（图2-2-16）。

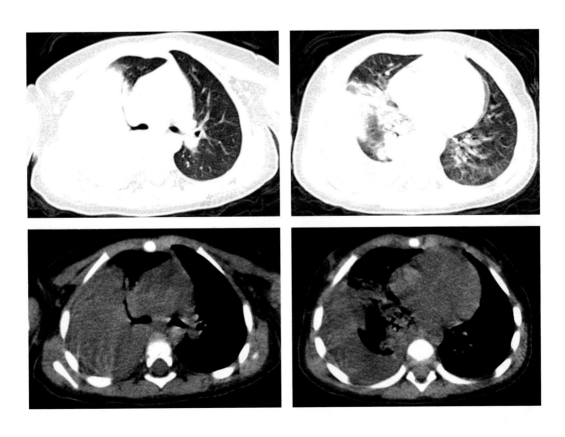

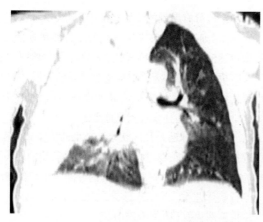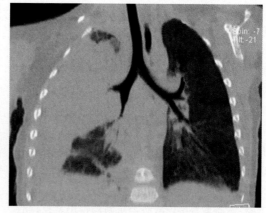

图2-2-16　右肺实变影，内见支气管充气征，右侧胸腔积液

【诊断】社区获得性肺炎。

【诊断依据】男性幼儿，发热、干咳，胸部CT示右肺实变影，首先考虑社区获得性肺炎。入院查体：T 38.5℃，右肺叩诊实音，双肺呼吸音粗，右肺底可闻及中小水泡音。辅助检查：血常规：白细胞 7.69×10⁹/L、中性粒细胞0.75、红细胞3.56×10¹²/L、血红蛋白88g/L；血气分析：pH 7.44、PCO_2 20mmHg、PO_2 77mmHg、SaO_2 96.5%；红细胞沉降率120mm/h；C反应蛋白306mg/L；降钙素原15.08ng/ml；肺炎支原体抗体IgM阴性；肝肾功能、心肌酶正常。患儿红细胞沉降率、C反应蛋白和降钙素原等感染指标升高明显，结合症状、体征、其他辅助检查、影像学表现，社区获得性肺炎诊断明确，予以美罗培南、甲泼尼龙、丙种球蛋白等抗炎、

支持治疗，2天后体温降至正常，复查C反应蛋白94mg/L；痰培养（2017-11-10）示耐青霉素肺炎链球菌（＋＋＋＋）：对青霉素（肺炎）、青霉素（脑膜炎）、阿莫西林、红霉素、四环素、复方新诺明耐药，对头孢噻肟（脑膜炎）、头孢曲松（脑膜炎）、美罗培南中介，对头孢噻肟（其他）、头孢曲松（其他）、左氧氟沙星、莫西沙星、利奈唑胺、万古霉素、氯霉素敏感。鉴于患儿病情好转、感染指标较前下降，结合药敏试验，继续目前治疗。患儿无发热、偶咳嗽，辅助检查（2017-11-17）：C反应蛋白9.83mg/L；降钙素原0.233ng/ml；复查胸部CT示右肺实变影，内坏死明显，右侧气胸（图2-2-17）。考虑为坏死性肺炎，建议转入ICU继续治疗，患儿家属拒绝，自动出院。

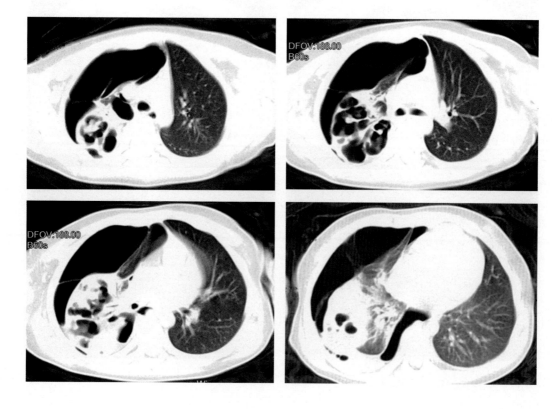

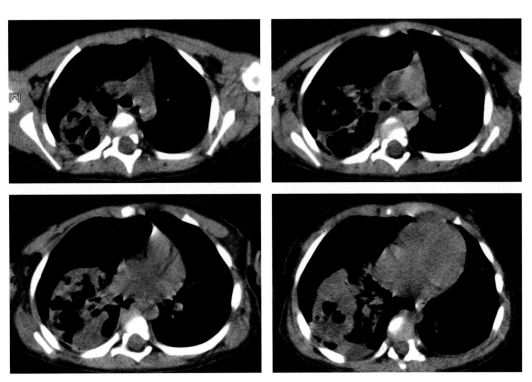

图2-2-17 右肺实变影,内多发坏死、空洞,右侧气胸(2017-11-17)

【分析】体外药敏试验是临床医生选择抗生素的重要参考依据。肺炎链球菌是小儿感染性疾病最常见的病原菌之一,治疗该菌感染既往首选药物是青霉素G。考虑到肺炎链球菌与其他α-溶血链球菌对青霉素耐药程度,许多国家不再将青霉素作为其经验治疗用药,仅当肺炎链球菌与其他α-溶血链球菌青霉素药敏试验显示敏感时,才优先选择青霉素。2007年,在美国大约25%的肺炎链球菌对青霉素不敏感。2013年美国疾病预防控制中心(Centers for Disease Control and Prevention,CDC)发布的"抗生素耐药威胁报告"中将耐药肺炎链球菌列为严重威胁的耐药菌。我国儿童中PRSP分离率明显增加,从2006年5.4%上升至2013的21.9%。

2008年,美国CLSI对肺炎链球菌非脑膜炎株的青霉素折点值进行了重大调整,由原来青霉素最低抑菌浓度(MIC)≤0.06μg/ml,敏感;0.12~1.00μg/ml,中介;≥2μg/ml,耐药,调整为MIC≤2μg/ml,敏感;4~8μg/ml,中介;≥8μg/ml,耐药。脑膜炎时≤0.06μg/ml,敏感;≥0.12 μg/ml,耐药(没有中介)。这一折点值的重大调整导致肺炎链球菌的耐药性结果判读发生根本改变,使肺炎链球菌非脑膜炎株对青霉素的敏感率大幅度提高。另外还有口服青霉素治疗的折点:≤0.06μg/ml,敏感;0.12~1.00μg/ml,中介;≥2μg/ml,耐药。

青霉素是人类应用于临床的第一个抗生素,长期广泛应用是诱发耐药性形成的重要因素,菌株可因多种编码细胞壁青霉素结合蛋白的基因发生点突变或不断吸收外源性DNA而致耐药程度逐渐增强。无抗铜绿假单胞菌作用的第三代头孢菌素类药物(如头孢噻肟、头孢曲松等)对肺炎链球菌保持极高的敏感性(90%以上),可用于重症肺炎链球菌感染的治疗。利福平、氧氟沙星和氯霉素虽然敏感率高,但因其药物的副作用不适用于儿科病人。耐药率最高的抗生素是红霉素和克林霉素,体外耐药率均超过90%。因此,对于青霉素、头孢菌素类药物过敏的病人,不推荐使用克林霉素或红霉素。

病毒性呼吸道感染可导致继发性细菌感染,这种相互作用一般见于流感病毒和肺炎链球菌之间。肺炎链球菌感染是流感常见和严重的并发症。1918—1919年,西班牙流感在短短数周内即席卷了全世界。Morens等对当时5266份肺组织培养报告进行分析后发现,细菌培养总阳性率为95.8%。病原体主要为肺炎链球菌、化脓性链球菌及流感嗜血杆菌;死亡病例主要表现为急性侵袭性支气管肺炎,小部分表现为急性呼吸窘迫综合征。传统理论认为病毒损坏了上皮屏障,从而暴露出细胞外基质成分,使细菌能够黏附。接种肺炎链球菌疫苗已被建议作为一项战略以避免在流感大流行期间继发大量死亡。接种流感疫苗已被证明能减少继发性细菌性肺炎的患病率。流感并发细菌性肺炎分为继发性细菌性肺炎与病毒和细菌混合性肺炎两种。前者为流感病毒感染减轻后,由继发性细菌感染引起的肺炎,常不能分离出流感病毒,有时表现为重症;后者为病毒感染的同时细菌重复感染,可分离出病毒,多表现为重症,较流感后间隔一定时间后发生的细菌感染病例要严重,并更难治疗。本例初期副流感病毒抗体弱阳性,不除外合并病毒感染可能,病变迅速出现坏死亦支持该种可能。

坏死性肺炎(necrotizing pneumonia, NP)1940年首次在成人重症肺炎中报道,是感染性病原体引起的以肺实质结构坏死、液化、出现多个小的薄壁空洞为主要临床特征的肺炎,是社区获得性肺炎的严重并发症之一,约占社区获得性肺炎的3.7%。肺脓肿也有肺组织的液化坏死和空洞形成,学者对NP和肺脓肿是否是同一种疾病存在争议。目前没有公认的NP定义,多数学者认为,NP是一种影像学表现,对NP的研究诊断均有赖于胸部CT的表现。有学者将直径<2cm的多发肺内脓腔病变定义为NP;有学者认为NP是介于肺炎与肺脓肿之间一种肺部坏死性感染性疾病;有学者认为NP和肺脓肿的界定是主观性的,两者是同一种疾病的不同表现,大的空洞命名为肺脓肿,小的多发空洞则称为NP;也有学者认为,NP是与肺脓肿完全不同的疾病,两者可以通过分析致病因素和胸部影像学改变相鉴别。

NP是介于肺脓肿与肺坏疽之间的一种疾病,经常伴有脓胸和支气管胸膜瘘。NP和肺脓肿早期临床表现相似,但是疾病进程及影像学表现相差较大。肺脓肿病情相对略轻,一般为单一较大的脓腔,伴有气-液平面,脓腔壁较厚,多与最近的支气管相通排出脓液。与肺脓肿比较,NP的致病因素中误吸比率明显较低,从胸部CT表现来看,肺脓肿表现为重力依赖性液气平面,增强后脓肿壁出现强化;而NP则主要表现为非重力依赖性单个或少数几个空洞性病灶,增强后空洞壁并无强化。

NP尸检或切除肺标本的病理学特征是肺实质坏死,其主要特征是感染引起的肺炎、肺实变、血管炎、凝血系统激活和血栓形成、肺内血管闭塞伴空洞形成。病原微生物及其毒素对肺组织的直接损伤和继发的强烈的细胞因子介导的炎症反应均有助于组织损伤和破坏。感染菌分泌毒素介质引起血管炎和肺动脉血管及肺泡毛细血管内血栓形成,影响支气管和肺的血供,导致肺组织缺血、坏死,进一步发展为NP。血栓形成所致血流减少亦会降低受影响的肺组织内的抗生素浓度,导致持续的感染和肺组织的进一步破坏。肺凝固性和液化性坏死导致一个或多个薄壁空洞形成,这些空洞可由单向气体通道形成囊腔(气囊)或演变成肺脓肿,脓胸和支气管胸膜瘘也很常见。罕见情况下,继发于多支肺内血管同时血栓形成的缺血可导致整个肺叶坏疽,多见于成年人病程晚期。

NP的发病机制尚不清楚,可能与宿主易感性和细菌毒力因子有关,病毒-细菌相互作用也可能起一定作用。NP的发生机制主要与两个因素有关,一是病原微生物及其毒素对肺组织的直接损伤;二是机体的防御反应,过强的免疫应答可能是引起继发性肺损伤的重要因素。两种因素共同作用最终引起肺动脉血管及肺泡毛细血管血栓性闭塞,导致肺组织缺血、坏死。

病原微生物本身的侵袭性除可直接杀伤黏附的上皮细胞外,还可通过多种细胞内外毒素杀伤肺组织。不同病原微生物导致肺部坏死的发生机制不尽相同。肺炎链球菌并不产生坏死性毒素,但可通过自溶酶溶解后释放溶血素、神经氨酸酶和细胞壁降解产物,这些毒力因子可直接杀伤肺组织。溶血素是肺炎链球菌的一个重要的毒力因子,与细胞膜结合后可通过蛋白质的寡聚化作用形成跨膜孔使细胞裂解。溶血素能够破坏支气管上皮细胞的紧密连接,降低支气管纤毛细胞清除下呼吸道黏液的能力,并且还能与肺泡上皮细胞及肺内皮细胞相互作用,破外肺泡毛细血管,引起肺组织水肿和出血。A群链球菌感染后,其细胞壁M蛋白是一种与组织坏死相关的毒力因子,导致血管内血栓形成和快速组织破坏。金黄色葡萄球菌能够分泌多种外毒素,如杀白细胞毒素(panton-valentine leukocidin, PVL)和α-溶血素等,PVL能够导致细胞膜和中性粒细胞、巨噬细胞的线粒体膜裂解,引起细胞损伤释放多种炎症因子杀伤肺组织。当坏死组织被排出后,感染灶部位就会形成空洞及液-气平。肺炎支原体(mycoplasma pneumoniae, MP)能够分泌MP相关致病因子MPN372,又称为社区获得性呼吸窘迫综合征毒素(CARDS TX),CARDS TX可损伤气道上皮细胞,使MP和呼吸道黏膜产生相互作用,并导致广泛的空洞形成和细胞死亡。

机体对病原微生物的免疫应答涉及面广,包括体液免疫、细胞免疫以及免疫细胞及细胞因子的免疫损伤等。机体对肺炎链球菌的细胞免疫应答通过激活肺泡巨噬细胞,使其释放TNF-α、IL-1β、IL-6、IL-8、IL-18、内皮细胞黏附因子等,这些炎症介质一方面可直接作用于邻近的肺泡上皮细胞,引起急性肺损伤,也可进入全身循环损伤血管内皮细胞,引起微血栓形成。研究显示,在MP肺炎发病机制中,Ⅱ型肺泡上皮细胞受MP刺激可诱导TNF-α、IL-8、IL-1βmRNA产生,这些细胞因子募集淋巴细胞和其他炎症细胞,对随后的炎症反应强度产生调节作用。淋巴细胞的活化及细胞因子的产生既可通过增强宿主防御能力减轻病情,也可因为发生过敏反应而加重病情。免疫反应与细胞因子刺激越强,病情与器官损害越重。过强的免疫应答在MP感染NP中报道较多,但金黄色葡萄球菌及肺炎链球菌感染所致NP的炎症指标升高明显,提示细菌感染也可能存在过强的免疫应答,并且可能是导致继发性肺损伤的重要因素。

儿童NP于1994年由Kerem等首次报道,占儿童社区获得性肺炎的0.8%～7%,高达20%的患儿合并脓胸。NP多发生在免疫功能健全和没有基础疾病的患儿,免疫功能缺陷并不是NP发生的高危因素。Sawicki等研究了1990年1月～2005年2月15日波士顿儿童医院收治的80例NP病例。检出病例由1993—1996年的12例增至2001—2004年的40例。其中,69例(86%)有胸腔积液且pH较低(平均7.08),38例

（48%）培养阳性，18例为肺炎链球菌。自2000年以来，包括甲氧西林敏感金黄色葡萄球菌（MSSA）、耐甲氧西林金黄色葡萄球菌（MRSA）、梭杆菌、铜绿假单胞菌和米勒链球菌（S.milleri，现属于咽峡炎链球菌群）在内的其他致病微生物的发病率均有所上升。所有的MRSA病例都是在2003年后发现的。共有69名病人需要胸膜介入治疗，仅接受胸腔引流的病人与接受手术治疗的病人预后相似。所有病人在出现症状后2个月内均获得临床缓解。尽管NP的发病率高、实质损害大、住院时间长，但长期预后良好。Krenke等对2008年4月～2013年7月，波兰华沙医学院收治的882例儿童社区获得性肺炎患儿进行研究。其中，32例诊断为NP，占3.7%，患儿的中位年龄为4岁（1～10岁），12例（12/32，37.5%）病原体阳性，8例为肺炎链球菌。除一例患儿外，其余患儿均出现肺炎旁积液、脓胸或支气管胸膜瘘等并发症，需要及时进行局部治疗。住院和抗生素治疗的中位时间分别为26天和28天。尽管病情严重，但未发生死亡。6个月后的随访显示，所有患儿的肺部和胸膜病变完全或几乎完全消失。Lemaitre等对法国一家儿童医院的41例NP病例进行了分析。NP在所有社区获得性肺炎中占0.8%，在16岁以下的需要住院的社区获得性肺炎病人中占6%。2006—2009年和2009—2011年，NP在需要住院的社区获得性肺炎病人中的比例从4.5%增加到9%。21例病原学检测结果阳性，包括13例金黄色葡萄球菌和7例肺炎链球菌，所有金黄色葡萄球菌菌株均产PVL。英国和美国的研究亦表明，从20世纪90年代以来，NP病例有类似的增长。NP致病微生物以细菌为主，其中肺炎链球菌及金黄色葡萄球菌最常见。回顾既往文献发现，197例儿童NP中，116例（59%）为肺炎链球菌感染，45例（23%）为金黄色葡萄球菌感染，包括15例MRSA感染。大多数与肺炎链球菌所致NP相关的肺炎链球菌血清型不包括在7价PCV疫苗中，特别是血清型3、5、7F、19A和22F，反映了疫苗对肺炎链球菌致病菌株的影响。肺炎链球菌血清型以3型和19A型与NP关系密切。血清型3菌株有非常厚的荚膜，强烈地抵抗吞噬调理细胞并诱导明显的炎症反应，包括强烈的中性粒细胞浸润和化脓性坏死。相比之下，血清型19A菌株具有更大的侵袭能力，在正常无菌部位可能比其他肺炎链球菌血清型具有生长优势，并且通常对多种抗生素耐药。

近年来，关于MP引起NP的报道也逐渐增多。许多国内学者报道MP可能是我国儿童NP的首位病原。肺炎克雷伯菌、流感嗜血杆菌、军团菌、铜绿假单胞菌、咽峡炎链球菌群、A群溶血性链球菌等均可导致儿童NP。与成人不同，肺炎克雷伯菌不是儿童NP的常见病因；与单纯的肺脓肿相比，口腔厌氧菌所致NP很少被报道，这也与许多病例可能没有进行厌氧培养有关。然而，成人NP病例中，厌氧菌亦非主要致病菌。真菌和病毒（特别是巨细胞病毒）也可引起儿童NP。由于抗生素的使用、检测手段限制等原因，接近50%的NP并未找到确切致病微生物（有些研究认为病原

菌检出率低至11%）。

NP好发于婴幼儿和学龄前儿童，年龄<5岁，既往多无基础疾病，一般为侵袭性细菌感染所致。MRSA肺炎在4岁左右的儿童中比较常见，通常与先前的病毒感染有关。与此相反，1月龄以下婴幼儿最常见的侵入性细菌感染是B群链球菌、大肠埃希菌及其他革兰阴性肠道菌群。NP起病多表现为发热，热程长，伴咳嗽。持续发热并非反映细菌清除不佳，而是与炎症反应、组织坏死后持续释放致热源相关。50%病人伴呼吸急促、呼吸困难，喘息少见，易出现胸腔积液、气胸、支气管胸膜瘘、肺大疱等并发症，重症病例甚至出现呼吸衰竭、多器官功能衰竭。溶血性尿毒症综合征（hemolytic-uremic syndrome，HUS）是更罕见的并发症，是一种在症状发作的几天内导致微血管病性溶血性贫血、血小板减少和急性肾衰竭三联征为主要临床特征的疾病。肺炎链球菌HUS多发生于儿童IPD病例，成人病例偶见报道。中国台湾学者研究指出肺炎链球菌感染与HUS有关，特别是来自血清型3及其他具有神经氨酸酶nanC基因的肺炎链球菌菌株，其酶产物裂解红细胞、血小板和血管内皮细胞表面的N-乙酰神经氨酸，暴露出T抗原，通过免疫反应导致内皮细胞损伤和溶血，继而引起肾血管血栓性微血管病。肺炎链球菌引起的HUS占病例数的5%～15%，主要由1、3和19A血清型引起，病情重，病死率较高。

有学者将NP按照病程分为3期，急性期（发病后1个月以内）、迁延期（病程1～3个月）和慢性期（病程超过3个月）：急性期及迁延期胸部CT表现为单侧大叶性实变，左、右肺均可累及，无明显差异，亦可累及双侧，实变以单个肺叶受累为主，也可累及多个肺叶；随着病变进展，逐渐可出现肺实变强化减低区及含气空腔，此阶段可合并胸腔积液、气胸、支气管胸膜瘘及胸膜增厚；慢性期CT表现可大致正常或遗留条索影、肺不张或肺囊变。

NP通常与炎症标志物升高有关，包括外周血白细胞计数、中性细胞百分比、降钙素原和C反应蛋白均明显升高，少部分患儿出现白细胞降低，这可能与产PVL的MRSA感染有关，并且往往提示预后不佳。轻中度贫血和低蛋白血症也很常见。胸腔积液典型者具有脓胸的特征，脓液呈乳白色、革兰染色可见病原微生物，或白细胞增加（≥15.0×10^6/L，主要为中性粒细胞），其特征是pH<7.20、蛋白质>30g/L、葡萄糖水平<2.2mmol/L和乳酸脱氢酶（LDH）>1000U/L，后者反映肺实质损伤。相比之下，MP相关NP病人的胸腔积液具有高蛋白含量、正常的葡萄糖浓度和淋巴细胞占优势。也有研究显示，血清中人胎球蛋白A（fetuin-A）降低可作为早期预测儿童肺炎链球菌侵袭性感染所致NP和HUS的指标。急性期患儿血纤维蛋白原及D-二聚体明显升高，提示存在微血栓，可能与发生肺梗死有关。

NP影像学提示多数病例1～2个肺叶受累，右肺受累常见，右上叶及右下叶最易发生。早期胸部CT扫描表现为

病变处的肺组织结构消失，出现大面积肺实变，类似于大叶性肺炎改变，随着病程进展，逐渐表现为在实变基础上出现多发含气或液化坏死空洞，多发脓腔形成。早期空洞数量多体积小，圆形，内侧壁光滑，外侧壁与肺实变融为一体。随着肺部进一步液化坏死，多个小空洞可能会聚结并形成较大的空洞或囊腔，进入空洞融合期。此时肺组织严重破坏，可发展充气性肺气肿或因空洞破裂而导致气胸（脓气胸、血气胸），从而危及生命。多数病例合并胸腔积液。胸腔积液出现比率高且出现早考虑与NP致病菌毒力强有关，病人全身中毒症状重，常伴有低蛋白血症，因此渗出的蛋白水肿液即可进入肺泡形成实变，也进入胸腔从而早期即出现胸腔积液。肺实变是肺组织坏死的基础和前提，肺实变发展为坏死经历了3个阶段：肺实变期、空洞形成期、空洞融合期，有时病变进展迅速，从液化坏死到空洞形成可在48小时内发生；在未出现空洞之前，NP主要表现为肺部大片实变。本例经积极治疗后临床症状好转，C反应蛋白和降钙素原等炎性指标逐渐下降，幅度明显，考虑治疗有效，病变由大片实变进展为多发坏死、空洞，不除外为疾病自然演变过程可能。

与成人NP病死率40%～50%不同，儿童NP尽管病情严重，且需要在重症监护室治疗，但儿童NP的总体预后良好。儿童的临床情况在几个月内得到改善，影像学改变在诊断5～6个月基本吸收，只有少数患儿的肺功能轻度受损。治疗应采取综合措施，在有效抗生素基础上，联合激素、免疫球蛋白、支气管镜及支气管肺泡灌洗等治疗。

病原不明确时根据临床经验给予抗生素治疗，一旦病原明确即按药敏结果选用敏感抗生素。β-内酰胺类和大环内酯类均是儿童肺炎最常用的抗菌药物。新生儿疑似侵袭性感染的口服抗生素治疗通常包括氨苄西林，目的是覆盖B群链球菌，并结合庆大霉素或头孢噻肟治疗革兰阴性菌。但有研究指出，近年来，肺炎链球菌耐药率提高与NP的发生密切相关，推荐首选糖肽类抗生素，不敏感时换用利奈唑胺。国外学者指出，针对产PVL的金黄色葡萄球引起的儿童NP，推荐使用克林霉素、利奈唑胺和利福平，这些抗生素能够有效降低坏死处肺组织PVL的浓度，同时指出β-内酰胺类抗生素在感染的肺组织达不到有效浓度，不能有效抑菌PVL的分泌。研究报道，克林霉素与利奈唑胺联合治疗能够在有效抑制细菌的同时，也有效降低PVL，从而提高患儿的生存率。对MP感染应首选大环内酯类抗生素，临床上常用的是阿奇霉素。当考虑有细菌与MP混合感染时，可选用阿奇霉素联合万古霉素或利奈唑胺，病原菌一旦明确，则进行针对性治疗。

儿童NP的发生不仅与病原体的侵袭性感染等相关，也可能与机体过强的免疫应答密切相关。因此除了抗感染治疗，抑制机体过强的免疫反应对治疗儿童NP有一定的帮助。静脉注射用人免疫球蛋白（intravenous immunoglobulin,

IVIG）能够调节细胞因子及其拮抗剂分泌的作用，具有免疫调节和免疫替代的双重治疗作用，经静脉输注后能迅速提高病人血液中的IgG水平，增强机体的抗感染能力和免疫调节功能。对于重症社区获得性肺炎患儿，IVIG后不仅可增强患儿免疫力，中和细菌毒素，还能够有效抑制过强的免疫反应。IVIG含有多种抗体，能够中和MRSA分泌的PVL和α-溶血素等多种细菌外毒素，对于抑制PVL对中性粒细胞的破坏以及抑制细菌的转移有重要作用。IVIG作为一种有效的辅助治疗手段，对于治疗MRSA导致的难治性肺炎在某些国家已经成为临床实践指南。但国内外目前并没有关于IVIG治疗儿童NP的临床研究，IVIG的用量及疗程也没有统一标准，目前临床IVIG剂量为300～500 mg/（kg·d），疗程为3～5天，总量通常不超过2g/kg。

机体通过细胞因子介导过强的免疫应答可能是引起继发肺损伤的重要因素，因此抑制宿主的过度免疫反应是阻止肺组织发生坏死的关键。糖皮质激素具有强大抗炎和免疫调节作用，可抑制炎症因子的产生，在有效抗感染的基础上，可考虑加用糖皮质激素。因MP引起NP以免疫损伤为主，所以激素效果相对较好，并可减轻肺外损伤，建议早期应用。儿童NP在有效抗生素治疗的同时，联合激素治疗可能会改善患儿的症状及降低肺组织的坏死。但目前激素的使用尚无循证医学证据，且激素加用的时机、剂量及疗程缺乏深入研究，对发病早期使用糖皮质激素能否有效预防NP的发生也需要进一步研究。

支气管镜检查及支气管肺泡灌洗术对儿童难治性肺炎的病原诊断及治疗价值已得到认可。通过对支气管肺泡灌洗液的检查，不仅可明确病原，而且通过灌洗，可有效排除坏死组织、病原微生物及其毒素，解除呼吸道梗阻，促进肺复张及通气。此外，通过支气管镜还能局部注射药物，药物能够直接到达感染的肺组织，或许对控制感染、减轻炎症反应有一定的帮助。研究显示，肺泡灌洗液呈浑浊的米汤样对诊断NP的特异度是100%，这种肺泡灌洗液含有坏死组织成分，静置后常有分层、沉淀，而此时胸部CT检查不一定出现空洞。因此，支气管镜是诊断及治疗NP的重要辅助手段，尤其适用于MP所引起的NP。出现大量胸腔积液、脓气胸和支气管胸膜瘘等各种并发症时，可考虑胸腔穿刺引流，以加快炎症吸收，促进肺复张。出现呼吸衰竭时及时给予机械通气治疗，少数患儿需用体外膜氧合器（extracorporeal membrane oxygenerator, ECMO）治疗。部分非手术治疗无效的病例，需外科干预。外科治疗包括胸腔镜下胸膜剥脱治疗、节段性肺叶切除等。

（银川市妇幼保健院影像科　陆小庆　提供）

3.病例3：男，57岁。呼吸困难3天，意识障碍半天。既往有酒精性肝硬化病史。辅助检查：血常规示白细胞计数4.94×10⁹/L、中性粒细胞0.89、红细胞 3.3×10¹²/L、血红蛋白 117g/L、血小板 69×10⁹/L；C反应蛋白 266.4mg/L；降钙素原 56.3ng/ml；白蛋白 23.77g/L。

　　胸部CT：左肺上叶实变影，内坏死明显；双肺多发斑片、结节影，左肺下叶为主，边缘模糊，部分可见空洞（图2-2-18）。

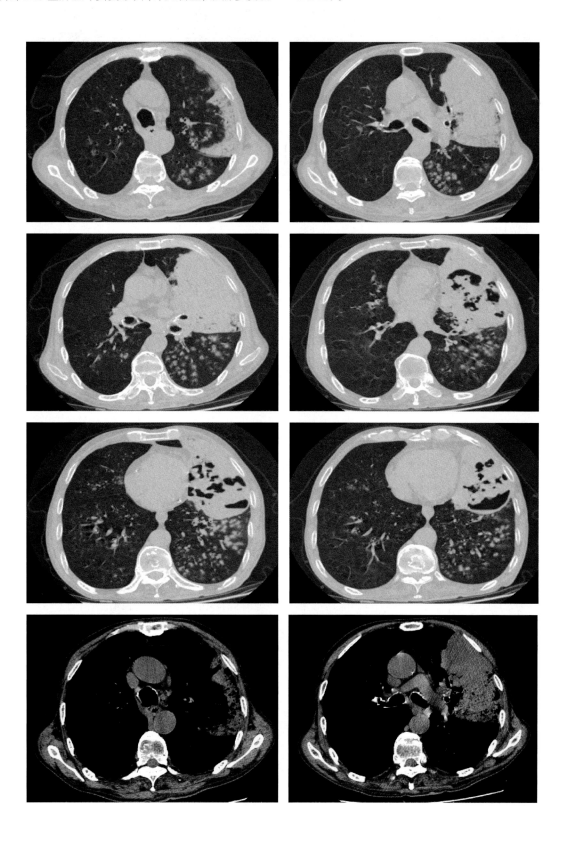

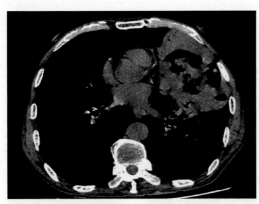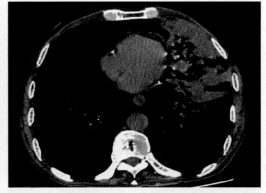

图2-2-18　左肺上叶实变影，内坏死明显；双肺多发斑片、结节影，左下肺为主，部分可见空洞

【诊断】社区获得性肺炎。

【诊断依据】中年男性，有酒精性肝硬化病史，急性起病，C反应蛋白和降钙素原等感染指标升高明显，胸部CT示左肺上叶实变影，沿脏层胸膜向中心蔓延，叶间裂下坠，实变内坏死明显，多发空洞影；双肺多发斑片、结节，边缘模糊，首先考虑社区获得性肺炎。病人入院后血培养示肺炎链球菌，对红霉素、克林霉素和氯霉素耐药。病人拒绝治疗，自动出院。

【分析】不同人群对肺炎链球菌的易感性不同，免疫系统发育不全或受损者更易感染，如慢性肾脏疾病、慢性肝脏疾病、脑血管疾病及免疫抑制的人群等，本例有酒精性肝硬化病史，易导致肺炎链球菌感染。虽然血培养阳性社区获得性肺炎链球菌肺炎病人入院时临床症状更重（如入住ICU的比例更高），但是血培养阳性社区获得性肺炎链球菌肺炎病人和血培养阴性社区获得性肺炎链球菌肺炎病人的病死率并无显著差异。

肺炎链球菌肺炎以大叶性肺炎为主。大叶性肺炎以渗出的水肿液和中性粒细胞充填为其组织学特征，病变边缘可见磨玻璃影，代表肺泡的不完全充填。有时大叶性肺炎会导致广泛坏死（坏死性肺炎），影像学表现最初包括肺实变区内小的透亮区，通常形成于大叶性实变区内，伴肺叶的扩大和叶间裂的向外凸出（叶间裂膨出征）。透亮区快速融合成一个（少数多个）大的含有液体及脱落肺组织的空洞。叶间裂膨出征多见于肺炎克雷伯菌肺炎，约占30%，仅出现在10%肺炎链球菌肺炎中。但肺炎链球菌肺炎中发病率较高（约占社区获得性肺炎的40%），故叶间裂膨出征仍多见于肺炎链球菌肺炎。

本例即为坏死性肺炎表现，且有支气管肺炎表现。支气管肺炎（小叶性肺炎）的组织学特征是以细支气管周围炎症为主，影像学最初表现为小叶中心结节和分枝样阴影（树芽征），反映了腔内、黏膜壁、呼吸性细支气管及邻近肺实质的炎性渗出。病变进展到邻近的肺实质，导致斑片状气腔结节（小叶中心病变，边缘模糊）。这些小的病灶可进展为小叶、亚段或段的实变区，实变区可为斑片状或融合状，累及单个或多个肺叶的一个或多个肺段。本例肺炎链球菌肺炎表现为大叶性肺炎（坏死性肺炎）和支气管肺炎，实属罕见。

（烟台毓璜顶医院呼吸科　于鹏飞　提供）

4.病例4：女，77岁。咳嗽、咳痰10天，发热、少尿3天。病人10天前出现阵发性咳嗽、咳黄脓痰，逐渐加重。3天前出现发热，最高体温39.8℃，伴意识不清，至南京市某医院住院，抗感染治疗（具体不详）2天后，体温降至正常，意识清楚，咳嗽、咳痰减轻。期间尿量较前减少，尿色深，查肾功能：尿素氮19.7mmol/L、肌酐346μmol/L。1天前出现呕吐，呕吐物为胃内容物，伴腹痛，上腹疼痛拒按，再次入院诊治。查体：T 37.0℃，P 119次/分，R 22次/分，BP 109/76mmHg，神清，全身多处瘀青，右小腿3cm×3cm，右大腿3cm×4cm。双肺呼吸音粗，闻及干、湿啰音。腹平，右上腹压痛明显，腹肌稍紧张，无反跳痛。辅助检查（2015-05-16）：血常规示白细胞计数13.15×10⁹/L、中性粒细胞0.89、血红蛋白91g/L、血小板42×10⁹/L；尿常规：胆红素（＋）、隐血（BLD、＋＋＋）、白细胞（＋）；降钙素原（PCT）27.21ng/ml；C反应蛋白121 mg/L；血生化：总蛋白107 g/L、球蛋白82g/L、白蛋白25g/L、尿素氮42.1mmol/L、肌酐421μmol/L；纤溶功能：PT 17.3秒、APTT 42.4秒、D-二聚体3831μg/L。

胸部CT（2015-05-16）：双肺多发斑片、实变影（图2-2-19）。

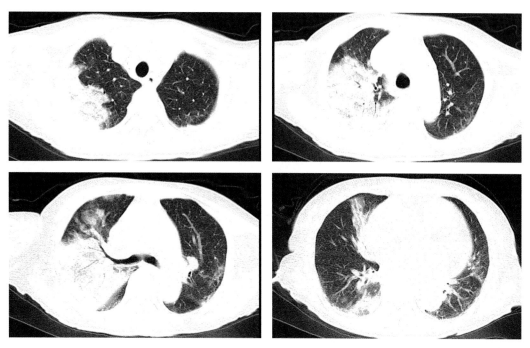

图2-2-19 双肺多发斑片、实变影

【诊断】社区获得性肺炎。

【诊断依据】老年女性,病程较短,有发热、咳嗽、咳黄痰、少尿病史,胸部CT示双肺炎,右肺明显,实变为主,结合白细胞降钙素原(PCT)和C反应蛋白(CRP)等炎性指标升高,社区获得性肺炎诊断明确。病人肾功能损害明显,结合肺部受累,不除外肺炎链球菌感染可能。病人全身多处瘀青可能与血小板减少、凝血功能异常有关。球蛋白明显升高、白蛋白减少、贫血明显,需除外肿瘤性疾病,

特别是多发性骨髓瘤可能。入院后给予哌拉西林/他唑巴坦抗感染治疗,完善相关检查:CD4$^+$/CD8$^+$<1;呼吸道病原体九项IgM抗体均阴性;痰培养、血培养阴性;肺炎链球菌尿抗原检测阳性;尿常规:隐血(+);尿本周蛋白试验阴性;M蛋白分析:检出κ型IgG单克隆免疫球蛋白抗体;骨髓穿刺:浆细胞占26.8%,提示多发性骨髓瘤。病人最终诊断为多发性骨髓瘤、肺炎链球菌肺炎,复查胸部CT(2015-05-22)示病变较前明显吸收(图2-2-20)。辅助检

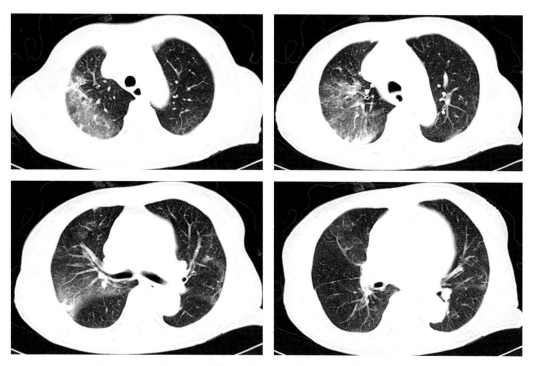

图2-2-20 与图2-2-19为同一病例。病变较前明显吸收(2015-05-22)

查（2015-06-01）：血常规示白细胞计数$3.55×10^9$/L、中性粒细胞0.54、血红蛋白75g/L、血小板$49×10^9$/L；降钙素原0.197ng/ml；C反应蛋白2.0mg/L；血生化示总蛋白 100 g/L、白蛋白31 g/L、尿素氮6.3mmol/L、肌酐143μmol/L。好转出院。

【分析】CD4/CD8比值正常参考值为1.0～2.26，比值严重降低为免疫抑制状态，常见于免疫缺陷病（AIDS时的比值常显著小于0.5）；恶性肿瘤进行期和复发时；再生障碍性贫血、白血病；细菌、病毒感染；器官移植后排异反应等。本例既有多发性骨髓瘤、肺炎链球菌肺炎，故CD4/CD8比值显著降低。

多发性骨髓瘤是一种恶性浆细胞病，骨髓浆细胞异常增生伴有单克隆免疫球蛋白或轻链（M蛋白）过度生成，常伴有多发性溶骨性损害、高钙血症、贫血、肾脏损害，由于正常免疫球蛋白的生成受抑，体液免疫缺陷、抗体缺乏，累及B族细胞，因此容易出现各种细菌性感染。常见病原菌是有荚膜的细菌，如肺炎链球菌、流感嗜血杆菌与脑膜炎双球菌（脑膜炎奈瑟菌）等。

免疫球蛋白及补体是重要的调理素，允许巨噬细胞吞噬入侵的肺炎链球菌。肺炎链球菌较厚的荚膜抵御了巨噬细胞的吞噬作用，其中，3型肺炎链球菌的荚膜最厚。多发性骨髓瘤病人免疫球蛋白高表达，但主要是无功能的免疫球蛋白，从而导致了巨噬细胞不能识别吞噬入侵的肺炎链球菌，导致致死性的肺炎链球菌菌血症。

该病例痰培养和血培养均阴性，肺炎链球菌尿抗原检测阳性。血培养病原菌检出率很低，儿童血液中检出肺炎链球菌低于10%，成人病例也只有20%～30%的检出率。导致血培养肺炎链球菌检出率低的原因很多，包括采集血液前使用抗菌药物，或者在培养过程中肺炎链球菌自身释放出自溶素等。自溶素不仅使肺炎链球菌自身的细胞死亡，而且可以导致细菌的染色形态发生明显变化，在血液培养瓶中还可以有效抑制次代菌的生长。英国胸科学会（British Thoracic Society, BTS）指南建议所有的中重度社区获得性肺炎病人均应检查肺炎链球菌尿抗原。除了尿可以检测肺炎链球菌抗原外，病人的其他体液中亦可检测到肺炎链球菌抗原，包括痰、胸腔积液和血清。肺炎链球菌尿抗原检测有较好特异性，且敏感性远远高于血培养与痰培养，抗生素治疗7天后肺炎链球菌尿抗原检测仍可达到80%～90%的阳性率，且不受使用抗生素的影响，胸腔积液等其他体液的肺炎链球菌抗原检测结果也同样如此。但检测的价格较贵，且在肺炎链球菌定植及3个月内曾患社区获得性肺炎的病人容易出现假阳性结果。

肺炎链球菌较少产基质金属蛋白酶，极少破坏肺间质；不会穿越解剖屏障，如叶间裂等，故病变多表现为大叶性肺炎。肺炎链球菌肺炎影像学早期仅见肺纹理增粗或受累的肺段、肺叶稍模糊；随着病情进展，肺泡内充满炎性渗出物，表现为大片炎症浸润阴影或实变影，并可见支气管充气征，肋膈角可有少量胸腔积液；消散期，炎性浸润逐渐吸收，可有片状区域吸收较快，呈假空洞征；多数病例在起病3～4周后才全部消散，老年病人肺炎病灶消散较慢，容易吸收不完全，可形成机化性肺炎。

肺炎链球菌肺炎的危险因素分为高危、中危、低危3级。①高危（确定的危险因素）：年龄<2岁或>65岁，无脾脏或脾功能低下，嗜酒，糖尿病，近期患流感，体液免疫缺陷（补体或免疫球蛋白），人类免疫缺陷病毒（HIV）感染，新近感染新的致病性强的菌株；②中危（可能的危险因素）：基因多态性（如补体、甘露聚糖结合凝集素、白介素-1受体相关激酶、髓样分化因子88蛋白），贫困，人群聚集，处于肺炎链球菌疫苗接种率低地区，吸烟，慢性肺病，严重肝病，其他如近期病毒性感染，黏液清除功能减退；③低危（可疑的危险因素）：近期使用抗生素，细胞免疫缺乏和中性粒细胞缺乏，咳嗽反射降低，吸入性肺炎（理化性），应用质子泵抑制剂和其他胃酸抑制剂，上气道有大量菌群负荷，入住儿童日间护理机构。多国成人社区获得性肺炎指南中强烈建议对于年龄大于65岁和有肺炎链球菌感染高危因素的人群注射肺炎链球菌多糖疫苗。

需要强调的是，无脾脏或脾功能低下者包括：先天性无脾（罕见）、获得性无脾（继发于脾切除术后或镰状细胞性贫血）、获得性脾功能减退（继发于炎症、自身免疫性疾病或AIDS）。脾在抗感染与免疫方面有着不可代替的作用，尤其是在抗体反应和巨噬细胞杀伤细菌方面。解剖性与功能性无脾后，巨噬细胞对细菌的吞噬作用丧失，可导致全身性的感染，病死率高。细菌荚膜有抵御巨噬细胞的吞噬作用，无脾病人对于入血的细菌清除能力较差，对有荚膜的细菌（如肺炎链球菌、脑膜炎双球菌、流感嗜血杆菌等）易感性增加，所以无脾也属于一种免疫功能缺陷。脾切除后暴发性或不可逆性或超急性感染，因发病突然，来势迅猛，极其危险，病死率高达50%～70%，倍受关注，被称作为脾切除后凶险性感染（overwhelming postsplenectomy infection, OPSI）。对于脾切除及脾功能低下病人可进行PPSV23的预防性接种，每3～6年复种。PCV13虽然覆盖面较窄，但应答快速，也可推荐使用。此外，也推荐接种流感嗜血杆菌B型结合疫苗（Hib）、脑膜炎疫苗（MenB）与流感疫苗。

疾病的预后及炎症反应的强度由感染的微生物、宿主和治疗3个主要因素决定。引起严重肺炎链球菌感染的微生物相关因素中，最重要的是导致感染的肺炎链球菌的血清型。相关研究记录了引起某些临床表现的相应血清型，如感染性休克（血清型3、19A）、坏死性肺炎（血清型3）和脑膜炎（血清型10A、15B、19F、23F）以及其他较严重的并发症均与特定的肺炎链球菌血清型有关，血清型3、10A、11A、19A、19F等比血清型1具有更高的死亡率。宿主相关危险因素，如年龄、生活方式以及慢性疾病状态（慢性呼吸系统疾病、糖尿病、慢性肾脏和肝脏疾病等）不仅增加了肺炎链球菌感染的风险，也影响肺炎链球菌感染后的短期和长期预后，规避其危险因素是有效预防和控制感染发生的关键。

（东南大学附属中大医院急诊科　徐昌盛　提供）

三、咽峡炎链球菌群

咽峡炎链球菌群（streptococcus anginosus group，SAG）细菌最早由Guthof于1956年从牙周脓肿中分离出来，包括咽峡炎链球菌（S.anginosus）、星座链球菌（S.constellatus）、中间链球菌（S.intermedius）、咽峡炎链球菌威利亚种和星座链球菌维堡亚种，为口腔及鼻咽部、泌尿生殖道及胃肠道的正常菌群。

（一）微生物学特点

该群所有菌种均为小菌落（直径≤0.5mm），在血平皿上可表现为α-溶血、β-溶血或不溶血，同一菌种内也可能存在差别。星座链球菌常为β-溶血，中间链球菌的大部分菌株常为α-溶血或不溶血。人临床样本分离到小菌落链球菌含F群抗原，基本可鉴定为咽峡炎链球菌群。该群链球菌种可产生双乙酰，故菌种散发出一种类似蔗糖或黄油硬糖的味道。

VP试验可检测葡萄糖发酵生成的3-羟基丁酮。经典的VP反应用来鉴别肠道菌。咽峡炎链球菌群的小菌落β-溶血链球菌VP试验阳性，可借此与含有同类Lancefield抗原（A、C或G）的大菌落β-溶血链球菌相鉴别。缓症链球菌群VP试验阴性。停乳链球菌似马亚种与咽峡炎链球菌群小菌落链球菌含有相同的Lancefield抗原C或G，检测β-葡萄糖醛酸酶（BGUR）活性可以区分，后者为BGUR阴性。

（二）临床意义

随着广谱抗生素、免疫抑制剂及介入治疗的广泛应用，常常导致人体的微生态环境受到破坏，使得咽峡炎链球菌群成为条件致病菌，即使没有任何明显的创伤或感染部位，仍可侵入血液循环，感染范围包括从轻微的口腔感染（如咽炎）到肺、脑、肝、肾或软组织脓肿的多部位化脓性感染。其引起的常见疾病包括成人肺脓肿、儿童鼻窦炎引起的颅内感染、外科手术感染引起的脓毒症以及感染性心内膜炎等。咽峡炎链球菌群所致脓肿与一些基础疾病（如糖尿病、肝硬化或肿瘤）或一些医学操作（如拔牙、针灸或痔切除术）有关。

为了评估咽峡炎链球菌群细菌与化脓性感染的相关性，Kobo等对2009—2015年以色列一家医院确诊的临床症状明显的263例成人咽峡炎链球菌群细菌感染病例进行了分析，化脓性感染定义为深部组织脓肿、脓胸、骨和关节感染或外科手术部位感染。病人的平均年龄为（56.8±19.1）岁。其中，182例（69%）由咽峡炎链球菌引起，45例（17.1%）由星座链球菌引起，36例（13.7%）由中间

链球菌引起。30天全因死亡率为17.1%（45/263），住院死亡率为14.8%（39/263）。160例（60%）有化脓性感染，包括69例（43.1%）腹腔脓肿或腹膜炎，44例（28.1%）皮肤/软组织脓肿、关节炎或骨髓炎，32例（20%）脓胸或肺脓肿（包括1例脓胸和腹腔内感染），15例颅内脓肿（9.4%）。化脓性感染病例中，13例（8.1%）为菌血症，8例（5%）为播散性感染（定义为涉及2个或2个以上主要器官），91.8%（147/160）病人无菌血症。103例没有化脓性感染，但大部分有菌血症（70/103，68%）。大多数感染发生在社区，所有病人均无心内膜炎。化脓性感染病人一般较年轻，大多数行脓肿或脓胸引流术，并发症较少。非化脓性感染病人感染严重程度和死亡率均较高。咽峡炎链球菌（57.1%，104/182）和星座链球菌（55.6%，25/45）所致化脓性感染比例明显低于中间链球菌（86.1%，31/36）。中间链球菌与非菌血症性化脓性感染相关，咽峡炎链球菌和星座链球菌所致菌血症者一般无脓肿或脓胸表现。这些数据表明咽峡炎链球菌群细菌致病机制不同。Claridge等对118例咽峡炎链球菌群细菌感染的单中心回顾性研究也发现，与星座链球菌（76%，41/54）和咽峡炎链球菌（19%，10/52）相比，中间链球菌感染病例最少但最易导致脓肿形成（88%，10/12）。

为了评估咽峡炎链球菌群细菌所致血流感染的特点，Suzuki等对2005年5月至2014年9月，日本一家三级护理中心所有血培养阳性的咽峡炎链球菌群细菌感染病例进行了回顾性分析。78例病人中有51例为男性，中位年龄为68岁。最常见的合并症是实体肿瘤，占32.1%。最常见的感染源为肝胆，约占1/3。其他感染部位包括：腹腔内（12.8%）、胸部（10.3%）、肌肉骨骼（9%）、泌尿道（7.7%）、软组织（7.7%）和颈面部（6.4%）。青霉素、克林霉素和红霉素的药物敏感性分别为100%（78/78）、95%（70/74）和85%（39/46）。住院病人死亡率为14.1%。

咽峡炎链球菌群细菌在呼吸道感染中起着重要作用，可引起3%～15%的社区获得性肺炎。咽峡炎链球菌易和厌氧菌混合感染导致脓胸。两者存在协同作用，厌氧菌制造的乏氧环境可促进咽峡炎链球菌群细菌的生长。Noguchi等回顾性分析了2005年1月至2015年2月，咽峡炎链球菌群细菌引起的30例呼吸道感染病例的资料。由咽峡炎链球菌群细菌引起的呼吸道感染主要见于患有其他疾病的男性病人。22例（73.3%）有胸腔积液，其中50%病人合并脓胸。感染中间链球菌、星座链球菌和咽峡炎链球菌者分别为16例（53.3%）、11例（36.7%）和3例（10.0%），6名病人有混合感染。24例单发感染病人中，肺脓肿病人从出现症状到住院就诊的时间显著长于肺炎病人，但在6名混合感染病人中无此现象。肺炎病人的外周血白细胞计数高于肺脓肿病人。肺部感染（肺炎、肺脓肿）并胸腔积液病人比单纯细菌性胸膜炎病人更易感染中间链球菌。此外，中间链球菌感染病人的年龄显著高于星座链球菌感染病人。口腔分泌物的吸入可能是中间链球

菌引起的肺炎相关脓胸的危险因素。

为了评估咽峡炎链球菌群细菌性肺炎的临床特点，Hirai等评估了其所在医院2009年9月～2016年6月31例咽峡炎链球菌群细菌性肺炎和37例非肺炎感染病人的差异。31例肺炎病人中，71%为男性，中位年龄为78岁，护理和卫生保健相关性肺炎（nursing and healthcare-associated pneumonia，NHCAP）是更常见的肺炎类型，占54.8%。肺炎组病人痰培养咽峡炎链球菌群细菌检出率显著高于非肺炎组，且更易检出多种病原菌。星座链球菌是单一细菌感染病人中最常见的病原体。脓胸仅发生在有多种细菌感染的病人。咽峡炎链球菌群细菌是肺炎的重要病原体，尤其多见于有与吸入相关的基础疾病的老年病人中。

由于局部感染而导致机体屏障受损的两个最常见的部位是胃-胰-肝胆系统和胸腔。咽峡炎链球菌群易导致脓肿形成，其形成深部脓肿和肝脓肿的主要机制是由中间链球菌产生名为中间链球菌溶素（intermedilysin）的致热外毒素所致。这是一种专门针对人体细胞，特别是肝细胞的细胞毒素。该菌群亦产生水解酶，如透明质酸酶，促进脓肿液化，并使感染在受累组织中进一步扩散。另外，细菌和多形核细胞之间的相互作用也在脓肿形成过程中发挥作用。Ganju等报道了1例38岁女性病人，由于感染了咽峡炎链球菌，导致化脓性肝脓肿，并有多颗龋齿和潜在肺结核病史。Morii等报道了1例49岁有糖尿病病史的女性病人因全身不适而入院诊治。影像学检查和经皮穿刺引流诊断为化脓性肝脓肿。血液、脓液和牙菌斑都培养出咽峡炎链球菌。该病人有未经治疗的牙周炎，导致多颗牙齿脱落。胸部CT检查示脓毒性肺栓塞，可见空洞和滋养血管征。尽管有巨大的化脓性肝脓肿，该病人血清胆红素、丙氨酸转氨酶、碱性磷酸酶和降钙素原水平均正常。与咽峡炎链球菌群相关的化脓性肝脓肿通常表现为血清肝酶和生物标志物改变不明显，潜伏期也比其他化脓性肝脓肿更长。此外，与咽峡炎链球菌群相关的化脓性肝脓肿病人经常伴有糖尿病、口腔卫生不良、溃疡性胃肠道疾病和肺部感染等。Rawla等报道了1例62岁男性结肠癌病人因咽峡炎链球菌感染导致的菌血症和肝脓肿病例。

咽峡炎链球菌群不同菌种与特定的感染部位关系密切，如咽峡炎链球菌经常自泌尿生殖道及胃肠道的样本中分离，星座链球菌常自呼吸道分离，中间链球菌最多见于脑部和肝的脓肿。中间链球菌和星座链球菌比咽峡炎链球菌更容易形成脓肿。Jouhadi等报道了4例中间链球菌导致儿童脑脓肿。患儿为3男1女，年龄均超过2岁，因发热性脑膜炎综合征和癫痫发作入院。通过脑显像结合脑脊液培养获得诊断。抗生素治疗和脓肿穿刺后疗效良好。

虽然咽峡炎链球菌群细菌会导致脓肿和全身感染，但中间链球菌所致肺炎罕见。2016年Hannoodi等报道了1例52岁有哮喘病史的高加索女性因中间性链球菌感染所致坏死性肺炎的病例。该病人出现呼吸衰竭，并行右肺上叶切除和脓液引流。肺组织病理表现为急性和慢性炎症，局灶性脓肿形成，以及栅状坏死性肉芽肿。组织样本培养出中间链球菌。笔者查阅既往文献，仅发现3例由中间链球菌引起的肺炎病例，均为男性。4例病人有3例因合并脓胸需要引流或外科干预。1例因伴有脑脓肿和肝硬化死于肺炎。中间链球菌引起脓肿或脓胸相对多见。文献报道，中间链球菌占肺脓肿/脓胸的13%～44%，细菌性肺炎仅为2%～5%。其形成脓肿的能力使其明显有别于其他α-溶血链球菌。大多数中间链球菌感染的治疗包括手术干预和抗菌治疗。酗酒、吸烟、牙周病、胸部手术和恶性肿瘤等是中间链球菌易感因素。Cobo等对15例由中间链球菌引起的胸膜和肺部感染病例进行回顾性分析。其中，男性占12人，平均年龄为（62.06±15）岁。仅有1例病人未发现链球菌感染的危险因素。诱发感染的危险因素包括：酒精中毒（5例，35.7%）、牙周疾病（3例，24.6%）、慢性阻塞性肺病（3例，24.6%）和糖尿病（2例，14.2%），3例（20%）有1个以上的感染危险因素。12例（80%）有咳嗽症状，9例（60%）有胸痛和呼吸困难，从出现症状到化脓性感染的平均时间为34天。13例（86.6%）通过胸腔穿刺抽液明确，2例通过活检确诊。常用治疗方案为头孢曲松联合左氧氟沙星。10名病人通过内、外科综合治疗治愈，2名病人死于继发感染。

参 考 文 献

Bert F, Bariou-Lancelin M, Lambert-Zechovsky N.Clinical significance of bacteremia involving the "Streptococcus milleri" group: 51 cases and review.Clin Infect Dis, 1998, 27（2）：385-387.

Che Rahim MJ, Mohammad N, Wan Ghazali WS.Pyopneumothorax secondary to Streptococcus milleri infection.BMJ Case Rep, 2016, 2016: bcr2016217537.

Claridge JE 3rd, Attorri S, Musher DM, et al.Streptococcus intermedius, Streptococcus constellatus, and Streptococcus anginosus（"Streptococcus milleri group"）are of different clinical importance and are not equally associated with abscess.Clin Infect Dis, 2001, 32（10）：1511-1515.

Cobo F, Sampedro A, Rodríguez-Granger J, et al.Clinical and microbiologic characteristics of pleuro-pulmonary infection due to Streptococcus intermedius.Rev Esp Quimioter, 2018, 31（2）：146-151.

Ganju SA, Gautam N, Sharma G.Pyogenic liver abscess associated with oral flora bacterium, Streptococcus anginosus in a patient with underlying tuberculosis.Indian J Pathol Microbiol, 2017, 60（4）：587-589.

Hannoodi F, Ali I, Sabbagh H, et al.Streptococcus intermedius Causing Necrotizing Pneumonia in an Immune Competent Female: A Case Report and Literature Review. Case Rep Pulmonol, 2016, 2016: 7452161.

Hirai J, Sakanashi D, Haranaga S, et al.Case-control study of pneumonia patients with Streptococcus anginosus group bacteria in their sputum.J Infect Chemother, 2016, 22（12）：794-799.

Jouhadi Z, Sadiki H, Hafid I, et al.Streptococcus intermedius: a rare cause of brain abscess in children.Arch Pediatr, 2013, 20（3）：282-285.

Kawamura Y, Hou XG, Sultana F, Miura H, Ezaki T.Determination of 16S rRNA sequences of Streptococcus mitis and Streptococcus gordonii and phylogenetic relationships among members of the genus Streptococcus.Int J Syst Bacteriol 1995; 45: 406-408.

Kobo O, Nikola S, Geffen Y, et al.The pyogenic potential of the different Streptococcus anginosus group bacterial species: retrospective cohort study.Epidemiol Infect, 2017, 145（14）：3065-3069.

Laupland KB, Pasquill K, Parfitt EC, et al.Streptococcus anginosus group bloodstream infections in the western interior of British Columbia, Canada.Infect Dis（Lond）, 2018, 50（6）：423-428.

Li E, Distefano A, Sohrab M.Necrotizing Orbital Cellulitis Secondary to Odontogenic Streptococcus constellatus. Ophthalmic Plast Reconstr Surg, 2018, 34（5）：e160-e162.

Morii K, Fujiwara S, Nakamura S, et al.Streptococcus Anginosus Group-associated Pyogenic Liver Abscess.Intern Med, 2018, 57（15）：2271-2272.

Noguchi S, Yatera K, Kawanami T, et al.Pneumonia and empyema caused by Streptococcus intermedius that shows the diagnostic importance of evaluating the microbiota in the lower respiratory tract.Japan Soc Intern Med, 2014, 53：47-50.

Noguchi S, Yatera K, Kawanami T, et al.The clinical features of respiratory infections caused by the Streptococcus anginosus group.BMC Pulm Med, 2015, 15：133.

Rawla P, Vellipuram AR, Bandaru SS, et al.Colon Carcinoma Presenting as Streptococcus anginosus Bacteremia and Liver Abscess.Gastroenterology Res, 2017, 10（6）：376-379.

Suzuki H, Hase R, Otsuka Y, et al.Bloodstream infections caused by Streptococcus anginosus group bacteria：A retrospective analysis of 78 cases at a Japanese tertiary hospital.J Infect Chemother, 2016, 22（7）：456-460.

病例解析

病例：男，59岁。间断发热、咳嗽8天。病人8天前无明显诱因出现发热，具体温度不详，时有胸闷、咳嗽、咳痰，痰为脓性，伴有臭鸡蛋气味。4天前行胸部CT检查示双肺片絮影，边缘模糊，左肺索条影及小结节，左侧胸腔积液，内见少许气体。辅助检查（2017-11-12）：血常规示白细胞计数9.77×10^9/L、中性粒细胞0.73；C反应蛋白 33.5mg/L；血气分析示pH 7.47、PO_2 56.9mmHg、PCO_2 33.1mmHg、SO_2 89.3%。于2017-11-14入院诊治。既往有左侧股骨头坏死病史10余年。8年前患脑梗塞、高血压，饮食呛咳。6年前不能言语，近1个月卧床。入院查体：T 38.8℃，左下肺叩诊呈浊音，左肺呼吸音低，双肺可闻及湿啰音。

胸部CT（2017-11-15）：左肺下叶空洞影，内见液平；右肺下叶实变影，内见支气管充气征（图2-2-21）。

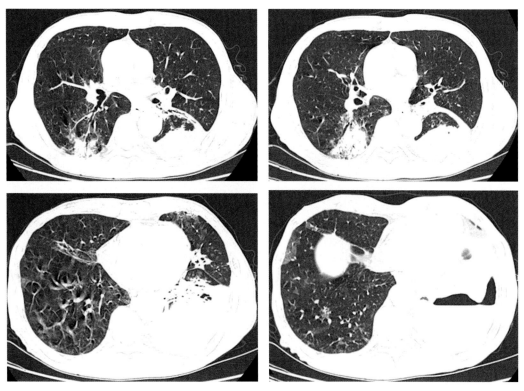

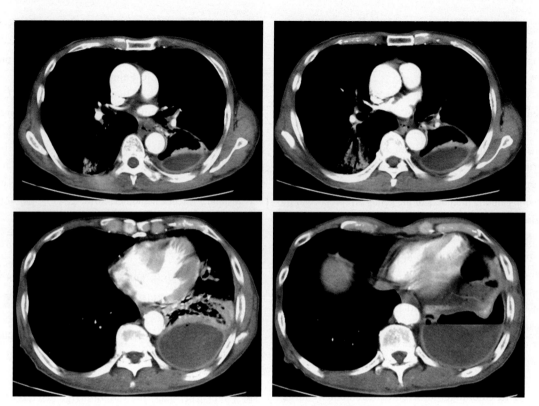

图2-2-21　左肺下叶空洞影,内见液平;右肺下叶实变影,内见支气管充气征

【诊断】社区获得性肺炎、肺脓肿。

【诊断依据】中年男性,有左侧股骨头坏死、脑梗死、高血压、呛咳病史,长期卧床,发热、咳嗽、咳脓臭痰,胸部CT示左下肺脓肿、右下肺炎表现,诊断明确。胸腔积液常规(2017-11-15):外观灰白色浑浊,有核细胞 23 000×10⁶/L、中性粒细胞 0.9。病人病程短,病情较重,且有Ⅰ型呼吸衰竭,入院后予比阿培南 0.3g,8h 1次静脉滴注抗感染、左侧胸腔穿刺引流、并给予生理盐水反复冲洗胸腔、静脉输注白蛋白等综合治疗3天,病人体温降至正常,咳嗽、胸闷症状减轻。胸腔积液常规(2017-11-18):外观红色浑浊,有核细胞 860×10⁶/L、中性粒细胞 0.75。胸腔积液液基细胞学检查见大量中性粒细胞,胸腔积液培养为星座链球菌星座亚种(图2-2-22),对青霉素、头孢曲松、万古霉素、左氧氟沙星敏感,对克林霉素、红霉素耐药。根据药敏试验,给予青霉素联合奥硝唑继续抗感染治疗8天,复查胸部CT(2017-11-26)示病变较前吸收(图2-2-23)。病人病情平稳,自动出院。

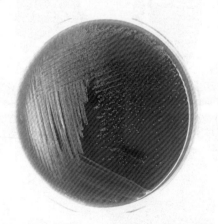
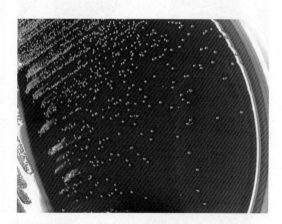

图2-2-22　灰白色、较小、圆形、光滑、边缘整齐、有β-溶血环的菌落

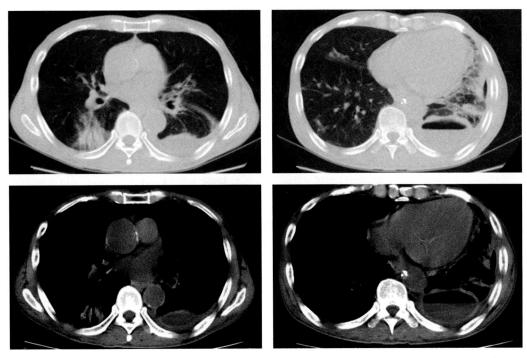

图2-2-23 病变较前好转

【分析】星座链球菌由星座链球菌星座亚种（S.constellatus subsp.constellatus）和星座链球菌咽峡炎亚种（S.constellatus subsp.pharynges）组成，1979年由Cooksey等首次从临床标本中分离并报道。该菌群在需氧环境中生长不良，需放置5% CO_2或厌氧环境以促其生长，为革兰阳性球菌，成双或短链排列。在血琼脂平板上35℃培养18～24小时，形成较小、灰白色、圆形、光滑、边缘整齐、有明显β-溶血环的菌落。触酶、七叶苷、CAMP试验和杆菌肽抑菌试验均阴性。与化脓链球菌鉴别在于星座链球菌杆菌肽耐药，而化脓链球菌杆菌肽敏感。与无乳链球菌的鉴别点为星座链球菌CAMP试验阴性，而无乳链球菌CAMP试验阳性。

星座链球菌广泛分布于人和动物的体表、口鼻腔和肠道等部位，是一种条件致病菌，易感器官比较广泛，可导致全身各个系统的化脓性炎症，如心内膜炎及人工瓣膜心内膜炎、化脓性心包炎、脑脓肿、胸锁关节炎、腹膜炎、肝脓肿、肺炎及肺脓肿、脓胸、硬膜下及硬膜外脓肿、菌血症、急性肾小球肾炎等。

Che等2016年报道了1例46岁马来西亚妇女在甲状腺切除术后并发甲状腺功能减退，其症状为呼吸困难、直视困难、咳嗽及左侧胸膜炎胸痛持续3天。入院时胸部X线表现为左侧大面积气胸。胸部叩诊显示胸腔积液。立即置管引流。胸腔积液培养示星座链球菌生长。病人入院后行外科手术治疗并给予6周抗生素治疗。病人肺部状况改善，随访未复发。Mohanty等2018年报道了1例星座链球菌星座亚种所致化脓性肝脓肿病例。病人为42岁男性，既往体健，无烟酒嗜好，高热伴寒战、僵硬和右上腹痛1个月余。超声引导下肝穿刺抽液培养示星座链球菌星座亚种，对头孢哌酮、头孢噻肟、头孢曲松、万古霉素、左氧氟沙星、克林霉素和利奈唑胺敏感。该例表明，即使在免疫健全的成年人中，在明确化脓性肝脓肿的病因时，需要考虑包括星座链球菌在内的咽峡炎链球菌群感染可能。Li等2018年报道了1例69岁女性因牙源性星座链球菌感染继发眼眶蜂窝织炎的病例。该例进行了清创术，保留了眼球，因视神经缺血导致视力恢复受限。

星座链球菌对大部分抗生素敏感，尤其对青霉素及其衍生物有较高敏感性。治疗类似其他化脓性细菌感染，治疗周期长，文献报道多为4～6周。除抗生素治疗外，脓肿切开引流也是重要的治疗方法。多数病人预后较好。

（青岛市城阳区人民医院呼吸科 李克芬 提供）

第三节 葡萄球菌属

一、概述

葡萄球菌属（*staphylococcus*）隶属细菌界，厚壁菌门，芽胞杆菌纲，芽胞杆菌目，葡萄球菌科（staphylococcaceae）。葡萄球菌科包括葡萄球菌属、巨型球菌属、Jeotgalicoccus、盐水球菌属和医院球菌属。葡萄球菌科和芽胞杆菌科、动球菌科（planococcaceae）、李斯特菌科和其他菌群同属于芽胞杆菌纲，芽胞杆菌目。

葡萄球菌为革兰阳性球菌，因常堆积、排列成葡萄串状而得名，广泛分布于自然界、人、动物的体表及与外界相通的腔道中。大部分是不致病的腐物寄生菌，少数为致病菌。除厌氧的解糖葡萄球菌和金黄色葡萄球菌厌氧亚种外，大部分菌株为兼性厌氧菌。大部分葡萄球菌触酶阳性，个别阴性。通过有氧呼吸和发酵获得能量。葡萄球菌属DNA的G＋C含量为（30～39）mol%，代表菌种为金黄色葡萄球菌。

（一）分类和分型

葡萄球菌属目前有52个种和28个亚种，临床上常根据能否产生凝固酶而将葡萄球菌分为凝固酶阳性葡萄球菌（主要为金黄色葡萄球菌）和凝固酶阴性葡萄球菌两大类。大部分葡萄球菌为凝固酶阴性，而凝固酶阳性的萄球菌，致病力更强。

凝固酶阳性葡萄球菌包括金黄色葡萄球菌金黄色亚种（S.aureus subsp.aureus）、金黄色葡萄球菌厌氧亚种（S.aureus subsp.anaerobius）、中间葡萄球菌（S.intermedius）、假中间葡萄球菌（S.pseudintermedius）、施氏葡萄球菌凝聚亚种（S.schleiferi subsp.coagulans）、水獭葡萄球菌（S.lutrae）、猫葡萄球菌（S.felis）、海豚葡萄球菌（S.delphini）等。

凝固酶阴性葡萄球菌包括表皮葡萄球菌（S.epidermidis）、溶血葡萄球菌（S.haemolyticus）、木糖葡萄球菌（S.xylosus）、人葡萄球菌（S.hominis）、耳葡萄球菌（S.auricularis）、头葡萄球菌（S.capitis）、腐生葡萄球菌（S.saprophyticus）、模仿葡萄球菌（S.simulans）、缓慢葡萄球菌（S.lentus）、科氏葡萄球菌（S.cohnii）、克氏葡萄球菌（S.kloosii）、里昂葡萄球菌（S.lugdunensis）、马葡萄球菌（S.equorum）、鸡葡萄球菌（S.gallinarum）、松鼠葡萄球菌（S.sciuri）、产色葡萄球菌（S.chromogenes）、解糖葡萄球菌（S.saccharolyticus）、沃氏葡萄球菌（S.warneri）、山羊葡萄球菌（S.caprae）、小牛葡萄球菌（S.vitulinus）、鱼发酵葡萄球菌（S.piseifermintans）、肉葡萄球菌（S.carnosus）、阿尔莱特葡萄球菌（S.arlettae）、尼泊尔葡萄球菌（S.nepalensis）、巴氏葡萄球菌（S.pasteuri）、福氏葡萄球菌（S.fleurettii）、调料葡萄球菌（S.condimenti）、斯德潘罗夫葡萄球菌（S.stepanovicii）、佩滕科夫葡萄球菌（S.pettenkoferi）、马赛葡萄球菌（S.massiliensis）和彼德拉斯葡萄球菌（S.petrasii）等。

凝固酶阴性葡萄球菌可分为新生霉素敏感（表皮葡萄球菌组）和新生霉素耐药（腐生葡萄球菌组）两组。表皮葡萄球菌组多数为非致病菌，少数可导致疾病，包括表皮葡萄球菌、溶血葡萄球菌、人葡萄球菌人亚种、头葡萄球菌、里昂葡萄球菌、解糖葡萄球菌和沃氏葡萄球菌等。腐生葡萄球菌的两个亚种和一些凝固酶阴性葡萄球菌对新生霉素耐药（如科氏葡萄球菌、克氏葡萄球菌和木糖葡萄球菌）。

传统的分型技术包括噬菌体分型、荚膜血清分型、药敏模式分型和其他生物分型分法等。细菌噬菌体或噬菌体（bacteriophage, phage），是一类感染细菌、放线菌、真菌、支原体、蓝细菌和螺旋体等微生物的细菌病毒的总称，由于它只有寄生在细菌体内才能够生长和繁殖，因此，又被称为细菌病毒，并通过大量复制最终导致细菌死亡。噬菌体裂解蛋白具有降解细菌肽聚糖和溶解细菌的功能，不会破坏人或动物机体内正常的微生物菌群平衡，以其特有的自然杀菌特征呈现独特的抗菌作用可以作为抗菌剂使用。60%～70%的金黄色葡萄球菌可被相应噬菌体裂解，表皮葡萄球菌不敏感。用噬菌体可将金黄色葡萄菌分为4群。噬菌体分型在流行病学调查、追查传染源和研究菌体分型与疾病类型间的关系方面均有重要作用。生产肠毒素并引起食源性疾病的菌株主要是Ⅲ群与Ⅳ群。Ⅱ群菌对抗生素产生耐药性的速度比Ⅰ和Ⅳ群缓慢很多。造成医院感染严重流行的是Ⅰ群中的菌株。引起疱疹性和剥脱性皮炎的菌株经常是Ⅱ群71型。绝大多数金黄色葡萄球菌含A型多糖抗原，凝固酶阴性的菌株含B型多糖抗原，而致病与非致病的菌株均含有C型多糖抗原。以上分型方法已被以分子生物学和以测序为基础的分型方法所替代。

（二）流行病学

大部分葡糖球菌分布在哺乳动物和鸟类的皮肤和黏膜。

凝固酶阳性葡萄球菌中，金黄色葡萄球菌主要分布在前鼻孔。金黄色葡萄球菌厌氧亚种已经存在至少一个世纪了，绵羊和山羊感染该菌可引起一种特殊的慢性疾病，即

Morel 病，表现为浅表淋巴结附近的皮下脓肿，类似于干酪性淋巴结炎，人类临床标本中未检测到。de la Fuente等通过脉冲场凝胶电泳（PFGE）、多位点序列分型（MLST）和附属基因调节系统（agr）基因多态性分析技术，对1981—2009年，不同国家分离的94株金黄色葡萄球菌厌氧亚种进行分析。其中，西班牙79株，意大利9株，丹麦3株，苏丹3株。所有菌株均属于一种PFGE类型，并且分属4个亚型。所有菌株属于同一序列型（ST），即ST1464，也属于agrⅡ型。该研究结果支持该脓肿性疾病是由单一的细菌克隆引起的观点。中间葡萄球菌、假中间葡萄球菌和海豚葡萄球菌通常从鸟类、食肉动物和其他哺乳动物（如马和猫）中分离。凝固酶阳性的动物源性葡萄球菌还包括施氏葡萄球菌、猫葡萄球菌和水獭葡萄球菌。猪葡萄球菌（S.hyicus）分离自猪，艾格尼丝葡萄球菌（S.agnetis）分离自牛奶，这两者的凝固酶试验结果可变。

凝固酶阴性葡萄球菌中，表皮葡萄球菌是最常见的体表定植的葡萄球菌，尤其在潮湿部位，如腋窝、腹股沟、会阴、前鼻孔、足趾。耳葡萄球菌可在部分健康人群外耳道定植；头葡萄球菌在青春期额头和头皮的皮脂腺周围分布；溶血葡萄球菌和人葡萄球菌易分离于腋窝及耻骨区高处的大汗腺内；腐生葡萄球菌腐生亚种分离自年轻女性直肠和泌尿系统；里昂葡萄球菌经常在下肢和腹股沟处发现。这些菌种偶尔可能会在身体的其他部位找到。佩滕科夫葡萄球菌、马赛葡萄球菌和彼德拉斯葡萄球菌也可能是人类皮肤正常菌群的一部分。

松鼠葡萄球菌和木糖葡萄球菌是许多动物皮肤和黏膜的正常菌群，偶尔也在人体发现，两者均能在食物中分离。木糖葡萄球菌是一种主要用于肉类发酵的发酵剂之一。松鼠葡萄球菌肉亚种主要从牛、松鼠葡萄球菌啮齿亚种主要在啮齿动物中发现。克氏葡萄球菌、马葡萄球菌马亚种和鸡葡萄球菌在一些哺乳动物和食物中存在。产色葡萄球菌和缓慢葡萄球菌可以从偶蹄类动物及其加工食品中分离得到。小牛葡萄球菌易在马和鲸鱼中发现。哺乳动物和鸟类中可发现阿尔莱特葡萄球菌。尼泊尔葡萄球菌已经从喜马拉雅山羊中分离。蝇葡萄球菌从苍蝇中分离、猪鼻葡萄球菌从猪的鼻腔、德氏葡萄球菌从牛的乳房、田鼠葡萄球菌从野生田鼠、斯德潘罗夫葡萄球菌从啮齿动物和食虫哺乳类动物中分离得到。肉葡萄球菌肉亚种和有益亚种、香料葡萄球菌、德氏葡萄球菌、马葡萄球菌涂散亚种、弗氏葡萄球菌、鱼发酵葡萄球菌和琥珀葡萄球菌干酪亚种与发酵食品和奶制品有关。琥珀葡萄球菌琥珀亚种可从琥珀碎片中分离。但是，许多菌种完整和（或）正确的自然宿主目前尚不清楚。

（三）临床意义

许多葡萄球菌是皮肤和黏膜的机会致病菌，当创伤或侵入性医疗使皮肤黏膜屏障破坏后，某些菌种或菌株可成为病原菌。金黄色葡萄球菌是引起人类和动物疾病的重要病原菌。其他凝固酶阳性或可变的葡萄球菌是各种动物皮肤的正常菌群，偶尔可导致宿主感染。金黄色葡萄球菌厌氧亚种可引起羊的浅表淋巴结脓肿。艾格尼丝葡萄球菌可从牛乳房的感染灶中分离。

中间葡萄球菌于1976年首次被描述，是各种动物正常皮肤和黏膜菌群的一部分，包括犬、猫、鸽子、水貂、马、狐狸、浣熊、山羊和灰松鼠。中间葡萄球菌是犬科动物牙龈和皮肤的优势菌，是犬类皮肤和软组织感染的主要原因。1988年，Talan首次将中间葡萄球菌描述为犬咬伤的人类病原体，报道的29例病例中有23例（79%）涉及犬咬伤（11例）、猫咬伤（1例）或未记录咬伤的犬或猫接触（11例），犬咬伤感染病例中中间葡萄球菌感染率为2%~21%。大多数人类病例都与犬的接触有关，感染范围包括软组织感染直至脑脓肿。1991年在美国西部发生了一起中间葡萄球菌相关食物中毒暴发，涉及265多例。2005年发现的假中间葡萄球菌导致基于分子技术的中间体葡萄球菌群重新分类，分为中间葡萄球菌、假中间葡萄球菌和海豚葡萄球菌。根据这个新的分类，假中间葡萄球菌，而不是中间葡萄球菌，是在犬和猫中定居并导致感染的物种，因此，以前关于中间葡萄球菌的报道，特别是动物咬伤相关感染，可能是假中间葡萄球菌所致。中间葡萄球菌、假中间葡萄球菌、海豚葡萄球菌是脓皮病最常见的病原菌。中间葡萄球菌、假中间葡萄球菌偶尔可引起免疫功能低下病人伤口感染、异物相关感染、食物中毒和侵入性感染。Wang等2013年报道1例73岁女性在左肘部全关节置换术后1个月后出现伤口感染。这是第1例报道中间葡萄球菌感染人类机械假体的病例，推测的感染源是病人的犬。病人应用万古霉素治疗并根据药敏试验改用头孢唑林和利福平治疗后，病人接近完全康复。

猪葡萄球菌属于多种动物的共栖菌群，包括猪、鸡或牛，主要引起猪的渗出性表皮炎（猪油皮病），特征是皮肤脱落、水疱形成和褐色浆液渗出。猪葡萄球菌感染可致动物死亡，尤其是仔猪。其主要致病机制是产生外毒素，如肠毒素和表皮剥脱毒素。猪葡萄球菌还涉及牛的亚临床乳腺炎、马或驴的皮肤感染、家禽的眼科疾病或猪、小母牛、火鸡、猎鹰的骨关节感染等。正常情况下，该菌在皮肤表面并不导致发病，当人体免疫功能下降时，细菌可经口进入消化道，或从破损的皮肤进入血液循环，进而在人体内产生强力毒素，对肝、肾、肺等重要脏器造成严重损害。如不及时明确诊断、对症治疗，病人往往会迅速出现多器官功能衰竭而导致死亡。生猪养殖、宰杀等行业有关人员易感。1988年，Aliu描述了一系列由猪葡萄球菌感染引起的中毒性休克综合征。然后在驴咬伤后的蜂窝织炎病例中，以及在仔猪饲养者发生菌血症和足蜂窝织炎时分离出这种细菌。2016年，Foissac等报道一名58岁的男子患有亚急性腰痛，脊柱磁共振和微生物学检查提示感染性椎间盘炎。病人血培养和骨髓活检令人吃惊地发现了猪葡萄球菌，抗生素治疗6周后痊愈。追问表示，该病人曾经饲养过鸡和鸽子，供其食用。猪葡萄球菌椎间盘炎可能是由一个未被注意的皮肤伤口引起的菌血症的栓塞并发症所致。

施氏葡萄球菌是犬皮肤微生物群的组成部分，可引起犬的外耳炎和脓皮病。施氏葡萄球菌包括施氏亚种和凝聚亚种，施氏葡萄球菌施氏亚种PYR阳性，鸟氨酸脱羧酶和脲酶阴性。施氏葡萄球菌凝聚亚种凝固酶和尿素酶阳性。由于血琼脂上的β-溶血和凝固酶检测呈阳性等特点，施氏葡萄球菌可能被误认为是金黄色葡萄球菌，鉴别点为金黄色葡萄球菌PYR阴性。施氏葡萄球菌施氏亚种通常与人类感染有关，病人多数有病犬接触史，可引起心内膜炎、设备感染、菌血症、骨髓炎、皮肤和软组织感染等。施氏葡萄球菌凝聚亚种人类感染亦有文献记载。在一项对28例病例分析的报道中，感染病人多有器官移植、肿瘤、心血管疾病等病史，分离组织部位包括伤口感染（50.0%）、血液培养（19.4%）、导管末端（13.8%）、耳部分泌物（8.3%）、脑脊液（5%）等。

凝固酶阴性葡萄球菌因不产生血浆凝固酶，毒性微弱，被认为极少引起感染或被当成污染菌而被临床忽略。但研究表明，其能产生细菌细胞表面多糖黏附因子胞间多糖黏附素（polysaccharide intercellular adhesion, PIA）等致病因子，有一定的致病能力。由ica基因编码的PIA不仅能介导细菌间黏附形成生物膜，而且参与细菌感染宿主的过程，同时也是葡萄球菌生物膜基质中对抗人体免疫系统的第一道防线，是葡萄球菌逃逸免疫攻击所必需。

凝固酶阴性葡萄球菌广泛存在于医院空气、物表及人体皮肤等。随着医学新技术的不断开发，尤其是介入性操作用于诊断、治疗，以及广谱抗菌药物的广泛使用等，使凝固酶阴性葡萄球菌成为医院感染重要的病原菌。自1980年以来，凝固酶阴性葡萄球菌尤其是表皮葡萄球菌逐步被公认为医院感染病原菌。凝固酶阴性葡萄球菌几乎可以感染任何手术植入材料和装置，亦是医院中央和外周血管内导管相关血流感染的最常见病原体。异物相关感染最重要的发病机制是凝固酶阴性葡萄球菌能够在装置表面形成厚的多层生物膜。凝固酶阴性葡萄球菌是人工瓣膜心内膜炎的病原体，很少（约5%）参与（已有损坏的）自体瓣膜感染。

表皮葡萄球菌和溶血葡萄球菌主要引起伴有诱发因素病人的院内感染，如免疫缺陷和（或）存在内源或外源植入体者。表皮葡萄球菌的致病性主要与形成生物被膜的能力密切相关。溶血葡萄球菌在临床上常引起心内膜炎、尿路感染、菌血症、腹膜炎、骨关节疾病等。

里昂葡萄球菌1988年由Freney等首次发现并报道，该

菌株常寄生于人体皮肤，尤其定植于腹股沟部。里昂葡萄球菌具有多种潜在的毒力因子，如毒素及溶血素、黏附蛋白和生物膜形成，导致较其他凝固酶阴性葡萄球菌具有更高的致病性。该菌感染与金黄色葡萄球菌感染相似，而与其他凝固酶阴性葡萄球菌不同，尤其是不常见的人工瓣膜心内膜炎合并自体瓣膜心内膜炎病例中。Sabe等分析了2002—2011年15例里昂葡萄球菌感染性心内膜炎病例，其中10例为自体瓣膜心内膜炎，2例为人工瓣膜心内膜炎，3例为心内装置植入。5例存在结构性瓣膜性心脏病。超声心动图显示，12例有瓣膜赘生物，3例有瓣周脓肿，4例有瓣膜穿孔，1例有瓣膜破裂。58%（7/12）的病例涉及左侧瓣膜，6例成功地进行了外科手术。里昂葡萄球菌感染导致明显的瓣膜破坏，与金黄色葡萄球菌感染相似，但更有可能影响原有结构性瓣膜心脏病病人。里昂葡萄球菌亦可感染结构正常的瓣膜。里昂葡萄球菌除了可引起侵入性感染外，也是异物相关感染常见病原体。假体关节感染通常是由葡萄球菌引起。Askar等报道1例50岁女性病人进行了全膝关节置换，两年后出现了假体关节感染。在修复过程中采集的组织样本和假体均培养出里昂葡萄球菌，其中大部分是小菌落变异型。里昂葡萄球菌可形成生物膜，并表现为小菌落变异型。虽然在基因上无法区分，但它们的大小和抗生素敏感性与母株不同，是造成慢性持续性感染和抗生素治疗失败的原因。此外，里昂葡萄球菌可以引起多种临床感染，如骨髓炎、腹膜炎、中枢神经系统感染、眼部感染、口腔感染、乳腺感染、血流感染、泌尿道感染、骨关节感染和皮肤软组织感染等。

由于特殊的尿道结构和生态特征，腐生葡萄球菌腐生亚种是年轻健康、性生活跃妇女急性、复发性尿路感染的常见病原体，是年轻女性非复杂性膀胱炎的第二大病原体（仅次于大肠埃希菌），但很少引起年轻男性和男孩感染。腐生葡萄球菌牛亚种尚未见引起人感染的报道。

参 考 文 献

Aliu B, Bergdoll MS.Characterization of staphylococci from patients with toxic shock syndrome.J Clin Microbiol, 1988, 26: 2427-2428.

Askar M, Bloch B, Bayston R.Small-colony variant of Staphylococcus lugdunensis in prosthetic joint infection. Arthroplast Today, 2018, 4(3): 257-260.

de la Fuente R, Ballesteros C, Bautista V, et al.Staphylococcus aureus subsp.anaerobius isolates from different countries are clonal in nature.Vet Microbiol, 2011, 150(1-2): 198-202.

Foissac M, Lekaditi M, Loutfi B, et al.Spondylodiscitis and bacteremia due to Staphylococcus hyicus in an immunocompetent man.Germs, 2016, 6(3): 106-110.

Garoon RB, Miller D, Flynn HW Jr.Acute-onset

endophthalmitis caused by Staphylococcus lugdunensis.Am J Ophthalmol Case Rep, 2017, 9: 28-30.

Heldt Manica LA, Cohen PR.Staphylococcus lugdunensis Infections of the Skin and Soft Tissue: A Case Series and Review.Dermatol Ther (Heidelb), 2017, 7 (4): 555-562.

Pailhoriès H, Cassisa V, Chenouard R, et al.Staphylococcus saprophyticus: Which beta-lactam? Int J Infect Dis, 2017, 65: 63-66.

Sabe MA, Shrestha NK, Gordon S, et al.Staphylococcus lugdunensis: a rare but destructive cause of coagulase-negative staphylococcus infective endocarditis.Eur Heart J Acute Cardiovasc Care, 2014, 3 (3): 275-280.

Szalus-Jordanow O, Kanbar T, Soedarmanto I, et al.Phenotypic and genotypic properties of Staphylococcus aureus subsp.anaerobius isolated from lymph node abscesses of goats.Berl Munch Tierarztl Wochenschr, 2011, 124 (3-4): 123-127.

Szaluś-Jordanow O, Krysztopa-Grzybowska K, Czopowicz M, et al.MLST and RAPD molecular analysis of Staphylococcus aureus subsp.anaerobius isolated from goats in Poland.Arch Microbiol, 2018, 200 (9): 1407-1410.

Talan DA, Staatz D, Staatz A, et al.Staphylococcus intermedius in canine gingiva and canine-inflicted human wound infections: laboratory characterization of a newly recognized zoonotic pathogen.J Clin Microbiol, 1989, 27: 78-81.

Wang N, Neilan AM, Klompas M.Staphylococcus intermedius infections: case report and literature review.Infect Dis Rep, 2013, 22; 5 (1): e3.

Yarbrough ML, Hamad Y, Burnham CA, et al.The Brief Case: Bacteremia and Vertebral Osteomyelitis Due to Staphylococcus schleiferi.J Clin Microbiol, 2017, 55 (11): 3157-3161.

Zaaroura H, Geffen Y, Bergman R, et al.Clinical and microbiological properties of Staphylococcus lugdunensis skin infections.J Dermatol, 2018, 5 (8): 994-999.

二、金黄色葡萄球菌

葡萄球菌是人类最早认识的病原微生物之一。1880年，苏格兰外科医师Ogston从腿部脓肿脓液标本中分离出了葡萄球菌，1884年由德国外科医师Anton Rosenbach首次鉴定。Rosenbach分离了两株葡萄球菌（金黄色葡萄球菌和表皮葡萄球菌），并根据其菌落的色素外观和显微镜下的形态将其形象地命名为葡萄球菌（staphylococcus）。Staphylo在希腊语中意为一串葡萄，coccus表示谷粒或浆果，aureus在拉丁语种意为金黄色。金黄色葡萄球菌（staphylococcus aureus）因菌落呈金黄色而得名，是人类最常见、最重要的致病菌之一，也是目前感染尤其是医院感染中最重要的致病菌。

（一）微生物学特点

1.形态与染色　葡萄球菌是革兰阳性球菌，但衰老、死亡、被中性粒细胞吞噬后或受作用于细胞壁的药物影响时，菌体常转为革兰阴性。直径0.5～1.5μm，典型的葡萄球菌排列成葡萄串状（图2-3-1，图2-3-2），也可呈单个、成双、短链（液体培养基或脓汁中）。无动力、无鞭毛、无芽胞，体外培养时一般不形成荚膜或仅形成有限的荚膜。

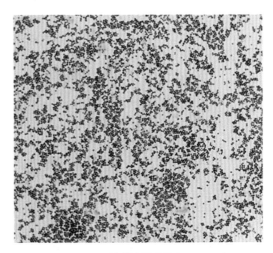

图2-3-1　纯培养（革兰染色×1000）

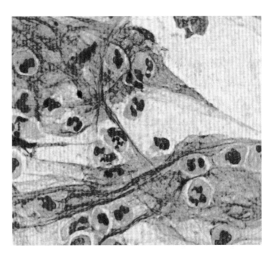

图2-3-2　被吞噬的金黄色葡萄球菌

2.培养特性　多数葡萄球菌是兼性厌氧性细菌，营养要求不高，在普通培养基上生长良好，在含有血液和葡萄糖的培养基中生长更佳，在麦康凯琼脂平板不生长。最适生长温度34～37℃。最适pH 7.4～7.6。在普通平板上经37℃孵育24小时，形成圆形、隆起、表面光滑、湿润、边缘整齐、不透明的菌落，直径1～3mm。72小时后形成直径3～8mm的菌落。金黄色葡萄球菌厌氧亚种、解糖葡萄球菌、耳葡萄球菌、小牛葡萄球菌、缓慢葡萄球菌和马葡球菌（马葡萄球菌的最适生长温度为30℃）生长缓慢，通常需要孵育24～36小时后才能看到菌落生长。进一步培养48～72小时可以提高形态差异。金黄色葡萄球菌的小菌落变异型菌株在常规培养基上生长缓慢,菌落色素较浅,应注意与β-溶血链球菌相鉴别。

因不同菌种产生的色素不同,菌落所呈颜色也不同。在常规血平板上生长的典型金黄色葡萄球菌为产生色素(灰色、灰白色、淡黄色、黄色、橙色)、光滑、凸起有溶血的菌落,很少遇到黏液性菌株。典型的凝固酶阴性葡萄球菌菌落为无色、光滑、凸起、闪光、不透明,黏液性菌落罕见。孵育3天菌落直径可达到3～6mm。表皮葡萄球菌菌落

为白色或无色,腐生葡萄球菌菌落为柠檬色或无色。产色葡萄球菌、德氏葡萄球菌、里昂葡萄球菌、松鼠葡萄球菌、小牛葡萄球菌、沃氏葡萄球菌和木糖葡萄球菌菌落呈多或少的灰黄色、黄色、黄橙色。其他凝固酶阴性葡萄球菌通常可产生黄色色素。葡萄球菌色素均为脂溶性,故仅菌落着色,培养基不着色。

在血平板上,一些金黄色葡萄球菌及凝固酶阴性葡萄球菌(如溶血葡萄球菌和里昂葡萄球菌)由于产生溶血素,菌落周围可以有从弱到强的β-溶血(图2-3-3,图2-3-4)。延长培养时间菌落更大、溶血和色素更加明显。

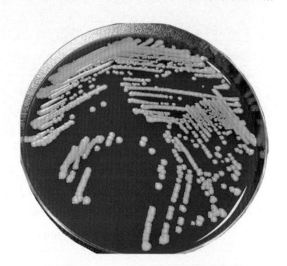

图2-3-3　不溶血金黄色葡萄球菌

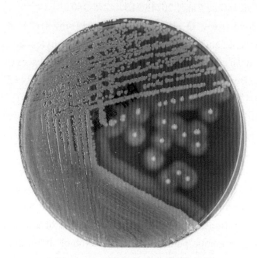

图2-3-4　溶血金黄色葡萄球菌

金黄色葡萄球菌或其他葡萄球菌的小菌落变异型菌株特征是针尖样菌落(菌落大小仅接近于野生株的1/10),大多数继续孵育24～72小时形成无色和无溶血性菌落。小菌落变异型菌株往往夹杂在正常的表型菌株中,从而出现混合生长现象。次代培养时小菌落变异型菌株能保持稳定或回归野生型。由于小菌落变异型菌株存在营养缺陷,在含氯高铁血红蛋白、甲萘醌、胸腺嘧啶核苷和(或)二氧化碳环境下能回复正常生长。小菌落变异型菌株在临床上常与复发或持续性感染有关。

葡萄球菌在液体培养基中不形成色素,呈均匀浑浊生长,管底略有沉淀,摇动易散。葡萄球菌普遍具有耐盐性,在6.5%NaCl琼脂上生长良好。金黄色葡萄球菌在高盐甘露醇平板上形成黄色菌落。因产生卵磷脂酶,在卵黄甘露醇高盐琼脂平板上菌落周围可形成白色卵磷脂沉淀环。在Baird-Parker琼脂上菌落呈灰黑色至黑色,有光泽,常有浅色(非白色)的边缘,周围绕以不透明圈(沉淀),其外常有一清晰带(卵磷脂环)。当用接种针触及菌落时具有黄油样黏稠感。有时可见到不分解脂肪的菌株,除没有不透明圈和清晰带外,其他外观基本相同。

3.生化反应　多数菌株能够分解葡萄糖、麦芽糖和蔗糖,产酸不产气,甲基红反应阳性,触酶阳性,氧化酶试

验阴性。许多菌株可分解精氨酸,水解尿素,还原硝酸盐,液化明胶。多数致病性菌株血浆凝固酶阳性,能分解甘露醇。

4.鉴别

(1)金黄色葡萄球菌的种间鉴定

1)菌落色素:正常情况下呈无菌状态的体液标本如血液、脑脊液、穿刺液等,若有检出革兰阳性,显微镜下呈葡萄状排列,无芽胞,荚膜,直径0.5～1μm的球菌,即具有重要的临床价值。分离培养可以选用普通营养琼脂平板、血平板和高盐甘露醇平板。血平板用葡萄糖肉汤增菌培养基,该菌在普通肉汤中呈均匀迅速浑浊生长。若接种于琼脂平板上35℃过夜后可形成直径2～3mm的厚菌落、湿润有光泽、呈金黄色不透明圆形凸起。若接种于血平板,菌落周围可形成明显的透明的β-溶血环。在高盐甘露醇平板上金黄色葡萄球菌生成黄色菌落。其他葡萄球菌在血平板上菌落大多数为白色,也有部分为柠檬色或深黄色。

2)溶血素:金黄色葡萄球菌有α、β、γ、δ、ε溶血素,各溶血素的区别是对动物红细胞的溶血范围、抗原性及溶血时的温度等。除了极少数表皮葡萄球菌,其他葡萄球菌大多数不产生溶血素。

3)血浆凝固酶试验:用于区别金黄色葡萄球菌(阳

性）、表皮葡萄球菌（阴性）和腐生葡萄球菌（阴性）。血浆凝固酶由金黄色葡萄球菌产生，有结合凝固酶和游离凝固酶两种。

4）新生霉素敏感试验：金黄色葡萄球菌、表皮葡萄球菌对新生霉素纸片（每片5μg）敏感；腐生葡萄球菌、微球菌耐药。抑菌环直径>16mm即为新生霉素敏感。

5）甘露醇氧化发酵试验：操作方法：取两支甘露醇微量生化管，在微量管内接种待检细菌，然后一支加两滴石腊密封，另外一支则不加，放37℃孵箱内18～24小时后观察结果。微量生化管变黄色为阳性，也就是能利用甘露醇。若两管都变黄色则说明是发酵型；加石蜡管不变色，没加石蜡管变黄色则为氧化型；如果两管都不变色则说明该细菌不利用甘露醇（产碱型）。金黄色葡萄球菌在需氧和厌氧的条件下都能利用甘露醇（即两管都变黄色）；表皮葡萄球菌需氧条件下部分产酸，厌氧条件下不利用甘露醇（即没加石蜡管会变黄色，加石蜡管不变黄色）；腐生葡萄球菌与表皮葡萄球菌类似。

总之，金黄色葡萄球菌厌氧条件下也能分解甘露醇，血浆凝固酶、耐热核酸酶试验阳性，以上特点可与其他凝固酶阴性的葡萄球菌相鉴别。

（2）与链球菌的区别：金黄色葡萄球菌触酶试验为阳性，链球菌阴性；菌体形态方面，链球菌小于葡萄球菌，为成双和链状排列的卵圆形革兰阳性球菌。

（3）与微球菌的区别：触酶试验同为阳性，但微球菌的菌体呈四联状，大于葡萄球菌。微球菌葡萄糖氧化发酵试验为氧化型，而葡萄球菌为发酵型。微球菌呋喃唑酮（每片100μg）敏感试验和溶菌酶耐药，而金黄色葡萄球菌为敏感。微球菌对杆菌肽敏感（抑菌环≥10mm），金黄色葡萄球菌对杆菌肽不敏感（没有抑菌圈）。

5.抵抗力 葡萄球菌属在无芽胞的细菌中抵抗力最强。耐干燥，耐热，耐盐，能在含10%～15%NaCl的培养基中生长，此特点可用于筛选菌株。

（二）致病机制

金黄色葡萄球菌入侵宿主并诱发宿主感染的过程主要分为以下3个阶段：黏附于细胞表面后进入宿主；逃避宿主免疫系统的清除；在宿主体内增殖扩散及组织侵袭。金黄色葡萄球菌致病原因与产生多种毒素、侵袭性酶及某些细菌抗原有关。

1.蛋白质抗原和多糖类抗原 蛋白质抗原为完全抗原，称为葡萄球菌A蛋白（staphylococcal protein A，SPA），有种属特异性，无型别特异性。SPA是存在于细胞壁表面的一种性能稳定的小分子蛋白，能与IgG抗体以高亲和力、非共价迅速结合。90%以上的金黄色葡萄球菌菌株为阳性。用带有SPA的葡萄球菌作为载体，结合特异性IgG，检测相应抗原，称为协同凝集试验，该方法可用于多

种微生物抗原的检测。SPA与IgG结合后的复合物还具有抗吞噬作用、促细胞分裂、引起超敏反应、损伤血小板等多种生物学活性。多糖类抗原为半抗原，有型特异性，可用来对葡萄球菌进行分型。

大部分葡萄球菌属的细菌能产生微荚膜。在已经鉴定的11种微荚膜多糖血清型中，5型和8型引起了75%的感染。大部分耐甲氧西林金黄色葡萄球菌（methicillin-resistant S.aureus，MRSA）都属于5型。大多数金黄色葡萄球菌的表面存在荚膜多糖，利于细菌黏附到细胞或生物性瓣膜、导管、人工关节等生物合成材料表面，导致感染。

2.金黄色葡萄球菌可产生多种毒力因子，如黏附素、侵袭性酶和毒素，以逃避机体的免疫反应，故其毒力最强 黏附是内化作用的第一步，金黄色葡萄球菌主要通过细胞整合素与黏附素的相互作用，黏附在宿主细胞的表面。已知的金黄色葡萄球菌黏附素主要可以分为游离黏附素、横跨细胞膜黏附素和锚定在细胞壁上的黏附素，以及磷壁酸类黏附素。目前研究较为透彻的是纤维蛋白结合蛋白（fibronectin binding proteins，FnBPs），属于锚定在细胞壁上的黏附素，可以分为FnBPA和FnBPB。大部分金黄色葡萄球菌临床分离株都能够广泛表达FnBPs，FnBPs在细菌宿主细胞的侵袭过程中具有重要作用。FnBPs能够与宿主纤维蛋白相结合，随后直接与纤连蛋白受体a5β1整合素结合，促进宿主细胞对细菌的摄取，并在多种表面相关蛋白分子的协助下使得细菌顺利进入胞内。除此之外，FnBPs还能与弹性蛋白结合，也能通过与纤连蛋白和纤维蛋白原结合促使细菌对血小板的黏附。金黄色葡萄球菌菌株黏附到宿主细胞后，会影响胞内信号传递系统，导致宿主细胞重排骨架结构，伸出伪足包绕在菌体周围。宿主细胞以一种“拉链”的模式内吞细菌。金黄色葡萄球菌侵入细胞后不仅能逃避宿主免疫攻击，还能降低宿主的免疫功能以适应细菌的生存。

金黄色葡萄球菌能表达多种胞外蛋白酶，包括蛋白酶、凝固酶、酯酶、耐热核酸酶、脱氧核糖核酸酶、葡萄球菌激酶（葡萄球菌溶纤维蛋白酶）、过氧化氢酶、胞壁水解酶等，帮助细菌逃避宿主免疫防御和存活。

金黄色葡萄球菌毒素可分为3组：成孔毒素（pore-forming toxins，PFTs）、表皮剥脱毒素（exfoliative toxin，ET）和超抗原。PFTs也称溶细胞毒素，其可溶性的单体可发生寡聚化、经由构象改变形成跨膜的孔道结构，从而引起靶细胞膨胀和溶解。金黄色葡萄球菌能分泌多种细胞毒素，诱导并裂解多形核中性粒细胞、白细胞、单核细胞等宿主细胞，在组织侵袭过程中发挥重要功能。金黄色葡萄球菌分泌的细胞毒素主要包括以α-溶血素、β-溶血素、δ-溶血素为代表的单组份毒素和以γ-溶血素、杀白细胞毒素为代表的双组份毒素，它们均由细菌直接分泌，能与宿主直接相互作用。

（1）凝固酶（coagulase）：金黄色葡萄球菌能产生血浆凝固酶，该酶能使经枸橼酸钠或肝素抗凝的人或家兔血浆发生凝固。致病菌株多能产生此类物质，常作为鉴别葡萄球菌有无致病性的重要标志。凝固酶有两种类型，一种是与细胞壁结合的凝聚因子，称为结合凝固酶，在菌株表面起纤维蛋白原特异受体作用，直接作用于血浆中纤维蛋白原，使之变成纤维蛋白发生沉淀，包围于细菌外面而凝聚成块，可用玻片法测出；另一种凝固酶分泌至菌体外，称为游离凝固酶，它能使凝血酶原变成凝血酶类产物，使纤维蛋白原变为纤维蛋白，从而使血浆凝固，可用试管法测出。凝固酶耐热，粗制品100℃ 30分钟或高压灭菌后仍保持部分活性，但易被蛋白分解酶破坏。

凝固酶和葡萄球菌的毒力关系密切。凝固酶阳性菌进入机体后，使周围血液或血浆中的纤维蛋白等包被在菌体表面，阻止吞噬细胞的吞噬及胞内消化作用，即使被吞噬后，也不易被杀死，有利于感染性血栓形成；亦能保护菌体不被血清中杀菌物质破坏。在葡萄球菌引起的感染病灶周围有纤维蛋白环绕，细菌不易向外周扩散，故金黄色葡萄球菌引起的化脓性感染病灶多局限和可以形成血栓。凝固酶具有免疫原性，刺激机体产生的抗体对凝固酶阳性的细菌感染有一定的保护作用。慢性感染病人血清中可有凝固酶抗体的存在。

（2）核酸酶：耐热核酸酶（thermonuclease）由*nuc*基因编码，对DNA或RNA有较强的降解能力，然后转化为自身需要的营养物质，利于致病菌的扩散。耐热核酸酶有抗原性，是葡萄球菌致病性的重要指标之一。脱氧核糖核酸酶使金黄色葡萄球菌能耐受高温，可用来鉴定金黄色葡萄球菌。

（3）葡萄球菌溶血素（staphylolysin）：又称细胞溶素（cytotoxin），是指细菌分泌的能够使细胞溶解的毒素，是金黄色葡萄球菌产生的一种重要毒力因子。其化学成分是蛋白质，按抗原性不同，可分为α、β、γ、δ等，能使多种哺乳动物红细胞溶血，以兔红细胞最敏感，比人红细胞高约100倍。对白细胞、血小板、肝细胞、成纤维细胞等也有损伤作用，可使小血管收缩，导致局部缺血、坏死。其中α、γ、δ又被称作孔毒素，即能跨细胞膜形成孔道，允许小分子和离子通过，从而使靶细胞代谢紊乱，最终裂解细胞。而β-溶血素作用机制与前三种均不同，因此被称为非成孔毒素。葡萄球菌溶血素具有良好的抗原性，经甲醛处理可制成类毒素。多数研究者认为人源金黄色葡萄球菌主要分泌α-溶血素，而牛源金黄色葡萄球菌主要产β-溶血素。

α-溶血素（hemolysin-α、Hla或α-toxin）由95%的金黄色葡萄球菌菌株分泌，由*hla*基因编码，其表达受agr和sarA调控系统的控制，是一种33kDa的多肽，属于外毒素，具有溶血性、细胞毒性。当含有α-溶血素的金黄色葡萄球菌在血琼脂平板上培养时，能看到清晰的β-溶血环。α-溶血素对多种哺乳动物红细胞溶血作用的原理是毒素分子插入红细胞的细胞膜疏水区，形成微孔，破坏了膜的完整性，而造成细胞溶解。α-溶血素亦可导致细胞信号通路改变，包括细胞增殖、炎症反应、细胞因子分泌和细胞间相互作用等。α-溶血素可广泛影响人类细胞，包括上皮细胞、内皮细胞、T淋巴细胞、单核细胞和巨噬细胞。α-溶血素与牛羊的坏疽性乳腺炎有关，还可导致白细胞等崩解，并作用于平滑肌细胞的细胞壁，引起平滑肌收缩、麻痹，最终坏死。

Glenny和Stevens在1935年首先发现β-溶血素，其基因序列*hlb*由Projan等在1989年发现。该毒素也被称为神经磷脂酶（sphingomyelinase），是一种磷酸二酯水解酶，能特异性地裂解细胞膜上的鞘磷脂，使细胞膜渗漏而导致细胞溶解。鞘磷脂是真核膜中含量最丰富的鞘脂类，β-溶血素对不同生物红细胞易感性的差异可能与这些细胞的鞘磷脂含量不同有关。与α-溶血素不同，β-溶血素对羊红细胞的裂解活性明显高于人红细胞及兔红细胞，而α-溶血素则对兔血更敏感。β-溶血素对人角化细胞、多形核白细胞、单核细胞和T淋巴细胞具有细胞毒性，可抑制内皮细胞白细胞介素-8的表达。这些可能有助于金黄色葡萄球菌的吞噬逃逸和生物膜形成。

γ-溶血素是是由Hlg1和Hlg2共同组成的一个双组份蛋白，由*hlg*基因编码，可以破坏中性粒细胞和巨噬细胞。另外，它还可以破坏哺乳动物的红细胞。

δ-溶血素编码基因*hld*位于agr系统毒素调节的效应分子RNAⅢ的编码区域内，是一种微小的呈螺旋状的两性多肽。一般认为δ-溶血素在细胞膜上有表面活性剂的作用，通过溶解目标细胞的膜来裂解细胞。由于溶血活性远远低于α-溶血素和β-溶血素，其溶血活性常被忽略。

（4）杀白细胞毒素（panton-valentine leukocidin，PVL）：1894年Van de Velde 首次发现PVL，1932年由Panton等将其从溶血素家族中分离出来，是金黄色葡萄球菌分泌的属于双组分毒素家族中的一种外毒素，由*luks-pv*/*lukf-pv*基因共同编码，由两种蛋白质组成，即S和F蛋白（LukS-PV, LukF-PV），其分子量为35kDa和34kDa，两种成分相互协同产生杀伤细胞的生物活性效应。PVL以八聚体形式在宿主细胞膜上形成孔道，损伤细胞膜，导致细胞溶解，并可以介导血管扩张，触发炎症反应，使组织细胞坏死，引起感染进一步扩散。PVL与中性粒细胞和巨噬细胞的胞膜上的受体结合，使得细胞膜中三磷酸肌醇发生构型变化，细胞膜通透性增高，最终导致吞噬细胞大量坏死。死亡白细胞的残存成分可形成脓栓，加重组织损伤。因此，携带有*pvl*基因的金黄色葡萄球菌致病性明显强于没有携带*pvl*基因的金黄色葡萄球菌。研究表明，PVL的编码基因定位于金黄色葡萄球菌基因组中的前噬菌体基因元件上，可以通过噬菌体转导在细菌群体中传播。

PVL在临床金黄色葡萄球菌感染菌株中仅占很小比

例（约5%），但与社区获得性（CA-）感染菌株密切相关，37%～83%的社区获得性耐甲氧西林金黄色葡萄球菌（CA-MRSA）菌株产PVL。PVL阳性的金黄色葡萄球菌感染与健康儿童和青少年的严重的软组织和骨感染（如骨髓炎、脓毒性关节炎和脓肿）、坏死性肺炎和深静脉血栓形成有关。但PVL基因在导致心内膜炎、纵隔炎、医院获得性肺炎、尿路感染、肠炎和中毒性休克综合征的菌株中均未检测到。虽然不常见，PVL也存在于少数甲氧西林敏感的金黄色葡萄球（MSSA）菌株中。此毒素有抗原性，不耐热，产生的抗体能阻止葡萄球菌感染的复发。

（5）酚溶性调控蛋白（phenol-soluble modulin，PSM）：PSM由Mehlin等于1999年在用热酚抽提表皮葡萄球菌培养株中发现，包括由染色体基因组编码的PSM-α1～4、PSM-β1～2、PSM-γ，以及由位于可移动遗传元件SCCmec上的psm-mec基因编码的PSM-mec。PSM具有双亲性的α螺旋结构，PSM属于最有效的葡萄球菌毒素，PSM-α有较强的促炎能力，特别是PSM-α3，PSM-α的失活导致了金黄色葡萄球菌毒性的强烈降低。与溶血素和杀白细胞素作用方式不同，PSM对细胞的裂解不是受体依赖的，对各种细胞都具有裂解作用，能够在细菌被吞噬后杀死中性粒细胞。PSM可能影响金黄色葡萄球菌吞噬后的炎症诱导、生物膜生成、红细胞溶解、中性粒细胞溶解，甚至抗菌活性。

（6）金黄色葡萄球菌肠毒素（staphylococcal enterotoxin，SE）：从临床分离的金黄色葡萄球菌，约1/3产生肠毒素，是一组可溶性蛋白质，能抵抗胃肠液中蛋白酶的水解作用。按照所编码不同肠毒素特征与性状，肠毒素基因一般分为经典肠毒素基因sea、seb、sec、sed、see，新型肠毒素基因seg、seh、sei、ser、ses和set，以及类肠毒素基因selj、selk、sell、selm、seln、selo、selp、selq、selu、selv和selx等。这类基因可通过可移动遗传元件如噬菌体、转座子、质粒和毒力岛形成紧密的线形关系。肠毒素是单一的多肽链，其N端肽链具有催吐活性，食入该毒素可引起急性胃肠炎，也称食物中毒，与产毒菌株污染了牛奶、肉类、鱼虾、蛋类等食品有关，其发病率占食物中毒的首位。1894年，Denys首次记录了金黄色葡萄球菌引发的食物中毒事件。1930年，研究人员指出其引发的食物中毒与肠毒素有关。

所有的肠毒素都有以下共同特性：具有引起急性肠胃炎的能力（催吐）；刺激非特异性T细胞增殖的超抗原特性；对热和蛋白酶消化作用的抵抗能力（即肠毒素对热和水解酶的变化都有很高的耐性）；分子内都存在二硫键。金黄色葡萄球菌可产生A型、B型、C型、D型、E型等多种肠毒素，食物中毒以A型肠毒素引起者最多。肠毒素对热的抵抗力极强，加热至100℃30分钟不能完全破坏，仍能使人致病，需要在100℃煮沸条件下至少作用2小时才能破坏毒素，

因此若食品被肠毒素污染，常规烹饪的方法并不能除去肠毒素，只能通过延长煮沸时间或者高压灭菌法来逐步减弱其毒性。B型最耐热，C型次之，A型最差。误食污染肠毒素的食物后，多以呕吐和腹泻为表现形式。肠毒素刺激肠上皮细胞，通过环磷腺苷和环磷鸟苷分泌途径，及两个独立于环式核苷酸的途径，使钠、水分泌，产生腹泻。同时有研究表明，金黄色葡萄球菌对小肠黏膜细胞无直接的破坏作用，而以完整的分子经消化道吸收入血，到达中枢神经系统后刺激呕吐中枢而导致以呕吐为主要症状的食物中毒。金黄色葡萄球菌食物中毒发病急，病程短，一般潜伏期为1～6小时，发病1～2日可自行恢复，预后良好。金黄色葡萄球菌肠毒素亦可以造成肠道外感染，以至对全身各器官组织产生损伤作用，最后发展到多个器官功能障碍，危及病人生命。

此外，White等在1989年提出超抗原（superantigens，SAg）这一概念，指出金黄色葡萄球菌肠毒素作为超抗原非特异性刺激T细胞和B细胞，导致并增强炎症反应，在多种炎症性疾病和免疫性疾病中发挥着重要的作用。肠毒素导致葡萄球菌胃肠炎性食物中毒和刺激非特异性T细胞增殖的超抗原特性分属毒素蛋白质的不同结构区域所控制，但它们之间存在很大的相关性，多数情况下，超抗原活性的损失往往会伴随肠毒素活性的减少。

（7）表皮剥脱毒素（exfoliative toxins，ET）：由噬菌体Ⅱ群金黄色葡萄球菌产生，其化学成分为蛋白质，最初分A、B2个血清型：金黄色葡萄球菌染色体上携带的噬菌体基因编码耐热A型；RW002质粒编码不耐热B型。ET通过血液循环到达全身，可引起面部红斑、口周放射状皲裂及全身浅表性、松弛性大疱，疱壁薄易破，破溃后形成烫伤样皮肤综合征（scalded skin syndrome，SSS），又称剥脱性皮炎，好发于婴幼儿及伴有肾功能缺陷或免疫缺陷的成人。ET具有抗原性，可被甲醛脱毒成类毒素。后又发现两种不同的ET血清型ETC和ETD。

（8）中毒性休克综合征毒素-1（toxic shock syndrome toxin-1，TSST-1）：由噬菌体Ⅰ群金黄色葡萄球菌产生的一种外毒素，属超抗原家族。TSST-1由基因tsst-1编码的，tsst-1基因定位于致病岛上，受agr系统的调控。TSST-1可以提高人体对内毒素的敏感性，促使毛细血管通透性增强和心血管功能紊乱，从而引发中毒性休克综合征（toxin shock syndrome，TSS）。1978年Todd等首次介绍了TSS，并报道了7个典型TSS病例。1988年Fleischer和Hubert Schrezenmeier等报道了超抗原的致病机制。TSST-1具有2个亚单位（A、B）多肽链结构，其A亚单位是毒素的活性中心，它决定毒素的致病性与作用方式，多具有酶的活性，通过作用于细胞内的靶点而发挥细胞毒效应；B单位能与靶细胞上的特异性受体结合，它决定毒素对宿主细胞的选择亲和性。不同于传统多肽抗原，TSST-1作为超抗原不需要抗原呈递细胞的提呈作用，就可以直接与APC膜上的

MHC-Ⅱ类分子抗原结合呈递给T细胞，从而不受MHC类分子限制，造成T淋巴细胞大量增殖，并释放大量的炎症细胞因子引起强烈的免疫应答，最终导致炎症失控和多器官的损害。TSST-1还能直接损害肝巨噬细胞，抑制内毒素脱颗粒反应，使内毒素在体内蓄积；扩大内毒素的致死效应；还可增加血管通透性、抑制B淋巴细胞、减少特异性抗体产生等途径介导休克，引起内毒素休克。

金黄色葡萄球菌毒力因子的表达依赖于群体密度、能量获得、环境信号等，并受到多种网络调控。主要的调控因子包括二元信号系统、群体感应系统、葡萄球菌附属调控子SarA家族、sigma因子等，这些调控因子形成了一个复杂的毒力因子调控网络，共同行使对毒力因子的调控功能，保证细菌的生存以及对宿主的感染。

金黄色葡萄球菌的许多毒力基因及耐药基因都定位于可移动的遗传元件上（mobile genetic elements, MGEs）。金黄色葡萄球菌的MGEs通常包括前噬菌体（prophage）、质粒（plasmids）、转座子（transposon）、致病岛（pathogenicity island）、基因岛（genomic island）及染色体盒（SCCmec）等。它们在细胞之间进行转移主要有3种方式：①转化，从环境中直接获取裸露的DNA；②转导，通过噬菌体辅助转移；③接合，细胞之间通过直接接触进行转移。转导噬菌体可携带多达45kb的细菌宿主DNA，可能是金黄色葡萄球菌株间MGEs水平转移的主要原因。

金黄色葡萄球菌的基因组可分为核心基因组（core genome）和附属基因组（accessory genome）。核心基因组编码的基因是种内菌株所共有的，含金黄色葡萄球菌赖以生存和繁殖所必需的整套基因，在所有菌株之间非常保守。核心基因组又分为核心稳定基因组（core-stable genome）和核心可变基因组（core-variable genome, CV genome）。CV区域与种系发生有关，一些表面蛋白和毒力调控因子的编码基因就位于CV区域，例如荚膜产生的相关基因capHIJK，调控蛋白的编码基因agr、trap和sarT等。附属基因组在金黄色葡萄球菌基因组中占到了25%左右，编码了近50%的毒力因子，编码的基因则是某些菌株所特有的，可为其带来额外的生存优势。MGEs是细菌基因组中附属基因组的重要组成部分，MGEs既可以通过垂直遗传从母代传递到子代，也可通过水平转移传播到其他菌株。但是大多数情况下它们在种系内是保守的，只是以较低的概率发生着重组与水平转移。MGEs在不同菌株之间的转移被定义为基因水平转移（horizontal gene transfer, HGT），帮助细菌适应各种环境。附属基因组能够编码很多毒力因子和耐药决定因子，因此通过HGT菌株可以获得外源毒力基因和耐药基因，从而产生强致病力菌株及超级耐药菌株，使细菌获得更广泛的生存环境。MGEs不仅可以在种内进行转移，在种间也可以发生转移。一些MGEs在某些克隆世系中的携带率远远高于其他克隆世系，表明MGEs在

菌株之间的水平转移是受限制的，只能在特定的克隆世系之间发生转移。不同克隆世系之间基因的水平转移受世系相关基因的影响。如金黄色葡萄球菌不同克隆世系具有不同的hsdS基因，从而使得不同克隆世系菌株在DNA上的修饰和消化位点不同，若来自其他克隆世系的基因如果被识别为外源基因，菌株就会消化掉外源基因。因此，来自同一克隆世系的菌株之间交流基因频率远远高于其他世系，导致克隆世系发生相对独立的进化，从而导致不同克隆世系环境表型差异。

（三）流行病学

金黄色葡萄球菌在自然界中无处不在，在空气、水、灰尘及人和动物的排泄物中都可找到。因而，食品受其污染的机会很多。在美国，由金黄色葡萄球菌肠毒素引起的食物中毒占整个细菌性食物中毒的33%，加拿大占45%，我国每年发生的此类中毒事件也非常多。

金黄色葡萄球菌具有共生菌和致病菌双重特性，是人类皮肤的正常菌群，人鼻前庭是主要的储菌库，约15%的个体存在金黄色葡萄球菌的长期定植，约70%的个体存在间歇性定植（这意味着大多数个体可以反复获得金黄色葡萄球菌并自发清除），而在15%的个体中从来没有检测到金黄色葡萄球菌。一项研究表明，出院时存在MRSA定植的病人，定植的中位时间为282天；在该人群中，81%的个体有慢性皮肤损伤（已知的MRSA定植风险因素），可能是造成定植时间延长的原因。除了宿主因素外，病原体本身及鼻腔微生物群相互作用也会影响宿主的定植状态。通过鼻前庭，金黄色葡萄球菌可以转移到皮肤和身体的其他部位。口腔、肠道、阴道、破损的皮肤褶皱、腋窝、会阴也是金黄色葡萄球菌的定植部位。金黄色葡萄球菌可通过人与水环境如游泳池、按摩池和其他娱乐性水环境接触释放到环境中，在饮用水供应系统中也能检测到。MRSA定植增加了感染的风险，在50%～80%的病例中，感染菌株与定植菌株相匹配。MRSA定植可使感染风险增加25%。葡萄球菌肠毒素的存在与定植个体菌血症风险增加有关。有趣的是，定植似乎是动态的，因为不同的菌株类型可以从身体不同的部位分离出来，而且定植菌株随着时间的推移可在耐甲氧西林和易感表型之间切换。分泌丝氨酸蛋白酶Esp的表皮葡萄球菌也能抑制金黄色葡萄球菌生物膜的形成，并可能降低MRSA定植的风险。

金黄色葡萄球菌是引起全球社区及医院感染的主要病原菌，其较高的感染率及致死率不仅与金黄色葡萄球菌携带有多种致病因子有关，还与该细菌不断增长的耐药性有关。美国有关学者曾报道，MRSA在金黄色葡萄球菌中的分离率1975年仅为2.4%，2009年已增长至60%。一项关于MRSA的国外流行病学的研究显示，肺炎占MRSA感染性疾病的70.45%，是其最常见的感染类型。在欧美国家，

MRSA在所有医院获得性肺炎和呼吸机相关性肺炎病因中所占的比例达20%～40%。美国全国医疗保健安全网资料显示，2009—2010年金黄色葡萄球菌所致的导管相关血流感染、导尿管相关尿路感染、呼吸机相关性肺炎及手术部位感染中，MRSA的检出率分别为54.6%、58.7%、48.4%及43.7%。在亚洲国家，约13%的医院获得性肺炎病例是由MRSA所致。中国CHINET耐药监测网2008—2014年的数据显示，MRSA临床分离率占金黄色葡萄球菌感染的44%以上。2016年CHINET耐药监测网显示革兰阳性菌中金黄色葡萄球菌、肠球菌属和β-溶血链球菌减少，凝固酶阴性葡萄球菌和肺炎链球菌增多。排名前五位的是：金黄色葡萄球菌256 716株（占32.3%），表皮葡萄球菌95 698株（占12.1%），粪肠球菌76 664株（占9.7%），屎肠球菌73 469株（占9.3%）和肺炎链球菌72 293株（占9.1%）。MRSA全国平均检出率由2015年的42.2%下降至38.4%。2017年CHINET耐药监测网显示MRSA下降至35.3%，但儿童分离MRSA株的检出率呈上升趋势；凝固酶阴性葡萄球菌中甲氧西林耐药株检出率由2016年的77.6%上升至80.3%，应引起重视。国内外MRSA检出率的显著降低可能与医院感染预防和控制的有效管理措施的干预有关，包括加强病房及医疗设备的清洁消毒；注重医务人员手卫生宣传；加快感染病人的临床诊断流程和隔离MRSA确诊病人等。另外，日渐增多的CA-MRSA和2003年首次发现可以感染人类的牲畜相关MRSA（Livestock-Associated MRSA，LA-MRSA）使得MRSA感染所致全球负担进一步增加。

葡萄球菌感染可以发生于任何年龄，其中以5～15岁的儿童和50～80岁的老年人多见，且病死率较高。葡萄球菌感染主要通过接触传播和空气传播。医护人员手部、诊疗器械、病人的生活用品及床铺和更换被褥可能是院内交叉感染的主要途径。在呼吸监护病房内，气管插管、呼吸机的导管、雾化装置及吸痰操作、长时间胃肠外营养、导管留置等均有导致交叉感染的可能。

虽然直接或间接的人际传播是MRSA和MSSA的主要传播途径，但动物也是重要的传染源。MRSA也在动物群体中被发现，并于1972年首次从比利时患乳腺炎奶牛中分离出来。通常，从动物身上分离出来的MRSA毒株与人类毒株相似，可能是从人类从业者那里转移过来的。2003年在荷兰首次在猪身上发现可以感染人类的LA-MRSA CC398菌株，其在基因上有别于人类分离株。MRSA感染主要是人源性（即人类感染动物，进而再回传播至人），牲畜相关的MRSA和MSSA菌株则是通过家畜（尤其是猪、鸡、火鸡和肉牛）引起人畜共患感染。根据比较基因组分析，LA-MRSA起源于人类携带的MSSA，在养殖环境获得了对四环素和甲氧西林的耐药性后，进化成为新型MRSA，且具有分布广泛、高耐药性、宽耐药谱等特点。在欧洲和北美最流行的LA-MRSA菌株是ST398（CC398），spa分型主

要为t011和t034，携带SCCmecⅣ和SCCmecⅤ；而ST9在大多数亚洲国家最流行，spa分型主要为t011和t899，携带SCCmecⅢ。除了ST398和ST9外，ST5、ST97、ST1和ST239等也分别在加拿大、美国、欧洲、亚洲等地的养殖业LA-MRSA中被检测出来，各大洲间LA-MRSA存在流通和传播。在传统养猪场里，LA-MRSA CC398约定植于50%的猪。据报道，77%～86%的与猪有接触史的从业者在鼻前庭有LA-MRSA定植，但脱离职业环境后可以去除定植。生活在同一农场的家庭成员中，只有4%～5%的人有LA-MRSA定植。LA-MRSA在这一群体之外的人群中传播频率较低。但居住在牲畜密度高的地区的人即使与牲畜没有直接接触，也被发现有更大的携带LA-MRSA的风险。在与阳性动物直接接触的人群中，LA-MRSA的长期定植能力很差，经短期接触获得LA-MRSA的人中94%会在24小时内恢复阴性。在阳性人群中，有20%的人为长期携带。通过这部分人群，LA-MRSA正渐渐向普通人群播散。因此，直接和间接的牲畜接触作为人类MRSA感染的潜在来源的可能性已成为日益严重的公共健康问题。

家畜中LA-MRSA的的流行程度受到农场规模、耕作方式、消毒剂的使用和饲料中锌含量的影响。2010年荷兰奈梅亨大学医学中心的Ferber教授发表首例人类感染LA-MRSA的事件，该例为6月龄女婴，在先天性心脏缺陷手术修复治疗前被确诊为LA-MRSA感染，追溯原因是女婴父母的工作环境是猪养殖场，该养殖环境的LA-MRSA通过其父母传播到女婴。在欧洲，养殖人员携带LA-MRSA的现象普遍，但致病率相对较低。在荷兰，与生猪直接接触的人员（如养殖者、兽医）被定义为高危人群，医院会对高危人群进行筛查，监测LA-MRSA在人群中的流行状况，并对阳性携带者采取及时的预防控制措施。LA-MRSA可传入医院，引起院内感染，如术后手术部位感染、呼吸机相关肺炎、脓毒症、关节置换术后感染等。在德国，LA-MRSA占所有HA-MRSA感染的3%。在传统农场密度相对较高的区域，LA-MRSA占MRSA脓毒症的10%，MRSA伤口感染的15%。鉴于此，建议与家畜接触的从业者和兽医在医院进行MRSA定植检查。虽然超过80%的LA-MRSA对几种抗生素耐药，但仍有足够的治疗选择。

葡萄球菌肺炎可常年发病，以冬、春季最多，尤其易并发于流感、麻疹等呼吸道传播性疾病感染后。在流感流行季节，社区获得性肺炎中金黄色葡萄球菌的发生率可高达25%，且多发生在有基础疾病者。葡萄球菌肺炎常为散发病例，亦可出现医院内、社区性或世界性的暴发流行（1941年和1957年曾发生葡萄球菌肺炎合并流感的暴发流行）。

（四）临床表现

金黄色葡萄球菌引起的疾病大致可以分为毒素性疾病和化脓性感染，后者包括皮肤和软组织感染、器官感染

和全身性感染、异物相关感染。皮肤及软组织感染（skin and soft tissue infections, SSTI）是最常见的社区获得性金黄色葡萄球菌感染，疾病谱包括从浅部组织感染（如脓疱病、毛囊炎、疖或痈、汗腺炎、脓皮病和伤口感染）到深部组织感染（如脓肿、乳腺炎、蜂窝织炎和脓性肌炎），以及严重时危急生命的坏死性筋膜炎和肌炎。深部组织感染可能涉及身体任何部位和器官，可导致积脓症、骨髓炎、关节炎、心内膜炎、肺炎、中耳炎、鼻窦炎、乳突炎和腮腺炎等。任何部位的金黄色葡萄球菌感染都可侵入血流，导致菌血症。全身性感染包括原发和继发菌血症、脓毒症。先天性或获得性宿主免疫缺陷病人和异物的存在可能会导致严重感染。

除了急性侵袭性感染，金黄色葡萄球菌还可以引起长期的、持久的和反复发作的感染，由表型命名为小菌落变异型（small colony variants, SCVs）的菌株引起，SCVs是细胞内持久性存在的适应表型。SCVs定义为在琼脂培养基上生长缓慢，形成小菌落（为正常菌株的1/10左右），色素生成减少或缺乏，毒力因子表达发生改变（如α-溶血素生成减少、凝固酶反应迟缓、毒力基因表达下调），抗生素耐药性增强的一类微生物亚群。菌落细小多由细菌缺乏甲萘醌（维生素K_3）、氯化血红素和（或）胸腺嘧啶核苷等生长因子所致。在琼脂培养基上常有典型菌落和SCVs共存的现象，正常菌株和SCVs之间快速表型转变似乎是一个各自适应细胞内外环境的动态过程。临床上SCVs菌株产生的原因主要与宿主的基础免疫状态和抗生素治疗疗程是否规范相关，准确快速检测表型转换给常规实验室提出了挑战。自1910年Jacobsen首次在伤寒埃伯泽菌株中（eberthella typhosa），即现在的伤寒沙门菌（salmonella typhi），发现SCVs现象以来，人们陆续发现许多细菌如表皮葡萄球菌、铜绿假单胞菌、洋葱伯克霍尔德菌、羊布鲁菌、大肠埃希菌及淋病奈瑟菌等都具有形成这种SCVs的能力。

1957年，Jensen首次报道了金黄色葡萄球菌SCVs。金黄色葡萄球菌SCVs临床分离株多数是由于呼吸作用时合成能量不足所致，主要是电子传递链缺陷型（血红素缺陷型和甲萘醌缺陷型）、胸腺嘧啶脱氧核苷合成缺陷型和CO_2依赖型。因金黄色葡萄球菌SCVs与其亲本株可同时出现，而金黄色葡萄球菌SCVs可以快速回复成野生株表型，且这种转化在体内外均可进行，近年来，人们又提出SCVs的发生与金黄色葡萄球菌发生基因突变有关。已经报道多种基因（ctaA、menB、menD、hemA、hemB、hemH、mutS、fusA、thyA）的突变均能导致金黄色葡萄球菌出现SCVs。电子传递链缺陷型常分离自氨基糖苷类抗菌药物治疗的病人，它们可以通过补充甲萘醌或血红素回复至亲本株表型。几个基因的突变与电子传递链缺陷型SCVs形成密切相关。hemB（编码胆色素原合成酶）和menD基因突变可阻断甲萘醌和血红素的生物合成；ctaA基因突变可阻断血红素

A（HemA，与细胞色素生物合成相关）的生物合成，进而影响细胞色素的合成。胸腺嘧啶脱氧核苷合成缺陷型是金黄色葡萄球菌对外源胸腺嘧啶脱氧核苷吸收受阻所致，主要见于长期应用甲氧苄啶-磺胺甲噁唑等磺胺类药物的病例，该类药能够阻止四氢叶酸的合成，而后者是胸腺嘧啶核苷酸合成酶的一个辅基。CO_2依赖型可分离自不同感染的病人（如手术伤口感染、医疗装置相关感染、皮肤软组织感染等），当其处于5% CO_2环境中时又可恢复为正常形态的菌株。另外，临床上还分离到一些目前仍不能确定具体营养缺陷类型的SCVs，其机制可能涉及呼吸链的其他环节障碍导致SCVs表型产生。金黄色葡萄球菌和其他葡萄球菌（如表皮葡萄球菌和里昂葡萄球菌）的SCVs已从慢性骨髓炎、脓肿、异物相关感染及慢性呼吸道感染的囊性纤维化病人中分得到。即使没有任何选择性压力存在，金黄色葡萄球菌在连续的复制分裂过程中也可形成SCVs，但未见有SCVs分离自急性感染的报道。临床上仍无葡萄球菌SCVs感染的最佳治疗方案。理想的抗SCVs菌株的治疗方案不但要具有能够穿透细胞膜进入SCVs所在宿主细胞内的能力，还能在胞内保持杀灭这种缓慢生长表型细菌的抗菌活性。在临床实践中，经常将利福平或氟喹诺酮类联合其他种类抗菌药物治疗SCVs感染，这种联合治疗对清除胞内SCVs非常有效。

由金黄色葡萄球菌引起的毒素相关性疾病包括葡萄球菌中毒性休克综合征（staphylococcal toxic shock syndrome, STSS）、葡萄球菌引起的食物中毒、葡萄球菌烫伤样皮肤综合征（SSSS）。TSS是一类起病急骤、进展迅速的严重感染性疾病，以发热、猩红热样皮疹、病后脱皮和脱屑、低血压及3个以上器官功能受损为特征，并伴有较高的病死率。有些病人也可出现呕吐、腹泻等症状。TSS与葡萄球菌的定植或感染相关，通常TSST-1阳性。该症状最初报道均为儿童，后发现也与女性月经期使用高吸收性卫生棉条有关。后由于卫生棉条的吸收性和化学成分改进，月经期TSS发病率降低，20世纪80年代后，非月经TSS发生率一直不变。尽管通常无法确定感染源，但非月经TSS通常与手术部位感染或软组织感染有关。SSSS由表皮剥脱毒素（exfoliation toxin, ET）引起，是一种以全身泛发性红斑、松弛性大疱及大片表皮剥脱为特征的急性皮肤病，主要发生于婴幼儿，偶见于成人，儿童病死率为3%～4%，可能与新生儿免疫功能发育不完善、抵抗力低下有关。金黄色葡萄球菌中约有5%的菌株携带有ET编码基因。目前共发现4种不同的ET血清型（ETA、ETB、ETC和ETD），其中ETA和ETB血清型与人类SSSS的发病相关，而ETD与人类皮肤深部感染和皮肤脓肿的发生具有相关性。研究表明临床症状为局限型的病人携带的金黄色葡萄球菌菌株主要ETA血清型，而从泛发型病人身上获得的金黄色葡萄球菌分离株则与ETB血清型相关。ETA的编码基因eta定位于细菌的染

色体上，而ETB的编码基因*etb*则位于质粒上。不同地域的金黄色葡萄球菌分离菌株携带的ET血清型具有明显差异。在欧美和非洲地区，产ETA的金黄色葡萄球菌是SSS的主要致病菌株，日本以产ETB为主要致病菌株。

呼吸道的金黄色葡萄球菌既可无症状定植，亦可引起重症肺炎，结果取决于病人、环境和细菌三者之间的相互影响。金黄色葡萄球菌肺炎是由金黄色葡萄球菌所引起的急性化脓性肺部感染，常发生于婴幼儿、儿童、老年人、皮肤脓疱、严重烧伤、外伤、外科手术后、静脉插管、呼吸机治疗及糖尿病、经静脉注射吸毒、恶性肿瘤、长期大量激素治疗等免疫功能受损病人。金黄色葡萄球菌既可引起社区获得性肺炎（＜5%），亦是医院获得性肺炎（＞15%）的主要致病菌。MSSA是社区获得性肺炎的主要致病菌，但MRSA检出率近年来在不断增加。根据感染途径分为原发性（吸入性）肺炎和继发性（血源性）肺炎。金黄色葡萄球菌肺炎临床症状轻重不一，包括流感样前驱症状、畏寒、高热、咳嗽、咳黄色或棕色脓痰、胸膜炎性胸痛、胃肠道症状、皮疹等，重者出现咯血、神志模糊、ARDS、多器官衰竭、休克等重症肺炎表现。

（五）影像学表现

原发性金黄色葡萄球菌肺炎的病理学和影像学表现为支气管肺炎（小叶性肺炎），组织学特征主要是细支气管周围炎。HRCT扫描为边缘模糊、直径4～10mm的小叶中心结节（气腔结节）和分枝状线样阴影（树芽征），此征象见于约40%金黄色葡萄球菌肺炎病人。树芽征代表管腔内渗出和细支气管壁炎性细胞浸润。细支气管周围炎常快速进展为小叶、亚段或段的实变区，可为斑片状或融合（图2-3-5～图2-3-7）。约40%病人是双侧肺炎（图2-3-8～图2-3-10），累及下叶多见。15%～30%的病人发展为肺脓肿，单发多见（图2-3-11～图2-3-13），典型者有不规则的、毛糙的内壁。肺膨出（肺气囊）的形成也常见，约占儿童的50%和成人的15%。肺膨出通常出现在肺炎的第1周（图2-3-14，图2-3-15），亦可在1周后出现，并可于数周或数月内吸收（图2-3-16～图2-3-18）。自发性气胸可能继发于肺膨出破裂（图2-3-19），约占成人的10%和儿

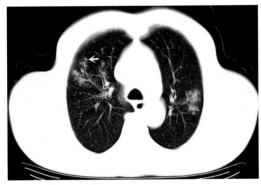
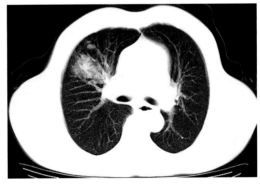

图2-3-5　男，50岁。咳嗽、咳痰1周，发热1天。双肺多发斑片、磨玻璃影，可见小叶中心结节（黑箭）和树芽征（白箭）（2017-12-27）

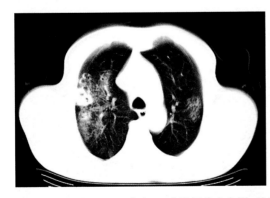
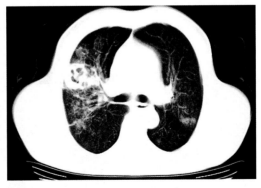

图2-3-6　病变5天内进展为实变影，边缘模糊，内见多发空洞影（2018-01-02）

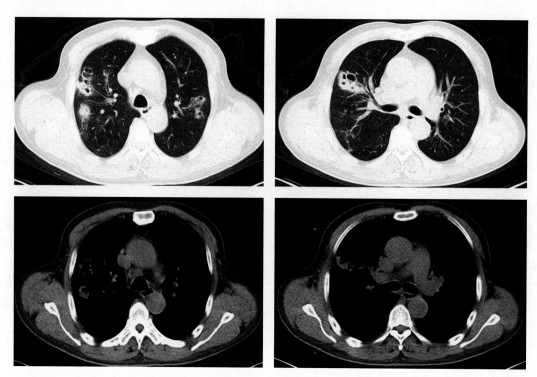

图2-3-7　利奈唑胺治疗后，病变较前吸收，空洞壁光滑，厚薄不一（2018-01-11）

（日照市人民医院呼吸科　刘　涛　提供）

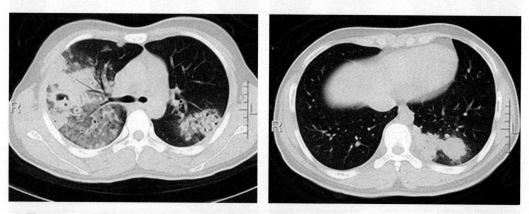

图2-3-8　男，15岁。双肺多发实变、空洞影，边缘模糊，以双上肺、左肺下叶为主（2018-01-04）

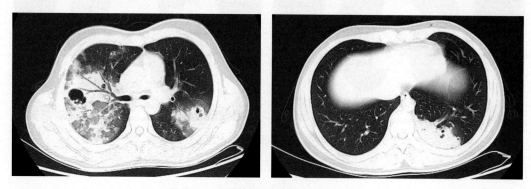

图2-3-9　实变较前明显（2018-01-09）

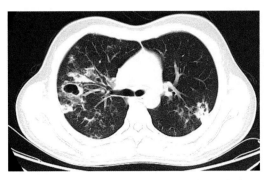
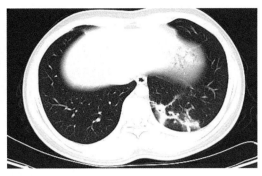

图2-3-10 敏感抗生素治疗后,病变较前明显吸收(2018-01-16)

(日照市人民医院呼吸科 陈 凯 提供)

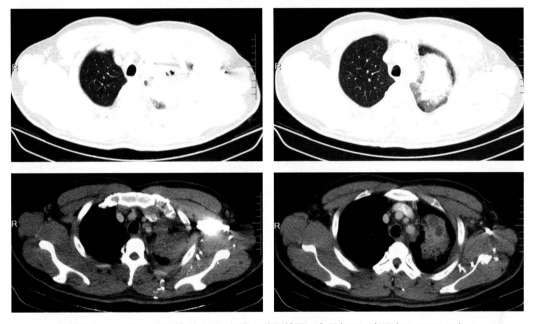

图2-3-11 男,41岁。发热3天。左肺上叶团块影,内见坏死、空洞(2017-07-15)

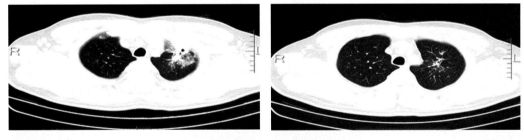

图2-3-12 左肺上叶实变影,内见空洞,较前明显吸收(2017-08-09)

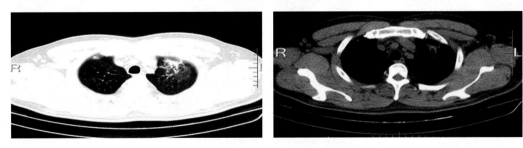

图2-3-13 病变较前进一步吸收(2017-08-25)

(日照市人民医院呼吸科 刘 涛 提供)

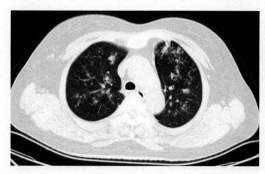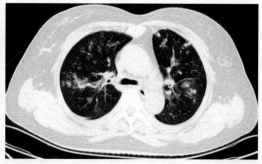

图2-3-14　女，53岁。胸闷、胸痛6天，加重伴发热4天，呕吐、腹泻1天。双肺多发斑片、结节影，边缘模糊，树芽征明显（2017-12-31）

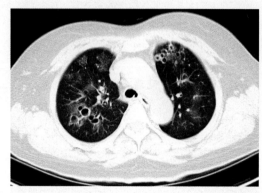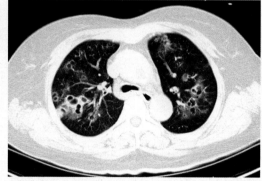

图2-3-15　5天后病变进展为双肺多发空洞、气囊影，边缘模糊（2018-01-05）

（滨州医学院附属医院呼吸科　刘伟丽　提供）

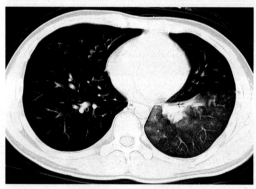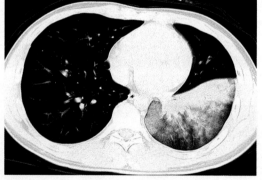

图2-3-16　男，16岁。发热、咳嗽7天，左侧胸痛2天。病程1周胸部CT检查示左肺下叶实变影（2017-12-15）

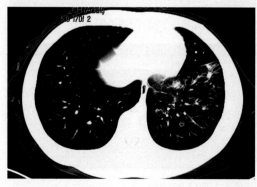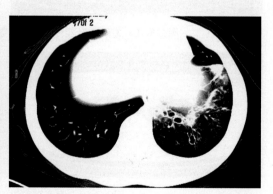

图2-3-17　明确为MSSA后，哌拉西林/他唑巴坦治疗12天，病变明显吸收，局部实变、囊腔影（2017-12-27）

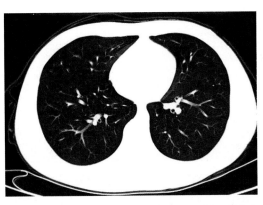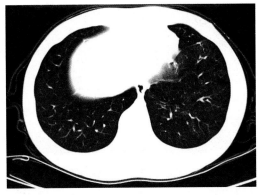

图2-3-18　左下肺病变基本吸收（2018-02-13）

（日照市中医院呼吸科　孙中美　提供）

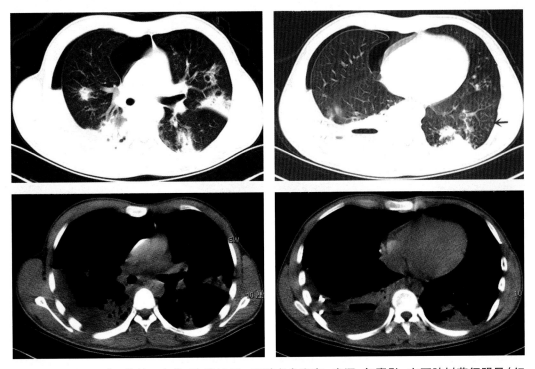

图2-3-19　男，18岁。发热、咳嗽、咳痰10天。双肺多发实变、空洞、气囊影，左下肺树芽征明显（红箭），右侧液气胸

（济宁市第一人民医院呼吸科　付　甜　提供）

童的30%。30%～50%病人出现胸腔积液，其中约50%有脓胸。

继发性金黄色葡萄球菌肺炎常继发于金黄色葡萄球菌性菌血症及脓毒症，由细菌栓子经血循环至肺而引起。多表现为肺外周和基底部分布为主的多发点片状影或类圆形结节影（图2-3-20），大小不等，边缘清晰或模糊。多数结节最后液化、坏死，形成空洞（图2-3-21）。菌栓引起多发性肺小动脉栓塞，导致双肺多发性化脓性炎症，进而组织

坏死形成多发性肺脓肿。脓肿可侵及支气管，产生含气的空洞，多伴有液-气平面（图2-3-22）。40%～70%病人可见滋养血管征（图2-3-23）。累及胸膜可产生脓胸或脓气胸，少数病例则由血行播散直接引起脓胸。发生肺梗死则表现为胸膜下楔形实变区（图2-3-24，图2-3-25）。楔形实变区常为多发，且与结节同时出现（图2-3-26）。血源性金黄色葡萄球菌肺外表现如化脓性关节炎、骨髓炎、肝肾损害等更多见，预后更差（图2-3-27）。

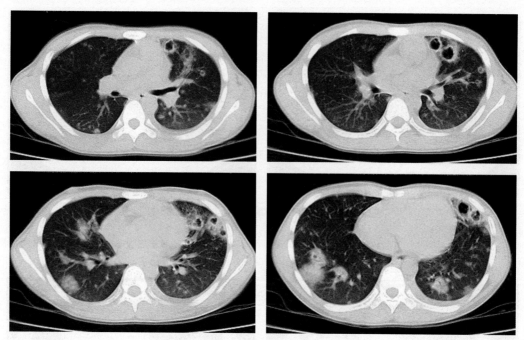

图2-3-20　男，13岁。1个月前有挤压青春痘史，影像检查2天后死亡。双肺多发斑片、结节、空洞影，外周和胸膜下为主

（广西贵港市中西医结合骨科医院影像科　冼　成　提供）

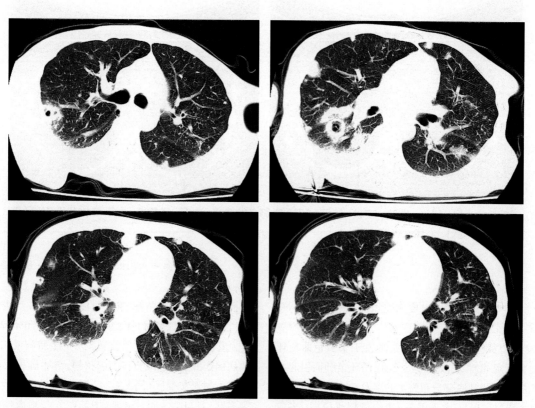

图2-3-21　男，42岁。2型糖尿病病史3年。MSSA。全身多处皮损。双肺多发结节、空洞影，胸膜下分布为主

（新疆职业病医院呼吸二科　黄　超　提供）

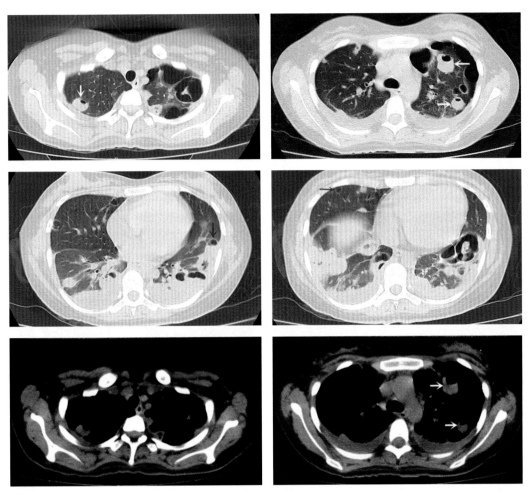

图2-3-22　女，17岁。MSSA。双肺多发实变、结节、空洞、气囊影（红箭），空洞内可见气-液平（白箭），左侧气胸，双侧胸腔积液

（首都医科大学附属北京安贞医院影像科　李　宇　提供）

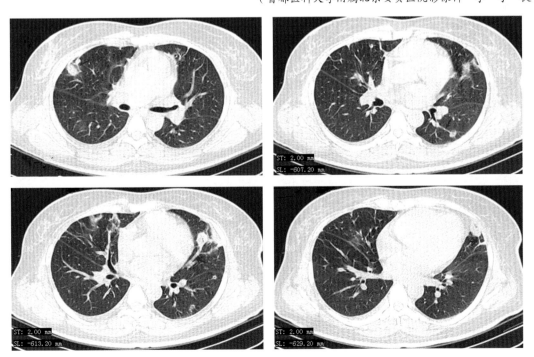

图2-3-23　女，34岁。左肩及左下臂痈切除术后。双肺多发结节、空洞影，胸膜下为主，可见滋养血管征（红箭）

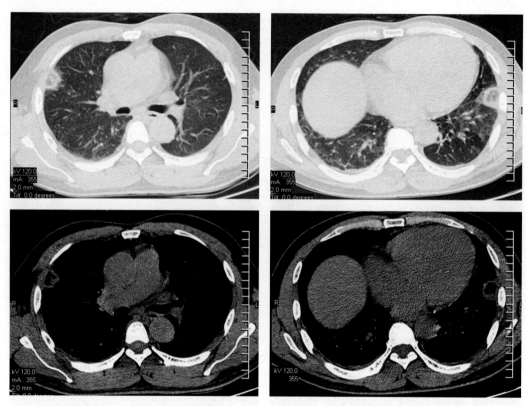

图2-3-24　男，46岁。左前臂脓肿，MSSA。左肺下叶、右肺上叶胸膜下楔形影

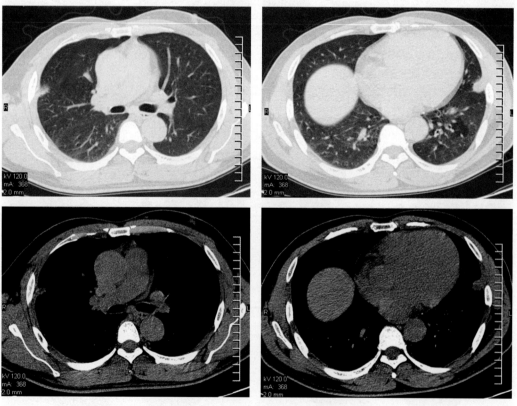

图2-3-25　1个月后病变较前吸收

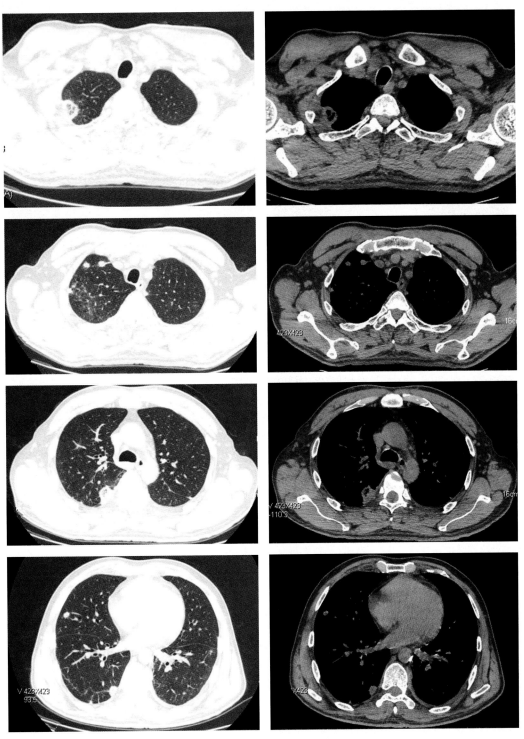

图2-3-26 男，48岁。MSSA。背部蜂窝织炎。双肺胸膜下结节、楔形影

（潍坊市昌乐县中医院呼吸科 钟 成 提供）

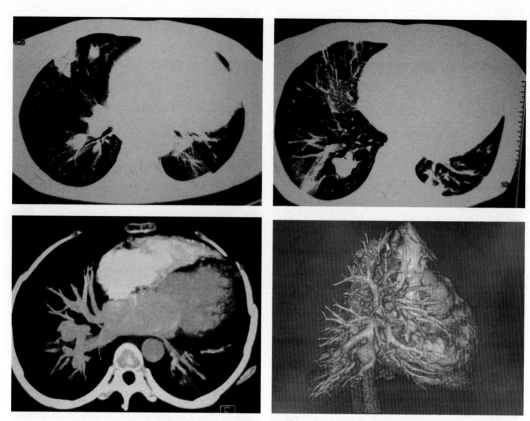

图2-3-27　女，22岁。有动脉导管未闭病史。反复发热、咳嗽1个月。肺部CT示双肺感染，胸膜下楔形影和结
节影，双肺多发动脉瘤样扩张。心脏彩超：先天性心脏病，动脉导管未闭，左肺动脉轻度狭窄，主
动脉瓣轻度狭窄及轻度关闭不全，主动脉瓣及肺动脉干赘生物形成，符合感染性心内膜炎改变。
血培养多次查到金黄色葡萄球菌。后赘生物脱落引起脑栓塞，死亡

金黄色葡萄球菌肺炎影像学另一特点是病变变化较快，短时间内肺浸润范围、肺气囊/空洞数目和肺脓肿的出现均可有变化，即使已用敏感抗生素，常常一处炎性浸润消失而在另一处出现新的病灶或者由少数病灶迅速发展到全肺。

（六）耐药机制

抗生素、消毒剂的不恰当使用导致近年来金黄色葡萄球菌的耐药菌株大幅度增加，同时还出现了多重耐药菌。

1.β-内酰胺类　金黄色葡萄球菌对β-内酰胺类抗生素耐药性的产生与细菌产生一种青霉素结合蛋白（penicillin-binding proteins，PBPs）有关。金黄色葡萄球菌具有5种PBPs，包括PBP1、PBP2、PBP3、PBP3′和PBP4，它们与β-内酰胺类抗菌药物的亲和力较高。PBPs是β-内酰胺类抗生素的主要作用靶位，当环境药物浓度达到最低抑菌浓度时，β-内酰胺类抗生素会与PBPs上的靶位点结合，使其乙酰化，致使转肽酶的活性丧失，导致细菌细胞壁无法形成从而杀死敏感菌。

MRSA的耐药性主要来自两个方面：一是固有耐药性，由染色体DNA介导，即mec基因编码的青霉素结合蛋白PBP2a的耐药性；二是获得性耐药，由质粒介导，即通过DNA的转导、转化或插入等产生β-内酰胺酶。MRSA产生了一种独特的PBP，这种分子量增加了78～1000道尔顿的PBPs，因其电泳率介于PBP2与PBP3之间，故称为PBP2a或PBP2′。PBP2a对β-内酰胺类抗生素亲和力很低，因而很少或不被β-内酰胺类抗生素结合。当有β-内酰胺类抗菌药物存在时，虽然PBP的活性被β-内酰胺类抗生素所抑制，但PBP2a的存在能使细菌的细胞壁继续合成，从而使细菌表现出耐药性。MRSA中编码PBPs的基因与肺炎链球菌中的不同，后者是由原始DNA与通过转化得到的耐青霉素的固有基因拼接获得，而MRSA菌株PBP2a的产生是受染色体甲氧西林耐药基因（mecA）来调节的。

mecA基因存在于一个独特的可移动的染色体盒（staphylococcal cassette chromosome mec，SCCmec）中。mecA基因不仅介导金黄色葡萄球菌对β-内酰胺类抗菌药物的耐药性，其所在的DNA片段SCCmec还能不断地获得性积累其他耐药基因，从而有助于金黄色葡萄球菌多重耐药性的产生。SCCmec是一个可移动的复合体结构，大小21～67kb，由mec基因复合体、ccr基因复合体及J区三部分构成。mec基因复合体由mecA基因、mecA表达调控

基因（mecR1和mecI）及位于其上下游的一些插入序列（如IS431、IS1272等）组成。在mec复合体中，mecA决定PBP2a的结构；mecI为抑制基因，能够编码MecI蛋白结合在mecA基因的启动子部位，使mecA基因不能被转录；MecR1为调节基因，在β-内酰胺类药物等诱导剂的作用下编码mecR1蛋白，去除mecI对mecA启动子的阻遏作用，而使mecA转录产生 PBP2a。ccr基因复合体调控SCCmec的整合和切离，由ccr基因（如ccrA、ccrB、ccrC）和两端的编码框（orfx）组成。ccr基因编码的重组酶具有特异性，不仅能够通过位点特异的DNA重组作用将外源基因整合到SCCmec中，而且能够识别相应的SCCmec，从染色体上精确的切离、转移而整合到其他葡萄球菌属中。J区是SCCmec的高度可变结构，其含有一些抗生素耐药决定簇（Tn554、PUB110等），插入PUB110质粒可编码对β-内酰胺类药物的耐药性及对重金属的耐受药性、PT181质粒能编码对四环素的耐药性、转座子Tn554可编码对红霉素、壮观霉素和大环内酯-林可酰胺类-链阳菌素B的耐药性、转座子Tn4001主要编码对氨基糖苷类药物的耐药。此外，由于其可变性，不仅可以插入多种外源基因，同时也决定了SCCmec的的长度和大小，可作为SCCmec的亚型分类标准。SCCmec可自发的从染色体上剔除、重组、整合不同的耐药基因，是SCCmec元件具有多态性重要原因。

MRSA耐药水平的高低受到染色体上辅助基因的调控，现已明确辅助基因femA、femB、femC、femD、femE、femF及aux、agr、sar等均是与合成细菌细胞壁有关的功能性基因。另外，染色体基因位点chr、hmrC的突变可导致MRSA耐药性升高，但其功能仍不明确，有待进一步研究。

2011年首次报道了mecC基因，与mecA基因在DNA水平上有69%的同源性，最早在丹麦和英国等地被发现。此后，在欧洲其他国家从动物和人类也分离到mecC-MRSA。此类病原体在牲畜中检出率较高，但较少导致人类感染。mecC-MRSA对青霉素的耐药是通过β-内酰胺酶基因$blaZ_{LGA}251$介导。$blaZ_{LGA}251$基因邻近mecC基因的下游，两者均位于SCCmecXI基因元件上。mecC-MRSA对青霉素类或头孢菌素类联合克拉维酸敏感，在蜡螟幼虫的mecC-MRSA感染模型中，青霉素联合克拉维酸与万古霉素单药的作用相仿。

MRSA的耐药性也受外界多种因素的影响，如温度、湿度、NaCl浓度和pH等。适当增加NaCl浓度或降低温度均有利于苯唑西林耐药性的表达。

2.大环内酯类 金黄色葡萄球菌对大环内酯类抗生素的耐药性主要由3个机制产生。最重要的一个机制是由erm基因编码产生的核糖体甲基化酶对核糖体23S rRNA抗生素结合位点进行修饰，导致核糖体对大环内酯类抗生素的亲和力下降。另一个机制是外排泵将抗生素主动排出菌体外，如MsrA泵和Mef泵。第三个机制是合成大环内酯类抗生素失活酶，如mph基因编码的磷酸化酶。

3.氟喹诺酮类 金黄色葡萄球菌对氟喹诺酮类的耐药主要与药物作用靶位酶的改变和药物在菌体内蓄积量减少有关。氟喹诺酮类对细菌DNA解旋酶和拓扑异构酶产生抑制，阻断细菌遗传物质的复制与转录，从而使细菌死亡。细菌对氟喹诺酮类的耐药，一方面，由于靶位酶的基因位点突变导致靶位酶的空间位点变异，影响了氟喹诺酮类与靶位酶的结合，从而避免了细菌的死亡；另一方面，细菌对氟喹诺酮类外排增加和（或）摄入减少导致的氟喹诺酮类在体内积蓄量减少也是一个重要原因，其中外排增加更是占了较大的比重。

介导外排泵的主要是nor基因（norA、norB和norC），尤其是norA基因。nor基因介导的外排泵均属于细菌外排系统中常见的主要易化超家族（MFS）。NorA外排泵是最早发现的跨膜质子梯度能量驱动型金黄色葡萄球菌氟喹诺酮类药物的外排泵，通过利用质子偶联交换产生的质子驱动力外排多种化学结构不同的底物，降低细胞内该物质的浓度。一般认为norA基因介导的氟喹诺酮类耐药性是norA基因过度表达，使膜上的NorA蛋白数量增加而增强了细菌的外排作用。norA基因可能是金黄色葡萄球菌的结构基因，而并非耐药基因。norA基因正常表达情况下并不导致细菌耐药，但当该基因高度表达时，norA蛋白表达增加，对喹诺酮类药物的主动外排增加，从而使MRSA产生耐药性。norA基因的高度表达主要由两种原因引起：一是当环境中某些物质如氟喹诺酮类、溴化乙啶等诱导剂存在时，尤其是长时间或反复存在，norA基因表达可明显增加，以致基因产物增加，引起耐药；二是由于norA基因自身突变所致。MgrA是norA基因过度表达时起调控作用的负性调节蛋白；编码MgrA调节球蛋白的mgrA基因的过度表达可以抑制norA的转录，并显示出剂量依赖性。norB基因在一种mgrA基因突变体的耐药表型过度表达时会导致金黄色葡萄球菌增加对亲水类喹诺酮药物的耐药性；norB基因的过度表达时，导致金黄色葡萄球菌对NorA作用底物产生一定程度的耐药。norG是一种可直接刺激norB的表达并编码NorB外排泵的耐药基因，norG的过度表达可引起norB转录增加3倍，同时导致金黄色葡萄球菌对喹诺酮的耐药性增加4倍。Norc外排泵是除NorA和NorB外排泵的一种受mgrA基因负性调控的第三种金黄色葡萄球菌外排泵。介导Norc外排泵作用的NorC蛋白与NorB蛋白有61%的氨基酸一致。norC基因表达增加导致金黄色葡萄球菌对喹诺酮类药物的低水平耐药。

4.氨基糖苷类 MRSA对氨基糖苷类药物耐药的主要机制是细菌获得氨基糖苷类修饰酶基因，以修饰抗生素的氨基或羟基，使药物与核糖体的结合不紧密而不能发挥抗菌作用。膜屏障的改变或主动外排作用使药物的吸收减少和核糖体结合位点的改变也是氨基糖苷类的耐药机制。

5.糖肽类 万古霉素等糖肽类药物的耐药机制主要包括细胞壁增厚、肽聚糖交联减少、青霉素结合蛋白的改变、抗生素诱导、调节基因改变、耐药基因转移、酶活性降低等。存在于细胞壁肽聚糖层上的D-丙氨酸-D-丙氨酸残基与万古霉素的结合可将大部分的药物阻于细胞壁外,降低对细菌的杀伤力;肽聚糖单体五肽支链上的谷氨酸残基未被酰胺化导致了肽聚糖交联的减少,肽聚糖单体异常增加,由此可结合更多的万古霉素,使药物不能与细菌的靶位接触;细菌对药物的耐药机制与调节基因也有一定的关系,包括agr基因的功能缺失等;万古霉素能使PBP2的表达量增加,细胞壁增厚,降低药物对细菌的杀伤;抗生素的诱导也是细菌耐药的一个重要因素;金黄色葡萄球菌耐药菌株中的耐药基因可以从肠球菌的质粒中转移,因此,耐药基因的转移也是细菌产生耐药的一个重要原因;微管系统的存在以及与万古霉素有协同作用的水解酶、溶解酶等酶活性降低等也是细菌耐药的一个不可忽视的方面。

6.噁唑烷酮类 噁唑烷酮类药物如利奈唑胺的耐药机制包括:细菌核糖体23S rRNA V区的基因突变;23S rRNA修饰改变导致的耐药;氯霉素-氟甲砜霉素耐药基因(florfenicol-chloramphenicol resistance gene, cfr)的获得;编码50S核糖体L3、L4、L22的rplC、rplD、rplV基因突变;LmrS多药外排泵、ABC(ATP-binding cassette)蛋白过度表达等。少部分菌株是由于携带cfr基因,大部分则是由于在23S rRNA V区出现了点突变。利奈唑胺通过结合于细菌50S核糖体亚基的核糖体肽酰转移酶活性中心(peptidyltransferase centre, PTC),阻止N-甲酰-甲硫氨酰-tRNA-mRNA-70S核糖体复合体的形成,从而干扰细菌蛋白质的合成,杀死细菌。细菌的PTC主要是由rRNA组成,L3和L4蛋白各自一个无规则卷曲环也参与了PTC的组成,因此该区域RNA的突变是金黄色葡萄球菌对该药物耐药的一个重要机制。

携带cfr基因也是细菌耐药的一个重要方面。cfr基因编码一种349个氨基酸的RNA甲基化酶,这种甲基化酶同S-腺苷甲硫氨酸(S-adenosyl methionine, SAM)酶超家族成员中的甲基化酶在作用特点上很相似,因此被归为SAM超家族的成员。这种酶能够使得细菌23S rRNA的第2053位核苷酸甲基化,同时还具有对C2498位甲基化的抑制作用。抗菌药物噁唑烷酮类(如利奈唑胺)、苯丙醇类(如氟苯尼考)、林可酰胺类(如克林霉素)、截短侧耳素(如泰妙菌素)和链阳菌素(如奎奴普丁/达福普汀)等均以抑制蛋白质合成为作用机制,结合的部位均在PTC附近,而该中心在的空间结构与核苷酸A2503位非常接近,因而,cfr基因通过影响核糖体PTC区23SrRNA的A2503位点的再甲基化干扰了抗生素的定位及与细菌的结合进而影响了抗菌活性,可介导细菌对上述5类药物耐药。

cfr基因最早在1997年发现于从牛体内分离的松鼠葡萄球菌。动物源cfr阳性菌株多数为葡萄球菌属。2006年,Kehrenberg等从耐氯霉素的葡萄球菌中筛选出6株携带cfr基因的菌株,包括牛源的1株缓慢葡萄球菌、2株模仿葡萄球菌、1株松鼠葡萄球菌,猪源的1株缓慢葡萄球菌和1株金黄色葡萄球菌。2007年Kehrenberg团队又从耐氟苯尼考的猪源葡萄球菌中筛选出4株携带cfr基因的菌株,其中2株沃氏葡萄球菌、1株猪葡萄球菌和1株模仿葡萄球菌。首例携带cfr基因的临床菌株CM05于2005年分离自一名来自哥伦比亚麦德林的肺炎病人,经分析发现该cfr基因位于细菌的染色体上,而非质粒上。除了菌株CM05,其他菌株中cfr基因均在质粒上,如质粒p004-737X、质粒pSCFS7和质粒p7LC等。cfr基因主要存在于质粒和转座子等可移动遗传因子中,且具有在葡萄球菌属细菌间,甚至不同革兰阳性菌间传播的能力,这间接地证明了这些质粒为接合质粒,意味着cfr基因可在微生物群落内传播并在病原菌中播散。2008年Morales等报道西班牙ICU病房中发生cfr基因介导的耐利奈唑胺金黄色葡萄球菌感染暴发流行。尽管一旦发现就采取消毒隔离等防控措施,并且去除利奈唑胺选择性压力,仍存在cfr潜在传播,造成严重流行影响的可能。

rplC、rplD、rplV基因分别编码核糖体蛋白L3、L4、L22。L3、L4和L22蛋白的一些氨基酸替换、缺失或插入突变等也可影响肽酰转移酶的空间结构,降低利奈唑胺与靶位的结合力,这是细菌对利奈唑胺耐药的第三种机制。

7.莫匹罗星 莫匹罗星(mupirocin)是一种外用抗微生物药物,可用于治疗皮肤和软组织感染,如化脓链球菌或金黄色葡萄球菌引起的脓疱病或继发伤口感染。此药也越来越多用于鼻腔携带MRSA病人的去定植,致力于减少卫生保健相关的MRSA感染或社区相关的MRSA暴发。该药通过抑制细菌的异亮氨酰-tRNA合成酶进而抑制RNA和蛋白合成而发挥抗微生物活性。低水平和高水平莫匹罗星耐药都已经在葡萄球菌中出现。低水平耐药菌株(8μg/ml≤MIC≤64μg/ml)中编码异亮氨酰-tRNA合成酶的基因发生突变。高水平耐药菌株(MIC≥512μg/ml)获得编码新型异亮氨酰-tRNA合成酶的基因,例如mupA。虽然低水平耐药的临床意义尚不完全清楚,但去定植失败或不能维持持续去定植状态与mupA介导的耐药相关。mupA基因通常位于接合性质粒上,莫匹罗星高水平耐药发生率随着该外用剂使用的增加而增加。在金黄色葡萄球菌中发现了一个新的耐药决定因子,它与高水平的莫匹罗星耐药有关。mupB基因与mupA基因同源性低,但它编码的蛋白质与异亮氨酰-tRNA合成酶具有共同的结构基序。

(七)耐药性检验

大多数的葡萄球菌株,苯唑西林耐药是由mecA基因介导,编码PBP2a。对mecA基因或PBP2a检测成阳性的分离株应报告为苯唑西林耐药。对苯唑西林或头孢西丁两者之一耐药可代表对所有其他β-内酰胺类抗菌药物（包括头霉素类）耐药，除了抗-MRSA头孢菌素类。

对于金黄色葡萄球菌和凝固酶阴性葡萄球菌，头孢西丁MIC法或K-B法检测耐药或苯唑西林MIC≥4 mg/L报告苯唑西林耐药；一些苯唑西林MIC在0.5～2mg/L的凝固酶阴性非表皮葡萄球菌并不携带mecA基因，如果mecA或PBP2a阴性，头孢西丁敏感应该报告苯唑西林敏感。

非mecA基因介导的苯唑西林耐药机制罕见，包括变异的mecA同源基因、mecA类似物mecC。表皮葡萄球菌苯唑西林MIC≥0.5mg/L应报告苯唑西林耐药。携带mecC的菌株头孢西丁和（或）苯唑西林MIC通常处于耐药范围内，mecC耐药不能通过检测mecA或PBP2a试验检测得到。

判断葡萄球菌对β-内酰胺类药物的敏感度时，仅需检测苯唑西林和青霉素的敏感度。苯唑西林耐药，推导其他所有β-内酰胺类药物耐药。苯唑西林敏感，同时青霉素耐药，推导葡萄球菌对不耐酶的青霉素耐药（如氨苄西林、阿莫西林、羧苄西林、哌拉西林和替卡西林），对耐酶的青霉素敏感。苯唑西林敏感，同时青霉素敏感，应检测该菌株是否产β-内酰胺酶。β-内酰胺酶阳性，修正青霉素为耐药；β-内酰胺酶阴性，青霉素为敏感。需要检测β-内酰胺酶的菌种还包括流感嗜血杆菌、卡他莫拉菌、淋病奈瑟菌、厌氧菌等。

由于头孢西丁检测结果更加稳定可靠，CLSI推荐使用头孢西丁纸片代替苯唑西林进行纸片法鉴定，30μg头孢西丁纸片的抑菌圈判读结果为MRSA＜21mm，MSSA≥22mm（参考CLSI M100-S26）。

万古霉素药敏试验不能用纸片扩散法，必须用MIC方法检测。2006年1月，CLSI将金黄色葡萄球菌对万古霉素的药敏解释标准变更为≤2μg/ml为敏感、4～8μg/ml为中介、≥16μg/ml为耐药。凝固酶阴性的葡萄球菌的药敏折点没有改变，依然是≤4μg/ml为敏感、8～16μg/ml为中介、≥32μg/ml为耐药。金黄色葡萄球菌对万古霉素中介折点降低至4μg/ml的原因是：①万古霉素MIC为4μg/ml的金黄色葡萄球菌尽管很少见，但可能代表一种异质性耐药的群体；②有限的临床治疗数据表明，这些菌株感染后单独使用万古霉素治疗无效。万古霉素中介的金黄色葡萄球菌（MIC为4～8μg/ml）被称为VISA，万古霉素耐药的金黄色葡萄球菌（MIC≥16μg/ml）被称为VRSA。万古霉素敏感度降低的凝固酶阴性葡萄球菌被称为VISS，VISS指的是万古霉素中介的除金黄色葡萄球菌以外的其他葡萄球菌。建议将所有万古霉素MIC≥8μg/ml的金黄色葡萄球菌分离株送至参考实验室进行确认。如出现对万古霉素、替考拉宁、利奈唑胺、替加环素中介或耐药的葡萄球菌，需要用肉汤稀释法复核。

红霉素耐药，克林霉素中介或敏感时，需进行克林霉素诱导耐药试验。对于氟喹诺酮类，多数品种间药敏结果

基本是一致的。

（八）治疗

金黄色葡萄球菌对多黏菌素B/黏菌素、萘啶酸、氨曲南天然耐药。对金黄色葡萄球菌治疗有效的药物包括：抗葡萄球菌的β-内酰胺类或头霉素类（苯唑西林或头孢西丁）、抗MRSA的头孢菌素（头孢洛林）、氨基糖苷类、利福霉素类（利福平）、氟喹诺酮类、叶酸代谢途径抑制剂（复方磺胺甲噁唑）、夫西地酸类（夫西地酸）、糖肽类（万古霉素、替考拉宁、特拉万星）、甘氨酰四环素类（替加环素）、林可酰胺类（克林霉素）、环脂肽类（达托霉素）、大环内酯类、噁唑烷酮类（利奈唑胺）、氯霉素类、磷酸类（磷霉素）、链阳菌素B类（奎奴普丁/达福普汀）、四环素类（四环素、多西环素、米诺环素）等。

对于不常见的青霉素敏感的金黄色葡萄球菌，青霉素G是最有效的药物。但葡萄球菌对青霉素G的耐药率已高达90%左右，临床不作为首选。青霉素耐药、苯唑西林敏感的葡萄球菌应选择对青霉素酶稳定的青霉素类、β-内酰胺类/β-内酰胺类酶抑制剂复合制剂和头孢菌素治疗，首选萘夫西林/苯唑西林2g 4小时1次静脉滴注。次选方案包括万古霉素或利奈唑胺治疗。

对于MRSA感染，2011年美国感染性疾病学会成人及儿童MRSA感染的临床实践指南中指出：对于需收入ICU、存在坏死或空洞、伴有脓胸等条件之一的严重CAP病人，推荐在痰和（或）血培养结果得出之前行MRSA经验性治疗。《亚洲耐甲氧西林金黄色葡萄球菌院内获得性肺炎诊疗共识》推荐对于存在MRSA感染危险因素（本次住院期间MRSA定植；MRSA感染/定植病史；病人此前使用针对革兰阴性菌的广谱抗菌药物无效；医院MRSA检出率高的科室；菌落中革兰阳性球菌染色阳性）的病人，应给予经验性抗MRSA药物。

对于MRSA肺炎，推荐静脉应用万古霉素、去甲万古霉素、替考拉宁或利奈唑胺治疗。肾功能正常且确诊为MRSA感染的病人，应选万古霉素、利奈唑胺等一线药物治疗，必要时还可与其他药物联用。合并肾功能不全的MRSA感染者可选择利奈唑胺或者在严密监测肾功能、血药浓度的情况下应用万古霉素等。对于伴脓胸的MRSA肺炎者，在充分引流的基础上应用抗MRSA药物治疗。

万古霉素是第一个临床应用的糖肽类抗生素，通过抑制细胞壁的合成、抑制菌浆内RNA合成和影响细胞膜的通透性来发挥抗菌作用。万古霉素对葡萄球菌，特别是金黄色葡萄球菌（包括MRSA）和表皮葡萄球菌、肺炎链球菌、化脓性链球菌、肠球菌具有抗菌作用，对葡萄球菌具有杀菌作用，但对肠球菌主要为抑菌作用。目前，万古霉素依然是治疗MRSA感染的一线药物。虽然2002年美国报道了万古霉素耐药的金黄色葡萄球菌临床分离株，但发生率一

直很低，更多的是万古霉素中介金黄色葡萄球菌（VISA）及异质性万古霉素中介金黄色葡萄球菌（hVISA）的出现。万古霉素治疗HA-MRSA肺炎时，MIC>1.5 mg/L的病死率明显高于MIC<1.5 mg/L者。对于肾功能正常的病人，万古霉素常规推荐剂量是1g/12h。美国感染病协会MRSA指南推荐的给药剂量为每次15～20mg/kg（依据实际体质量计算），每8～12小时给药1次，单次剂量不超过2g，日剂量一般不超过4g。万古霉素血药谷浓度是指导剂量调整最关键和最实用的方法，应在第4次给药前，测定万古霉素血药浓度。近年来，国际上所有的指南和共识均建议万古霉素血药谷浓度应保持在10mg/L以上；对于MRSA引起的复杂及重症感染（如血流感染、脑膜炎、重症肺炎及感染性心内膜炎等），建议将万古霉素血药谷浓度维持在15～20mg/L（万古霉素谷浓度超过20mg/L肾损害的风险增加），因为剂量不足易导致侵袭性MRSA感染，如血流感染或重症肺炎治疗失败率升高。另外，万古霉素血药谷浓度过低（<10 mg/L）易诱导耐药。美国感染病协会和美国医院药师学会仅对以下人群推荐进行血药谷浓度监测：①应用大剂量万古霉素来维持其血药谷浓度在15～20 mg/L，并且推荐疗程较长的病人；②肾功能减退、老年病人、新生儿等特殊群体；③联合使用其他耳、肾不良反应药物的病人。美国临床实验室标准化协会公布的万古霉素药物敏感试验敏感折点为MIC≤2mg/L。对于大部分肾功能正常的病人而言，当MIC≤1mg/L时，给予万古霉素15～20mg/kg，每8～12小时1次，可达到理想的血药谷浓度并获得较好治疗效果。《亚洲耐甲氧西林金黄色葡萄球菌院内获得性肺炎诊疗共识》中建议对万古霉素治疗失败或无法耐受万古霉素治疗的高危因素病人，应选用利奈唑胺作为MRSA肺炎治疗的一线药物，这些高危因素包括：年龄≥65岁，肾功能不全或正在使用肾毒性药物，万古霉素MIC值≥1.5mg/L或VISA/hVISA。

替考拉宁是另一种抗耐药菌糖肽类抗生素，对部分万古霉素不敏感MRSA引起的感染有疗效。

特拉万星是一种脂糖肽类抗生素，是半合成的万古霉素类似物，对包括MRSA在内的革兰阳性菌具有杀菌活性。虽然体外抗菌活性优于万古霉素，但其长半衰期和复杂的PK参数都限制了其在重症病人中的应用。FDA已批准其用于金黄色葡萄球菌所致急性细菌性皮肤和皮肤结构感染（acute bacterial skin and skin structure infections，ABSSSIs）、HAP和VAP的治疗。特拉万星在治疗中引起的不良事件发生率较高，常见的有消化道反应、皮疹、头痛、眩晕、呕吐、血小板减少，潜在的致畸性，孕妇禁用，而且，1/3使用该药物的病人有味觉改变，出现了肥皂或金属异味。达巴万星和奥他万星均无治疗侵袭性感染的临床证据。在万古霉素等抗MRSA药物治疗效果不佳时，脂糖肽类可作为备选方案。

利奈唑胺是一种合成的噁唑烷酮类抗生素，与细菌50S亚基上核糖体RNA的23S位点结合，阻止形成70S始动复合物，从而抑制细菌蛋白质的合成，并主要抑制细菌外毒素（如PVL）的合成。因利奈唑胺作用位点与其他抗菌药物不同，故不易发生交叉耐药现象。该药于2000年在美国被批准用于临床。利奈唑胺在体外和体内对于敏感和耐药的革兰阳性菌均有抗菌活性，包括链球菌、葡萄球菌和肠球菌等，在体外对MRSA有非常好的敏感性。其优点是分子量小，肺组织浓度高，虽然已有对其耐药MRSA菌株出现，但敏感度仍高达99%。与万古霉素相比较，利奈唑胺具有更好的肺部药代动力学，在整个剂量间歇期间，其上皮细胞衬液（epithelial lining fluid，ELF）中的药物浓度均能超过其对MRSA的MIC_{90}。利奈唑胺可能导致更好的临床治愈率，但没有显示出死亡率的持续下降。利奈唑胺治疗超过14天时，注意潜在的骨髓抑制副作用。与利奈唑胺相比，泰地唑胺治疗MRSA皮肤软组织感染时可缩短疗程，但在MRSA所致肺炎中并未显示出优势。

头孢洛林和头孢吡普作为新的抗MRSA头孢菌素类抗生素，具有广泛的抗菌谱，对PBP2a有高亲和力，对包括MRSA在内的革兰阳性菌和革兰阴性菌均具有强大的抗菌活性。美国FDA批准头孢洛林用于治疗MRSA所致的ABSSSIs和社区获得性肺炎；头孢吡普在欧洲12个国家被批准用于呼吸机相关性肺炎之外的肺部感染。其作用机制主要是通过抑制转肽酶活性，阻止黏肽的交叉连接，从而使细胞壁缺损直至菌体破裂死亡。其3位上的吡咯酮甲叉基侧链与MRSA产生的PBP2a结合，从而达到抑制MRSA的作用。但是，两者临床应用后不久便出现耐药菌株，使其使用受到一定限制，因此可作为保留的备选药物。

克林霉素为林可霉素的衍生物，作用机制为不可逆结合到细菌核糖体50S亚基上，抑制细菌蛋白质合成。2011年美国感染性疾病学会指南指出克林霉素用于治疗敏感菌所致的CA-MRSA或HA-MRSA肺炎，但一般仅在CA-MRSA肺炎时应用。因其为抑菌剂，故大都不建议用于治疗血流感染。

达托霉素是由玫瑰孢链霉菌产生的复杂的环脂肽类药物，通过扰乱细胞膜对氨基酸的转运，从而阻碍细菌细胞壁肽聚糖的合成，破坏细胞膜使其内容物排泄至外而达到杀菌的作用，故该细菌很难对达托霉素产生耐药；又因其杀菌机制完全不同于糖肽类、大环内酯类和β-内酰胺类等其他抗生素，因此很难与其他抗生素产生交叉耐药。达托霉素耐药与至少3个重要蛋白的点突变有关，其机制包括细胞膜内外电压差增加，即膜电位的改变，以及药物结合靶位的减少。达托霉素对MRSA有较好杀菌效果，目前适应证包括ABSSSIs及MRSA血流感染，以及伴发的右心感染性心内膜炎，已获批作为一线用药。但因其在体内会被肺表面活性物质灭活而不能用于肺炎继发的MRSA菌血症的治疗。达托霉素的不良反应主要是引起病人肌肉酸痛或使肌酸磷酸激酶增高，也伴有胃肠道不适及肌酐清除率增高的现象。

奎奴普丁/达福普汀是一种经静脉途径给药的半合成链阳菌素，由B组链阳菌素的奎奴普丁及A组链阳霉素的达福普汀按30：70的比例组成。这两种药物可分别作用于细菌70S核糖体的50S亚基的不同部位，最终抑制细菌的蛋白质合成。链阳菌素A与链阳菌素B单独使用时抑制细菌繁殖，当两者联合使用时出现协同作用，直接杀灭细菌。奎奴普丁/达福普汀对绝大多数的革兰阳性菌起杀菌作用，在体外对MRSA具有良好的抗菌活性，但由于其不良反应发生率高，临床应用显著受限，目前尚缺乏该药用于临床治疗MRSA感染的循证证据。

替加环素对有耐药性的MRSA也有活性，但对MRSA肺炎尚缺乏临床试验。美国FDA在2010年和2013年相继发布安全警告和黑框警告，认为替加环素较其他抗菌药物可增加临床死亡风险。

部分临床较少使用的抗菌药物，如利福平、庆大霉素、磷霉素、甲氧苄啶-磺胺甲噁唑等对MRSA有抗菌作用，但单药治疗易失败，往往出现在联合治疗方案中。利福平为利福霉素类的一种半合成广谱抗生素，主要作用机制是：与依赖DNA的RNA多聚酶的β亚单位牢固结合，抑制细菌RNA的合成，防止该酶与DNA连接，从而阻断RNA转录过程，使得DNA和蛋白的合成停止。目前临床研究暂无证据支持利福平联合万古霉素治疗MRSA感染，IDSA发布指南反对万古霉素联合利福平治疗MRSA血流感染和心内膜炎，仅推荐用于MRSA所致假体感染。初始治疗可选用利福平注射剂，序贯以利福平联合氟喹诺酮口服。利福平联合达托霉素的体外试验和动物实验均未发现有协同反应，甚至可能存在拮抗作用。体外试验未发现庆大霉素联合万古霉素存在协同作用；庆大霉素联合达托霉素的体外试验仅部分支持存在协同作用，尚有争议。金黄色葡萄球菌对磷霉素耐药率低。磷霉素联合万古霉素或达托霉素的疗效和安全性尚需更多随机对照临床研究的证实。体外研究发现甲氧苄啶-磺胺甲噁唑联合达托霉素存在协同作用，但尚缺乏大型临床试验证据。夫西地酸可出现在MRSA所致肺炎的联合用药方案中，安全性尚待进一步观察。

对于确诊或可疑金黄色葡萄球菌严重脓毒症和坏死性肺炎者，应考虑同时静脉应用免疫球蛋白治疗。除抗感染治疗外，营养支持、对症处理等对于MRSA肺炎的治疗也非常重要。

MRSA肺炎的抗感染疗程需根据感染的严重程度决定，通常为7～21天，一般不推荐短疗程，中重度肺炎疗程通常需要2～3周。对于HA-MRSA肺炎，如果病人早期治疗临床有效（即在治疗3天内脉搏、体温、血压和氧饱和度均有改善），抗生素治疗应至少持续7～10天。在病人临床和

微生物学反应缓慢或延迟，治疗可延长到14～21天。如果病人对万古霉素治疗无效，应怀疑hVISA或VISA感染并进行相应检测。如果同时有心内膜炎和（或）骨髓炎，疗程需要4～6周，甚至更长。

（九）去定植治疗

MRSA去定植治疗是指在MRSA携带者或普遍存在感染高风险的人群中，局部外用抗菌药物，联合或不联合全身性抗菌药物，清除或抑制携带状态，以期减少MRSA传播和可能发生的感染。去定植方案实施前，应考虑可能的不良反应，评估其安全性。

MRSA去定植治疗结合主动监测可能是预防医院内MRSA传播的一项有用的辅助措施。目前临床上并未推荐最佳的去定植方案，应用最多的是鼻腔内使用2%莫匹罗星联合或不联合洗必泰沐浴。对于某些特殊易感病人，如透析、反复发生金黄色葡萄球菌感染及某些外科手术病人，可以选择针对性去定植治疗，以降低金黄色葡萄球菌感染的风险。

研究认为，对成人重症监护病房的病人，采用每日洗必泰沐浴和鼻腔内莫匹罗星外用的普遍去定植治疗，或许可以降低MRSA的传播与负担。局部使用莫匹罗星虽可以直接针对鼻腔内定植的金黄色葡萄球菌，但是广泛而无选择性地使用该药可能导致对莫匹罗星耐药的发生。与针对性去定植治疗相比，普遍去定植治疗针对的是MRSA感染极高危人群，无须通过主动监测识别携带者。

（十）MRSA感染的预防

对于MRSA肺炎病人，必要时应进行床边隔离或收入单间病房。对MRSA肺炎病人进行诊疗时，医护人员应尽量戴一次性口罩和手套并穿隔离衣。

万古霉素胃肠道给药可减少ICU病人MRSA下呼吸道感染率和口咽部携带率，但考虑到对阳性球菌的抗生素选择性压力，不赞成常规使用。

皮肤软组织损伤携带或可能感染MRSA的病人进行治疗或清除细菌时，如果是莫匹罗星敏感的MRSA，推荐在全身应用敏感抗菌药物的前提下，局部使用莫匹罗星，较单独鼻部或皮肤使用莫匹罗星的清除率更高。

有MRSA定植或感染史或有MRSA定植高风险需要手术（如心脏瓣膜置换，髋关节置换）的病人，可应用糖肽类单独或联合其他药物预防。糖肽类也可用于MRSA携带者或家庭成员中有MRSA流行病人的预防。

参考文献

梁媛，王立贵，邱少富等.流感病毒与金黄色葡萄球菌共感染致病机制研究进展.军事医学，2017，41（5）：406-409.

Anzai H, Stanley JR, Amagai M.Production of low titers of anti-desmoglein1 IgG auto antibodies in some patients with staphylococcal scalded skin syndrome.J Invest Dermatol, 2006, 126（9）: 2139-2141.

Braunstein I, Wanat K A, Abuabara K, et al.Antibiotic sensitivity and resistance patterns in pediatric staphylococcal scalded skin syndrom.Pediatr Dermatol, 2014, 31（3）: 305-308.

Buchanan JT, Simpson AJ, Aziz RK, et al.DNase Expression Allows the Pathogen Group A Streptococcus to Escape Killing in Neutrophil Extracellular Trap.Current Biology, 2006, 16（4）: 396-400.

Burdet C, Loubet P, Le Moing V, et al.Efficacy of cloxacillin versus cefazolin for methicillin-susceptible Staphylococcus aureus bacteraemia（CloCeBa）: study protocol for a randomised, controlled, non-inferiority trial.BMJ Open, 2018, 8（8）: e023151.

Calfee DP, Salgado CD, Milstone AM, et al.Strategies to prevent methicillin-resistant Staphylococcus aureus transmission and infection in acute care hospitals: 2014 update.Infect Control Hosp Epidemiol, 2014, 35（7）: 772-796.

Chessa D, Ganau G, Mazzarello V.An overview of Staphylococcus epidermidis and Staphylococcus aureus with a focus on developing countries.J Infect Dev Ctries, 2015, 9（6）: 547-550.

Claeys KC, Smith JR, Casapao AM, et al.Impact of the combination of daptomycin and trimethoprim-sulfamethoxazole on clinical outcomes in methicillin-resistant Staphylococcus aureus infec tions.Antimicrob Agents Chemother, 2015, 59（4）: 1969-1976.

Collins J, Buckling A, Massey RC.Identification of factors contributing to T-cell toxicity of Staphylococcus aureus clinical isolates.J Clin Microbiol, 2008, 46: 2112-2114.

De la Calle C, Morata L, Cobos-Trigueros N, et al.Staphylococcus aureus bacteremic pneumonia.Eur J Clin Microbiol Infect Dis, 2016, 35（3）: 497-502.

Espedido BA, Jensen SO, van Hal SJ.Ceftaroline fosamil salvage therapy: an option for reduced-vancomycin-susceptible MRSA bacteraemia.J Antimicrob Chemother, 2015, 70（3）: 797-801.

Ferber D.Infectious disease.From pigs to people: the emergence of a new superbug.Science, 2010, 329（5995）: 1010-1011.

Glasner C, de Goffau MC, van Timmeren MM, et al.Genetic loci of Staphylococcus aureus associated with anti-neutrophil cytoplasmic autoantibody（ANCA）-associated vasculitides.Sci Rep, 2017, 7（1）: 1-9.

Goswami U, Brenes JA, Punjabi GV, et al.Associations and outcomes of septic pulmonary embolism.Open Respir Med J, 2014, 8: 28-33.

Hiramatsu K, Aritaka N, Hanaki H, et al.Dissemination in Japanese hospitals of strains of Staphylococcus aureus heterogeneously resistant to vancomycin.Lancet, 1997, 350: 1670-1673.

Hussain AA, Banzhaf CA, Themstrup L, et al.A case report of differentiating staphylococcal scalded skin syndrome and toxic epidermal necrolysis by optical coherence tomogrphy.Skin Res Technol, 2015, 21（3）: 363-365.

Karli A, Yanik K, Paksu MS, et al.Disseminated Panton-Valentine Leukocidin-Positive Staphylococcus aureus infection in a child.Arch Argent Pediatr, 2016, 114（2）: e75-77.

Kato T, Fujimoto N, Nakanishi G, et al.Adult staphylococcal scalded skin syndrome successfully treated with plasma exchange.Acta Derm Venereol, 2015, 95（5）: 612-613.

Khatua B, Bhattacharya K, Mandal C.Sialoglycoproteins adsorbed by Pseudomonas aeruginosa facilitate their survival by impeding neutrophil extracellular trap through siglec-9.Leukocyte Biology, 2012, 91: 641-655.

Kong KF, Vuong C, Otto M.Staphylococcus quorum sensing in biofilm formation and infection.Int Med Microb, 2006, 296（2-3）: 133-139.

Miller MA, Fish DN, Barber GR, et al.A comparison of safety and outcomes with cefazolin versus nafcillin for methicillin-susceptible Staphylococcus aureus bloodstream infections.J Microbiol Immunol Infect, 2018, pii: S1684-1687.

Morikawa K, Okada F, Ando Y, et al.Meticillin-resistant Staphylococcus aureus and meticillin-susceptible S.aureus pneumonia: comparison of clinical and thin-section CT findings.Br J Radiol, 2012, 85（1014）: e168-175.

Niemann S, Ehrhardt C, Medina E, et al.Combined action of influenza virus and Staphylococcus aureus Panton-Valentine leukocidin provokes severe lung epithelium damage.J Infect Dis, 2012, 206（7）: 1138-1148.

Pérez-Montarelo D, Viedma E, Larrosa N, et al.Molecular Epidemiology of Staphylococcus aureus Bacteremia: Association of Molecular Factors With the Source of Infection.Front Microbiol, 2018, 9: 2210.

Peterson EJ, Kireev D, Moon AF, et al.Inhibitors of Streptococcus pneumoniae surface endonuclease End A discovered byhigh-throughput screening using a Pico Green fluorescence assay.Biomolecular Screening, 2013, 18: 247-257.

Popa ER, Stegeman CA, Abdulahad WH, et al.Staphylococcal toxic-shock-syndrome-toxin-1 as a risk factor for disease relapse in Wegener's granulomatosis.Rheumatology, 2007, 46: 1029-1033.

Popa ER, Stegeman CA, Bos NA, et al.Staphylococcal superantigens and T cell expansions in Wegener's granulomatosis.Clin Exp Immunol, 2003, 132: 496-504.

Ramirez P, Fernández-Barat L, Torres A.New therapy options

for MRSA with respiratory infection/pneumonia.Curr Opin Infect Dis, 2012, 25: 159-165.

Rasigade JP, Thomas D, Perpoint T, et al.T-cell response to superantigen restimulation during menstrual toxic shock syndrome.FEMS Immunol Med Microbiol, 2011, 62（3）: 368-371.

Sharon JP, Gavin KP.Mechanisms of methicillin resistance in Staphylococcus aureus.Annu Rev Biochem, 2015, 84: 577-601.

Shi C, Xiao Y, Zhang Q, et al.Efficacy and safety of cefazolin versus antistaphylococcal penicillins for the treatment of methicillin-susceptible Staphylococcus aureus bacteremia: a systematic review and meta-analysis.BMC Infect Dis, 2018, 18（1）: 508.

Shime N, Saito N, Bokui M, et al.Clinical outcomes after initial treatment of methicillin-resistant Staphylococcus aureus infections.Infect Drug Resist, 2018, 11: 1073-1081.

Speziale P, Pietrocola G, Rindi S, et al.Structural and functional role of Staphylococcus aureus surface components recognizing adhesive matrix molecules of the host.Future Microbiol, 2009, 4（10）: 1337-1352.

Steven YC, Joshua SD, Emily E, et al.Staphylococcus aureus infection: epidemiology, pathophysiology, clinical manifestations, and management.Clin Microbiol Rev, 2015, 28（3）: 603-661.

Wohlers J, Breucker K, Podschun R, et al.Aberrant cytokine pattern of the nasal mucosa in granulomatosis with polyangiitis.Arthritis Res Ther, 2012, 14: R203.

Wunderink RG, Mendelson MH, Somero MS, et al.Early microbiological response to linezolid vs vancomycin in ventilator-associated pneumonia due to methicillin-resistant Staphylococcus aureus.Chest, 2008, 134: 1200-1207.

Wunderink RG, Niederman MS, Kollef MH, et al.Linezolid in methicillin-resistant Staphylococcus aureus nosocomial pneumonia: a randomized, controlled study.Clin Infect Dis, 2012, 54: 621-629.

病例解析

1.病例1：女，1岁。发热8天，咳嗽5天、加重3天。患儿8天前无明显诱因出现发热，体温最高达39.5℃，口服布洛芬后可退热，4～6小时后体温复升。5天前出现阵发性咳嗽，痰咳不出，仍发热，当地卫生所给予雾化及灌肠治疗（具体药物不详），患儿症状未见明显好转，于临沂市某医院住院治疗，给予美洛西林/舒巴坦、氨溴索治疗2天，行胸部X线检查示双肺异常改变、右侧胸腔积液，胸部CT示：右肺异常密度，提示炎症，右侧大量胸腔积液、右肺叶间积液。给予人免疫球蛋白5g治疗，患儿病情未见明显好转，辅助检查：血常规示白细胞17.77×10⁹/L、中性粒细胞0.62、血红蛋白89g/L、血小板496×10⁹/L；C反应蛋白162.11mg/L。遂至笔者医院门诊就诊，于2016-10-05以重症肺炎、胸腔积液收入院。

胸部CT（2016-10-04）：右肺上叶后段实变影，右肺下叶团块影，内见坏死、空洞，右侧胸腔积液（图2-3-28）。

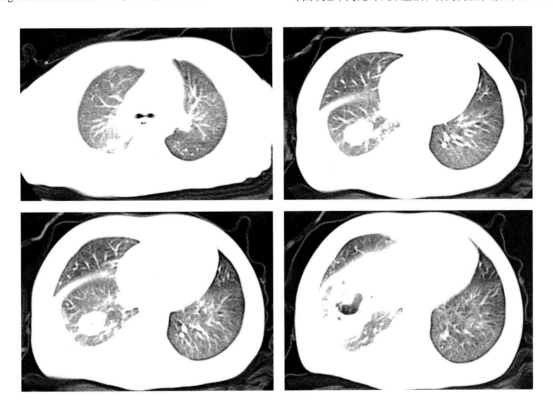

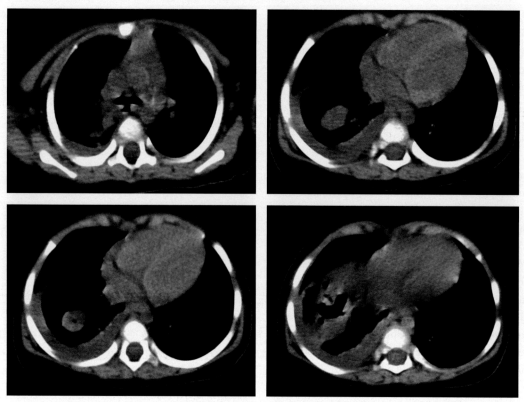

图2-3-28 右肺上叶实变影、右肺下叶团块影,内见坏死、空洞,右侧胸腔积液

【诊断】社区获得性肺炎。

【诊断依据】女性患儿,急性起病,发热、咳嗽,影像学示右下肺炎、右侧胸腔积液,白细胞升高明显,C反应蛋白升高,社区获得性肺炎诊断明确。病变坏死明显,需考虑坏死性肺炎可能,金黄色葡萄球菌或肺炎链球菌可能性大。入院查体:T 38.2℃,双肺呼吸音粗,可闻及痰鸣音。辅助检查:结核抗体、细胞免疫、呼吸道病毒6项、病毒及梅毒、抗链球菌溶血素 "O" 无异常;降钙素原0.98ng/ml;C反应蛋白156.26mg/L;凝血五项:D-二聚体 8.24mg/L、凝血酶原时间15.5秒、凝血酶时间23.5秒、纤维蛋白原5.43g/L;生化示白蛋白30.6g/L、葡萄糖3.65mmol/L。鉴于患儿病情较重,给予万古霉素联合亚胺培南抗感染、免疫球蛋白调节免疫等治疗。右侧胸腔积液置管引流(2016-10-07),引流出米汤样液体,并出现大量气体,考虑脓气胸可能。行胸部CT检查示右肺下叶体积缩小,可见大片状高密度灶,边缘模糊,内见含气空腔及空洞形成,洞壁内缘欠光整,右侧斜裂胸膜及侧壁胸膜增厚,右侧胸腔积液(图2-3-29)。胸腔积液常规:脓性、浑浊、黏稠,白细胞密布,

红细胞稀布;胸腔积液生化:腺苷脱氨酶918.1U/L、葡萄糖0.47mmol/l、氯101mmol/L、蛋白定量46.8g/L;红细胞沉降率38mm/h;肺炎支原体抗体、肺炎支原体RNA定性、结核杆菌T细胞检测、肺炎衣原体IgM抗体、真菌D-葡聚糖定量无异常。胸腔积液细菌培养示金黄色葡萄球菌,对青霉素G、红霉素、克林霉素耐药,余皆敏感,诱导型克林霉素耐药试验和头孢西丁筛选试验皆阴性,MSSA所致坏死性肺炎并脓胸诊断明确。病儿入院3天后体温降至正常,鉴于治疗有效并根据药敏试验,停用万古霉素和亚胺培南,改用头孢唑林继续治疗。胸部X线平片(2016-10-10)示两肺纹理增多,右肺见片状模糊影,右肋膈角消失。胸部彩超示右外侧肋膈窦部胸膜肥厚,约0.4cm,右侧胸腔未探及明显液性暗区。拔除胸腔闭式引流管。气管镜检查(2016-10-11)示支气管各段管腔通畅,黏膜充血水肿,右肺中、下叶各段管口肿胀明显。辅助检查(2016-10-13):血常规示白细胞计数11.31×10⁹/L、血红蛋白91g/L、血小板545×10⁹/L;C反应蛋白8.9mg/L、降钙素原正常。患儿病情稳定,家属要求自动出院。

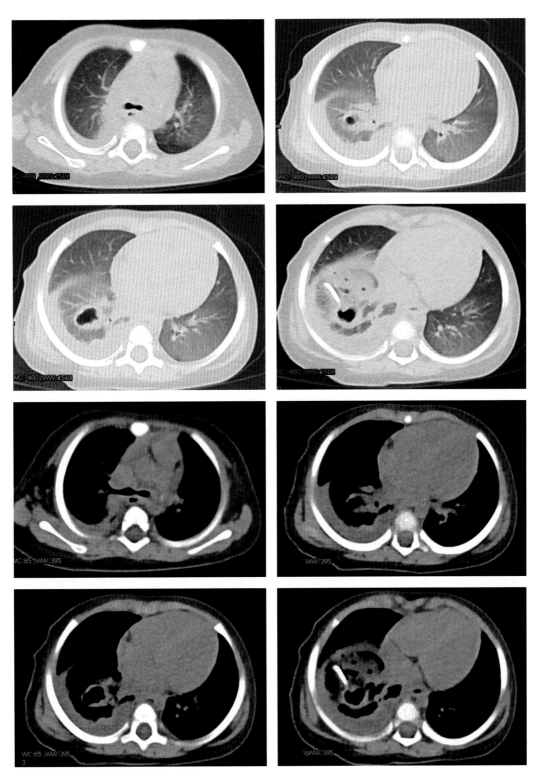

图2-3-29 右肺下叶实变并多发空洞、空腔样改变，右侧胸腔积液（2016-10-07）

【分析】金黄色葡萄球菌（SA）是导致医疗保健相关（healthcare-associated，HA-）和社区相关（community-associated，CA-）感染的主要原因。一方面，HA-SA分离株通常会引起院内肺炎、血液感染、导管相关尿路感染等。另一方面，CA-SA分离株通常会引起高致死性疾病，如SSTI和流感后坏死性肺炎等。不同感染类型的差异，部分是由于HA-SA和CA-SA分离株的独特性造成的。例如，HA-SA分离株表现出对宿主上皮细胞的强烈黏附性，而CA-SA分离株由于重要的群体感应调节系统附属基因调节因子（accessory gene regulator，agr）的活性增强而表现出较高的毒力。按照DNA序列多态性可将金黄色葡萄球葡分为agr Ⅰ～Ⅳ型。金黄色葡萄球菌的agr系统调控约为100个基因的表达,包括毒素、代谢、转运和降解途径,与细菌黏附因子、生物膜形成和毒力因子(δ-溶血素)等相关。agr系统和其作用因子(PhoP、SrrB、YycG、SarX、SigB和ClpP)的较高表达导致CA-SA急性感染,而agr负调节表面相关因子(FnbpA、SpA、Atl、ClfA、IsaA、IsaB、LtaS、SsaA和Cna)导致HA-SA的持续性感染。

坏死性肺炎是各种病原体引起的重症肺炎,以肺实质结构破坏消失后出现空洞为特征。坏死性肺炎的病程可快速进展,临床恶化,严重的呼吸困难可能导致严重的功能障碍和需要机械通气,50%成年病人死亡。金黄色葡萄球菌是坏死性肺炎常见病原菌,以杀白细胞毒素(Pvl)基因阳性菌株常见,而与甲氧西林耐药(MRSA)或敏感(MSSA)无关。其他的金黄色葡萄球菌毒素,如α-溶血素亦发挥了重要作用。α-溶血素作用机制包括激活NLRP3炎症小体,导致严重的肺泡坏死,以及诱导血小板-中性粒细胞聚集,从而导致组织的进一步破坏。发病前有病毒感染是一个重要的危险因素。坏死性肺炎病例几乎均合并胸膜病变,表现为胸膜增厚和胸腔积液,纵隔、肺门淋巴结肿大罕见。胸腔积液多为脓血性,白细胞增高,多核为主,LDH明显升高,提示为感染性渗出。入院时多数病例白细胞、中性粒细胞计数升高,也有白细胞正常和降低,但所有病例CRP均明显升高,提示细菌感染可能。另外,本例亦为严重CAP,其定义为肺炎伴如下情况之一:①需进入ICU治疗;②胸部影像学检查表现坏死或空洞浸润;③伴有脓胸。本例影像表现为坏死、空洞且伴有脓胸,严重CAP诊断成立。

万古霉素因其对甲氧西林耐药和甲氧西林敏感的细菌菌株均有活性作用,常作为疑似金黄色葡萄球菌血流感染病人的经验性用药。美国学者McDanel等对2003—2010年122名MSSA血流感染病人在退伍军人事务所医院接受β-内酰胺类药物或万古霉素经验性或针对性用药的效果进行比较,经验性用药定义为第一次出现MSSA培养阳性结果的标本采集前的前2天至标本采集后的第4天这期间开始用药,而针对性治疗定义为第一次出现MSSA培养阳性结果的标本采集后的第4~14天开始用药。与万古霉素治疗相比,经验性使用β-内酰胺类药物单药治疗对30天死亡率无影响。但是,使用β-内酰胺类药物进行针对性治疗时,可使30天死亡率明显降低35%。

鉴于万古霉素缺乏对MSSA的杀菌作用,故不推荐其用于治疗由MSSA引起的严重感染,因为在降低死亡率和细菌敏感方面不如β-内酰胺类。美国感染疾病协会等机构推荐在分离出MSSA菌株情况下将万古霉素转换成β-内酰胺类药物治疗,如头孢唑林或抗葡萄球菌青霉素(萘夫西林或苯唑西林)。《热病-桑福德抗微生物治疗指南(新译第46版)》亦推荐MSSA肺炎首选萘夫西林或苯唑西林治疗。本例病情较重,影像学短期内出现空洞,且有脓胸,故经验性应用万古霉素和亚胺培南联合抗感染治疗,诊断明确后停用万古霉素和亚胺培南,改用头孢唑林继续治疗。

在过去的10年里,邻氯青霉素、萘夫西林或苯唑西林等抗葡萄球菌青霉素(antistaphylococcal penicillins,ASP)治疗MSSA菌血症的首选地位受到了动摇,主要原因是其安全性受到了质疑。因为ASP治疗过程中超过10%的病人出现超敏反应和肾功能损害,超过20%的接受了高剂量苯唑西林(12g/d)治疗复杂MSSA菌血症的病人出现了不良事件,导致ASP治疗的过早终止。这可能与衰老和合并症的增加有关,包括肾小球滤过率降低的慢性肾病。多项研究对ASP和头孢唑林治疗MSSA菌血症孰优孰劣进行了比较。Miller等对130名接受了萘夫西林(79例)或头孢唑林(51例)治疗的MSSA菌血症病人进行了安全性分析。与头孢唑林相比,萘夫西林具有较高的肾毒性发生率(25% vs.2%)、过敏反应和肝毒性趋势。82%的萘夫西林和94%的头孢唑林治疗病例取得了临床成功,疗效相似。Burdet等对300例MSSA菌血症病人的治疗结果进行比较后发现,头孢唑林疗效不劣于邻氯青霉素,且治疗MSSA菌血症的安全性较好。我国学者史长城对2018年2月以前10项合计4779例应用头孢唑林和ASP治疗MSSA菌血症的数据进行了分析。Meta分析结果显示:与ASP组比较,头孢唑林组死亡率显著降低,且临床失败率、肝毒性、肾毒性和因不良事件导致的停药等均显著降低。在菌血症复发率、不良事件发生率、过敏反应和血液毒性等方面,两组无显著性差异。综上所述,头孢唑林治疗MSSA菌血症的有效性和安全性均优于ASP。但已有文献报道,头孢唑林存在接种效应(指对某一细菌的MIC随细菌的接种数量增加而明显升高),可能会导致治疗失败。因此,该研究建议,在除外感染性心内膜炎和细菌高负荷感染情况下,头孢唑林可作为MSSA菌血症的首选药物。

(山东省立医院小儿呼吸科 刘奉琴 提供)

2.病例2:女,63岁。发热、咳嗽、胸闷10余天。病人10天前无明显诱因出现咳嗽、咳白黏痰,痰不易咳出。发热,体温不超过37.9℃。偶胸闷,伴乏力、食欲缺乏,腹泻1天,口服阿奇霉素6天,静脉用药物(具体不详)治疗4天,病情无好转。当地医院就诊,辅助检查:血常规示白细胞计数$17.6×10^9$/L、中性粒细胞0.89、血红蛋白110g/L;红细胞沉降率121mm/h;凝血五项:D-二聚体1.1mg/L、纤维蛋白原9.92g/L;降钙素原1.41ng/ml;生化示白蛋白21.3g/L、血糖28.2mmol/L。胸部CT检查示双肺多发高密度影,双侧少量胸腔积液,收入院。既往有烧伤病史60余年,反复右上肢感染,13年前因"右上肢皮肤肿瘤"行右上肢截肢术。2型糖尿病病史20余年,冠心病病史10余年。

胸部CT(2017-12-15):左肺上叶、双肺下叶斑片、实变影,双侧少量胸腔积液(图2-3-30)。

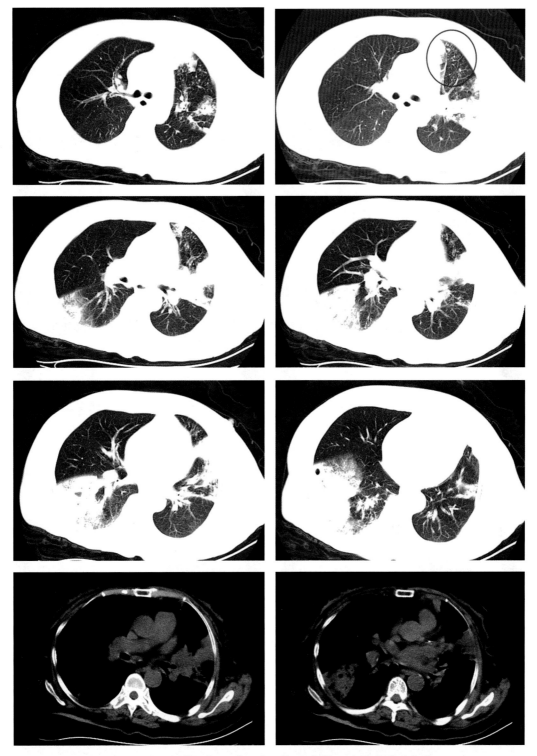

图2-3-30　左肺上叶、双肺下叶斑片、实变影，双侧少量胸腔积液

【诊断】社区获得性肺炎。

【诊断依据】老年女性，社区发病，咳嗽、胸闷，白细胞升高明显，红细胞沉降率、降钙素原、D-二聚体等炎性指标均升高，胸部CT示双肺多发实变，实变内可见坏死、空洞，树芽征明显（红圈），符合社区获得性肺炎诊断标准。入院查体：T 37.5℃，双肺呼吸音粗，可闻及干、湿啰音，心律失

常，可闻及期前收缩。给予哌拉西林/他唑巴坦3.375 6小时1次静脉滴注，入院后2次痰培养查到金黄色葡萄球菌，对青霉素、红霉素、克林霉素耐药，余皆敏感，头孢西丁筛选试验阴性，诱导型克林霉素耐药试验阳性，考虑MSSA肺炎。8天后复查胸部CT（2017-12-21）病变部分较前略有吸收，部分进展（图2-3-31）。辅助检查：血常规示白细胞计数

10.2×10⁹/L、中性粒细胞0.77、血红蛋白89g/L；降钙素原0.15ng/ml；生化示白蛋白26.4 g/L、血糖7.10mmol/L。病人无发热，炎性指标较前明显降低，血糖控制可，但肺部炎症吸收较慢，改用舒普深和莫西沙星继续抗感染治疗。辅助检查（2017-12-24）：血常规示白细胞计数7.73×10⁹/L、中性粒

细胞0.83、血红蛋白89g/L；降钙素原0.08ng/ml。痰培养再次查到金黄色葡萄球菌（MSSA）。复查胸部CT病变略有吸收，局部进展，胸腔积液较前减少（图2-3-32）。继续治疗9天，复查胸部CT（2018-01-02）右肺下叶病变较前吸收，左肺病变较前进展，病人病情稳定，自动出院（图2-3-33）。

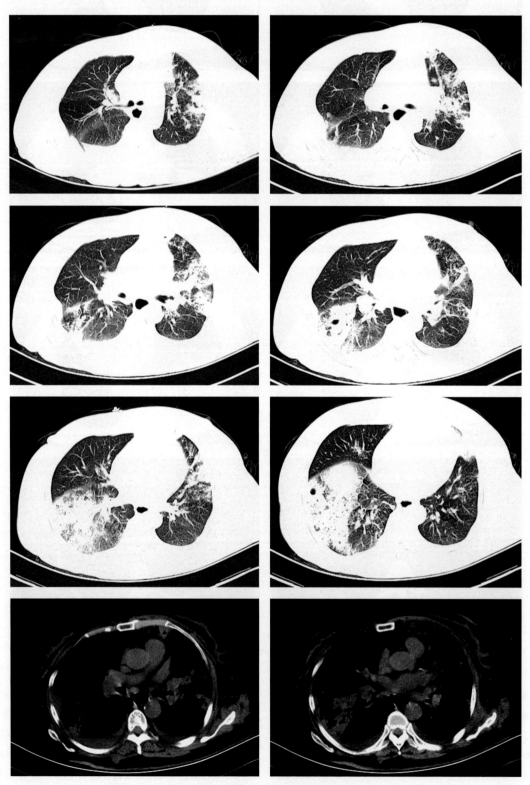

图2-3-31　病变吸收不明显，胸腔积液较前增多（2017-12-21）

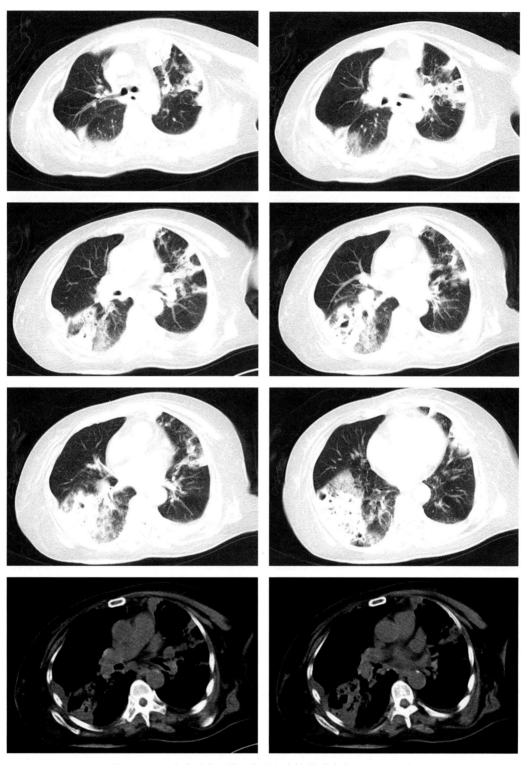

图2-3-32　病变略有吸收，胸腔积液较前减少（2017-12-24）

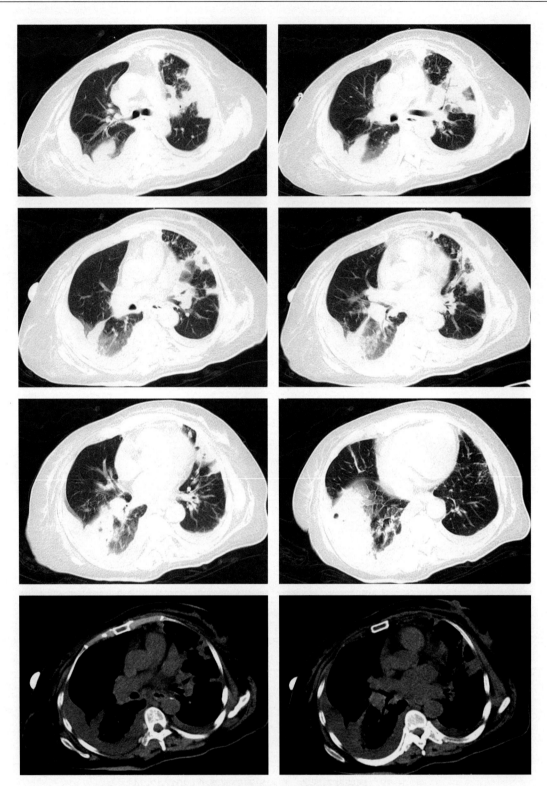

图2-3-33　右肺下叶病变较前吸收，左肺病变较前进展（2018-01-02）

【分析】虽然红霉素和克林霉素是不同类型的抗菌药物，分别属于大环内酯类和林可酰胺类，但其作用机制（抑制蛋白质的合成）和耐药机制相似。克林霉素因其组织渗透性强等特点常被作为对青霉素过敏或慢性肾衰竭MSSA感染病人的替代药物。随着抗生素的广泛使用和不合理应

用，克林霉素耐药菌株逐渐增加。红霉素耐药有诱导克林霉素产生耐药的作用。大环内酯类抗生素的耐药机制主要有两种：外排泵机制（只针对大环内酯类耐药）；改变核糖体结合位点的甲基化酶（对两类抗生素均耐药）。在葡萄球菌中，对大环内酯类耐药的外排泵机制（定义为M型耐

药）是通过msrA基因介导的。而由erm基因介导（通常是ermA基因或ermC基因）的靶位改变可引起大环内酯类、林可酰胺类和链阳菌素B耐药（定义为MLSB型耐药）。核糖体药物结合靶位改变又分为核糖体自身结构的变异和红霉素诱导产生的变异。

克林霉素耐药具有结构型和诱导型2种耐药表型。临床分离的红霉素耐药而克林霉素敏感的菌株，确定诱导后克林霉素是耐药（由erm基因介导）还是仍为敏感（由外排泵基因介导）非常重要。泵出型耐药（M型耐药）是由于耐药基因编码外排蛋白，这种蛋白能将进入细菌体内的药物泵到体外使其不能发挥作用，其耐药表型为红霉素耐药而克林霉素敏感。MLSB型耐药菌株表现为红霉素耐药，而克林霉素可能耐药也可能敏感，取决于耐药机制是结构型还是诱导型。如果是调控导致结构改变引起耐药，则表现为对红霉素和克林霉素同时耐药；如果是调控导致介导的诱导型耐药，则表现为红霉素耐药和克林霉素敏感，经红霉素诱导后则表现为克林霉素耐药。

D试验和肉汤稀释法被推荐用于检测葡萄球菌的诱导型克林霉素耐药。2004年，NCCLs/CLSI建议实验室用双纸片法（即D试验）检测葡萄球菌诱导克林霉素耐药试验来报告克林霉素敏感性结果，并制定了相应的标准操作规程。D试验适用于葡萄球菌属、肺炎链球菌、β-溶血链球菌。当红霉素耐药而克林霉素敏感时，需要做此试验。如阳性，则克林霉素修改为耐药。

在欧美国家，克林霉素是治疗CA-MRSA引起的儿童侵袭性感染的有效抗菌药物。因其为抑菌剂，故大都不建议用于治疗血流感染。在我国，红霉素和克林霉素

均有极高的耐药率。金黄葡萄球菌红霉素耐药诱导克林霉素耐药问题十分突出，因此，临床治疗金黄葡萄球菌感染时，在未得到药敏报告以前，不应使用克林霉素治疗。诱导型克林霉素耐药在肺炎链球菌和β-溶血链球菌中也存在。本例诱导型克林霉素耐药试验阳性，符合诱导型耐药。

（日照市中心医院呼吸科　辛全娟　提供）

3.病例3：女，56岁。发热、咳嗽、咳痰4天。病人4天前（2016-02-10）受凉后出现咳嗽、咳黄色黏稠痰，不易咳出，伴畏冷、发热，体温最高达38.5℃，右侧胸痛，活动后及深呼吸时加重，平卧位可缓解。自服药物（板蓝根冲剂、感冒灵）治疗，症状无改善。于2016-02-15 10：00收治于呼吸内科。病人既往有高血压病史10余年，目前服用氨氯地平治疗；2型糖尿病史20年，目前服用二甲双胍缓释片、优泌乐治疗，血糖控制不详。入院查体：T 37.7℃，P 122次/分，R 22次/分，BP 139/69mmHg，神志清楚，急性面容，精神欠佳。右手示指和中指有伤口，轻微红肿，自述乡下探亲时接触活禽，不慎被铁丝刮伤所致。胸骨右侧轻度压痛，双肺呼吸音粗，可闻及散在湿啰音。辅助检查：血常规示白细胞计数$1.91×10^9$/L、中性粒细胞0.62；红细胞沉降率32mm/h；C反应蛋白 101.11mg/L；降钙素原 15.82ng/ml；D-二聚体4247.54 ng/ml；血气分析拒检。送检咽拭子、痰培养和血培养（双侧四瓶）。14：30回报咽拭子、痰涂片：白细胞内外均可见革兰阳性球菌，疑似葡萄球菌。心电图提示窦性心动过速。胸部CT：双肺散在棉花团样斑片模糊影，下叶为主。

胸部CT：双肺多发斑片、实变影（图2-3-34）。

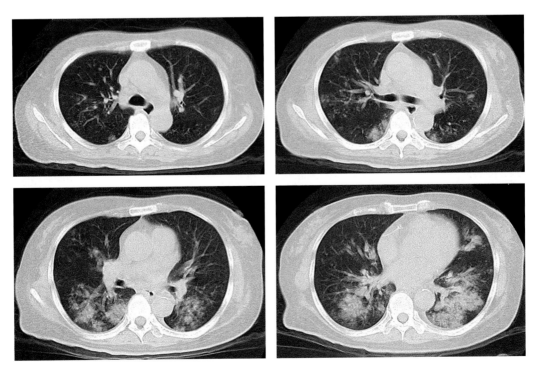

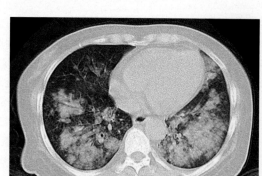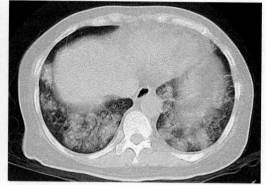

图2-3-34　双肺多发斑片、实变影

【诊断】金黄色葡萄球菌肺炎。

【诊断依据】中年女性，自述乡下探亲期间接触过鸡鸭等活禽，发热、咳嗽、咳黄色黏痰、右侧胸痛，血常规示白细胞明显降低，CRP和PCT明显升高，胸部CT示双肺炎表现，社区获得性肺炎诊断明确，咽拭子、痰涂片白细胞内外均可见革兰阳性球菌，疑似葡萄球菌，结合病人有手指刮伤史，需考虑金黄色葡萄球菌肺炎可能，不排除合并病毒感染。给予莫西沙星、利奈唑胺抗感染治疗，奥司他韦、莲花清瘟胶囊抗病毒治疗，立普妥抗动脉硬化，拜阿司匹林抗血小板聚集，优泌乐25R、二甲双胍缓释片降糖，氨氯地平降压，甘安合剂、氨溴索、异丙托溴铵气雾剂（爱全乐）、沐舒坦等对症治疗。同时送检咽拭子、痰和血培养，采集鼻咽拭子送市疾控中心，以明确病原体。进一步行血常规、肌酸激酶同工酶、心肌酶系列、D-二聚体、BNP、肌红蛋白、血酮体、血清淀粉酶、肥达外斐反应、呼吸道病原体十一项（肺炎衣原体、肺炎支原体、嗜肺军团菌、呼吸合胞病毒、腺病毒、流感流毒A、流感病毒B、副流感病毒、柯萨奇病毒B型、柯萨奇病毒A型、埃可病毒）、心电图、颅脑CT等检查协助诊断。15日13：00回报血糖25.47mmol/L，血酮体阳性，改用诺和锐、甘精胰岛素强化降血糖并检测血糖。告知病人家属病情危重，给予一级护理。同时再次建议血气分析，家属拒绝，严密观察病情变化。15：00病人突然出现意识丧失，呼之不应，口吐粉红色泡沫痰，血压测不到，瞳孔对光反射减弱，呼吸、心搏停止，心电图监护显示呈一直线，立即给予胸外心肺复苏、气管插管、深静脉穿刺、除颤等，给予肾上腺素、洛贝林、多巴胺、尼可刹米、碳酸氢钠等药物抢救，但病人仍于18：06抢救无效，临床死亡。16日血、痰、咽拭子培养回报均查到金黄色葡萄球菌，除青霉素耐药外，其余药物均敏感。呼吸道病原体十一项均为阴性。

【分析】金黄色葡萄球菌是临床上常见的致病菌，能引起从皮肤的浅表感染到严重的系统性疾病，曾经是外伤致死的主要原因。该病例虽发生于病毒性肺炎流行季节，且有活禽接触史，但结合临床、影像和实验室检查，死亡原

因考虑为MSSA感染，不除外手外伤所致。

金黄色葡萄球菌因其携带多个毒力基因，致病力强，与感染后疾病的严重程度呈正相关；而感染后是否能得到有效治疗与其耐药性及耐药基因的携带密切相关。相对MRSA，MSSA对大部分临床用抗菌药物都敏感，但MSSA菌具有更高的遗传多样性，并且携带有较多的毒力因子，致病性更强，且可以通过水平转移的方式获得SCCmec遗传元件，成为MRSA。比如，20世纪中叶流行于医院中的pvl阳性MSSA克隆CC30，其在获得了SCCmec元件之后成为了全球流行的、也是主要CA-MRSA流行克隆之一。美国的一项研究中发现MSSA的主要流行克隆USA100（CC5）、USA800（CC5）和USA300（CC8）同时也是医院或者社区中主要的MRSA流行克隆。

MSSA菌血症是导致社区或医院血液感染的第二大原因，欧洲每年发病人数约有20万例，造成约6.5万人死亡，总死亡率估计在30%左右。本例为MSSA菌株，病人迅速死亡主要与金黄色葡萄球菌的毒力有关。毒力因子能帮助病原体入侵并抵抗宿主防御机制。目前已在金黄色葡萄球菌中发现100多种毒力因子。金黄色葡萄球菌毒素的主要作用是通过超抗原作用或是直接细胞毒性作用等使宿主免疫细胞失活，从而达到致病及加重病情的作用。

目前研究显示与金黄色葡萄球菌致病性密切相关的毒力基因主要有溶血素基因、肠毒素基因、杀白细胞毒素基因、表皮剥脱素基因、中毒性休克综合征毒素基因等。溶血素基因编码的溶血素能插入宿主细胞膜的疏水区形成小孔，破坏细胞膜的完整性，造成细胞内液外流而使细胞裂解。溶血素亦可作用于平滑肌的血管壁细胞，引起平滑肌收缩，导致平滑肌坏死，还能特异性地裂解细胞膜上的鞘磷脂，使细胞膜渗漏致使细胞溶解。肠毒素基因编码的肠毒素是一组毒力相似、结构相关，但抗原性不同的胞外蛋白质，可与肠道神经细胞受体作用刺激呕吐中枢导致以呕吐为主要症状的急性肠胃炎。杀白细胞毒素基因编码的杀白细胞毒素，可在线粒体外膜上建立孔道，破坏线粒体的内环境，激活caspase-3和caspase-9，诱导免疫细胞凋亡。表

皮剥脱毒素基因编码的表皮剥脱毒素可导致角质细胞分离而引起烫伤样皮肤综合征。中毒性休克综合征毒素基因编码的中毒性休克综合征毒素可使淋巴细胞活化、增殖，进而释放大量炎症因子，引起机体多个器官系统的功能紊乱或损伤。

既往在欧美地区的一些流行病学研究的基础上认为与MRSA相比，MSSA很少携带*pvl*毒力基因，但是在后续的其他国家和地区的研究中发现MSSA有较高的*pvl*携带率，比如一些大范围流行的MSSA克隆ST1、ST5、ST25和ST152等。此外，一些局部流行的MSSA克隆ST8（美国）、ST80（欧洲、非洲）等*pvl*基因携带率也较高。一些著名的社区获得性MSSA克隆例如CC30和CC121经常携带有*pvl*毒力基因。在非洲也发现一些MSSA克隆（ST15、ST30、ST121和ST152）因为有较高的*pvl*基因携带率，具有较强的致病性。

由携带杀白细胞毒素的金黄色葡萄球菌（PVL-SA）引起的最重要的威胁生命的疾病之一是高死亡率的出血性坏死性肺炎。其临床特点表现为在流感样前驱症状后迅速发生的大面积肺炎。如果病人患有流感样前驱症状，且伴有咯血、低血压、高热、白细胞减少和（或）多肺段浸润（可见空洞形成），特别是在流感流行期间，则应怀疑是否存在PVL-SA感染，特别是存在MSSA感染。本例疾病演变符合上述过程，考虑存在PVL-MSSA感染可能。本例未出现空洞性改变，与疾病进展快，短期内（1天）死亡有关。

近年来，有一些MSSA克隆的出现对公共健康造成了很大的威胁，例如MSSA ST398（CC398）。其spa型别主要为t571，可能为动物来源的MRSA ST398克隆的始祖，既含有噬菌体携带的与免疫逃逸相关的基因簇，又因携带有*ermT*基因而对红霉素耐药。MSSA ST398克隆在北美、欧洲、中国及加勒比海等多个国家和地区都有流行，尤其在法国，其检出率为所有心内膜炎感染来源的MSSA的7.5%。Bouiller对法国某医院2010—2014年血流感染MSSA的细菌研究发现，CC398克隆株感染者死亡率、住院时间、费用较非CC398组高，且该组菌在CA-MSSA比例有逐年升高的趋势。

近年来的研究发现，临床分析表型为MSSA的菌株有一部分携带有*mecA*基因，即苯唑西林敏感*mecA*基因阳性的金黄色葡萄球菌（OS-MRSA）。由于临床实验室常规检测方法为表型MIC检测而非*mecA*基因检测，因此，OS-MRSA被临床误划分为MSSA。此类菌株一旦暴露在β-内酰胺类药物中，可能会诱导PBP2a的表达而导致临床治疗的失败，甚至导致死亡。临床诊断时除了表型检测外，有条件者应进行*mecA*基因检测，以免误诊。

（厦门大学附属第一医院检验科　徐和平　提供）

4.病例4：男，16岁。咳嗽、咳痰4天，发热2天。病人4天前无明显诱因出现咳嗽，多为干咳，未治疗。次日夜间咳嗽加重，畏寒，自服感冒药后（具体不详），觉畏寒症状缓解。2天前出现发热，体温最高达40℃，就诊于当地县医院，给予青霉素、利巴韦林静脉滴注2天，体温无下降，痰中带血，伴头晕、胸痛，于2017-12-30住院治疗。辅助检查：血常规：白细胞计数4.81×10⁹/L、中性粒细胞0.71；红细胞沉降率29mm/h；降钙素原2.99ng/ml；C反应蛋白151.09mg/L。

胸部CT（2017-12-30）：双肺多发斑片、实变影（图2-3-35）。

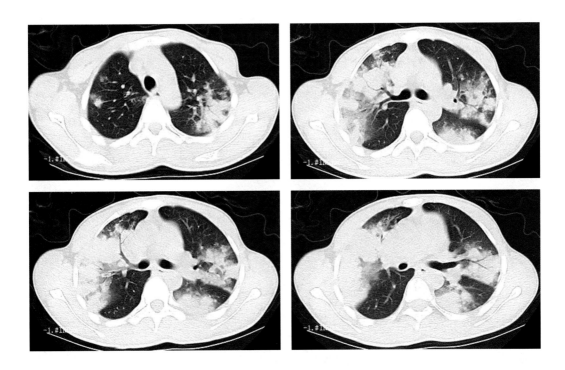

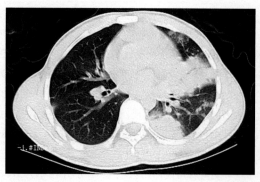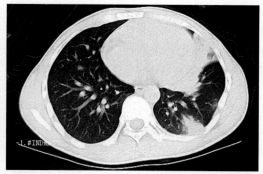

图2-3-35　双肺多发斑片、实变影

【诊断】社区获得性肺炎。

【诊断依据】青少年男性,社区发病,病史较短,炎性指标均升高,胸部CT示双肺多发斑片、实变影,支气管充气征明显,社区获得性肺炎诊断成立。社区获得性肺炎致病菌以肺炎链球菌、非典型病原体、金黄色葡萄球菌多见,该病例进展迅速,病变多发,不符合典型肺炎链球菌肺炎表现;病变以实变为主,不符合典型支原体肺炎特征;病程短,病情重,病变多发,且出现痰中带血,需考虑金黄色葡萄球菌肺炎可能。入院后体温最高达39.5℃,给予美罗培南0.5g,8小时1次静脉滴注,体温逐渐下降,4天

后痰培养和血培养均查到金黄色葡萄球菌,对青霉素G、红霉素、克林霉素耐药,克林霉素诱导试验阳性,余皆敏感。复查胸部CT(2017-01-04)示病变有所吸收,空洞明显,左侧胸腔积液(图2-3-36)。该例影像改变符合金黄色葡萄球菌肺炎演变过程,药敏提示MSSA,加用利奈唑胺0.6g 12小时1次静脉滴注。3天后体温降至正常,复查降钙素原0.16ng/ml,病情明显好转,停用美罗培南,改用哌拉西林/他唑巴坦4.5g,8小时1次,继续治疗5天,复查胸部CT(2017-01-12)示病变较前吸收,双肺空洞、气囊影(图2-3-37)。继续治疗13天后复查胸部CT(2017-01-25)

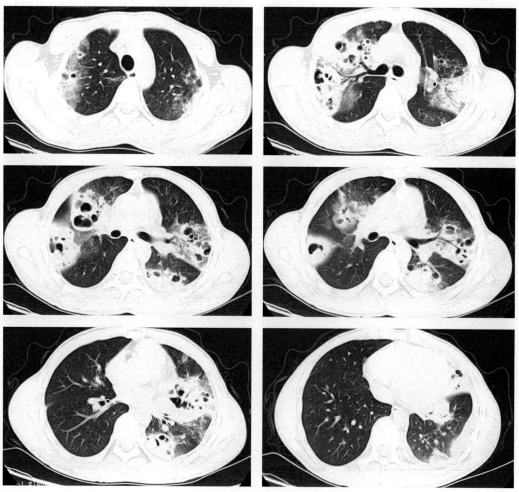

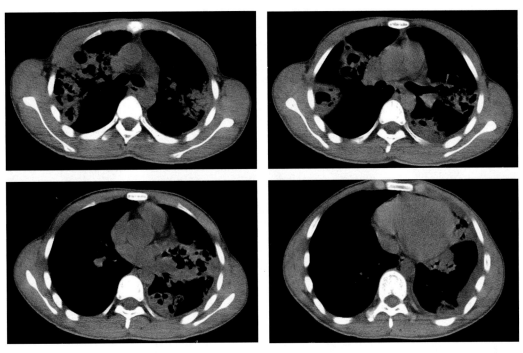

图2-3-36　双肺实变、空洞影，左侧胸腔积液（2017-01-04）

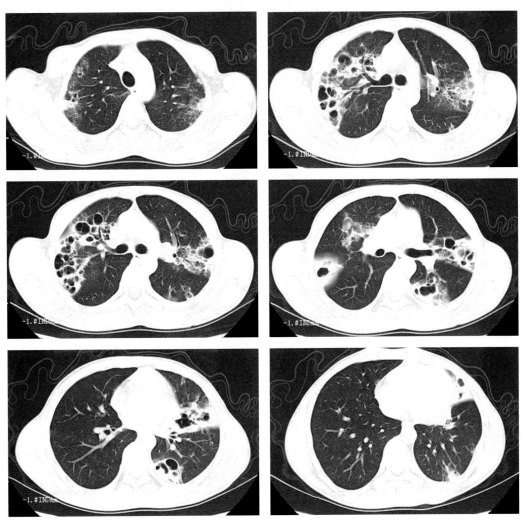

图2-3-37　双肺多发空洞、气囊影（2017-01-12）

示病变较前进一步吸收（图2-3-38）。辅助检查：血常规示白细胞计数7.07×10⁹/L、中性粒细胞0.61；红细胞沉降率4mm/h；C反应蛋白0.16mg/L。病人病情稳定，好转出院。

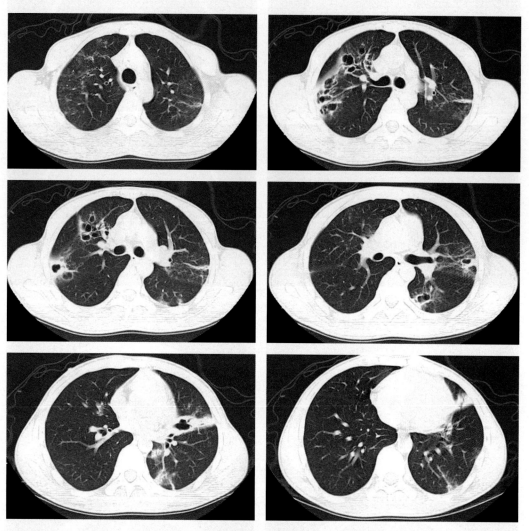

图2-3-38　病变较前进一步吸收（2017-01-25）

【分析】本例初始影像为双肺节段性分布实变影，短期内（1周内）出现多发空洞、气囊影，符合MSSA所致坏死性肺炎演变过程。肺气囊（pnematocele）是在肺部感染、肺外伤（裂伤）或吸入烃类后形成的后天性含气囊肿，代表了局部的肺部膨出。肺气囊最初是由坏死的肺实质引流而形成的，随后肺气囊增大是由邻近气囊压迫和细支气管阻塞引起的活瓣效应所致。一般在肺炎进展后不久就会观察到肺气囊，在住院的第5～7天最易获得肺气囊的放射学证据。肺气囊可以是单一的，但往往是多发、薄壁、充满空气、囊样空腔，直径>1cm，囊壁<4mm，厚度均匀。葡萄球菌肺炎易形成肺气囊，其他能形成肺气囊的微生物包括肺炎链球菌、流感嗜血杆菌、大肠埃希菌、化脓链球菌、黏质沙雷菌、肺炎克雷伯菌、腺病毒、结核分枝杆菌和耶氏肺孢子菌。肺气囊常在数周或数月后自行消退。

人体的肠道、皮肤、口腔和呼吸道等部位生存有以万亿计的共生微生物，被称为人体微生物组，占人体质量的1%～3%。人体内微生物细胞的数量比人体细胞的数量多出10倍，微生物基因的数量比人类基因多出100～1000倍，且可以提供许多人类细胞没有的代谢功能，并与人类一起进化。人体内微生物种群的平衡与人体健康和疾病密切相关。呼吸道作为人体重要的组成部分之一，既与外界直接相通又和体内紧密相连，其内的微生物在人体的整个生命过程中扮演着重要的角色。

近年研究表明，不管是健康人群还是急性或慢性肺疾病人群，在呼吸道中均存在大量种群组成复杂的微生物。呼吸道微生物群是指上呼吸道和下呼吸道中存在的细菌、真菌、病毒、支原体、衣原体等全部微生物的集合。呼吸道微生物群与其所在部位的宿主细胞及环境中影响两者相互作用的多种生物和非生物因素共同构成了呼吸道微生物组。过去主要是基于培养的方法对痰液和肺泡灌洗液中的微生物进行分析，微生物的数量和种类变化很大，且微生物与疾病之间的相关性并不明显。不同于临床上普遍采用的针对某一种或几种细菌的呼吸道标本培养技术，基于核酸检测的微生物菌群分析包括呼吸道中所有细菌的种类及其比例，为了解菌群特征提供了更为全面的信息。以往认为，健康状态下的下呼吸道是无菌的，但DNA相关测序技术能检测出呼吸道标本中以往传统细菌培养不能发现的菌株，证实了呼吸道（包括上呼吸道和下呼吸道）中局部菌群的存在。

健康的鼻孔和鼻咽部含有链球菌、葡萄球菌、棒状杆菌、丙酸杆菌、莫拉菌、流感嗜血杆菌和奈瑟菌属（包括脑膜炎奈瑟菌）。2015年Liu等对178例成人鼻腔微生物群进行的研究发现，棒状杆菌携带者占88.2%，丙酸杆菌携带者占83.7%，表皮葡萄球菌携带者占90.4%。金黄色葡萄球菌是前鼻腔的优势菌株，是人类宿主的可能病原体。金黄色葡萄球菌定植的分子机制正在被逐渐了解，金黄色葡萄球菌会表达大量介导细菌与宿主细胞及细胞外基质结合的黏附因子，有助于细菌的定植。这些黏附分子可分为微生物表面成分识别黏附基质分子（microbial surface components recognizing adhesive matrix molecules，MSCRAMMs）和分泌型可扩展的黏附分子群（secretable expanded repertoire adhesive molecules，SERAMs）。MSCRAMMs包括纤连蛋白结合蛋白A和B，结合纤连蛋白、纤维蛋白原和其他细胞外基质蛋白；凝集因子（clumping factor）A和B，结合纤维蛋白原；胶原结合黏附素（collagen-binding adhesin）结合Ⅰ型和Ⅳ型胶原；丝氨酸天冬氨酸丰富的蛋白（serin-aspartic acid-rich proteins），结合细胞外基质；金黄色葡萄球菌表面蛋白，结合细胞外基质；金黄色葡萄球菌蛋白A，结合免疫球蛋白Fc段等。SERAMs包括胞外黏附蛋白（extracellular adherence protein），结合细胞外基质分子等；凝固酶，激活凝血酶原；细胞外基质结合蛋白（ECM binding protein），结合细胞外基质；胞外纤维蛋白原结合蛋白（extracellular fibrinogen binding protein），结合纤维蛋白原、C3b和C3d；铁调控表面决定因子（IsdA），能够与宿主细胞外主要基质成分兜甲蛋白、细胞角质蛋白和外皮蛋白结合，而且还能赋予菌体抵抗鼻腔分泌乳铁蛋白的能力来促进菌体鼻腔定植。此外，一些学者通过对在黏膜表面生存能力具有明显差异的致病菌株进行基因组比对分析，发现定植能力强的菌株都携带有oatA基因，该基因编码一种肽聚糖-O-乙酰转移酶，能够赋予菌株溶菌酶抗性。总之，金黄色葡萄球菌具有多种多样的宿主体内生存机制，这些生存机制能够帮助其逃脱宿主免疫系统的攻击，从而给人类的健康带来极大威胁。

呼吸道微生物组成的变化与呼吸道不同的疾病状态有关。2010年Frank等对健康人群和住院人群进行研究，

健康成年人鼻腔定植菌以丙酸杆菌和棒状杆菌为主，而病人鼻腔定植菌以金黄色葡萄球菌和表皮葡萄球菌为主，金黄色葡萄球菌定植与表皮葡萄球菌等其他细菌的存在呈负相关。Krismer等认为，细菌之间的这种平衡效应可能是相互依赖的激活抑制机制的结果。一些细菌能够分泌调节金黄色葡萄球菌丰度的抗葡萄球菌物质。例如，肺炎链球菌体外产生的H_2O_2对金黄色葡萄球菌具有杀灭作用。2016年Zipperer等的体外和人体研究发现，里昂葡萄球菌产生一种含四氢噻唑的环肽类新型抗生素，命名为里昂素（Lugdunin），可以通过杀菌作用阻止金黄色葡萄球菌鼻腔定植。里昂素是比较罕见的非核糖体生物活性化合物，在动物模型中能杀灭MRSA，且不易诱发金黄色葡萄球菌的耐药性。

在某些情况下，细菌分泌的物质可以改变金黄色葡萄球菌的黏附特性。2013年，Sugimoto等研究发现，某些类型的表皮葡萄球菌似乎能够合成丝氨酸蛋白酶Esp，这种酶可以在健康人体内消除鼻腔金黄色葡萄球菌，其可能机制是降低葡萄球菌表面蛋白和其宿主受体的相互作用。2014年，Wollenberg等发现丙酸杆菌属也会产生类卟啉Ⅲ（coproporphyrin Ⅲ），这是一种卟啉代谢物，可诱导金黄色葡萄球菌聚集，影响鼻腔定植。棒状杆菌可通过人类细胞结合竞争机制拮抗金黄色葡萄球菌的定植。2000年，Uehara等在156名健康志愿者中，对金黄色葡萄球菌携带者的鼻腔接种了15株棒状杆菌，观察到71%的金黄色葡萄球菌完全根除。种内竞争也被描述。一项横断面临床研究表明，MSSA和MRSA相互竞争定植，MSSA对MRSA携带具有保护作用。另一方面，既往的金黄色葡萄球菌鼻腔携带可能使成年病人更容易发生葡萄球菌定植。

在人类，鼻部定植可能在出生后的最初几天即开始。2003年，Peacock等评估了100对母婴在分娩后6个月的金黄色葡萄球菌鼻腔携带情况。在出生后的前8周，携带率是40%~50%，6个月后下降到21%。此外，68%的母婴鼻部携带相同的金黄色葡萄球菌菌株，证明了环境因素在金黄色葡萄球菌携带中的作用。2012年，Leshem等的另一项研究在80%的母婴中发现了相同的菌株。在这些新生儿中，90%的金黄色葡萄球菌的来源于母亲的鼻腔菌株。

出生后，手是金黄色葡萄球菌从表面传播到鼻腔的主要媒介。对生活在同一家庭中的个体的研究表明，这些人的鼻孔中往往携带着基因相似的菌株。尽管不常见，但空气传播是金黄色葡萄球菌传播的另一种可能途径，并可能在医院暴发中发挥作用。鼻孔定植有利于细菌通过气溶胶传播，尤其是定植的工作人员患上呼吸道病毒感染时。1996年，美国一所大学医院的外科ICU发生了一场MRSA疫情，43名病人中有8人感染MRSA。调查显示，这次暴发的源头是一名医生，他是MRSA的鼻腔带菌者，并患有上呼吸道感染。当他被鼻病毒感染时，细菌的传播比没有感染

时增加了40倍。面罩的使用显著减少了播散性。手和鼻的频繁接触以及医护人员经常不洗手也有助于该菌的直接传播。在非暴发情况下以及有控制措施的情况下,卫生工作者很少是金黄色葡萄球菌的传播源。金黄色葡萄球菌定植于病人的临床后果是显著的。有研究表明,在高风险时期,例如手术后,MRSA定植和随后的感染之间具有相关性。MRSA定植病人发生侵袭性感染的可能性是MSSA定植病人的4倍。对31项金黄色葡萄球菌血症队列研究的荟萃分析显示,MRSA感染病人的病死率明显高于MSSA感染病人。一些学者认为MRSA感染通常见于以前使用过抗生素的病人,因此,病人病死率的差异更可能反映潜在疾病的严重程度,而不是与细菌相关的毒性增加。分子生物学方面,CA-MSSA较MRSA含有更多的外毒素相关基因,而后者含有的黏附相关基因较多,CA-MSSA较MRSA有更高的毒性,而MRSA有更高的定植能力。本病例病人既往体健,社区发病,无其他部位病灶,考虑为原发性金黄色葡萄球菌肺炎。

在健康人体中,肺泡巨噬细胞、抗菌性表面活性剂和其他一些环境状态(如温度、pH、营养)会限制细菌的增殖,因此,肺组织中微生物数量比人体其他部位少。肺部微生物迁入主要通过空气吸入、微量误吸及上呼吸道微生物经黏膜表面直接播散3种方式实现。研究表明,空气中的微生物与健康人肺部中的不同,后者的组成更接近口腔中的微生物构成,证明微生物迁移中微量误吸比空气吸入占更

重要的地位。微生物的清除主要通过黏膜纤毛运动、咳嗽及天然免疫和适应性免疫。呼吸道及肺泡局部的微生物生长条件有很大差异,包括氧分压、pH、相对血液灌注、相对肺泡通气、温度、上皮结构、吸入颗粒沉降及免疫细胞数量和功能等,这些因素决定了微生物生长和繁殖速率。远端肺泡表面覆有肺泡表面活性剂,后者对某些细菌菌株具有抑制作用,从而对微生物群有选择性。

健康人体下呼吸道中存在固定菌群,以假单胞菌属、链球菌属、普雷沃菌属、韦荣球菌属、嗜血菌属及奈瑟球菌属为主。虽然呼吸道中真菌组及病毒组含量较少,但它们与呼吸道中菌群及相关疾病均存在密切关系,在呼吸道微生物组与相关疾病的研究中应同时考虑真菌和病毒的作用。

呼吸道微生物组对呼吸道乃至整个人体健康和疾病均具有重要影响,深入了解人体呼吸道微生物群落的组成和功能及呼吸道微生物和疾病的关系,对于预防和治疗呼吸道疾病和其他系统性疾病都具有重要的意义。

（河南理工大学第一附属医院呼吸科　张小斋　提供）

5. 病例5:女,68岁。左颈部疼痛、胸闷、气促4天,于2017-07-30入院。起病前有受凉和拨火罐史。查体:左颈部肿胀、压痛,双肩关节活动受限,左膝关节皮肤可见3cm×3cm皮肤破损,部分已结痂,无渗血、渗液。

胸部CT(2017-08-01):左肺上叶磨玻璃结节影(图2-3-39)。

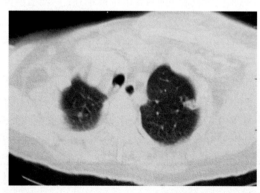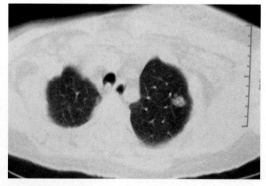

图2-3-39　左肺上叶磨玻璃结节影

【诊断】左肺上叶肺炎、皮肤及软组织感染。

【诊断依据】老年女性,左颈部肿胀、压痛,左膝关节皮肤可见皮肤破损,考虑皮肤及软组织感染。胸部CT示左上肺炎表现,不除外血流感染可能。入院后病人发热,最高体温达38.7℃。辅助检查:血常规示白细胞计数WBC 8.75×10⁹/L、中性粒细胞0.88;红细胞沉降率82mm/h;C反应蛋白164.5mg/L;降钙素原12.24ng/ml;D-二聚体2.27 mg/L;血气分析拒检。送检咽拭子、痰培养和血培养(双侧四瓶)。肝肾功能、生化:白蛋白32.1g/L、血糖12.44mmol/L、尿素氮16.30 mmol/L、肌酐201.9μmol/L、CK-MB 41U/L、

LDH 505 U/L。病人ESR、CRP、PCT和D-二聚体等炎性指标均升高,提示细菌感染,PCT明显升高提示脓毒症、血流感染。入院后给予头孢哌酮/舒巴坦钠3.0g 8小时1次抗感染治疗,3天后血培养回报金黄色葡萄球菌,对青霉素、氨苄西林耐药,余皆敏感,考虑为MSSA感染,加用苯唑西林2.0g 6小时1次联合抗感染治疗。心脏超声示左心房增大,二尖瓣轻度反流,左心室舒张功能减退,收缩功能正常。颈部超声示左侧颈部多发淋巴结肿大,左侧胸锁乳突肌较右侧增粗,密度减低。入院7天后病人左颈部及双肩关节疼痛较前改善,病人无发热,仍活动后气促明显,咳嗽、咳黄

痰，左颈部稍肿胀，有压痛，皮温稍高。病人病情好转，自动出院。出院后复查胸部CT（2017-08-12）示右肺上叶多发斑片影，胸膜下为主；左肺上叶空洞影，左颈部软组织肿胀，可见蜂窝样改变（图2-3-40）。

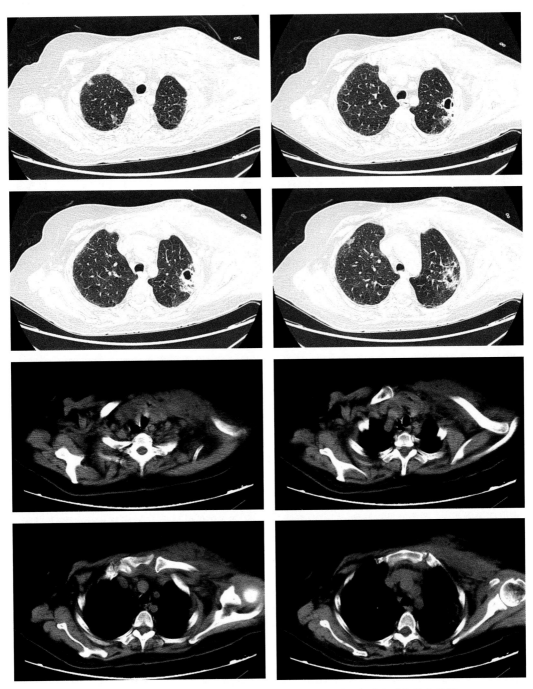

图2-3-40 左肺上叶空洞性病变，左颈部软组织感染，右肺上叶多发斑片影

【分析】血流感染（bloodstream infection，BSI）是由于各种病原微生物进入血液循环，繁殖并释放毒素及代谢产物，引起机体中毒、感染及全身性炎症反应的一种较为严重的感染性疾病。全身炎症反应综合征是指机体在各种感染性因素刺激下出现的全身性炎症反应，临床上符合以下2条或2条以上者：①体温>38℃或<36℃；②心率>90次/分；③呼吸>20次/分或$PaCO_2$<4.3kPa（32mmHg）；④白细胞计数>12×10^9/L或未成熟细胞>10%等。

血流感染是一种全身性感染，临床上呈急性起病，寒战、高热、心动过速、呼吸急促、皮疹、神志改变、肝脾大等。重者可出现急性器官功能障碍，病情进一步进展，可导致感染性休克、弥散性血管内凝血和多器官功能障碍综合征。目前将败血症和菌血症统称为血流感染，主要病原微生物包括细菌、真菌及病毒等。近年来，由于静脉导管留置、机械通气、肠外给药等侵入性设备及治疗的广泛应用，免疫抑制剂及大量抗菌药物的滥用，血流感染的发病率逐年上升。

美国疾病控制与预防中心（CDC）1996年血流感染诊断标准：①血培养1次或1次以上阳性，阳性病原体与其他感染部位无关。②病人至少有以下1项症状或体征：发热（>38℃）、寒战或低血压，同时至少满足以下任意1项：a.若血培养为常见的皮肤寄植菌（如类白喉棒状杆菌、芽胞杆菌属、丙酸杆菌属、凝固酶阴性葡萄球菌、微球菌）需有不同时间2次或2次以上的血培养阳性；b.若血培养为上述常见皮肤寄植菌，血培养仅1次阳性则需同时有静脉导管培养为阳性的同一病原菌且已开始正确的抗微生物治疗；c.血抗原测定阳性（如流感嗜血杆菌、肺炎链球菌、脑膜炎奈瑟菌或B群链球菌），且症状、体征、实验室结果不能用其他部位的感染来解释。

2001年，卫生部提出了医院感染诊断标准（试行），将血流感染分为社区获得性血流感染（CABSI）和医院获得性血流感染（NBSI）。NBSI依其致病菌在感染部位的不同又可分为：①原发性NBSI，是指血液培养分离出的致病菌与其他部位感染无关；②继发性NBSI，是指血液培养分离的微生物与另一部位院内感染（如泌尿系统感染、呼吸道感染）有关。血流感染的临床诊断：发热>38℃或低体温<36℃，可伴有寒战，并合并下列情况之一：①有入侵门户或迁徙病灶；②有全身中毒症状而无明显感染灶；③有皮疹或出血点、肝脾大、血液中性粒细胞增多伴核左移，且无其他原因可以解释；④收缩压低于90 mmHg，或较原收缩压下降超过5.3 kPa（40 mmHg）。血流感染的病原学诊断：在临床诊断的基础上，符合下述两条之一即可诊断：①血培养分离出病原微生物，若为常见皮肤菌，如类白喉棒状杆菌、肠杆菌、丙酸杆菌等，需在不同时间采血有2次或多次培养阳性；②血液中检测到病原体的抗原物质。

血液中病原菌的早期快速诊断对于发热、感染病人有重要意义，尽快明确病原菌，可为临床医生及时、合理用药治疗提供重要依据。目前大家公认的血流感染病原学金标准是血培养。但血培养的结果受诸多因素的影响。主要影响因素有采血时机、采血部位、采血间隔时间、采血量、采血份数。研究显示，在畏寒、发热前1小时左右，大量的细菌释放入血流，并在热峰后0.5～1.5小时被清除，为了使血培养的阳性率得到提高，热峰出现前后为采血送检的最佳时机。血培养的采血量是影响血培养阳性率的最重要因素，培养采血量与其阳性率呈正相关。血培养病原菌的检出率与一次所送检的血培养的瓶数密切相关，血培养的检出率随送检瓶数的增多而增多。采血前已应用抗菌药物治疗会使血培养阳性率明显降低。同时，由于受采血部位皮肤准备欠佳等因素的影响，则会增加血培养的污染。根据以往经验，血培养分离出金黄

色葡萄球菌、肺炎链球菌、肠杆菌科细菌、非发酵革兰阴性杆菌等可能为血流感染，而分离出棒状杆菌属、革兰阳性杆菌（炭疽杆菌除外）、丙酸痤疮杆菌等血流感染的可能性则很小。血培养分离出凝固酶阴性葡萄球菌是否为污染要结合临床具体分析。目前尚无有效的实验室标准来判定血培养阳性是病原菌还是污染菌，除了增加每次血培养送检组数和送检次数以外，血培养阳性报告时间能间接反映血流感染的带菌量，可用于判断血培养是否污染。

随着医学的不断进步，血流感染的病原微生物谱也在不断的变迁。国外资料显示，20世纪70—80年代，血流感染的病原微生物以革兰阴性杆菌为主，近年来，大量的广谱抗菌药物诸如头孢菌素特别是第三代头孢菌素的广泛应用，使得血流感染病原微生物中革兰阳性球菌比例逐年上升，而革兰阴性杆菌比例逐年下降，同时病原微生物中真菌感染比例也有较大幅度上升。革兰阳性球菌中尤以凝固酶阴性葡萄球菌、金黄色葡萄球菌、肠球菌为最常见。国内和国外病原微生物谱不同，仍以革兰阴性杆菌最主。

近年来，血流感染中金黄色葡萄球菌有上升趋势。美国资料显示：金黄色葡萄球菌占NBSI的20%，其中MRSA在金黄色葡萄球菌血流感染中的比例由1995年的22.0%增至2002年的57%。西班牙资料显示：1985—2006年金黄色葡萄球菌血流感染或菌血症（staphylococcus aureus bacteremia, SAB）的发病率平均每年增加0.1‰，其中MRSA占30.1%。SAB的全球分子流行病学及其与特定毒性因素的可能联系仍不清楚。Pérez-Montarelo等对西班牙15年（2002—2017年）采集的共833株金黄色葡萄球菌（785株SAB和48株定植株）进行了分析。结果显示，SAB有很高的克隆多样性，在多达28种不同的克隆复合体（Clonal complexes, CCs）中，常见的CCs为CC5（30.8%）、CC30（20.3%）、CC45（8.3%）、CC8（8.4%）、CC15（7.5%）和CC22（5.9%），占所有病例的80%。CC5在HA-SA株中的比例高于CA-SA株（35.6% vs.20.2%）。CC5与甲氧西林耐药（14.7% vs.79.4%）有关。而CC30、CC45和CC15与MSSA株有关。SAB的临床预后与多种因素相关，包括病原学因素、病人自身因素、感染严重程度及病灶来源控制、治疗方案的制定等，需要综合分析这些参数来评估病人的预后。抗生素的出现将SAB的死亡率从80%降低到15%～50%。早期治疗反应的缺乏以及既往血培养阳性、感染性休克、多部位感染灶是治疗失败的独立预测因子，早期治疗反应的缺乏最有意义。

中国香港地区一项针对392名血流感染MSSA病人研究显示，与HA-MSSA血流感染相比，CA-MSSA感染与30天预后差有关，CA-MSSA感染更容易合并有感染性心内膜炎、椎体骨髓炎、皮肤软组织感染，容易合并有转移性脓肿，HA-MSSA感染多与血管内导管植入有关，很少发

生迁移，预后较好。Bassetti等研究发现，在165例SAB病人中，只有24例（14.5%）为CA-SAB，所有社区感染菌株均为MSSA。Logistic回归分析显示，中心静脉导管、实体瘤、慢性肾衰竭、既往住院治疗和既往抗生素治疗与入院超过48h的SAB相关。糖尿病、HIV感染和慢性肝病与CA-SAB显著相关。超过50%的SAB病人为MRSA感染，感染性休克和不恰当的经验性治疗与死亡率增加有关。SAB发病后30天，165名病人中有35名（21.2%）死亡。长期护理或之前住院治疗、既往抗生素治疗和重要的合并症（如实体瘤、慢性肾衰竭、糖尿病）增加SAB概率，应立即积极治疗。Nelson等对2007年10月1日～2010年9月30日，美国退伍军人事务部系统中的369 743例住院病人的资料进行研究，以评估病人出院后的长期死亡风险。共有3599例（0.83%）病人的MRSA培养结果为阳性，阳性培养都导致了出院后死亡风险的增加。Inagaki等2019年的研究表明，MRSA菌血症与菌血症复发、死亡率升高和住院时间延长有关。

由于血流感染的病原微生物构成复杂且耐药性不断提高，所以预防血流感染的发生成为重中之重。因此，应加强医院感染管理，严格无菌操作，减少不必要的侵入性操作，合理应用抗菌药物才能从根本上降低血流感染的发生率。

6.病例6：女，11岁。右腿、左肩、腹部疼痛、发热10天，咳嗽、咳痰、胸闷、胸痛4天。病人10天前无明显诱因感右腿及左肩关节、腹部疼痛，间断发热，体温未测，至市人

民医院，行双侧髋关节MR检查示双侧髋关节周围软组织异常信号，给予镇痛治疗，疗效差。1～2天后右腿、左肩关节、腹部肿胀，以右大腿根部明显，给予推拿、拔罐及输液治疗5天，症状无明显好转。4天前出现咳嗽，咳少量白痰，胸闷，胸痛，伴食欲缺乏、乏力，再次就诊于市人民医院，辅助检查（2017-12-01）：血常规示白细胞$6.32×10^9$/L、血红蛋白95g/L、血小板$847×10^9$/L；红细胞沉降率100mm/h；C反应蛋白181mg/L。X线胸片示双肺多发斑片状及囊状密度增高影，边缘模糊，双侧胸廓外围见弧形透亮影，双肺压缩20%，双侧肋膈角变钝，可见液平。心脏彩超示肺动脉高压（轻度）；三尖瓣轻度反流；二尖瓣轻度反流。腹部超声示双侧胸腔积液、肝大、腹壁混合包块回声，考虑结核性脓肿可能性大。双下肢动静脉彩超示右股部皮下炎性改变；双侧腹股沟多发淋巴结；双下肢皮下水肿；双下肢深静脉、动脉未见明显异常。为进一步诊治，上级医院住院治疗。入院查体：T 37.5℃，P 130次/分，R 26次/分，BP 126/67mmHg，左颈部、左上肢内侧、右腹部及右大腿内侧、右手示指掌指关节皮肤红肿，触痛，右大腿内侧皮肤破溃。双上肺叩诊鼓音，双肺底叩诊浊音，呼吸急促，双肺呼吸音低，未闻及干、湿啰音，无胸膜摩擦音。右侧腹部肿胀，腹韧，压痛，无反跳痛。双下肢及左上肢活动受限，双下肢中度凹陷性水肿。

胸部CT（2017-12-02）：双肺多发斑片、结节影，胸膜下为主，部分结节内见空洞，右侧气胸，双侧胸腔积液（图2-3-41）。

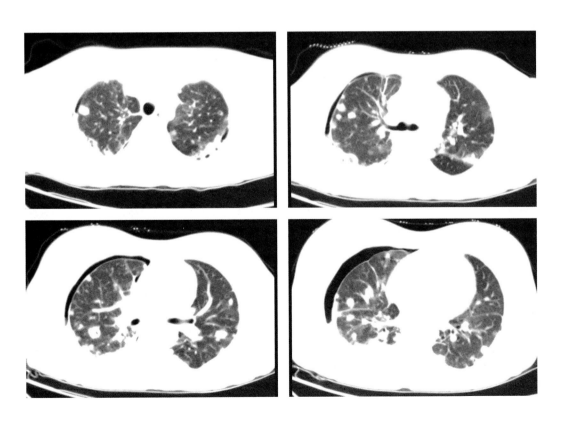

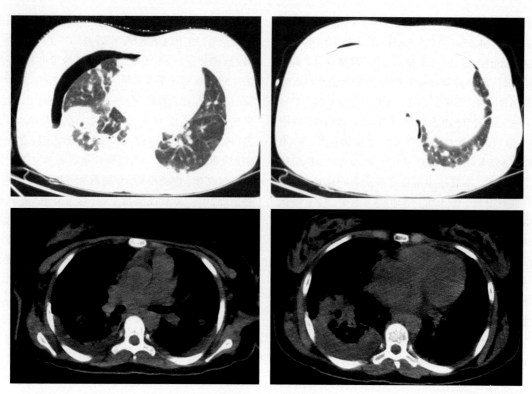

图2-3-41　双肺多发斑片、结节影,胸膜下为主,部分结节内见空洞,右侧气胸,双侧胸腔积液

【诊断】皮肤及软组织感染并腹壁脓肿、血源性肺脓肿、右侧气胸。

【诊断依据】青少年女性,全身多处皮肤软组织红肿、触痛、破溃,提示皮肤及软组织感染(颈部、左肩关节、右下肢、右手示指掌指关节)。腹部超声示肝大、腹壁混合包块回声;双肺多发斑片、结节、空洞影,胸膜下为主,右侧气胸,结合炎性指标升高,提示血流感染,腹壁脓肿、血源性肺脓肿、右侧气胸诊断成立。双侧胸腔积液考虑存在低蛋白血症,右侧胸腔积液较多,不除外合并感染可能。综合分析,致病菌考虑为金黄色葡萄球菌可能。完善相关检查:白蛋白 22.4g/L;凝血四项:纤维蛋白原 5.160g/L、D-二聚体 3.44μg/ml;胸腔积液生化:总蛋白 40.8g/L、葡萄糖 3.25mmol/L、乳酸脱氢酶 2305U/L、腺苷酸脱氨酶 34U/L;胸腔积液常规:中性粒细胞 0.77、淋巴细胞 0.19、单核细胞 0.03。入院后予阿奇霉素和磺苄西林抗感染,胸腔闭式引流、补充白蛋白等对症治疗。3天后病人仍发热,咳嗽,咳少量白痰,胸腔积液和血培养均示金黄色葡萄球菌,对青霉素、红霉素耐药,对复方新诺明中介,余皆敏感,考虑为MSSA。辅助检查(2017-12-07):血常规示白细胞 14.4×10⁹/L、中性粒细胞 0.77、血红蛋白81g/L、血小板 420×10⁹/L;红细胞沉降率 119mm/h。病人白细胞和红细胞沉降率较前升高,考虑感染未控制,改用万古霉素0.5g,8小时1次继续抗感染治疗。3天后病人仍发热,体温最高达39.3℃,无胸闷、胸痛,右下肢疼痛减轻。查体:右下肢大

腿内侧可见6cm×6cm皮肤红肿,局部皮肤破溃,其上可触及轻度波动感,双下肢无水肿。辅助检查:血常规示白细胞计数 18.93×10⁹/L、中性粒细胞 0.79、血红蛋白 81g/L、血小板 679×10⁹/L;红细胞沉降率 115mm/h;白蛋白 30.4g/L;D-二聚体 7.57μg/ml;C反应蛋白 91.90mg/L。复查胸部CT(2017-12-14)示双肺野内弥散分布多发斑片、结节状高密度影,边缘模糊,密度不均,部分病灶内见空洞,洞壁尚光滑,双侧胸膜增厚、粘连,右侧胸腔内见液性密度影及少量气体密度影,左侧胸腔内见少量液体密度影,与前片比较病灶有所吸收(图2-3-42)。病人已应用万古霉素5天,仍有发热,血常规、红细胞沉降率、C反应蛋白、D-二聚体等炎性指标仍升高,给予万古霉素1.0g 12小时1次、亚胺培南西司他丁 1.0g 8小时1次联合抗感染治疗。3天后病人体温有所下降,最高37.5℃,伴咳嗽,咳黄黏痰,轻微胸闷、右下腹痛。查体:双肺可闻及少许湿啰音,右腹部压痛,无反跳痛、肌紧张,右大腿内侧可见约10cm×6cm大小包块,局部皮肤红肿、破溃,见少许黄色液体渗出。胸腔积液生化:葡萄糖 0.12mmol/L、乳酸脱氢酶 2828U/L、腺苷酸脱氨酶 39U/L、铁蛋白698.80ng/ml;红细胞沉降率 129mm/h;白蛋白 32.7g/L;C反应蛋白 25.2mg/L。复查胸部CT(2017-12-20)示双肺多发结节、斑点、索条样密度增高影,部分内见小空洞,洞内壁光整,双侧胸膜轻度增厚,胸腔内见少量液体密度影,邻近右肺下叶部分不张,双侧叶间胸膜增厚,心包内见少量液体密度影(图2-3-43)。辅助检查:血常规示白细胞

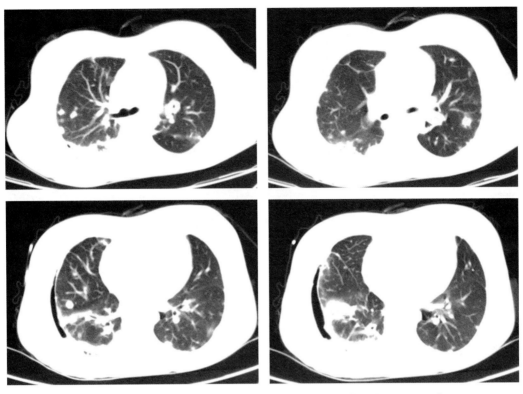

图2-3-42 双肺多发斑片、结节影，较前吸收，右侧液气胸（2017-12-14）

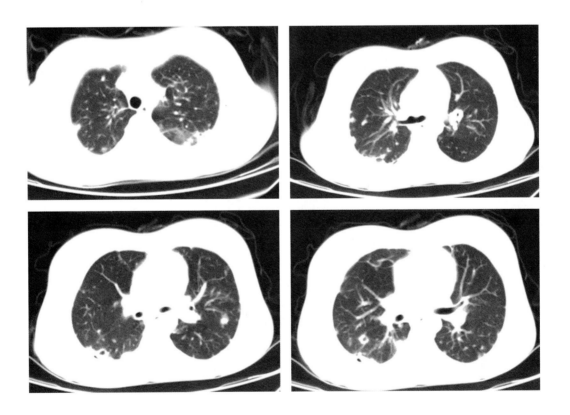

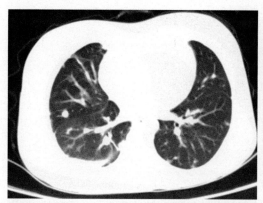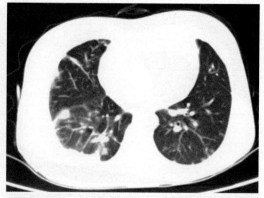

图2-3-43　双肺散在斑片、结节、空洞影（2017-12-20）

11.13×10⁹/L、嗜酸性粒细胞 0.09；D-二聚体 2.50μg/ml；血细菌培养、胸腔积液培养无异常。腹部彩超示右侧腹壁腹内斜肌及右股四头肌混合性包块，符合化脓性病灶。腹部、盆腔强化CT示右侧下腹膜局限性增厚，内见包裹性液体及气泡影，右侧髂腰肌、闭孔内肌、竖脊肌、臀小肌、左侧臀大肌肿胀，右侧腹股沟内见混杂密度增高影，与邻近皮肤间不见正常脂肪间隙，右侧骶髂关节及骶翼见溶骨性骨质破坏，骶髂关节关节面毛糙，关节间隙变窄。病人病情有所好转，炎性指标较前降低，自动出院，院外继续治疗。

【分析】皮肤及软组织感染（skin and soft tissue infections, SSTI）是化脓性致病菌侵犯表皮、真皮和皮下组织引起的炎症性疾病，包括一大类涉及皮肤、皮下脂肪、筋膜层及肌肉层的感染坏死性疾病。主要表现为局部皮肤和皮下组织的红、肿、热、痛及局部功能障碍，严重者会引起全身中毒症状，如发热、血压降低等。SSTI常急性起病，主要由化脓性细菌引起，病毒、分枝杆菌和真菌等亦可引起SSTI，但临床发病率较低。

美国感染病学会2014年发布的《SSTI的诊断与管理实践指南》将SSTI分为非化脓性感染和化脓性感染，前者包括坏死性感染、蜂窝织炎及丹毒，后者包括疖、痈及脓肿。非化脓性感染和化脓性感染根据病情轻重分为轻度、中度及重度感染，并依此作为外科手术处理及抗感染治疗的依据。

SSTI发病主要与宿主的一般情况及致病菌毒力有关。与SSTI发病有关的宿主因素包括宿主免疫状态、感染局部皮肤的防御情况及生活环境等。SSTI致病菌主要是葡萄球菌和链球菌，其次是革兰阴性杆菌，以金黄色葡萄球菌最多。金黄色葡萄球菌能产生α-毒素、表皮剥脱毒素、中毒综合征毒素-1、杀白细胞毒素及肠毒素等多种毒素损伤机体组织结构。化脓性链球菌产生几种酶与皮肤感染直接相关，包括透明质酸酶、蛋白水解酶、脱氧核糖核酸酶和链激酶等，导致脓液的进一步液化并促进感染在组织间隙播散。其他革兰阴性杆菌及厌氧菌相关的皮肤感染，其病理发生过程可能由多种细胞毒素和酶所致，如产气荚膜梭菌产生的胶原酶、特殊的毒素和蛋白酶，在坏死性感染播散

过程中起着重要作用。

金黄色葡萄球菌是SSTI最常见的致病菌，其中有50%是MRSA感染。MSSA轻度感染常用的抗生素是氯唑西林或双氯西林，替代方案是头孢菌素、红霉素及克林霉素；苯唑西林或头孢菌素如头孢呋辛对较重葡萄球菌感染是较好的选择。万古霉素一直被认为是治疗MRSA诱发的SSTI标准抗生素，但有学者发现就有效性而言，利奈唑胺和特拉万星优于万古霉素，但特拉万星不良反应较大。另有研究发现万古霉素、利奈唑胺及达托霉素在治疗复杂SSTI上没有区别。

本例临床症状好转时仍出现了骨质的继续破坏，不除外万古霉素未达到目标谷浓度或万古霉素对MSSA疗效较差有关。对于骨关节感染，有专家建议在肠外治疗后继续1～3个月的口服巩固治疗。抗生素的选用应根据药敏试验结果结合病人病情而定。对没有进行清创治疗或炎性指标仍增高的慢性感染可能需要更久的治疗时间。

7.病例7：女，51岁。发热、咳嗽4天，胸痛1天。病人4天前无明显诱因出现发热，咳嗽，咳白痰，偶有痰中带血，自服感冒药治疗。1天前出现右侧胸痛，行胸部CT检查考虑感染性疾病，少量胸腔积液。于2018-02-05入院诊治。

【诊断】社区获得性肺炎。

【诊断依据】中年女性，发热、咳嗽、痰中带血、胸痛，胸部CT检查考虑感染性疾病，首先考虑社区获得性肺炎。入院查体：T 36.7℃，双肺呼吸音粗，可闻及干啰音。辅助检查：血常规示白细胞计数 13.49×10⁹/L、中性粒细胞0.90；降钙素原 0.5 ng/ml；红细胞沉降率60 mm/h；C反应蛋白 213.3 mg/L；予以拜复乐联合头孢西丁抗感染治疗。复查胸部CT（2018-02-08）示双肺炎性改变，右侧包裹性积液，较前片加重（图2-3-44）。痰培养回报金黄色葡萄球菌，对青霉素、红霉素、克林霉素耐药，余皆敏感，MSSA肺炎诊断成立。该例虽为敏感菌株，但治疗效果不理想，停用莫西沙星，加用替考拉宁0.4g，每日1次静脉滴注，继续抗感染治疗。8天后病人病情缓解，查体无阳性体征，复查胸部CT示病变较前吸收（图2-3-45），继续治疗8天后病变进一步吸收（图2-3-46），病情稳定，好转出院。

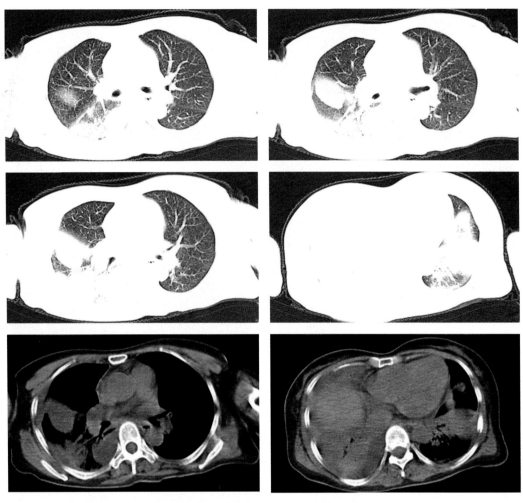

图2-3-44 双肺炎症，下肺为主，双侧胸腔积液，右侧较多（2018-02-08）

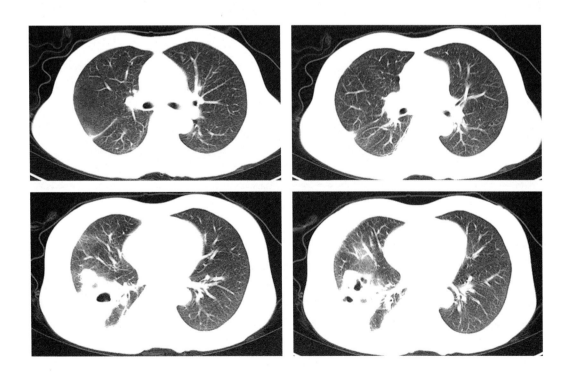

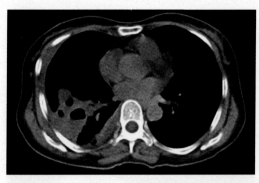
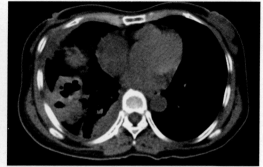

图2-3-45　右下肺实变影，内见多发空洞，右侧胸腔积液（2018-02-17）

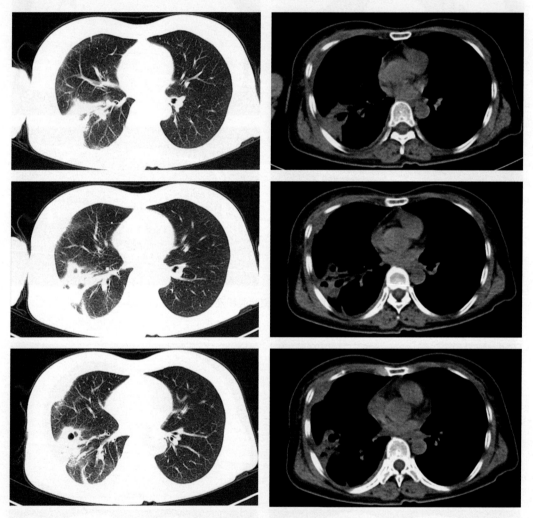

图2-3-46　病变较前吸收（2018-02-25）

【分析】替考拉宁是一种非肠道给药的新型糖肽类抗菌药物，其结构与万古霉素相似，但亲脂性更强，半衰期更长，特异性地破坏细胞壁，导致细菌死亡，对革兰阳性细菌具有强大的抗菌活性。替考拉宁组织穿透性好，尤其是在皮肤、骨、腹腔、水疱液、肝、胆、胰、肾、支气管、肺、肾上腺及黏膜组织亦可达到有效浓度，可进入白细胞内，不能进入红细胞、脑脊液和脂肪。替考拉宁绝大部分以原型经肾脏排出，肾功能不全者消除半衰期进一步延长，血液透

析和腹膜透析均不能清除本品。临床主要用于治疗革兰阳性细菌所致的严重感染，如皮肤和软组织感染、泌尿系统感染、呼吸道感染、骨和关节感染、血流感染、心内膜炎及持续不卧床腹膜透析相关性腹膜炎，亦常用于MRSA感染的治疗。

替考拉宁和万古霉素均是糖肽类抗感染药物，与万古霉素相比，替考拉宁半衰期长，用药间隔时间长，肾毒性和红人综合征发生率低。替考拉宁对大多数金黄色葡萄球菌

的抗菌作用与万古霉素相仿或略优；对凝固酶阴性葡萄球菌的作用也与万古霉素相仿，但部分溶血性葡萄球菌对本品耐药；对肺炎链球菌、化脓链球菌、无乳链球菌、C及G组链球菌及草绿色链球菌等的抗菌活性优于万古霉素；对肠球菌属的作用与万古霉素相仿或略优，VanB型和VanC型万古霉素耐药肠球菌常对替考拉宁敏感。JK群棒状杆菌和其他棒状杆菌属、艰难梭菌、单核细胞增生李斯特菌、芽胞杆菌属和痤疮丙酸杆菌等革兰阳性杆菌对本品也高度敏感。

糖肽类抗菌药物的杀菌曲线为相对缓慢的时间依赖型，其抗菌作用更大程度上依赖于给药间隔内药物浓度超过MIC的时间，即与抗菌疗效密切相关的最重要参数是谷浓度。替考拉宁口服不吸收，一般采用静脉滴注或肌内注射途径给药。目前认为，替考拉宁谷浓度>10mg/L适用于绝大多数严重感染，而对于感染性心内膜炎和骨或假体感染，谷浓度应达到15～20mg/L。替考拉宁的血浆蛋白结合率高（90%以上），游离浓度低，肾功能正常的病人消除半衰期为70～100小时，需数天才能达到稳态，因此，需要给予起始负荷剂量才能使多数病人达到治疗相关谷浓度（≥10mg/L）。替考拉宁在低于有效治疗浓度的情况下，会诱发细菌耐药和治疗失败。对于多数病人替考拉宁起始负荷剂量方案为：6mg/kg（400mg），12小时1次，静脉滴注×3次，继以6mg/kg、每日1次的维持剂量静脉滴注，可能达到有效的治疗谷浓度（≥10mg/L）；对某些病人如心内膜炎、血流感染、呼吸机相关性肺炎、中性粒细胞减少或缺乏伴发热、骨和关节感染等，需更高的负荷剂量：12mg/kg，12小时1次，静脉滴注×3次。外科手术前单次静脉滴注替考拉宁12mg/kg适用于MRSA感染高发区的高危病人术后感染的预防。在应用替考拉宁时，一般无须为了避免不良反应而监测血药浓度，但对于某些疗效欠佳的病人，检测血药浓度有助于正确调整药物剂量。

替考拉宁治疗下呼吸道感染的疗程为14～21天。非复杂性血流感染的疗程为14天；复杂性血流感染与感染性心内膜炎的疗程为4～6周。非复杂性血流感染定义为：细菌血培养阳性，并符合如下条件：①可排除心内膜炎；②无植入假体；③起始治疗2～4天后血培养转阴；④起始有效治疗72小时内发热得到控制；⑤无迁徙病灶。复杂性血流感染定义为：细菌血培养阳性，不符合上述非复杂性血流感染的标准。

（安阳市人民医院呼吸科　贾民勇　提供）

8.病例8：男，17岁。发热伴咳嗽9天，胸痛5天。病人9天前无明显诱因出现咳嗽，呈阵发性，咳白色黏痰，发热，具体温度不详，自服解热药，体温稍有缓解。8天前恶心、呕吐，伴胸闷、气急，活动后加剧。5天前当地医院行胸部CT检查示右肺下叶背段及右肺中叶感染，先后予头孢哌酮/舒巴坦、亚胺培南/西司他丁抗感染治疗，未见明显好转，且出现右侧胸痛，阵发性，咳嗽时明显，咳黄色黏痰。3天前出现痰中带血，色鲜红，于2018-02-10入院治疗。查体：T 38.4℃，双肺呼吸音粗，右肺闻及明显湿啰音。

【诊断】社区获得性肺炎。

【诊断依据】青少年男性，急性起病，发热，咳嗽，咳黄痰，痰中带血，查体肺部可闻及湿啰音，胸部CT示右肺下叶背段及右肺中叶感染，社区获得性肺炎诊断明确。病人入院1小时痰涂片回报脓细胞内见被吞噬的G⁺球菌。社区阳性球菌感染以肺炎链球菌和金黄色葡萄球菌多见，结合病人既往体健，起病急骤，头孢哌酮/舒巴坦、亚胺培南/西司他丁抗感染治疗效果差，首先考虑金黄色葡萄球菌可能性大，予哌拉西林/他唑巴坦4.5g、8小时1次联合利奈唑胺0.6g、12小时1次静脉滴注。辅助检查（2018-02-11）：血常规示白细胞计数8.5×10⁹/L、中性粒细胞0.75、血小板240×10⁹/L；降钙素原3.35 ng/ml；C反应蛋白>160mg/L；炎性指标升高明显，细菌感染诊断明确。复查胸部CT示右肺下叶不张，右侧胸腔积液（图2-3-47）。给予置管引流，引流液为血性脓性渗出液。胸腔积液常规：有核细胞计数10750/μl、中性粒细胞0.93；胸腔积液生化：总蛋白44.1g/L、葡萄糖0.13mmol/L、LDH 2694U/L、ADA 89 U/L。病人为脓胸，给予甲硝唑和碳酸氢钠胸腔内注射，每次给药时病人均咳嗽加重，提示存在支气管胸膜瘘可能。入院第2天痰培养回报金黄色葡萄球菌，对青霉素、红霉素、克林霉素耐药，余皆敏感，头孢西丁筛选试验阴性，诱导型克林霉素耐药试验阳性，MSSA肺炎并脓胸诊断成立。复查胸部CT（2018-02-13）示右侧胸腔积液引流术后，右侧液气胸。病人体温逐渐下降，治疗10天后体温降至正常，痰培养（2018-02-21）仍查见金黄色葡萄球菌。复查胸部CT（2018-02-28）右肺中、下叶较前复张，右侧胸腔积液明显减少（图2-3-48）。辅助检查：血常规示白细胞计数5.4×10⁹/L、中性粒细胞0.65、血小板329×10⁹/L；C反应蛋白13mg/L。病人病情稳定，去除闭式引流装置，20天后复查胸部CT（2018-03-19）示右侧少量胸腔积液（图2-3-49），拔除引流管，好转出院。

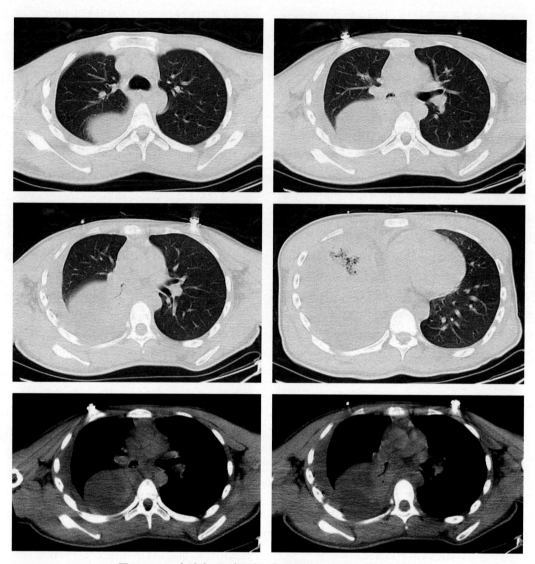

图2-3-47　右肺中、下叶不张，右侧胸腔积液（2018-02-11）

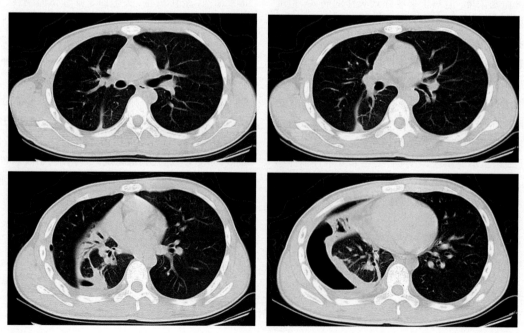

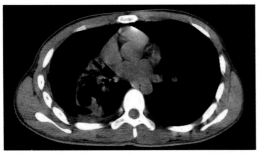

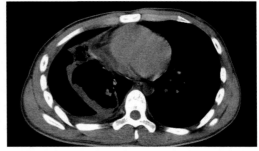

图2-3-48　右侧液气胸，右肺中、下叶较前复张，胸腔积液明显减少（2018-02-28）

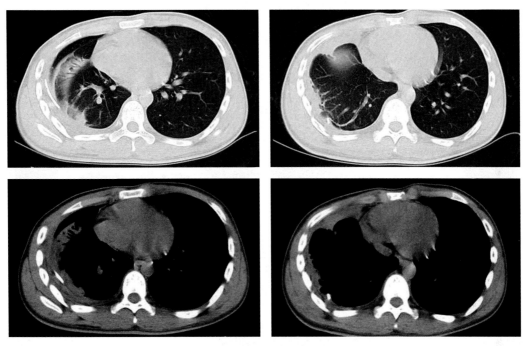

图2-3-49　右侧少量胸腔积液（2018-03-19）

【分析】利奈唑胺是首个用于临床的合成类噁唑烷酮类抗菌药物，主要通过结合于细菌50S核糖体亚基的核糖体肽酰转移酶活性中心（PTC），抑制细菌蛋白质的合成，从而发挥抗菌作用。利奈唑胺具有与其他类别抗菌药物不同的作用机制，因此较少与其他类别抗菌药物具有交叉耐药性。时间-杀菌曲线研究结果表明，利奈唑胺为肠球菌和葡萄球菌的抑菌剂，且对多重耐药的MRSA效果较好，尤其是治疗相关的HAP、皮肤及软组织感染、CAP等效果较好。

利奈唑胺上市不久，2001年美国首次发现利奈唑胺耐药的金黄色葡萄球菌临床分离株，Tsiodras等从一名肾衰竭病人的腹水中分离到对利奈唑胺耐药的MRSA，对该菌株进行聚丙烯酰胺凝胶电泳、限制性长度多态性分析和23S rRNA V区的PCR扩增和测序分析，发现该金黄色葡萄球菌在23S rRNA V区发生G2576T点突变而对利奈唑胺产生耐药。其后，在美国及西班牙甚至发生利奈唑胺耐药株感染的暴发流行。一些其他位于细菌23S rRNA上的突变如

T2500A、G2603T、G2215A、C2534T、T2504A和G2247T等也报道与临床菌株耐药有关。

葡萄球菌属在利奈唑胺耐药的病原菌中占重要地位，葡萄球菌对利奈唑胺耐药性逐年增加，以凝固酶阴性葡萄球菌为主，其中表皮葡萄球菌居多。大部分耐药株由于23S rRNA改变或获得携带cfr质粒产生耐药，小部分耐药株由于长期应用利奈唑胺发生利奈唑胺诱导耐药。多个报道发现利奈唑胺耐药株在病人之间出现小规模的克隆传播，甚至发生院际传播，因此，必须重视葡萄球菌属对利奈唑胺药物敏感性的长期监测，制订有效的感染防控策略及抗生素的合理应用，防止利奈唑胺耐药菌的暴发及在我国大范围蔓延。

利奈唑胺病人发生血小板减少的比例比较高，其发生率波动在1%～29.5%，且为可逆的，其机制部分认为可能是骨髓抑制，部分亦认为可能是免疫介导；后一种机制引起的血小板减少起病急骤，可能是由于利奈唑胺进入血液后与血浆蛋白结合形成抗原，刺激机体产生特异性的利奈唑胺依赖性抗血小板的抗体，抗原与抗体结合形成免疫复

合物并特异性吸附在血小板上，激活补体，从而引起血小板结构和功能的破坏。本例应用利奈唑胺时间超过14天，未出现血小板减少副作用。

脓胸是指病原菌入侵胸膜腔，并产生化脓性渗出物积聚于胸膜腔的感染性疾病。其特征是引流出胸腔积液呈化脓性改变。化脓性胸腔积液可以表现为脓性、血性、黏稠状并伴有非常高的白细胞计数（＞5000/dl）。典型的化脓性胸腔积液应该有pH＜7.2、糖＜10 mg/dl、乳酸脱氢酶至少1000 U/L。恶臭的脓液提示厌氧菌感染，但是只出现于2/3伴有厌氧菌感染者。脓胸合并血胸往往是由金黄色葡萄球菌引起，而与气胸或血行播散的浆膜腔积液相关的往往是由需氧革兰阴性杆菌引起。免疫功能低下的病人胸膜感染病变更倾向于真菌、分枝杆菌、需氧革兰阴性杆菌。本例为健康青少年男性，血性、脓性胸腔积液，符合金黄色葡萄球菌感染表现。

（杭州市第一人民医院呼吸科　叶　健　提供）

9.病例9：男，66岁。发热、咳嗽、咳痰7天。病人7天前无明显诱因出现发热，体温最高达39.5℃，伴畏寒、寒战，咳嗽、咳痰，痰为铁锈色，不易咳出。胸闷，活动后加重。于当地诊所输液治疗3天（具体不详），效果不佳。4天前到港口医院住院诊治，行胸部CT检查考虑"肺炎、肺脓肿"，给予左氧氟沙星、头孢曲松等药物治疗，症状较前加重，伴胸闷、气促，咳脓痰，痰中带暗红色血块。1天前转至上级医院，辅助检查：血常规示白细胞计数 16.6×10^9/L、中性粒细胞 0.88；降钙素原 0.5 ng/ml；红细胞沉降率 27 mm/h；C反应蛋白 183.4 mg/L；血气分析：pH 7.51、PaO$_2$ 52 mmHg、PaCO$_2$ 33.9 mmHg；生化：白蛋白 28.6 g/L、血糖 10mmol/L；凝血：D-二聚体 2.46 mg/L、凝血酶原时间 15.3秒、纤维蛋白原 6.29g/L。给予哌拉西林/他唑巴坦等药物治疗1天，收入院。病人既往有高血压病史10年，近期发现血糖偏高。

胸部CT（2017-12-14）：双肺多发实变、空洞影（图2-3-50）。

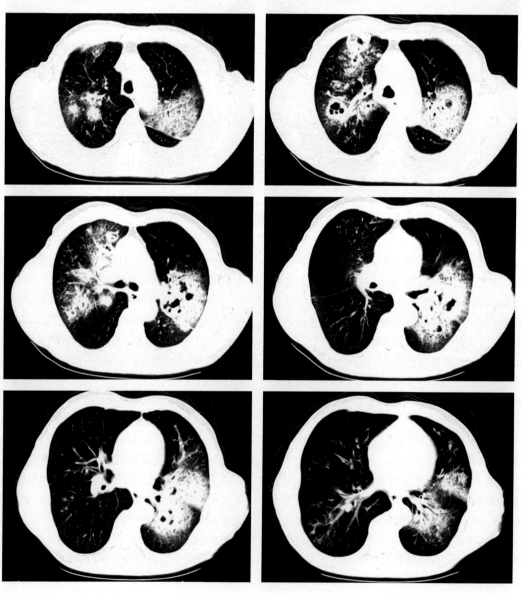

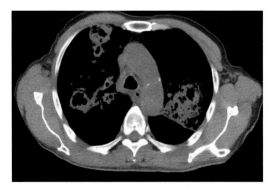
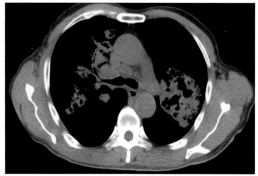

图2-3-50 双肺多发实变、空洞影

【诊断】金黄色葡萄球菌肺炎；I型呼吸衰竭。

【诊断依据】老年男性，急性起病，高热、咳嗽、咳铁锈色痰，白细胞、降钙素原、红细胞沉降率、C反应蛋白和D-二聚体等炎性指标升高，血气分析示I型呼吸衰竭，短期内（3天）病变表现为双肺实变、空洞影，肺炎诊断明确，结合影像学特征和血糖偏高，考虑金黄色葡萄球菌肺炎可能性大。入院查体：T 38.2℃，左肺底可闻及湿啰音。入院当天和第3天痰培养均查到金黄色葡萄球菌，对青霉素、苯唑西林、红霉素、克林霉素、四环素耐药，余皆敏感，头孢西丁筛选试验阳性，诱导型克林霉素耐药试验阴性。病人MRSA肺炎诊断明确，给予万古霉素治疗，复查胸部CT（2017-12-20）示病变进一步坏死，空洞明显，洞壁光滑，厚薄不一，部分可见液平，右肺中叶可见新发病变，以结节、树芽征（红圈）为主要

表现（图2-3-51）。辅助检查（2017-12-24）：血常规示白细胞计数 12.23×10⁹/L、中性粒细胞 0.89；降钙素原 0.17 ng/ml；红细胞沉降率 44mm/h；C反应蛋白 76.8mg/L；血气分析：pH 7.47、PaCO₂ 32.7mmHg、PaO₂ 81mmHg；白蛋白 29.7g/L；凝血：D-二聚体 2.83 mg/L、凝血酶原时间 15.2秒、纤维蛋白原 5.43g/L。复查胸部CT（2017-12-24）示病变进一步坏死，较前略有吸收（图2-3-52）。病人炎性指标较前降低，氧合改善，病变有所吸收，继续治疗10天后复查胸部CT（2018-01-04）示病变整体较前吸收，下叶局部病灶略进展（图2-3-53）。病人病情稳定，改用利奈唑胺继续治疗10天，复查胸部CT（2018-01-13）病变有所吸收（图2-3-54），好转出院。2周后复查胸部CT（2018-01-28）病变进一步吸收（图2-3-55）。

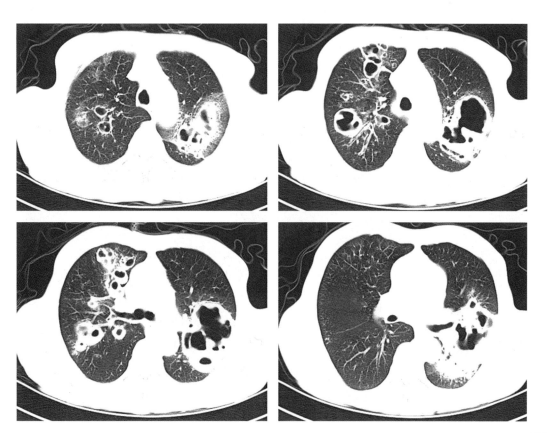

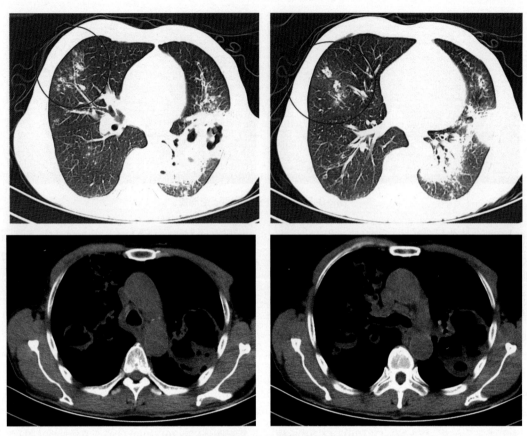

图2-3-51　双肺多发空洞影，右肺中叶新发病变（2017-12-20）

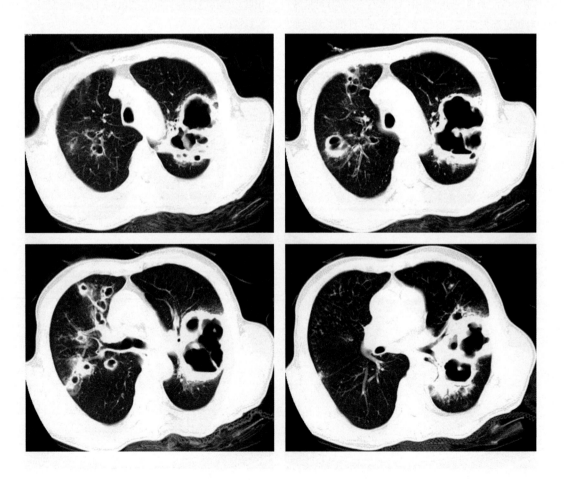

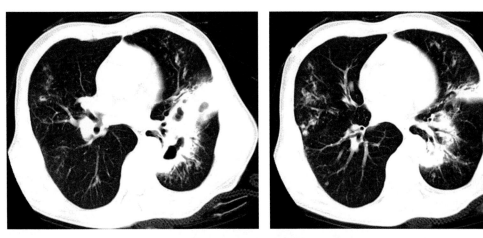

图2-3-52 病变进一步坏死,较前略有吸收(2017-12-24)

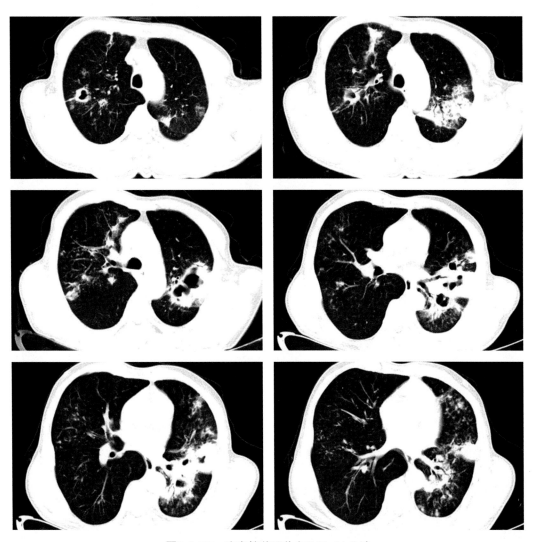

图2-3-53 病变较前吸收(2018-01-04)

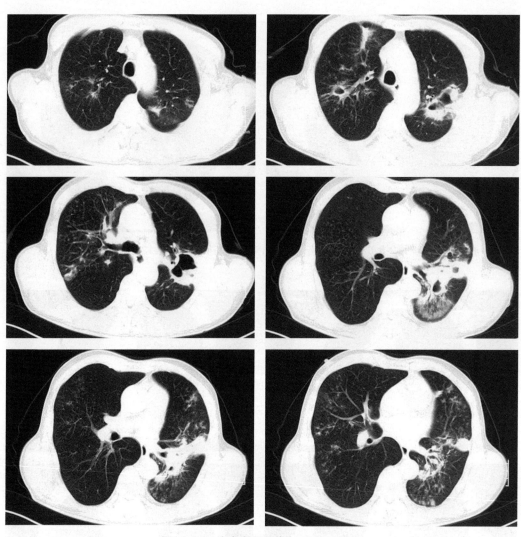

图2-3-54　病变有所吸收（2018-01-13）

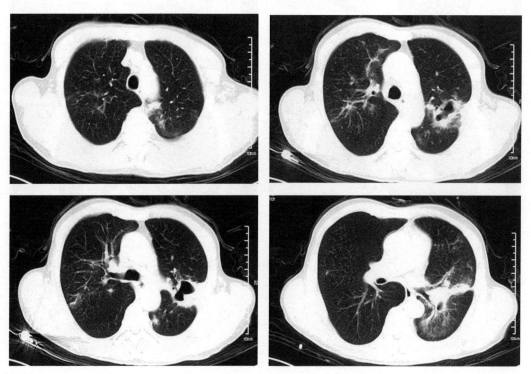

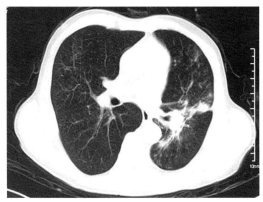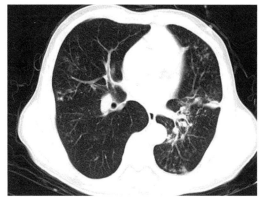

图2-3-55　病变进一步吸收（2018-01-28）

【分析】MRSA是临床感染的常见病原菌，常引起局部脓肿、肺部感染、腹泻、泌尿系统感染和烫伤、创伤表面的感染。鼻腔尤其是鼻前庭是MRSA的主要定植部位，具有MRSA定植或携带（即存在不会引起可察觉的宿主免疫反应、细胞损伤或临床迹象和感染症状的细菌）的个体，有增加的感染风险，并且感染菌株与多达50%～80%的病例中的定植菌株相匹配，是人与人之间传播的重要来源。在医院内主要通过病人、家属及医务人员的密切接触而传播。医护人员可以作为MRSA传播的主要来源或作为传播媒介（次要来源）。几乎所有与皮肤接触的物品都可以作为MRSA传播的媒介，从工作服、领带到钢笔和手机，且定植可以持续很长一段时间。据报道，医务人员平均的MRSA携带率为4.6%。在中国台湾地区的研究中，医护人员的MRSA携带率（5.0%～7.8%）高于社区环境（3.5%）。6.8%的儿科医生在鼻孔中携带MRSA，所有菌株均为社区流行菌株。在韩国的一项研究中，医务人员和ICU病人的MRSA定植率相似（16.5% vs 11.9%）。由于医护人员中未被发现的携带者可能是医疗保健环境中MRSA传播的潜在来源，因此，所有医护人员都应遵守感染控制措施。由于MRSA体外存活时间长，极易通过直接或者间接医院内或者社区MRSA定植者传播并导致MRSA感染率不断升高，已经成为公共卫生领域的重大挑战。MRSA也可能在家庭环境中持续存在，使根除的尝试复杂化。同时，定植并不是一成不变的，已发现菌株在同一宿主中进化，甚至被替换。MRSA感染的流行和暴发时有发生，与乙型肝炎、艾滋病共同被列为世界范围内最难解决的三大感染性顽疾。

MRSA的定义是在金黄色葡萄球菌的orfX（RNA甲基转移酶）基因中插入20～65 kb的SCCmec元件。携带mecA基因的金黄色葡萄球菌和（或）对苯唑西林MIC≥4mg/L的金黄色葡萄球菌被定义为MRSA，小部分MRSA不携带mecA基因而是存在其他的耐药机制。近年来，有文献报道苯唑西林耐药、mecA基因阴性的MRSA中检测到mecC基因，为介导甲氧西林耐药的另外一种机制。

目前临床常采用的MRSA检测方法主要包括3类：传统药敏检测、自动细菌鉴定仪和分子生物学方法。金黄色葡萄球菌的分子生物学分型有助于判断菌株的亲缘关系，对医院内MRSA的感染控制具有重要意义。但分子生物学分型可能受到病人正常微生物菌群中MSSA和耐甲氧西林凝固酶阴性葡萄球菌共存的影响，从而导致MRSA假阳性。到目前为止，MRSA培养对于确认分子检测的结果、分型和进一步完成药物敏感试验都是必不可少的。

MRSA的传播至少有两种机制：现有耐药克隆的传播和MSSA菌株获取SCCmec。目前尚不清楚SCCmec水平转移机制的详细情况，但流行病学证据表明，这种耐药机制已扩散到大多数金黄色葡萄球菌的克隆体，包括人类和动物的菌株。

对葡萄球菌临床分离株检测甲氧西林耐药是强制性的。所有对甲氧西林、苯唑西林和（或）头孢西丁耐药或mecA基因、PBP2a试验阳性的葡萄球菌，应认为对现有的β-内酰胺类耐药。另外，MRSA还可通过改变抗生素作用靶位，产生修饰酶，降低膜通透性，产生大量对氨基苯甲酸（对磺胺类有拮抗作用）等不同耐药机制，对氨基糖苷类、大环内酯类、四环素类、氟喹喏酮类、磺胺类、利福平产生不同程度的耐药。

MRSA菌群的进化离不开耐药决定基因的获取，因此MRSA克隆常与特定的耐药表型相关联。比如，CA-MRSA大多对非β-内酰胺类抗生素敏感，但是USA300对红霉素和环丙沙星也呈典型性耐药；在欧洲流行的CA-MRSA克隆ST80通常对夫西地酸和四环素耐药。HA-MRSA具有更广的耐药谱，例如ST22（EMRSA-15）对氟喹诺酮类和大环内酯类抗生素呈典型性耐药，但对庆大霉素却多敏感。

MRSA肺炎的诊断依据病人的临床表现、胸部影像学检查和微生物筛查结果综合判断。MRSA肺炎主要是一种坏死性肺炎，其中由pvl基因编码产生的杀白细胞毒素（PVL）对MRSA肺炎的发展具有重要作用。PVL阳性菌株对损伤的气道上皮具有极强的黏附力，而肺组织感染PVL阳性菌株后将产生中性粒细胞大量聚集，造成支气管上皮的损害，进而导致肺实质炎症、组织坏死和肺泡出血，后者可表现为磨玻璃影。MRSA感染后肺部影像学进展往往迅速，可出现多叶浸润、坏死、多发肺脓肿、空洞、胸腔积液、肺气囊和气胸等。

对于存在任何以下关键特征的病人，都应高度怀疑其为MRSA肺炎：前驱性流感样疾病、严重的呼吸道症状、高热、白细胞减少、咯血或低血压等。咯血、肺出血常见于PVL阳性菌株感染的病人，这可能与PVL和α-毒素的联合作用有关。

对MRSA的治疗应当采取防治结合的综合策略，包括：合理使用抗生素，监测MRSA环境污染和医院内人员携带情况，加强对物体表面和手的消毒；对明确为MRSA

感染的病人，应当隔离并在药敏试验的基础上治疗MRSA感染等。

（日照市中心医院呼吸科　辛全娟　提供）

10.病例10：女，50岁。发热伴咽痛、咳嗽1天。病人1天前无明显诱因出现发热，体温最高达39.5℃，咳嗽，多为干咳，咽痛，吞咽时明显，自服抗感冒药物无好转。辅助检查：血常规示白细胞计数 10.79×10^9/L、中性粒细胞 0.81；C反应蛋白 30mg/L。胸部CT示双肺炎表现，收入院。入院前1周有医院接触史。

胸部CT（2018-01-02）：双肺多发斑片、结节影（图2-3-56）。

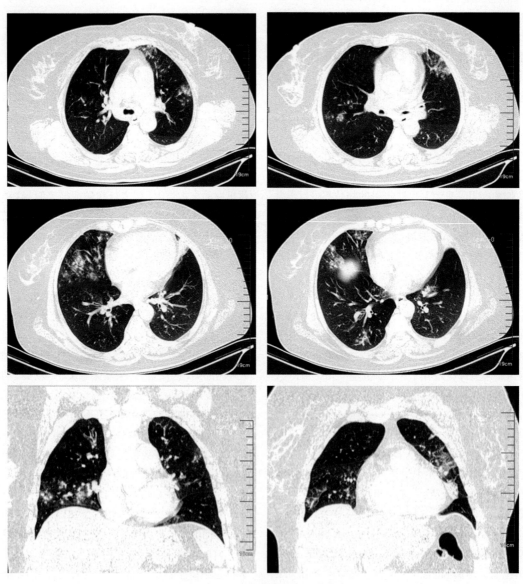

图2-3-56　双肺多发斑片、结节影

【诊断】社区获得性肺炎。

【诊断依据】中年女性，社区发病，突起发热、咳嗽、咽痛，白细胞计数、C反应蛋白等炎性指标均升高，胸部CT

示双肺炎表现，社区获得性肺炎诊断明确。入院后给予哌拉西林/他唑巴坦4.5g、8小时1次小联合左氧氟沙星0.5g、每日1次抗感染治疗，3天后病人仍发热，复查C反应蛋白

95mg/L,痰培养示金黄色葡萄球菌,对青霉素、苯唑西林、红霉素、克林霉素耐药,余皆敏感。病人为MRSA肺炎,改用万古霉素继续抗感染治疗,3天后热退,复查胸部CT (2018-01-08)示双肺多发实变、空洞影,边缘模糊,部分区域呈支气管扩张样改变(图2-3-57)。病人影像学改变符合金黄色葡萄球菌演变过程,病情稳定,自动出院。

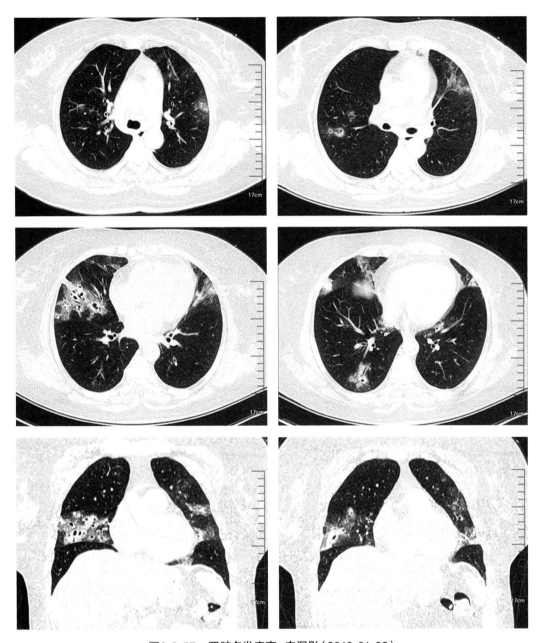

图2-3-57 双肺多发实变、空洞影(2018-01-08)

【分析】细菌分型技术是致病菌分子流行病学调查研究的主要手段。MRSA流行病学特点的研究是阻断耐药基因传播,阻断MRSA暴发流行的关键。为此人们选择了多种分型方法,来监测MRSA优势流行菌株,分析传播途径及耐药基因的变异特点。与传统分型方法相比,通过分子生物学方法,基于核酸序列差异的分型,能够提供简单高效,重复性好,分辨率高的分型结果。目前主要的分型方法有脉冲场凝胶电泳(pulsed field gel electrophoresis, PFGE)、多位点序列分型(multilocus sequence typing,

MLST)、葡萄球菌蛋白A(staphylococcal protein A, spa)分型、染色体mec基因盒(staphyloccocal cassette chromosome mec, SCCmec)分型、多位点可变重复序列分型(MLVA)、附属基因调节因子和全基因组测序等。

　　PFGE的原理是,不同菌株之间染色体DNA序列不同,往往造成一些核酸内切酶识别位点的差异,利用核酸内切酶切割这些菌株的染色体DNA后,经电泳会产生不同的片段带型。PFGE条件优化是选择合适的内切酶,对菌株染色体DNA进行切割,通过脉冲场凝胶电泳分离

10～800kb的片段，产生清晰可读的DNA片段带谱，比较不同菌株产生的带型是否一致，以判断菌株间的相似性。酶切图谱间有同样的条带数，且相应条带大小相同，可认为是同一型别；紧密相关型是指由于突变、插入、缺失或倒置的遗传改变导致1～3条条带有差异；可能相关型中有4～6条条带有差异，可认为是不同型别；有7个或更多个条带有差异，可认为在流行病学上无相关性。PFGE分辨率高，但因其设备要求高，操作复杂，缺乏实验室间比较和分析的基础而不适用于长时间、大规模的监测。目前主要应用于地区流行病学及突发中毒事件中的溯源过程。而在国家和国际层面上流行病学研究中则很少使用。

MLST是由Maiden等在1998年为研究菌群基因结构而对多位点酶切电泳技术改进设计的一种高分辨率分型技术。建立MLST分型方法，首先是选择合适的持家基因位点，选择的持家基因应具有一定的变异性。其次是选择合适的持家基因数目，研究表明当持家基因位点的数目达到一定数量后，再增加持家基因的数目，获得的菌株遗传信息并不会随之明显增加。2000年，Enright建立了应用于金黄糖球菌群体的MLST分型方法。对于MRSA而言，MLST以*arcC*（编码氨基甲酸激酶）、*aroE*（编码苯草酸脱氢酶）、*glpF*（编码甘油激酶）、*gmk*（编码鸟苷酸激酶）、*pta*（编码磷酸转乙酰酶）、*tpi*（编码磷酸丙糖异构酶）、*yqiL*（编码乙酰辅酶A乙酰转移酶）这7个持家基因（400～500bp）序列多态性分析为基础，比较等位基因谱。这7个基因相对保守，同时存在局部碱基点突变，适合长期追踪菌株间的遗传关系和宏观进化过程。通过7对引物对这7个基因进行扩增，产物测序结果与数据库已有序列比对，获得等位基因序列号（STs），从而确定ST型。ST型通常写作ST＋型别名称（1～4位阿拉伯数字）。对于7个持家基因当中有5个及5个以上序列相同的菌株，可以归为一个克隆复合体（clonal complex，CC），同源序列的重组是克隆复合体多样性产生的主要因素。超过90%的已知金黄色葡萄球菌基因组可以分为4个主要的克隆复合体（CC5、CC8、CC398和CC30），通过MLST数据库可以实现长期、大范围的金黄色葡萄球菌群体流行病学调查，为研究金黄色葡萄球菌的起源、进化规律提供了巨大的信息资源。该方法不足之处是MLST鉴定能力有限，不适合疾病暴发事件中致病菌的快速溯源调查。研究表明，非洲国家的主要流行MRSA克隆有ST239、ST241、ST8及ST88，欧美国家的主要流行克隆有ST80、ST30和ST8，而大部分亚洲国家的主要流行克隆为ST239和ST59。

spa作为一种重要抗原，因其能够与IgG的Fc段的结合能力，而广泛应用于免疫相关研究。*spa*基因包括Fc结合区、X区和C末端3个区域，在其X区有2～15个长21～27bp的重复序列，由于重复序列数量、特征和排列不同，具有丰富的多态性。spa分型基于对*spa*基因X区域进行扩增，将所获序列与数据库中已有型别进行比对，以实现分型。*spa*基因分型方法是基于单个基因位点的扩增测序方法，远远少于MLST分型方法的7个基因位点，所以具有快速简单、重复性好、分型结果数字化的优点，而且成本较MLST分型低很多，便于不同实验室间的比较。spa已成为监测MRSA的主要基因分型方法之一，在2006年以后，已经逐步取代了PFGE分型。一个序列型或克隆世系可以包含多个*spa*基因型，所以spa分型方法比MLST分型方法具有更高的分辨力。但是*spa*基因分型在某些金黄色葡萄球菌群体中的分辨力较差，所以其分辨能力总体上低于PFGE分型方法，不适合金黄色葡萄球菌食源性疾病暴发事件中的溯源分析。目前*spa*基因分型主要用来进行金黄色葡萄球菌菌株的初步区分，了解不同区域金黄色葡萄球菌菌株的流行分布情况，通过对当地金黄色葡萄球菌菌株的监控分析，利于对MRSA可能的暴发流行状况形成早期预警，从而达到金黄色葡萄球菌防控目的。由于spa分型是基于单位点测序结果来进行分型，所以可能会丢失很多其他位点的重组进化信息，导致菌株被错误的归类。spa型通常写作t＋型别名称（3～4位阿拉伯数字）。由于spa分型和MLST具有高度一致性，因此可通过比较spa分型和MLST结果研究金黄色葡萄球菌的分子流行病学特征。t030是我国MRSA主要流行的分子型别。

SCC*mec*是MRSA的耐药基因盒，几乎所有耐药基因均出现在该基因处或附近。因此，SCC*mec*被形象地称为金黄色葡萄球菌的耐药岛，具有自发切除、重组的特性和耐药岛功能，使该基因盒成为传递耐药基因的重要媒介工具。作为遗传原件，可在葡萄球菌属内菌株间转移，除携带*mecA*基因外，还编码多种耐药基因，是MRSA多重耐药的主因。由于外来基因的数量、位置以及固有基因结构因外来基因的插入而造成的改变，不同的菌株基因组存在较大差异。SCC*mec*的基因结构可以分为功能区和非功能区两个部分。功能区主要包括*mecA*和*ccr*两个基因，*mecA*基因编码PBP2a，*ccr*基因编码的转化酶或解离酶能够使SCC*mec*基因盒子发生转移，并插入到特定核酸序列位点区域。*ccr*基因可以分为*ccrA1-A4*、*ccrB1-B4*和*ccrC*等9个基因型别，而非功能区（J区）则可分为J1、J2和J3 3个核酸区域。目前主要依据*mec*基因和*ccr*基因复合体的不同组合进行SCC*mec*基因型的鉴定，然后根据J1～J3的不同核酸序列进一步鉴定SCC*mec*基因型的亚型。利用建立的SCC*mec*多重PCR进行扩增后，依据不同基因型别电泳图谱多态性的差异鉴定SCC*mec*基因型。SCC*mec*使用罗马数字命名，目前世界范围内共发现12种SCC*mec*。

MLVA是基于多个可变串联重复序列（VNTR）核酸位点的高度多态性，进行细菌菌株分子分型的方法。VNTR位点的两侧核酸序列具有高度保守性，可以用来设计PCR引物，而VNTR位点中心区域核酸序列的差异则被用来区分不同来源的菌株。Sabat等2003年首次设计了针对金黄色葡萄球菌菌株的MLVA分子分型试验方案，该方案是通过对金黄色葡萄球菌基因组内具有重复序列的*spa*、*clfA*、*clfB*、*sdr*和*ssp* 5个基因位点，进行多重PCR扩增，然后根据电泳条带指纹图谱的差异进行金黄色葡萄球菌菌株的区分。近年来，随着高通量核酸测序技术的飞速发展，测序费用大比例降低，MLVA分型分析从基于电泳图谱逐步回归到基于核酸序列的分析。目前建立的金黄色葡萄球菌MLVA分型标准策略，则是利用高分辨毛细管电泳技术直接获得PCR扩增片段的大小，然后依据相应重复单元核酸片段的大小，获得VNTR位点重复单元的个数及其对应的等位基因编号，多个VNTR位点对应的等位基因编号串联如10-3-4-5-6-9-10-21即为该菌株的数字编码。然后将该串联数字提交到金黄色葡萄球菌MLVA分子分型公共数据库网站，就可以获得相应菌株对应的MLVA型。MLVA分型技术具有分辨力强、重复性好等优点，而且分型结果能够以数字化的形式呈现，便于建立不同来源菌株的在线比对数据库，利于对全球范围内流行菌株的监控分析。MLST和MLVA分型方法都能够以数字化的形式呈现分型结果，但是MLVA分型不需要进行核酸测序就能获得数字化的结果，大大降低了试验成本。Holmes等应用MLVA、Spa和MLST 3种基因分型方法对300株MRSA菌株进行评价，结果表明MLVA分型方法的分辨能力明显高于其他两种分型方法。此外，MLVA分型方法与PFGE分型方法相比，操作简便，耗时较短。

附属基因调节因子（accessory gene regulator，agr）属于金黄色葡萄球菌的群体感应系统，可以在细菌生长过程中通过感应细胞的群体密度，针对性地调控一系列特定毒力基因的表达，在金黄色葡萄球菌的致病过程中发挥着重要的作用。*agr*基因座的全长约为3kb，包含*agrA*、*agrB*、*agrC*、*agrD*和*hld* 5个基因，由P2和P3两个不同方向的启动子分别控制，编码RNAⅡ和RNAⅢ两个不同的转录物。*agr*位点的可变区呈现多态性，这个可变区包含*agrD*的基因序列、*agrB*的C末端的2/3序列，以及*agrC*的N末端的部分序列。Gilot等利用agr位点可变区的多态性，建立了agr多重PCR分型方法，根据agr扩增产物的大小，即可判断菌株的agr型别，可将金黄色葡糖球菌分离株分为4个主要型别（Ⅰ～Ⅳ）。研究发现agr基因型与MLST的序列型具有较强的相关性，属于同一克隆世系的菌株通常携带相同的*agr*基因型。比如agrⅠ型与ST22型相关，agrⅡ型与ST15型相对应等。agr系统作为金黄色葡萄球菌非常重要的全局调控系统，调控金黄色葡萄球菌多种毒力因子表达及其他生命活动，agr型别的不同对金黄色葡萄球菌感染类型及毒力因子表达水平都有很大影响。比如，agrⅢ菌株是月经中毒性休克综合征（TSS）主要诱因，也是许多PVL相关坏死性肺炎的主要病原；而agrⅣ型菌株则可以表达引起金黄

色葡萄球菌烫伤样皮肤综合征的毒素及表皮剥脱素等，主要引起皮肤相关组织感染。这些相关性可能是由于各个型别菌株获得了独特的毒力相关的移动遗传元件（MGEs）所致。agr分型方法具有操作简单、花费较低等优点，可以用于临床感染疾病中金黄色葡萄球菌的流行病学调查分析。

高通量测序技术的迅猛发展，大大降低了细菌全基因组测序的费用，使得建立基于全基因组核酸差异分析的细菌分型方法成为可能。金黄色葡萄球菌基因组的大小约为 2.8M，核心基因组（core genome）的大小约为 2.3M，利用核心基因组的单核苷酸多态性（single nucleotide polymorphism，SNPs）进行金黄色葡萄球菌的分型与进化分析可以大大提高不同菌株的分辨能力。近来，全基因组测序技术已经应用于金黄色葡萄球菌临床感染的监测、控制和诊断，其中应用最多的包括两个方面：①抗生素耐药性基因的鉴定；②医院疾病爆发的溯源追踪。

除了以上方法外，应用到金黄色葡萄球菌分子分型研究的方法还有基质辅助激光解吸电离飞行时间质谱分型（MALDI-TOF-MS）、dru分型、随机扩增多态性分型（RAPD）及毒力基因*pvl*检测等。

理想的细菌分型方法需要具备以下几个特征：①方法清晰明确及高度可重复性；②不同实验室间的可比性；③快速（小于 3 天）、高通量及低费用；④具有容易处理、交流和保存的数据；⑤国际标准化程序和专用术语；⑥原始分型数据的校准能力；⑦提供适合实际应用的相关支持信息（如流行病学调查和进化分析）；⑧在许多种的微生物中都能应用。但是目前没有一种细菌分型方法能够满足上面的所有理想要求，因此，在实际应用中往往会同时使用多种分型方法来进行遗传背景分析。

金黄色葡萄球菌流行病学分析中目前倾向于使用spa、MLST和SCC*mec*分型方法，这是因为spa和MLST分型方法都具有各自的在线开放性数据库，可以进行全球的金黄色葡萄球菌流行病学调查分析。分子生物学分型的结果按照国际通用方法MLST-SCC*mec*-spa分型进行综合命名。在我国，ST239-SCC*mec*Ⅲ-t030为优势型菌株。三者具有相异的特点，SCC*mec*是MRSA的耐药性基因岛，与耐药基因传递、多重耐药性关系密切，因此主要反映菌株的耐药特性；MLST分型主要适用于金黄色葡萄球菌长期的进化和种群研究；spa分型主要依据金黄色葡萄球菌A蛋白基因多态性进行分类，具有快速、准确、区分能力强、结果易解释、易于标准化和不同实验室间的比较等特点；临床上常将三者结合运用，旨在全面、快速、准确的了解菌株的遗传背景，为下一步制定合理有效的防治方案提供有价值的生物学信息。

（河北省故城县医院影像科 张延军 提供）

11.病例11：男，16岁。发热、咳嗽、咳痰2天。病人2天前无明显诱因出现发热，体温最高达40.3℃，咳嗽、咳痰，痰黏稠不易咳出。发热时头晕、头痛、恶心、咳嗽时胸痛。自服散列通、莲花清瘟胶囊、奥司他韦等药物，症状缓解不明显，就诊于当地医院，辅助检查：血常规示白细胞计数

6.06×10⁹/L、中性粒细胞 0.81；降钙素原 23.5 ng/ml。行胸部CT检查示双肺炎，于2018-01-21收入院。

胸部CT（2018-01-21）：双肺多发斑片、实变影（图2-3-58）。

【诊断】社区获得性肺炎。

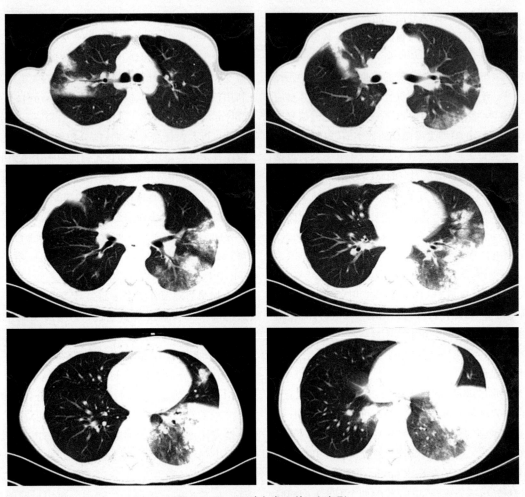

图2-3-58　双肺多发斑片、实变影

【诊断依据】青少年男性，社区发病，病史较短，发热、咳嗽、咳痰，降钙素原明显升高，胸部CT示双肺多发斑片、实变影，以左肺舌叶、下叶和右肺上叶、下叶为主，社区获得性肺炎诊断明确。查体：T 39.6℃，P 106次/分，R 23次/分，BP 105/54mmHg，双肺呼吸音粗，未闻及干、湿啰音。入院后给予哌拉西林/他唑巴坦4.5g，8小时1小时静脉滴注，同时给予止咳、祛痰、退热等治疗。入院当天痰培养查到金黄色葡萄球菌，对青霉素、苯唑西林、红霉素耐药，余皆敏感，头孢西丁筛选试验和诱导型克林霉素耐药试验阳性。病人CA-MRSA肺炎诊断明确，给予万古霉素1.0g，12小时1次静脉滴注治疗，8天后病人症状较前好转，但仍间断发热，体温最高达38.8℃，辅助检查（2018-01-31）：血常规

示白细胞计数 21.27×10⁹/L、中性粒细胞0.86；红细胞沉降率 46mm/h；降钙素原 0.12ng/ml。复查胸部CT示病变由实变演变为空洞、气囊影，较前吸收，左侧胸腔积液（图2-3-59）。停用万古霉素，改用利奈唑胺0.6g，12小时1次静脉滴注治疗。2天后病人热退，辅助检查（2018-02-04）：血常规示白细胞计数 11.1×10⁹/L、中性粒细胞 0.79；降钙素原 0.07 ng/ml。复查胸部CT（2018-02-06）示双肺多发斑片、气囊影，病变较前吸收（图2-3-60）。继续治疗6天，复查胸部CT（2018-02-12）示病变较前明显吸收（图2-3-61）。病人无发热，咳嗽、咳痰较前减轻，偶胸痛，病情稳定，降钙素原基本正常，好转出院，院外口服利奈唑胺继续治疗。

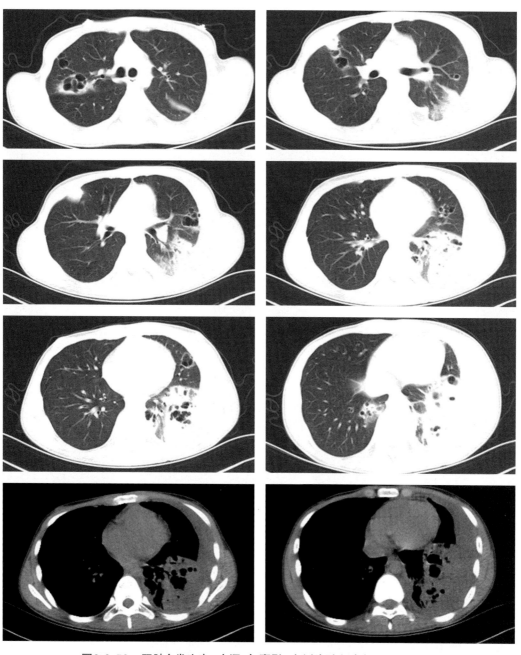

图2-3-59 双肺多发实变、空洞、气囊影，左侧胸腔积液（2018-01-31）

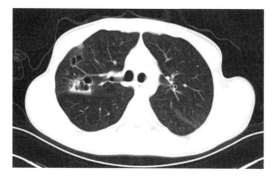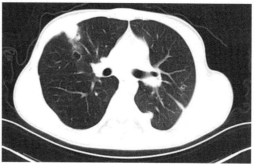

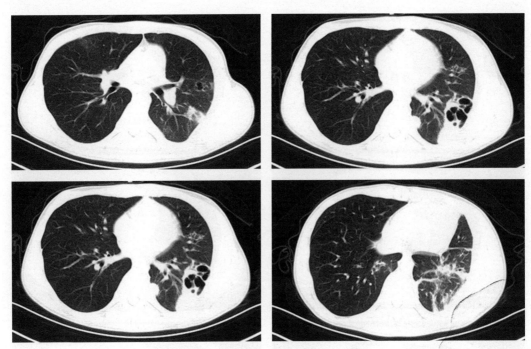

图2-3-60　双肺多发斑片、气囊影，左侧少量胸腔积液（2018-02-06）

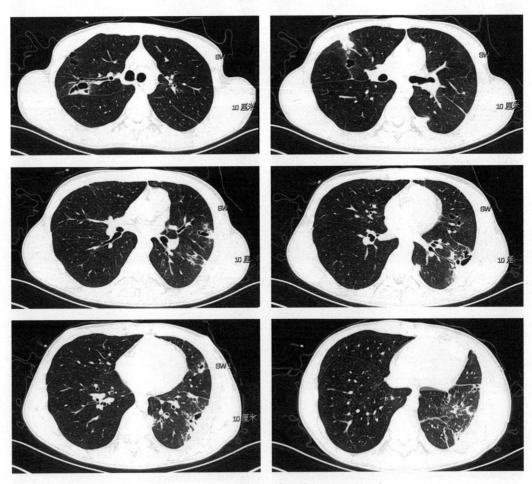

图2-3-61　病变较前进一步吸收（2018-02-12）

【分析】金黄色葡萄球菌的分子流行病学的主要特征在于区域性优势菌株类型的连续出现。青霉素耐药性噬菌体80型或81型金黄色葡萄球菌在1953—1963年飙升。起源于医院后，在北美、英国和澳大利亚的社区蔓延，然后出现不明原因的退缩。随着20世纪60年代MRSA的出现，HA-MRSA开始影响北美、英国、澳大利亚和日本的医院，同时在斯堪的纳维亚国家传播。20世纪80年代开始，MRSA在全球广泛播散，目前已成为导致重症感染常见的致病菌之一，可引起肺炎、菌血症、心内膜炎、皮肤软组织感染、骨和关节感染及中枢神经系统感染等严重疾病。20世纪90年代以前，几乎MRSA感染均与医院（或其他健康机构）及医疗行为相关，这种来源于医院内的MRSA称为医院获得性MRSA（hospital-associated MRSA，HA-MRSA）。

MRSA菌株的流行具有地理上的独特性，不同国家地区的MRSA流行克隆世系的分布具有一定规律性。从1961—2008年，全球最流行的HA-MRSA主要集中于克隆世系CC5、CC8、CC22、CC30和CC45。早期的HA-MRSA流行克隆主要是CC8（ST250），这也被称为"古老克隆"。到20世纪80年代，这些古老克隆逐渐被一些新流行克隆取代。ST239-SCCmecⅢ型克隆也被称作巴西/匈牙利克隆，ST239型是由CC8克隆菌株从CC30菌株获得了大片段的DNA所产生，最早于20世纪70年代和80年代早期在英国、澳大利亚和美国等地区流行，80年代中后期传播到整个欧洲和南美地区，到90年代流行于亚洲地区，成为世界范围的流行克隆。流行性MRSA15（EMRSA-15）ST22（CC22）和EMRSA-16 ST30（CC30）在20世纪90年代末期在英国成为主要的HA-MRSA菌株类型。EMRSA-16（CC30）从20世纪90年代开始在英国占主导地位的HA-MRS菌株，之后在2000年代早期被EMRSA-15（CC22）取代。全基因组测序可以详细跟踪每个菌株的扩散。例如，EMRSA-16似乎已从伦敦和格拉斯哥等主要城市中心向外扩散到所有医院，可能由从一个医院转移到另一个医院的病人携带。获得抗生素耐药性（特别是对氟喹诺酮类和防腐剂如季铵化合物）与EMRSA-16的传播相关，将菌株成功与在抗生素和防腐剂普遍存在的卫生保健环境中存在强选择压力的能力联系起来。EMRSA-15也因其已经扩散而获得对其他抗生素的耐药性，这也可能有助于其在高度选择性的医院环境中取得成功。ST22和ST30在欧洲大陆的HA-MRSA分离株中亦占主导地位。ST30（CC30）也成功地传播到亚太地区和美洲部分地区，这种特殊的克隆复合体与相对较高的侵袭性感染率和死亡率相关。ST22菌株是另一种广泛分布的HA-MRSA菌株（来自CC8），似乎逐渐超过ST239，已在欧洲、中东、亚洲和太平洋地区发现。从地理位置来看，不同的地区其流行的HA-MRSA克隆有一定的差异。克隆世系CC22在世界各地都有分布，CC30主要流行于美国和英国地区，CC45则在美国和欧洲大陆报道的比较多。亚洲地区最经常被报道的MRSA克隆世系是CC8（ST239）、CC5（ST5）和CC22（ST22）。新的证据表明，HA-MRSA感染率下降主要针对特定菌株，并且出现在英国部署强化感染控制和抗生素管理措施之前。这种模式表明，人类努力所施加的选择压力的影响力低于最初的想法。

20世纪90年代以来，发现在无医院或医疗机构接触史的健康人群中发生MRSA感染，且感染率不断升高，这种MRSA称为社区获得性MRSA（community-associated MRSA，CA-MRSA）。美国疾病控制与预防中心（CDC）2005年对CA-MRSA感染病例的原始定义为：病人在门诊或入院48小时内分离出MRSA菌株且缺乏HA-MRSA的危险因素（如血液透析，外科手术，长期居住在护理机构），并且在1年内无住院或与医疗机构接触史，无MRSA感染或定植史，无留置导管和其他经皮医用装置使用史。最初认为MRSA对健康、年轻人员没有医疗风险，但1999年美国明尼苏达州和北达科他州农村地区4例儿童死于CA-MRSA感染，而这些儿童并不具有医院感染MRSA的危险因素，从而引起人们对CA-MRSA的高度关注。随后，Purcell等对美国Driscoll儿童医院进行的为期14年的调查显示，CA-MRSA从1990年的每年3、4例迅速增长到2003年的459例，流行趋势逐年攀升。2005年美国感染MRSA共94 000例，其中CA-MRSA占到了14%，逐渐成为在健康人群中造成严重感染的主要病原菌。

CA-MRSA分离株最初的特征是克林霉素耐药率较低（尤其是在美国），更容易携带PVL和具有强有力的细胞溶解和炎症活动的成孔毒素，Ⅳ型或Ⅴ型SCCmec和ST5或ST8优势菌株。PVL并不局限于CA-MRSA，许多流行的MSSA分离株亦携带PVL基因，尤其在非洲人群中，PVL阳性的MSSA发生率高。PVL阳性的MRSA和MSSA感染其他方面健康的呼吸道病毒感染（最常见的是流感病毒）后的幼童，可引起其致死性结局。

CA-MRSA首先于20世纪80年代在澳大利亚的西部偏远地区被发现，后来经鉴定为ST8-SCCmecⅣ。不同地区的CA-MRSA流行特征有很大差异，比如CA-MRSA在美国的检出率要高于其他国家，而且pvl阳性CA-MRSA感染是美国皮肤软组织感染的主要诱因；而在英国和爱尔兰，pvl阳性CA-MRSA比较少见。目前在全球广泛流行的CA-MRSA克隆超过20个，各个地方的流行克隆有一定的差异。

USA300于2000年在丹麦首先被发现，先出现在社区，然后出现在医疗机构。大多数USA300仍保留典型的敏感谱，但耐多药表型正在出现。除南极洲外，该克隆体在各大洲均有传播。USA300-ST8-SCCmecⅣ2000年在美国流行，毒性强且易于传播，迅速超过其他流行菌株，成为美国皮肤和软组织感染的主要原因。USA300的一些最早的病例来自宾夕法尼亚州的一群足球运动员中暴发的CA-MRSA皮肤感染，此后不久，密西西比监狱出现类似的集群暴发，建立了首个MRSA、运动员和监狱服刑人员之间的流行病学联系。随着USA300的传播，它也被证明能够在广泛的身体部位引起侵袭性感染，最明显的是流感病毒感染后的坏死性肺炎，也可导致感染性心内膜炎，大部分对氟喹诺酮类药物耐药。与其在北美的快速传播形成鲜明对比，尽管多次引入其他大陆，但USA300在全球范围内尚未达到同样的优势。新的证据表明，来自USA300的总感染负担开始减缓甚至下降，同时，MRSA的发病率出现整体下降趋势。

CA-MRSA在欧洲的流行程度较低，尤其是在北欧国家。在希腊，一些地区的CA-MRSA比率接近北美。与北美相比，欧洲CA-MRSA具有较大的克隆异质性。一项欧洲多中心研究表明，USA300克隆在欧洲社区感染病人中并不常见。ST80-SCCmecIV是主要的流行克隆，且表现出对阿米卡星和夫西地酸耐药，与皮肤和软组织感染密切相关，在无症状携带者中很少发现。ST80最早于1993年被报道，但直到20世纪90年代后期才相对罕见。系统发育分析强烈表明，欧洲流行的CA-MRSA谱系起源于撒哈拉以南非洲的pvl阳性MRSA祖先。ST80已在整个北非、中东和欧洲被确认，在撒哈拉以南非洲有零星报道。对于欧洲儿童，PVL与更严重的感染有关，而与甲氧西林耐药性无关。正如USA300在美国之外仅实现有限的传播一样，欧洲的流行菌株，例如ST30、ST22和ST80，在美国仍然很少见。

在南美洲，报道了2种主要的CA-MRSA克隆：ST30-SCCmecIV或USA1100（2002年在乌拉圭首次发现，2005年在巴西和阿根廷发现）和ST8-SCCmecIV或USA300-LV（拉丁美洲变种）（2006—2008年主要发现于厄瓜多尔和哥伦比亚）。USA300-LV似乎是由共同的祖先而不是通过USA300的直接传播引起的。CA-MRSA在巴西和秘鲁的发病率较低。澳大利亚主要的流行克隆为家畜相关MRSA（包括ST398）和ST93。

在8个亚洲国家的17家医院进行的ANSORP研究中，MRSA在所有社区相关金黄色葡萄球菌临床分离株中的比例因国家和地区而异：斯里兰卡（38.8%）、中国台湾（34.8%）、菲律宾（30.1%）、越南（30.1%）、韩国（15.6%）、中国香港（8.5%）、印度（4.3%）和泰国（2.5%）。亚太地区的主要菌株因国家和地区而异，序列型ST59、ST30、ST72、ST8、ST93和ST772的菌株是该区域中独特的CA-MRSA克隆。其中，韩国主要为ST72（CC8）型，日本是ST8或ST30，中国台湾是ST59。ST772（孟加拉湾克隆）已经从印度洋的同名孟加拉湾蔓延到巴基斯坦和尼泊尔的部分地区。这些CA-MRSA克隆已经扩散到医院环境中，有时会替代先前存在的HA-MRSA菌株。CA-MRSA克隆可以以较短的SCCmec、较短的倍增时间和较高的传播率在群集环境中具有生态优势。虽然PVL与CA-MRSA具有强烈的流行病学相关性，但据报道，韩国主要的PVL阴性的CA-MRSA菌株ST72也具有高毒力。CA-

MRSA在亚太地区日益增加的负担是感染预防和控制的一个重要问题。许多亚洲国家缺乏足够的资源用于监测、感染控制研究和感染控制措施的实施。此外，高抗生素消耗率和过度拥挤的环境使该地区易受各种CA-MRSA菌株的传播。同样，HA-MRSA克隆世系CC8（ST239）和ST5也能从医院转移到社区。

虽然根据定义及多数研究结果，CA-MRSA常见于无MRSA感染危险因素的健康人群，但从2003年起，许多研究报道了CA-MRSA菌株在美国、瑞士、英国等地区医院内暴发流行的情况，甚至发生在HA-MRSA流行性较低的科室。同时，部分HA-MRSA感染病人治愈出院后仍能携带MRSA数月甚至数年之久，期间可以在社区中不断播散HA-MRSA。CA-MRSA现在越来越多地在医院流行并获得额外的耐药基因，HA-MRSA和CA-MRSA菌株之间的一些区别逐渐消失。临床中也可出现CA-MRSA和HA-MRSA混合感染的现象，增加了从临床和流行病学背景区分两者的难度。

国外研究结果提示，有下列情况之一者应提高对CA-MRSA引起CAP的警惕：<2岁的婴儿，参与身体密切接触体育运动项目（如橄榄球）的运动员，注射毒品者，男性同性恋者，服兵役者，居住在教养院、民居或避难所中的人群；家畜、宠物饲养者及养猪的农户；已知有CA-MRSA定植或近期有曾去流行区的历史，近期与CA-MRSA感染或定植者有接触；属于CA-MRSA定植率增加的相关人群；流感并发或流感后肺炎；以前有反复发生的疖或皮肤脓肿病史或家族史（在过去6个月内发生≥2次）。

CA-MRSA感染中80%～90%为皮肤及软组织感染（SSTI），少数为坏死性肺炎、坏死性筋膜炎、骨髓炎、血流感染等。CA-MRSA肺炎常见于年轻、健康的成年人和儿童，多数呈散发病例，尚无暴发报道。有报道CA-MRSA的重症肺炎病例发生在流感季节，并认为流感是这种感染的高危因素，有较高的发病率和病死率。

CA-MRSA感染引起的CAP常见以下表现：好发于健康年轻人，多有流感样前驱症状；可以很快出现严重的呼吸系统症状，包括咯血、呼吸急促（呼吸>40次/分）、心动过速（心率>140次/分）、低血压和高热（体温>39℃）；表现为迅速进展的肺炎并发展为急性呼吸窘迫综合征（ARDS）；白细胞明显升高或减少，C反应蛋白显著升高（>200～350 g/L）；某些病人可发生感染性休克和呼吸衰竭，甚至需要入住ICU接受通气和循环支持。

确诊金黄色葡萄球菌肺炎需要有病原学依据。气管分泌物的培养结果对诊断的参考价值不如支气管肺泡灌洗液。建议最好采用非气管镜引导的盲法支气管肺泡灌洗来建立微生物学诊断，优点是诊断速度快、花费少且侵袭性小。血培养对继发性肺炎的诊断价值较高，如对继发于感染性心内膜炎、椎间盘炎等的肺炎诊断阳性率高达90%，但对原发性肺炎的诊断阳性率不高（20%）。由于金黄色葡萄球菌常存在于正常人的上呼吸道分泌物中,且病人血培养常显示为阴性,所以在应用MRSA针对性抗生素前,充分获得除痰以外的其他呼吸道标本(如气管内标本或胸腔积液)对明确诊断非常重要。本例病人发病前身体健康,入院时病史短,中毒症状重,血降钙素原明显升高,入院当天痰培养结果即为MRSA,故CA-MRSA诊断明确。

儿童MRSA肺炎的管理实施要点如下:推荐万古霉素静脉滴注。如果患儿病情稳定,未出现进展的菌血症或血管内感染,且克林霉素的耐药率较低(如<10%),可采用克林霉素经验性治疗,10~13 mg/kg,静脉滴注,每 6~8小时1次[总剂量40 mg/(kg·d)]。如菌株对其敏感,可过渡到口服治疗。另一种方案是选择利奈唑胺,≥12岁儿童给予600 mg口服或静脉滴注,每日2次;<12岁儿童予10 mg/kg,每8小时1次。

（济宁市第一人民医院呼吸科　付　甜　提供）

12.病例12:男,74岁。发热12天、咯血8天。病人12天前受凉后出现发热,体温最高达40℃,伴畏寒、寒战。咳嗽,咳白痰,右侧胸痛,咳嗽时加重。应用左氧氟沙星治疗,症状无明显缓解。8天前病人出现间断咯血,鲜红色,量约30ml/d。就诊于当地县医院,查血常规:白细胞计数21.45×10⁹/L、中性粒细胞 0.92;红细胞沉降率31 mm/h。胸部CT(2018-01-19)示右下肺炎,住院治疗1周,症状未见好转,仍发热及咯血,量约50ml/d。就诊于市人民医院急诊,于2018-01-26收入院。疝气术后6年,右下肢静脉曲张术后5年,左下肢静脉曲张术后2个月。吸烟20支/日×30年,饮酒250ml/d×30年。

胸部ＣＴ（２０１８-０１-１９）:右肺下叶实变影(图2-3-62)。

胸部CT(2018-01-27):右肺下叶实变影,内有坏死、空洞(图2-3-63)。

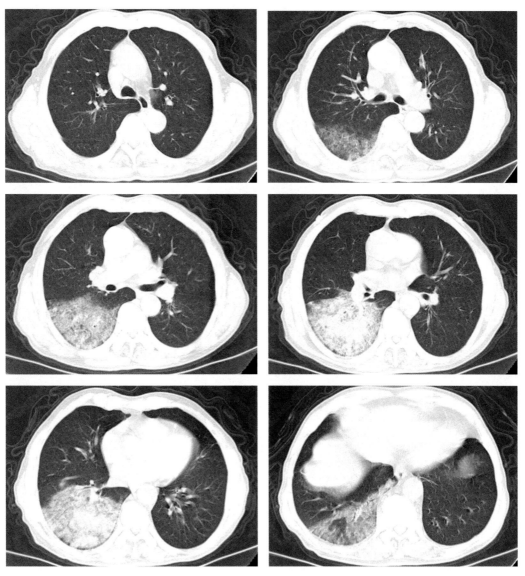

图2-3-62　右肺下叶实变影

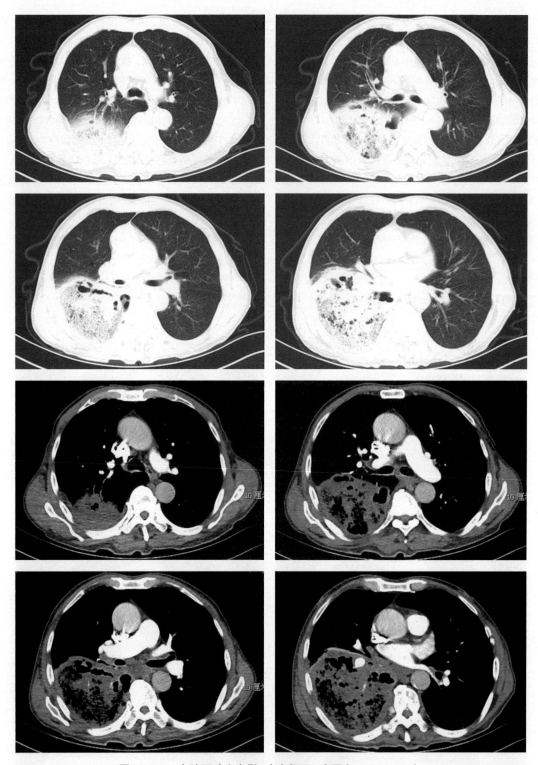

图2-3-63　右肺下叶实变影,内有坏死、空洞(2019-01-27)

【诊断】金黄色葡萄球菌肺炎。

【诊断依据】老年男性,发热、胸痛、咯血,血常规示白细胞明显升高,当地医院胸部CT示右下肺炎,入院后胸部CT检查示右肺下叶病变范围较前进展,内有坏死、空洞,可见支气管充气征,社区获得性肺炎诊断明确。鉴于病变短期内出现大小不等空洞,常规抗感染治疗效果欠佳,

考虑金黄色葡萄球菌肺炎,特别是MRSA肺炎可能。入院查体:T 38℃,P 106次/分,R 24次/分,BP 103/53mmHg,右下肺呼吸音低,可闻及少许湿啰音。辅助检查:血常规示白细胞 21.07×10⁹/L、中性粒细胞0.90;降钙素原 0.67ng/ml;红细胞沉降率 27 mm/h;C反应蛋白 183.4 mg/L;血气分析:pH 7.53、PaCO₂ 37 mmHg、PaO₂ 63 mmHg;心

肌梗死五项：D-二聚体 2092.19ng/ml、B型尿钠肽前体839pg/ml；生化：白蛋白 29.2g/L、血糖 3.36mmol/L；电解质：K+ 3.0mmol/L、Na+ 129mmol/L、Cl- 89 mmol/L。心电图示室性期前收缩，左心室高电压，明显U波，ST改变。双下肢静脉彩超示左侧小腿背侧浅静脉曲张并部分血栓形成。肺动脉CTA未见异常。入院后给予吸氧、头孢哌酮/舒巴坦抗感染、纠正电解质紊乱等对症治疗。病人2次痰培养（2018-01-29和2018-02-01）均查到金黄色葡萄球菌，对青霉素、苯唑西林、红霉素、克林霉素、四环素、复方新诺明、环丙沙星、左氧氟沙星、庆大霉素耐药，头孢西丁筛选试验阳性，诱导型克林霉素耐药试验阴性，对利奈唑胺、万古霉素、奎奴普丁/达福喷汀、替加环素、利福平、莫西沙星敏感。病人仍发热，体温最高38℃，咳嗽，间断咳暗红色血痰，于2018-02-01改用去甲万古霉素0.4g12小时1次静脉滴注，辅助检查（2018-02-02）：血常规示白细胞计数 13.83×10⁹/L、中性粒细胞 83.8；降钙素原 0.15ng/ml；

电解质：Na+ 129mmol/L、Cl- 96 mmol/L。复查胸部CT示右下肺病变略吸收，坏死明显，可见液平（图2-3-64）。血气分析（2018-02-05）：pH 7.48、$PaCO_2$ 35 mmHg、PaO_2 53 mmHg、FiO_2 29%。2018-02-06病人体温降至正常，仍有咳嗽、咳痰，较前明显减少，无痰中带血，活动后胸闷、憋喘，双肺可闻及湿啰音，双下肢水肿明显。2018-02-08 02：35病人诉憋喘，平卧后加重，心电图示阵发性快速型心房颤动，给予呋塞米利尿、胺碘酮控制心率治疗，30分钟后转为窦性心律，急查心肌梗死五项：D-二聚体 1161.82ng/ml、B型尿钠肽前体 644pg/ml。考虑病人肺部感染严重，合并Ⅰ型呼吸衰竭、心力衰竭、心律失常、下肢血栓、低蛋白血症、电解质紊乱，病情危重。辅助检查：血常规示白细胞计数 22.96×10⁹/L、中性粒细胞 0.85；肝功能生化：谷丙转氨酶 102.8U/L、谷草转氨酶 97.9U/L、白蛋白 23.4g/L。病人肝功能损害明显，加用还原型谷胱甘肽对症治疗。2018-02-09痰培养再次查到MRSA，给予接触隔离。复查X线胸片

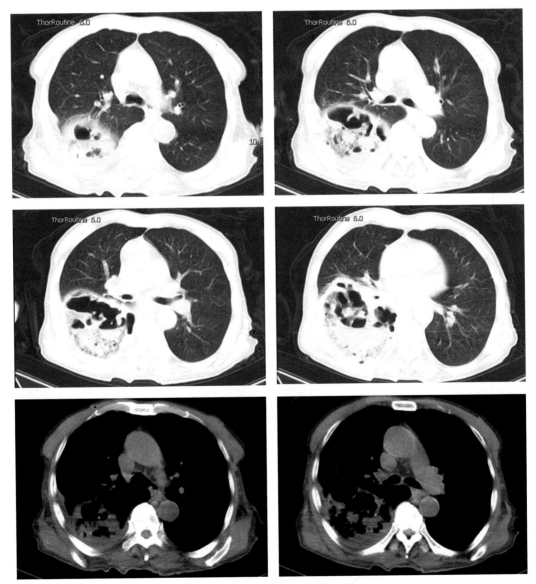

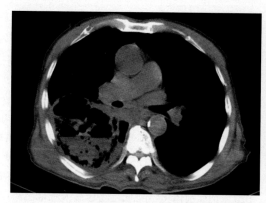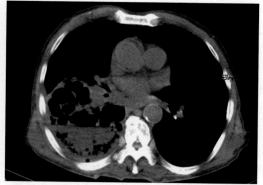

图2-3-64　右肺下叶实变，内见多发空洞，可见液平（2018-02-02）

示右侧大量胸腔积液，左侧少量胸腔积液，双肺感染，右肺不张。鉴于病人胸腔积液较多，建议B超引导下穿刺引流，除外脓胸；病人有胸闷、憋喘、咯血等症状和下肢静脉血栓，建议行相关检查除外肺栓塞或行下肢静脉滤器置入治疗预防肺栓塞，家属均拒绝，于2018-02-13自动出院。出院后出现意识障碍，就诊于急诊，猝死。

【分析】本例为老年男性，2个月前因左下肢静脉曲张住院治疗。本次虽社区发病，但有当地医院住院史，再次入院48小时后查到MRSA，故为医院相关性MRSA（HA-MRSA）肺炎。HA-MRSA指在接触医疗护理机构人员之间传播和循环的MRSA菌株，这些感染发生在医院或医疗护理机构（医院发病）或出院后的社区内（社区发病）。医院外发病（community-onset）需具备下列至少一项医疗机构相关性感染的危险因素：①入院时有进行胃镜、纤维支气管镜等侵入性检查或治疗；②有MRSA定植或感染病史；③最近1年内有过住院、手术、透析等情况，或者是长期住在社区护理机构（敬老院等）生活。医院发病是指病人入院48小时后，从正常无菌部位分离出了MRSA，不论病人是否有医院获得性感染的危险因素。HA-MRSA感染大多都是通过直接接触传播的，通常感染年龄大、病情危重、皮肤黏膜有创伤或侵袭性操作如导尿等人群，健康人群则较少被感染。HA-MRSA肺炎是指病人入院时不存在、入院48小时后发生的由MRSA引起的肺实质炎症，是我国MRSA肺炎的主要表现形式。

MRSA呈多重耐药的主要原因是该菌可同时携带多种耐药基因，大于90%的耐药菌株可同时携带3种以上耐药基因，近50%的菌株可同时携带5种耐药基因。HA-MRSA感染病人多为老年人、衰弱和（或）重症病人、慢性病病人，常有MRSA定植史、感染史或近期手术史、有住院或住护理院病史、抗生素应用史、透析及永久性血管内留置导管史。多数HA-MRSA不仅对甲氧西林和所有β-内酰胺类耐药，对某些其他抗生素亦不敏感。而CA-MRSA通常仅对β-内酰胺类耐药，对某些其他抗生素敏感。在HA-MRSA菌株中，抗生素耐药性通常与对消毒剂或重金属的耐受性

（如季铵盐化合物、汞或镉）遗传相关，这可能反映了医院环境中强大的选择性压力。本例即对β-内酰胺酶类、氨基糖苷类、大环内酯类、喹诺酮类、克林霉素、四环素及复方新诺明均耐药，给临床诊治带来巨大挑战。

金黄色葡萄球菌脓毒症并发症多，常出现多脏器损伤及迁徙性病灶，约75%的病例出现2个或2个以上脏器损伤。血管系统的损伤，如并发动脉瘤、动脉血栓等，亦有报道。本例死因考虑MRSA血流感染或栓塞所致。

为了评估MRSA感染的危险因素和实际死亡率，De la Calle等对2000—2014年在该院收治的98例金黄色葡萄球菌肺炎的病人进行了回顾性研究。其中，57.1%为MSSA感染，42.8%为MRSA感染，40例（40.8%）为社区获得性肺炎，13例为呼吸机相关肺炎。最常见的并发症是慢性肺疾病（34.7%）、慢性肾衰竭（31.6%）、糖尿病（29.6%）和心血管疾病（31.6%）。46例（46.9%）病人存在感染性休克。30天的死亡率为46.9%。MRSA更易感染年龄较大的病人，且常有心血管疾病，之前接受抗生素治疗的次数也高于MSSA感染病人。MSSA感染病人出现感染性休克的频率更高，但比MRSA肺炎病人接受更适当的经验性抗生素治疗（96% vs38.1%），两组之间的死亡率没有显著差异。总之，金黄色葡萄球菌肺炎是一种严重的感染，较易感染有基础疾病的病人，而且死亡率仍然很高。

金黄色葡萄球菌肺炎早期的典型表现为在呼吸性细支气管、终末细支气管和紧邻的肺实质内的急性炎症渗出，导致病变呈斑片或节段状分布。影像学上表现为支气管壁增厚、小叶中心结节和树芽征。由MRSA感染引起的坏死性肺炎的发病率不断上升，通常合并肺炎旁积液或脓胸。为了评估急性MRSA和MSSA感染的的临床和影像特征，Morikawa等对2004年1月—2009年3月，68例MRSA肺炎病例（37名男性，31名女性）和83例MSSA肺炎病例（32名男性，51名女性）进行了回顾性研究。在MRSA肺炎病人中，心血管疾病、糖尿病和恶性肿瘤等基础疾病的发病率明显高于MSSA肺炎病人，这可能与MRSA感染病人年龄较大有关，且MRSA感染病人通常源于医院，病人因有

基础疾病,治疗经常涉及侵入性操作,例如插入中央导管等,导致其感染概率增加。与MRSA肺炎相比,MSSA肺炎更易出现小叶中心结节、树芽征和支气管壁增厚等影像学特征。Collins等研究发现,MSSA菌株的毒性明显高于MRSA菌株,故大量多型核白细胞的快速渗出所致的支气管壁增厚、小叶中心结节和树芽征的发生率在MSSA肺炎中更常见。MRSA肺炎的实变主要沿外周分布,频率明显高于MSSA肺炎,MRSA肺炎更易出现胸腔积液,双侧胸腔积液在MRSA感染病人中更常见。这一特征可归因于不同菌株的黏附特性。与MSSA菌株相比,MRSA菌株对上皮细胞的黏附特性相对较弱,这可能有利于其进入更多的边缘区域,从而使其感染部位更倾向于边缘分布。同理,该特性可能使MRSA菌株更易在周边部位产生炎症渗出,导致

MRSA肺炎病例中出现更普遍的胸腔积液。此外,平均年龄较大和易合并心血管疾病等基础疾病的特点也使MRSA肺炎病人比MSSA肺炎病人更易出现胸腔积液。

（济宁市第一人民医院呼吸科　付　甜　提供）

13.病例13:男,47岁。发热6天,咳嗽、咳痰1天。病人6天前受凉后出现发热,最高体温39℃,伴畏寒、全身酸痛、鼻塞、流涕,口服布洛芬后体温可正常。1天前出现间断咳嗽、咳黄痰,口服蒲地蓝、布洛芬等药物,仍间断发热、咳嗽、咳痰,就诊于当地医院,行胸部CT检查示右肺炎,于2018-01-30收入院。

胸部CT（2018-01-30）:右肺上叶实变影,周围渗出明显（图2-3-65）。

【诊断】金黄色葡萄球菌肺炎。

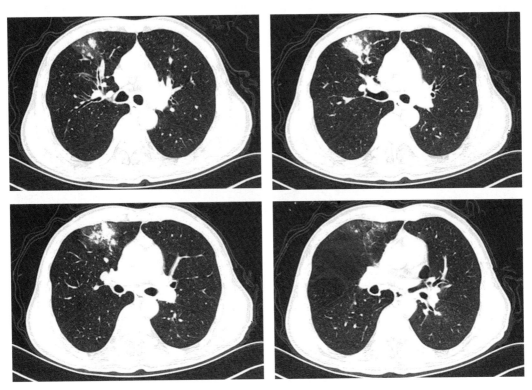

图2-3-65　右肺上叶实变影,周围渗出明显

【诊断依据】中年男性,6天前有发热、鼻塞、流涕等上呼吸道感染症状,1天前出现咳嗽、咳黄痰等细菌感染症状,胸部CT检查示右肺上叶实变影,肺炎诊断明确,病人父亲感染HA-MRSA(见病例12),陪护期间出现上述症状,故考虑金黄色葡萄球菌肺炎可能。入院查体:T 38.2℃,P 117次/分,R 25次/分,BP 125/83mmHg,双肺呼吸音粗,未闻及干、湿啰音。辅助检查:血常规示白细胞计数 10.8×10⁹/L,中性粒细胞 0.78;降钙素原<0.05ng/ml;D-二聚体 645.27ng/ml。入院后给予头孢米诺 1.5g 12小时1次,静脉滴注5天,复查胸部CT（2018-02-04）病变较前进展（图2-3-66）。改用美罗培南 0.5g,12小时1次,静脉滴

注4天,疗效差。病人2次痰培养（2018-02-06和2018-02-09）均查到金黄色葡萄球菌,氨苄青霉素、红霉素、克林霉素、四环素、环丙沙星耐药,对庆大霉素中介,头孢西丁筛选试验和诱导型克林霉素耐药试验阴性,对苯唑西林、复方新诺明、利奈唑胺、万古霉素、奎奴普丁/达福喹汀、替加环素、利福平、左氧氟沙星、莫西沙星、呋喃妥因敏感。改用去甲万古霉素 0.4g,每12小时,1次静脉滴注治疗。辅助检查（2018-02-09）:血常规示白细胞计数 12.96×10⁹/L、中性粒细胞 0.79;红细胞沉降率 53mm/h;降钙素原<0.02ng/ml;D-二聚体 645.27ng/ml。继续治疗3天后,病人无发热,一般情况可,自动出院。

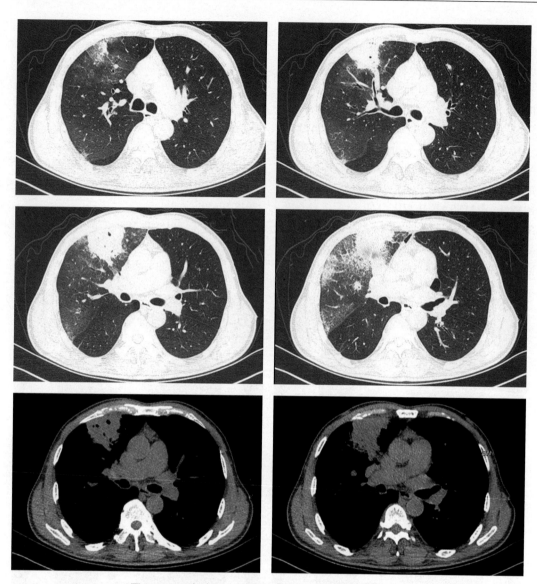

图2-3-66　右肺上叶实变影，较前进展（2018-02-04）

【分析】该例父子均感染金黄色葡萄球菌肺炎，不除外接触传播。研究证实，与MRSA感染或定植者接触的医护人员和病人周围环境中的物体表面常被病原菌污染。病人持续携带MRSA的时间可达8.5个月或更久。目前，日益突出的多重耐药菌问题已给临床抗感染治疗带来了严峻挑战。临床常见多重耐药菌有耐甲氧西林金黄色葡萄球菌（MRSA）、耐万古霉素肠球菌（VRE）、产超广谱β-内酰胺酶（ESBLs）肠杆菌科细菌（如大肠埃希菌和肺炎克雷伯菌）、耐碳青霉烯类肠杆菌科细菌、多重耐药铜绿假单胞菌和多重耐药鲍曼不动杆菌等。

医院内多重耐药菌的传播源包括生物性和非生物性。多重耐药菌感染病人及病原携带者是主要的生物性传播源。被多重耐药菌污染的医疗器械、环境等构成非生物性传播源。传播途径呈多种形式，其中接触（包括媒介）传播是多重耐药菌医院内传播的最重要途径；咳嗽能使口咽部

及呼吸道的多重耐药菌通过飞沫传播；空调出风口被多重耐药菌污染时可发生空气传播；其他产生飞沫或气溶胶的操作也可导致多重耐药菌传播风险增加。

多重耐药菌感染的危险因素主要包括：老年人；免疫功能低下［包括患有糖尿病、慢性阻塞性肺疾病、肝硬化、尿毒症的病人，长期使用免疫抑制剂治疗、接受放射治疗和（或）化学治疗的肿瘤病人］；接受中心静脉插管、机械通气、泌尿道插管等各种侵入性操作；近期（90天内）接受3种及3种以上抗菌药物治疗；既往多次或长期住院；既往有多重耐药菌定植或感染史等。

多重耐药菌和非耐药菌均可引起全身各类型感染。常见的医院感染类型包括医院获得性肺炎、血流感染（包括导管相关血流感染）、手术部位感染、腹腔感染、导尿管相关泌尿系统感染、皮肤及软组织感染等。

多重耐药菌医院感染的危害主要体现在：①多重耐药菌感

染病人病死率高于敏感菌感染或未感染病人;②感染后住院时间和住重症监护室(ICU)时间延长;③用于感染诊断、治疗的费用增加;④抗菌药物不良反应的风险增加;⑤成为传染源。

《多重耐药菌医院感染预防与控制中国专家共识》指出多重耐药菌医院感染预防与控制包括:手卫生管理,隔离预防措施的实施,环境和设备清洁消毒的落实,暴发医院感染控制,特殊防控措施等。

多重耐药菌感染/定植病人应尽量单间安置。无单间时,可将相同多重耐药菌感染/定植病人安置在同一房间。不应将多重耐药菌感染/定植病人与留置各种管道、有开放伤口或免疫功能低下的病人安置在同一房间。主动筛查发现的多重耐药菌定植病人也应采取有效隔离措施。隔离房间或隔离区域应有隔离标识,并有注意事项提示。多重耐药菌感染病人、定植者的隔离期限尚不确定,原则上应隔离至多重耐药菌感染临床症状好转或治愈,如为耐万古霉素金黄色葡萄球菌感染,还需连续两次培养阴性。

美国卫生保健流行病学协会(Society for Healthcare Epidemiology of America, SHEA)对MRSA病人解除接触隔离指引推荐:①已对MRSA定植/感染病人采取接触隔离措施的医疗机构也应建立解除接触隔离的相关制度;②鼻拭子采样,连续培养3次阴性是目前最常采用的判断方法(该方法是目前最常用的判断解除接触隔离的方法,但最佳的采样部位和培养次数仍需进一步研究支持);③对于高危病人,例如慢性创伤病人或长期住院的病人,应根据最后一次培养阳性的时间,适当延长接触隔离时长(最佳延长时间目前没有定论,但是在SHEA的调查研究中,最短接触隔离时间为6个月);④非暴发期间,若医疗机构的MRSA感染率低,则医疗机构可以采用替代方案:对感染MRSA的病人,

入院时采取接触隔离,出院时解除接触隔离。

考虑到有关微生物定植期的数据有限,以及接触隔离措施在减少医疗机构多重耐药菌传播中的实际作用,目前仍无法建立全世界通用的解除接触隔离方案,只能提供某些操作性强,相对有效、科学的推荐方法。医院在制订本院解除接触隔离制度时,应仔细评估本院多重耐药菌感染风险及优先次序,同时考虑自身条件及资源,以及执行的费用和可行性,从而建立适合本院的制度。如果医院多重耐药菌流行病学数据发生变化,比如发生暴发或过度流行,则有关部门应及时修订解除接触隔离制度,以更好地做好多重耐药菌的防控工作。

(济宁市第一人民医院呼吸科 付 甜 提供)

14.病例14:男,16岁。发热10天,咳嗽、咳痰、胸闷7天,胸痛5天。病人10天前无明显诱因出现发热,初始38℃,以后逐渐升高,畏寒、无寒战,服用解热药物后体温可暂时下降,最高达40.3℃。7天前出现咳嗽、咳痰、胸闷,阵发性咳嗽,咳黄色脓痰,痰中带有暗红色血块,每日数口,不易咳出。5天前出现胸痛,为间断性隐痛,深呼吸、咳嗽时加重。就诊于当地医院,胸部CT检查示双肺炎症,转至市中医院,辅助检查:白细胞计数 2.07×10^9/L、中性粒细胞 0.84、血小板 105×10^9/L;C反应蛋白 210mg/L;降钙素原 165.37ng/ml。给予阿奇霉素、亚胺培南抗感染治疗5天,症状仍未改善,复查胸部CT示病变较前进展,于2018-01-01入院治疗。1个月前曾患"带状疱疹"。

胸部CT(2017-12-26):双肺多发斑片、磨玻璃影(图2-3-67)。

胸部CT(2018-01-01):双肺多发实变、空洞、气囊影,病变范围较前进展(图2-3-68)。

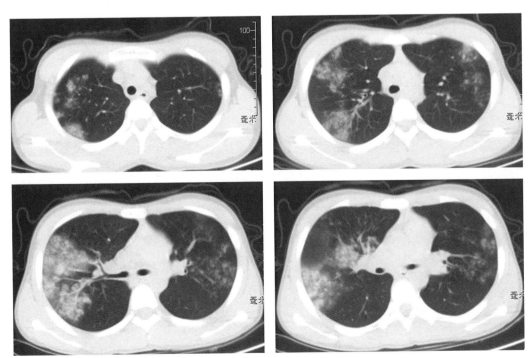

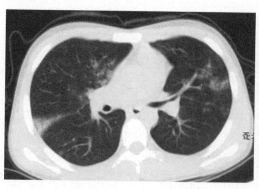
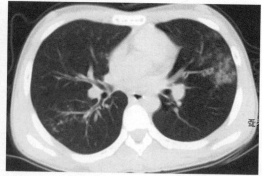

图2-3-67 双肺多发斑片、磨玻璃影

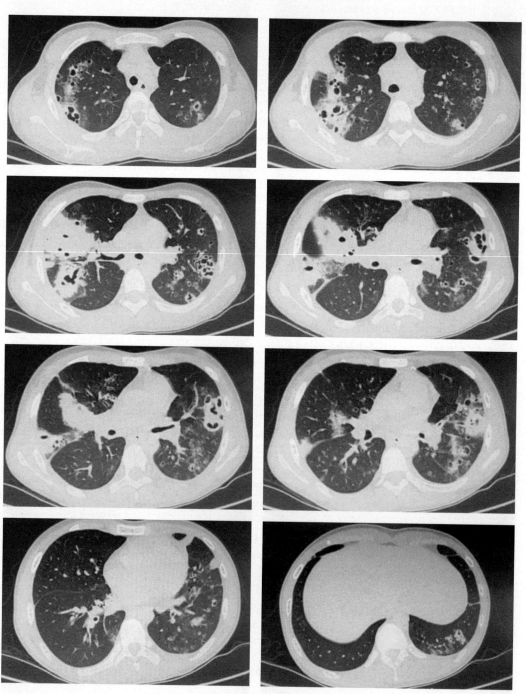

图2-3-68 双肺各发实变、空洞、气囊影,病变范围较前进展 (2019-01-01)

【诊断】金黄色葡萄球菌肺炎。

【诊断依据】青少年男性，社区发病，发热、咳嗽、咳黄色脓痰，偶有痰中带血，病史5天时胸部CT示支气管肺炎表现，表现为斑片、磨玻璃影，边缘模糊，小叶中心结节和树芽征明显，结合白细胞总数降低，C反应蛋白、降钙素原明显升高，首先考虑社区获得性肺炎。5天后病变迅速进展为实变、空洞、气囊影，病变演变符合金黄色葡萄球菌肺炎特点，结合阿奇霉素、亚胺培南联合抗感染治疗效果不明显，首先考虑MRSA肺炎可能。入院查体：T 38.8℃，双肺呼吸音粗，可闻及弥漫性干、湿啰音。市中医院血培养回报示金黄色葡萄球菌，予万古霉素抗感染治疗。入院第2天痰培养回报：金黄色葡萄球菌，对青霉素、苯唑西林、红霉素、克林霉素耐药，青霉素酶和D-Test（＋），余皆敏感。结合病史、影像学、实验室检查，MRSA肺炎诊断明确。辅助检查：血常规示白细胞计数 17.58×10⁹/L、中性粒细胞0.76；C反应蛋白 80.4mg/L；红细胞沉降率 22mm/h；降钙素原 8.59ng/ml；血气分析：pH 7.477、$PaCO_2$ 29.9mmHg、PaO_2 74.0mmHg；凝血：凝血酶原时间 14.2秒、纤维蛋白

原 4.18g/L、D-二聚体 5.2mg/L；白蛋白 31.17g/L；尿常规：尿酮体（＋）；TORCH：巨细胞病毒抗体IgG 61.8U/ml、风疹病毒抗体IgG 13.7U/ml、单纯疱疹病毒抗体IgG 23.9 Index。病人炎性指标较前下降，病毒相关检查提示既往存在病毒感染。病人入院第4天体温较前下降，最高为37.6℃，仍咳嗽、咳黄脓痰、痰中带血，胸痛明显，床边X线胸片示肺组织压缩70%，彩超检查示左侧胸腔积液，置管引流，为淡黄色清亮液体。入院第9天（2018-01-09）病人无发热，咳嗽、咳痰较前减轻，仍胸痛不适，感腹胀。辅助检查：血常规示白细胞计数 17.86×10⁹/L、中性粒细胞0.85；白蛋白 28.09g/L；C反应蛋白 121 mg/L。入院第15天（2018-01-15）无咳嗽、咳痰，胸痛较前明显好转。辅助检查：白细胞计数 11.46×10⁹/L、中性粒细胞 0.77；白蛋白27.10g/L；C反应蛋白 85.9mg/L；降钙素原 0.2 ng/ml。病人炎性指标较前明显好转，复查胸腔超声：左侧胸腔积液，较前明显减少。胸部CT示病变较前吸收，右肺上叶空洞、气囊影（红箭），左侧液气胸（图2-3-69）。病人病情稳定，好转出院，当地医院继续治疗。

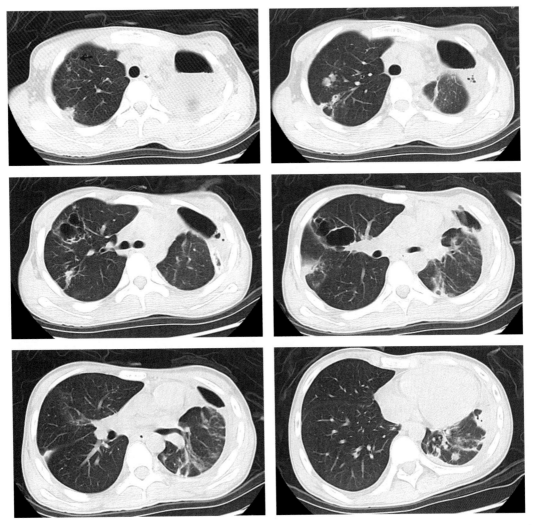

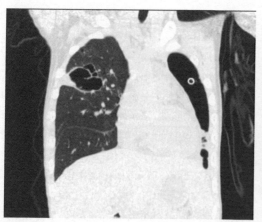
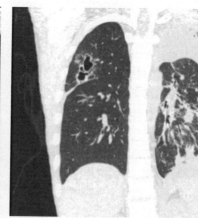
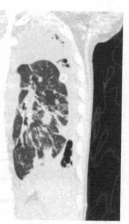

图2-3-69　右肺上叶结节、空洞、气囊影（红箭），左侧液气胸（2018-01-15）

【分析】1941年青霉素首次应用于临床治疗金黄色葡萄球菌引起的感染，并取得较好的效果，但随着青霉素的广泛使用，1943年就出现了产青霉素酶的金黄色葡萄球菌，其耐药问题随之出现。随后，新的耐青霉素酶的半合成青霉素甲氧西林（methicillin）研制成功，1959年应用于临床后曾有效地控制了耐青霉素金黄色葡萄球菌株的感染。1961年英国学者Jevons首次发现了耐甲氧西林金黄色葡萄球菌（MRSA），携带Ⅰ型SCCmec。SCCmecⅠ型（NCTC10442）为1960年发现的最原始的菌株类型，大小约34.3kb，此菌株被认为是MRSA的原始克隆。SCCmecⅡ型（N315）是1982年日本分离的MRSA菌株，大小约为53kb。1985年携带Ⅲ型SCCmec的MRSA（85/2082）在新西兰临床株中被发现，大小约66.9kb，其携带的耐药基因最多，是目前临床上对抗生素耐药最严重的菌株，这标志着新型MRSA在20世纪80年代成为全球医院内传播的流行性病原菌，并被称为HA-MRSA。SCCmecⅣ型是2000年由Oliveria在社区感染的葡萄球菌中首先发现，其大小为20.9～14.3kb，是各类型中最小、移动性最强的，但其携带的耐药基因少，因此其多重耐药的发生率最低。随后万古霉素被广泛用于治疗MRSA感染，但万古霉素中介的金黄色葡萄球菌（VISA）和耐万古霉素的金黄色葡萄球菌（VRSA）相继在日本和美国临床株中被发现。2003年养殖业MRSA（LA-MRSA）传播感染到人体，LA-MRSA成为人兽共患病病原菌之一。SCCmecⅤ型（WIS）2004年于澳大利亚发现，大小约为28kb，也是社区MRSA感染的类型，因此其多重耐药的发生率也很低。2006年，Oliveira发现SCCmecⅥ型。2007年，在中国台湾地区发现SCCmecⅦ型（即原来的VT型），最初在TSGH-17菌株中发现。2008年Zhang等在加拿大发现SCCmecⅧ型MRSA。2011年，Li等在CC398型金黄色葡萄球菌中发现Ⅸ型和Ⅹ型SCCmec元件；英国学者Shore AC等发现SCCmecⅪ型MRSA。2015年中国学者Wu等发现了含新型基因ccrC2的SCCmec元件，并命名为SCCmecⅫ型MRSA。其中，人源MRSA菌株主要携带SCCmecⅠ～Ⅷ型元件，Ⅰ～Ⅴ型最为常见，占分离株的90%以上。Ⅸ、Ⅹ和Ⅺ型SCCmec元件主要发现于动物来源MRSA分离株中，在人源分离株中也有发现。

MRSA与MSSA根本区别在于它们的PBP不同，MRSA由于获得编码低亲和力的PBP2a的mecA基因，导致对β-内酰胺类抗菌药物耐药。多数医院获得性MRSA（HA-MRSA）不仅对甲氧西林和所有β-内酰胺类耐药，且常为多重耐药，可选择的药物有限。而CA-MRSA通常仅对β-内酰胺类抗生素耐药，对更多的非β-内酰胺类抗生素敏感。由于MRSA对苯唑西林等β-内酰胺类抗菌药物耐药的根本原因是mecA基因，且其主要存在于耐药菌中，所以可以依据mecA基因来鉴定MRSA。HA-MRSA菌株往往携带较大的属于Ⅰ～Ⅲ型的SCCmec，Ⅵ、Ⅷ型亦常见；大多数的CA-MRSA倾向于携带较小的属于Ⅳ型、Ⅴ型的SCCmec，Ⅶ型亦常见。Ⅸ和Ⅹ型与家畜相关的MRSA（LA-MRSA）相关。

本例1个月前曾患"带状疱疹"，本次社区发病，有医疗机构接触史，按定义不符合CA-MRSA。由于病人和病原菌在医院与社区之间的流动，以及CA-MRSA定植或感染病人入院后出现医院内暴发，CA-MRSA和HA-MRSA之间的界限变得模糊，仅通过临床和流行病学背景上区别存在困难，而需借助微生物分子生物学的表型检测来区分。在脉冲场凝胶电泳检验中，大多数的HA-MRSA分离菌株属于传统的USA100或USA200克隆组。几乎所有的MRSA分离株都携带mecA基因，但HA-MRSA菌株往往带有较大的属于Ⅰ型、Ⅱ型或Ⅲ型的SCCmec，很少携带pvl基因。与之相反，大多数的CA-MRSA菌株在脉冲场凝胶电泳检验中属于USA300克隆组。而且这些菌株倾向于携带较小的属于Ⅳ型或Ⅴ型的SCCmec，常携带pvl基因。

芝加哥大学医院在2004年7月到2005年6月进行的一项研究，探讨HA-MRSA和CA-MRSA之间在分子方面的关系。结果显示，在其所诊断出的616例MRSA感染者中，有404例（65.6%）存在符合HA-MRSA感染标准的危险因素。而且在这404例病人的分离菌株中，有190例（47%）携带有pvl基因，并有166例（41.1%）对克林霉素敏感。其研究的结论是，病人与卫生保健环境之间的关系，对于预测其MRSA的分子特性及耐药模式价值不大。

在由基因型USA300菌株所致典型HA-MRSA疾病的发病率方面，许多研究都已报告了相似的增长。在这些研究中，由USA300基因所致医院感染的发生率多为20%～64%。这进一步支持了下面的这一观点，即：以医疗保健系统的暴露作为预测MRSA基因型的单一决定因素，已不再是一个可靠的方法分类。

由于USA300菌株在MRSA感染中发生率的增加，以及HA-MRSA菌株在社区获得性感染中的存在，美国疾病预防控制中心（CDC）的研究人员于2006年又提出了第三类的MRSA感染，即：医疗保健相关且社区发病的MRSA感染病例，这类病例均可满足HA-MRSA保健机构暴露方面的定义，但却是在社区内发病。然而，这个定义的缺陷是，保健机构暴露并不能排除社区环境下的MRSA感染。

MRSA是HAP和CAP的重要病原菌，对于MRSA肺炎的诊断和治疗仍存在的许多挑战。

15.病例15：女，15岁。咽痛、咳嗽、发热5天，加重3天。病人5天前无明显诱因出现咳嗽、咽痛、干咳、无痰，自服药物治疗（具体不详），未见明显好转。当晚出现发热，体温最高达39℃，遂至当地诊所行解热药物治疗，体温可降至正常。后再次出现发热，伴寒战、咳嗽、咳铁锈色痰，行抗炎、抗病毒等治疗，未见明显好转。3天前症状加重，端坐呼吸，仍间断性发热，体温最高达40℃。当地医院行胸部CT检查示：重症肺炎；纵隔气肿。为求进一步诊治，于2017-04-28就诊于我院急诊。查体：颈部皮肤可触及握雪感。咽部红肿，扁桃体肿大，无脓性分泌物附着。双肺呼吸音粗，可闻及少许湿啰音。辅助检查：血常规示白细胞计数 16.14×10⁹/L、中性粒细胞 0.80；血气分析：pH 7.31、PO$_2$ 77mmHg、PCO$_2$ 48mmHg；降钙素原 1.76ng/ml；C反应蛋白 276.11mg/L；红细胞沉降率 70 mm/h；凝血：D-二聚体 2.45mg/L、PT 15.50秒、APTT 35.1秒、纤维蛋白原 10.16g/L。给予头孢哌酮/舒巴坦、阿奇霉素及甲泼尼龙等药物对症治疗，收入院。

胸部CT（2017-04-29）：双肺多发大小不等斑片状高密度灶，边界模糊，右肺中叶、左肺下叶为著；部分病灶内见空洞影，并可见气-液平面；右肺下叶小结节影；纵隔内及气管旁见游离气体密度影；颈部、胸背部皮下软组织内见气体密度影（图2-3-70）。

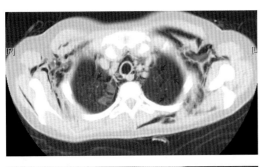
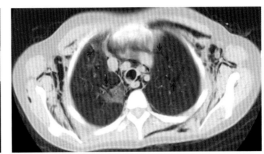
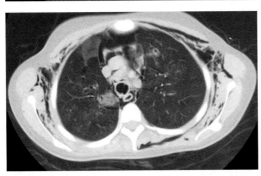
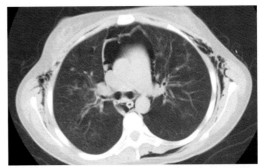
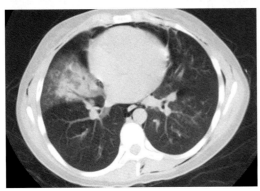
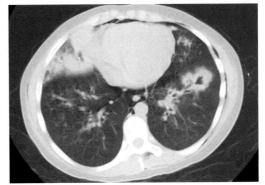

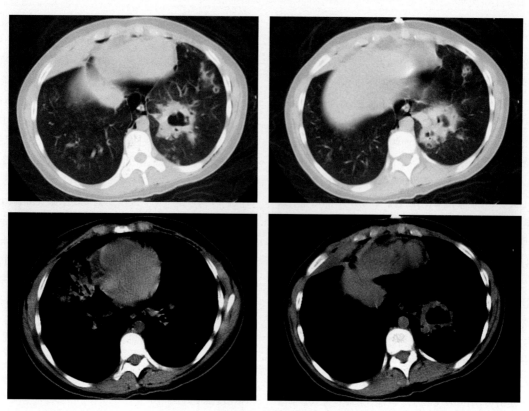

图2-3-70　双肺多发病变，纵隔、皮下气肿

【诊断】社区获得性肺炎。

【诊断依据】青少年女性，社区发病，突起咽痛、咳嗽、发热明显，查体双肺可闻及湿啰音，胸部CT示双肺多发病变，以支气管肺炎为主，WBC、PCT、CRP、ESR、D-二聚体等炎性指标均明显升高，社区获得性肺炎诊断成立。该影像多种形态并存，短期内出现斑片、实变、空洞影，空洞壁厚薄不一；小叶间隔积气（红箭），皮下、纵隔气肿，以上影像学特点结合病史，需考虑金黄色葡萄球菌肺炎可能。病人入院后体温波动于38℃左右，咳嗽，痰中带血，端坐呼吸，双肺可闻及湿啰音及散在哮鸣音，给予利奈唑胺联合头孢哌酮/舒巴坦抗感染治疗。2天后痰培养和血培养均示金黄色葡萄球菌（MRSA），对利奈唑胺敏感，MRSA肺炎诊断明确。入院3天后体温降至正常，8天后可半卧位，咳嗽、憋喘等呼吸道症状较前减轻，复查胸部CT（2017-05-06）：双肺支气管扩张样改变，右肺中叶支气管明显，肺内见多发大小不等斑片状高密度灶，边界较模糊，右肺中叶病变较前吸收，密度减低。部分病灶内见空洞影，并可见气-液平面，其中左肺下叶部分空洞较前增大，部分病变周围斑片状高密度较前吸收，部分较前增大。纵隔及皮下气肿较前大部分消失，仅纵隔、左侧腋窝见少许气体密度影（图2-3-71）。辅助检查（2017-05-08）：血常规示白细胞计数11.43×10⁹/L、中性粒细胞0.77、血红蛋白107g/L、血小板424×10⁹/L；红细胞沉降率 70 mm/h；凝血：D-二聚体2.36mg/L、凝血酶原时间14.20秒、纤维蛋白原4.92g/L。病人病情平稳，炎性指标较前降低，停用头孢哌酮/舒巴坦，继续应用利奈唑胺治疗。复查胸部CT（2017-05-14）：双肺斑片影较前范围缩小，双肺支气管扩张程度未见明显变化，左下肺多发空洞较前略缩小，部分较小病灶洞壁较前明显变薄；较大病灶内积液未见显示（图2-3-72）。病人病情明显好转，偶咳脓痰，痰培养和血培养阴性，G试验＋GM试验、ANA、抗核抗体谱均阴性，继续治疗4天后出院。2个月后复查，左肺上叶下舌段及下叶见多发斑片、条索状影，较前范围缩小；双肺支气管管壁稍增厚，左下肺支气管管腔稍扩张，程度较前明显减轻，左下肺囊腔基本闭合。右肺中叶体积明显缩小、密实聚拢于肺门旁（图2-3-73）。

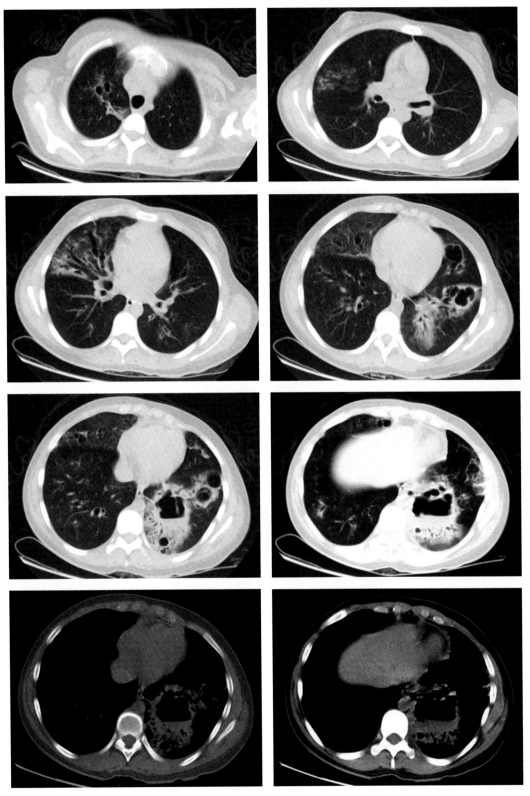

图2-3-71　右肺中叶病变较前吸收，支气管扩张样改变明显，左肺下叶部分空洞较前增大，纵隔及皮下气肿较前大部分消失（2017-05-06）

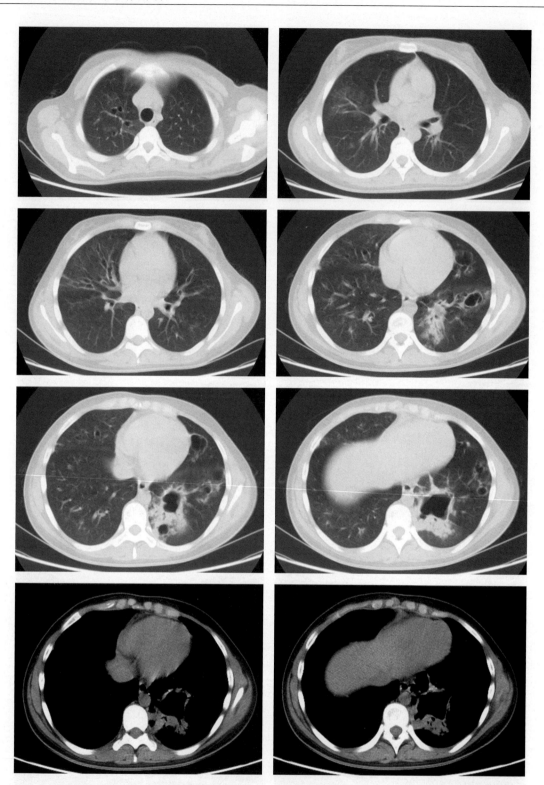

图2-3-72　双肺斑片影较前范围缩小，左下肺多发空洞较前略缩小，部分较小病灶洞壁较前明显变薄，较大病灶内积液未见显示（2017-05-14）

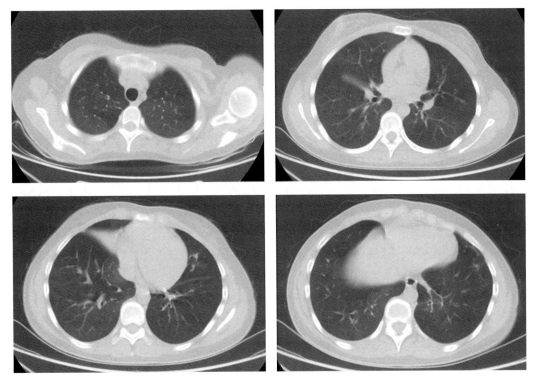

图2-3-73 双肺病变明显吸收，左下肺囊腔基本闭合，右肺中叶不张（2017-07-31）

【分析】社区获得性肺炎（community-acquired pneumonia，CAP）的定义是指在医院外罹患的感染性肺实质（含肺泡壁，即广义上的肺间质）炎症，包括具有明确潜伏期的病原体感染在入院后于潜伏期内发病的肺炎。临床诊断标准包括：①社区发病。②肺炎相关临床表现：a.新近出现的咳嗽、咳痰或原有呼吸道疾病症状加重，伴或不伴脓痰、胸痛、呼吸困难及咯血；b.发热；c.肺实变体征和（或）闻及湿啰音；d.外周血白细胞计数>10×10⁹/L或<4×10⁹/L，伴或不伴细胞核左移。③胸部影像学检查显示新出现的斑片状浸润影、叶或段实变影、磨玻璃影或间质性改变，伴或不伴胸腔积液。符合①、③及②中任何1项，并除外肺结核、肺部肿瘤、非感染性肺间质性疾病、肺水肿、肺不张、肺栓塞、肺嗜酸粒细胞浸润病及肺血管炎等后，可建立临床诊断。本例影像学变化较快，短期内出现斑片、实变影，空洞明显，伴有液平，符合化脓性感染，经积极治疗后病变吸收，空洞缩小，液平消失，壁变薄，气囊明显，符合金黄色葡萄球菌肺炎演变过程。

纵隔是两侧纵隔胸膜之间所有器官和组织的总称。纵隔气肿是指各种原因导致外界气体进入纵隔区域，以致纵隔内重要脏器，如大血管、气管、食管、心脏等较高压力的气体包绕，引起皮下气肿甚至颜面部肿胀。纵隔气肿可分为自发性、外伤性、食管或气管破裂胸部术后及其他原因。自发性纵隔气肿（spontaneous pneumomediastinum，SPM）临床罕见，好发于青少年，起病急，表现复杂，其发病与吸烟或环境因素无相关性。有学者认为，SPM不应包

括继发于哮喘及肺部基础性疾病的纵隔气肿。目前认为青少年SPM的发病机制为Macklin效应，由Macklin最早在1944年提出，即咳嗽、运动、屏气用力等导致肺过度充气，使肺泡压力增高，肺组织间隙压力降低，若肺泡内压力高于周围肺血管，则血管周围的肺泡破裂，气体沿血管鞘和结缔组织进入肺间质，导致肺间质气肿。由于纵隔的气压低于肺间质，气体将沿支气管、血管鞘通过肺门逐渐渗入纵隔，积聚而形成纵隔气肿。本例影像学表现充分体现了该演变过程。病人多以剧烈咳嗽为主要诱因，用力咳嗽时胸内压可高达300mmHg以上。青少年SPM最常见的症状是胸痛与呼吸困难，其次是颈部症状（疼痛、声嘶、吞咽困难）。最常见的体征是皮下气肿，颈面部肿胀和Hamman综合征。皮下气肿多发于颈部，其次是胸部。Hamman综合征又称为纵隔摩擦音，即纵隔气肿或纵隔积气时，随着心脏的收缩和舒张，在纵隔部位相应地可以听到"咔嚓"声。此外，甲型流行性感冒、甲型H7N9病毒性肺炎、细菌性肺炎（尤其是金黄色葡萄球菌肺炎）、皮肌炎、支气管哮喘、慢性支气管炎、肺结核等也可诱发纵隔气肿。本例发病初期咳嗽明显，纵隔气肿发生在肺气囊形成之前，且较快吸收，不考虑与金黄色葡萄球菌所致肺气囊破裂有关。

支气管扩张症是各种原因引起的支气管树的病理性、永久性扩张，导致反复发生化脓性感染的气道慢性炎症，临床表现为持续或反复性咳嗽、咳痰，有时伴有咯血，可导致呼吸功能障碍及慢性肺源性心脏病。广义上的支气管扩

张是一种病理解剖学状态，很多疾病影像学也表现为支气管扩张，如肺间质纤维化所致的牵拉性支气管扩张等。支气管扩张症可分为先天性与继发性两种。先天性支气管扩张症较少见，继发性支气管扩张症常见原因为误吸、长期感染和梗阻性支气管病变。另外，先天性发育缺陷及遗传因素等也可引起支气管扩张。

目前普遍认同的支气管扩张症的发病机制是Cole提出的恶性循环假说。气道损伤和感染在支气管扩张的形成中起着加强的作用。气道损伤主要是破坏纤毛上皮和黏液腺，从而影响黏液纤毛的清除功能，增加了肺部感染的频率和严重性，并不断地恶性循环下去。宿主因素，如腺体分泌受损（如囊性纤维化）、纤毛功能受损（纤毛运动障碍）或系统性免疫功能障碍，使得宿主更容易感染，并发展为支气管扩张。

支气管扩张的分子病理生理学特征比较复杂。持续的炎症反应导致气道扩张，损害气道壁。有害细胞因子发生级联反应，召集和刺激免疫细胞。中性粒细胞释放弹性蛋白酶、蛋白水解酶和自由基，造成气道损伤。炎症反应最初表现为支气管上皮损伤和弹性蛋白的破坏，最终发展为肌肉和软骨的缺失。由慢性咳嗽和气道阻塞双重作用导致的腔内压力升高，加剧了支气管重塑，从而导致支气管进行性扩大。黏液分泌增加、黏液纤毛清除力下降、气道壁增厚、薄弱的扩张气道一过性塌陷会导致慢性阻塞，是支气管扩张的特征。增大的上皮下淋巴滤泡或支气管肺门淋巴结导致的支气管狭窄也会加重阻塞。在纤维性间质性肺疾病中，支气管的外在牵拉导致支气管扩

张；肺组织的弹性回缩力增强和胸膜腔负压也会加重这个过程。

无论是病情稳定还是急性加重，采用分子学检测方法，均可在支气管扩张病人的痰中检测到厌氧菌和需氧菌感染，其中主要细菌为铜绿假单胞菌、流感嗜血杆菌、普雷沃菌和韦荣球菌。而采用传统的细菌培养方法则可发现卡他莫拉菌、肺炎链球菌和金黄色葡萄球菌。真性支气管扩张症是不可逆的，因气道管腔内压力增高（如咳嗽、气压伤）而导致的支气管、细支气管扩张是可逆的，如肺炎或急性呼吸窘迫综合征等。某些感染如肺炎支原体及衣原体、金黄葡萄球菌、曲霉（ABPA）等均可导致单纯影像学表现的支气管扩张，该类支气管扩张可随感染的控制和病原菌的清除而消失，为"假性支气管扩张"，体现了疾病好转的转归过程。

16.病例16：男，29岁。发热、咳嗽、咳痰9天。病人9天前无明显诱因出现发热，体温最高达40℃，伴畏寒、寒战，全身乏力，咳嗽、咳少量含血丝白黏痰，并逐渐出现胸闷、气急。自服感冒药未见明显缓解。4天前就诊于当地医院，辅助检查：血常规示白细胞计数 21.84×10⁹/L、中性粒细胞 0.82；血培养示金黄色葡萄球菌（MSSA），胸部CT提示双肺少许渗出，给予头孢哌酮/舒巴坦、美罗培南抗感染治疗，未见好转。为进一步诊治，就诊于我院急诊，胸部CT示双肺渗出较前明显进展，于2017-11-18收入院。既往有先天性心脏病、室间隔缺损病史。

胸部CT（2017-11-18）：双肺多发实变、结节影，胸膜下为主，边缘模糊，内见坏死、空洞（图2-3-74）。

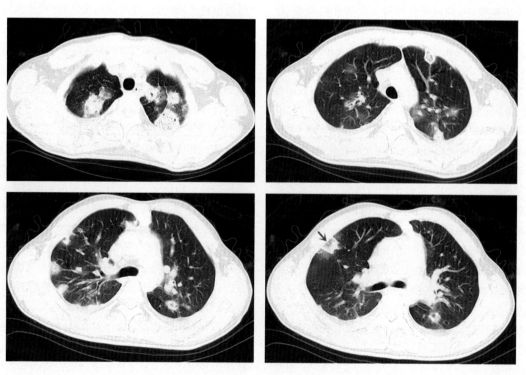

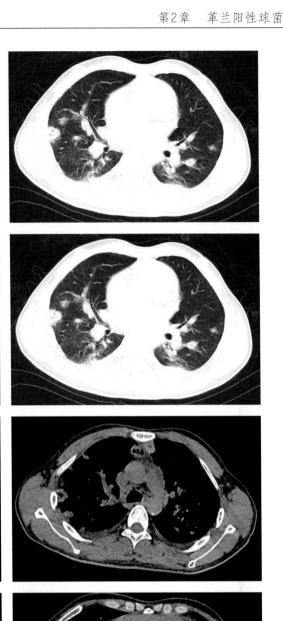

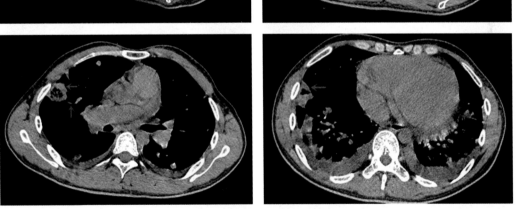

图2-3-74　双肺多发实变、结节影，内见空洞、坏死

【诊断】金黄色葡萄球菌肺炎。

【诊断依据】青年男性，急性起病，胸部CT示双肺多发实变、结节影，边缘模糊，胸膜下分布为主，部分病变表现为胸膜下楔形实变区（蓝箭），可见空洞和滋养血管征（红箭），影像学特点符合脓毒肺栓塞（血源性肺脓肿），结合病人外院血培养示MSSA，金黄色葡萄球菌肺炎诊断明确。入院查体：T 38.5℃，双肺呼吸音粗，可闻及少量湿啰音，胸骨左缘Ⅲ～Ⅳ级粗糙收缩期吹风样杂音，向心前区传导。辅助检查：血常规示白细胞计数 16.34×10^9/L、中性粒细胞 0.82、血红蛋白 123g/L、血小板 424×10^9/L；血气分析：pH 7.52、PO_2 57.8mmHg。心脏超声示先天性心脏病、室间隔缺损伴左向右分流、全心扩大、三尖瓣轻度反流、肺动脉压增高，瓣膜见赘生物。给予苯唑西林联合莫西沙星抗感染治疗，病人仍发热，体温超过39℃。

3天后病人上、下肢血培养均查到金黄色葡萄球菌，对青霉素G、苯唑西林、红霉素、克林霉素耐药，对左氧氟沙星中介，头孢西丁筛选试验阳性，诱导型克林霉素耐药试验阴性。病人为MRSA肺炎，应用万古霉素抗感染治疗，体温逐渐降至正常，炎性指标下降。复查胸部CT（2017-11-29）示双肺病变较前有所吸收（图2-3-75）。病人再次发热，热峰38℃。查万古霉素谷浓度8.65mg/L，考虑药物浓度不足，于2017-12-02改用利奈唑胺治疗。治疗5天后病人仍有低热，热峰不超过38℃，复查胸部CT示双肺部分病灶有所吸收、缩小，部分空洞缩小，左侧胸腔积液稍增多（图2-3-76）。行胸腔穿刺＋闭式引流术，引流出血性胸腔积液约1200ml，后病人未再发热，3次血培养未培养出病原体，复查胸部CT病变进一步吸收（图2-3-77），好转出院。

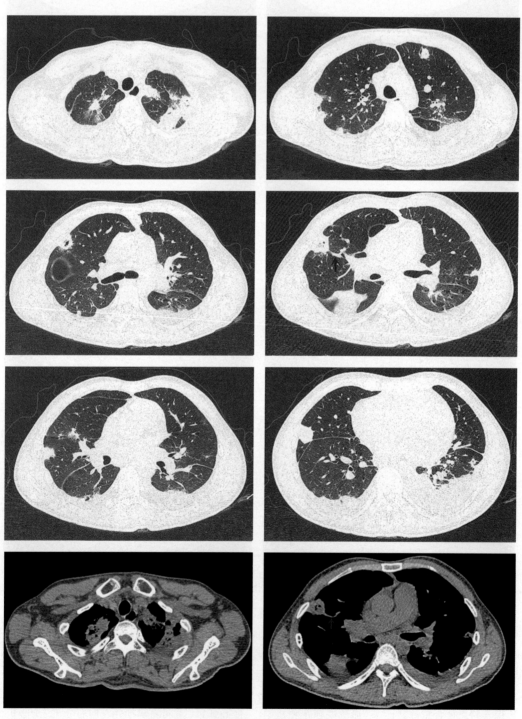

图2-3-75　双肺病变较前吸收（2017-11-29）

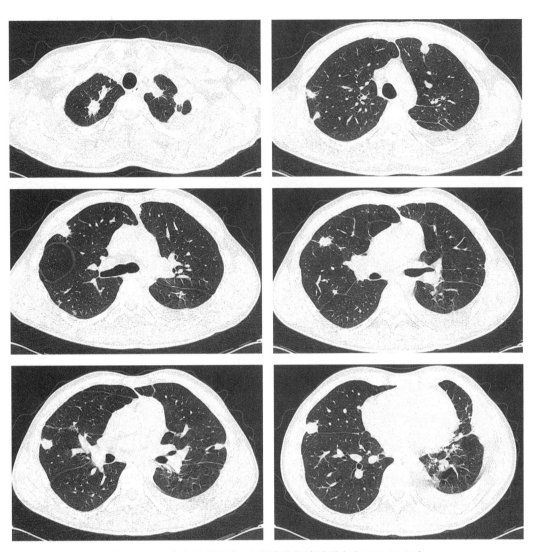

图2-3-76 病变较前吸收，左侧胸腔积液稍增多（2017-12-07）

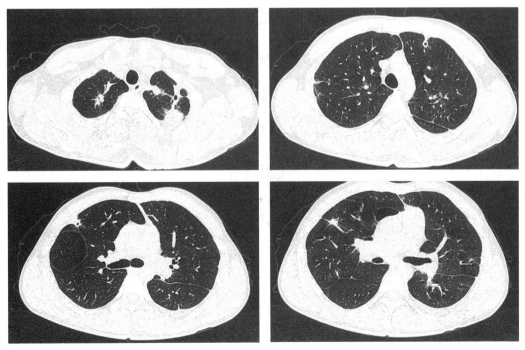

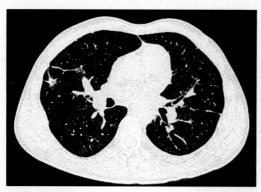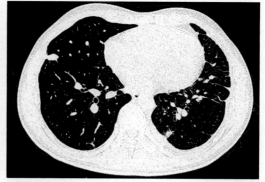

图2-3-77　病变较前进一步吸收（2017-12-18）

【分析】本例外院血培养为MSSA，转院治疗血培养为MRSA，说明MSSA可以通过水平转移的方式获得SCCmec遗传元件，成为MRSA。细菌性肺炎的并发症包括脓肿形成、坏死性肺炎、胸腔积液和脓胸。肺脓肿定义为肺内炎症性肿块，中央伴有液化坏死。肺脓肿最常见的病原体包括厌氧菌、金黄色葡萄球菌、铜绿假单胞菌和肺炎链球菌。肺脓肿最常见的原因是误吸，也可由系统性感染蔓延（脓毒血栓）。

脓毒性肺栓塞（septic pulmonary embolism, SPE）是肺栓塞的一种少见类型，指源于肺外感染引起的脓毒性栓子通过血液循环迁徙入肺组织，栓塞肺动脉，导致肺栓塞（或梗死）和局灶性肺脓肿。SPE常见病因包括感染性心内膜炎、牙源性感染、颌面部感染所致血栓静脉炎及中央静脉置管后感染、Lemierre综合征、肝脓肿、肾周脓肿、静脉应用毒品成瘾者或白血病、淋巴瘤等血液系统恶性病变免疫抑制剂治疗后改变等。原发灶不同，SPE的病原菌也不同，感染性心内膜炎易出现草绿色链球菌感染，Lemierre综合征主要为厌氧菌感染，有静脉置管者则易出现葡萄球菌、革兰阴性菌感染。此外还有地域（肺炎克雷伯菌在亚洲多见）和宿主（HIV/AIDS病人非伤寒沙门菌多见）因素。

既往，SPE最常见的感染源是三尖瓣感染性心内膜炎，其次是静脉注射药物滥用。然而，在过去的30年中，SPE的流行病学发生了变化。在目前的研究中，肝脓肿、肺炎和三尖瓣感染性心内膜炎是主要的SPE来源，肺炎克雷伯菌是肝脓肿最常见的病原菌。金黄色葡萄球菌是肺炎和三尖瓣感染性心内膜炎最常见的病原菌。金黄色葡萄球菌引起的转移性感染可导致SPE、感染性心内膜炎和脓毒性静脉血栓形成，以及皮肤和软组织、骨关节和假体相关感染。Goswami等对该院2000年1月～2013年1月40例被诊断为SPE的病人进行了回顾性分析。40例病人年龄为17～71岁（中位年龄为46岁），其中29例（72%）为男性，1人发生2次SPE。出现的症状包括：发热（85%）、胸部不适（66%）、胸痛（22%）、咳嗽（19%）、呼吸困难（15%）和休克（19%）。感染来源包括：皮肤和软组织（44%）、感染性心内膜炎（27%）、感染的周边深静脉血栓形成（17%）。

85%病例发生了金黄色葡萄球菌（多数为MSSA）菌血症，这与较高比例的皮肤和软组织感染作为肺外的最初感染来源是一致的。26例（63%）病人需要胸腔引流和（或）外周脓肿引流。8例（20%）病人死于各种并发症。SPE病人的治疗结果取决于疾病最初表现的急性程度。不良预后可能与严重的潜在疾病（终末期肾病、糖尿病和免疫抑制）有关。

SPE主要临床表现为发热、贫血、低蛋白血症等脓毒血症症状和呼吸困难、胸痛、咯血、咳嗽等血源性肺部感染和局灶性肺浸润及肺外感染等症状。SPE可有多种CT表现，包括实变、胸腔积液、纵隔淋巴结肿大、心包积液。典型的CT表现为以肺周边或胸膜下分布为主的多发小结节和胸膜下楔形阴影伴有或不伴有空洞形成和滋养血管征（feeding vessel sign）。SPE病人肺小动脉分支栓子引起的结节伴空洞及肺外周楔形病变代表微脓肿及肺梗死。滋养血管征提示结节的血源性来源，进入结节的血管多为静脉，而多数肺动脉绕过小结节。滋养血管征亦见于其他疾病，其对SPE的诊断价值有限。

SPE需与转移瘤和肉芽肿性多血管炎相鉴别。转移瘤双肺多不表现为楔形灶，且病人感染症状不显著，可与SPE相鉴别。肉芽肿性多血管炎也可表现为胸膜下多发结节、楔形灶，可见滋养血管征，但其结节灶边缘的毛刺征及胸膜凹陷征是与SPE鉴别的要点。

SPE无明确的诊断标准，常用诊断依据：①肺栓塞合并局灶或多灶性肺浸润影；②存在可作为脓毒性栓子肺外来源；③排除其他可能引起肺浸润影的疾病；④经恰当的抗生素治疗，肺浸润影吸收。对有静脉吸毒史、体内留置导管、免疫抑制治疗、感染性心内膜炎等高危因素的病人，若出现发热、呼吸道症状和相应的胸部影像学改变时，应考虑SPE的可能。超声心动图、血培养有助于发现肺外感染灶。早期明确致病菌、及时适当的抗菌药物治疗、有效控制原发感染灶及原发疾病，对改善病人预后具有重要意义。

（东南大学附属中大医院急诊科　吴宗盛　提供）

17.病例17：女，53岁。咳嗽、咳痰5天，发热1天。病人5天前受凉后出现咳嗽、咳少量白色黏痰，不易咳出，伴呼吸困难。当地医院药物（具体不详）治疗，症状无明显缓解。1天前病人出现发热，最高体温达38.5℃，伴进食后呕吐，当地医院输液治疗无好转，呼吸困难明显，于2018-01-19以"重症肺炎、呼吸衰竭"收入重症监护室治疗。发病前与"流感"病人有密切接触史。入院查体：T 36.7℃，P 132次/分，R 27次/分，BP 121/70mmHg，SPO₂ 86%。急性病容，言语不流利，能部分回答问题，口唇发绀，双肺呼吸音粗，可闻及明显干、湿啰音。辅助检查：血常规示白细胞计数14.7×10⁹/L、中性粒细胞0.90；C反应蛋白＞400mg/L；降钙素原＞100ng/ml；血气分析：pH 7.23、$PaCO_2$ 29.9mmHg、PaO_2 74.0mmHg；白蛋白28.1g/L。

胸部CT（2018-01-19）：双肺多发斑片、实变、结节、空洞影，双侧少量胸腔积液（图2-3-78）。

【诊断】重症社区获得性肺炎。

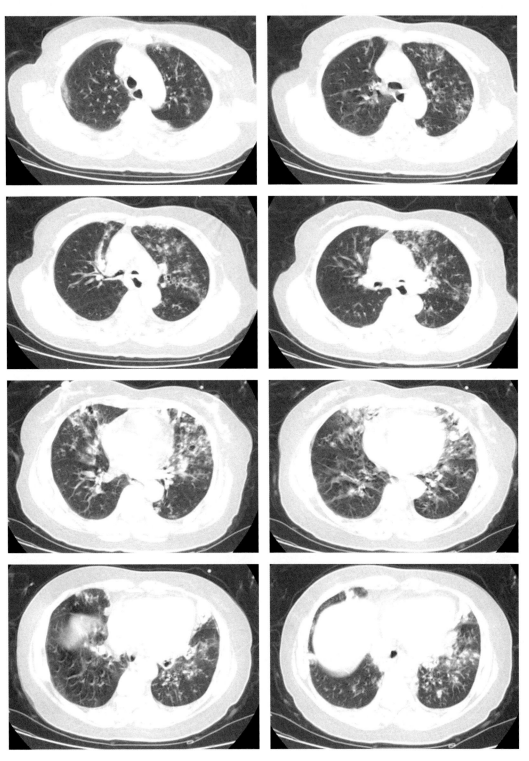

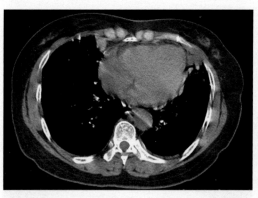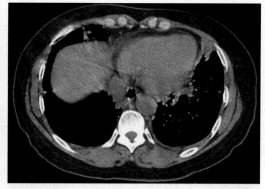

图2-3-78　双肺多发斑片、实变、结节、空洞影，双侧少量胸腔积液

【诊断依据】中年女性，发热、咳嗽、咳痰、呼吸困难，白细胞计数、C反应蛋白和降钙素原均明显升高，胸部CT示双肺炎表现，血气分析示低氧血症、代谢性酸中毒，重症社区获得性肺炎诊断成立。入院后给予气管插管呼吸机辅助呼吸、亚胺培南西司他丁1.0g 8小时1次抗感染、纠正低蛋白血症等治疗。入院后查B型利钠肽前体4120.09pg/ml，提示心功能不全，给予利尿、限制液体入量等对症治疗。入院第3天双瓶血培养回报革兰阳性球菌，加用万古霉素1.0g，12小时1次，静脉滴注。入院第5天体温波动于37.2～38.7℃，辅助检查：血常规示白细胞10.25×10⁹/L、中性粒细胞0.88；C反应蛋白 88mg/L；降钙素原23.83ng/ml；血气分析：pH 7.37、PaO₂ 88mmHg、PaCO₂ 47mmHg；白蛋白31.3g/L。血培养回报金黄色葡萄球菌，对青霉素、苯唑西林、头孢西丁、红霉素、克林霉素、氯霉素、四环素耐药，余皆敏感，考虑为MRSA肺炎。鉴于

病人炎性指标降低，根据药敏试验，停用亚胺培南西司他丁，改用左氧氟沙星联合万古霉素继续抗感染治疗。入院第7天病人体温降至正常，入院第9天复查胸部CT（2018-01-28）示双肺多发实变、气囊影，左侧胸腔积液较前增多（图2-3-79）。病人影像改变符合金黄色葡萄球菌肺炎演变过程。病人血流动力学稳定，脱机。入院第11天，病人无发热，自主咳痰，查体：T 36.8℃，P 88次/分，R 20次/分，BP 105/68mmHg，SPO₂ 98%。双肺呼吸音粗，未闻及明显干、湿啰音。辅助检查：白细胞计数12.18×10⁹/L、中性粒细胞0.89；C反应蛋白 29mg/L；降钙素原0.635ng/ml；血气分析：pH 7.45、PaO₂ 92mmHg、PaCO₂ 38mmHg；白蛋白28.7g/L；B型利钠肽前体65.09pg/ml。病人病情稳定，转入呼吸科继续治疗。6天后复查胸部CT（2018-02-06）病变明显吸收，左侧胸腔积液较前减少（图2-3-80），好转出院。

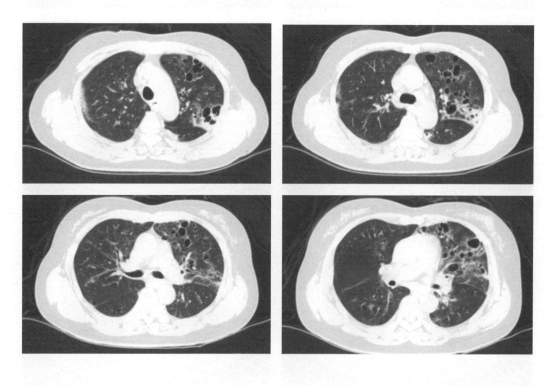

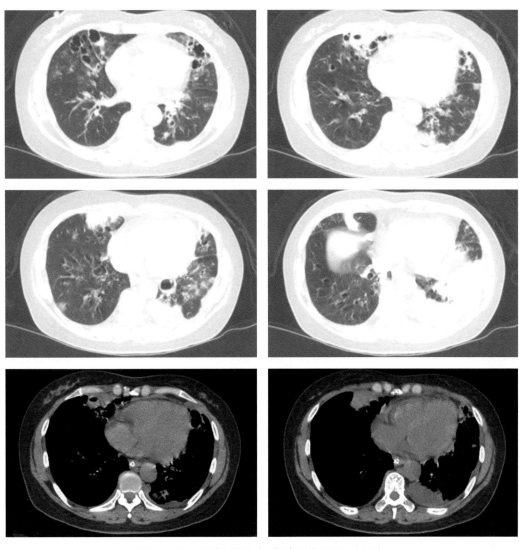

图2-3-79 双肺多发实变、气囊影（2018-01-28）

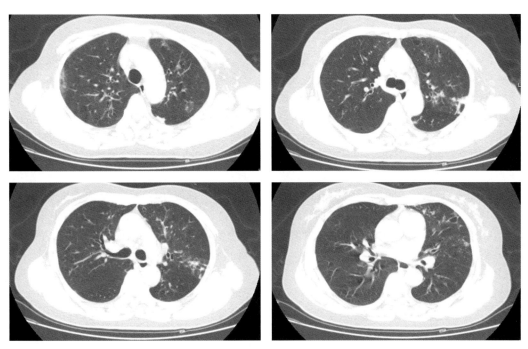

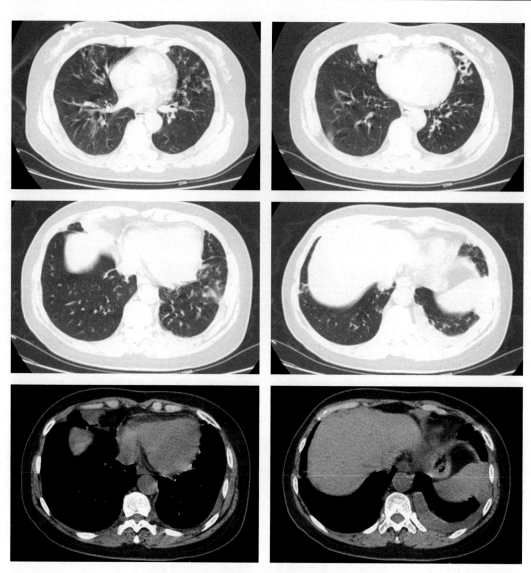

图2-3-80　病变较前明显吸收（2018-02-06）

【分析】重症CAP是一种进展性疾病，从肺局部炎症到全身系统性炎症，导致一系列感染相关并发症，比如脓毒症、感染性休克和多器官功能障碍等。2016年《中国成人社区获得性肺炎诊断和治疗指南》重症CAP诊断标准：符合下列1项主要标准或≥3项次要标准者可诊断为重症肺炎，需密切观察，积极救治，有条件时收住ICU治疗（ⅡA）。主要标准：①需要气管插管行机械通气治疗；②脓毒症休克经积极液体复苏后仍需要血管活性药物治疗。次要标准：①呼吸频率≥30次/分；②氧合指数≤250 mmHg（1mmHg=0.133kPa）；③多肺叶浸润；④意识障碍和（或）定向障碍；⑤血尿素氮≥7.14 mmol/L；⑥收缩压<90 mmHg需要积极的液体复苏。本例符合重症CAP诊断标准。

2011年欧洲下呼吸道感染指南中指出，肺炎链球菌为重症CAP最常见的病原体；嗜肺军团菌、革兰阴性杆菌、金黄色葡萄球菌、病毒也是重要的病原体。流感病毒是分节段的RNA病毒，由于其RNA病毒基因组合成酶RNA多聚酶保

真性较差，很容易发生序列变异。流感病毒的基因组由8个分开的节段组成，根据其血凝素（hemagglutinin, H）和神经氨酸酶（nueraminidase, N）不同，可分为18个H亚型和11个N亚型。不同亚型和基因型之间的病毒很容易发生重组，更加增强了流感病毒的易变异性。因此，流行在人群中的流感病毒一直在发生着变异。当一种全新的基因型出现时，对人类易感且人类群体针对该型病毒抗体水平低下时，就有可能发生流感大流行。本例发病在流行性感冒（流感）流行季节，且发病前与"流感"病人有密切接触史。流感流行季节需注意流感继发细菌感染的可能，其中肺炎链球菌、金黄色葡萄球菌及流感嗜血杆菌较为常见。在流感流行季节，CAP中金黄色葡萄球菌的发生率可高达25%，且多发生在有基础疾病的病人。在发达国家，据估算约有22%的CAP病人是由流感感染引起，39%的病人则由细菌和其他病毒双重感染引起。不同亚型的流感病毒感染均可增加细菌感染的易感性，在大流行期间尤为显著。以往4次流感大流行期间，重

症和死亡病例中多数存在流感病毒与细菌的共感染。流感病毒与金黄色葡萄球菌共感染的死亡率最高。

1918—1919年西班牙流感（因本次流感疫情由西班牙最先报道，H1N1亚型）累及全球近50%人口，约5000万人死亡。受当时科学技术所限，无法有效分离出病原体，但Morens等对58例1918年流感死亡病例尸检进行重新鉴定，并回顾8398例尸检报告，证实绝大多数死亡病例合并细菌感染，以肺炎链球菌、流感嗜血杆菌、化脓性链球菌及金黄色葡萄球菌最为常见。直至1933年，研究者发现1918年大流感病人的血清抗体可以中和猪流感病毒，推测1918年疫情的病原可能是流感病毒。1951年爱荷华大学的微生物实验室尝试从冻土中保存的1918年流感病人样本中分离流感病毒，但并未成功。直至1996年，通过测序的方法，在福尔马林中保存的1918年流感病人样本中扩增出了一条140bp的序列，从而证实1918年大流感为H1亚型流感。2005年科学家获得了1918年大流感的的全基因组编码序列，确认其为H1N1亚型流感病毒。1918年大流感病毒在猪和人中同时传播，分成两个支系独立进化，逐渐成为当前在猪群中流行的经典猪流感H1N1和人群中流行的季节性流感H1N1。

抗生素的发明和使用极大降低了人群细菌性肺炎的发病率，肺炎链球菌病人的病死率也从30%降至5%，但1957—1958年亚洲流感（H2N2亚型）仍造成100万～400万人死亡，除流感病毒表面糖基化位点增多导致致病力增强外，细菌的继发感染也是非常重要的原因，继发细菌感染的死亡比例约44%，并发细菌主要为金黄色葡萄球菌，并且一些非典型肺炎病原体，如军团菌、衣原体、支原体同期检出率明显增高。Hers等对同期荷兰158名流感死亡病人的肺组织进行培养，金黄色葡萄球菌的检出率为59%，肺炎链球菌为15%。Oswald等对300名患肺炎的流感病人（155名为金黄色葡萄球菌感染，145名为非葡萄球菌感染）分组对比后发现，金黄色葡萄球菌感染者，病情、X线胸片表现明显比其他细菌感染者更严重，预后更差。

1968—1969年中国香港流感（H3N2亚型）在全美范围内发病率约15%。在美国造成了3.4万病人死亡，相当于1957年大流行期间美国死亡人数的50%左右。格拉迪纪念医院128名流感期间住院肺炎病人中，26%确诊为葡萄球菌肺炎，比该院往年的葡萄球菌肺炎发病率升高了3倍，葡萄球菌肺炎与流感病毒感染显著相关。梅奥医学中心对79名流感病人进行了细菌培养检查，13名检查阳性，主要为链球菌和金黄色葡萄球菌。

进入21世纪后，流感的流行和疫情进入了低发水平状态，相关疫苗接种及医疗条件的提升使流感继发细菌感染的病例下降。2009年H1N1亚型流感严重程度与1968年H3N2相似，1年内在全球范围造成了约30万人死亡，并发细菌感染的比例在25%～50%，主要为肺炎链球菌和金黄色葡萄球菌。在美国一项对35所PICU、838名H1N1感染患儿

的研究中，33%的患儿诊断为细菌性肺炎，其中183人细菌培养阳性：主要为金黄色葡萄球菌（占39%，其中MRSA比例为48%）、铜绿假单胞菌、肺炎链球菌及流感嗜血杆菌。Rice对美国35个重症监护室的683名新甲型H1N1病人进行为期1年的队列研究发现，207人在入院后的72小时出现细菌感染症状，平均起病时间为5.2天。154人细菌培养阳性，以金黄色葡萄球菌、肺炎链球菌和化脓性链球菌感染为主，而且31%的死亡率也明显高于无细菌继发感染的病人。在西班牙同时期的研究中，流感病毒性肺炎占54.8%，混合感染占17.5%，以肺炎链球菌最常见。我国对810名流感患儿的多中心研究表明，72.3%患儿合并肺炎，100名患儿真菌或细菌培养阳性，细菌占88%，以肺炎链球菌为主。可见，在历次流感大流行中，肺炎均为流感最主要的并发症。和流感病毒混合感染的细菌主要为肺炎链球菌、葡萄球菌、流感嗜血杆菌等。

由于人流感和禽流感的受体的差异性，既往禽流感被认为无法传播到人。直至1997年，中国香港18人感染了高致病性H5N1禽流感，导致6人死亡。该病毒被确认是通过禽类传播至人类所致，由此全世界认识到禽流感也是流感大流行的一个威胁。事实上，人类历史上的流感大流行病毒都有禽流感病毒片段的参入。2013年，我国东南地区暴发H7N9禽流感疫情，2017年12月，H7N9病毒变异成高致病性H7N9病毒。除了H7N9和H5N1禽流感造成较多人数感染外，H9N2、H7N2、H10N8、H5N6等禽流感也偶尔感染人类，病人也多是接触了致病的禽类所致。流感病毒在自然界中广泛分布，其生态圈异常复杂，流感病毒存在于野禽、候鸟、家禽、家畜、宠物、水生动物中，由于自然疫源的存在，流感病毒不可能被消灭。针对流感大流行，加强全球流感监测，开发高效疫苗和广谱性疫苗，提高人群接种水平，研发新型的抗病毒药物，建立快速准确的临床病原诊断技术，是未来抵抗流感大流行的有效手段。

合并肺炎的流感病人，或流感好转15天以内出现肺炎的病人，都可诊断为流感后肺炎或流感相关性肺炎。流感后肺炎病人，只要有细菌感染的可能或证据，都应早期经验性使用抗生素治疗，注意覆盖肺炎链球菌、金黄色葡萄球菌、流感嗜血杆菌等常见致病菌。怀疑MRSA感染时，应及时使用万古霉素或利奈唑胺，之后再根据病原学检查结果及临床效果选择敏感的抗生素。流感病毒感染后的免疫失调和炎症反应，是造成混合感染、肺部损伤及死亡的主要因素之一。

流感病毒可通过多种途径和方式来削弱或抑制宿主的先天性免疫应答，增加细菌向下呼吸道侵袭的易感性并加快细菌性肺炎进展。由于流感病毒与细菌之间有协同作用，理论上，预防流感能减少细菌感染，预防细菌感染也能减少流感发生。流感后肺炎的预防，应做到病毒与细菌的同时预防。

本例为MRSA感染，社区发病。虽然抗生素耐药主要是医院的问题，但耐药菌也可在社区内传播，包括日间护理中心和疗养院等。冬季病毒性上呼吸道感染流行，耐药菌传播也会在此时达到高峰。病毒性上呼吸道感染通过两种方式增加耐药菌的传播：①对于已被耐药菌定植的病人，病毒感染可能会增加耐药菌的带菌量；②对于未被耐药菌定植的病人，病毒感染会增加病人接受抗微生物药物治疗的概率，使得被耐药菌定植的可能性增加。

（成都市第五人民医院呼吸科　杨蕴梅　提供）

18.病例18：男，15岁。咳嗽、咳痰1周，发热、气促1天。

病人1周前无明显诱因出现咳嗽，咳少量黄白色黏痰，痰中带血，行胸部CT检查示双肺炎症，双侧胸腔积液，给予哌拉西林/他唑巴坦抗感染、胸腔闭式引流等治疗，痰中带血症状好转，1天前出现发热，体温最高达40℃，伴畏寒、寒战，自觉气促，活动时明显，复查胸部CT示肺部病变较前进展，于2018-01-05入院诊治。病人1周前外伤致右踝关节骨折，多名同学近期有发热症状。

胸部CT（2018-01-05）：双肺多发实变、结节、空洞影，胸膜下分布为主，双侧胸腔积液（图2-3-81）。

【诊断】脓毒性肺栓塞。

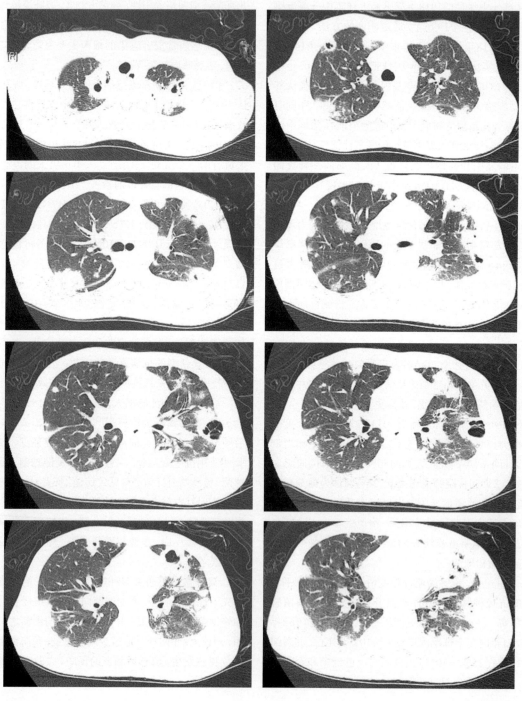

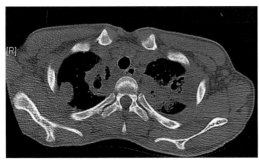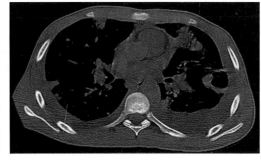

图2-3-81　双肺多发实变、结节、空洞影，双侧胸腔积液

【诊断依据】青少年男性，1周前有右踝关节骨折史、咳嗽、发热、气促，胸部CT示双肺多发实变、结节、空洞影，胸膜下为主，部分病变呈楔形，可见滋养血管征，脓毒性肺栓塞（血源性肺脓肿）诊断成立，致病菌考虑金黄色葡萄球菌可能。查体：T 38.3℃，P 140次/分，R 45次/分，BP 108/65mmHg，SaO₂ 86%。双下肺呼吸音低，可闻及干、湿啰音。右下肢肿胀明显，膝关节、踝关节皮温高，右膝关节处少许皮肤破损。辅助检查：血常规示白细胞计数34.63×10⁹/L、中性粒细胞0.83、血红蛋白106g/L；红细胞沉降率15mm/h；C反应蛋白171mg/L；降钙素原23.25ng/ml；胸腔积液常规：李凡他试验（＋）、白细胞3.04×10⁹/L、中性粒细胞0.70；血气分析：pH 7.49、PaO₂ 70mmHg、PaCO₂ 24mmHg；白蛋白19.6g/L。下肢MR检查示右胫骨及右足踝多发骨质异常并周围软组织肿胀，考虑化脓性骨髓炎可能。血培养和下肢脓肿穿刺液回报均为金黄色葡萄球菌，对青霉素、苯唑西林、头孢西丁、红霉素、克林霉素、氯霉素、四环素、亚胺培南、美罗培南耐药，余皆敏感，MRSA肺炎诊断明确。给予万古霉素1.0g，12小时1次，静脉滴注；双侧胸腔闭式引流等治疗。4天后病人仍发热，体温最高达40℃，复查血常规：白细胞21.77×10⁹/L、中性粒细胞0.87、血红蛋白78g/L；白蛋白23.2g/L。复查胸部CT（2018-01-10）示双肺病变较前进展，双侧胸腔积液引流情况下仍较前增多。测万古霉素谷浓度为8.9μg/ml。鉴于万古霉素达不到有效治疗浓度，停用万古霉素，改用利奈唑胺0.6g 12小时1次静脉滴注。病人体温呈下降趋势，波动于38℃左右。治疗7天后复查血常规：白细胞计数10.12×10⁹/L、中性粒细胞0.74、血红蛋白91g/L。复查胸部CT（2018-01-17）示双肺部分病灶较前吸收，空洞影较前增多，双侧胸腔积液较前减少（图2-3-82）。右侧胫骨活检示送检组织为碎骨组织系纤维素样炎性坏死物，符合急性化脓性炎症改变。病人病情稳定，2018-02-07腰椎麻醉下行右外踝引流创面清创二期缝合术。2018-02-09复查胸部CT示双肺病灶较前好转，左侧新发气胸，肺组织压缩小于20%，双侧胸腔积液较前减少（图2-3-83）。2018-02-20双下肢彩超：右侧胫腓干静脉及肌间静脉血栓（不完全型）。2018-02-26复查胸部CT示病变较前好转，左侧胸腔积气较前减少，肺组织压缩约5%（图2-3-84）。病情稳定，好转出院。

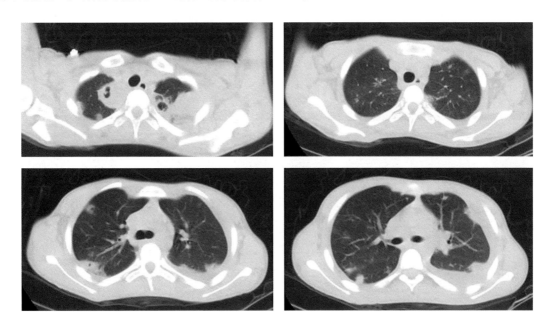

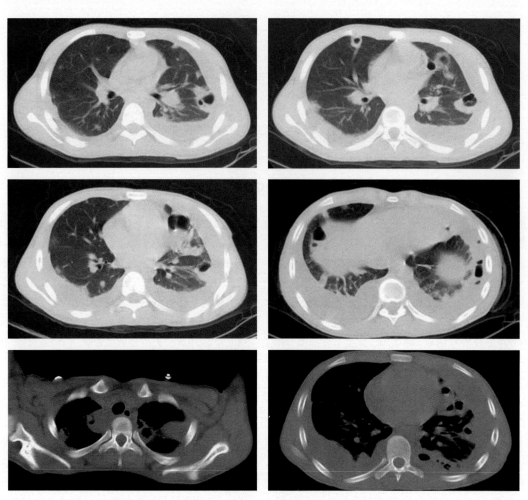

图2-3-82　病变较前吸收，胸腔积液较前减少（2018-01-17）

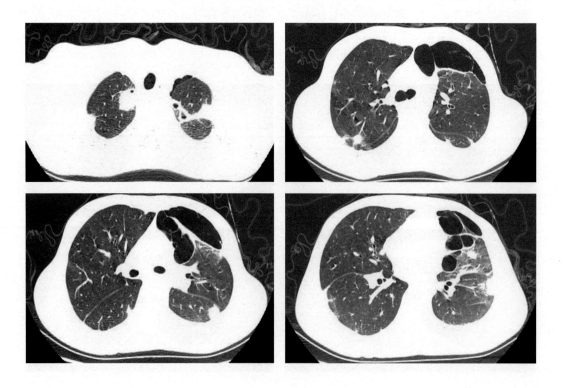

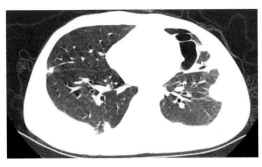

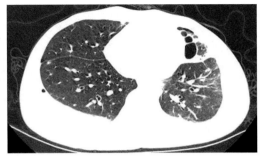

图2-3-83 病变较前吸收，左侧新发气胸（2018-02-09）

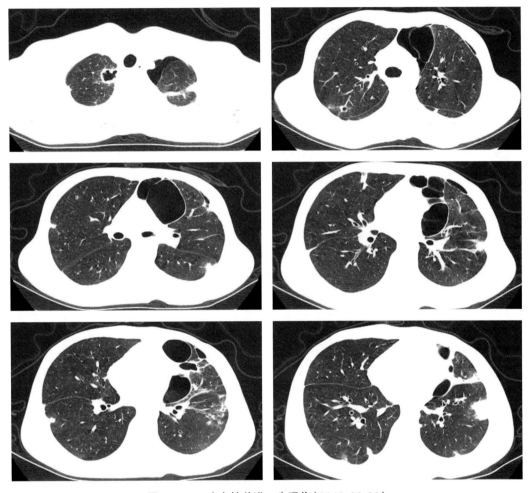

图2-3-84 病变较前进一步吸收（2018-02-26）

【分析】万古霉素作为首个糖肽类抗菌药物，通过抑制细菌细胞壁合成、改变细胞膜的通透性及阻碍细菌RNA合成等多种作用杀灭细菌，是治疗MRSA感染的首选药物之一，杀菌效应与血药浓度高于MIC的持续时间及抗生素后效应（postantibiotic effec，PAE）有关。由于万古霉素的耳毒性、肾毒性与其浓度相关，故临床应用时需对特定人群进行血药浓度监测。MRSA引起复杂感染时，如菌血症、心内膜炎、骨髓炎、脑膜炎和医院获得性肺炎，应将万古霉素血药谷浓度维持在15～20 mg/L。万古霉素的血药浓度决定其临床疗效。在新生儿、儿童重症监护

室病人、肥胖者、重症感染病人等人群中的研究表明，部分上述病人沿用常规的万古霉素剂量仍无法达到治疗所需的理想血药浓度。万古霉素作为时间依赖型抗菌药物，监测峰浓度对疗效的监测意义不大；并且万古霉素的组织再次分布速度缓慢，导致峰浓度难以监测。除非有以下特殊情况：动力学的改变、脑膜炎、治疗后无临床应答病人等。

为确保万古霉素达到稳态血药浓度，其谷浓度应在第4次给药前的30分钟进行监测。对于重症病人，如需要在达到稳态血药浓度前进行评估，则可在开始治疗后的48～72

小时进行检测及评估。一旦病人达到目标谷浓度时，除非病人临床指标发生急剧变化（如肾功能的急剧改变等），至少1周测定1次谷浓度。

成人病人应用万古霉素治疗时，建议起始剂量为每次15mg/kg，谷浓度常规推荐10～15μg/ml，若病人为重症感染等，可将谷浓度适当提升至15～20μg/ml。当谷浓度大于20μg/ml时，病人容易发生不良反应。如果病人应用更高的起始剂量，则需要反复多次测定谷浓度，以确保达稳态所需要的合适剂量。

儿童应用万古霉素治疗时，常规推荐起始剂量为40mg/（kg·d），常规推荐峰浓度为25～40μg/ml，谷浓度为10～15μg/ml；若病人为重症感染等，可应用较高的起始剂量60mg/（kg·d），目标峰浓度推荐为35～40μg/ml，目标谷浓度推荐为10～15μg/ml；当峰浓度大于80μg/ml或谷浓度大于20μg/ml时，患儿更容易发生不良反应。谷浓度在15～20μg/ml可用于严重感染的儿童病人，但需要避免与其他有肾毒性的药物联用及需要密切监测患儿的肾功能；谷浓度≥15μg/ml发生肾损害是谷浓度<15μg/ml的3倍，并且ICU停留时间、呋塞米的联用等均增加肾损害的发生概率。

日本学者Shime等对2014年4月至2015年3月在日本7家医院住院的247名临床和微生物证实的MRSA感染病人的数据进行了分析。所有病人的30天死亡率为12%。肺部感染病人占41%（105人）、皮肤和软组织感染病人占30%（73人）、骨骼和关节感染病人占9%（21人）、69例（28%）病人出现菌血症。在4种治疗药物中，万古霉素处方174例（71%），利奈唑胺处方38例（16%），替考拉宁处方22例（9%），达托霉素处方11例（5%）。在30天内，174名使用万古霉素治疗的病人中有25人死亡（14.4%），22名使用替考拉宁治疗的病人病人中有1人（4.5%）死亡，38名使用利奈唑胺治疗的病人有3人（7.9%）死亡，11例使用达托霉素治疗的病人中有1人（9.1%）死亡。30例（17.2%）经万古霉素治疗的病人、2例（9.1%）经替考拉宁治疗的病人、3例（7.9%）经利奈唑胺治疗的病人出现急性肾功能不全。27例病人既往有MRSA感染病史。有MRSA感染病史的病人死亡率为4%，无MRSA感染病史的病人死亡率为13%，两者无显著差异。在105名出现肺部感染的病人中，33例使用万古霉素治疗的病人的存活时间明显短于72例使用其他抗菌剂治疗的病人。此外，在出现肺部感染的分组中，使用利奈唑胺治疗的29例病人的存活时间比使用其他抗菌药治疗的76例病人的存活时间长。调整基线疾病严重程度后，万古霉素与最低存活率相关，特别是在肺部感染亚群。万古霉素血浓度＞15mg/dl的病人肾功能损害发生率较高。万古霉素的低疗效在一定程度上可以用其药理和药代动力学特性来解释。故目前的实践指南建议监测并维持其血清浓度在15～20μg/ml，以优化其功效，并限制肾功能不全或耳毒性的风险。

有研究表明，利奈唑胺比万古霉素更有效、更安全，特别是用于治疗复杂的院内疾病、皮肤软组织感染和与呼吸机相关肺炎。该药具有独特的药物动学特征，保证了良好的药物组织、体液渗透性和组织浓度，从而保证了临床治疗的有效性，肾功能不全病人亦无须调整药物剂量。

（长沙市中心医院呼吸科　沈湘波　提供）

19.病例19：男，53岁。咳嗽、咳痰8天，发热、左侧胸痛1天。病人8天前无明显诱因出现咳嗽、咳黄痰，不易咳出。当地诊所给予红霉素等药物治疗，咳嗽、咳痰症状未见明显好转。1天前无明显诱因出现左侧胸痛，疼痛较为剧烈，难以忍受，伴肩背部放射痛，发热，体温37.5℃，胸部CT检查示双肺感染性病变，左侧胸膜局限性增厚。给予左克、热毒宁等药物治疗后，于2016-04-05入院治疗。既往血糖升高病史4年，未规律用药，血糖维持在8～9mmol/L。

胸部CT（2016-04-05）：双肺多发实变、结节、空洞影（图2-3-85）。

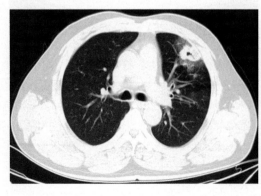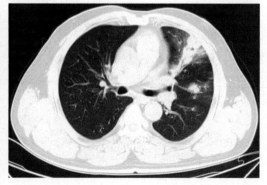

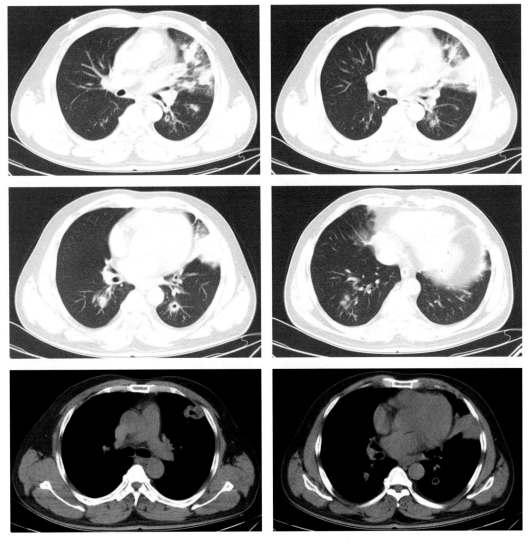

图2-3-85 双肺多发实变、结节、空洞影

【诊断】金黄色葡萄球菌肺炎。

【诊断依据】中年男性，既往血糖偏高，本次急性起病，咳嗽、咳黄痰、发热、胸痛，胸部CT示双肺多发实变、结节、空洞影，外周和胸膜下为主，需考虑金黄色葡萄球菌肺炎可能。查体：T 38.8℃，余无阳性发现。辅助检查：血常规：白细胞计数 17.95×10⁹/L、中性粒细胞0.89；血气分析：pH 7.47、PaO₂ 66mmHg、PaCO₂ 36mmHg；生化：葡萄糖 14.90mmol/L、糖化血红蛋白 7.4%；痰涂片见大量革兰阳性球菌。入院后给予美罗培南抗感染治疗。病人入院第2天仍发热，体温38.5℃，胸痛较剧烈，咳嗽、咳大量黄脓痰，痰中带血丝。行纤维支气管镜检查所见：左肺上叶管腔内可见脓性痰液，给予肺泡灌洗送检。入院第3天胸痛明显缓解，体温降至正常。纤维支气管镜刷检结果：较多革兰阳性球菌（白细胞内），肺泡灌洗液：较多革兰阳性球菌（成堆）。痰培养、纤维支气管镜刷检、肺泡灌洗液（2016-04-09）均查见金黄色葡萄球菌，药敏试验提示

为MRSA。加用万古霉素抗感染，二甲双胍片和诺和龙控制血糖。继续治疗5天，病人咳嗽、咳痰减轻，为黄脓痰，量少，咳嗽时偶伴胸痛。辅助检查（2016-04-14）：血常规示白细胞计数 11.31×10⁹/L、中性粒细胞0.83；红细胞沉降率59 mm/h；生化：谷丙转氨酶 124.4U/L、谷草转氨酶55.0U/L。病人生化示肝功能损害、肾功能正常，考虑为万古霉素治疗副作用，加用还原型谷胱甘肽保肝治疗。复查胸部CT（2016-04-19）示左肺及右肺下叶炎性病变，空洞较前明显减小，左肺下叶类结节灶，双侧胸膜局部增厚，左侧少量胸腔积液，局部包裹性积液（图2-3-86）。病人病情好转，停用美罗培南。1周后复查胸部CT示病变较前略吸收，胸腔积液较少（图2-3-87）。辅助检查：血常规：白细胞计数 4.51×10⁹/L，中性粒细胞0.59；红细胞沉降率34 mm/h；生化：谷丙转氨酶 46.3U/L，谷草转氨酶36.3U/L。病人病情稳定，好转出院。15天后复查，病变基本吸收（图2-3-88）。

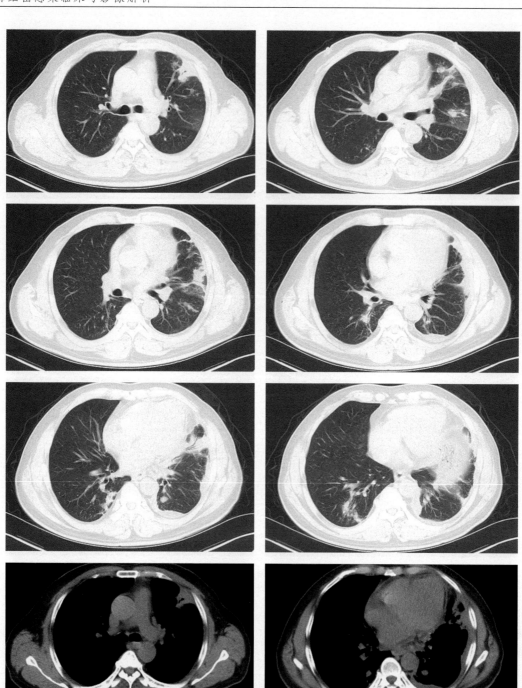

图2-3-86　病变较前吸收，空洞较前明显减小（2016-04-19）

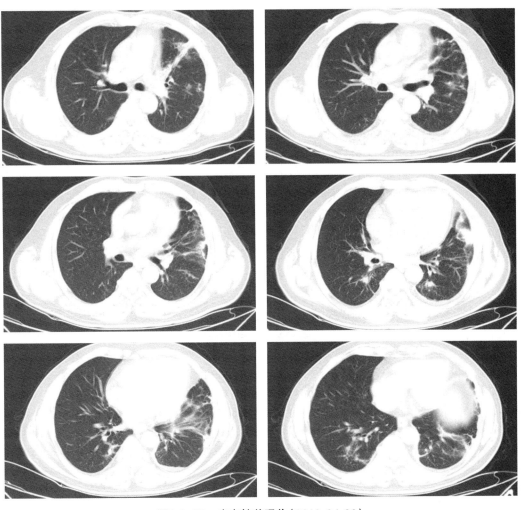

图2-3-87 病变较前吸收（2016-04-26）

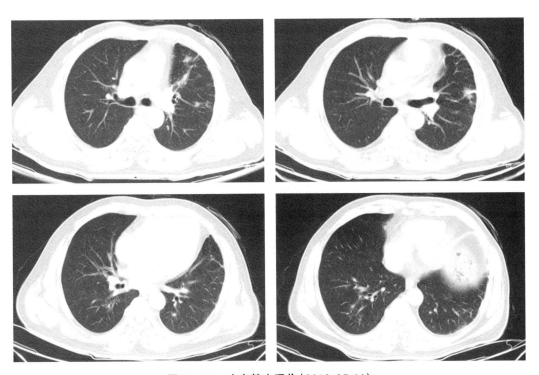

图2-3-88 病变基本吸收（2016-05-14）

【分析】万古霉素是治疗MRSA感染的首选抗菌药物,但随着万古霉素的广泛应用,出现了万古霉素敏感性下降的金黄色葡萄球菌,包括万古霉素中介金黄色葡萄球菌(vancomycin-intermediate staphylococcus aureus,VISA)和异质性万古霉素中介金黄色葡萄球菌(heterogeneous vancomycin-intermediate Staphylococcus aureus,hVISA)。1996年在日本出现了VISA,并由Hiramatsu等在1997年报道了世界上首例万古霉素低度敏感的金黄色葡萄球菌VISA菌株Mu50和hVISA菌株Mu3。Mu50(ATCC700699)从一名接受心脏手术的4月龄病人身上分离出来,病人在术后2周出现发热症状,其胸骨切口脓性分泌物处标本分离培养出MRSA。随后,病人接受万古霉素治疗29天,之后以阿贝卡星加氨苄西林/舒巴坦联合治疗及外科清创,最终痊愈。同年,该团队从一名病人的痰标本中分离出hVISA-Mu3(ATCC700698),该病人为肺癌术后并发肺炎的男性病人。之后鉴定为Mu3,万古霉素MIC值为2μg/ml。1997年美国也从一个腹膜炎病人分离出对万古霉素中度敏感的金黄色葡萄球菌。随后,许多国家和地区报道了VISA/hVISA的流行,不同报道之间hVISA的发生率存在一定的差异,主要是由地域差别、不同病人人群、不同临床机构及缺乏统一的检测方法等造成。VISA目前临床检出率较低,hVISA的检出率为0.3%~20%。另外,hVISA也可存在于MSSA中,法国(hVISA,7/2300)和美国(hVISA,3/121)均有报道。2002年,首次在美国从1例糖尿病病人的静脉导管口拭子分离出第1株具有vanA基因的万古霉素耐药金黄色葡萄球菌(vancomycin-resistant staphylococcus aureus,VRSA)。此后全球报道万古霉素不敏感株或耐药株MRSA不断增多。

临床观察显示,hVISA较万古霉素敏感的金黄色葡萄球菌(VSSA)所致菌血症持续的时间更长,发生心内膜炎及骨髓炎的比例更高,更由于对万古霉素敏感性的降低而导致万古霉素临床治疗失败。hVISA和VISA耐药机制不是单个基因而是复杂的、通过多途径获得的,多个途径包括细胞壁的改变导致重构和增厚,同时减少自溶等共同作用。此外,hVISA和VISA是菌株在宿主环境中长期进化的结果。因为大多数VISA菌株同时对替考拉宁耐药,糖肽类中介的金黄色葡萄球菌(GISA)也有报道。对替考拉宁耐药但对万古霉素敏感的菌株也有报道。hVISA和VISA对达托霉素异质性耐药很少报道。

2014年CLSI M100-S24文件指出万古霉素敏感的金黄色葡萄球菌可能因延长治疗而成为万古霉素中介菌株。虽然万古霉素对MRSA耐药率低,但临床应用万古霉素治疗MRSA感染的失败案例较多,hVISA的发现很好地解释了万古霉素治疗失败率增加的问题。为了提高VISA/hVISA的检出率,2006年美国临床实验室标准化委员会(CLSI)调整

了MRSA对万古霉素耐药折点,新标准规定:MIC≤2μg/ml为万古霉素敏感金黄色葡萄球菌(VSSA);4~8μg/ml为中介耐药(VISA);≥16μg/ml为完全耐药(VRSA)。目前认为,hVISA是VISA的前体,其母代细菌对万古霉素仍敏感(MIC≤2mg/L),但子代细菌中含有少量对万古霉素呈中介(MIC≥4mg/L)的亚群,发生率为10^{-6}甚至更高,并且该亚群能在不含万古霉素的培养基上连续传代9天以上仍保持其耐药性不变。临床治疗过程中,万古霉素所形成的压力持续存在,该部分耐药亚群会发生突变,最终成为VISA,从而导致其对万古霉素敏感性下降,临床治疗失败。

有研究报道,在囊性纤维化、支气管扩张症等肺结构破坏病人的痰液中,也可以检测出hVISA的存在,说明万古霉素并非是唯一可诱导hVISA产生的抗菌药物。长期应用β-内酰胺类抗菌药物亦是导致hVISA检出的危险因素。

金黄色葡萄球菌从VSSA到VISA/hVISA的转化是一个逐步演变的过程,VISA/hVISA的形成与少数金黄色葡萄球菌调控基因如walKR、graRS、vraSR和rpoB中的多种突变有关,另外,一些基因变异如rpoC、rpoD、agr、msrR、fdh2、sle1等也赋予了金黄色葡萄球菌对万古霉素耐药的各种表型。VISA/hVISA的耐药特性似乎是通过连续的点突变后,伴随着细菌的代谢生理方面的变化,通过多种方式获得。VISA/hVISA中相应基因的变异同时也是VISA/hVISA对宿主毒力减弱、持续定植及对宿主适应性改变的遗传基础。

药物对细菌的MIC值是评价药物抗菌活性的主要指标。MIC是指抑制大部分敏感细菌的最低药物浓度,而防耐药突变浓度(mutant prevention concentration,MPC)是抑制细菌耐药突变株被选择性富集扩增所需的最低药物浓度。1999年MPC这一理论被提出,是用来评价抗菌药物抗菌效力、反映药物抑制耐药突变菌株生长能力的概念,为研究耐药机制开辟了新领域。在此基础上,介于细菌的MIC和MPC之间的浓度被定义为细菌耐药突变选择窗(mutant selective window,MSW)。突变选择窗理论认为:当抗菌药物浓度在突变选择窗时,会使耐药突变菌富集扩增。该理论的提出为减少耐药突变、有效控制细菌耐药提供了理论依据。该理论为控制细菌耐药提供了两条途径:其一是超过防耐药突变浓度给药,但某些药物的突变选择窗较高,如此高的浓度会导致严重的副作用,临床不易实现;其二是缩小突变选择窗,联合用药可能是缩小突变选择窗的最佳方法。多项研究证实,抗菌药物联合应用可以有效缩小细菌对抗菌药物的突变选择窗,从而减少耐药突变体的产生,更好地控制细菌耐药。

(滨州医学院附属医院呼吸科　刘伟丽　提供)

20.病例20:男,63岁。间断胸闷、气喘60年,再发2天。病人60年前无明显诱因出现胸闷、气喘,与气候变化、接触粉尘有关,应用喷剂可缓解。4天前感冒后再次出现胸闷、气喘,再用喷剂效果不佳。2天前症状加重,当地医院住院

治疗效果欠佳，于2017-08-18转院治疗。发病以来精神状态差，进食少，伴上腹部不适，睡眠差，二便量少。入院时气喘严重，不能平卧，入住重症监护室，初步考虑为重症哮喘合并感染，给予莫西沙星、甲泼尼龙及平喘药物治疗。查体：T 37℃，P 113次/分，R 27次/分，BP 160/106mmHg。辅助检查：血常规示白细胞计数 1.55×10⁹/L、中性粒细胞

0.56、血小板139×10⁹/L；降钙素原 16.61ng/ml；C反应蛋白 255.2mg/L；生化：葡萄糖 10.2mmol/L、白蛋白31.6g/L；G试验、GM试验阴性；尿钠肽 78.7pg/ml。

胸部CT（2017-08-21）：左肺实变影，支气管充气征明显，局部可见空洞、气囊，右肺结节、斑片影，下肺为主（图2-3-89）。

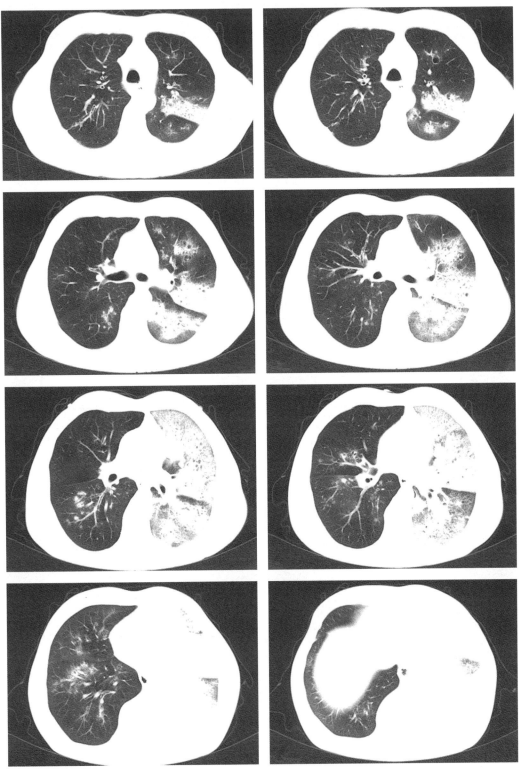

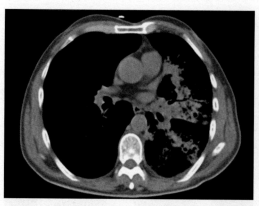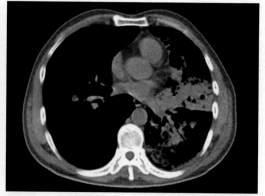

图2-3-89　左肺实变影，支气管充气征明显，局部可见空洞、气囊，右肺结节、斑片影，下肺为主

【诊断】葡萄球菌肺炎。

【诊断依据】老年男性，即往有哮喘病史，4天前出现胸闷、气喘症状，血糖偏高，降钙素原和C反应蛋白明显升高，提示细菌感染。影像学示双肺炎症，短期内出现空洞、气囊，需考虑葡萄球菌感染可能。病人入院第1天血培养查到耳葡萄球菌，对青霉素、苯唑西林、大环内酯类耐药，为耐甲氧西林葡萄球菌（methicillin resistant staphylococcus，MRS）株，改用利奈唑胺抗感染治疗。入院第2天降钙素原 20.12ng/ml，较前升高，提示血流感染，支持耳葡萄球菌为致病菌，而非污染菌。2017-08-21病人血培养再次查到耳葡萄球菌（MRS株），2017-08-25复查降钙素原 0.45ng/ml；C反应蛋白 34mg/L，均较前明显下降，提示治疗有效。2017-08-27复查血常规：白细胞

计数 8.43×10⁹/L、中性粒细胞0.89、血小板130×10⁹/L，白细胞数恢复正常。复查胸部CT示病变较前吸收，空洞、气囊影较前增多（图2-3-90），符合葡萄球菌影像演变趋势。2017-08-29复查生化：葡萄糖 7.31mmol/L、白蛋白18.0g/L，积极纠正低蛋白血症。2017-09-03再次复查胸部CT，病变明显吸收，以空洞、气囊影为主（图2-3-91）。2017-09-09复查血常规：白细胞计数 4.8×10⁹/L、中性粒细胞0.82、血小板146×10⁹/L。病人治疗有效，血小板计数正常，继续应用利奈唑胺治疗。2017-09-11复查生化：葡萄糖 5.6mmol/L、白蛋白35g/L；C反应蛋白0.1mg/L。2017-09-20再次复查胸部CT，病变进一步吸收（图2-3-92），病人炎性指标、生化检查基本正常，症状明显缓解，好转出院。

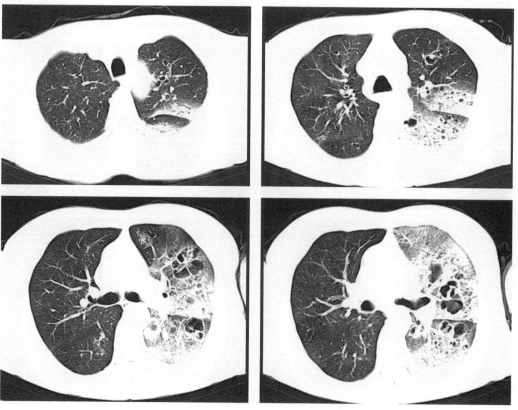

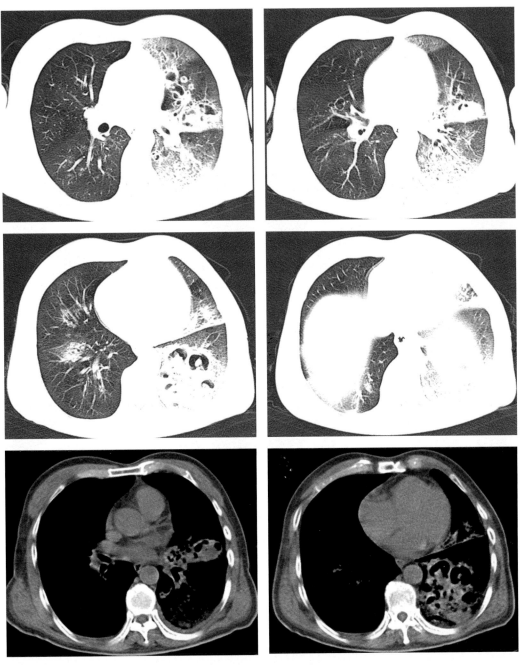

图2-3-90 病变较前吸收,空洞、气囊明显(2017-08-27)

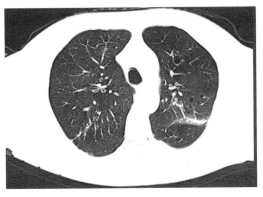
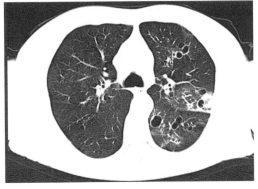

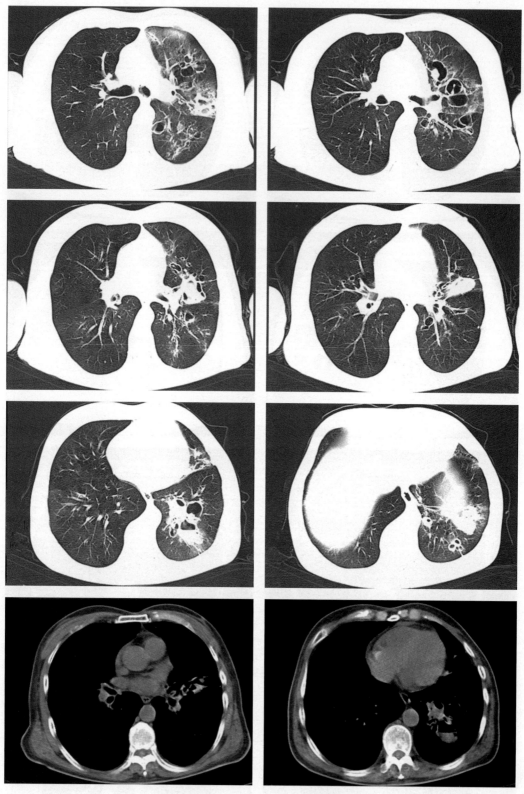

图2-3-91　病变以空洞、气囊为主（2017-09-03）

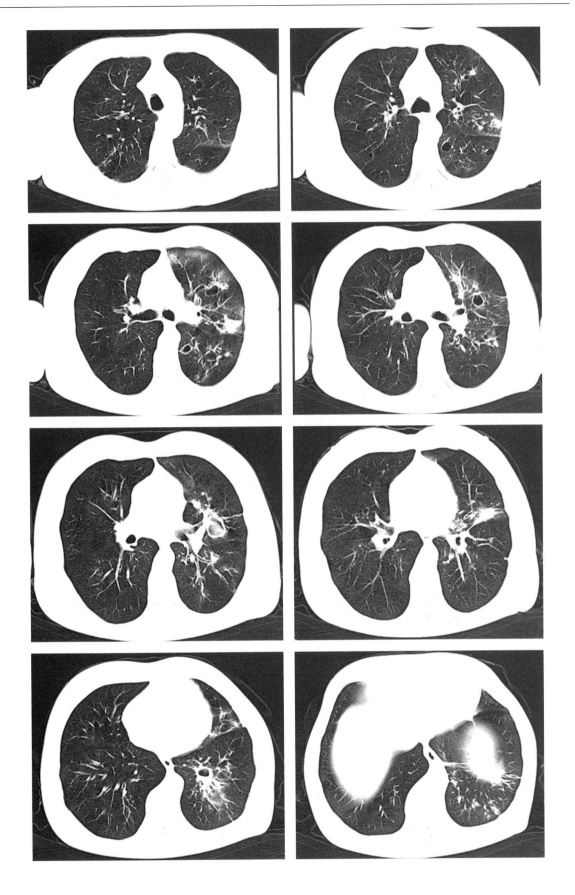

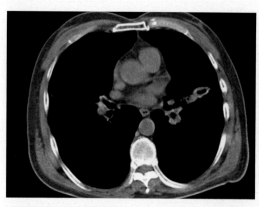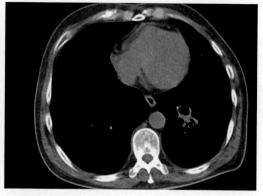

图2-3-92 病变较前进一步吸收（2017-09-20）

【分析】耳葡萄球菌属于表皮葡萄球菌属，广泛存在于自然界中，在人、动物皮肤表面、鼻咽部黏膜表面、肠道中经常存在，主要栖居在外耳道皮肤上，与头葡萄球菌一起构成外耳道周围的优势共生菌种群，也是灵长动物皮肤常住菌之一，是常见的化脓性球菌，但绝大多数不致病。凝固酶阴性葡萄球菌是寄居在人体皮肤及黏膜的正常菌群之一，因此各种有创操作都极易将正常寄居的细菌带入无菌体腔而引起感染。

近年来，随着抗菌药物的广泛应用和介入等治疗的开展，耳葡萄球菌等凝固酶阴性葡萄球菌的致病性越来越受到重视，已成为临床分离的主要革兰阳性菌。2012年加拿大一项关于导管相关性血流感染的研究发现，凝固酶阴性葡萄球菌在导管相关性感染中所占的比例高达53%，而MRSA所占的比例从原来的70%降至40%以下。假体瓣膜心内膜炎感染虽然不常见，但是一旦感染，致病菌通常也是凝固酶阴性葡萄球菌（主要为表皮葡萄球菌）。外科手术部位感染中，凝固酶阴性葡萄球菌所占的比例仅次于金黄色葡萄球菌，其中表皮葡萄球菌感染和医疗器械的置入密切相关，并通过黏附在移植物表面产生致密的生物膜而阻挡抗菌药物发挥作用，最终常需要移除相关置入物才能实现彻底治愈，这对骨和关节修补术有着毁灭性的影响。腐生葡萄球菌由于其独特的产黏附蛋白的功能，可黏附于人体泌尿系统上皮细胞，并且能快速适应渗透压和pH的改变，通过产尿素酶在尿液中生长繁殖，是泌尿系统感染中最常见的革兰阳性菌。

凝固酶阴性葡萄球菌是医院血流感染的一个重要病原体，但也是血培养最常见的污染菌，从定植部位采集的标本势必包含这些菌种。采集血标本或活检时，如没有仔细进行皮肤清洁和消毒，皮肤或黏膜上的微生物群将会污染标本。然而，即使注意采集技术，同样也不能避免所有污染事件的发生。解释凝固酶阴性葡萄球菌引起的血培养阳性需要了解血管内的假体材料、真正凝固酶阴性葡萄球菌脓毒症的危险因素，如早产或免疫系统受损和脓毒症临床特点。以下因素有助于区分影响临床治疗后果的真阳性培养和污染：①分离菌株来自感染部位或体液的纯培养。

②在感染过程中重复分离相同的菌株或菌株组合。③如果在不同静脉穿刺部位采集的多个血标本中观察到相同的微生物，则属于致病菌的可能性增加；如果细菌首次生长出现在血培养72小时之后，则应怀疑为污染。

减少由凝固酶阴性葡萄球菌引起的院内血流感染误判的方法是：5天内至少两次血培养阳性均为凝固酶阴性葡萄球菌或1次血培养＋临床感染证据。本例即为3天内2次血培养阳性，报警时间均小于24小时，且有明显临床感染证据，诊断明确。另外，静脉导管尖端和血培养都是凝固酶阴性葡萄球菌同一菌株，支持导管相关性血流感染。腹膜透析液或脑室分流术病人的脑脊液中分离的凝固酶阴性葡萄球菌通常具有重要感染意义。去除异物或导管后病情得到控制亦支持凝固酶阴性葡萄球菌感染。

凝固酶阴性葡萄球菌除感染发生率高外，另一个重要原因是凝固酶阴性葡萄球菌的耐药率也很高，而且容易发生多重耐药。凝固酶阴性葡萄球菌的耐药性与细菌种类无关。超过90%的医院获得性凝固酶阴性葡萄球菌（主要是表皮葡萄球菌和溶血葡萄球菌）对青霉素耐药是因为产生β-内酰胺酶，对于糖肽类，凝固酶阴性葡萄球菌分离株主要对替考拉宁耐药。凝固酶阴性葡萄球菌可在机体免疫功能低下或进入非正常寄居部位时通过黏附作用在局部形成生物膜，使得药物难以发挥作用，同时耐药菌株的耐药质粒可通过转化、转导等方式在不同细菌之间转移耐药性，而且凝固酶阴性葡萄球菌还具有异质性耐药的特点。2013年中国CHINET细菌耐药性监测结果显示，血液和无菌体液中分离的凝固酶阴性葡萄球菌占葡萄球菌属的34.9%，其中甲氧西林耐药菌株占73.5%。2016年监测结果显示，革兰阳性菌排前5位的是：金黄色葡萄球菌（占32.3%）、表皮葡萄球菌（占12.1%）、粪肠球菌（占9.7%）、尿肠球菌（占9.3%）和肺炎链球菌（占9.1%）。甲氧西林耐药凝固酶阴性葡萄球菌全国平均检出率为77.5%，较2015年下降了1.9%。临床已分离到耐甲氧西林耳葡萄球菌，本例即为耐药菌。意大利、西班牙等欧洲国家关于无菌体液标本的临床数据显示，就甲氧西林而言，金黄色葡萄球菌耐药比例为30%，而凝固酶阴性葡萄球菌耐药比例可高达60%～70%。2002年一项澳大利亚和德国多家医院合作进行的关于菌血症病原菌的研究显示，就苯唑西林而言，金黄色葡萄球菌耐药比例为15%，而凝固酶阴性葡萄球菌耐药比例高达68%。

耐甲氧西林耳葡萄球菌对于大多数β-内酰胺类显著耐药，也对很多其他类型的抗生素耐药，对糖肽类和利奈唑胺等抗菌药物敏感。本例年龄较大，一般状态较差，为减轻可能的肝肾功能损害，首选利奈唑胺治疗，疗效肯定。

凝固酶阴性葡萄球菌为低毒力条件致病菌，病情多轻微，极不典型，给临床诊断带来一定困难。临床医生应加强对包括耳葡萄球菌在内的凝固酶阴性葡萄球菌的认识，制订合理的用药方案，对凝固酶阴性葡萄球菌感染的防治、医院感染的控制及细菌耐药性的遏制等都具有十分重要的意义。

（安阳人民医院呼吸科 张军营 提供）

21.病例21：女，30岁，因停经39⁺²周，见红1小时于2018-01-03 00：25入产科。入院前1天出现咽痛，既往体健。入院查体：T 37.2℃，P 80次/分，R 20次/分，BP 118/73mmHg。腹部膨隆，宫高34cm，腹围104cm，现不规则宫缩，胎位头位，宫口容指，胎心率140次/分，律齐，胎膜未破，双下肢水肿。辅助检查：血常规示白细胞计数 11.10×10⁹/L、中性粒细胞 0.89、淋巴细胞 0.07；降钙素原0.16ng/ml；BNP 43pg/ml。产妇于2018-01-03 05：39行剖宫产手术，入手术室后自觉胸闷，呼吸急促，测血氧饱和度88%（吸氧2L/min），麻醉师气管插管过程中吸出粉红色泡沫痰，术后诊断：①妊娠39⁺²周，剖宫产；②上呼吸道感染；③急性左侧心力衰竭；④胎儿宫内窘迫；⑤胎儿脐带过度扭转。术后06：40由手术室直接转入重症监护室进一步治疗。急查血气分析（气管插管、机械通气）：pH 7.28、PO₂ 168mmHg、PCO₂ 46.1mmHg、BE −5.6mmol/L。病人出现发热，体温波动于38℃左右，给予哌拉西林/舒巴坦4.5g 8小时1次和帕拉米韦100ml每日1次静脉滴注。2018-01-03 10：54 行床旁X线胸片示双肺炎表现（图2-3-93），加用莫西沙星抗感染治疗。

【诊断】社区获得性肺炎。

【诊断依据】青年产妇，入院1天前有咽痛，剖宫产时有胸闷、呼吸急促，血氧饱和度低，产后血气分析示代谢性酸中毒，体温较前升高，床旁X线胸片示双肺炎表现，诊断明确。辅助检查（2018-01-04）：血常规示白细胞计数1.95×10⁹/L、中性粒细胞 0.87；C反应蛋白 281.7mg/L；降钙素原 18.97ng/ml。病人CRP和PCT明显升高，提示血流感染可能；白细胞明显降低，需除外产杀白细胞毒素的金黄色葡萄球菌感染可能。病人发热、烦躁，夜间自行拔出气管插管，因呼吸困难仍明显，再次给予气管插管，同时加用氢化可的松200mg 12小时1次减轻喉头水肿及炎性渗出。病人入院前后4天痰培养均查见金黄色葡萄球菌，对苯唑西林、左氧氟沙星、万古霉素等敏感，MSSA肺炎诊断明确。于2018-01-05改用利奈唑胺、哌拉西林/舒巴坦和帕拉米韦继续抗感染治疗。2018-01-06复查床旁X线胸片示病变较前进展（图2-3-94）。辅助检查：血常规示白细胞计数12.56×10⁹/L、中性粒细胞 0.92；C反应蛋白 160mg/L；降钙素原 7.24ng/ml；BNP 109.7pg/ml。2018-01-07病人体温降至正常，症状缓解，拔管脱机。病人胸闷症状逐渐好转，但仍有咳嗽，咳较多黄脓痰，伴痰中带血。辅助检查（2018-01-08）：血常规示白细胞25.1×10⁹/L、中性粒细胞0.92；C反应蛋白 82.6mg/L；PCT 1.21ng/ml；BNP 345.1pg/ml。病人症状明显缓解，2018-01-11将氢化可的松减量100mg 12小时1次，2018-01-12转入呼吸科治疗。查体见胸腹部、背部及四肢大片红色皮疹，双肺闻及干、湿啰音。辅助检查：血常规示白细胞19.12×10⁹/L、中性粒细胞0.93；C反应蛋白 38.6mg/L；PCT 0.09ng/ml。请皮肤科会诊，考虑药物疹，给予异丙嗪、西替利嗪及葡萄糖酸钙等治疗。行胸部CT检查（2018-01-13）：右肺实变影，双肺多发空洞影，双侧胸腔积液，右侧明显（图2-3-95）。给予甲泼尼龙40mg，每日1次，静脉滴注及利奈唑胺、头孢哌酮/舒巴坦抗感染治疗。2018-01-19病人全身皮疹消退，将甲

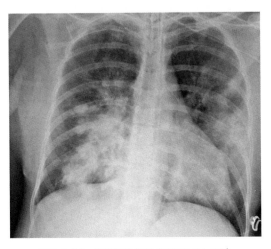

图2-3-93 双肺实变影（2018-01-03）

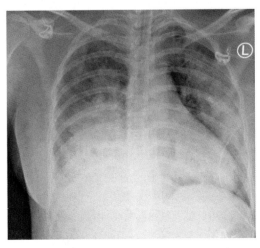

图2-3-94 病变较前进展（2018-01-06）

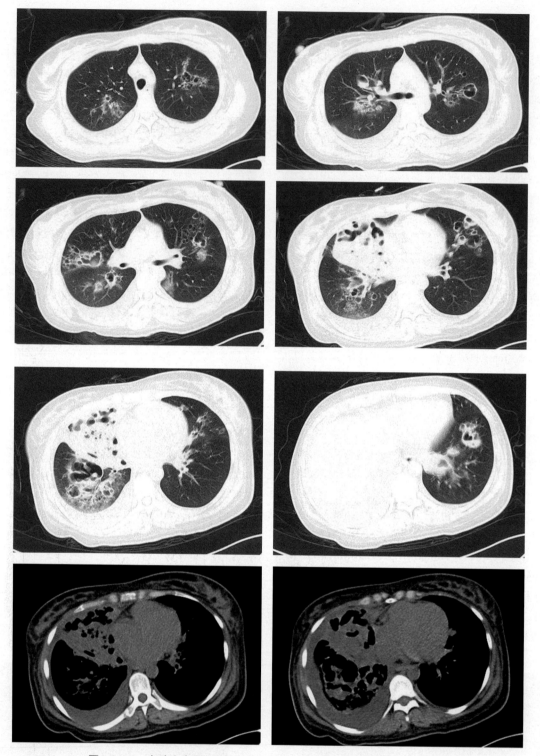

图2-3-95　右肺实变影，双肺多发空洞影，双侧胸腔积液（2018-01-13）

泼尼龙减为20mg，每日1次。2018-01-24行支气管镜检查：右肺支气管黏膜广泛充血，上叶支气管开口处见2个息肉样组织，予以活检；右肺中叶外侧段见息肉样组织，予活检；右肺下叶及中叶见大量白色黏痰，行灌洗及培养。左肺支气管黏膜充血，见大量痰液。BALF：查见大量中性粒细胞，少许纤毛柱状上皮细胞，抗酸染色阴性，GM试验阴

性。病理：送检支气管黏膜组织大量炎细胞浸润，其中一块伴坏死。鉴于病人症状逐渐缓解，且全身皮疹消退，停用甲泼尼龙。复查胸部CT（2018-01-25）：病变较前吸收，右侧液气胸（图2-3-96）。2018-01-26行胸腔闭式引流，引流出黄色脓液。胸腔积液常规：黄色、浑浊液体，白细胞2250×10⁹/L、中性粒细胞0.60、淋巴细胞0.40。胸腔积液

生化：ADA 22U/L、葡萄糖3.24mmol/L、LDH 995 U/L。胸腔积液培养：无须氧菌生长。病人每日引流120～150ml脓性液体，脓液静置后底部有坏死残渣，并不断有气体引流出。给予替硝唑胸腔冲洗过程中出现咳嗽加重伴口苦，提示坏死性肺炎并支气管胸膜瘘、脓胸可能。病人于2018-01-26和2018-02-02行ANCA检查均示中性粒细胞胞浆抗体C-ANCA阳性，结合病人有全身皮疹，考虑金黄色葡糖球菌诱发ANCA相关血管炎，特别是肉芽肿性多血管炎可能。于2018-01-31予甲泼尼龙40mg，每日1次，静脉滴注，左氧氟沙星抗感染治疗，并持续胸腔闭式引流（负压吸引）。复查胸部CT（2018-02-17）：病变较前明显吸收（图2-3-97）。2018-02-22无气、液体引流出，拔除胸腔闭式引流管，好转出院，出院后继续口服泼尼松治疗，随诊无复发。

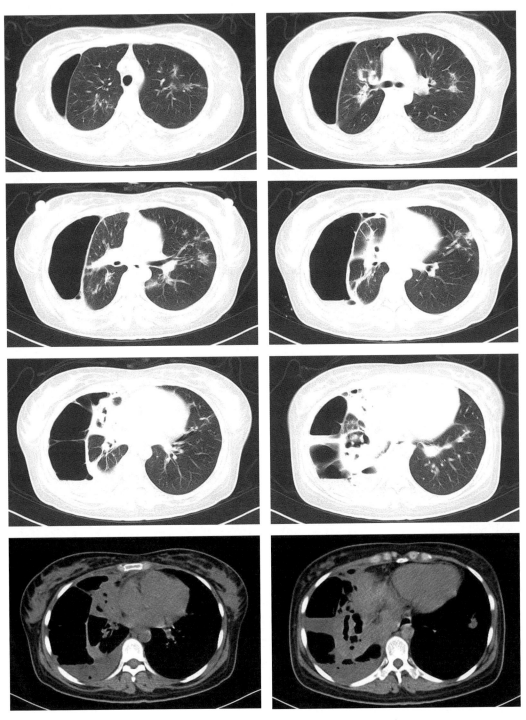

图2-3-96　病变较前吸收，右侧液气胸（2018-01-25）

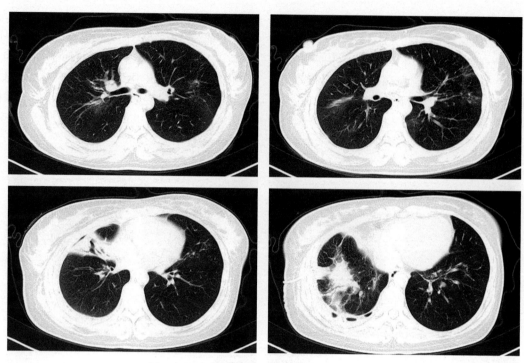

图2-3-97　病变较前明显吸收（2018-02-17）

【分析】血管炎是一组以血管炎症和纤维素样改变为主要病理改变的系统疾病。抗中性粒细胞胞浆抗体（antineutrophil cytoplasmic antibody，ANCA）是B细胞被异常激活后所产生的一组自身抗体，以中性粒细胞胞浆和单核细胞胞浆成分为靶抗原，而造成全身多系统损害。ANCA相关性血管炎（ANCA-associated vasculitis，AAV）是一组累及多系统的寡免疫复合物型小血管炎，表现为血液中检测出致病的ANCA、小血管存在坏死性炎症反应，主要包括肉芽肿性多血管炎（granulomatosis with polyangiitis，GPA）、显微镜下多血管炎（microscopic polyangiltis，MPA）和嗜酸性肉芽肿性多血管炎（easinophilic granulomatosis with polyangiitis，EGPA）。ANCA的主要靶点是蛋白酶3（PR3）和髓过氧化物酶（MPO），是中性粒细胞和单核细胞的溶酶体酶。PR3-ANCA在GPA中占主导地位，多见于北欧病人，而MPO-ANCA通常与MPA相关，多见于亚洲和澳大利亚病人。AAV是一种多因素疾病，确切的病因学尚不清楚，可能涉及遗传因素造成的自身免疫缺陷和某些环境触发因素异常激活淋巴细胞产生自身抗体（ANCA）等。相关的环境因素主要包括药物（如丙基硫氧嘧啶）、二氧化硅粉尘、微生物感染等，其中感染被认为是AAV重要的触发和迁延性因素。微生物上呼吸道感染与PR3-ANCA-GPA关系密切。60%～70%的PR3-GPA病人为鼻腔金黄色葡萄球菌携带者，明显高于健康人群的20%～30%。携带金黄色葡萄球菌的PR3-GPA病人疾病复发风险增加，而抗菌治疗可降低复发风险。应用复方新诺明预防性抗感染治疗后可使复发率降低60%。

金黄色葡萄球菌感染相关的AAV发病机制可能涉及复杂的细胞和体液免疫、中性粒细胞外诱捕（neutrophil extracellular traps，NETs）及间接的分子模拟机制等。定植于呼吸道的金黄色葡萄球菌不仅造成局部感染，还可能通过细胞免疫机制诱导GPA的发生与发展。呼吸道金黄色葡萄球菌感染可能触发Th17细胞介导的免疫反应，炎症因子释放、细胞间黏附增强、中性粒细胞和单核细胞积聚以及中性粒细胞活化并暴露PR3等为GPA的肉芽肿形成和ANCA产生创造条件。Th17细胞是一类产生IL-17的Th细胞亚群，与许多炎症反应和自身免疫性疾病的发生和发展有关。β-转化生长因子（TGF-β）、IL-6、IL-23和IL-21在Th17细胞的分化形成过程中起着积极的促进作用，而IFN-γ、IL-4、细胞因子信号传送阻抑蛋白3（suppressor of cytokine signaling 3，Socs3）和IL-2则抑制它的分化。IL-17是一种能力强大的招募中性粒细胞的前炎症细胞因子，能够促进多种细胞释放炎症因子，与实验性自身免疫性脑炎、哮喘、类风湿关节炎等自身免疫性疾病明显相关。临床病例观察佐证了体内炎症环境的形成与AAV急性期临床表现一致，AAV活动期病人血中IL-17和IL-23水平均升高，药物治疗的临床缓解期，两者仍处于较高水平；体外以自身抗原PR3刺激GPA缓解期（PR3-ANCA阳性）病人的外周血细胞，结果显示Th17细胞比例明显高于对照组，提示IL-17在PR3-ANCA阳性的AAV发病中具有重要意义。1989年，White等提出超抗原的概念，是指能在极低浓度下即可非特异地刺激多数T细胞克隆活化增殖，产生极强免疫应答的物质。金黄色葡萄球菌超抗原（金黄色葡萄球菌肠毒素和中毒性休克综合征毒素-1）可非特异性激活T细胞，诱导B细胞合成IgE，从而导致机体免疫应答。Popa等对金黄色葡萄球菌超抗原和GPA的关系进行了研究，未能发现外周血中超抗原基因的存在与特异性T细胞亚群的扩增之间的相关性。但其随后的研究发现，GPA病人携带的金黄色葡萄球菌超抗原中毒性休克综合征毒素-1阳性时，增加了疾病复发的风险。Wohlers等研究发现，与健康对照组相比，GPA病人鼻腔上皮细胞的细胞因子表达模式发生了改变，表现为IL-8降低，粒细胞集落刺激因子（G-CSF）水平上调，以及对微生物刺激的反应降低。这些观察结果支持了一个假设，即GPA病人的鼻腔上皮细胞屏障功能受到了干扰，从而影响了疾病的进程。金黄色葡萄球菌亦可以直接启动中性粒细胞，导致目标抗原PR3的表达增加，通过细菌细胞壁成分激活多克隆B细胞，导致ANCA持续存在，并导致辅助T细胞向特定亚群倾斜。此外，微生物产物可能与存在于免疫细胞上和细胞内的toll样受体（TLRs）相互作用，诱导细胞活化。细菌DNA含有阿糖胞苷磷酸盐鸟嘌呤（cytosine-phosphate-guanine，CpG），是TLR9的配体，CpG与IL-2结合可在体外诱导活动期和缓解期AAV病人的B淋巴细胞产生PR3-ANCA。

中性粒细胞杀菌主要通过两种方式：一种是通过直接吞噬病原体的方式，这也是认识最早，较为经典的方式；另一种是中性粒细胞坏死或凋亡后会形成一种特殊的结构，称为NETs，存在于脓液中。NETs是由中性粒细胞释放到胞外的网状结构，其主要成分有DNA、组蛋白、髓过氧化物酶、中性粒细胞弹性蛋白酶、组织蛋白酶G，现已经在多种脊椎动物（包括斑马鱼、家禽、小鼠和人）中发现NETs结构的存在。NETs可清除多种微生物，包括寄生虫、革兰阳性和革兰阴性菌和真菌，如原生寄生虫亚马逊利什曼原虫、金黄色葡萄球菌、铜绿假单胞菌、志贺菌、烟曲霉和白色念珠菌等。NETs捕获细菌后，在NETs结构中，抗微生物分子如抗菌肽（Antimicrobial peptides，AMPs）、组蛋白和蛋白酶局部浓度升高，进而能够有效地降解致病因子和杀灭细菌。NETs具有捕杀病原菌的作用，是构成机体先天免疫系统的重要组成部分。然而，有些病原菌具备逃避NETs的能力，从而有利于病原菌成功地感染和损伤宿主。一些细菌也能通过分泌某些毒力因子逃逸NETs的捕获，包括细菌核酸内切酶、多糖荚膜、丙氨酰脂磷壁酸和唾液酸化聚糖分子模拟物等。不同的病原体通过不同的策略逃逸NETs的捕获。Buchanan等研究表明，A群链球菌（GAS）通过脱氧核糖核酸酶降解NETs中的DNA，从而逃逸NETs介导的中性粒细胞杀伤作用。Peterson等发现肺炎链球菌通过表达核酸内切酶A，有效降解NETs的DNA骨架，从而逃逸NETs的捕杀。Khatua等证实铜绿假单胞菌可以从周围环境中吸附唾液酸，进而弱化NETs形成，实现免疫逃逸。有研究表明，β-溶血素能够与DNA结合，而DNA又是NETs的骨架结构。β-溶血素能够与NETs结合，从而抑制NETs介导的中性粒细胞对细菌的杀伤作用，提示β-溶血素

可能参与了金黄色葡萄球菌的宿主免疫逃逸过程。金黄色葡萄球菌能够快速并且强大地介导NETs形成。位于NETs中的ANCA靶抗原可以介导ANCA产生，致敏中性粒细胞，进一步诱导NETs形成，造成持续存在的NETs与产生更多ANCA之间的恶性循环，最终导致AAV；另一方面，NETs结构中的染色质可能成为自身抗原，在TLR9依赖模式中，染色质-免疫球蛋白复合物被认为是导致免疫耐受破坏和自身抗体产生的因素，GPA鼻腔携带MRSA病人的单核细胞高表达TLR9进一步支持了这一假说。

长期以来，对于感染相关的自身免疫性疾病发病机制的诠释是病原体与宿主蛋白之间的分子模拟假说，这些病原体感染宿主后刺激机体产生的特异性抗体，可与宿主的自身抗原交叉反应，导致疾病的发生。2004年Pendergraft等首先发现金黄色葡萄球菌感染相关的AAV病人体内存在针对PR3互补体（complementary proteinase 3，cPR3）的自身抗体。Pendergraft等提出金黄色葡萄球菌与PR3-ANCA可能存在间接分子模拟机制，cPR3与金黄色葡萄球菌等细菌的肽段序列同源，两者之间相互模拟，金黄色葡萄球菌感染介导抗cPR3抗体产生，继发免疫应答产物PR3-ANCA导致了AAV。此外，cPR3部分序列与纤溶酶的部分序列同源，一些AAV病人可以检测到抗纤维蛋白溶酶原抗体，这些提示金黄色葡萄球菌感染相关的PR3-ANCA阳性病人应高度警惕潜在的血栓栓子事件风险。然而，在金黄色葡萄球菌与PR3之间，尚无证据显示抗PR3抗体可以与金黄色葡萄球菌交叉反应，动物实验以此菌免疫啮齿类动物也没有模拟出AAV模型。

Glasner等研究发现，一些金黄色葡萄球菌的基因位点与PR3-ANCA和MPO-ANCA有关，特别是cap-5、sasG、lukX-lukY基因与PR3-ANCA分离株呈正相关。chp基因编码一种破坏中性粒细胞趋化功能的蛋白质，与分离株均呈负相关。该研究发现，AAV与金黄色葡萄球菌超抗原之间没有相关性，PR3-ANCA和MPO-ANCA阳性AAV病人对金黄色葡萄球菌的体液免疫反应降低。PR3-ANCA和MPO-ANCA阳性AAV病人携带的金黄色葡萄球菌分离株中特定基因的存在或缺失与疾病的发生和进展有关。其可能机制为金黄色葡萄球菌引起的炎症，由于chp基因的缺失，中性粒细胞趋化能力没有受到抑制，从而导致中性粒细胞的过度积聚，特别是在上呼吸道。中性粒细胞可被ANCA激活，释放其毒性产物，引起急性炎症，表现为组织坏死和微脓肿形成。这种富含中性粒细胞的急性坏死性炎症会引起单核细胞反应，导致肉芽肿性炎症，为GPA的典型表现。引发炎症的金黄色葡萄球菌细胞可以通过产生特定的白介素，在这种富含中性粒细胞的环境中存活。

本例由于缺少既往血管炎相关检查资料，较难区分是金黄色葡萄球菌诱发了ANCA相关血管炎还是ANCA相关

血管炎合并金黄色葡萄球菌感染。从疾病演变过程来看，倾向于前者。有关金黄色葡萄球菌与AAV发病机制之间的联系尚未明确，有待进一步研究与探讨。

（日照市人民医院呼吸科　刘　涛　提供）

第四节　微球菌属

微球菌属（*micrococcus*）隶属于细菌界，放线菌门，放线菌纲，放线菌亚纲，放线菌目，微球菌亚目，微球菌科（microccaceae）。微球菌科包括12个属：微球菌属、库克菌属、内斯特兰克菌属、伴螨菌属、节杆菌属、柠檬酸球菌属、肠放线球菌属、肾杆菌属、罗氏菌属、中华单胞菌属、闫氏菌属和刘志恒菌属。

近些年，随着16S rRNA序列同源性和化学分析，分类发生了较大的变化，目前微球菌属内含4个菌种，包括藤黄微球菌（M.luteus）、里拉微球菌（M.lylae）、内生微球菌（M.endophyticus）和南极微球菌（M.antarcticus）。藤黄微球菌是微球菌属中的代表种。里拉微球菌由Kloos等于1974首先报道。2009年我国学者从表面灭菌处理后的中华灵芝根茎中发现内生微球菌。2000年，我国学者在南极中国长城站分离出1株嗜冷、需氧、革兰阳性球菌，经16S rRNA测序表明与微球菌有密切亲缘关系，提议命名为南极微球菌。

一、微球菌分类的变迁

自从1872年Cohn第一次对藤黄微球菌、1886年Flugge对玫瑰微球菌、1889年Ali Cohen对活动微球菌进行描述以来，对这个菌属已经做了多次修正。1965年Baird-Parker AC将触酶阳性的需氧革兰阳性球菌划分为2个群，即发酵葡萄糖的菌种被归入1群，即后来描述的葡萄球菌属；而那些氧化利用或不利用葡萄糖的菌种归入2群，即微球菌属。1966年，Rosypal等提议按DNA的G＋C含量进行分类，将低G＋C含量的菌种归为葡萄球菌属，而将高G＋C含量的菌种归为微球菌属。随后，一些新的菌种被发现，微球菌属包括藤黄微球菌、玫瑰微球菌（M.roseus）、里拉微球菌、西宫微球菌（M.nishinomiyaensis）、活动微球菌（M.agilis）、变异微球菌（M.varians）、克氏微球菌（M.kristinae）、栖息微球菌（M.sedentarius）和盐生微球菌（M.halobius）9个菌种。

1995年，德国学者Stakebrandt等对9种已确认的微球菌进行16S rDNA分析后提出对分类的更改意见，此属内只保留藤黄和里拉微球菌，原玫瑰微球菌、变异微球菌、克氏微球菌归入库克菌属（kocuria），并命名为玫瑰库克菌（k.roesus）、变异库克菌（k.varians）、克氏库克菌（k.kristinas）。原盐生微球菌归入内斯特兰克菌属（nesternkonia），命名为盐生内斯特兰克菌（N.halobia）。原西宫微球菌归入微球菌目，皮生球菌科，皮生球菌属（dermacoccus），命名为西宫皮生球菌

（D.nishinomiyaensis）。原栖息微球菌归入微球菌目，皮生球菌科，皮肤球菌属（kytococcus），命名为栖息皮肤球菌（K.sedentarius）。原活动微球菌归入节杆菌属（arthobacter），命名为活动节杆菌（a.agilis）。另外，原口腔球菌属的黏滑口腔球菌现归入微球菌科，罗氏菌属（rothia），更名为黏滑罗氏菌（R.mucilaginosa）。

二、微生物学特点

1.形态与染色　微球菌直径为1～1.8μm，略大于葡萄球菌，多成对、四联、成簇排列，但不形成链状排列。立体感强，无鞭毛、无芽胞，在脓液中可形成荚膜。

2.培养特性　微球菌为需氧菌，触酶阳性，因生长速度慢于葡萄球菌，在血琼脂平板或营养琼脂平板35℃孵育24小时，形成略小于葡萄球菌的圆形、突起、表面光滑、边缘整齐、不透明、白色、黄色、橙色或橘红色菌落（图2-4-1，图2-4-2），可出现α-溶血，延长孵育时间菌落色素加深，菌落有黏性，不易混悬于盐水中。

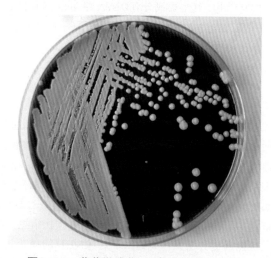

图2-4-1　藤黄微球菌，35℃血培养72小时

微球菌菌株常常会被错误鉴定，常根据产色素、凸起的"微球菌"菌落可以推定为微球菌科及其相关细菌。藤黄微球菌、变异库克菌和栖息皮肤球菌菌落颜色为淡黄色。克氏库克菌和西宫皮生球菌菌落颜色为橙色，玫瑰库克菌为粉到红色菌落。一些菌种如（里拉微球菌）或一些有色菌株可能为无色。黏滑罗氏菌在常规血琼脂上形成黏液状或黏稠、透明到白色、无溶血的菌落，该菌在大多数情况下与琼脂紧密黏附（与链球菌不同），该菌株与其他类似菌株的区别在于触酶弱阳性，在含5%的氯化钠琼脂不生长。

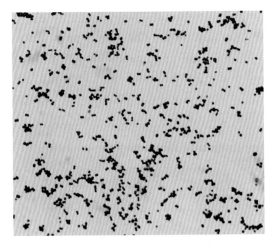

图2-4-2　藤黄微球菌，纯菌落涂片

3.生化反应　微球菌以氧化形式利用葡萄糖，氧化酶大多阳性，但栖息皮肤球菌、变异库克菌、活泼节杆菌氧化酶阴性。微球菌及相关菌大多耐盐，可在6.5%的NaCl平板上生长良好。对每片100g呋喃唑酮耐药，对0.04g/ml杆菌肽敏感，抵抗溶葡球菌素。

三、临床意义

微球菌及相关细菌广泛分布于土壤、空气、水及人和动物的皮肤及呼吸道黏膜表面，是对人体无害的腐生菌，一般不致病。在皮肤表面定植数量最多的微球菌是藤黄微球菌，其次是变异库克菌。当机体免疫力低下时可引起各种机会感染。微球菌引起机会感染主要是一些个案报道。藤黄微球菌可引起的脑膜炎、肺炎、菌血症、脓毒性关节炎、泌尿系统感染、脑脓肿等。库克菌属感染常见于有严重基础性疾病或机械设备内置的住院病人及免疫力低下者，可引起库克菌可引起呼吸道感染、泌尿生殖系统感染、皮肤软组织感染、消化道感染、血流感染等人体所有组织系统感染，其中血流感染报道居多。皮肤球菌属可引起肺炎和菌血症、慢性植入物相关感染脓毒性关节炎和骨髓炎、毛细胞性白血病。

参 考 文 献

Ana CH, Luciane DB, Miot, et al.Melasma: a clinical and epidemiological review.An Bras Dermatol, 2014, 89 (5): 771-782.

Basaglia G, Carretto E, Barbarini D, et al.Catheter-related bacteremia due to kocuria kristinae in a patient with ovarian cancer.J Clin Microbiol, 2002, 40: 311-313.

Bascomb S, Manaf i M.Use of enzyme tests in characterization and identification of aerobic and facult atively anaerobic gram-positive cocci.Clin Microbiol Rev, 1998, 11: 318-340.

Biranjia-Hurdoyal SD, Deerpaul S, Permal GK.A study to investigate the importance of purses as fomites.Adv Biomed Res, 2015, 4: 102.

Chen HH, Zhao GZ, Park DJ, et al.Micrococcus endophyticus sp.nov., isolated from surface-sterilized Aquilaria sinensis roots.Int J Syst Evol Microbiol, 2009, 59 (Pt 5): 1070-1075.

Douglas C, Wu, Richard E, et al.Goldman Confetti-like Sparing: A diagnostic clinical feature of melasma.J Clin Aesthet Dermatol, 2016, 9 (2): 48-57.

Erbasan F.Brain abscess caused by Micrococcus luteus in a patient with systemic lupus erythematosus: case-based review.Rheumatol Int, 2018, 38 (12): 2323-2328.

Ioannou A, Xenophontos E, Karatsi A, et al.Insidious manifestation of pyogenic liver abscess caused by Streptococcus intermedius and Micrococcus luteus: a case report.Oxf Med Case Reports, 2016, 2016 (1): 1-3.

Jean LB, Joseph LJ, Ronald PR.Dermatology.3th.Bolognia, 2012, 1808-1809.

Liu H, Xu Y, Ma Y, et al.Characterization of Micrococcus antarcticus sp.nov., a psychrophilic bacterium from Antarctica.Int J Syst Evol Microbiol, 2000, 50 Pt 2: 715-719.

Lockwood LL, Gehrke S, Navarini AA.Dermoscopy of pitted keratolysis.Case Rep Dermatol, 2010, 2: 146-148.

Marples RR, Richardson JF.Micrococcus in the blood.J Med Microbiol, 1980, 13: 355-362.

Miltiadous G, Elisaf M.Native valve endocarditis due to Micrococcus luteus: a case report and review of the literature.J Med Case Rep, 2011, 5: 251.

Souhami L, Feld R, Tuffnell PG, et al.Micrococcus luteus pneumonia: a case report and review of the literature.Med Pediatr Oncol, 1979, 7 (4): 309-314.

Wieser M, Denner EBM, Kampfer P.Emended descript ions of the genus M icrococcus, Micrococcus luteus (Cohn 1872) and Micrococcus lylae (Kloos et al.1974).Int J Syst Evol Microbiol, 2002, 52: 629-637.

病例解析

病例：男，60岁。间断发热10天。病人10天前受凉后出现发热，体温最高达40℃，伴寒战，就诊于当地医院，予以青霉素、左氧氟沙星等药物治疗后仍反复发热，行胸部CT检查示双肺多发结节影。病人高热不退，全身乏力，于2018-05-31入院诊治。

【诊断】社区获得性肺炎。

【诊断依据】老年男性，发热、寒战，胸部CT检查示双肺多发结节影，需考虑社区获得性肺炎可能。入院查体：T 39.5℃，未闻及干、湿啰音。辅助检查：血常规示白细胞计数 4.63×10⁹/L、中性粒细胞 0.82；C反应蛋白 109mg/L；降钙素原 5.25ng/ml。入院第1天血培养为藤黄微球菌，对青霉素、红霉素、克林霉素、万古霉素菌敏感,对氯霉素耐药。予莫西沙星联合头孢他啶抗感染治疗。入院第4天病人体温下降至38.5℃,血培养再次查到藤黄微球菌,复查胸部CT(2018-06-04)示双肺多发结节、实变影,胸膜下分布为主(图2-4-3)。鉴于病人仍发热,将抗生素调整为利奈唑胺继续抗感染治疗。2018-06-07病人体温下降至正常,

复查C反应蛋白 48.9mg/L;降钙素原 1.25ng/ml,炎性指标有所下降。复查胸部CT(2018-06-11)示病变较前略有吸收(图2-4-4)。病人于2018-06-14行左肺下叶经皮肺穿刺,病理示炎症细胞浸润伴片状坏死。2018-06-19复查C反应蛋白 7.5mg/L;降钙素原正常。复查胸部CT(2018-06-21)病变较前进一步吸收(图2-4-5),好转出院。

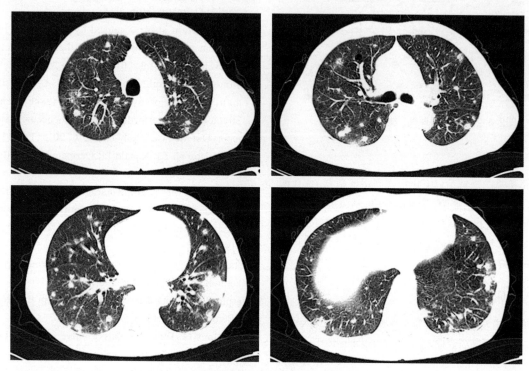

图2-4-3　双肺多发结节、实变影(2018-06-04)

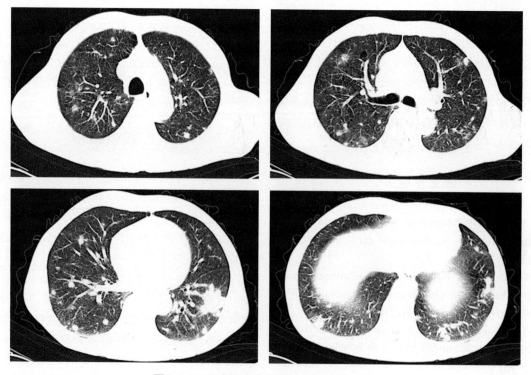

图2-4-4　病变较前略有吸收(2018-06-11)

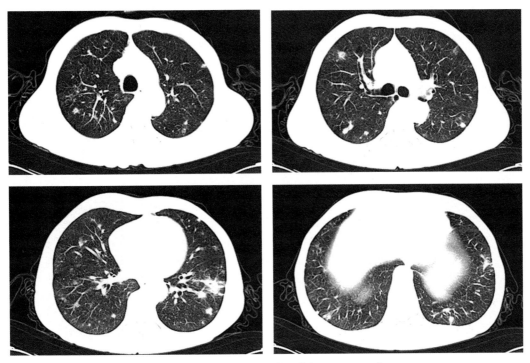

图2-4-5 病变较前进一步吸收（2018-06-21）

【分析】藤黄微球菌又称八叠球菌，属微球菌属的一种，广泛分布于自然界中，可从人和其他哺乳动物的皮肤上分离得到。藤黄微球菌临床致病极少见，只有当机体抵抗力下降时，才可能成为条件致病菌，可引起伤口等局部组织感染，或其他严重感染，如肺炎、脑脊液感染、脑膜炎、脊髓感染、脓毒性关节炎、菌血症、腹膜炎、心内膜炎等。凝固酶阴性葡萄球菌临床意义的标准也适合微球菌科。

1979年，Souhami等报道了1例69岁急性粒细胞性白血病男性病人的临床过程。该病人在化疗过程中出现粒细胞缺乏，从而继发革兰阳性球菌（微球菌）感染所致的空洞性肺炎，经积极的抗生素治疗后病变吸收。2011年Miltiadous等报道了首例因藤黄微球菌感染所致的原发性主动脉瓣感染性心内膜炎，该病例为47岁免疫缺陷女性。既往17例藤黄微球菌感染所致感染性心内膜炎的病人均涉及假体瓣膜。2016年，Ioannou等报道1例34岁健康男性因感染中间链球菌和藤黄微球菌导致化脓性肝脓肿，该病例没有典型的肝脓肿表现，从脓液中培养出属于口腔和胃肠道的正常菌群。2018年，Erbasan等报道1例28岁有系统性红斑狼疮病史女性因藤黄微球菌感染所致脑脓肿病例。

微球菌属和库克菌属成员对β-内酰胺类、大环内酯类、四环素、利奈唑胺、利福平、糖肽类敏感，但也有临床分离株对上述药物耐药的报道。虽然大多数皮肤球菌属细菌对碳青霉烯、庆大霉素、环丙沙星、四环素、利福平、糖肽类敏感，但通常对青霉素G、苯唑西林和头孢菌素（非mecA基因）耐药。黏滑罗氏菌的药物敏感度可变。由于黏滑罗氏菌在MH琼脂上不生长，给临床药敏试验带来挑战。药敏试验时需补充5%绵羊血，且6%CO_2环境有利于该菌生长。

（安阳县人民医院呼吸科 张军营 提供）

第五节 肠球菌属

肠球菌属（Enterococcus）隶属于细菌界，厚壁菌门，芽胞杆菌纲，乳杆菌目，肠球菌科。MacCallum和Hastings在1899年首次报道了1例心内膜炎病例，并详细描述了被称为Micrococcus zymogenes的分离株。约在同一时间，Thiercelin描述了能够引起腹泻和菌血症的肠道共生细菌，并命名为entérocoque。1906年，Andrews和Horder第一次把从人类粪便中分离得到的革兰阳性球菌命名为粪链球菌。1930年，随着Lancefield血清分型系统的建立，肠球菌被分类为D群链球菌，并可应用不同的生理生化特性区别于非肠球菌D群链球菌，如牛链球菌。但种系分类法证实其不同于链球菌属的细菌，1984年，Schlefer和Kilpper-Balz根据其DNA杂交资料，将肠球菌从链球菌属中分离出来，建立了肠球菌属，由2个菌种组成，分别为粪肠球菌（E.faecalis）和屎肠球菌（E.faecium）。随着肠球菌新的菌种的不断发现，根据肠球菌利用糖类的方式不同，将其分为3组：第一组代表是鸟肠球菌（E.avium）；

以粪肠球菌为第二组代表,该组还包含屎肠球菌等;第三组代表是坚韧肠球菌(E.durans)。根据16S rRNA序列将其分为6个群,分别为屎肠球菌群、粪肠球菌群、鹑鸡肠球菌群、盲肠肠球菌群、鸟肠球菌群和未分群。目前,常见致病菌种包括粪肠球菌、屎肠球菌、鸟肠球菌、坚韧肠球菌、棉子糖肠球菌(E.raffinosus)、铅黄肠球菌(E.casseliflavus)、鹑鸡肠球菌(E.gallinarum)等。肠球菌属DNA G+C含量为34~45mol%,代表菌种为粪肠球菌。

一、微生物学特点

1.形态与染色 肠球菌为革兰阳性球菌,触酶阴性,菌体圆形或卵圆形,呈单个、成对或短链状排列(图2-5-1~图2-5-4),无荚膜,不形成芽胞,部分菌株有稀疏鞭毛。琼脂平板上生长的菌体形态趋向圆形,液体培养基中生长的菌体形态趋向卵圆形并呈链状排列。

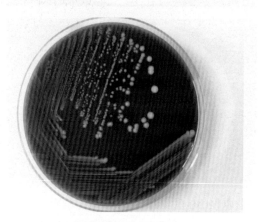

图2-5-1 粪肠球菌,35℃血培养48小时

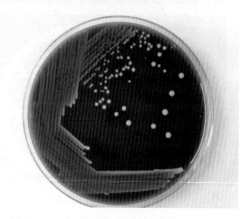

图2-5-3 屎肠球菌,35℃血培养48小时

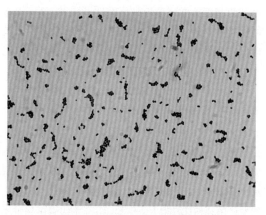

图2-5-2 粪肠球菌,纯菌落涂片

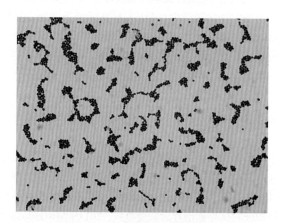

图2-5-4 屎肠球菌,纯菌落涂片

2.培养特性 肠球菌对营养要求较高,在含有血清的培养基上生长良好。在血琼脂平板上35℃培养24小时后,形成灰白色、不透明、表面光滑、直径0.5~2mm大小的圆形菌落。约1/3粪肠球菌在兔血、马血或人血平板上呈现β-溶血,但在羊血平板上则不溶血。部分粪肠球菌在所有血平板上呈现β-溶血。其他肠球菌菌株形成α-溶血或不溶血。在中国蓝平板、伊红美蓝平板、麦康凯平板、SS平板上均可生长,但菌落较小,发酵乳糖的菌株可形成蓝色或粉红色小菌落。液体培养基中均匀浑浊生长。

该菌属中仅有两个有动力的菌种,即铅黄肠球菌(图2-5-5,图2-5-6)和鹑鸡肠球菌(图2-5-7,图2-5-8),它们可以根据色素产生来区别,铅黄肠球菌产生黄色色素,而鹑鸡肠球菌不产生色素。

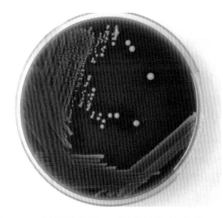

图2-5-5 铅黄肠球菌,35℃血培养48小时

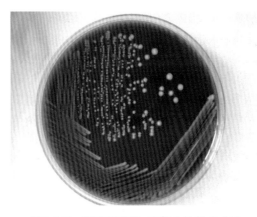

图2-5-7 鹑鸡肠球菌,35℃血培养48小时

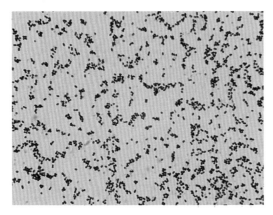

图2-5-6 铅黄肠球菌,纯菌落涂片

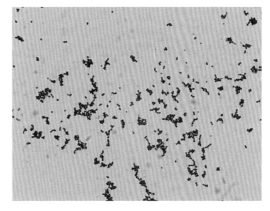

图2-5-8 鹑鸡肠球菌,纯菌落涂片

3.生化反应 肠球菌是兼性厌氧菌,可发酵的糖类范围广泛,主要产L(+)-乳酸作为葡萄糖发酵最终产物。由于肠球菌可将各种糖类转化为乳酸,因此认为其是典型的乳酸菌。肠球菌不产气,可以在10~45℃环境中生长,最适温度为35~37℃。大多数肠球菌氧化酶和过氧化氢酶阴性。

4.鉴别 肠球菌为革兰阳性球菌,呈双或短链状排列,故与肺炎链球菌难以区别。80%的肠球菌能分泌一种细胞壁甘油磷壁酸,属于Lancefield血清学分类法的D群组抗原。在有胆盐的情况下肠球菌可以水解七叶苷,此点可与肺炎链球菌相鉴别。另外,肠球菌能在高盐(6.5%NaCl)、高碱(pH9.6)、40%胆汁培养基上和10~45℃环境下生长,能够抵抗含氯及乙醇的消毒剂,并对许多抗菌药物表现为固有耐药。多数菌株PYR和LAP试验阳性。

二、致病机制

肠球菌感染的致病机制还不是很清楚。一般而言,肠球菌的毒力不高。与金黄色葡萄球菌和化脓性链球菌相比,肠球菌对大多数动物的半数致死量值相当高,而且肠球菌很少引起蜂窝织炎和呼吸道感染。许多研究表明,肠球菌对现有的大多数抗菌药物天然耐药,使其不易从感染部位清除;此外,基因突变、转座子和质粒转移等方式也可使肠球菌获得耐药性。肠球菌单一的耐药性并不能完全解释肠球菌感染率上升的现象,肠球菌感染率上升的原因不仅是因为耐药性的增强,可能还与肠球菌获得了新的毒力基因而导致毒力增强有一定的相关性。一些潜在的毒力因子(尤其是与黏附和扩散有关的毒力基因)所编码的致病物质是肠球菌侵袭机体的基础。1986年,研究者在研究泌尿道致病性大肠埃希菌的过程中发现了"溶血素岛(haemolysin island)",随后提出了毒力岛的概念。毒力岛主要存在于细菌的染色体或质粒中,与细菌的代谢、致病性、种群进化及新型致病性亚种的出现均密切相关。其染色体片段通常位于mRNA基因的位点内部或附近,稳定性较差,两侧可以存在插入元件或重复序列,其基因的表达产物多数为细胞表面蛋白或分泌性蛋白,有研究者猜测毒力岛可能是细菌在进化的过程中获得的。Shankar等2002年首先发现,肠球菌基因组中有一个大小约为150kb、被称为致病岛(毒力岛)的基因片段,感染菌株的致病岛(pathogenicity island)中具有多种致病基因,非感染株则无。目前较为肯定的肠球菌致病基因及其产物主要有esp基因产物肠球菌表面蛋白(enterococcal surface protein)、ace基因产物胶原蛋白黏附素(collagen-binding protein)、asa1基因产物聚集物质(aggregation substance）、*cylA*基因产物细胞溶解素（cytolysin）、*efaA*基因产物心内膜炎抗原（endocarditis antigen）、*gelE*基因产物明胶酶（gelatinase）和*hyl*基因产物透明质酸酶（hyaluronidase）等。*hyl*为屎肠球菌所特有，*esp*基因在屎肠球菌和粪肠球菌中都可检测到。大多数与医院相关的屎肠球菌分离株被确定为CC17，其特征是携带一个含有*esp*基因的致病岛。

细菌细胞与宿主细胞的黏附是建立感染的第一步。宿主细胞的细胞外基质（如纤连蛋白、胶原、纤维蛋白原等）在细胞功能中起重要作用，也是细菌黏附的主要靶标。许多细菌表面具有能识别并黏附于宿主细胞外基质的表面成分，统称为微生物表面成分识别黏附基质分子（microbial surface components recognizing adhesive matrix molecules, MSCRAMM）。肠球菌表面蛋白是肠球菌表面最大的蛋白质，属于黏附素，有利于肠球菌在泌尿道上行感染中的定植，且可参与生物膜的形成，对抗生素的耐药性也有一定作用。聚集物质是肠球菌表面唯一有聚集作用的物质，是质粒编码的一种细菌黏附素，是反应信息素的一种，可以促进肠球菌之间及肠球菌与宿主细胞之间的黏附，包括对细胞外基质蛋白的黏附和增加细胞表面的疏水性，从而引起致病质粒的转移和感染的发生。肠球菌胶原蛋白黏附素与金黄色葡萄球菌胶原蛋白黏附素高度同源，具有细菌黏附素的大部分特性，正常情况下细菌不能黏附于胶原蛋白、蛋白聚糖和结构糖蛋白等胞外矩阵蛋白，宿主细胞受到损伤时组织的完整性遭到破坏，导致感染发生，其可以介导肠球菌黏附层粘连蛋白、Ⅰ型和Ⅳ型胶原蛋白，可增强早期心脏瓣膜定植，对诱发心内膜炎起重要作用。心内膜炎抗原是一种脂蛋白，是在血清中生长后的肠球菌在菌体表面表达的一种具有黏附作用的抗原成分，通过黏附作用促进生物膜的形成。Pilin基因簇（pilin gene cluster, PGC）存在于粪肠球菌和屎肠球菌中，并编码LPxTG样基序表面蛋白（motif surface proteins），负责组装从表面延伸的长丝状结构，称为菌毛。与MSCRAMM一样，菌毛可以作为黏附素起作用。在粪肠球菌中，*ebp*（心内膜炎和生物膜相关的菌毛）PGC与初始黏附和生物膜形成有关，并且与心内膜炎和尿路感染的发病机制有关。

外切酶是细菌细胞分泌的一种酶，可以破坏宿主细胞引发炎症。明胶酶是一种可以溶解宿主细胞壁及细胞间质中胶原蛋白的酶，能够降解多种宿主底物，例如胰岛素、酪蛋白、血红蛋白、纤维蛋白原、胶原蛋白和明胶，是肠球菌从感染灶向周围扩散的机制之一。明胶酶在心内膜炎的发展中起作用并抑制补体介导的反应。透明质酸酶可通过催化透明质酸（结缔组织的细胞外基质中的组分）的水解而引起组织损伤。细胞溶解素是由2个结构亚单位组成的细胞外毒素，对真核细胞、原核细胞均有溶解作用，是肠球菌

的致病物质之一，可以导致心内膜炎、眼内炎，甚至具有致死作用。

不同标本来源的肠球菌中的毒力基因的分布情况具有差异。Dworniczek等对伤口分离的肠球菌属的毒力基因检测发现，引起伤口感染的肠球菌以*gelE*基因为主（87.7%，50/57），Golińska等对炎症性肠病病人分离的肠球菌的毒力基因检测也以*gelE*基因的分离率最高（87.5%，14/16）。Jankoska等对于最常见的肠球菌属感染-尿路感染的毒力基因检测发现，尿液所分离到的肠球菌以*esp*基因为主（76%，38/50）。

当大量使用抗生素和宿主抵抗力下降之后，肠球菌与宿主的共生状态被打破，肠球菌可从正常寄居部位进入到宿主的其他组织，首先是在某一部位聚集，达到阈值浓度，然后在黏附素的作用下结合在宿主细胞上，并释放明胶酶、溶细胞素等有毒物质，造成宿主组织的损伤，引起感染的发生和发展。然而，尚未发现哪些是最主要的引起肠球菌致病的毒力因子。有一种可能机制是肠球菌改变原先共生体的角色，而使其获得新的特质，有能力去克服宿主的防御机制，开拓新的繁殖地点，正如肠球菌基因组中发现致病岛（毒力岛），这个机制可以揭示引起感染的菌株与共生菌株基因的差别。相比于共生菌株，获得性抗菌药物耐药性主要是致病株的特性之一。这一特质可以让这一类的菌种在人体和外环境中存活更长时间，使其长久存在并且成为主要影响人体健康的病原体。此外，肠球菌能够转移耐药基因给其他细菌，例如葡萄球菌，因此大大提升了肠球菌的临床重要性。

细菌生长环境亦影响肠球菌与多形核白细胞反应。血清中生长的肠球菌与多形核白细胞反应较弱，而与肉汤中生长的细菌反应较强。体外多形核白细胞对肠球菌的有效杀灭作用需血清补体蛋白参与，而抗肠球菌抗体可增强该作用。

肠球菌可生产许多与宿主病理改变有关的因子。粪肠球菌产生的多形核白细胞趋化因子可介导或至少是部分介导通常与肠球菌感染有关的炎症反应。肠球菌亦可产生一种质粒编码的、可增加感染严重程度的溶血素。另外，肠球菌能诱发血小板聚集及细胞因子依赖纤维蛋白的产生，这可能与肠球菌心内膜炎的发病机制有关。

肠球菌形成生物膜的能力被列为其最突出的毒性特征之一。这种能力使细菌能够定植于插入物与生物材料表面上，介导其黏附与侵入宿主，同时保护细菌不受抗菌药物杀伤。生物膜的形成可能对于心内膜炎、牙髓感染、尿道感染、导管植入等使用医疗器械相关的感染有重要影响。生物膜的形成使感染趋于慢性而且容易复发。

三、流行病学

肠球菌广泛存在于人及动物的肠道、食物和水源中。

健康成年人肠球菌占肠道正常菌群的1%，数量仅次于大肠埃希菌。肠球菌是共生微生物，作为机会致病菌，能够在人体中引起多种感染。最初认为肠球菌感染为内源性感染，即归因于病人自身的肠道菌群。许多感染被认为是肠球菌从胃肠道中主要居住位置迁移而引起的，主要感染尿道、血液、心内膜、烧伤和手术伤口、腹部、胆道、导尿管，也引起其他与植入性医疗设备相关的感染。动物实验显示在不同情况下肠球菌具有从胃肠道移位至肠系膜淋巴结的能力，亦使人们相信这一理论。宿主-细菌共生关系发生动态变化，如受广谱抗菌药物使用、宿主受伤或者宿主免疫力下降的影响，使得这些细菌能够迁移到人体肠外位置而引起感染。那些有着严重基础疾病、年龄较大、住院时间较长的严重免疫功能不全的病人，如果还接受过医疗设备侵入性诊治和（或）广谱抗生素治疗，都会成为肠球菌感染的高危人群。有研究显示，耐药肠球菌可在医院内病人之间传播，而且这些菌株可在护士及其他医务工作者身上寄殖，造成院内传播。肠球菌亦可在污染物中检出，但其在院内感染中的作用尚未定论。一般情况下是工作人员，而非污染物，可能成为院内肠球菌感染的主要传播者。

1899年以来，肠球菌引起的机会性感染仅呈散发报道。尽管肠球菌可以引起社区和医院内的感染，这种细菌在20世纪70年代末才开始逐渐为人所知。美国国家医疗保健安全网2016年数据显示，肠球菌是医院感染中第二常见病原菌，其检出率仅次于大肠埃希菌，超过铜绿假单胞菌和金黄色葡萄球菌。20世纪80年代，欧洲农场广泛应用阿伏霉素（avoparcin）增加饲料的保质期，预防家畜的感染性疾病并促进家畜的生长。阿伏霉素与万古霉素结构和药物机制相似，随着上述药物的应用，肠球菌对万古霉素的敏感性逐渐下降，导致耐万古霉素肠球菌（vancomycin-resistant enterococci，VRE）的产生。英国和法国于1986年首次报道了VRE。此后，美国也进行了VRE菌株的分离和相关报道。早期VRE感染的病例大多发生在使用阿伏霉素喂养家畜的农场，以及食用这种农产品的人群中。1996年，英国一名肉鸡装卸司机在工作时受外伤，后证实感染了VRE。1996年阿伏霉素在欧洲被禁止应用于养殖业，停用阿伏霉素后，动物中发生VRE感染的概率显著降低。但是，在禁令后的8年里，VRE在家畜中的定植持续存在。

VRE发生率在北美洲最高。1989—2003年，美国医院报道分离的VRE比例从0.3%上升到30.3%。在美国，18%的导管相关血流感染的病原菌为肠球菌，而VRE所致菌血症的死亡率是万古霉素敏感肠球菌所致菌血症的2.5倍。15%的导管相关泌尿系统感染的致病菌为肠球菌。并且，血液感染样本中分离的9.5%的粪肠球菌和82.6%的屎肠球菌对万古霉素耐药。美国疾病预防控制中心（CDC）已将此设定为严重公共卫生威胁，并纳入ESKAPE病原体（将肠球菌、

金黄色葡萄球菌、肺炎克雷伯菌、鲍曼不动杆菌、铜绿假单胞菌和肠杆菌在内的6类高度耐药菌株，简称为ESKAPE病原体）。欧洲VRE的发生率不高，但也呈上升趋势，且不同国家差异较大。2013年，欧洲抗生素耐药监测系统报道VRE的患病率为4.0%。VRE在其他地区也有报道，包括南美、亚洲和澳大利亚，说明引起医院相关感染的VRE已有广泛的流行传播。

胃肠道内存在VRE的住院病人是该菌的主要聚集地，但也有少量定植于口腔、尿道及皮肤表面。一旦定植，病人会持续这一状态长达数月至数年，而去定植后数天或数周即可复发。因此，当病人携带病菌离开医院，其传播病菌的可能性不容忽视。VRE可以直接经人与人的接触传播，也可以间接地由媒介传播，比如护理人员的手、被其污染的医疗仪器和设备及周围环境物体的表面。除了能在环境表面存活很长时间外，这些细菌还耐受热、氯和一些醇制剂，这更增加了传播的可能性。当病人免疫功能受损时，这种定植可以发展为感染，引起临床疾病。VRE的定植与感染有时难以区分，但是一旦定植，就会使病人患VRE菌血症的风险增加。

目前常见的VRE感染发生相关的危险因素包括：严重疾病，长期住ICU病房的病人；严重免疫抑制，如肿瘤病人；外科胸腹腔大手术后的病人；侵袭性操作，留置中心静脉导管的病人；长期住院病人、有VRE定植的病人；抗菌药物暴露史，包括口服和静脉注射万古霉素、氨基糖苷类、头孢菌素类、抗厌氧菌药物如克林霉素和甲硝唑、碳青霉烯类抗菌药物。

对不同肠球菌菌种的分离比例会根据情况不同而改变，也会被一系列影响因素改变，包括暴发性传播的菌株，如耐万古霉素屎肠球菌。粪肠球菌和屎肠球菌是最常见的从人标本中分离出的肠球菌，且屎肠球菌比粪肠球菌对抗生素更易产生耐药性，有超过50%分离自临床的致病菌株表现为对万古霉素耐药的同时对氨苄西林及高水平氨基糖苷类抗生素耐药。更值得关注的是，VRE还可以将耐万古霉素基因通过质粒传递给其他细菌，比如毒力更强的耐甲氧西林金黄色葡萄球菌（MRSA），导致"超级细菌"即耐万古霉素的金黄色葡萄球菌（VRSA）的产生。万古霉素、替考拉宁等糖肽类抗生素目前用于治疗耐药的革兰阳性菌的严重感染，如VRE、VRSA被传播，革兰阳性菌的抗菌治疗将面临严峻挑战。

既往报道，粪肠球菌占80%～90%的临床肠球菌分离率，屎肠球菌占5%～10%。值得注意的是，粪肠球菌与屎肠球菌的比值正呈下降趋势，尤其在血液感染分离标本中。2014年CHINET中国细菌耐药监测结果显示粪肠球菌对常用抗菌药物β-内酰胺类、喹诺酮类、氨基糖苷类、大环内酯类耐药率分别为6.8%、25.6%、31.2%、71%；屎肠球菌则为91.6%、87.6%、49.5%、89.1%。2016年CHINET中国细

菌耐药监测结果显示革兰阳性菌排前5位的是：金黄色葡萄球菌256 716株（占32.3%）、表皮葡萄球菌95 698株（占12.1%）、粪肠球菌76 664株（占9.7%）、屎肠球菌73 469株（占9.3%）和肺炎链球菌72 293株（占9.1%）。粪肠球菌对万古霉素耐药率全国平均为0.6%，较2015年下降了0.2%，不同地区粪肠球菌对万古霉素耐药率为0.2%～1.5%。屎肠球菌对万古霉素耐药率全国平均为2.0%，较2015年下降了0.9%；不同地区屎肠球菌对万古霉素耐药率为0%～8.7%。2017年CHINET中国细菌耐药监测结果屎肠球菌对抗菌药的耐药率高于粪肠球菌，但氯霉素反之（30.7% vs 7.5%）。121株VRE中，粪肠球菌5株、屎肠球菌116株。根据耐药表型推测或经PCR检测万古霉素耐药相关基因，可分型的50株VRE中，产vanA、vanB或vanM型基因的菌株分别为36株（粪肠球菌1株，屎肠球菌35株）、8株（粪肠球菌1株，屎肠球菌7株）和6株耐药（全部为屎肠球菌）。发现少数粪肠球菌和屎肠球菌对利奈唑胺耐药。由于不同耐药基因导致其对万古霉素和替考拉宁的敏感性有差别，实验室应加强对VRE耐药基因型的检测。

为了应对美国医院内上升的VRE繁殖和感染率，CDC的医院感染控制措施咨询委员会（hospital infection control practices advisory committee, HICPAC）发布了预防VRE传播的建议指南，内容包括不滥用万古霉素，执行对早期VRE的监测程序，采取感染控制措施以防止交叉感染，比如隔离预防、勤洗手和宣传VRE的传播途径。

虽然只有一小部分感染病人发展为严重的全身性肠球菌感染，但肠道内VRE定植与后续的VRE感染息息相关。在特殊临床情况下（如肝移植、长期血液透析和患血液肿瘤）VRE定植有更高概率发展为严重肠球菌感染。对高风险病人应进行实时监控，以防止VRE暴发流行。

四、临床表现

肠球菌感染主要是由粪肠球菌和屎肠球菌引起的，粪肠球菌最常见，其毒性比屎肠球菌更强。其他的肠球菌菌种如坚韧肠球菌、鹑鸡肠球菌、铅黄肠球菌、棉子糖肠球菌所致的感染偶有报道，如盲肠肠球菌腹膜炎、鹑鸡肠球菌中枢神经系统感染、棉子糖肠球菌骨髓炎、鹑鸡肠球菌心内膜炎、小肠肠球菌心内膜炎和坚韧肠球菌心内膜炎等。

肠球菌所致院内感染绝大多数为尿路感染。在所有尿路感染中，约10%与肠球菌有关，在医院获得性尿路感染中，约16%与肠球菌有关。其发生多与留置导尿管、其他器械操作和尿路结构异常有关。一般表现为膀胱炎、肾盂肾炎，少数表现为肾周脓肿和前列腺炎等。泌尿道是肠球菌进入血液最常见的进入点，导致菌血症。

腹腔、盆腔感染在肠球菌感染中居第2位。腹腔、盆腔感染中肠球菌的检出率为7.6%，低于大肠埃希菌（19.7%）和脆弱拟杆菌（10.7%）居第3位。然而从腹膜炎、腹腔或盆腔脓肿、胆道感染、手术部位感染和子宫肌内膜炎等病人样本中往往培养出多种细菌，且在这些部位肠球菌为正常寄殖菌之一，肠球菌在其中的作用还存在争议。但抗感染治疗若不覆盖肠球菌并将其清除，有时会无效。

菌血症在肠球菌感染中居第3位。肠球菌菌血症常与多脏器转移性脓肿有关，并且造成高病死率。医院感染入侵途径多为中心静脉导管、腹腔、盆腔化脓性感染、泌尿生殖系统感染、烧伤创面感染等，社区感染多由于肠球菌从胃肠道和泌尿生殖系统迁移所致。相关危险因素为肿瘤、中性粒细胞减少、肾功能不全、糖尿病、应用肾上腺皮质激素、对肠球菌无抗菌活性的广谱抗生素如头孢菌素的应用、外科手术、烧伤、多发性创伤、重症监护室及新生儿监护室等。肠球菌菌血症病死率为12.6%～57%，其中，屎肠球菌因有较高的耐药性，故屎肠球菌菌血症病人病死率高。

肠球菌也被认为是感染性心内膜炎的重要病原菌之一。据估计，约20%的自身瓣膜细菌性心内膜炎与6%～7%的人工瓣膜细菌性心内膜炎由肠球菌引起，为引起心内膜炎的第3位病原菌（前2位为链球菌和金黄色葡萄球菌）。肠球菌心内膜炎病人中28%～77%存在基础心脏瓣膜疾患。致病菌最多来自泌尿生殖道，占14%～70%，胃肠道来源占3%～27%，牙科手术占2%～12%，不明来源者占19%～47%。社区获得性心内膜炎亦可能发生，多为粪肠球菌感染，病人多无危险因素。起病多呈亚急性，其临床表现与其他心内膜炎相似，多为发热和新出现的心脏杂音。心内膜炎的典型体征如瘀斑、Osler结节和Roth斑罕见。心内膜炎始终是最难治疗的肠球菌感染类型之一，因为针对肠球菌的抗菌药物治疗十分困难，尤其是VRE。病死率为20%～40%。

肠球菌是肺部感染的罕见原因，很少引起呼吸道感染，亦很少引起原发性蜂窝织炎。虽然痰或支气管分泌物中经常分离到肠球菌，但通常考虑为气道定植。肠球菌的肺部感染多与免疫防御机制受损有关（例如吸烟、酗酒、吞咽困难等）。Vanschooneveld等2009年报道了第1例万古霉素耐药肠球菌肺炎合并肺脓肿和脓胸病例。该例为41岁HIV阳性男性病人，发热、右下胸痛3天入院。病人在入院第10天进行了肺组织穿刺活检，病理结果显示炎症和血栓形成，符合肺炎。肺组织培养示耐万古霉素屎肠球菌（VRE）生长。病人应用利奈唑胺针对VRE抗感染治疗，并在入院的第18天行外科胸腔镜下吸脓，清除多处粘连，切除了右下叶脓肿。胸腔积液和肺脓肿脓液培养均见VRE生长。病理见成对、成簇的微脓肿，肺和胸膜均见坏死。超声心动图没有显示心内膜炎的证据。病人经利奈唑胺治疗4周后病变完全吸收。另外，该团队在排除了肺-胸膜感染是腹部或胃肠道疾病的并发症或继发于细菌性心内膜炎的情况下，选取了11例既往文献报道的经肺活检或组织培养证实的符合肠球菌（单微生物培养）肺炎标准的病例进行了回顾性分析。既往文献中提到的大多数肠球菌肺炎病例都发生在老年病人，并有合并症（卒中、高血压、血管疾病）。卒中似乎与院内肠球菌肺炎有关，而烟草和酒精的使用（已知的社区获得性肺炎的危险因素）与社区获得性肠球菌肺炎有关。11例肠球菌肺炎中有10例因脓胸和肺脓肿需要引流（胸腔穿刺、胸导管、外科胸腔镜手术）。综上所述，肠球菌是一种重要的社区和医院病原体。肠球菌所致肺炎和肺部感染的易感人群不应只考虑免疫系统严重受损病人（HIV、化疗后、固体器官移植），也包括老年人、吸烟者和酗酒者。社区获得性肺炎病人如果对适当的抗生素治疗没有反应，应积极评估，除外肠球菌肺炎可能。适当的侵入性诊断与培养对区分肠球菌是致病菌或定植菌是至关重要的。

肠球菌脑膜炎罕见，只占所有化脓性脑膜炎的0.3%～0.4%。相对于其他病原菌所导致的脑膜炎，其很少出现昏迷、脓毒性休克，可能与其毒力较其他致病菌低有关。一项32例肠球菌脑膜炎的研究显示，成人及8岁以下儿童各占50%。小儿病人占主要地位的基础中枢神经系统病变主要为神经发育缺陷或脑积水，原发性脑膜炎25%发生在小儿，且大多数为新生儿。绝大多数成人病人同时存在慢性基础疾患，并接受免疫抑制治疗，约1/3以上病人有中枢神经系统损伤或手术史，1/3以上病人有中枢神经系统外肠球菌感染史。肠球菌可能会引起耳炎、鼻窦炎、脓毒性关节炎和眼内炎，但临床比较罕见。

另外，美国研究人员在《医学微生物学杂志》上发表文章指出，粪肠球菌能产生有害化学物质，破坏DNA，进而引起促发直肠癌的基因活动。因此，国际益生菌组织和世界卫生组织均建议益生菌中不宜使用肠球菌。另外，生产商有义务证明生产所用的所有的益生菌株都不存在可转移的抗生素耐药性或其他潜在毒性。

五、耐药机制

肠球菌对许多常见抗菌药物都具有耐药性，其耐药性包括天然（固有）耐药和获得性耐药。天然耐药由染色体介导，而获得性耐药常由转座子或质粒编码突变产生，或通过转座子上编码的耐药基因、信息应答质粒和其他广泛分布于宿主的质粒交换而获得耐药性。肠球菌对耐酶青霉素和几乎所有的头孢菌素类（头孢洛林和头孢托罗除外，它们具有抗粪肠球菌的体外活性）、低水平氨基糖苷类、克林霉素、磺胺类、部分氟喹诺酮类等药物表现为天然耐药。除了天然耐药，肠球菌获得了不同的基因决定簇，使其对多种抗菌药物耐药，包括氯霉素、四环素类、大环内酯类、林可酰胺类、高水平氨基糖苷类、β-内酰胺类、糖肽类、喹诺酮类抗菌药物，甚至是一些近期才使用的抗菌药物，如利奈唑胺、达托霉素和奎奴普丁/达福普汀。其耐药机制各不相同。

1.β-内酰胺类耐药机制　各种β-内酰胺类抗生素的作用机制均相似，都能抑制细胞壁黏肽合成酶，即青霉素结合蛋白（PBPs），从而阻碍细胞壁黏肽合成，使细菌胞壁缺损，菌体膨胀裂解。PBPs大致可分为两类：A类是双功能酶，同时具有转肽酶和转糖基酶活性；B类仅拥有转肽酶活性，其活性还需要转糖基酶的激活来实现。肠球菌对青霉素敏感性较差，对青霉素耐药的主要机制为细菌通过pbp基因内部的点突变，产生一种特殊的PBP，后者与青霉素的亲和力减低，从而导致耐药，此种耐药以屎肠球菌（主要为PBP5）多见，在粪肠球菌中为PBP4。PBP修饰可能是革兰阳性球菌对β-内酰胺类耐药的主要机制，而产生β-内酰胺酶则是革兰阴性杆菌对β-内酰胺类耐药的主要机制。青霉素不能致肠球菌自溶，因此对肠球菌而言，青霉素为抑菌作用，而非杀菌作用。

少数情况下，细菌产生大量青霉素酶而引起耐药。β-内酰胺酶能裂解抗生素β-内酰胺环，粪肠球菌和屎肠球菌都能产生β-内酰胺酶。β-内酰胺酶最初在葡萄球菌中发现，基因blaZ编码β-内酰胺酶，blaZ基因由blaI/blaR1调控。在肠球菌中发现的blaZ基因与金黄色葡萄球菌中发现的blaZ基因相似，表明是一种跨物种起源。与葡萄球菌比较，肠球菌中blaZ基因转录稳定，持续产生低水平的β-内酰胺酶，临床上接种常规浓度的肠细菌（1×10^5）进行药敏试验，肠球菌产生酶少，药敏结果为敏感；而在接种高浓度的肠球菌做药敏试验时，酶产生的相对较多，药敏结果为耐药。由β-内酰胺酶引起的耐药意义有限，因为加入β-内酰胺酶抑制剂舒巴坦（即氨苄西林/舒巴坦）足以恢复抗生素功效。

2.氨基糖苷类耐药机制　1979年首例高浓度庆大霉素耐药菌被报道，随后耐庆大霉素的肠球菌引起的医院内感染发生率迅速增加。肠球菌对氨基糖苷类的耐药机制主要体现在3方面：改变药物作用靶位、干扰抗生素的转移、酶对抗生素的分解作用。前两种类型的耐药是由于染色体的突变引起，后一种耐药是由质粒介导引起。肠球菌对氨基糖苷类的耐药性有两种。①中度耐药性（庆大霉素MIC 62～500mg/L）：系细胞壁渗透障碍所致。这种固有的中度耐药是因为细菌对氨基糖苷类抗生素摄取较少。此种耐药菌对青霉素或糖肽类与氨基糖苷类合用敏感。②高度耐药性（庆大霉素MIC≥500mg/L、链霉素≥2000mg/L）：亦称高水平耐药（high-level resistance, HLR），系细菌产生质粒介导的氨基糖苷类钝化酶（磷酸转移酶、乙酰基转移酶和核苷转移酶）所致，这些酶可以破坏氨基糖苷类药物的分子活性基因，使其失去抗菌作用。不同的氨基糖苷类可以被同一种钝化酶破坏，同一种氨基糖苷类抗生素，也可以被多种钝化酶破坏，这是因为一种抗生素的分子结构可能存在多个结合点的原因。肠球菌通过氨基糖苷类钝化酶介导获取编码各种钝化酶的耐药基因，从而导致细菌对氨基糖苷类药物高水平耐药,并且减弱药物间的协同杀菌作用。此种耐药使青霉素或糖肽类与氨基糖苷类的协同作用消失。因此测定氨基糖苷类的耐药程度,对于临床治疗有重要参考意义。

3.糖肽类耐药机制　糖肽类药物主要是万古霉素和替考拉宁。糖肽类抗生素的抗菌作用机制是通过干扰细菌细胞壁的合成最终使细菌死亡,几乎对所有革兰阳性菌具有活性。临床上一直将万古霉素作为难治性肠球菌感染的首选药物。在应用万古霉素治疗肠球菌感染时,细菌通过合成低亲和力的黏肽前体,使细菌的黏肽链末端的D-丙氨酸-D-丙氨酸被D-丙氨酸-D-乳酸或D-丙氨酸-D-丝氨酸所取代。由于D-丙氨酸-D-乳酸酯键中的氧取代了D-丙氨酸-D-丙氨酸酯键中的NH基,破坏了万古霉素与作用位点之间的氢键,从而改变了万古霉素的作用位点,阻止了万古霉素与细菌靶点的相互作用,最终导致肠球菌对万古霉素的耐药。

万古霉素基因簇(van)是微生物世界为了适应环境长期演变的结果。目前,已知有vanA、vanB、vanC、vanD、vanE、vanG、vanL、vanM和vanN 9种不同基因表型的糖肽类耐药肠球菌。它们对万古霉素和替考拉宁的耐药水平各不相同,但是耐药机制相似,即通过合成与万古霉素亲和力下降的新细胞壁前体而形成耐药。其中,vanA、vanB、vanD、vanM编码以D-乳酸为末端的前体,导致对万古霉素亲和力下降1000倍,引起高水平耐药。vanC、vanE、vanG、vanL、vanN编码以D-丝氨酸为末端的前体,促使对万古霉素亲和力下降7倍,引起低水平耐药,但均对替考拉宁敏感。

vanA基因簇是VRE中最常见的耐药基因,主要存在于屎肠球菌和粪肠球菌中,除此之外,vanA基因簇也可以在棉子糖肠球菌、鸟肠球菌、坚韧肠球菌中检出。VanA表型可诱导对万古霉素(MIC≥64μg/ml)和替考拉宁(MIC≥16μg/ml)高水平耐药。VanA型耐药性通常由质粒携带的10851bp大小的转座子Tn1546介导,其标准结构由orf1、orS、vanR、vanS、vanH、vanA、vanX、vanY和vanZ 9个基因组成,共分为4个功能区:转座区(可读框架orf1和orf2,分别编码转座酶和解离酶);耐药基因表达调控区(vanR和vanS);D-丙氨酸-D-乳酸二肽合成区(vanH和vanA);水解肽聚糖前体功能区(vanX和vanY),vanZ基因编码的VanZ蛋白能够改变替考拉宁的MIC值,但对万古霉素无类似作用,其作用机制尚未明确,对VanA耐药表型的表达也并不是必需的。vanH、vanA、vanX基因表达的3种酶的共同作用是vanA基因耐药性所必需。调控基因vanR和vanS位于vanH上游,组成了双组分调节系统,其中vanR编码一种应答性调节蛋白,vanS编码一种膜传感蛋白,当膜传感蛋白检测到环境中万古霉素的存在时,就被激活产生组氨酸激酶活性,致使VanR应答性调

节蛋白磷酸化,进而在转录水平上调节糖肽类耐药基因的表达。

VanB表型对万古霉素呈不同程度(中度—高度)耐药(MIC为16～512μg/ml),对替考拉宁敏感。该型耐药基因簇多存在于宿主染色体遗传元件上,可在染色体间接合转移,也可位于质粒上。分子流行病学研究显示,VanB耐药基因型的传播主要由可接合转移的Tn916样转座子介导,而由Tn1549和Tn5382介导的耐药基因型传播在欧美地区也常有报道。该型常分布于屎肠球菌、粪肠球菌中,在坚韧肠球菌、鹑鸡肠球菌中也可见。VanB型中的vanHB、vanB、vanXB基因也是编码肠球菌万古霉素耐药的关键蛋白。

VanC表型属于先天性耐药,其耐药基因位于细菌的染色体上,不能在菌株之间传递,耐药表型可被诱导或持续性表达,以克隆播散形式传播,诱导对万古霉素低水平耐药(MIC<32μg/ml),并且对替考拉宁敏感,分布于铅黄肠球菌和鹑鸡肠球菌中。vanC耐药基因型具有遗传多态性,有3种基因是耐药性所必需的:vanT基因编码vanT膜结合丝氨酸消旋酶,可生成D-丝氨酸;vanC基因编码VanC合成D-丙氨酸-D-丝氨酸,代替在肽聚糖前体中的D-丙氨酸-D-丙氨酸;vanXYc基因编码VanXYc蛋白,兼有二肽酶和羧肽酶两种活性,还可水解前体,并由D-丝氨酸替代D-丙氨酸的前体,形成的空间位阻降低细菌对万古霉素的亲和力。

由vanD、vanE、vanG、vanL、vanM和vanN基因编码对糖肽类耐药的其他型别,在肠球菌中非常罕见。vanD型较少见,与vanA、vanB有较高的同源性,但不同之处在于,其操纵子位于细菌染色体上,因此,不能在菌株之间传递,分布于粪肠球菌、屎肠球菌、鸟肠球菌、鹑鸡肠球菌和棉子糖肠球菌中。vanE型发现于粪肠球菌BM4405,耐药机制与vanC相似,属于天然耐药,对万古霉素低水平耐药,对替考拉宁敏感。vanG基因簇在结构上与前几种基因簇不同,主要由vanUG、vanRG、vanSG等基因编码一种调控系统,存在于粪肠球菌中。vanL基因簇2008年首次从对万古霉素低水平耐药,对替考拉宁敏感的粪肠球菌中发现,质粒接合试验未能证实其能通过接合转移,提示其基因簇位于染色体上,并非在质粒上。vanM基因簇位于含转座酶的IS1216样遗传元件上,可通过接合转移。在万古霉素和替考拉宁诱导下产生含D-丙氨酸-D-乳酸的细胞壁肽聚糖前体,在我国上海地区首次报道后,新加坡也有报道,分布于屎肠球菌。临床分离VanM型VRE中,虽然ST78型更多,但也有多种其他不同的ST型别,提示此基因型不仅能通过克隆传播,还可以在不同菌株间传播,具体传播机制需进一步验证。vanN基因型2011年首次从血液标本分离的屎肠球菌中发现,其对万古霉素低水平耐药,对替考拉宁敏感,同时也是首次在屎肠球菌中发现含有D-丙氨酸-D-丝氨酸连接酶基因簇,并且万古霉素耐药性可通过接合实验转移

至屎肠球菌（BM4107），但不能转移至粪肠球菌（JH2-2），具体传播机制还需要进一步研究。

van基因中的3种（vanA、vanB和vanM）具有更重要的临床意义，因为它们能够赋予对万古霉素的中等至高水平的抗性并且在可移动遗传元件（mobile genetic elements，MGEs）上编码。其他的已知基因（vanC、vanD、vanE、vanF、vanG、vanL和vanN）通常赋予较低水平的耐药性和（或）不可转移，因此不会对公众健康构成高风险。vanA及vanB基因型VRE是引起院内感染的主要类型，并且通常与屎肠球菌和粪肠球菌耐药相关，也可在链球菌和棒状杆菌中检测出来。vanA型耐药基因可以通过质粒介导传递到其他菌种，如金黄色葡萄球菌，从而产生耐万古霉素金黄色葡萄球菌（VRSA），这也是唯一能在VRSA中检测到的耐药类型。VanC耐药是鹑鸡肠球菌（vanC1基因型）和铅黄肠球菌（vanC2~4基因型）的天然的耐药特征。VanC耐药株很少对其他抗菌药物如氨苄西林和氨基糖苷类抗菌药物耐药。我国分离VRE的基因型有所不同，主要为vanA型，vanB型少见。屎肠球菌的耐药基因型包括vanA、vanB、vanD、vanM和vanN型。

4.噁唑烷酮类耐药机制 利奈唑胺是一类完全人工合成的制剂，在自然界不存在天然耐药现象。利奈唑胺主要作用于各种革兰阳性球菌、诺卡菌和分枝杆菌，对耐甲氧西林金黄色葡萄球菌（MRSA）、耐万古霉素肠球菌（VRE）、万古霉素中介的金黄色葡萄球菌（VISA）及耐药结核分枝杆菌均具有较强的抑菌和杀菌作用。可能由于外排泵的作用，利奈唑胺对革兰阴性杆菌无作用，但对厌氧菌有一定活性。

20世纪90年代末，美国临床研究中心针对169名耐万古霉素屎肠球菌感染病人进行利奈唑胺实验性治疗，该实验结果发现仅2例出现不同程度的利奈唑胺耐药现象。一年后，美国芝加哥医疗研究中心相继发现5株利奈唑胺耐药菌（包括肠球菌和葡萄球菌），经相关分子生物学方法证实其中4株并无克隆同源性。其后10余年间，利奈唑胺耐药菌相继在美国、加拿大、日本、中国等多个国家报道，其中北美、欧洲、亚洲等一些国家都曾出现过一定范围内流行。虽然肠球菌对利奈唑胺耐药率绝对值不是很高，2016年监测报告中粪肠球菌对利奈唑胺耐药率已有1.2%；屎肠球菌为0.2%。根据2017年美国临床和实验室标准化协会指南（CLSI），当利奈唑胺对肠球菌MIC≥8 mg/L时，定义为耐药；4 mg/L，为中介；≤2 mg/L，为敏感。从菌株最低抑菌浓度（MIC）来看，除少数携带cfr基因的菌株MIC可达32~128mg/L外，多数非敏感菌株MIC均在4~16mg/L。

目前已明确的肠球菌对利奈唑胺的耐药机制主要有4种，包括23S rRNA的V区突变；L3、L4和L22核糖体蛋白氨基酸突变；多重耐药基因cfr介导的耐药及optrA基因介导的耐药。

利奈唑胺作用位点在50S核糖体亚基23S rRNA的第V功能区，可阻止50S与30S亚基结合成70S核糖体，该区域的突变可导致利奈唑胺对核糖体的亲和力降低，从而出现耐药。此突变是目前已知最主要的耐药机制，且粪肠球菌比屎肠球菌更容易被诱导突变。突变方式为点突变，最常见的突变位置为G2576T。有研究表明，经过诱导后V区2576位核苷酸发生突变，粪肠球菌和屎肠球菌的MIC在此位点突变后均有不同程度的升高，分别上升至8~128 mg/L和8~64 mg/L，与突变23S rRNA拷贝数呈正相关。另外，在耐药屎肠球菌株中还发现有T2500A、C2192T、G2447T、C2461T、A2503G、T2504C、G2505A、G2766T、G2512U、G2513U、C2610G等位点的突变。

核糖体蛋白L3、L4和L22发生突变也能造成菌株对利奈唑胺产生耐药。L3、L4和L22核糖体蛋白分别由rplC、rplD和rplV基因编码。虽然这3个蛋白并不是核糖体PTC的组成部分，但它们距离PTC较近，因此这3个蛋白的突变会对PTC的结构和稳定性造成很大的影响，从而使利奈唑胺和PTC的亲和力下降。此外，L4和L22的突变也能使细菌对其他作用于核糖体50S亚基抗生素（如大环内酯类、氯霉素等）产生耐药。

cfr基因属于S-腺苷甲硫氨酸（S-adenosyl methionine，SAM）酶蛋白质超家族，在自然界中广泛存在，是多重耐药基因。它编码一种rRNA甲基转移酶，通过对细菌核糖体23S rRNA的第2503位的腺嘌呤残基甲基化，影响药物与核糖体的结合而导致耐药。cfr基因多由质粒携带，可介导利奈唑胺耐药性的转移。甲基化作用定位在核糖体肽酰转移酶活性中心（PTC）上，能直接干扰药物的结合。cfr基因最初在分离自德国牛身上的一株松鼠葡萄球菌质粒中发现，其质粒可在葡萄球菌间转移。cfr基因在动物源性细菌中报道相对较多，人源较少，可能与抗菌药物的使用不同有关。该耐药机制在利奈唑胺耐药肠球菌中很少见。

有研究者在艰难梭菌和屎肠球菌中均发现了一种cfr变种基因cfr（B）。和先前已知的葡萄球菌和非屎肠球菌类肠球菌cfr编码的氨基酸序列相比较，它们的同源性只有74.9%。该基因是通过整合在转座子Tn6218上在屎肠球菌及艰难梭菌间传播，有可能造成大范围的传播。但是关于含有此基因亚型肠球菌属的耐药水平需进一步确认。

2015年Wang等首次在中国动物源和人源分离的肠球菌中发现optrA耐药基因，是继cfr之后报道的第2个可转移的利奈唑胺耐药基因。optrA基因编码一种ABC转运蛋白，即ATP结合盒转运蛋白，是一种ATP依赖性药物外排泵，可介导噁唑烷酮类和氯霉素类耐药或MIC升高。该基因存在于质粒上，容易在肠球菌种间转移。optrA基因不仅在肠球菌属，还可在金黄色葡萄球菌中功能激活。体外接合与转化试验发现，携带optrA的质粒可稳定存在及复制表达，使受体菌对利奈唑胺和特地唑胺MIC值升高4～8倍。这项研究提出了携带optrA质粒在肠球菌属间，甚至在肠球菌属和其他革兰阳性菌如葡萄球菌属间转移的可能。耐药基因fexA和erm常与optrA同时出现，大多数optrA阳性菌的cfr或cfr（B）检测结果为阴性。

5.链阳菌素耐药机制　链阳菌素衍生物A和B的混合制剂奎奴普丁/达福普汀用于治疗VRE已有10余年历史，其作用机制是与核糖体转肽酶环结合，抑制mRNA的转译从而干扰蛋白质的合成。粪肠球菌因独有的lsa基因编码的外排泵使粪肠球菌对达福普汀天然耐药，因此，奎奴普丁/达福普汀不用于粪肠球菌的感染，耐万古霉素的屎肠球菌多对其敏感。然而，与万古霉素一样，由于早期大量在农业上的使用，耐链阳菌素屎肠球菌的分离率也逐渐在上升。维吉尼亚霉素（农用链阳菌素）的一系列乙酰转移酶相关基因（vatD、vatE、vatH）位于质粒上，造成耐链阳菌素基因在菌间的传播。乙酰转移酶利用乙酰辅酶A使达福普汀唯一的羟基乙酰化，导致不仅达福普汀失去了作用，奎奴普丁的协同作用也失效。除了乙酰转移酶外，肠球菌还可以通过核糖体转肽酶中心的甲基化使链阳菌素无法结合，从而产生耐药性。另外，肠球菌能通过获得erm基因，对大环内酯类、林可酰胺类和链霉阳菌素B（macrolide-lincosamide-streptogramin B，MLSB）三类抗生素产生耐药。

6.达托霉素耐药机制　达托霉素是一种脂肽，它能使细菌的细胞膜快速去极化，在细胞膜上形成小孔使胞内离子外流，细菌因此将裂解而死亡。对2011年从美国某血流感染病人血培养所分离的一株耐达托霉素的粪肠球菌做了基因组全测序后发现，有两个基因的突变导致了达托霉素耐药。其中一个基因与细胞被膜压力感受反应系统相关，另一个基因与膜磷脂的代谢相关。两个基因共同作用使细菌的细胞膜和细胞壁的结构发生改变，达托霉素无法插入细胞膜将磷脂寡聚体化，导致该株细菌对达托霉素耐药。尽管部分耐药机制已被发现，肠球菌对达托霉素依然多为敏感，耐药株十分罕见。

7.喹诺酮类耐药机制　DNA超螺旋形成和解螺旋对于DNA的翻译及细胞分裂前的复制非常重要。喹诺酮类药物靶点负责这两个过程的酶：DNA解旋酶和拓扑异构酶Ⅳ。DNA解旋酶是由gyrA和gyrB亚基组成的四聚体；拓扑异构酶Ⅳ是由parC和parE亚基组成的四聚体。DNA解旋酶的主要功能是维持DNA的负超螺旋结构，而拓扑异构酶Ⅳ主要是分开复制中形成的两个连锁子代DNA链，促进子代细胞分离。氟喹诺酮与拓扑异构酶-DNA复合体结合，破坏与DNA有关的各种细胞过程（复制叉、RNA转录和DNA解旋酶））通过不明机制导致细胞死亡。有证据表明，喹诺酮类在革兰阳性和阴性菌中对这两种酶抑制作用不同，不同类型的喹诺酮药物抑制水平也不相同。一般说来，革兰阴性菌中最主要的氟喹诺酮靶点是DNA解旋酶，而革兰阳性菌中是拓扑异构酶Ⅳ。

肠球菌表现出对喹诺酮类药物低水平的固有耐药，但可通过几种机制获得高水平耐药。靶基因的突变，特别是gyrA和parC，已在屎肠球菌和粪肠球菌中发现，这些基因突变引起喹诺酮与酶的亲和力降低，因而引起耐药。通过外排泵外排抗生素也是喹诺酮类药物耐药的机制。金黄色葡萄球菌和肺炎链球菌中的NorA和PmrA与喹诺酮耐药有关，在屎肠球菌中，NorA与喹诺酮耐药有关。第三种耐药机制在粪肠球菌中发现，通过qnr基因翻译产生含有多个五肽的蛋白，这种蛋白质可能降低DNA与喹诺酮类药物结合和降低喹诺酮类药物回旋酶复合物形成。

六、耐药性检验

在过去的几十年中，有关肠球菌获得性耐药，尤其是对氨基糖苷类、β-内酰胺类高水平耐药及对糖肽类耐药（尤其是万古霉素）的报道越来越多。作用于细胞壁的抗菌药耐药株或氨基糖苷类高耐药株能抵抗两者联合治疗的协同作用，成为目前非常棘手的问题。因此，为了推测治疗过程中使用抗菌药物联合用药产生协同作用的可能性，对这些抗菌药物进行药敏试验是至关重要的。

常用检测肠球菌对抗菌药物敏感性的方法主要包括纸片扩散法、稀释法、浓度梯度法和分子生物学的方法。实验室根据不同的目的选择相应的检测方法。常规筛查运用最广泛的药敏方法是纸片扩散法，因其操作方便且价格低廉，而且可根据肠球菌对苯唑西林的天然耐药性，常在肠球菌的纸片扩散法中加入苯唑西林，在药敏试验的同时可确认肠球菌的鉴定。另外，用头孢硝噻吩纸片与肠球菌的菌落接触，观察其变色情况，可检测β-内酰胺酶的产生与否。纸片扩散法的应用存在一定的局限性，尤其是用于测定万古霉素敏感性时容易出现漏检的情况。纸片法对检测耐高浓度氨基糖苷肠球菌（high level aminoglycosides resistant Enterococcus，HLAR）具有局限性，其抑菌圈在直径7～9mm时无法判定待测菌为敏感或耐药，最适合检测HLAR的方法是稀释法，包括琼脂稀释法和肉汤稀释法。在相应的脑心浸液平板或肉汤中分别使庆大霉素的浓度达到500μg/ml，链霉素的浓度达到2000μg/ml（肉汤稀释法中为1000μg/ml），观察到生长可视为耐药。稀释法能对纸片扩散法无法确定的结果进行确证，但其操作烦琐，一般适用于批量的药敏试验，或应用于科研方面。纸片扩散法在应用于VRE的检测时容易将vanC型的VRE漏检，因此不推荐用纸片扩散法检测VRE。目前实验室多用浓度梯度法来检测VRE，是将含有抗菌药物的不同浓度的商品化试条（即E-test条）贴于均匀涂布待测菌的培养基上，可直接读取抑菌浓度。E-test条结合了扩散法和稀释法的优点，操作简便而精确，缺点是价格较贵。由于VRE的监测对于感染控制具有重要意义，分子生物学方法包括聚合酶链式扩增（PCR）、荧光定量 PCR、基因芯片等也常用于VRE的检测。分子生物学的方法主要是基于对耐药基因的检测来判断耐药性和基因型，尽管很少用于临床，但结合传统药敏方法，可深入研究耐药机制，对流行病学的监测也有重要意义。

对于肠球菌天然耐药的药物不宜做药敏试验。不应报告包括标准浓度的氨基糖苷类、头孢菌素、克林霉素、甲氧苄啶-磺胺甲噁唑的药敏结果。对天然耐药的肠球菌来说，对上述抗菌药物可能体外试验敏感，但临床使用完全无效，因此不能报告肠球菌对这些药物敏感。

青霉素结合蛋白改变而对青霉素和氨苄西林高水平耐药的菌株也已广泛传播，但产β-内酰胺酶的菌株很少被发现。氨苄西林药敏试验的结果可用于预测阿莫西林、阿莫西林/克拉维酸、氨苄西林/舒巴坦、哌拉西林及哌拉西林/他唑巴坦对不产β-内酰胺酶肠球菌菌株的敏感性。如果对象是粪肠球菌，氨苄西林的药敏试验也可以用于预测亚胺培南的敏感性。然而，肠球菌对青霉素的敏感性不能通过氨苄西林试验结果进行预测。如果需要青霉素的药敏结果，就需要进行青霉素药敏试验。相反，肠球菌对青霉素的药敏结果可以预测氨苄西林和其他β-内酰胺类抗菌药物的敏感性。用常规纸片扩散法或稀释法检测因β-内酰胺酶导致青霉素和氨苄西林耐药并不可靠，需要进行头孢硝噻吩β-内酰胺酶试验。

对所有需要进行联合治疗的肠球菌感染如全身感染，需要行氨基糖苷类抗菌药物HLAR试验，以预测药物协同作用的效果。常规工作中仅需检测庆大霉素和链霉素两个药物的敏感度。肠球菌如果对庆大霉素耐药，则认为对妥布霉素和阿米卡星也耐药，因为对庆大霉素耐药通常是由于$aac(6')-aph(2'')$基因编码的双功能酶所致，该酶也同样可使肠球菌对除链霉素以外的其他氨基糖苷类抗生素耐药。肠球菌对链霉素耐药是由不同的耐药机制介导的，因此，链霉素的耐药性必须单独检测。屎肠球菌对阿米卡星、卡那霉素、妥布霉素、奈替米星与作用于细胞壁的抗菌药物协同作用固有耐药，无须考虑体外HLAR检测结果。对庆大霉素敏感的粪肠球菌也可能因为产生其他多种氨基糖苷类抗生素钝化酶而对妥布霉素、奈替米星、卡那霉素和阿米卡星耐药，但目前尚无适当的检测方法。

胃肠道或浅表伤口感染的住院病人常检测到肠球菌混合多种菌的感染。这种情况肠球菌的致病意义还不确定，但当检测到其中肠球菌占主要或优势生长时，也需要做药敏试验。下尿路感染分离到粪肠球菌推荐进行药敏试验，因为这些感染通常对氨苄西林或呋喃妥因治疗有效。在许多医院的感染控制策略中，把VRE常规检测纳入监测程序的一部分，在该情况下，如果需要对泌尿道分离菌株进行药敏试验，除了呋喃妥因和氨苄西林外，还可选择环丙沙星、诺氟沙星、氧氟沙星、磷霉素和四环素，特别是在治

疗失败情况下，就必须加做以上药敏试验。

CLSI规定的万古霉素判读标准：敏感≤4μg/ml；中介8～16μg/ml；耐药≥32μg/ml。如出现对万古霉素、替考拉宁、利奈唑胺、替加环素中介或耐药的肠球菌，需要用MIC法（如肉汤稀释法）复核。对万古霉素耐药的屎肠球菌，可根据感染部位，选择性地进行奎奴普丁/达福普汀、利奈唑胺和达托霉素的药敏试验。

七、治疗

肠球菌对夫西地酸、氨曲南、多黏菌素B/黏菌素、萘啶酸天然耐药。另外，屎肠球菌对碳青霉烯类天然耐药，粪肠球菌对奎奴普丁/达福普汀天然耐药。

粪肠球菌对青霉素、氨苄西林、高浓度庆大霉素、环丙沙星、左氧氟沙星、红霉素、呋喃妥因等耐药率显著低于屎肠球菌，粪肠球菌仍对氨苄西林有较高的敏感性。屎肠球菌对青霉素G、氨苄西林、环丙沙星、左氧氟沙星、红霉素的耐药率高，因此，临床治疗屎肠球菌引起的感染可选用的抗菌药物较少。对于低水平的青霉素或氨苄西林耐药，β-内酰胺类联合治疗可被考虑。

由于天然耐药导致一些抗菌药物对肠球菌无效，对严重感染（如心内膜炎、脑膜炎或其他全身性感染），特别是免疫功能低下病人的治疗，建议联合使用抗菌药物，包括作用于细胞壁的抗菌药，如β-内酰胺类（通常是青霉素或氨苄西林）或万古霉素（适用于敏感菌株），加上氨基糖苷类抗菌药物（通常是庆大霉素或链霉素），已证实的高水平庆大霉素和链霉素耐药除外。这些联合用药能抵抗肠球菌的天然耐药，并且具有协同杀菌作用，因为作用于细胞壁的抗菌药能促进氨基糖苷类向细胞内渗透。这种协同杀菌效应可将肠球菌感染性心内膜炎的治愈率从40%提高至70%或更高。但细菌表达的氨基糖苷修饰酶（AMEs）会中和这种协同作用，并降低肠球菌感染性心内膜炎的治愈率。Mainardi及其同事首先报道了氨苄西林和头孢噻肟对粪肠球菌的体外协同作用，表明在另一种药物存在下体外对两种药物的易感性增强。他们假设这种协同作用是由于药物组合对所有肠球菌PBP的更完全抑制。随后的人体研究证实了氨苄西林和头孢曲松的组合对氨苄西林敏感的粪肠球菌的影响，无论致病菌株是否表达高水平的氨基糖苷类耐药性。包括美国心脏协会和美国传染病学会均推荐氨苄西林和头孢曲松联合治疗心内膜炎。肠球菌性心内膜炎的最佳治疗持续时间为4～6周。

对于耐万古霉素屎肠球菌，《热病-桑福德抗微生物治疗指南（新译第46版）》建议：达托霉素8～12mg/kg静脉注射qd ＋氨苄西林 2g，静脉注射，4小时1次或头孢洛林600mg，静脉注射，8小时1次。可试用：利奈唑胺 600mg po/静脉注射12小时1次，至少8周或奎奴普丁/达福普汀7.5mg/kg（中心静脉），至少8周。对于耐万古霉素粪肠球

菌：亚胺培南500mg静脉注射6小时1次＋氨苄西林2g静脉注射4小时1次，至少8周或头孢曲松2g静脉注射12小时1次＋氨苄西林 2g静脉注射4小时1次，至少8周。

利奈唑胺为噁唑烷酮类抗菌药物，可以与50S亚基上核糖体RNA的23S位点结合，阻止形成70S始动复合物，从而抑制细菌蛋白质合成，产生抑菌作用，对革兰阳性菌有广谱抗菌活性，包括耐万古霉素粪肠球菌和屎肠球菌。利奈唑胺有静脉及口服2种剂型，口服吸收完全，可采用静脉序贯口服给药，主要经肝脏代谢，但不通过P450酶代谢，肾功能不全、轻中度肝功能不全者无须调整剂量，是美国食品药品监督管理局（FDA）唯一批准用于VRE各类感染的药物，包括菌血症、泌尿系感染、中枢神经系统感染、腹腔感染和皮肤软组织感染，但由于缺乏杀菌活性，仅作为VRE所致心内膜炎的替代治疗。利奈唑胺的主要不良反应为血小板减少，为可逆性，部分伴有血红蛋白和白细胞减少，可能与药物对骨髓的抑制或感染相关的免疫介导有关。利奈唑胺还有可能导致外周神经和视神经病变、乳酸血症等。这些不良反应的发生率虽然都比较小，但却相对比较严重，因此需要引起高度重视。

泰地唑胺（tedizolid）为新一代噁唑烷酮类抗菌药物，有口服和静脉两种剂型，对耐药的革兰阳性球菌，包括*vanA*和*vanB*基因型VRE均有抑菌活性。泰地唑胺对于VRE的最小抑菌浓度为利奈唑胺的1/4，对利奈唑胺耐药的VRE亦有抗菌活性，此种作用被认为药物与革兰阳性菌的核糖体亚单位相互作用有关，已被批准用于急性细菌性皮肤和皮肤结构感染，有望成为治疗严重VRE感染的一线药物。

达托霉素（daptomycin）为环脂肽类抗生素，在钙离子帮助下分子末端插入细胞膜，使细胞膜快速去极化并引起钾离子外流，继而破坏DNA、RNA和蛋白质的合成，从而起到快速杀菌作用，于2003年获批用于临床。该药对多重耐药革兰阳性球菌包括耐万古霉素粪肠球菌及屎肠球菌均有效，其细菌耐药性罕见，且鲜与其他种类抗生素发生交叉耐药性。达托霉素和利奈唑胺均被推荐作为VRE菌血症的一线治疗药物。美国FDA批准各类革兰阳性菌所致复杂皮肤、软组织感染均可为达托霉素适应证。研究证实达托霉素对于皮肤、软组织感染的有效性和安全性均不亚于标准疗法（万古霉素或耐酶青霉素类）。达托霉素主要经肾脏以药物原型排泄，因此有学者认为达托霉素可以治疗VRE感染引起的尿路感染。达托霉素同时为腹腔内感染的治疗选择，并且可以通过腹腔内注射的方式治疗VRE所致腹膜炎。但应注意，肺表面活性物质可灭活达托霉素，因此该药不能用于肺炎的治疗；此外达托霉素很难穿透脑脊液屏障，仅在脑膜炎症时可少量穿透，故不推荐单药治疗中枢系统感染。达托霉素安全性良好，不良反应发生率较低，较常见的不良反应有腹泻、恶心、头痛、头晕、消化不良、皮疹等，少部分病人可有肌肉疼痛伴磷酸肌酸激酶

升高。

替加环素（tigecycline）为米诺环素的衍生物，该药物在D环的第9位上连接了一个甘氨酰氨基，此种修饰既可维持四环素类的抗菌作用，又能对抗四环素类药物的耐药机制，主要通过与核糖体30S亚单位结合，阻止氨酰化tRNA分子进入核糖体A位而抑制细菌蛋白质的合成。替加环素对于四环素耐药的革兰阳性菌及阴性菌均有良好的抗菌活性，包括耐万古霉素的粪肠球菌及屎肠球菌。替加环素于2005年被FDA批准上市用于治疗成人复杂性腹腔感染和复杂性皮肤、皮肤软组织感染，2008年批准用于治疗社区获得性肺炎。由于替加环素血浆浓度较低，故不能用于VRE菌血症的治疗，但腹腔内浓度较高，并有广谱抗菌活性，使之成为治疗VRE腹腔感染的理想选择，目前缺乏临床数据支持用于其他类型感染。

特拉万星（telavancin）、达巴万星（dalbavancin）和奥立万星（oritavancin）是新型的半合成脂糖肽类抗菌药物，由1个七肽骨架和糖基侧链组成。与万古霉素相同，通过与细菌细胞壁上的肽聚糖前体短肽C-末端-D-丙氨酸-D-丙氨酸结合，干扰肽聚糖交联和聚合，抑制细胞壁合成。不同于万古霉素，这些药物还可以直接作用于细菌的细胞膜，增加膜通透性，破坏细菌细胞膜的屏障功能，从而引起细胞裂解。这种作用具有高度选择性，并不作用于哺乳动物的细胞膜。由于亲脂性疏水侧链的存在，增强了与D-丙氨酸-D-丙氨酸的残基的结合能力，对肽聚糖的抑制作用比万古霉素强10倍。此3种药物口服吸收差，需静脉给药，半衰期较长，可以每日1次、每周1次或全疗程单次给药。特拉万星和达巴万星均为浓度依赖性杀菌剂，对各种耐药的革兰阳性菌均有效，包括*vanB*基因型VRE，但对*vanA*基因型VRE作用差。2009年FDA批准特拉万星用于复杂性皮肤、软组织感染，2013年批准用于医院获得性肺炎及呼吸机相关性肺炎。2014年FDA批准达巴万星用于治疗急性细菌性皮肤和皮肤结构感染。奥利万星对*vanA*和*vanB*基因型均有效，该药物可以与*vanA*基因型万古霉素耐药菌的D-丙氨酸-D-乳酸末端相结合；另有研究证实奥利万星可以抑制细菌RNA的合成。2014年FDA批准奥利万星用于治疗急性细菌性皮肤和皮肤结构感染，可采取全疗程单次给药方案，且有望用于VRE导致菌血症或细菌性心内膜炎的治疗。特拉万星经肾脏代谢，肾功能减退的病人需调整剂量；达巴万星经肝肾双通道代谢，肝功能不全者及轻到中度肾功能不全者使用达巴万星无须调整剂量；奥立万星在体内清除速率极慢，给药2周后从尿液和粪便中的回收率分别小于5%和1%。特拉万星和达巴万星的主要不良反应为消化道反应，此外，特拉万星可能影响凝血功能，在使用前应进行凝血酶原时间和活化部分凝血酶时间的监测。3种药物临床使用经验较少，仍需要进一步积累临床经验及进行大规模临床观察。

参考文献

Bradley CR, Fraise AP.Heat and chemical resistance of enterococci.J Hosp Infect, 1996, 34（3）：191-196.

Dworniczek E, Piwowarczyk J, Bania J, et al.Enterococcus in wound infections：virulence and antimicrobial resistance. Acta Microbiol Immunol Hung, 2012, 59（2）：263-269.

Dziri R, Lozano C, Ben Said L, et al.Multidrug-resistant enterococci in the hospital environment：detection of novel vancomycin-resistant E.faecium clone ST910.J Infect Dev Ctries, 2016, 10（8）：799-806.

Golinska E, Tomusiak A, Gosiewski T, et al.Virulence factors of Enterococcus strains isolated from patients with inflammatory bowel disease.World J Gastroenterol, 2013, 19（23）：3562-3572.

Hammerum AM, Lester CH, Heuer OE.Antimicrobial-resistant enterococci in animals and meat：a human health hazard.Foodborne Pathog Dis, 2010, 7（10）：1137-1146.

Inholt M, Gumpert H, Bayliss S, et al.Genomic analysis of 495 vancomycin-resistant Enterococcus faecium reveals broad dissemination of a vanA plasmid in more than 19 clones from Copenhagen, Denmark.J Antimicrob Chemother, 2017, 72（1）：40-47.

Jankoska G, Trajkovska-Dokic E, Panovski N, et al.Virulence factors and antibiotic resistance in Enterococcus faecalis isolated from urine samples.Prilozi, 2008, 29（1）：57-66.

Jolivet S, Fines-Guyon M, Nebbad B, et al.First nosocomial outbreak of vanA-type vancomycin-resistant Enterococcus raffinosus in France.Journal of Hospital Infection, 2016, 94（4）：346.

Leclercq R, Derlot E, Duval J, et al.Plasmid-mediated resistance to vancomycin and teicoplanin in Enterococcus faecium.N Engl J Med, 1988, 319（3）：157-161.

Michael KE, No D, Roberts MC.vanA-positive multidrug-resistant Enterococcus spp.isolated from surfaces of a US hospital laundry facility.J Hosp Infect, 2017, 95（2）：218-223.

National Nosocomial Infections Surveillance（NNIS）System Report, data summary from January 1992 through June 2004, issued October 2004.Am J Infect Control, 2004, 32（8）：470-485.

Sánchez-Silos RM, Pérez-G iraldo C, Martín P, et al.Pathogenicity of Enterococcus spp.Characteristics of 169 hospital isolates.Enferm Infecc Microbiol Clin, 2000, 18（4）：165-169.

Somily AM, Al-Mohizea MM, Absar MM, et al.Molecular epidemiology of vancomycin resistant enterococci in a tertiary care hospital in Saudi Arabia.Microb Pathog, 2016, 97：79-83.

Sydnor ER, Perl TM.Hospital epidemiology and infection control in acute-care settings.Clin Microbiol Rev, 2011, 24（1）：141-173.

Uttley AH, Collins CH, Naidoo J, et al.Vancomycin-resistant enterococci.Lancet, 1988, 103：57-58.

Vanschooneveld T, Mindru C, Madariaga MG, et al.Enterococcus pneumonia complicated with empyema and lung abscess in an HIV-positive patient.Case report and review of the literature.Int J STD AIDS, 2009, 20（9）：659-661.

Wegener HC.Historical yearly usage of glycopeptides for animals and humans：the American-European paradox revisited.Antimicrob Agents Chemother, 1998, 42（11）：3049.

Whelton E, Lynch C, O' Reilly B, et al.Vancomycin-resistant enterococci carriage in an acute Irish hospital.J Hosp Infect, 2016, 93（2）：175-180.

病例解析

病例：男，63岁。胆囊癌术后2个月，发热、呼吸困难5天。病人2个月前行胆囊癌根治手术，病理为胆囊低分化腺癌。术前胸部CT（2018-01-08）示左肺尖后段陈旧性肺结核。术后25天出现发热，最高体温达39.2℃，伴有寒战、呃逆、腹痛、食欲缺乏，住院诊治。腹部CT（2018-02-20）示肝右叶新发类圆形低密度影。辅助检查：血常规示白细胞计数17.6×10⁹/L、血红蛋白 112g/L、血小板、33×10⁹/L；红细胞沉降率48mm/h；生化：白蛋白27.1g/L、葡萄糖14.73mmol/L。术后40天（2018-02-22）病人突发右眼充血，伴疼痛、流泪。眼科检查：右眼混合充血（＋＋），球结膜轻度水肿，全角膜感染，呈黄白色浑浊，部分区域液化，角膜区域隐约可见前房。左眼无充血，角膜透明，前房（－），瞳孔圆，直径约3mm，对光反射（＋），晶状体轻度浑浊，眼底检查欠配合，见视盘周围数处棉絮斑。B超示：右眼玻璃体浑浊，左眼玻璃体未见明显浑浊。诊断：内源性眼内炎（右），糖尿病视网膜病变（左）。给予左氧氟沙星滴眼液、妥布霉素滴眼液治疗。2018-02-24血培养回报查到大肠埃希菌，根据药敏试验，应用头孢他啶抗感染治疗。腹部彩超检查提示肝内探及混合性回声，范围约5.0cm×4.9cm，内见气体样强回声。超声引导下行经皮经肝穿刺置管引流术，引流出气体及黏稠脓血性液体100ml，后为淡黄色液体。病人发热、寒战等症状缓解，2018-02-28因右眼眼内炎、角膜溶解、巩膜溶解行右眼眼球摘除术。术后由肝胆外科转入重症医学科，应用亚胺培南西司他丁抗感染治疗。2018-03-01血培养回报屎肠球菌，对环丙沙星中介，对青霉素、氨苄西林、红霉素、庆大霉素耐药，余皆敏感。根据药敏试验，加用替考拉宁抗感染治疗。2018-03-04转入肝胆外科治疗。2018-03-08血培养再次查到大肠埃希菌，对阿莫西林/克拉维酸、哌拉西林/他唑巴坦、头孢哌酮/舒巴坦、阿米卡星、头孢西丁、亚胺培南、美罗培南、替加环素敏感，余皆耐药。辅助检查（2018-03-10）：血常规示白细胞计数10.4×10⁹/L、血红蛋白80g/L、血小板94×10⁹/L；红细胞沉降率7mm/h；生化：白蛋白 26.6g/L、葡萄糖6.45mmol/L。病人病情稳定，体温正常，胰岛素持续泵入，血糖控制良好。肝穿刺引流管引流通畅，引出淡黄色液约30ml，好转出院。出院5天后出现发热、呼吸困难，于2018-03-14在当地县医院ICU病房住院诊治。既往有糖尿病史5年，未规范治疗。有肺结核病史5年。吸烟40年，每日约20支。饮酒40年，每日饮酒折合酒精约200g。

胸部CT（2018-03-12）：双肺多发空洞影，右侧胸腔积液，肝右叶多发脓肿（图2-5-9）。

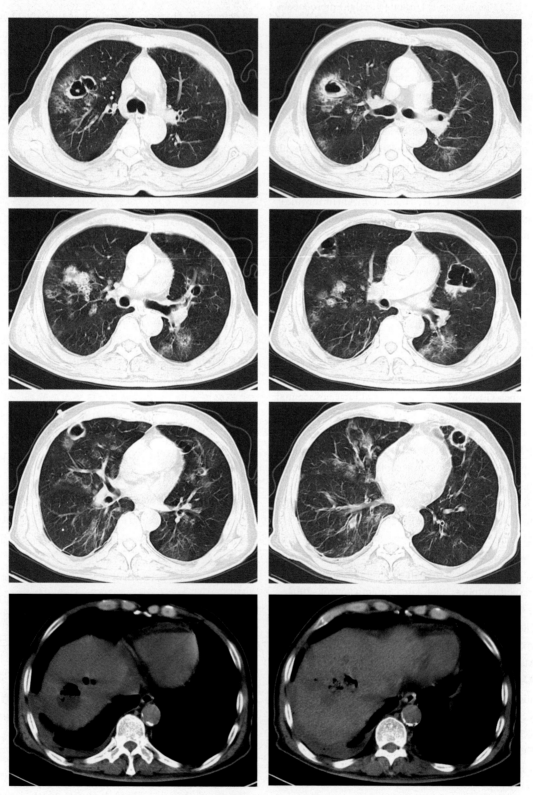

图2-5-9　双肺多发空洞影，右侧胸腔积液，肝右叶多发脓肿

【诊断】大肠埃希菌肺炎；肝脓肿性眼内炎。

【诊断依据】老年男性，有酗酒、糖尿病病史。胆囊癌术后25天出现发热、寒战、呃逆、腹痛、食欲缺乏，腹部CT和超声检查示肝右叶多发脓肿。肝脓肿以大肠埃希菌和肺炎克雷伯菌所致多见。肺炎克雷伯菌所致肝脓肿多社区发病，好发人群为中年男性，有酗酒和糖尿病史，多为肝右叶单发脓肿。腹部手术后肝脓肿以大肠埃希菌多见，结合两次血培养查到大肠埃希菌，大肠埃希菌肝脓肿血流播散所致肺炎及眼内炎诊断明确。该例血培养亦查到屎肠球菌，考虑与手术有关。肠球菌属所致肺炎罕见，故本例不考虑为肺炎的致病菌。查体：T 36.2℃，慢性消耗面容，双肺呼吸音粗，可闻及湿啰音，右肋缘下可见一长约15cm手术瘢痕，愈合良好，右侧腋中线可见肝穿刺引流管，引流管内可见暗绿色液体。辅助检查：血常规示白细胞计数7.76×10⁹/L、中性粒细胞 0.88、血红蛋白85g/L、血小板54×10⁹/L；降钙素原 14.55ng/ml；C反应蛋白 39.2mg/L；生化：白蛋白 26.8g/L，血糖16.7mmol；D-二聚体2.72 μg/ml。腹部超声示肝内可见混合回声，范围7.0cm×2.6cm，内见低回声、无回声和片状高回声。予舒普深3.0g，8小时1次，静脉滴注，同时予吸氧、保肝、输血、输白蛋白等对症治疗。入院第2天查体：T 37.8℃，R 30次/分，P 120次/分，BP 117/54mmhg，鼻导管吸氧，血氧饱和度85%～93%。双肺广泛湿啰音，辅助检查：pH 7.352、PaO₂ 55 mmHg、PaCO₂ 32mmHg；血常规示白细胞 22.15×10⁹/L、中性粒细胞0.89、血红蛋白105g/L、血小板39×10⁹/L，给予气管插管，呼吸机辅助呼吸等治疗。入院第3天将抗生素改为泰能和万古霉素抗感染治疗。3天后病人仍发热，体温波动于38.5～39℃。2018-03-19痰培养查到泛耐药鲍曼不动杆菌，对丁胺卡那、替加环素敏感，对亚胺培南中介，对头孢哌酮/舒巴坦耐药；血培养查到粪肠球菌。加用替加环素治疗5天，病情无明显缓解，病人自动出院。

【分析】国内外大量研究结果表明，肠球菌已成为主要的院内感染机会性病原菌之一，是革兰阳性菌医院感染的第2或第3位，为仅次于大肠埃希菌的尿路系统感染致病菌，尤以粪肠球菌最为常见，其次为屎肠球菌，但屎肠球菌耐药性及获得耐药的能力均比粪肠球菌强。口咽部也能培养到粪肠球菌，致病力弱，一般情况下不致病。寄生于口咽部的肠球菌若被误吸入呼吸道，特别是鼻饲营养及机械通气等治疗时，则可能引起肠球菌肺炎。其中，粪肠球菌致病的机会显著高于屎肠球菌。侵入性操作和广泛使用广谱抗生素与肠球菌感染密切相关。肠球菌肺炎病人症状和体征对病原学诊断无特殊帮助。临床上主要依靠防污染毛刷经支气管镜在下呼吸道取材或进行支气管肺泡灌洗作细菌定量培养及鉴定才能确诊。本例血培养先后查到屎肠球菌和粪肠球菌，考虑为手术所致继发感染，但非肺部病变致病菌。鉴于病人长期住院且二次入住ICU病房，痰培养查到泛

耐药鲍曼不动杆菌，考虑定植可能。

感染性眼内炎是一种非常严重的眼科急症，炎症迅速波及眼内组织，包括角膜、房水、玻璃体、视网膜、葡萄膜乃至眼眶组织，发展为眼球周围炎。即使全身或局部给予抗生素并进行玻璃体切除术治疗，仍然可能导致视力丧失，甚至无法保留眼球。因此，及时发现眼内炎，尽早进行诊断性治疗，明确病原体，对于挽救病人视力或者减少视力损伤非常重要。

眼内炎包括外源性和内源性眼内炎，外源性眼内炎主要有手术后眼内炎和外伤后眼内炎两类，随着抗菌药物的应用、消毒、手术方式的改进，降低了眼内手术后感染的机会，但内源性眼内炎及外伤后眼内炎有逐年增多的趋势。外伤后眼内炎主要由眼球穿通伤引起。内源性眼内炎又称为转移性眼内炎，是指病原菌通过血行播散至眼内导致的一种严重的、有潜在致盲性的眼内感染，原发病灶最常见的是心内膜炎和胃肠道感染，也见于蜂窝织炎、脑膜炎、泌尿系统、肝、胆道系统感染和肺炎等。

近年来，由于抗生素、激素的滥用及危重病人抢救和治疗水平的不断提高，内源性眼内炎发生率有所增长，且发病率在不同区域有所不同。在西方国家，约10%眼内炎病人可能归因于内源性眼内感染，而在日本的一项全国性调查中，内源性眼内炎所占比例竟高达31%。内源性眼内炎病人的易感因素有糖尿病、心内膜炎、肝脓肿、胆道系统疾病、脑膜炎、重大手术后、静脉用药、口腔手术后、静脉注射毒品、艾滋病、免疫缺陷病、白细胞总数降低、弥散性血管内凝血等。在西方国家中，胆道系统疾病是导致内源性眼内炎的最主要致病因素，而在东亚地区，最主要的致病危险因素是糖尿病，糖尿病可干扰多形核白细胞对致病菌的趋化吞噬作用，所以增加了患菌血症的概率。

肝脓肿性眼内炎的发生机制首先是因为炎症导致血-眼屏障损坏，病原微生物从血液中透过破坏的屏障进入眼内，在缺乏足够抵抗的情况下导致眼内炎的发生。细菌性肝脓肿是由于化脓性细菌通过各种途径入侵肝脏，引起局部肝组织炎症、化脓、脓液积聚而形成的化脓性感染，属于严重的消耗性疾病。当机体处于正常状态时，由于肝脏血液循环丰富和免疫细胞强大的吞噬作用，可以直接杀死入侵的细菌，因此，细菌性肝脓肿不易形成，但患有胆道系统疾病或糖尿病等基础性疾病时，机体的抵抗力降低，病原菌可通过胆道、门脉系统及肝邻近组织感染入侵肝脏形成肝脓肿。不同病因导致的肝脓肿在临床上会表现出不同差异性并可反映病人的病理生理状态。

20世纪80年代以前，细菌性肝脓肿的病原菌以大肠埃希菌为主，最近20年，肺炎克雷伯菌成了主要致病菌。胆源性肝脓肿大多是由于肠腔细菌经胆道系统逆行感染所致，故胆源性肝脓肿的主要致病菌为大肠埃希菌，其次为肺炎克雷伯菌。革兰阳性菌所致肝脓肿主要为链球菌、肠球菌、

溶血葡萄球菌,敏感度高的抗菌药物主要为替加环素、万古霉素、奎努普汀/达福普汀。细菌性肝脓肿经抗感染、引流、营养支持等治疗后其病死率可明显下降,其中抗感染治疗为基础治疗,在获得病原依据前可经验性抗感染,必要时需联合介入、手术治疗。

(滨州医学院附属医院呼吸科　刘伟丽　提供)

第六节　孪生球菌属

孪生球菌属(*gemella*)隶属于细菌界,厚壁菌门,芽胞杆菌纲,芽胞杆菌目,既往属于葡萄球菌科,现属于Bacillales Family Ⅺ,分类未定。孪生球菌属1961年由Berger首先提议建立,当时属内只有1个菌种,即溶血孪生球菌。目前属内有9个种:伯氏孪生球菌(G.bergeri)、溶血孪生球菌(G.haemolysans)、麻疹孪生球菌(G.morbillorum)、血孪生球菌(G.sanguinis)、犬腭孪生球菌(G.palaticanis)、不解糖孪生球菌(G.asaccharolytica)、兔孪生球菌(G.cuniculi)、G.parahaemolysans和G.taiwanensis。其中犬颚孪生球菌和兔孪生球菌仅见于犬及家兔,未见人类感染。孪生球菌属DNA G+C含量为33.5mol%,代表菌种为溶血孪生球菌。

麻疹孪生球菌的分类和命名在历史上有多次变更,1917年由Tunnicliff从麻疹病人的血液中分离出来,并由他在1933年命名为麻疹孪生双球菌(diplococcus rubeolae),在1936年他将此名取消。另外,Prevot在1933年将其命名为麻疹孪生双球菌(diplococcus morbillorum)。1957年Smith将其命名为麻疹消化链球菌(peptostreptococcus morbillorum)并纳入消化链球菌属。由于该菌与链球菌属的生物特性很相似,1974年再度被改为麻疹链球菌(streptococcus morbillorum)并移入链球菌属。1986年在第一版的Bergey系统细菌学手册中,将其分类于厌氧链球菌属中,但由于其耐氧菌而非专性厌氧菌,因此,在1988年由Klipper-Balz和Schleifer将其分类入孪生球菌属,命名为麻疹孪生球菌。

溶血孪生球菌由于其革兰染色可变甚至阴性,且细胞形态为坦面相邻的双球菌,1938年Thjotta等曾将其分类于奈瑟菌属,即溶血奈瑟菌(N.haemolysans),后经气相色谱检测其全细胞脂肪酸和糖含量与奈瑟菌属不同,故将其移入孪生球菌属,命名为溶血孪生球菌。伯氏孪生球菌和溶血孪生球菌1998年由Collins等首次报道,前者利用细菌学家Berger的名字来命名。犬腭孪生球菌1999年由Collins等首次从犬的牙龈炎性泡囊拭子中分离出来。2010年Ulger-Toprak等报道了不解糖孪生球菌。2014年中国台湾学者Hung等分离出G.parahaemolysans和G.taiwanensis。

一、微生物学特点

1.形态与染色　孪生球菌为革兰阳性球菌,肾形或卵圆形,多成对排列,2个细胞相邻面扁平,也可四联状或短链状排列。溶血孪生球菌多成对、四联状或成簇排列,其他孪生球菌常成对或短链状排列。孪生球菌电镜下证实其具有典型革兰阳性菌细胞壁结构,但由于其细胞壁相对较薄,故革兰染色易脱色为阴性或阴阳不定,易被误认为草绿色链球菌。孪生球菌不形成芽胞,无荚膜,无动力。

2.培养特性　孪生球菌为需氧或兼性厌氧菌,初分离时在空气中不生长。孪生球菌血琼脂平板35℃,24~48小时孵育后,形成约0.5mm大小、圆形、边缘整齐、光滑、透明的菌落,不产生色素。某些菌株可产生α-溶血或不溶血。溶血孪生球菌、伯氏孪生球菌和血孪生球菌在马血平板上可产生β-溶血,与β-溶血链球菌很相似。部分孪生球菌生长缓慢,菌落形状与乏养球菌和颗粒链菌相似,可用"卫星生长现象"区分。

3.生化反应　孪生球菌属可发酵葡萄糖产酸,主要产物是L(+)-乳酸,但不产气。触酶阴性,氧化酶阴性,不水解七叶苷,不水解精氨酸,不还原硝酸盐。在6.5%NaCl肉汤中不生长。

4.鉴别　孪生球菌属各种别在生理、生化特性,以及引起人类感染的疾病都与草绿色链球菌相似,两者需鉴别。孪生球菌属成员通常PYR阳性,不解糖孪生球菌PYR阴性,LAP试验不定。草绿色链球菌PYR实验阴性,可资鉴别。

二、临床意义

溶血孪生球菌和麻疹孪生球菌是人类共生菌群,主要寄生于口腔、胃肠道和呼吸道,为条件致病菌。溶血孪生球菌已从心内膜炎、脑膜炎、腹膜炎、脑脓肿、全膝关节置换术、眼部感染等病例中分离到。麻疹孪生球菌见于感染性心内膜炎、脑膜炎、咽后壁脓肿、脊髓炎、骨髓炎、纵隔炎、伤口感染、感染性休克、脓毒性关节炎、肝脓肿、腹膜炎等。溶血孪生球菌和麻疹孪生球菌均为引起心内膜炎和其他严重感染的机会致病菌,应引起临床医生的重视。伯氏孪生球菌和溶血孪生球菌亦是心内膜炎的致病菌。不解糖孪生球菌见于伤口感染。孪生球菌引起的呼吸道感染很少见,可引起肺脓肿、坏死性肺炎和脓胸。

参考文献

Aibar-Arregui MÁ, De Escalante-Yangüela B, Garrido-Buenache A, et al.Pleural empyema due to Gemella spp: report of 12 cases.Rev Med Chil, 2012, 140（12）: 1544-1547.

da Costa CT1, Porter C, Parry K, et al.Empyema thoracis and lung abscess due to Gemella morbillorum.Eur J Clin Microbiol Infect Dis, 1996, 15（1）: 75-77.

Desmottes MC, Brehier Q, Bertolini E, et al.Septic arthritis of the knee due to Gemella morbillorum.Int J Rheum Dis, 2018, 21（5）: 1146-1147.

Famularo G, De Simone C, Minisola G, et al.Pneumonia and sepsis cause by Gemella morbillorum: an unusual association.Intern Med, 2006, 45（21）: 1253 - 1254.

García del Busto A, Moreno R, Pardo F, et al.Empyema caused by Gemella morbillorum.Med Clin（Barc）, 1995, 104（5）: 196-197.

Hadano Y, Kinugasa Y, Ohkusu K, et al.Gemella haemolysans bacteremia in a patient with secondary peritonitis due to a duodenal ulcer perforation: A case report.IDCases, 2018, 12: 133-135.

Hayashi Y, Ito G.A case of bacterial empyema caused by Gemella morbillorum.Kansenshogaku Zasshi, 1996, 70（3）: 259-263.

Hung WC, Chen HJ, Tsai JC, et al.Gemella parahaemolysans sp.nov.and Gemella taiwanensis sp.nov., isolated from human clinical specimens.Int J Syst Evol Microbiol, 2014, 64（Pt 6）: 2060-2065.

Hussain S, Hussain S, Ashraf M.Pneumonia and bacteraemia caused by Gemella morbillorum in a previously healthy infant: first reported case in literature.BMJ Case Rep, 2018, pii: bcr-2018-226295.

Khan R, Urban C, Rubin D, et al.Subacute endocarditis caused by Gemella haem olysans and a review of the literature.Scand J Infect Dis, 2004, 36（11-12）: 885-888.

Kilpper-Balz R, Schleifer KH.Transfer of Streptococcus morbillorum to the Gemella genus, Gemella morbillorum comb.Int J Syst Bacteriol, 1988, 38: 442-443.

Nonaka Y, Kiyofuji C, Takano Y, et al.Pyogenic vertebral osteom yelitis caused by Gemella haemolysans.Nippon Naika Gakkai Zasshi, 2000, 89（5）: 980-982.

Poulose V.Gemella empyema cured without antibiotics: a case report.Ann Acad Med Singapore, 2002, 31: 802-804.

Ritterband D.Shah M, Kreslof f M, et al.Gemella haemolysans keratitis and consecutive endophthalm itis.Am J Ophthalmol, 2002, 133（2）: 268-269.

Roche M, Smyth E.A case of septic arthritis due to infection with Gemella morbillorum.J Infect, 2005, 51（3）: e187-189.

Tunnicliff R.The cultivation of a micrococcus from blood in pre-and eruptive stages of measles.JAMA, 1917, 68: 1028-1030.

Ulger-Toprak N, Summanen PH, Liu C, et al.Gemella asaccharolytica sp.nov., isolated from human clinical specimens.Int J Syst Evol Microbiol, 2010, 60（Pt 5）: 1023-1026.

Yamakawa H, Hayashi M, Tanaka K, et al.Empyema due to Gemella morbillorum Is Diagnosed by 16S Ribosomal RNA Gene Sequencing and a Phylogenetic Tree Analysis: A Case Report and Literature Review.Intern Med, 2015, 54（17）: 2231-2234.

Zaidi SJ, Husayni T, Collins MA.Gemella bergeri infective endocarditis: a case report and brief review of literature. Cardiol Young, 2018, 28（5）: 762-764.

病例解析

病例：男，67岁。咳嗽、咳痰10余天，伴发热3天。病人10余天前无明显诱因出现咳嗽、咳痰，痰为白色黏痰，伴左腹部疼痛不适，就诊于当地卫生所，给予静脉输液治疗3天（具体不详），腹部不适明显改善，但仍有咳嗽、咳痰。3天前无明显诱因出现畏寒、发热，体温38.8℃，发热无规律性，再次于当地卫生所静脉输注"哌拉西林/他唑巴坦、清开灵"等药物治疗，疗效欠佳，当地医院行胸部CT检查示：符合左侧脓胸CT平扫表现；左肺下叶膨胀不全。于2018-08-21入院诊治。查体：T 36.3℃，精神欠佳，桶状胸，双肺呼吸音低，左下肺呼吸音消失。

胸部CT（2018-08-20）：左肺下叶可见片状高密度影及条索影，其内密度不均，部分肺组织呈实变影；左侧胸膜肥厚，内见包裹性液性密度影及气泡影（图2-6-1）。

【诊断】左侧脓胸。

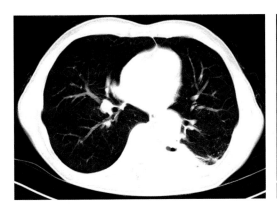
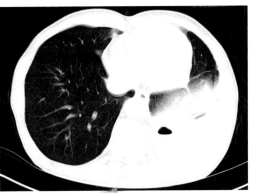

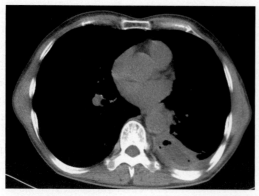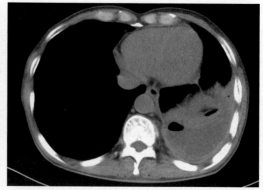

图2-6-1　左肺下叶高密度影

【诊断依据】老年男性，有咳嗽、咳痰、发热症状，胸部CT示左下肺包裹性积液，考虑脓胸可能。辅助检查：血常规示白细胞计数 6.73×10⁹/L、中性粒细胞 0.87、淋巴细胞0.17；C反应蛋白 80.8mg/L；PCT 0.11ng/ml；BNP 1828.20pg/ml；生化：TP 49.9g/L、ALB 29.5g/L；尿常规检查正常。B超：左侧胸腔探及深约4.0cm雾状回声，并回声不均，提示左侧胸腔雾状回声（考虑胸腔积脓）。给予左氧氟沙星、哌拉西林/他唑巴坦经验性抗感染治疗，并行胸腔穿刺引流。胸腔积液常规：脓性、浑浊胸腔积液、李凡他试验阳性、有核细胞计数562 673×10⁶/L、单核细胞0.05、多核细胞0.95。细菌培养（2018-08-26）：脓液接种哥伦比亚血琼脂平板、麦康凯平板，置5% CO₂温箱35℃孵育48小时，菌落触酶阴性，生理盐水不易乳化（图2-6-2，图2-6-3），使用VITEK ⅡCOMPACT鉴定仪配套的GP卡鉴定为麻疹孪生球菌，鉴定率为94%，对青霉素、左氧氟沙星、美罗培南、头孢曲松敏感。继续治疗3天，病人症状明显改善，复查胸部CT（2018-08-29）示病灶范围变化不明显，自动出院。

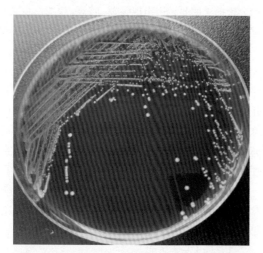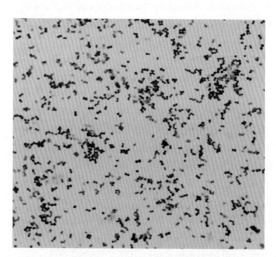

图2-6-2　血平板48小时菌落：圆形、边缘整齐、光滑、半透明、直径0.5mm左右

图2-6-3　菌落革兰染色：菌体着色不均，染色阴阳不定，大部分为革兰阳性球菌，少部分被染成革兰阴性，成对排列或者短链状排列

【分析】麻疹孪生球菌为兼性厌氧、过氧化氢酶阴性、无动力、无芽胞的革兰阳性球菌，最适生长温度为35～37℃，需要在含蛋白胨、营养丰富的培养基中培养。麻疹孪生球菌为口咽部、胃肠道、上呼吸道和女性生殖道黏膜的专性寄生菌，也为条件致病菌，当机体抵抗力下降，尤其在接受侵袭性操作后，可引起以软组织脓肿、脑膜炎、心内膜炎、关节炎、菌血症、骨髓炎等为主的感染。

与其他一些病原体相比，麻疹孪生球菌的毒力非常低。麻疹孪生球菌引起的肺部感染和脓胸较少见，其发病机制尚不明确。Garcia等1995年首先报道了1例由麻疹孪生球菌引起的脓胸的病例。1996年da Costa CT等报道了1例充血性心力衰竭病人由麻疹孪生球菌引起的肺脓肿和脓胸的病例。Hayashi等1996年报道了1例44岁糖尿病酮症酸中毒女性病人合并麻疹孪生球菌所致右侧脓胸，应用碳青霉烯类抗生素克倍宁（panipenem/betamipron）和克林霉素治疗28天后痊愈。2000年Signes-Costa等报道1例因接受喉切除术病人继发麻疹孪生球菌感染所致坏死性肺炎和脓胸。2012年Aibar-Arregui等分析了西班牙某医院5年内12例孪生球菌所致脓胸病例。其中，11例为男性，8例为溶血孪生球菌感染，4例为麻疹孪生球菌感染。所有病例均有诱发因素，如口腔卫生不良、吸烟、慢性心血管或呼吸系统疾病、药物滥用、酗酒或恶性肿瘤等。7例病人经胸腔置管引流并行纤维蛋白溶解治疗，1例病人因脓胸复发行外科手术治疗。除2例病人死于肿瘤进展，其余病人均痊愈。2015年Yamakawa等报道了1例77岁男性病人因发热、寒战、呼吸困难和左侧胸痛而入院。该病人有吸烟、饮酒史，8年前诊断为原发性血小板增多症，长期服用羟基脲和阿司匹林治疗。最终从其脓胸胸腔积液中培养出革兰阳性双球菌，经16S rRNA基因测序技术确定为麻疹孪生球菌，经置管引流24天和氨苄西林/舒巴坦（9.0g/d）抗感染治疗30天后好转出院。该学者回顾既往文献，共发现14例由于麻疹孪生球菌感染所致脓胸病例。10例（71.4%）为男性，4例（28.6%）为女性，中位年龄为66岁（26～80岁），这表明中年男性为易感人群。该例病人口腔状况较差，有多颗蛀牙，考虑可能为感染来源；病人亦有血液系统疾病，可能是另一个危险因素。

药敏试验提示麻疹孪生球菌对β-内酰胺类、氨基糖苷类、糖肽类及喹诺酮类药物等大多抗菌药物敏感。利奈唑胺可用于青霉素类、氨基糖苷类和万古霉素耐药菌株。绝大多数病人根据药敏试验正确选用抗菌药物治疗后治愈。部分孪生球菌属分离株对四环素和大环内酯类耐药，而青霉素和庆大霉素有协同作用。

（山东省菏泽市巨野县人民医院检验科 张晓晗 提供）

第3章

需氧放线菌

第一节　放线菌门概述

放线菌（actinomycetes）是一类具有分枝状菌丝体的革兰阳性菌，广泛分布于自然界中，是微生物中与人类关系非常密切的一类菌，因在固体培养基上呈辐射状生长而得名。一方面它是一类重要的自然资源，另一方面它又是某些疾病的病原菌，可引起多种人畜疾病及植物病害，常见的有呼吸道、伤口及浅表皮肤的感染等。

1875年Chon最早发现了放线菌，由于大多数放线菌具有发育良好的菌丝体，生长发育的形态和真菌相似，19世纪前人们曾将其归入真菌中。放线菌的英文单词actinomycete由希腊语词根actino-和-mycete组成，actino-意为光线、射线（因而也称为杆），-mycete意为真菌。随着科学的发展和新技术的应用，人们发现放线菌细胞构造和细胞壁的化学组成都与细菌十分相似，都具备细胞壁、细胞膜、细胞质、拟核等基本结构，同时它对抗细菌性的物质敏感，而对抗真菌的物质不敏感，1968年Murray将放线菌归入原核生物界，厚壁菌门。1986年出版的《伯杰氏系统细菌学手册》中，放线菌被划分在原核生物界、厚壁菌门、裂殖菌纲、放线菌目。1997年，Stackebrandt等通过对16S rRNA序列进化分析，提出了放线菌纲这一分类等级。此时的放线菌纲既包括产菌丝的经典放线菌，又包括细菌形态的放线细菌。2001年出版的《伯杰氏系统细菌学手册》第2版中把高G＋C含量（55%～79%）的革兰阳性细菌确定为放线菌门（actinobacteria）。

放线菌门的建立得到了16S rRNA基因和23S rRNA基因系统发育数据、特定保守蛋白序列的插入缺失、特征性的基因排列顺序等证据的支持。2005年Gao和Gupta等发现放线菌与其他细菌的区别在于细胞色素C氧化酶1亚基上的一个保守区域中存在2个氨基酸的缺失，且缺失仅存在于放线菌中。除了支原体外，编码三磷酸胞苷（cytidine triphosphate，CTP）合成酶的基因在所有其他微生物基因组上都存在，并且只有一个拷贝。在几乎所有放线菌的CTP合成酶中存在4个氨基酸的插入。谷氨酰tRNA合成酶在蛋白质合成中扮演重要的角色，在几乎所有放线菌的谷氨酰tRNA合成酶同源蛋白质中存在5个氨基酸的插入。这些特征存在于几乎所有放线菌的同源蛋白中，但在任何其他细菌类群中没有被发现。放线菌亦有23S rRNA插入序列的存在。

放线菌门下分为6个纲，即放线菌纲、腈基降解菌纲、酸微菌纲、红蟖菌纲、红杆菌纲及嗜热油菌纲。

放线菌亚纲包括放线菌目和双歧杆菌目。放线菌目包括人类致病性需氧放线菌所在的棒杆菌亚目、链孢囊菌亚目、假诺卡菌亚目、链霉菌亚目和微球菌亚目，也包括隶属于放线菌亚目、放线菌科的放线菌属。放线菌科有5个属，包括放线菌属、放线杆菌属、隐秘杆菌属、弯曲短杆菌属和动弯杆菌属。

需氧放线菌是一群专性需氧、生长速度相对较缓慢的微生物。广泛存在于世界各地富含腐生物质的自然环境中，如土壤、水源、海水、有机物质环境及其他一些生活中的自然环境，也可在机体的皮肤表面和上呼吸道等部位定植。与医学相关的重要需氧放线菌包括诺卡菌属（nocardia）、马杜拉放线菌属（actinomadura）、链霉菌属（streptomyces）、红球菌属（rhodococcus）、戈登菌属（gordonia）、冢村菌属（tsukamurella）等。需氧放线菌在某个生长阶段均可呈现革兰阳性杆状，且在一定生长条件下，大多数常见分离菌种至少显示初步分支。所有需氧放线菌在有氧环境下比无氧环境下生长得更好，该特征可将需氧放线菌与已划归到厌氧菌中的放线菌属的大多数微生物区别开来。

对人致病的放线菌可分含和不含分枝菌酸两类。根据分子遗传学研究，细胞壁中含有分枝菌酸的微生物所在的属，包括迪茨菌属、诺卡菌属、戈登菌属、红球菌属、威廉姆斯菌属、慢反应脂肪酸菌属和冢村菌属7个属，具有相当密切的亲缘关系。与其他不含分枝菌酸的需氧放线菌属相比，这些富含分枝菌酸的属与棒杆菌属和分枝杆菌属显示出更近的亲缘关系。故上述菌属均归属于棒杆菌亚目。棒杆菌亚目包括 6个科：棒杆菌科（棒杆菌属）、迪茨菌科（迪茨菌属）、分枝杆菌科（分枝杆菌属）、诺卡菌科（诺卡菌属、戈登菌属、红球菌属和威廉姆斯菌属)、慢反应脂肪酸菌科(慢反应脂肪酸菌属)、冢村菌科(冢村菌属)。棒杆菌亚目各属至少具有弱抗酸性,但棒杆菌属、威廉姆斯菌属除外,迪茨菌属不定。

链孢囊菌亚目包括高温单孢菌科(马杜拉菌属)和拟诺卡菌科(拟诺卡菌属)。假诺卡菌亚目包括假诺卡菌科,包括无枝菌酸菌属、拟无枝菌酸菌属、假诺卡菌属、糖单胞菌属和糖多胞菌属等。链霉菌亚目包括链霉菌科(链霉菌属)。微球菌亚目包括嗜皮菌科(嗜皮菌属)。

参 考 文 献

Gao B, Gupta RS.Conserved indels in protein sequences that are characteristic of the phylum Actinobacteria.International Journal of Systematic Bacteriology, 2005, 55: 2401-2412.

Gao B, Paramanathan R, Gupta RS.Signature proteins that are distinctive characteristics of Actinobacteria and their subgroups.Antonie van Leeuwenhoek, 2006, 90: 69-91.

Goodfellow M, Fiedler HP.A guide to successful bioprospecting: informed by actinobacterial systematics. Antonie van Leeuwenhoek, 2010, 98: 119-142.

Rong X, Huang Y.Taxonomic evaluation of the Streptomyces griseus clade using multilocus sequence analysis and DNA-DNA hybridization, with proposal to combine 29 species and three subspecies as 11 genomic species.International Journal of Systematic Bacteriology, 2010, 60: 696-703.

Rong X, Huang Y.Taxonomic evaluation of the Streptomyces hygroscopicus clade using multilocus sequence analysis and DNA-DNA hybridization, validating the MLSA scheme for systematics of the whole genus.Systematic and Applied Microbiology, 2012, 35: 7-18.

Zhi XY, Li WJ, Stackebrandt E.An update of the structure and 16S rRNA gene sequence-based definition of higher ranks of the class Actinobacteria, with the proposal of two new suborders and four new families and emended descriptions of the existing higher taxa.International Journal of Systematic Bacteriology, 2009, 59: 589-608.

第二节 红 球 菌 属

红球菌属(*rhodococcus*)隶属于放线菌门、放线菌纲、放线菌亚纲、放线菌目、棒杆菌亚目、诺卡菌科。红球菌属目前已有43个种,其中与医学有关的包括马红球菌(R.equi)、椿象红球菌(R.rhodnii)、红平红球菌(R.erythropolis)、紫红红球菌(R.rhodochrous)和支气管红球菌(R.bronchialis)等菌种。红球菌属DNA G+C含量为63~72 mol%,模式菌种为紫红红球菌。

马红球菌于1923年首次发现并命名为马棒状杆菌(Corynebacterium equi),长期以来被认为是一个重要的马肺部病原体(菌种也因此得名)。后经细胞壁结构分析,发现本菌与棒状杆菌属有较大差异,因此,1977年将其正式归为红球菌属。有证据表明,马红球菌可能是几个不同种的复合体。2013年,有学者提议将马红球菌移至一个新的属——Prescottella,该属仅包含P.equi一个种。

一、微生物学特点

1.形态与染色 红球菌属为需氧革兰阳性杆菌,可产生真菌样菌丝体,产生的菌丝体很快断裂成杆状和球形。马红球菌菌体形态多样,大部分呈两端钝圆的球杆状、短粗杆状,少数呈卵圆形、球形、分枝状、栅栏状排列,具体形态与菌种或标本类型及微生物所处生长阶段有关,可呈杆状到球状的生长周期(图3-2-1~图3-2-3)。该菌有荚膜,无鞭毛,无芽胞,无动力。抗酸染色部分染成红色(图3-2-4)。

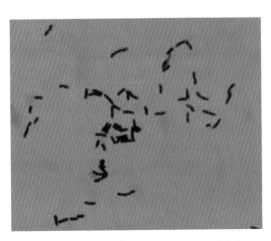

图3-2-1 培养24小时,短杆状(革兰染色)

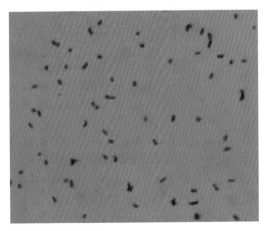

图3-2-2 培养48小时,多形性的球杆和杆状菌

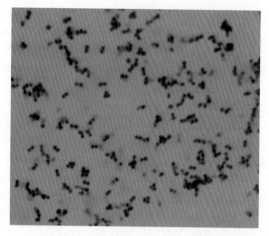

图3-2-3　培养8天,球形(革兰染色)

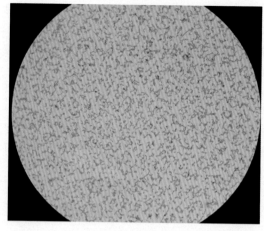

图3-2-4　培养24小时,弱抗酸染色部分染成红色

（保定市传染病医院　王　浩　提供）

2.培养特性　在幼龄液体培养基中培养最易观察到杆状形态,还可发现个别细胞出现分枝,在固体培养基或脓液中为球菌样。本菌最适合生长温度为30℃,生长较为缓慢,培养18~24小时后,生长出稍隆起的菌落,呈不透明或淡黄色,黏液状,表面湿润、光滑,直径约0.5mm(图3-2-5);继续培养超过48小时后可长成直径1~2mm,呈淡红、淡橙色易乳化不溶血、形态不规则的菌落;培养超过72小时后长出产生鲜明的橙红、橘红色色素,不溶血的菌落;96小时后形成黏液型菌落。马红球菌在亚硝酸盐平板上的菌落呈黑色。该菌存在分枝菌酸,弱抗酸染色阳性,疑为红球

菌属菌株时,必须进行改良抗酸染色。但当用含5%羊血的胰酪胨大豆琼脂或巧克力琼脂培养菌株行改良抗酸染色时,结果可能为阴性。

3.生化反应　该菌生化反应不活跃,不能发酵任何醇类和糖,触酶呈阳性反应,硝酸盐还原试验阳性,不水解明胶、枸橼酸盐、氧化酶、靛基质、尿素酶、甲基红、七叶苷、精氨酸、赖氨酸、鸟甘酸脱羧酶试验均为阴性;在羊血平板上,该菌与金黄色葡萄球菌、产单核细胞李斯特菌和假结核棒状杆菌之间可产生协同溶血现象,即CAMP试验阳性,此为马红球菌的特征表现(图3-2-6)。

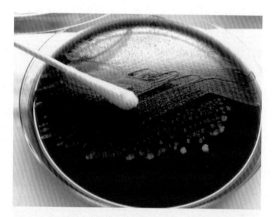

图3-2-5　马红球菌羊血平板培养24小时,菌落呈淡黄色,表面光滑、湿润,稍突起,边缘整齐,无溶血环,呈水滴状黏液型菌落

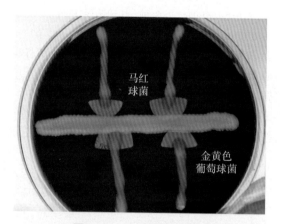

图3-2-6　CAMP试验阳性

1944年,Christis Atkins和Munch-peterson首先描述了CAMP现象,根据他们的名字的字首定名为CAMP。CAMP试验也称协同溶血试验,原理为有的细菌产生一种胞外多肽物质——CAMP因子,能增强β-溶血素溶解红细胞的活性,因此在两菌落交界处溶血圈变大,形成窄的溶血带。例如,B群链球菌能产生CAMP因子,而金黄色葡萄球菌能产生β-溶

血素,CAMP因子可促进葡萄球菌的β-溶血素溶解红细胞的活性,因此在两菌(B群链球菌和葡萄球菌)的交界处溶血力增加,出现箭头形(半月形)的透明溶血区。

4.鉴别　马红球菌菌落呈黏液状且产生鲜艳的橙黄、橘黄色色素,此特征易与其他相似菌区别。其次,不发酵任何糖类可与棒状杆菌属区别。动力阴性,不发酵糖醇,不能

水解七叶苷可与李斯特菌区别。触酶阳性，H_2S阴性可与丹毒丝菌区别。产生黏液型菌落可与星形诺卡菌区别（诺卡菌菌落多干燥）。触酶阳性，不分解任何糖醇类，不能水解七叶苷可区别于肠球菌。耐弱酸性，不耐酒精，可区别结核分枝杆菌。

二、致病机制

马红球菌是细胞内兼性寄生菌，Th1淋巴细胞介导的细胞免疫（IL-2、IL-2、IFN-γ和TNF-α）被认为是抵御马红球菌感染的主要手段，因此，超过85%人类感染与免疫缺陷有关，包括人类免疫缺陷病毒（HIV）和器官移植的免疫抑制。马红球菌特异性抗体可抑制细胞外生物，促进吞噬作用，增强细菌杀伤的能力。因为马红球菌是一种兼性胞内细菌，这种抗体介导的保护机制是有意义的。例如，刚出生的小马驹在出生后不久就暴露于马红球菌感染，因为它在土壤中无处不在。然而，它们中的大多数在出生后6～12周才出现临床感染，这与这些动物体内母体抗体的减少是一致的。

马红球菌具有在巨噬细胞内存活并持续破坏肺泡巨噬细胞的能力，这是它致病的基础。马红球菌通过抑制溶酶体-吞噬体融合来抵抗巨噬细胞的杀伤。此外，马红球菌可诱导巨噬细胞非特异性脱颗粒，从而导致组织破坏和中性粒细胞流入，最终导致坏死性肺炎。马红球菌肺炎的病理表现多呈坏死样，有浓密的组织细胞浸润，因缺乏巨噬细胞杀伤，最终可导致软化斑（malakoplakia）。软化斑也称软斑症，是一种罕见的肉芽肿性疾病，其定义为巨噬细胞内可见嗜碱性铁和钙的细胞内积聚，称为michael-gutman小体。若有纺锤体细胞浓密聚集，也可类似于Koposi肉瘤或淋巴肉瘤。

马红球菌的毒性机制主要是有毒的质粒编码一种15～17 kDa的名为毒力相关蛋白（virulence-associated protein，Vap）的表面脂蛋白，包括，包括VapA、VapB、VapC、VapD、VapE、VapG、VapH和VapN等。VapA是马红球细菌质粒致病岛（pathogenicity island，PAI）编码的特有的毒力蛋白，表达受着温度和pH的控制，产VapA的菌株是导致马患病的主要或唯一的原因。VapA通过减少溶酶体对吞噬细菌的影响来帮助马红球菌存活，促进马红球菌在巨噬细胞内的增殖。来自人的菌株中只有20%～25%表达VapA，并且这一抗原有高度可变性，随着地域不同而有所区别。无毒菌株的致病机制可能是通过细胞壁分枝菌酸对细菌在细胞内的存活、IL-4的产生和肉芽肿的形成有一定的影响。人类马红球菌感染的发病机制有待进一步研究。

三、流行病学

马红球菌普遍存在于自然环境的土壤中，亦在食草动物的肠道里生长，为马、猪、牛、山羊等动物的致病菌，在50%～95%的农场土壤中可以发现马红球菌，尤其是在疫区被动物粪便污染的牧区土壤中很容易分离出此菌，以在马粪中的数量较高。Takai报道，在温暖、干燥和多风的日子里，马场从空气中分离出的马红球菌数量增加，这表明被马红球菌污染的土壤颗粒形成气溶胶是一种传播机制。

1923年，马红球菌首次从患有支气管肺炎的小马驹中分离出来。该菌主要引起马驹严重的亚急性或慢性化脓性支气管肺炎和广泛性肺部脓肿，在小于6月龄的马驹中发病率较高，仅次于创伤（发病率80%），居第2位。该病致死率可达50%以上，即使抗生素治疗，也不能明显降低其死亡率，对畜牧业造成严重的经济损失。1967年，Golub等描述了首例人感染马红球菌的病例。该病例为1名29岁的男性，患有浆细胞肝炎，接受高剂量类固醇激素治疗，并发空洞性肺炎。发病前不久曾在一个受动物粪便污染的畜牧场短暂工作过。人类马红球菌感染较为少见，根据感染部位的不同临床症状各异。其可能的感染途径有：自土壤微生物吸入、直接进入伤口或黏膜、经过消化道摄入等，也有院内感染的报道。

马红球菌常寄居在人的鼻腔、咽喉、外耳道、眼结膜、外阴及皮肤等处，其标本来源主要是血液、脓性分泌物、痰液、胸腔积液、尿液等，其中血培养阳性率较高。自1986年首例艾滋病病人感染马红球菌以来，在艾滋病病人中报道的这种细菌感染病例越来越多。西班牙29所医院1998年9月以前的19 374例艾滋病病人中，发现马红球菌感染67例，感染率为0.35%。其中，痰分离出马红球菌者52.5%，血培养阳性者50.7%，支气管镜取样检出率31.3%。

该菌通常不易感染健康人群，临床分离到该菌，通常见于严重免疫力低下的病人，约2/3为HIV感染者，其发生马红球菌菌血症及肺外表现的比例较无艾滋病感染高。器官移植、恶性肿瘤、结核病病人等也可感染，但较少见。

10%～15%感染者发生在无免疫缺陷的人群中，此类免疫功能正常的感染者既往多有与马、牛、猪等家畜接触史，其感染既可仅局限于皮肤伤口，也可出现致死性系统感染。局部感染中2/3病例发生在儿童，而所有的患儿都是局部感染，这可能和儿童的好动天性有关。Herath等对26名无免疫缺陷成年马红球菌感染病人的资料进行了回顾性分析。其感染以男性为主（19例，73%），13例（50%）有环境暴露史（如农场、马场）。其中，肺部感染者10例（38%）。所有死亡病例（3例）均有肺部感染。死亡的主要原因是感染株多重耐药或是由于菌株鉴定结果不明而未使用相应的抗生素。虽然肺是免疫缺陷病人感染的主要部位，但仅肺外受累在免疫能力正常的病人中更为常见。

约10%的马红球菌感染发生在接受移植手术的病人中，是接受免疫抑制剂治疗病人的一项晚期并发症。其预后介于正常人群和艾滋病感染者之间，具有较好的治愈率和较短的抗生素使用时间。Alfano等2019年报道1例67岁患有急性间歇性卟啉症的女性，在肾移植后7个月出现了马红球菌肺炎。静脉注射美罗培南（2.0g/d）和口服阿奇霉素（250mg/d）治疗15天后，改为口服左氧氟沙星和阿奇霉素，同时减少免疫抑制治疗。治疗3个月和5个月后复查胸部CT，病变逐渐减小。选择合适的抗生素联合治疗和减少免疫抑制可以成功治疗马红球菌肺炎，且不会引发卟啉症的急性发作或急性排斥反应。

四、临床表现

马红球菌感染虽可累及身体任何部位，约有80%免疫功能受损病人及至少40%免疫功能正常病人累及肺部。>80%的免疫功能受损病人和约30%免疫功能正常病人可发生菌血症。马红球菌感染的临床表现是多样的，病原菌经呼吸道进入体内，病程呈慢性进展，最常见的肺部病变是慢性化脓性支气管肺炎和广泛性肺部脓肿。症状包括咳嗽、发热、寒战、呼吸困难、咯血、胸膜疼痛、消瘦等。体格检查可有感染局部的红肿、压痛，肺部听诊呼吸音减弱，可闻及湿啰音。

马红球菌肺外表现主要影响中枢神经系统、皮肤和软组织，亦可引起眼内炎、扁桃体炎、淋巴结炎、淋巴管炎、脓毒性关节炎、骨髓炎、前列腺炎、尿道炎、肾炎和心内膜炎等。

五、影像学表现

病原菌经气管被吸入肺内后，由于病人免疫缺陷，全身免疫状态与呼吸道防御功能减低，病原菌较快繁殖。其发生部位多与解剖结构及体位有关，多发生于两肺上叶。马红球菌肺炎以实变、结节状、空洞病灶为主，周围常见渗出性炎症，增殖、纤维化、钙化病灶少见。早期病变常表现为片状、小片状密度增高影，如未得到及时、有效治疗，常发展成结节状、团块状、大片状病灶，病灶周围可见散在小片状、点片状高密度影，病灶边缘模糊。大片状病灶常累及整个肺叶，密度不均匀，其中见支气管充气征、分房状空洞、低密度坏死区。由于该菌持续破坏肺泡巨噬细胞，病变可向周围扩展，甚至超越叶间裂侵犯邻接的肺段，形成多发脓肿。40%~88%（平均68%）的病例出现空洞性病变（图3-2-7），为细菌侵犯肺泡壁，导致肺泡壁溶解坏死所致。空洞大小不一，可融合在一起也可单独存在，空洞内壁不规则，甚至结节状、丘状突起。AIDS合并马红球菌肺炎常伴肺门、纵隔淋巴结肿大，以气管支气管组淋巴结肿大多见。马红球菌肺炎也可表现为胸腔积液（图3-2-8）。

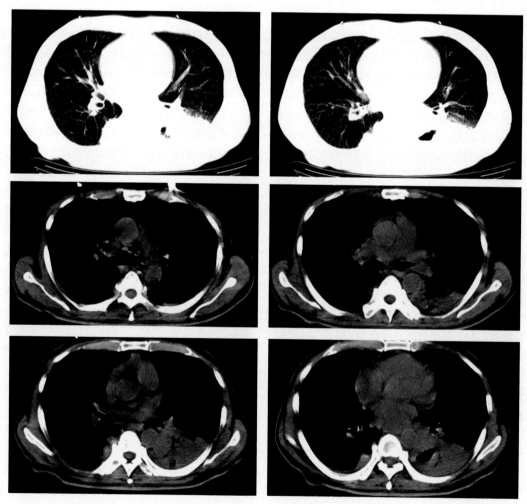

图3-2-7　男，53岁。HIV阳性。双肺下叶实变影，内见多发空洞和支气管充气征，纵隔淋巴结肿大

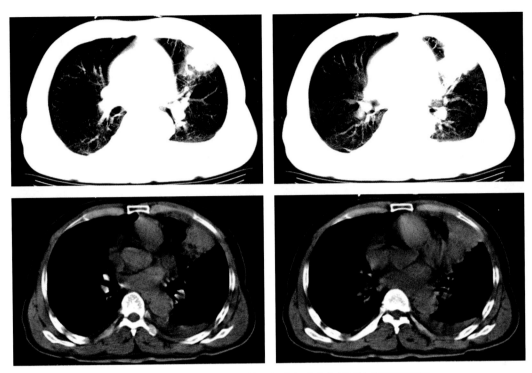

图3-2-8　男，56岁。HIV阳性。左肺上叶实变影并左侧胸腔积液

六、鉴别诊断

马红球菌肺炎需与肺结核相鉴别。马红球菌肺炎以结节、实变、空洞病灶为主，周围虽可见渗出性，但很少见增殖、纤维化、钙化病灶；虽然两者均有空洞形成，结核干酪性肺炎空洞呈虫蚀样，马红球菌所致的空洞是在实变基础上马红球菌持续破坏肺泡壁所形成，空洞多为分房样改变。马红球菌肺炎可以分为渗出期、实变期、脓肿形成期。早期病变常为小片状密度稍高影，若未能得到及时有效治疗，即发展成实变期，形成结节状、团块状实变病灶，这时与恶性肿瘤极其相似，加之常合并肺门纵隔淋巴结肿大，极易误诊为肺癌并肺门纵隔淋巴结转移。且其常表现为厚壁不规则空洞、偏心空洞，甚至内壁见壁结节，也易误诊为空洞型肺癌。马红球菌肺炎部分边界虽然清晰，但大部分边缘模糊，且基底多位于胸膜侧；肺癌多伴阻塞性肺炎，分布于肿块远侧，且马红球菌球常有其他肺叶的炎性渗出病灶。马红球菌空洞内多见液平，而空洞型肺癌少见液平。

七、药敏试验

在需氧放线菌中，马红球菌是唯一能在大多数微量稀释法的药敏板中快速生长的细菌，马红球菌可以使用需氧革兰阳性菌药敏板（微量肉汤稀释法），药敏结果可按照CLSI M07和M100中金黄色葡萄球菌的折点来执行。被推荐的一线药物包括：阿米卡星、阿莫西林/克拉维酸、头孢曲松、环丙沙星、克拉霉素、亚胺培南、利奈唑胺、米诺环素、莫西沙星、复方磺胺甲噁唑、妥布霉素。二线药物包括头孢吡肟、头孢噻肟、多西环素。此外，药敏板覆盖的药物中还应包含有万古霉素和利福平，因为这两种药物是治疗马红球菌感染的关键性药物。培养24小时后可判读结果，且结果应报告为"推断性的"。

八、治疗

大多数抗生素对马红球菌有抗菌作用，但其敏感性差别很大，不同地区有不同的耐药菌谱，所有分离出的马红球菌均应进行体外药敏试验。不推荐单一药物治疗马红球菌感染，因为往往无效。治疗马红球菌感染时常根据药敏试验结果，联合使用敏感的抗菌药物，包括氨基糖苷类、大环内酯类、喹诺酮类、亚胺培南、利福平和万古霉素。某些能在体外抑制细菌生长的药物，如青霉素和庆大霉素的联合，但不能穿透巨噬细胞，使得治疗无效。因此，胞内药物浓度低的抗菌药物，如氨基糖苷类、糖肽类和β-内酰胺类，只能参与联合治疗。几乎所有的分离株均对万古霉素敏感，但马红球菌位于细胞内，可能影响其有效性。超过90%的分离株对大环内酯、碳青霉烯、环丙沙星和利福平敏感。大环内酯、氟喹诺酮类和利福平具有获得较好的细胞内药物浓度的额外优势。一般首选在阿奇霉素、左氧氟沙星或利福平以及红霉素、万古霉素或利福平方案中联合两种使用。研究表明，替加环素、利奈唑胺也有较好疗效。

Giguère等研究发现，有些药物联合应用时表现出拮抗作用，如阿米卡星与大环内酯类/利福平、庆大霉素与利福平。马红球菌通常对青霉素和头孢菌素有耐药性，但对阿莫西林/克拉维酸和氨苄西林/舒巴坦敏感；对四环素和复方磺胺甲噁唑的敏感性是可变的。美国所有临床分离株均对复方磺胺甲噁唑敏感，而欧洲50%以上的分离株具有耐药性。这种对复方磺胺甲噁唑敏感性的差异可能源于美国和欧洲的马红球菌菌株不同。目前尚不清楚欧洲的马红球菌为何以及如何获得对复方磺胺甲噁唑的耐药性。两大洲家畜抗生素使用的差异可能导致了对抗生素敏感性的差异。因此，应避免应用青霉素、头孢菌素、克林霉素、四环素和复方磺胺甲噁唑治疗。由于组织细胞中有残留、免疫功能不全、感染的位置和程度，疾病通常呈慢性且易复发。

治疗的疗程取决于感染的部位和程度、宿主潜在的免疫能力及对治疗的临床反应。免疫缺陷宿主可以使用2～3种药物（如万古霉素、亚胺培南、氨基糖苷类、利福平、环丙沙星及红霉素等）治疗2～6个月，静脉注射治疗时间为2～3周。合并HIV感染者，宜长疗程、联合用药，至少用药90天以上，并尽早进行高效抗反转录病毒治疗（HAART）。对于使用免疫抑制剂的病人或CD4计数低的HIV病人，可以考虑口服药物进行二级预防（临床前期预防），直至发生免疫重建。对于免疫功能不全伴有肺、骨、关节或者中枢神经系统感染的病人要进行最少6个月的抗生素治疗。

参考文献

Alfano G, Ventura P, Fontana F, Marcacci M, et al.Rhodococcus equi Pneumonia in Kidney Transplant Recipient Affected by Acute Intermittent Porphyria: A Case Report.Transplant Proc, 2019, 51（1）：229-234.

Andrea L, Anchalee V, Wipas W, et al.Sexual Behavior and Risk Factor for HIV Infaction Among Homosexual and Bisexual Men in Thailand.AIDS Behav, 2009, 13: 318-327.

Darraj M, Fainstein R, Kasper K, et al.Immune Reconstitution Syndrome secondary to Rhodococcus equi infection in a patient with HIV and Burkitt's lymphoma.J Infect Public Health, 10（2）：224-227.

Delqado M, Sancho T, Andreu M, et al.Cavitating pneumonia in a patient infected with human immunodeficiency virus. Enferm Infecc Microbiol Clin, 2000, 18（6）：289-290.

Giguère S, Lee EA, Guldbech KM, et al.In vitro synergy, pharmacodynamics, and postantibiotic effect of 11 antimicrobial agents against Rhodococcus equi.Vet Microbiol, 2012, 160: 207-213.

Golub B, Falk G, Spink WW.Lung abscess due to Corynebacterium equi.Report of first human infection. Annals of Internal Medicine, 1967, 66（6）：1174-1177.

Herath S, Lewis C, Nisbet M.Increasing awareness of Rhodococcus equi pulmonary infection in the immunocompetent adult: a rare infection with poor prognosis.N Z Med J, 2013, 126（1387）：165-174.

Kabani M, Boisrame A, Beckerich JM, et al.A highly representative wohybrid genomic library for the yeast yarrowia lipolvtica.Gene, 2000, 241（2）：309-315.

Marchiori E, Muller NL, de Mendonca RG, et al.Rhodococcus equi pneumonia in AIDS: high-resolutiong CT finding in five patients.BRJ Ratiol, 2005, 78（933）：783-786.

Muntaner L, Leyes M, Payeras A, et al.Radiologic features of Rhodococcus equi pneumonia in AIDS.Eur J Radiol, 1997, 24: 66-70.

Samies JH, Hathaway BN, Echols RM, et al.Lung abscess due to Corynebacterium equi.Report of the first case in a patient with acquired immune deficiency syndrome.The American Journal of Medicine, 1986, 80（4）：685-688.

Tootsi K, Tamm H, Laisaar T, et al.Isolated Mediastinal Lymphadenopathy Caused by Rhodococcus equi Infection. Ann Thorac Surg, 2018, 106（2）：e77-e79.

Topino S, Galati V, Grilli E, Petrosillo N, et al.Rhodococcus equi infection in HIV-infected individuals: case reports and review of the literature.AIDS Patient Care STDS, 2010, 24（4）：211-222.

Vechi HT, Oliveira ETG, Freitas MR, et al.Chronic cavitary pneumonia by Rhodococcus equi in a highly prevalent tuberculosis country: a diagnosis challenge.Rev Inst Med Trop Sao Paulo, 2018, 60: e74.

Weinstock DM, Brown AE.Rhodococcus equi: an emerging pathogen.Clin Infect Dis, 2002, 34: 1379-1385.

Zijoo R, Dirweesh A, Karabulut N.Rhodoccocus Equi Pneumonia and Paradoxical Immune Reconstitution Inflammatory Syndrome in a Patient with Acquired Immune Deficiency Syndrome（AIDS）. Am J Case Rep, 2017（18）：67-71.

病例解析

1.病例1：男，36岁。发现HIV阳性7年余，咳嗽2个月，加重伴发热3天。病人7年前体检发现HIV阳性，CD4计数不详，给予高效抗反转录病毒治疗（HAART），2个月前自行停止治疗后出现咳嗽，行CT检查考虑"肺结核"，予以抗结核治疗，症状有所好转，再次自行停药，3天前咳嗽加重，发热，伴畏寒，具体体温未测，感气促，活动后明显。既往有静脉吸毒史5年，现戒毒7年。

胸部CT（2014-07-11）：右肺下叶实变影，边缘模糊，内见液平，双侧少量胸腔积液（图3-2-9）。

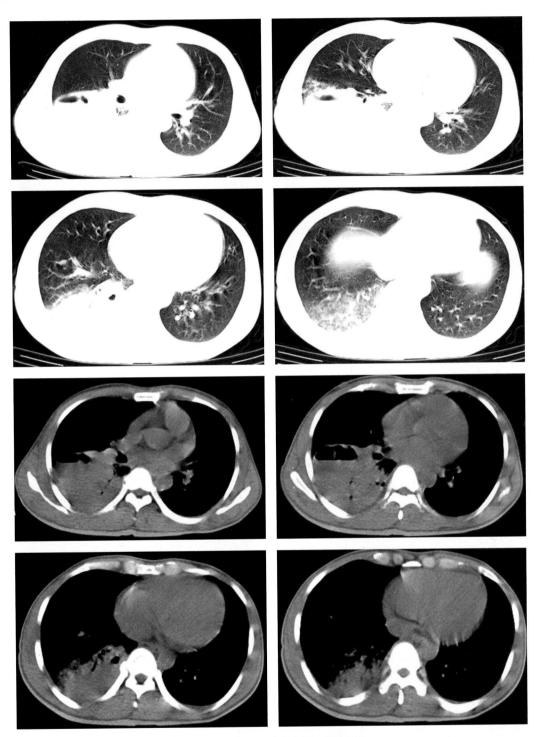

图3-2-9　右肺下叶实变影,内见液平

【诊断】艾滋病合并马红球菌感染。

【诊断依据】青年男性,有艾滋病病史7年。艾滋病常见伴发感染为肺结核、肺隐球菌病、马尔尼菲篮状菌感染等,多进展较快,血行播散多见。该例病史较长,临床表现较轻,进展较慢,影像学为孤立性巨大脓肿表现,需考虑少见感染,如马红球菌感染可能。辅助检查:血常规示白细胞计数10.53×10⁹/L、中性粒细胞 0.84;红细胞沉降率 40mm/h;尿常规:尿蛋白(＋)、尿胆红素(＋)。腹部B超示脾大,腹腔内多发淋巴结肿大。痰培养:马红球菌生长(图3-2-10～图3-2-13)。诊断明确后先后予哌拉西林/舒巴坦、美罗培南、环丙沙星、万古霉素等抗感染治疗25天后,复查X线胸片(图3-2-14,图3-2-15)和胸部CT(图3-2-16),病变较前略有吸收,自动出院。

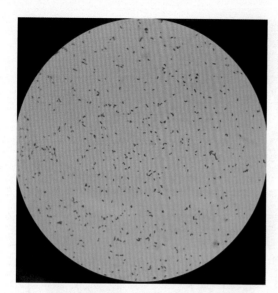

图3-2-10　培养24小时

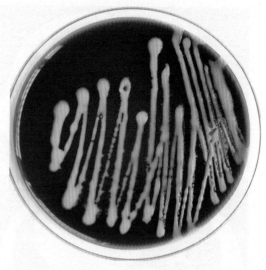

图3-2-13　培养72小时，随着菌龄增加，色素更加明显

（浏阳市中医医院检验科微生物室　李　晨　提供）

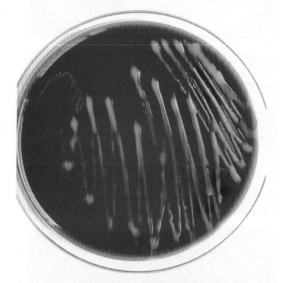

图3-2-11　培养2小时

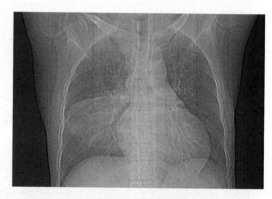

图3-2-14　右肺下叶实变影（2014-07-11）

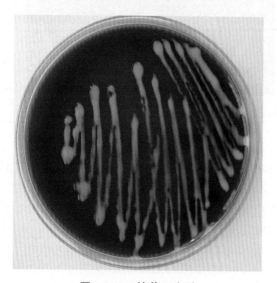

图3-2-12　培养48小时

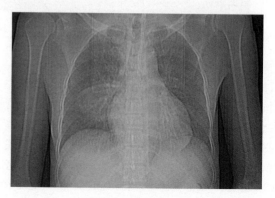

图3-2-15　病变较前略有吸收（2014-08-05）

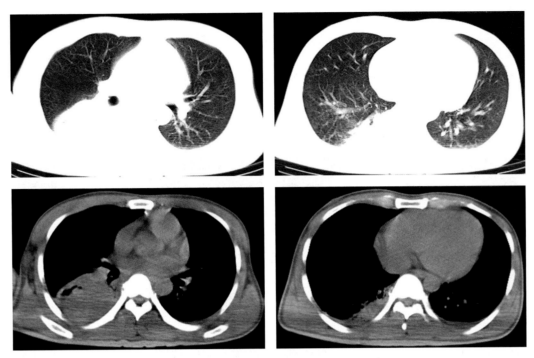

图3-2-16　病变较前略有吸收（2014-08-05）

【分析】艾滋病病人肺部感染马红球菌，病原菌经呼吸道进入体内，可引起菌血症或者败血症，最常侵犯的器官是肺和胸膜。感染早期病原在肺部扩散缓慢，症状多不明显，可有轻微的发热、食欲缺乏、乏力、咳嗽，当进展到肺炎时，可出现明显的发热、咳嗽、咳痰、胸痛等，此时已在肺部形成明显的团块状、片状病灶并逐渐液化、排空，形成厚壁或薄壁空洞。由于早期症状多不明显，病人初次就诊时多表现为较大的团块状密度增高阴影，随着病情的发展演变为实变伴空洞形成，并可累及多个肺叶。

Topino等回顾性分析了1986—2008年6月发表的272例艾滋病病人感染马红球菌病例。268例病人有肺部影像学资料，其中，261例（96%）发生胸部侵犯，包括215例肺炎（82.3%）、23例肺脓肿（8.8%）、17例胸腔积液（6.5%）和6例脓胸（2.3%）。215例肺炎病人中有148例（68.8%）出现空洞性病变。272例病人中54例（20.7%）有肺外侵犯，其中脑脓肿14例，皮肤软组织复杂感染9例，血流感染7例，淋巴结炎6例，心包炎4例，中耳乳突炎3例，骨髓炎2例，肠内侵犯2例，甲状腺脓肿2例，脓毒症2例。无菌性脑膜炎、纵隔炎、脾脓肿、肝脓肿、肾脓肿、椎间盘炎、盆腔脓肿、喉脓肿、腹膜后脓肿各1例。

联合应用抗菌药物和脓肿引流是治疗马红球菌感染的主要措施。大多数（85%～100%）临床分离株对万古霉素、克拉霉素、利福平、氨基糖苷、环丙沙星和亚胺培南敏感。由于马红球菌是兼性细胞内寄生菌，需要应用能进入细胞的亲脂性抗生素，否则抗菌治疗后易复发。最常用的药物联合方案均包括万古霉素，但万古霉素很难进入细胞内杀

菌，治疗时需考虑联合大环内酯类、喹诺酮类、利福平等可以进入细胞内杀菌的抗菌药物。大部分马红球菌感染人群对青霉素和头孢菌素有体外耐药性，应尽量避免β-内酰胺类抗生素的使用。

在发展中国家，结核感染较常见，且临床上马红球菌感染同结核分枝杆菌感染较难区分，因而常误诊而导致抗结核治疗，这可能加速耐利福平的菌株出现，所以在实验室设备缺乏且HIV感染流行的区域，马红球菌感染在"分枝杆菌"疾病的鉴别诊断中应该常规予以考虑。本例最初即考虑为肺结核，经抗结核治疗后病情有所好转，停药后加重，考虑为利福平治疗有效所致。另外，由于利福平广泛用于马红球菌的预防和治疗，rpoB基因突变利福平耐药菌株已有报道。

完整的细胞免疫功能对清除马红球菌是必不可少的，尤其是Th1细胞应答在抑制马红球菌感染方面起着重要的作用。艾滋病病人行HARRT可改善病人的预后。在欧洲的一项研究中，113例HIV阳性病人感染马红球菌，其中93例是在出现HAART方法之前诊断，20例是在HAART方法出现后诊断的。HAART时代之前诊断的病死率为56%（52/93），HAART方法出现后诊断的病死率仅为5%（1/20），差异显著。在美国的研究中也观察到类似的趋势。在HAART时代之前诊断的12名HIV阳性马红球菌感染病人中，有7人（58%）死亡，而在HAART出现后，死亡率仅为17%（1/6）。但是，由于样本数较少，在美国，HAART出现前后病人死亡率的差异尚不具备统计学意义。结合欧美研究数据，马红球菌感染HIV病人在HAART应用

之前的死亡率（56%，59/105）高于HAART出现后（8%，2/26）。HAART显著提高了马红球菌感染HIV阳性病人的生存率。

2.病例2：男，65岁。发热3个月，咳嗽、咳痰、活动后气促1月个余。病人3个月前出现间断性发热，初期中低热为主，1个月前高热为主，体温波动于39～40℃，伴盗汗、咳

嗽、咳痰、乏力、气促，消瘦明显。半个月前行胸部CT检查示左肺上叶占位病变，纵隔及左肺门淋巴结大，双侧胸腔少量积液。1周前确认HIV抗体阳性。于2016-10-20入院诊治。

胸部CT（2016-10-21）：左肺上叶实变影，内见多发空洞，液平明显，纵隔淋巴结肿大（图3-2-17）。

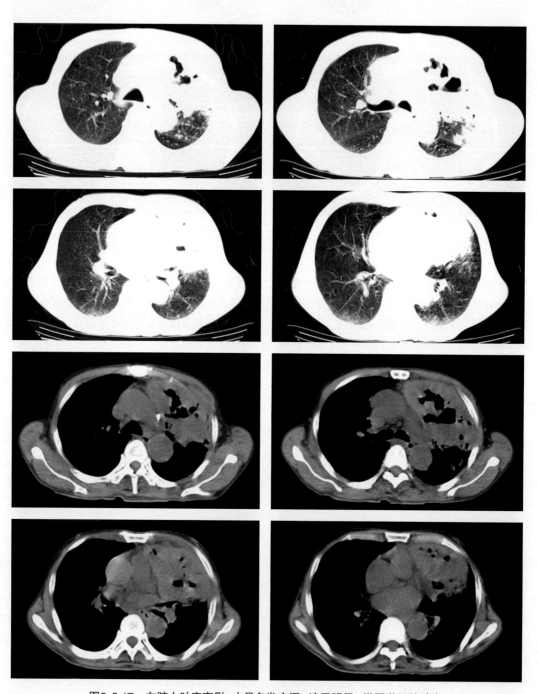

图3-2-17　左肺上叶实变影，内见多发空洞，液平明显，纵隔淋巴结肿大

【诊断】艾滋病合并马红球菌感染。

【诊断依据】老年男性，确证HIV阳性1周。病人病史较长，常见社区获得性肺炎致病菌和曲霉感染不考虑。病变表现为左肺上叶实变、空洞影，周围无明显树芽征，且有液平，不支持肺结核诊断。液平明显提示化脓性疾病，肺癌不支持。艾滋病病人存在免疫缺陷，如为隐球菌感染，其空洞以多发为主，本例暂不考虑。马尔尼菲篮状菌感染多累及其他脏器，可有皮疹，本例亦不符合。病人HIV阳性，病变实变为主，内见多发空洞，液平明显，需首先考虑马红球菌感染可能。入院查体：T 38.8℃，P 110次/分，R 25次/分，BP 87/53mmHg，血氧饱和度93%。贫血貌，极度消瘦，口腔大量黏膜白斑，双肺听诊呼吸音偏低，未闻及干、湿啰音。辅助检查：血常规示白细胞计数 9.57×10⁹/L、中性粒细胞0.93、血红蛋白82g/L、血小板 90×10⁹/L；降钙素原2.01ng/ml；红细胞沉降率 122mm/h；腺苷脱氨酶 45.2U/L；肝、肾功能：AST 36.4U/L、白蛋白26.4g/L、BUN 11.91mmol/L、Cr 2.9μmol/L；CD4⁺计数3个/μl；HIV-RNA定量149 000 copies/ml。给予美罗培南抗感染、异烟肼、利福平、乙胺丁醇吡嗪酰胺诊断性抗结核治疗。2016-10-23病人因消化道反应更改抗结核治疗方案为左氧氟沙星联合异烟肼、利福平治疗，病人咳嗽、咳痰加重，伴咯血。2016-10-24病人体温升至39℃，辅助检查：血常规示白细胞计数

6.15×10⁹/L、中性粒细胞 0.96、血红蛋白 72g/L、血小板56×10⁹/L；肝、肾功能：AST 68U/L、BUN 12.4mmol/L、Cr 72.5μmol/L；PCT 4.36ng/ml。病人剧烈咳嗽后出现心房颤动并快速性室性心律失常，血氧饱和度下降至67%，给予西地兰缓慢静脉注射，仍未转为窦性心律。病人家属强烈要求自动出院。病人出院后体温波动于38～39℃，于2016-10-27再次入院治疗。辅助检查：血常规示白细胞计数 7.47×10⁹/L、中性粒细胞 0.96、血红蛋白 68g/L、血小板31×10⁹/L；肝、肾功能：AST 85.8U/L、BUN 13.27mmol/L、Cr 88.7μmol/L；降钙素原 6.9ng/ml。继续给予HRZE抗结核治疗，同时美罗培南联合利奈唑胺抗感染治疗。血培养（2次）回报示马红球菌生长。药敏结果：对庆大霉素、万古霉素、利奈唑胺、米诺环素、四环素、莫西沙星、环丙沙星、加替沙星、复方磺胺甲噁唑、利福平、氯霉素均敏感，对红霉素、诺氟沙星、洛美沙星中介，对青霉素、苯唑西林、阿奇霉素、头孢西丁、克林霉素耐药。2016-10-28病人体温降至正常，改用去甲万古霉素联合美罗培南、莫西沙星抗感染，停用抗结核药物。病人体温正常两天后，病人再次强烈要求出院，出院后持续发热，体温波动于38～39.5℃。2016-11-12复查胸部CT示病变较前进展（图3-2-18）。于当地医院住院治疗，辅助检查：血常规示白细胞计数 15.8×10⁹/L、中性粒细胞 0.96、血红蛋白 42g/L、血

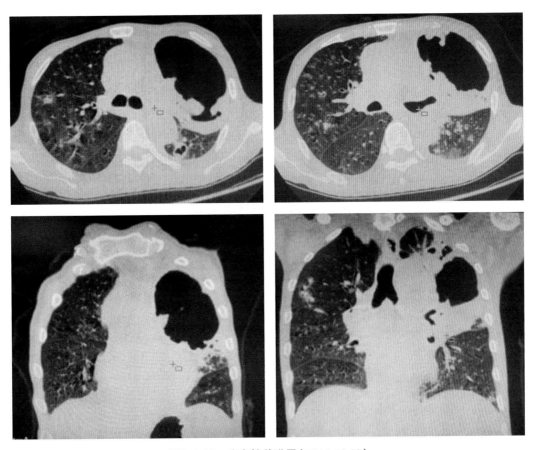

图3-2-18 病变较前进展（2016-11-12）

小板 $25×10^9/L$；肝、肾功能：AST 355U/L、ALT 158 U/L、BUN 23mmol/L、Cr 256μmol/L、白蛋白16 g/L。病人血红蛋白、血小板、白蛋白进行性下降，肝、肾损害持续加重，降钙素原持续升高，提示感染控制不佳，病人病情危重，合并多器官功能衰竭：心力衰竭、肾功能失代偿、低血压休克，于2016-11-15放弃治疗，2016-11-20死亡。

【分析】马红球菌是一种土壤微生物，环境中广泛存在，该菌在兽医学领域被广泛认知，多导致幼驹和牛的肺炎及脓毒症。1967年，Golub等第一次发现人感染马红球菌。人类的马红球菌感染主要发生在细胞免疫功能受损人群。近十年，在艾滋病、器官移植及化疗的肿瘤病人人群，马红球菌感染发病率显著升高。

HIV攻击对象是$CD4^+$T淋巴细胞、巨噬细胞和树突状细胞等，$CD4^+$T淋巴细胞是人体免疫系统中一种重要免疫细胞，正常成人的$CD4^+$T淋巴细胞为500～1600/μl，艾滋病病毒感染者的$CD4^+$T淋巴细胞出现进行性或不规则性下降，标志着免疫系统受到严重损害，当$CD4^+$T淋巴细胞小于200/μl时，可能发生多种机会性感染或肿瘤。HIV引起的免疫异常除了$CD4^+$T淋巴细胞数量的减少，还包括$CD4^+$T淋巴细胞功能障碍和异常免疫激活。文献报道，约66%的马红球菌感染者为HIV感染的病人。艾滋病合并马红球菌感染病人$CD4^+$T淋巴计数均低于200/μl。大约80%的马红球菌感染会发展为呼吸系统疾病。在下呼吸道，马红球菌被肺巨噬细胞吞噬，在肺巨噬细胞内生长，导致炎症反应，破坏巨噬细胞，形成坏死，之后形成血源性播散。由于大多数免疫缺陷病人（而非免疫功能正常的感染了马红球菌的病人）都有肺部感染，因此免疫应答不足似乎是导致病人肺部易受该细菌感染的一个重要原因。在免疫能力正常的个体中，皮肤或骨骼等器官局部暴露于高度污染的物质（可能是土壤）中，可能导致这些个体易受感染。

艾滋病合并马红球菌感染病人肺部感染特点：可以多个肺叶同时或连续受累，影像学表现为肺浸润实变及空洞，内可见气-液平面形成，临近胸膜粘连及散发结节。部分病例可出现胸腔积液及纵隔淋巴结大。在肯塔基大学的病例系列中，4例空洞性病变中有3例（75%）为上叶病变。在其他描述马红球菌肺炎放射学表现的病例系列中也观察到类似的趋势。因此，上叶空洞性病变的存在是马红球菌感染的一个重要鉴别特征。肺部马红球菌病发生空洞时易误诊为金黄色葡萄球菌肺脓肿。二者都可单发或多发，部分病例都有脓肿壁厚的特点，但是由于免疫缺陷，马红球菌肺脓肿常有肺门纵隔淋巴结明显增大，这在金黄色葡萄球或链球菌肺脓肿很少见到。马红球菌感染亦需和肺结核相鉴别。艾滋病病毒感染者$CD4^+$T淋巴细胞计数低于200/μl时，其所患肺结核出现空洞罕见，且痰涂片阳性率较低。

马红球菌肺外感染是由邻近部位蔓延或病原菌血行播散导致，表现为胃肠道感染、心包炎、脑膜炎、乳突炎、骨髓炎、眼炎、颅内脓肿、肝脓肿、脾脓肿、皮下脓肿等。

马红球菌幼龄时革兰染色形态常呈棒状，随着培养时间延长逐渐变为球状，因此，易被错误鉴定为棒状杆菌而被认为无临床意义，以至延误最佳治疗时机。马红球菌菌落呈黏液状且产生鲜艳的橙黄、橘黄色色素，CAMP试验阳性，是与其他类似菌相区别的重要特点。另外，马红球菌弱抗酸染色阳性，常被误诊为分枝杆菌感染。长程发热、亚急性甚至慢性起病、肺部占位病灶及空洞等影像学改变亦易与肺结核混淆。

马红球菌通常呈慢性及反复发作，在艾滋病病人中病死率达50%以上。该例病人存在发热、咳嗽、咳痰、咯血、伴气促、食欲差、消瘦明显。初步诊断为"肺结核"。随病情进展，病人贫血、血小板降低、肝脾大、多脏器功能损害等脓毒症特征性表现逐渐出现。病人肺部影像特点表现为左上肺大片实变、坏死、空洞形成，内可见宽大气-液平面，余肺叶有散在小片状影，纵隔淋巴结肿大。病人治疗依从性差，多次中断治疗导致感染持续加重，最终死亡。

艾滋病合并马红球菌肺炎的影像表现在不同的时期有所不同，早期多表现斑片或结节，随着病情的发展病灶融合成肺叶或肺段的实变，同时形成单房或多房空洞，肺内原发灶也会沿支气管或血行播散。本病无自愈趋势，必须经规范治疗才有好转可能。

（长沙市第一医院艾滋病科　郑　芳　提供）

3.病例3：男，55岁。间断发热4个月。病人4个月前无明显诱因出现发热，体温最高达38.5℃，行胸部CT检查示"左肺炎"，给予输液治疗后好转，但自觉仍发热。40天前病人再次出现发热，体温最高达38.5℃，多于午后及傍晚出现，伴畏寒，无寒战，伴乏力、盗汗，就诊于当地医院，查血常规：血红蛋白 105g/L；HIV抗体确证试验（+）；梅毒TPPA（+）、RPR（-）；T-SPOT.TB（-）；T细胞亚群：$CD4^+$ 53/μl、NK 69/μl、$CD4^+/CD8^+$比值倒置；胸部增强CT：左肺下叶空洞性病变，考虑周围型肺癌，建议穿刺，右肺上叶结节考虑转移；肺门及纵隔多发肿大淋巴结。病人间断发热，10天前医院就诊，辅助检查：血常规示白细胞计数 $3.19×10^9/L$、中性粒细胞 0.65、血红蛋白 96g/L、血小板 $152×10^9/L$；肝、肾功能大致正常；免疫球蛋白3项：IgG 19.09g/L、IgA 7.05g/L、IgM 0.73g/L；hsCRP 36.07mg/L；D-Dimer 1.04mg/L FEU；梅毒TPPA（+）、RPR 1:1；CMV-DNA 10 000copies/ml、EBV-DNA 740 copies/ml；HIV-1病毒载量 429 539 copies/ml，门诊加用绥美凯（多替阿巴拉米片）1片每晚1次（qn）抗病毒治疗，并于2018-04-11入院诊治。病来体重下降10kg。

胸部CT（2018-04-13）：左肺下叶团块影，内见坏死，双肺多发斑片影，纵隔淋巴结肿大（图3-2-19）。

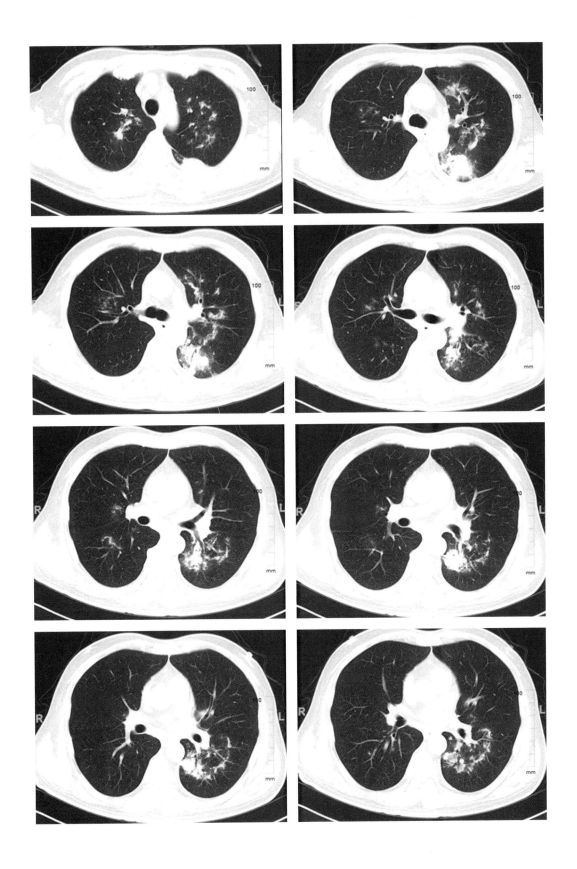

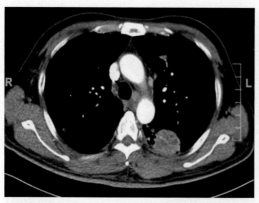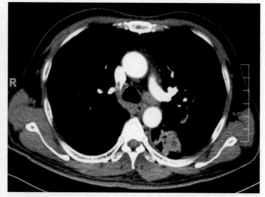

图3-2-19　左肺下叶团块影，双肺多发斑片影，纵隔淋巴结肿大

【诊断】艾滋病合并马红球菌感染。

【诊断依据】中年男性，HIV抗体阳性，CD4$^+$计数明显下降，艾滋病诊断明确。病人免疫力低下，且长期发热，胸部影像学示左肺下叶团块影，双肺多发斑片影，纵隔淋巴结肿大，考虑艾滋病合并马红球菌感染可能性大，并需除外结核、真菌感染可能。入院后给予拜复乐抗感染治疗，CMV-DNA拷贝明显升高，加用丽科伟（注射用更昔洛韦）治疗。入院第3天血培养需氧瓶62小时报警革兰阳性杆菌。入院第4天病人出现发热，最高体温38.2℃。病人于2018-04-18行CT引导下肺穿刺活检，取组织3条。复查hsCRP 68.74mg/L；红细胞沉降率 115mm/h；次日肺组织全自动需氧培养20小时报警，质谱分析为马红球菌，血培养回报亦为马红球菌。追问病史，病人1年前曾有骑马，接触牛、马粪便经历。改用阿奇霉素0.5g、每日1次及左氧氟沙星0.5g、每日1次治疗，3天后热退。肺穿刺病理：（肺）少许纤维组织及肺组织呈急慢性炎，伴纤维组织增生，局部见粉染纤维素样物；特染结果：PAS染色（-），抗酸-TB未找到抗酸杆菌，六胺银（-），弱抗酸染色（-）。辅助检查（2018-04-28）：hsCRP 23.89mg/L；红细胞沉降率 119mm/h；CMV-DNA 1500copies/ml、EBV-DNA 500copies/ml；HIV-1 VL 702copies/ml；2018-05-04复查胸部CT示病变较前吸收。辅助检查（2018-05-07）：hsCRP 2.81mg/L；红细胞沉降率 56mm/h；CMV-DNA＜500copies/ml、EBV-DNA＜500copies/ml。T细胞亚群：CD4$^+$ 164/μl、NK 72/μl、CD4$^+$/CD8$^+$ 0.56%。病人近期未再发热，复查EBV和CMV-DNA转阴，停用丽科伟。HIV病毒载量下降，CD4$^+$T淋巴细胞绝对值上升，考虑抗病毒治疗有效，于2018-05-10好转出院。出院后继续口服绥美凯1片每晚1次、阿奇霉素250mg每日1次、可乐必妥0.75g每日1次、复方磺胺甲噁唑片1片、每日1次。2018-07-03（HAART3月）复查HIV-1 VL 114copies/ml；T、B细胞亚群：B细胞计数、NK细胞计数正常；CD4$^+$T淋巴细胞 260/μl，CD8$^+$T淋巴细胞计数正常，纯真CD4$^+$T淋巴细胞计数减少；CD8$^+$T淋巴细胞激活水平升高。2018-07-16复查胸部CT示双肺多发斑片影及片影较前减少，双肺新发多发小结节影（图3-2-20）。辅助检查（2018-07-23）：隐球菌抗原定性（-）；G试验 24.3pg/ml；红细胞沉降率 16mm/h；hsCRP 0.69mg/L；补体二项、免疫球蛋白三项（-）；TB-SPOT（-）。病人于2018-07-27再次入院诊治。查体：唇部可见大小约0.5cm×0.5cm疱疹，中下腹及右下腹深压痛，无反跳痛。病人抗病毒及抗细菌感染治疗3个月，HIV-1病毒载量明显下降，双肺原有病变较前减轻，但双肺新发多发结节，无伴随症状。病人炎性指标升高不明显，无结核中毒症状，TB-SPOT阴性，影像学非结核典型好发部位，暂不考虑结核感染可能，需警惕其他机会性感染，如隐球菌感染可能。给予大扶康400mg、每日1次，经验性抗真菌治疗，苄星青霉素240万U/周×3次治疗梅毒，余治疗同前。辅助检查（2018-08-03）：CMV-DNA、EB-DNA（-）。脑脊液：细胞总数 6×10^6/L、外观无色透明。脑脊液生化：CSF-Pro 0.39g/L、CSF-Cl 123mmol/L、CSF-Glu 3.7mmol/L。脑脊液墨汁染色、抗酸染色、诺卡菌涂片、真菌涂片、细菌涂片、隐球菌抗原定性（-）。骨髓涂片：增生尚可，粒：红=1.72：1。粒系中性分叶核粒细胞比例稍高，红系中、晚幼红细胞比例增高，浆细胞比例稍高（2.5%）。未见其他异常细胞及寄生虫。骨髓需氧＋厌氧培养（-）。肿瘤标志物均正常。颅脑MRI、全身骨显像、腹盆增强CT未见迁徙性病灶。复查胸部CT（2018-08-09）：双肺多发斑片结节影，部分较前体积缩小、密度浅淡；左肺下叶背段软组织影，较前稍缩小（图3-2-21）。鉴于抗感染治疗有效，出院，院外继续口服大扶康400mg每日1次。

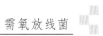

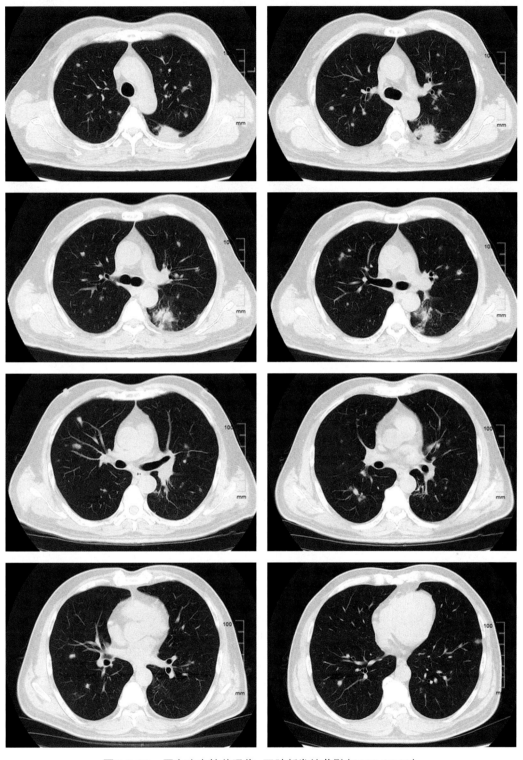

图3-2-20 原有病变较前吸收,双肺新发结节影(2018-07-16)

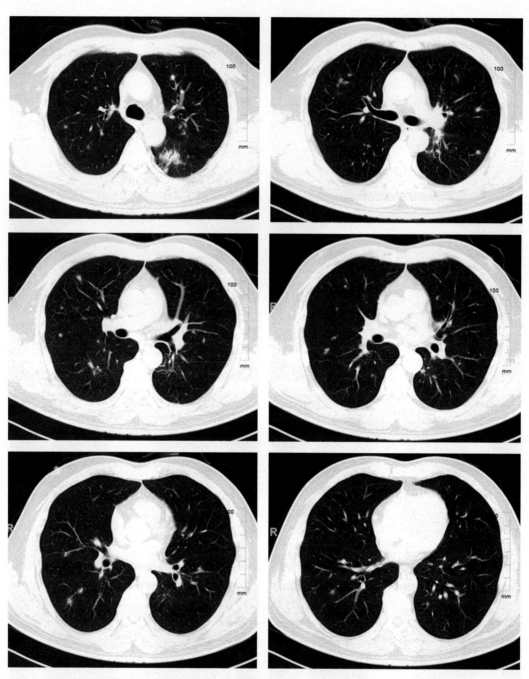

图3-2-21　病变较前吸收（2018-08-09）

【分析】艾滋病，即获得性免疫缺陷综合征（AIDS），其病原体为人类免疫缺陷病毒（HIV），亦称艾滋病病毒。HIV-1/2抗体检测是HIV感染诊断的金标准；HIV核酸定量（病毒载量）和CD4+T淋巴细胞计数是判断疾病进展、临床用药、疗效和预后的两项重要指标；HIV基因型耐药检测可为HARRT方案的选择和更换提供指导。从初始感染HIV到终末期是一个较为漫长复杂的过程，根据感染后临床表现及症状严重程度，HIV感染的全过程可分为急性期、无症状期和艾滋病期。艾滋病期为感染HIV后的最终阶段，病人CD4+T淋巴细胞计数多<200个/μl，HIV血浆病毒载量（>5000copies/ml）明显升高。此期主要临床表现为HIV相关症状、各种机会性感染及肿瘤。HIV相关症状：主要表现为持续1个月以上的发热、盗汗、腹泻；体重减轻10%以上。部分病人表现为神经精神症状，如记忆力减退、精神淡漠、性格改变、头痛、癫痫及痴呆等。另外还可出现持续性全身性淋巴结肿大，其特点为：①除腹股沟以外有两个或两个以上部位的淋巴结肿大；②淋巴结直径≥1cm，无压痛，无粘连；③持续时间3个月以上。

艾滋病病人由于其严重免疫缺陷，导致可能存在多种病原菌混合感染的可能，因此一元论推断肺内病灶性质可能会得出错误的结论。本例初起合并马红球菌感染，经抗病毒治疗后CD4⁺T淋巴细胞计数升到200个/μl以上，肺内病变经联合抗感染治疗后亦有所吸收。但随着病人免疫功能的恢复，肺内出现多发结节，此时需考虑混合感染可能。艾滋病易合并结核和真菌感染。结核病可发生在任何CD4⁺T淋巴细胞计数水平的艾滋病病人。CD4⁺T淋巴细胞计数较高病人的表现与普通结核病病人类似，而CD4⁺T淋巴细胞计数低的病人常表现为肺外结核病。抗酸染色涂片和培养仍是确诊结核病的主要方法。真菌感染临床上常见的是假丝酵母菌感染和隐球菌感染。艾滋病病人肺部隐球菌病

影像学表现缺乏特异性，无明显好发部位，双肺各叶均可累及，主要以实变、结节、空洞病变多见。艾滋病合并肺隐球菌病时肺内结节为最常见CT表现，而结节内空洞性病灶亦是常见的特征性影像学表现，空洞壁相对较薄，这种差别可能与艾滋病的免疫受损状态有关。肺隐球菌病免疫功能正常与否均可出现空洞，但免疫力低下时更易出现空洞。本例经抗病毒和抗感染治疗后病人免疫功能有所恢复，新发双肺多发结节符合隐球菌感染特点。本例隐球菌相关实验室检查均为阴性，但经验性治疗有效，支持该诊断。

（日照市中医院呼吸科 王 蕾 提供）

第三节 诺卡菌属

诺卡菌属（nocardia）隶属于细菌界、放线菌门、放线菌纲、放线菌亚纲、放线菌目、棒杆菌亚目、诺卡菌科（nocardiaceae）。以前曾将放线菌目归为真菌，这是由于放线菌目含有真菌特有的气生菌丝，后来通过研究其细胞壁，特别是对膜磷脂和肽聚糖组成分析，确定该菌目为需氧型细菌。诺卡菌科除诺卡菌属外，还包括戈登菌属、红球菌属、威廉姆斯菌属。

诺卡菌属目前属内有100多个通过表型、分子方法以及16S rRNA基因测序鉴定的物种。54个菌种与医学有关，常见的有脓肿诺卡菌（N.abscessus）、非洲诺卡菌（N.africana）、星形诺卡菌（N.asteroids）、巴西诺卡菌（N.brasiliensis）、假巴西诺卡菌（N.pseudobrasiliensis）、短链诺卡菌（N.brevicatena）、少食诺卡菌（N.paucivorans）、肉色诺卡菌（N.carnea）、皮疽（鼻疽）诺卡菌（N.farcinica）、新星（新）诺卡菌（N.nova）、豚鼠耳炎诺卡菌（N.otitidiscaviarum）、南非（德兰士瓦卡）诺卡菌（N.transvalensis）、老兵诺卡菌（N.veterana）、华莱士诺卡菌（N.wallacei）和盖尔森基兴（圣乔治教堂）诺卡菌（N.cyriacigeorgica）等。诺卡菌属DNA G＋C含量为64～72mol%，模式菌种为星形诺卡菌。

一、生物学分类

区分诺卡菌属和其他菌属，可采用以下方法：菌落形态特征和色素沉着、常规染色方法（如革兰染色）、抗酸染色（如Ziehl-Neelsen染色或Kinyoun染色）、部分抗酸染色、甲基胺银染色、溶菌酶肉汤培养、产生气生菌丝、分枝菌酸和基质辅助激光解吸电离飞行时间质谱（MALDI-TOF-MF）等。由于生化方法精度不高，诺卡菌属和其他需氧放线菌属较易混淆，因此分子技术，如聚合酶链反应（PCR）、PCR-RFLP等被用于准确识别。

需氧放线菌细胞壁化学分析有助于菌株属水平鉴定，不适用于种水平的鉴定。根据细胞壁中二氨基庚二酸存在形式及糖类型可将各个不同的属划分成不同的细胞壁类型。需氧放线菌及其相关属含有较高水平的细胞壁脂质，

脂质分析也有助于属水平划分。放线菌科细胞壁为IV型，其肽聚糖包括二氨基庚二酸、阿拉伯糖和半乳糖。诺卡菌属细胞壁最重要的组合是一个α-支链、β-羟基结构的高分子量脂肪酸链，称为分枝菌酸（mycolic acid），它连接在由阿拉伯糖和半乳糖交替连接形成的杂多糖链上，并通过磷酯键与肽聚糖链相连接。分枝菌酸与微生物的染色特性和致病性有关。根据构成分枝菌酸碳原子数目，能将含分枝菌酸需氧放线菌区分至属水平。与分枝杆菌属不同，诺卡菌属的分枝菌酸链较短（40～60碳原子）。细胞壁中含有分枝菌酸的微生物属除诺卡菌属外，还包括迪茨菌属（dietzia）、戈登菌属（gordona）、红球菌属（rhodococcus）、慢反应脂肪酸属（segniliparus）、冢村菌属（tsukamurella）和威廉姆斯菌属（williamsia），这些菌属具有相当密切的亲缘关系。与其他不含分枝菌酸的需氧放线菌属相比，这些富含分枝菌酸的属与棒杆菌属（corynebacterium）和分枝杆菌属（mycobacterium）显示出更近的亲缘关系。以上9个菌属均归于棒杆菌亚目，该亚目各属至少具有弱抗酸性，但棒杆菌属、威廉姆斯菌属除外，迪茨菌属不定。甲基萘醌类是存在于需氧放线菌细胞膜上的类异戊二烯醌型，其异戊二烯单元数目和C3位异戊烯基侧链不饱和程度存在属间差异。甲基萘醌分析尤其有助于将诺卡菌与其他含分枝菌酸的需氧放线菌鉴别开来。

诺卡菌属的分类学史充满了困惑和争议。1888年法国兽医Edmond Nocardia在瓜德罗普（法属岛屿）从一例患牛皮疽病（淋巴结炎）的牛身上分离出诺卡菌，引起肉芽肿、脓肿和肺疾病。1889年Trevisan将该菌株命名为皮疽（鼻疽）诺卡菌，并对其主要特征进行了描述，且定义了包括皮疽诺卡菌分离株和其他5个物种在内的属。鉴定为皮疽诺卡菌的菌株分别保存在两个单独的培养基中（ATCC3318和NCTC4524）。1890年，Eppinger从人脑脓肿中分离出一种细丝状、有分枝的微生物，并将其命名为星状分枝丝菌（cladothrix asteroides），随后，该菌株被重新命名为星形诺卡菌。1954年，皮疽诺卡菌（ATCC3318和NCTC4524）

成了诺卡菌属和该种的模式菌株（ATCC3318）。1962年，Gordon和Mihm在分类学研究中发现ATCC3318与被称为星形诺卡菌的分离菌株之间没有表型差异。由于皮疽诺卡菌菌株（ATCC3318）的分类学地位尚不确定，而且星形诺卡菌已成为该属分离株最常见的名称，Gordon和Mihm请求国际司法委员会将这两个物种归为一类，并采用星形诺卡菌作为诺卡菌属的模式菌种，并选择了一株新的菌株ATCC19247作为该属的模式菌株。但是，Tsukamura1969年在对ATCC3318菌株和收集到的星形诺卡菌进行生化和免疫分析时发现，ATCC3318和其他星形诺卡菌并不相同，进一步用豚鼠皮肤反应和DNA相关检测研究亦证实两者不一样，国际鉴定委员会同意继续采用皮疽诺卡菌这一名称。值得注意的是，尽管皮疽诺卡菌是诺卡菌属中最早命名的，但微生物学家对它的命名仍有许多不同意见。一些标明为皮疽诺卡菌的菌株含有诺卡菌分枝菌酸（ATCC3318），应属于诺卡菌属，而另一些菌株含有分枝菌酸（NCTC4524；CID378；ATCC13781），应属于分枝杆菌属。为了避免混乱，选择ATCC23826为新的标准菌株。

1982年，Tsukamura将星形诺卡菌分成两个亚群，A亚群的标准菌株为ATCC19247，B亚群命名为新星诺卡菌，其标准菌株为ATCC33726。美国的两个地区中，新星诺卡菌占临床鉴定为星形诺卡菌菌株的20%，说明此菌具有临床意义。1986年出版的第9版伯杰氏细菌鉴定手册中，诺卡菌属包括9个菌种，即星形诺卡菌、皮疽诺卡菌、巴西诺卡菌、豚鼠耳炎诺卡菌、短链诺卡菌、N.amarae、N.vaccinii、南非诺卡菌和肉色诺卡菌。

Wallace等1988年提出了一个具有突破性的致病性诺卡菌株分类方法，他们根据纸片扩散药敏方法进行分类，将78株经生物化学鉴定的星形诺卡菌分成六种不同的药物模式类型（drug pattern types）和另一种混合型。对上述星形诺卡菌不同药物模式类型分离株的65kDa hsp65基因和16S rRNA基因序列分析表明，这6种药物模式类型的基因序列存在足够的差异，最终可以划分为6个群。包括脓肿诺卡菌（药物模式I）、后来命名的短链诺卡菌和少食诺卡菌（药物模式II）、新星诺卡菌复合群（药物模式III）、南非诺卡菌复合群（药物模式IV）、皮疽诺卡菌（药物模式V）和盖尔森基兴诺卡菌（药物模式VI）。有趣的是，星形诺卡菌的模式菌株属于混合型（miscellaneous），呈现出独特的易感模式。

通过对与星形诺卡菌相关的生物表型的仔细分析，以前在病人标本中鉴定为星形诺卡菌的许多微生物按照今天

的标准是被错误识别的，而且大多数属于不同的菌种。事实上，在Wallace1988年的文章中，大部分的星形诺卡菌分离株属于药物模式VI（35%），多为美国南部病人。药物模式类型VI的分离株随后被证明为盖尔森基兴诺卡菌，可能是在分子检测之前报告的大多数人类感染的主要致病菌。与星形诺卡菌模式菌株基因相同的菌株（ATCC19247）从临床标本中分离出来非常罕见，该物种也称作严格意义上的星形诺卡菌（sensu stricto sensu stricto），已不再被认为是人类标本中最常见的诺卡菌物种。

随着新的诺卡菌种的不断发现，原先的分类方法已不能满足当前的分类需求。Brown-Elliott等2006年进一步解析了Wallace等的分类方法，将诺卡菌分为9个群，分别是：①星形诺卡菌复合群（Nocardia asteroides complex）；②脓肿诺卡菌，分型属于原药敏试验I型；③短链/少食诺卡菌复合群（Nocardia brevicatena/paucivorans complex），分型属于原药敏试验II型，包括短链诺卡菌、少食诺卡菌；④新星诺卡菌复合群（Nocardia nova complex），分型属于原药敏试验III型，包括非洲诺卡菌、克鲁切克诺卡菌（N.kruczakiae）、新星诺卡菌、老兵诺卡菌和苛养（优美）诺卡菌（N.elegans）；⑤南非诺卡菌复合群（Nocardia transvalensis complex），分型属于原药敏试验IV型，包括严格意义上的南非诺卡菌、布氏诺卡菌（N.blacklockiae）、华莱士诺卡菌和一些未命名的诺卡菌；⑥皮疽诺卡菌（Nocardia farcinica），分型属于原药敏试验V型；⑦盖尔森基兴诺卡菌，分型属于原药敏试验VI型；⑧巴西诺卡菌（Nocardia brasiliensis）和假巴西诺卡菌（Nocardia pseudobrasiliensis）；⑨豚鼠耳炎诺卡菌复合群（Nocardia otitidiscaviarum Complex），原称为Nocardia caviae。

二、微生物学特点

1.形态与染色　诺卡菌属是最常分离到的需氧放线菌人类病原菌。革兰染色菌体通常显示为非常长且纤细的、分枝明显的小串珠样革兰阳性杆菌（图3-3-1），部分革兰染色不易着色或着色不均（图3-3-2）。培养早期可见丰富的菌丝体（图3-3-3），常有次级分枝，培养后期菌体裂解为球形或杆状，在镜下易被误为链球菌。与链球菌不同，诺卡菌小串珠间通常不会互相紧密相邻。当用培养物制备涂片时，菌体可显示链球菌样链或小分枝样丝状体，可能是由于脆弱的诺卡菌菌丝体在涂片过程中破裂所致（图3-3-4）。痰标本直接涂片革兰染色可见典型的分枝菌丝，菌丝成90°分枝角具有诊断意义。

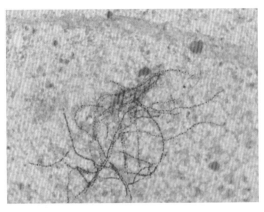

图3-3-1 痰涂片，皮疽诺卡菌，革兰染色阳性

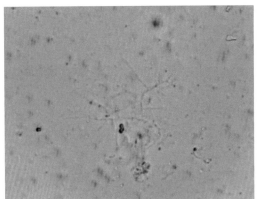

图3-3-3 痰皮疽诺卡菌菌丝，KOH压片

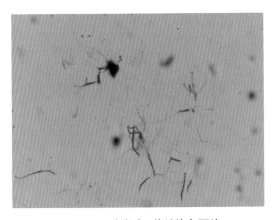

图3-3-2 脑脊液，革兰染色不均

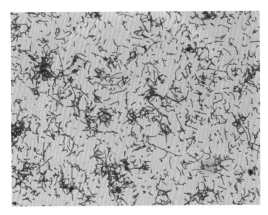

图3-3-4 皮疽诺卡菌，菌落直接涂片

分枝杆菌的细胞壁有大量含有分枝菌酸的脂质，包围在肽聚糖的外面，不易着色，但通过加热及延长染色时间着色后，不易被酸性脱色剂退色，故称为抗酸染色（acid-fast staining）。抗酸杆菌和苯酚品红结合后，盐酸酒精不能退色，碱性亚甲蓝不能着色，组织切片上背景为蓝色，抗酸杆菌为红色。部分诺卡菌弱抗酸染色阳性（图3-3-5），用不同浓度的脱色液进行抗酸染色，所用脱色液浓度越低，抗酸染色阳性率越高。抗酸染色结果与培养诺卡菌的培养

基类型及诺卡菌的培养时间均有关系。若脱色时间延长，则抗酸染色为阴性。诺卡菌标准抗酸染色（3%盐酸）阴性，呈现蓝色（图3-3-6），而采用改良的弱抗酸染色（脱色剂为1%硫酸水溶液）则为阳性，此点能与结核分枝杆菌区别。抗酸染色的结果仅能作为辅助性诊断，不能作为最终的诊断依据。在组织中诺卡菌易聚集形成团块或微粒，因此在脓性分泌物中肉眼可见的"硫黄样颗粒"，取微粒物镜检的阳性率高。诺卡菌不形成芽胞，无鞭毛。

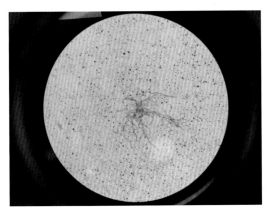

图3-3-5 皮疽诺卡菌，弱抗酸染色阳性

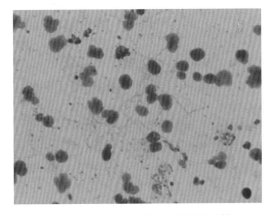

图3-3-6 皮疽诺卡菌，抗酸染色阴性

2.培养特性 诺卡菌是专性需氧菌，一般在25～45℃均能生长，但不同种的诺卡菌其最适生长温度并不相同。诺卡菌菌落形态种与种之间存在差异，即使同一种内株与株之间也常有不同。诺卡菌营养要求不高，在多种培养基上均能生长。目前可培养诺卡菌的培养基有血琼脂培养基（图3-3-7）、沙保弱培养基（图3-3-8）、巧克力培养基、亚硫酸盐培养基、牛心浸液血琼脂、脑心浸液培养基、罗氏培养基、胰蛋白胨大豆肉汤培养基等。诺卡菌一般生长缓慢，培养24～48小时后才长出非常细小的菌落，随着培养时间延长，菌落可呈白色、淡黄色或橘红色（图3-3-9，图3-3-10），初代分离常需孵育1周，有时甚至需4～6周。诺卡菌培养的另一个特点是，涂片时难以将该菌挑起和移动，这是由于诺卡菌的营养菌丝与培养基结合紧密，故难以挑起和移动。

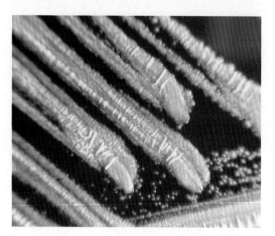

图3-3-7 皮疽诺卡菌，血平板5天

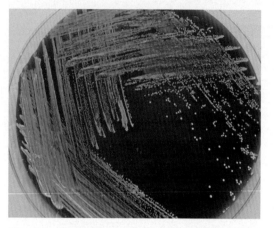

图3-3-9 皮疽诺卡菌，培养3天，菌落较小，淡黄色，干燥

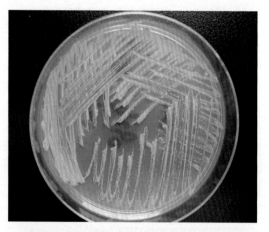

图3-3-8 皮疽诺卡菌，SDA培养基培养4天

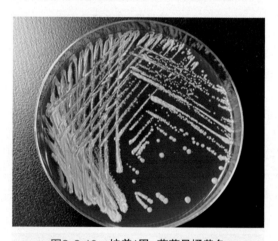

图3-3-10 培养1周，菌落呈橘黄色

诺卡菌在不同培养基上或不同的培养时间菌落形态差异很大，可出现光滑到颗粒状、不规则、表面皱褶或堆集的菌落（图3-3-11，图3-3-12）。诺卡菌菌落多光滑而干燥（部分可湿润），过度延长培养时间，湿润菌落也会变得干燥有皱褶。诺卡菌几乎都能形成气生菌丝，使菌落表面出现粉状或天鹅绒样气生菌丝体（图3-3-13），菌落有泥土气味。不同种在固体培养基上可产生不同的色素（图3-3-14），包括乳酪色、黄色、粉红色、珊瑚红色和橘红色等。

大多数星形诺卡菌的菌落为黄色或深橙色，也可呈乳白色，同一株菌的菌落形态和颜色可呈异质性。豚鼠耳炎诺卡菌类似星形诺卡菌，呈黄色或橘黄色（图3-3-15）；巴西诺卡菌的分离株通常呈淡黄色；而盖尔森基兴诺卡菌的分离株经常产生一种褐色的可扩散色素，这种色素在其他念珠菌中很少见。绝大多数诺卡菌属细菌耐受溶菌酶。诺卡菌在液体培养基中生长形成菌膜，浮于液面，液体澄清（图3-3-16）。

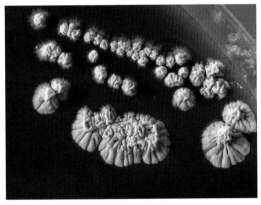

图3-3-11 盖尔森基兴诺卡菌,35℃培养7天,菌落光滑,部分呈皱褶样

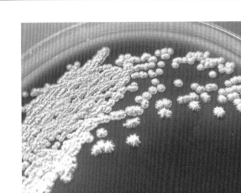

图3-3-14 北京诺卡菌,菌落乳白色

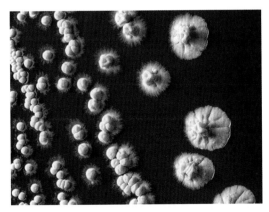

图3-3-12 盖尔森基兴诺卡菌,35℃培养15天,菌落呈皱褶样

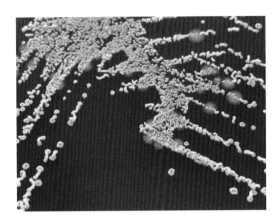

图3-3-15 豚鼠耳炎诺卡菌,菌落淡黄色

(温州医科大学附属乐清医院检验科 林雪峰 提供)

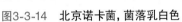

图3-3-13 盖尔森基兴诺卡菌,脑回样放射状沟纹,中央凸起,灰白色,有微绒毛样气生菌丝

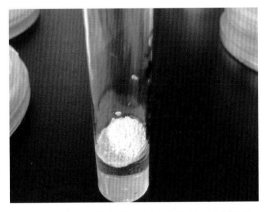

图3-3-16 巴西诺卡菌,肉汤培养基35℃培养3天,表面生长,液体澄清

三、致病机制

根据病原菌与宿主细胞的关系，病原菌分为胞外菌和胞内菌两类。胞外菌是指可以在宿主细胞外的细胞间隙、血液、淋巴液、组织液等体液中生长繁殖的细菌，它们在体外可以在没有活细胞的人工培养基中生长。胞内菌又分两种，即兼性胞内菌和专性胞内菌。兼性胞内菌是指在宿主体内，主要寄居在细胞内生长繁殖，在体外无活细胞的培养基中亦可生长。专性胞内菌则不论在体内体外，都必须在活细胞内生长繁殖。对人类重要的兼性胞内菌有结核分枝杆菌、伤寒沙门菌、布鲁菌、嗜肺军团菌等，它们主要寄居在人体单核-吞噬细胞中。专性胞内菌有引起斑疹伤寒、恙虫病的立克次体，引起Q热的柯克斯体，引起沙眼、性病淋巴肉芽肿的衣原体等。它们主要寄居在人体的血管内皮细胞和上皮细胞内，有时亦可在单核-吞噬细胞内发现。

人体有三道防线抵御病原体的攻击。皮肤和黏膜构成了人体的第一道防线，包括物理屏障、化学屏障、生物屏障，它们不仅能够阻挡病原体侵入人体（物理屏障），而且它们的分泌物（如乳酸、脂肪酸、胃酸和酶等）还有杀菌的作用（化学屏障）。黏膜的某些附属物如鼻毛、气管黏膜上纤毛等有阻挡和清除异物的作用。皮肤和黏膜表面寄居有很多的不致病微生物，那些微生物同样也起到杀菌抑菌作用（生物屏障）。体液中的杀菌物质（如溶菌酶）和吞噬细胞构成人体的第二道防线，具有溶解、吞噬和消灭病原体的作用。前两道防线是人类在进化过程中逐渐建立起来的天然防御功能，特点是人人生来就有，不针对某一种特定的病原体，对多种病原体都有防御作用，因此称为非特异性免疫（又称先天性免疫）。人体的第三道防线主要是由免疫器官（如扁桃体、淋巴结、胸腺、骨髓和脾等）和免疫细胞（淋巴细胞、单核-巨噬细胞、粒细胞、肥大细胞）组成。第三道防线是人体在出生以后逐渐建立起来的后天防御功能，特点是出生后才产生的，只针对某一特定的病原体或异物起作用，因而称为特异性免疫（又称后天性免疫）。

胞内菌突破人体第一道防线后，在组织中首先遇到巨噬细胞的抵抗。巨噬细胞虽能吞噬胞内菌，但不能杀死它们，而胞内菌反而能在细胞内生存甚至繁殖。只有当第三道防线建立，亦即人体对某种胞内菌产生特异性免疫后才能真正对胞内菌发动攻击。抗胞内菌的获得性免疫机制主要是以T细胞为主的细胞免疫，因特异性抗体分子量大，不能进入胞内菌寄居的宿主细胞内与之作用。特异性细胞免疫应答反应包括两种类型。一为CD4[+]Th1细胞产生多种细胞因子；另一为CD8[+]细胞毒性T淋巴（cytotoxic T lymphocyte，CTL）细胞。CD4[+]Th1细胞产生γ-干扰素，是巨噬细胞的强力激活剂，可使其吞噬胞内菌的强度增大，赋予巨噬细胞对胞内菌的杀伤力，有利于清除寄居在细胞内的病原菌。CD8[+]CTL细胞能直接将穿孔素和粒酶等生物活性物质介入被胞内菌感染的细胞，破坏其完整性，病原菌释出后，再经过抗体调理而被吞噬细胞吞噬杀灭。

胞内菌也有多种逃避人体的免疫杀伤的性能。例如嗜肺军团菌进入宿主细胞的途径与一般菌不同，可以避免受吞噬过程产生的强氧化物质的杀伤；结核分枝杆菌、伤寒沙门菌等能阻止吞噬细胞中的吞噬体和有大量杀菌物质的溶酶体融合；有的病原菌能逃逸到吞噬细胞的细胞质内，因为那里没有杀伤物质而得以幸存；麻风分枝杆菌寄居到没有杀伤力的神经鞘细胞中，也能逃避杀伤。

诺卡菌是一种选择性的细胞内微生物，生长在巨噬细胞和宿主组织中。诺卡菌在不同生长阶段毒力不同，在对数生长期的细胞壁含有分枝菌酸，能够增强诺卡菌的毒力，也可能影响诺卡菌聚集在某些组织的能力。感染诺卡菌后，宿主的嗜中性粒细胞能够抑制诺卡菌但不能杀死诺卡菌。活化的巨噬细胞能够激发细胞免疫，从而杀死诺卡菌。

诺卡菌通过产生索状因子（cordfactor）和诱导溶酶体酶活性以降低巨噬细胞中吞噬体和溶酶体的融合。吞噬体也称为吞噬小体，是一种在胞吞作用中在被吞噬物质周围形成的囊泡，这种囊泡由细胞膜向细胞内凹陷产生。吞噬体是一种在免疫过程中常见的细胞结构，入侵机体的病原微生物可在吞噬体中被杀灭、消化。在成熟过程中吞噬体需与溶酶体融合，生成兼具隔离与分解异己物质能力的吞噬溶酶体。诺卡菌利用溶菌酶酸性磷酸酶作为碳源，抑制细菌在吞噬过程中被酶杀死。诺卡菌和许多其他细菌一样，可转化为L型，这种形式可以在宿主体内停留一段时间，在某些情况下，通过提供条件和重建细胞壁成分，它可以恢复到原来的形式。

通过对诺卡菌株的全基因组测序分析，发现了一些毒性基因，如碱性磷酸酶、酪蛋白水解肽酶、溶细胞素、溶血酶、脂肪酶、金属蛋白酶、磷酸酶和磷脂酶等，诺卡菌的具体致病机制尚不清楚，有待进一步研究。

四、流行病学

诺卡菌是一种腐生型细菌，能够降解植物，从中获得生长所需的碳源、氮源。它在自然界中几乎随处可见，广泛存在于空气、土壤、海水、淡水、腐烂的植被及动物的排泄物中。诺卡菌病是散发性疾病，在全世界散在分布，可感染人类和动物（如鱼类、马、猫和犬等）。本病发生于任何人种、职业、年龄，成年人发病率较高，且多为男性，男性和女性的发病比为3:1，但这种差别是由于男性更易暴露于感染源造成的，而与性别上的遗传差异无明显相关。人与人之间的传播较少见。

诺卡菌是一种机会致病菌，不是人体正常菌群，一般不呈内源性感染。当机体免疫力低下，严重肺部疾患或手术外伤时可引起机会性感染。1890年，Eppinger报道了由诺卡菌引起的第一例人类感染病例，病人同时患有肺炎和脑脓肿。人体感染后会激活巨噬细胞和T淋巴细胞，引起细胞免疫应答，从而阻止病原菌的扩散，因此诺卡菌感染常见于细胞免疫缺陷病人，但有15%~38%的感染病人免疫功能正常。Steinbrink等研究了1994—2015年经培养证实的112名诺卡菌感染成年病人，并将免疫缺陷病人与非免疫缺陷病人进行了比较。免疫缺陷组包括实体器官移植、造血干细胞移植（HCT）、90天内接受化疗的血液系统肿瘤或实体肿瘤、遗传性免疫缺陷、使用免疫抑制剂治疗的自身免疫/炎性疾病或应用大剂量糖皮质激素治疗至少3周的病人。112名病人的平均年龄（55±17）岁，54人（48%）为女性，67人（60%）免疫功能低下，45人（40%）无免疫功能低下。54例（81%）免疫缺陷病人和25例（55%）非免疫缺陷病人存在肺部感染。免疫缺陷病人的肺诺卡菌病与应用大剂量糖皮质激素和异基因HCT有关，非免疫缺陷病人的肺诺卡菌病与吸烟、支气管扩张和其他慢性肺疾病有关。播散性感染在免疫缺陷病人中更为常见，在固体器官移植受者中最高。眼部感染在非免疫缺陷病人中更为常见。两组病人临床症状、体征无明显差异。两组病人的初始治疗均为复方磺胺甲噁唑（复方新诺明）联合或不联合碳青霉烯类药物。所有病人的1年死亡率为19%，包括18例（27%）免疫缺陷病人和3例（7%）非免疫缺陷病人。诺卡菌病的免疫缺陷病人比非免疫缺陷病人有更严重的疾病和更高的死亡率，但临床表现无差异。支气管扩张或其他结构性肺疾病为诺卡菌属呼吸道定植的重要危险因素。

肺和播散型性诺卡菌病与免疫受损相关，使患病风险增加的因素包括慢性肺疾病、肝硬化、淋巴系统恶性肿瘤、实体器官及骨髓或干细胞移植、长期使用糖皮质激素或患有库欣综合征、系统性红斑狼疮、系统性血管炎、溃疡性结肠炎、结节病、肾衰竭、低蛋白血症、HIV病毒感染等。职业接触亦可能成为感染的危险因素，如农业、建筑业等土壤、粉尘居多的环境增加了吸入及外伤暴露的概率。进年来由于肾上腺皮质激素和免疫抑制剂的广泛应用，诺卡菌病的发病率呈上升趋势。

不同种类的诺卡菌具有不同的地理优势、致病特征和药敏模式。在不同国家，主要致病菌株不同。有学者发现在干燥温暖的气候条件下诺卡菌病更易流行，并认为这可能是由于在干燥、多风的条件下，更利于机体吸入含诺卡菌的气溶胶。在美国，最常见的致病菌为盖尔森基兴诺卡菌，其次为巴西诺卡菌、皮疽诺卡菌、豚鼠耳炎诺卡菌和新星诺卡菌。盖尔森基兴诺卡菌和皮疽诺卡菌呈全国性分布，新星诺卡菌在美国西南部较为少见，而巴西诺卡菌在西南部和东南部地区更为常见。在中国台湾的亚热带气候中，巴西诺卡菌（47.8%）是最常见的致病性诺卡菌种，其次是星形诺卡菌（31.8%）、皮疽诺卡菌（6.3%）、

黄粉色诺卡菌（N.flavourosea）（3.5%）、豚鼠耳炎诺卡菌（2.7%）和新星诺卡菌（2.7%）。在西班牙北部温带气候中，诺卡菌最常见的种类是新星诺卡菌（29.6%），其次是皮疽诺卡菌（23.1%）、盖尔森基兴诺卡菌（15.1%）、脓肿诺卡菌（12.4%）和肉色诺卡菌（6.4%）。加拿大最常见的为星形诺卡菌，其次为盖尔森基兴诺卡菌、皮疽诺卡菌、脓肿诺卡菌及肉色诺卡菌。在日本，最常见的致病菌为星形诺卡菌复合群。在德国，最常见的致病菌株为皮疽诺卡菌。Huang等对2009—2017年中国7个城市8所三级综合医院采集的53株非重复诺卡菌株进行了分析，最常见的是皮疽诺卡菌（24.5%，13/53），其次是盖尔森基兴诺卡菌（20.8%，11/53）、萜烯诺卡菌（N.terpenica）（15.1%，8/53）、脓肿诺卡菌（9.43%，5/53）、豚鼠耳炎诺卡菌（7.55%，4/53）。Lebeaux等回顾性分析了2010年1月至2015年12月期间法国诺卡菌检测实验室鉴定出的793株诺卡菌。大部分菌株来自肺部（53.8%），最常见的是皮疽诺卡菌（20.2%）、脓肿诺卡菌复合体（19.9%）和新星诺卡菌复合群（19.5%）。皮疽诺卡菌的比例从2010年的13%显著上升到2014年的27.6%，其流行率随着时间的推移而增加。

近年来，诺卡菌病的临床和微生物谱发生了变化，这主要是由于复方新诺明预防性治疗的广泛应用、新型免疫抑制病人的出现以及分子技术对分离株识别能力的提高。Minero等回顾了分析了1995—2006年从临床标本中分离出的所有诺卡菌感染病人的临床记录。在研究期间，诺卡菌感染的发生率没有显著增加（1995—1998年为0.39/10万，2003—2006年为0.55/10万）。43例病人均为成人，且均痊愈。6例病人考虑定植，定植的物种是皮疽诺卡菌、新星诺卡菌和星形诺卡菌。所有考虑诺卡菌定植的病人都有严重的潜在肺部疾病，并接受了抗菌药物（6名病人）或糖皮质激素（4名病人）的治疗。其余37例病人（86.5%为男性）诊断为侵袭性诺卡菌病，最常见的基础疾病是人类免疫缺陷病毒感染（10例，27%），其次为慢性阻塞性肺疾病（8例，21.6%）、自身免疫性疾病（8例，21.6%），实体器官移植（7例，18.9%）、癌症（4例，10.8%）。诺卡菌病最主要的危险因素是皮质类固醇治疗（23例，62.2%）。诺卡菌所致肺部感染26例（70.3%），皮肤感染3例（8.1%），中枢神经系统感染2例（5.4%），播散感染5例（13.5%），中耳乳突炎感染1例（2.7%）。鉴别出的诺卡菌种类有：盖尔森基兴诺卡菌（32.4%）、皮疽诺卡菌（24.3%）、豚鼠耳炎诺卡菌（10.8%）、老兵诺卡菌（8.1%）、新星诺卡菌（5.4%）、脓肿诺卡菌（5.4%）、亚洲诺卡菌（2.7%）、北京诺卡菌（2.7%）、巴西诺卡菌（2.7%）、肉色诺卡菌（2.7%）和星形诺卡菌（2.7%）。利奈唑胺和阿米卡星对所有分离株均有活性，29.7%的分离株对米诺环素中介（最低抑制浓度为2 mg/L），10.8%的分离株对复方新诺明耐药，5.4%的分离株对亚胺培南耐药。8例（21.6%）复方新诺明预防性

用药病人发生诺卡菌病，5例（62.5%）对复方新诺明敏感，3例（37.5%）对复方新诺明耐药。所有病人死亡13例（35.1%），相关死亡率为21.6%（8例）。该研究表明，在该机构中，HIV感染已成为侵袭性诺卡菌病最常见的潜在疾病，其次是慢性阻塞性肺疾病。既往使用糖皮质激素是主要的危险因素，在50%以上的病人中存在。复方新诺明预防性使用不再被认为是预防诺卡菌病的高度可靠的方法。

五、临床表现

诺卡菌病（nocardiosis）是由诺卡菌属引起的亚急性、慢性局限性或播散性化脓性疾病，多由呼吸道吸入病原菌或经外伤感染引起。诺卡菌易被灰尘雾化，漂浮于大气之中，尤其是在空气干燥的地方，因此50%～70%肺部受累的病人是经呼吸道吸入细菌或断裂的菌丝片段这种途径被感染。其次是通过伤口感染，多见于器官移植感染、开放性胸外科手术后感染、开放性骨折处皮肤发生诺卡菌感染、车祸伤后感染、隆胸术后感染等。再其次是继发于其他疾病而感染，如继发于系统性红斑狼疮、淋巴瘤、白血病、长期应用免疫抑制剂等。诺卡菌还可能通过院内感染。

诺卡菌病的临床表现因诺卡菌种类、地理位置和季节而异。在美国，星形诺卡菌复合群主要引起肺部感染，皮疽诺卡菌通常与播散性感染有关，巴西诺卡菌通常导致局限性感染。Larruskain等2011年研究发现，95.2%（177/186）的诺卡菌临床分离株来源于呼吸道标本，1.6%（3/186）来源于皮肤脓肿（均为皮疽诺卡菌），1.6%（3/186）来自血培养（两例皮疽诺卡菌和一例新星诺卡菌），1.1%（2/186）来源于尿液（新星诺卡菌）和0.5%（1/186）来源于脑脓肿（脓肿诺卡菌）。

按感染部位的不同，可分为肺诺卡菌病、皮肤诺卡菌病、颅内诺卡菌病、播散性诺卡菌病，以肺诺卡菌病常见。播散性诺卡菌病见于免疫缺陷宿主，而免疫功能正常的病人多表现为局限性皮肤感染。诺卡菌感染可扩散到全身，约75%以肺部为原发病灶，临床表现缺乏特征性，多有发热、咳嗽、咳痰、胸闷等症状，累及胸膜可出现胸痛，约1/3会出现胸腔积液，其中以脓性胸腔积液居多，10%～40%的诺卡菌病病人会出现脓胸。极少数会与支气管或胸壁相连形成瘘管从而形成脓气胸。

诺卡菌肺外感染通常由肺部原发病灶经血行播散所致，约1/3病人侵入脑、皮肤、眼睛（角膜炎）、心脏瓣膜、肝脏、脾脏、肾上腺、甲状腺等部位，形成迁徙性脓肿。脑部是最常见的继发感染部位。颅内诺卡菌病引起脑膜炎或脑脓肿（图3-3-17，图3-3-18），影像学表现可类似脑肿瘤或脑梗死。皮肤诺卡菌病多由破损的皮肤接触带菌的土壤所致，特别在刺伤后可引起感染，感染也以化脓和坏死为特征，表现为皮肤浅表溃疡、脓肿或蜂窝组织炎，与葡萄球菌或链球菌感染相似，可形成结节、脓肿、慢性瘘管（图3-3-19，图3-3-20）。从瘘管中可流出许多小颗粒，即诺卡菌的菌落，好发于足和腿部，称为足菌肿（mycetoma），主要病原菌为巴西诺卡菌。各种诺卡菌也可导致角膜炎和其他眼部感染。Benedict和Iverson在1944年首次报道了诺卡菌角膜炎病例。诺卡菌引起的角膜炎在正常人中是由于眼部外伤和眼部手术引起，比如在白内障摘除术后；在免疫力低下病人是通过血行播散导致。诺卡菌的眼部感染包括葡萄膜炎、渗出性脉络膜炎、视网膜脓肿、视网膜脱落、角膜炎、虹膜炎、结膜炎、泪囊炎、视力降低和眼痛的眼内炎、巩膜外肉芽肿和巩膜炎等，发生内源性眼内炎的概率为0.6%～1%。诺卡菌眼部感染死亡率高，易致盲。

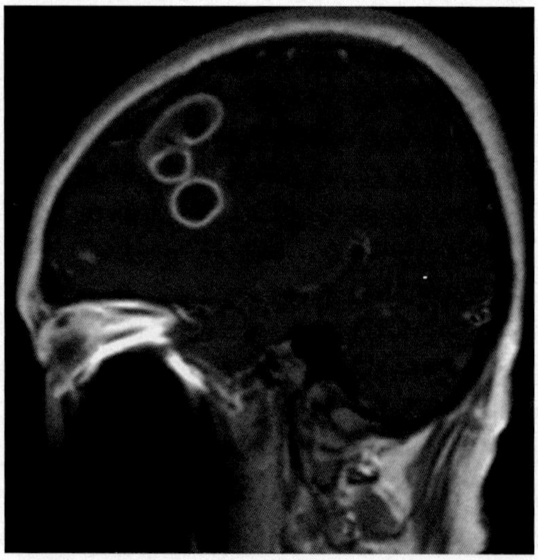

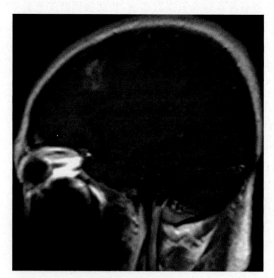

图3-3-17　男，43岁。特发性血小板减少性紫癜，口服甲泼尼龙片48mg每日1次和环孢素软胶囊100mg/d维持治疗。颅内多发脓肿

图3-3-18　复方新诺明治疗3个月余，5个月后复查颅脑MRI示颅内脓肿吸收

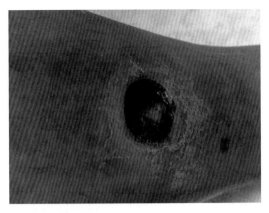

图3-3-19 诺卡菌感染伤口

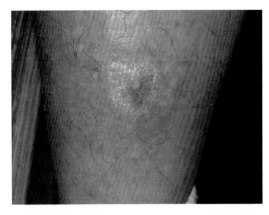

图3-3-20 伤口治愈

诺卡菌感染的其他临床表现包括菌血症、导管相关感染、骨髓炎、腹膜炎和心内膜炎等。大多数导管相关性血流感染 (catheter-related blood stream infection, CRBSI) 起源于插入部位，皮肤是引起血流感染的主要微生物来源。导致CRBSI的微生物主要有凝固酶阴性葡萄球菌、金黄色葡萄球菌、念珠菌及肠道革兰阴性杆菌。星形诺卡菌、新星诺卡菌、熊本诺卡菌和皮疽诺卡菌等引起的CRBSI偶有报道。虽然诺卡菌病可以通过血行播散感染几乎所有器官，但诺卡菌菌血症相对罕见，与中心静脉导管 (central venous catheter, CVC) 相关的菌血症更是罕见。例如，Torres等在1988—2001年，对德克萨斯大学安德森癌症中心的诺卡菌病病人的记录进行了评估，发现只有3例 (7%) 有CVC相关诺卡菌菌血症。Feng等2004年的研究报道了6例CVC相关诺卡菌菌血症病例。其中，两例是在接受输液港置入术 (Port-A-Cath) 进行化疗的儿科病人。6例病人中有5例在拔除导管并短期应用抗生素治疗后治愈。只有1名病人导管未被取出，再次感染。2例病人在抗生素治疗后停止化疗和免疫抑制剂治疗，留置原位导管治愈。与非导管相关的诺卡菌菌血症（死亡率很高）相比，CVC相关诺卡菌菌血症预后较好。腹膜炎是腹膜透析病人常见的问题。长期留置腹腔透析管，一方面创口处护理的不妥当可造成皮肤的感染，细菌可能被带入腹腔，另一方面透析本身也导致机体防御功能下降，使腹腔内环境发生改变，改变了腹膜的物质转运功能，从而增加了感染的概率。此外，有研究报道诺卡菌可引起自发性腹膜炎，诺卡菌非肠道内固定菌，引发自发性腹膜炎的情况多是误食了受诺卡菌污染的食物，且病人机体免疫力低下，诺卡菌从肠腔内易位至腹腔引起自发性腹膜炎。诺卡菌腹膜炎与其他引起腹膜炎的病因并无明显的症状上的不同，文献中也鲜有报道。脓肿

的形成罕见，但一旦确诊，需手术治疗和长期的抗菌治疗。Cargill等2010年报道了盖尔森基兴诺卡菌所致心内膜炎病例。

实验室检查可见外周血白细胞计数及中性粒细胞分类大多增高，红细胞沉降率升高达100%，多有低蛋白血症。白蛋白降低可见于慢性消耗性疾病，但在短期发病的肺炎中则少见。因此，若病人存在与肺炎发病时间不相符的白蛋白减少，则应考虑诺卡菌感染的可能。

六、影像学表现

该病影像学表现缺乏特征性，以斑片、实变影最常见，其次为结节、空洞影。具体可表现为：①局限或弥漫肺部浸润影：通常表现为肺小叶实变，相邻小叶病变融合后整个肺叶呈高密度影；累及肺间质表现为淡薄磨玻璃样影（图3-3-21，图3-3-22）。大部分以实变为主（图3-3-23～图3-3-26），病变常广泛分布（图3-3-27），亦可局限（图3-3-28，图3-3-29），部分实变的区域内可以观察到支气管充气征，和其他的炎性病变所致的实变影相同。②单个或多个结节、团块影：结节大小不等，可为粟粒样结节（图3-3-30～图3-3-32），大部分为较大结节影，易形成空洞（图3-3-33～图3-3-35），部分表现为团块影（图3-3-36～图3-3-38）。结节内呈较低密度，结节周围可以有晕征，类似于真菌感染。③空洞：因病变是化脓性感染，病灶坏死排出，空洞较常见，可发生在实变区（图3-3-39～图3-3-41）、结节状阴影或肿块内（图3-3-42）。空洞性病变较多出现在免疫功能低下病人中。④累及胸膜时，可出现胸腔积液，亦可表现为脓胸。慢性胸膜炎症可表现胸膜增厚，胸壁肌肉也可以水肿，失去正常的脂肪平面。⑤纵隔和肺门淋巴结肿大不常见（图3-3-43）。

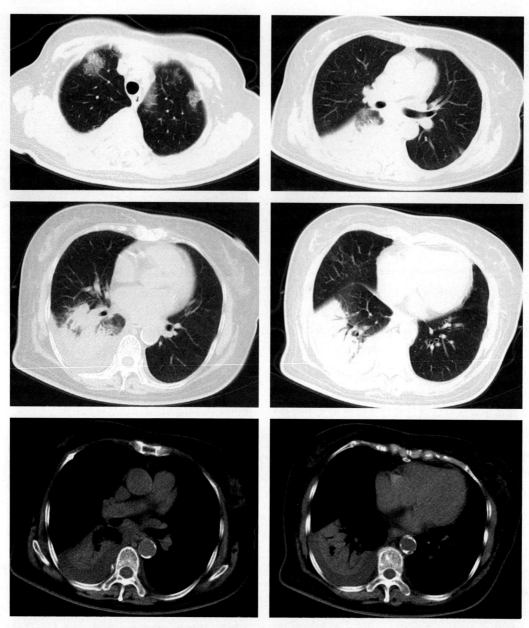

图3-3-21　女，79岁。咳嗽、咳痰20余天。既往有糖尿病病史20年。双肺上叶磨玻璃影，右肺下叶实变影，右侧胸腔积液，纵隔淋巴结肿大（2018-02-02）

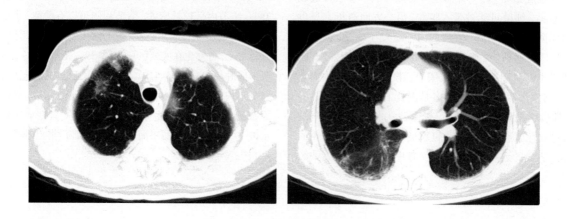

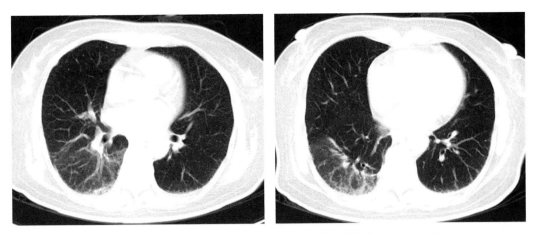

图3-3-22 复方磺胺甲噁唑治疗1个月,病变基本吸收(2018-03-09)

（四川省科学城医院呼吸科 王洪州 提供）

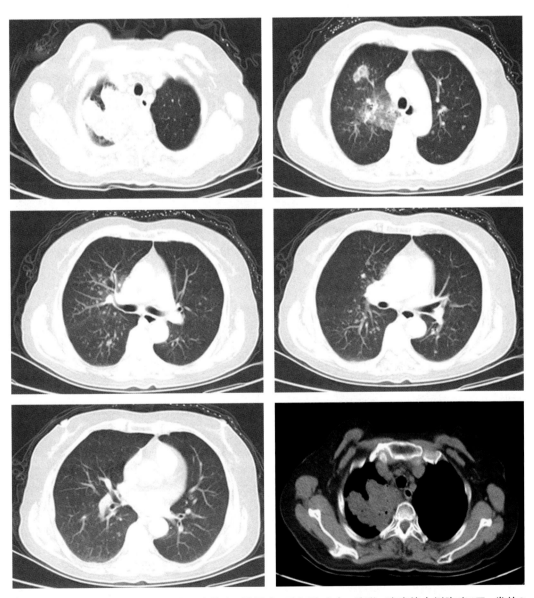

图3-3-23 女,60岁。有血小板减少性紫癜、糖尿病、脾切除病史。咳嗽、咳痰伴右侧胸痛4天,发热2
天。右肺上叶实变、空洞影,双肺多发结节、树芽征(2016-10-20)

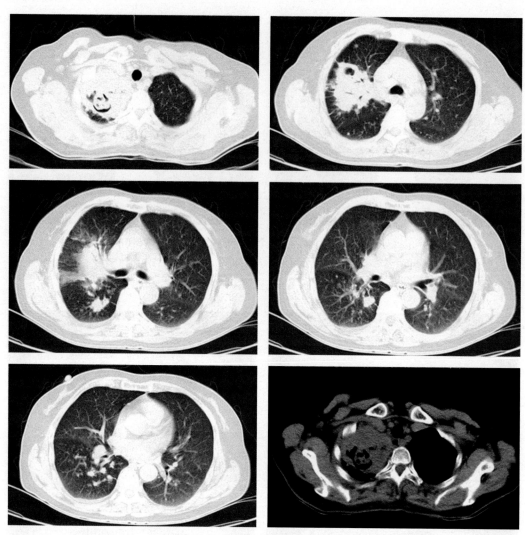

图3-3-24　应用拜复乐联合美洛西林治疗1周后疗效差,痰培养查到豚鼠耳炎诺卡菌,复查胸部CT示病
　　　　　变较前进展(2016-11-06)

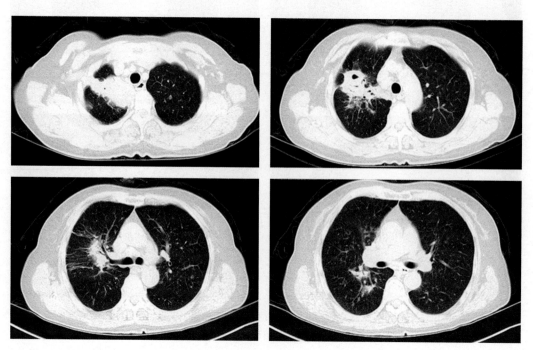

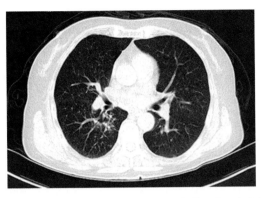
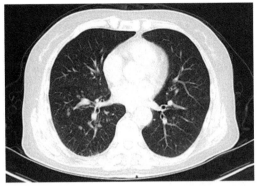

图3-3-25　应用复方磺胺甲噁唑、米诺环素、头孢曲松、阿米卡星抗感染治疗后,病变较前吸收(2016-12-06)

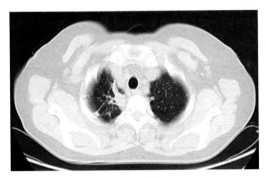
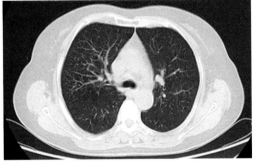

图3-3-26　继续治疗6个月,病变明显吸收(2017-05-10)

（滨州医学院附属医院呼吸科　刘伟丽　提供）

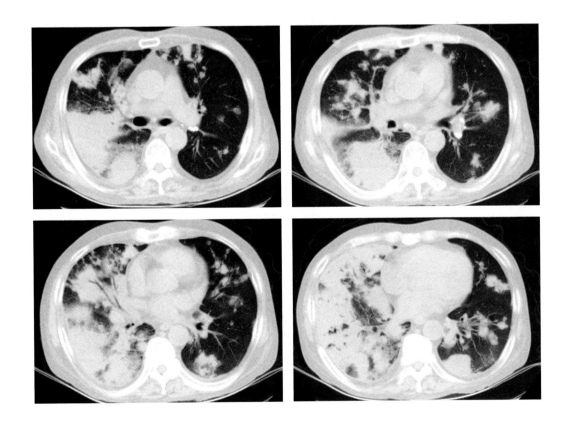

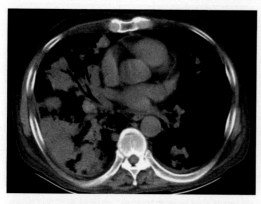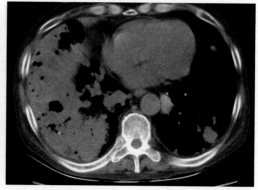

图3-3-27　男，62岁。COPD病史6年。双肺多发斑片、结节、实变影，可见支气管充气征，纵隔内可见肿大淋巴结，双侧少量胸腔积液

（滨州市人民医院呼吸科　王新安　提供）

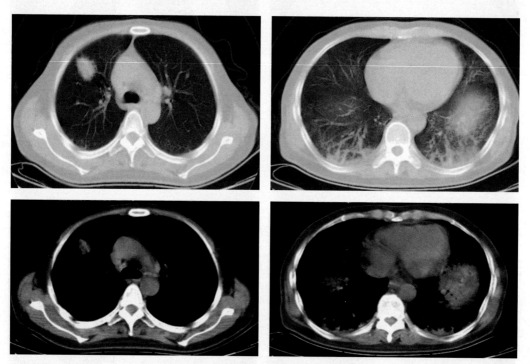

图3-3-28　男，51岁。盖尔森基兴诺卡菌感染，右肺上叶实变影，双下肺间质改变（2017-10-27）

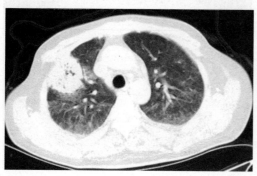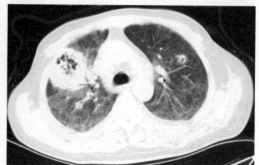

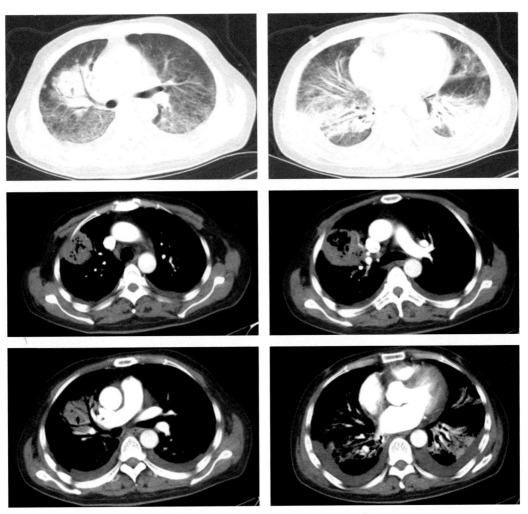

图3-3-29 右肺上叶病变较前增大，内见多发空洞和支气管充气征，左肺上叶小空洞影，左舌叶、右中叶、双肺下叶磨玻璃、实变影，双侧胸腔积液（2017-11-16）

（西京医院呼吸科 韩新鹏 提供）

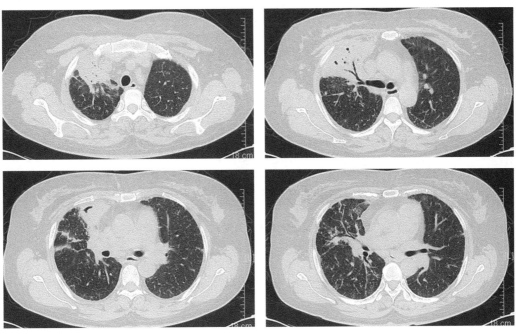

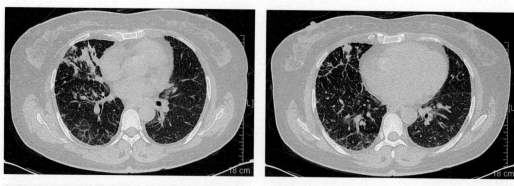

图3-3-30　女，44岁。播散性诺卡菌病（肺、肾），心功能不全。右肺上叶实变影，双肺多结节、网格影
　　　　　（2014-04-15）

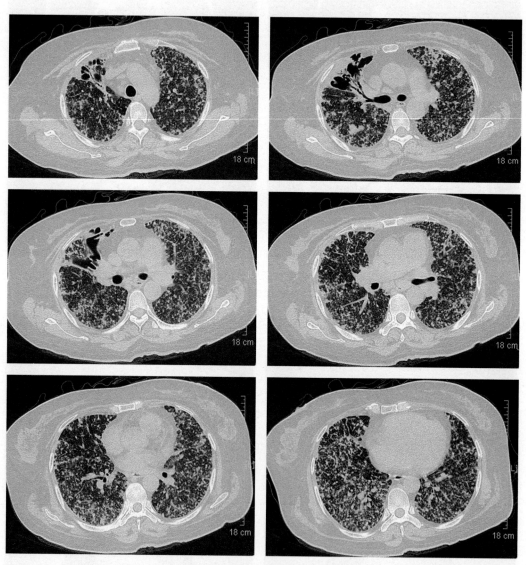

图3-3-31　病变较前进展，表现为双肺多发粟粒样结节影，右肺上叶实变区内多发坏死、空洞（2014-
　　　　　06-24）

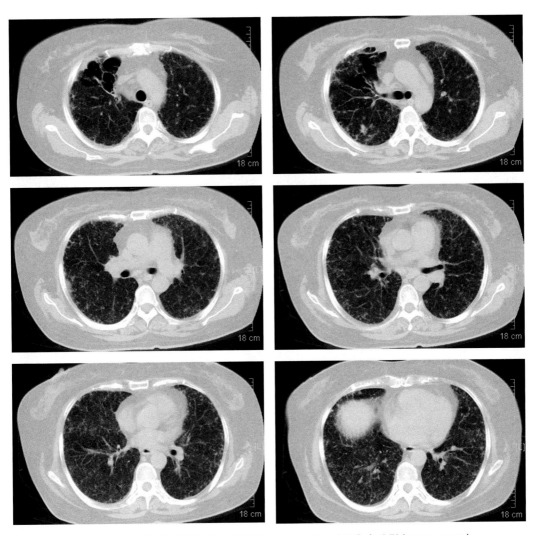

图3-3-32　双肺粟粒样结节影较前明显减少,右肺上叶多发囊腔影(2014-07-14)

(福州市肺科医院影像科　王　洁　提供)

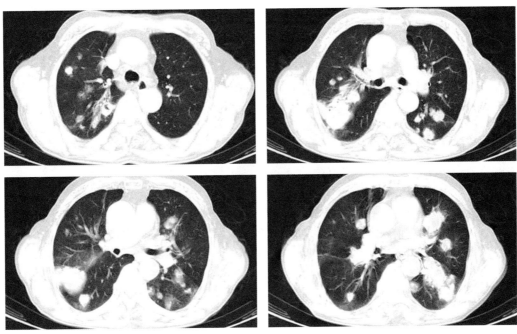

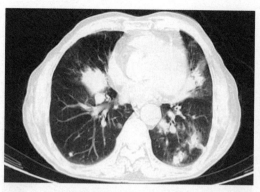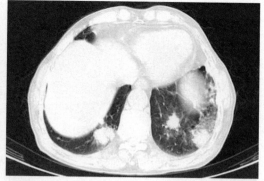

图3-3-33　男，69岁。咳嗽、咳痰伴发热4天。特发性血小板减少性紫癜病史2年余，3个月前始口服甲泼尼龙片3片每日1次。双肺大小不等结节、实变影（2018-10-03）

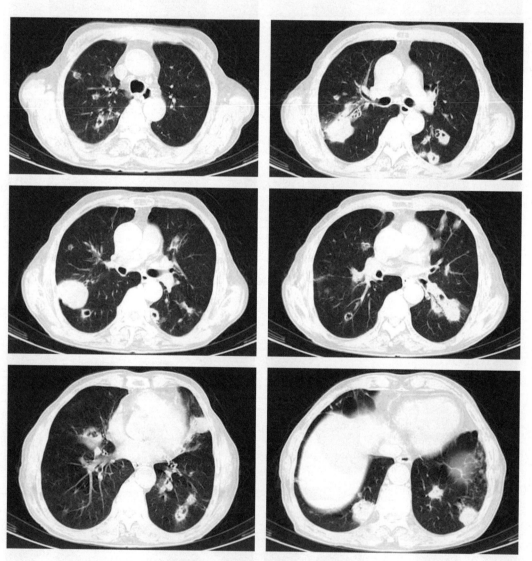

图3-3-34　病变较前吸收，双肺多发实变、结节、空洞影（2018-10-15）

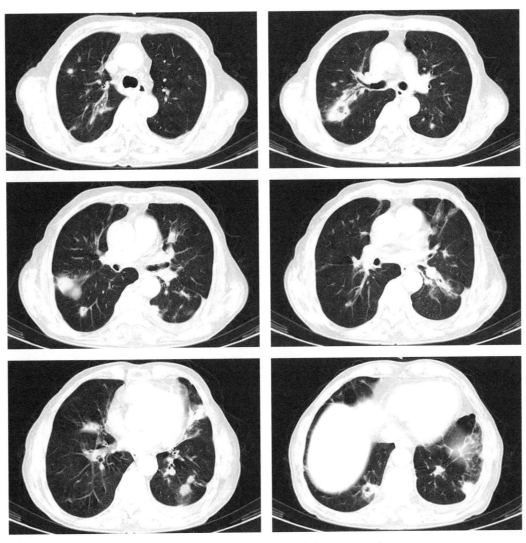

图3-3-35　病变较前进一步吸收（2018-10-27）

（杭州市余杭区中医院呼吸科　许丽佳　提供）

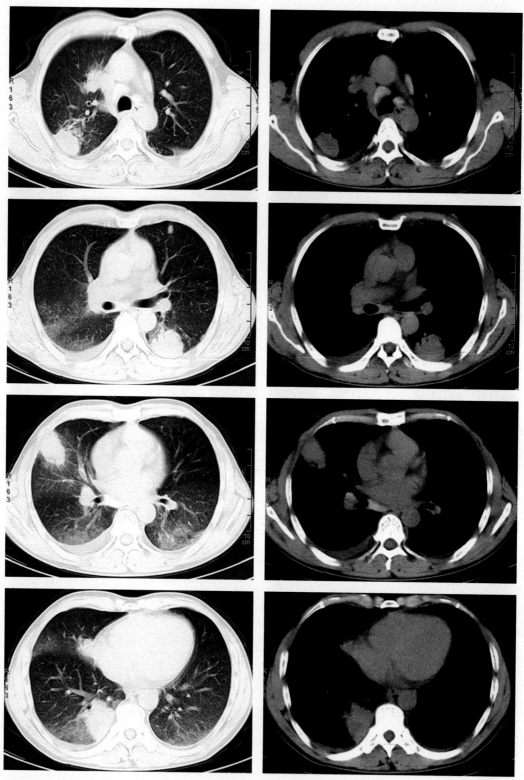

图3-3-36　男，52岁。发热、胸痛12天。双肺多发团块影，胸膜下为主，双侧少量胸腔积液，纵隔淋巴结肿大（2017-08-19）

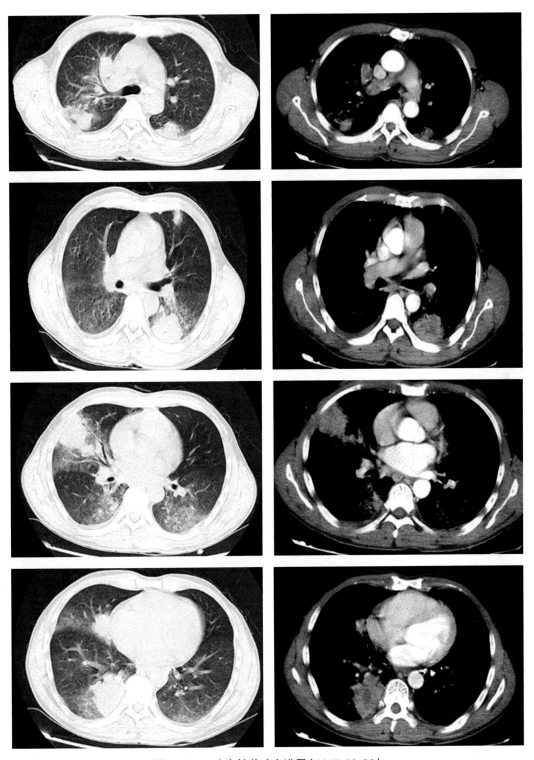

图3-3-37 病变较前略有进展（2017-08-22）

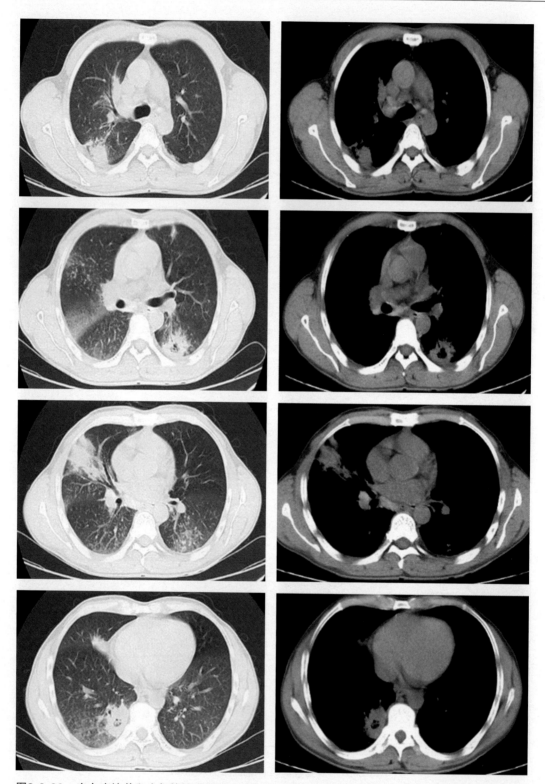

图3-3-38　病人痰培养和支气管镜灌洗液培养均检出诺卡菌,美罗培南联合复方新诺明抗感染治疗6
　　　　　天后病变较前吸收,空洞明显(2017-08-31)

（大理州人民医院RICU　赵红斌　提供）

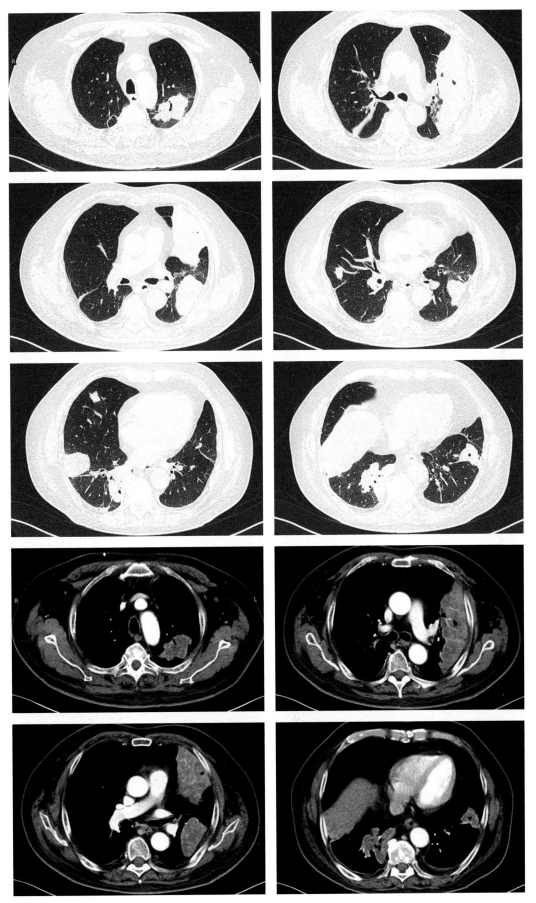

图3-3-39 男，73岁。左大腿皮肤破溃渗液。双肺多发实变影，部分内见空洞形成（2016-02-27）

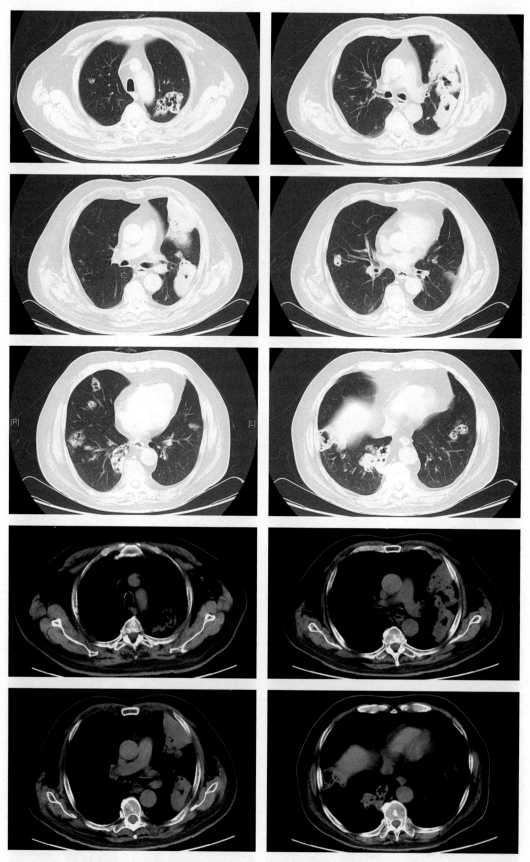

图3-3-40 病人腿部脓肿培养出巴西诺卡菌，应用复方新诺明和美罗培南治疗1周后病变较前吸收，空洞明显（2016-03-07）

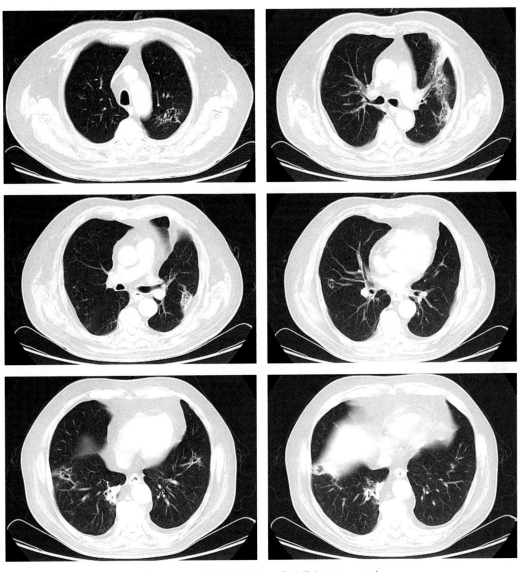

图3-3-41　2周后病变进一步吸收（2016-3-21）

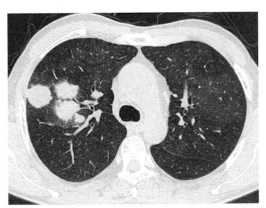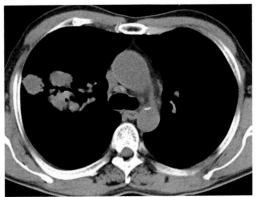

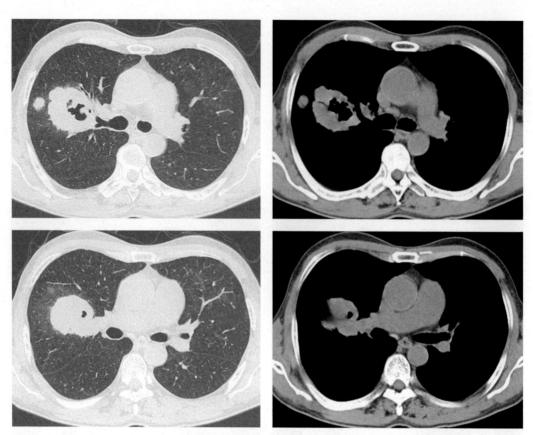

图3-3-42　男，52岁。因免疫相关性血细胞减少服用泼尼松和环孢素A治疗6个月。右肺上叶球形肿块影，内见空洞

（北京世纪坛医院影像科　孙小丽　提供）

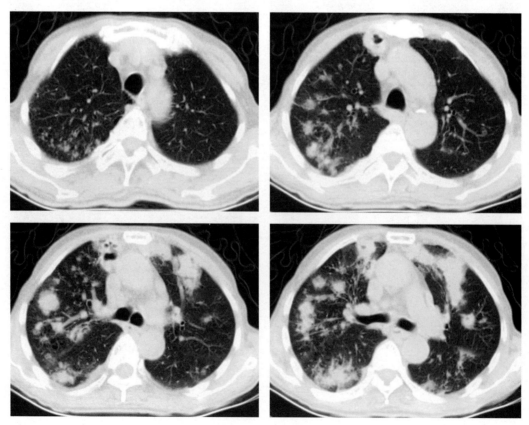

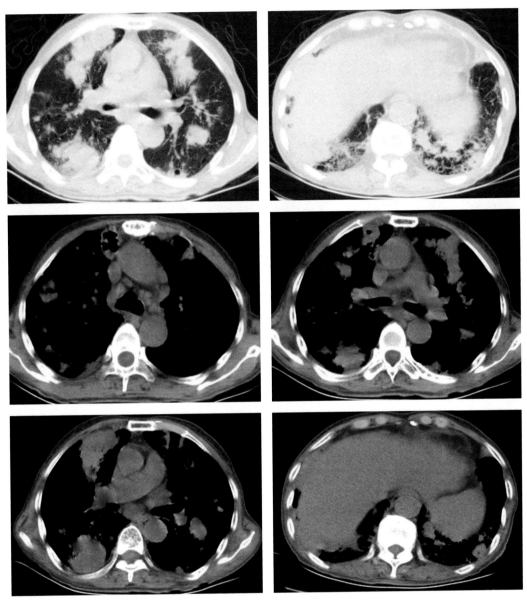

图3-3-43 男,76岁。COPD病史10年。双肺不规则斑片、结节、实变影,边缘模糊,以中下肺及肺外周为著,右肺上叶前段可见空洞。部分病灶内可见支气管通气征,胸膜局部增厚,两下肺见网格状间质改变。纵隔内可见肿大淋巴结

（滨州市人民医院呼吸科　王新安　提供）

吸入性诺卡菌感染早期常表现为支气管管壁增厚、小叶中心结节、树芽征和支气管扩张样改变,而存在结构性肺疾病如支气管扩张的病人可能增加诺卡菌定植的风险。与免疫功能受损的病人相比,免疫功能正常的病人胸部CT影像中支气管扩张和小叶中心结节状阴影发生率更高(图3-3-44,图3-3-45),此两种影像表现均较常见于非结核分枝杆菌感染,二者感染经常同时存在(图3-3-46)。

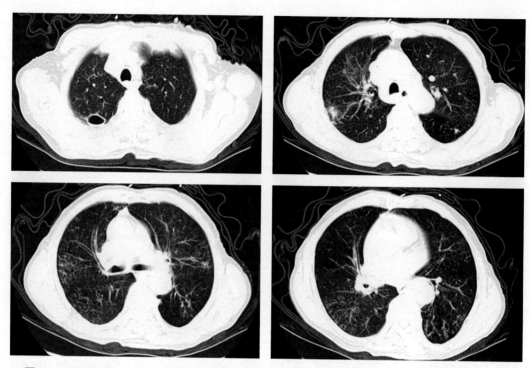

图3-3-44　男，86岁。右肺上叶后段空洞影，双肺支气管扩张和小叶中心结节表现（2014-01-13）

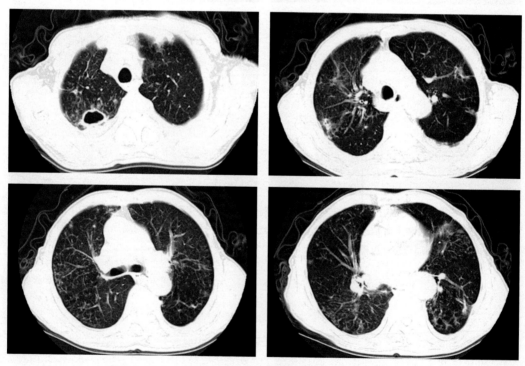

图3-3-45　16个月后复查，病变较前略有进展（2015-05-15）

（长沙市第一医院呼吸科　周志国　提供）

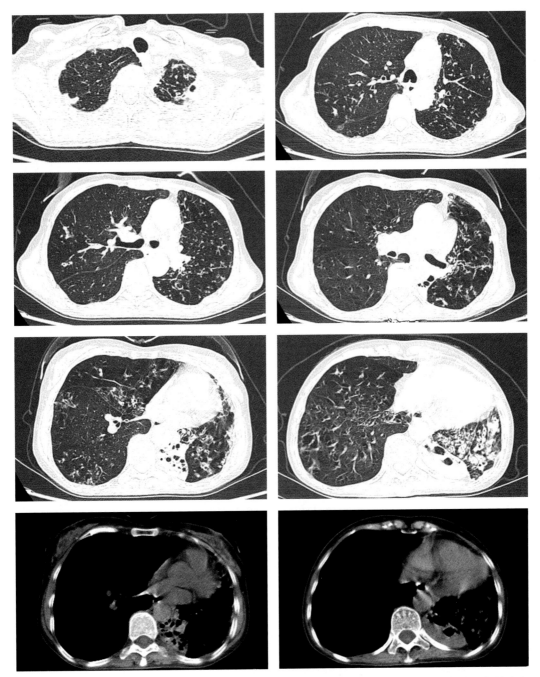

图3-3-46　女，62岁。8年前确诊为诺卡菌病，4年前确诊为非结核分枝杆菌感染，影像学示支气管扩张和小叶中心结节表现，8年来影像无明显变化

（长沙市第一医院呼吸科　周志国　提供）

七、诊断

诺卡菌属的不同物种具有其特定的耐药谱，因此，物种的准确鉴定对于药物的正确选择显得尤为重要。诺卡菌病的最终确诊需依据细菌培养的病原学结果。诺卡菌的鉴定法包括直接镜检与培养、生物化学鉴定及分子生物学鉴定等。诺卡菌不是人体的正常菌群，从血液、脓液、胸腔积液、支气管镜下刷检及肺泡灌洗液、组织等通常无菌

的身体部位标本中查见诺卡菌即可考虑诺卡菌病。诺卡菌属细菌镜检视野中经常伴有多形核白细胞，有时可在巨噬细胞和单核细胞内发现被吞噬的革兰阳性或改良抗酸染色阳性细菌。在改良抗酸染色涂片中，这些细菌菌体因在非抗酸或弱抗酸杆状体内部有强抗酸颗粒而呈串珠样。因此，若发现革兰染色阳性、弱抗酸染色阳性的串珠样、细长、弯曲分枝状菌丝，可初步疑似为诺卡菌感染，应延长培养时间进行菌落观察和鉴定。对疑似放线菌性足菌

肿病例,应将抽吸物涂布于带盖的无菌培养皿中肉眼检查是否存在颗粒物。由诺卡菌属细菌导致的感染,颗粒较小(80~130μm),可呈肾形,周边具棒球棒状结构,颜色通常为黄色至橙色。马杜拉放线菌引起的感染,颗粒呈黄白色,大至肉眼可见,显微镜下周围可见假棒球棒结构区域。由白乐杰马杜拉放线菌引起的感染,颗粒呈红色至粉红色。颗粒应洗净、粉碎,用粉碎物制备涂片,接种合适的培养基。颗粒最常见于由巴西诺卡菌或放线菌属细菌引起的感染中,但也可见于诺卡菌其他菌种引起的感染。没有足够的数据表明可用颗粒有无或颗粒颜色进行精确的种,甚或是属水平的病原菌鉴别。值得注意的是,诺卡菌在脓肿和脓液中常可见到黄色或黑色小颗粒,但在痰或脑脊液标本中见不到此种颗粒,只能观察到分叉或杆状的革兰阳性杆菌是其感染的特点之一。

由于诺卡菌在环境中无处不在,这些微生物的分离可能意味着实验室污染,尤其是在呼吸道样本中,可能意味着定植,而不是侵入性感染。此外,诺卡菌可能以腐生菌的形式存在于皮肤和上呼吸道。从痰或血液中分离出诺卡菌有时代表定植、短暂感染或污染。在呼吸道定植的病例中,痰革兰染色的标本可以是阴性的,培养也多是间歇性的阳性。环境污染的临床标本虽然罕见,然而,在支气管扩张的情况下,没有"疾病"的"定植"确实会发生。无呼吸道疾病的"定植"常见于支气管扩张病人,包括囊性纤维化病人和具有鸟分枝杆菌复合体的老年妇女。从单个肉汤培养中分离出诺卡菌并不一定意味着感染了该菌。事实上,从多个临床样本中分离出诺卡菌有助于确定其临床意义。有助于确定培养阳性诺卡菌的临床意义的标准包括与诺卡菌感染相关的病人的临床病史、体征和症状。阳性培养多见于免疫抑制病人,例如接受皮质类固醇治疗的病人、接受器官移植的病人、慢性肺病病人和HIV阳性者。因此,有上述危险因素和肺部影像学表现的病人需怀疑肺诺卡菌病。

诺卡菌的培养至少需要48~72小时才能形成菌落。菌落形态也应在宏观和微观上观察是否存在气生菌丝,典型者菌落表面呈现出"棉花糖"的外观。气生菌丝的存在将区分诺卡菌属与相关属,包括红球菌属、戈登菌属、冢村菌属、棒状杆菌属和分枝杆菌属。需氧放线菌的链霉菌属和其他成员也可表现为气生菌丝,但这些属不能通过改良的抗酸涂片得到阳性结果。

组织病理学检查也可诊断诺卡菌病,其病理示组织液化坏死,伴脓肿形成,常有肉芽肿形成,病灶内见大量中性粒细胞、浆细胞、组织细胞浸润,少有巨噬细胞和淋巴细胞,肺部病变表现为急慢性化脓性病变,肺实变、坏死性肺炎、空洞等病原学检测可见诺卡菌。

诺卡菌属传统鉴定方法复杂,涉及乙酰胺水解、微生物敏感性试验、利用糖类产酸、七叶苷水解、明胶液化、硝酸盐还原、氨基酸和核酸底物水解及温度耐受实验等。由

于诺卡菌生长速度十分缓慢,约1周才能见到菌落,应用传统的生化、药敏鉴定方法鉴定诺卡菌耗时较长、操作繁琐,无法很好地满足临床需要。目前,分子生物学鉴定技术逐渐应用于临床实践。普遍的诺卡菌种属鉴定方法主要为16S rRNA基因测序分析。16S rRNA基因是公认的细菌中高保守序列,常用于分析生物体的亲缘关系;16S rRNA序列也包含只存在于特定物种中的可变区域,可通过这些可变区域来鉴定物种种类。关于16S rRNA基因序列有多大相似度才必须考虑将诺卡菌菌株划归为同一个种的问题,仍未达成一致。CLSI文件MM18-A指出,需氧放线菌鉴定至种水平要求有大于99.6%的相似度。此外,对于属水平鉴定,文件推荐99%~99.5%的序列相似度。准确鉴定新星诺卡菌复合群某些成员菌(如克鲁切克诺卡菌和老兵诺卡菌),序列相似度应大于99.8%。

随着原核生物细菌界新菌种的发现与研究的深入,16S rRNA基因也存在两个缺点:16S rRNA基因存在多拷贝现象,降低了其鉴定的准确性与可靠性;较高的保守性和较低的进化速率使其在细菌新菌种的鉴定和分型能力方面受到限制。由于16S rRNA基因测序分析在诺卡菌菌种分型鉴定中较难将诺卡菌复合群中的亚种分离为不同的群,因此,越来越多的管家基因被用来进行原核生物的系统进化分析,例如secA1、hsp65、gyrB、rpoB基因和16S~23S rRNA转录间隔区(internal transcribed spacer,ITS)等,可提高诺卡菌诊断的阳性率,尤其对种类鉴定有极大的帮助。

secA1基因编码SecA1蛋白,是前蛋白移位酶的必要组分,能够驱动蛋白质跨过细胞质膜,是一种具有足够可变序列的单拷贝管家基因。作为前体蛋白转位酶的重要成分,蛋白质编码基因的分子进化主要受到维持氨基酸序列的保守性的限制,由于遗传密码子在第3位核苷酸上所具有的简并性使得DNA序列可以发生较多替换而不改变其氨基酸序列。因此,在属以下分类单元的系统发育分析和分类中,编码蛋白质基因被认为是一种比16S rRNA基因更好的分子靶标。secA1基因一个468bp区域序列分析显示它可以很好地鉴别诺卡菌各菌种。

促旋酶B单位亚基基因(gyrB)是广泛存在于细菌中的单拷贝管家基因,编码DNA旋转酶(一种Ⅱ型拓扑异构酶)的β-亚基,其进化速率较快,平均碱基替换率为每100万年改变0.7%~0.8%,远远大于16S rRNA基因(进化速率为每5000万年改变1%),而且不发生水平转移。在其他细菌近缘种的鉴定中得到了良好应用,例如沙门菌、芽胞杆菌等。Takeda等在一项对56株诺卡菌模式菌株的评估研究中指出,采用gyrB基因靶标,在1200bp序列范围内种间差异度为82.4%~99.9%(2~270个碱基差异),而相同种的16S rRNA基因序列种间差异度为94.4%~100%,表明gyrB基因测序可区分某些亲缘关系相近的种;采用gyrB基

因创建的系统进化树与用16S rRNA基因建立的相似。此外，该基因也可清晰区分诺卡菌与其他有关属微生物。

*rpoB*基因编码RNA聚合酶的β-亚基，是负责RNA合成的一种低聚酶。该基因广泛存在于诺卡菌基因组序列中，也可用于诺卡菌菌种的鉴定。虽然在GenBank数据库中有诺卡菌各种的*rpoB*基因序列，目前没有任何公开发表的文献表明该基因用于放线菌鉴定的有效性。

多位点序列分析（multilocus sequence analysis，MLSA）也可能有助于阐明需氧放线菌其他成员菌的分类学关系。在一项对36株模式菌株和参考菌株及190株临床菌株的研究中，有学者采用串联组合*gyrB*、16S rRNA基因、*secA1*、*hsp65*和*rpoB*5个基因部分序列的方式，创建基于序列的系统发生簇，结果显示71.3%的临床菌株可与模式菌株聚类在一起，从而鉴定至种水平。

MALDI-TOF-MF质谱技术在近10年关注度较高，该技术具有灵敏度高、准确度高及分辨率高等特点，其时间优势体现明显，正逐渐用于各种细菌属、种水平鉴定，特别是临床分离株的鉴定。原理为每种微生物都有自身独特的蛋白质组成，从而有独特的蛋白指纹谱图。故将待检物与化学基质混合，用激光照射混合物，因使用的基质有强烈吸收激光作用可辅助待测物分子解吸离子化，然后根据离子通过飞行管道到达检测器的飞行时间不同而测定离子质量，根据质谱分析产生的微生物蛋白质组谱图，将单个菌株的质谱图谱与数据库所含质谱图谱进行比较，从而对微生物进行鉴定。Verroken等2010年描述了MALDI-TOF-MF在43株诺卡菌临床菌株鉴定中的应用。所有菌株首先经表型、酶催化试验及16S rRNA基因测序鉴定，涂板点样前经过煮沸、离心、乙醇、甲酸和乙腈溶解等程序提取蛋白质。鉴定结果表明，用常规数据库仅能鉴定65%（28/43）的菌株至属或种水平，15株（35%）鉴定错误。用100株菌株质谱图谱扩充数据库后，属、种水平鉴定正确率提高至95%（41/43），仅2株鉴定错误。鉴定结果系统树状图分析表明，虽然某些种所含菌株质谱图谱非常多样化，但仍能聚类在一起。

MALDI-TOF-MF用于需氧放线菌鉴定的局限性之一是仪器数据库中相关微生物质谱图谱缺乏，当遇到不常分离到的微生物时，用户必须用相关微生物的参考菌株和得到良好鉴定的临床菌株建立或完善数据库。要重点指出的是，某些诺卡菌模式菌株的质谱图谱与同种临床分离株的质谱图谱不相同，某个种可能含有质谱图谱虽不相同，但有关联的菌株，比较同一种的所有图谱可能提高鉴定结果的准确性。用MALD-TOF-MF准确鉴定亲缘关系相近的种可能比较困难，如鉴定新星诺卡菌复合群成员菌。

八、治疗

2011年，CLSI发布了分枝杆菌和需氧放线菌药敏试验核准标准修订版，其推荐的诺卡菌和其他需氧放线菌药敏试验方法是微量肉汤稀释法。诺卡菌药敏试验需培养3～5天后判读结果，且孵育周期与特定受试菌种类有关。推荐用于所有需氧放线菌初始药敏试验的抗菌药物包括：阿米卡星、阿莫西林/克拉维酸、头孢曲松、环丙沙星、克拉霉素、亚胺培南、利奈唑胺、米诺环素、甲氧苄胺嘧啶-磺胺甲噁唑（TMP-SMX）和妥布霉素，二次药敏试验可考虑的药物包括头孢吡肟、头孢噻肟和多西环素。

2012年，诺卡菌微量肉汤稀释法药敏试验多点重复性研究结果发表，6个药敏检测经验水平不同的美国实验室，采用商品化药敏鉴定卡测试并报告了5种经常分离到的诺卡菌药敏结果，结果显示实验室间重现性与受试抗菌药物有关，头孢曲松、亚胺培南、TMP-SMX和替加环素的药敏试验结果重复性最低，头孢曲松对盖尔森基兴诺卡菌和华莱士诺卡菌的药敏结果存在的问题最多，可能不应报告这些菌种对头孢曲松的药敏结果。另外，对于皮疽诺卡菌，亚胺培南常会出现假耐药现象。

对于磺胺类药物而言，微量肉汤稀释法的结果也是难以解释的。因此，当使用微量肉汤稀释法进行药敏试验时，可以同时使用磺胺甲基异噁唑纸片进行扩散法药敏试验，以便解释分离菌株对磺胺药物的敏感性；或者也可以在采用微量肉汤稀释法获得的MIC结果可疑时，加做纸片扩散法药敏试验。抑菌环直径≥35mm表示敏感，≤15mm表示耐药，16～34mm时表示缺乏足够数据而无法解释。当稀释法和扩散法结果不一致时，应该重复试验或将分离株送参比实验室。当报告诺卡菌磺胺耐药时应谨慎，因为大多数的菌株对磺胺是敏感的。

诺卡菌属对磺胺类、氨基糖苷类、部分头孢菌素类、碳青霉烯类和喹诺酮类药物敏感。诺卡菌属对碳青霉烯类的敏感性有所不同。一项关于多种抗生素对来自超过10种诺卡菌的51株分离株的体外抗菌活性的研究发现，美罗培南的抗菌活性是亚胺培南的1/4，厄他培南的抗菌活性为亚胺培南的1/16。然而，其他资料表明美罗培南对诺卡菌属某些种的抗菌活性强于亚胺培南，但也证实美罗培南对皮疽诺卡菌和新星诺卡菌的抗菌活性较低。上述所有诺卡菌种均对利奈唑胺敏感。阿莫西林/克拉维酸对诺卡菌的部分分离株有抗菌活性，但是该药口服剂型的使用仅限于诺卡菌所致免疫功能正常宿主的皮肤病变和严重感染经诱导治疗后的抑制治疗。诺卡菌属临床分离株对克拉霉素的体外敏感性亦有报道，在一项包含了186株诺卡菌属分离株的研究中，55株新星诺卡菌分离株中96%对克拉霉素敏感，但是在诺卡菌属的许多其他种中，敏感分离株的比例低于50%。在另一项研究中，17株诺卡菌属分离株（包含16株新星诺卡菌分离株）中87%对克拉霉素敏感。Larruskain等研究表明，环丙沙星对所有肉色诺卡菌分离株均易感，皮疽诺卡菌仅18%敏感，新星诺卡菌仅2%敏感，而脓肿诺卡菌和盖尔森基兴诺卡菌均不敏感，莫西沙星的内在活性略高于环丙沙星。

诺卡菌属中最常见的种具有以下抗菌药物敏感模式：狭义的星形奴菌通常对TMP-SMX、第三代头孢菌素类（头孢噻肟和头孢曲松）及阿米卡星敏感，已有该微生物对第三代头孢菌素耐药的报道。其对亚胺培南的耐药性不一（64%～98%的分离株对亚胺培南敏感）。皮疽诺卡菌对阿米卡星敏感，但对其他氨基糖苷类抗生素（如妥布霉素）耐药，且通常对第三代头孢菌素类耐药。在20世纪90年代早期的报道中，大多数新星诺卡菌分离株对TMP-SMX和第三代头孢菌素类均敏感。然而，Uhde等对美国1995—2004年诺卡菌感染的一项回顾性研究报道，53%的分离株对上述两类抗菌药物耐药，但大多数分离株依旧对亚胺培南和阿米卡星敏感。巴西诺卡菌通常对TMP-SMX和阿米卡星敏感，只有20%～30%的分离株对亚胺培南敏感。很多南非诺卡菌分离株对TMP-SMX（88%）、亚胺培南（90%）和第三代头孢菌素类（50%）敏感，但对阿米卡星和其他氨基糖苷类抗生素耐药。豚鼠耳炎诺卡菌一般对阿米卡星敏感。

目前尚无前瞻性随机试验确定了诺卡菌病最有效的治疗方法。成功的治疗需要抗菌药物和适当的手术引流相结合。最佳的抗菌治疗取决于感染的严重程度和部位、诺卡菌的种类、宿主免疫状况、潜在的药物相互作用、与抗生素使用有关的毒性以及诊断前疾病的持续时间等。大多数权威机构推荐将磺胺类作为诺卡菌病一线治疗的一部分，如果病人对磺胺类药物过敏，如有可能应进行脱敏治疗。如果不适宜进行脱敏治疗，或者病人无法耐受磺胺类药物，则应根据临床分离株的药敏试验结果（若可获得）来选择替代药物。磺胺类药物的优点是口服生物利用度好，对组织和脑脊液的渗透性好。剂量宜足，疗程宜长。该药大剂量使用可出现弥漫性皮疹、骨髓抑制、肝肾功能损伤等不良反应。目前，因磺胺类药物耐药率增加，多主张联合用药。初始治疗应采用静脉给药，至少持续3～6周和（或）直到证实有临床改善。在静脉诱导治疗后，作为口服治疗方案的推荐抗生素有：磺胺类药物和（或）米诺环素（每次100mg，每日2次）和（或）阿莫西林/克拉维酸（每次875mg，每日2次）。常用磺胺类药物为复方新诺明，每片含活性成分SMX 0.4g和TMP 0.08g。对于诺卡菌肺炎，《热病-桑福德抗微生物治疗指南（新译第46版）》推荐的首选方案是TMP-SMX联合亚胺培南治疗，剂量为TMP 15mg/kg和SMX 75mg/kg，分每日2～4次，口服，联合亚胺培南0.5g 6小时1次静脉滴注，疗程3～4周后，改TMP-SMX 10mg/（kg·d），分2～4次，疗程3～6个月。替代选用药物为亚胺培南联合阿米卡星，联合治疗3～4周后，改为TMP-SMX口服。对于血源性脓肿（脑脓肿），首选方案亦是TMP-SMX联合亚胺培南治疗，多器官受累者可加用阿米卡星7.5mg/kg 12

小时1次。备选方案为利奈唑胺联合美罗培南2.0g 8小时1次静脉滴注。利奈唑胺几乎对所有诺卡菌属均敏感，适用于重症感染、播散性诺卡菌病及磺胺类药物过敏者。由于利奈唑胺作为口服药物的活性和有效性及目前磺胺类药物的局限性，利奈唑胺有潜力成为治疗诺卡菌病的首选药物。对于肺诺卡菌病，如免疫功能正常，治疗3个月，对于免疫抑制病人，则需要治疗至少6个月；有中枢神经系统播散的病人，应该延长到12个月；对于AIDS病人，则要求12个月或更长时间；对于免疫抑制的病人，建议低剂量维持治疗。

在某些情况下可能需要手术干预：抗菌药物治疗无效的脑脓肿和巨大软组织脓肿；脓胸和纵隔积液；肺部诺卡菌病并发心包炎，这种情况如果不进行心包引流几乎均会致命。

参 考 文 献

Barnaud G, Deschamps C, Manceron V, et al.Brain abscess caused by Nocardia cyriacigeorgica in a patient with human immunodeficiency virus infection.J Clin Microbiol, 2005, 43: 4895-4897.

Beaman BL, Burnside J, Edwards B, et al.Nocardial infections in the United States, 1972-1974.J Infect Dis, 1976, 134（3）: 286-289.

Bonifaz A, Tirado-Sánchez A, Calderón L, et al.Mycetoma: experience of 482 cases in a single center in Mexico.PLoS Negl Trop Dis, 2014, 8（8）: e3102.

Brown BA, Lopes JO, Wilson RW, et al.Disseminated Nocardia pseudobrasiliensis infection in a patient with AIDS in Brazil.Clin Infect Dis, 1999, 28: 144-145.

Brown-Elliott BA, Brown TM, Conville PS, et al.Clinical and laboratory features of the Nocardia spp.based on current molecular taxonomy.Clin Microbiol Reviews, 2006, 19（2）: 259-282.

Budzik JM, Hosseini M, Mackinnon AC, et al.Disseminated nocardia farcinia: Literature review and fatal outcome in an immunocompetent patient.Surg Infect（Larchmt）, 2012, 13: 163-170.

Cassir N, Million M, Noudel R, et al.Sulfonamide resistance in a disseminated infection caused by Nocardia wallacei: a case report.Journal of Medical Case Reports, 2013, 7（1）: 103-106.

Clark NM, Braun DK, Pasternak A, et al.Primary cutaneous Nocardia otitidiscaviarum infection: Case report and review. Clin Infect Dis, 1995, 20: 1266-1270.

Conville PS, Brown JM, Steigerwalt AG, et al.Nocardia wallacei sp.nov.and Nocardia blacklockiae sp.nov., human pathogens and members of the "Nocardia transvalensis Complex".J Clin Microbiol, 2008, 46（4）: 1178-1184.

Cremades MJ, Menéndez R, Santos M, et al.Repeated

Pulmonary Infection by Nocardia asteroides Complex in a Patient with Bronchiectasis.Respiration, 1998, 65（3）: 211-213.

Diego C, Ambrosioni JC, Abel G, et al.Disseminated nocardiosis caused by Nocardia abscessus in an HIV-infected patient: first reported case.AIDS, 2005, 19（12）: 1329-1340.

Farina C, Andrini L, Bruno G, et al.Nocardia brasiliensis in Italy: A nine-year experience.Scand J Infect Dis, 2007, 39: 969-974.

Fujita T, Ikari J, Watanabe A, Tatsumi K.Clinical characteristics of pulmonary nocardiosis in immunocompetent patients.J Infect Chemother, 2016; 22（11）: 738-743.

Gema C, Sylvia V, Juan A, et al.gyrB analysis as a tool for identifying Nocardia species and exploring their phylogeny. Journal of Clinical Microbiology, 2015（3）: 997-1001.

Gonzalez-Nava J, Sanchez-Herrera K, Ramirez-Duran N, et al.First case of isolation of Nocardia wallacei reported in Mexico.New Microbes New Infect, 2016, 14: 83-84.

Hamid ME, Al Azraqi TA, Joseph MR, et al.Isolation of a rare Nocardia wallacei from an HIV-positive patient with pulmonary infection in Southern Saudi Arabia.Saudi Med J, 2013, 34: 644-647.

Hemmersbachmiller M, Martel AC, Benítez AB, et al.Brain abscess due to Nocardia otitidiscaviarum: report of a case and review.Scand J Infect Dis, 2004, 36: 381-384.

Heo ST, Ko KS, Kwon KT, et al.The first case of catheter-related bloodstream infection caused by Nocardia farcinica. J Korean Med Sci, 2010, 25（11）: 1665-1668.

Hoshino Y, Watanabe K, Iida S, et al.Nocardia terpenica sp.nov., isolated from Japanese patients with nocardiosis.Int J Syst Evol Microbiol, 2007, 57: 1456-1460.

Hsueh PR, Lee TF, Du SH, et al.Bruker biotyper matrix-assisted laser desorption ionization-time of flight mass spectrometry system for identification of Nocardia, rhodococcus, Kocuria, Gordonia, Tsukamurella, and Listeria species.J Clin Microbiol, 2014, 52（7）: 2371-2379.

Ishihara M, Takada D, Sugimoto K, et al.Primary brain abscess caused by Nocardia otitidiscaviarum.Intern Med, 2014, 53: 2007-2012.

Kageyama A, Sato H, Nagata M, et al.First human case of nocardiosis caused by Nocardia pseudobrasiliensis in Japan. Mycopathologia, 2002, 156（3）: 187-192.

Kageyama A, Yazawa K, Ishikawa J, et al.Nocardial infections in Japan from 1992 to 2001, including the first report of infection by Nocardia transvalensis.Eur J Epidemiol, 2004, 19: 383-389.

Lai CC, Tsai HY, Ruan SY, et al.Fatal pneumonia and empyema thoracis caused by imipenem-resistant Nocardia abscessus in a cancer patient.J Microbiol Immunol Infect,

2015, 48（6）: 1-3.

Larruskain J, Idigoras P, Marimon J M, et al.Susceptibility of 186 Nocardia sp.isolates to 20 antimicrobial agents. Antimicrob Agents Chemother, 2011, 55（6）: 2995-2998.

Lebeaux D, Bergeron E, Berthet J, et al.Antibiotic susceptibility testing and species identification of Nocardia isolates: a retrospective analysis of data from a French expert laboratory, 2010-2015.Clin Microbiol Infect, 2018, 6: 1-7

Lebeaux D, Lanternier F, Degand N, et al.Nocardia pseudobrasiliensis as an emerging cause of opportunistic infection after allogeneic hematopoietic stem cell transplantation.J Clin Microbiol, 2010, 48: 656-659.

Leshem YA, Gdalevich M, Ziv M, et al.Opportunistic infections in patients with pemphigus.J Am Acad Dermatol, 2014, 71（2）: 284-292.

Liu WL, Lai CC, Hsueh PR, et al.Clinical and microbiological characteristics of infections caused by various Nocardia species in Taiwan: a multicenter study from 1998 to 2010. Eur J Clin Microbiol Infect Dis, 2011（11）: 1341-1347.

Mamelak AN, Obana WG, Flaherty JF, et al.Nocardial brain abscess: Treatment strategies and factors influencing outcome.Neurosurgery, 1994, 35（4）: 622-631.

Martinez R, Reyes S, Menendez R.Pulmonary nocardiosis: risk factors, clinical features, diagnosis and prognosis.Curr Opin Pulm Med, 2008, 14（3）: 219-227.

Martinez TR, Menendez VR, Reyes CS, et al.Pulmonary nocardiosis: risk factor and outcome.Respirology, 2007（12）: 394-400.

McNeil MM, Brown JM, Georghiou PR, et al.Infections due to Nocardia transvalensis: clinical spectrum and antimicrobial therapy.Clin Infect Dis, 1992, 15（3）: 15453-15463.

Minero MV, Marín M, Cercenado E, et al.Nocardiosis at the turn of the century.Medicine（Baltimore）, 2009, 88（4）: 250-261.

Mongkolrattanothai K, Ramakrishnan S, Zagardo M, et al.Ventriculitis and choroid plexitis caused by multidrug-resistant Nocardia pseudobrasiliensis.Pediatr Infect Dis J, 2008, 27: 666-668.

Peleg AY, Husain S, Qureshi ZA, et al.Risk factors, clinical characteristics, and outcome of Nocardia infection in organ transplant recipients: a matched case-control study.Clin Infect Dis, 2007, 15; 44（10）: 1307-1314.

Portolá O, Guitart R, Gómez F, et al.Epidemiology and clinical manifestations of infection due to Nocardia species in Tarragona, 1997-2008: Nocardia cyriacigeorgica is an emerging pathogen.Enferm Infecc Microbiol Clin, 2009, 27（10）: 585-588.

Ramamoorthi K, Pruthvi BC, Rao NR, et al.Pulmonary nocardiosis due to Nocardia otitidiscaviarum in an

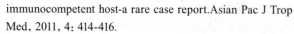
immunocompetent host-a rare case report.Asian Pac J Trop Med, 2011, 4: 414-416.

Ruimy R, Riegel P, Carlotti A, et al.Nocardia pseudobrasiliensis sp.nov., a new species of Nocardia which groups bacterial strains previously identified as Nocardia brasiliensis and associated with invasive diseases.Int J Syst Bacteriol, 1996, 46: 259-264.

Sampaio FM, Wanke B, Freitas DF, et al.Review of 21 cases of mycetoma from 1991 to 2014 in Rio de Janeiro, Brazil. PLoS Negl Trop Dis, 2017, 11（2）: e0005301.

Shahapur PR, Peerapur BV, Shahapur RP, et al.Lymphocutaneous nocardiosis caused by Nocardia otitidiscaviarum: a case report and review of literature.J Nat Sci Biol Med, 2014, 5: 197-201.

Shrestha S, Kanellis J, Korman T, et al.Different faces of Nocardia infection in renal transplant recipients.Nephrology （Carlton）, 2016, 21（3）: 254-260.

Steinbrink J, Leavens J, Kauffman CA, et al.Manifestations and outcomes of nocardia infections: Comparison of immunocompromised and nonimmunocompromised adult patients.Medicine（Baltimore）, 2018, 97（40）: 1-7.

Torres OH, Domingo P, Pericas R, et al.Infection caused by Nocardia farcinica: Case report and review.Eur J Clin Microbiol Infect Dis, 2000, 19: 205-212.

Tremblay J, Thibert L, Alarie I, et al.Nocardiosis in Quebec, Canada, 1988-2008.Clin Microbiol Infect, 2011, 17（5）: 690-696.

Tsukamura M.Numerical analysis of the taxonomy of Nocardiae and Rhodococci.Microbiol Immunol, 1982, 26: 1101-1119.

Uhde KB, Pathak S, McCullum I Jr, et al.Antimicrobial-resistant Nocardia isolates, United States, 1995-2004.Clin Infect Dis, 2010（12）: 1445-1448.

van de Sande WW.Global burden of human mycetoma: a systematic review and meta-analysis.PLoS Negl Trop Dis, 2013, 7（11）: e2550.

Wallace R, Brown B, Blacklock Z, et al.New Nocardia taxon among isolates of Nocardia brasiliensis associated with invasive disease.J Clin Microbiol, 1995, 33: 1528-1533.

Wallace RJ, Steele LC, Sumter G, Smith JM, et al.Antimicrobial susceptibility patterns of Nocardia asteroides.Antimicrob.Agents Chemother, 1988, 32（12）: 1776-1779.

Wilson, RW, Steingrube VA, Brown B A, et al.Recognition of a Nocardia transvalensis complex by resistance to aminoglycosides, including amikacin, and PCR-restriction fragment length polymorphism analysis.J Clin Microbiol, 1997, 35（9）: 2235-2242.

Woodworth MH, Saullo JL, Lantos PM, et al.Increasing Nocardia incidence associated with bronchiectasis at a tertiary care center.Ann Am Thorac Soc, 2017, 14: 347-354.

Yassin AF, Rainey FA, Steiner U.Nocardia cyriacigeorgici sp.nov.Int J Syst Evol Microbiol, 2001, 51: 1419-1423.

病例解析

1.病例1: 女, 56岁。颜面及双下肢水肿7月余, 发现皮下肿块4天。病人7个月前晨起出现颜面部浮肿, 伴皮疹, 双下肢水肿明显, 小便静置后泡沫增多, 伴夜尿3～4次, 无明显口干、多饮等症状, 医院就诊, 考虑为"高血压", 给予培哚普利、普萘洛尔等药物降压治疗, 服药后出现咳嗽, 无明显咳痰, 水肿症状无明显好转。5个月前入院治疗, 查24小时尿蛋白5968mg/24h, 2015-04-13行肾穿刺活检术, 病理回报提示肾小球膜性病变Ⅰ期, 2015-04-21起加用甲泼尼龙片（美卓乐）48mg每日1次口服, 同时辅以抑酸、补钙等对症治疗。门诊随访, 水肿渐消, 自述24小时尿蛋白曾减至700mg/24h。甲泼尼龙片逐渐减量, 至2015-09-22减量为16mg/d。其胸部CT（2015-08-13）检查示右肺上叶后段空洞影, 右肺散在微小结节影。4天前病人无明显诱因下出现左侧小腿及右大腿根部肿块, 表面皮肤发红, 按之疼痛, 皮温升高, 触之边界尚清。遂至医院就诊, 复查24小时尿蛋白1760mg/24h, 于2015-09-21收入院。既往高血压病史7月余, 血压最高180/100mmHg, 目前口服缬沙坦降压治疗; 4个月前住院期间查抗SSA＋, 眼科会诊后诊断眼干燥症; 1个月前诊断为阵发性心房颤动, 口服美托洛尔缓释片、胺碘酮治疗, 现心律齐; 1个月前诊断为2型糖尿病, 目前口服倍欣片1片每日3次, 血糖控制不详; 有链霉素过敏史。入院查体: T 36.5℃, 全身可见散在瘀点瘀斑, 面部轻度水肿, 双下肢凹陷性水肿, 左小腿可触及一肿块, 表面皮肤发红, 按之疼痛, 皮温升高, 触之边界尚清, 大小约5cm×3cm×3cm, 右大腿根部可触及一肿块, 触之稍韧, 表面皮肤发红, 按之疼痛, 皮温升高, 触之边界尚清, 大小约5cm×3cm×4cm。辅助检查（2015-09-22）: 血常规: 白细胞计数14.6×10⁹/L、中性粒细胞0.84、血红蛋白119g/L; C反应蛋白135mg/L; 降钙素原0.06ng/ml; 生化检查: 总蛋白62g/L、白蛋白27.3g/L、尿素6.21mmol/L、肌酐69μmol/L。浅表肿块超声检查: 右会阴部皮下脓肿形成可能; 左小腿皮下囊性肿块, 血肿可能。

CT（2015-09-22）: 右肺上叶后段团块影, 内见多发空洞, 支气管充气征明显, 左肺下舌叶结节影, 纵隔淋巴结肿大（图3-3-47）。

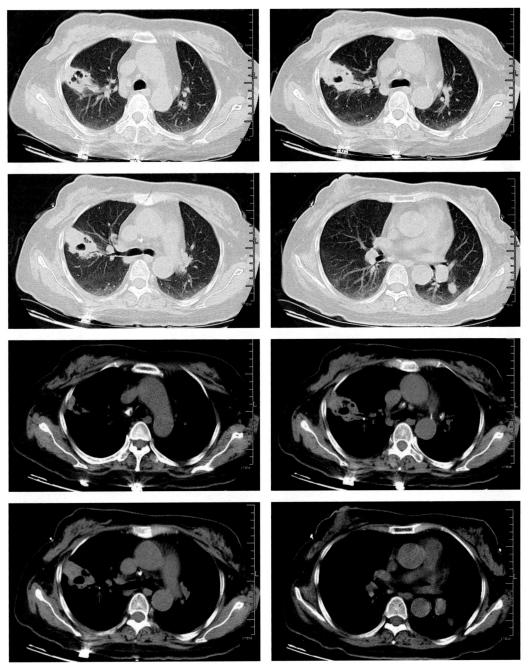

图3-3-47 右肺上叶后段团块影，内见多发空洞，支气管充气征明显，左肺下舌叶结节影，纵隔淋巴结肿大

【诊断】肺诺卡菌病合并皮肤诺卡菌病。

【诊断依据】中年女性，有膜性肾病和糖尿病等病史。1个月前胸部CT检查即见右肺上叶后段空洞影，提示为慢性化脓性病变。4天前发现左小腿及右大腿根部皮下肿块，B超检查示会阴部皮下脓肿形成，结合白细胞和C反应蛋白升高，感染性疾病诊断成立。病人无结核中毒症状，暂不考虑结核的诊断。该例病情发展较慢，病人有长期口服激素病史，免疫力低下，需考虑诺卡菌和隐球菌感染可能。胸部CT检查示纵隔淋巴结和病变内均见钙化（红箭），而隐球菌感染钙化少见，故首先考虑肺诺卡菌病合并皮肤诺

卡菌病可能。入院后给予头孢美唑钠 2.0g每日2次静脉滴注抗感染治疗，入院第2天出现发热，体温最高达39.3℃，入院第6天行左小腿肿块穿刺抽液，脓液培养查到诺卡菌（中量），对青霉素、头孢唑林、阿莫西林/克拉维酸、克林霉素、复方磺胺甲噁唑耐药，对哌拉西林/他唑巴坦中介，对头孢噻肟、头孢吡肟、左氧氟沙星、万古霉素、亚胺培南敏感，改用亚胺培南西司他丁1.0g8小时1次静脉滴注联合复方磺胺甲噁唑，每日3次，口服抗感染治疗，5天后皮下脓肿吸收，体温降至正常，复查胸部CT（2015-10-09）示右肺上叶薄壁空洞影，左肺结节吸收（图3-3-48）。病人转入

外科行右侧大腿根部脓肿切排术,病理示纤维脂肪组织伴肉芽组织增生及大量炎性渗出坏死物。术后复查下肢MR(2015-10-26):右侧会阴部皮下脂肪层炎性改变。住院期间激素剂量从入院时的甲泼尼龙片16mg/d 减量至12mg/

d,复查24小时尿蛋白684mg/24h。病人病情稳定后出院,院外继续口服复方新诺明2片、每日3次,2个月后(2016-02-28)复查胸部CT提示感染较前进一步吸收(图3-3-49)。

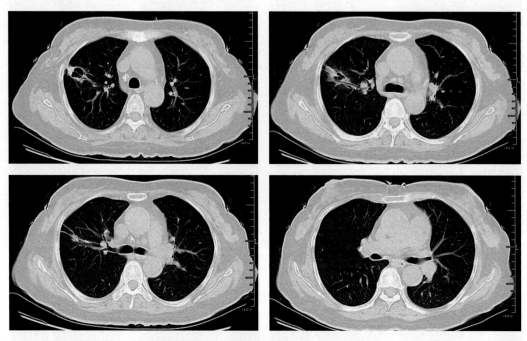

图3-3-48 病变较前吸收(2015-10-09)

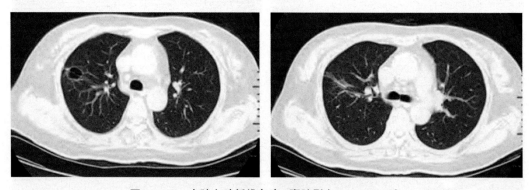

图3-3-49 右肺上叶纤维条索、囊腔影(2016-02-28)

【分析】肺诺卡菌病多见于免疫力低下宿主,包括长期应用糖皮质激素或免疫抑制剂的人群、人类免疫缺陷病毒感染、恶性肿瘤、实体器官或造血干细胞移植等。皮肤诺卡菌病表现为单个或多个皮下脓肿,质硬,瘘管形成不多见。该例因膜性肾病长期口服激素治疗,具备诺卡菌感染的危险因素,并且在疾病早期未及时发现诺卡菌感染而导致病变播散。病原学检查诺卡菌阳性是诊断诺卡菌病的重要依据,病原学标本可为痰液、脓液、胸腔积液、肺组织、血液等。

对诺卡菌属敏感的抗菌药物包括磺胺类、氨基糖苷类、碳青霉烯类、部分头孢菌素、喹诺酮类和利奈唑胺。

由于诺卡菌菌株对磺胺类药物长期体外敏感,且长久以来剂量足够时临床效果明显,因此,磺胺类仍旧是治疗诺卡菌感染的主要抗菌药物,且经常与其他药物联合使用。随着其应用的增加,诺卡菌对磺胺类的耐药性有增加趋势。Ameen等2010年报道,墨西哥19例由诺卡菌感染导致的放线菌性足菌肿病人中有8例应用磺胺类治疗失败,作者提议磺胺类药物应当仅用于病程相对较短的限制性放线菌病和向内部脏器扩散风险低的放线菌性足菌肿病人。2010年Uhde等分析了1995—2004年美国疾病预防控制中心(CDC)收集的765株诺卡菌,61%的分离株对磺胺甲噁唑耐药,42%对TMP-SMX耐药。笔者指出测试结果可能不能代表所有美国分离株的耐药现状，因为只有从严重感染病人或治疗失败病人分离到的菌株才提交到CDC进行药敏试验。笔者也没有接收到任何可能的抗菌药物预防使用或病人临床结果的信息。但是，来自中国台湾的一个为期11年（1998—2009年）的138株诺卡菌菌株耐药检测结果表明，只有2%的菌株对TMP-SMX耐药。由于对CDC的研究结果感到意外，Brown-Elliott等对2005—2011年美国6个实验室分离检测的552株诺卡菌菌株进行了回顾性分析，发现仅2%的菌株对TMP-SMX耐药。笔者认为，耐药性报道增多可能与磺胺类药物肉汤稀释药敏试验判读困难、推荐的诺卡菌质控菌株缺乏及确保药敏结果正确判读的能力验证计划（proficiency testing programs）缺失有关。Schlaberg等对2006—2011年从美国分离出来的代表39种不同物种或复合群的1299株诺卡菌菌株的药敏结果进行研究，所有菌株均对利奈唑胺敏感，除了假巴西利亚诺卡菌（31%）和南非诺卡菌复合群（19%）菌株外，只有2%的菌株对TMP-SMX耐药。来自其他国家的研究发现TMP-SMX耐药与菌种有关。Larruskain等2011年报道，在西班牙的分离株中，皮疽诺卡菌和肉色诺卡菌对TMP-SMX耐药率分别为42%和58%，但其他大多数菌种对TMP-SMX均敏感。鉴于部分分离株对TMP-SMX耐药，为确保抗生素治疗效果最佳，所有菌株均需要进行正规的抗生素药敏试验。

诺卡菌属某些种在体外药敏试验中对TMP-SMX中介或者耐药。尽管如此，仅有少数报道显示病人对TMP-SMX治疗无反应。有文献报道，一位动脉支架相关性皮疽诺卡菌感染病人采用包括TMP-SMX在内的多种抗菌药物治疗，尽管TMP-SMX体外耐药，但临床疗效显示其控制病人感染是有效的。本例药敏试验亦显示对磺胺类耐药，但与亚胺培南西司他丁联用后病人病情明显缓解，提示医生应注意临床治疗的合理性和个体性。

对于在使用低剂量TMP-SMX预防肺孢子菌肺炎感染期间出现诺卡菌感染的病人，从其中获得的大多数分离株仍然对TMP-SMX敏感。例如，在一项关于感染诺卡菌的35例实体器官移植受者的研究中，24例（69%）病人当时正在接受TMP-SMX预防性治疗，除了1例突破性感染外，其余所有突破性感染病例都与对TMP-SMX敏感的分离株有关。此外，这些突破性感染病例中的多数在使用包含TMP-SMX的联合治疗方案后得到了成功治疗。在这种情况下，在药敏试验结果出来以前，使用TMP-SMX作为经验性联合治疗的一部分是合理的。

在数项体外研究中，TMP和SMX显示出有协同抗诺卡菌作用；体外试验中最佳的TMP/SMX比值为1:10到1:5或更大。然而，关于体内的最佳协同用药比例及在血清或组织中是否应达到该比例尚存在争议。商品制剂中TMP/SMX的比例为1:5；给药后，在血清及脑脊液中TMP/SMX的比例通常可达1:20，而在组织、脓液和诺卡菌性脑脓肿中该比例约为1:7。有证据表明TMP/SMX在一个比较宽的比值范围内具有协同抗诺卡菌的作用，包括血清中达到的1:20的比例。尚无证据表明相对于单独使用磺胺类药物，TMP成分增加了临床获益。对于具有危及生命的疾病及那些治疗失败的病人，应监测体内磺胺水平；应在给药后2小时测定磺胺水平。血药浓度在100~150μg/ml，则认为达到了充足的治疗浓度。

（杭州市第一人民医院呼吸科 叶 健 提供）

2.病例2：男，69岁，乏力1周，发热3天。病人1周前无明显诱因出现乏力，偶有咳嗽，咳少量白黏痰。3天前起床后感头晕、乏力，晕倒在地，头顶磕碰后出现一红肿包块，活动后胸闷、气促。2014-12-14在当地医院住院治疗，住院期间出现发热，体温最高达38.9℃，胸部CT检查示左肺上叶空洞，双肺弥散结节灶，于2014-12-16转院治疗。病人5个月前诊断为肾病综合征、膜性肾病，2014-09-20起服用甲泼尼龙、每日4片，2014-09-26改为每日10片，联合使用雷公藤2片、每日3次，水飞蓟素2粒、每日3次。2014-11-13胸部CT检查未见异常。

胸部CT（2014-12-15）：左肺上叶空洞影，双肺多发大小不等结节影，双侧少量胸腔积液（图3-3-50）。

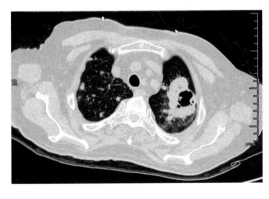
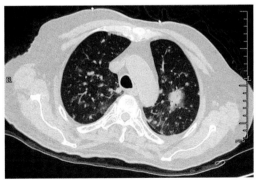

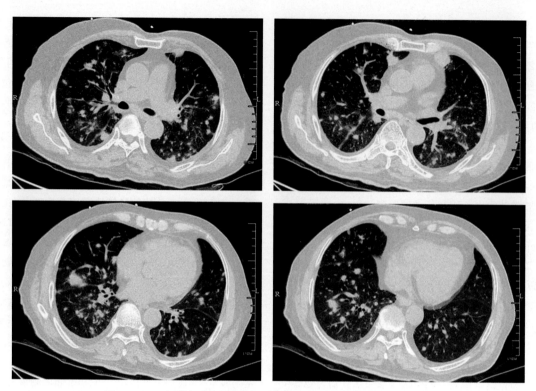

图3-3-50　左肺上叶空洞影，双肺多发结节影，双侧少量胸腔积液

【诊断】肺诺卡菌病。

【诊断依据】老年男性，既往体健，5个月前诊断为肾病综合征、膜性肾病，长期服用激素和雷公藤等药物治疗，存在免疫力低下因素。1个月前胸部CT未见异常，1个月后胸部CT示左肺上叶空洞影，双肺多发大小不等结节影，结合发热症状，考虑血行播散性化脓性疾病，诺卡菌感染需首先考虑。查体：T 38.4℃，枕顶部可见3cm×3cm大小皮肤红肿，按压有波动感，且有脓液流出。入院后予亚胺培南西司他丁钠 0.5g 8小时1次、静脉滴注治疗。入院第1天病人发热，体温38.2℃，咳嗽，咳少量黄白痰。两肺呼吸音粗，可闻及少许湿啰音。头顶部可见皮肤挫伤结痂，少许脓性分泌物。右下肢可见皮肤溃疡面，有脓性分泌物。辅助检查：血常规示白细胞计数 9.17×10⁹/L、中性粒细胞0.87、血红蛋白 99g/L；C反应蛋白 193.7mg/L；尿常规：尿胆原（＋＋）、尿蛋白（＋＋）、尿隐血（＋）；降钙素原 1.73ng/ml；结核杆菌抗体阴性；生化：总蛋白 49.6/L、白蛋白 22.1g/L、谷丙转氨酶 56U/L、尿素 9.69mmol/L、肌酐77.8μmol/L；凝血功能：纤维蛋白原 6.78 g/L。病人中性粒细胞比率偏高，C反应蛋白和降钙素原升高，提示感染性疾病。低蛋白血症考虑肾病综合征、膜性肾病所致。2014-12-18痰涂片抗酸染色找到抗酸杆菌，疑似诺卡菌；涂片革兰染色找

到大量革兰阳性杆菌，细丝状排列，疑似诺卡菌。2014-12-19查结核-DNA荧光定性（PCR法）阴性（－）；红细胞沉降率 107.0mm/h；真菌G试验、GM试验、隐球菌抗原乳胶凝集试验均阴性。行胸部CT检查示左肺上叶空洞影，双肺多发大小不等结节影，部分可见空洞，病变较前略有吸收，纵隔淋巴结钙化（图3-3-51）。颅脑CT（2014-12-20）：双侧额颞部硬膜下少许积液。给予复方磺胺甲噁唑 0.96g、6小时1次口服、亚胺培南西司他丁钠0.5g、6小时1次、静脉滴注抗感染治疗，白蛋白、血浆等加强营养支持，甲泼尼龙片治疗肾病综合征。2014-12-26查体：头皮及下肢溃疡愈合，辅助检查：血常规示白细胞计数 11.23×10⁹/L、中性粒细胞0.84、血红蛋白 79g/L；C反应蛋白＞127.3mg/L；降钙素原 0.18ng/ml。炎性指标较前下降，提示感染有所控制。血培养（2014-12-27）：星形诺卡菌，对阿米卡星、庆大霉素和复方磺胺甲噁唑敏感。复查胸部CT示两肺多发团块、结节影，较前有所改善。2014-12-31血培养再次查到星形诺卡菌，且对亚胺培南西司他丁钠耐药。停用亚胺培南西司他丁钠，改用头孢曲松 4g、每日1次、静脉滴注联合复方新诺明片继续治疗。2天后病人热退，好转出院。2015-02-02复查胸部CT示病变较前明显吸收，胸腔积液较前增多（图3-3-52）。

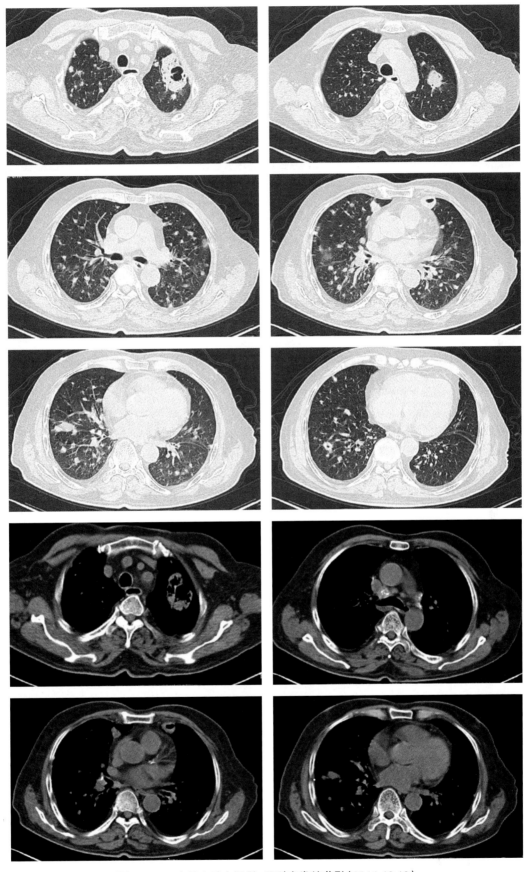

图3-3-51　左肺上叶空洞影，双肺多发结节影（2014-12-19）

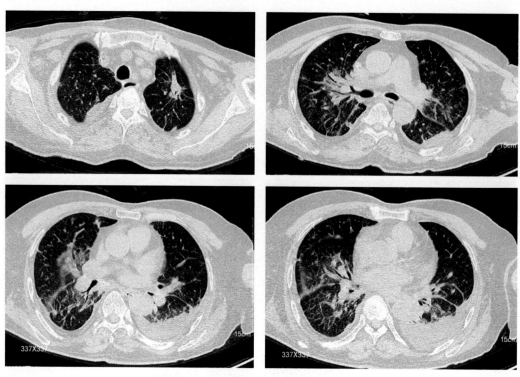

图3-3-52　病变较前明显吸收，胸腔积液较前增多（2015-02-02）

【分析】肾病综合征是以大量蛋白尿、低白蛋白血症、水肿和高脂血症为共同特征的临床综合征。该病由于丢失大量蛋白、营养不良等因素，加之治疗中应用大量糖皮质激素和免疫抑制剂，造成机体抵抗力下降，常易合并机会性感染。即使在低剂量皮质类固醇药物维持治疗期间，肾病综合征病人仍可能发生机会性感染。肾病综合征的机会性感染多由隐球菌、巨细胞病毒、弓形虫、隐孢子虫、诺卡菌等引起。细胞免疫在机体抗诺卡菌感染中起到关键性作用。机体对诺卡菌的抵抗能力取决于吞噬细胞的功能，在病原菌侵入人体早期，主要通过中性粒细胞限制感染扩散，随后巨噬细胞及T淋巴细胞进一步限制感染播散并消灭细菌。诺卡菌病是由诺卡菌属引起的局限性或播散性、亚急性或慢性化脓性疾病，是免疫受损宿主机会性感染的主要原因之一。肺是其主要受累器官，可经血流播散至全身，脑组织常受累，其次为肾脏、心包、心肌、脾、肝及肾上腺等。近年来，由于免疫抑制剂的广泛应用及对病原体检测技术的提高，有关诺卡菌病的报道逐渐增多。

早在1962年Kerbel曾报道1例加拿大42岁男性肾病综合征病人，使用大剂量糖皮质激素后出现两肺弥漫性病变、右肺厚壁空洞形成，尸检提示肺部、心脏、肝脏、肾上腺等多器官诺卡菌感染。对于免疫力低下的肾病综合征病人，如出现中高度发热、咳嗽、咳痰，影像学提示肺内近胸膜的结节或团块影，尤其是合并空洞及胸腔积液者，在经验性抗生素治疗无效时，应警惕诺卡菌感染的可能。值得注意的是，肝周、脾周、肾上腺等部位感染常无不适症状，

因此建议常规行腹部CT检查，如出现头痛，应完善颅脑CT或MRI。

激素及免疫抑制剂广泛用于各种肾脏疾病的治疗，但由于免疫功能受到抑制，发生机会性感染的风险增加，尤其是肺部、皮肤软组织感染。因此，在获取临床收益的同时，应密切监测细胞及体液免疫功能，根据病人的免疫功能状态，及时调整治疗方案，以尽可能避免机会性感染。如出现感染，应考虑机会性感染，特别是诺卡菌感染可能。早期病原学培养非常重要，早期诊断及合理用药是诺卡菌病治疗的关键。

（浙江省人民医院呼吸科　任卓超　提供）

3.病例3：女，65岁。间断发热7年余。病人7年前无明显诱因出现发热，体温波动于37.5℃左右，伴乏力、干咳，就诊于当地医院，考虑肺结核，给予抗结核治疗5个月（具体不详），上述症状无缓解，进一步就诊于上海华山医院，查体发现左桡动脉无脉，血管超声示左锁骨下动脉、左肱动脉内膜增厚，中度狭窄；红细胞沉降率80mm/h，余检查不详，诊断为"大动脉炎"，给予醋酸泼尼松50mg、每日1次口服联合环磷酰胺0.6g治疗，病人上述症状好转，体温恢复正常，出院后醋酸泼尼松规律减量，间断予环磷酰胺治疗。6年前病人醋酸泼尼松减量至12.5mg、每日1次，再次出现发热，体温波动于37.5℃左右，伴乏力、腰部酸痛，夜间明显，活动后可缓解。住院治疗，调整醋酸泼尼松为30mg、每日1次，上述症状逐渐缓解。此后病人于醋酸泼尼松减量过程中反复出现持续低热，上调醋酸泼尼松剂量后可好转。

5年前病人再次因持续低热住院治疗，给予甲泼尼龙（美卓乐）＋硫唑嘌呤＋环磷酰胺联合治疗（具体剂量不详），同时加用阿司匹林，后因病人出现肝功能异常，停用环磷酰胺及硫唑嘌呤，环磷酰胺累积量为17.2g，给予保肝治疗后肝功能好转。进一步就诊于北京某医院，调整治疗方案为吗替麦考酚酯分散片（赛可平）0.75g、每日3次联合甲泼尼龙（美卓乐）（剂量不详）治疗，症状逐渐缓解，并逐渐调整赛可平及美卓乐剂量。2年前病人再次发热，停用赛可平，改用甲氨蝶呤＋美卓乐＋阿司匹林治疗（具体剂量不详），上述症状无缓解。22个月前治疗方案调整为甲氨蝶呤＋美卓乐＋雷公藤多苷＋阿司匹林（具体剂量不详），病人症状仍无明显缓解。21个月前调整治疗方案为来氟米特＋美卓乐＋雷公藤多苷＋阿司匹林（具体剂量不详），病人病情较前好转，体温逐渐恢复正常。10个月前病人再次出现持续低热，伴乏力、双下肢水肿，调整治疗方案为美卓乐13mg 每日1次＋环磷酰胺50mg 每日1次，因皮肤黏膜出血停用阿司匹林，病人症状逐渐缓解，规律应用美卓乐及环磷酰胺。3个月前病人再次出现持续低热，体温波动于37.5℃左右，伴干咳、双下肢水肿。2个月前调整治疗方案为环孢素50mg 每日2次＋美卓乐13mg 每日1次，症状无明显缓解。1个月前将美卓乐加至32mg 每日1次，上述症状仍无明显缓解。1周前上述症状进一步加重，体温最高达38.0℃，伴干咳、双下肢水肿、双下肢无力、视物模糊，左

侧大腿外侧出现大小约15cm×10cm红色皮下结节，疼痛明显，皮温正常，并逐渐于颈后、右肘部出现皮下结节，为求进一步诊治，于2016-12-05入院治疗。既往有高血压病史5年，血压最高达160/80mHg，服用氨氯地平5mg、每日1次，血压控制在130/60mmHg；糖尿病病史5年，应用诺和锐治疗，空腹血糖波动于3.6～7.0mol/L；餐后血糖10mol/L左右；2年前双眼行白内障手术；心律不齐病史1年；对磺胺类药物过敏。查体：T 36.0℃，P 70次/分，R 18次/分，左侧血压115/82mmHg，右侧血压167/97mmHg，面部水肿，左侧大腿外侧可触及大小约15cm×10cm红色皮下结节，颈后可触及大小约4cm×4cm皮下结节2处，右肘部可触及大小约10cm×4cm皮下结节，皮肤颜色正常，均有压痛，皮温正常。左侧桡动脉搏动弱，双肺呼吸音清，右肺可闻及湿啰音。双下肢重度凹陷性水肿，双下肢肌力Ⅲ级。辅助检查：血常规示白细胞计数8.75×10⁹/L、中性粒细胞0.94；红细胞沉降率28mm/h；降钙素原测定0.165 ng/ml；G试验、GM试验阴性；巨细胞病毒DNA、EB病毒DNA、军团菌抗体、肺炎支原体抗体、T-SPOT未见异常；自身免疫抗体均为阴性。

胸部CT（2016-12-06）：双肺多发病变，右肺上叶团块影，内见多发空洞（图3-3-53）。

颅脑增强MR：双侧脑实质及颅外软组织多发病变（图3-3-54）。

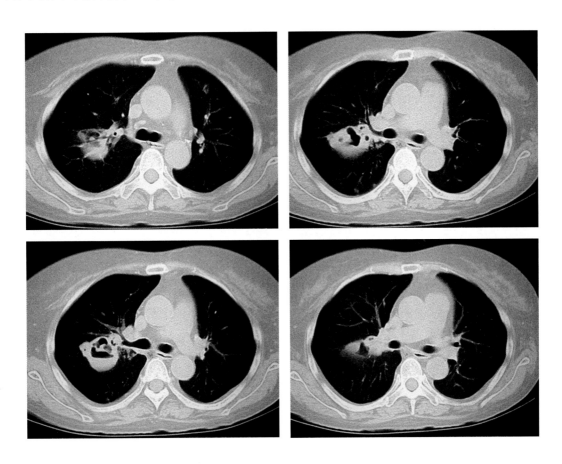

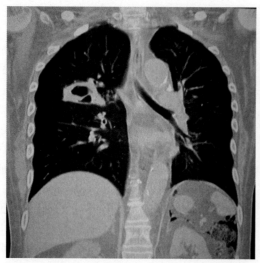
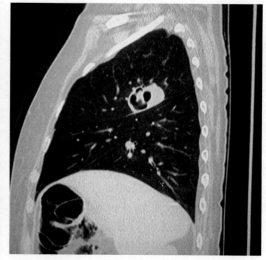

图3-3-53　双肺多发病变，右肺上叶团块影，内见多发空洞

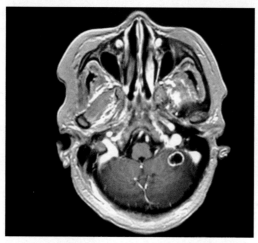
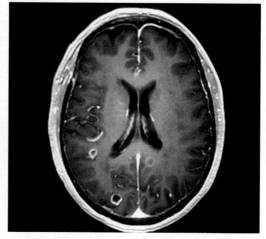

图3-3-54　颅脑增强MR

【诊断】播散型诺卡菌病。

【诊断依据】老年女性，有大动脉炎病史7年，长期应用激素、环磷酰胺、硫唑嘌呤、吗替麦考酚酯分散片（赛可平）、甲氨蝶呤、雷公藤多苷、来氟米特、环孢素等药物治疗，此次因发热入院，胸部CT提示双肺多发病变，右肺上叶空洞性病变，颅脑增强MR提示多发脑脓肿，左侧大腿外侧、颈后、右肘部、皮下结节，均有压痛，结合现有实验室检查、CT检查，提示多系统感染性、化脓性肉芽肿样病变可能性大。病人有多系统受累而临床表现轻、全身中毒症状不严重，局部皮肤症状除疼痛外其他症状不明显，中毒症状亦不突出，不符合常见细菌感染的特征，病人长期应用免疫抑制剂，免疫力低下，考虑条件致病菌导致多系统化脓性感染可能性大。病人无结核中毒症状，结核感染可除外；真菌或放线菌、诺卡菌感染需考虑。同时引起肺、皮肤和颅脑损害的真菌主要有隐球菌和毛霉，二者所致颅脑损害均症状重，病情进展快，与本例不符。放线菌和诺卡菌均可引起化脓性感染，前者多为局部侵袭，后者易通过血

行播散，约1/3的病人引起脑膜炎与脑脓肿，以上特点支持播散型诺卡菌病诊断。病人行支气管镜检查，肺泡灌洗液细胞分类：细胞数15.5×10⁴/ml、中性粒细胞0.78、巨噬细胞0.10、淋巴细胞0.12。入院后给予莫西沙星联合头孢哌酮钠舒巴坦钠（舒普深）抗感染治疗，病人体温峰值由38.7℃降至38.0℃，但仍间断发热，后病人肺泡灌洗液培养回报为诺卡菌，药敏提示对左氧氟沙星、亚胺培南、利奈唑胺敏感，对磺胺类药物耐药，于2016-12-19调整治疗方案为亚胺培南0.5g、6小时1次联合利奈唑胺0.6g 12小时1次静脉滴注，病人体温恢复正常。病人左侧大腿外侧皮下结节逐渐出现破溃流脓，行皮肤活检，病理回报抗酸染色显示组织内见单个和成团的杆状物，并有连接成丝的特点，结合临床，不除外诺卡菌感染。经治疗后，多处结节均较前明显缩小。进一步完善脊髓MR检查示腰椎退变，L₃～S₁间盘膨出，T₁₂～L₂水平左侧竖脊肌内病变，腰骶部小关节旁及皮下软组织改变，考虑炎性病变。综上所述，病人播散型诺卡菌病诊断明确，亚胺培南和利奈唑胺联合抗感染治疗

有效，但病人逐渐出现幻嗅、恶心、呕吐，考虑为利奈唑胺不良反应，于2017-01-04调整为亚胺培南0.5g、6小时1次联合依帕米星0.4g、每日1次抗感染治疗，病人幻嗅及胃肠道反应逐渐好转，体温最高可升至37.4℃。2017-01-12复查颅脑MR示颅内脓肿较前增大（图3-3-55），复查胸部CT示肺内病变较前好转（图3-3-56）。考虑依帕米星透过血-脑屏障差，调整抗生素为亚胺培南0.5g 6小时1次联合莫西沙星0.4g、每日1次。病人体温最高仍可达到37.4℃。2017-01-20

药敏补充回报对美罗培南敏感，考虑病人亚胺培南已用1月余，且美罗培南对颅内感染效果更好，调整抗生素为美罗培南1.0g、8小时1次联合莫西沙星0.4g、每日1次，病人体温恢复正常。2017-02-09复查头颅MR示颅内脓肿较前减小，好转出院，院外口服复方新诺明、拜复乐和利奈唑胺治疗，病人无不良主诉。2017-03-03复查胸部CT示肺内病变较前好转（图3-3-57）。2017-06-06复查颅脑MR示颅内脓肿较前明显好转（图3-3-58）。

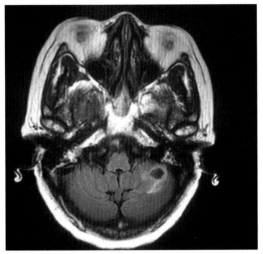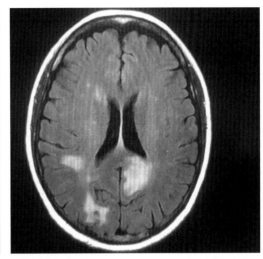

图3-3-55　颅内脓肿较前增大（2017-01-12）

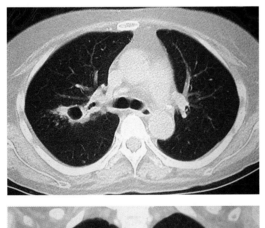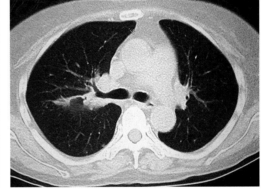

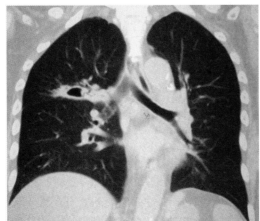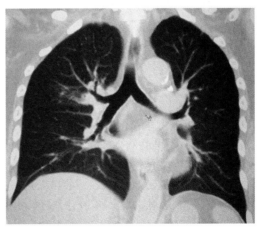

图3-3-56　病变较前缩小（2017-01-13）

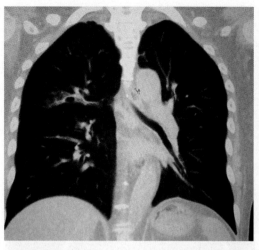
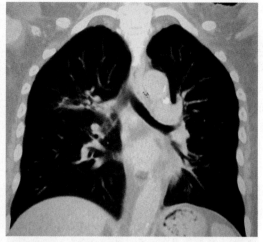

图3-3-57　病变较前进一步吸收（2017-03-03）

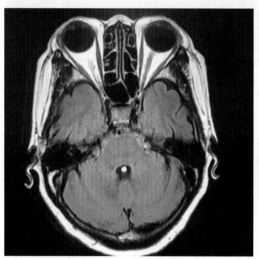
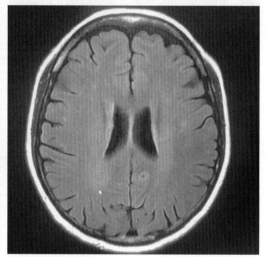

图3-3-58　脑脓肿较前明显好转（2017-06-06）

【分析】肺诺卡菌病是临床较常见的诺卡菌病（约占75%），临床表现无特异，常见症状有咳嗽、咳脓痰、高热、出汗、呼吸困难、胸痛、乏力、食欲缺乏等，主要为急性坏死性肺炎、肺脓肿、胸膜炎等表现，经验性抗菌治疗常无效。由于诺卡菌极易血行播散导致脑、肾、皮肤、关节等多发脓肿，使得临床鉴别诊断更加复杂困难。

诺卡菌病有两大特征：一是几乎能播散到所有器官，特别是中枢神经系统；二是尽管给予适当治疗，往往仍会复发或进展。中枢神经系统诺卡菌感染最常表现为脑部脓肿，常为多发，也可表现为脑部肉芽肿或脑膜炎。脑脓肿的发病率在发展中国家约占颅内肿块的8%，而在西方国家占1%～2%。Dohrmann等1982年对28例脑脓肿的研究表明，50%的脑脓肿病人见于手术、创伤、脑膜炎、额窦炎、龋齿等直接传播，32%的病人来源于心脏疾病、肺部和腹部脓肿的血源性传播，18%的病人感染来源不明。由诺卡菌感染所引起的脑脓肿十分罕见，约占所有脑脓肿的2%，但由诺卡菌感染所致脑脓肿者的病死率却是其他细菌感染致

脑脓肿病死率的3倍，为30%，免疫功能正常和免疫力低下病人的死亡率分别为20%和55%。皮疽诺卡菌脑脓肿最常见。脑诺卡菌病中，多发性脑脓肿者的病死率较单发者高2倍。中枢神经系统诺卡菌感染的常见易感因素是糖皮质激素的应用、器官移植、HIV阳性和自身免疫性疾病等。中枢神经系统诺卡菌感染的临床表现主要有全身感染症状，如发热、乏力、食欲缺乏，还可呈现为脑膜刺激征和颅内压增高的症状，如头痛、恶心、呕吐、精神和意识障碍、癫痫等，也可见神经功能缺失等症状，如半侧肢体乏力及麻木，步态不稳，视物模糊，感觉异常，口齿不清等，严重者可出现昏迷、脑疝形成甚至死亡。诺卡菌所致脑脓肿表现为特征性高强化多房环形病变，周围水肿也可能出现。常规MRI很难区分脑脓肿和颅内转移性恶性肿瘤。

选择治疗中枢神经系统诺卡菌病的抗生素不仅要依据诺卡菌菌种对抗生素的敏感度，还要注意该抗生素在无毒剂量下对血-脑屏障的渗透水平。临床治疗脑诺卡菌感染的首选药物是磺胺类，以复方新诺明最常应用，而且能达

到较高的脑脊液浓度。自20世纪40年代以来，磺胺类药物一直是治疗诺卡菌病的首选药物，在引入这些药物之前，肺诺卡菌病的病死率接近100%。在临床上应用了半个多世纪后，磺胺类药物的耐药率有所增加。尽管磺胺类药物在治疗诺卡菌引起的大多数临床疾病中发挥了作用，但并非所有病人都表现良好。仅使用磺胺类药物治疗，包括脑脓肿在内的中枢神经系统诺卡菌感染病人的病死率接近50%，多数病人需要手术引流。此外，单纯使用磺胺类药物治疗非中枢神经系统或播散性疾病的病人病死率亦较高。所以目前多主张以磺胺类药物为主的联合用药，推荐将磺胺类与阿米卡星、头孢曲松或亚胺培南等联合治疗，对于不能耐受磺胺类或重症病人可选择利奈唑胺作为替代药物。利奈唑胺敏感性几乎100%，且对肝、肾毒性较弱，组织穿透力高，也可较好的通过血-脑屏障，适用于重症感染、磺胺类药物过敏及耐药者，但长期使用需注意其所引起的骨髓抑制、神经毒性等不良反应。对磺胺类药物过敏或耐药者亦可选用阿米卡星联合以下一种：亚胺培南、美罗培南、头孢曲松或头孢噻肟。由于诺卡菌病有复发倾向，需要较长的治疗周期，中枢神经系统感染者中免疫功能正常且无基础疾病者的疗程至少是12个月，合并有基础疾病需要长期使用激素及免疫抑制药物者的疗程应适当延长。对于有中枢神经系统感染和（或）多器官受累的病人，尤其是存在免疫功能受损时，建议在至少6周的静脉治疗后且有明确的临床改善证据时，改为口服联合治疗（根据药敏试验结果选用两种药物）。改为口服治疗后应密切监测病人，以确保持续的临床应答。

药物治疗无效的中枢神经系统诺卡菌病可能需要开颅术或者抽吸术，以提高治愈率。Anagnostou等报道了89例中枢神经系统诺卡菌感染病人，神经外科手术联合抗生素治疗病人的存活率为93%，而单用抗生素疗法病人的存活率为78%。Mamelak等总结了以往脑诺卡菌病例：免疫功能正常者，若是脑脓肿小于2cm，推荐单用抗生素治疗，1个月后，症状无明显改善、逐渐加重或脓肿没有缩小，则应于脑损害部位行穿刺抽脓以证实诊断及降低颅内压缓解症状；不论病人免疫状态如何，所有脑脓肿大于2.5cm者，给予抗生素治疗的同时，应立即行穿刺抽脓，若症状加重或治疗无反应，则应行开颅脓肿切除术。脑诺卡菌病相对于其他微生物造成的脑脓肿的治疗原则更加积极。另外，不宜行开颅手术者应多次行穿刺抽脓以达治疗效果。另有报道，针对同一家医疗机构31年内治疗的11例诺卡菌脑脓肿病人的回顾性研究发现，反复脓肿抽吸与开颅手术同样有效。

（忻州市中心医院影像科　任武科　提供）

4.病例4：女，51岁。咳嗽1个月，胸闷、憋喘10余天。病人1个月前无明显诱因出现咳嗽，咳铁锈色痰，就诊于当地县医院，行胸部CT检查考虑肺部感染，给予头孢类抗生素治疗5天，效果欠佳。10余天前出现胸闷、憋喘，伴咳嗽，咳较多黄痰，就诊于当地医院，行相关检查诊断为系统性红斑狼疮、继发性血小板减少、肺炎，给予输血小板、抗炎、化痰、对症治疗，血小板较前升高，痰培养示诺卡菌，服用复方新诺明2周，2017-08-25转院治疗。病人有系统性红斑狼疮病史8年，接触铁粉、树脂、油漆5年，目前口服泼尼松25mg、每日2次。

胸部CT（2017-07-28）：右肺上叶和双肺下叶结节、空洞影（图3-3-59）。

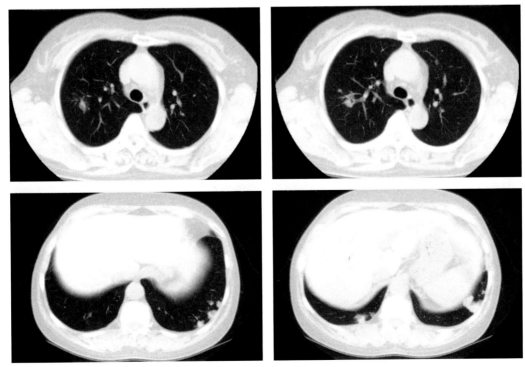

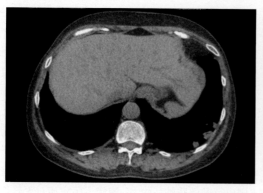
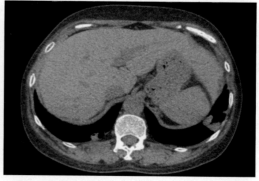

图3-3-59　右肺上叶和双肺下叶结节、空洞影（2017-07-28）

【诊断】肺诺卡菌病。

【诊断依据】中年女性，咳嗽、咳黄痰、胸闷、憋喘，胸部CT示右肺上叶、双肺下叶近胸膜处结节、空洞影，考虑为慢性化脓性疾病，结合病人有系统性红斑狼疮、继发性血小板减少病史，长期口服激素，首先考虑肺诺卡菌病可能，病人痰培养查到诺卡菌，诊断明确。查体：满月面容，双肺呼吸音粗，双下肺闻及散在湿啰音。辅助检查：血常规示白细胞计数 7.99×10⁹/L、中性粒细胞 0.94、红细胞 3.53×10¹²/L、血红蛋白 104g/L、血小板 59×10⁹/L；红细胞沉降率 99mm/h；C反应蛋白 83.7mg/L；生化检查：总蛋白 56.3g/L、白蛋白 34.7g/L、肌酸激酶 484U/L、乳酸脱氢酶 339U/L、免疫球蛋白G 5.92g/L（↓）；尿常规：白细胞 15.8个/μl、红细胞 49.9个/μl、上皮细胞 12.6个/μl、管型 1.51个/μl；免疫系列（T＋B＋NK）：总T淋巴细胞 CD3⁺ 85.60%（↑）、T辅助细胞 CD3⁺CD4⁺ 13.50%

（↓）、T抑制细胞 CD3⁺CD8⁺ 69.20%（↑）、NK细胞 CD56⁺ 5.70%（↓）、CD4/CD8 0.20（↓）。心脏彩超：二尖瓣、三尖瓣、主动脉瓣少量反流，左心室舒张功能降低。腹部彩超示胆囊结石（充满型）。入院后给予亚胺培南1.0g 8小时1次静脉滴注，复查胸部CT（2017-08-26）：右肺上叶后段见一约1.9cm×2.5cm大小结节灶，有分叶，可见毛刺、棘突，内可见支气管气相，余两肺见广泛斑片、片状、结节样密度增高影，右肺上叶尖后段、中叶、左肺上叶舌段、下叶外基底段病灶内见扩张的支气管影（图3-3-60）。病人入院10天左右无胸闷、憋喘，辅助检查（2017-09-03）：血红蛋白 98g/L、血小板 107×10⁹/L；生化：白蛋白 27.4g/L、乳酸脱氢酶 252U/L；C反应蛋白 111.00mg/L；24小时尿蛋白定量 584mg/24h。复查胸部CT（2017-09-04）：病变较前略有进展（图3-3-61）。颅脑CT示右侧小脑半球于动脉期见略低密度灶，边界欠清，内见小条状异常强化密度灶，延迟扫描

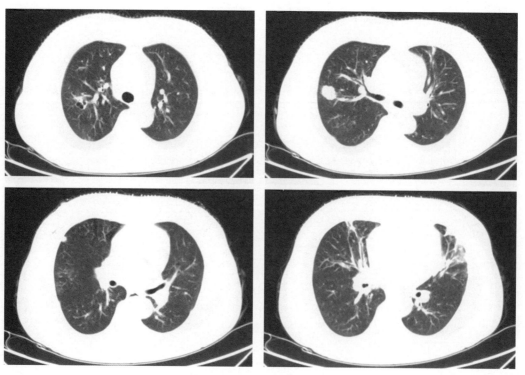

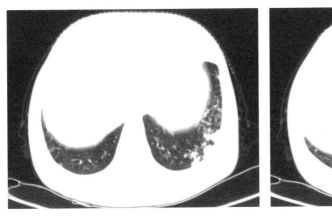
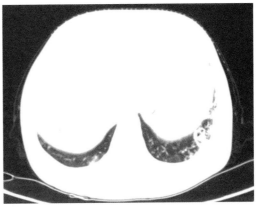

图3-3-60　右肺上叶后段结节影，两肺见广泛斑片、片状、结节样密度增高影（2017-08-26）

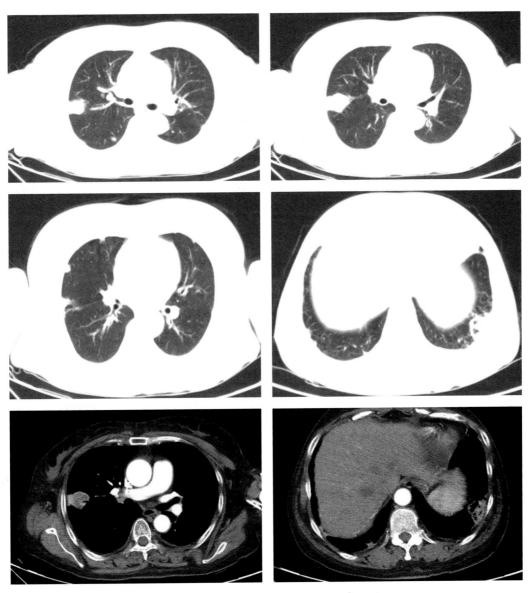

图3-3-61　病变较前略有进展（2017-09-04）

显示更清楚。病人颅脑病变亦考虑系诺卡菌感染，联用左氧氟沙星0.5、每日1次口服治疗。病人入院15天后咳痰症状消失，辅助检查（2017-09-16）：血常规：白细胞 6.56×10⁹/L、中性粒细胞 0.80、红细胞 3.59×10¹²/L、血红蛋白 103g/L、血小板 161×10⁹/L；红细胞沉降率 59mm/h；C反应蛋白正常；白蛋白 29.3g/L。复查胸部CT（2017-09-18）示病变较前吸收（图3-3-62）。病人病情好转，将亚胺培南改为1.0g 12小时静脉滴注。辅助检查（2017-09-26）：红细胞沉降率 37mm/h；尿常规未见明显异常。复查胸部CT较前进一步吸收（图3-3-63），好转出院。

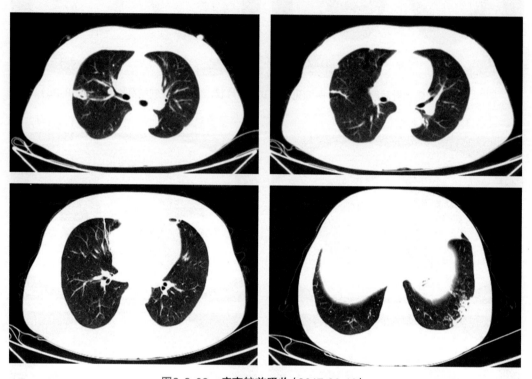

图3-3-62　病变较前吸收（2017-09-18）

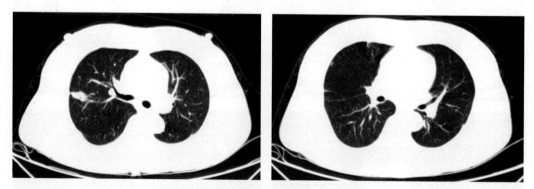

图3-3-63　病变进一步吸收（2017-09-26）

【分析】接受免疫抑制治疗的自身免疫性疾病病人有各种机会性致病菌感染的风险,如真菌、耶氏肺孢子菌和分枝杆菌等。包括系统性红斑狼疮、皮肌炎、显微镜下多血管炎、特发性血小板减少性紫癜、紫癜性肾炎、肌炎、类风湿关节炎、类风湿关节炎合并继发性干燥综合征、结节性脂膜炎和Evans综合征等自身免疫性疾病均可合并机会性感染,以系统性红斑狼疮最常见。在系统性红斑狼疮病人中,诺卡菌感染并不常见,通常与类固醇和免疫抑制疗法有关。对于自身免疫性疾病病人,在免疫抑制治疗过程中,淋巴细胞减少,尤其是低CD4$^+$细胞水平及低血浆白蛋白水平是肺诺卡菌病的主要易感因素,而实变和结节是肺诺卡菌病病人最常见的影像学表现。本例既往有系统性红斑狼疮病史,且有CD4$^+$细胞降低及低白蛋白血症,影像以实变和结节为主。在自身免疫性疾病病人中,累及肺和皮肤的诺卡菌病更为常见,因此,早期诊断及应用抗生素,调节病人免疫抑制治疗方案至关重要。

反之,感染对于自身免疫疾病来说是一个危险因素。细菌、真菌及其他病原体都能导致自身免疫性疾病。感染与遗传因素一起,成为自身免疫疾病的病因。1个月内的感染与免疫疾病关系最为密切。感染次数越多,发生自身免疫病的可能性越大。细菌、真菌及其他病原体引起感染的概率相当。治疗上,当病人疑为自身免疫性疾病的同时,也需确认有无原发感染的可能,控制感染,有助于自身免疫性疾病的缓解。

5.病例5:女,31岁。咳嗽、咳痰、气促、乏力1月余。病人1个月前无明显诱因出现咳嗽、咳痰、气促,伴发热,体温最高达38℃。胸部CT检查示双肺阴影,考虑感染性病变;痰涂片:G$^+$球菌、G$^-$杆菌、真菌菌丝;超声引导下右下肺病灶穿刺活检:见肺组织,间质纤维组织明显增生,肺泡腔内见纤维样坏死,另见片状坏死组织伴中性粒细胞浸润,脓肿形成。给予左氧氟沙星、依替米星、伏立康唑治疗1个月,复查肺部CT:双肺病灶增多、增大。3天前急诊就医,查血常规示白细胞计数16.07×10^9/L,中性粒细胞0.94,给予拉氧头孢、盐酸莫西沙星(拜复乐)、伏立康唑抗感染及氨溴索化痰、多索茶碱平喘等处理后,体温降至正常,仍咳嗽、咳痰、气促,于2012-09-06收入院。既往有系统性红斑狼疮病史10余年,1年前因"怀孕"致病情加重,加大泼尼松用量至50mg/d,来门诊随诊调整激素用量,1个月余前因"肺部感染"住院治疗期间逐渐将泼尼松减量至15mg/d。入院前4个月摔倒后左侧肘部软组织损伤,于当地诊所包扎处理,伤口表面愈合。入院前3.5个月左肘部伤口红肿触痛,诊断"左侧肘部脓肿",行"切开引流术",术后门诊换药,伤口愈合欠佳。查体:T 36.5℃,满月脸,双侧上臂、大腿及腹部可见紫纹。双肺呼吸音粗,双下肺可闻及湿啰音。左肘部见长约1cm切口,愈合欠佳,见少量黄色脓性分泌物。辅助检查:半乳甘露聚糖抗原(GM)阴性;痰培养:正常菌群生长;痰找抗酸杆菌:未检出。

【诊断】肺诺卡菌病;系统性红斑狼疮;左肘脓肿切开引流术后。

【诊断依据】青年女性,病史较长,胸部CT检查示双肺炎症,经左氧氟沙星、依替米星、伏立康唑治疗1个月病变仍进展,提示为少见致病菌感染。病人有系统性红斑狼疮病史,长期服用激素,提示存在免疫力低下,4个月前外伤出现皮肤脓肿,迁延不愈,结合肺穿刺病理见脓肿形成,化脓性感染诊断成立,诺卡菌感染可能性大。入院后继续静脉滴注拉氧头孢、莫西沙星联合口服伏立康唑抗感染治疗,泼尼松15mg/d治疗系统性红斑狼疮。病人咳嗽、咳痰好转,未发热。胸部CT检查(2012-09-11)示双肺多发团片状及结节状阴影,右侧胸腔少量积液,部分包裹倾向(图3-3-64)。病人诉左侧大腿外侧可打及约3cm×3cm硬结,轻压痛,未及波动感。超声检查示左大腿外侧皮下软组织内液性区。建议病人行左侧大腿外侧硬结局部组织活检术,拒绝。入院第10天病人咳嗽、咳痰少,仍活动后气促,查血常规:白细胞13.50×10^9/L、中性粒细胞0.92;降钙素原0.43ng/ml。多次复查痰细菌＋真菌培养均阴性。入院后第12～14天,左侧大腿外侧硬结变软,周围红肿带逐渐增大,并出现右上腹痛,逐渐加重,伴发热,体温最高38.8℃,腹部查体:右上腹肌稍紧张,压痛、反跳痛,墨菲征阳性。腹部CT示右肝边缘异常密度灶,左上腹皮下结节,胆囊炎伴胆泥淤积。考虑急性胆囊炎,停用拉氧头孢,改用美罗培南联合莫西沙星、伏立康唑继续治疗。入院第16～18天,病人右上腹痛好转,体温降至正常,左侧大腿外侧红肿范围增大至10 cm×8cm,压痛明显,可打及波动感,考虑脓肿形成;左上腹可触及一压痛点,范围不明确;肩胛间区新出现一4cm×4cm大小肿块,表面光滑,边界清楚,轻压痛,无波动感。在征得病人及其家属同意后,于局部麻醉下行左侧大腿外侧脓肿切开引流术。引流血性、粪臭味脓液约40ml,送检细菌培养。入院第21天,复查胸部CT示双肺多发阴影,较前片吸收好转,右侧少量胸腔积液,部分包裹(图3-3-65);腹部CT示右肝周梭形低密度灶,考虑脓肿;腹部超声示右肝周混合回声包块,左侧胸壁及侧腰部皮下组织低回声结节,考虑脓肿。左侧大腿外侧脓肿引流脓液培养出诺卡菌,对复方磺胺甲噁唑敏感。停用莫西沙星和伏立康唑,加用复方磺胺甲噁唑继续抗感染治疗。入院第26天,咳嗽、咳痰、肺部体征进一步好转,无腹痛、发热,全身多处脓肿较前好转(左大腿脓肿切开处肉芽新鲜,左肩胛区肿块缩小至2cm×2cm、左胸壁及腰部压痛点消失)。复查胸部CT(2012-10-12)示双肺多发阴影,较前吸收好转(图3-3-66)。入院第41天,病人病情稳定,最终诊断为播散性诺卡菌病(肺、肝周脓肿、皮肤),好转出院,院外继续口服复方新诺明治疗。

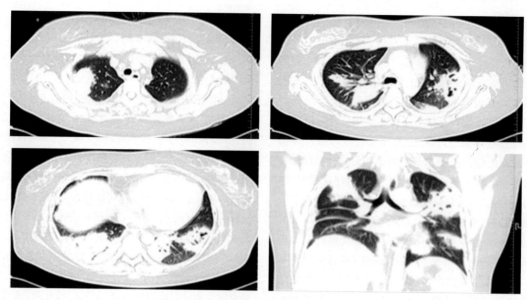

图3-3-64 双肺多发实变影（2012-09-11）

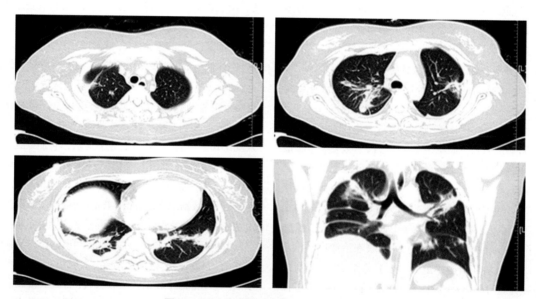

图3-3-65 病变较前吸收（2012-09-27）

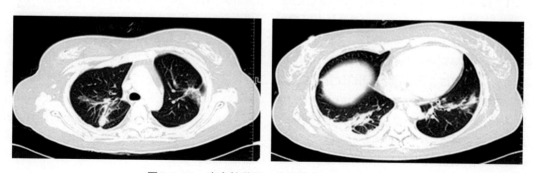

图3-3-66 病变较前进一步吸收（2012-10-12）

【分析】系统性红斑狼疮是一种侵及全身结缔组织的自身免疫性疾病。1999年欧洲一项针对1000例病人超过5年的多中心研究随访发现，1/3～1/2的系统性红斑狼疮病人病程中曾合并较严重的感染。2003年徐刚等研究发现，我国住院病人感染的平均发病率为4.9%，而住院的系统性红斑狼疮病人感染平均发病率为36.4%。系统性红斑狼疮病人自身免疫功能失衡，且长期使用激素和免疫抑制剂治疗，机体抗感染能力下降，因而此类病人易发生各种机会感染，也是系统性红斑狼疮病人主要死亡原因之一。2004年Kaqeyama等对303例诺卡菌感染病例进行分析，结果显示日本诺卡菌感染的最常见原因是接受免疫抑制治疗（22.4%），其中有3.6%的病例发生于系统性红斑狼疮病人。

本例病人以咳嗽、咳痰、发热、气促为主诉就医，胸部CT示双肺多发炎性改变，同时病人有系统性红斑狼疮病史，近1年每日服用大剂量糖皮质激素，基础抵抗力低下，经验性抗感染治疗虽取得一定疗效，但病情仍进展，相继出现肘部脓肿、肺部脓肿、右上腹痛、左侧大腿外侧脓肿、右肝周脓肿、左侧胸壁、左侧腰部及肩胛区多发脓肿，提示存在血流感染，细菌感染可能性大。引起皮肤及软组织感染（SSTI）的细菌主要是金黄色葡萄球菌，少数情况下表皮葡萄球菌也可成为致病菌。病毒、分枝杆菌和真菌等亦可引起SSTI，但临床发病率较低。金黄色葡萄球菌感染中毒症状明显，可沿血行播散导致心内膜炎、肝脓肿等。该病人同时合并皮肤脓肿及肺部炎症，但病史较长，呈慢性过程，全身中毒症状不突出，不符合常见细菌感染的特征；多发的脓肿形成也有异于真菌感染的典型表现。播散性诺卡菌病病人可逐渐出现全身多发脓肿，同时合并肺部炎症，但全

身炎症反应不明显，与常见化脓性细菌感染不同，脓液培养可明确诊断。本例即行左侧大腿皮下脓肿切开引流，送检脓液培养出诺卡菌后，病人才得以确诊诺卡菌病。回顾病史，病人入院前4个月摔伤致肘部软组织损伤，推测土壤中的诺卡菌通过皮肤破口进入病人体内，先于局部形成脓肿，后因病人基础抵抗力低下而经血行播散全身各处。

系统性红斑狼疮并发诺卡菌病，在抗感染治疗的同时，原发病的合理治疗及有效的支持治疗亦十分重要。可通过调整激素用量及加用丙种球蛋白，控制病情。

（福建医科大学附属协和医院急诊科 项靖楠 刘 青 提供）

6.病例6：男，35岁。发热10余天，咳嗽2天。病人10天前感冒后出现发热，体温最高达40℃，伴畏冷、乏力、流涕、咽痛，就诊于当地医院，对症处理（具体不详）后症状未见明显缓解。2天前出现咳嗽，咳少许白黏痰，胸部X线检查（2010-02-17）示双肺阴影，收入院。查体：T 39.2℃，咽充血，咽后壁可见散在滤泡，双侧扁桃体Ⅱ度大，表面可见脓点。双肺呼吸音低，可闻及少许细湿啰音。辅助检查：血常规示白细胞 4.09×10^9/L、中性粒细胞0.94、血小板 32×10^9/L；白蛋白 27.5g/L。入院后给予抗感染、升血小板及对症、支持治疗。入院第3天胸部CT示双肺弥漫磨玻璃、片状、粟粒样结节影，密度不均，边缘模糊，分布以肺野外带为主，右侧少量胸腔积液（图3-3-67）。咽拭纸涂片甲型H1N1流感病毒阴性。3次血培养均查到星形诺卡菌生长。给予阿莫西林/舒巴坦、阿米卡星和复方新诺明治疗2天后病人HIV抗体确证报告阳性，确诊获得性免疫缺陷综合征，病人转院继续治疗。2天后复查胸部CT示病灶进展，呈大片实片影，部分结节影较前增大，双侧胸腔新增积液（图3-3-68）。

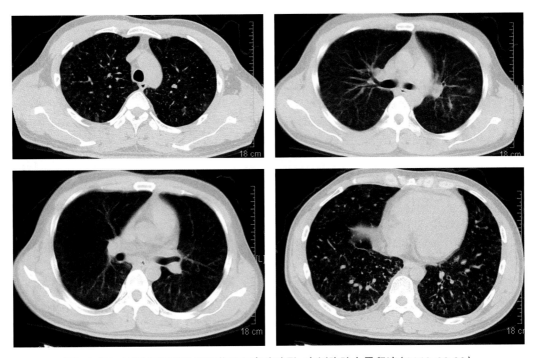

图3-3-67 双肺多发粟粒样结节影和磨玻璃影，右侧胸腔少量积液（2010-02-20）

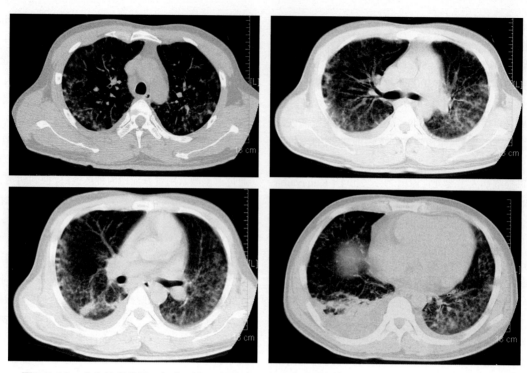

图3-3-68　病变较前进展，右肺下叶实变影，部分结节影较前增大，双侧胸腔积液（2010-02-24）

【分析】获得性免疫缺陷综合征（AIDS）是以人类免疫缺陷病毒（HIV）为病原体的三大全球疾病之一。肺部是HIV相关合并症最主要的受累器官，肺部感染往往成为AIDS的首发表现，且反复发生。严重的肺部感染进而引发呼吸衰竭，成为AIDS死亡率上升的主要原因。AIDS相关的肺部感染正以高发生率、高复发率及高死亡率等特点，使得全球疾病负担面临着巨大的挑战。HIV感染机体时，外周血中$CD4^+$T细胞进行性降低和肺泡巨噬细胞功能受损是AIDS易发肺部感染的两大主要原因。

AIDS病人常见的肺部感染有肺孢子菌肺炎、肺结核、巨细胞病毒性肺炎及其他细菌、真菌感染。据统计，约有85%的AIDS病人其死亡的主要原因是肺孢子菌肺炎。细菌感染以革兰阳性菌为主，条件致病菌居多，真菌以肺孢子菌、隐球菌和马尔尼菲篮状菌最为常见。$CD4^+$计数≤200/μl病人肺部多重病原感染现象严重。

AIDS病人可合并诺卡菌感染，1985年由Holtz首次报道。在美国，肺诺卡菌病发病率在AIDS中不超过0.3%，在$CD4^+$计数≤200/μl和未接受抗反转录病毒治疗的病人中更为常见。静脉注射药物（毒品）的使用也会增加诺卡菌感染的风险。其发病率低可能是由于其非特异性的临床和放射学表现，难以进行微生物分离导致诊断不足，合并感染的存在，以及欧美国家广泛使用TMP-SMX预防性治疗等。与艾滋病中的其他机会性感染类似，随着高效抗反转录病毒疗法的出现，诺卡菌病的发病率进一步下降。

诺卡菌在HIV感染者中的表现与非HIV者相似，但更可能与肺外播散有关。AIDS病人合并诺卡菌感染时影像学检查缺乏特异性，临床常易误诊。病变进展为空洞影在HIV感染者中更为常见，60%~80%的病人会出现。AIDS病人胸部影像学检查上出现多发空洞、结节、实变影，应考虑为肺诺卡菌感染的可能，特别是合并皮下或颅脑脓肿者。AIDS病人诺卡菌感染常合并结核分枝杆菌、鸟分枝杆菌复合体、铜绿假单胞菌和耶氏肺孢子菌等其他感染。

诺卡菌感染病人合并脑脓肿、HIV阳性、需要机械通气、器官移植和老年（>60岁）病人等因素时死亡率更高。AIDS病人合并诺卡菌感染的适宜治疗时间仍然存在争议。虽然12周的治疗对于轻微的皮肤感染似乎足够，但大多数学者推荐对于肺部或播散性诺卡菌病病人的初始疗程至少持续1年。复发常见于未接受抗反转录病毒治疗的病人，与较短的治疗时间和大约80%的死亡率有关。对于因其自身疾病或治疗（如HIV/AIDS，造血干细胞或实体脏器移植受者，以及接受高剂量糖皮质激素或细胞毒治疗的病人）而持续处于免疫抑制状态的病人，某些权威机构推荐延长口服维持治疗时间以防止诺卡菌病复发。TMP-SMX是最常见的药物，但其保护作用并不完全，并且最合适的方案也尚未确定。例如，对于诺卡菌病风险很高的病人，TMP-SMX一周2次或3次给药并不能起到预防作用。因此，对于免疫抑制状态不能被逆转的病人，只要其诺卡菌分离株对TMP-SMX敏感，建议采用一日1片的TMP-SMX维持治疗方案。对于不能耐受TMP-SMX的病人，尚未对替代维持治疗方案进行过系统性评估。多西环素（每次100mg，每日1次）、米诺环素和阿莫西林/克拉维酸是合理的替代选择。

（福州市肺科医院影像科　王　洁　提供）

7.病例7：男，51岁。右侧胸痛4天。病人4天前无明显诱因出现右侧胸痛，未诊治。1天前行胸部CT检查示双肺多发类圆形高密度影，于2014-02-22收入院。2013-12-05日因尿毒症行肾移植术，术后口服免疫抑制剂。2014-01-03因咳嗽、咳痰1天入院，经头孢他啶治疗后于2013-01-09出院。

胸部CT（2014-01-06）：右肺中叶内侧段团块影（图3-3-69）。

胸部CT（2014-02-21）：双肺多发类圆形高密度影，右肺中叶实变影（图3-3-70）。

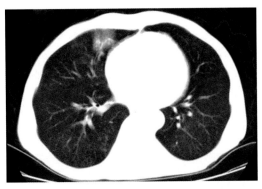
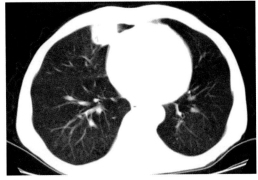

图3-3-69　胸部CT（5）

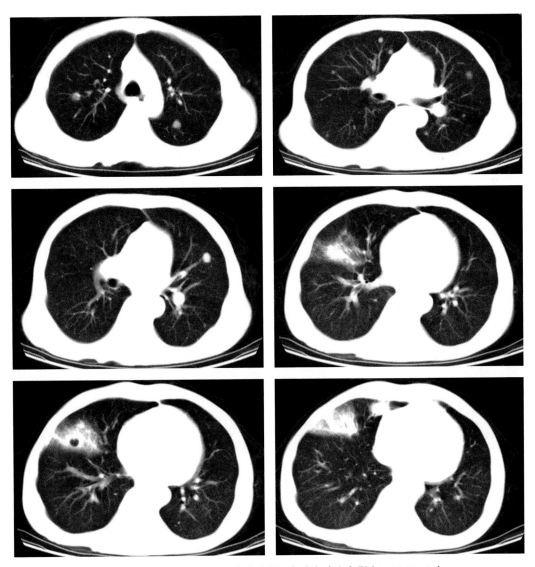

图3-3-70　双肺多发类圆形高密度影，右肺中叶实变影（2014-02-21）

【诊断】肺诺卡菌病。

【诊断依据】中年男性，2个月前行肾移植术，术后口服免疫抑制剂。术后1个月即出现右肺中叶病变。本次以胸痛入院，胸部CT示双肺多发结节影，既往中叶病变较前缩小，右肺中叶实变影，内见空洞，提示感染性病变。病人无发热症状，结节随机分布，非周围为主，不符合常见血流感染如金黄色葡萄球菌、肺炎克雷伯菌感染特征；病史较长，结节大小不等，无明显空洞，亦不支持真菌感染诊断。因病人存在免疫缺陷，症状轻，影像重，病史长，呈慢性过程，需考虑少见细菌特别诺卡菌感染可能。入院后先后给予拜复乐（4天）、头孢哌酮钠/舒巴坦钠（8天）、米卡芬净（9天）、更昔洛韦（9天）等药物治疗，病情逐渐进展，出现

下颌、纵隔淋巴结肿大，复查胸部CT（2014-03-12）示双肺结节较前增多，部分呈空洞样改变，右肺中叶实变影吸收（图3-3-71）。行淋巴结、肺穿刺活检，细菌培养提示诺卡菌感染，给予复方新诺明治疗后肺部情况改善，但病人一般情况较差，免疫低下，CD4$^+$最低时为24/μl，继发肺炎克雷伯菌感染，加用头孢哌酮钠/舒巴坦钠治疗（10天），复查胸部CT（2014-04-02）示双肺结节吸收，左侧胸腔积液（图3-3-72）。改用稳可信和亚胺培南西司他丁钠治疗3天，病人精神差，血压80/45mmHg，心率100次/分，血气分析（吸氧7L/min）：氧分压45mmHg、氧饱和度89%左右。家属要求放弃治疗，自动出院。

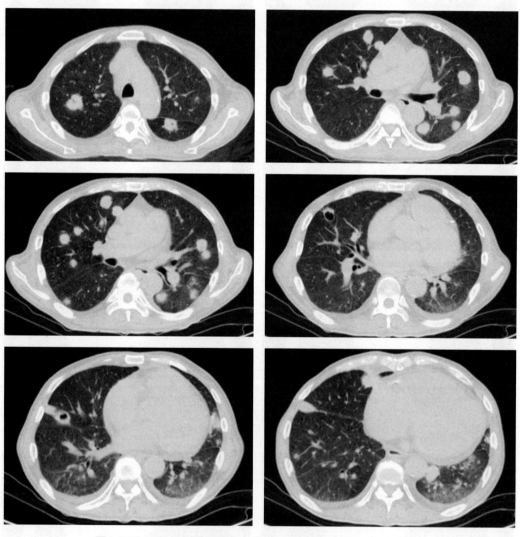

图3-3-71　双肺结节较前增多，部分呈空洞样改变（2014-03-12）

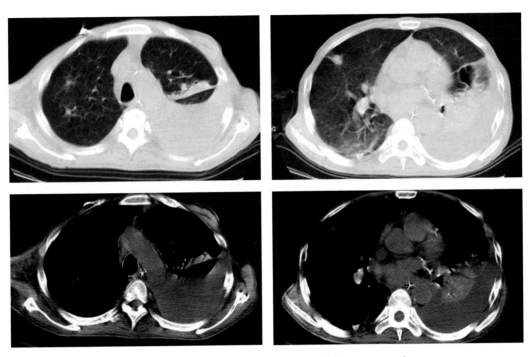

图3-3-72 双肺结节吸收，左侧胸腔积液（2014-04-02）

【分析】在移植受者中，尤其是在胸部移植后和（或）在免疫抑制方案强烈或使用他克莫司的情况下，诺卡菌感染并不少见。异基因造血干细胞移植病人患诺卡菌病的风险明显高于自体造血干细胞移植病人。移植物抗宿主病的发展和随后的免疫抑制治疗可能是异基因造血干细胞移植病人风险增加的主要原因。在这些病人中，诺卡菌病可以在不同的时间段发生，从2~3个月到1~2年不等。皮质类固醇剂量和他克莫司的使用与诺卡菌病的发生独立相关。环孢素的使用亦与诺卡菌病的发生有关，但在某些群体中，环孢素和泼尼松联合治疗的风险可能低于硫唑嘌呤联合泼尼松或单独大剂量应用泼尼松治疗者。

对于实体器官移植，诺卡菌感染的频率为0.6%~3.5%。肾移植病人长期处于免疫抑制状态，使感染机会大大增加，致使细菌感染后较快在体内发展播散，可导致菌血症、败血症、器官衰竭等，死亡率极高。Ogawa等报道，肾移植病人诺卡菌病发病率为0.7%~1.4%。Shrestha等对2008—2014年进行的所有肾移植病例进行回顾性分析。543例肾移植病人中有4例在移植后2~13个月发生了诺卡菌感染。2例表现为肺诺卡菌病，2例表现为脑脓肿。2例肺诺卡菌病病人分别合并肺曲霉病和巨细胞病毒肺炎。4例病人均在药敏试验指导下接受联合抗生素治疗。在诺卡菌感染时，所有4名病人均接受了TMP-SMX 160/800mg的初级预防，每周2次。笔者认为，诺卡菌感染可能与其他机会性感染并存。诺卡菌种类的鉴定和药敏试验是指导有效管理诺卡菌病人的关键。间歇性应用TMP-SMX不足以预防肾移植病人的诺卡菌感染。

2007年，Peleg等对1995年1月至2005年12月5126例器官移植病人发生诺卡菌病的危险因素进行了评估。在5126例器官移植受者中，35例（0.6%）被确诊为诺卡菌感染。521例接受肺移植的病人中有18例（3.5%）感染诺卡菌，发病率最高，其次是心脏（392例中发现10例，占2.5%）、肠道（155例中发现2例，占1.3%）、肾脏（1717例中发现3例，占0.2%）和肝脏（1840例中发现2例，占0.1%）移植的受者。77%（27/35）诺卡菌感染病人仅患有肺部疾病，7名移植受者（20%）有播散性疾病。49%（17例）病人为新星诺卡菌感染，其次是皮疽诺卡菌（9例，28%）、星形诺卡菌（8例，23%）和巴西诺卡菌（1例，3%）。35例病人中，24例（69%）接受TMP-SMX预防性治疗，31例（89%）治愈。另外，大剂量激素应用泼尼松（20 mg每日1次顿服超过1个月或甲泼尼松龙1g静脉注射冲击治疗连续超过2次），6个月内巨细胞病毒感染史，以及30天内应用高剂量神经钙蛋白抑制剂是器官移植受者诺卡菌菌感染的独立危险因素。

虽然肺部是最常见的感染部位，但超过40%的器官移植病人存在播散性感染。由于中枢神经系统受累频繁（约占病人总数的1/3）且可能无症状，因此必须进行颅脑检查。免疫抑制治疗可使病人更容易感染诺卡菌，对于因移植而接受免疫抑制治疗的病人，不能因为感染诺卡菌而停用免疫抑制治疗，但应尽可能减少免疫抑制药物的剂量。对于因其他原因而接受免疫抑制治疗的病人，如果有其他药物可用，则最好应停用免疫抑制药物。在肿瘤坏死因子抑制剂中，英夫利昔单抗的诺卡菌感染风险高于依那西普。低剂量复方新诺明不能有效预防诺卡菌病。虽然治疗时间被设定为至少6个月,但较短的治疗时间(<120天)似乎与选定病人的较好预后有关。随着环孢素和TMP-SMX的预防性应用,移植病人发生诺卡菌病的风险已经降低。

(青岛大学附属医院黄岛院区呼吸科 郭彩宏 提供)

8.病例8:男,63岁。咳嗽、咳痰50余年,再发伴发热20余天。病人50年前受凉后出现咳嗽,咳白黏痰,痰量每日10余口,对症治疗(具体不详)后症状好转。此后反复发作,2年前咳嗽、咳痰发作频次较前增多。20天前感冒后出现咳嗽,咳黄脓痰,每日20余口,易咳出,伴发热(具体未测)、畏冷、寒战,口服解热药及输液治疗(具体不详)后上述症状有所好转。10余天前出现气促,初为登2楼时气促,进行性加重,现平地步行即感气促,伴胸闷、心悸,门诊查血常规:白细胞计数 13.56×10⁹/L、中性粒细胞 0.89,X线胸片示双肺阴影,肺功能:重度混合性通气功能障碍,舒张试验阴性。于2017-11-15入院诊治。

【诊断】慢性阻塞性肺疾病急性加重期(AECOPD)。

【诊断依据】老年男性,有咳嗽、咳痰病史50年,反复发作,近日加重伴发热、气促,肺功能:重度混合性通气功能障碍,舒张试验阴性,以上特点支持AECOPD诊断。查体:T 36.7℃,双下肢对称性凹陷性中度水肿。辅助检查:血气分析示pH 7.465、PO₂ 57.8mmHg、PCO₂ 45mmHg;C反应蛋白 101mg/L;降钙素原0.553ng/ml;生化:总蛋白45.0g/L、白蛋白 27.5g/L、血糖13.54mmol/L。给予头孢哌酮钠/舒巴坦钠抗感染治疗,同时给予降糖、化痰、解痉平

喘、吸氧、补充白蛋白等治疗。行胸部CT检查(2017-11-18)示慢性支气管炎、肺气肿、肺大疱表现,双肺多发实变、空洞影,心包少量积液(图3-3-73)。彩超:双侧颈部、腋窝探及淋巴结。纤维支气管镜检查(2017-11-21)示管腔通畅,可见多量稀薄黄痰,涂片革兰染色检出革兰阳性杆菌。复查胸部CT(2017-11-22)示病变较前进展(图3-3-74)。肺泡灌洗液培养(2017-11-27):星形诺卡菌(+++)。改用亚胺培南、阿米卡星和复方新诺明抗感染治疗。复查胸部CT(2017-12-05)示病变较前吸收(图3-3-75)。复查生化:白蛋白 33.6g/L、血糖8.83mmol/L,病人病情稳定,于2017-12-10出院,院外继续口服复方新诺明治疗。1个月后咳嗽、咳白痰,左侧卧位出现胸痛,胸部CT(2018-01-04)示左侧液气胸,肺组织被压缩约20%(图3-3-76)。病人再次入院治疗,辅助检查:血常规示白细胞计数10.09×10⁹/L、中性粒细胞 0.64;血气分析:pH 7.42、PO₂ 64.5mmHg、PCO₂ 42mmHg;C反应蛋白 13.49mg/L;红细胞沉降率 29mm/h;白蛋白 34.8g/L。行胸腔闭式引流术,胸腔积液常规:比重1.018、李凡他试验阳性、细胞数3600×10⁶/L、单核细胞0.55;胸腔积液中未检测到分枝杆菌;胸腔积液液基涂片未见瘤细胞。复查胸部CT(2018-01-09)示部分病灶较前吸收,左侧胸腔积气较前稍增多,双侧胸腔积液较前减少(图3-3-77),病人继续治疗3天后好转出院。1个月后复查胸部CT(2018-02-05)示炎性病变基本吸收,左侧少量胸腔积液(图3-3-78)。

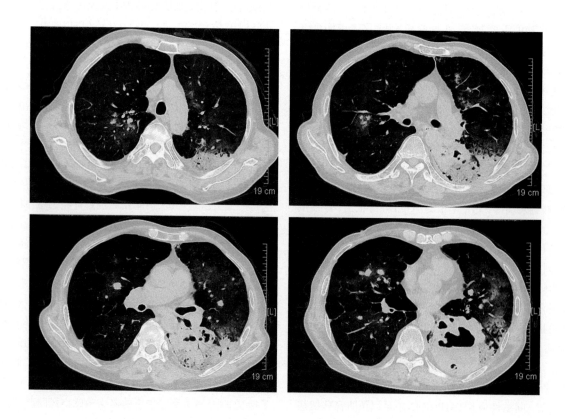

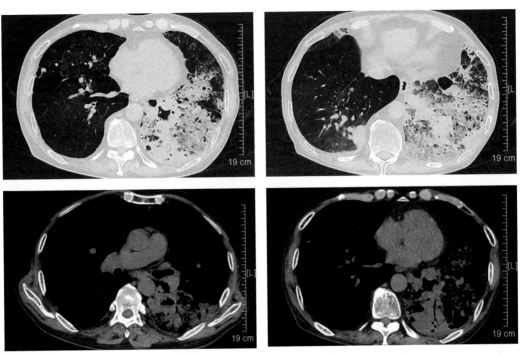

图3-3-73 双肺多发实变、空洞影，左肺下叶为主（2017-11-18）

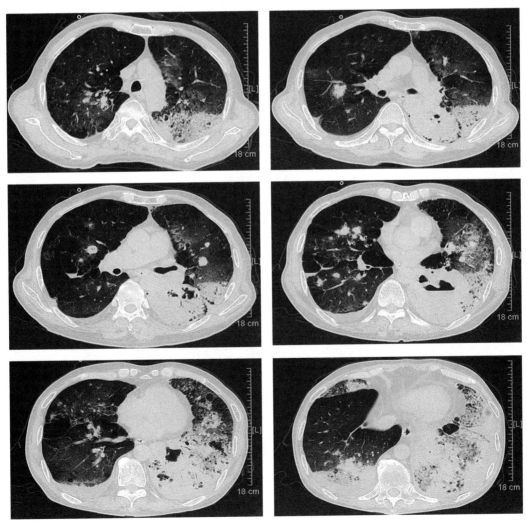

图3-3-74 病变较前进展，双侧胸腔积液，右侧明显（2017-11-22）

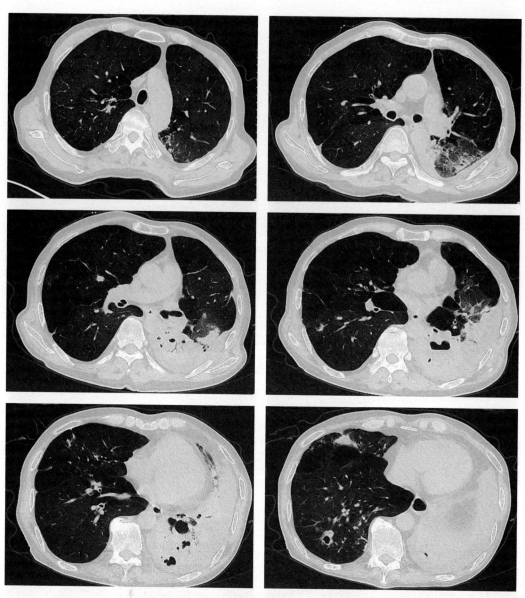

图3-3-75　病变较前明显吸收（2017-12-05）

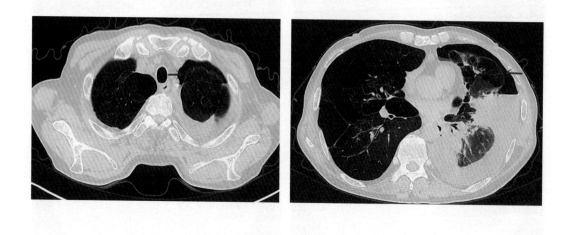

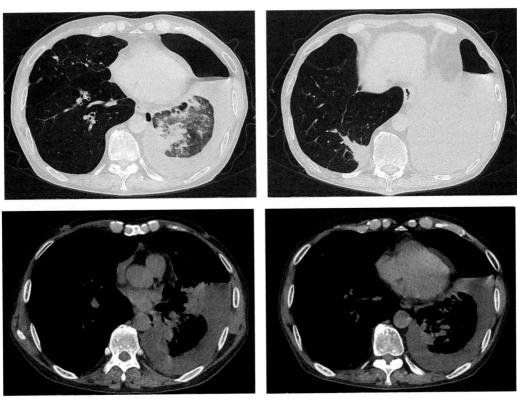

图3-3-76 左侧液气胸（红箭），右肺下叶实变影（2018-01-04）

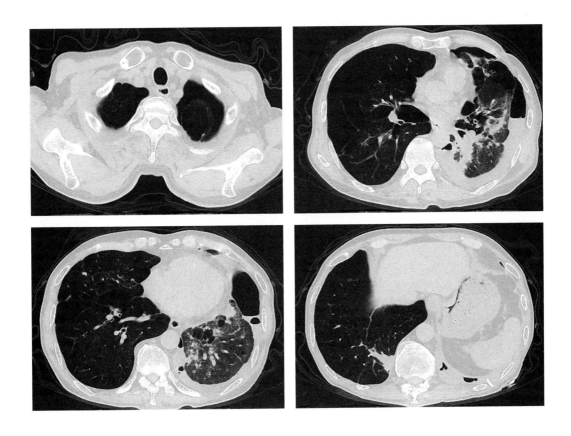

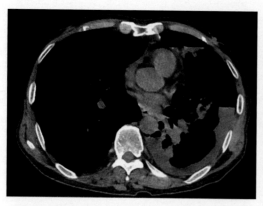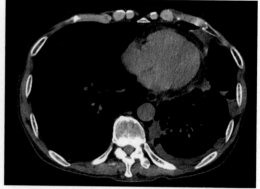

图3-3-77 左侧胸腔积气较前稍增多,双侧胸腔积液较前较前减少(2018-01-09)

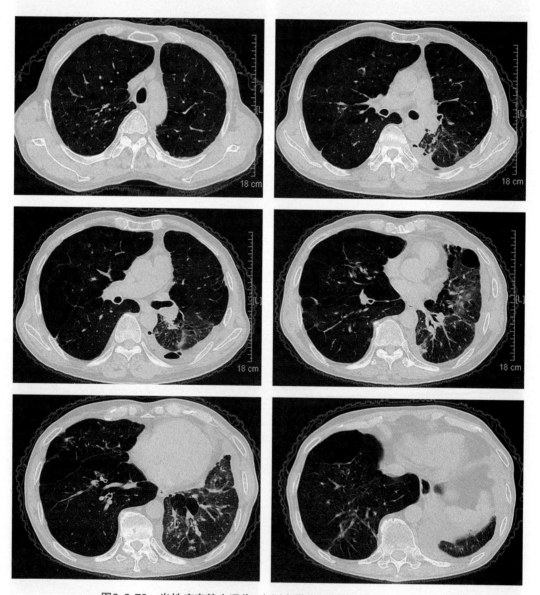

图3-3-78 炎性病变基本吸收,左侧少量胸腔积液(2018-02-05)

【分析】近年来,慢性阻塞性肺疾病(COPD)病人感染诺卡菌的发病率逐渐增加。COPD病人局部防御功能受损,加上长期的类固醇激素治疗,促进了诺卡菌的生长。COPD被认为是诺卡菌感染的第三大最常见危险因素,仅次于类固醇激素治疗和实体器官移植。西班牙一所医院对1997—2009年30例COPD合并肺诺卡菌病病人临床特征及预后因素进行回顾性分析,51.7%病人诊断肺诺卡菌病前有糖皮质激素应用史,最常见的症状为咳嗽、呼吸困难,60%的病人出现肺泡渗出。COPD病人的预期寿命受肺诺卡菌病的影响较大,COPD病人合并肺诺卡菌病1个月内病死率为17%,1年内病死率为33%。相比之下,AFCOPD的死亡率在住院期间为8%,随访1年后为23%。Hémar等回顾性分析了1998年1月1日至2017年5月1日期间某医院发现的9例诺卡菌感染病例。危险因素包括口服糖皮质激素治疗(3例)、实体癌(2例)、血液系统肿瘤(1例)和COPD(1例),2例表现为孤立皮肤改变者无危险因素。3例表现为播散性疾病者有2例接受糖皮质激素治疗,1例为肿瘤病人。感染的诺卡菌菌种为4例新星诺卡菌、2例盖尔森基兴诺卡菌、1例脓肿诺卡菌、1例巴西诺卡菌和1例星形诺卡菌。另有2例COPD病人存在脓肿诺卡菌和盖尔森基兴诺卡菌的呼吸道定植。

COPD病人感染诺卡菌的危险因素有:年龄较大;COPD合并其他疾病(如肿瘤),基础免疫力较低;长期使用糖皮质激素,导致免疫力低下;抗菌药物使用疗程不够

等。病人年龄的增长会导致自身免疫力、机体各种功能的下降,且COPD为慢性进展性疾病,机体功能逐渐下降,促进肺部感染的发生。肺诺卡菌感染一般常见于长期使用糖皮质激素治疗的免疫功能障碍的病人,亦可发生于免疫功能正常者。短期应用糖皮质激素有利于症状的改善,长期应用则会使机体的免疫应答受到抑制,诱发或加重感染,降低机体对病原微生物的抵抗力。血清白蛋白是反映机体营养状况的重要参数,尤其当低蛋白血症明显时,蛋白会被大量消耗,从而会使细胞免疫功能与呼吸肌功能遭受破坏,呼吸道感染的危险增高。

(福州市肺科医院影像科 王 洁 提供)

9.病例9:男,60岁。反复咳嗽、咳痰3年,加重5天。病人3年前无明显诱因出现剧烈咳嗽,呈阵发性,咳黄色黏痰,量少,不易咳出,偶有少量咯血,当地医院诊断为支气管扩张,给予对症治疗,症状好转。此后上述症状反复发作,冬重夏轻,尤以食用咸食后加重,抗感染治疗后好转(具体药物不详)。5天前再次出现上述症状,查血常规:白细胞计数 7.8×10⁹/L、中性粒细胞 0.70;C反应蛋白<0.5mg/L。予化痰处理后症状较前稍好转,于2014-04-30入院诊治。查体:T 36.9℃,颈静脉怒张,气管居中,胸廓呈桶状胸,肋间隙增宽,双侧触觉语颤减弱,双肺叩诊过清音,两肺呼吸音低,右下肺闻及散在湿啰音。

胸部CT(2014-04-28):右肺中上叶支气管扩张,右肺斑片状、小片状密度增高影(图3-3-79)。

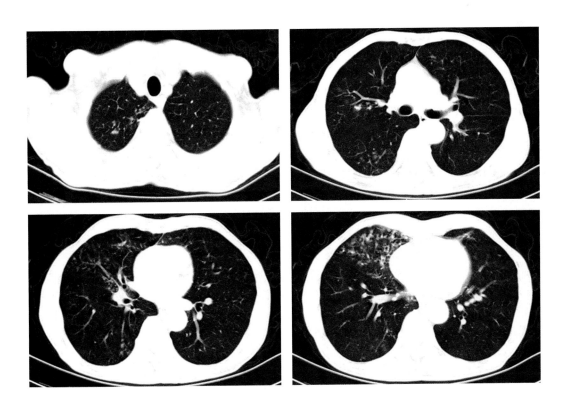

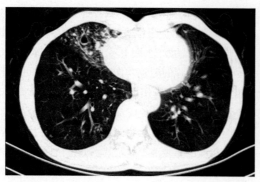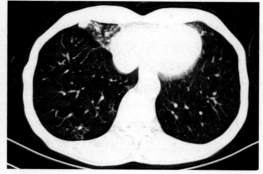

图3-3-79　右肺中上叶支气管扩张，右肺斑片状、小片状密度增高影

【诊断】支气管扩张并感染。

【诊断依据】老年男性，既往有支气管扩张病史，结合病人病史、查体及胸部影像学检查，支气管扩张并感染诊断成立。入院后给予哌拉西林/他唑巴坦 4.5g、8小时1次静脉滴注。2014-05-04肺泡灌洗液细胞分类示中性粒细胞 0.90，淋巴细胞 0.07，上皮细胞 0.01，巨噬细胞 0.02，嗜酸粒细胞 0.01，考虑感染相关。肺泡灌洗液真菌涂片未检到真菌。气管镜吸痰，痰液颜色黄色，性状脓性。2014-05-05痰结核菌涂片3次检到抗酸杆菌。肺泡灌洗液镜检示抗酸染色阴性、弱抗酸染色阳性细菌（5条/300视野），并见硫黄颗粒。考虑诺卡菌感染可能性大，给予复方磺胺甲噁唑 0.96g、每日3次抗感染治疗。2014-05-09肺泡灌洗液培养、痰培养结果示诺卡菌生长（＋＋＋）。经$16S\ rRNA$及$hsp65$测序，与盖尔森基兴诺卡菌的同源性达100%。3天后复查胸部CT（2014-05-12）较前无明显变化。辅助检查：血常规示白细胞计数 $3.4\times10^9/L$、中性粒细胞 59.6；C反应蛋白 0.2mg/L。病人病情稳定，好转出院。

【分析】肺诺卡菌病可发生于免疫功能正常者，多见于结构性肺病病人，如慢性阻塞性肺疾病、肺泡蛋白沉积症和支气管扩张等。支气管扩张合并诺卡菌感染病例报道中，大部分病人免疫功能正常，这可能与支气管扩张形成后导致局部细胞免疫功能失常有关。因此，支气管扩张也是肺诺卡菌病不容忽视的危险因素之一。

支气管扩张症由于气管结构性的改变，处于稳定期时有60%~80%存在潜在致病菌的定植，常见的气道定植菌为铜绿假单胞菌、流感嗜血杆菌等。Cremades MJ等报道过1例患有COPD、支气管扩张但无相关的免疫抑制疾病或治疗的病人出现肺诺卡菌的感染，该病人在前期阶段的治疗过程中采用多种不同抗生素，如复方新诺明、米诺环素、氧氟沙星，共治疗3年，但肺部症状仍见迁延不愈，反复咳嗽、咳脓痰且痰培养始终为诺卡菌阳性，最后使用亚胺培南联合阿米卡星达到了感染的根除，由此判断诺卡菌也可气道定植后引起慢性炎症。Fujita等报道了日本30例肺诺卡菌病，其中10例考虑为定植，9例免疫功能正常，1例存在免疫力低下。所有病人中，12例病人免疫功能正常，18例病人存在免疫受损，50%免疫受损病人感染了新星诺卡菌，而免疫功能正常病人感染了不同的诺卡菌种。12例免疫功能正常病人中有8例（67%）表现为支气管扩张，9例免疫功能正常诺卡菌定植病人中有7例表现为支气管扩张。与免疫功能受损的病人相比，免疫功能正常的病人胸部CT影像中支气管扩张（67% vs 6%）和小叶中心结节状阴影（包括树芽征）（67% vs 11%）发生率更高，此两种影像表现均较常见于非结核分枝杆菌感染。另外，12例免疫功能正常病人中有6例分离出非结核分枝杆菌，免疫功能低下病人标本中未分离出非结核分枝杆菌，在免疫功能正常人群肺部非结核分枝杆菌感染中需谨慎鉴别肺诺卡菌病。

美国学者Woodworth等对1996年1月至2013年12月183例诺卡菌感染病人的回顾性研究发现，56%的病人存在免疫损害，以固体器官或造血细胞移植（30%）居多。感染通常局限于肺部（62%），其次是皮肤（10%）、其他部位（6%）、颅脑（2%）和多个部位（17%）。支气管扩张在免疫功能正常（38%）和免疫缺陷（10%）病人中均很常见。肺部诺卡菌病与支气管扩张相关的发病率有所增加，尽管他们没有试图将感染与定植区分开来，但造血干细胞或实体器官移植受体的诺卡菌发生率没有显著变化。以上数据提示在该医疗中心，诺卡菌感染发生率的增加似乎是由支气管扩张病人发病率的增加，而不是由免疫缺陷人群发病率的增加造成的。

诺卡菌再感染的报道很少，即使是免疫能力正常的病人也可能发生肺部诺卡菌再感染。$16S\ rRNA$基因测序有助于区分诺卡菌的复发和再感染。不同种类的诺卡菌具有不同的易感性，这一信息对于提供足够的抗菌素治疗及调查诺卡菌感染的流行病学至关重要。

（浙江省瑞安市人民医院影像科　张　侠　王晓阳　提供）

10.病例10：女，62岁。咳嗽、咳痰、憋喘6天。病人6天前受凉后出现咳嗽、咳黄白色黏痰，不易咳出，喘憋明显，伴食欲缺乏，自服药物未见明显好转，2018-02-15就诊于当地医院，行胸部CT检查示右肺中叶实变影、支气管扩张表现（图3-3-80），收入院。

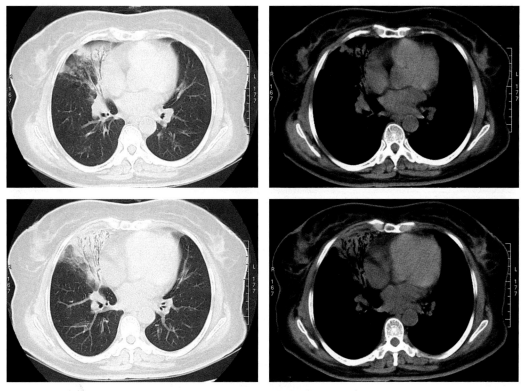

图3-3-80　右肺中叶实变影、支气管扩张

【诊断】社区获得性肺炎。

【诊断依据】老年女性，既往体健，咳嗽、咳黄白痰、憋喘，胸部CT示右肺中叶实变并支气管扩张表现，诊断明确。入院查体：T 36.7℃，双肺散在哮鸣音，右下肺可闻及湿啰音。辅助检查：血常规正常、血清淀粉样蛋白＞500mg/L（正常：0～10mg/L）、红细胞沉降率 95mm/h，血生化、支原体抗体、抗酸杆菌涂片、痰培养阴性。入院后给予哌拉西林/他唑巴坦4.5g，8小时1次和甲泼尼40mg、每日1次治疗。病人体温逐渐升高，2018-02-19最高达39.9℃，痰培养未见致病菌，考虑感染控制不佳，加用左氧氟沙星0.4g、每日1次联合抗感染治疗，体温略降低，2018-02-21最高体度为38.3℃，复查胸部CT示双肺多发斑片、实变、结节影（图

3-3-81）。辅助检查：血常规示白细胞计数12.7×10^9/L、中性粒细胞0.89；C反应蛋白109mg/L；血清淀粉样蛋白＞500 mg/L；降钙素原0.47ng/ml。病人炎性指标升高，影像学表现较前进展，需考虑少见菌特别是诺卡菌感染可能。改用莫西沙星联合哌拉西林/他唑巴坦抗感染治疗3天，病人仍发热、喘憋，复查胸部CT病变继续进展（图3-3-82）。2018-02-25行支气管镜检查，2018-02-28停用哌拉西林/他唑巴坦，加用复方磺胺甲噁唑2片、每日3次治疗，2018-03-01肺泡灌洗液中培养出诺卡菌，2018-03-02体温降至正常，喘憋减轻，2018-03-04复查胸部CT示病变有所吸收（图3-3-83），病人病情稳定，好转出院，院外继续应用复方新诺明治疗，随诊中。

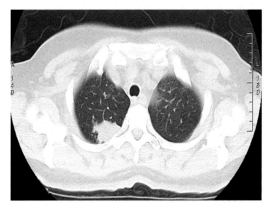

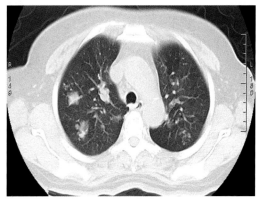

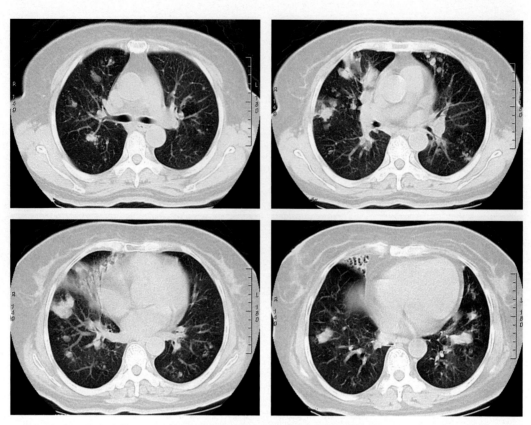

图3-3-81　双肺多发病变，较前有明显进展（2018-02-21）

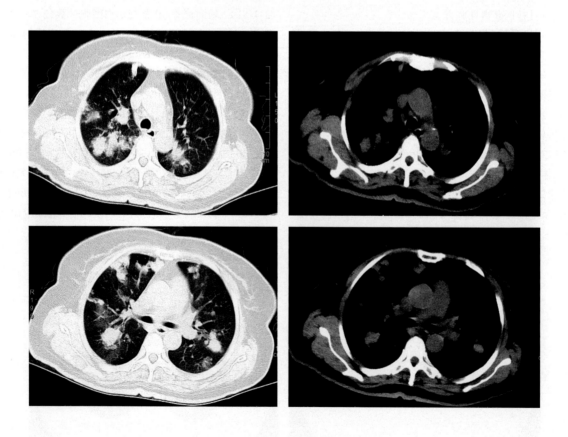

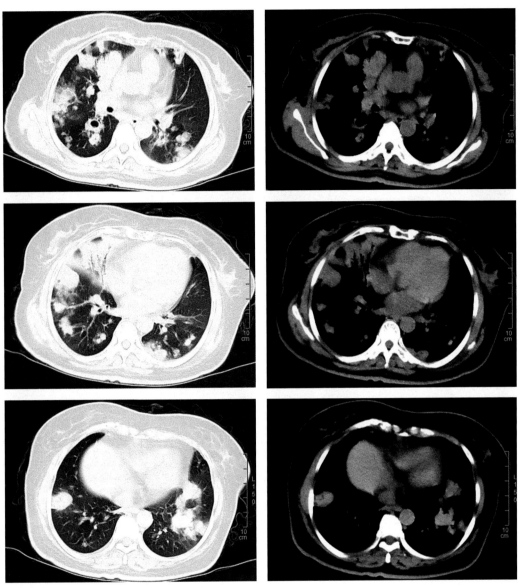

图3-3-82 双肺多发结节、实变影，部分可见空洞影和支气管充气征，右肺中叶支气管扩张（2018-02-24）

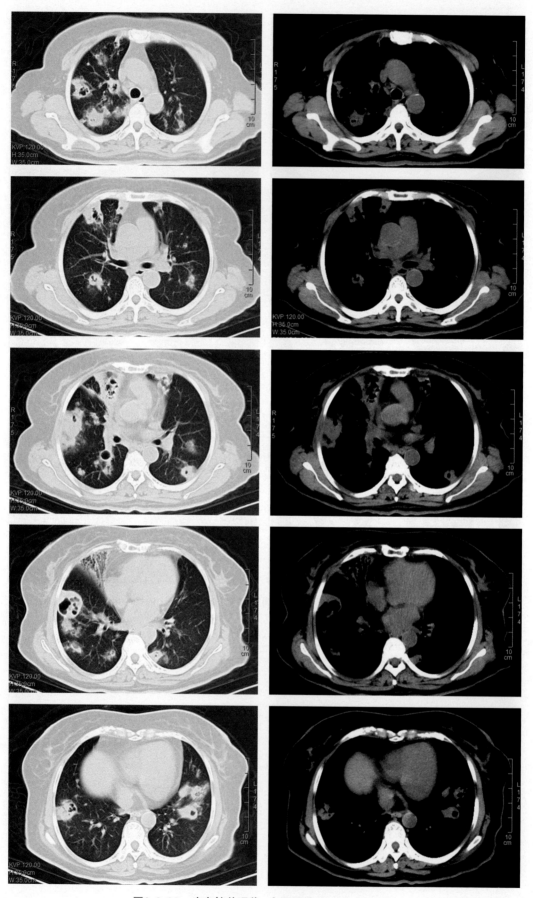

图3-3-83　病变较前吸收，空洞明显（2018-03-04）

【分析】诺卡菌通过呼吸道、皮肤或消化道侵入人体致病，吸入菌丝片段可引起肺诺卡菌病。该病多发生于有免疫功能缺陷者，近年来随着器官移植，肿瘤化疗的广泛开展，免疫抑制剂、糖皮质激素的应用增多，以及免疫缺陷病发病率的增加，该病发病率有所增加。Beaman等对1950年以来的1000例诺卡菌病的回顾性分析发现，62%的有易感因素，其余38%的病例发生于正常人，故免疫功能正常者发病亦不在少数，本例即免疫功能正常。

肺诺卡菌病病人多有发热，咳脓性或黏液痰，胸痛，呼吸困难等症状，血中性粒细胞升高，血清白蛋白下降，C反应蛋白、乳酸脱氢酶升高，血流感染时，降钙素原可升高。可急性起病，也可慢性起病，病情进展可迅速，也可缓慢，与常见的细菌性肺炎相似。胸部影像学亦缺乏特异性，可表现为粟粒样结节、小结节、局限或弥漫肺部浸润影、单个或多个脓肿、肺实变、伴或不伴空洞等，易被误诊为肺结核。由于诺卡菌常通过血液播散，可引起颅内、皮下组织转移性化脓性病灶，以及胸膜炎、肠炎、心包炎、纵隔炎等，还可侵犯胸壁形成瘘管，因此肺诺卡菌病常被误诊为肺部真菌病，特别是曲霉和隐球菌感染。

诺卡菌感染多需要较长疗程（至少3个月），由于多种常见抗菌药物对诺卡菌感染有效，如磺胺类、头孢菌素类、氨基糖苷类、碳青霉烯类、喹诺酮类、大环内酯类和利奈唑胺等，因而当肺诺卡菌病被误诊为细菌性肺炎进行抗菌治疗时，部分病情可明显缓解，从而影响病原学诊断和足疗程治疗。对于未完全吸收的病灶易误诊为慢性炎症，甚至可能按肺结核给予抗结核治疗。

不同诺卡菌属耐药性不同，但大多对磺胺类药物敏感，磺胺类仍是经验性治疗的首选药物。在常见诺卡菌属细菌中，豚鼠耳炎诺卡菌、巴西诺卡菌和假巴西诺卡菌对碳青霉烯类药物耐药；豚鼠耳炎诺卡菌、南非诺卡菌和皮疽诺卡菌对第三代头孢菌素耐药；新星诺卡菌复合群、脓肿诺卡菌、巴西诺卡菌和盖尔森基兴诺卡菌对环丙沙星耐药。阿米卡星（华莱士诺卡菌除外）和利奈唑胺几乎不出现耐药，临床疗效好。另外，美罗培南和第三代头孢菌素（如头孢曲松、头孢噻肟）具有良好的血-脑屏障通透性，治疗脑部诺卡菌病效果较好。临床医生应尽可能反复多次留取细菌标本，培养分离诺卡菌种属，并行药敏检测，按药敏结果选择治疗方案。

（东营区人民医院呼吸科 周仪竟 提供）

11.病例11：男，61岁。右下肢红肿热痛伴水疱10余天。病人10天前外伤后出现右下肢红肿热痛，呈持续性胀痛，活动后疼痛加重，无法步行，未治疗。病情逐渐加重，伴散在小水疱形成，以右下肢皮肤软组织感染于2017-09-29收住普通外科。既往有肾病综合征、膜性肾病病史2年，目前口服泼尼松 20mg、每日1次；肺栓塞病史1年。查体：T 36.5℃，满月面容，右下肢膝盖以下肿胀，可见散在小水疱形成，部分已破溃，局部皮温高。辅助检查：血常规示白细胞计数 10.64×10⁹/L、中性粒细胞 0.94、血红蛋白 111g/L、血小板 109×10⁹/L；血气分析：pH 7.42、PCO_2 21.8mmHg、PO_2 80.6mmHg；降钙素原8.3ng/ml；C反应蛋白 102.70mg/L；生化：总蛋白 51.6g/L、白蛋白27.6g/L、血糖 9.31mmol/L、乳酸脱氢酶 338U/L；24小时尿蛋白定量 985mg/24h；血管彩超示右下肢深静脉声像，考虑溶栓后改变。X线胸片示双肺多发结节样改变。

【诊断】皮肤诺卡菌病并肺诺卡菌病。

【诊断依据】老年男性，有肾病综合征、膜性肾病病史，长期服用激素，外伤后出现右下肢红、肿、热、痛伴皮肤破溃，有脓性分泌物，需考虑真菌或放线菌所致皮肤感染可能。病人有低蛋白血症，血糖偏高，肺内突发感染性病变，首先考虑诺卡菌感染可能。入院后给予头孢西丁抗感染、甲泼尼松片（美卓乐）32mg、每日1次治疗肾病综合征，病人症状好转，右下肢红肿热痛减轻，部分结痂，无发热，于2017-10-06转入肾病风湿科治疗。病人2017-10-07出现发热，行胸部CT检查（2017-10-09）示双上肺多发实变、空洞影，纵隔淋巴结钙化（图3-3-84）。给予美罗培南联合利奈唑胺抗感染治疗，甲泼尼松片减量为24mg 每日1次。3天后病人仍发热，改为左氧氟沙星联合利奈唑胺抗感染治疗。3天后体温恢复正常，2017-10-19停用利奈唑胺，2017-10-26出院，口服泼尼松20mg、每日1次。2017-11-05病人再次出现发热，伴咳嗽、咳痰，行胸部CT检查（2017-11-11）示右肺病变较前进展，左肺病变有所吸收（图3-3-85）。于2017-11-15再次入院治疗。鉴于该病人影像学表现以空洞和树芽征为主，结核不能除外，给予莫西沙星抗感染、异烟肼和利福平经验性抗结核治疗，病人仍发热，最高体温达39℃。2017-11-18痰培养示诺卡菌生长，标准抗酸染色（3%盐酸）阴性，改良的弱抗酸染色（1%硫酸）阳性（图3-3-86）。改用复方新诺明联合美罗培南治疗，病人仍发热，改用复方磺胺甲噁唑联合利奈唑胺治疗，2017-11-25痰培养再次查到诺卡菌生长，菌量明显减少，菌体变形（图3-3-87）。2017-11-26体温降至正常。复查胸部CT（2017-12-01）示右肺上叶实变、空洞影，左肺舌叶斑片影（图3-3-88），病人病情好转，于2017-12-12出院，口服复方新诺明和利奈唑胺继续治疗。病人2017-12-21出现恶心等消化道症状，次日复查胸部CT示病变较前略有吸收（图3-3-89）。停用复方新诺明，应用利奈唑胺联合阿米卡星治疗，病人腿部病变基本好转（图3-3-90，图3-3-91），2018-03-07复查胸部CT示病变基本吸收，残存纤维条索影（图3-3-92）。

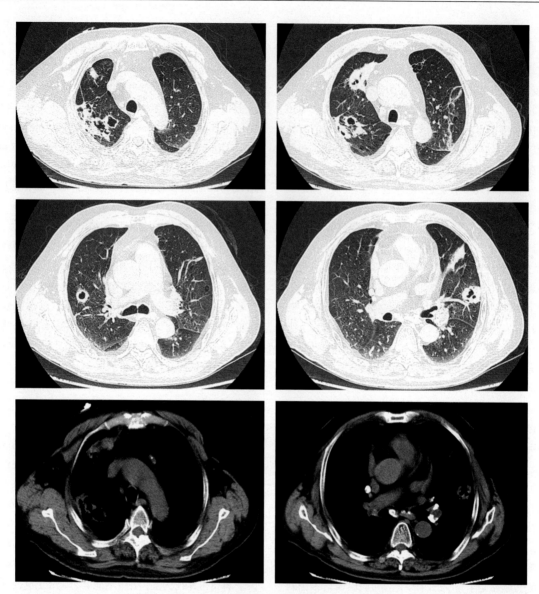

图3-3-84　双上肺多发实变、空洞影（2017-10-09）

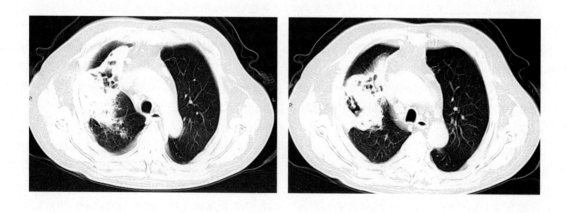

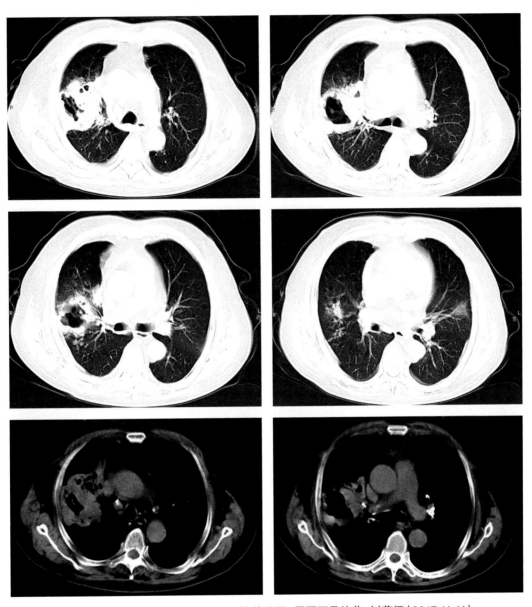

图3-3-85　右肺上叶实变、空洞影,较前进展,周围可见结节、树芽征(2017-11-11)

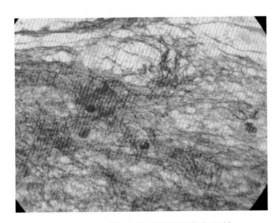

图3-3-86　诺卡菌,弱抗酸染色阳性

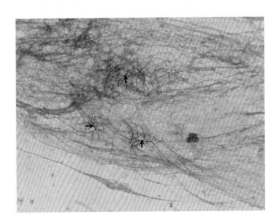

图3-3-87　治疗7天后菌量明显减少,菌体中央肿胀明显,色深(黑箭)

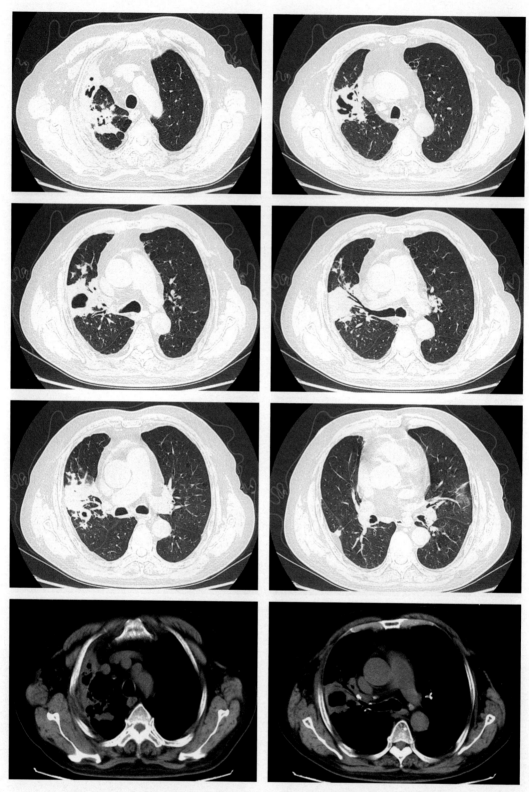

图3-3-88　右肺上叶实变、空洞影，较前吸收，左肺舌叶斑片影（2017-12-01）

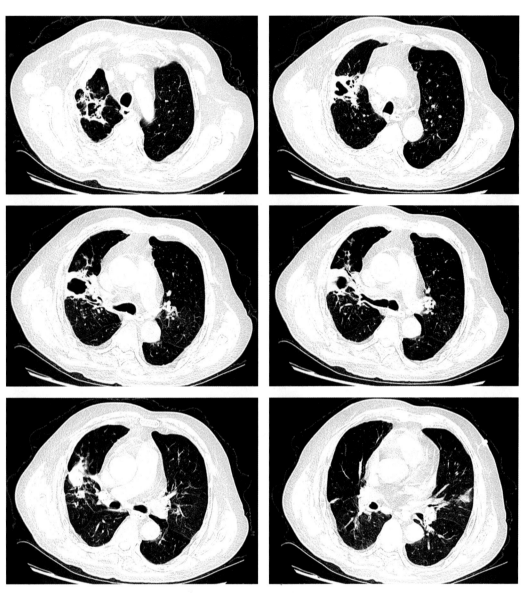

图3-3-89　病变较前略有吸收（2017-12-22）

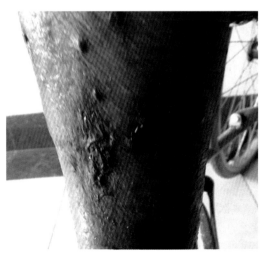

图3-3-90　治疗前（2017-10-10）

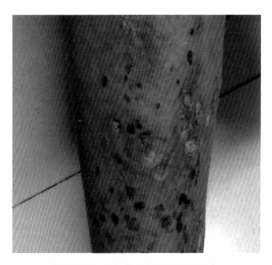

图3-3-91　治疗后（2018-01-24）

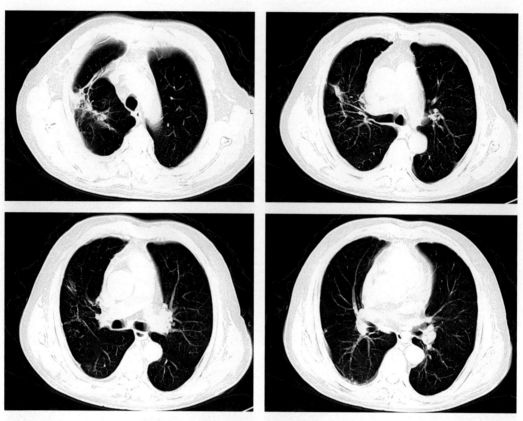

图3-3-92　右肺上叶纤维条索影（2018-03-07）

【分析】所有诺卡菌菌种均能导致皮肤疾病，约有80%的皮肤诺卡菌病由巴西诺卡菌引起。皮肤感染常会涉及淋巴系统，主要临床表现为皮下蜂窝织炎及结节形成，成人多见于下肢，儿童多见于面部。结节大小不等，表面红肿，部分结节坚硬，部分柔软，有弹性感。结节破溃后可形成深部溃疡。

原发性皮肤诺卡菌病常见于免疫功能正常的人群，多由虫咬或外伤引起，该病分为以下3型：浅表皮肤诺卡菌病、足菌肿及淋巴皮肤诺卡菌病。浅表皮肤诺卡菌病主要表现为局部溃疡和脓肿，临床上与大部分细菌所致的感染难以鉴别，故治疗容易延误。诺卡菌性足菌肿具有以下3个特点：瘤样肿胀、瘘管形成、硫黄样颗粒。好发于足背，具有较强的破坏性，可侵犯骨骼及肌肉。淋巴皮肤诺卡菌病初期在接种部位出现溃疡性丘疹或结节，进一步发展形成延淋巴管走行的多个皮下结节，伴有脓性分泌物，偶见硫黄样颗粒。

足菌肿为一种皮肤和皮下组织的慢性化脓性肉芽肿性疾病，好发于热带、潮湿和多雨的地区和季节。足菌肿又称马杜拉足（madura foot），是Gill医生在驻扎在印度马杜拉这个地方的士兵中首次发现并描述的。足菌肿包括由丝状需氧菌和厌氧菌引起的放线菌性足菌肿和由真菌引起的真菌性足菌肿，也有少数由细菌（特别是葡萄球菌）导致的假性足菌肿。放线菌性足菌肿感染以诺卡菌为多，又以巴西诺

卡菌最为常见，本例对美罗培南不敏感，符合巴西诺卡菌药敏特点。

足菌肿是一种典型的被忽视疾病，主要影响非洲、拉丁美洲和亚洲的贫困人口和农村地区，这些地区被定义为"足菌肿带"。该区域位于北回归线附近，包括苏丹、索马里、塞内加尔、印度、也门、墨西哥和委内瑞拉等国家。来自拉丁美洲的报道，尤其是墨西哥的研究显示，放线菌性足菌肿占大多数，而在非洲、印度和亚洲，真菌性足菌肿占大多数。这种流行病学差异可以用气候和其他环境因素的差异来解释。在印度报道的足菌肿病例中，大部分放线菌性足菌肿发生在北部地区，那里气候属亚热带，年降雨量较高；而真菌性足菌肿多发生在南部，那里气候干燥，相对湿度低，温度较稳定。在墨西哥，真菌性足菌肿多发生在干旱地区。总之，诺卡菌属引起的放线菌性足菌肿多发生在湿度较高的地区，而马杜拉放线菌属、链霉菌属和真菌引起的足菌肿多发生在相对湿度较低的地区。

大多数致病菌都是从土壤、腐烂的有机物、植物和刺中分离出来的，通常与外伤性损伤（特别是木刺扎伤）有关，其次是接种微生物菌苗。足菌肿常见于没有防护服或鞋子的初级条件下工作的人群，主要在参加户外活动的贫穷农村工人或家庭主妇中发病，3%～5%的病例影响野外工作的儿童。几乎所有病例均累及下肢（75%），尤其是足部，亦可发生于小腿、手、臀部、臂、颈、腹壁、膝、股、胸

壁等处。大约有10%的病例发生于躯干（主要是背部和肩膀），主要与病人的职业性质有关，例如墨西哥的病人通常背着木头、甘蔗或各种各样的材料，故多发生于背部。足菌肿通常为单侧，侵犯皮肤、皮下组织、肌肉、筋膜，甚至骨骼。外伤后病原菌通过土壤接种于皮肤，导致真皮和皮下组织的感染，皮下组织感染后周围组织肿胀，逐渐形成化脓性的窦道，流出含有特征性颗粒的脓液，随之出现深部组织的感染，甚至侵蚀骨骼。感染的过程可以短至数月，也可以长达数十年，取决于接种菌的大小、菌株毒力和宿主的免疫应答。

足菌肿特征性的表现是窦道溢液（包含有硬粒、硫黄样颗粒）和局部水肿。溢液、组织的细菌和真菌培养是诊断的最终标准。感染多呈慢性病程，但无论是在感染初期皮下反复破溃排脓时，还是在病原体侵蚀骨骼、病损严重时，病人都没有明显的自觉症状，这是足菌肿与其他感染性疾病的不同点。足菌肿很少转移，个别病原菌（如诺卡菌）由于菌体小，可能通过血液循环扩散至肺或其他部位。

为了评估足菌肿的全球负担，van de Sande对50项研究，共8763例足菌肿病例进行了荟萃分析。大多数病例来自墨西哥、苏丹和印度，多为11～40岁的男性，足最容易受影响。世界范围内最常见的致病性病原体是足马杜拉分枝菌（madurella mycetomatis），其次是马杜拉马杜拉放线菌、深海链球菌（streptomyces somaliensis）、白乐杰马杜拉放线菌（actinomadura pelletieri）、巴西诺卡菌和星形诺卡菌。Sampaio等回顾性研究了1991—2014年巴西里约热内卢奥斯瓦尔多·克鲁兹基金会足菌肿病人的流行病学、临床、实验室和治疗特点。本研究共纳入21例足菌肿病人，男性病人居多（1.3:1），80.95%累及足部。真菌性足菌肿（13例）较放线菌性足菌肿（8例）多见。对9例（69.2%）真菌性足菌肿和3例（37.5%）放线菌性足菌肿病人进行了手术治疗，每组有1例病人截肢。临床治愈11例（真菌性足菌肿7例，放线菌性足菌肿4例），21例病人中有4例复发，无死亡报道。Bonifaz等回顾性分析了墨西哥综合医院33年（1980—2013年）的482例足菌肿病例的流行病学、临床和微生物学数据。其中，放线菌性足菌肿444例（92.11%），真菌性足菌肿38例（7.88%），放线菌性足菌肿的主要致病因素为巴西诺卡菌（78.21%）和马杜拉马杜拉放线菌（8.7%）。大多数病人是农业工人，男女性别比例为3:1，平均年龄为34.5岁（大多数在21～40岁）。大多数病人来自潮湿的热带地区，主要受累部位为下肢和上肢（分别为70.74%和14.52%）。主要临床表现为肿瘤样软组织肿胀伴窦道形成（97.1%），所有病例均观察到颗粒。

足菌肿的治疗具有挑战性，通常需要长时间的药物治疗，包括或不包括外科手术（病变的完全切除、骨刮除、截肢）。诺卡菌病足部形成足菌肿时手术切除联合抗生素治疗是治疗本病的有效办法。推荐的药物治疗方法是复方新诺明单药或联合阿米卡星，可达到90%以上的治愈率。阿莫西林/克拉维酸是妊娠期的替代药物，适用于耐药或有氨基糖苷类药物不良反应的病人。米诺环素和莫西沙星也是放线菌性足菌肿的治疗选择。足菌肿往往形成肉芽肿及纤维壁，影响药物疗效。手术适用于小的局部病灶或对药物治疗没有反应的病人，或在大的病灶中减轻疾病负担，以便对药物治疗有更好的反应的病人。放线菌性足菌肿通常比真菌性足菌肿需要较少的手术治疗。对治疗无反应、骨质破坏严重、继发性细菌感染严重、治疗无效或药物副作用严重的病人，建议截肢。手术应彻底切除脓肿组织和瘘管，手术或引流不彻底往往是造成术后复发的根源，治疗无效者多源自隐藏的脓肿引流不畅，本例病情反复迁延可能与此有关。

（长沙市第一医院呼吸科　周志国　提供）

12.病例12：女，56岁。间断发热、咳嗽、憋喘18天。病人18天前受凉后出现咳嗽、咳痰，为黄白痰，伴有憋喘，活动后明显。发热，最高体温38℃，偶感胸痛，当地卫生室药物治疗7天（具体不详），上述症状未见明显缓解，遂就诊于县人民医院，查胸部CT（2018-02-12）示右肺高密度影。辅助检查：血常规示白细胞 $18\times10^9/L$、中性粒细胞 0.85、红细胞 $4.40\times10^{12}/L$、血红蛋白 129g/L、血小板204×10^9/L；C反应蛋白71.73mg/L；降钙素原0.429ng/ml，给予头孢哌酮/舒巴坦、左氧氟沙星等药物治疗11天，病人仍间断发热，咳嗽、咳痰，憋喘明显，于2018-02-22入院诊治。既往有支气管哮喘病史30余年，未规律治疗，长期应用激素；有2型糖尿病病史5年，未规律治疗；有高血压病史3年，最高收缩压200mmHg，具体治疗不详；有冠心病、心肌梗死病史1年余，用药不详；6个月行冠脉支架置入术。查体：俯卧位为主，不能平卧，右肺呼吸音粗，可闻及大量干、湿啰音。辅助检查：血常规示白细胞计数 $11.39\times10^9/L$、中性粒细胞 0.87；C反应蛋白 212.72mg/L；红细胞沉降率29.00mm/h；肝功能：总蛋白 58.9g/L，白蛋白 25.1g/L；B型钠尿肽测定 180pg/ml；IgE 102U/ml；血气分析：pH 7.37、PO_2 61mmHg、PCO_2 62mmHg。

胸部CT（2017-12-15）：双肺支气管扩张，可见小叶中心结节和树芽征（图3-3-93）。

胸部CT（2018-02-12）：双肺支气管扩张，可见小叶中心结节、树芽征和斑片、实变影（图3-3-94）。

胸部CT（2018-02-22）：右肺实变影，左肺支气管扩张并感染表现（图3-3-95）。

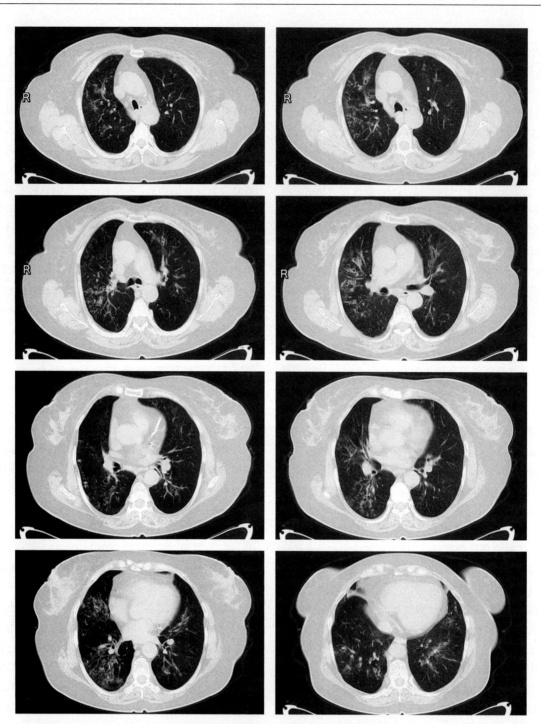

图3-3-93 双肺支气管扩张,可见小叶中心结节和树芽征

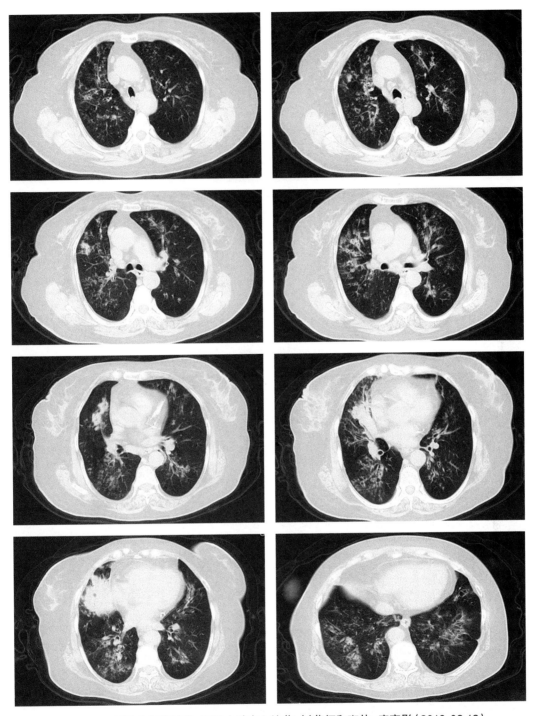

图3-3-94 双肺支气管扩张，可见小叶中心结节、树芽征和斑片、实变影（2018-02-12）

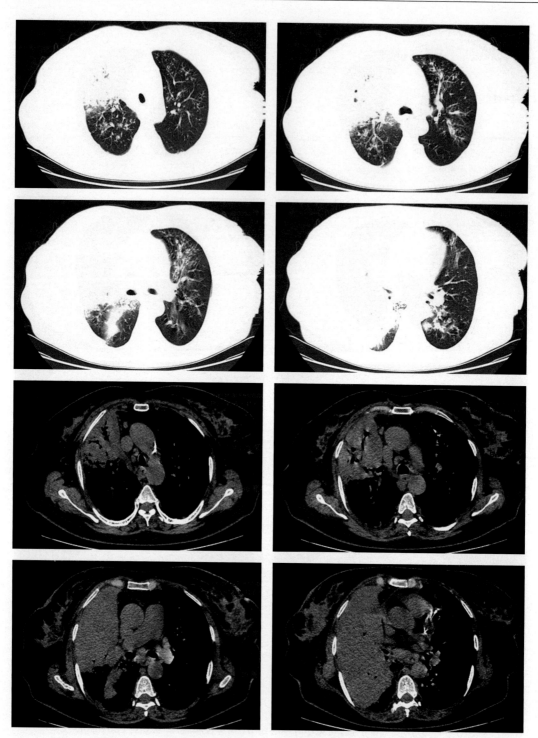

图3-3-95　右肺实变影,左肺支气管扩张并感染表现(2018-02-22)

【诊断】肺诺卡菌病。

【诊断依据】中年女性,发热、咳嗽、咳黄白痰、憋喘,首先考虑感染性疾病。病人既往影像表现为支气管扩张并感染,且有支气管哮喘病史,需考虑ABPA或气道侵袭性肺曲霉病可能。但病人本次发病影像迅速进展为右肺实变,且IgE不高,不支持ABPA诊断;气道侵袭性肺曲霉病可有斑片、实变影,但实变面积如此广泛者少见,且C反应蛋白进行性升高,更支持细菌感染可能。病人病史较长,抗生素

治疗疗效差,且影像进展明显,不支持常见细菌感染。病人有长期应用激素病史和糖尿病病史,免疫力低下,结合有低蛋白血症,需考虑诺卡菌感染可能。入院后给予美罗培南抗感染治疗,无创呼吸机辅助呼吸,布地奈德、特布他林雾化,静脉滴注甲泼尼松龙抗炎,祛痰,低分子肝素抗凝,纠正低蛋白血症等治疗。病人仍间断发热,体温波动于38℃左右,咳嗽、咳大量黄痰,伴有憋喘,不能平卧。复查胸部CT(2018-02-28)病变较前吸收不明显(图3-3-96)。2018-

03-04胸部CT引导下定位穿刺,涂片找到革兰阳性杆菌(图3-3-97),未找到抗酸杆菌(图3-3-98),墨汁染色未找到新型隐球菌;培养(2018-03-09)示豚鼠耳炎诺卡菌(图3-3-99),停用美罗培南,改为复方新诺明联合利奈唑胺治疗。

3天后温降至正常,行气管镜检查:各支气管管腔内可见大量白色黏稠分泌物,以右肺中上叶为著(图3-3-100),黏膜充血水肿,未见新生物。复查胸部CT(2018-03-16),病变较前吸收(图3-3-101),好转出院。

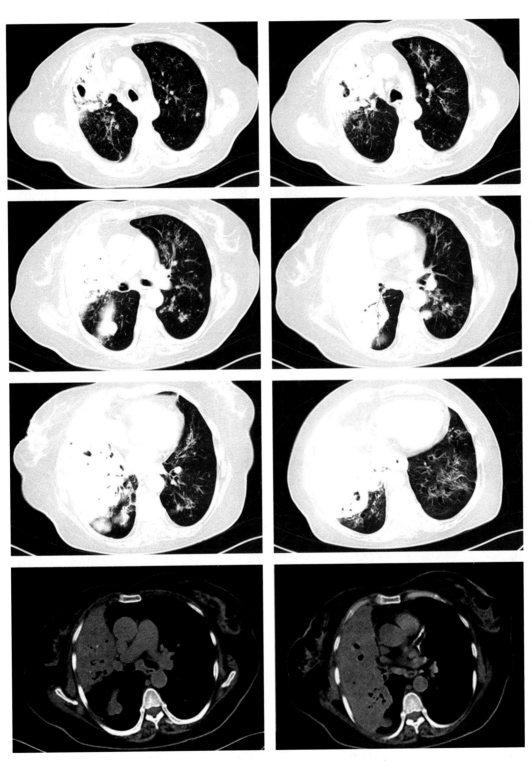

图3-3-96　病变较前变化不明显(2018-02-28)

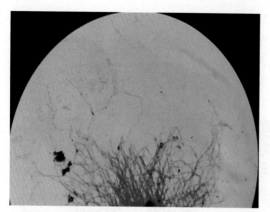

图3-3-97　弱抗酸染色阳性

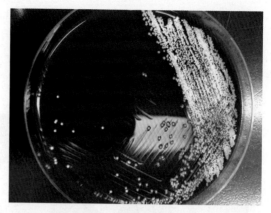

图3-3-99　血平板培养5天，豚鼠耳炎诺卡菌

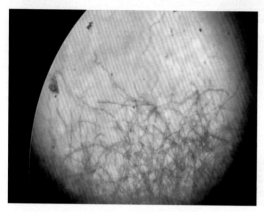

图3-3-98　抗酸染色阴性

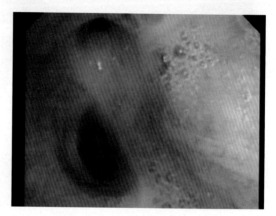

图3-3-100　管腔见脓性分泌物

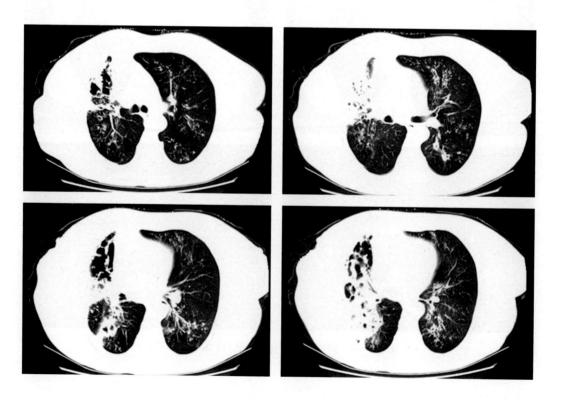

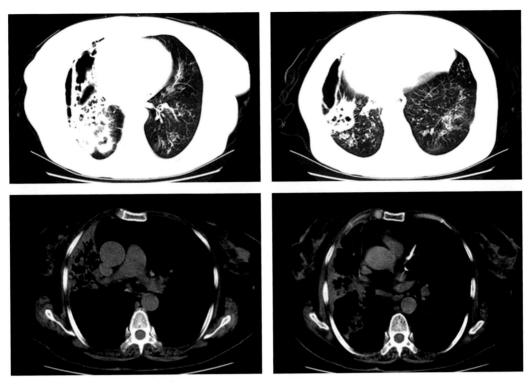

图3-3-101　病变较前明显吸收（2018-03-16）

【分析】诺卡菌病的病理改变为化脓性（偶为肉芽肿性）变化，典型的损害是液化坏死伴有脓肿形成。肺诺卡菌病临床表现缺乏特异性，咳嗽、咳黄痰、发热最常见，还可表现为胸痛、胸腔积液、气急。肺部影像学表现多样，可出现空洞、实变、浸润性阴影、胸腔积液等。免疫功能低下者与免疫功能正常者影像学改变并无特别差异，但空洞病变似乎在免疫功能低下病人中更易形成。本例病人确诊肺豚鼠耳炎诺卡菌病，胸部影像以实变、空洞为著，与文献报道的其他类型诺卡菌肺部感染影像学表现基本一致。

豚鼠耳炎诺卡菌1924年由 Snijders首次描述，其菌株最初分离自一只受感染的苏门答腊岛豚鼠的中耳。Caviarum是豚鼠的总称，1935年，Erikson将这种微生物命名为豚鼠放线菌（actinomyces caviae）。随后，Gordon和Mihm将该微生物归为诺卡菌属，并命名为豚鼠诺卡菌（nocardia caviae）。他们还指出，根据1958年的《细菌和病毒命名法》，豚鼠耳炎诺卡菌（N.otitidiscaviarum）这个名称是不适当的。然而，Bergey的系统细菌学手册目前仍使用这个名称。

生物化学上，豚鼠耳炎诺卡菌与其他诺卡菌菌种的不同之处在于它能够同时水解次黄嘌呤和黄嘌呤，但不能降解酪蛋白、酪氨酸，据此可得到相对可靠的鉴定结果。Patel等利用hps65 PRA和16S rRNA基因序列分析了10例临床分离的豚鼠耳炎诺卡菌。尽管它们的抗菌敏感性和生化特性相似，但通过3种限制性内切酶（BstEⅡ、MspI和HinfI）的hsp65 PRA，发现了3种不同的RFLP模式。第四种模式是使用额外的限制性内切酶（BsaHI）获得。在使用标准引物进行PCR后，36%的分离株未能产生扩增子。通过16S rRNA部分基因测序，3个临床分离株具有与ATCC14629型模式菌株相同的序列，这些序列与MicroSeq和GenBank数据库中发现的序列最接近。其余7个分离株序列相似，但与ATCC14629型模式菌株序列不同，说明，豚鼠耳炎诺卡菌是一个复杂的生物复合群，在这个种群内可能存在几个不同的种，也可能暗示个别菌株可能包含两个或者多个不同的16S rRNA基因拷贝。

人类感染豚鼠耳炎诺卡菌病例直到20世纪60年代中期才被首次报道，1974年首次报道了人类的系统性感染。由豚鼠耳炎诺卡菌引起的感染仅占所有诺卡菌感染的0.3%～2.9%。Beaman等描述，1972—1974年，在美国347例诺卡菌感染病人者中，只有10例（2.9%）被确认为豚鼠耳炎诺卡菌感染，只有1例（0.3%）显示中枢神经系统受累。同样，Kageyama等报道，1992—2001年，在日本分离出的303株致病性诺卡菌菌株中，只有14株被鉴定为豚鼠耳炎诺卡菌，6例为肺部感染，6例为皮肤感染，其余2例为播散感染，均无中枢神经系统受累。此外，1998—2008年中国台湾发现的113例诺卡菌感染病例中，只有3例（2.7%）被确认是由豚鼠耳炎诺卡菌引起的，包括2例肺部感染和1例皮肤感染。豚鼠耳炎诺卡菌中枢神经系统受累的低发病率是由于其致病性降低或其在土壤中的流行程度降低所致，也可能与其没有得到正确的诊断有关。

人类感染豚鼠耳炎诺卡菌通常有两种主要形式,一种是肺部感染(直接吸入粉尘或孢子中携带的病原体或细菌碎片),另一种是皮肤感染(针刺或类似情况)。豚鼠耳炎诺卡菌的致病性可因菌株多样性、接种面积和感染途径的不同而不同。Clark等回顾分析了28例由该菌引起的皮肤感染病例,包括几例足菌肿,大多与外伤有关;也有一些其他部位感染的病例报道,包括脑脓肿、脓胸、导管相关性感染、播散性感染和空洞性肺炎等。豚鼠耳炎诺卡菌的致病性低于其他诺卡菌,能够诱导局限性或播散性感染,包括侵袭免疫能力正常的宿主,较易引起皮肤、肺部和脑部感染。

根据CLSI标准,豚鼠耳炎诺卡菌预期抗菌药物敏感性模式如下:对阿米卡星、环丙沙星、利奈唑胺和磺胺类敏感,对阿莫西林/克拉维酸、头孢曲松和亚胺培南耐药。本例初始应用美罗培南治疗疗效欠佳,经验性应用磺胺类和利奈唑胺治疗后疗效佳,符合豚鼠耳炎诺卡菌药敏特点。

(金乡县人民医院呼吸科　王　陆　提供
济宁医学院附属医院呼吸科　蒋胜华　提供)

13.病例13:男,43岁。发热伴咳嗽、咳痰20天。病人20天前无明显诱因出现发热,最高体温达39℃,伴畏寒、寒战,伴咳嗽、咳黄色脓痰,偶伴血丝,每天量30~50ml,伴轻微憋喘。至当地医院就诊,查血常规:白细胞计数23.86×10⁹/L、中性粒细胞0.90,给予头孢类药物抗感染、止咳、化痰、降温(具体不详)等治疗,效果不佳,体温维持在38~39℃,仍咳嗽、咳黄痰,复查血常规(2015-09-04):白细胞计数30.93×10⁹/L、中性粒细胞0.90,红细胞沉降率60mm/h,胸部CT示双肺多发结节,双肺炎症、纤维灶,右肺上叶含气囊肿,收住院。既往有支气管扩张病史40年;白癜风病史15年,均未系统诊治。

胸部CT(2015-09-04):双肺支气管扩张表现,多发大小不等结节、肿块影,部分可见空洞(图3-3-102)。

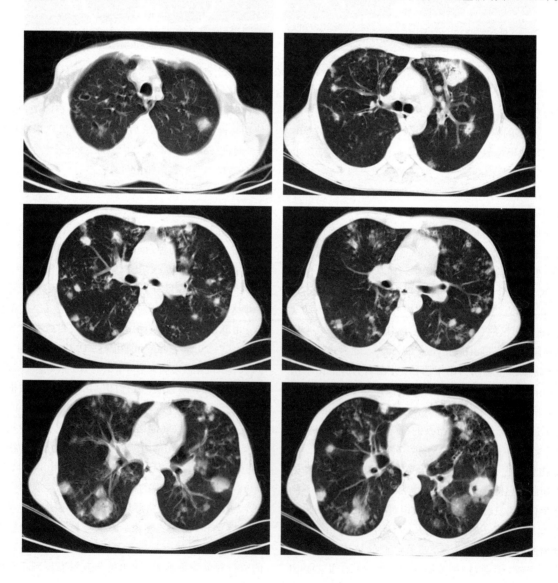

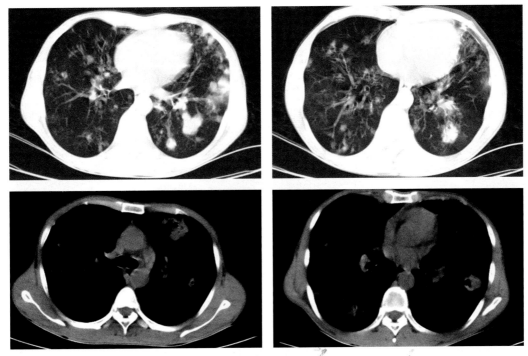

图3-3-102 双肺支气管扩张，多发结节、肿块影

【诊断】肺诺卡菌病。

【诊断依据】青年男性，胸部CT示双肺大小不等结节、肿块影，该影像学表现需首先除外肿瘤肺转移和真菌感染可能。病人近期有发热、咳嗽、咳脓痰症状，白细胞升高明显，病变主要沿支气管走行，部分可见支气管充气征，提示感染性疾病，且病人无肿瘤病史，肿瘤肺转移暂不考虑。病人虽有发热病史，但病变大小不等，随机分布，坏死、空洞少见，不符合侵袭性肺曲霉病表现。病人自幼有支气管扩张病史，但免疫功能尚可，影像学表现可见小结节影和树芽征，需考虑NTM或诺卡菌感染可能。该影像亦需与金黄色葡萄球菌感染相鉴别。血源性金黄色葡萄球菌肺炎多外周或胸膜下分布为主，表现为双肺多发结节和楔形影，结节迅速出现空洞，本例影像不完全符合。查体：T 39.4℃，右上肢片状白斑，大小约10cm×5cm，双肺可闻及湿啰音。辅助检查：白蛋白 31.6g/L；D-二聚体 1.88mg/L。追问病史，病人为电焊工，近6个月有反复手掌烫伤病史，鉴于金黄色葡萄球菌所致的肺部感染不能完全除外，给予头孢哌酮钠舒巴坦钠（舒普深）联合替考拉宁抗感染治疗。5天后病人仍发热，峰值降至38.3℃，咳嗽、咳脓痰症状较前减轻。2015-09-10痰培养回报不排除星形诺卡菌感染可能。病人自述有磺胺类药物过敏史，2天后口服米诺环素200mg、每日2次继续治疗。2015-09-15痰培养回报星形诺卡菌（图3-3-103，图3-3-104）。3天后体温降至正常。复查胸部CT（2015-09-19）示病变较前明显吸收（图3-3-105），好转出院，院外继续口服米诺环素治疗。1个月后复查胸部CT病变较前进一步吸收（图3-3-106）。鉴于病人无明显免疫缺陷病史，抗感染治疗3个月后停药，复查胸部CT（2016-05-22）病变无复发（图3-3-107）。

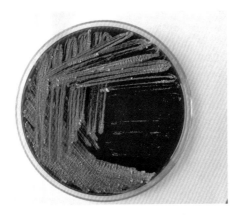

图3-3-103 星形诺卡菌，血平板培养5天

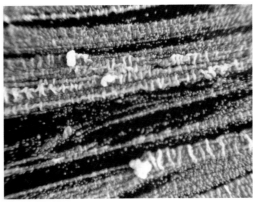

图3-3-104 星形诺卡菌（1000×）

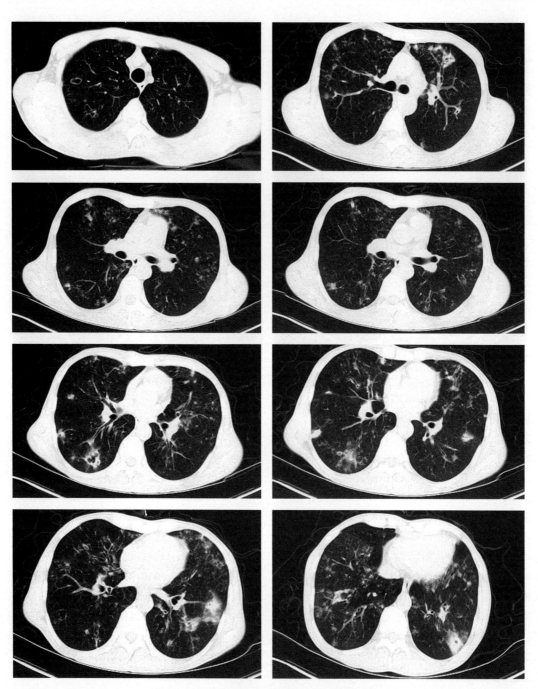

图3-3-105　病变较前明显吸收（2015-09-19）

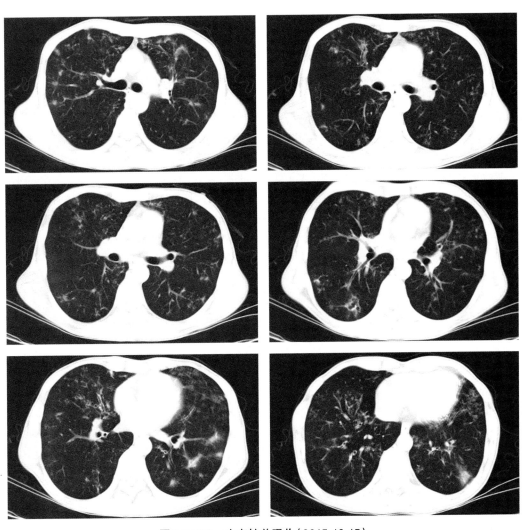

图3-3-106 病变较前吸收（2015-10-15）

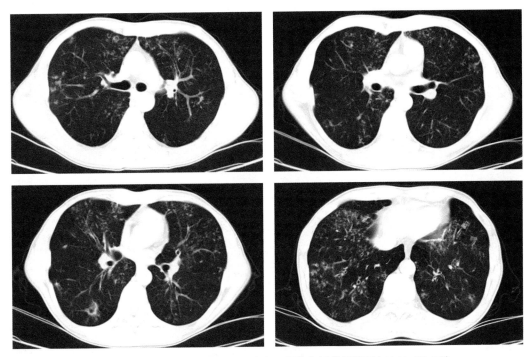

图3-3-107 双肺支气管扩张，小叶中心结节和树芽征明显（2016-05-22）

【分析】历史上，星形诺卡菌在生物化学上被定义为包括那些不分解黄嘌呤、酪氨酸和酪蛋白的诺卡菌分离株。星形诺卡菌被认为是最常分离到的人类致病性诺卡菌，然而，迄今为止，对归属于该菌种的致病性菌株进行分子分析显示所有菌株均属于其他已命名或至今仍未命名的菌种。目前认为，严格意义上的星形诺卡菌很少致病。

星形诺卡菌复合群用于描述一群与星形诺卡菌模式菌株表型类似的微生物，但目前已有关于该复合群内几个不同种的描述，导致该复合群的确切指代现已不明确。鉴于目前分子方法鉴定诺卡菌菌株的能力，应避免使用星形诺卡菌复合群一词。无论何时使用复合群这一术语时，最好首先清晰地说明复合群内所想要包含的种，且最好限定于分子基础相关、有相似表型特征的种群，符合这些条件的种群包括新星诺卡菌复合群和南非诺卡菌复合群。

狭义的星形诺卡菌一般对复方新诺明、氨苄西林、亚胺培南、利奈唑胺、第三代头孢菌素类（头孢噻肟和头孢曲松）、阿米卡星敏感，对环丙沙星、克拉霉素不敏感。

（滨州医学院附属医院呼吸科　刘伟丽　提供）

14.病例14：男，47岁。咳嗽、咳痰、发热20余天，气促、胸痛15天。病人20天前溺水后出现咳嗽，咳大量绿色脓痰，痰黏稠，尚易咳出。发热，体温波动于37～38℃。胸部CT检查（2017-09-23）示双肺吸入性肺炎，给予抗感染对症治疗（具体不详），症状未见好转。15天前出现胸部刺痛，平路行走感气促、休息后可缓解。复查胸部CT（2017-10-09）示双肺病灶较前进展，双侧胸腔积液。痰涂片提示革兰阳性菌，为新星诺卡菌，给予头孢哌酮/舒巴坦、利奈唑胺和复方新诺明抗感染、化痰等对症治疗后，上述症状较前好转，于2017-10-12转院诊治。查体：T 36.4℃，双肺可闻及

少许湿啰音。辅助检查：血常规示白细胞计数 10.13×10⁹/L、中性粒细胞 83.1、血红蛋白 118g/L、血小板 354×10⁹/L；红细胞沉降率 85mm/h；C反应蛋白 125.4mg/L；降钙素原 0.47ng/ml；血糖 12.75mmol/L。胸部彩超：双侧胸腔中量积液。

【诊断】肺诺卡菌病。

【诊断依据】中年男性，溺水后出现咳嗽、咳痰、发热、气促、胸痛症状，胸部CT示双肺炎，且两次对比较前进展，考虑溺水后感染所致，痰涂片查到新星诺卡菌，头孢哌酮/舒巴坦、利奈唑胺和复方新诺明治疗后症状减轻，支持肺诺卡菌病诊断。辅助检查C反应蛋白升高、降钙素原正常，考虑为局部细菌感染。入院后给予复方新诺明、利奈唑胺和美罗培南联合抗感染治疗。胸部彩超（2017-10-16）示双侧胸腔少量积液（透声差）；双侧胸膜增厚。辅助检查（2017-10-17）：血常规示白细胞计数 12.55×10⁹/L、中性粒细胞 0.83、血红蛋白 119g/L、血小板 385×10⁹/L；C反应蛋白 103.2mg/L。胸部CT（2017-10-18）示双肺病灶，纵隔部分淋巴结肿大，双侧胸腔积液，双侧胸膜增厚粘连，双肺下叶部分肺组织膨胀不全（图3-3-108）。病人病情稳定，2017-10-24停用复方新诺明和利奈唑胺，2天后复查胸部CT示双肺病灶较前稍吸收，双侧胸腔积液较前吸收（图3-3-109）。2017-10-28停用美罗培南，改用哌拉西林/他唑巴坦继续抗感染治疗。辅助检查（2017-11-01）：血常规示白细胞计数6.42×10⁹/L、中性粒细胞 0.60、血红蛋白 118g/L、血小板 394×10⁹/L；C反应蛋白 5.32mg/L；白蛋白 38.8g/L。病人病情平稳，继续治疗4天后出院。出院后继续口服复方新诺明治疗，6个月后复查（2018-03-28），病变基本吸收（图3-3-110）。

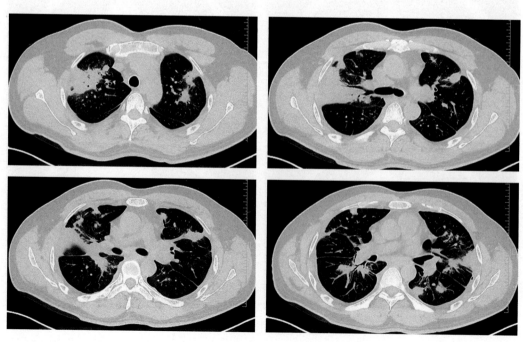

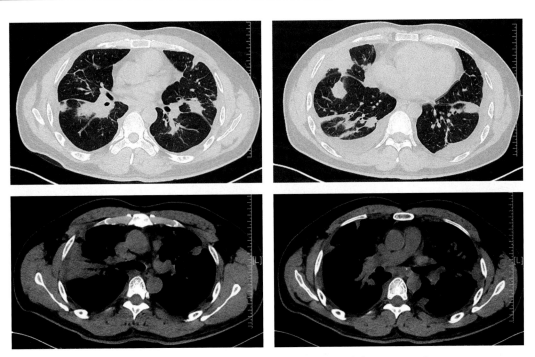

图3-3-108 双肺多发实变、结节影，双侧胸腔积液（2017-10-18）

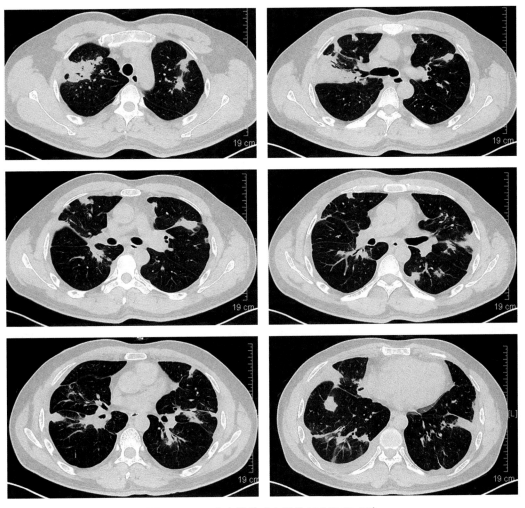

图3-3-109 病变较前略有吸收（2017-10-26）

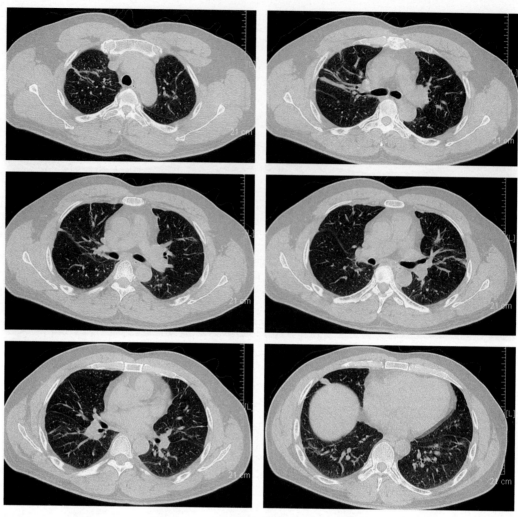

图3-3-110　病变基本吸收（2018-03-28）

【分析】新星（新）诺卡菌1982年由Tsukamura首先描述，他通过几个表型试验将其与星形诺卡菌进行区分。70%的新星诺卡菌菌株在14天内存在芳香基硫酸酯酶（arylsulfatase）活性，约64%的菌株存在酯酶（esterase）活性。Tsukamura提交了两株参考菌株ATCC33726（被指定为模式菌株）和ATCC33727。1988年，Wallace等研究发现，78株星形诺卡菌临床分离株中，18%的菌株符合对氨苄西林、红霉素敏感，但对阿莫西林/克拉维酸耐药为特征的药物敏感模式Ⅲ类型，且包括Tsukamura界定的新星诺卡菌（ATCC 33726）菌株。1990年，Yano等通过DNA-DNA杂交技术报道了新星诺卡菌与皮疽诺卡菌的相关性仅为20%，与星形诺卡菌的相关性为39%，确证新星诺卡菌为一个独立的且与众不同的种。1991年，Wallace等在一项涉及223株先前临床分离的星形诺卡菌菌株的研究中发现，生化和药敏试验表明17%的菌株与新星诺卡菌模式菌株有相似的特征，包括Ⅲ型药物敏感模式，因此，这些菌株当时均被当作新星诺卡菌菌株。常规分离的新星诺卡菌菌株与星形诺卡菌其他成员区别的唯一方法是2周时的芳香基硫酸酯酶活性和抗菌药物敏感模式。

1995年，Steingrube等采用限制性内切酶片段长度多态性（Restriction Fragment Length Polymorphism，RFLP）法鉴定包括新星诺卡菌在内的12种诺卡菌。RFLP是指基因型之间限制性片段长度的差异，这种差异是由限制性酶切位点上碱基的插入、缺失、重排或点突变所引起的。RFLP技术在用于基因型分型研究的同时，同样的可用于在不同环境中微生物多样性的研究。该方法扩增65kDa热休克蛋白（hsp65）的441bp区域，然后用MspI和BsaHI进行酶切。该技术很容易识别大多数常见的诺卡菌种，分离出的诺卡菌具有独特的限制谱，MspI为130、110和75bp，BsaHI为310、70和60bp。这些分子研究为新星诺卡菌的物种地位提供了进一步的分子证据。

2001年，Gürtler等描述了一种新的物种，他们将之称为老兵诺卡菌。通过16S rRNA基因序列分析，老兵诺卡菌与越橘诺卡菌（N.vaccinii）（已知仅为植物病原菌）相似度为98.6%，与新星诺卡菌相似度为98.1%。DNA-DNA杂交研究表明，老兵诺卡菌仅与新星诺卡菌33%同源。

Conville等随后发现,该物种的3个临床分离株在hsp65基因的441bp扩增部分产生了与新星诺卡菌菌株相同的RFLP模式。仅从表型特征和抗菌易感模式难以区分老兵诺卡菌和新星诺卡菌。16S rRNA基因序列分析显示,Tsukamura在1982年提交的第二株新星诺卡菌(ATCC 33727)与老兵诺卡菌具有100%的相似性,进一步证明了通过表型区分这两个物种十分困难。

2001年Hamid等通过16S rRNA基因测序,描述了另一个新物种,非洲诺卡菌,与越橘诺卡菌最为相似。Hamid和他的同事还报道,分离出的非洲诺卡菌对阿莫西林、氨苄西林、多西环素和红霉素敏感,但对庆大霉素、卡那霉素和磺胺耐药,未检测阿莫西林/克拉维酸、头孢噻肟、头孢曲松、阿米卡星和克拉霉素的敏感性。非洲诺卡菌随后显示出与新星诺卡菌和老兵诺卡菌相同的hsp65 PRA模式,相似度分别为98.4%和99.0%。

2004年,Conville等描述了属于新星诺卡菌复合群的另一个新物种,克鲁切克诺卡菌。与非洲诺卡菌一样,通过hsp65 PRA和抗菌素敏感性测试,该物种不能与新星诺卡菌和老兵诺卡菌鉴别。克鲁切克诺卡菌的16S rRNA基因与老兵诺卡菌有很高的相似性(99.8%),与非洲诺卡菌和新星诺卡菌分别有99.3%和98.1%的相似性。DNA-DNA杂交研究表明它是一个独立的物种。

通过包括抗菌药物敏感谱在内的表型试验及hsp65基因RFLP模式检测鉴定为新星诺卡菌的微生物,实际上还可能属于新星诺卡菌以外的其他种,包括皮疽诺卡菌、克鲁切克诺卡菌和老兵诺卡菌,这些菌种仅能通过基因测序来与严格意义上的新星诺卡菌区分开来。hsp和secA1基因序列系统进化分析结果均表明,这些菌种与严格意义上的新星诺卡菌具有相同的进化支,说明它们具有较近的亲缘关系。新星诺卡菌复合群包括非洲诺卡菌、克鲁切克诺卡菌、新星诺卡菌和老兵诺卡菌。16S rRNA、hsp和secA1基因系统进化分析表明,苛养(优美)诺卡菌和青叶町诺卡菌(N.aobensis)也属于新星诺卡菌复合群进化支,但尚未对这两个种与复合群内其他种的表型特征相似性进行检测。新星诺卡菌复合群内所有种都已从人体分离到或与人类疾病有关,仅通过表型试验鉴定属于其中某个种的菌株,最好报告为新星诺卡菌复合群成员菌。

新星诺卡菌复合群引起的肺外综合征包括菌血症、导管相关性菌血症、主动脉炎、置入性除颤器感染、人工髋关节感染、巩膜炎、鼻窦炎、中枢神经系统感染、肝脏感染、原发性皮肤疾病和播散性疾病等,35%的病例被认为存在播散性感染。

Paige等回顾性分析了2010年1月1日至2016年12月31日在墨尔本阿尔弗雷德医院所有培养阳性的67例诺卡菌病例。67例病人共分离出68株诺卡菌,常见易感因素为慢性肺疾病(57%,38/67)、器官移植(19%,13/67),特别是肺移植、实体器官恶性肿瘤(9%,6/67)。12%(8/67)的病人没有可识别的系统性危险因素,79%(53/67)的病人只累及肺部。新星诺卡菌是最常见的分离种(20/68,29%)。48%(32/67)的病人仅在特定的分枝杆菌培养基上分离出诺卡菌种。所有被测菌种均对复方新诺明和阿米卡星敏感,多数(92%,58/63)对亚胺培南敏感。有资料的6个月和12个月的全因死亡率分别为15%(10/66)和22%(14/64)。总之,在澳大利亚,诺卡菌病主要影响慢性肺疾病或细胞介导免疫受损的病人。大量来自肺部的微生物仅在分枝杆菌培养培养基上分离,表明其使用可能提高分离成功率。诺卡菌仍然对复方新诺明、阿米卡星和亚胺培南高度敏感,而其他药物只能在体外确定敏感性后使用。

根据CLSI标准,新星诺卡菌复合群成员菌对阿米卡星、头孢曲松、亚胺培南、利奈唑胺和磺胺类敏感,对阿莫西林/克拉维酸和环丙沙星耐药很少有报道显示克拉霉素能成功治疗新星诺卡菌感染,无论作为单药治疗还是作为联合治疗方案的一部分。

（福州市肺科医院影像科　王　洁　提供）

15.病例15:女,43岁。乏力3个月,左侧胸闷、胸痛20余天,发热10余天。病人3个月前感乏力,逐渐加重,于2017-08-11就诊于沈阳医大附属医院,行骨穿后诊断为溶血性贫血,给予环孢素、泼尼松治疗。20天前无明显诱因出现左侧胸痛,深呼吸后疼痛加重,初未重视,渐感左侧胸闷,干咳。10天前出现发热,体温最高达39℃,行胸部CT检查示左侧胸腔积液,给予抗炎对症治疗,体温降至正常,仍胸闷、胸痛。1天前行胸部CT检查示左侧包裹性胸腔积液,于2017-09-26收入院。查体:营养不良,贫血面容。右肩部、左前胸、左上肢均有包块。左下肺叩浊,左肺呼吸音减低。

胸部CT(2017-09-25):左侧胸腔积液,右肺散在小空洞影,最大者位于右肺上叶尖段(图3-3-111)。

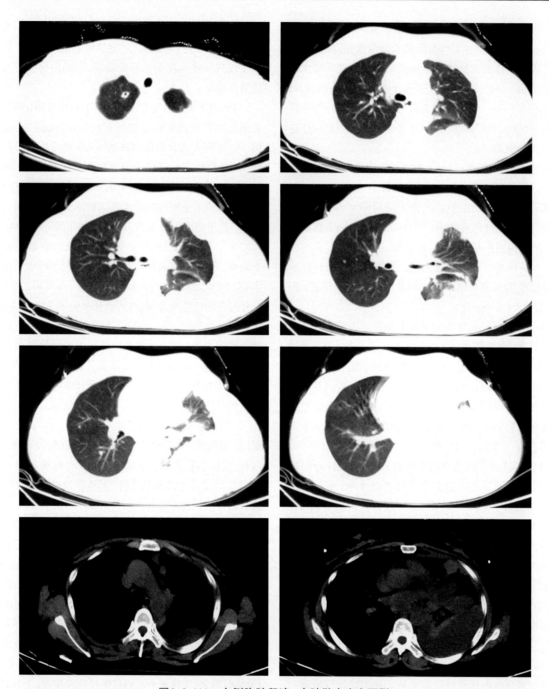

图3-3-111　左侧胸腔积液，右肺散在小空洞影

【诊断】播散性诺卡菌病。

【诊断依据】青年女性，50天前诊断为溶血性贫血，给予环孢素、泼尼松治疗，存在免疫力低下因素。胸部CT示右肺多发空洞影，左侧胸腔积液，查体右肩部、左前胸、左上肢均有包块，考虑少见感染，特别是诺卡菌感染可能。辅助检查（2017-09-27）：血常规示白细胞计数 17.04×10⁹/L、中性粒细胞 0.93、红细胞 1.88×10¹²/L、血红蛋白 56g/L、血小板 491×10⁹/L；红细胞沉降率 140mm/h；免疫功能：CD4⁺ 18.2%（↓）、CD8⁺ 70.8%（↑）、CD4⁺/CD8⁺ 0.26（参考值1.5～2.5）。病人入院后行闭式引流，引流出

血性胸腔积液100ml。胸腔积液细胞学检查：中性粒细胞 0.95、淋巴 0.05；胸腔积液生化：总蛋白 41.5g/L、总胆红素 21.54μmol/L、葡萄糖 10.33mmol/L、LDH 224U/L、ADA 6U/L。给予左氧氟沙星0.6g每日1次和头孢哌酮/舒巴坦4.0g 12小时1次静脉滴注治疗。复查胸部CT（2017-09-29）示左侧胸膜广泛增厚，并多发结节状、块状凸起，边缘清楚，左侧胸腔闭式引流术后，液气胸，右侧肺野内多发小结节，部分内见空洞，胸膜下多见（图3-3-112）。病人2017-10-06出现发热，体温最高达39℃，右侧肩部、左上肢触及核桃大小包块，左侧上胸壁见花生大小包块。辅助检查

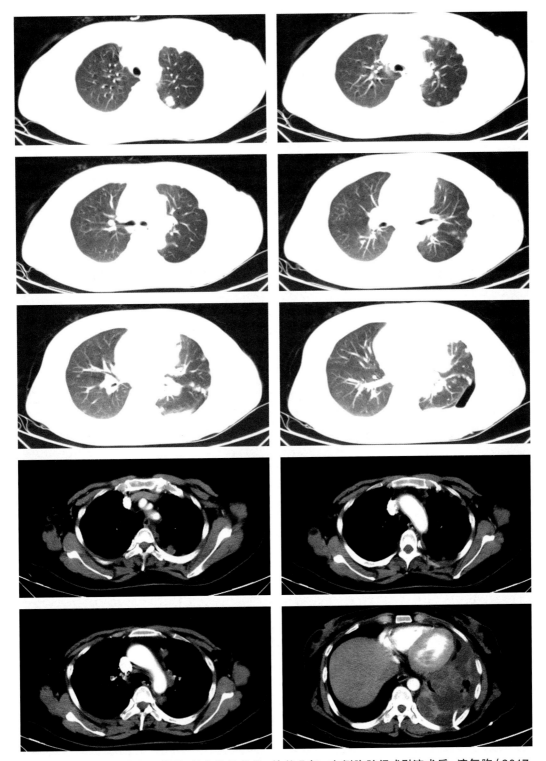

图3-3-112 左侧胸膜广泛增厚,并多发结节状、块状凸起,左侧胸腔闭式引流术后,液气胸(2017-09-29)

(2017-10-08):血常规示白细胞计数 14.88×10⁹/L、中性粒细胞 0.94、红细胞 1.88×10¹²/L、血红蛋白 54g/L、血小板 412×10⁹/L;C反应蛋白108mg/L;白蛋白 27.3g/L。2017-10-10行左肺病灶穿刺及右肩部包块穿刺,抽出脓性积液约10ml。病人白细胞和C反应蛋白升高,双肺多发结节影,较入院时增多,右肩部包块穿刺液为脓性,考虑感染控

制不佳,改用亚胺培南联合拜复乐抗感染治疗。病人咳嗽,咳黄黏痰,左侧胸痛,咳嗽后明显,2017-10-12行左上肢包块穿刺,抽出脓性积液约10ml。1天后病人热解,辅助检查:血常规示白细胞计数 10.67×10⁹/L、中性粒细胞 0.92、红细胞 2.19×10¹²/L、血红蛋白 61g/L、血小板 461×10⁹/L;C反应蛋白64.7mg/L;红细胞沉降率 120mm/h;白蛋白 27.8g/

L。肺穿刺活检送检组织中查见脓液、大量脓细胞，另见肺组织呈急、慢性炎及肺泡腔内纤维素性渗出。病人既往有溶血性贫血，有免疫抑制剂应用史，免疫功能低下，左侧胸腔积液，胸腔积液为渗出液，胸腔积液ADA不高，左肺多发结节、肿块影，进展较快，多次痰培养、穿刺物培养未找到细菌、真菌、结核菌，肺组织穿刺病理为化脓性炎症，左氧氟沙星和头孢哌酮/舒巴坦联合抗感染治疗疗效差，亚胺培南治疗2天后热解，以上特点需考虑诺卡菌感染可能，与细菌室联系延长培养时间。病人咳嗽、咳痰、胸痛症状较前好转，2017-10-16穿刺物培养查到脓肿诺卡菌。查体肩部、左上肢包块未增大，左足部见7cm×5cm大小包块，结合病史、影像学和实验室检查，播散性诺卡菌病（肺、

皮肤、胸膜）诊断成立。复查胸部CT（2017-10-18）示双肺多发结节、空洞影，左侧少量胸腔积液（图3-3-113）。病人症状好转，肺部病变较前加重，提示感染未得到完全控制，停用拜复乐，加用阿米卡星0.4g、每日1次静脉滴注。2天后病人症状明显好转，咳白色黏痰。辅助检查（2017-10-23）：血常规示白细胞计数 7.81×10⁹/L、中性粒细胞 0.81、红细胞 2.5×10¹²/L、血红蛋白74g/L、血小板 319×10⁹/L；C反应蛋白4.89mg/L；红细胞沉降率 120mm/h；白蛋白32.2g/L。病人炎性指标降至正常，贫血、低蛋白血症得到纠正，好转出院，院外口服复方新诺明继续治疗。5个月后复查（2018-03-13），左肺散在结节影，病变明显吸收（图3-3-114）。

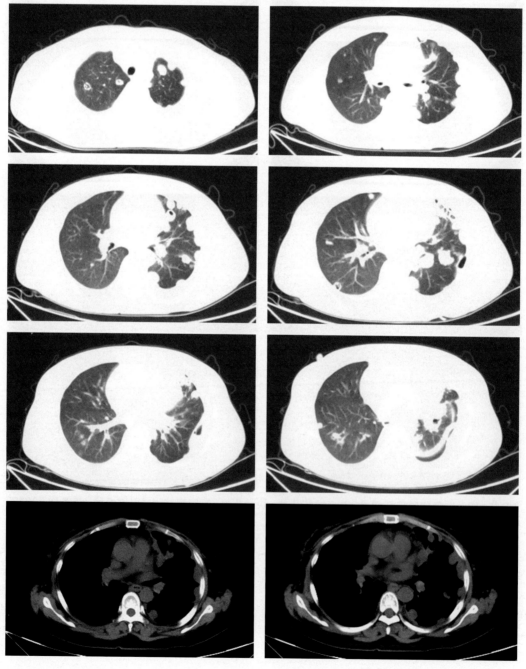

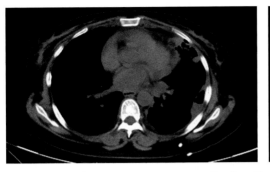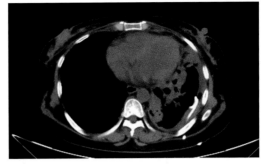

图3-3-113　双肺多发结节、空洞影，左侧少量胸腔积液（2017-10-18）

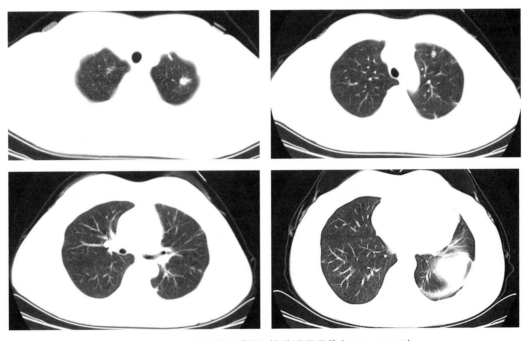

图3-3-114　左肺散在结节影，较前明显吸收（2018-03-13）

【分析】肺诺卡菌病的影像学表现无特异性，但实变最为常见，其次为结节，约有1/3病人表现为空洞。出现在肺的中外带的结节影可作为诊断肺诺卡菌病的线索。诺卡菌病的主要病理变化为化脓性肉芽肿及炎性细胞浸润，故易出现脓肿，累及肺部者为空洞形成，累及胸膜可表现为脓胸。肺诺卡菌病的胸腔积液常常会形成包裹。Wallace等在1988年对78株各种来源的临床诺卡菌分离株抗菌药物敏感性模式研究中注意到，20%的菌株为药物模式Ⅰ型。这些分离株表现出一种独特的对β-内酰胺类药物易感，包括氨苄西林、阿莫西林/克拉维酸、羧苄西林和广谱头孢菌素（头孢噻肟和头孢曲松），但与巴西诺卡菌、豚鼠耳炎诺卡菌一样，均对亚胺培南耐药。此外，该物种对磺胺类、庆大霉素和阿米卡星敏感，对米诺环素敏感或中介，对环丙沙星（包括其他氟喹诺酮类）、红霉素和克拉霉素具有耐药性。在给该菌种命名的报道中，有几株来源于脓肿，随后，日本报道了5例，分别来源于肺活检、脑脓肿、支气管肺泡

灌洗液和鼻中隔。德国也报道了2株：1株来源于心包液，另1株来源于外伤伤口。2000年，Yassin等将其正式命名为脓肿诺卡菌，其生化特点是无法水解传统检测的黄嘌呤、酪氨酸、酪蛋白和次黄嘌呤的底物。药物模式Ⅰ型星形诺卡菌的参考菌株ATCC23824经*16S rRNA*基因测序和DNA-DNA杂交证实为脓肿诺卡菌菌株中的1株。

脓肿诺卡菌占诺卡菌病的2%～22%，临床表现包括呼吸道感染、原发性皮肤感染、心包炎、脑脓肿、眼部感染和播散性感染。Diego等2005年报道了首例HIV感染者因脓肿诺卡菌播散导致中枢神经系统脓肿病例。中国台湾一项针对13年来各种诺卡菌感染的临床表现的多中心研究中，发现4例与脓肿诺卡菌感染相关的脑脓肿。西班牙2007年的一项研究表明，6例脓肿诺卡菌临床分离株均对亚胺培南耐药。另外，在印度进行的一项研究报道了两例临床分离的脓肿诺卡菌对阿米卡星和妥布霉素敏感，但对阿奇霉素、克拉霉素、环丙沙星和加替沙星耐药。Lai等的研究发

现,脓肿诺卡菌分离株对复方新诺明和头孢曲松敏感,但对亚胺培南(MIC>32 mg/ml)耐药。

脓肿诺卡菌预期抗菌药物敏感性模式如下:对阿米卡星、阿莫西林/克拉维酸、头孢曲松、妥布霉素、利奈唑胺和磺胺类敏感,对环丙沙星、克拉霉素和亚胺培南耐药。

本例治疗过程中先后应用过左氧氟沙星、头孢哌酮/舒巴坦、拜复乐和亚胺培南治疗,虽症状略好转,但影像明显进展,提示疗效较差,改用阿米卡星治疗5天,病情明显好转,出院口服复方新诺明,病变基本吸收,符合其药物敏感特征。

16.病例16:女,52岁。咳嗽15天,发热伴喘憋6天。病人15天前感冒后出现咳嗽、咳少量黄色黏痰,自服感冒药

(具体不详)治疗,疗效差。6天前出现发热,体温最高达39.8℃,伴喘憋、畏寒、寒战、咳嗽、咳大量黄色黏痰,伴全身乏力及肌肉酸痛,于当地诊所输液治疗(具体药物及剂量不详)2天后,症状未见缓解,并出现痰中带血,遂就诊于某中医院,胸部CT(2016-02-16)示右肺多发大片高密度影。给予万古霉素、奥司他韦、地塞米松等药物治疗4天后,咳嗽、喘憋症状未见缓解,体温仍持续不降,于2016-02-19入院诊治。查体:T 39.5℃,痛苦面容,表情疲惫。双肺呼吸音粗,右侧可闻及细湿啰音。辅助检查:血常规示白细胞计数 26.94×10^9/L、中性粒细胞 0.91、血红蛋白 120g/L、血小板 311×10^9/L;血气分析(未吸氧):pH 7.51、PCO$_2$ 33mmHg、PO$_2$ 48mmHg。胸部CT(2016-02-16):右肺多发斑片、实变影(图3-3-115)。

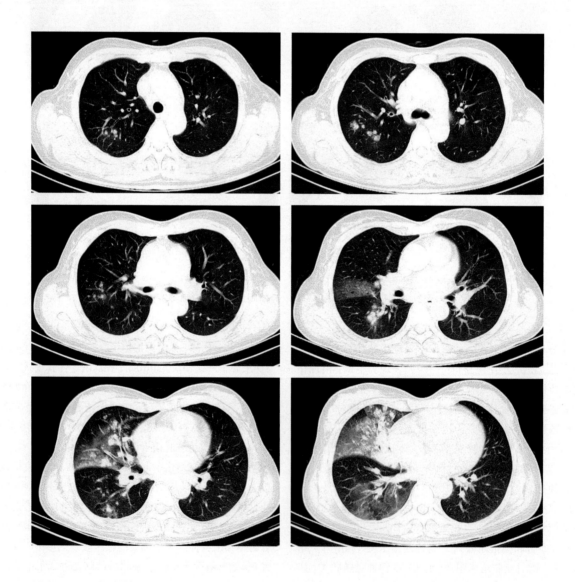

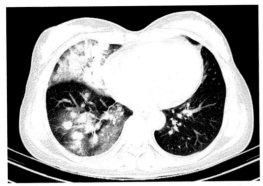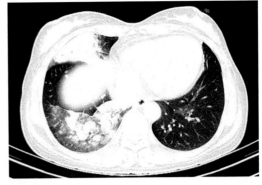

图3-3-115 右肺多发斑片、实变影（2016-02-16）

【诊断】重症肺炎；Ⅰ型呼吸衰竭。

【诊断依据】中年女性，发热、咳嗽、咳黄色黏痰、喘憋，胸部CT示右肺多发炎性改变，查体右肺可闻及湿啰音，白细胞计数明显升高，血气分析示Ⅰ型呼吸衰竭，故重症肺炎诊断明确。入院后给予吸氧、美罗培南联合左氧氟沙星抗感染、更昔洛韦联合奥司他韦抗病毒等治疗。2天后病人体温有所下降，颅脑CT未见明显异常。胸腔彩超：右侧胸腔积液较大直径7.4cm，左侧胸腔积液较大直径约1.3cm。生化：总蛋白 47.5g/L、白蛋白 20.7g/L、Na^+ 125.0mmol/L、氯 87.7mmol/L。痰革兰染色查见大量阳性分枝杆菌（丝状），抗酸染色查见抗酸杆菌（团状），考虑诺卡菌感染可能性大，加用复方新诺明 4片、每6小时1次抗感染治疗。病人双下肢出现中度凹陷性水肿，行双下肢动静脉彩超示双下肢动脉内膜增厚。病人双侧胸腔积液及双下肢水肿考虑为低蛋白血症所致。给予补充白蛋白、纠正电解质紊乱、利尿等对症支持治疗。2016-02-22行右侧胸腔闭式引流，送检相关化验提示渗出液。复查血气分析（吸氧3L/min）：pH 7.48、PCO_2 40mmHg、PO_2 57mmHg。血常规（2016-02-24）：白细胞计数 17.42×10^9/L、中性粒细胞 0.91、血红蛋白 99g/L、血小板 240×10^9/L；生化：总蛋白 41.1g/L、白蛋白 21.0g/L、Na^+ 131.8mmol/L、氯 94.6mmol/L。病人仍有发热、喘憋、咳嗽、咳脓血痰，进食、睡眠差，转入ICU治疗。转入后APACHEⅡ评分为12分，鼻导管吸氧，氧流量4L/分，血氧饱和度维持在94%以上。血气分析（FiO_2 37%）：pH 7.45、PCO_2 43mmHg、PO_2 61mmHg；降钙素原 1.19 ng/ml。2016-02-26病人最高体温39.2℃，仍咳嗽、咳痰较多，痰为脓血痰，伴有胸闷。痰培养提示巴西诺卡菌（合格菌）。病人经美罗培南联合复方新诺明治疗，仍存在高热、咳痰较多、低白蛋白血症，考虑感染控制欠佳。复查胸部CT示右肺多发实变影，病变较前进展，内见坏死、空洞（图3-3-116）。2016-02-27复查血常规：白细胞计数 20.77×10^9/L、中性粒细胞 0.93；白蛋白 29.9g/L，转入呼吸科治疗。病人巴西诺卡菌感染诊断明确，药敏结果：对美罗培南、亚胺培南、头孢曲松耐药，对复方磺胺甲噁唑中介，对四环素、阿米卡星敏感。病人应用复方磺胺甲噁唑联合美罗培南抗感染治疗9天，仍有发热、咳嗽、咳痰，治疗效果不明显，于2016-02-29停用美罗培南，加用多西环素治疗。3天后病人热解，下肢水肿消退。2016-03-01行纤维支气管镜检查，右肺中间段支气管腔内可见大量脓性痰液，吸出。辅助检查：血常规示白细胞计数 16.11×10^9/L、中性粒细胞 0.90、血红蛋白 88g/L；白蛋白 32.7g/L；红细胞沉降率 32 mm/h；C反应蛋白 197.70mg/L。2016-03-04停用多西环素，改用米诺环素治疗。病人咳痰较前明显减轻，复查胸部CT（2016-03-10）示肺内病变较前减轻，胸腔积液明显减少（图3-3-117）。辅助检查：血常规示白细胞计数 8.32×10^9/L、中性粒细胞 0.77、血红蛋白 85g/L；生化：白蛋白 32.8g/L、Na^+ 130.1mmol/L、氯95.6mmol/L；红细胞沉降率 73mm/h。病人症状好转，于2016-03-13出院，院外继续口服复方新诺明1g 6小时1次和美他环素 100mg 12小时1次治疗。15天后复查胸部CT（2016-03-31），病变较前吸收（图3-3-118）。3个月后复查（2016-07-08），病变较前进一步吸收（图3-3-119）。

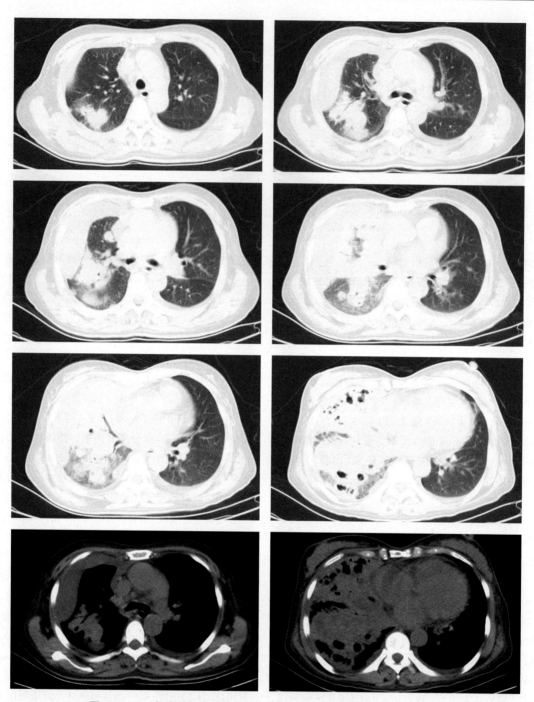

图3-3-116　右肺多发实变影，内见坏死，右侧胸腔积液（2016-02-26）

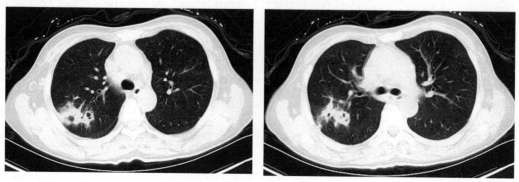

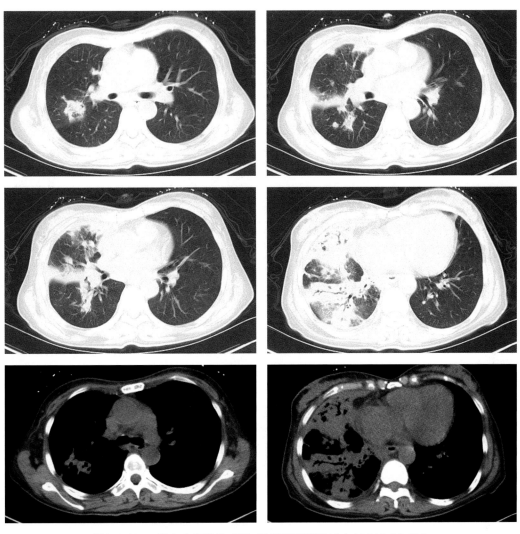

图3-3-117　肺内病变较前减轻，胸腔积液明显减少（2016-03-10）

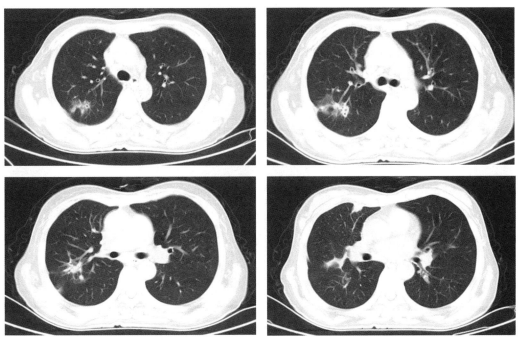

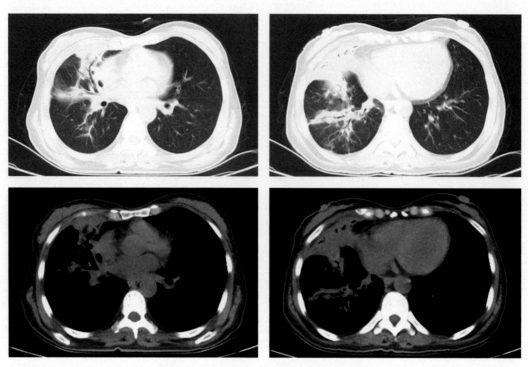

图3-3-118　病变较前吸收（2016-03-31）

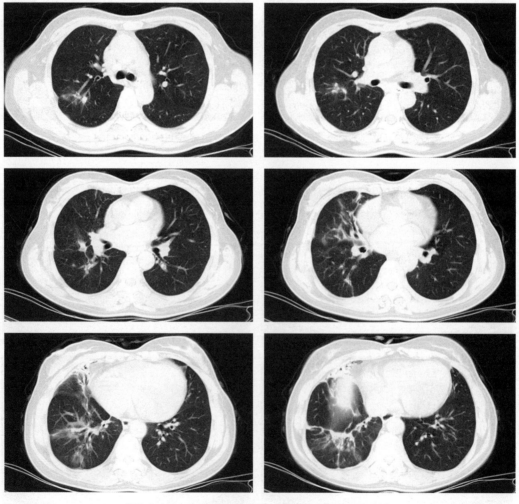

图3-3-119　右肺病变较前进一步吸收（2016-07-08）

【分析】诺卡菌的感染途径有3种，最常见的是通过呼吸道吸入断裂的菌丝片段或者孢子而感染，由此主要引发肺诺卡菌病，其常见的临床表现有咳嗽、咳痰、发热、胸痛、体重减轻、精神萎靡等；其次是通过血液播散至中枢神经系统、皮肤、皮下组织而感染，由此主要引发脑外诺卡菌病，如脑脓肿、脑膜炎、腹膜炎等，此类感染多见于糖尿病、风湿性疾病、系统性红斑狼疮、器官移植、恶性肿瘤、艾滋病及长期应用免疫抑制剂或糖皮质激素治疗的免疫功能低下病人；再次是通过伤口感染而引发的皮肤性疾病，其中最常见的是足菌肿，此类感染常见于免疫功能正常机体，80%的病例是由巴西诺卡菌引起，主要临床表现为皮下蜂窝织炎及结节形成，结节破溃后可形成深部溃疡。

1909年，Lindenberg最初将现在被称为巴西诺卡菌的物种描述为巴西盘状菌（discomyces brasiliensis）。在20世纪早期的文献中，其他同义词包括巴西链霉菌、巴西芽胞杆菌、巴西放线菌和紫色放线菌巴西亚种。在临床实验室，分离出的巴西诺卡菌传统上是用生化方法和细胞壁组成来鉴定的。巴西诺卡菌通常分解酪蛋白和酪氨酸，对次黄嘌呤的分解是可变的。

巴西诺卡菌存在于世界各地，常见于热带和亚热带地区的土壤中，在温带地区很少被发现。澳大利亚、西孟加拉邦（印度）、欧洲均有感染报道，北美洲也有许多报道。巴西诺卡菌虽然与热带环境有关，但在美国，它是最常见的致病诺卡菌类型之一，尤其是在东南部和西南部地区。

不同于所有其他已知的诺卡菌，巴西诺卡菌最常与原发性皮肤感染有关，这些感染通常发生在正常宿主中。巴西诺卡菌是西半球（特别是墨西哥）放线菌性足菌肿最常见的病因。除引起足菌肿外，巴西诺卡菌还可引起皮肤症状，包括蜂窝织炎、脓肿、皮肤淋巴结感染，但较少引起肉芽肿改变。几乎所有的病例均由创伤引起，包括刺伤、猫抓伤和昆虫叮咬，大多数创伤相关性感染发生在免疫功能正常的个体。播散性感染也有报道，通常起源于肺部病灶，这种感染更可能发生于免疫功能受损病人，有时也可发生于免疫功能正常病人。在意大利的一项研究中，在9年的时间里发现了4例巴西诺卡菌。同一研究中对1990年以来欧洲所有巴西诺卡菌感染病例的分析显示，病例主要表现为皮肤感染，只有少数病例表现为肺部疾病或血流感染。1995年前报道的由巴西诺卡菌引起的大多数侵袭性感染病例及某些皮肤感染病例，几乎可以肯定是由假巴西诺卡菌引起。

根据CLSI标准，巴西诺卡菌预期抗菌药物敏感性模式如下：对阿米卡星、阿莫西林/克拉维酸、利奈唑胺、米诺环素、磺胺类和妥布霉素敏感，对氨苄西林、环丙沙星、克拉霉素和亚胺培南耐药。

（滨州医学院附属医院呼吸科　刘伟丽　提供）

17.病例17：男，43岁。头痛、发热伴咳嗽、咳痰、腰痛19天。病人19天前无明显诱因出现头痛，夜间及清晨明显。

畏寒、发热，体温最高达40.3℃，自服解热药物，体温可下降。咳嗽，咳少量黄脓痰，不易咳出，偶痰中带血。右侧腰痛，进行性加重，翻身或活动时加剧。10天前就诊于当地医院，颅脑CT检查未见异常。8天前胸部CT检查示双肺弥漫性分布大小不等结节影，最大约为4.6cm×4.2cm，位于右肺上叶后段，部分病灶内见空洞形成。2天前脑脊液检查：颅内压 180mmH$_2$O、潘氏试验（＋＋）、细胞数 1900×10^6/L、蛋白 1.865g/L、氯化物 106.1mmol/L、葡萄糖 1.43mmol/L。先后经验性予头孢地嗪、左氧氟沙星、哌拉西林/舒巴坦、莫西沙星抗感染联合异烟肼、利福平抗结核治疗，病人仍反复发热、头痛，于2010-04-03入院诊治。5年前于当地医院诊断为慢性乙型病毒性肝炎，并经肾穿刺活检诊断为乙型肝炎相关性膜增殖性肾小球肾炎，目前服用拉米夫定 100mg、每日1次抗病毒治疗7个月；给予激素、免疫抑制剂等治疗，现口服雷公藤、泼尼松 30mg、每日1次。

【诊断】肺诺卡菌病。

【诊断依据】青年男性，有头痛、发热、咳嗽、咳黄脓痰、腰痛症状，胸部CT检查示双肺弥漫性分布大小不等结节影，部分病灶内见空洞形成。应用头孢地嗪、左氧氟沙星、哌拉西林/舒巴坦、莫西沙星、异烟肼、利福平等药物治疗效果差，提示普通细菌感染和结核感染可能性小，病人有慢性乙型病毒性肝炎、乙型肝炎相关性膜增殖性肾小球肾炎病史，长期服用激素、免疫抑制剂，免疫力低下，病情进展相对缓慢，需考虑诺卡菌感染可能。查体：T 40.3℃，双肺呼吸音粗，未闻及干湿啰音。辅助检查：白细胞计数 9.95×10^9/L、中性粒细胞 0.93；生化：ALT 70U/L、AST 84 U/L、总蛋白 42.7g/L、白蛋白 27 g/L；C反应蛋白>200mg/L。痰涂片抗酸杆菌阴性。脑脊液检查：潘氏试验（＋）、细胞数 613×10^6/L、中性粒细胞 0.95、蛋白 0.86g/L、氯化物 110.8mmol/L、葡萄糖 0.44 mmol/L，未检出隐球菌。脑脊液TB-DNA阴性。颅脑增强CT未见异常。入院后给予阿莫西林/克拉维酸钾和左氧氟沙星抗感染治疗，异烟肼、吡嗪酰胺和乙胺丁醇经验性抗结核治疗。3天后复查胸部CT（2010-04-06）示双肺病灶较前增多，表现为弥漫斑片、结节、磨玻璃影，可见多发大小不等空洞影，分布仍以肺野外带为主，双侧胸腔积液（图3-3-120）。加用利奈唑胺、复方新诺明和红霉素治疗，病人无发热，咳嗽、咳痰、头痛症状好转。复查胸部CT（2010-04-13）示双肺病灶较前吸收（图3-3-121）。血培养（2次）回报假巴西诺卡菌，对氨苄西林、庆大霉素耐药，对利奈唑胺、复方磺胺甲噁唑和环丙沙星敏感。停用抗结核药物，继续应用利奈唑胺和复方新诺明治疗。脑脊液复查（2010-05-05）：颅内压 100mmH$_2$O、潘氏试验（＋）、细胞数 33×10^6/L、中性粒细胞 0.18、蛋白 0.85g/L、氯化物 126.8mmol/L、葡萄糖 2.51 mmol/L。病人病情稳定，院外继续口服复方新诺明 2片、每日3次，泼尼松 10mg、每日1次治疗。2个月后复查胸部CT病变明显吸收（图3-3-122）。

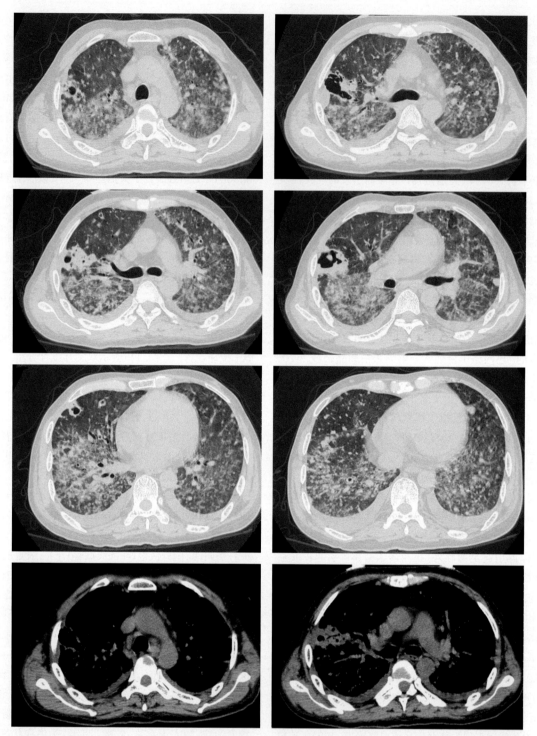

图3-3-120 双肺斑片、结节、磨玻璃影，部分病灶内见空洞形成，纵隔淋巴结肿大，双侧胸腔积液（2010-04-06）

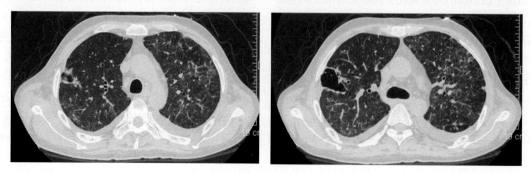

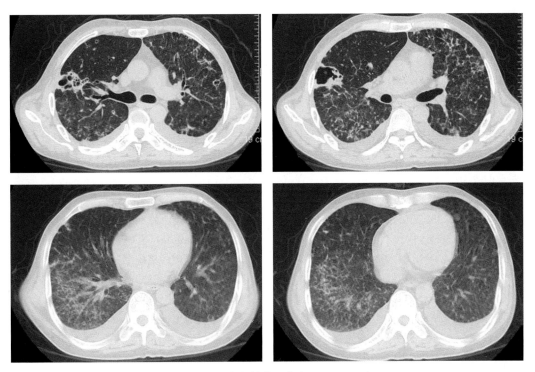

图3-3-121 病变较前吸收(2010-04-13)

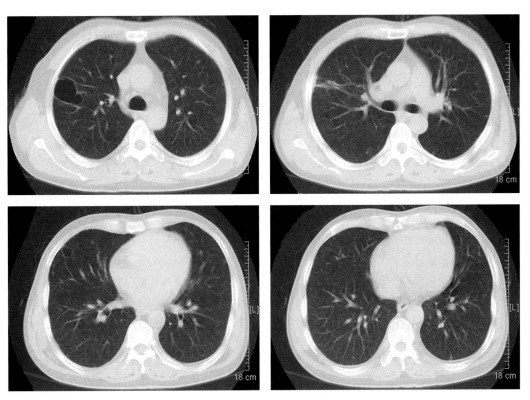

图3-3-122 右肺气囊影,双肺散在小结节影(2010-07-22)

【分析】1995年，Wallace等研究发现，在从美国采集的238株巴西诺卡菌和从澳大利亚昆士兰采集的66株巴西诺卡菌中分别有22%和12%与皮肤以外部位和（或）播散性感染有关。在62个侵袭性分离株中，37株（60%）对环丙沙星和（或）克拉霉素敏感，对米诺环素耐药，而242个局部皮肤分离株中只有6株（3%）对环丙沙星敏感。具有这种易感模式的43个分离株似乎定义了一个新的分类单元。该分离株在腺嘌呤水解、硝酸盐还原和药物敏感模式上与巴西诺卡菌有明显的表型差异。此外，该群菌株侵袭性强，肺部、脑和（或）脑膜、皮肤和（或）软组织、关节和播散感染的比例分别为70%、23%、30%、7%和37%。该组病人大多数存在免疫缺陷，92%病人（不包括HIV感染和酒精中毒者）接受皮质类固醇治疗。大多数菌株对环丙沙星（95%）、克拉霉素（91%）、头孢噻肟（78%）和头孢曲松（69%）敏感。这些分离株的hsp65基因中，PRA的RFLP与巴西诺卡菌不同。随后的16S rRNA基因序列分析和DNA-DNA杂交表明，这些分离株属于一个独特的物种。1996年，Ruimy等发现在分离到的巴西诺卡菌中，有5株菌在某些方面（抗生素敏感性、硝酸盐还原、分解腺嘌呤和产生分枝菌酸）不符合巴西诺卡菌的特性，并将其正式命名为假巴西诺卡菌，并将从一例溃疡性结肠炎病人的腿部脓肿中分离出来的ATCC51512型菌株定义为模式菌株。

巴西诺卡菌和假巴西诺卡菌对酪蛋白、次黄嘌呤和酪氨酸的水解均为阳性，而对黄嘌呤的水解均为阴性。不像真正的巴西诺卡菌菌株，大多数假巴西诺卡菌菌株可水解腺嘌呤，不具有硝酸盐还原酶活性，对环丙沙星和克拉霉素敏感，对米诺环素耐药。而巴西诺卡菌对环丙沙星和克拉霉素具有典型的耐药性，这两种药物的药敏试验已经被建议作为鉴别真假巴西诺卡菌分离株的筛选方法。此外，它们在分枝菌酸模式和16S rRNA、hsp以及secA1基因序列上也不相同。

诺卡菌生长缓慢，培养至形成肉眼可见的菌落需2~7天，有时甚至需4~6周。本例2次血培养阳性时间分别为11天和17天。假巴西诺卡菌较巴西诺卡菌具有较强的侵袭性和播散性，该菌导致的大多数感染发生于免疫功能受损病人，其主要临床症状和体征以肺部或中枢神经系统受累为主，北美洲、南美洲、日本、韩国和澳大利亚均有相关病例报道。例如，巴西的1名艾滋病病人报道了涉及皮肤、肺和关节的播散性假巴西诺卡菌感染，日本1名接受食管癌和胃癌化疗、放疗和手术的病人也发现了由假巴西诺卡菌感染引起的肺部诺卡菌病，在1名免疫功能正常的儿童中报道了假巴西诺卡菌耐多药菌株引起的中枢神经系统感染，1例多发性骨髓瘤病人接受异基因造血干细胞移植后发生机会性假巴西诺卡菌感染。大多数以前归因于巴西诺卡菌的非足菌肿感染病例很可能由假巴西诺卡菌导致。

根据CLSI标准，假巴西诺卡菌预期抗菌药物敏感性模式如下：对阿米卡星、环丙沙星、克拉霉素、利奈唑胺、磺胺类和妥布霉素敏感，对氨苄西林、阿莫西林/克拉维酸、亚胺培南和米诺环素耐药。

（福州市肺科医院影像科　王　洁　提供）

18.病例18：男，48岁。发热半月余。病人半个月前受凉后出现发热，体温最高达39.9℃，伴大汗淋漓，眼眶疼痛及全身酸痛，就诊于当地社区医院，给予头孢类抗生素、阿奇霉素、左氧氟沙星、病毒唑治疗，体温可下降至36.7℃左右，2~3天后体温复又升高，伴咳嗽、咳痰，偶有胸闷、憋气，治疗1周仍发热，最高温度超过39℃。行胸部CT检查（2017-12-24）示双肺支气管扩张并炎性改变，辅助检查：血常规示白细胞计数 8.93×10⁹/L、中性粒细胞 0.79；C反应蛋白 16.45mg/ml，当地医院住院治疗，给予头孢哌酮/舒巴坦联合左氧氟沙星抗感染治疗，仍有发热，改为莫西沙星联合亚胺培南治疗，仍效果欠佳，期间应用激素治疗，体温恢复正常，停用后体温复升。复查胸部CT（2018-01-02）示影像学较前进展。就诊于上级医院，辅助检查（2018-01-03）：血常规示白细胞计数 13.53×10⁹/L、中性粒细胞 0.85；C反应蛋白 106.74mg/ml；白蛋白 25.8g/L；凝血：D-二聚体 2760ng/ml、纤维蛋白原 6.52g/L、凝血酶原时间 14.60秒。给予拉氧头孢联合莫西沙星抗感染、磷酸阿糖腺苷抗病毒、化痰、平喘及相关治疗，病人体温未超过38℃，于2018-01-04入院。既往有支气管扩张病史13年。

【诊断】肺诺卡菌病。

【诊断依据】中年男性，既往有支气管扩张病史13年，发热、咳嗽、咳痰，胸部CT示双肺支气管扩张并炎性改变，β-内酰胺类和喹诺酮类抗生素治疗疗效欠佳，病变进展，白细胞和C反应蛋白较前升高，提示少见细菌感染可能性大，病人无免疫功能缺陷，明显低蛋白血症，诺卡菌感染需考虑。入院后给予拜复乐 0.4g、每日1次联合哌拉西林/他唑巴坦（邦达）4.5g 8小时1次静脉滴注抗感染治疗。辅助检查（2018-01-05）：降钙素原 0.04 ng/ml；D-二聚体 2040ng/ml；CD4⁺绝对计数：763.00 cells/μl（544~1212）；抗酸杆菌检测阴性；血培养（需氧及厌氧）：未培养出细菌；甲流抗原、结核抗体及感染病原体九项均阴性。复查胸部CT（2018-01-07）示双肺多发斑片、实变影，外周分布为主，部分病变内可见空洞、钙化，局部可见树芽征，双侧胸腔少量积液，心包积液（图3-3-123）。病人体温波动于38℃左右，辅助检查（2018-01-10）：血常规示白细胞计数 14.93×10⁹/L、中性粒细胞 0.84；C反应蛋白 199.65mg/ml；降钙素原 0.27 ng/ml；D-二聚体 3390ng/ml。病人炎性指标均较前升高，提示感染控制不佳，停用邦达，加用伏立康唑和甲泼尼松龙继续治疗。复查胸部CT（2018-01-16）示上肺病变较前吸收，下肺病变较前进展，右侧胸腔积液明显增多（图3-3-124）。辅助检查（2018-01-17）：血常规示白细胞计数 20.85×10⁹/L、中性粒细胞 0.88；C反应蛋白 101.98mg/ml；降钙素原 0.10

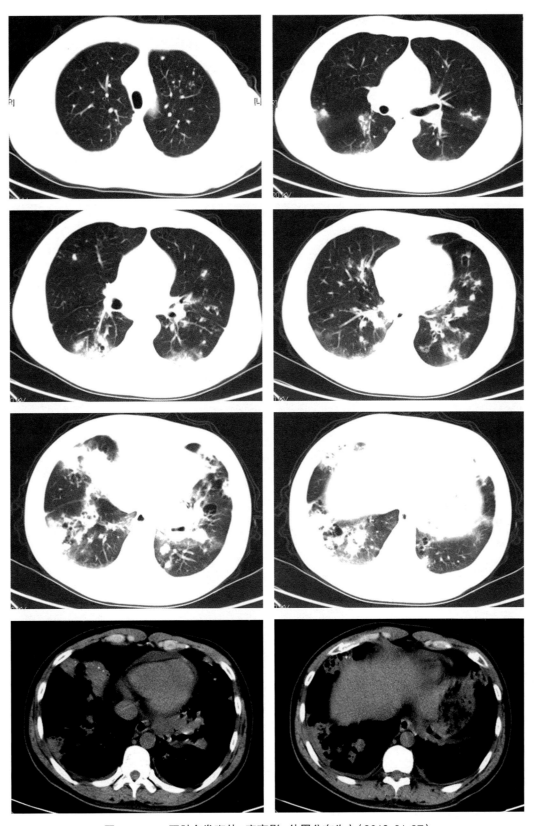

图3-3-123 双肺多发斑片、实变影,外周分布为主(2018-01-07)

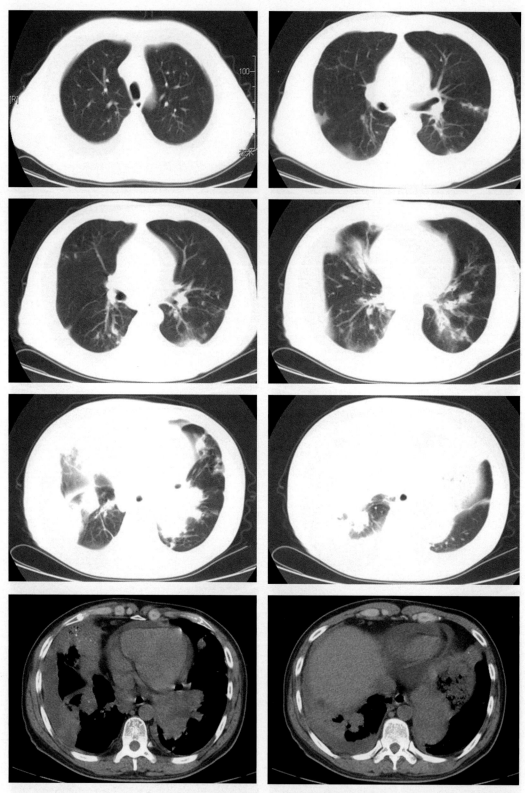

图3-3-124　上肺病变较前吸收,下肺病变较前进展,右侧胸腔积液明显增多(2018-01-16)

ng/ml；D-二聚体 3290ng/ml。病人部分炎性指标有所下降，行CT引导下肺穿刺活检并胸腔置管引流术。胸腔积液常规：黄色、浑浊、李凡他试验阳性、白细胞总数 244×10^6/L、多核细胞 0.64、单核细胞 0.36。胸腔积液生化：腺苷脱氨酶 14U/L、癌胚抗原 1.34ng/ml、乳酸脱氢酶 621.6U/L。病理（右肺穿刺活检）：少许支气管黏膜呈慢性活动性炎，周围组织纤维化伴较多淋巴细胞、浆细胞浸润并多个小脓肿灶形成。细菌培养（组织）：诺卡菌属，痰培养（3次）：诺卡菌属，经质谱鉴定为盖尔森基兴诺卡菌。2018-

01-20停用拜复乐和伏立康唑，改用依替米星和复方新诺明抗感染治疗。复查胸部CT（2018-01-21）病变较前变化不明显，停用激素，辅助检查（2018-01-22）：血常规示白细胞计数 28.02×10^9/L、中性粒细胞 0.92；C反应蛋白 130.64mg/ml；降钙素原 0.11 ng/ml；D-二聚体 1690ng/ml。2018-01-29停用依替米星，抗生素改为泰能、利奈唑胺联合复方新诺明继续治疗。2018-02-05复查胸部CT示病变较前吸收（图3-3-125），白蛋白 28.1g/L，病人病情稳定，好转出院，院外口服头孢地尼、左氧氟沙星和复方新诺明治疗。

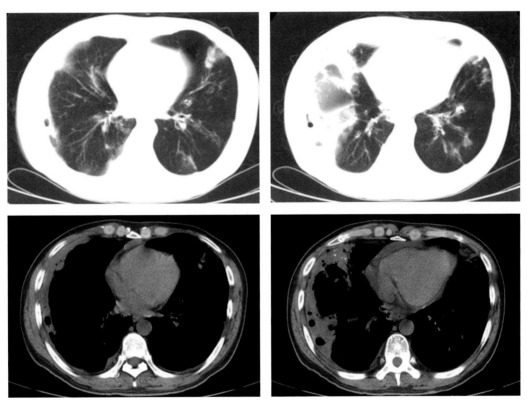

图3-3-125 病变较前吸收（2018-02-05）

【分析】星形诺卡菌药物模式Ⅵ是星形诺卡菌复合群中最常见的药物类型。这种微生物很难用商业上可用的生物化学物质来鉴定其表型。最容易识别的是其对头孢孟多、头孢噻肟、头孢曲松、阿米卡星和亚胺培南的敏感性，以及对环丙沙星、氨苄西林、阿莫西林/克拉维酸、红霉素（推测适用于克拉霉素）和环丙沙星的耐药性。包括hsp65基因PRA、16S rRNA基因PRA和16S rRNA基因测序在内的分子方法使临床分离株更精确地定位于这一组。2001年，Yassin等从慢性支气管炎病人的支气管分泌物中发现盖尔森基兴诺卡菌。1377bp的16S rRNA基因序列分析表明，该菌与其他诺卡菌具有高度的序列相似性，但DNA-DNA杂交技术显示，该菌与星形诺卡菌、脓肿诺卡菌和少食诺卡菌等有所区别。2003年Roth等发现，盖尔森基兴诺卡菌的模式菌株16S rRNA序列（1400bp）与Wallace选择作为星形

诺卡菌药物模式Ⅵ型参考菌株（ATCC14759）的基因序列完全相同。Patel等分析了5个属于Ⅵ型药敏模式的分离株。除柠檬酸盐、鼠李糖和乙酰胺利用结果不同外，所有分离物的药敏模式相似，hsp65 PRA模式相同，生化结果相似。所有5个分离株在45℃培养3天，生长良好。这5个分离株的部分16S rRNA基因序列相同（500 bp），该序列与盖尔森基兴诺卡菌序列具有100%的相似性。随后DNA-DNA杂交确定该参考菌株和盖尔森基兴诺卡菌属于同一个种。2005年，Barnaud等从一名患有艾滋病的脑脓肿病人身上分离出盖尔森基兴诺卡菌。2006年，Elsayed等报道了2例盖尔森基兴诺卡菌血症病例。2008年，Schlaerg等报道了首例盖尔森基兴诺卡菌肺部感染病例。2014年，在土耳其的一项研究中，从两名多发性骨髓瘤病人的脑脓肿中分离出盖尔森基兴诺卡菌。

就地理分布而言，盖尔森基兴诺卡菌似乎在亚洲和欧洲国家占主导地位。盖尔森基兴诺卡菌可能是最常见的人类诺卡菌病原体，至少在放线菌性足菌肿相对罕见的地区如此，以前报道为星形诺卡菌的很多菌株几乎可以肯定属于这个种。盖尔森基兴诺卡菌所致感染在所有诺卡菌病中占15%~25.5%，其中，日本和泰国为22.5%，伊朗为20%，西班牙为15%~24.5%。中国台湾学者Liu等对1998—2010年100例引起人类感染诺卡菌菌种进行分析。其中，巴西诺卡菌（50%）是最常见的病原菌，其次是盖尔森基兴诺卡菌（18%）。原发性皮肤感染最常见（55%），其次是肺部感染（26%）。所有病人的整体死亡率为6.7%（6/89），原发性皮肤感染病人死亡率病最低（2.2%），播散性和肺部感染病人死亡率最高（16.7%）。Portolá等对1997—2008年22例诺卡菌感染病人的临床特征进行分析。其中，4例为盖尔森基兴诺卡菌，2例引起支气管炎，另2例引起肺炎，死亡率为50%。

根据CLSI标准，盖尔森基兴诺卡菌对阿米卡星、头孢曲松、亚胺培南、利奈唑胺和磺胺类敏感，对阿莫西林/克拉维酸、环丙沙星和克拉霉素耐药。

（青岛大学附属医院黄岛院区呼吸科　郭彩宏　提供）

19.病例19：男，78岁。发热伴胸闷、憋气10余天。病人10余天前感冒后出现发热，伴胸闷、憋气，体温最高至38℃，伴咳嗽、咳痰，白黏痰多见，偶有黄痰，自服解热药及感冒药（具体不详），热退，未再监测体温。10天前再次出现发热，伴咳嗽、咳痰，为砖红色痰，胸闷、憋气，当地医院住院治疗，行胸部CT检查示右下肺多发斑片影，先后给予头孢哌酮/舒巴坦 4.0g、每日2次，头孢吡肟 1.5g 8小时1次，左氧氟沙星 0.5g、每日1次抗感染治疗，病人仍有发热，体温最高达38.5℃，咳嗽、咳铁锈色痰，胸闷、憋气。4天前来我院急诊就诊，辅助检查：血气分析示pH 7.48、PO$_2$ 42mmHg、PCO$_2$ 29mmHg、SO$_2$ 86.5%；血常规示白细胞计数 12.77×10^9/L、中性粒细胞 0.83；C反应蛋白 135.8mg/l；肝功能：谷草转氨酶 70.15U/L、谷丙转氨酶 79.55U/L、白蛋白 23.70g/L；电解质：Na$^+$ 132.9mmol/L、K$^+$ 3.30mmol/L；D-二聚体 3500ng/ml。胸部CT：肺气肿，双肺炎症，双侧胸腔少量积液，左侧胸膜多发钙化，心包少量积液。心脏超声：左心房扩大，室间隔心肌肥厚，主动脉瓣反流（轻度），二尖瓣反流（轻度），三尖瓣反流（中度），左心室舒张功能减低，肺动脉高压（轻-中度），心包积液（少量），卵圆孔未闭。给予开林联合来立信抗感染治疗，仍有胸闷、憋气，咳嗽、咳黄痰，于2018-01-22收入院。既往有心房颤动病史10余年，规律服用稳心颗粒、丹参滴丸、阿司匹林治疗，不规律应用可达龙治疗；右踝关节骨折术后8年。查体：T 37.6℃，P 98次/分，R 22次/分，BP 125/61mmHg。右下肺可闻及湿啰音，心率110次/分，律不齐。左足背轻度水肿，左下肢静脉曲张，右足第三趾趾肿大、青紫，无压痛。

胸部CT（2018-01-18）：双肺多发斑片、实变影，右下肺为主（图3-3-126）。

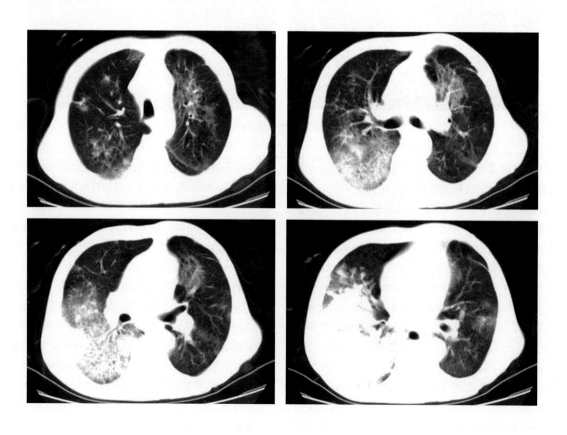

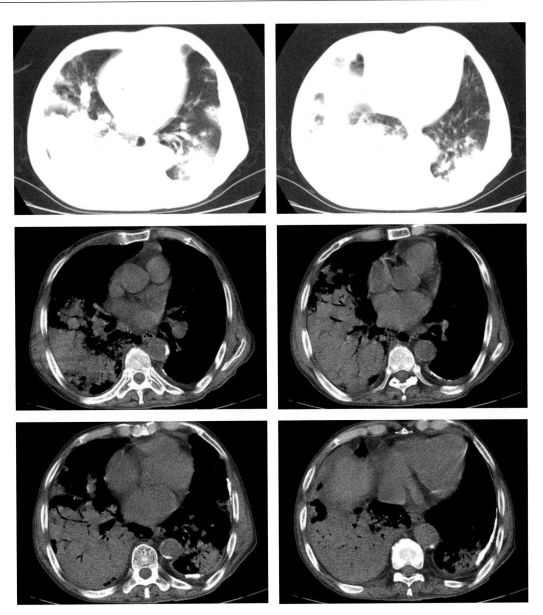

图3-3-126 双肺多发斑片、实变影

【诊断】重症肺炎；I型呼吸衰竭。

【诊断依据】老年男性，有发热、咳嗽、咳痰症状，影像学示双肺炎表现，血气分析示低氧血症、I型呼吸衰竭，重症肺炎诊断明确。血常规：白细胞计数$12.17×10^9$/L、中性粒细胞0.83；C反应蛋白129.12mg/l；血气分析：pH 7.53、PO_2 52mmHg、PCO_2 36mmHg、SO_2 91.4%；凝血：D-二聚体6750ng/ml、凝血酶原时间17秒、活化部分凝血活酶时间45～60秒；白蛋白20.6g/L。入院后给予左克联合开林抗感染治疗3天，病人仍有发热，2018-01-25调整为拜复乐联合美平抗感染治疗4天，病人3次痰培养结果回报：皮疽诺卡菌，药敏结果显示对盐酸莫西沙星（拜复乐）耐药，2018-01-28停用拜复乐，加用复方磺胺甲噁唑治疗，同时继续应用美平抗感染治疗8天，邦达抗感染治疗7天，斯沃抗感染治疗9天。同时给予输注白蛋白、血浆改善

营养状况，保肝、抗凝、化痰、利尿、纠正电解质紊乱、控制心室率及对症支持治疗。病人病情无明显好转，2018-02-13辅助检查：血钾6.31mmol/L、尿素26.09mmol/L、肌酐145.8μmol/L，病人家属不同意血液透析及机械通气转ICU进一步治疗，2018-02-14出现呼吸浅慢，心率下降，经抢救无效，病人于2018-02-14 6∶38临床死亡。

【分析】皮疽诺卡菌最初由Wallace等描述属于星形诺卡菌药物模式V型的一群微生物，随后发现其属于皮疽诺卡菌。皮疽诺卡菌具有典型的生化特征，包括4℃培养，利用乙酰胺作为氮源和碳源，分解鼠李糖产酸和对妥布霉素和头孢孟多耐药。McNabb等对皮疽诺卡菌的73个分离株的脂肪酸组成进行的一项研究表明，该物种形成了一个含有大量直链饱和型或单不饱和脂肪酸的同质群体。脂类的化学分类分析、*16S rRNA*基因测序和DNA杂交研究已经

确定了皮疽诺卡菌作为一个独特的物种。利用*hsp65*基因的PRA技术可以将皮疽诺卡菌与其他诺卡菌物种区分开来。

皮疽诺卡菌是第一个能够可靠地从星形诺卡菌复合群中分离出来的物种，约占诺卡菌病的10%。皮疽诺卡菌感染病人多有血液系统恶性肿瘤、糖皮质激素治疗、实体肿瘤、骨髓或实体器官移植、HIV感染、COPD、肾疾病等易感因素。最常见的临床表现是亚急性肺炎，伴有结节、坏死、空洞或肺脓肿。皮疽诺卡菌毒力较强，较易引起播散性疾病，Wallace等报道，在30例病人中，57%为播散性感染，1/3涉及中枢神经系统。大多数皮疽诺卡菌感染病人，特别是播散性感染病人，都存在某种形式的免疫功能受损，但在免疫功能明显正常的人群中也可发生皮肤及其他部位感染。Torres等在2000年对既往53例皮疽诺卡菌感染病人进行回顾性分析，发现8例病人（15%）无明显的感染易感因素。其中，1例出现脑脓肿，2例出现肺或肾受损伤或两者兼有。

皮疽诺卡菌已从肺部感染、脑脓肿、肾上腺脓肿、前列腺脓肿、囊性纤维化、角膜炎、关节炎、耳蜗植入术感染等病人中分离得到。皮疽诺卡菌在不同国家之间有很大的差异。据报道，其在德国、比利时、泰国、日本、法国、美国、意大利的诺卡菌中所占比率分别为60.3%、44%、35%、27%、24%、19%和14%。

皮疽诺卡菌对多种抗生素均存在一定程度的耐药，并且皮疽诺卡菌的耐药性存在明显地域差异。西班牙、加拿大报道的皮疽诺卡菌对磺胺类耐药率分别为16.1%、42%，然而中国台湾报道的11例皮疽诺卡菌病人中仅1例对复方新诺明耐药（9%），此结果与伊朗（中东地区）报道的结果接近（8%）。Wallace等报道的40个临床分离株中，100%对磺胺类敏感，82%对亚胺培南敏感，88%对环丙沙星敏感，对氨苄西林和红霉素敏感率分别为5%和3%。皮疽诺卡菌对大多数β-内酰胺类抗生素、氨基糖苷类抗生素耐药，但对阿米卡星敏感。皮疽诺卡菌对第三代头孢菌素耐药，不能用于治疗该菌所致的感染。

根据CLSI标准，皮疽诺卡菌预期抗菌药物敏感性模式如下：对阿米卡星、阿莫西林/克拉维酸、亚胺培南、环丙沙星、莫西沙星、利奈唑胺和磺胺类敏感，对氨苄西林、头孢曲松、庆大霉素、红霉素、克拉霉素和妥布霉素耐药。

在以往的研究中，皮疽诺卡菌感染病人的总死亡率为14%～40%，随中枢神经系统受累而显著增加。抗生素耐药性和播散趋势被认为是导致皮疽诺卡菌感染高死亡率的原因。诺卡菌一般对磺胺类敏感，但耐药在皮疽诺卡菌和豚鼠耳炎诺卡菌中很常见。尽管如此，磺胺类药物仍然是治疗的一线药物。在重症病人中，考虑到磺胺类药物耐药的可能性，碳青霉烯或阿米卡星可作为联合治疗的一部分。Torres等研究发现，54%的皮疽诺卡菌感染者给予了TMP-SMX治疗，而阿米卡星联合亚胺培南西司他丁或阿莫西林/克拉维酸治疗者仅占7%。使用TMP-SMX的死亡率为31%，使用碳青霉烯和阿米卡星的死亡率为38.8%。Jonathan等发现，尽管使用TMP-SMX进行了积极的治疗，但与皮疽诺卡菌感染相关的死亡率为39%。Muñoz等对1997—2003年27例诺卡菌病例进行了回顾性分析。其中，皮疽诺卡菌9例、脓肿诺卡菌6例、盖尔森基兴诺卡菌6例、豚鼠耳炎诺卡菌2例、新星诺卡菌1例、新星诺卡菌复合群1例、肉色诺卡菌1例和南非诺卡菌复合群1例。所有物种均对复方新诺明敏感，但对其他药物的敏感性模式不同。19例病人因人体免疫缺陷病毒感染、长期激素治疗、免疫抑制治疗或血液系统恶性肿瘤而出现免疫抑制。6例病人的Charlson合并症指数（Charlson comorbidity index）得分高于4。感染皮疽诺卡菌（最具耐药性的物种）的病人具有最高的Charlson合并症指数得分和最高的死亡率。Rafiei等发现，在同一年死亡的7例病人中有6例为皮疽诺卡菌感染，这也证实了侵入性感染中皮疽诺卡菌比其他诺卡菌种的毒性更强。

（青岛大学附属医院黄岛院区呼吸科　郭彩宏　提供）

20.病例20：男，65岁。反复发热、咳嗽、咳痰伴痰中带血8年余。病人2008-05出现发热伴咳嗽、咳痰，痰中带血，未处理。2008-08于当地区级医院住院20天，抗感染治疗后体温及咳痰症状均好转。此后反复发病，多次住院抗炎治疗后症状可好转。2009-03-31胸部CT示两肺多发斑片、结节影（图3-3-127）。2009-10再次出现咳嗽、咳痰及痰中带

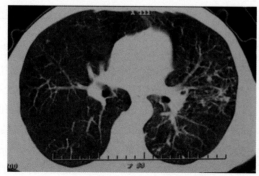
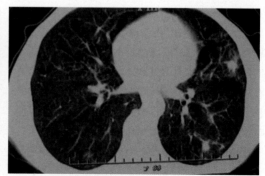

图3-3-127　双肺支气管扩张表现，多发斑片、结节影（2009-03-31）

血，至上海某医院查PET-CT：两肺慢性炎症。2010-01-18复查胸部CT示病变较前有所吸收（图3-3-128）。2010-03-16就诊于某医院，行支气管镜检查，管腔通畅，TBLB病理示黏膜下较多淋巴细胞、浆细胞及嗜酸粒细胞浸润，未见肉芽组织。BALF真菌、抗酸杆菌检测阴性。2010-04-17再次出现发热伴痰中带血，胸部CT示双肺多发斑片影，左肺上叶见空洞影。考虑肺曲霉病可能，2010-04-28起给予伊曲康唑治疗，发热、痰中带血症状好转。复查胸部CT病灶较前吸收、空洞缩小，2010-07-22停用伊曲康唑。此后上述症状反复发作，多次住院治疗，应用头孢类、喹诺酮类药物治疗后症状可缓解。2010-10-12复查胸部CT示右肺下叶新发结节影（图3-3-129）。2012-06-04再次发热，最高体温达38.8℃，咳嗽、咳黄痰，痰中带血较前加重，胸部CT示

两肺病灶范围再次扩大，部分机化；两肺间质性改变，右肺上、中叶及左舌叶轻度扩张；右下肺类结节影，感染可能；左侧胸腔积液。给予头孢美唑、奥硝唑、莫西沙星、氟康唑等治疗，2012-06-18复查胸部CT示部分病灶好转。鉴于机化性肺炎不能除外，2012-06-20加用泼尼松15mg、每日2次治疗，2012-07-05复查胸部CT部分病灶较前吸收好转，左上肺空洞形成（图3-3-130）。泼尼松逐渐减量至停药。之后5年，症状经常反复，抗感染治疗后可好转。2017-10-22再次出现上述症状，入院诊治。2012-06因疾病反复，出现抑郁症状，口服氟哌噻吨美利曲辛片抗抑郁治疗。查体：T 36.3℃、SaO$_2$ 97%，两下肺闻及少许湿啰音。血常规示白细胞计数 4.5×10^9/L、中性粒细胞 0.9、血红蛋白 110g/L、血小板 270×10^9/L；红细胞沉降率31mm/h；C反应蛋

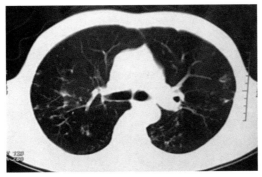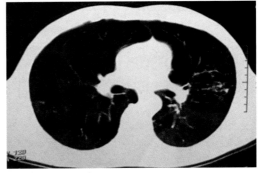

图3-3-128　病变较前略有吸收（2010-01-18）

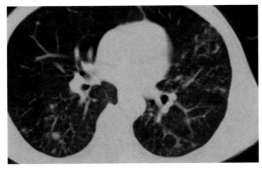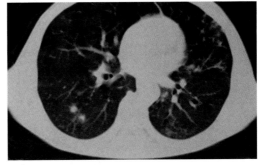

图3-3-129　右肺下叶新发结节影（2010-10-12）

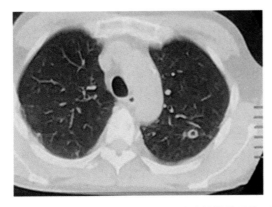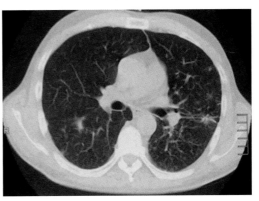

图3-3-130　部分病灶较前吸收，左肺上叶空洞形成（2012-07-05）

白 3.87mg/L；降钙素原正常。尿常规、肝功能、血生化、心肌酶谱、风湿免疫功能、凝血机制、肿瘤标志物11项、过敏原检测均未见明显异常。抗核抗体谱、ANCA抗体谱、抗磷脂抗体谱、G试验、T-spot、艾滋梅毒、肺炎链球菌抗原阴性。免疫功能：CD4 37.84%（30.09～40.41）、CD8 45.27（25.70～29.42）。

【诊断】肺诺卡菌病。

【诊断依据】老年男性，病史长达8年，症状以发热、咳嗽、咳痰、少量痰中带血为主，影像学主要表现为支气管扩张。支气管扩张所致感染以铜绿假单胞菌多见，但病人多次住院治疗，抗感染治疗后症状及影像学略有好转，但始终未完全吸收，疗效较差，且从未查到致病菌，常见细菌感染不支持。病人有咯血症状，病情反复，影像学曾表现为浸润性肺部阴影伴有空洞形成，伊曲康唑治疗似乎有效，需考虑侵袭性肺曲霉病可能。但病人多次痰真菌培养未见

曲霉生长，影像学非典型曲霉感染表现，不支持该诊断。病人影像学示支气管扩张，变应性支气管肺曲霉病（ABPA）需考虑，但病人无哮喘病史，血嗜酸粒细胞和IgE均不高，胸部CT检查和支气管镜检查未见支气管腔内痰栓形成，TBLB病理虽见黏膜下较多淋巴细胞、浆细胞及嗜酸粒细胞浸润，但使用伊曲康唑治疗3月和激素治疗2个月效果不明显，不支持ABPA诊断。病人免疫功能正常，且有支气管扩张，需考虑肺非结核分枝杆菌感染（NTM）和诺卡菌感染可能，二者亦可伴发。复查胸部CT示双肺支气管扩张，可见小叶中心结节和树芽征（图3-3-131）。病人入院后痰涂片抗酸杆菌（＋＋），2017-11-01支气管镜检查下见黏膜弥漫性充血水肿，大量黄脓痰，未见新生物，考虑为支气管急性化脓性炎症，灌洗液发现诺卡菌数条，核酸比对序列阳性，考虑为巴西诺卡菌，未检出NTM序列。病人出院后于某医院住院诊治（2017-11-22）。查体：T 37℃，双肺呼吸音

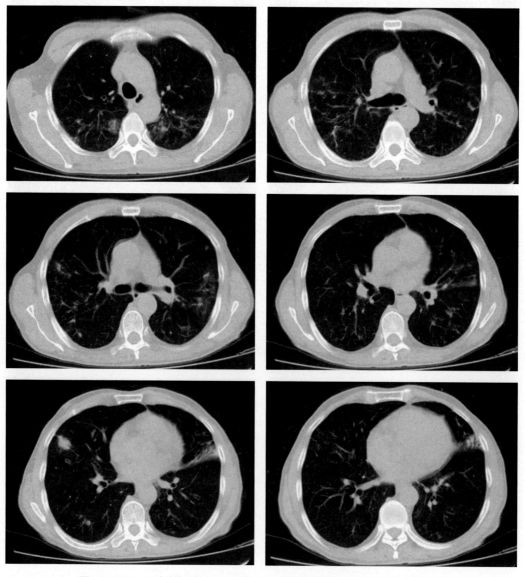

图3-3-131　双肺支气管扩张，可见小叶中心结节和树芽征（2017-10-26）

粗,未及明显干、湿啰音。血常规:白细胞计数$8.7×10^9$/L、中性粒细胞 0.81、单核细胞 0.04;C反应蛋白 36.9mg/L;红细胞沉降率 45mm/h;降钙素原 0.06ng/ml;IgE<10 U/ml;细胞免疫正常;血隐球菌荚膜抗原阴性。2017-11-23行支气管镜检查:左上叶支气管黏膜可见脓性分泌物覆盖,右上叶各段支气管黏膜可见碳末样沉着,未见明显新生物。BALF涂片找细菌、真菌、抗酸杆菌阴性;隐球菌荚膜抗原阴性。给予米诺环素联合复方新诺明抗感染治疗。2017-11-27 BALF基因检测回报查到少许巴西诺卡菌核酸序列,痰涂片弱抗酸染色(+),复查C反应蛋白 17.9mg/L,红细胞沉降率 59mm/h。2017-11-29 病人出院并继续口服米诺环素联合复方新诺明抗感染治疗。2017-12-05 BALF培养报告:诺卡菌生长,菌种鉴定为华莱士诺卡菌;药敏报告:对米诺环素、头孢曲松、头孢噻肟、美罗培南、亚胺培南、利奈唑胺敏感,对复方新诺明、左氧氟沙星、庆大霉素、阿米卡星耐药。2018-01-16 门诊随访,病人咳嗽、咳痰明显好转,无发热和痰中带血;复查胸部CT示两肺病灶大部分吸收;C反应蛋白 1mg/L,红细胞沉降率 10mm/h,均下降至正常。

【分析】免疫功能正常的支气管扩张病人易合并诺卡菌或NTM感染。本例反复发作、迁延不愈,需考虑上述诊断。病人痰标本两次涂片找到抗酸杆菌,因诺卡菌具有弱抗酸特性,故亦考虑诺卡菌所致。病人T-Spot阴性,二代测序未发现结核和NTM的核酸序列,而且结核菌培养也未发现分枝杆菌生长,故肺结核和肺NTM感染可以排除。

华莱士诺卡菌是南非诺卡菌复合群中最常分离到的一个菌种。1927年,Pijper和Pullinger首次对南非诺卡菌进行描述,其菌株来自南非一名足菌肿病人。南非诺卡菌是一种罕见但重要的病原体,能够引起播散性感染,尤其易感染免疫缺陷病人。1978年,Gordon等证明了5个南非诺卡菌分离株具有明显的表型特征。所有5个分离株均可分解次黄嘌呤、酪氨酸和尿素,酪蛋白分解呈阴性。5个分离株中有两个分解了黄嘌呤和腺嘌呤。此外,所有分离株均水解七叶苷和淀粉;从乙二醇、赤藓糖醇、葡萄糖和甘油中产生酸;并利用柠檬酸。5种分离株中的4种从甘露醇、山梨醇和海藻糖中产生酸。1988年,Wallace等报道了78株经生化鉴定为星形诺卡菌的菌株中存在6种抗生素易感模式。其中,药物模式Ⅳ显示出对氨基糖苷类抗生素(包括阿米卡星)的高水平耐药性,其菌株数占总数的5%。1992年,McNeil等报道了16例来自澳大利亚、加拿大、尼日利亚、西班牙和美国的南非诺卡菌感染病人,其中10名病人有感染的临床和(或)组织病理学证据,其他菌株被认为是定植菌或临床意义不确定。在这些确诊为肺部或播散性感染的病人中,有6人具有明确的潜在免疫缺陷。虽然这些分离株对特定抗生素的敏感性各不相同,但普遍对氨基糖苷类抗生素耐药性较高。此外,生化检测结果显示分离株间

存在较大的差异,提示该菌群中存在多种生物类型。1997年,Wilson等用生化和分子生物学方法将58株来自美国和澳大利亚的阿米卡星耐药临床菌株分成4个不同的群组,其中一个群组菌株数占所有菌株数的53%,其所有菌株均分离自美国病人,并与Wallace等分类为星形诺卡菌药物模式Ⅳ型的菌株类似,该群组菌株后来经世界权威组织命名为华莱士诺卡菌,另一群组(占所有菌株数的17%)包含与南非诺卡菌模式菌株类似的菌株,属于严格意义上的南非诺卡菌(N.transvalensis sensu stricto),报道也对另外两个群组-新分类1(占所有菌株数的14%)和新分类2(占所有菌株数的16%))进行了定义,并提议将上述4个菌种合称南非诺卡菌复合群。2008年,Conville等对13株阿米卡星耐药的诺卡菌分离株进行了检测,发现了3个不同的物种,即星形诺卡菌药物模式Ⅳ、布氏诺卡菌和严格意义上的南非诺卡菌。5株药物模式Ⅳ痰标本临床分离株(其中1株也同时从胸腔积液中分离到)16S rRNA、HSP和secAl基因测序显示它们与华莱士诺卡菌模式菌株(ATCC49873)具有≥99.8%的序列相似度。至此,华莱士诺卡菌的特征描述获得权威组织认可。

华莱士诺卡菌可通过吸入或直接皮肤接触进入机体,倾向于感染免疫功能低下的个体。Cassir等2013年报道了1例居住在科西嘉岛市区的62岁的白种人女性因头痛、呼吸衰竭和右侧胸膜炎加重而住院。除了6个月前感染肺炎外,病人无其他相关病史。入院前1个月接受纤维镜支气管镜肺泡灌洗,培养出诺卡菌,药敏试验结果待定。此次入院影像学检查示播散性肺结节及脑脓肿,经脑活组织培养,并经16S rRNA基因测序证实为华莱士诺卡菌,对头孢曲松、环丙沙星、利奈唑胺敏感,对阿米卡星、亚胺培南耐药。利奈唑胺和环丙沙星治疗2周后,由于在治疗过程中出现了神经系统症状,行颅脑手术,抗生素方案改为TMP-SMX(2400～480mg/d)联合利奈唑胺(600mg/12h)治疗。1个月后神经体征改善,生物指标恢复正常,停用利奈唑胺。6个月后,病人出现中性粒细胞减少症和皮疹,停用TMP-SMX,改用口服莫西沙星继续治疗6个月。抗生素治疗停止1年后随访没有发现复发感染的证据。该例为华莱士诺卡菌感染免疫功能正常病人的首例报道。此后,在沙特阿拉伯、中国、美国和美国报道了更多的肺部华莱士诺卡菌病病例。

华莱士诺卡菌预期抗菌药物敏感模式与南非诺卡菌复合群细菌一致:对头孢曲松、环丙沙星、利奈唑胺和磺胺类敏感,对阿米卡星、克拉霉素和妥布霉素耐药。本例菌株对阿米卡星耐药,符合华莱士诺卡菌耐药特点。

(无锡市第二人民医院呼吸科 王 洵 提供
复旦大学附属中山医院感染科 苏 逸 金文婷
马玉燕 提供)

21.病例21:女,43岁。咳嗽、咳痰、活动后气促1个月,

胸痛1周。病人1个月前无明显诱因出现咳嗽，咳少许白痰，不易咳出。病初登3～4楼感气促，休息可缓解。胸部CT检查示左上肺阴影，考虑肺炎，先后给予头孢克洛、头孢曲松抗感染治疗，症状反复，仍咳嗽、咳痰，气促较前加重，稍活

动即感气促，不能平卧。1周前出现胸痛，右侧为甚，向后背放射，并有下肢轻度水肿，于2013-02-08入院诊治。

胸部CT（2013-02-08）：左肺上叶实变影，双侧胸腔积液、心包积液，纵隔淋巴结肿大（图3-3-132）。

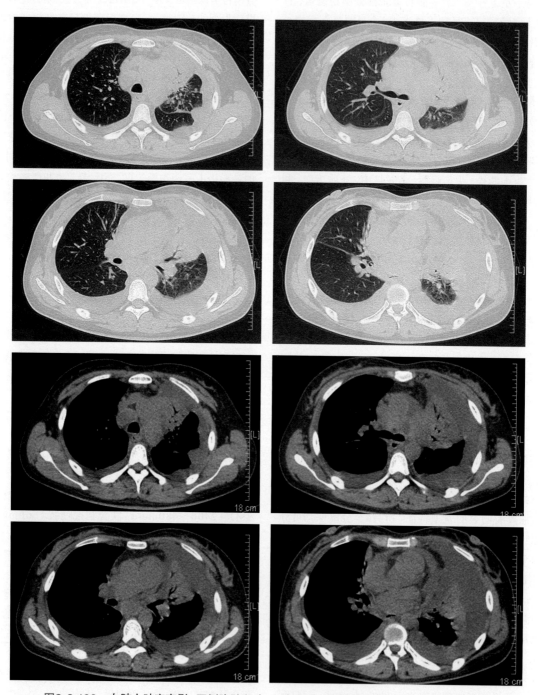

图3-3-132　左肺上叶实变影，双侧胸腔积液、心包积液，纵隔淋巴结肿大（2013-02-08）

【诊断】社区获得性肺炎。

【诊断依据】青年女性，咳嗽、咳痰、气促、胸痛，胸部CT示左上肺炎并心包积液，双侧胸腔积液，首先考虑社区获得性肺炎。病史较长，抗生素治疗疗效差，需考虑少见菌感染可能。查体：T 36.9℃，R 26次/分，慢性病容，呼吸

急促，左锁骨上触及肿大淋巴结，约2.5cm×1.5cm×1cm，质地中等，移动性小，轻压痛。左侧眼睑肿胀，眼裂狭小，上眼睑触及一2cm×1.8cm×1cm大小肿块，质软，边缘不清，轻度压痛，局部皮肤泛红。双肺呼吸音低，可闻及少许干、湿啰音。双下肢轻度凹陷性水肿。血常规：白细胞计

数 8.42×10⁹/L、中性粒细胞 0.71、血红蛋白 89g/L；白蛋白 23.5g/L。行左胸活检示慢性炎症。经支气管镜行左上叶支气管黏膜活检示慢性炎症。左锁骨上淋巴结活检示反应性增生。就诊于某眼科医院，诊断左眼眶蜂窝织炎。左上睑肿块活检示急性炎症性改变，局部伴灶性脓肿形成。抗链"O"、类风湿因子阴性；自身免疫AMA抗体谱检测均阴性；P-ANCA、C-ANCA阴性，MPO、PR3正常。住院期间行双侧胸腔闭式引流术，左右胸腔各引流出黄色胸腔积液约1600ml和3500ml。先后予阿莫西林/舒巴坦、莫西沙星、克林霉素抗感染及相关对症支持治疗，病人咳嗽、咳痰、气

促缓解，胸部、颈下部疼痛减轻。2013-03-13再次行左锁骨上淋巴结活检，见纤维结缔组织中急慢性炎细胞浸润伴脓肿形成。2天后复查胸部CT示胸腔积液较前吸收（图3-3-133）。4天后（2013-03-19）送检左锁骨上淋巴结组织培养出星形诺卡菌3＋，病人自动出院，建议院外口服复方新诺明治疗。3个月后（2013-06-20）复查胸部CT，肺部炎症较前吸收，胸腔积液较前增多（图3-3-134），右侧锁骨、胸骨、胸椎、双侧肩胛骨骨质破坏（图3-3-135～图3-3-138）。颅脑CT示双侧额骨浸润性骨质破坏伴左额部软组织肿胀（图3-3-139）。

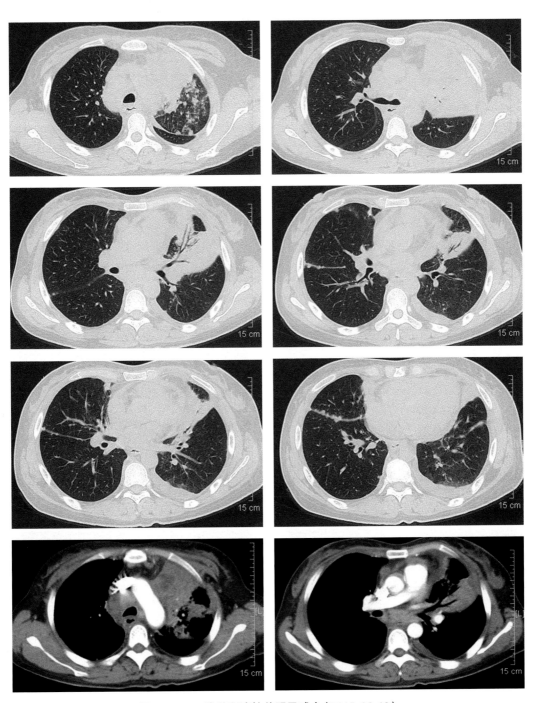

图3-3-133 胸腔积液较前明显减少（2013-03-19）

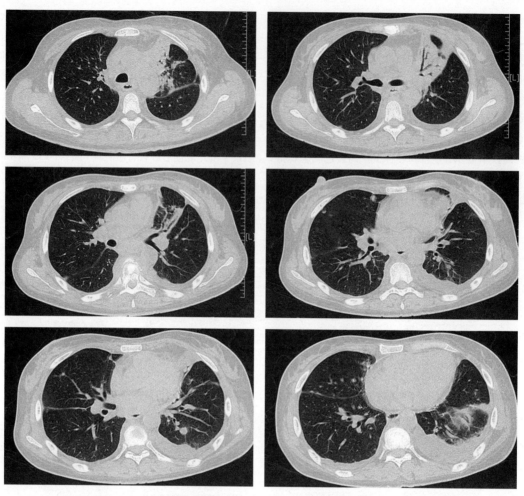

图3-3-134　肺部炎症较前吸收，胸腔积液较前增多（2013-06-20）

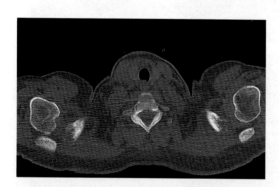

图3-3-135　右侧锁骨骨质破坏

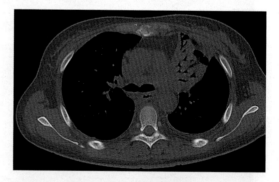

图3-3-137　胸骨骨质破坏

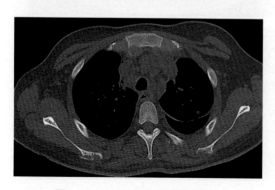

图3-3-136　双侧肩胛骨骨质破坏

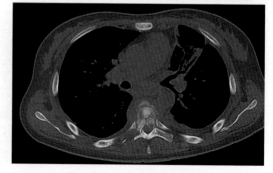

图3-3-138　胸椎骨质破坏

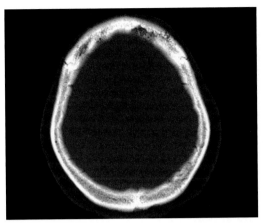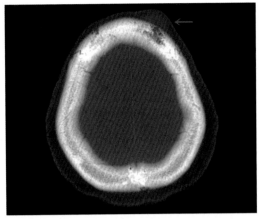

图3-3-139 双侧额骨浸润性骨质破坏伴左额部软组织肿胀（红箭）

【分析】诺卡菌属可播散至所有器官，常见于肺、中枢神经系统、皮肤、皮下组织，较少播散于肾、骨、心脏、眼、关节，本例播散至肺、淋巴结、眼、骨骼，临床较少见。诺卡菌所致的角膜感染由Bruce和Locatcher-Khorazo于1942年首次描述，国内外少有报道，仅占细菌性角膜炎的0.3%～0.8%。近年来，由于肾上腺激素、免疫抑制剂和广谱抗生素的广泛应用，诺卡菌的发病率有上升趋势，通常在机体抵抗力下降、眼部外伤或手术时发生条件性感染。有学者报道用角膜共聚焦显微镜对诺卡菌性角膜炎的活体观察，提示在病灶边缘发现大量高反光，细丝样串珠状分枝结构，对早期诊断诺卡菌感染有一定的帮助。诺卡菌角膜炎治疗效果良好，首选药物是阿米卡星，如果初始治疗无效，可应用复方新诺明和（或）环丙沙星替代治疗。

诺卡菌感染是一种罕见的骨髓炎病因，大多数骨髓炎是继发性的，由原发性肺病或皮肤病变直接引起。诺卡菌感染最常通过血行途径累及椎体、股骨和胫骨，较少发生的部位是颅骨、骶骨、髂骨、腓骨、跖骨和下颌骨。治疗诺卡菌骨髓炎的主要方法是手术清创和长期抗生素治疗。

诺卡菌病的治疗主要是以磺胺类药物为主的联合用药方案。治疗上一般推荐2～3种药物联合治疗。诺卡菌感染死亡病例与诺卡菌感染不能早期诊断、常规抗菌药物治疗无效，从而加重病情有关。本例病人诊断明确后即自动出院，虽建议院外口服复方新诺明治疗，但具体治疗不详，未定期随访，故3个月后复查，虽肺部病变较前明显好转，但出现多发骨质破坏，再一次证明早期明确病原菌及合理用药是诊治该病的关键。

（福州市肺科医院影像科 王 洁 提供）

22.病例22：男，55岁。咳嗽、咳痰、发热15天。病人15天前受凉后出现咳嗽、咳痰，为黄色黏痰，不易咳出，发热，体温最高达39.3℃，伴憋喘、乏力，10天前就诊于当地医院，查血常规显白细胞计数 30.62×10⁹/L、中性粒细胞0.90、血红蛋白 144g/L、血小板 209×10⁹/L；C反应蛋白282.04mg/L；生化：白蛋白 29.1g/L、血糖 8.60mmol/L；糖化血红蛋白 6%；尿常规：葡萄糖（＋＋）。胸部CT示左肺下叶实变影，左肺舌段支气管扩张。腹部超声示胆囊管内可见结石，肝、胰、脾及双肾未见异常，腹膜后未见肿大淋巴结。给予哌拉西林/他唑巴坦及左氧氟沙星抗感染治疗，甲泼尼龙抗炎、螺内酯、氢氯噻嗪及托拉塞米利尿，多索茶碱平喘，特布特林、布地奈德混悬液等雾化吸入及补液支持治疗。4天前复查血常规：白细胞计数 11.41×10⁹/L、中性粒细胞 0.95、血红蛋白 129g/L、血小板 175×10⁹/L；C反应蛋白 205.16mg/L；红细胞沉降率 78.3mm/h。病人炎性指标有所下降，但自觉症状无明显改善，于2018-02-22转入省肿瘤医院诊治。病人自发病以来，精神差，体力活动明显受限，饮食、睡眠欠佳，夜间休息差，体重状态不明。4年前行下肢静脉血栓支架术。

胸部CT（2018-02-11）：左肺下叶实变影（图3-3-140）。

胸部CT（2018-02-23）：左肺下叶大片状密度增高影，内可见空洞影。余肺野可见多发结节灶，部分内可见空洞，大者直径约1.4cm。纵隔内、双锁骨上可见稍大淋巴结。双侧胸腔少量积液（图3-3-141）。

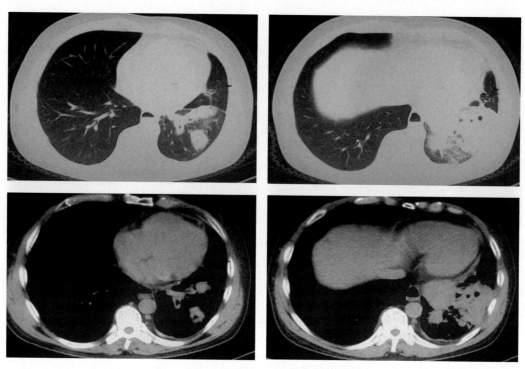

图3-3-140 左肺下叶实变影（2018-02-11）

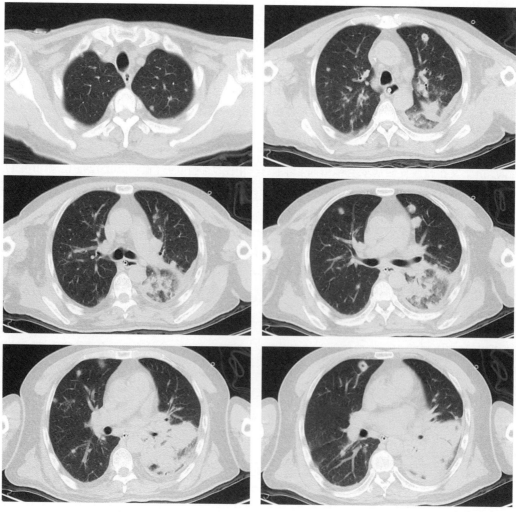

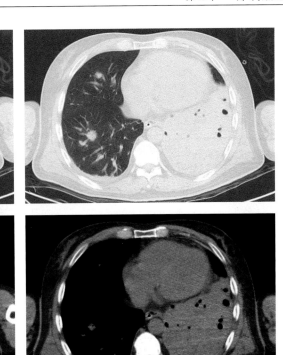

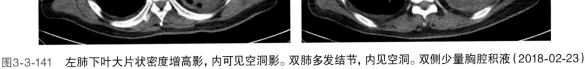

图3-3-141　左肺下叶大片状密度增高影，内可见空洞影。双肺多发结节，内见空洞。双侧少量胸腔积液（2018-02-23）

【诊断】肺诺卡菌病。

【诊断依据】中年男性，发热、咳嗽、咳黄痰，影像学初为左肺下叶实变影，白细胞计数及中性粒细胞、C反应蛋白均明显升高，支持细菌感染，考虑社区获得性肺炎可能。病人经抗生素治疗后炎性指标有所下降，但仍高于正常，症状亦无明显缓解，复查胸部CT示病变较前进展，双肺多发结节、空洞影，病人有糖尿病病史，需考虑金黄色葡萄球菌或肺炎克雷伯菌感染可能。病人经哌拉西林/他唑巴坦及左氧氟沙星抗感染治疗效果不明显，且无肝脓肿及其他肺外表现，肺炎克雷伯菌感染暂不支持；金黄色葡萄球菌肺炎变化较快，1周内实变可进展为空洞、气囊影，本例暂不能除外。病人白蛋白较低，抗生素治疗疗效差，诺卡菌感染亦不能除外。入院查体：T 37.4℃，P 112次/分，R 34次/分，BP 71/39mmHg。急性病容，精神差。左侧呼吸音弱，可闻及湿啰音。辅助检查（2018-02-23）：血常规示白细胞计数 16.03×10⁹/L、中性粒细胞 0.94、血红蛋白 117g/L、血小板 107×10⁹/L；B型钠尿肽前体 3260pg/ml；D-二聚体 2.7mg/L；生化：白蛋白 17.4g/L、血糖 5.4mmol/L；降钙素原 7.45ng/ml。病人降钙素原等炎性指标明显升高，提示血流感染，白蛋白明显较低，提示感染较重，结合血压偏低、呼吸急促、脉搏偏快，考虑感染性休克，转入ICU治疗。行床旁纤维支气管镜吸痰，镜下见气管通畅，双侧支气管管壁有较多黄白黏痰附着，左肺下叶为著，共吸出黄白黏痰约15ml。痰培养：见少量丝状真菌生长（疑似曲霉菌），给予

伏立康唑、哌拉西林/他唑巴坦、甲泼尼松龙、人血白蛋白等药物治疗，病情逐渐缓解。复查胸部CT（2018-03-02）示左肺下叶不规则软组织密度肿块影，直径约3.0cm，边缘毛糙，其内可见支气管影及网格状改变；双肺野可见大片状密度增高影，内可见空洞影。双肺野内可见多发结节及类结节灶，部分内可见空洞，大者直径约1.5cm。纵隔内、双锁骨上可见多发肿大淋巴结，大者短径约1.0cm。双侧胸腔内可见弧形液性密度影。双侧胸膜增厚（图3-3-142）。辅助检查：血常规示白细胞计数 11.47×10⁹/L、中性粒细胞 0.79、血红蛋白 105g/L、血小板 167×10⁹/L；B型钠尿肽前体 255pg/ml；D-二聚体 6.9mg/L；白蛋白 28.3g/L；降钙素原 3.44ng/ml。病人病情稳定，T 36.8℃，P 76次/分，R 21次/分，BP 112/68mmHg，于2018-03-05出院。院外口服伏立康唑胶囊 200mg、每日2次治疗10余天，复查胸部CT（2018-03-21）示双肺多发结节、空洞影，左肺下叶实变影，右侧胸腔积液（图3-3-143）。2天后再次入院治疗。辅助检查（2018-03-24）：血常规示白细胞计数 14.05×10⁹/L、中性粒细胞 0.81、血红蛋白 88g/L、血小板 418×10⁹/L；红细胞沉降率 68 mm/h；C反应蛋白 42.97 mg/L；降钙素原 0.05ng/ml；D-二聚体 1.84mg/L；白蛋白 26.2g/L；免疫功能正常。入院后给予伏立康唑、美洛西林/舒巴坦抗真菌、抗炎治疗。病人诉右下肢疼痛，下肢血管彩超示：双下肢深静脉血栓形成综合征（管腔部分再通），双小腿肌间静脉血栓，右小腿下段皮下组织水肿，左大腿前内侧皮

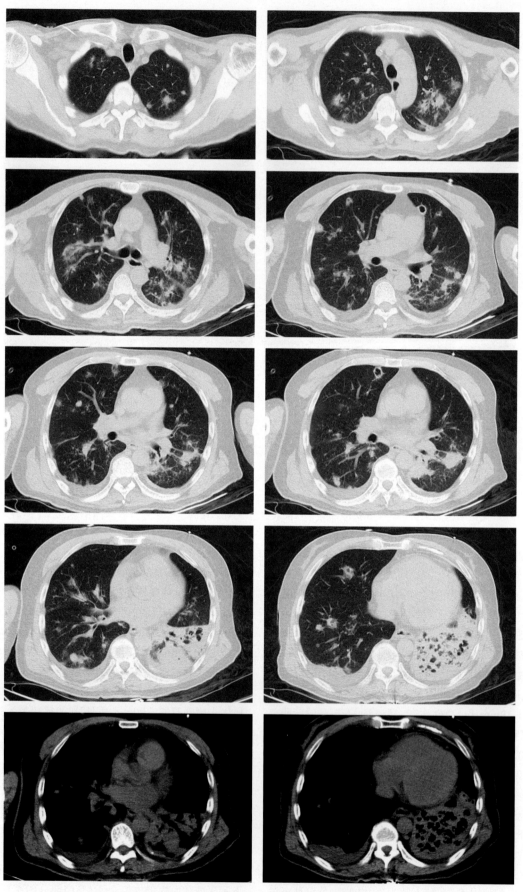

图3-3-142　双肺多发病变、双侧胸腔积液，左肺下叶实变较前吸收（2018-03-02）

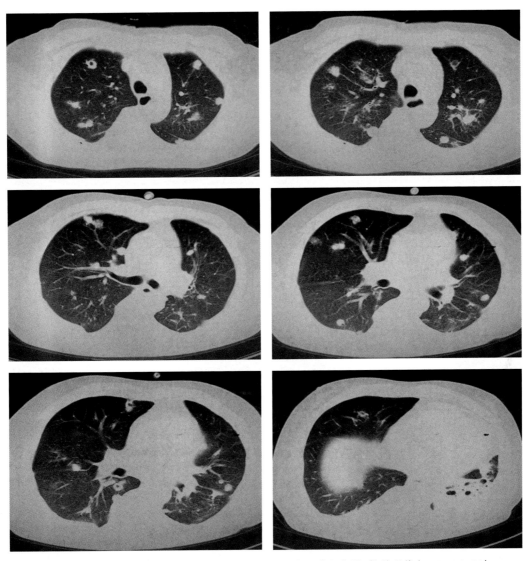

图3-3-143　双肺多发结节、空洞影，较前进展；左肺下叶实变影，较前吸收（2018-03-21）

下软组织内囊性包块，范围约4.2cm×1.8cm大小，考虑脓肿。行左大腿囊性包块超声引导下诊断性穿刺（2018-03-27），抽取脓液约10ml。2018-04-02再次抽取脓液10ml，涂片结果：革兰染色阳性杆菌，疑似诺卡菌；未检出菌丝和孢子。复查胸部CT（2018-04-03）示双肺散在多发大小不等片状、结节状高密度影，部分病灶内见空洞及气-液平面，右侧胸腔积液（图3-3-144）。停用美洛西林/舒巴坦，改用利奈唑胺治疗。2018-04-04 B超引导下行右侧胸腔穿刺置管术，引流出脓血性液体约20ml。辅助检查：血常规示白细胞计数 17.86×10⁹/L、中性粒细胞 0.80、血红蛋白 104g/L、血小板 364×10⁹/L；C反应蛋白 117.82 mg/L；降钙素原 0.38ng/ml；白蛋白 23.4g/L。病人炎性指标较前升高，低蛋白血症明显，符合诺卡菌感染特征，给予白蛋白10g、每日1次静滴治疗。2018-04-06穿刺液细菌培养：豚鼠耳炎诺卡菌生长（图3-3-145，图3-3-146）。2018-04-07下肢彩超示右小腿后方肌层3处较大囊性包块，大者上下径约20cm，

左右径约7cm，较深处3cm，考虑脓肿。2018-04-10加用复方新诺明 2 片，每日3次和倍能 1.0g、8小时静脉滴注。病人出现恶心、呕吐，可见肉眼血尿，2天后停用复方新诺明，症状消失。复查胸部CT（2018-04-11）示双肺多发病变，较前进展，胸腔积液较前增多，包裹明显（图3-3-147）。颅脑CT示脑实质内见多发片状低密度灶，边界不清，部分内见结节样等高密度灶。下肢超声示左大腿探及低回声区，范围约4.2cm×1.2cm，暗区消失，拔出引流管。辅助检查（2018-04-12）：血常规示白细胞计数 10.34×10⁹/L、中性粒细胞0.78、血红蛋白 80g/L、血小板 222×10⁹/L；红细胞沉降率68 mm/h；C反应蛋白 142.92 mg/L；降钙素原 0.42ng/ml；D-二聚体 7.94mg/L；白蛋白 22.9g/L。病人炎性指标继续升高，白蛋白继续降低，提示感染控制不佳。2018-04-13查体见左前胸壁脓肿，质硬（图3-3-148）。鉴于右小腿病变进展，行超声引导下右小腿脓肿引流（图3-3-149），颅脑MRI检查示多发脑脓肿（图3-3-150），病人自动出院。

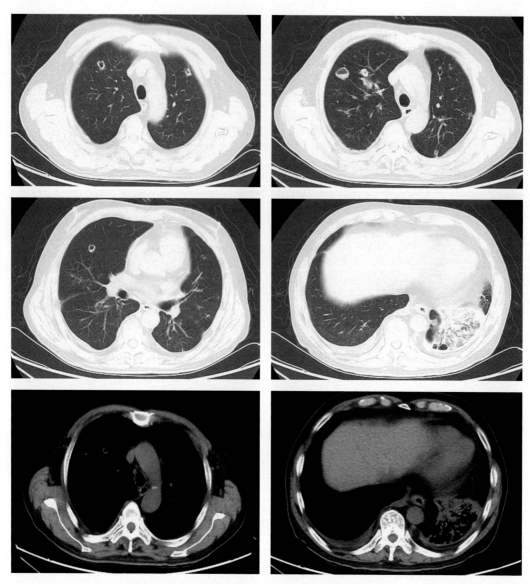

图3-3-144　左下肺炎并双肺空洞影（2018-04-03）

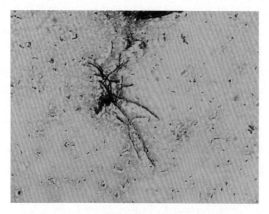

图3-3-145　豚鼠耳炎诺卡菌，革兰染色

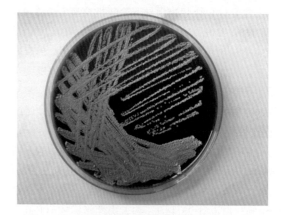

图3-3-146　豚鼠耳炎诺卡菌，血平板培养5天

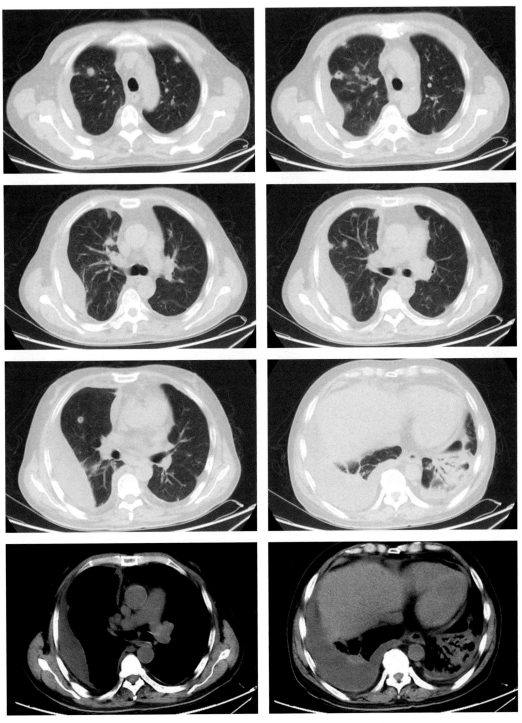

图3-3-147　病变较前进展，胸腔积液较前增多（2018-04-11）

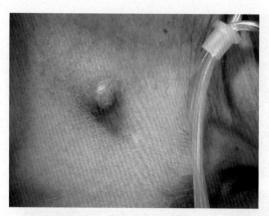

图3-3-148　左前胸部脓肿

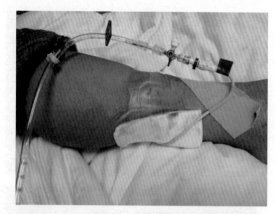

图3-3-149　右小腿脓肿引流

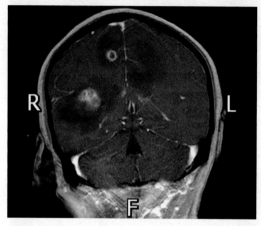

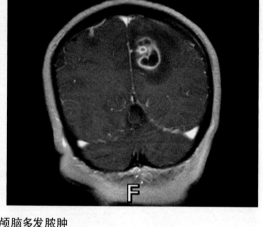

图3-3-150　颅脑多发脓肿

【分析】本例病人为农民，推测发病与其职业特征（接触土壤）有关。病人病情进展较快，降钙素原和C反应蛋白明显升高，提示细菌血流感染可能。虽查见少量丝状真菌生长（疑似曲霉），但抗曲霉治疗后病变仍较前进展。真菌和放线菌的营养菌丝发育到一定时期，长出培养基外并伸向空间的菌丝称为气生菌丝。气生菌丝和基内菌丝体概念相对，基内菌丝为营养菌丝体。气生菌丝叠生于营养菌丝上，以致可以覆盖整个菌落表面。在光学显微镜下，颜色较深，直径比营养菌丝粗，直形或弯曲，有的产生色素。气生菌丝向空中生长，有些气生菌丝发育到一定阶段分化成繁殖菌丝，产生孢子。鉴于诺卡菌隶属于放线菌目，含有真菌特有的气生菌丝，易与真菌性病原体混淆，真菌感染诊断有待商榷。病人出院后单独应用伏立康唑治疗后双肺结节较前增多，再次入院联合美洛西林/舒巴坦治疗后肺部病变较前明显吸收，但有顽固性低白蛋白血症，且出现双下肢多发皮下脓肿，颅脑亦见新发病变，最终经穿刺液培养明确为豚鼠耳炎诺卡菌感染。豚鼠耳炎诺卡菌易累及肺部、颅脑及皮肤，本例发病部位符合。肺部诺卡菌病常伴有诺卡菌性脓胸，豚鼠耳炎诺卡菌亦可诱导脓胸，本例亦是如此。既往报道4例豚鼠耳炎诺卡菌诱发脓胸，死亡率为50%。

Jiang等检索了1990年1月至2014年8月期间文献报道

的23例豚鼠耳炎诺卡菌感染病例。其中，淋巴皮肤感染11例（48%），肺部感染5例（22%），颅脑感染2例（9%），脓胸感染1例（4%），播散性感染4例（17%）。对这些病人免疫状态的分析显示，9名病人免疫功能正常（39%），7名存在皮肤感染（30%），除一名皮肤感染病人外，其余均有外伤史（6/7）。14名病人免疫功能抑制，基础疾病为类风湿关节炎3例，获得性免疫缺陷综合症2例，静脉用药、肾移植、心脏移植、哮喘、慢性阻塞性肺病、糖尿病和血小板减少症、镰状细胞贫血与慢性肾功能不全、糖尿病并肾移植、结核病并慢性呼吸道感染各1例，其中9名病人接受泼尼松龙治疗。13例病人的药敏试验显示，10例病人对TMP-SMX敏感，其中3例对TMP-SMX耐药，12例对氨基糖苷类敏感，12例对头孢菌素耐药。综上所述，虽然豚鼠耳炎诺卡菌是诺卡菌中较少见的分离种之一，但它能够诱导局部或播散性感染，即使在免疫能力正常的宿主中也是如此。

不同诺卡菌种之间药敏略有不同，有条件者建议鉴定到种并行药敏试验。本例细菌生长较慢，遗憾未做药敏试验。诺卡菌诊断明确后多建议经验性应用2～3种抗生素联合治疗，通常对诺卡菌属有效的药物为复方磺胺甲噁唑、氨基糖苷类、亚胺培南、第三代头孢菌素、氟喹诺酮类、利奈唑胺、米诺环素等。Lai等对1998—2009年中国台湾分离出的138株临床诺卡菌进行分析,其中有7例(5.07%)为豚鼠耳炎诺卡菌,对阿米卡星、环丙沙星、亚胺培南和复方磺胺甲噁唑的耐药率分别为0%、43%、100%和0%。本例诊断明确后先后应用利奈唑胺、美罗培南治疗,但终因病史较长,病变播散,疗效欠佳。另外,豚鼠耳炎诺卡菌多对碳青霉烯类耐药,病人应用复方新诺明副作用明显,亦为治疗效果欠佳原因。

23.病例23:女,68岁。发热、咳嗽、咳痰20天。病人20天前无明显诱因出现咳嗽,咳黄色脓性痰,量多,伴发热,最高体温达39.2℃,发热前有畏寒,伴左下胸部疼痛。当地医院胸部增强CT示双肺感染性病变,左上叶合并脓肿形成,双下叶后基底段肺间质纤维化。为求进一步诊治于2015-05-01入院诊治。有系统性红斑狼疮病史1年,长期口服激素和环孢素治疗。查体:T 38.6℃,R 85次/分,P 20次/分。辅助检查:血常规示白细胞计数 11.59×10⁹/L、中性粒细胞 0.93;尿常规:尿蛋白(++)、隐血(±);PCT 0.69ng/ml;G试验 201.8pg/ml(大于50pg/ml为阳性)、GM试验 1.54。经验性应用美罗培南和替考拉宁抗感染治疗。2015-05-02送检痰培养,痰涂片革兰染色镜检发现

分枝、分隔的菌丝(图3-3-151)和成团的革兰阳性细菌团(图3-3-152),改良抗酸染色找到抗酸阳性的菌体(图3-3-153)。痰标本在血平板上长出烟绿色绒毛状丝状真菌,转种到马铃薯葡萄糖琼脂(PDA)上生长48小时后进行乳酸酚棉兰染色镜检,可见短柱状分生孢子头,分生孢子梗壁光滑,带淡绿色,顶囊呈烧瓶状,小梗单层,分布在顶囊的上半部分,分生孢子球形,鉴定为烟曲霉(图3-3-154);痰标本同时进行了分枝杆菌培养,在罗氏培养基上于35℃培养4天长出黄色干燥菌落(图3-3-155),转种至哥伦比亚血琼脂平皿35℃培养5天为白色偏黄菌落(图3-3-156),后经16S rRNA测序鉴定为盖尔森基兴诺卡菌。由于普通细菌培养的血琼脂平皿上生长了许多曲霉,故在其上未发现诺卡菌。鉴定为痰培养结果为烟曲霉和盖尔森基兴诺卡菌,临床遂静脉应用伏立康唑抗真菌治疗,加用复方磺胺甲噁唑片0.96g 8小时1次。2015-05-05行支气管镜检查,见左侧各支气管和黏膜明显水肿,有脓性分泌物,取脓性分泌物进行微生物学检查,与前一次痰标本检查结果一致。由于病人同时使用环孢素,在使用伏立康唑时同时进行药物浓度的监测。停用美罗培南和替考拉宁,改用头孢噻肟/舒巴坦 4.5g

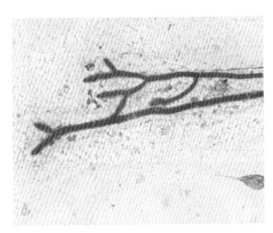

图3-3-151 痰标本中找到真菌菌丝(1000×)

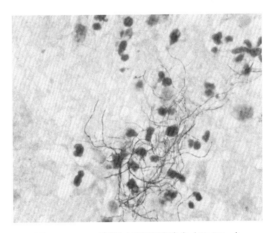

图3-3-153 痰标本弱抗酸染色(1000×)

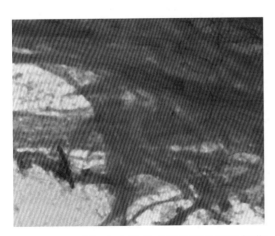

图3-3-152 痰标本中发现成团的革兰阳性杆菌
(1000×)

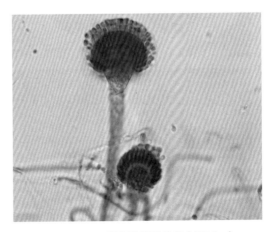

图3-3-154 乳酸酚棉兰染色(1000×)

8小时1次和莫西沙星400mg 每日1次静脉滴注治疗。复查胸部CT（2015-05-13）示左上肺可见多发囊性透亮影，并可见不规则斑片影及不规则结片影；左下肺可见不规则斑片影，其内可见不规则支气管气象；右下肺可见不规则斑片影；右上肺可见环形混杂密度影，病灶周围可见环形高密度影，其内可见不规则透亮影及高密度影；双侧腋窝及纵隔淋巴结增多（图3-3-157）。停用头孢噻肟/舒巴坦和莫西沙星，将伏立康唑改为200mg 12小时1次口服治疗至2015-05-20，病人症状缓解，自动出院，出院后继续口服伏立康唑及复方磺胺甲噁唑片，电话随访肺部病变较前吸收。

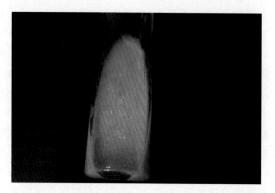

图3-3-155　罗氏培养基35℃培养4天可见黄色干燥菌落

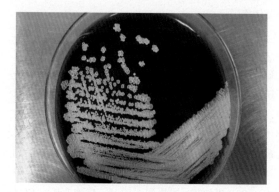

图3-3-156　盖尔森基兴诺卡菌在哥伦比亚血琼脂平皿35℃生长5天的形态

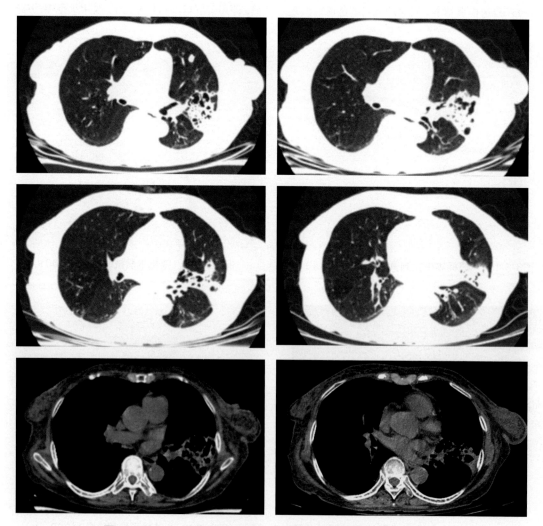

图3-3-157　左上肺可见多发囊性透亮影，左下肺可见不规则斑片影

【诊断】肺诺卡菌病。

【分析】本例病人有系统性红斑狼疮病史，长期口服激素和环孢素治疗，可能导致免疫力低下，为曲霉及诺卡菌引起肺部感染的高危因素。诺卡菌与其他病原体混合感染时，如曲霉、肺孢子菌及鸟分枝杆菌等，对疾病的诊断和治疗可能会产生影响。本例病人的标本虽然直接涂片查到了诺卡菌，但普通细菌培养时被曲霉的生长所掩盖；在分枝杆菌培养基上由于进行了前处理抑制了曲霉生长，故观察到诺卡菌的生长。因此，在临床工作中，涂片镜检是非常重要的。发生侵袭性曲霉感染时，菌丝可以平行或放射状地扩散到整个组织。在慢性肺空洞中，曲霉菌丝聚集成团，还可能表现出非典型的菌丝特点如直径肿胀到12μm和（或）明显的间隔缺失。病人在接受抗真菌药物治疗后（尤其是棘白菌素类药物），也能见到菌丝末端膨大这种不常见的形态。在使用苏木精和伊红染液（HE）对组织标本进行染色查找菌丝时，需注意不要破坏组织，因为活体菌丝通常是嗜碱性到双染性的，而被损坏或坏死的菌丝常为嗜酸性的。本例因缺乏影像和完整临床资料对比，虽然痰标本及支气管脓性分泌物中均查到曲霉，但鉴于曲霉可在呼吸道定植，是否为致病菌有待进一步商榷。

桑福德手册中针对肺曲霉感染的首选治疗为：伏立康唑，第1天6mg/kg 静脉注射12小时1次；然后4 mg/kg 静脉注射12小时1次；针对诺卡菌：复方新诺明 15mg/（kg·d）静脉注射联合亚胺培南500mg 静脉注射6小时1次 3～4周，然后复方新诺明减量至10mg/（kg·d）分2～4次 3～6个月。本病例持续使用伏立康唑和复方磺胺甲噁唑治疗了2个月余，肺部感染症状基本消失。

（华中科技大学附属同济医院检验科　陈中举

孙自镛　提供）

24.病例24：男，42岁。发热、胸闷6天，加重伴呼吸困难1天。病人6天前无明显诱因出现发热，体温最高达39℃，咽痛、咽干、流涕、畏寒、寒战、咳嗽、咳白色黏痰、盗汗、乏力、食欲缺乏、头晕、心悸，口服感冒药、解热药等治疗（具体药物及剂量不详），效欠佳。1天前上述症状加重，体温39℃，伴心慌、呼吸困难、胸闷、气喘，至某医院行胸部X线示两肺野弥漫性多个类圆形结节与团状高密度影，胸部CT示两肺感染可能性大。辅助检查：血常规示白细胞计数11.63×10⁹/L、中性粒细胞 0.88、淋巴细胞 0.11；肺炎支原体抗体阴性；超声结果示心动过速，左心室舒张功能减低，心脏结构未见明显异常，今为求进一步诊治遂来我院，急诊查动脉血气（吸氧5L/min）：pH 7.48、PO_2 50.8mmHg、PCO_2 32.6mnHg；C反应蛋白 27.69mg/L；PCT 4.82ng/ml；白蛋白 26.9g/L，于2018-08-19入院诊治。病人神志清，精神差，饮食及睡眠欠佳，近1个月体重下降5kg。发现血压偏高，未治疗。2个月前发现天疱疮，应用激素和硫唑嘌呤治疗，后因药物副作用停用硫唑嘌呤，现应用甲泼尼龙片早

20mg、中16mg治疗。查体：T 38.2℃，P 128次/分，R 30次/分，BP 104/72mmHg。口唇发绀，双肺呼吸音粗，可闻及散在干、湿啰音。

【诊断】肺诺卡菌病。

【诊断依据】中年男性，突起发热、呼吸困难，查体双肺可闻及散在干、湿啰音，白细胞计数、PCT均升高，血气分析示I型呼吸衰竭，胸部影像学检查示双肺炎表现，重症肺炎诊断成立。病人有天疱疮病史，口服激素治疗，存在免疫低下，白蛋白降低明显，考虑致病菌为诺卡菌可能。给予头孢曲松联合左氧氟沙星抗感染、纠正低蛋白血症等治疗。行气管镜检查，2天后刷检结果回报查到弱抗酸染色阳性杆菌，加用复方新诺明 2片每日3次治疗。辅助检查（2018-08-23）：血常规示白细胞计数10.14×10⁹/L、中性粒细胞 0.91；C反应蛋白 162.06mg/L；降钙素原 0.97ng/ml；白蛋白 25g/L；血糖正常。病人炎性指标有所下降，但仍高热，停用头孢曲松，改用美罗培南治疗。气管镜刷检（2018-08-24），涂片弱抗酸染色查见抗酸杆菌，革兰染色查见阳性杆菌。病人继续治疗2天后仍发热，体温最高达40℃，行床旁X线胸片检查示双肺弥漫性渗出性病变，考虑病人感染控制欠佳，加用利奈唑胺抗感染治疗。病人咳嗽、咳痰、胸闷症状有所缓解，但仍发热，辅助检查（2018-08-27）：血常规示白细胞计数10.97×10⁹/L、中性粒细胞0.93；C反应蛋白 191.7mg/L；降钙素原 0.85ng/ml；白蛋白24g/L。2次痰培养示盖尔森基兴诺卡菌生长。综上所述，诺卡菌感染诊断明确，复查床旁胸片较前略有进展。行胸部CT（2018-08-29）检查示双肺多发实变、结节影（图3-3-158）。将复方新诺明加至3片6小时1次；病人多次痰培养出现白色念珠菌、真菌菌丝及孢子，加用伏立康唑抗真菌治疗；继续应用人血白蛋白和人免疫球蛋白提高免疫力治疗。3天后病人体温降至正常，辅助检查（2018-09-02）：血常规示白细胞计数 7.04×10⁹/L、中性粒细胞 0.91；C反应蛋白 55.82mg/L；降钙素原 0.75ng/ml；白蛋白 23.9g/L。复查胸部CT（2018-09-03）示病变较前吸收，双肺多发实变、空洞影（图3-3-159）。病人症状好转，2018-09-06实验室危急值回报血小板 15×10⁹/L，考虑为药物所致骨髓抑制，停用利奈唑胺、伏立康唑和复方新诺明，应用美罗培南联合阿米卡星抗感染治疗，并给予升血小板药物治疗。辅助检查（2018-09-08）：白细胞计数1.24×10⁹/L、中性粒细胞 0.18×10⁹/L、血红蛋白 86g/L、血小板 36×10⁹/L；C反应蛋白 44.47mg/L；降钙素原 0.09ng/ml。给予升白细胞药物治疗。3天后病人体温复升，达38.4℃，且突发右侧颜面部肿胀，复查鼻窦CT示右侧鼻腔下份及鼻前庭右份软组织密度影；蝶窦右份、右侧上颌窦、额窦及筛窦炎症；右侧眼眶周围软组织肿胀。请耳鼻喉科会诊并取右侧鼻腔分泌物化验提示烟曲霉感染。辅助检查（2018-09-12）血常规示白细胞计数 0.35×10⁹/L、中性粒细胞 0.03×10⁹/L、血红蛋

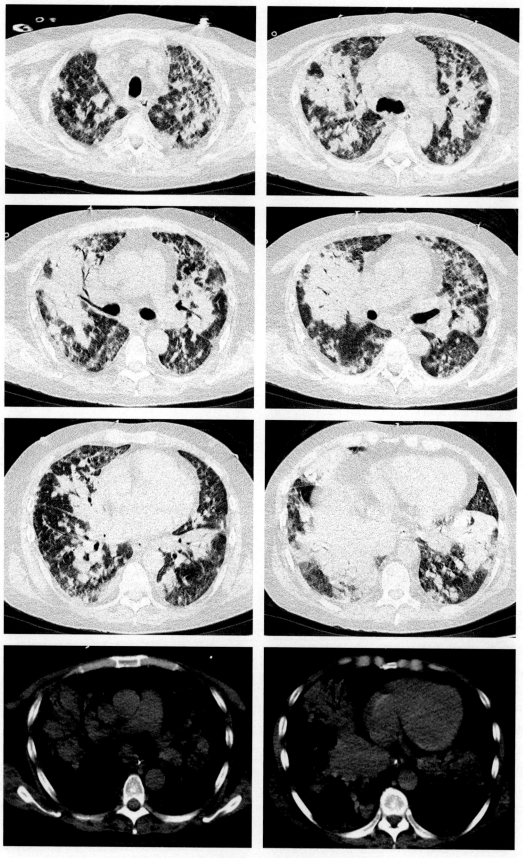

图3-3-158　双肺多发实变、结节影（2018-08-29）

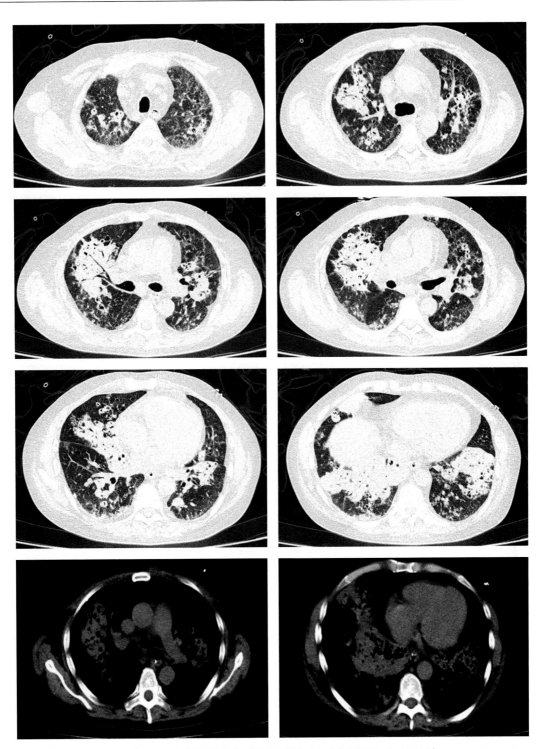

图3-3-159　病变较前吸收，双肺多发实变、空洞影（2018-09-03）

白 81g/L、血小板 409×10⁹/L；C反应蛋白 58.6mg/L；降钙素原 0.17ng/ml；白蛋白 29.8g/L。复查胸部CT示双肺病变较前进一步吸收，双上肺新发结节影（图3-3-160）。2018-09-16复查血常规示白细胞计数亦升至正常。复查胸部CT（2018-09-17）示病变较前略有进展，双上肺部分结节出现空气"新月"征（图3-3-161）。病人双上肺新发结节考虑利奈唑胺所致骨髓抑制诱发曲霉感染可能，空气"新月"征

的出现提示病人白细胞功能恢复正常，影像演变与血常规变化相符。故于2018-09-18停用美罗培南、阿米卡星，调整为泊沙康唑口服液、磺胺2片6小时1次口服治疗，3天后体温降至正常。复查胸部CT（2018-10-22）示病变较前吸收（图3-3-162），病人要求自动出院，院外继续应用复方磺胺甲噁唑和米诺环素口服治疗。45天后复查胸部CT（2018-12-07）示病变进一步吸收（图3-3-163）。

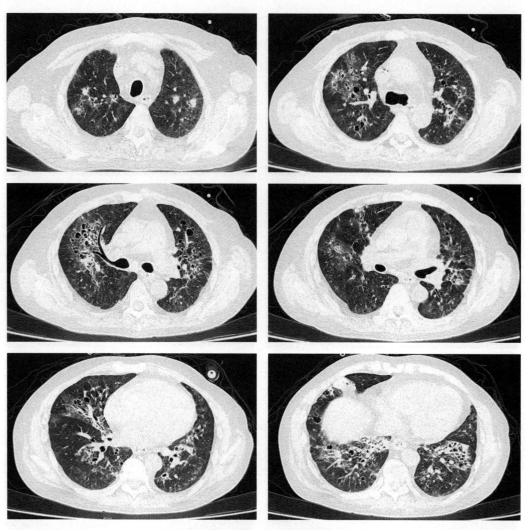

图3-3-160　双肺病变较前进一步吸收，双上肺新发结节影（2018-09-12）

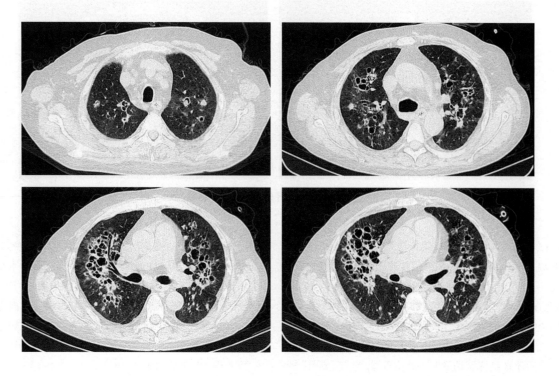

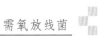

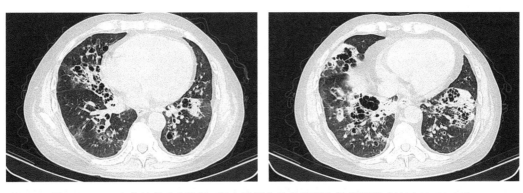

图3-3-161　病变较前略有进展，双上肺部分结节出现空气"新月"征（2018-09-17）

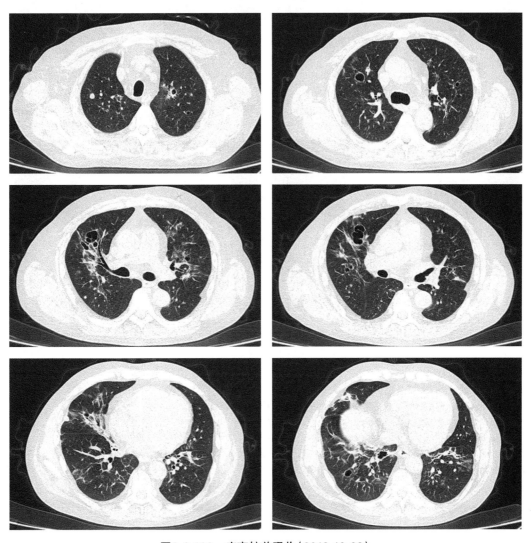

图3-3-162　病变较前吸收（2018-10-22）

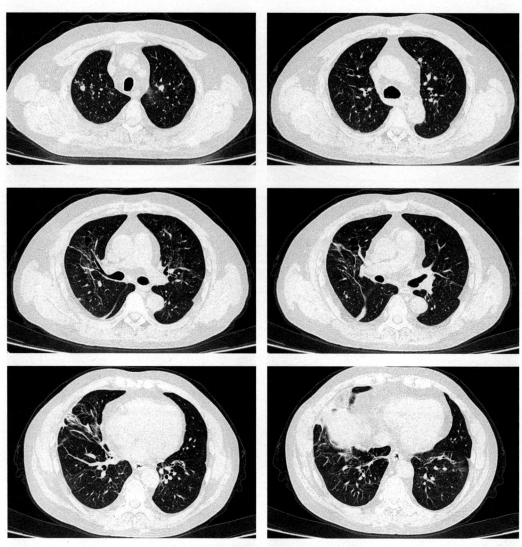

图3-3-163　病变较前进一步吸收（2018-12-07）

【分析】天疱疮是一组慢性、自身免疫性大疱性皮肤黏膜疾病，以发生于皮肤黏膜的水疱及迁延不愈的糜烂为典型临床特征。依皮损特征，常分为寻常型、增殖型、落叶型和红斑型4型，寻常型天疱疮最严重也最常见。天疱疮的发病机制是天疱疮抗体与皮肤、黏膜角质形成细胞膜上的抗原糖蛋白结合，导致棘细胞松解，形成裂隙成为水疱。病人血液循环中有抗表皮棘细胞间物质抗体。某些药物可以诱发天疱疮，伴发于肿瘤者称伴瘤性天疱疮。本病可发生于任何年龄组人群，但多见于30～50岁人群，无性别差异。病程呈慢性经过，病情易复发，可因全身衰竭而死亡。引入口服皮质类固醇的有效疗法之前，天疱疮5年死亡率接近100%。使用激素、免疫抑制剂治疗后，预后明显改善，死亡率降至5%～10%，激素不良反应、继发感染及合并体内恶性肿瘤仍是致死的主要因素。感染性疾病，尤其是金黄色葡萄球菌、寻常变形杆菌和铜绿假单胞菌引起的菌血症是天疱疮免疫抑制治疗中最严重、最常见的并发症。Chams-

Davatchi等2005年分析了1209例天疱疮病例，感染是最常见的并发症，19%的病人观察到感染，其中50%是皮肤感染。Esmaili等在2013年对155例天疱疮病人例分析后发现，其感染率高达60%。

Leshem等对172例新诊断的天疱疮病人进行了平均3.5年的随访，其中14例病人自诊断之日起平均4个月出现机会性感染，平均每天服用0.8 mg/kg泼尼松。当病人每天服用最大激素剂量时，机会性感染并没有出现，而是在激素逐渐减量后数月发生。值得注意的是，当5名病人出现机会性感染时，同时给予了标准剂量的硫唑嘌呤治疗。天疱疮诊断后第一年发生机会性感染的风险为9.3%，随后风险降至0%。高龄和糖尿病可能是机会性感染发展的危险因素。感染性病原体按比率高低包括诺卡菌、巨细胞病毒、军团菌和李斯特菌。2例病人在诊断机会性感染后2个月内死亡，2例病人出现永久性的神经功能障碍。天疱疮合并诺卡菌与激素的长期应用有关。对于无明确感染灶的发热天疱疮病人，需考虑巨细胞病毒和诺卡菌感染可能。对于患有中枢神经系统疾病的天疱疮病人，临床医生应评估诺卡菌和李斯特菌（李斯特菌可导致侵入性中枢神经系统感染），并考虑对这些微生物的经验性抗生素覆盖。对于肺部感染，除了常见的呼吸道病原体外，还应注意诺卡菌、巨细胞病毒和军团菌等病原体。在治疗脓肿和局部伤口时，不要只考虑金黄色葡萄球菌，而应将诺卡菌列入鉴别诊断。

（郑州市中心医院影像科　赵湘红　提供）

25.病例25：男，80岁，反复咳嗽、咳痰4年，加重2个月。病人4年前受凉后出现咳嗽、咳痰、喘息、气促，痰呈黄色泡沫状，量多。自服"感冒药"，上述症状好转。此后受凉后上述症状反复发作，冬春季为甚，持续3个月以上。2个月前病人受凉后上述症状加重，咳较多白色黏痰，呈拉丝状，伴阵发性喘息、气促，夜间阵发性呼吸困难，食欲缺乏、消瘦。曾于某中医院住院治疗9天（具体用药不详），无明显好转，院外继续口服中药，亦无明显好转。10天前于我院行腹部CT检查时扫发现右肺包块影，自行口服抗生素（具体不详）治疗3天，上述症状无好转，于2018-09-06入院诊治。病来精神、食欲、睡眠稍差，体重下降6kg。既往偶少量饮酒，有吸烟史40余年，40～60支/天，均已戒10余年。查体：T 36.0℃，P 90次/分，R 21次/分，BP 124/74mmHg。桶状胸，叩呈过清音，双肺呼吸音低，双中上肺可闻及较多湿啰音，左侧为甚。辅助检查：血常规示白细胞计数 14.14×10⁹/L、中性粒细胞 0.87；C反应蛋白117.11mg/L；随机血糖6.6mmol/L。

【诊断】AECOPD。

【诊断依据】老年男性，既往有烟酒史，咳嗽、咳痰

伴喘息，每年发作持续3个月以上，连续4年，查体示桶状胸，双肺闻及湿啰音，辅助检查白细胞计数升高，虽未行肺功能和血气分析检查，AECOPD诊断亦成立。入院后给予哌拉西林/他唑巴坦抗感染，同时给予解痉、平喘、祛痰等对症治疗。2天后痰革兰染色见革兰阳性杆菌，可见典型的分枝菌丝，部分菌丝呈90°，见大量白细胞包裹细菌（图3-3-164），弱抗酸染色阳性（图3-3-165），抗酸染色阴性（图3-3-166），提示疑似诺卡菌感染。改用阿米卡星联合复方新诺明继续抗感染治疗。细菌分离培养3天，见少量口咽部细菌生长和中量白色、菌落，整体易推动、有泥土气味、不规则的小的菌落生长，疑似诺卡菌菌落，对可疑菌落进行转种培养。行胸部CT检查（2018-09-12）示右肺下叶肺癌并双肺和纵隔、肺门淋巴结转移；慢性支气管炎，双肺炎症（图3-3-167）。辅助检查：血常规示白细胞计数 13.02×10⁹/L、中性粒细胞 0.91；C反应蛋白 79.68mg/L。病人炎性指标有所下降，但临床症状缓解不明显，加用哌拉西林/他唑巴坦抗感染治疗。病原菌转种培养5天，见白色、菌落，整体易推动、有泥土气味、不规则菌落（图3-3-168）；培养7天有轻微咬琼脂现象（图3-3-169）和气生菌丝。菌落涂片染色见革兰阳性杆菌，可见典型的分枝菌丝，部分菌丝成90°；弱抗酸染色阳性；抗酸染色阴性，2018-09-15鉴定该菌为诺卡菌。VITKEMS质谱仪未能鉴定出该细菌；最后经*16S rRNA*基因测序鉴定为萜烯诺卡菌（N.terpenica）。辅助检查（2018-09-18）：血常规示白细胞计数9.05×10⁹/L、中性粒细胞 0.91；C反应蛋白 20.92mg/L。病人病情较前缓解，炎性指标进一步下降，继续治疗4天后好转出院。

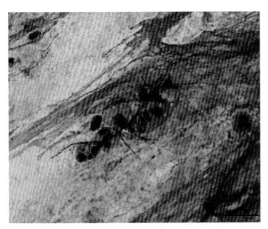
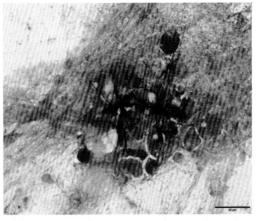

图3-3-164　革兰染色（1000×），见革兰阳性杆菌，可见典型的分枝菌丝，部分菌丝成90°，见大量白细胞包裹细菌

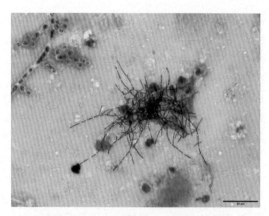

图3-3-165　弱抗酸染色（1000×）阳性

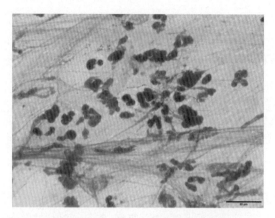

图3-3-166　抗酸染色（1000×）阴性

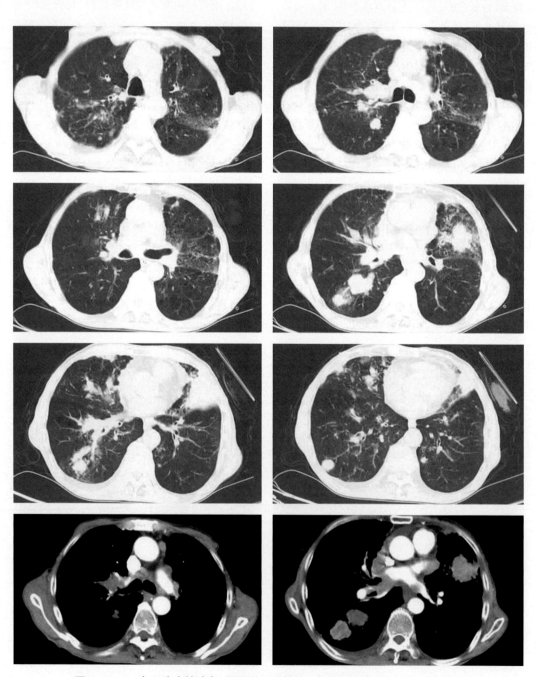

图3-3-167　右下肺癌并肺内、纵隔淋巴结转移，双肺慢性炎症（2018-09-12）

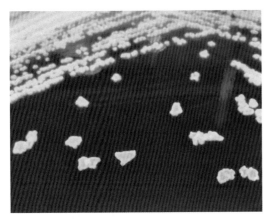

图3-3-168　转种培养5天

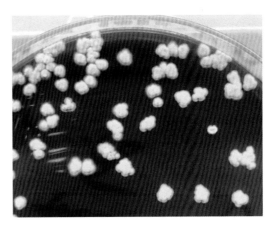

图3-3-169　转种培养7天

【分析】萜烯诺卡菌为临床非常罕见的细菌，2007年Hoshino等首先从日本两名病人的呼吸道标本中分离出来，其IFM 0406和IFM 0706（T）菌株经*16S rRNA*基因序列相似度为99.9%。诺卡菌属中与这些菌株最接近的成员为新星诺卡菌和Nocardia mexicana，相似度分别为97.5%和97.1%。Huang等对2009—2017年中国7个城市8所三级综合医院采集的53株非重复诺卡菌株进行了分析。最常见的是皮疽诺卡菌（24.5%，13/53），其次是盖尔森基兴诺卡菌（20.8%，11/53）、萜烯诺卡菌（15.1%，8/53）、脓肿诺卡菌（9.43%，5/53）、豚鼠耳炎诺卡菌（7.55%，4/53）。最常见的潜在疾病是糖尿病（9.4%，5/53），萜烯诺卡菌主要引起体表感染（6例，皮肤脓肿/损伤）和下呼吸道感染（2例）。8株萜烯诺卡菌有7株从厦门市采集，5株脓肿诺卡菌有4株来自北京，提示诺卡菌的物种分布可能与地理相关。萜烯诺卡菌显示出不同的药物敏感特征，对阿莫西林/克拉维酸和TMP-SMX耐药率分别为87.5%（7/8）和25.0%。所有诺卡菌分离株均对利奈唑胺敏感，其次为亚胺培南和阿米卡星（均为92.5%的敏感率）。利奈唑胺、亚胺培南和阿米卡星可能适用于中国诺卡菌病的经验性治疗。环丙沙星显示出物种特异性易感性：所有萜烯诺卡菌分离株对该药物敏感（75%）或中介（25%），而15.4%的皮疽诺卡菌、63.3%（67/11）的盖尔森基兴诺卡菌和50%的豚鼠耳炎诺卡菌对其耐药。皮疽诺卡菌对TMP-SMX、庆大霉素、头孢吡

肟和头孢曲松的耐药率分别为（53.8%，7/13）、（84.6%，11/13）、（69.2%，9/13）和（69.2%，9/13）。

萜类化合物（terpenoids）又称类异戊二烯（isoprenoids），是自然界中结构多样性最为丰富的一类化合物，其基本结构骨架由异戊二烯（C_5）单元组成，根据所含C_5数目的不同，可分为单萜（monoterpene，C10）、倍半萜（sesquiterpene，C15）、二萜（diterpene，C20）、三萜（triterpene，C30）四萜（tetaterpene，C40）和多萜（polyterpene，C>40）等。萜类化合物的结构多样性决定了其生物功能的多样性，可作为抗生素、激素、抗癌药物、杀虫剂等应用于医药和农业等领域。长期以来，植物和真菌一直是萜类化合物的主要来源，近年来，人们相继从放线菌中分离到了一系列结构新颖的萜类化合物，通过直接克隆或基因组采掘（genomemining）的方法，它们的生物合成基因簇被相继分离和鉴定，从而推动了放线菌中萜类化合物生物合成途径及关键酶的分子作用机制的研究。萜烯诺卡菌株IFM 0406可产生具有抗真菌和免疫抑制作用的brasilinolides A～C和brasilicardins-D。brasilicardin A的效力优于目前用于器官移植的标准免疫抑制剂，但毒性较小，开发非致病性菌株中相应的生物合成基因簇具有广阔的临床应用前景。

（重庆市永川区人民医院检验科　龙宪川　提供）

第4章

革兰阴性杆菌

第一节　肠杆菌科的分类和临床意义

肠杆菌科（enterobacteriaceae）隶属于细菌界，变形菌门，γ-变形菌纲，肠杆菌目，是由许多菌属组成的生物学性状相似的革兰阴性杆菌，广泛分布于自然界，多数是人肠道的正常菌群，部分细菌致病性较强。肠杆菌科DNA G＋C含量为38～60mol%，代表菌属为埃希菌属。

一、分类

既往，肠杆菌目只包含一个肠杆菌科，沙门菌属、志贺菌属、克雷伯菌属、肠杆菌属、变杆菌属、摩根菌属、普罗威登菌属、哈夫尼亚菌属等，均属于肠杆菌科。2016年，Adeolu M基于全基因组系统发育数据，对肠杆菌科进行了分类，最终将其划分成了7个科，修改后的肠杆菌目包括：肠杆菌科、欧文菌科（erwiniaceae）、溶果胶菌科（pectobacteriaceae）、耶尔森菌科（yersiniaceae）、哈夫尼亚菌科（hafniaceae）、摩根菌科（morganellaceae）和布杰约维采菌科（Budviciaceae）。

肠杆菌科包括埃希菌属、*Biostraticola*、布丘菌属（*buttiauxella*）、西地西菌属（*cedecea*）、柠檬酸盐杆菌属（*citrobacter*）、克洛恩杆菌属（*cronobacter*）、*Enterobacillus*、肠杆菌属（*Enterobacter*）、弗朗科杆菌属（*franconibacter*）、*Gibbsiella*、*Izhakiella*、克雷伯菌属（*klebsiella*）、克吕沃尔菌属（*kluyvera*）、小坂菌属（*kosakonia*）、勒克菌属（*leclercia*）、莱略特菌属（*lelliottia*）、*mangrovibacter*、多源菌属（*pluralibacter*）、假柠檬酸盐杆菌属（*pseudocitrobacter*）、拉乌尔菌属（*raoultella*）、*Rosenbergiella*、*Saccharobacter*、沙门菌属（*salmonella*）、志贺菌属（*shigella*）、西姆惠菌属（*shimwellia*）、干燥杆菌属（*siccibacter*）、拉布斯菌属（*trabulsiella*）和预研菌属（*yokenella*）。

欧文菌科包括欧文菌属（*erwinia*）、*buchnera*、泛菌属（*pantoea*）、*phaseolibacter*、*tatumella*和

Wigglesworthia。

溶果胶菌科包括溶果胶菌属（*pectobacterium*）、*brenneria*、*dickeya*、*lonsdalea*和*sodalis*。

耶尔森菌科包括耶尔森菌属、*Chania*、尤因菌属（*ewingella*）、*rahnella*、*Rouxiella*、*Samsonia*和沙雷菌属（*serratia*）。

哈夫尼亚菌科包括哈夫尼亚菌属（*hafnia*）、爱德华菌属（*edwardsiella*）和*Obesumbacterium*。

摩根菌科包括摩根菌属、*Arsenophonus*、*Cosenzaea*、*Moellerella*、*Photorhabdus*、变形菌属、普罗威登斯菌属和*Xenorhabdus*。

布杰约维采菌科包括布杰约维采菌属（*budvicia*）、*Leminorella*和*Pragia*。

肠杆菌科的分类范围虽然变窄了，且变杆菌属、摩根菌属、普罗威登菌属、哈夫尼亚菌属已分类到其他菌科，但其药敏折点仍参考原肠杆菌细菌。

二、生物学特性

1.形态与染色　肠杆菌目均为革兰阴性中等大小杆菌，有菌毛，无芽胞，非抗酸。克雷伯菌属、拉乌尔菌属和肠杆菌属有荚膜。动力不定，取决于是否有周鞭毛或极鞭毛。大多数菌属（或种）具有周鞭毛，志贺菌属、克雷伯菌属、鼠疫耶尔森菌无鞭毛。大多数能运动，克雷伯菌属、志贺菌属等不能运动。

2.营养要求与培养　肠杆菌目细菌为兼性厌氧细菌，营养要求不高，普通琼脂生长良好，大多数菌种在血平板上菌落灰白、湿润、光滑，有些菌种有色素产生，所有菌属的细菌都可以有黏液型或粗糙型菌落。有的菌株产生β-溶血，有的不溶血。在肠道显色培养基上，不同的细菌菌落颜色有差异，可借此初步鉴别。肠道杆菌最适pH 6.8～7.8。大部分菌属在22～35℃生长良好，最适培养温度为35～37℃，耶尔森菌属、哈夫尼亚菌属、致病杆菌属和光

— 346 —

杆菌属最适生长温度为25～28℃。

3. 生化反应 肠道杆菌具有丰富的酶,生化反应活跃,对糖、蛋白质分解能力差异较大,代谢产物各不相同。肠道杆菌从有机化合物氧化获得能量,发酵葡萄糖、其他糖类和多羟基醇类,常产生酸和气体。乳糖发酵试验在初步鉴别肠杆菌科致病菌和非致病菌上有重要意义,一般非致病菌能分解乳糖,而致病菌多数不能分解乳糖。肠道杆菌氧化酶阴性(邻单胞菌属氧化酶阳性)、触酶阳性(除外痢疾志贺菌1型和致病杆菌属)、硝酸盐还原试验阳性。

4. 抗原构造 肠道杆菌包括菌体(O)抗原、鞭毛(H)抗原和表面抗原。O抗原为细菌细胞壁成分,其化学成分为脂多糖,血清凝集为颗粒状。O抗原耐热,100℃不被破坏。O抗原又有类属抗原和特异性抗原之分,类属抗原可引起交叉反应。H抗原为鞭毛蛋白,血清凝集为絮状。不耐热,60℃ 30分钟即被破坏,多数肠道细菌鞭毛抗原特异性强。表面抗原是包绕在O抗原外表的不耐热多糖抗原的统称,能阻止O抗原凝集,但60℃ 30分钟可去除之。表面抗原在不同菌属有不同名称,如大肠埃希菌和志贺菌称为K抗原,伤寒沙门菌称为Vi抗原等。

5. 遗传变异现象 肠道杆菌易出现变异菌株。除自发突变外,可以通过转导、接合或溶原性转换等转移遗传物质,使受体菌获得新的性状而导致变异。常见的变异类型如下:①S-R变异:标本初次分离的细菌,菌体有特异性多糖,菌落为光滑(S)型。反复人工传代后,其胞壁特异性多糖链消失,菌落可变为粗糙(R)型。②H-O变异:有鞭毛细菌失去鞭毛,动力随之消失,同时O抗原外露,是为H-O变异。还可出现耐药变异、生化变异等,这些变异对细菌的鉴定、临床诊断及治疗都有一定影响。

6. 抵抗力 抵抗力不强,加热60℃ 30分钟即死亡,易被一般化学消毒剂杀灭,常用氯进行饮水消毒。胆盐、煌绿等染料对非致病性肠杆菌目细菌有抑制作用,肠道选择培养基有助于分离致病性肠杆菌目细菌。

三、鉴别

通常可根据待检菌是革兰阴性杆菌、氧化酶阴性(邻单胞菌属除外)、O-F发酵型、周鞭毛或无鞭毛、硝酸盐还原试验阳性等试验初步定为肠杆菌目细菌。通过苯丙氨酸脱氨酶和葡萄糖酸盐试验(或V-P试验),可将临床标本中常见的肠杆菌科菌属分为三大群。苯丙氨酸试验阳性、葡萄糖酸盐试验阴性菌属包括变形杆菌属、普罗威登斯菌属和摩根菌属,3个菌属的鉴别可用硫化氢、鸟氨酸和枸橼酸盐3个试验。苯丙氨酸试验阴性、葡萄糖酸盐试验阳性菌属包括克雷伯菌属、肠杆菌属、沙雷菌属和哈夫尼亚菌属,各菌属之间可用动力、山梨醇、DNA酶、棉子糖等试验进行鉴别。苯丙氨酸试验和葡萄糖酸盐试验均阴性菌属包括埃希菌属、志贺菌属、沙门菌属、枸橼酸杆菌属、爱德华菌

属和耶尔森菌属等,各菌属之间可用硫化氢、动力、枸橼酸盐、吲哚、赖氨酸和尿素酶试验进行鉴别。

四、药敏报告审核要点

1. β-内酰胺类 首先审核头孢菌素类、碳青霉烯类使用的药敏判定折点;当部分药物仍使用旧折点时,或出于感控、流行病学目的时,仍应进行耐药表型的检测,如ESBL或碳青霉烯酶确认试验,并根据表型试验,修改部分药物敏感性判断结果。

2. 碳青霉烯类耐药 仪器法或K-B法检出耐碳青霉烯肠杆菌科细菌(carbapenem-resistant Enterobacteriaceae, CRE)时,应进行复核,并采用Hodge试验或Carba NP试验检测碳青霉烯酶;如碳青霉烯酶阳性,应在报告上明确标示"CRE",并加特殊注释,包括感染控制建议和治疗建议等。

3. 少见的"矛盾"耐药表型应复核 如阿米卡星耐药而庆大霉素敏感,碳青霉烯类耐药而头孢菌素敏感,酶抑制剂类复合制剂耐药而头孢菌素敏感。

4. 变形杆菌属、普罗威登菌和摩根菌 亚胺培南MIC高于美罗培南。

5. 沙门菌属和志贺菌属 对第一代、第二代头孢菌素、头霉素和氨基糖苷类体外可能敏感,但是临床无效,因此不能报告为敏感。

6. 粪便中分离的沙门菌和志贺菌 常规报告氨苄西林、1种氟喹诺酮类、复方磺胺。

7. 肠道外分离的沙门菌 应加做一种第三代头孢菌素和氯霉素。

五、肠杆菌目的流行病学和临床意义

肠杆菌目的细菌可引起各种感染,其中有些细菌是医院感染的重要病原菌。其中包括能引起烈性传染病的鼠疫耶尔森菌,能引起腹泻和肠道感染的埃希菌属、志贺菌属、沙门菌属和耶尔森菌属,与医院感染相关的枸橼酸菌属、克雷伯菌属、肠杆菌属、泛菌属、沙雷菌属、变形杆菌属、普罗威登菌属和摩根菌属。

临床分离菌中约50%是肠杆菌目细菌,临床分离的革兰阴性杆菌中约80%是肠杆菌目细菌,临床上50%的菌血症、70%的泌尿系统感染由肠杆菌目细菌引起,以大肠埃希菌和肺炎克雷伯菌分离率最高,列第一位和第二位。2017年CHINET细菌耐药监测数据显示,肠杆菌目细菌中,大肠埃希菌对头孢噻肟、环丙沙星、左氧氟沙星、庆大霉素、哌拉西林和甲氧苄啶-磺胺甲噁唑的耐药率均接近或高于50%。肠杆菌目细菌对替加环素的耐药率均低于2.3%,对3种碳青霉烯类的耐药率仍较低,除克雷伯菌属的耐药率高于14.4%外,不同菌种的耐药率多在10%以下,对两种酶抑制剂复合制剂(哌拉西林/他唑巴坦和头孢哌酮/舒巴坦)的

耐药率分别为11.7%和13.0%。肺炎克雷伯菌对亚胺培南和美罗培南的耐药率分别从2005年的3.0%和2.9%上升到了2017年的20.9%和24.0%，耐药率上升幅度高达8倍。与此同时，肺炎克雷伯菌每年的分离率亦呈稳步上升趋势。沙门菌属细菌对氨苄西林的耐药率均超过50%，伤寒沙门菌和副伤寒沙门菌对环丙沙星和氯霉素的耐药率高于其他沙门菌属细菌。沙门菌属细菌对碳青霉烯类和头孢哌酮/舒巴坦的敏感率最高，超过90%。

六、CRE的耐药机制

出于CRE监测目的，美国CDC将CRE的定义更改为对厄他培南、多利培南、亚胺培南、美罗培南任一药物耐药或产碳青霉烯酶的肠杆菌科细菌菌株。该定义包括了碳青霉烯类药物低MIC值的产碳青霉烯酶菌株。

碳青霉烯类抗菌药物的作用机制与青霉素相似，即与细菌青霉素结合蛋白（PBPs）相结合以抑制胞壁黏肽合成酶，从而阻碍细胞壁黏肽的合成，破坏细菌的细胞壁，导致细菌菌体膨胀，胞质渗透压的改变和细胞溶解，从而杀灭细菌。哺乳动物没有细胞壁，所以不受此类药物的影响（即选择性杀菌作用），故碳青霉烯类抗菌药物对宿主的毒性作用较小。碳青霉烯类抗菌药物与PBPs具有较高的亲和力，能够有效快速渗透到细菌外膜进入周质间隙。例如亚胺培南可以与细菌PBPs结合（与PBP1的亲和力尤其强），阻碍细胞壁的合成，从而使细菌迅速肿胀、溶解，并且其作用很少受接种菌量（pH5.5～8.5）的影响。美罗培南能与PBP2和PBP3紧密结合，迅速渗透进入肠杆菌目和铜绿假单胞菌。帕尼培南对大肠埃希菌、黏质沙雷菌和铜绿假单胞菌的作用靶位为PBP2。同时，与其他β-内酰胺类抗菌药物不同的是碳青霉烯类抗菌药物在抑菌过程当中只诱导产生较低限度的细菌内毒素，因此更适合用于临床治疗细菌引起的严重感染。

肠杆菌目细菌对碳青霉烯类耐药的机制包括产碳青霉烯酶和非产碳青霉烯酶（高产AmpC酶或ESBL酶合并外膜蛋白缺失、以及外排泵的过度表达）两类，其中产碳青霉烯酶是主要的耐药机制。碳青霉烯酶基因常位于MDR质粒上，可在不同肠杆菌目细菌之间传播。按照Ambler分子分类方法可将碳青霉烯酶分为A、B、D三类：A类包括KPC、IMI、NMC、SME、GES等，该类碳青霉烯酶活性部位含丝氨酸残基，水解底物广泛，包括青霉素类、头孢菌素类、氨曲南及碳青酶烯类。其活性可被克拉维酸、他唑巴坦、硼酸抑制，不能被乙二胺四乙酸（EDTA）抑制。常见的细菌包括肠杆菌目细菌和铜绿假单胞菌。B类也称为金属β-内酰胺酶（metallo-beta-lactamases，MBLs），简称金属酶，酶的活性中心含有金属锌离子，包括IMP、VIM、NDM、SPM、GIM等，其水解能力与KPC相似，但不能水解氨曲南，因此，对碳青霉烯耐药而对氨曲南敏感的往往提

示产MBL。但是，临床分离到的菌株往往合并产ESBL，通常会造成对氨曲南耐药。该类酶活性能被EDTA抑制，不能被克拉维酸抑制。常见的细菌包括肠杆菌目细菌、铜绿假单胞菌和不动杆菌属。D类包括OXA-48、OXA-181、OXA-204和OXA-232等，OXA-48和KPC一样为丝氨酸β-内酰胺酶，可水解青霉素类和第一代头孢菌素，对碳青霉烯类和超广谱头孢菌素可弱水解，但不能水解氨曲南。该类酶不被EDTA抑制，可被克拉维酸弱抑制。常见的细菌包括肠杆菌目细菌和不动杆菌属。其中，A类酶中的KPC，B类酶中的NDM、VIM和IMP，以及D类酶中的OXA-48是肠杆菌目细菌中最常见的碳青霉烯酶。

由外排泵和膜孔蛋白表达改变引起的细胞膜通透性改变可单独或合并ESBLs引起肠杆菌目细菌碳青霉烯耐药。RND外排泵中的AcrAB-TolC系统是肠杆菌目细菌对包括碳青霉烯在内的多种抗生素耐药的主要机制之一。其中acrAB突变、AraC调节子过表达等导致的外排泵表达增多，以及膜孔蛋白ompK、ompC、ompF等的突变、缺失都可引起肺炎克雷伯菌、大肠埃希菌等的碳青霉烯MIC值升高。

七、CRE的流行病学

在CRE中，对碳青霉烯类耐药最主要原因是由于菌株产生碳青霉烯酶。第1个碳青霉烯酶SME-I于1982年在伦敦检出，产生于肠杆菌科中的大肠埃希菌，随后于全球均有报道。1984年在美国发现了IMI-1。NMC-A酶来自1990年一位法国外伤病人分离的阴沟肠杆菌。1991年，日本首次报道从黏质沙雷菌中分离出第一个金属β-内酰胺酶IMP-1，因其酶的活性主要在亚胺培南（IPM）上而得名。其能水解碳青霉烯类抗菌药物，为质粒编码，能在不同菌种间相互传递。1996年，美国发现耐碳青霉烯肺炎克雷伯菌，该菌株产一种新型碳青霉烯酶，命名为KPC。2000—2001年，一家纽约市医院报道了第一例已知的医院获得性KPC暴发，涉及14名感染病人，8人因感染而死亡。到2000年中期，纽约市一些医院的数据表明，将近50%的肺炎克雷伯菌分离株携带bla_{KPC}基因。纽约市2006—2014年的流行病学数据显示，KPC患病率呈显著下降，减少留置装置的使用（如导尿管）、改进内镜消毒技术以及应用感染预防策略可能有助于减少发病。美国以外的第1例KPC感染病例来自2004年12月在纽约市一家医院进行双侧肾造口术的前列腺癌病人。他于2005年2月在巴黎的一家医院住院治疗急性尿潴留，从尿液和血培养物中分离出具有bla_{KPC}的肺炎克雷伯菌。巴西、英国、法国和中国报道了其他早期病例。随后，KPC在全球范围内迅速传播，并在几乎所有临床相关的肠杆菌科细菌中被发现。1997—1998年，MBL VIM-1（Verona integrin-encoded MBLs）在意大利维罗纳被发现，并造成大规模暴发流行，主要在西班牙、意大利、匈

牙利等国家流行。VIM于2010年首次在美国检出,在美国检出的病人大都具有希腊和意大利等国的旅游史。2001年,当KPC在全球蔓延的同时,另一种碳青霉烯酶OXA-48(oxacillinase-48)由Poirel等在土耳其的一株肺炎克雷伯菌中被发现,目前产OXA-48肠杆菌科细菌暴发的报道主要集中在欧洲和地中海国家,包括北非、美国也存在散发病例,通常与流行区旅游相关。OXA-48及其他OXA型酶已在大肠埃希菌、黏质沙雷菌、阴沟肠杆菌、产酸克雷伯菌、雷极普罗威登斯菌及弗劳地枸橼酸杆菌中被检出。2008年初,英国加的夫大学的医学微生物学教授Timothy R.Walsh等在瑞典一名曾前往印度旅游印度裔病人身上分离到一种全新的可表达MBL的肺炎克雷伯菌和大肠埃希菌,与VIM耐药基因的序列相同部分为32%。由于该名病人是在印度首都新德里接受治疗时被该MBL感染,因此,研究者将其命名为新德里金属β-内酰胺酶(New Delhi metallo-β-lactamase)-1,即NDM-1。新发现的耐药基因从同一病人不同菌属细菌分离出来,提示它可能是可转移的,经分子生物学实验研究证实,$blaNDM-1$基因分别位于肺炎克雷伯菌和大肠埃希菌的180kb和140 kb质粒上。从此,NDM-1开始在东南亚和全球范围内呈爆炸式传播。NDM-1能轻易水解青霉素、头孢菌素和碳青霉烯类(氨曲南除外),编码该酶的基因位于质粒上,能在肠杆菌科细菌间传播。

KPC是CRE细菌中最流行的碳青霉烯酶,产KPC肺炎克雷伯菌高流行国家包括:美国、南美洲的一些国家(巴西、哥伦比亚)、欧洲(意大利、希腊)、中国及东南亚。克隆传播是产KPC肺炎克雷伯菌的最大特点,其在世界范围内流行的绝大多数菌株经多位点序列分型(multilocus sequence typing, MLST)后,均显示属于克隆复合体ST258,这表明,克隆复合体ST258在CRE流行早期阶段即已获得KPC基因并成功传播。ST258是美国最常见的ST,但美国以外的国家最常见的ST为ST11、ST340、ST437及ST512。

印度次大陆(印度、巴基斯坦、孟加拉)和一些巴尔干半岛国家CRE中最常见的碳青霉烯酶为NDM,虽然有很多NDM突变株不断被报道,但NDM-1仍是最常见的基因型,携带$blaNDM$基因质粒在宿主之间的水平传播,是造成产NDM肠杆菌科细菌流行的主要原因。

CRE引起的暴发还发生于传统意义上被认为比较安全的操作,如2014年JAMA报道的美国伊利诺斯州某大型医院由内镜操作引起 39例病人感染CRE,尽管内镜使用后按照说明书进行了规范的清洗、消毒,但仍无法避免暴发,这显示此类细菌具有强大的生存能力和传播能力。2013年美国疾病防控中心将CRE列为具有紧急威胁等级的微生物;2017年世界卫生组织将CRE列为耐药菌优先1级(Priority 1)-危急(critical)。研究显示,CRE感染病人的粗死亡率为44%~70%,由CRE引起的菌血症病人全因病

死率高达70%。

目前CRE分离率较高的国家包括希腊、意大利、巴西和中国,其次是美国和哥伦比亚。2015年欧洲CDC发布的关于欧洲30个国家细菌耐药性监测报告显示,大肠埃希菌对碳青霉烯的耐药率较低(2015年为0.1%),只有希腊(1.2%)和罗马尼亚(1.9%)两个国家高于1.0%。肺炎克雷伯菌对碳青霉烯的耐药率从2012年的6.2%上升到2015年的8.1%,希腊的碳青霉烯肺炎克雷伯菌分离率最高,达61.9%。2015年欧洲CDC和欧洲产碳青霉烯酶肠杆菌科细菌(CRE)调查工作委员会对欧洲38个国家的耐药数据分析显示,受调查的38个国家中,仅有3个国家未发现CRE菌株,而出现CRE的国内流行或暴发的比例从2013年的15.8%(6/38)增长到2015年的34.2%(13/38)。KPC仍是欧洲最主要的碳青霉烯酶种类,但产OXA-48的CRE菌株近年来增长迅速,2015年已有8个国家出现国内流行或暴发。

美国CDC公布的数据显示美国各州(缅因州和爱达荷州除外)均有CRE的报道,但CRE引起的感染在所有肠杆菌科细菌感染中只占很小一部分。2012—2013年美国CDC的一项研究显示,7个州中每100 000例病例中CRE的平均发生率为2.94%,其中42%产碳青霉烯酶,且均为KPC酶。2017年美国CDC关于碳青霉烯耐药肠杆菌科细菌的追踪报道显示,截至2017年12月,美国50个州均分离出产KPC的CRE菌株,有34个州分离出产NDM的CRE菌株共379株,有27个州分离出产OXA-48的CRE菌株共146株,有11个州分离出产VIM的CRE菌株共57株,有13个州分离出产IMP的CRE菌株共36株,其中产KPC、NDM、OXA-48的CRE菌株均存在暴发或流行现象。

2004—2008年我国CRE最常见的碳青霉烯酶基因型为IMP型金属酶,而KPC仅在江浙一带局部呈现散发状态;2008—2014年KPC型碳青霉烯酶成为最常见的酶基因型别,在全国多省市出现暴发和散发;而产NDM型酶的CRE在我国也出现了克隆传播和散发传播。碳青霉烯类药物对不同酶基因型菌株的MIC分布存在不同。产IMP型金属酶的菌株呈现为低水平耐药,而产KPC型和NDM型酶的菌株呈现高水平耐药。2014—2015年我国27个省市的肺炎克雷伯菌、大肠埃希菌的碳青霉烯耐药率分别为8%和2%,收集的999株CRE菌株中,肺炎克雷伯菌、大肠埃希菌、肠杆菌属细菌的比例分别为70%、16%和13%,其中92%的肺炎克雷伯菌和大肠埃希菌产碳青霉烯酶。KPC(63%)和NDM(34%)仍是主要的产酶类型,并有2%的菌株同时表达KPC和NDM。CRE菌株的分布在我国同样具有地区差异性,其中北京(19%)和上海(20%)的分离率最高。CRE菌株的地区集中性则更为明显,福建省分离的50株CRE菌株中有48株产KPC酶,而陕西省分离的76株CRE菌株中有74株产NDM。2015年中国CRE监测网显示,CRE导致的院内感染在院病死率为33.5%,其中CRE引发的血流感染病

死率最高，高达43.1%；而CRE引发的下呼吸道感染病死率为34.8%，尿路感染病死率为30.3%，腹腔感染为26%。在我国CRE引起的院内感染中，最常见的为碳青霉烯耐药肺炎克雷伯菌的引发的院内感染。

我国不同人群和不同地区来源菌株的CRE耐药机制有所不同。2017年CHINET细菌耐药监测数据显示，儿童病人分离的CRE菌株主要产生NDM-1型金属酶，而成人病人分离的菌株主要产生KPC型碳青霉烯酶。从地域分布看，与南方相比，我国北方医院临床分离的CRE菌株中产NDM-1金属酶菌株多些，而产KPC型碳青霉烯酶菌株少些。王辉等通过对2012—2016年我国25省市1801株CRE进行分子流行病学研究发现不同种属细菌携带的优势酶基因型别不同：①收集的1091株肺炎克雷伯菌携带的优势酶基因型为KPC-2型酶，占84%；其次为NDM-1，占10%；且不同亚型的酶基因型别也在我国分离出，如KPC-12、NDM-5等。②225株大肠埃希菌最常见的对碳青霉烯类药物耐药机制为产金属酶，NDM-5型酶为最常见类型，占65%，其次为NDM-1，占23%，而KPC仅占4%。③55株碳青霉烯耐药阴沟肠杆菌流行的优势酶基因型仍为金属酶，占96%。

除此之外，临床实验室需加强对CRE菌株中D类碳青霉烯酶的检测，尤其是OXA-48型碳青霉烯酶家族包括OXA-181和OXA-232型碳青霉烯酶。由于目前CLSI以及相关文献推荐的方法均无法有效检测OXA型碳青霉烯酶，可能导致检测结果假阴性。研究显示，我国已有产OXA型碳青霉烯酶肺炎克雷伯菌所致感染的克隆菌株流行报道，且此类耐药菌株主要出现于儿童病人分离菌株。未来需要开展全国范围内关于OXA型碳青霉烯酶的流行病学调查研究，以替莫西林为基础的表型检测结合耐药基因检测方法明确该类酶在临床分离肠杆菌科细菌中的检出率，为后续采取有效的感染预防控制措施提供参考。

八、CRE主动筛查的人群及标本

当前，美国CDC、欧洲CDC、以色列、WHO等发表的指南及相关文献对CRE主动筛查人群的选择都做了一定的描述。综合上述指南及文献，CRE主动筛查的人群主要包括：①"高风险"的病人，如ICU的病人、骨髓移植的病人以及长期急症医疗照护机构的病人；②与感染者或定植者存在流行病学联系的病人，如与感染者或定植者同一病房的病人；③从高风险科室转入的病人；④从国外及外院（CRE流行区）转入的病人；⑤基础状态较差的病人，如长期依赖透析及持续化疗的病人等；⑥既往存在CRE感染或定植的病人；⑦长期暴露于抗菌药物的病人等。

对于筛查标本的选择，各个指南及相关文献的推荐也存在着差异，粪便、直肠拭子及肛周拭子（主要用于粒细胞缺乏病人）是CRE主动筛查的主要标本。其中，WHO认为粪便标本是主动筛查的最佳标本，但根据临床的实际情况

来看，直肠拭子为最适合的筛查标本。此外，美国CDC及欧洲CDC还推荐采集伤口表面的分泌物进行筛查。

九、CRE的实验室检测方法

CRE检测可通过表型方法检测菌株对碳青霉烯类的耐药性、是否产生碳青霉烯酶等来实现，也可通过分子生物学技术检测相应的耐药酶基因来确定。

1.表型检测方法

（1）K-B法和MIC法：按照美国临床和实验室标准化协会（Clinical and Laboratory Standards Institute，CLSI）2017年最新的抗菌药物敏感性试验结果判断标准，美罗培南、亚胺培南和多利培南抑菌圈直径≤19mm或最低抑菌浓度（minimum inhibitory concentration，MIC）≥4μg/ml，厄他培南抑菌圈直径≤18mm或MIC≥2μg/ml，表示该菌株对碳青霉烯类耐药。

（2）改良Hodge试验（modified Hodge test，MHT）：曾为经典的检测方法，试验设备要求不高，常规实验室即可操作。其操作原理为受试菌株如产生碳青霉烯酶，则可水解亚胺培南纸片，使得其不能抑制事先涂布于M-H的大肠埃希菌ATCC25922的生长，表现为受试菌与大肠埃希菌抑菌环处，大肠埃希菌生长旺盛，即受试菌株产碳青霉烯酶。Hodge试验检测产KPC-2、OXA-48、IMP/VIM型菌株敏感性、特异性较高，但检测NDM-1酶时准确率不到50%，加入ZnSO$_4$可提高其准确性。Hodge试验存在的问题包括：不能区别碳青霉烯酶的类型；产CTX-M型ESBL和高产AmpC酶菌株偶尔会出现假阳性使得结果难以解释；对一些低产MBL菌株时缺乏敏感性；仅应用于肠杆菌科细菌。2018年CLSI M100已经删除该方法。

（3）碳青霉烯失活法（carbapenem inactivation method，CIM）：CIM试验2015年由van der Zwaluw等提出，原理是将待测菌制成菌悬液与美罗培南药敏纸片于35℃共孵育，然后置于涂布有ATCC29522的M-H平板上，如待测菌产碳青霉烯酶，ATCC25922大肠埃希菌生长受抑制，表现为耐药；如待测菌不产碳青霉烯酶，则形成清晰抑菌圈。本方法对产KPC、OXA-48、NDM、VIM和IMP的肠杆菌科细菌敏感性达99%。改良碳青霉烯失活法（modified carbapenem inactivation method，mCIM）方法成本低，不需要特殊设备和技能，是CLSI推荐的CRE确认试验之一。eCIM（EDTA-carbapenem inactivation method，eCIM）为含2ml胰蛋白胨大豆肉汤（TSB）的肉汤管，管壁上标记细菌名称，加入20μl 0.5M EDTA溶液。由于金属酶（IMP、VIM、NDM等型）可以被EDTA所抑制，而以丝氨酸为活性中心的碳青霉烯酶（如KPC型）不被EDTA抑制，可以通过eCIM初步区别碳青霉烯酶的类别。mCIM用于检测肠杆菌科细菌和铜绿假单胞菌中的碳青霉烯酶，而eCIM是与mCIM联合使用以区分产金属酶和丝

氨酸碳青霉烯酶的肠杆菌科细菌。mCIM可以单独进行实验，但eCIM必须同时和mCIM联合进行实验。仅当mCIM结果呈阳性时，eCIM结果才有效。

mCIM结果解释：①碳青霉烯酶阳性。美罗培南抑菌圈直径为6～15mm或直径为16～18mm但抑菌圈内有散在菌落。若待测株产生碳青霉烯酶，纸片中的美罗培南被该酶降解，结果为无抑菌圈或抑制大肠埃希菌ATCC 25922的活性降低。②碳青霉烯酶阴性。抑菌圈直径≥19mm。若待测菌株不产碳青霉烯酶，纸片中的美罗培南不被水解，仍能抑制大肠埃希菌ATCC 25922的生长。③碳青霉烯酶中性。抑菌圈直径为16～18mm，或直径为≥19mm但抑菌圈内有散在菌落。无法判断是否存在碳青霉烯酶。

eCIM结果解释：①金属酶阳性。与mCIM结果相比，美罗培南抑菌圈直径≥5mm（如mCIM＝6mm，eCIM＝15mm，抑菌圈直径之差为9mm）。对于eCIM，忽略任何抑菌圈内的散在针尖样菌落。若待测株产生金属酶，与不含EDTA管相比，该酶活性将被EDTA抑制，纸片中的美罗培南未被细菌产生的金属酶充分水解，美罗培南仍能抑制大肠埃希菌ATCC 25922的生长，进而出现抑菌圈。②金属酶阴性。与mCIM结果相比，美罗培南抑菌圈直径≤4mm（如mCIM＝6mm，eCIM＝8mm，抑菌圈直径之差为2mm）。对于eCIM，忽略任何抑菌圈内的散在针尖样菌落。若待测株产生丝氨酸碳青霉烯酶，该酶活性将不受EDTA影响。含与不含EDTA管美罗培南的抑菌圈直径无差别或≤4mm。

（4）Carba NP试验：2012年，Nordmann等提出Carba NP试验用于检测碳青霉烯酶，其原理是将待测菌裂解后的裂解液与亚胺培南-水合物、酚红和$ZnSO_4$（初始pH为7.8）组成的混合液进行反应，如待测菌产碳青霉烯酶，碳青霉烯类抗菌药物就会被水解产生H^+，混合溶液pH降低，由红色变为橙色或黄色。虽然推荐反应时间为2小时，但产KPC菌株在10分钟即可检出。Carba NP试验检测KPC及大部分产MBL菌株敏感性高但却难以检测一些酶活性相对较弱的碳青霉烯酶如OXA-48、GES-5及一些黏液型菌株，Carba NP试验是CLSI推荐的检测碳青霉烯酶方法之一。

（5）EDTA抑制试验：B类碳青霉烯酶发挥水解活性时需要锌离子，而EDTA可以螯合金属离子形成复合物，所以EDTA可用来检测MBL。同样的原理适用于其他金属螯合剂如硫代乙醇酸钠等。

（6）硼酸抑制试验：硼酸复合物可以很好地抑制A类（包括KPC）、C类β-内酰胺酶。将300μg或400μg 2-氨基苯硼酸加入美罗培南或厄他培南药敏纸片中，若复合纸片与抗菌药物单药纸片（对照）的抑菌圈直径相差≥5mm则为阳性。

2.分子生物学检测技术

（1）基质辅助激光解吸电离飞行时间质谱（MALDI-TOF-MS）技术：许多研究人员已开始利用MALDI-TOF-

MS检测碳青霉烯酶活性，目前已有商品化仪器可满足这一目的。有报道称MALDI-TOF-MS检测方法敏感性和特异性均为100%，但是，产OXA-48及黏液型菌株存在假阴性；虽然MALDI-TOF-MS检测碳青霉烯酶的方法还有待进一步规范化，但就目前来看是可行的选择。

（2）传统PCR和实时PCR：传统PCR和实时PCR可用于检测碳青霉烯酶基因，多重PCR也已被开发用于检测常见的碳青霉烯酶基因。

（3）Verigene：Verigene革兰阴性血培养法（BC-GN）是一种非扩增实验，通过直接从血培养阳性瓶提取样本核酸，然后利用微阵列方法进行检测，BC-GN不仅可以鉴定常见革兰阴性菌，还能够检测blaCTX-M、blaKPC、blaNDM、blaVIM、blaIMP和blaOXA（包括blaOXA-48）。多中心验证研究结果显示各基因的检出率如下：blaCTX-M 98.9%、blaKPC 100%、blaNDM 96.2%、blaVIM 100%、blaIMP 100%、blaOXA 94.3%，BC-GN手工操作时间约5分钟，运行时间为2小时，比传统方法节省时间。

（4）FilmArray血培养检测仪：FilmArray血培养检测仪是一种全自动PCR系统，它不仅可快速识别血培养瓶中生长的细菌和真菌，还可检测常见的耐药基因如blaKPC等。该仪器手工操作耗时2～3分钟，运行时间约为1小时，检测blaKPC的敏感性和特异性据报道为100%。然而，FilmArray检测费用较高，限制了其在KPC低、中度流行区域的应用。此外，阴性结果也不能排除有其他类型碳青霉烯酶的存在。

（5）Xpert Carba-R：Xpert Carba-R可以检测blaKPC、blaNDM、blaVIM、blaIMP以及blaOXA-48基因，手工操作时间为1分钟，运行时间不到1小时，并可在GeneXpert系统平台使用。有报道称，Xpert Carba-R敏感度、特异度、阳性和阴性预测值分别为96.6%、98.6%、95.3%、99%，Xpert Carba-R只可检测碳青霉烯酶基因，但无法鉴定菌种。

（6）全基因组和宏基因组测序：全基因组测序不仅可检出未被发现的编码碳青霉烯酶的基因，还能获得菌株相关信息以及其他非碳青霉烯酶耐药基因。宏基因组测序与全基因组测序相似，但它不需要用纯培养物的DNA作为起始原料，可以从痰等标本中直接提取。因为成本高、数据分析复杂，其在诊断感染方面的作用价值还有待进一步评估。该技术只可检测碳青霉烯酶的存在，无法提供产碳青霉烯酶菌株的物种信息。

十、CRE感染的治疗

由于CRE通常对所有β-内酰胺类药物耐药，包括碳青霉烯类和β-内酰胺酶抑制剂（头孢他啶-阿维巴坦除外），导致临床可选择的治疗药物非常有限。部分产KPC和OXA-48酶菌株对氨基糖苷类抗生素（庆大霉素或丁胺卡那霉素）敏感，产NDM菌株通常对所有氨基糖苷类抗生素均耐药。碳青霉烯类药物适用于MIC≤8μg/ml的CRE感染（如与多黏菌素联用时则CRE的MIC可为16～32μg/ml），使用时应加大剂量、延长输注时间并联合其他抗菌药物。目前多黏菌素（包括黏菌素）、替加环素及磷霉素通常被作为治疗侵入性CRE感染的一线药物，但在体外试验中，这些抗生素单独治疗CRE感染的效果尚不能明确。多项研究显示，采用2个或多个抗生素联合治疗CRE感染，尤其是高危病人感染的死亡率（不论是否使用碳青霉烯类）均显著低于单独使用碳青霉烯类、替加环素或多黏菌素治疗的死亡率。特殊情况下也可使用两种碳青霉烯类联合作为CRE的治疗方案。

多黏菌素是多肽类抗生素，可竞争性结合革兰阴性菌外膜中的磷酸酯部分，引起外膜通透性改变，导致细菌死亡。多黏菌素主要不良反应为肾毒性和神经毒性，基于目前的药动学/药动学数据，多黏菌素的治疗窗非常窄，治疗浓度约为2μg/ml，但接近2.5μg/ml的浓度会导致肾毒性，需根据肾功能调整多黏菌素的给药方案，密切监测肾功能，避免与其他致肾损伤药物联合使用。多黏菌素对CRE具有良好的体外抗菌活性，但存在异质性耐药现象，影响体内疗效，且单药治疗在微生物学清除、临床治愈率及不良反应发生率方面均劣于联合治疗。相关药动学/药效学研究表明，多黏菌素与利福平、替加环素及亚胺培南联用均有很好的协同作用，且能延缓耐药菌株的出现。但是，多黏菌素与何种药物联用疗效最佳尚需进一步研究。

替加环素主要通过结合30S核糖体亚基干扰细菌蛋白质合成而发挥抗菌作用。目前替加环素可用于CRE引起的腹腔、皮肤及肺部感染，由于其血药浓度较低，不能达到有效的治疗浓度，临床可与碳青霉烯类联用治疗碳青霉烯类耐药肺炎克雷伯菌（carbapenem-resistant Klebsiella pneumoniae，CRKP）引起的血流感染。研究表明，提高替加环素剂量（100 mg/12h）治疗碳青霉烯耐药革兰阴性菌感染，疗效优于标准剂量（50 mg/12h），且耐受性良好。也有报道称替加环素单药治疗CRE所致严重感染的治愈率低，且具有较高的死亡风险，但替加环素增加的死亡风险可能与疾病进展、替加环素的抑菌特性及剂量不足有关。虽然替加环素在尿液中浓度较低，临床也有将其用于治疗CRKP引起的尿路感染，但有诱发耐药的可能。基于替加环素具有较高的体外敏感率，推荐与多黏菌素类、碳青霉烯类或氨基糖苷类等联合应用。随着替加环素临床使用量的增加，细菌耐药现象的产生已经有加速之势。在肠杆菌科细菌中，替加环素耐药机制主要包括：RND型外排泵的高表达、rpsJ基因的突变及原有四环素耐药机制的进化等。

磷霉素属广谱抗菌药物，通过竞争性抑制磷酸烯醇丙酮酸合成酶阻断N-乙酰胞壁酸的形成而发挥杀菌作用。

磷霉素对革兰阴性菌和革兰阳性菌均具有广谱抗菌活性，且对80%的CRE有抗菌活性，特别是产KPC的肺炎克雷伯菌，包括对黏菌素和替加环素敏感性降低的菌株。磷霉素可广泛渗透至各种组织和体液中，包括肺、中枢神经系统、骨、脑脊液。磷霉素静脉制剂与多黏菌素、替加环素、碳青霉烯类及氨基糖苷类联合治疗CRE所致的各种感染（包括血流感染、脑膜炎、肺炎、腹膜炎、糖尿病足部感染等），总体有效率＞80%；对于耐多黏菌素的CRE感染病例，磷霉素治疗有效率仍高达60%。磷霉素耐受性良好，约5%的病人发生恶心、呕吐、腹泻或皮疹。但是，磷霉素治疗CRE的最佳剂量尚不明确，病人潜在的免疫抑制状态或其他多种因素可能导致治疗失败。

CRE对氨基糖苷类具有一定的敏感性。一项队列研究表明氨基糖苷类治疗CRE感染的微生物清除率为88%，高于多黏菌素（64%）和替加环素（43%）。但是，氨基糖苷类对CRE体外耐药率差异较大，庆大霉素为35%～62.7%，阿米卡星为16%～82.3%，妥布霉素为61%～98%。且此类药物治疗剂量与中毒剂量接近，即使优化给药方案，体内疗效仍然有限，从而限制了此类药物的使用。新的氨基糖苷类药物Plazomicin有望与碳青霉烯或替加环素联用治疗CRE所致的感染，但对于产NDM的CRE无效。由于抗菌作用机制差异，推荐氨基糖苷类与替加环素、多黏菌素及碳青霉烯类等联用治疗CRE感染。

对临床CRE感染病人进行系统性回顾分析发现：单药治疗时病死率分别为40.1%（碳青霉烯类）、41.1%（替加环素）、42.8%（多黏菌素），而非治疗组的死亡率为46.1%；联合治疗的病死率分别为30.7%（不含碳青霉烯类）和18.8%（含碳青霉烯类）。基于这些数据，碳青霉烯类药物（如美罗培南）联合多黏菌素、替加环素或庆大霉素经常被用于侵袭性CRE感染的联合治疗。也有研究显示，当产KPC肺炎克雷伯菌开始对多黏菌素耐药但对庆大霉素仍敏感时，使用庆大霉素与其他抗生素联合治疗可降低相关病死率。

目前，不少具有抗CRE活性的新药正在不断研发。头孢他啶-阿维巴坦（ceftazidime-avibactam）已于2015年在美国被批准用于治疗成人复杂性腹腔感染及复杂性尿路感染，目前已有关于头孢他啶-阿维巴坦成功治疗产KPC、ESBL、AmpC及OXA-48的肠杆菌科细菌感染的报道，但头孢他啶-阿维巴坦耐药菌株也已经在美国出现。除此之外，目前处于临床研发阶段的新型抗CRE抗菌药物包括氨曲南/阿维巴坦、美罗培南/vaborbactam、亚胺培南/西司他丁-relebactam、plazomicin、eravacycline和cefderocol。鉴于头孢他啶-阿维巴坦、美罗培南/vaborbactam和亚胺培南/西司他丁-relebactam对金属酶没有活性，但其通常对丝氨酸型碳青霉烯酶具有活性，临床亟需区分丝氨酸（A类和D类酶，包括KPC-2型、OXA-48型等）和金属酶（NDM型、

VIM型和IMP型）为酶活性中心的碳青霉烯酶。氨曲南/阿维巴坦可能对产金属类β-内酰胺酶的菌株（如产NDM的CRE）感染有效，但仍需进一步积累数据。

Vabomere已于2017年8月获美国FDA批准，用于18岁及18岁以上成年病人复杂性尿路感染和急性肾盂肾炎的治疗。Vabomere是由美罗培南（meropenem）和vaborbactam组成的固定剂量组合复方抗生素产品。Vaborbactam是一种β-内酰胺酶抑制剂，该组分本身没有任何抗菌活性，但可以保护美罗培南不受某些丝氨酸β-内酰胺酶的降解，比如KPC，同时不会降低美罗培南的活性。

阿维巴坦和Relebactam（MK-7655）是二氮杂双环辛烷抑制剂，与酶长效可逆性共价结合，具有广谱抗β-内酰胺酶活性，包括A类（超广谱β内酰胺酶和KPC）和C类（AmpC酶）。针对亚胺培南（imipenem）耐药的革兰阴性菌株在联合应用Relebactam时将会变得对亚胺培南更加敏感。2014年Relebactam（MK-7655）正式进入FDA快速审批通道。该注射液可用于尿路感染、复杂腹腔感染和院内细菌性肺炎。同时获得合格传染病产品（QIDP）认证。该组合疗法的RESTORE-IMI 1研究结果在第28届欧洲临床微生物学和传染病大会（ECCMID）2018会议上发布。与亚胺培南/西司他丁方案相比，该组合方案可以有效治疗亚胺培南非敏感性细菌感染（主要终点），此外在治疗中还具有较低的肾毒性（次要终点）。

Plazomicin是以西索米星（sisomicin）为原料的一种新型氨基糖苷类抗生素，可以抵抗大部分氨基糖苷类修饰酶。Plazomicin开发用于治疗多重耐药革兰阴性肠杆菌科细菌导致的严重感染，包括对碳青霉烯类抗生素耐药的肠杆菌科细菌导致的血液感染具有积极的治疗作用，同时对复杂尿路感染或急性肾盂肾炎具有潜在的长期临床治疗益处。

Eravacycline是一种新型的全合成四环素类抗菌药物，主要针对革兰阴性菌，包括CRE，其抗菌谱与替加环素相似，但体外抗菌活性、药动学及耐受性均好于替加环素。

Cefiderocol（头孢地尔）是一种新型带有儿茶酚结构的含铁头孢菌素，具有独特的穿透革兰阴性菌细胞膜的作用机制：Cefiderocol与三价铁结合，并通过细菌铁转运蛋白，通过细胞膜外膜被积极地转运至细菌细胞内。这种特洛伊木马策略允许Cefiderocol在细菌细胞周质中达到更高的浓度，结合受体并抑制细菌细胞壁的合成。该药对CRE具有体外抗菌活性，包括产KPC和MBL酶肠杆菌科细菌。这些新型抗CRE药物在不久的将来有望改变侵袭性CRE感染的治疗方案。

参考文献

Bowers JR, Kitchel B, Driebe EM, et al.Genomic analysis of the emergence and rapid global dissemination of the clonal group 258 Klebsiella pneumoniae pandemic.PLoS One, 2015, 10（7）: e133727.

Bradford PA, Bratu S, Urban C, et al.Emergence of carbapenem-resistant Klebsiella species possessing the class A carbapenem-hydrolyzing KPC-2 and inhibitor-resistant TEM-30 beta-lactamases in New York city.Clin Infect Dis, 2004, 39（1）: 55-60.

Bratu S, Landman D, Haag R, et al.Rapid spread of carbapenem-resistant Klebsiella pneumoniae in New York City: a new threat to our antibiotic armamentarium.Arch Intern Med, 2005, 165（12）: 1430-1435.

Diene SM, Rolain JM.Carbapenemase genes and genetic platforms in Gram-negative bacilli: Enterobateriaceae, Pseudomonas and Acinetobacter species.Clin Microbiol Infect, 2014, 20（9）: 831-838.

Duin DV, Doi Y.The global epidemiology of carbapenemase-producing Enterobacteriaceae.Virulence, 2016, 13（3）: 3-8.

Friedman ND, Carmeli Y, Walton AL, et al.Carbapenem-resistant Enterobacteriaceae: a strategic roadmap for infection control.Infect Control Hosp Epidemiol, 2017, 38（5）: 580-594.

Guh AY, Bulens SN, Mu Y, Jacob JT, Reno J, Scott J, Wilson LE, Vaeth E, Lynfield R, Shaw KM, et al.Epidemiology of carbapenem-resistant Enterobacteriaceae in 7 US communities, 2012-2013.JAMA 2015; 314: 1479-1487.

Iovleva A, Doi Y.Carbapenem-resistant Enterobacteriaceae. Clin Lab Med, 2017, 37（2）: 303-315.

Ito H, Arakawa Y, Ohsuka S, et al.Plasmid-mediated dissemination of the metallo-beta-lactamase gene blaIMP among clinically isolated strains of Serratia marcescens. Antimicrob Agents Chemother, 1995, 39（4）: 824-829.

Lauretti L, Riccio ML, Mazzariol A, et al.Cloning and characterization of blaVIM, a new integron-borne metallo-beta-lactamase gene from a Pseudomonas aeruginosa clinical isolate.Antimicrob Agents Chemother, 1999, 43（7）: 1584-1590.

Logan LK, Weinstein RA.The epidemiology of carbapenem-resistant Enterobacteriaceae: the impact and evolution of a global menace.J Infect Dis.2017; 15; 215（suppl_1）: S28-S36.

Lyman M, Walters M, Lonsway D, et al.Notes from the field: carbapenem-resistant Enterobacteriaceae producing OXA-48-like carbapenemases--United States, 2010-2015.MMWR Morb Mortal Wkly Rep, 2015, 64（47）: 1315-1316.

Munoz-Price LS, Poirel L, Bonomo RA, et al.Clinical epidemiology of the global expansion of Klebsiella pneumoniae carbapenemases.Lancet Infect Dis, 2013, 13（9）: 785-796.

Nordmann P, Naas T, Poirel L.Global spread of carbapenemase-producing Enterobacteriaceae.Emerg Infect Dis, 2011, 17（10）: 1791-1798.

Perez F, Bonomo RA.Evidence to improve the treatment of infections caused by carbapenem-resistant Gram-negative bacteria.Lancet Infect Dis.2018; 18（4）：358-360.

Pitout J D, Nordmann P, Poirel L.Carbapenemase-producing Klebsiella pneumoniae, a key pathogen set for global nosocomial dominance.Antimicrob Agents Chemother, 2015, 59（10）：5873-5884.

Poirel L, Heritier C, Tolun V, et al.Emergence of oxacillinase-mediated resistance to imipenem in Klebsiella pneumoniae. Antimicrob Agents Chemother, 2004, 48（1）：15-22.

Poirel L, Potron A, Nordmann P.OXA-48-like carbapenemases: the phantom menace.J Antimicrob Chemother, 2012, 67（7）：1597-1606.

Robert FP, Alaric WD, Gautam D.The rapid spread of carbapenem-resistant Enterobacteriaceae.Drug Resist Updat.2016; 29: 30-46.

Rodríguez-Baño J, Gutiérrez-Gutiérrez B, Machuca I, Pascual A.Treatment of Infections Caused by Extended-Spectrum-Beta-Lactamase-, AmpC-, and Carbapenemase-Producing Enterobacteriaceae.Clin Microbiol Rev.2018; 14; 31（2）.pii: e00079-17.

Satlin MJ, Kubin CJ, Blumenthal JS, et al.Comparative effectiveness of aminoglycosides, polymyxin B, and tigecycline for clearance of carbapenem-resistant Klebsiella pneumoniae from urine.Antimicrob Agents Chemother, 2011, 55（12）：5893-5899.

Tijet N, Patel SN, Melano RG.Detection of carbapenemase activity in Enterobacteriaceae: comparison of the carbapenem inactivation method versus the Carba NP test.J Antimicrob Chemother, 2016, 71（1）：274-276.

Tzouvelekis LS, Markogiannakis A, Piperaki E, et al.Treating infections caused by carbapenemase-producing Enterobacteriaceae.Clin Microbiol Infect, 2014, 20（9）：862-872.

Yigit H, Queenan AM, Anderson GJ, et al.Novel carbapenem-hydrolyzing beta-lactamase, KPC-1, from a carbapenem-resistant strain of Klebsiella pneumoniae.Antimicrob Agents Chemother, 2001, 45（4）：1151-1161.

第二节　埃希菌属

埃希菌属（*escherichia*）隶属于细菌界，变形菌门，γ-变形菌纲，肠杆菌目，肠杆菌科，包括6个种，即大肠埃希菌（Escherichia coli, E.coli）、蟑螂埃希菌（E.blattae）、弗格森埃希菌（E.fergusonii）、赫尔曼埃希菌（E.hermannii）、伤口埃希菌（E.vulneris）和阿尔伯蒂埃希菌（E.albertii）。埃希菌属DNA G＋C含量为48～59mol%，模式菌种为大肠埃希菌。大肠埃希菌（俗称大肠杆菌）1885年由德国细菌学家Theodor Escherich首先发现，临床最常见，是人类和动物肠道正常菌群。

一、微生物学特点

1.形态与染色　大肠埃希菌为革兰阴性短杆菌（图4-2-1, 图4-2-2），有周鞭毛，能运动（大肠埃希菌不活泼株除外）。有菌毛、荚膜及微荚膜。

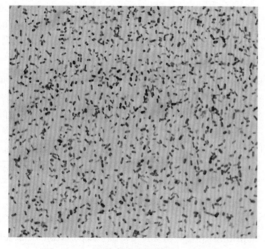

图4-2-1　纯培养（革兰染色×1000）

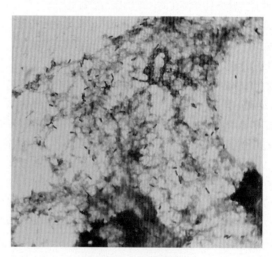

图4-2-2　血培养涂片

2.培养特性　大肠埃希菌营养要求不高，多数在普通营养肉汤中呈浑浊生长。血琼脂上平板上35℃培养18～24小时呈圆形、稍凸、边缘整齐、灰白色、不透明的光滑型菌落（图4-2-3），少数菌株产生β-溶血环，少数呈黏液型菌落（图4-2-4）或较大、扁平、皱起的粗糙型菌落。在肠道选择性培养基上能发酵乳糖产酸，菌落的颜色依培养基指示剂不同而异。在麦康凯琼脂平板中的胆盐对其有抑制作用，耐受菌株能生长并形成不透明、粉红色菌落（图4-2-5），部分形成中间黄色、周围红色菌落，部分不发酵乳糖的菌株呈无色菌落（图4-2-6）。在伊红亚甲蓝琼脂平板上，由于发酵乳糖，菌落呈蓝紫色并有金属光泽。在中国蓝琼脂平板上菌落呈蓝色，不活跃菌株使培养基变红色。在SS平板上若生长，菌落呈红-粉红色，或中央红-粉红色，周围无色。在XLD琼脂平板上为不透明、黄色菌落。在HE琼脂平板上菌落呈黄色。

部分大肠埃希菌可见大小两种菌落（图4-2-7），依据纯分离及传代可见大菌落源于小菌落，后者菌落细小而生长较为缓慢（图4-2-8），说明该类大肠埃希菌株存在着典型的菌落变异。根据原始接种的培养基及大、小菌落分别传代生长情况，小菌落传代得到少量的大菌落（图4-2-9，图4-2-10），而大菌落继续传代菌落性状稳定，说明其中的大菌落只是小菌落返祖的结果。

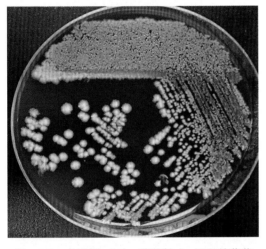

图4-2-3　血平板，灰白、菌落较大、湿润的菌落

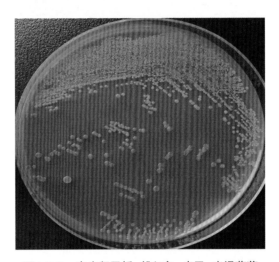

图4-2-5　麦康凯平板，桃红色，扁平，光滑菌落

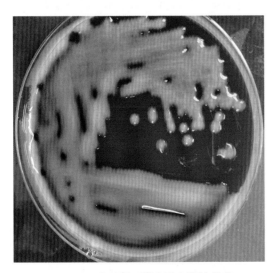

图4-2-4　血平板，黏液型大肠埃希菌

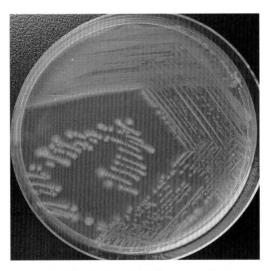

图4-2-6　麦康凯平板，半透明，扁平，不利用乳糖的菌株

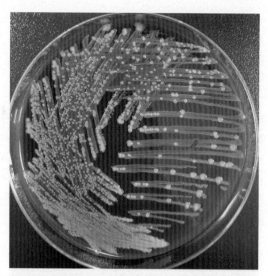

图4-2-7　血平板,大小两种菌落

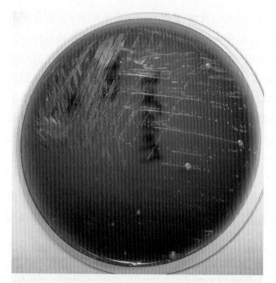

图4-2-9　血平板　小菌落(侏儒型)大肠埃希菌培养24小时,可见个别返祖的大菌落

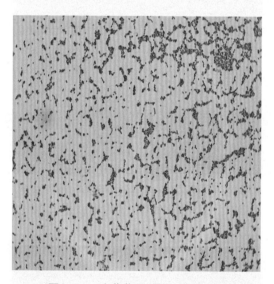

图4-2-8　小菌落显微镜下菌体形态

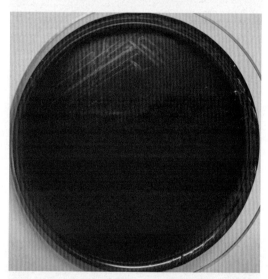

图4-2-10　麦康凯平板,小菌落大肠埃希菌培养24小时有微弱生长,菌落生长受抑制

3.生化反应　埃希菌属为氧化酶阴性的兼性厌氧菌,生化反应能发酵葡萄糖等多种糖类,产酸并产气。所有埃希菌菌株能发酵D-葡萄糖,多数大肠埃希菌可发酵乳糖,可与沙门菌、志贺菌等区别。大多数阿尔伯蒂埃希菌、蟑螂埃希菌(不运动)、弗格森埃希菌和伤口埃希菌迟缓发酵或不发酵乳糖。缺乏动力、不发酵木糖、不发酵乳糖和产生β-D-葡萄糖醛酸苷酶被认为是阿尔伯蒂埃希菌常见生化特性。弗格森埃希菌阿拉伯醇、侧金盏花醇(＋)、乳糖、棉子糖、山梨醇(－),可与大肠埃希菌区别。

4.血清分型　大肠埃希菌的抗原由菌体抗原(O)、表面抗原(K)和鞭毛抗原(H)3种构成。现已知有181种O抗原、103种K抗原和56种H抗原。一个菌株的抗原类型由特殊的O、K和H抗原的代码表示,其血清型别的方式是按O:K:H排列。大肠埃希菌的O和H抗原稳定,具有可靠的菌株特征。

O抗原成分为细胞壁上的糖、类脂和蛋白质复合物,也是细菌的内毒素,热稳定性较强,高压蒸汽处理2小时不被破坏。某些型别O抗原与腹泻和泌尿系统感染密切相关。O抗原刺激机体主要产生IgM类抗体。检测O抗原时,凝集试验必须采用加热煮沸过的菌体,以避免因K抗原和H抗原的存在而造成的不凝集现象。O抗原凝集相对较慢,呈颗粒状。

H抗原位于鞭毛上,成分为蛋白质,加热和用酒精处理,可使H抗原变性或丧失。H抗原刺激机体主要产生IgG类抗体,与其他肠道菌基本无交叉反应。H抗原的凝集出现较快,呈絮状。一般认为H抗原与致病性无关,因此一般不需要进行H抗原的鉴定。

K抗原位于O抗原外层,是细胞外部的荚膜或表面物质,又称包膜抗原,与细菌的侵袭力有关。根据温度对凝集性、抗原性的效应以及细菌菌株与抗体的结合能力的不同影响,可将K抗原分为A、B、L三型。一个菌株一般只含一个型别的K抗原。致病性大肠埃希菌的抗原主要为B抗原,少数为L抗原,B抗原与L抗原均可在煮沸后被破坏,A抗原耐热性强,可耐受煮沸1小时而不被破坏。

5.鉴别 按照现代物种的遗传学定义,判定种的关键依据就是DNA-DNA杂交分析和全基因组序列分析。两个菌株之间DNA-DNA杂交实验>70%,即认为是同一个种。按全基因组分析的不同参数设计和分要方法,>95%的平均核苷酸一致性(average nucleotide identity, ANI)和>69%保守DNA(conserved DNA)的菌株被认为是同一个种。除鲍氏志贺菌血清型13型外,志贺菌属细菌的表型与大肠埃希菌相似,属于相同的种。志贺菌有4个亚群,A亚群为痢疾志贺菌,B亚群为福氏志贺菌,C亚群为鲍氏志贺菌,D亚群为宋内志贺菌。志贺菌可被定义为是大肠埃希菌不产气的生物型。志贺菌之所以没有更名,很大程度上是由于医学需要,因为志贺菌属名的应用与其引起的疾病-志贺菌病(细菌性痢疾,主要表现为血性腹泻)是对应的。大肠埃希菌O157: H7与痢疾志贺菌的亲缘关系最接近,鲍氏志贺菌13型与阿尔伯蒂埃希菌的亲缘关系最接近,后者与孟加拉儿童腹泻有关。

由于大肠埃希菌和志贺菌在基因角度上是同一个种,其16S rRNA基因全长仅1~2个碱基的差别,甚至全部一致,所以,16S rRNA基因测序只能鉴定到大肠埃希菌-志贺菌群,进一步的鉴定必须依赖生化反应和血清学分型。

大肠埃希菌不活泼株(通常无动力,乳糖阴性,葡萄糖产气阴性)和志贺菌的生物学特性十分相似,除可用血清学鉴别外,也可用醋酸钠、葡萄糖胺利用试验和黏质酸盐产酸试验进行鉴别。大肠埃希菌不活泼株上述试验均阳性,而志贺菌为阴性。少数黏液样菌落的大肠埃希菌在麦康凯琼脂平板上易与肺炎克雷伯菌混淆,前者菌落呈深粉红色,后者呈浅粉红色,挑取菌落呈丝状。

二、致病机制

埃希菌属主要是侵袭力、内毒素、肠毒素(外毒素)及侵袭性酶等致病因素引起各种炎症,如胆囊炎、泌尿系感染、肺炎、新生儿脑膜炎、伤口感染、菌血症及腹泻等。

本菌的K抗原和菌毛与侵袭力有关。K抗原能抗吞噬,并能够抵抗抗体和补体的作用。菌毛能帮助细菌黏附于黏膜表面,使细菌在肠道内定植,产生毒素而引起相应症状。有侵袭力的菌株能直接侵犯肠道黏膜上皮引起炎症。

大肠埃希菌的细胞壁有内毒素活性,其毒性部位在类脂A,类脂A是脂多糖的主要毒性组分,能与机体各种细胞膜上的磷脂发生相互作用,故能对多种细胞产生效应,具有多种生物学活性。脂多糖为含糖和脂质的化合物,在组成上糖的分量多于脂,故名。脂多糖由3部分组成(类脂A、核心多糖、O抗原),是革兰阴性细菌外膜的一种主要成

分。其脂酰链嵌入于细菌的外膜,其糖链暴露于细菌的表面,并具有抗原性(通常称为O抗原)。脂多糖是细菌内毒素的主要成分,只有当细菌死亡溶解或用人工方法破坏菌细胞后才释放出来,所以称为内毒素。内毒素位于细胞壁的最外层、覆盖于细胞壁的黏肽上,耐热而稳定,抗原性弱。不同革兰阴性细菌的脂质A结构基本相似,内毒素的毒性作用较弱,具有相似的病理生理作用,可引起发热、微循环障碍、内毒素休克及弥散性血管内凝血等。

大肠埃希菌产生两种肠毒素:一种是不耐热肠毒素(heat labile enterotoxin, LT),加热65℃、30分钟即被破坏;另一种是耐热肠毒素(heat stable enterotoxin, ST),100℃、20分钟仍不被破坏。ST有两个亚型,即STI和STⅡ。STI能溶于甲醇,可在乳鼠和乳猪小肠中引起肠积水;STⅡ不溶于甲醇,在乳鼠小肠内没有表现出生物活性,而是在断奶乳猪及家兔小肠内引起肠积水。细菌附着于肠黏膜上生长繁殖并产生肠毒素,活化肠壁细胞的腺苷环化酶,当胞内环磷腺苷(cAMP)水平升高时,可促进小肠肠液分泌亢进(LT),而ST毒素引起的肠液分泌亢进是环磷鸟苷(cGMP)介导。同时肠毒素亦能损伤周围血管的上皮,引起腹泻,排出大量水样便,临床上类似霍乱样疾病。

大肠埃希菌的毒力因子与大肠埃希菌的致病性密切相关,其存在与否和毒力大小决定大肠埃希菌所致疾病的类型、严重程度,甚至影响预后。

三、流行病学

大肠埃希菌天然存在于人和温血动物肠道末端,是所有哺乳动物大肠中的正常寄生菌,约占肠道细菌总数的1%。其在婴儿出生数小时内就定植在胃肠道,随后成为人结肠微生物的主要兼性厌氧菌,并与宿主形成共生关系。大肠埃希菌一方面能合成维生素B及维生素K供机体吸收利用,另一方面能抑制腐败菌及病原菌和真菌的过度增殖。然而,在宿主身体虚弱或免疫抑制的情况下,或因为创伤或外科手术,当它们离开肠道的寄生部位,进入到机体其他部位时,即使共生的、非致病的大肠埃希菌也能引起感染发病。大肠埃希菌常见的传播途径为摄入被污染的食物和水、人与人的接触、与动物接触或接触污染粪便的环境或物品。尚无可信的呼吸道传播证据的报道。大肠埃希菌的感染剂量因菌株和致病类型而不同。

寄居于肠道中的大肠埃希菌不断随粪便排出,可污染周围环境、水源、饮料及食品。样品中检出此菌愈多,表示被粪便污染愈严重,也间接表明可能有肠道致病菌污染。卫生细菌学一般将大肠菌群、粪链球菌、产气荚膜杆菌、铜绿假单胞菌、金黄色葡萄球菌等作为粪便污染指示菌,其中以大肠菌群指数(亦称大肠埃希菌指数)最常使用。大肠菌群指数是指每100ml(g)样品中的大肠菌群数。大肠菌群并非细菌学分类命名,而是卫生细菌领域的用语,系指

在37℃ 24小时内发酵乳糖产酸产气需氧和兼性厌氧的肠道杆菌，包括埃希菌属、枸橼酸杆菌属、克雷伯菌属及肠杆菌属等。我国卫生标准规定，大肠菌群数在每升饮水中不得超过3个；每100ml瓶装水、果汁中不得超过5个。

目前已经从多种人类临床标本中（粪便、尿痰、血液、脊髓液、腹膜透析液和创伤标本）分离出弗格森埃希菌、赫尔曼埃希菌、伤口埃希菌和阿尔伯蒂埃希菌。从野生鸟类和家禽中也分离出了弗格森埃希菌和阿尔伯蒂埃希菌。最近发现，与哺乳动物病原体具有共同特点的伤口埃希菌在豆科植物中能快速繁殖，这使得植物作为临床重要细菌的传播载体变得更有可能。此外，从新生儿肠道喂养管中同时发现伤口埃希菌和其他肠杆菌科细菌，表明这些设备可能是新生儿感染重要的危险因素。蟑螂埃希菌天然存在于蟑螂的后肠，尚未发现其可以引起人类疾病。

大肠埃希菌是临床分离最多，能引起人体各部位感染的最常见病原菌。CHINET细菌耐药性监测结果显示，10年间大肠埃希菌主要分离自住院病人（75.5%），其菌株主要来源于尿液（49.8%），其次是呼吸道（15.8%）和血液（9.9%）标本。产ESBLs菌株的检出率基本稳定，由2006年51.7%至2014年的55.8%。对阿米卡星的耐药率下降显著，由11.9%降至4.0%。然而，对头孢噻肟和头孢他啶的耐药率却明显上升：分别由52.2%上升至63.2%和由14.9%上升至30.9%。对哌拉西林/他唑巴坦、头孢哌酮/舒巴坦和环丙沙星的耐药率分别由6.2%下降至3.4%、由9.0%下降至5.4%以及由68.0%下降至58.9%。对亚胺培南、美罗培南的耐药率则基本在1.0%和2.2%左右浮动，提示碳青霉烯类药物仍可以作为治疗由产ESBLs菌株所致重症感染时的首选经验药物之一。

2016年全国细菌耐药监测报告显示，大肠埃希菌在革兰阴性菌仍最常见，占29.8%。大肠埃希菌对第三代头孢菌素的耐药率全国平均为56.6%，较2015年下降了2.4%；对碳青霉烯类药物的耐药率全国平均为1.5%，较2015年下降了0.4%；对喹诺酮类药物的耐药率全国平均为52.9%，较2015年下降0.6%。

四、临床表现

在某些条件下，大肠埃希菌可以成为条件致病菌，比如有异物的存在（如导尿管）、宿主损伤或正常无菌部位的破损引起了粪便或高浓度混合菌的侵入。根据病原性大肠埃希菌在肠道内外是否会导致疾病，将其大致分为两类：肠外致病性大肠埃希菌和肠内（或致泻性）大肠埃希菌。

肠外致病性大肠埃希菌存在多种毒力基因，产生黏附素、保护素、毒素等毒力因子，引起肠道外疾病。主要引起尿路感染，还可引起胆囊炎、新生儿脑膜炎、医院获得性肺炎、菌血症、脓毒症等。常见于腹腔内脓肿、肠穿孔继发腹膜炎、肠道手术后继发感染或大面积灼伤创面感染。

大肠埃希菌约占社区获得性肺炎的4%和住院病人肺炎的5%~20%，最常见于糖尿病病人。典型病史是突然发热、寒战、呼吸困难、胸痛，有慢性疾病者可有咳痰。

根据致病特点，肠外致病性大肠埃希菌包含至少两种公认的致病群或致病型。①尿道致病性大肠埃希菌（uropathogeulo E.coli, UPEC）：引起泌尿系统感染的菌群具有独特的毒力因子和血清型O抗原，75%的泌尿系感染由6种O抗原群引起。在流行病学上与尿道解剖结构正常人群的膀胱炎和急性肾盂肾炎有关。②脑膜炎/脓毒症相关大肠埃希菌（MNEC）：MNEC是引起新生儿脑膜炎最常见的革兰阴性菌，具有高发病率和高病死率。该致病群具有独特的O抗原，80%是K1抗原。引起脑膜炎的大肠埃希菌为血源性传播，当血液中细菌浓度超过10^3CFU/ml时，与脑膜炎的发生显著相关。进入血液后，这些细菌通过膜结合空泡侵入脑微血管内皮细胞。在这些空泡中，细菌控制细胞内运输，避免溶酶体融合，以便有机会进入中枢神经系统，而不造成血-脑屏障明显的损坏。

致泻性大肠埃希菌是一类能引起人体以腹泻症状为主的大肠埃希菌，可经过污染食物引起人类发病。常见的致泻性大肠埃希菌主要包括肠致病性大肠埃希菌（Enteropathogenic E.coli, EPEC）、肠侵袭性大肠埃希菌（Enteroinvasive E.coli, EIEC）、产肠毒素大肠埃希菌（Eterotoxigenic E.coli, ETEC）、产志贺毒素大肠埃希菌（包括肠出血性大肠埃希菌，EHEC）和肠聚集性大肠埃希菌（Enteroaggregative E.coli, EAEC）。不同的致泻性大肠埃希菌引起的中毒，症状各不相同。EPEC是在世界范围内引起幼畜和婴儿腹泻的一类重要的病原菌，其主要特征是能在感染家畜和婴儿的肠上皮细胞或在组织培养细胞表面形成特征性的组织病理学损伤，这种损伤称为黏附与脱落（attaching and effacing, A/E），其病理学变化是细菌与肠上皮细胞紧密黏附，肠微绒毛消失，并使细菌黏附部位的肠上皮细胞骨架发生改变，丝状肌动蛋白聚集等。引起的中毒主要症状是发热、不适、呕吐、腹泻、粪便中有大量黏液但无血，约20%病人有呼吸道症状，感染的症状通常比较严重。EIEC可侵入结肠黏膜上皮细胞，致病机制类似志贺菌，导致水样便，但很少有血便。ETEC引起霍乱样肠毒素腹泻（水样泻），产生热不稳定的大肠埃希菌肠毒素（LT）和（或）热稳定的大肠埃希菌肠毒素（ST），是发展中国家，尤其是幼儿腹泻的重要病因，也是旅行者腹泻的常见原因。产志贺毒素大肠埃希菌（Shiga toxin-producing E.coli, STEC）临床特征为严重的腹痛、痉挛，反复出血性腹泻，伴发热、呕吐等，严重者可发展为急性肾衰竭。其中O157：H7可引起出血性大肠炎和溶血性尿毒综合征（HUS）。EHEC和EPEC在肠道引起的组织病理学变化完全一样，都是引起A/E损伤，因此将这几类大肠杆菌称作A/E大肠埃希菌（A/E E.coli, AEEC）。EAEC引起的中毒症状, 成年人表现为中度腹泻, 病程1~2天; 婴幼儿多表现为2周以上的持续性腹泻。大肠埃希菌的感染剂量因菌株和致病类型而不同, 感染剂量范围从10~100 (大肠埃希菌O157: H7) 到10^8或更多 (ETEC)。

除大肠埃希菌外, 对其他埃希菌的致病性知之甚少。阿尔伯蒂埃希菌是一种新出现的人类和鸟类的致泻性病原菌, 可引起人类的散发感染和食物中毒。该菌在病人、健康人群、多种鸟类、生鸡肉、鸡内脏、多种水源中均分离到。最初由Albert于1991年从孟加拉腹泻儿童的粪便中分离, 被鉴定为蜂房哈夫尼菌, 通过生化表型特征、16S rDNA序列和DNA杂交分析, 2003年Huys等将此类蜂房哈夫尼菌命名为埃希菌属的一个新种。此菌含有肠上皮细胞脱落位点 (locus of enterocyte effacement, LEE) 毒力岛 (pathogenicity island), 该毒力岛也存在于EPEC和EHEC中。毒力岛是细菌染色体上编码毒力相关基因的特殊区域, 是在细菌学领域对致病性细菌致病机制的研究中出现的一个新概念, 是某些致病性细菌在进化过程中适应环境的变化而获得的毒力基因。人LEE毒力岛中的基因主要编码细菌外膜蛋白紧密黏附素 (intimin)、紧密黏附素转位受体 (Tir)、一个III型分泌系统 (Esc或Sep)、分泌蛋白 (Esp) 及调节蛋白 (Ler)。紧密黏附素由eae基因编码, 是一种具有30多种亚型的高度多态性蛋白, 介导细菌与肠上皮细胞的紧密黏附。而且阿尔伯蒂埃希菌包含的紧密黏附素亚型在大肠埃希菌中很少发现。紧密黏附素、细胞致死性膨胀毒素 (cytolethal distending toxin, CDT) 已经作为阿尔伯蒂埃希菌公认的毒力因子被报道。它被确定为2011年5月底日本秋田县一家餐馆22例胃肠炎暴发的病原体。阿尔伯蒂经常携带紧密黏附素基因, 导致其被错误地识别为EPEC或EHEC。阿尔伯蒂埃希菌亦可携带与轻微临床症状相关的志贺毒素$2F$基因 (stx2f)。

弗格森埃希菌最初被命名为enteric group 10, 于1985年被Farmer等归入埃希菌属, 可引起人和动物菌血症、尿路感染、伤口感染和腹泻等。2005年Herrez等报道了1例经尸检、组织学检查证实的弗格森埃希菌所致鸵鸟坏死性盲肠炎, 且坏死区标本培养仅有弗格森埃希菌生长。2006年Fegan等证实从温血动物的肠内容物、常规筛检牛肉中可检出弗格森埃希菌。2008年Savini等从1例患有急性膀胱炎的52岁女性病人中分离出该菌的多重耐药菌株。2010年Hariharan等从腹泻山羊的粪便中分离出弗格森埃希菌, 并从尸体内脏如肠、肺、肝和肾脏培养出相同菌株。有力证实了弗格森埃希菌的致病作用。

赫尔曼埃希菌由Brenner等1982年首先报道, 类似大肠埃希菌的生物群, 可产生黄色色素, 与大肠埃希菌的相关性仅为35%~45%, 最初被命名为enteric group 11, 1984年归入埃希菌属。赫尔曼埃希菌主要从伤口 (50%)、痰 (25%) 和粪便 (20%) 样本中分离, 可作为条件致病菌而非主要的病原体引起侵入性感染, 因为该菌多从含有大量其他致病菌的混合感染中分离出来。Kaewpoowat等2013年报道了第1例赫尔曼埃希菌作为唯一的病原体导致的导管相关血流感染。该例为63岁男性糖尿病肾病病人, 行血液透析1年, 发热和嗜睡1周入院。入院第3天, 在被移除中心静脉导管顶端的培养物中长出革兰阴性杆菌, 并带有黄色菌落色素沉淀, 最终被鉴定为赫尔曼埃希菌。Sedlock等回顾了文献报道的9例赫尔曼埃希菌感染病例, 其中4例发生在免疫受损病人, 2例与外伤或药物注射有关, 2例与中心静脉导管有关, 只有1例无可识别的危险因素。综上所述, 生物膜形成可能是赫尔曼埃希菌所致导管相关血液感染病人的主要致病原因。在治疗赫尔曼埃希菌感染的过程中, 除抗菌治疗外, 需考虑导管清除的重要性。

五、影像学表现

大肠埃希菌肺部感染影像学表现通常与支气管肺炎相同, 即双肺多发灶性实变影。实变影呈小叶、亚段或段性分布, 可为片状或弥散性 (图4-2-11)。少见表现包括伴或不伴叶间裂膨出的叶性实变或多发性小叶中心结节影。通常累及多个肺叶, 下叶为主。空洞不常见, 胸腔积液常见。血源性播散亦不少见 (图4-2-12~图4-2-14)。

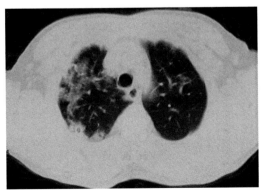
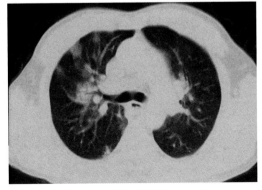

图4-2-11　男, 53岁。腹泻3天, 发热、喘息、胸闷1天。既往有肾结石病史。2次血培养为大肠埃希菌。双肺多发斑片影, 右肺上叶为主

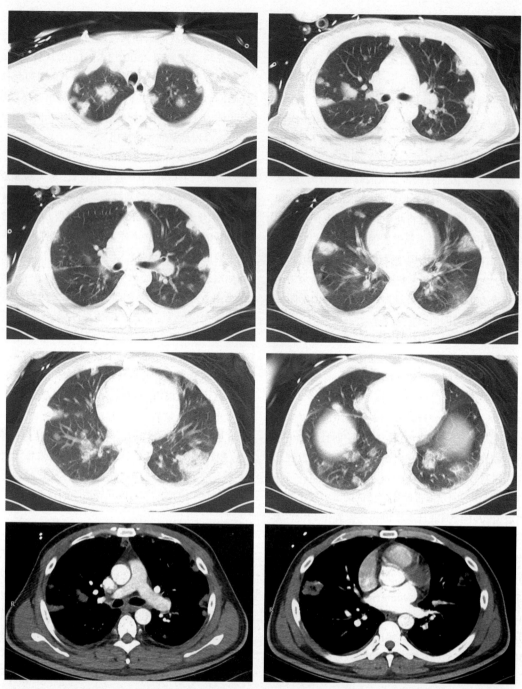

图4-2-12　男，33岁。口干、多饮、多尿、体重下降半年，憋喘5天，加重4小时。肾结石术后7个月，7天前行痔手术，术后发热。随机血糖21.7mmol/L；降钙素原6.98ng/ml；白蛋白21.3g/L。双肺多发结节、空洞、楔形影，胸膜下分布为主，双侧少量胸腔积液（2018-10-20）

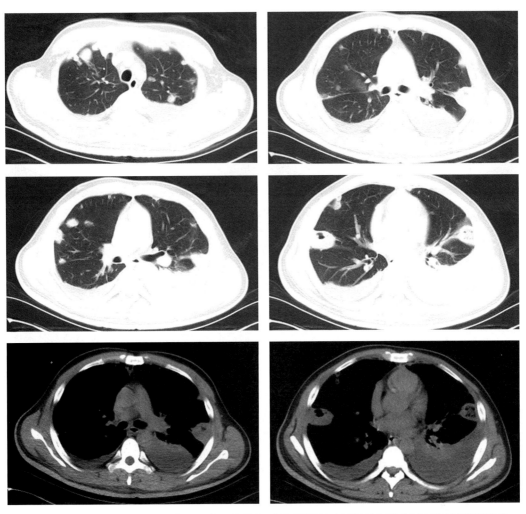

图4-2-13 入院后痰培养和血培养均见大肠埃希菌，给予亚胺培南西司他丁治疗8天后病变有所吸收，
　　　　　双侧胸腔积液较前吸收（2018-10-28）

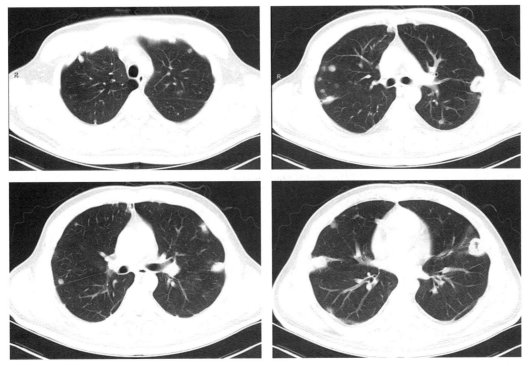

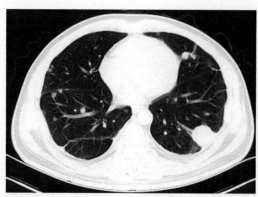
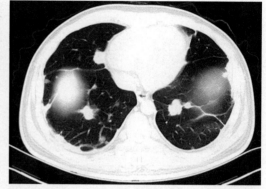

图4-2-14 继续治疗10天病变吸收，胸腔积液明显减少，改用头孢哌酮/舒巴坦继续治疗5天，好转出院
（2018-11-07）

（济宁市第一人民医院呼吸科 付 甜 提供）

六、耐药机制

大肠埃希菌对克林霉素、达托霉素、夫西地酸、糖肽类抗生素（万古霉素、替考拉宁）、利奈唑胺、奎奴普丁/达福普汀、利福平和大环内酯类抗生素（红霉素，克拉霉素）等天然耐药，对β-内酰胺类无天然耐药。

大肠埃希菌的耐药机制主要为产生水解酶或钝化酶水解或修饰抗菌药物而使药物失活；改变抗菌药物的作用靶位；细菌细胞膜通透性改变（如孔蛋白减少、生物膜的形成）减少了药物的摄取和吸收；细菌主动外排功能的增强使抗生素在菌体内达不到有效杀菌浓度及质粒介导的耐药性等。

1. 对β-内酰胺类抗菌药物的耐药机制 产生β-内酰胺酶是临床上革兰阴性菌对β-内酰胺类抗菌药物耐药的重要机制。目前，有两种公认的β-内酰胺酶分类方法。一种是Ambler分子生物学分类，该分类是基于蛋白质同源性，即氨基酸序列相似性特征。根据保守与可变区氨基酸的结构，将β-内酰胺酶分为四大类（A、B、C和D），其中，A类的β-内酰胺酶又被称为丝氨酸β-内酰胺酶，B类β-内酰胺酶被称为金属酶。另一种是Bush-Jacoby功能学分类（以前称为Bush-Medeiros-Jacoby分类），是按照酶的功能（酶作用底物、等电点和抑制剂类型）的相似度进行分类，包括4个主要的组和多个亚组。大肠埃希菌对β-内酰胺类抗生素耐药的机制主要是产超广谱β-内酰胺酶（extended-spectrum β-lactamase, ESBLs）、AmpC酶和碳青霉烯酶。

（1）ESBLs：大肠埃希菌对β-内酰胺类抗生素耐药主要是由ESBLs引起的。ESBLs是指由质粒介导的能赋予细菌水解青霉素类、头孢菌素类（主要为第三代头孢菌素）和单环β-内酰胺抗生素的一类β-内酰胺酶。通常不水解头霉素类（头孢西丁、头孢美唑等）和碳青霉烯类（亚胺培南、美罗培南等）。其活性可被克拉维酸、舒巴坦、他唑巴坦、艾维巴坦等β-内酰胺酶抑制剂所抑制。大多数ESBLs属于

Ambler分类中的A类β-内酰胺酶和Bush分类中的2be和2d组β-内酰胺酶。2be的含义是这些酶是来自2b组的广谱β-内酰胺酶（如TEM-1、TEM-2和SHV-1等），且这些β-内酰胺酶的水解底物谱有所扩大（extended, e），为超广谱。普通2b组酶可水解青霉素和氨苄西林，并可低水平水解羧苄青霉素或头孢菌素，但不能够水解广谱头孢菌素和氨曲南。根据基因同源性不同，主要包括TEM、SHV、CTX-M、OXA和PER、VEB、GES、TLA、BES、SFO等型。

TEM型β-内酰胺酶是1965年在希腊雅典一位名为Temoniera的病人的血培养大肠埃希菌分离株中发现的，因此简称TEM。TEM-1能水解青霉素、羧苄青霉素、苯唑西林和头霉素，而对广谱头孢菌素类抗生素基本没有水解活性。该酶还是脑膜炎奈瑟菌和流感嗜血杆菌对青霉素及氨苄西林耐药的主要原因。TEM-2是第一个从TEM-1衍生出的酶，与TEM-1具有相同的水解底物谱，其不同点在于TEM-2具有活性更高的启动子和更高的等电点。TEM-13和TEM-1、TEM-2一样，也有类似的水解底物谱。TEM-1、TEM-2和TEM-13不属于ESBLs。1984年，在法国的肺炎克雷伯菌中发现了一种新的质粒介导β-内酰胺酶，最先被命名为CTX-1，其含义来自它可水解头孢噻肟的能力。后来序列分析发现它和TEM-2仅有两个氨基酸残基的差异，因此重新命名为TEM-3。TEM-3并非第一个发现的TEM型ESBLs。1982年，英国利物浦发现了一株头孢他啶耐药的产酸克雷伯菌，菌株携带一个定位在质粒上的耐药基因，现在已命名为TEM-12。有意思的是，分离出这个菌株的新生儿病房原本就发生了产TEM-1产酸克雷伯菌的暴发，而头孢他啶则被用来治疗感染病人，但同一个病房后续分离的产酸克雷伯菌出现了TEM型的ESBLs，说明广谱头孢菌素类药物使用造成的选择性压力导致了ESBLs的进化和出现。至今已有超过217种TEM型β-内酰胺酶被发现，其中大部分属于ESBLs。已发现多个TEM型β-内酰胺酶对β-内酰

胺酶抑制剂亲和力下降，除极少数外，对β-内酰胺酶抑制剂不敏感的TEM型酶对广谱头孢菌素的水解活性往往也很低，一般不归入ESBLs中。然而，已有突变的TEM型β-内酰胺酶被发现可保持水解第三代头孢菌素的能力，同时表现对抑制剂也耐药。这些基因型被称为复杂TEM突变型（CMT），包括CMT-1到CMT-4。另外，一种新的TEM型酶（TEM-AQ）在意大利被发现，这种酶同时携带一个氨基酸残基的缺失和多个氨基酸残基的突变。

SHV（sulfhydryl variable）是"去巯基"的英文缩写，意思是指该酶可以水解β-内酰胺类抗生素的巯基，即SHV型ESBLs的水解活性具有依赖底物，并随底物的改变而改变的特点。SHV-1是一种对青霉素类和窄谱头孢菌素有活性的β-内酰胺酶，1974年在瑞典首次被报道。TEM-1是大肠埃希菌中最常见的质粒介导β-内酰胺酶，而SHV-1则多发现于肺炎克雷伯菌。SHV型ESBLs是1983年在德国首次从耐头孢噻肟的肺炎克雷伯菌臭鼻亚种中分离得到的SHV-2。SHV-2与SHV-1相比，仅是在238位点的甘氨酸被丝氨酸取代（Gly-238-Ser突变），这使得SHV-2具有超广谱的特性，能作用的底物范围大大增加，并对第三代头孢菌素有水解作用。SHV-2自发现后迅速传播，约15年后已经在所有大陆发现了携带该酶的细菌，这可能与这段时期第三代头孢菌素的广泛使用而对细菌引起的选择压力有关。SHV型ESBLs均由SHV-1型广谱β-内酰胺酶的编码基因发生点突变后衍生而来，在氨基酸序列上常表现为酶蛋白结构中1~4个氨基酸点突变，引起底物谱的扩大从而导致细菌对新型β-内酰胺类抗生素耐药，并且具有快速转导耐药基团的能力。这些基因型已经在大多数肠杆菌科细菌、铜绿假单胞菌和不动杆菌中广泛流行，并已有医院感染暴发的报道。

CTX-M型ESBLs1989年由Bauernfeind等在德国慕尼黑被首次报道，来自一株对头孢噻肟（cefotaxime，CTX）耐药的大肠埃希菌，因对头孢噻肟和头孢曲松的水解能力高于头孢他啶，又称头孢噻肟酶，是目前流行最广泛的ESBLs，主要分布于大肠埃希菌和肺炎克雷伯菌。产CTX-M的大肠埃希菌通常分离于病人的尿路感染。CTX-M型ESBLs水解活性可被β-内酰胺酶抑制剂抑制，其中，他唑巴坦抑制效用最强，其次为克拉维酸和舒巴坦。大多数产CTX-M型β-内酰胺酶的菌株通常呈现对头孢噻肟的高耐药性（MIC>64μg/ml），而头孢他啶的MIC则通常处于敏感的范围（2~8μg/ml）。然而，一些CTX-M的变种也可以水解头孢他啶，MIC可高达256μg/ml，而氨曲南的MIC则视菌株情况有所不同。

OXA型ESBLs不同于SHV和TEM型ESBLs，其分类依据是表型分类而不是基因分型，所以某些OXA基因的序列只有20%的同源性。但某些OXA基因也存在一定的同源性，比如OXA-11、OXA-14、OXA-16、OXA-17是直接在OXA-10型基因上经过氨基酸的突变而来的，主要集

中在两个氨基酸位点的突变：Ser73Asp及Gly157Asp的突变，尤其是Gly157Asp的突变对头孢他啶的高水平耐药是必需的。与SHV和TEM型ESBLs主要分布在大肠埃希菌、肺炎克雷伯菌及其他肠杆菌科细菌中不同，OXA型ESBLs主要分布于铜绿假单胞菌中。大多数OXA型β-内酰胺酶并不能显著水解广谱头孢菌素，因此并不归为ESBLs。然而，OXA-10可较弱程度地水解头孢噻肟、头孢曲松和氨曲南，使大多数携带该基因的细菌对这些抗生素的敏感性降低。在大肠埃希菌中，OXA型ESBLs对氧亚氨基头孢菌素（包括第三、四代头孢菌素）呈低水平耐药，但是将其导入到铜绿假单胞菌中则呈现出高水平耐药。OXA型ESBLs最初是在土耳其安卡拉一间医院中的铜绿假单胞菌分离株中被发现。随后在法国，一种OXA-10的衍生亚型OXA-28也从铜绿假单胞菌分离获得。另外，同样在法国的铜绿假单胞菌中还发现了两种新型的ESBLs OXA-18和衍生自OXA-13的OXA-19。OXA型β-内酰胺酶的演变与窄谱的SHV和TEM β-内酰胺酶有许多相似之处，不过对OXA型ESBLs的地理分布和流行病学的资料仍然相当缺乏。

PER型ESBLs与已知的TEM和SHV型的相似性只有25%~27%的同源性。PER-1可高效水解青霉素类和头孢菌素类抗生素，但对克拉维酸抑制剂敏感。PER-1型ESBLs首先分离自土耳其病人的铜绿假单胞菌中，后来在伤寒沙门菌和不动杆菌中也有发现。PER-1型β-内酰胺酶是土耳其流行的主要基因型，高达46%的不动杆菌和11%的铜绿假单胞菌分离株携带PER-1。虽然产PER-1的细菌分离株主要见于土耳其，意大利也发生过产PER-1铜绿假单胞菌的暴发，而且感染的病人并无与土耳其有关的接触。同时产PER-1和碳青霉烯酶VIM-2的铜绿假单胞菌已经在意大利出现，这些酶的共同存在使细菌可抵抗所有的β-内酰胺类抗生素。另外，产PER-1的奇异变形杆菌和粪产碱杆菌也已在意大利被发现，产PER-1的铜绿假单胞菌也开始在法国和比利时流行。在亚洲，韩国也出现了产PER-1的不动杆菌的流行。PER-2型来自阿根廷病人的伤寒沙门菌的临床分离株中，与PER-1的氨基酸有86%同源性。PER-2型已在伤寒沙门菌、大肠埃希菌、肺炎克雷伯菌、奇异变形杆菌和O1群埃尔托型霍乱弧菌中分离得到，其流行暂时只在南美国家中发现。

近年有不少A类的质粒介导ESBLs（如VEB、BES和GES等）被发现，多数定位在整合子中，它们不是任何已知的β-内酰胺酶简单点突变产物，具有显著地理分布的多样性，同时，也有一些新的染色体编码ESBLs被发现。VEB-1最早从一个在法国住院的越南婴儿的大肠埃希菌临床分离株中发现，是首个发现位于整合子的A类β-内酰胺酶。VEB-1型ESBLs的氨基酸序列与PER-1和PER-2的同源性最高，为38%。它对头孢他啶、头孢噻肟和氨曲南表现为高水平耐药，其活性可被克拉维酸所抑制。已发现编码VEB-1型ESBLs基因的耐药质粒，且该质粒也编码对非

β-内酰胺类抗生素的耐药性。CME-1从一株脑膜炎败血性金黄杆菌中检出。TLA-1在一名墨西哥病人感染的大肠埃希菌中发现。PER-2、VEB-1、CME-1和TLA-1型ESBLs之间有一定的相关性，但也只有40%～50%的同源性。

基因编码的ESBLs通常位于接合质粒上（如bla_{TEM}、bla_{SHV}），也可在整合子结构中发现（如bla_{CTX}、bla_{GES}或bla_{VEB-1}）。ESBLs可通过接合、转化或转导等形式使耐药基因在同种属甚至不同种属细菌间播散；产ESBLs菌株往往由于存在不同的可移动遗传元件，如质粒、转座子或通过不同的交互元件组合演化生成的整合子和（或）遗传结构，通常对其他抗生素耐药，如氨基糖苷类、四环素类、氯霉素、磺胺类或喹诺酮类药物等，给临床治疗带来众多问题。

（2）AmpC酶：AmpC酶是一种作用于头孢菌素、且不被克拉维酸所抑制的β-内酰胺酶，故又称为头孢菌素酶。AmpC酶属于C类酶（Bush分类中的1组），能水解除四代头孢菌素和碳青霉烯类以外的其他所有β-内酰胺类抗生素。1940年首次在大肠埃希菌中报道了第一个可水解青霉素的细菌酶，该酶即为一种AmpC型β-内酰胺酶，不过当时并没有如此命名。1965年，瑞典的研究者对大肠埃希菌中青霉素耐药的的遗传机制进行了全面研究，发现了可逐步增强耐药性的突变基因，称为AmpA和AmpB，后来又发现了进一步的突变基因AmpC。质粒介导的AmpC型β-内酰胺酶在1989年首次被报道，之后，在肺炎克雷伯菌、大肠埃希菌、产气肠杆菌和沙门菌属临床菌株中被报道。这些酶包括MIR-1、CMY-1、CMY-2、MOX-1、FOX-1、FOX-2、FOX-3、LAT-1、LAT-2、BIL-1和ACT-1等。CMY-2型AmpC酶在地域上分布最广，并在大肠埃希菌和其他肠杆菌科细菌中都有发现。

（3）碳青霉烯酶：碳青霉烯酶是指所有能水解亚胺培南或美罗培南等碳青霉烯类药物的一类β-内酰胺酶，分别属于Ambler分子分类中的A类、B类、D类酶。A类碳青霉烯酶为丝氨酸酶，其作用机制是利用活性位点丝氨酸残基灭活β-内酰胺类抗生素。B类碳青霉烯酶又称金属β-内酰胺酶，简称金属酶，属Bush分类3组，可由染色体、质粒或转座子介导。其作用机制依赖于活性部位的锌离子和β-内酰胺类药物之间的相互作用。目前在大肠埃希菌属已经发现的B类碳青霉烯酶有IMP、VIM、NDM 3种。D类碳青霉烯酶也是一种丝氨酸蛋白酶，因其可以水解苯唑西林和氯唑西林，又称为OXA类β-内酰胺酶。D类碳青霉烯酶可被克拉维酸和他唑巴坦抑制，但克拉维酸对其抑制作用差。目前发现存在于大肠埃希菌属的OXA酶包括OXA-1、OXA-2、OXA-48等。

2.对氨基糖苷类抗生素的耐药机制　氨基糖苷类抗生素主要作用于细菌的核糖体，抑制细菌蛋白质合成，并破坏细菌细胞膜的完整性。大肠埃希菌对氨基糖苷类抗生素产生耐药主要通过氨基糖苷类钝化酶的产生、作用靶位的改变及细胞壁通透性改变或细胞内转运异常几个方面导致耐药。

氨基糖苷类钝化酶作用于特定的氨基或羟基，从而使药物发生钝化。该钝化酶由质粒和染色体所编码，通常由可移动DNA片段携带，质粒的交换和转座子的转座可使耐药基因整合至敏感菌的遗传物质上，而且这些酶的基因决定簇即使在没有明显遗传关系的细菌种群间也能传播。目前已发现的氨基糖苷类钝化酶有30多个基因型。氨基糖苷类钝化酶作用于抗生素特定的氨基或羟基后，抗生素与细菌核糖体结合不紧密而不能进入下一阶段发挥抗菌作用，从而使细菌在抗生素存在的情况下仍能存活。不同的氨基糖苷类抗生素可为同一种酶所钝化，而同一种抗生素又可为多种酶所钝化，这是因为一种抗生素的分子结构中可能存在多个结合位点之故，所以不同地区和不同时间氨基糖苷类耐药菌的耐药机制有很大差异。

3.对喹诺酮类抗生素的耐药机制　大肠埃希菌对氟喹诺酮类药物的耐药机制主要为染色体介导和质粒介导，包括药物作用靶位的结构基因突变、细胞膜通透性或药物排泄能力有关的调控基因发生突变等。

喹诺酮类抗生素主要作用于DNA解旋酶和拓扑异构酶，细菌对喹诺酮类药物的耐药机制主要是细菌染色体基因突变，导致药物作用靶位DNA解旋酶和拓扑异构酶Ⅳ的结构和构象发生变化，使药物不能与酶和DNA复合物稳定结合。

喹诺酮类药物必须进入菌体内才会发挥抗菌作用，药物到达靶位需经细胞外膜。革兰阴性杆菌的外膜是抵御外来毒物的有效屏障，这种屏障作用与外膜的孔蛋白和脂多糖有关。细胞膜通透性改变后，如孔蛋白的缺失和突变，外膜通透性下降就会阻碍抗生素进入细菌内膜，从而导致细菌产生耐药。此外，控制细菌主动外排系统的调控基因突变导致泵系统的基因被激活，细菌外排药物的功能增强而导致耐药。

4.对磺胺类的耐药机制　二氢叶酸合成酶（dihydropteroate synthase，DHPS）和二氢叶酸还原酶（dihydrofolate reductase，DHFR）是细菌叶酸生物合成途径中重要的酶。磺胺可与化学结构相似的对氨基苯甲酸竞争二氢叶酸合成酶，使二氢叶酸合成减少，甲氧苄氨嘧啶则与二氢叶酸还原酶相互作用，使四氢叶酸的生成受阻，抑制细菌的生长繁殖。临床上甲氧苄氨嘧啶与磺胺的联合应用可使细菌的叶酸代谢双重受阻，增强抗菌作用。自1968年两种药物广泛联用以来，到20世纪70年代中期，在临床上相继出现了耐药现象，细菌编码二氢叶酸合成酶的耐药基因有3种，sul1、sul2和sul3。甲氧苄氨嘧啶耐药基因（dfr）目前已检测到30多种，这两类基因大多位于Ⅰ类整合子上。dfr基因可分为1型和2型或dfrA和dfrB。临床分离的大肠埃希菌多携带有sul1、dfrA1、dfrA17基因。

七、治疗

对大肠埃希菌有效的抗生素包括青霉素类（氨苄西林）、β-内酰胺酶抑制剂复合制剂（阿莫西林/克拉维酸、氨苄西林/舒巴坦、头孢哌酮/舒巴坦、替卡西林/克拉维酸或哌拉西林/他唑巴坦）、第三和第四代头孢菌素（头孢噻肟、头孢曲松、头孢他啶、头孢吡肟）、单环β-内酰胺类（氨曲南）、头霉素类（头孢西丁或头孢美唑）、碳青霉烯类（厄他培南、亚胺培南和美罗培南）、氨基糖苷类、氟喹诺酮类、磺胺类、氯霉素类、多黏菌素类（多黏菌素E或多黏菌素B）、四环素类（多西环素、米诺环素）、甘氨酰环素类（替加环素）和磷霉素。

CLSI建议，肠杆菌科常规药敏试验应包括氨苄西林、头孢唑林（仅限于MIC）、庆大霉素和妥布霉素。头孢唑林结果可以预报非复杂性的泌尿系统感染的大肠埃希菌、肺炎克雷伯菌和奇异变形杆菌对口服头孢拉定、头孢地尼、头孢克罗、头孢丙烯、头孢泊肟、头孢呋辛的敏感性。对于从泌尿道标本中分离的大肠埃希菌应检验对磷霉素和其他仅用于这类感染的药物（磺胺类）的敏感性。对于从脑脊液（CSF）分离到的大肠埃希菌和其他肠杆菌科细菌应检测和报告头孢噻肟或头孢曲松的药敏，以替代头孢唑林。对于分离于CSF的大肠埃希菌和其他肠杆菌科细菌不应常规报告以下抗菌药物：口服抗菌药物、第一代和第二代头孢菌素（除外静脉用头孢呋辛）、头霉素类药物（如头孢西丁、头孢美唑和头孢替坦）、克林霉素、大环内酯类、四环素类和氟喹诺酮类，因为这些药物不是脑脊液感染的选择药物。

对于产ESBLs大肠埃希菌诱发的血流感染，特别是哌拉西林/他唑巴坦的MIC≤ 16/4μg/ml时，β-内酰胺酶抑制剂复合制剂是替代碳青霉烯的最佳选择。产酶株和非产酶株对碳青霉烯类抗生素均保持高度的敏感性，因此，碳青霉烯类抗生素仍然是目前治疗产ESBLs大肠埃希菌感染最有效的药物，但耐碳青霉烯类抗生素的大肠埃希菌也不断出现，应当引起高度重视。对于产ESBLs大肠埃希菌诱发的重症感染可以考虑给予碳青霉烯类药物。此外，推荐通过增大药物剂量、延长输注时间及负荷剂量加维持剂量的给药方式优化药物PK/PD效应，以期获得疗效的最大化。

耐碳青霉烯肠杆菌科细菌（CRE）是当前最受关注的耐药威胁。由CRE菌株引起的感染时，可根据药敏试验结果联合选用氨基糖苷类抗菌药物和其他抗菌药物如黏菌素或替加环素。

参考文献

虞春华,丁岚,柯慧,等.大肠埃希菌耐药机制的研究进展.实验与检验医学,2017,35(2):215-218.

Albert MJ, Alam K, Islam M, et al.Hafnia alvei, a probable cause of diarrhea in humans.Infect Immun, 1991, 59(4): 1507-1513.

Bhattacharjee A, Sen MR, Anupurba S, et al.Detection of OXA-2 group extended-spectrum-β-lactamase-producing clinical isolates of Escherichia coli from India.J Antimicrob Chemother, 2007, 60(3): 703-704.

Bopaka RG, El Khattabi W, Janah H, et al.Bronchiectasis: a bacteriological profile.Pan Afr Med J, 2015, 22: 378.

Clinical and Laboratory Standards Institute(CLSI).Performance standards for antimicrobial disk and dilution susce-ptibility tests for bacteria isolated from animals. ThirdEdition, 2008.

de Lastours V, Chopin D, Jacquier H, et al.Prospective Cohort Study of the Relative Abundance of Extended-Spectrum-Beta-Lactamase-Producing Escherichia coli in the Gut of Patients Admitted to Hospitals.Antimicrob.Agents Chemother, 2016, 60(11): 6941-6944.

Fegan N, Barlow RS, Gobjus KS.Escherich ia coli O157 somaticantigen is present in an isolate of E.fergusonii.Curr Microbiol, 2006, 52(6): 482-486.

Han JH, Nachamkin I, Tolomeo P, et al.Temporal changes in resistance mechanisms in colonizing Escherichia coli isolates with reduced susceptibility to fluoroquinolones. Diagn Micr Infec Dis, 2013, 76: 491-496.

Honore N, Marchal C, Cole S.Novel mutation in 16srRNA associated with streptomycin dependence in Mycobacterium tuberculosis, Antimicrob Agents Chemoher, 1995, 39: 769-770.

Huys G, Cnockaert M, Janda JM, et al.Escherichia albertii sp.nov., a diarrhoeagenic species isolated from stool specimens of Bangladeshi children.Int J Syst Evol Microbiol, 2003, 53(3): 807-810.

Kaewpoowat Q, Permpalung N, Sentochnik DE.Emerging Escherichia pathogen.J Clin Microbiol, 2013, 51(8): 2785-2786.

Li R, Helbig L, Fu J, et al.Expressing cytotoxic compounds in Escherichia coli Nissle 1917 for tumor-targeting therapy.Res Microbiol, 2018.

Llano-Sotelo B, Azucena EF Jr, Kotra LP, et al.Aminoglycosides modified by resistance enzymes display diminished binding to the bacterial ribosomal aminoacyl tRNA site.Chem Biol, 2002, 9(4): 455-463.

Ooka T, Tokuoka E, Furukawa M, et al.Human gastroenteritis outbreak associated with Escherichia albertii, Japan.Emerg Infect Dis, 2013, 19(1): 144-146.

Patterson JE, Hardin TC, Kelly CA, et al.Association of antibiotic utilization measures and control of multiple-drug resistance in Klebsiella pneumoniae.Infect Control Hosp Epidemiol, 2000, 21(4): 455-458.

Sanders CC, Barry AL, Waashington JA, et al.Detection of extended-spectrum-β-lactamase-producing members of the family Enterobacteriaceae with the Vitek ESBL test.J Clin Microbiol, 1996, 34（12）: 2997-3001.

Savini V, Catavitello C, Talia M, et al.Multidrug-resistant Escherichia fergusonii: a case of acute cystitis.J Clin Microbiol, 2008, 46（4）: 1551-1552.

Sedlock C, Tokarczyk M, Sternlieb M, et al.PICC-associated infection with Escherichia hermannii: A case report and review of the literature.IDCases, 2018, 13: 4.

Sridhar RN, Basavarappa KG, Krishna GL.Detection of extended spectrum beta-lactamase from clinical isolates in Davangere.Indian J Pathol Microbiol, 2008, 51（4）: 497-499.

Stritzker J, Weibel S, Hill PJ, et al.Tumor-specific colonization, tissue distribution, and gene induction by probiotic Escherichia coli Nissle 1917 in live mice.Int J Med Microbiol, 2007, 297（3）: 151-162.

Swidsinski A, Khilkin M, Kerjaschki D, et a1.Association between intraepithelial Escherichia coli and colorectal cancer.Gastroenterology, 1998, 115: 281-286.

Thomson KS, Sanders CC.Detection of extended-spectrum β-lactases in members of the family Enterobactenaceae: Comparison of thedouble-disk and three dimensional test. Antimicrob Agents Chemother, 1992, 36（9）: 1877-1882.

Tillotson J R, Lerner A M.Characteristics of pneumonias caused by Escherichia coli.N Engl J Med, 1967, 277: 115-122.

Yao F, Qian Y, Chen S, et al.Incidence of extended-spectrum beta-lactamases and characterization of integrons in extended-spectrum beta-lactamase-producing Klebsiella pneumoniae isolated in Shantou, China.Acta Biochimica et Biophysica Sinica, 2007, 39（7）: 527-532.

病例解析

1.病例1: 男，86岁。咳嗽、咳痰、喘憋1年，加重伴食欲缺乏3个月。病人1年前无明显诱因出现咳嗽、咳痰，为白黏痰，症状反复发作并逐渐加重，伴心慌和活动后气短，多次住院治疗。3个月前受凉后出现咳嗽、咳痰、憋喘，活动后明显，并出现呼吸困难、口唇发绀，伴腹胀、上腹部灼热不适，时有恶心、呕吐，反复住院治疗。15天前上述症状加重，门诊治疗疗效差，于2017-02-19入院治疗。既往有胃大部切除术12年。风湿性关节炎病史11年。

【诊断】AECOPD、残胃炎、风湿性关节炎。

【诊断依据】老年男性，有咳、痰、喘、上腹不适症状，反复发作，多次于呼吸科、消化科住院治疗，诊断明确。查体: 口唇发绀，双肺野可闻及干、湿啰音。辅助检查: 血常规示白细胞计数 4.9×10⁹/L、中性粒细胞 0.65、血红蛋白 69g/L；C反应蛋白 10mg/L；红细胞沉降率 33mm/h；白蛋白 28.5g/L。胸部CT（2017-02-21）示双肺胸膜下斑片、实变、网格、条索影，双侧少量胸腔积液（图4-2-15）。

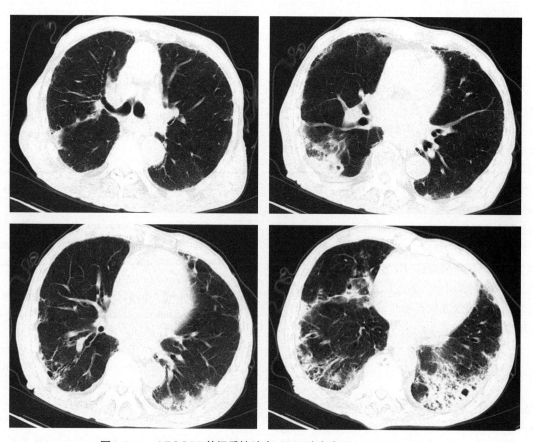

图4-2-15　AECOPD并间质性肺炎、双下肺炎表现（2017-02-21）

入院后3次痰培养查到大肠埃希菌(产ESBLs),仅对庆大霉素、阿米卡星、哌拉西林/他唑巴坦、厄他培南、亚胺培南、美罗培南敏感,对头孢西丁中介。鉴于病人反复入院,考虑院内感染可能。入院后先后给予哌拉西林/他唑巴坦、

美罗培南抗感染治疗,复查胸部CT(2017-02-28)病变较前进展(图4-2-16),但病人咳嗽、憋喘症状较前好转,治疗2周后出院。

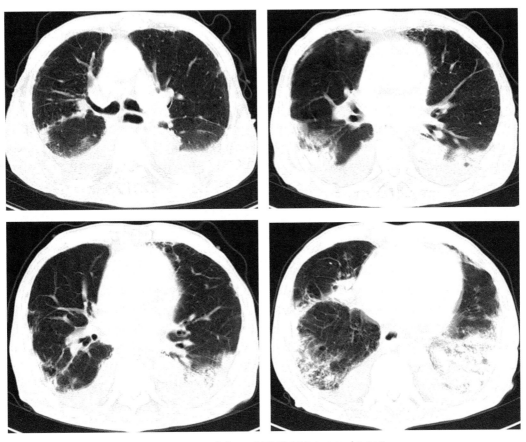

图4-2-16　双肺炎,双侧胸腔积液(2017-02-28)

【分析】大肠埃希菌作为定植于人体肠道的正常菌群,对入侵的少量致病菌可起到拮抗作用,能维持肠道菌群的生态平衡。近年由于各种新型介入诊疗技术的广泛开展和不断应用,同时人体因长期应用抗菌药物、激素、肿瘤化疗、应用免疫抑制剂、艾滋病(AIDS)等原因导致机体免疫状态低下,大肠埃希菌可能会改换定植部位转移到病人肠道以外的组织或器官,引起内源性医院感染,亦可通过社区获得性感染或食物链传播,在不同的区域引起较为常见的感染,是引起血液和泌尿道感染的最常见的革兰阴性菌。此外,大肠埃希菌是女性生殖道最常见的肠道革兰阴性杆菌,可在阴道或子宫颈内定植,可引起孕产妇不同程度的感染,比如羊膜腔和产褥感染;还可引起新生儿感染,比如早期和晚期新生儿菌血症等。

在青霉素被广泛用来治疗感染前,细菌就已经对β-内酰胺类抗生素存在耐药性。Alexander Fleming首先于1940年发现不能被青霉素抑制的大肠埃希菌,随后证实是由于这些细菌产生的酶所致。细菌通过产生β-内酰胺

酶使得抗生素 β-内酰胺环水解从而获得耐药性。在20世纪60年代,第一次在大肠埃希菌中发现了质粒介导的β-内酰胺酶TEM-1。这些β-内酰胺酶被认为是在环境选择压力下由青霉素结合蛋白进化而来。ESBLs是基于质粒编码的耐药机制。ESBLs多产于肠杆菌科细菌,1983年在德国首次报道。因其水解底物比广谱β-内酰胺酶(TEM-1、SHV-1和TEM-2)广泛,所以称其为超广谱β-内酰胺酶。不同国家和地区ESBLs细菌的发生率有明显差异,西欧国家如英国、西班牙等产ESBLs细菌发生率较低,而亚洲范围内中国和印度等国家产ESBLs细菌的发生率较高。ESBLs主要分离自大肠埃希菌与肺炎克雷伯菌,在普罗威登斯菌属、变形杆菌属及其他肠杆菌科细菌中均发现了ESBLs。此外,在非发酵菌中如铜绿假单胞菌及鲍曼不动杆菌中也有较高的分离率。由产ESBLs的肠杆菌科细菌引起的医院和社区获得性感染不断在增加,CHINET监测数据显示,大肠埃希菌和肺炎克雷伯菌产ESBLs的比例分别维持在50%和40%左右。感染产ESBLs细菌的

危险因素主要有：侵袭性设备使用、气管插管、动静脉插管、呼吸机的使用、泌尿道插管等；环境中定植的产ESBL细菌；病人以前使用过抗菌药物，特别是第三代头孢菌素等。另外产ESBLs菌存在多重耐药和交叉耐药现象，即对氨基糖苷类、喹诺酮类、磺胺类也存在着交叉耐药性，所以临床使用抗生素一定要根据药敏试验结果分析使用。

大肠埃希菌是产ESBLs的主要菌群，产ESBLs的酶型在世界范围内已经发现数百种。尽管各地流行的ESBLs基因型存在较大差异，多数ESBLs来源于TEM-1、TEM-2和SHV-1型广谱β-内酰胺酶，是通过这些酶活性位点氨基酸的突变而来，氨基酸突变使酶的活性部位的空间结构发生了改变，从而扩大了水解底物的范围，增加了对β-内酰胺类抗生素的水解能力和亲和力，分解头孢他啶的能力要比分解头孢噻肟的能力强，主要在20世纪80和90年代发现。相比之下，CTX-M型酶是近几年在世界广泛流行的基因型，与TEM型和SHV型ESBLs具有很大差异，同源性只有39%，各基因亚型间同源性也较低，对头孢噻肟具有高水解活性，而对头孢他啶水解活性较低。从20世纪90年代发现以来，在世界各地迅速蔓延，并且成为当今世界范围流行最广的基因型。另外一些基因型流行范围较小，如OXA、PER、GES、VEB和SFO等基因型。不同地区流行的基因亚型也有差异，在欧洲国家CTX-M-15检出率最高，其次是CTX-M-14，在非洲和澳大利亚地区，CTX-M-15占大多数，在亚洲，CTX-M-14和SHV-12流行较广。

产ESBLs的大肠埃希菌在抗生素的选择压力下，成为优势菌株积累下来，最终可成为定植菌。Lohr等2013年在一家挪威的新生儿监护病房产ESBLs菌株暴发流行后，对病人和其家人进行长达3年的研究发现，有些儿童可携带产ESBLs细菌长达两年之久。Alsterlund等2012年在瑞典一家医院产ESBLs细菌暴发流行后的研究发现，有些人体内ESBLs细菌定植时限长达5年。Titelman等2014年通过对61名产ESBLs细菌感染的病人的研究发现，1年后仍有43%的人体内有产ESBLs菌株的定植。de Lastours V等对2007年5月至11月之间和2010年10月至2012年7月期间共458例（分别为260例和198例）住院病人通过直肠拭子进行产ESBLs细菌筛选。2010年至2012年期间，ESBLs定植病人数量增加了4倍（3% vs 12%），社区ESBLs定植病人数量增加了5倍。31%（10/32）病例中产ESBLs大肠埃希菌为优势菌株（相对丰度＞50%）。产ESBLs大肠埃希菌作为肠道定植菌长期存在于人体内，造成社区内广泛流行。

从大肠埃希菌耐药情况分析，碳青霉烯类仍是治疗产ESBLs大肠埃希菌感染的最佳选择。其次，ESBLs能被β-内酰胺酶抑制剂（克拉维酸、舒巴坦、他唑巴坦）所抑制，产酶菌株对酶抑制剂复方制剂的耐药率除氨苄西林/舒巴坦＞60%外，其他均＜20%，提示酶抑制剂复方制剂仍然可以作为治疗产ESBLs菌株的经验用药，在泌尿系感染中此类药物有肯定疗效。也可根据药敏试验选择头霉素类及喹诺酮类和氨基糖苷类药物。

2.病例2：女，55岁。发热、咳嗽、咳痰10余天。病人10天前无明显诱因出现发热，体温最高39℃，咳嗽，咳少量白色黏痰，偶有痰中带血，于2016-01-23入院诊治。既往有糖尿病病史5年，间断服用二甲双胍及格列吡嗪控制血糖。行胸部CT检查（图4-2-17）。

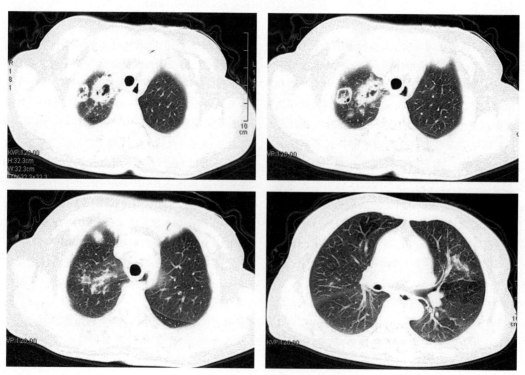

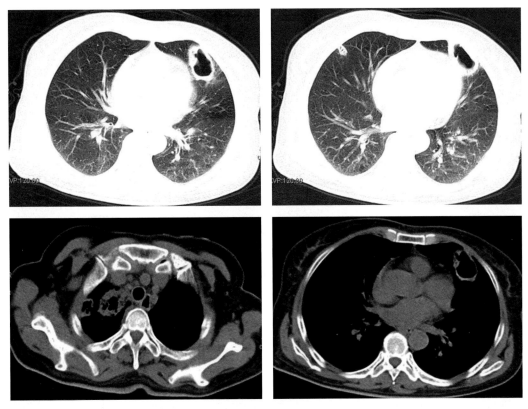

图4-2-17　胸部CT（2016-01-23）：双肺上叶、右肺中叶多发厚壁空洞影，洞壁欠光滑，双肺多发斑片影，边缘模糊，密度不均

【诊断】社区获得性肺炎。

【诊断依据】中年女性，起病急，有发热、咳嗽、痰中带血症状，双肺多发厚壁空洞和斑片影，首先考虑双肺炎并脓肿形成。鉴于病人有糖尿病病史，病变分布以小叶和胸膜下为主，首先考虑杆菌感染，特别是肠杆菌科细菌感染可能。左肺上叶空洞内见壁结节，需除外肿瘤可能。辅助检查（2016-01-23）：血常规示白细胞计数 11.42×10⁹/L、中性粒细胞 8.33×10⁹/L、血红蛋白 100g/L；降钙素原 0.588ng/ml；C反应蛋白 24.2 mg/L；生化：白蛋白25.4 g/L、血糖 12.94mmol/L。2次痰培养均为大肠埃希菌。支气管镜检查：右肺上叶支气管开口气管黏膜轻微红肿，左肺上下叶支气管开口见较多白色黏稠分泌物，于左肺舌叶及右肺上叶行BAL；BALF培养：大肠埃希菌。行CT引导下经皮穿刺左肺上叶病灶，穿刺物病理：慢性活动性炎症；穿刺物培养：大肠埃希菌。诊断考虑为大肠埃希菌肺炎并双肺脓肿形成，给予美洛西林/舒巴坦联合依替米星抗感染治疗后

未再发热，咳嗽减轻，仍偶有痰中带血，暗红色，但较前减少。2016-01-27复查降钙素原 0.045ng/ml，胸部CT（2016-01-30）示病变较前吸收（图4-2-18）。继续治疗5天后出院，口服莫西沙星及头孢类抗菌药物继续治疗，6天后复查胸部CT（2016-02-10）示病变较前好转（图4-2-19）。病人因再次出现咯血，且较前加重，偶为整口鲜血，于2016-03-08第2次入院。两次住院间期无发热，仍有咳嗽，多有痰中带血，暗红色为主。复查胸部CT（2016-03-08）示病变较前略有吸收（图4-2-20）。入院后多次痰培养无细菌生长，痰检真菌阴性，反复痰检TB菌阴性，C反应蛋白 10.39mg/L。继续抗感染治疗9天，复查胸部CT（2016-03-17）病变较前变化不明显（图4-2-21）。病人虽多次查到大肠埃希菌，但治疗2个月效果不明显，需除外肿瘤可能。再次对左肺病灶行CT引导下经皮肺穿刺，病理回报腺癌，病人拒绝治疗，自动出院，随访右肺病变逐渐吸收，左肺病变较前进展，1年后病人死亡，最终诊断为左肺腺癌并大肠埃希菌感染。

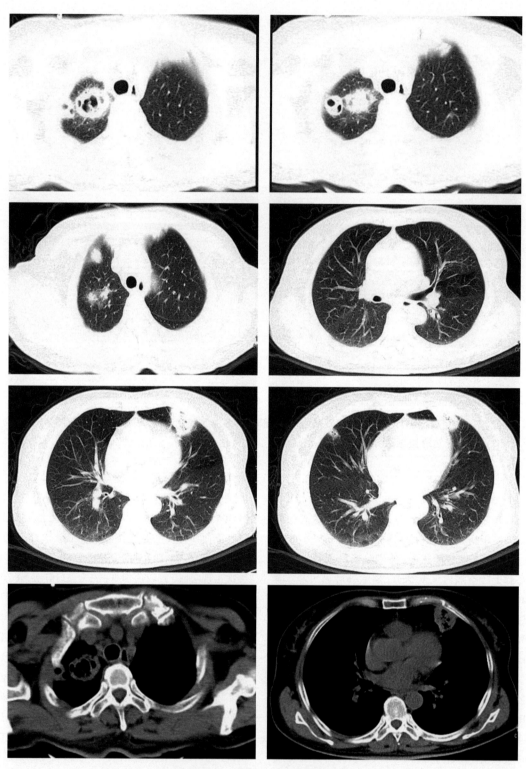

图4-2-18　双肺多发结节、空洞影,病变较前吸收(2016-01-30)

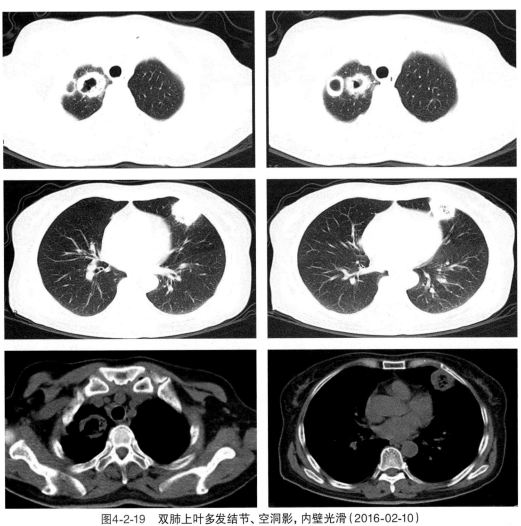

图4-2-19　双肺上叶多发结节、空洞影，内壁光滑（2016-02-10）

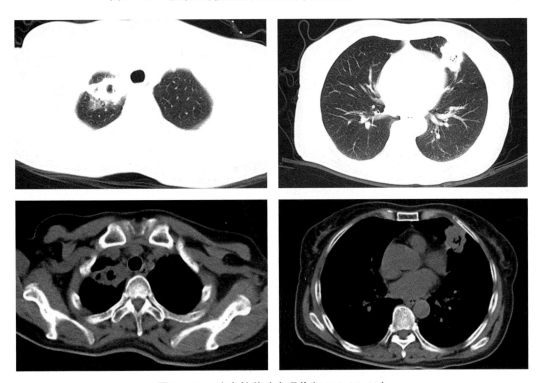

图4-2-20　病变较前略有吸收（2016-03-08）

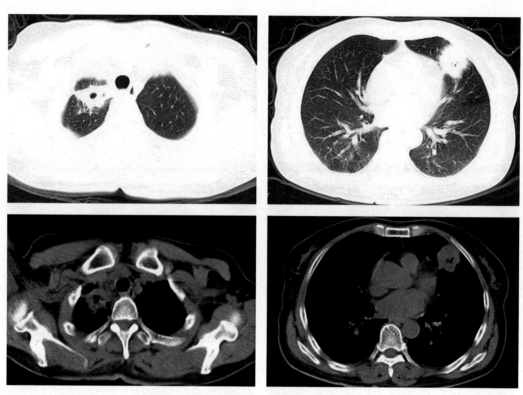

图4-2-21　病变较前无明显变化（2016-03-17）

【分析】在医院感染中，近50%的菌血症、超过70%的尿道感染和多数的肠道感染由肠杆菌科细菌引起。在临床标本中，最常检出的是大肠埃希菌、肺炎克雷伯菌。医院感染亦是恶性肿瘤病人院内感染的主要合并症，严重影响病人基础疾病的治疗和预后，是肿瘤病人死亡的主要原因之一。肿瘤病人由于免疫功能减退，放疗、化疗引起的粒细胞减少，抗感染能力下降，肿瘤本身引起的水肿、溃疡、糜烂、坏死、压迫和梗阻等亦有利于感染的发生，容易引起条件致病菌的感染，且对常用抗菌药物耐药严重。大肠埃希菌肺炎的发生可能是由于先前定植于呼吸道的菌落经上呼吸道分泌物的微吸入进入下呼吸道，从而导致肺炎的发生，特别是在有糖尿病、酒精中毒和尿路感染等潜在疾病的病人中易感。本例以多发空洞样病变为主，肺部空洞性病变多见于感染、炎症和肿瘤。肺部感染性空洞或坏死性肺炎多见于金黄色葡萄球菌和少数革兰阴性菌（克雷伯菌属、假单胞菌属和军团菌属）感染，大肠埃希菌感染相对罕见。大肠埃希菌肺炎中的厚壁空洞表现很少见，本例多次、多来源查到大肠埃希菌，大肠埃希菌感染诊断成立，但C反应蛋白、降钙素原等炎性指标升高不明显，治疗近2个月病变吸收不明显，值得临床医生警惕，再次穿刺证实为肺腺癌，充分说明了临床诊治的复杂性。

既往研究显示，肿瘤组织中的细菌数量是正常组织的数倍，细菌（特别是肠道细菌）可以聚集在病灶部位并进行定植。肿瘤组织中异常的血管和包括中性粒细胞、抗体、血清补体等组织间隙的免疫成分进入到血液中，可保

护细菌免受机体的免疫损伤，成为细菌的免疫避难所。开发特定的肿瘤定植、溶瘤菌株，特别是梭状芽胞杆菌，被认为是潜在的抗癌武器，因为这些厌氧细菌可以在实体肿瘤坏死区域进行特异性复制。最初的实验导致肿瘤消退，但仍导致动物因梭状芽胞杆菌感染而死亡。与之形成对比的是，使用基因工程细菌物种（包括致病物种的毒性减弱突变体）可以注射到小鼠肿瘤模型中而不引起疾病和（或）表达新添加的外源治疗基因。非致病性大肠埃希菌Nissle l917（E.coli Nissle 1917，EcN）是一类安全性较高的兼性厌氧益生菌，不编码任何蛋白毒素或甘露糖耐受血凝黏附素，但仍然具有脂多糖介导的内毒素活性，对实体瘤具有较强的偏好性，同时可在实体瘤内大量增殖。Stritzker等研究表明，当使用免疫功能良好和免疫功能受损的动物时，EcN在荷瘤鼠的定植和扩增方面没有显著差异。根据对定植的肿瘤组织切片的分析，该菌在很大程度上位于活组织和坏死肿瘤组织的边界区域。感染肿瘤的坏死区域似乎比未感染的肿瘤大得多。该发现可以解释免疫细胞如巨噬细胞和树突状细胞不能在肿瘤的相对缺氧区域内存活和（或）起作用。另一方面，肿瘤的坏死区域可能反映由细菌介导的溶瘤作用，这可能由于高代谢率和细菌对有效氧和代谢物的摄取所致。Swidsinsk等研究发现，在健康人群中，利用聚合酶链式反应（PCR）技术进行肠黏膜活检，只有3%的人为大肠埃希菌阳性，但在结直肠癌病人中，92%的病人均有细菌定植，其中72%的细菌是大肠埃希菌。Li等利用基因工程EcN建立肿瘤靶向治疗系统，靶向递送包括

多聚乙酰-肽的基因毒性物质（colibactin）、glidobactin和luminmide在内的细胞毒性化合物。将这些细胞毒性化合物的生物合成基因簇导入EcN中，在重组的EcN菌株中检测到相应的化合物。重组EcN在体外和体内均表现出明显的细胞毒性活性，并明显抑制肿瘤生长。该研究证实了EcN具有高效的肿瘤靶向定植能力，并证明了其作为一种新的肿瘤靶向治疗系统在细胞毒性化合物肿瘤特异性递送中的潜力。

综上所述，大肠埃希菌较易在肿瘤组织内定植且可杀灭肿瘤细胞，进而导致坏死、空洞形成，而肿瘤细胞对其内的大肠埃希菌具有保护作用，部分减少抗菌药物对大肠埃希菌的杀灭作用。故该例抗炎效果较差，影像进展较慢，肿瘤性病变由空洞向团块影转变除肿瘤本身进展外，不除外与抗菌药物对大肠埃希菌的杀灭有关。

（临沂市中心医院呼吸科　邢士刚　提供）

3.病例3：男，53岁。发热、咳嗽10余天，痰中带血1天。病人10余天前受凉后出现发热，体温最高达39℃，伴畏寒，无寒战，咳嗽，干咳为主，伴轻微喘憋，感全身乏力。在当地诊所予以青霉素类抗生素治疗6天，体温降至正常，仍有咳嗽、胸闷、憋气，行胸部CT（2015-04-27）检查示双肺上叶斑片状模糊影，左肺下叶大片状高密度影，并见空洞形成。1天前病人无明显诱因再次出现发热，体温38.2℃，在当地诊所静滴阿奇霉素1天，今晨出现痰中带鲜红色血丝，入院诊治。既往有糖尿病病史10余年，自服二甲双胍1粒每日2次，自述血糖控制尚可；有高血压病史10余年，自服马来酸依那普利10mg每日2次，自述血压控制尚可；30余年前分别因左下肢骨髓炎和右臀部化脓行手术治疗。入院查体：T 37.4℃，左下肺叩诊浊音，左下肺呼吸音减低，未闻及干、湿啰音。双侧杵状指，左下肢胫前部可见长约10cm和长约5cm平行排列的手术瘢痕，双下肢轻度凹陷性水肿。辅助检查（2015-04-30）：血常规示白细胞计数 19.74×10⁹/L、中性粒细胞17.28×10⁹/L；红细胞沉降率 61mm/h；C反应蛋白 172.00mg/L；生化：葡萄糖 16.78mmol/L。

【诊断】社区获得性肺炎。

【诊断依据】中年男性，急性起病，有发热、咳嗽、痰中带血病史，胸部CT示双肺斑片、实变、空洞影，白细胞、红细胞沉降率和C反应蛋白等炎性指标升高，社区获得性肺炎诊断明确。入院后给予替卡西林/克拉维酸钾、左氧氟沙星联合抗感染治疗3天，病人仍发热，改为亚胺培南西司他丁和莫西沙星抗感染治疗，2天后热退。辅助检查（2015-05-06）：血常示白细胞计数 11.15×10⁹/L、中性粒细胞8.68×10⁹/L；红细胞沉降率 77mm/h；C反应蛋白 6.00mg/L。病人C反应蛋白降低明显，提示治疗有效。2015-05-01和2015-05-05送检痰培养均查到大肠埃希菌（＋＋），除氨苄西林耐药外，其余均敏感；2015-05-08送检痰培养查到肺炎克雷伯菌（＋＋＋），除氨苄西林耐药外，其余均敏感。辅助检查（2015-05-12）：血常规：白细胞计数 8.9×10⁹/L、中性粒细胞0.71；红细胞沉降率59mm/h。鉴于痰培养查到大肠埃希菌和肺炎克雷伯菌，均为敏感菌株，结合病人一般状况明显改善，炎性指标均降低，停用亚胺培南和莫西沙星，改为哌拉西林/他唑巴坦联合阿米卡星治疗。复查胸部CT（2015-05-13）示左肺下叶大片实变影，内密度不均，中心为不规则低密度区，边缘模糊。右肺上叶尖段、后段、中叶外侧段、左肺上叶尖后段见散在的斑点、结节样密度增高影，边缘模糊。左侧胸腔积液。与前片比较，病变吸收，空洞闭合（图4-2-22）。继续治疗2周后（2015-05-25）停用阿米卡星，复查胸部CT（2015-05-27）示左肺下叶病灶有所吸收，范围略缩小（图4-2-23）。继续治疗2天，停用哌拉西林/他唑巴坦。鉴于病变吸收较慢，行左下肺经皮肺穿刺，肺穿刺组织中查见肉芽肿性炎，并查见肺泡上皮增生、纤维组织增生、尘细胞、淋巴细胞及浆细胞浸润。病理：肺组织呈慢性炎，伴纤维组织增生，淀粉样物质沉积，玻璃样变及小支气管扩张，局灶性肺炎改变，结合病史符合糖尿病性肺改变。

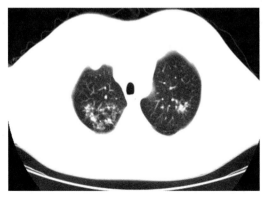

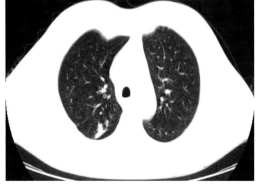

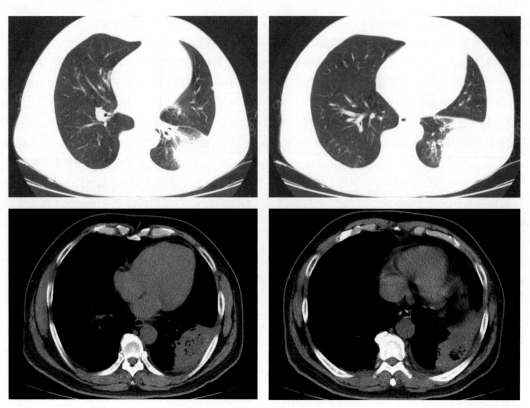

图4-2-22 左肺下叶大片实变影，内见不规则低密度区，边缘模糊。双肺散在斑点、结节样密度增高影，左侧胸腔积液（2015-05-13）

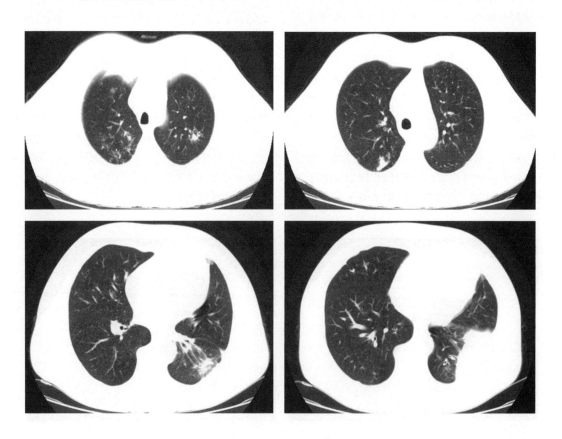

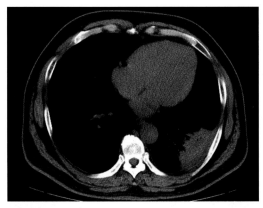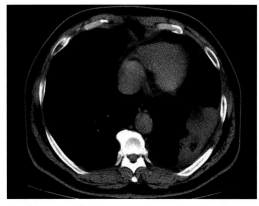

图4-2-23 病变较前吸收（2015-05-27）

【分析】病人胸部影像学示双肺多发病变，首先考虑小叶性肺炎，杆菌感染可能性大。左肺下叶实变影，内呈蜂窝样坏死表现，结合病人有糖尿病病史，肺炎克雷伯菌感染可能性更大。

在我国，肠杆菌科细菌感染近年来不断增加，已成为社区和医院感染的主要病原菌，以大肠埃希菌与肺炎克雷伯菌感染最常见。肺炎克雷伯菌感染与大肠埃希菌感染病人在性别构成上存在显著差异，肺炎克雷伯菌感染中男性较多，且多有糖尿病病史。肺炎克雷伯菌血流感染预后较差，病人30天死亡率显著高于大肠埃希菌血流感染。在感染来源方面，肺炎克雷伯菌血流感染最常见感染来源为肺部感染和腹腔内感染，而大肠埃希菌感染以胆胰感染来源最多。大肠埃希菌是社区获得性泌尿道感染的主要致病菌，而肺炎克雷伯可引起肺炎，主要发生于免疫力低下人群，同时也可引起血流感染。

大肠埃希菌和肺炎克雷伯菌已成为产ESBLs的代表菌株。ESBLs主要通过质粒在细菌之间传播，不但能水解β-内酰胺类抗生素，同时也携带氨基糖苷类、喹诺酮类和磺胺类等耐药基因，易造成多重耐药并引起细菌感染暴发流行等。大肠埃希菌对头孢菌素和喹诺酮类等常用抗菌药物的耐药率更高，这可能与大肠埃希菌产ESBLs检出率显著高于肺炎克雷伯菌有关。产ESBLs大肠埃希菌对氨曲南、复方磺胺甲噁唑、环丙沙星、莫西沙星、左氧氟沙星、庆大霉素、头孢曲松、头孢他啶、头孢吡肟、头孢唑林的耐药率均在60%以上。产ESBLs肺炎克雷伯菌除对氨苄西林高度耐药以外，对其他抗生素的耐药率均在50%以下。随着氟喹诺酮类药物在临床上的大量使用，大肠埃希菌对其耐药性迅速上升，表现为明显的交叉耐药性，因此临床医生不宜将氟喹诺酮类药物作为首选。

本例肺炎诊断明确，病变吸收缓慢考虑与病人长期有糖尿病病史，血糖控制一般，机体免疫力低下，且病变存在机化有关。

4.病例4：男，75岁。发热20余天，腹痛10天，胸痛5天。病人20天前无明显诱因出现发热，最高38.5℃，伴畏寒、寒战，轻度咳嗽，咳少量白痰，于当地诊所静滴头孢类药物（具体不详）治疗8天，效果不佳，仍有发热，且出现腹痛，疼痛剧烈，就诊于当地县医院，胸腹部CT示右侧包裹性胸腔积液。5天前出现胸痛，胸部CT检查示双肺多发斑片影，密度不均，边缘模糊，右侧胸腔大量积液，右肺下叶部分肺组织膨胀不全。于当地医院住院治疗，给予哌拉西林/他唑巴坦抗感染治疗，并置管引流，胸痛、腹痛症状明显减轻，仍有发热，于2014-11-18入院诊治。既往吸旱烟30余年，量较大。查体：T 38.3℃，右侧胸廓饱满，右下肺叩浊，右下肺呼吸音低，双肺闻及散在干、湿啰音，右肺显著。右腹部有压痛，无反跳痛，肝脾肋下未及，叩诊呈鼓音，肝肾区无叩痛，肠鸣音存在。辅助检查：血常规示白细胞计数 12.18×10^9/L、中性粒细胞 0.93；C反应蛋白 130mg/L；降钙素原6.09ng/ml；凝血：纤维蛋白原5.646g/L、D-二聚体7.84μg/ml；尿常规：尿胆原（＋＋＋）、蛋白质（＋）、微量白蛋白＞0.15g/L、白细胞22.1个/μl、红细胞41.5个/μl、上皮细胞38.4个/μl；生化：白蛋白29.5g/L、血糖 6.61mmol/L、乳酸脱氢酶308U/L、羟丁酸脱氢酶209U/L；胸腔积液常规：色黄、浑浊，白细胞无法计数，多核为主，总蛋白32.4g/L，葡萄糖0.3mmol/L，LDH 4400U/L，ADA 139U/L。T-SPOT-TB、肺炎支原体、胸腔积液抗酸染色及分枝杆菌培养均正常。次日行胸部CT检查（图4-2-24）。

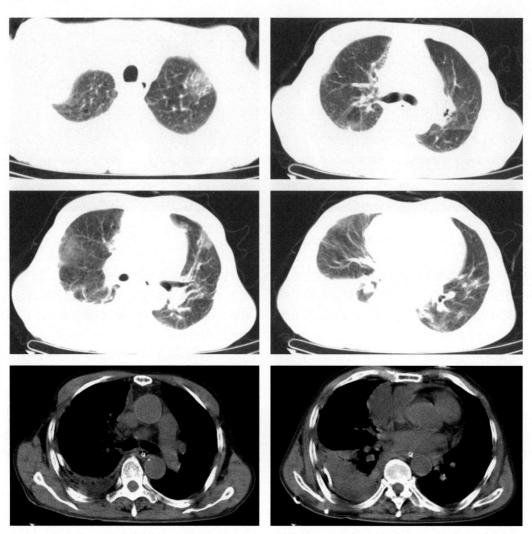

图4-2-24　双肺多发斑片影，右侧胸腔积液（2014-11-19）

【诊断】右侧脓胸。

【诊断依据】老年男性，有发热、胸腹痛病史，抗感染治疗疼痛缓解，多次胸部CT提示右侧胸腔积液，白细胞、C反应蛋白、降钙素原、D-二聚体等炎性指标升高，胸腔积液常规白细胞满视野，葡萄糖含量明显降低，LDH明显升高，脓胸诊断明确。该例降钙素原升高明显，提示为血流感染，尿常规示白细胞升高，考虑存在泌尿系统感染，结合腹痛症状，考虑肠杆菌特别是大肠埃希菌感染可能性大。给予莫西沙星0.4g 每日1次联合哌拉西林/他唑巴坦4.5g 8小时1次治疗。3天后复查：降钙素原0.79ng/ml；尿常规：尿胆原（＋＋＋）、蛋白质（＋）、微量白蛋白＞0.15g/L、白细胞正常、红细胞16.9个/μl、上皮细胞17.6个/μl。胸腔积液2次查到产ESBLs大肠埃希菌，对四环素、环丙沙星、左氧氟沙星、复方磺胺甲噁唑、庆大霉素、氨

苄西林、哌拉西林、氨苄西林/舒巴坦、头孢哌酮/舒巴坦、氨曲南、头孢吡肟、头孢唑林、头孢噻肟、头孢西丁耐药，仅对阿米卡星、哌拉西林/他唑巴坦、头孢他啶、亚胺培南及美罗培南敏感。病人病情稳定，降钙素原明显降低，但考虑到致病菌为产ESBLs大肠埃希菌，且对头孢西丁耐药，改用亚胺培南1.0g 8小时1次静脉滴注治疗。复查胸部CT（2014-12-01）示双肺斑片影较前吸收（图4-2-25）。辅助检查（2014-12-09）：血常规示白细胞计数 6.7×10⁹/L、中性粒细胞 0.66；C反应蛋白 30.1mg/L；红细胞沉降率 23mm/h；生化：白蛋白31.2g/L、血糖、乳酸脱氢酶、羟丁酸脱氢酶正常。病人病情好转，改用奥硝唑1.0 每日1次联合阿米卡星0.4 每日1次静脉滴注。1周后复查胸部CT（2014-12-16）胸腔积液较前减少（图4-2-26），好转出院。

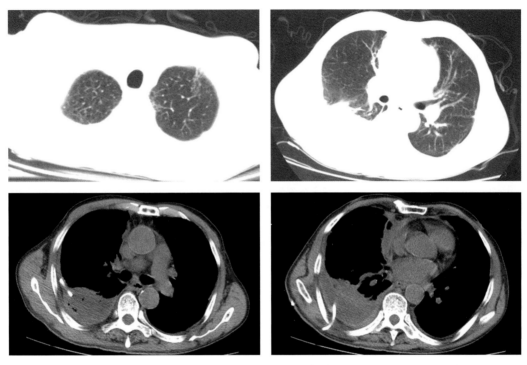

图4-2-25　双肺斑片影较前吸收，右侧胸腔积液较前无明显吸收（2014-12-01）

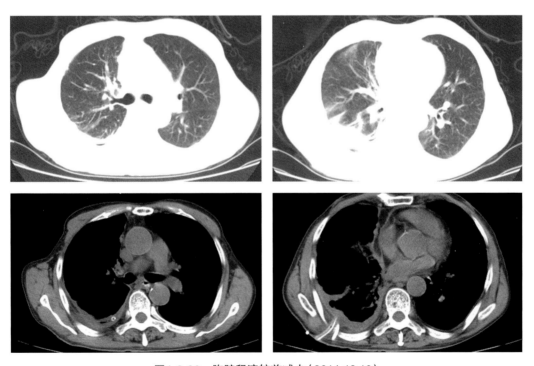

图4-2-26　胸腔积液较前减少（2014-12-16）

【分析】肺炎旁胸腔积液（parapneumonic pleural effusion，PPE）是指继发于肺炎或肺脓肿的胸腔积液，由于炎症累及胸膜所致，并排除肿瘤、结核、气胸、心力衰竭、手术等其他原因引起的胸腔积液。根据实验室检查可将PPE分为单纯性肺炎旁胸腔积液（UPPE）、复杂性肺炎旁胸腔积液（CPPE）和脓胸三类。UPPE往往通过抗生素治疗即可，CPPE多需要引流或手术治疗，而脓胸则需要长时间引流。脓胸是指病原菌入侵胸膜腔，并产生化脓性渗出物积聚于胸膜腔的感染性疾病。其特征是引流出胸腔积液呈化脓性改变。化脓脓性胸腔积液可以表现为脓性、血性、黏稠状并伴有非常高的白细胞计数（>5000/dl）。典型的化脓性胸腔积液应该有pH<7.2、糖小于10 mg/dl、乳酸

脱氢酶至少1000 IU/L。

胸膜腔感染大多数由肺部感染蔓延引起，约占脓胸的70%。胸腔置管引流等医源性感染是仅次于肺炎的原因，约占7%。主要病原菌为革兰阴性杆菌（40%，以铜绿假单胞菌和大肠埃希菌常见）、链球菌（10%）、金黄色葡萄球菌（20%）和厌氧菌，其他病原菌为结核杆菌、真菌、肺吸虫等。肺炎合并脓胸以厌氧菌和需氧菌混合感染居多，近年来由于抗菌药物的广泛应用，肺炎链球菌所致的脓胸大为减少，而革兰阴性杆菌、金黄色葡萄球菌、厌氧菌及其混合感染的比例呈增加趋势。

对年龄≥65岁的住院CAP病人，要考虑肠杆菌科细菌感染的可能。该病人年龄较大，有长期吸烟史，曾于社区医院应用头孢类药物治疗，有产ESBLs菌感染风险。入院后胸腔积液2次查到大肠埃希菌，药敏试验提示为产ESBLs大肠埃希菌，因对头孢西丁耐药，不除外产AmpC酶菌株，给予碳青霉烯类药物治疗。

1967年，在一种阴沟肠杆菌中，Hennessey首次发现了AmpC酶，该酶可分为染色体介导型和质粒介导型，质粒型通常为持续高表达，可通过复制、转化、移位等，在同（不同）种属革兰阴性菌内（间）传播，导致其大规模的暴发流行。此外，质粒型AmpC酶菌株还可同时携带有其他抗菌药物的耐药基因，常常表现为多重耐药，对青霉素类、头孢菌素（包括第一、二、三代）、头霉素类、单环类及酶抑制剂复合制剂均耐药，并且对磺胺类、四环素、氯霉素类和氨基糖苷类等抗生素亦耐药，比染色体介导的AmpC酶有更大的危害。

在革兰阴性细菌中已经发现了200多种不同类型的ESBLs，并在体外表现出不同的抗菌药敏谱。尽管所有的ESBLs都可以水解广谱头孢菌素类抗生素，但是根据所产生的酶的种类不同，水解抗菌药物的活性也不同。例如，一些TEM和SHV型ESBLs水解头孢他啶的能力强于头孢曲松，CTX-M型ESBLs对头孢曲松和头孢噻肟的水解活性比对头孢他啶更强。ESBLs不能水解碳青霉烯类，因此碳青霉烯类抗菌药物可以用于治疗产ESBLs细菌的感染。

ESBLs活性可以被克拉维酸抑制，这一特性常被用于确认ESBLs的产生。这些检测是基于头孢菌素（通常是头孢他啶、头孢噻肟）与克拉维酸共同作用后其抗菌活性比单独使用头孢菌素时增加。纸片扩散法和微量肉汤稀释法都可以用于ESBLs的确证试验。微量肉汤稀释法需要在加或不加4μg/ml的克拉维酸的情况下分别测定头孢噻肟和头孢他啶的MIC。当加入克拉维酸后抗菌药物的MIC比不加克拉维酸下降≥3个稀释度，表明ESBLs阳性。纸片扩散法是使用加或不加10μg克拉维酸的药敏纸片进行检测，在加克拉维酸后抑菌圈直径比不加克拉维酸的抑菌圈直径增加≥5mm时，表明ESBLs阳性。

另外，AmpC酶（酶的活性不能被克拉维酸所抑制）能干扰ESBLs确证试验，从而导致对头孢菌素敏感性的错误报告。加入AmpC酶的抑制药（如氯唑西林）可以提高产AmpC酶的ESBLs菌株检测敏感度。而且，在含有氯唑西林（AmpC酶抑制药）的MH琼脂上使用相同的纸片扩散法和解释标准进行ESBLs检测，可以提高具有产ESBLs和AmpC双重耐药机制的ESBLs菌株检出率。

碳青霉烯类的适应证为多重耐药且对该类药物敏感的需氧革兰阴性杆菌所致严重感染，包括肺炎克雷伯菌及大肠埃希菌等肠杆菌科细菌、铜绿假单胞菌、不动杆菌属等细菌所致血流感染、下呼吸道感染及脆弱拟杆菌等厌氧菌与需氧菌混合感染等。病情好转后改用奥硝唑联合阿米卡星继续治疗。

脓胸的诊疗过程中早期发现胸腔积液，及时抽取胸腔积液以明确是否存在脓胸最为重要。在治疗中恰当的脓液引流和早期合适的抗感染治疗是治疗成功的关键。脓胸抗菌治疗的疗程取决于微生物的敏感性、对初始治疗的反应、肺实质和胸膜受累的范围、恰当的引流以及宿主因素（如免疫状态）。

5.病例5：男，63岁。咳嗽、咳痰、喘憋40余年，加重伴右胸痛6天。病人于40年前受凉后出现咳嗽、咳痰、喘憋，抗感染治疗后缓解，多于寒冷季节或受凉感冒后发生。近10年来反复发作，3年前行胸部CT检查者诊断为"慢性支气管炎、肺气肿、支气管扩张"。6天前受凉后再次出现上述症状，咳嗽，咳黄痰，偶有痰中带血，喘憋明显，伴右胸痛，发热，体温最高达38.5℃，于2017-01-25入院诊治。既往有2型糖尿病病史3～4年，不规律口服二甲双胍片 500mg 每日1次，血糖控制在6～7mmol/L。行胸部CT检查（图4-2-27，图4-2-28）。

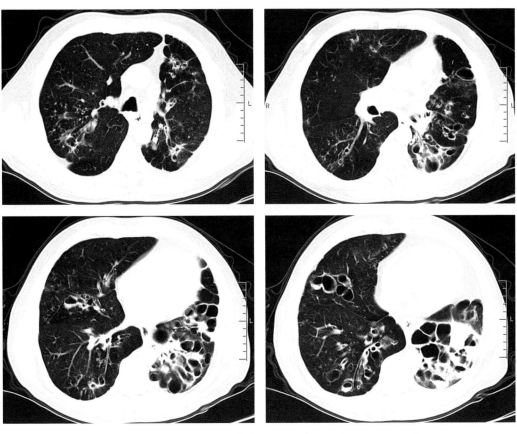

图4-2-27　支气管扩张并感染表现，左侧胸腔积液（2016-01-27）

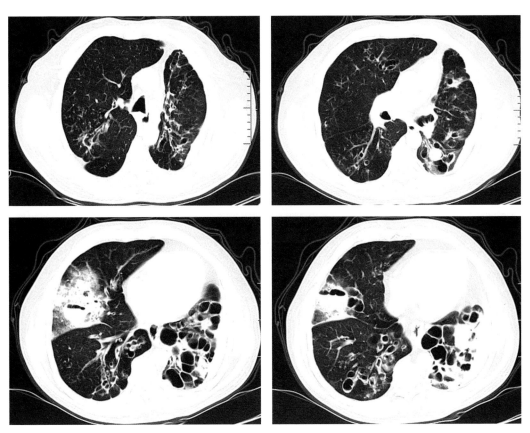

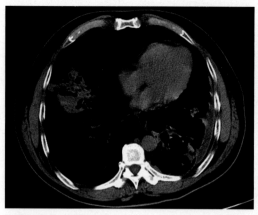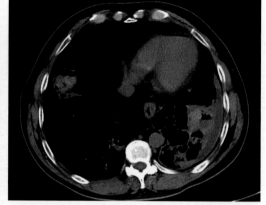

图4-2-28　支气管扩张并感染表现，右肺中叶外侧段实变影，左肺下叶囊内高密度灶，左侧胸腔积液
（2017-01-25）

【诊断】AECOPD、支气管扩张并感染。

【诊断依据】老年男性，病史符合AECOPD，现发热、咳嗽、咳黄痰、右侧胸痛，胸部CT示支气管扩张表现，右肺中叶外侧段与1年前比较实变明显，支气管扩张并感染诊断明确，左肺下叶曲霉球可能。入院后体温38.8℃，给予左氧氟沙星和哌拉西林/他唑巴坦联合抗感染治疗。辅助检查（2017-01-26）：血常规示白细胞计数 15.63×10⁹/L、中性粒细胞 0.81；降钙素原 1.03ng/ml；红细胞沉降率 55mm/h；生化：白蛋白 33.8g/L、血糖 6.5mmol/L。2次痰培养均为大肠埃希菌，对氨苄西林、哌拉西林、头孢唑林、庆大霉素、妥布霉素、环丙沙星、左氧氟沙星、复方新诺明耐药，

余皆敏感。入院3天仍发热，改用亚胺培南西司他丁1.0g 8小时1次静脉滴注，3天后体温降至正常。辅助检查（2017-02-03）：血常规示白细胞计数 9.5×10⁹/L、中性粒细胞 0.79；降钙素原＜0.10ng/ml；红细胞沉降率 51mm/h；生化：白蛋白35.41g/L、血糖 5.95mmol/L。鉴于病情平稳，炎性指标有所降低，改为亚胺培南西司他丁1.0g 12小时1次静脉滴注。复查胸部CT（2017-02-10）：右肺中叶外侧段实变影较前略有吸收（图4-2-29），好转出院。14天后复查，病变有所吸收（图4-2-30）。1年后随访，右肺中叶炎性病变基本吸收（图4-2-31）。

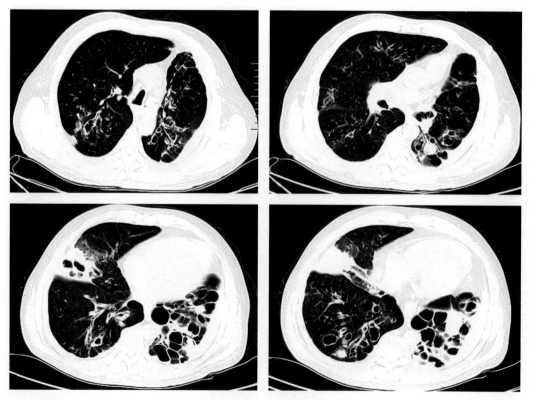

图4-2-29　右肺中叶外侧段实变影较前吸收（2017-02-10）

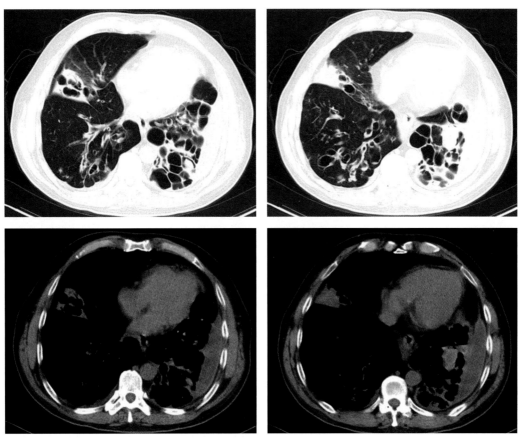

图4-2-30　右肺中叶外侧段实变影有所吸收（2017-02-24）

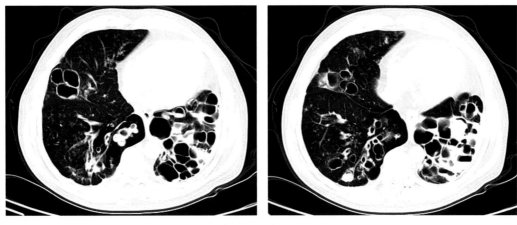

图4-2-31　右肺中叶外侧段支气管扩张（2018-02-08）

【分析】在临床环境中，由大肠埃希菌引起的肺部感染相对少见。1967年Tillotson和Lerner研究发现，在底特律医院的1882例肺炎中，大肠埃希菌仅占0.7%。大肠埃希菌易感因素包括慢性疾病，特别是糖尿病、肾病和酗酒。大肠埃希菌很少引起慢性支气管炎病人的急性感染。支气管扩张感染常见的细菌病原体有铜绿假单胞菌、流感嗜血杆菌、肺炎链球菌、金黄色葡萄球菌和卡他莫拉菌，大肠埃希菌罕见。Bopaka等回顾性研究了在2010年1月至2013年7月期间的100例住院的支气管扩张病例。平均年龄为48岁

（15～80岁），女性占58%。咳脓痰、呼吸困难和咯血的比例分别为90%、76%和45%。60%的病人在进行微生物培养前应用过抗生素。35例分离出病原微生物，27例通过痰细胞学检查，5例通过支气管吸痰检查，3例痰涂片发现结核分枝杆菌。分离的病原微生物包括11例肺炎链球菌，10例铜绿假单胞菌，3例肺炎克雷伯菌，3例结核分枝杆菌，流感嗜血杆菌、大肠埃希菌、卡他莫拉菌、柠檬酸杆菌、鲍曼不动杆菌、肺炎支原体、黏质沙雷菌和金黄色葡萄球菌各1例。该研究肺炎链球菌和铜绿假单胞菌多见，可能是由于

病人年龄相对较年轻，而流感嗜血杆菌感染最常见于儿童和老年人。

折点在现代微生物试验中被用来定义菌株对抗菌药物的耐药性和敏感性。分离菌株MIC≤MIC法敏感折点、抑菌圈直径≥K-B法敏感折点报告为敏感，当采用推荐的剂量治疗合适感染部位时，通常可达到有效治疗浓度，预示临床治疗是有效的。分离菌株的MIC或抑菌圈直径落在敏感折点和耐药折点之间的范围内报告为中介，通常可以达到血和组织的有效治疗水平，应答效率低于敏感菌株。中介提示当药物在感染部位有生理浓集或使用高于常规的剂量时可达到临床有效。分离菌株MIC≥MIC法耐药折点、抑菌圈直径≤K-B法耐药折点报告为耐药，使用常规给药方案不能抑制感染部位细菌生长，或者证实MIC落在存在耐药机制的区域内，临床疗效是不可靠的。

2010年美国临床试验室标准化研究所（CLSI）对第三代头孢菌素的折点做出调整，头孢他啶、头孢噻肟、氨曲南等敏感折点降低。旧折点下判读为中介的菌株，在新折点下均被判读为耐药。修订后的折点更关注于MIC和药动学而不是耐药机制。体外药敏试验头孢他啶敏感的产ESBLs菌株感染，应用第三代、第四代头孢菌素进行抗感染治疗，仍有疗效。

2014年CLSI修改了肠杆菌科细菌头孢吡肟的药敏折点，并引入剂量依赖性敏感（susceptible-dose dependent, SDD）的概念，这对完善药敏报告、避免临床将中介作为耐药过度处理、合理使用抗菌药物具有重要作用。SDD系指分离菌株对药物的敏感性依赖于给药剂量。当MIC或抑菌圈直径落在SDD范围内，为了达到临床治疗有效，临床需要采用比基于敏感折点剂量更高的剂量（如增加给药剂量，增加给药频率或两者同时进行），以达到临床疗效。由于大剂量用药最可能充分覆盖SDD菌株，所以临床应考虑

使用最大的允许剂量。CLSI建议报道肠杆菌科细菌头孢吡肟药敏试验时，用SDD替代中介。头孢吡肟SDD折点的剂量方案：当头孢吡肟MIC为4μg/ml时，采用剂量1g/8 h或2g/12h；当头孢吡肟MIC为8μg/ml或抑菌圈直径19～24 mm时，采用剂量2g/8h。由于不能将抑菌圈直径与MIC进行特定关联，所以抑菌圈直径在SDD范围内的菌株应视作MIC值可能为8μg/ml。

值得注意的是，CLSI规定肠杆菌科细菌头孢吡肟的药敏折点分别为敏感≤2 μg/ml，SDD为4～8μg/ml，耐药≥16μg/ml。而欧洲药敏委员会（EUCAST）将肠杆菌科细菌头孢吡肟的药敏折点分别定为敏感≤1μg/ml，中介为2～4μg/ml，耐药≥8μg/ml。基于上述原因，临床在使用该类抗菌药物时一定要结合地区差异，同时参照当地的药敏监测数据。新的头孢吡肟折点仅用于肠杆菌科细菌，不可用于铜绿假单胞菌和其他革兰阴性细菌。

6.病例6：男，22岁。腹痛20余天，加重伴发热4天。病人20天前进食后出现上腹部疼痛，呈持续性胀痛，难以忍受，伴腹胀、恶心、呕吐，呕吐物为黄色胃内容物，每日3～6次，量中等。当地医院就诊，诊断为"急性胰腺炎"，给予抗感染、对症治疗，未见明显好转。4天前出现高热，2天前复查胸腹部CT示右肺中、下叶脓肿形成，内可见空洞，腹水、盆腔积液较前增多，胰头见小片稍低密度影，周围渗出较前增多。于2017-11-15入住ICU诊治。查体：T 38.5℃，双下肺呼吸音低，右肺可闻及湿啰音。腹部膨隆，剑突下轻压痛，肝区和右肾区叩痛。辅助检查：血常规示白细胞计数 3.84×10⁹/L、中性粒细胞 0.87、血红蛋白 88g/L；降钙素原 69.57ng/ml；肾功能、生化：肌酐 330μmol/L、血糖 14.05mmol/L、白蛋白 20g/L；尿常规：酮体（＋）。既往有2型糖尿病病史2年，应用甘舒霖R 早12U 晚12U治疗，餐后血糖控制在10～14mmol/L。有糖尿病肾病和高脂血症病史3个月。吸烟6年，20支/日。胸部CT检查见图4-2-32～图4-2-34。

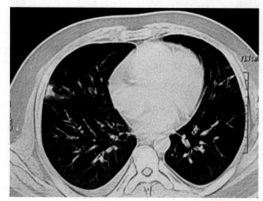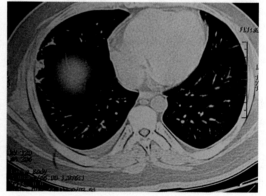

图4-2-32　右肺中、下叶胸膜下实变影，右侧少量胸腔积液（2017-10-25）

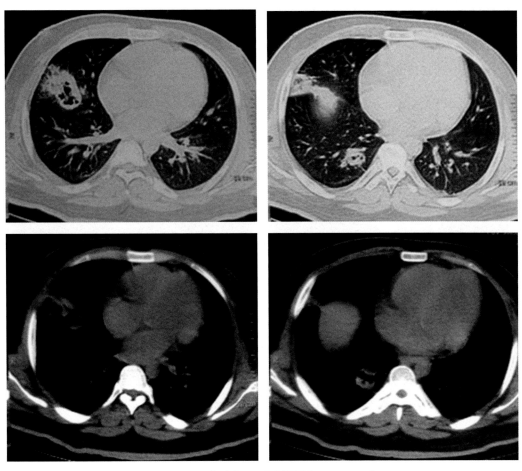

图4-2-33 右肺中、下叶空洞影（2017-11-13）

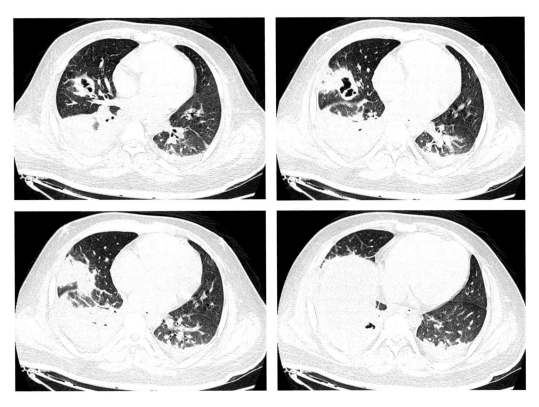

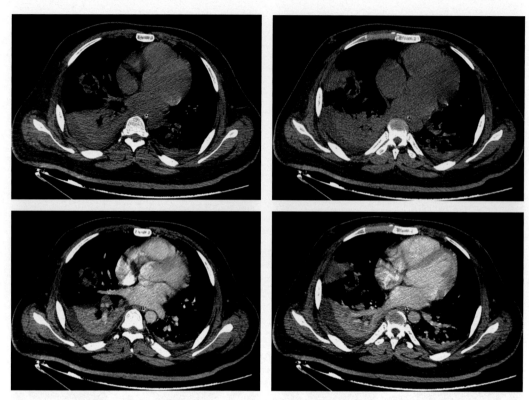

图4-2-34　右肺中叶空洞影，内壁不规则，内见分隔，周围见片状实变，右肺下叶大片状实变，双侧胸腔积液（2017-11-16）

【诊断】急性胰腺炎并血流感染。

【诊断依据】青年男性，有腹痛病史，确诊为急性胰腺炎，肺部病变初始为胸膜下实变影，虽经抗生素治疗，仍进展为多发空洞影，且短期内（3天）出现新发实变影，胸腔积液较前增多，降钙素原明显升高，急性胰腺炎并血流感染诊断明确。病人原发病为急性胰腺炎，致病菌首先考虑肠杆菌科细菌，肺炎克雷伯菌或大肠埃希菌可能性大。病人有糖尿病病史，但无肝脓肿表现，不支持肺炎克雷伯菌，考虑大肠埃希菌感染可能性大。入院后给予美罗培南0.5g 6小时1次和替加环素50mg 12小时1次静脉滴注、腹腔置管引流、抑酶、对症支持等治疗，病人体温逐渐下降，1周后热退，血培养、痰培养和腹腔引流液培养均为大肠埃希菌（2017-11-22），对庆大霉素、阿米卡星、妥布霉素、呋喃妥因、复方磺胺甲噁唑敏感，对氨苄西林、头孢唑林、头孢曲松、头孢他啶、头孢替坦、头孢吡肟、氨曲南、氨苄西林/舒巴坦、哌拉西林/他唑巴坦、亚胺培南、厄他培南、环丙沙星、左氧氟沙星耐药，ESBL检测（－）。复查胸部CT示右肺病变较前吸收（图4-2-35）。该药敏结果提示为耐碳青霉烯类大肠埃希菌，鉴于病人病情平稳，肺部病变有所吸收，将美罗培南改为0.5g 8小时1次，继续治疗。5天后复查胸部CT（2017-11-27）病变较前进一步吸收，胸腔积液较前明显减少（图4-2-36）。辅助检查（2017-11-29）：血常规示白细胞计数3.12×10⁹/L、中性粒细胞 0.82、血红蛋白 86g/L；降钙素原 0.46ng/ml；生化：白蛋白28.7g/L。病人胸腹病变明显好转，降钙素原下降明显，治疗有效，拔除腹腔引流管，停用美罗培南和替加环素，改用美洛西林/舒巴坦2.5g 8小时1次继续治疗5天，出院。

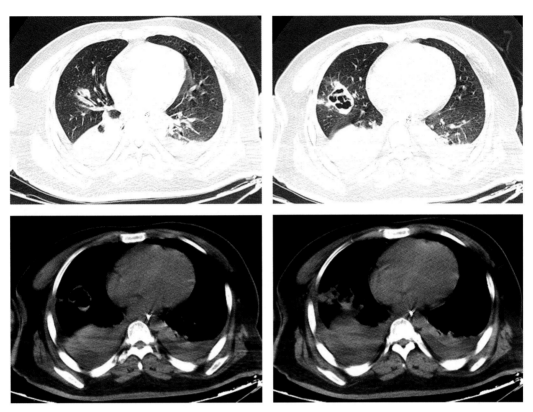

图4-2-35　右肺中叶空洞影较前缩小，实变有所吸收（2017-11-22）

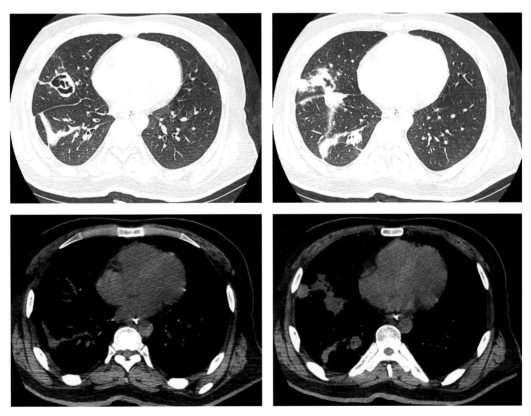

图4-2-36　双下肺实变和胸腔积液较前明显吸收（2017-11-27）

【分析】一般情况下，肠道菌群按一定比例组合，各菌群间相互制约、相互依存，形成一种动态平衡。当因各种内外因素打破这种平衡时，肠道菌群出现失调，致病菌的异质性刺激肠道的免疫反应使其持续增强，通过肠上皮细胞内的吞噬细胞聚集来抵御致病菌的入侵，使上皮细胞的代谢和屏障功能受到破坏，最终因肠道菌群失调导致免疫调节异常。与此同时，致病菌入侵肠黏膜使肠道组织出现损伤，黏膜上皮细胞的通透性增加，肠道菌群的失调最终导致细菌易位（bacterial translocation, BT）。细菌易位是肠道细菌及其毒素穿过肠黏膜上皮，累及肠系膜淋巴结、周围组织和远隔器官的过程，可导致肠源性内毒素血症，引起全身炎症反应综合征（systemic inflammatory response syndrome, SIRS）及组织损伤、多器官功能衰竭（multiple organ dysfunction syndrome, MODS），甚至死亡。

血流感染是指各种病原微生物和毒素侵入血循环，引起全身感染、中毒和炎症反应，并进一步可能导致全身多器官功能障碍的一种严重的全身感染性疾病，是具有较高病死率的重症感染性疾病。大肠埃希菌是导致血流感染的常见病原菌，随着广谱抗菌药物在临床上的广泛应用，耐药的大肠埃希菌株不断增多，本例药敏试验提示为耐碳青霉烯类大肠埃希菌，考虑为耐碳青霉烯类肠杆菌科细菌（carbapenem-resistant enterobacteriaceae, CRE）可能。CRE是对厄他培南、多立培南（doripenem）、美罗培南或亚胺培南其中之一不敏感，且对第三代头孢菌素中的头孢曲松、头孢噻肟及头孢他啶耐药的一类细菌。美国10年间（2001—2011年）CRE比例从1.2%升至4.2%，克雷伯菌增长速度最快，比例高达10%左右。大肠埃希菌对碳青霉烯类抗菌药物的耐药机制主要是产生碳青霉烯酶。碳青霉烯酶主要包括金属酶（MBL）、KPC酶和OXA酶等。我国肠杆菌科细菌所产碳青霉烯酶的常见类型为β-内酰胺酶中A类KPC酶（KPC-2），金属酶IMP、VIM及NDM-1少见。碳青霉烯酶的编码基因大多存在于细菌的质粒、整合子、转座子等可移动的基因元件上，可以通过基因水平转移的方式在细菌之间传播，编码KPC酶基因的质粒在肠杆菌科水平传播造成了耐碳青霉烯类抗生素快速传播，易造成医院内的暴发流行。快速检出产碳青霉烯酶的菌株，加强感染者或定植者的隔离防护，对减少耐药菌感染、阻断其传播具有重要意义。

同属碳青霉烯类药物的亚胺培南、厄他培南对肠杆菌科的耐药率高于美罗培南，造成此种结果的原因可能是亚胺培南比美罗培南更早应用在临床，而且美罗培南的抗菌作用靶位为PBP2和PBP3，而亚胺培南的抗菌作用靶位仅为PBP2。

替加环素（tigecycline）为甘氨酰环素类抗生素，对碳青霉烯耐药的肠杆菌科细菌和鲍曼不动杆菌保持良好的抗菌活性，临床上主要用于XDR鲍曼不动杆菌、XDR肠杆菌科细菌所致的呼吸道、皮肤软组织及腹腔等感染。CHINET耐药监测网从2012年开始对替加环素的MIC值进行监测，2015年肠杆菌科细菌对替加环素的耐药率为3.0%。由于组织分布广，血药浓度低，该药不宜单药治疗血流感染等严重感染，常与头孢哌酮/舒巴坦、碳青霉烯类、氨基糖苷类等联合应用，国外常与多黏菌素联合。替加环素常用给药方案为首剂100mg，之后50mg/12h静脉滴注。研究提示，增加替加环素的给药剂量（100mg/12h）可提高其治疗重症感染或难治性感染的疗效，如医院获得性肺炎、呼吸机相关性肺炎、复杂性腹腔感染等，但有待于进一步的临床资料积累。

（长沙市第一医院呼吸科　周志国　提供）

7.病例7：女，49岁。消瘦5年，乏力10余天。病人5年前因体重下降就诊于当地医院，测空腹血糖10mmol/L，诊断为糖尿病，口服"消渴丸、二甲双胍片"降糖至今，未检测血糖。10天前无明显诱因出现乏力，于2018-12-27收入内分泌诊疗。查体：T 36.9℃，R 20次/分，P 113次/分，BP 126/68mmHg。双肺呼吸音清，未闻及啰音，双下肢轻度水肿。辅助检查：血常规示白细胞计数 13.01×10⁹/L、中性粒细胞 0.91、血红蛋白 85g/L；C反应蛋白 111.7mg/L；降钙素原0.53ng/ml；生化：白蛋白22.4g/L、血糖 20.71mmol/L、尿酸 372.8μmol/L；尿常规：隐血（＋＋＋）、尿糖（＋＋＋）、蛋白（＋＋＋）、微量白蛋白＞0.15g/L、酮体（＋＋＋）、白细胞 52/μl、红细胞 88/μl。心脏超声：三尖瓣少量反流，左心功能正常。肌电图示四肢多发性自主神经损害改变。次日行胸部CT检查（图4-2-37）。

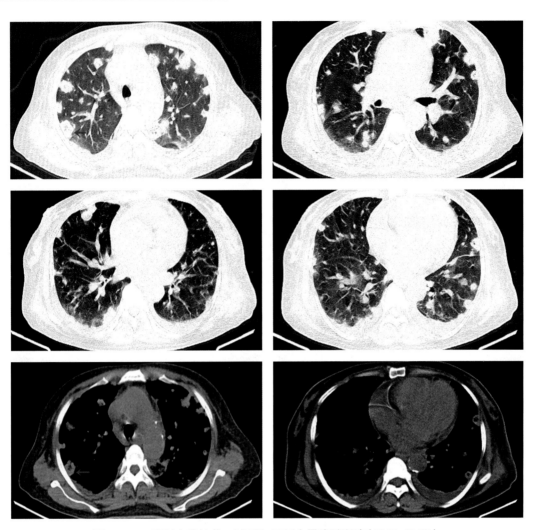

图4-2-37 双肺多发结节、空洞影,双侧少量胸腔积液(2018-12-28)

【诊断】泌尿系统感染、脓毒肺栓塞、2型糖尿病。

【诊断依据】中年女性,既往有糖尿病病史5年,血糖控制不佳。病人辅助检查血糖高、尿酮体(+++)、血气分析正常,考虑2型糖尿病酮症并周围血管病变、视网膜病变、周围神经病变。白细胞计数和C反应蛋白均升高,胸部CT示双肺多发结节、空洞、楔形影(红箭),胸膜下分布为主,提示脓毒肺栓塞(血源性肺脓肿)可能。脓毒肺栓塞常见致病菌为金黄色葡萄球菌、肺炎克雷伯菌和大肠埃希菌。病人无发热,无明确皮损,金黄色葡萄球菌暂不考虑;肺炎克雷伯菌所致脓毒肺栓塞多有糖尿病病史,本例符合,但多有肝脓肿表现,本例不能除外;糖尿病亦为大肠埃希菌常见诱因,且病人尿常规提示泌尿系统感染,而泌尿系统感染常见致病菌为大肠埃希菌,故本例首先考虑大肠埃希菌感染可能。双侧胸腔积液考虑低蛋白血症所致。入院后给予左氧氟沙星抗感染、胰岛素降血糖、纠正低蛋白血症等对症治疗。病人入院1天后出现发热,T 39.6℃,辅助检查(2018-12-29):血常规示白细胞计数 10.82×10⁹/L、中性粒细胞 0.94、血红蛋白 69g/L;C反应蛋白>200mg/

L;降钙素原 1.0ng/ml;尿常规:隐血(++)、尿糖(+++)、蛋白(+++)、微量白蛋白>0.15g/L、酮体(+)、白细胞个 152/μl、红细胞 83个/μl。病人出现发热,中性粒细胞、C反应蛋白、降钙素原、尿常规示白细胞计数均较前升高,提示感染加重,改用美罗培南继续抗感染治疗。1天后实验室回报血培养查到革兰阴性杆菌。3天后体温将至38℃左右,复查胸部CT(2019-01-01)示病变较前略有进展(图4-2-38)。辅助检查:血常规示白细胞计数 7.66×10⁹/L、中性粒细胞 0.99、血红蛋白 73g/L;C反应蛋白 50.8mg/L;生化:白蛋白23.2g/L、尿酸 145μmol/L。病人炎性指标有所下降,继续当前治疗。辅助检查(2019-01-03):血常规示白细胞计数 7.02×10⁹/L、中性粒细胞 0.86、血红蛋白 72g/L;C反应蛋白 43.94mg/L;降钙素原 0.27ng/ml;胸腔积液常规:黄色、浑浊、李凡他试验阳性、有核细胞计数 5.68×10⁹/L、多个核细胞 0.95;血培养和中段尿培养见大肠埃希菌生长,仅对氨苄西林和庆大霉素耐药。病人炎性指标继续下降,提示病情好转,但仍发热,转入呼吸科继续治疗。病人行经皮肺穿刺活检,病理(2019-

01-05）示送检组织为脂肪、纤维血管及肺组织，另见纤维素样渗出物，肺泡间隔内及纤维组织内炎性细胞浸润，呈慢性炎改变。实验室回报（2019-01-07）肺穿刺液培养见大肠埃希菌，为敏感菌株。1天后病人体温将至正常，血糖波动于8.8～14.4mmol/L。胸、腹部CT示左肾饱满，双肾周渗出性病变；腹、盆腔少量积液；双肺渗出性病变，多发结节影，右侧胸腔积液，右侧少量气胸。强化后双肾减低影，肾盂及输尿管上段壁略增厚，周围少许渗出，考虑炎性改

变。病人病情好转，停用美罗培南，改用左氧氟沙星联合哌拉西林/他唑巴坦继续治疗。复查胸部CT（2019-01-12）示病变较前吸收，右侧少量胸腔积液（图4-2-39）。辅助检查（2019-01-14）：C反应蛋白 20mg/L；降钙素原 0.08ng/ml；白蛋白31.4g/L。继续治疗3天，病人病情平稳，自动出院。40天后复查胸部CT（2019-02-26）示病变进一步吸收（图4-2-40）。

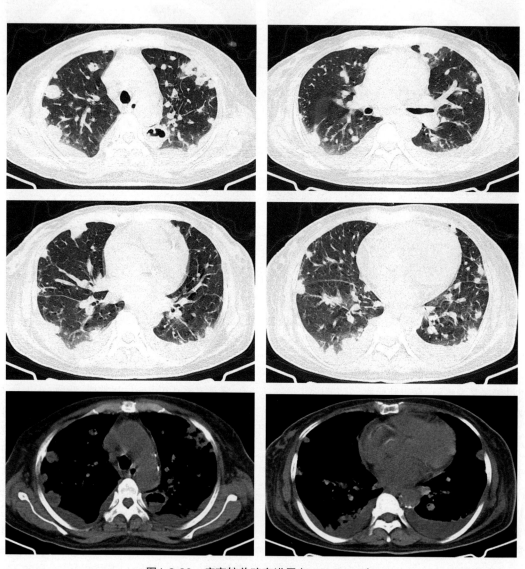

图4-2-38 病变较前略有进展（2019-01-01）

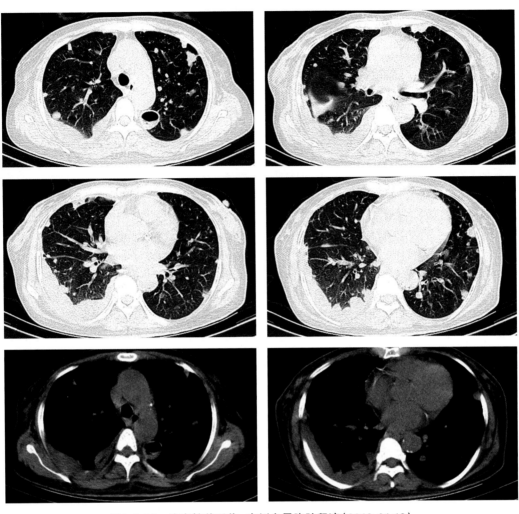

图4-2-39 病变较前吸收，右侧少量胸腔积液（2019-01-12）

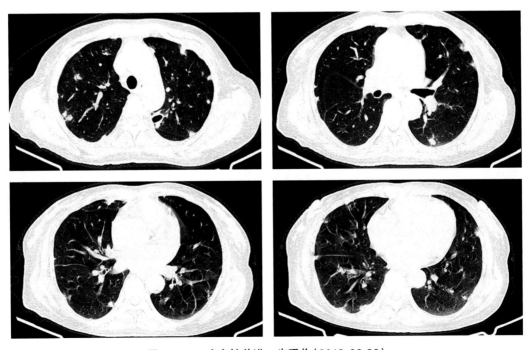

图4-2-40 病变较前进一步吸收（2019-02-26）

【分析】尿路感染(urinary tract infection, UTI)是由泌尿生殖系统中各种病原微生物生长、繁殖而引起的一种感染性疾病。当病原体能够进入泌尿道系统并且尿液中达到超过10^5个/ml时,就会发生UTI。UTI被认为是第二常见的感染性疾病,40%的院内感染和50%的菌血症来源于UTI,可导致住院时间延长,发病率和死亡率升高。泌尿系统根据解剖学特点可分为上尿路和下尿路,不同部位感染可出现相应的临床表现,如肾盂肾炎和膀胱炎。根据起病缓急及病程特点,又有急性和慢性之分;根据有无尿路功能或结构的异常可分为复杂性UTI和非复杂性UTI;根据有无临床症状又可分为症状性UTI和无症状性UTI。每年3次或更多UTI的发生率以及不到6个月内2次或更多次UTI被认为是复发性UTI。UTI可发生于所有人群,常见于女性,尤其是育龄期妇女。女性UTI复发率可达20%~50%,婴幼儿、老年人、免疫力低下者、有尿道结构或功能异常者也容易出现UTI,临床研究显示,老年人主要表现为无症状性菌尿,女性和男性患病率分别为25%~50%和15%~35%。

英国研究显示,糖尿病病人发生UTI的风险为非糖尿病病人的1.53倍。糖尿病病人长期高血糖水平可削弱机体防御功能,血糖利用障碍,为白细胞提供能量减少,导致中性粒细胞趋化、吞噬等能力减弱甚至缺陷,同时氧化应激状态使山梨醇等生成过多,严重损害了白细胞的氧化杀菌能力;糖尿病病人代谢功能受损紊乱,其中蛋白质代谢异常可使免疫球蛋白、补体等生成能力下降,减弱了机体抗感染能力。此外,长期高血糖环境为泌尿系统内细菌繁殖提供了有利条件,易被大肠埃希菌、念珠菌等感染侵袭。糖尿病病人随病程时间延长,可逐渐合并血管病变,导致肾脏局部血液供应减少、局部血流缓慢,甚至影响局部组织对感染的免疫应答,使细菌感染概率及风险增加;神经病变影响膀胱肌收缩功能,尿潴留及高血糖有利于细菌生长。糖尿病病人合并尿路感染的临床症状多不典型,感染产ESBLs的大肠埃希菌及真菌的概率高,治愈效果较差,住院时间长,需引起高度注意。

大多数UTI是由细菌引起的,常见的包括肠杆菌目(大肠埃希菌、肺炎克雷伯菌、奇异变形杆菌、柠檬酸杆菌和肠杆菌)、铜绿假单胞菌、鲍曼不动杆菌、金黄色葡萄球菌、腐生葡萄球菌、链球菌和粪肠球菌等。尿道致病性大肠埃希菌(uropathogeulo E.coli, UPEC)起源于肠道,可通过口腔-粪便途径、受污染的食品和性接触传播,是UTI最常见的致病菌,约占无并发症UTI的80%,社区获得性感染的95%,以及医院获得性感染的50%。其毒力因子包括菌毛、荚膜、铁清除受体、鞭毛、毒素、脂多糖等,它们通过遗传元件转移,如质粒、转座子、噬菌体和致病岛。尽管UPEC菌株具有很高的致病性,宿主可利用先天免疫和适应性免疫等不同的免疫系统将其从尿路根除。UTI的治疗应根据药敏试验选择合适的抗生素。在许多国家,复方磺胺甲噁唑、β-内酰胺类和呋喃妥因是治疗单纯性UTI的选择性药物。在一些国家,氟喹诺酮类药物可用来治疗复杂UTI和非复杂UTI。美国传染病学会推荐使用磷霉素和呋喃妥因治疗单纯性UTI病人。对于复发性UTI,如果治疗不合理,抗生素不仅不会杀灭细菌,还可以作为膀胱细胞中细菌存活的庇护所。

2型糖尿病病人常见感染类型包括泌尿系统感染、呼吸道感染、胆道感染、皮肤及软组织感染和口腔感染等,如局灶感染未得到及时控制,致病菌可能会进一步入侵血流,从而导致血流感染。糖尿病病人血流感染的风险是非糖尿病病人的4.4倍。2型糖尿病的一些慢性并发症本身也使其继发感染的风险增加,如:①周围神经病变。可导致病人肢端麻木以及对痛觉、温觉和触觉的感觉减退,容易遭受损伤,尤其是足部,且不易被早期发现而继发感染,出现糖尿病足,甚至肢体坏疽;②自主神经病变。支配膀胱的自主神经病变可导致神经源性膀胱及尿潴留,其本身可致尿路感染的机会增加,尤其在女性病人中;另外,由于经常导尿则进一步增加逆行性尿路感染发生的机会。支配皮肤汗腺的自主神经病变使下肢皮肤出汗减少,皮肤干燥容易皲裂和形成裂隙,增加了皮肤感染的机会;③血管病变。2型糖尿病引起中小血管和微血管病变致局部循环不良,血液和氧供应不足。组织血流量减少可减低局部组织对炎症的反应能力且使抗菌药物不易渗透到炎症部位,导致炎症不易控制,创口不易愈合。此外,组织氧浓度的降低,有利于微需氧菌和厌氧菌的生长,同时损害中性粒细胞杀菌能力。

2型糖尿病合并血流感染的病原菌以革兰阴性菌为主,居前三位的细菌分别为大肠埃希菌、肺炎克雷伯菌和阴沟肠杆菌。男性病人继发于呼吸道感染者显著多于女性,而女性病人继发于泌尿系统感染者显著多于男性,可能与男性和女性不同的解剖生理结构等因素有关。据报道,大肠埃希菌血流感染常见的原发灶为静脉导管、气管插管、泌尿生殖系统、胃肠道、胆道或呼吸道感染,以尿路感染尤其是有尿路梗阻者最为常见。而肺炎克雷伯菌血流感染最常见的原发感染灶为静脉导管、泌尿系统、下呼吸道、胆道、手术创面和气管插管等。2型糖尿病合并血流感染原发于呼吸道感染者,肺炎克雷伯菌检出率最高;而原发于泌尿系统感染者,大肠埃希菌检出率最高,因而经验性抗菌治疗可根据患者性别、原发病灶等情况,推测其可能的病原体,从而针对性应用抗菌药,提高抗感染治疗效果。对于考虑为革兰阴性菌感染者,首选碳青霉烯类抗生素,也可选用含β-内酰胺酶抑制剂复合制剂的抗菌药物或头霉素类联合阿米卡星,由于2型糖尿病病人常合并有肾脏病变,故对于老年人或有肾脏病变者需谨慎使用具有肾毒性的抗菌药物如氨基糖苷类抗菌药。

鉴于高血糖水平对于2型糖尿病继发感染的严重危害性,因此严格控制血糖为糖尿病合并感染的首要治疗措施,胰岛素治疗为首选。2型糖尿病合并血流感染常应采取静脉给予胰岛素强化治疗控制血糖,待病情稳定后改皮下注射胰岛素。但由于病人急性感染时的能量高代谢状态,应适当放宽血糖控制范围,加强血糖监测,防范低血糖反应。国外有Meta分析显示,对于重症病例,严格控制血糖并不能降低病死率,反而增加了发生严重低血糖症的风险。合理控制血糖是预防血流感染的基础。及早处理、积极治疗呼吸道、泌尿系统、胆道、皮肤及软组织、外耳道及口腔等部位的局灶性感染,避免感染进一步蔓延入血,是预防2型糖尿病合并血流感染的重要举措。此外,医疗活动中严格执行无菌操作,减少不必要的侵入性诊疗操作如长期留置导尿、深静脉置管,以及避免滥用糖皮质激素、广谱抗菌药等,也可在一定程度上降低血流感染的发病率。

（郑州市中心医院影像科　赵湘红　提供）

第三节　克雷伯菌属

一、概述

克雷伯菌属（klebsiella）隶属于细菌界,变形菌门,γ-变形菌纲,肠杆菌目,肠杆菌科。克雷伯菌属DNA G+C含量为53～58mol%,代表菌种为肺炎克雷伯菌。

（一）分类

既往属内有9个种和3个亚种,包括肺炎克雷伯菌（K.pneumoniae）、肺炎克雷伯菌肺炎亚种（K.pneumoniae subsp.pneumonia）、肺炎克雷伯菌臭鼻亚种（K.pneumoniae subsp.ozaenae）、肺炎克雷伯菌鼻硬结亚种（K.pneumoniae subsp.rhinoscleromatis）、产酸克雷伯菌（K.oxytoca）、肉芽肿克雷伯菌（K.granulomatis）（即原来的肉芽肿鞘杆菌）、植生克雷伯菌（K.planticola）、土生克雷伯菌（K.terrigena）、解鸟氨酸克雷伯菌（K.ornithinolytica）、新加坡克雷伯菌（K.singaporensis）、运动克雷伯菌（K.mobilis）和异栖克雷伯菌（K.variicola）等。

拉乌尔菌属（raoultella）曾被认为是克雷伯菌属的成员,由于16S rRNA基因和rpoB基因分析与克雷伯菌属不一致,2001年Danccourt等成立了拉乌尔菌属,将解鸟氨酸克雷伯菌、植生克雷伯菌和土生克雷伯菌三个种属从克雷伯菌属转移到了拉乌尔菌属,分别命名为解鸟氨酸拉乌尔菌、植生拉乌尔菌和土生拉乌尔菌,代表菌种为植生拉乌尔菌。2015年克雷伯菌属新增3个种:白色肺炎克雷伯菌（K.alba）,目前仅分离于土壤;密歇根克雷伯菌（K.michiganensis）,目前仅分离于牙刷架;类肺炎克雷伯菌（K.quasipneumoniae）,源于肺炎克雷伯菌。另外,1971年Bascomb等提议将产气肠杆菌划归克雷伯菌属,新组合名为运动克雷伯菌,与产气肠杆菌是同义词。早在1956年,产气肠杆菌曾被命名为产气克雷伯菌。因此,2017年,国际原核生物分类的官方期刊发布公告,将该菌更名为产气克雷伯菌。经上述演变,目前克雷伯菌属内种为肺炎克雷伯菌、肺炎克雷伯菌肺炎亚种、肺炎克雷伯菌臭鼻亚种、肺炎克雷伯菌鼻硬结亚种、肉芽肿克雷伯菌、产酸克雷伯菌、产气克雷伯菌、新加坡克雷伯菌、异栖克雷伯菌、白色肺炎克雷伯菌、密歇根克雷伯菌和类肺炎克雷伯菌。

（二）临床意义

肺炎克雷伯菌分3个亚种:肺炎亚种、臭鼻亚种和鼻硬结亚种,与人的关系最为密切,致病性较强,是重要的条件致病菌和医源性感染菌之一,占克雷伯菌属感染的95%以上。肺炎克雷伯菌鼻硬结亚种和肺炎克雷伯菌臭鼻亚种能分别引起特定的慢性传染病:硬结病和萎缩性鼻炎（臭鼻症）,热带地区常见。这两种细菌均不能从环境和肠道中分离,都不能利用植物降解途径中所生成的物质。肺炎克雷伯菌臭鼻亚种是口腔和鼻咽黏膜的定植菌,其导致的萎缩性鼻炎局限于鼻子,病人有进展中的上呼吸道慢性炎症疾病,其显著特点是鼻内发臭,伴有黏膜萎缩和骨吸收。病人可能出现慢性鼻塞和鼻炎、鼻出血、鼻梗阻或头痛。上颌及筛窦黏膜壁增厚是萎缩性鼻炎慢性感染的典型放射学表现。偶尔文献报道表明该菌与严重的侵袭性感染有关,如脑膜炎、菌血症和颅内脓肿等。2011年Baig等报道了1例65岁患有糖尿病的肥胖妇女因肺炎克雷伯菌臭鼻亚种所致菌血症、胆囊炎和尿路感染病例。2013年Kumar等报道了1例有38年肾移植史的73岁的病人,有高热和胃肠症状,血培养分离出肺炎克雷伯菌臭鼻亚种。病人对抗生素反应迅速,并在短时间内完全康复。鼻腔和鼻窦检查未见异常。鼻硬结病是一种慢性、缓慢进展的低度传染性的肉芽肿性疾病,热带地区多见。该病主要影响鼻黏膜,但也可可蔓延到气道和咽部,因此也称为呼吸道硬结。鼻硬结病的病理学特点:①病变组织中发现Mikulicz细胞;②细胞内发现肺炎克雷伯菌鼻硬结亚种;③可见Russel小体。

肉芽肿克雷伯菌是腹股沟肉芽肿的病原菌,又称性病性肉芽肿、Donnovan病（donovanosis）,为一种有轻度传染性的慢性性传播疾病,通常累及生殖器部位,损害为慢性进行性肉芽肿性溃疡。本病常见于印度、巴布亚新几内亚、澳大利亚、南非、巴西及其他热带和亚热带地区,主要发生于黑色人种,人类是唯一已知的宿主。

产酸克雷伯菌是革兰阴性杆菌,呈单、双或两个对接排列,在电子显微镜下可见周身菌毛。携带染色体编码的热不稳定细胞毒素的产酸克雷伯菌来自人体各部位,粪便多见,可引起抗生素相关出血性结肠炎。抗生素相关出血性结肠炎是一种自限性疾病,与使用β-内酰胺类药物有关,停用相关药物后症状能自动消失。与艰难梭菌引起的假膜性肠炎不同,抗生素相关出血性结肠炎无假膜形成,大便通常为血性。2011年,美国估计有453 000例艰难梭菌感染病例,大部分病例引用了抗生素。在抗生素相关腹泻病例中,5%~10%的病人应用氨苄西林治疗,10%~25%的病人应用阿莫西林/克拉维酸治疗,15%~20%的病人应用了头孢克肟治疗,2%~5%的病人应用其他头孢菌素、氟喹诺酮、阿奇霉素、克拉霉素、红霉素、四环素等抗生素治疗。然而,在非艰难梭菌相关出血性结肠炎的病例中,产酸克雷伯菌被分离出来的比率是相当高的。在Högenauer等的研究中,385名健康病人进行了产酸克雷伯菌感染的大便测试,在1.6%的测试者中,病原体被分离出来。有趣的是,艰难梭菌感染的病人年龄较大或有住院史,产酸克雷伯菌感染主要存在于年轻健康的个体中。产酸克雷伯菌作为医院感染的病原菌之一,也可引起相应的感染,如肺炎、眼内炎、菌血症、腹腔感染、胆道感染等。

新加坡克雷伯菌和异栖克雷伯菌目前认为是同一个种,前者土壤多见;后者在人的血液和尿液中有分离报道,是与人类疾病有关的重要病原菌,但临床感染罕见。异栖克雷伯菌分离于多种植物,包括香蕉根、香蕉茎、香蕉叶、甘蔗茎、玉米棒、稻谷根等。异栖克雷伯菌通常是一种很好的植物共生固氮菌,偶有导致感染的病例。肺炎克雷伯菌、异栖克雷伯菌和类肺炎克雷伯菌很难通过生化特征和表型的方法来区分,一般只能用基因分型和基因组学的相关方法来区分这三个种。

拉乌尔菌属可从水、土壤、植物中分离,偶尔从哺乳动物黏膜,包括人类标本中分离到,在免疫力低下人群且由于侵入性操作提供感染途径后可发生感染。拉乌尔菌属有*hdc*基因,能编码组氨酸脱羧酶,将组氨酸变为组胺,当人们吃鱼时,细菌将组氨酸转化为组胺,就会引起鱼肉中毒(鲭鱼综合征)。拉乌尔菌与克雷伯菌属有紧密的亲缘性,常规试验难以鉴别,因此易被鉴定为肺炎克雷伯菌或产酸克雷伯菌。Granier等的研究表明,在欧洲,按照常规试验鉴定为克雷伯菌的菌株应用分子生物学的方法复查后实际有3.5%~19%的菌株为植生拉乌尔菌。亦有研究表明,人和动物中分离的肺炎克雷伯菌菌株中,实际分别有1%和6%为拉乌尔菌。但在美国(436株)和巴西(122株)的研究中,均只有一株鉴定为植生拉乌尔菌,说明这些菌种的流行具有地域性。Boattini等对一所三级2010—2014年的拉乌尔菌属感染的资料进行回顾性分析,以评估拉乌尔菌属的临床及微生物特征。共有57例拉乌尔菌属感染病例,其中植生拉乌尔菌32例,解鸟氨酸拉乌尔菌25例。植生拉乌

尔菌感染最常见的疾病是膀胱炎,占50%(16例),其次是菌血症和肺炎,占9.4%(3例)。解鸟氨酸拉乌尔菌感染最常见的疾病是膀胱炎,占36%(9例),其次是肺炎,占24%(6例)。18例(56.3%)植生拉乌尔菌感染者有免疫缺陷,解鸟氨酸拉乌尔菌感染者为16例(64%)。二者病人中患有糖尿病比例分别为55.6%和37.5%,有实体器官移植的比例为27.8%和18%。所有分离株对第三代头孢菌素、氟喹诺酮和氨基糖苷类抗生素敏感。植生拉乌尔菌感染的死亡率为15.6%(5例),高于解鸟氨酸拉乌尔菌感染者(8.0%,2例),但无统计学差异。

植生拉乌尔菌是一种需氧、无动力、有荚膜的肠杆菌科革兰阴性杆菌,一般存在于水、植物、土壤等环境中,也可以导致医院水环境的污染。Garcia-San等报道了西班牙一家工厂生产的医用洗手液被植生拉乌尔菌污染致使生产厂家被勒令关停的案例。植生拉乌尔菌从临床标本中分离比较少见,主要感染诱因包括免疫缺陷、侵入性医疗操作、食用海鲜和接触污染的水或土壤。该菌致病特点与克雷伯菌相似,两者均含有Ⅰ型菌毛和甘露糖敏感性血细胞凝集素,这些毒力因子在两者的致病过程中扮演着重要角色。因两者的毒力因子相似,故疾病谱也很相似。自1981年由Bagley描述以来,该菌可导致胆囊炎、胆管炎、胰腺炎、肺炎、菌血症、泌尿道感染、坏死性筋膜炎、前列腺炎、中央静脉导管感染、含组胺鱼肉中毒等疾病。Freney等1984年首先报道了1例69岁病人在二尖瓣置换术后第9天因植生拉乌尔菌菌血症住进ICU。1986年,在同一间ICU中1例57岁病人在冠状动脉旁路移植术后出现植生拉乌尔菌感染。Alves等2007年报道了1例45岁男子在急性胰腺炎腹膜后脓肿穿刺液中发现植生拉乌尔菌感染。O'Connell等于2010年描述了1例30岁男性在拇指挤压伤后出现组织感染。Wolcott等同年报道了1例66岁男性在胫骨骨折切开复位及内固定术后出现了手术切口感染。Yokota等2012年报道了1例65岁男性病人因植生拉乌尔菌感染而引起胆囊炎及感染性休克。Castanheira M等2009年首次报道了分别产KPC-3和KPC-2型碳青霉烯酶的2例致死性植生拉乌尔菌血液感染,并分别由质粒和染色体所介导。

解鸟氨酸拉乌尔菌已在昆虫、鱼类和半咸水中分离得到。解鸟氨酸拉乌尔菌的一些分离菌次生代谢产物具有抗肿瘤活性,常被用作工程菌株。该菌能附着在人类的组织上,偶尔被报道在人类唾液中生存,也在人体的消化器官中发现,并可在导管内面形成生物膜,引起医院获得性感染。解鸟氨酸拉乌尔菌感染大多数是在合并多种慢性疾病的基础上,包括肿瘤、糖尿病等,或医院获得性侵袭性操作及创伤后出现解鸟氨酸拉乌尔菌感染,另外也可见于长期住院的病人。解鸟氨酸拉乌尔菌可以引起人体多部位的组织感染。包括泌尿道、呼吸系统、胆道系统、皮肤软组织、关节和血流感染等。解鸟氨酸拉乌尔菌血流感染多为胆源性,导管相

关性血流感染也不少见，导尿管后的泌尿系统感染及呼吸机相关性肺炎也有报道，该菌已经成为许多社区和医院获得性感染的病原菌。2016年，Seng等回顾性分析了2002年1月1日至2013年12月31日法国南部4所大学中心医院的112例解鸟氨酸拉乌尔菌感染病例，共分离出187株解鸟氨酸拉乌尔菌，其中，71株被认为是定植菌，116株被认为是致病菌。病人的中位年龄为66岁（范围1～98岁），男女性别比为0.9。61例（54%）有并发症，其中，实体癌28例（25%）、免疫缺陷28例（25%）、糖尿病25例（22%）。54例（48%）进行了侵入性操作，34例（30%）导尿、16例（14%）机械通气、4例（4%）有导管置入。57例（51%）为社区获得性感染，55例（49%）为医院获得性感染。5名病人有两个以上的院内感染部位。尿路感染、胃肠道感染、伤口及皮肤感染和菌血症的病人的比例分别为36%、14%、13%和5%。24%的病例合并呼吸道感染，如肺炎和胸腔积液。其他还包括骨髓炎、脑膜炎、脑脓肿、纵隔炎、心包炎、结膜炎、中耳炎等。该菌对头孢曲松、喹诺酮类和复方新诺明的耐药率分别为4%、6%和13%，与感染相关的死亡率为5%。

解鸟氨酸拉乌尔菌的耐药情况不容乐观，Seng等通过文献检索发现，在86株解鸟氨酸拉乌尔菌中，80%对阿莫西林耐药、17%对阿莫西林/克拉维酸耐药、15%对哌拉西林/他唑巴坦耐药、13%对复方新诺明耐药、12%对喹诺酮类耐药、10%对第三代头孢菌素耐药、7%对氨基糖苷类耐药、7%对碳青霉烯类耐药。2013年，Khajuria等第1次报道了携带NDM-1的解鸟氨酸拉乌尔菌，该病例为67岁的男子，诊断为尿道破裂，从伤口脓液中培养出该细菌，经过1周的精细伤口护理和替加环素治疗后好转出院。截至2014年，解鸟氨酸拉乌尔菌碳青霉烯类耐药菌株仅在美国北部报道。2015年，Zheng等首次从我国1例13岁男孩伤口分泌物中发现同时产IMP-4、KPC-2碳青霉烯酶的解鸟氨酸拉乌尔菌。解鸟氨酸拉乌尔菌引起人类感染的病死率高达20%，菌血症的死亡率达34%～44%。解鸟氨酸拉乌尔菌正慢慢成为一个新兴的医院获得性感染病原菌，特别是在进行侵入性操作之后。

土生拉乌尔菌1981年由Izard首次从水源与土壤中分离出来。1991年，从健康人类5377份粪便中分离出土生拉乌尔菌，其携带率为0.9%。1992年，对2355例克雷伯菌临床分离株（主要来自呼吸道）进行了进一步的检测，并鉴定出10例（0.4%）土生拉乌尔菌菌株。直至2007年才首次报道了1例45岁病人肝移植后发生土生拉乌尔菌感染引起的心内膜炎病例。Shaikh等2011年报道了第2例土生拉乌尔菌临床感染病例。该例为69岁男性胰腺癌病人，接受了胰十二指肠切除术。术后第9天出现发热和腹泻。大便样本对艰难梭菌毒素呈阳性反应，口服甲硝唑治疗。腹腔引流液培养出肺炎克雷伯菌，血培养阴性。术后第12天，病人病情恶化，转至重症监护病房。转科第2天，血培养示革兰阴性棒状菌

生长，后来被鉴定为对复方磺胺甲噁唑、头孢噻肟、头孢拉定、环丙沙星、庆大霉素和亚胺培南敏感的土生拉乌尔菌。腹腔引流液也有培养出该菌，具有与血培养菌株相同的敏感性。给予哌拉西林/他唑巴坦治疗，并于第15天回到普通病房继续治疗，住院50天后出院。2015年Demiray等报道了第1例新生儿感染土生拉乌尔菌病例，从该早产儿的尿路中分离出该菌。该菌株对氨苄西林和庆大霉素耐药，给予头孢哌酮/舒巴坦治疗后痊愈。

参 考 文 献

Bagley ST, Seidler RJ, Brenner DJ.Klebsiella planticola sp.nov.: a new species of enterobacteriaceae found primarily in nonclinical environments.Curr.Microbiol, 1981, 6（2）：105-109.

Baig A, Gujral M, Hameed R, et al.Klebsiella ozaenae cholecystitis.Am J Med Sci, 2011, 342（3）：259-261.

Boattini M, Almeida A, Cardoso C, et al.Infections on the rise: Raoultella spp., clinical and microbiological findings from a retrospective study, 2010-2014.Infect Dis（Lond）, 2016, 48（1）：87-91.

Castanheira M.First descriptions of blaKPC in Raoultella spp.（R.planticola and R.ornithinolytica）: report from the SENTRY antimicrobial surveillance program.J Clin Microbiol, 2009, 47（12）：4129-4130.

Demiray T, Köroğlu M, Özbek A, et al.The first case of Raoultella terrigena infection in an infant.Turk J Pediatr, 2015, 57（6）：624-628.

Drancourt M, Bollet C, Carta A, et al.Phylogenetic analyses of Klebsiella species delineate Klebsiella and Raoultella gen.nov.with description of Raouhella ornithinolytica comb.Nov.Raouhella terrigena comb.Nov.and Raoultella planticola comb.Nov.Int J Syst Evol Microbiol, 2001, 51（Pt 3）：925-932.

Fisher A, Halalau A.A Case Report and Literature Review of Clostridium difficile Negative Antibiotic Associated Hemorrhagic Colitis Caused by Klebsiella oxytoca.Case Rep Gastrointest Med, 2018, 24: 7264613.

Garcia-San Miguel L.Contamination of liquid soap for hospital use with Raoultella planticola.J Hosp Infect, 2014, 86（3）：219-220.

Goegele H, Ruttmann E, Aranda-Michel J, et al.Fatal endocarditis due to extended spectrum betalactamase producing Klebsiella terrigena in a liver transplant recipient. Wiener Klinische Wochenschrift, 2007, 19: 385-386.

Granier SA, Leflon-Guibout V, Goldstein FW, et al.Enterobacterial repetitive intergenic consensus 1R PCR assay for detection of Raoultella sp.isolates among strains identified as Klebsiella oxytoca in the clinical laboratory.J Clin Microbiol, 2003, 41（4）：1740-1742.

Högenauer C, Langner C, Beubler E.Klebsiella oxytoca as

a causative organism of antibiotic-associated hemorrhagic colitis.The New England Journal of Medicine, 2006, 355（23）：2418-2426.

Izard D, Ferragut C, Gavini F, et al.Klebsiella terrigena, a new species from soil and water.Int J Syst Bacteriol, 1981, 31：116-127.

Khajuria A, Praharaj AK, Grover N, et al.First report of blaNDM-1 in Raoultella ornithinolytica.Antimicrob Agents Chemother, 2013, 57：1092-1093.

Kumar S, Alfaadhel T, Albugami MM.Klebsiella ozaenae Bacteremia in a Kidney Transplant Recipient.Case Rep Transplant, 2013, 2013：493516.

Li CY, Zhou YL, Ji J, et al.Klebsiella alba is a later heterotypic synonym of Klebsiella quasipneumoniae subsp.similipneumoniae. Int J Syst Evol Microbiol, 2016, 66（6）：2406-2408.

Li X, Zhang D, Chen F, et al.Klebsiella singaporensis sp.nov., a novel isomaltulose-producing bacterium.Int J Syst Evol Microbiol, 2004, 54（Pt 6）：2131-2136.

Malowany MS, Chester B, Allerhand J.Isolation and microbiologic differentiation of Klebsiella rhinoscleromatis and Klebsiella ozaenae in cases of chronic rhinitis.Am J Clin Pathol, 1972, 58（5）：550-553.

Martínez-Romero E, Rodríguez-Medina N, Beltrán-Rojel M, et al.Genome misclassification of Klebsiella variicola and Klebsiella quasipneumoniae isolated from plants, animals and humans.Salud Publica Mex, 2018, 60（1）：56-62.

O' Farrell N, Moi H.2016 European guideline on donovanosis. Int J STD AIDS, 2016, 27（8）：605-607.

Seng P, Boushab B M, Romain F, et al.Emerging role of Raoultella ornithinolytica in human infections：A series of cases and review of literature.International Journal of Infectious Diseases, 2016, 45：65-71.

Shaikh MM, Morgan M.Sepsis caused by Raoultella terrigena. JRSM Short Rep, 2011, 2（6）：49.

Tindall BJ, Sutton G, Garrity GM.Enterobacter aerogenes Hormaeche and Edwards 1960（Approved Lists 1980） and Klebsiella mobilis Bascomb et al.1971（Approved Lists 1980）share the same nomenclatural type（ATCC 13048） on the Approved Lists and are homotypic synonyms, with consequences for the name Klebsiella mobilis Bascomb et al.1971（Approved Lists 1980）.Int J Syst Evol Microbiol, 2017, 67（2）：502-504.

Westerveld D, Hussain J, Aljaafareh A, et al.A Rare Case of Raoultella planticola Pneumonia：An Emerging Pathogen.Respir Med Case Rep, 2017, 21：69-70.

二、肺炎克雷伯菌

肺炎克雷伯菌（klebsiella pneumoniae, KP）1882年由德国病理学家Carl Friedlander首先从死于大叶性肺炎的人的肺中分离出，又称Friedlander杆菌或肺炎杆菌，直到1886年才被命名为克雷伯菌。该菌在健康人的呼吸道和肠道正常菌丛中、自然界水和谷物中均能分离到，其所致疾病占克雷伯菌属感染的95%以上。

（一）微生物学特点

1.形态与染色　肺炎克雷伯菌为革兰阴性短杆菌，兼性厌氧，单个、成对或短链状排列（图4-3-1，图4-3-2），无芽胞，无鞭毛，多数有菌毛，并有较其他肠杆菌科细菌更厚的荚膜（图4-3-3，图4-3-4）。在某些水解酶或抗生素等因素的作用下，细菌肽聚糖合成受阻导致细胞壁受损可形成细胞壁缺陷型细菌，即细菌L型（L-form bacterial）。细菌L型为变异型，其培养条件、染色特征及其致病性均与原菌不同，还可产生毒素和酶而致病（图4-3-5，图4-3-6）。

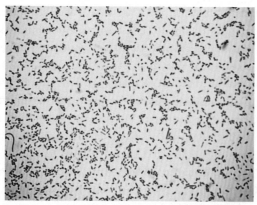

图4-3-1　正常形态，单个、成对或短链状排列（革兰染色1000×）

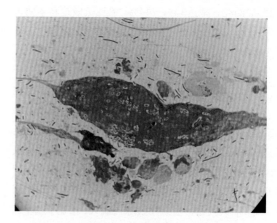

图4-3-2　痰标本，荚膜明显，个别菌体变长

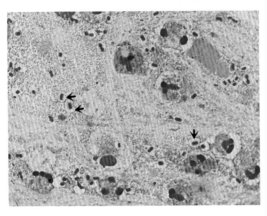

图4-3-3 痰标本,黏液型肺炎克雷伯菌,可见透明、环状荚膜(黑箭)

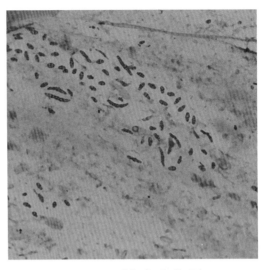

图4-3-5 痰标本,细菌L型

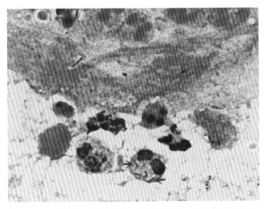

图4-3-4 被吞噬的肺炎克雷伯菌,荚膜不明显(蓝箭)

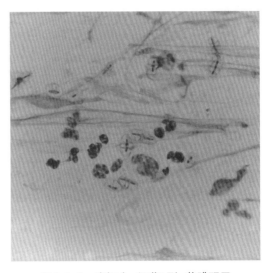

图4-3-6 痰标本,细菌L型,荚膜明显

(温州医科大学附属第一医院医学检验中心 吴 庆 提供)

2.培养特性 肺炎克雷伯菌营养要求不高,在血琼脂平板上35℃培养18～24小时,可形成较大、凸起、灰白色不溶血的菌落,菌落互相融合,以接种环挑之易拉成丝状,此特点有助于鉴别此菌(图4-3-7,图4-3-8)。在肠道杆菌选择性培养基上能发酵乳糖,呈现有色菌落。在中国蓝琼脂平板上呈蓝色菌落(图4-3-9)。在麦康凯琼脂平板上形成隆起、大而黏液样、易融合的粉红色菌落(图4-3-10)。在XLD琼脂平板上呈黏液黄色菌落。在CHROMagar显色培养基上呈蓝灰色菌落。在血琼脂平板上极少数菌株可出现较大、粗糙型、野菊花状菌落,多次传代可还原。

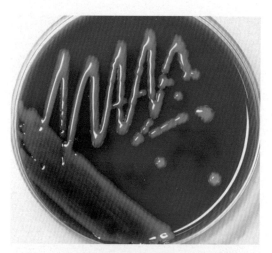

图4-3-7　灰白色黏液型的菌落,菌落互相融合

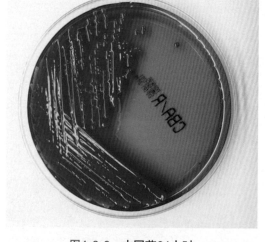

图4-3-9　中国蓝24小时

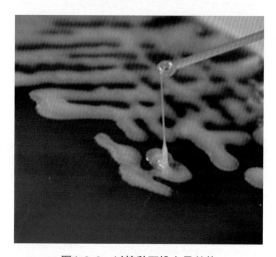

图4-3-8　以接种环挑之呈丝状

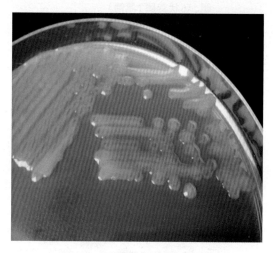

图4-3-10　麦康凯平板24小时

（南方医科大学珠江医院检验科　付　亮　提供）

3.生化反应　氧化酶试验阴性,在吲哚、甲基红、VP和枸橼酸盐试验中分别呈阴性、阴性、阳性和阳性。

4.血清分型　与肠杆菌科其他细菌一样,克雷伯菌具有O抗原和K抗原（即菌体抗原和荚膜抗原）,根据K抗原可以分为82种血清型。

5.鉴别　类肺炎克雷伯菌和异栖克雷伯菌与肺炎克雷伯菌的生化反应接近,生化鉴定系统将错误鉴定为肺炎克雷伯菌。相对而言,针对管家基因*rpoB*和*leuS*测序能很好地区分肺炎克雷伯菌和上述两个菌种。利用*phoE*和*scrA*（蔗糖调节子）基因可鉴定肉芽肿克雷伯菌（*phoE*阳性和*scrA*阴性）,并与克雷伯菌属其他菌种（*phoE*和*scrA*阳性）相鉴别。植生拉乌尔菌和土生拉乌尔菌需要温度生长试验和碳同化试验来与克雷伯菌属相鉴别。土生拉乌尔菌发酵β-龙胆二糖,可与植生拉乌尔菌区别。

与化脓性肝脓肿相关的K1型肺炎克雷伯菌菌株属于CC23克隆复合群,能利用D-核糖、3-羟基丁酸酯、D-塔格糖和卫矛醇作为单一碳源,可与从重症肺炎病人呼吸道和血流感染中分离的另一个K1型肺炎克雷伯菌菌株CC82克隆复合群和K2型肺炎克雷伯菌鉴别。肺炎克雷伯菌臭鼻亚种和肺炎克雷伯菌鼻硬结亚种生长缓慢,因此使用商品化鉴定系统效果不佳,此外使用常规生化反应亦难以区分。

（二）致病机制

肺炎克雷伯菌广泛存在于人体和自然界中,属条件致病菌,一般情况下并不致病,发病与寄主防御功能缺陷及诱发因素有关。根据毒力和致病特点不同,可分为毒力相对较弱的经典肺炎克雷伯菌（classic klebsiella pneumoniae, cKP）和高毒力肺炎克雷伯菌（hypervirulent Klebsiella pneumoniae, hvKP）。肺炎克雷伯菌致病因素包括荚膜多糖、脂多糖、菌毛(fimbriae)、外膜蛋白、铁离子的获取和氮源物质的利用及生物膜的形成等。有些克雷伯菌菌株还可产生耐热和不耐热的肠毒素。

荚膜作为某些细菌在细胞壁外包围的一层黏液性物质,一般由糖和多肽组成,是细菌的一种特殊结构。荚膜多糖(capsular polysaccharide, CPS)是一种酸性脂多糖,一般由3~6个糖的重复单元组成,由位于染色体上的*cps*基因簇编码,主要通过Wzy聚合酶依赖途径合成。荚膜结构决定了细菌的黏附、抗血清杀菌(即补体系统)、抗嗜中性粒细胞吞噬和远处定植的特性。荚膜多糖相关毒力基因包括*wcaG*、*rmpA*、*magA*和*ureA*。*wcaG*编码荚膜岩藻糖的合成,可以加强细菌逃避巨噬细胞吞噬作用的能力;*rmpA*可正向调控荚膜多糖的合成,使菌落表现为黏液型;*magA*基因位于K1荚膜多糖体生物合成区,与抗吞噬能力相关;*ureA*与脲酶操纵子相关,是参与细菌胃肠道定植及尿素新陈代谢的重要基因。荚膜多糖是肺炎克雷伯菌的主要毒力因子,其重要编码基因*rmpA*和*magA*的缺失后都会降低肺炎克雷伯菌菌株毒力。*allS*(尿囊素调节子的激活因子)目前为止只存在于原发性肝脓肿分离的K1型菌株中,与尿囊素获能相关,编码尿囊素调节子的活化剂,可以帮助细菌竞争氮源,从而有效增加其生存能力。*allS*与*magA*基因密切相关。

脂多糖可刺激机体产生炎症反应,保护细菌免于宿主免疫,是脓毒症和脓毒性休克的主要病因。脂多糖表达相关毒力基因*uge*,主要通过O抗原分子及细菌表面的荚膜多糖(K抗原)促进光滑脂多糖的表达,使得肺炎克雷伯菌容易导致泌尿道感染,同样也使肺炎及脓毒症病人中细菌的毒力增强。

细菌菌毛介导细菌黏附于宿主。克雷伯菌的菌毛类型主要是Ⅰ型菌毛与Ⅲ型菌毛。Ⅰ型菌毛属于甘露糖敏感菌毛,即在甘露糖存在时会阻断菌毛与红细胞的凝集现象,Ⅲ型菌毛则属于甘露糖不敏感菌毛,会与鞣酸处理过的红细胞发生凝集反应。Ⅰ型菌毛与尿路感染相关;Ⅲ型菌毛主要是黏附于内皮细胞及呼吸道和泌尿生殖道上皮细胞,还可以与胶原蛋白相互作用。菌毛黏附相关毒力基因包括*fimH*和*mrkD*。*fimH*基因主要编码黏附素,并且影响Ⅰ型菌毛蛋白的表达,在尿道感染中介导肺炎克雷伯菌的锚定、侵袭、生物膜形成及定植能力。Ⅲ型菌毛由*mrkD*编码,促进生物膜的形成。

铁在细菌的成长繁殖中具有重要作用,其功能主要是作为蛋白质的氧化还原催化剂,参与氧和电子的转运过程。铁载体(siderophores)从宿主处获取铁,以允许感染生物的繁殖。细菌产生和分泌铁载体系统,如肠杆菌素、气杆菌素、沙门菌素等,细菌铁载体系统对铁的亲和力较宿主铁结合蛋白强,因而从宿主铁结合蛋白中获取铁,然后再通过载铁系统特异受体细胞将铁运入细菌体内。除了铁载

体外,Kfu蛋白也对铁的摄入起关键作用。*kfu*基因编码介导三价铁离子摄取的Kfu系统,可以利用肠道内游离的铁离子帮助hvKP在肠道定植。

(三)流行病学

克雷伯菌属定植于5%~38%的健康人肠道和1%~6%的健康人口咽部,华裔和患有慢性酒精中毒的人群定植比例更高。粪便可能是病人感染最重要的来源。美国国立卫生研究院人类微生物计划组对242位健康志愿者粪便和鼻咽部筛查显示,肺炎克雷伯菌分别占3.8%和9.5%。韩国的一项1174名志愿者粪便筛查显示,肺炎克雷伯菌的检出率为21.1%,25岁以上的成年人中K1血清型的携带率为5.6%,同时居住在韩国的人群K1携带率高于其他国家人群(24.1% vs 5.6%),环境因素如饮食可能起到重要作用。炎热季节肺炎克雷伯菌血流感染分离率是平时的1.5倍,提示在温暖的月份里,人体粪便肺炎克雷伯菌携带率增加,同时环境中的肺炎克雷伯菌亦增加。另外,携带者感染风险是非携带者的4倍,肠杆菌属或沙雷菌属的分离率未发现有类似的增加。在住院病人中,肺炎克雷伯菌的携带率明显高于社区携带者。在一项498名病人的前瞻性研究中,从社区转入重症监护治疗病房(ICU)病人在入院时直肠和口咽部的肺炎克雷伯菌携带率为6%,而从其他医院转入的病人肺炎克雷伯菌携带率为19%,其中16%定植者发生感染,3%未定植者发生感染。另一项研究显示,在ICU和肿瘤病房筛查显示23%为肺炎克雷伯菌携带者。这些携带者中5.2%随后发生感染(未携带者1.3%发生感染,OR=4.06,$P<0.001$)。另外一项研究表明,住院病人粪便肺炎克雷伯菌携带率高达77%,可能与抗生素应用数量有关。

肺炎克雷伯菌是引起医院感染最常见的病原菌之一,同时也是革兰阴性杆菌血流感染第二大常见病原菌。在西方国家,3%~5%的社区获得性肺炎与肺炎克雷伯菌感染有关,在非洲等发展中国家,肺炎克雷伯菌肺炎占所有肺炎病例的15%。全球范围内,肺炎克雷伯菌肺炎占全部肺炎1%~8%,约占医院获得性肺炎的11.8%。在使用呼吸机的肺炎病人中,8%~12%由肺炎克雷伯菌引起,而在不使用呼吸机的肺炎病人中仅占7%。美国20世纪80年代初的发病率为7.4%,其中在HAP中所占比例,80年代前期为12.8%,中、后期为11.6%,仅次于铜绿假单胞菌及金黄色葡萄球菌肺炎,居第3位。进入20世纪90年代,国外统计的肺炎克雷伯菌肺炎的发生率为7%,虽略有降低,排序也降至第4位,但实际发病人数与20世纪80年代基本持平,且耐药株所致的所谓超级感染数量大大增加。

国内由肺炎克雷伯菌引起的HAP发病率达5.8%,在中国台湾,由肺炎克雷伯菌引起的HAP占6.2%。2005—2014年中国CHINET细菌耐药监测结果显示克雷伯菌属细菌主

要来源于呼吸道标本,约占60%。血标本来源菌株占比由5.2%上升至10.3%,可能与医院血培养送检率增高有关。肺炎克雷伯菌占临床分离革兰阴性杆菌菌株的19.8%。2017年,国内肺炎克雷伯菌在呼吸道标本的分离率超过鲍曼不动杆菌,上升至第1位。产超广谱β-内酰胺酶(ESBLs)的肺炎克雷伯菌分离菌株比例由2007年的16.35%,近年上升为56.09%,耐药性日趋严重。2016年中国CHINET细菌耐药监测结果显示,肺炎克雷伯菌对第三代头孢菌素(指对头孢曲松或头孢噻肟任一药物耐药)耐药率全国平均为34.5%,较2015年下降了2%;不同地区肺炎克雷伯菌对第三代头孢菌素耐药率为16.7%~58.1%。

1996年,从美国北卡罗来纳州一家医院的重症监护病房的一株肺炎克雷伯菌中首次分离出肺炎克雷伯菌碳青霉烯酶(klebsiella pneumoniae carbapenemases, KPCs)。产KPC的基因包含882个核苷酸或293个氨基酸,通常位于质粒上,在属于Tn3家族的新型转座子Tn4401内。KPCs阳性细菌在较大的地理范围内迅速传播,洲际旅行通常被认为是传播病原菌的普遍方式。2006年哥伦比亚的Villequs等首次报道在铜绿假单胞菌中检测出KPC-5酶,说明KPC不仅局限于肠杆菌科,携带KPCs基因的质粒可以在革兰阴性菌中广泛传播。2007年Leavitt等在以色列医院中分离出产KPC-2和KPC-3的肺炎克雷伯菌。2014年,我国发现了一种KPC的新型变异体,即KPC-15,其与KPC-4具有紧密的同源性。我国KPC分主要位于ST11型的肺炎克雷伯菌中,主要分离于下呼吸道感染和尿路感染病人。而在欧美地区,KPC主要位于ST258型的菌株中。

2011年美国医院感染监测系统(National Nosocomial Infection Surveillance, NNIS)报道,耐碳青霉烯类肺炎克雷伯菌(carbapenem-resistant Klebsiella pneumoniae, CRKP)检出率为5.3%;2013年美国疾病预防与控制中心发布细菌耐药检测报告,CRKP检出率为11%,占所有耐碳青霉烯肠杆菌科细菌(CRE)的80%;2014—2015年美国64所长期急护医院网络CRKP检出率达24.6%,而且不同区域差异显著,西部最高达42.2%。欧洲疾病预防控制中心(ECDC)的数据显示,CRKP从2012年的6.2%升至2015年的8.1%。我国在2004年首次发现产KPC型肺炎克雷伯菌,2016年中国CHINET细菌耐药监测结果显示,肺炎克雷伯菌对碳青霉烯类药物的耐药率全国平均为8.7%,较2015年上升了1.1%;不同地区肺炎克雷伯菌对碳青霉烯类药物耐药率为0.9%~23.6%。虽然CRKP在不同国家、地区检出率有所差异,但普遍表现逐年快速增长的趋势,应引起高度重视。

CRKP对绝大多数抗菌药物耐药率均在60%以上,仅对替加环素、阿米卡星、甲氧苄啶-磺胺甲噁唑等敏感。除肠杆菌科细菌(如克雷伯菌属、埃希菌属、肠杆菌属、柠檬酸杆菌属、摩根菌属、沙雷菌属、拉乌尔菌属和沙门菌属)可以产KPC外,许多非肠杆菌科细菌(如气单胞菌属、假单胞菌属和不动杆菌属)同样可以产KPC。

2004—2013年全球肺炎克雷伯菌和产酸克雷伯菌对替加环素耐药率为0.8%和0.2%。我国2012年开始对克雷伯菌属细菌进行替加环素药物敏感性监测,替加环素耐药率从2012年3.9%上升至2014年5.4%,总体水平为4.6%,其中124株CRKP对替加环素耐药率约为16.8%。

另一种高毒力的肺炎克雷伯菌(hvKP)自被发现以来,由其引起的感染发病率逐年升高,其所致感染性疾病主要发生于亚裔居民,表现为肝脓肿及伴随的肝外部位感染。与经典肺炎克雷伯菌(cKP)相比,hvKP感染不仅发生在免疫缺陷人群,还可影响免疫正常人群,特别是年轻人,且感染多发生于社区,可表现为肝脓肿、肺炎、脑膜炎和眼内炎等,并能迁移感染,临床症状严重,病死率高。该菌株有特殊表型,即在血平板上形成高黏菌落,拉丝试验的长度>5mm等特点,这些特点形成的基础是丰富的荚膜多糖。荚膜多糖的合成与细菌中胞外多糖合成调节因子rmpA基因密切相关。这种高黏性能可抵御中性粒细胞吞噬,高黏菌落和rmpA基因是hvKP的标志。

(四)临床表现

该菌存在于正常人肠道、呼吸道以及水和谷物上,当机体免疫力下降或使用免疫抑制剂和长期应用抗生素导致菌群失调时,能引起多种感染。主要引起医院获得性肺炎,多见于老年人、营养不良、慢性酒精中毒、已有慢性支气管肺疾病和全身衰竭的病人。长期住院可使病人口咽部的肺炎克雷伯菌检出率升高,而寄生的细菌下行可导致支气管及肺部感染。机械通气是引起肺炎克雷伯菌感染的另一个重要危险因素。

克雷伯菌肺炎的临床表现与大多数革兰阴性菌感染引起的肺炎相似,急性起病,常有高热、寒战、咳嗽、咳痰,砖红色或深棕色黏稠痰液且不易咳出具有特征性,有时也可有血丝痰和铁锈色痰。80%病人有胸痛,主要为炎症侵犯壁层胸膜所致。部分病人有消化道症状,如恶心、呕吐、腹泻、黄疸等。甚至出现意识障碍伴躁动不安、谵语等严重中毒症状。克雷伯菌肺炎早期即可使病人出现全身器官衰竭,预后较差,病死率高。如出现气性坏疽,预后更差,主要并发症包括肺脓肿形成和脓胸。克雷伯菌肺部感染也可表现为慢性感染或由急性感染迁延为慢性,主要表现为支气管扩张、肺脓肿和肺纤维化。

肺炎克雷伯菌已成为全球社区获得性肝脓肿的重要病原菌。绝大多数病人是亚洲男性,主要临床表现包括发热、寒战和右上腹痛,血常规检查可见中性粒细胞计数和C反应蛋白水平升高,肝功能检查多提示异常,影像学主要表现为肝右叶、单发、单一微生物感染的脓肿病灶。此外,脾脓肿是一种罕见的克雷伯菌腹腔内感染类型,多数病人存在基础疾病（主要为糖尿病），常见的临床表现包括发热、左上腹痛、弥漫性腹痛、左胸壁疼痛和呼吸困难，体检可发现脾大、左上腹压痛、全腹压痛等。

肺炎克雷伯菌引起的尿路感染在健康人中的发病率仅为1%～2%，但在本身有膀胱癌、前列腺肥大、膀胱无力、尿道狭窄或尿路结石等泌尿系统疾病以及其他恶性肿瘤和全身疾病的病人中，其发病率升高至5%～17%。导尿、导尿管留置和尿路器械检查等是引起克雷伯菌尿路感染的常见原因。克雷伯菌尿路感染的临床表现与其他细菌引起的尿路感染相似，主要表现为尿频、尿急和尿痛等膀胱刺激症状，累及肾脏时还可出现发热和腰痛等。

克雷伯菌血流感染可由任何部位的克雷伯菌感染引起，既往手术是此感染的最常见原因，近年以hvKP肝脓肿所致居多。克雷伯菌血流感染的病情凶险，表现为畏寒、发热，甚至可出现休克、黄疸。发热多呈弛张热，也可呈双峰热型。

克雷伯菌还可引起蜂窝织炎和疏松结缔组织感染，主要发生于压疮、糖尿病溃疡和烧伤部位等免疫力减弱的组织及免疫功能减低的病人。克雷伯菌也可引起手术后伤口感染、心内膜炎、骨髓炎、关节炎和新生儿脑膜炎等。

（五）影像学表现

肺炎克雷伯菌肺炎可分为原发性（吸入性）和继发性（血源性）。原发性肺炎克雷伯菌肺炎常见于肺上叶，尤其是右肺上叶后基底段（图4-3-11），中叶和下叶亦可受累（图4-3-12～图4-3-15）。总体病理与肺炎链球菌肺炎相似，典型者表现为大叶性肺炎。实变通常起于邻近脏层胸膜的肺外侧，沿肺泡间孔和小气道向中心扩散，导致均质性大叶实变，并伴有含气支气管征（图4-3-16～图4-3-18）。与肺炎链球菌肺炎相比，急性肺炎克雷伯菌肺炎发展较快，产生大量炎性渗出物，渗出液黏稠而重，导致肺叶的膨胀并引起叶间裂的膨出（下坠）（图4-3-19）。带荚膜的肺炎克雷伯菌在肺泡内大量繁殖，常引起肺泡壁和肺组织坏死、液化，病变内可有不规则透亮区，并形成单个或多发性空洞（图4-3-20，图4-3-21），提示坏死性肺炎。侵及胸膜时可引起胸腔积液（60%～70%），甚至脓胸，支气管胸膜瘘罕见。肺炎克雷伯菌肺炎较少引起肺脓肿，较易引起脓胸，其所致肺脓肿和脓胸的发生率高于肺炎链球菌肺炎。部分急性病例仅部分消散，进展为慢性期，伴空洞形成和培养持续阳性（图4-3-22～图4-3-25），影像学可与肺结核相似。

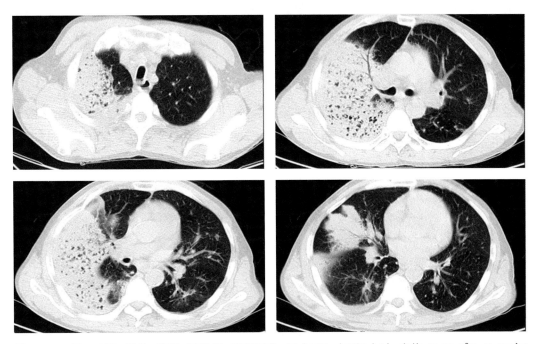

图4-3-11　男，52岁。发热、咳嗽、咳黄痰、呼吸困难、乏力2天，加重9小时。查体：T 39.2℃，R 30次/分，P 137次/分，BP 83/50mmHg。右肺呼吸音低，两肺闻及湿啰音。有"酒精肝"病史8年，饮酒史30年，每日200g，有酗酒史。右肺实变影，起于邻近脏层胸膜的肺外侧，以上叶后段和下叶背段为主，可见支气管充气征，右侧少量胸腔积液

（瑞安市人民医院感染科　洪　亮　提供）

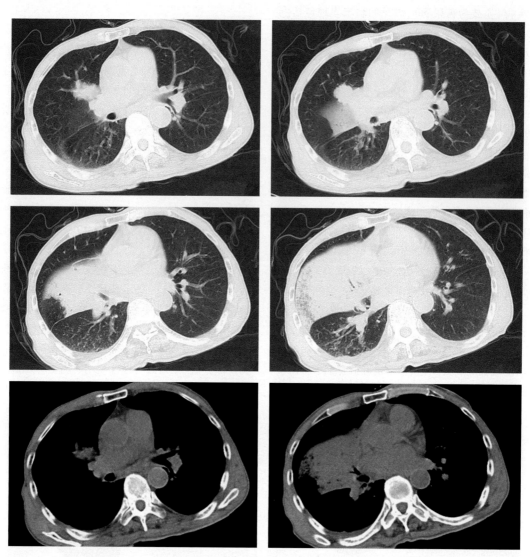

图4-3-12　男，77岁。发热、咳嗽、咳痰、痰中带血3天。右肺中叶实变影，右侧少量胸腔积液（2018-
　　　　　09-08）

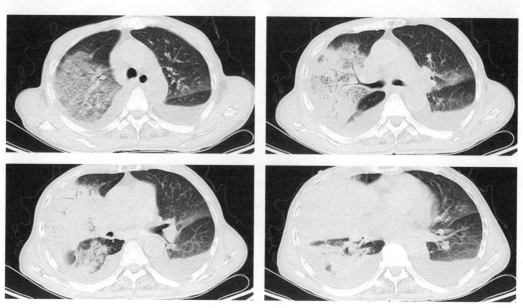

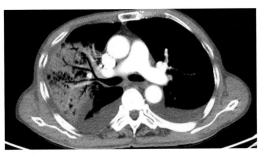
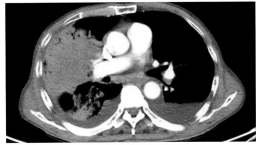

图4-3-13　病人经左氧氟沙星0.4g 每日1次联合哌拉西林/他唑巴坦3.375g 8小时1次治疗1周后,病人仍发热,痰培养查到肺炎克雷伯菌肺炎亚种,改用比阿培南0.3g 8小时1次治疗。复查胸部CT病变较前进展,累及右肺上叶、下叶,双侧胸腔积液(2018-09-15)

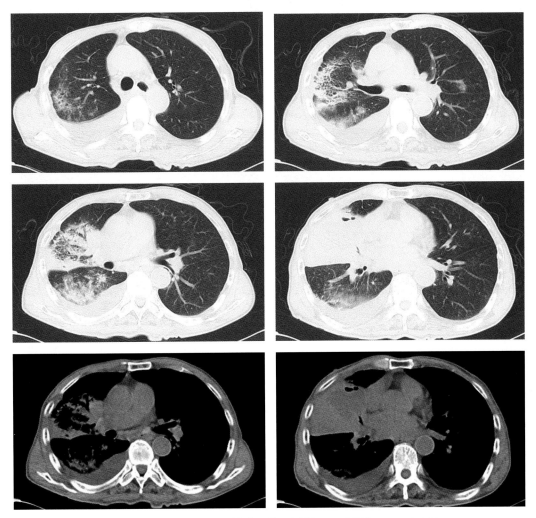

图4-3-14　治疗2周后病变较前吸收,内见坏死、空洞(2018-09-28)

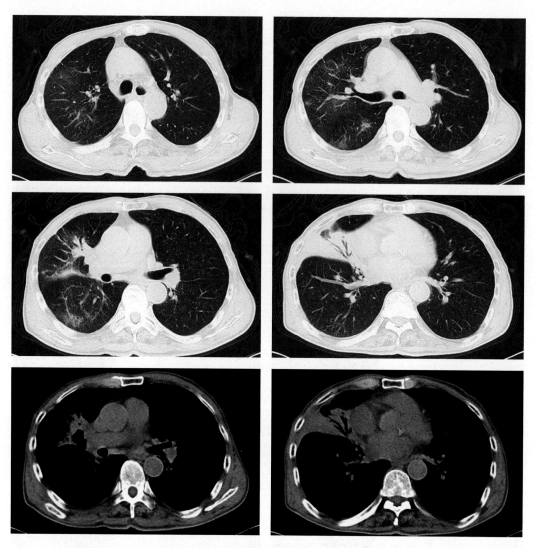

图4-3-15 病人出院后口服拜复乐治疗,病变较前进一步吸收(2018-11-07)

(金乡县人民医院呼吸科 李 芳 提供)

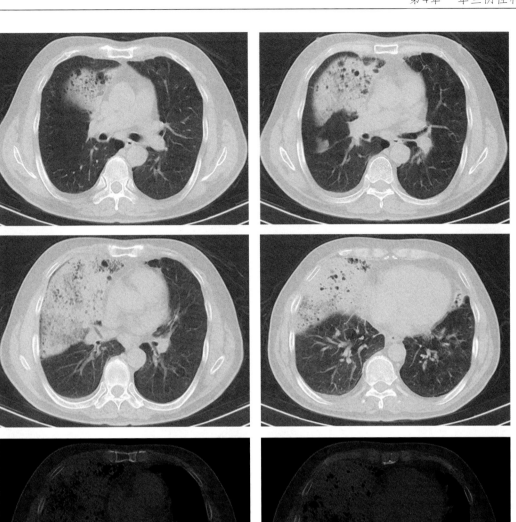

图4-3-16　男，64岁。慢性咳、喘20余年，加重2天。糖尿病病史3年，未治疗，未监测血糖。吸烟史20余年，约20支/日。辅助检查：T 36.3℃，P 114次/分，R 24次/分，BP 70/40mmHg。神清，喘息状态，双肺叩过清音，可闻及散在干、湿啰音。胸部CT示右肺中叶实变影（2018-01-19）

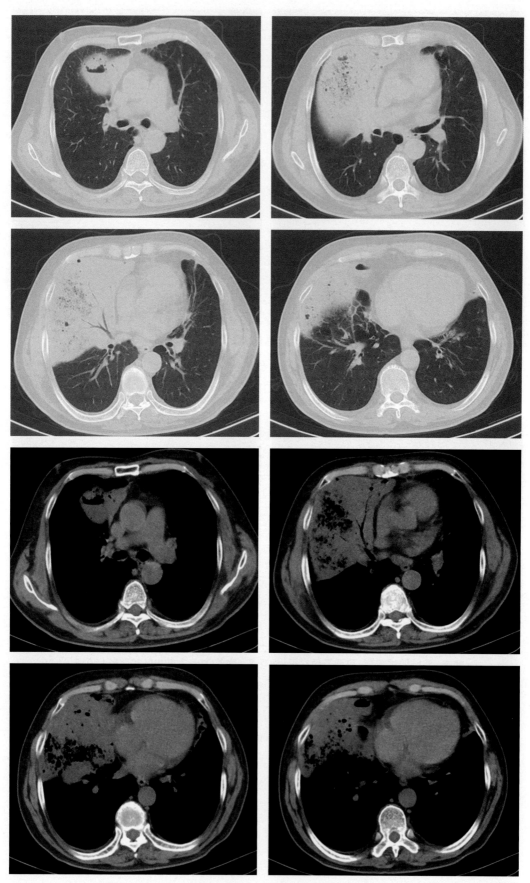

图4-3-17　病人痰培养回报肺炎克雷伯菌，哌拉西林/他唑巴坦联合左氧氟沙星治疗4天后复查胸部CT
　　　　示实变明显，内见支气管充气征和空洞影（2018-01-22）

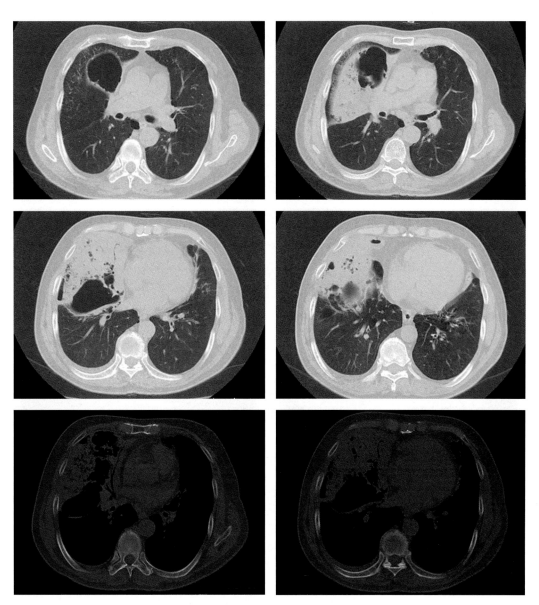

图4-3-18　继续治疗6天，病变吸收，空洞明显（2018-01-28）

（河北省青县人民医院呼吸肿瘤科　金玉珍　提供）

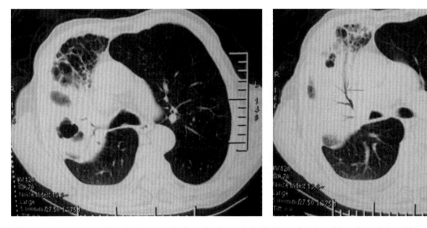

图4-3-19　男，85岁。有COPD病史。右肺上叶大片状实变影，叶间裂下坠（红箭），支气管充气征明显（绿箭），内见空洞，右侧少量胸腔积液

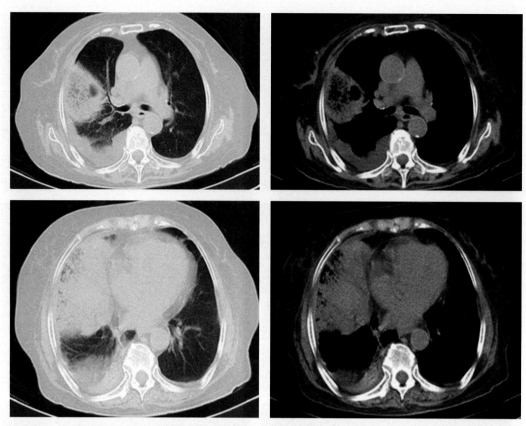

图4-3-20　女，78岁。有COPD病史。右肺上、中叶实变影，叶间裂下坠，内见支气管充气征和大小不等
　　　　　　透亮影，呈蜂窝样改变，右侧胸腔积液

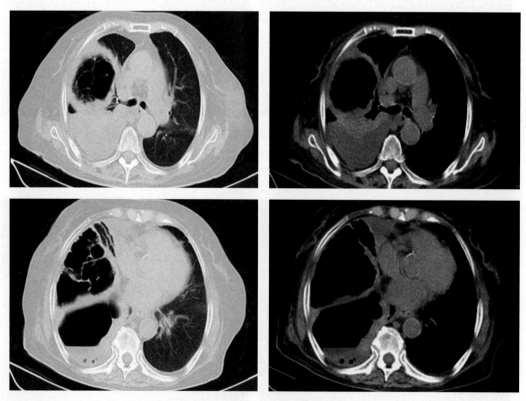

图4-3-21　病人11天后复查示右肺多发空洞，内见液平

（临沂市人民医院影像科　张明辉　提供）

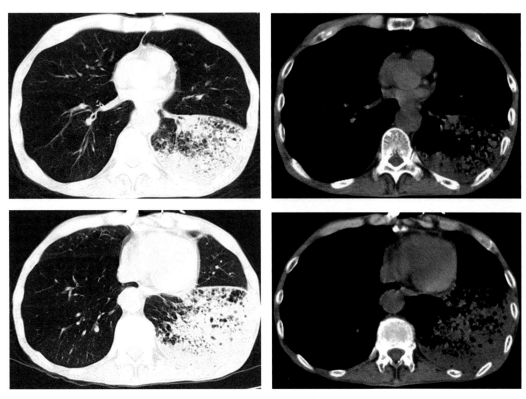

图4-3-22 男，70岁。有COPD病史。左肺下叶实变影，呈蜂窝样改变（2017-09-21）

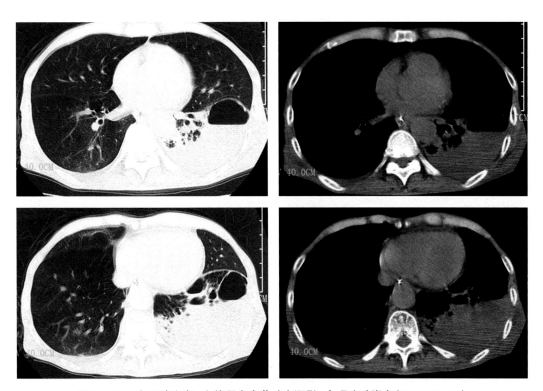

图4-3-23 左下肺实变，上缘见多发薄壁空洞影，表现为肺膨出（2017-10-04）

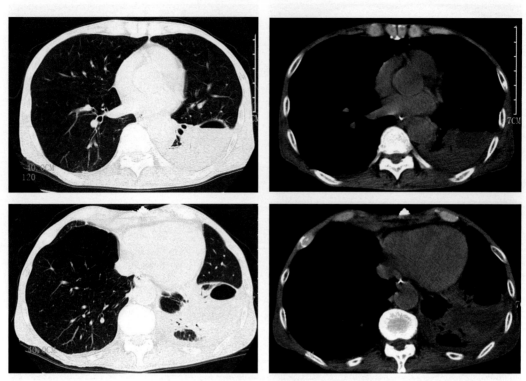

图4-3-24　病变较前吸收，肺膨出有所消退，坏死明显，见大小不等空洞影（2017-10-18）

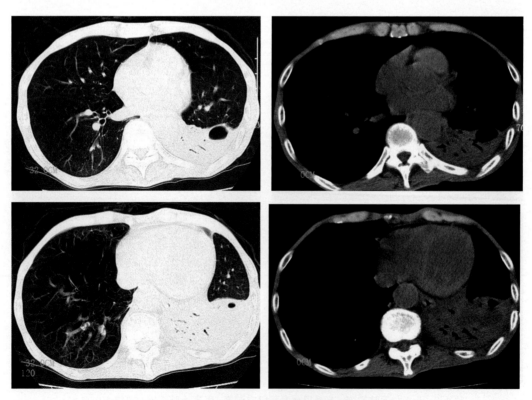

图4-3-25　左肺下叶实变影，内见坏死和空洞影（2017-11-22）

（宁波市宁海县第一医院呼吸科　严群锋　提供）

继发性肺炎多为血流感染，多合并肝脓肿或其他脏器损害，多以小叶分布为主，为双肺斑片样支气管肺炎样表现（图4-3-26～图4-3-28），亦可表现为单发（图4-3-29，图4-3-30）或多发结节影（图4-3-31），空洞常见（图4-3-32～图4-3-34），且与继发性金黄色葡萄球菌肺炎相似。

肺炎克雷伯菌肺炎可最终演变为囊腔影（图4-3-35～图4-3-39），但相对罕见。虽然实变是感染的最常见的特征表现，但其他表现如磨玻璃影（图4-3-40）、小叶间隔增厚、小叶中心结节，以及相关的特征性表现，如淋巴结肿大、胸腔积液等，也能进行诊断。

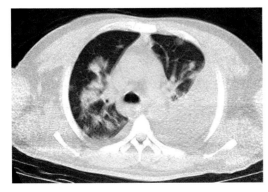
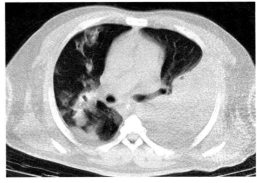

图4-3-26　男，44岁。2型糖尿病、酮症酸中毒。双肺多发斑片影，左侧胸腔积液（2016-03-14）

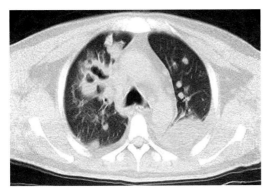
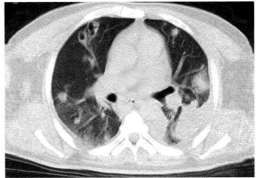

图4-3-27　上述病变演变为结节、空洞影，左侧胸腔积液较前吸收（2016-03-22）

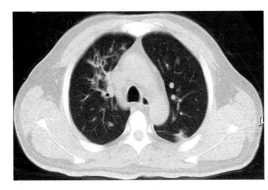
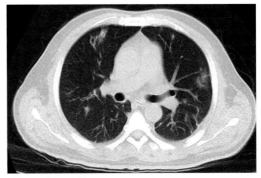

图4-3-28　病变较前进一步吸收，双肺多发薄壁空洞、磨玻璃结节影（2016-04-13）

（太原市第四人民医院CT室　吴吉丽　提供）

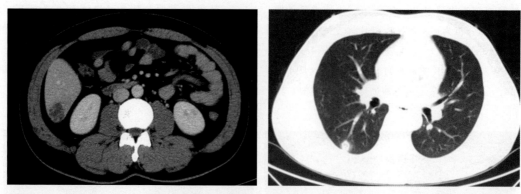

图4-3-29　男，43岁。发热4天。血培养示肺炎克雷伯菌肺炎亚种。CT示肝右叶脓肿并右肺下叶结节影

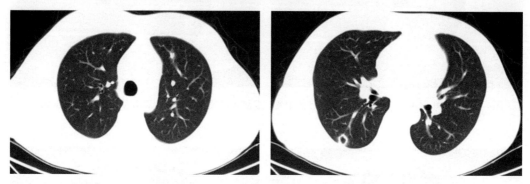

图4-3-30　病人经8天治疗，右肺下叶结节影演变为空洞影，左肺上叶见新发结节影

（青岛市市立医院影像科　王钦习　提供）

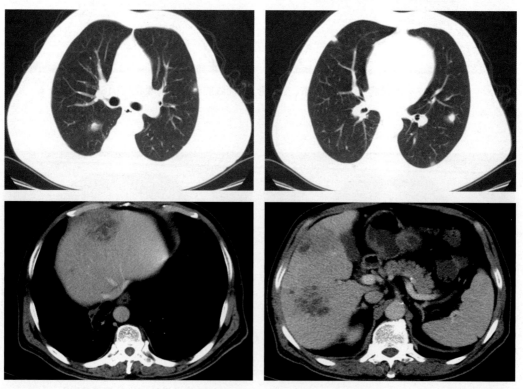

图4-3-31　男，68岁。发热10天。有糖尿病病史，血培养示肺炎克雷伯菌肺炎亚种。CT示肝脏多发脓肿并双肺多发结节影

（青岛市市立医院影像科　王钦习　提供）

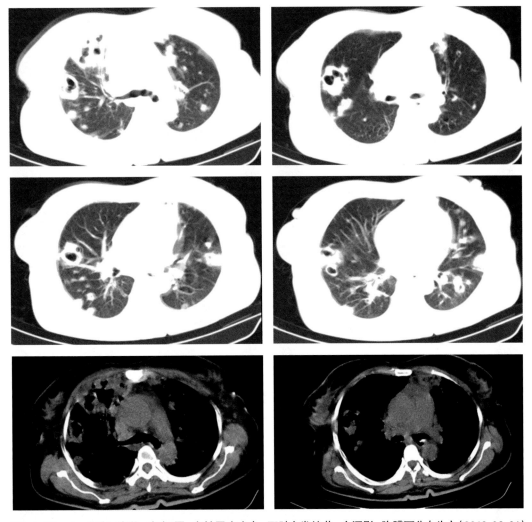

图4-3-32 女，45岁。咳嗽、咳痰1周。有糖尿病病史。双肺多发结节、空洞影，胸膜下分布为主（2018-08-01）

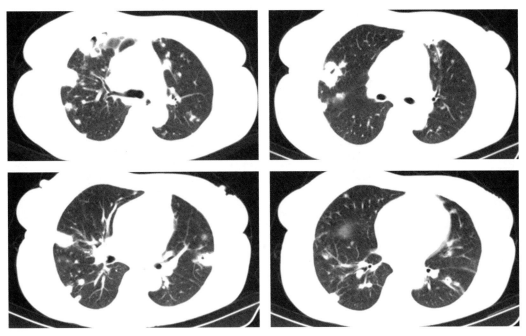

图4-3-33 病人血培养为肺炎克雷伯菌肺炎亚种，给予泰能治疗10天后病变吸收，部分空洞闭合（2018-08-11）

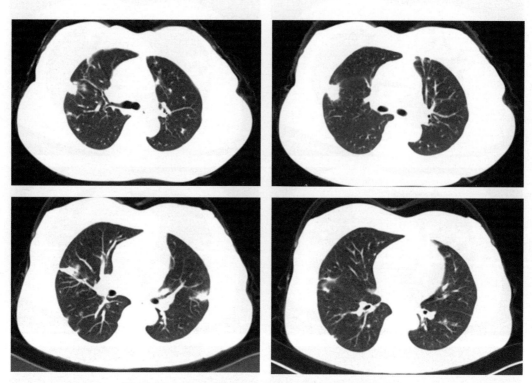

图4-3-34   1个月后复查,病变进一步吸收(2018-09-12)

(抚州市第一人民医院呼吸科 曾中华 提供)

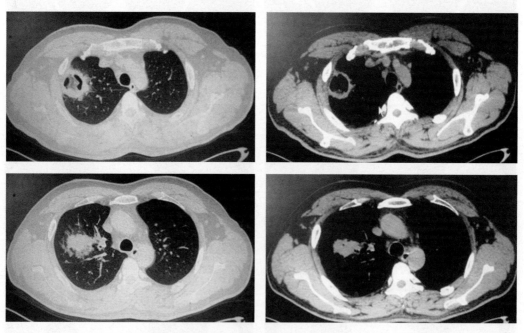

图4-3-35   男,40岁。咳嗽伴咳血10天,有长期吸烟、饮酒史。右肺上叶实变、空洞影(2017-01-26)

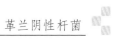

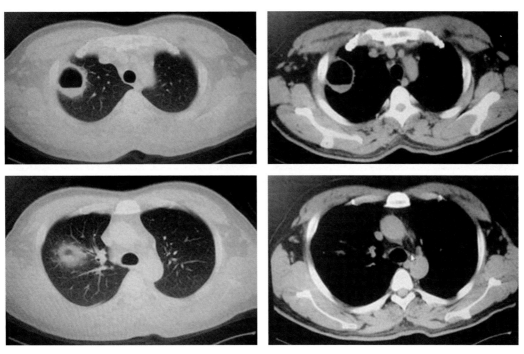

图4-3-36　病变有所吸收，坏死明显，可见液平（2017-02-04）

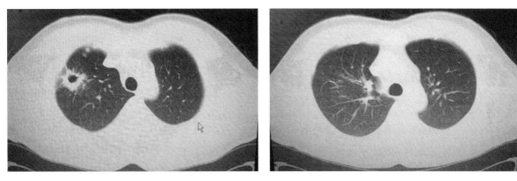

图4-3-37　病变进一步吸收，液平消失（2017-03-06）

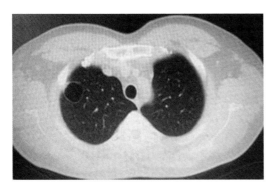

图4-3-38　病变吸收为薄壁囊腔（2017-04-06）

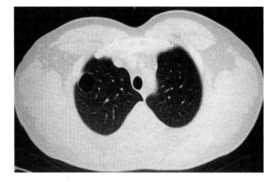

图4-3-39　囊腔大小无变化（2017-06-30）

（诸城市人民医院呼吸科　杨增建　提供）

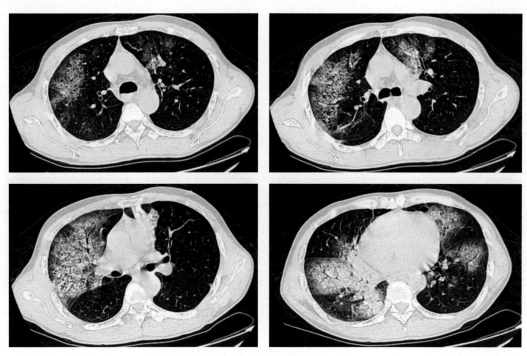

图4-3-40 男，45岁。上腹部疼痛不适2天。有烟酒史，吸烟20支/日，饮酒1kg/d，发病前1天饮酒1kg。血培养示肺炎克雷伯菌肺炎亚种。胸部CT示双肺多发实变、磨玻璃影。入院第二天死亡

（东营市东营区人民医院呼吸科 张景涛 提供）

（六）病原学诊断

细菌培养试验是诊断克雷伯菌感染的金标准。取病人中段尿、血液、脓液或脑脊液等接种在血琼脂培养基上培养，可出现圆形、灰白色的黏液样菌落，部分接种环挑之易拉成丝。克雷伯菌标本染色后于显微镜下观察，可发现革兰染色阴性和具较厚荚膜的粗短杆菌。

（七）耐药机制

肺炎克雷伯菌耐药机制包括：产β-内酰胺酶，外膜蛋白的缺失和靶位的改变，生物膜形成，外排泵机制，整合子机制等。

1.产β-内酰胺酶

（1）产超广谱β-内酰胺酶（ESBLs）：ESBLs的产生在肺炎克雷伯菌耐药机制中占重要地位。自1983年在联邦德国首次从肺炎克雷伯菌臭鼻亚种中分离出产SHV-2型ESBL以来，世界各地不断有新的ESBLs检出报道，由产ESBLs菌株引起的感染发病率在逐渐提高，甚至出现暴发流行。ESBLs主要由克雷伯菌属和大肠埃希菌产生，此外也在肠杆菌属、柠檬酸杆菌属、变形杆菌属、沙雷菌属等其他肠杆菌科细菌及非肠杆菌科菌（如不动杆菌和铜绿假单胞菌）中被检出。

产ESBLs菌株可同时携带AmpC酶、氨基糖苷类抗生素钝化酶和耐喹诺酮类药物基因等，表现为多重耐药。耐药菌株的质粒携带耐药基因能够在菌株间迅速传播扩散，使得产ESBLs菌株的感染率逐年升高。长期使用广谱抗生素会诱导克雷伯菌产ESBLs菌株的产生。

过去肺炎克雷伯菌主要以产SHV、TEM型的ESBLs为主，SHV-1和TEM-1型β-内酰胺酶主要是青霉素酶，对头孢菌素的降解作用较弱。近年来世界各地产CTX-M基因型ESBLs的报道不断增多，已成为最常见的ESBLs。CTX-M型ESBLs由876个脱氧核苷酸编码的291个氨基酸残基组成（Toho-2由289个氨基酸组成）。CTX-M基因型的特点是对舒巴坦和克拉维酸耐药。CTX-M型按核苷酸序列亲缘性常分为5组，即CTX-M-1组（包括CTX-M-1、3、10、11、12、15、22、23、27、28、29、30、32、33、34、36、37和42 18种基因型）；CTX-M-2组（包括CTX-M-2、4、5、6、7、20、31、35和Toho-1 9种基因型）；CTX-M-9组（包括CTX-M-9、13、14、16、17、18、19、21、24、38和Toho-2 11种基因型）；CTX-M-8组（包括CTX-M-8、40和41 3种基因型）；CTX-M-25/26组（包括CTX-M-25、26、39 3种基因型）。CTX-M-1组和CTX-M-9组是最常被检出和报道的两个亚群，$bla_{CTX-M-15}$和$bla_{CTX-M-14}$分别是这两个群里的代表型。与大多数SHV和TEM型ESBLs不同，CTX-M型β-内酰胺酶水解头孢噻肟和头孢曲松的能力强于头孢他啶。

（2）头孢菌素酶（AmpC）：AmpC酶是革兰阴性杆菌产生的又一类重要的β-内酰胺酶，编码AmpC酶的基因常发现在肠杆菌科，包括肠杆菌属、志贺菌属、普罗威登斯菌属和大肠埃希菌属的染色体上。AmpC酶不仅由染色体介

导,也可由质粒介导,质粒介导AmpC酶是肺炎克雷伯菌产生头孢菌素类以及碳青霉烯类多药耐药的重要原因。产酶菌株可以对多种抗生素产生耐药,耐药菌株的质粒携带耐药基因能够在菌株间迅速传播扩散。1989年在南非首次发现肺炎克雷伯菌中质粒介导AmpC酶。迄今AmpC酶已有40余种基因型,世界范围内以CMY-2型多见,国内主要为DHA-1型和ACT-1型。

(3)碳青霉烯酶:肺炎克雷伯菌对碳青霉烯类抗生素敏感性下降的最主要原因是产碳青霉烯酶。耐碳青霉烯类肺炎克雷伯菌(CRKP)感染的发病率近年来逐渐升高,其耐药性也可通过质粒传播给其他非耐药菌株。碳青霉烯酶主要包括A类酶(KPC、NMC-A、SME、GES、IMI和SFC-1等)、B类金属酶(IMP、NDM、TMB、VIM、SIM、AIM和SMB等)和D类酶(OXA-40、OXA-48、OXA-55、OXA-60和OXA-58等)。其中KPC、NDM和OXA-48酶在全球盛行。这些酶以KPC酶最为多见,国内报道也多以检出KPC酶为主,金属酶相对较少,D类酶更为少见。

①A类碳青霉烯酶:A类碳青霉烯酶是一类丝氨酸蛋白酶,其中SME、IMI和NMC位于染色体上,KPC和GES常见于质粒上,SHV染色体和质粒均可见。在肺炎克雷伯菌中发现的A类酶包括KPC型、GES型及SHV-38型等,以KPC型多见,尤以KPC-2和KPC-3常见,西方国家报道以产KPC-3型为主,我国以产KPC-2型为主。KPC-1最早在美国由Yigit等2001年在肺炎克雷伯菌株中发现,KPC-2于2003年在马里兰州的肺炎克雷伯菌株中被发现,之后其他型KPC基因在世界各地被发现。随后的研究中发现KPC-1的序列与KPC-2完全相同,且每个亚型与KPC-2型相比,只有1～5个氨基酸的替换。美国疾病预防与控制中心对其国内各州产KPC酶的肺炎克雷伯菌进行分型后发现,主要克隆型为不同的ST258亚型。其中,KPC-2在ST258A中的携带率为96.3%,KPC-3在ST258B中的携带率为96.2%。我国的主要流行克隆型为ST11,ST11与ST258仅有1个管家基因(tonB)的差别,属于同一个克隆复合体CC258。

KPC型碳青霉烯酶利用丝氨酸残基的活性,具有非常广泛的水解活性,包括青霉素类、头孢菌素类、经典的β-内酰胺酶抑制剂(克拉维酸、舒巴坦和他唑巴坦)、氨曲南和碳青霉烯类抗生素,从而使菌株对这些药物耐药,但对黏菌素、替加环素和某些氨基糖苷类抗生素仍敏感。另外,新型β-内酰胺酶抑制剂阿维巴坦对KPC酶亦有效。

GES酶家族的酶具有头孢菌素的水解活性,一部分GES酶活性位点的氨基酸被替换后,获得了水解碳青霉烯类抗菌药物的能力。如GES-2、GES-4、GES-5、GES-6、GES-11、GES-14和GES-18等能有效地水解碳青霉烯类药物亚胺培南。这些基因亚型的共同特点为携带170位甘氨酸残基(Gly170)的突变,由甘氨酸变为其他氨基酸,导致其酶学性质的改变。其中以GES-5的碳青霉烯水解活性最强,在南美具有广泛流行。

②B类碳青霉烯酶:B类碳青霉烯酶又称金属β-内酰胺酶(MBL),所有的金属酶都含有至少1个锌离子活性中心,其水解活性不被克拉维酸、舒巴坦等酶抑制剂抑制,但可以被乙二胺四乙酸(EDTA)及巯基化合物等金属离子螯合剂所抑制。据此原理,亚胺培南药敏纸片添加0.5mmol/L的EDTA制成的组合纸片和单纯亚胺培南纸片联合应用可用于检测肠杆菌科的金属酶表型。根据基因序列的差异,金属酶又可分为3个亚类:B_1、B_2和B_3,目前在肺炎克雷伯菌中检出的金属酶主要有IMP、VIM和NDM3种,都属于B_1亚类。

2008年欧洲最先从1名由印度新德里回国的瑞典病人的尿液中分离到一株含新德里金属β-内酰胺酶-1(NDM-1)的肺炎克雷伯菌。NDM-1是NDM基因编码的产物,能水解几乎所有的β-内酰胺类抗菌药物,几乎对所有抗生素都具有耐药性。NDM-1成为南亚地区检出率最高的B类碳青霉烯酶,在印度某些城市,检出率甚至超过60%,并且成为重要的输出地区,目前在全球大多数地区均有检出。NDM是由一种极易移动的遗传元件编码的β-内酰胺酶,与KPC编码基因相比,其传播形式更为复杂和难以预计。NDM基因不仅可以被肺炎克雷伯菌获得,也可以被其他肠杆菌科细菌获得。NDM-1对亚胺培南、美罗培南、厄他培南、庆大霉素、阿米卡星、妥布霉素和环丙沙星具有耐药性,对黏菌素(MIC≤4 mg/L)和替加环素(MIC≤1 mg/L)敏感。与其他碳青霉烯酶基因相比,NDM-1对全球公共健康带来更大威胁。2014年中国苏州报道从肺炎克雷伯菌中发现NDM-5基因。

IMP和VIM多在欧洲及美洲大陆出现流行,二者检出率并不高,并未如NDM型迅速扩散。日本学者Watanabe等于1991年在日本发现了IMP,并最先报道了铜绿假单胞菌中由质粒携带的bla_{IMP}位于整合子上。1999年中国台湾出现了由携带bla_{IMP-8}的肺炎克雷伯菌造成的第一次暴发流行。而Boonkerd等2009年最先报道了出现在泰国境内的含有包含在I型整合子内的bla_{IMP-1}的耐碳青霉烯类菌株,这表明该基因已经播散到了东南亚。2010年中国曾有携带新亚型bla_{IMP-38}的菌株引起的小规模流行,而bla_{IMP-38}主要起源于bla_{IMP-4}的单点突变。迄今为止已发现的IMP酶共有38个类型,大多由IMP-1、IMP-2突变而来,同源性较高,主要通过I类整合子进行水平传播,主要见于日本及一些东南亚国家。我国较为常见的类型是IMP-4、IMP-8,其中浙江地区的分离率最高。IMP酶本身对碳青霉烯类抗菌药物水解能力并不强,携带bla_{IMP}基因的细菌并不一定在药敏试验中显示对碳青霉烯类耐药。产IMP酶肺炎克雷伯菌临床分离株呈现出对碳青霉烯类高度耐药,往往合并有外膜蛋白缺失等其他耐药机制。

意大利学者Lauretti等最早于1999年从临床耐亚胺培南铜绿假单胞菌中首次分离出不同于IMP的新型MBL,将其命名为VIM-1型MBL,是所有类型金属酶中对碳青霉烯类的水解能力最强的金属酶。2003年Miriagou等在大肠埃希菌中发现VIM，同年在希腊报道了首例产VIM-1的肺炎克雷伯菌，之后相继在肺炎克雷伯菌中检出了其他类型的VIM。2011—2012年我国福建省发生过以VIM型为主的流行，这是目前我国产VIM型CRKP最大一次流行。目前在肺炎克雷伯菌中发现的有VIM-1、2、4、5、12、26、27和34等亚类，其中以VIM-1最为常见。VIM基因可以借助I类整合子在不同种属细菌间快速播散，其流行范围较广，具有较明显的地域性。

③D类碳青霉烯酶：D类碳青霉烯酶又称苯唑西林酶（OXA酶），多位于染色体上，得名于早期的OXA对苯唑西林的水解速度比青霉素G快。目前已发现超过400种OXA家族基因，大多对碳青霉烯类水解效率较低，且不被克拉维酸等β-内酰胺酶抑制剂抑制，常与其他耐药机制（如渗透缺陷）协同导致细菌对碳青霉烯类高度耐药。OXA酶多见于鲍曼不动杆菌，在肺炎克雷伯菌中亦可检出，主要为OXA-48型，其次是OXA-181，其他类型如OXA-1、OXA-30、OXA-41等也与肺炎克雷伯菌对碳青霉烯类耐药有关。OXA-48最初发现于土耳其，分离自肺炎克雷伯菌，目前常见于土耳其、约旦、伊朗等中东、中亚地区报道，欧洲病例多以输入性为主。OXA-48不能水解头孢菌素，是一种特殊的碳青霉烯酶，含有此酶的分离株可表现为对碳青霉烯酶耐药，但对头孢菌素敏感。然而，产OXA-48的菌株通常也携带其他β-内酰胺酶，如ESBLs，故常检测出对头孢菌素和碳青霉烯素均耐药。OXA-181的编码基因也位于质粒上，与OXA-48仅有4个氨基酸的差异，故两者的抗菌药物水解谱具有相似性。

编码碳青霉烯酶的基因大多通过可移动质粒介导，可经质粒、整合子、插入序列的基因元件进行传播，易引起菌株间耐药基因的水平传播，由于耐碳青霉烯类的KPC、VIM、NDM的出现导致泛耐菌株的出现，仅有多黏菌素、磷霉素、替加环素等几种抗生素治疗有效。超级细菌NDM基因的出现，可能导致医院感染的暴发流行，这应当引起医务工作者的高度重视。

2.外膜蛋白的缺失和靶位的改变

（1）外膜蛋白（outer membrane proteins, OMP）的缺失：肺炎克雷伯菌等革兰阴性菌细胞外膜脂质双分子层中存在由许多微孔蛋白组成的孔道，它是一种非特异性的、跨越细胞膜的水溶性扩散通道，一些β-内酰胺酶类抗生素可经通道进入菌体内而发挥作用。一旦外膜孔蛋白缺失或减少就会影响抗生素进入细菌的量减少或不能进入引起耐药。由于氨基糖苷类等抗生素尚有其他通道进入细胞内，所以外膜孔蛋白缺失造成的耐药性主要与β-内酰胺类抗生素有关。与肺炎克雷伯菌耐药性有关的主要是外膜蛋白OmpK36和OmpK35。仅有OmpK35缺失对耐药性影响较小，而Ompk36缺失可明显增加产ESBLs菌株的青霉素类和碳青霉烯类药物的MIC值，两者同时缺失能够导致对大

多数青霉素类和碳青霉烯类抗菌药物耐药。ompK36基因突变包括点突变、小片段缺失。整个基因缺失或插入是最常见的基因突变，已发现4种不同的插入序列（IS26、IS5、IS903和IS1）定位在ompK36基因的不同位置。插入序列（IS）与某些抗生素的耐药性有关。孔蛋白基因上IS的插入能干扰或改变基因表达，引起的肺炎克雷伯菌的孔蛋白缺失，导致β-内酰胺类抗生素耐药。

产ESBLs的肺炎克雷伯菌在外膜蛋白OmpK36和OmpK35降低或缺失时，能增加对头孢西丁和头孢菌素类的耐药性。报道利用插入序列干扰肺炎克雷菌OmpK36膜孔蛋白合成造成外膜OmpK36孔蛋白缺失，导致肺炎克雷伯菌对头孢西丁的耐药增加，较好地证实了外膜孔蛋白缺失可直接导致肺炎克雷伯菌产生耐药性。外膜孔蛋白缺失协同AmpC类β-内酰胺酶时，耐药程度较β-内酰胺酶单独作用时更高。

（2）靶位的改变：肺炎克雷伯菌对喹诺酮类耐药主要是靶位的改变。喹诺酮类抗生素的作用靶位有DNA解旋酶及拓扑异构酶，两者均可使细菌DNA无法复制而起抑菌作用。DNA解旋酶由两个A亚基（gyrA）和两个B亚基（gyrB）组成的一个四聚体复合物，A、B亚基分别由gyrA、gyrB基因编码，其中A亚基携带有使DNA断裂和重接的活性位点，B亚基能促进ATP的水解。该酶与DNA的复制、转录、修复、重组等有密切的相关性，主要负责移除积累在复制叉和转录复合体前面的扭转应力。拓扑异构酶Ⅳ为解链酶，可在DNA复制时将缠绕的子代染色体释放，是由两个C亚基和两个E亚基组成的四聚体，C亚基由parC编码，E亚基由parE编码。parC能催化双链DNA的断裂，parE催化ATP的水解，为必要的反应提供所需的能量。parC、parE序列与gyrA、gyrB具有高度的同源性。在革兰阳性菌中，其在细胞的分裂过程中起协同作用，其介导的耐药机制与DNA旋转酶相似。gyrA编码基因第83、87位密码子的突变是最常见的耐药原因。药物诱导的靶位点基因突变引起的耐药被认为不具有水平传播性。随着此类抗生素的过度应用，耐药菌不断出现。

1998年，Matinez-Martinez等首次报道质粒介导的喹诺酮类耐药基因qnr，其编码的蛋白属于五肽重复家族，能够保护喹诺酮类药物作用靶位而引起耐药。Qnr蛋白可优先与DNA解旋酶和拓扑异构酶结合，使喹诺酮类药物的结合位点的构象发生改变，从而使喹诺酮药物抗菌失败。qnr基因通常位于I类整合子上。整合子作为一种可移动的基因元件，不仅可通过位点特异性重组系统在细菌间播散，而且具有捕获耐药基因盒的功能，使细菌具有耐药性，甚至是多重耐药。qnr基因在革兰阴性杆菌中的检出率高，如大肠埃希菌、肺炎克雷伯菌、阴沟肠杆菌、鲍曼不动杆菌等，介导多重耐药，对氟喹诺酮类、β-内酰胺类、氨基糖苷类等多种临床常用抗生素耐药，给临床抗感染治疗带来了

严重的困难。

另外，氨基糖苷类抗生素的耐药机制亦与靶位的改变有关，其中最主要机制是产生钝化酶。16S rRNA甲基化酶通过甲基化16S rRNA的A位点的某个或某几个碱基，使氨基糖苷类抗生素不能与其作用靶点相结合，从而导致细菌对氨基糖苷类抗生素高水平耐药。

3.生物膜形成　细菌生物膜是细菌在群体生长过程中出现的一种特定现象，是细菌由其分泌的含水聚合性基质（主要是胞外多糖）黏附在物体或生物组织表面形成的结构性细菌群落。研究发现，自然界中90%以上的细菌是以生物膜的形式存在，65%的人类细菌感染与生物膜形成有关。生物膜一旦形成，可以通过限制抗生素渗透、营养限制等来实现耐药性。同时生物膜中大量的黏性基质形成了一个物理屏障，使机体的吞噬细胞和杀伤细胞不能对细菌产生有效的攻击。随着介入治疗的广泛应用，许多医用材料（如各种导管、人工关节、人工心脏瓣膜等）一旦被细菌黏附并形成生物膜，细菌污染不易消除，常导致感染迁延不愈。

肺炎克雷伯菌有极强的生物膜形成能力，它能够在塑料表面或人类细胞外基质和宿主衍生蛋白表面形成生物膜，从而定植于生物或非生物体表面。肺炎克雷伯菌生物膜的形成使得其引起的感染具有静止期与急性发作期交替、易复发、难根治等特点。成熟的生物膜不仅可以帮助细菌逃避机体先天性免疫和适应性免疫系统，还可以阻止外界抗菌物质进入，进而为细菌提供有利的环境。生物膜还具有耐药性，生物膜对抗菌剂的耐受能力可能要比普通游离生物高出10～1000倍。

影响肺炎克雷伯菌生物膜形成的因素较多，如荚膜多糖、黏附因子、脂多糖、细胞外DNA、数量感知系统、环境等。荚膜多糖可与菌毛协作促进肺炎克雷伯菌在感染部位黏附定植，形成生物膜。黏附因素是细菌定植、增殖和播散的主要因素，也是细菌生物膜形成的重要因素。肺炎克雷伯菌的黏附因子包括菌毛型结构和非菌毛型结构。菌毛型结构包含Ⅰ型菌毛和Ⅲ型菌毛。肺炎克雷伯菌Ⅰ型和Ⅲ型菌毛在细菌浮游状态生长时均不表达，但在导管上形成生物膜期间表达。非菌毛黏附物质在肺炎克雷伯菌的生物膜形成过程中也起到积极作用。脂多糖主要由多糖和类脂A构成，能使肺炎克雷伯菌黏附于气管上皮细胞和气管内黏液促进生物膜形成。胞外DNA存在于胞外基质中，可来自于死亡细菌体裂解释放或者活菌主动分泌，能够维持生物膜的稳定。

4.外排泵机制　外排泵是整合膜蛋白，它利用水解ATP或质子动力势释放的能量逆浓度梯度从细胞内外排抗生素或杀菌剂。外排泵系统的高度表达是肺炎克雷伯菌获得多重耐药的重要机制。迄今为止，在肺炎克雷伯菌中发现的外排泵有AcrAB-TolC、Oqx-AB、KexD、KmrA、KpnGH、KdeA、KpnEF，其中属于耐药结节分化超家族（RND）的AcrAB-TolC在肠杆菌科中检出率最高。

AcrAB-TolC主要由膜融合蛋白AcrA、内膜蛋白AcrB和外膜蛋白TolC三部分组成，其底物广泛，能够排出多种抗生素、消毒剂等。肺炎克雷伯菌对β-内酰胺类、大环内酯类、喹诺酮类、四环素类、氯霉素及替加环素的敏感性下降与AcrAB-TolC相关。AcrAB-TolC是肺炎克雷伯菌产生多重耐药性的重要原因，甚至可造成肺炎克雷伯菌暴发流行。

外排泵机制只是肺炎克雷伯菌高度耐药的一种机制，对于碳青霉烯耐药性不是必需的，并且AcrAB-TolC不与碳青霉烯酶有协同作用。外排泵编码基因在质粒中发现，但是染色体携带的外排泵基因赋予细菌固有耐药机制，使得细菌能在含有抗生素等恶劣环境中生存。因此，在没有获得新的基因的情况下，过度表达基因的突变细菌仍然能生存下来，并且可通过细菌在菌种间进行传播。

5.整合子　整合子是由Strokes和Hall于1989年首次提出的概念。它是一种能被识别和俘获的外源性可移动基因，位于细菌的质粒或染色体上，是携带编码抗菌药物耐药基因盒的DNA片段，具有位点特异性的基因重组系统。

整合子作为遗传的基因元件普遍存在革兰阴性菌中，根据整合酶基因同源性主要分4类，与细菌耐药性密切相关主要有Ⅰ、Ⅱ、Ⅲ类整合子，尤其是Ⅰ类整合子作为一种可移动的基因元件，通过整合酶的作用，捕获外来的耐药基因（包括对氨基糖苷类、喹喏酮类、磺胺和消毒剂等耐药的基因）。

整合子可介导病原体各种耐药基因，获得整合子病原菌可表现为多重耐药性。有研究表明，整合子阳性的肺炎克雷伯菌株耐药比例高于整合子阴性的肺炎克雷伯菌株。Ⅰ类整合子阳性菌株对氨基糖苷类、喹诺酮类及大多数β-内酰胺类的耐药率高于Ⅰ类整合子阴性的菌株。肺炎克雷伯菌临床分离株存在较广，含有Ⅰ类整合子的肺炎克雷伯菌更易获得耐药性。

（八）治疗

进行积极、有效的抗生素治疗是治疗克雷伯菌感染的关键。但克雷伯菌易产生耐药性，且不同菌株对抗生素的敏感性差异悬殊，故应根据药敏试验结果选用合适的抗生素。克雷伯菌对氨苄西林和替卡西林天然耐药，且对呋喃坦啶的敏感性不高，对其感染进行经验性治疗时应避免使用这些抗生素。

在我国，克雷伯菌对亚胺培南、美罗培南和厄他培南最为敏感，其次是哌拉西林/他唑巴坦和头孢哌酮/舒巴坦。β-内酰胺酶抑制剂复合制剂可首选用于产ESBLs细菌所致的轻度至中度感染，对产ESBLs细菌严重感染的病人，不宜作为首选药物。应该注意，当细菌产生大量β-内酰胺酶或同时伴有外膜蛋白丢失时，β-内酰胺酶抑制剂复合制剂的抗菌活性也会降低。头霉素类抗菌药物（头孢美唑和头孢西丁）对于产ESBLs细菌具有良好的抗菌作用，可以作为产

ESBLs细菌的次选药物，也可以与氨基糖苷类抗菌药物等联合使用。需要注意的是，头霉素类药物易诱导细菌产生AmpC酶，从而出现耐药。如果细菌同时有外膜蛋白缺失，也可引起细菌对头霉素类耐药。氨基糖苷类抗菌药物可作为产ESBLs细菌严重感染时的联合用药之一。喹诺酮类抗菌药物可用于治疗产ESBLs细菌引起的轻、中度感染（如尿路感染），但产ESBLs细菌对喹诺酮类的耐药性不断增加，限制了喹诺酮类药物在产ESBLs细菌感染中的应用。对克雷伯菌感染病人不恰当的给予青霉素类、头孢菌素类和氟喹诺酮类药物治疗可诱导产ESBLs菌株的产生。研究结果显示，ESBLs阳性菌株对替加环素耐药率较低，但替加环素的敏感率却远低于碳青霉烯类的美罗培南和亚胺培南，对于ESBLs阳性菌株感染者，尤其是由感染引起重症脓毒症或脓毒性休克病人，推荐使用更为有效和可靠的碳青霉烯类抗生素。此外，有研究显示，阿莫西林/克拉维酸钾对克雷伯菌尿路感染治疗有较好的疗效，且对妊娠期妇女具有较好的安全性，可用于治疗妊娠妇女的克雷伯菌尿路感染。

对肝脓肿病人，需在抗生素治疗的基础上施行经皮肝穿刺引流术以排出脓液。对脾脓肿病人，可在抗生素治疗的基础上施行脾切除术。也有研究表明，施行经皮脾穿刺引流术也可达到脾切除术的效果，且对病人的创伤小、操作方便。

总之，轻中度感染，首选复合制剂，次选氨基糖苷类联合头霉素类抗菌药物；重症或者院内感染，建议使用碳青霉烯类抗生素。

参 考 文 献

中华医学会呼吸病学分会.中国成人社区获得性肺炎诊断和治疗指南（2016年版）.中华结核和呼吸杂志，2016，39（4）：253-279.

Adler A, Miller-Roll T, Assous MV, et al.A multicenter study of the clonal structure and resistance mechanismof KPC-producing Escherichia coli isolates in Israel.Clin Microbiol Infect, 2015, 21（3）：230-235.

Assicot M, Gendrel D, Carsin H, et al.High serum procalcitonin concentration in patients with sepsis and infection.Lancet, 1993, 341（8844）：515-518.

Bialek-Davenet S, Lavigne JP, Guyot K, et al.Differential contribution of AcrAB and OqxAB efflux pumps to multidrug resistance and virulence in Klebsiella pneumonia. J Antimicrob Chemother, 2015, 70（1）：81-88.

Chen LF, Anderson DJ, Paterson DL.Overview of the epidemiology and the threat of Klebsiella pneumoniae carbapenemases（KPC）resistance.Infect Drug Resist, 2012, 5（3）：133-141.

Chung DR, Lee H, Park MH, et al.Fecal carriage of serotype K1 Klebsiella pneumoniae ST23 strains closely related to liver abscess isolates in Koreans living in Korea.Eur J Clin Microbiol Infect Dis, 2012, 31：481-486.

Chung DR, Lee SS, Lee HR, et al.Emerging invasive liver abscess caused by K1 serotype Klebsiella pneumoniae in Korea.J Infect, 2007, 54（6）：578-583.

Esposito EP, Cervoni M, Bernardo M, et al.Molecular Epidemiology and Virulence Profiles of Colistin-Resistant Klebsiella pneumoniae Blood Isolates From the Hospital Agency "Ospedale dei Colli, " Naples, Italy.Front Microbiol, 2018, 9：1463.

Ko WC, Paterson DL, Sagnimeni AJ, et al.Community-acquired Klebsiella pneumoniae bacteremia: global differences in clinical patterns.Emerg Infect Dis, 2002, 8（2）：160-166.

Korvick JA, Hackett AK, Yu VL, et al.Klebsiella pneumonia in the modern era: clinicoradiographic correlations.South Med J, 1991, 84（2）：200-204.

Lawlor MS, Hsu J, Rick PD, et al.Identification of Klebsiella pneumoniae virulence determinants using an intranasal infection model.Mol Microbiol, 2005, 58（4）：1054-1073.

Li J, Yu X, Li S, et al.Randomized controlled multicenter clinical trial for integrated treatment of community-acquired pneumonia based on traditional Chinese medicine syndrome differentiation.J Tradit Chin Med, 2012, 32（4）：554-560.

Li W, Sun G, Yu Y, et al.Increasing occurrence of antimicrobial-resistant hypervirulent（hypermucoviscous）Klebsiella pneumoniae isolates in China.Clin Infect Dis, 2014, 58（2）：225-232.

Lin YT, Liu CJ, Yeh YC, et al.Ampicillin and amoxicillin use and the risk of Klebsiella pneumoniae liver abscess in Taiwan.J Infect Dis, 2013, 208：211-217.

Lin YT, Siu LK, Lin JC, et al.Seroepidemiology of Klebsiella pneumoniae colonizing the intestinal tract of healthy chinese and overseas chinese adults in Asian countries.BMC Microbiol, 2012, 12（1）：13.

Liu YC, Cheng DL, Lin CL.Klebsiella pneumoniae liver abscess associated with septic endophthalmiti.Arch Intern Med, 1986, 146（10）：1913-1916.

Martelius T, Jalava J, Kärki T, et al.Nosocomial bloodstream infections caused by Escherichia coli and Klebsiella pneumoniae resistant to third-generation cephalosporins, Finland, 1999-2013: Trends, patient characteristics and mortality.Infect Dis（Lond）, 2016, 48（3）：229-234.

Moon WK, Im JG, Yeon KM, et al.Complication of Klebsiella pneumonia: CT evaluation.J Comput Assist Tomogr, 1995, 19：176-181.

Ohji G, Doi A, Yamamoto S, Iwata K.Is deescalation of antimicrobials effective? A systematic review and meta-analysis.Int J Infect Dis, 2016, 49：71-79.

Okada F, Ando Y, Honda K, et al.Clinical and pulmonary thin-section CT findings in acute Klebsiella pneumoniae pneumonia.Eur Radiol, 2009, 19（4）：809-815.

Paczosa MK, Mecsas J.Klebsiella pneumoniae: Going on the dffense with a strong defense.Microbiol Mol Biol Rev, 2016, 80：629-661.

Peng YC, Lin CL, Sung FC.Risk of pyogenic liver abscess and endoscopic sphincterotomy: a population-based cohort study.BMJ Open, 2018, 8：e018818.

Reny JL, Vuagnat A, Ract C, et al.Diagnosis and follow-up of infections in intensive care patients: value of C-reactive protein compared with other clinical and biological variables.Crit Care Med.2002; 30：529-535.

Sager R, Kutz A, Mueller B, et al.Procalcitonin-guided diagnosis and antibiotic stewardship revisited.BMC Med, 2017, 15（1）：15.

Schmit X, Vincent JL.The time course of blood C-reactive protein concentrations in relation to the response to initial antimicrobial therapy in patients with sepsis.Infection.2008; 36：213-219.

Schuetz P, Birkhahn R, Sherwin R, et al.Serial procalcitonin predicts mortality in severe sepsis patients: results from the multicenterprocalcitonin monitoring sepsis（MOSES）study. Crit Care Med, 2017, 45（5）：781-789.

Smith GW, Blackwell CC, Nuki G.Faecal flora in spondyloarthropathy.Br J Rheumatol, 1997, 36：850-854.

Weidhase L, Wellhöfer D, Schulze G, et al.Is Interleukin-6 a better predictor of successful antibiotic therapy than procalcitonin and C-reactive protein? A single center study in critically ill adults.BMC Infect Dis, 2019, 19（1）：150.

Yeh KM, Kurup A, Siu LK, et al.Capsular serotype K1 or K2, rather than magA and rmpA, is a major virulence determinant for Klebsiella pneumoniae liver abscess in Singapore and Taiwan.J Clin Microbiol, 2007, 45（2）：466-471.

Yu WL, Lee MF, Tang HJ, et al.Low prevalence of rmpA and high tendency of rmpA mutation correspond to low virulence of extended spectrum betalactamase-producing Klebsiella pneumoniae isolates.Virulence, 2015, 6（2）：162-172.

病例解析

1.病例1：女，76岁。反复咳嗽、憋喘20年，加重5天。既往有糖尿病病史5年，24天前曾于内分泌科住院治疗10天。现咳嗽、咳黄痰。入院辅助检查（2017-11-12）：血气分析：pH 7.465、PO_2 128.1mmol/L（氧流量3L/min）、PCO_2 67mmol/L；血糖：随机血糖32.4mmol/L、空腹血糖12.4mmol/L；尿常规：尿糖（＋＋＋）、酮体（＋＋）；血常规：白细胞计数$12.8×10^9$/L、中性粒细胞0.81；红细胞沉降率58mm/h、C反应蛋白 8.0mg/L、降钙素原 0.09ng/ml；白蛋白28.6g/L。

胸部CT（2017-11-12）：右肺上叶实变影，内见支气管充气征，上缘多发坏死空洞影，左肺舌叶空洞影（图4-3-41）。

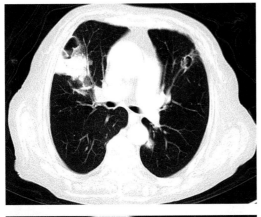
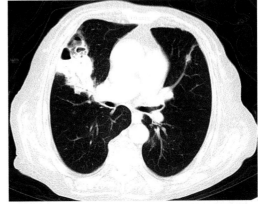
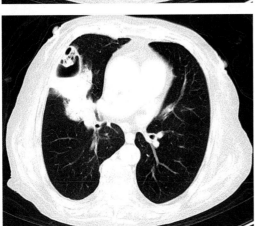
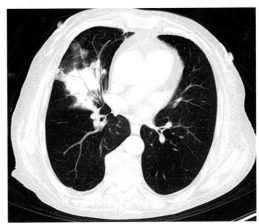

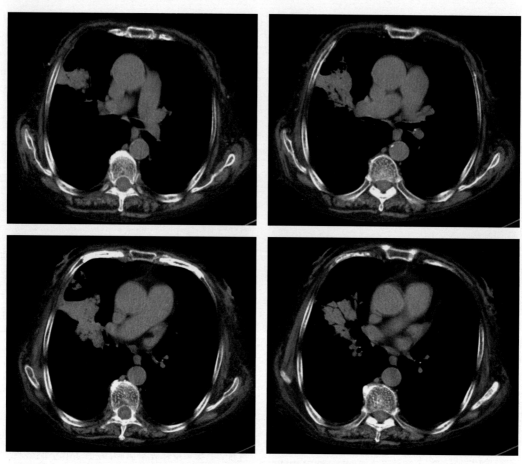

图4-3-41　右肺上叶实变、空洞影，左肺舌叶空洞影

【诊断】肺炎克雷伯菌肺炎。

【诊断依据】老年女性，有COPD和糖尿病病史，入院前2周有住院史，均为肺炎克雷伯菌感染的高危因素。胸部CT示右肺上叶实变、多发空洞影，左肺舌叶亦见空洞影，空洞壁薄，无明显液平，需考虑肺炎克雷伯菌肺炎可能。患者入院后2次痰培养均为肺炎克雷伯菌（ESBLs＋），对头孢唑林、头孢曲松、头孢噻肟、环丙沙星耐药，对哌拉西林/他唑巴坦（MIC≤4）、头孢他啶、头孢唑肟、头孢哌酮/舒巴坦、氨曲南、亚胺培南（MIC≤1）、厄他培南（MIC≤0.5）、阿米卡星、庆大霉素、妥布霉素、左氧氟沙星敏感。给予亚胺培南/西司他丁1.0g，8小时1次，治疗5天，咳嗽及喘憋症状明显好转，改用哌拉西林/他唑巴坦继续治疗5天，床旁X线胸片（2017-11-23）示病变完全吸收，好转出院。

【分析】1983年，Robert Awein首次在德国发现了ESBLs。ESBLs是一类能水解青霉素类、头孢菌素类及单环类抗生素（氨曲南）的β-内酰胺酶，通常不水解头霉素类（头孢西丁、头孢美唑等）和碳青霉烯类（亚胺培南、美罗培南等），其活性可以被克拉维酸、舒巴坦、他唑巴坦等β-内酰胺酶抑制剂所抑制。能产生ESBL的细菌即为ESBL（＋）菌，大量ESBLs基因的出现是由质粒介导，并且介导的质粒常同时带有氨基糖苷类的钝化酶、AmpC酶及喹诺酮类药物等耐药基因，导致产ESBLs的菌株具备很高的多重耐药性与交叉耐药性，能够对青霉素类与头孢菌素类抗生素广泛耐药，对喹诺酮类、氨基糖苷类、磺胺类抗生素亦可产生耐药性。

目前发现的肺炎克雷伯菌的ESBLs主要有4种类型：TEM型、OXA型、CTX-M型及SHV型。耐药性根据不同基因型而异：对第三代头孢类抗生素与单环类的抗生素广泛耐药的是TEM型；能够高度耐苯唑西林与氯唑西林的是OXA型，该耐药性不易被克拉维酸抑制；能够水解头孢噻肟的是CTX-M型；SHV型可水解头孢噻肟及头孢他啶。

ESBLs检测方法有纸片扩散法和MIC法（微量肉汤稀释法）两种，其检测原理均是以头孢噻肟、头孢他啶、头孢曲松、头孢唑肟和氨曲南为底物，凡能水解上述底物之一，并能被克拉维酸所抑制者，即为ESBLs。多数国家ESBLs在所有细菌中的检出率在15%左右。近几年ESBLs的检出率逐年升高，产ESBLs肺炎克雷伯菌检出数量约占肺炎克雷伯菌分离总数的50%。既往认为，对产ESBLs细菌，青霉素类和头孢菌素类均耐药。即使体外试验对某些青霉素类、头孢菌素敏感，临床上也应视为耐药，原则上不选用。

抗菌药物折点（breakpoint）用来判断病原菌对药物敏感、中介或耐药，是临床医生选择抗菌药物治疗病原菌感染的一个重要依据。2010年美国临床和实验室标准化研究所（CLSI）对头孢唑林、头孢噻肟、头孢唑肟、头孢曲松、头孢他啶和氨曲南的判读折点发生改变，头孢他啶、头孢噻肟等敏感折点降低。折点修订后，ESBLs筛选和确证试验将不再是决定治疗策略所必需。决定是否为感染控制或流行病学目的进行ESBLs确证试验应与传染病医生、药剂师及感染控制委员会的医务人员进行讨论决定。

某种耐药机制可以导致不同强度的耐药性，这些差异可以导致不同的MIC。例如，一些产ESBLs菌株用修订后折点对头孢他啶敏感但对头孢曲松耐药；同样，另一个产ESBLs菌株可能对头孢曲松敏感而对头孢他啶耐药。另外，我国产ESBLs肺炎克雷伯菌菌株主要是分解头孢噻肟的CTX-M型，故其对头孢噻肟的水解率高于头孢他啶。本例即是如此。修订后的头孢菌素和氨曲南的折点都关注于MIC和药动学而不是耐药机制，因为菌株的MIC与临床预后的相关性强于菌株携带的耐药机制。临床医生可以直接根据新折点得出的药敏试验结果选择用药，而不需要人为改变药敏结果。不过，对最初分离敏感的细菌，经3~4天第三代头孢菌素的治疗后，有可能发展为耐药，因此对重复分离菌株应重复进行药敏试验。

糖尿病、抗生素的使用及侵入性操作等是感染产ESBLs的危险因素。近年来，由于第三代头孢菌素等β-内酰胺类抗菌药物在临床上的广泛使用，产ESBLs菌株检出率呈升高趋势。由于各地区的抗生素使用的种类和数量不同，各地区的流行耐药基因也不一致。法国流行的耐药基因主要为bla_{SHV-4}、bla_{TEM-3}和bla_{TEM-24}，美国流行的耐药基因为bla_{TEM-10}、bla_{TEM-12}和bla_{TEM-26}，日本主要以Toho-2型为流行耐药基因，中国台湾以bla_{SHV}和bla_{CTX-M}为主，我国部分地区产ESBLs的耐药基因以bla_{CTX-M}为主。

目前认为，ESBLs菌株引起的感染，首选药物是碳青霉烯类抗生素，该类药物的抗菌作用主要是针对已具有交叉耐药性的多重耐药的菌株。Paterson DL等前瞻性地分析了455例肺炎克雷伯菌菌血症病人的数据，其中85例由产ESBLs菌株引起，相比其他抗菌药物，应用碳青霉烯类抗生素治疗可显著降低14天死亡率。Rotova等研究表明，针对产碳青霉烯酶的肠杆菌科细菌，美罗培南比亚胺培南的抗菌活性更强。国内文献亦报道，美罗培南对肠杆菌科细菌的抗菌活性优于亚胺培南，且美罗培南通过结构改造，对γ-氨基丁酸受体无亲和力，不仅中枢系统安全性优于亚胺培南，同时也降低了肾毒性。

一项回顾21篇研究的Meta分析显示，使用碳青霉烯相较于使用头孢菌素、喹诺酮类、氨基糖苷类，病人死亡率更低。但与β-内酰胺酶抑制剂复合制剂相比，两组无差异。不同β-内酰胺酶抑制剂复合制剂之间疗效存在差异，哌拉西林/他唑巴坦体内和体外活性优于氨苄西林/克拉维酸，而其他酶抑制剂则缺乏相关数据。为减少耐碳青霉烯肠杆菌科细菌（CRE）的产生，对于产ESBLs肠杆菌诱发的血流感染，特别是哌拉西林/他唑巴坦MIC≤16/4μg/ml时，β-内酰胺酶抑制剂复合制剂是替代碳青霉烯的最佳选择。对于产ESBLs肠杆菌诱发的重症感染可以考虑给予碳青霉烯类药物，但如有可能，仍建议降阶梯治疗。

降阶梯治疗是救治重症感染病人的一种经验性治疗方案，即在病原菌未明确时，选用广谱、强效抗菌药物覆盖所有可能导致感染的病原菌，待病情得到控制，根据病原学结果和病人临床表现，将治疗由经验性治疗调整为目标性治疗。由于糖尿病病人体液免疫和细胞免疫功能均呈下降趋势，一旦发生感染，病原菌容易大量繁殖，往往使得病情迅速加重，感染难以控制，因此治疗可考虑降阶梯方案。

哌拉西林/他唑巴坦对产ESBLs菌株也有较好的临床疗效，与碳青霉烯类药物相比，加酶抑制剂复合制剂致二重感染的风险更小，且可避免产生碳青霉烯耐药肠杆菌科细菌，减少治疗费用。尽管氨基糖苷类药物对ESBLs阳性肺炎克雷伯菌的敏感率相比于其他类抗生素较高，但由于药物本身易出现肾毒性和耳毒性，尤其在老年人和儿童中更易引起，而且此类药物还是诱发药源性肾衰竭的最常见因素，故一般不采用单独用药，而是与其他抗生素联合使用，临床使用概率相对较小。此外，推荐通过增大药物剂量、延长输注时间及负荷剂量加维持剂量的给药方式优化药物PK/PD效应，以期获得疗效的最大化。

该病人经过亚胺培南治疗5天后，临床症状好转，降阶梯应用哌拉西林/他唑巴坦继续抗感染治疗，疗效可。由于目前碳青霉烯类抗菌药物的广泛使用，耐碳青霉烯类抗生素的肺炎克雷伯菌检出率逐渐上升，合理应用抗生素是治疗感染性疾病、预防耐药菌株产生的关键。

（枣庄市立医院呼吸二科　范霓兰　提供）

2.病例2：男，57岁。咳嗽、咳痰、发热2个月。病人2个月前受凉后出现咳嗽、咳痰，为黄白痰，偶痰中带血。发热，体温最高达38.5℃，伴畏寒、乏力，2017-10-06于某医院住院治疗，痰培养和血培养均为肺炎克雷伯菌肺炎亚种，对抗生素敏感。胸部CT：符合右肺上叶、下叶炎性病变（图4-3-42）。给予左氧氟沙星联合头孢他啶治疗10天后复查胸部CT示病变较前进展（图4-3-43）。改用美罗培南治疗，7天后复查胸部CT，病变有所吸收，症状缓解，出院（图4-3-44）。出院后病人仍反复咳嗽、咳痰、发热，伴双下肢水肿，2017-11-27入我科诊治。既往有糖尿病史6年。3年前行胆囊切除＋胰腺囊肿-空肠吻合＋胆肠吻合术。

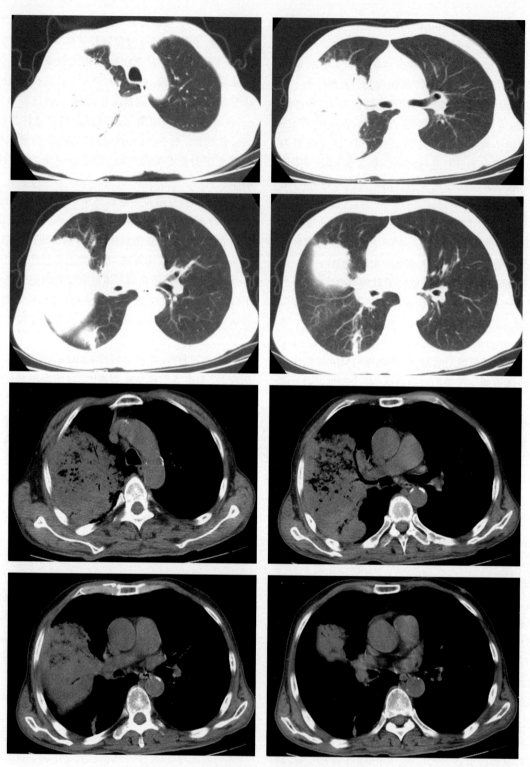

图4-3-42　右肺上叶、下叶实变影（2017-10-06）

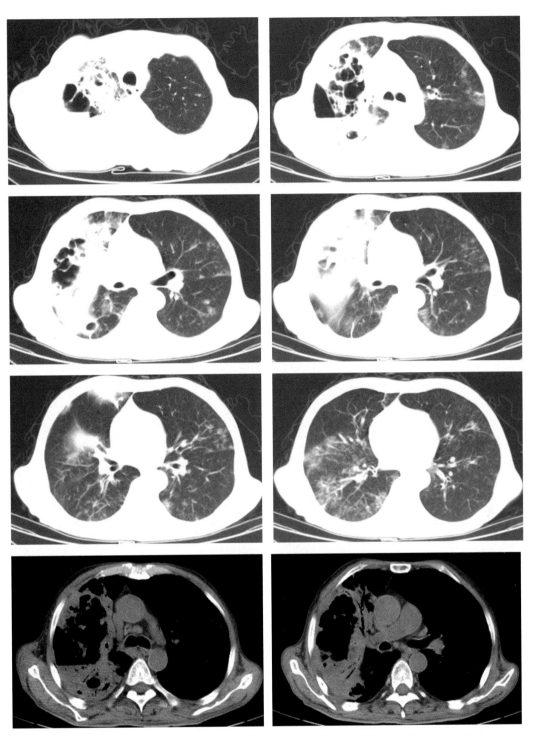

图4-3-43 右肺上叶实变影，内有多发大小不等空洞，无明显液平，双肺新发斑片、磨玻璃影（2017-10-17）

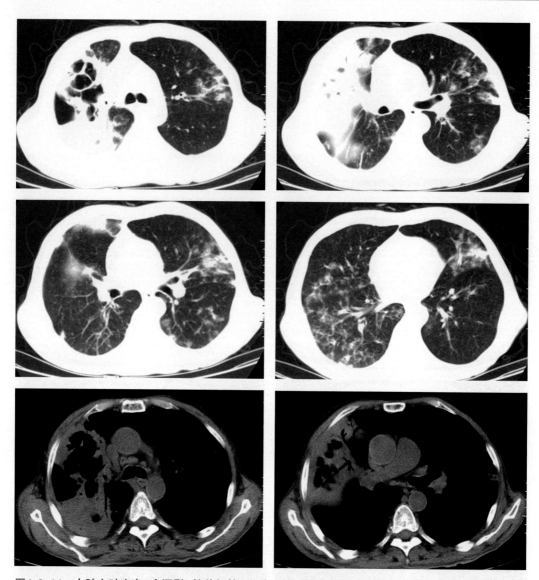

图4-3-44　右肺上叶实变、空洞影，较前好转，双肺斑片、磨玻璃影，较前加重（2017-10-24）

【诊断】肺炎克雷伯菌肺炎。

【诊断依据】中年男性，2个月前急性起病，发热、咳嗽、咳黄痰，胸部CT示右肺炎，上叶明显，病变以实变为主，首先考虑社区获得性肺炎，实变周围可见渗出，内有支气管充气征和蜂窝样改变，叶间裂下坠明显，结合病人有糖尿病病史，首先考虑致病菌为肺炎克雷伯菌，并于入院当天经痰培养和血培养证实。虽经抗生素积极治疗，11天后复查胸部CT病变坏死明显，内见多发空洞影，双肺新发斑片磨玻璃影，树芽征明显。改用美罗培南治疗1周后复查右肺上叶病变较前好转，双肺斑片、磨玻璃影较前加重。病

情稳定而出院，但病情反复而入我院治疗。入院查体：双肺呼吸音粗，可闻及湿啰音。辅助检查（2017-11-28）：血常规示白细胞计数11×10⁹/L、血红蛋白95g/L；红细胞沉降率38 mm/h；C反应蛋白136.58 mg/L；降钙素原0.16 ng/ml；生化：白蛋白22.4g/L、糖化血清白蛋白29.13%、葡萄糖7.39mmol/l。入院后给予美罗培南1.0g 8小时1次静脉滴注，2天后痰培养示肺炎克雷伯菌，复查胸部CT（2017-12-07）病变较前吸收（图4-3-45），改用头孢哌酮/舒巴坦继续治疗5天，好转出院。

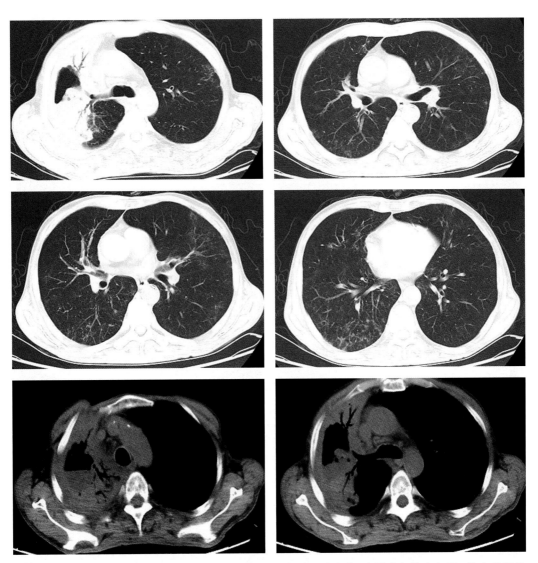

图4-3-45　双肺多发斑片样、大片样密度增高影，以右肺上叶为著，内见支气管充气征，偏右前部见气-液平面。右侧胸腔积液，胸膜肥厚（2017-12-07）

【分析】大叶性肺炎（肺泡性肺炎）通常由肺炎链球菌或肺炎克雷伯菌引起，发生机制是吸入的微生物进入周围肺泡后，细菌损伤肺泡壁并引起局部炎症和进展性实变。肺炎克雷伯菌肺炎的诱发因素包括长期酗酒、糖尿病、大量吸烟或其他慢性疾病等。长期住院可使病人口咽部的肺炎克雷伯菌检出率升高，寄生的细菌下行可导致支气管及肺部感染。机械通气是引起肺炎克雷伯菌感染的另一个重要危险因素。

1928年Kornlium首先报道了肺炎克雷伯菌肺炎的自然演变过程（无抗生素治疗）的X线表现，分为4期：支气管肺炎期（肺外周浸润影，迅速融合）、肺炎期、脓肿形成期（多发病4天内）、慢性期（纤维化期）。单发或多发的较其他细菌性肺炎清晰的大片状、蜂窝状、团片状实变影或伴有液化坏死是较典型的影像特点。右肺上叶是最常见的发病部位，实变密度均匀或有透亮区，病灶肺叶体积增大，常可出现叶间裂弧形下坠。有学者认为肺炎克雷伯菌肺炎大叶实变中的

透亮区的实质是大小不等的脓腔。坏死组织和痰液黏稠不易咳出，坏死组织和黏稠脓液的重力作用导致大片状均质实性密度影。金黄色葡萄球菌、肺炎克雷伯菌和铜绿假单胞菌引起的肺部脓肿病死率较高。叶间裂的膨出常用于肺炎克雷伯菌肺炎的描述，但不是克雷伯菌的特异性征象，其他病原体引起的肺炎亦可出现，如肺炎链球菌、流感嗜血杆菌、金黄色葡萄球菌等，也可以在原发性肺恶性肿瘤里见到。叶间裂膨出更多见于肺炎克雷伯菌肺炎（30%），但肺炎链球菌肺炎的发生率更高，故肺叶的膨胀更常见于肺炎链球菌。

3.病例3：男，52岁。呕血、咳嗽、咳痰、发热3天，胸痛2天。病人3天前饮酒后出现呕血，呕吐物为黑色，约4次，具体量不详，后出现咳嗽、咳少量黄白黏痰，发热，体温最高达39.4℃，畏寒，无寒战。2天前出现左胸部疼痛，无放散痛。行胸部CT检查示肺炎，降钙素原 23.65ng/ml，抗生素治疗无效，于2017-11-07入院诊治。吸烟史：30×25年支；饮酒史：30年×8两/日。同日行胸部CT检查（图4-3-46）。

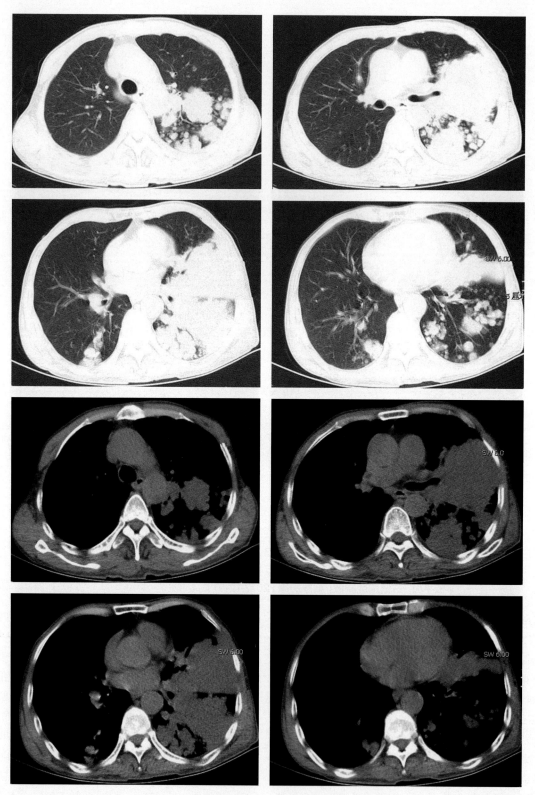

图4-3-46 双肺多发实变、结节影（2017-11-07）

【诊断】社区获得性肺炎。

【诊断依据】中年男性，吸烟、酗酒，急性起病，影像学示双肺多发实变、结节影，左肺为主，可见支气管充气征，降钙素原明显升高，首先考虑社区获得性肺炎。病人有呕吐病史，不除外吸入性肺炎可能。辅助检查（2017-11-

07）：血常规示白细胞计数 3.79×10⁹/L、血小板 28×10⁹/L；红细胞沉降率 58mm/h；凝血：凝血酶原时间14.1秒、国际标准化比值 1.23、部分凝血活酶时间 45.4秒、纤维蛋白原 5.34g/L、D-二聚体 22.91mg/L；生化：谷草转氨酶 100.7U/L、乳酸脱氢酶 429 U/L、血糖 7.5mmol/L、白蛋白 30g/L；血气分析：pH 7.58、PCO_2 20mmHg、PO_2 68mmHg。给予美罗培南 1.0g 12小时1次静脉滴注，同时给予禁饮食、抑酸止血、营养支持等对症治疗。7天后复查胸部CT：病变实变范围较前进展，内坏死明显，空洞形成，增强扫描病变边缘强化，左侧胸腔积液（图4-3-47）。

辅助检查：血常规示白细胞计数 $15.94×10^9$/L、中性粒细胞 0.87、血小板 $57×10^9$/L；降钙素原 0.9ng/ml；血培养：肺炎克雷伯菌，对有效抗生素均敏感。病人影像虽较前进展，但感染指标降低，一般状态较前好转，改用头孢哌酮/舒巴坦 3.0g，12小时1次，继续治疗4天，自动出院。

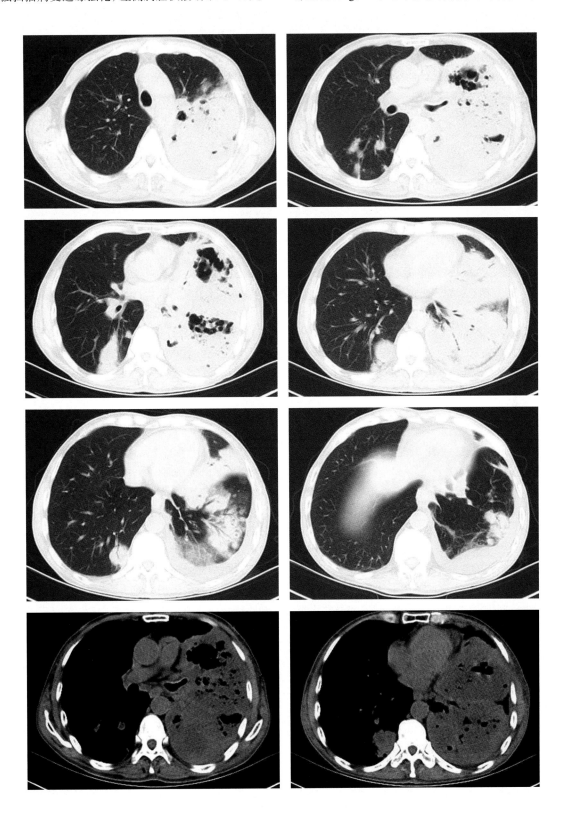

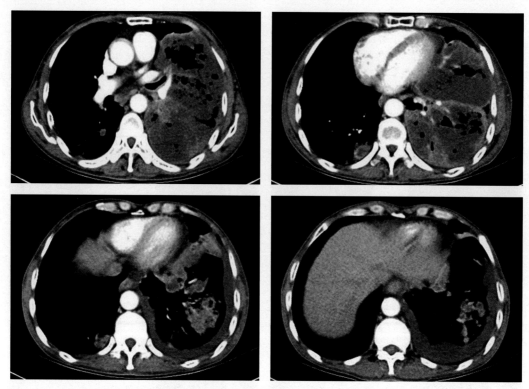

图4-3-47　病变较前进展,实变为主,内有坏死、空洞,左侧胸腔积液(2017-11-14)

【分析】近年来流行病学资料显示肺炎克雷伯菌已成为院内和社区感染重要的致病菌。临床表现的典型特征是快速发作的急性肺部症状,并产生浓稠的果冻痰,多见于酗酒和吸烟的男性。据报道,酒精中毒合并肺炎克雷伯菌肺炎的死亡率为50%～60%。1990年,Carpenter将肺炎克雷伯菌感染分为急性肺炎和急性肺炎并发症。并发症包括肺脓肿、肺坏疽和肺部慢性感染。脓肿形成、坏疽和慢性肺炎的比率为16%～50%、7%～50%和5%～33%。叶间裂膨隆征和空洞/脓肿形成是肺炎克雷伯菌肺炎经典影像学表现。随着抗生素的应用和大量免疫抑制人群的增加,有学者认为肺炎克雷伯菌肺炎的影像特点发生了改变。1991年Korvick等报道了15例肺炎克雷伯菌肺炎,多为男性住院病人,年龄超过48岁,并有慢性酒精中毒史。所有病例均有菌血症,且10例痰培养阳性,11例病变位于右肺上叶。肺炎克雷伯菌感染单侧肺浸润多见,而产酸克雷伯菌感染多导致双侧肺浸润。经抗生素治疗后,无1例出现叶间裂膨隆征和空洞,考虑影像学的显著变化与诊断标准(血培养的诊断价值优于既往的痰培养)、流行病学(免疫低下病人的增加导致好发人群、基础疾病等发生显著改变)和新的有效抗生素的应用有关。1995年Moon等对11例肺炎克雷伯菌肺炎病人在发病7～27天进行CT扫瞄,所有病例肺实质的实变包括均质的强化区和边缘模糊伴多发小空洞的低密度区,提示为坏死性肺炎。8例有胸腔积液,5例显示弥漫性胸膜强化,提示脓胸。该研究表明肺坏疽或肺脓肿是急性肺炎克雷伯菌肺炎罕见的并发症。2009年Okada等对1991

年1月至2007年12月期间日本198例急性肺炎克雷伯菌肺炎病人进行分析。198例病人包括118名男性,80名女性,年龄范围在18～97岁,平均年龄61.5岁。52人为社区发病,146人为院内感染。所有病人均在起病1～6天行薄层CT检查。其中,酗酒(过去2年内每日饮用酒精≥80g)病人占40.9%,重烟民(超过10包年)病人占36.4%,心脏病和恶性肿瘤分别占19.7%和18.2%。影像显示双肺(72.2%)、外周(96%)和下肺(55.6%)分布为主。影像学表现以磨玻璃影(100%)、实变(91.4%)、小叶内间隔增厚(85.9%)为主,胸腔积液占53%,少见表现包括支气管壁增厚(26.3%)、小叶间隔增厚(9.6%)、小叶中心性结节(4%)、淋巴结肿大(4%)、支气管扩张(2%),仅1例表现空洞影,无叶间裂膨隆征。经治疗后,所有死亡的HAP(17.8%)和CAP(7.7%)病例均为酗酒和(或)吸烟者。该研究结果:有吸烟、酗酒和恶性肿瘤基础病者,早期应用抗生素,1～6天影像表现以磨玻璃影、实变、小叶内间隔增厚的网格影为主,绝大多数外周分布,易合并胸腔积液,很少累及支气管、细支气管,几乎无叶间裂膨隆征和肺脓肿表现。

本例病人有酗酒和严重吸烟史(37.5包/年),血培养示肺炎克雷伯菌感染,病程初期即应用抗生素治疗,1周时间复查影像表现为典型叶间裂膨隆征和肺多发坏死空洞影,且有单侧胸腔积液,符合传统影像特点。笔者总结了20余例经过系统抗生素治疗的肺炎克雷伯菌肺炎病例,影像均出现空洞性改变,可能与病人基础病多为糖尿病,且多有血流感染有关(图4-3-48～图4-3-51)。

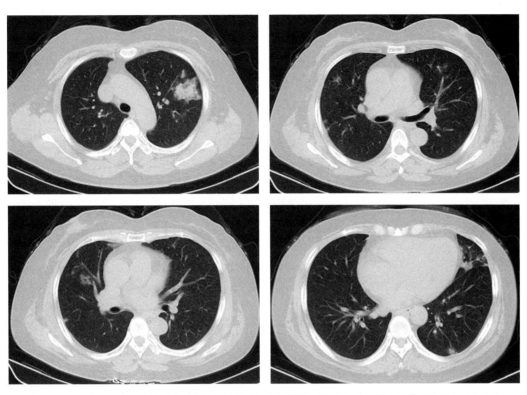

图4-3-48 女，54岁。发热5天。近期血糖偏高，有肝脓肿。双肺多发斑片、结节影（2017-10-17）

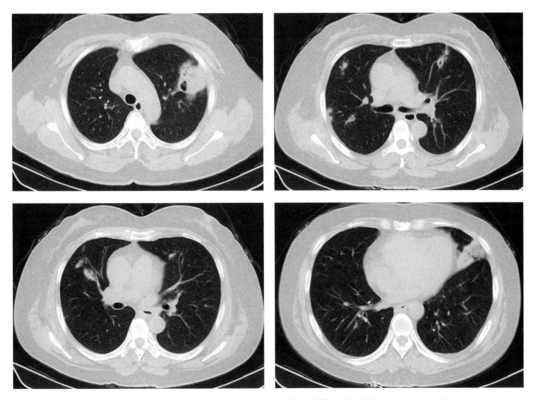

图4-3-49 4天后病变较前进展，可见实变、结节、空洞影（2017-10-21）

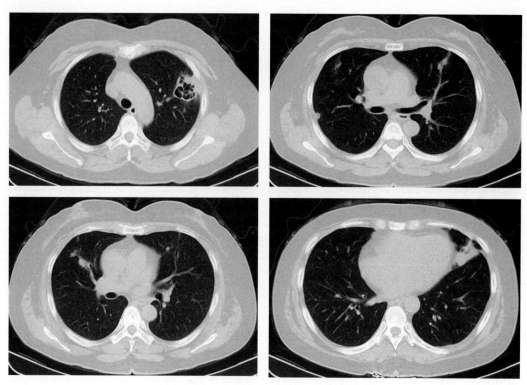

图4-3-50　病变较前吸收不明显，左肺上叶多发空洞影（2017-10-28）

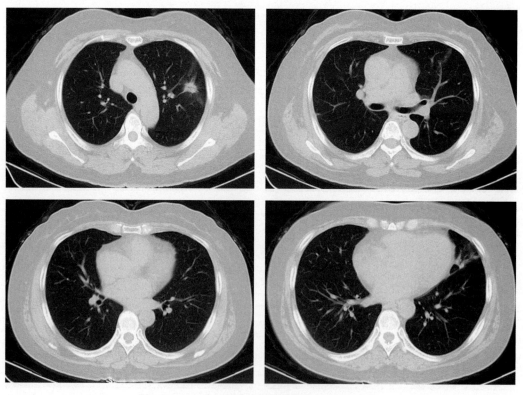

图4-3-51　1个月后病变基本吸收（2017-11-27）

（济宁市第一人民医院呼吸科　付　甜　提供

临沂市人民医院影像科　张明辉　提供）

4.病例4：女，60岁。咳嗽、咳痰2周，发热2天。病人2周前劳累后出现咳嗽、咳痰，咳嗽多为阵发性，痰量较多，为黄白色黏液痰，未给予重视。2天前畏寒、发热，体温最高达39℃，就诊于当地急诊，胸部CT检查提示左肺上下叶及右肺中叶、下叶炎症（图4-3-52）。给予头孢替安、莫西沙星抗感染治疗后收入院。既往有糖尿病病史3年。

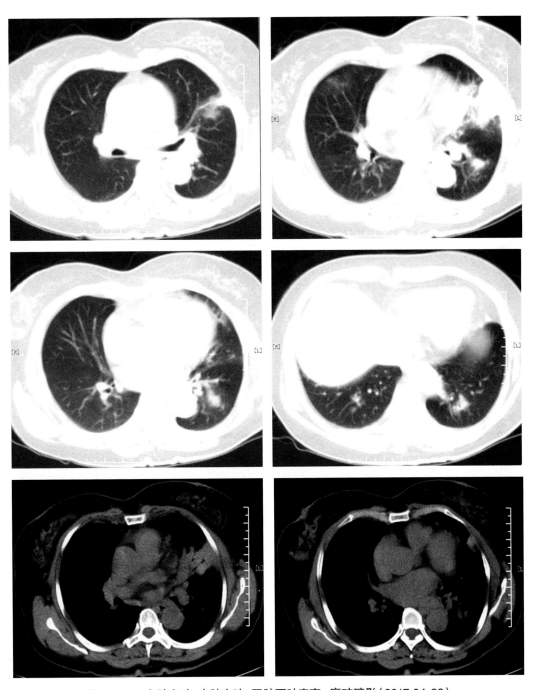

图4-3-52　左肺上叶、右肺中叶、双肺下叶实变、磨玻璃影（2017-04-23）

【诊断】社区获得性肺炎。

【诊断依据】老年女性，病史较短，发热、咳嗽、咳黄痰，胸部CT示双肺多发炎症，社区获得性肺炎诊断明确。辅助检查：血常规：白细胞计数 16.94×10⁹/L、中性粒细胞 0.85；C反应蛋白 135.6mg/L；降钙素原

<0.05ng/ml；血糖 17.5mmol/L。给予哌拉西林/他唑巴坦和莫西沙星联合抗感染治疗，3天后热退，血培养示肺炎克雷伯菌，对抗生素敏感。复查胸部CT（2017-04-27）示病变较前明显吸收（图4-3-53），继续治疗4天后好转出院。

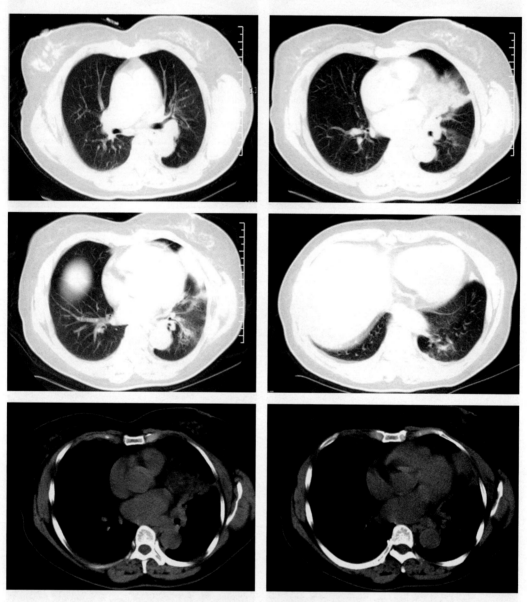

图4-3-53　左肺上叶、下叶炎症，较前吸收（2017-04-27）

【分析】随着国民生活水平的逐渐提高，营养过剩体力活动减少的情况越来越多，由此导致的糖尿病患病率随之升高，目前我国已成为糖尿病病人最多的国家。糖尿病病人糖代谢异常、白细胞功能和细胞免疫受损，糖尿病与感染两者之间相互影响、相互加重，使糖尿病病人易患感染。目前，糖尿病病人并发感染的发病率高达32.7%～90.5%，以肺部感染为主，占糖尿病合并感染的45%。

在最近20多年里，社区获得性肺炎克雷伯菌感染被广

泛报道。糖尿病成为肺炎克雷伯菌菌血症的一个最重要的危险因素。糖尿病病人体内糖利用减少，为细胞提供的能量减少。高血糖为细菌生长繁殖提供了营养，有利于病菌生长，且可抑制白细胞的功能，使白细胞的趋化活性、黏附能力、吞噬能力以及细胞内杀伤作用减弱，进一步造成抗菌药物应用时间延长，故应积极控制血糖。2型糖尿病病人长期营养不良，容易出现低蛋白血症，免疫球蛋白、抗体及补体生成明显减少，同时T淋巴细胞数量减少，导致免疫力低下。糖尿病病人糖化血红蛋白升高，血红蛋白氧离曲线可向

左移动，氧的释放减少，而肺内毛细血管基底膜增厚、肺通气血流比例失调等因素也易造成肺部感染。糖尿病病人多种激素水平处于异常状态，机体的代谢、分泌功能也因此而紊乱，尤其是在重症感染、急性心肌梗死、脑卒中等应激状态下，病人的代谢紊乱情况容易进一步恶化，从而使免疫功能紊乱和抗感染功能下降。糖尿病病人易并发微血管病变，形成局部血液循环障碍，造成组织缺氧，降低局部组织对感染的反应，并有利于厌氧菌的生长，周围神经和自主神经病变使病人不能早期发现皮肤、组织损伤，易导致局部感染，且糖尿病病人的周围循环差，使创伤不易愈合，抗生素吸收利用缓慢且减少，导致病人感染不易治愈甚至容易恶化。

肺炎克雷伯菌感染可致白细胞升高或减低，菌血症可导致血小板显著降低。白蛋白减低可能和长期糖尿病消耗及合并多发脓肿等重症感染有关。这类病人易合并糖尿病酮症酸中毒，如果诊断不明确，治疗方法不恰当，抗生素使用不合理，可能会出现全身迁徙性感染，引发感染性休克、DIC等，严重者可导致死亡。脓毒症是这类病人主要死亡原因。早发现、早明确诊断，及时合理的抗生素治疗及脓肿引流对该类病人预后至关重要。

（上海市浦东医院呼吸科　沈　瑶　提供）

5.病例5：男，55岁。发热3天，右侧季肋部疼痛1天。病人3天前无明显诱因出现发热，以午后及夜间明显，最高体温38.8℃左右，未给予系统治疗，晨起后热退，体温能降至正常，但午后再次出现发热，并于1天前感右侧季肋部疼痛，咳嗽、深呼吸时明显。就诊于当地医院，辅助检查（2016-06-09）：血常规示白细胞计数 14.93×10^9/L、中性粒细胞 0.80；凝血：纤维蛋白原 5.51g/L、D-二聚体 1.05mg/L；C反应蛋白 153.55mg/L；降钙素原 3.41ng/ml；血糖 23.8mmol/L、糖化血红蛋白 9.8%。胸部CT检查结果见图4-3-54，给予头孢替安、克感敏、地塞米松等药物治疗，收入院。既往有糖尿病病史5年。

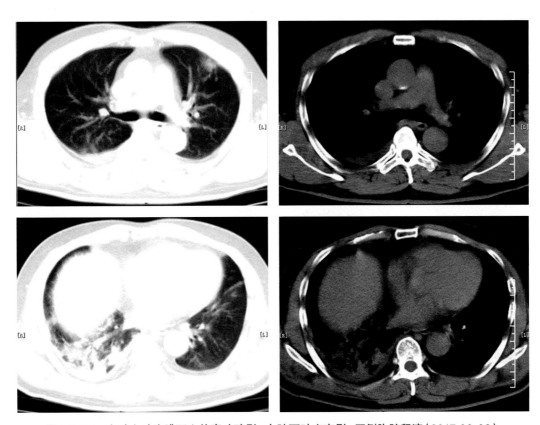

图4-3-54　左肺上叶胸膜下斑片磨玻璃影，右肺下叶实变影，双侧胸腔积液（2017-06-09）

【诊断】肺炎克雷伯菌肺炎。

【诊断依据】中年男性，病史较短，发热、胸痛（提示胸膜炎可能），辅助检查白细胞、C反应蛋白、降钙素原和D-二聚体等炎性指标均升高。胸部CT示左肺上叶胸膜下斑片磨玻璃影，纵隔窗不显影，提示病变以渗出为主；右肺下叶实变影，内见支气管充气征，结合病史、辅助检查和影像特征，首先考虑社区获得性肺炎。病人有糖尿病病史，病变多发，胸腔积液明显，需考虑革兰阴性杆菌特别是肺炎克雷伯菌感染可能。入院后给予头孢匹罗治疗2天，病人仍发热，改用哌拉西林/他唑巴坦联合左氧氟沙星继续抗感染治疗，3天后热退。辅助检查（2017-06-14）：血常规示白细胞计数 17.39×10^9/L、中性粒细胞 0.83；血糖 12.9mmol/L；尿常规：尿糖（＋＋＋）、尿酮体（＋＋＋＋）；降钙素原 0.95 ng/ml。病人降钙素原有所降低，且体温降至正常，提示治疗有效。2天后病人再次发热，辅助检查（2017-06-16）：血常规：白细胞计数 12.45×10⁹/L、中性粒细胞 0.85；C反应蛋白 160.76mg/L；降钙素原 0.28ng/ml；血糖 18.7mmol/L。病人C反应蛋白较前略有升高，血糖升高，考虑再次发热原因为血糖控制较差，感染未控制所致。复查胸部CT示左肺上叶结节影，右侧肺脓肿，纵隔淋巴结肿大，右侧胸腔积液（图4-3-55）。病人自动出院，外院继续住院治疗，给予引流、抗感染治疗1周，病情好转出院。3周后（2017-07-09）病人再发咳嗽、咳痰伴发热，咳痰较多，多为黄色脓痰，自诉有臭味，偶为白色黏痰，伴胸闷，活动后稍气促，遂再次入院。辅助检查（2017-07-16）：血常规：白细胞计数 12.09×10⁹/L、中性粒细胞 0.77；凝血：纤维蛋白原 5.8g/L、D-二聚体 1.3mg/L；C反应蛋白 116mg/

L；降钙素原 0.08ng/ml；血糖16mmol/L。痰培养示肺炎克雷伯菌，对有效抗生素敏感。胸部CT（2017-07-19）示右肺脓肿，较前变化不大（图4-3-56）。诊断明确后给予头孢哌酮/舒巴坦联合阿米卡星抗感染治疗，3天后热退。复查胸部CT（2017-07-25）示病变较前吸收（图4-3-57）。辅助检查（2017-07-27）：血常规示白细胞计数 6.05×10⁹/L、中性粒细胞 0.59；凝血：纤维蛋白原 5.55g/L、D-二聚体 1.26mg/L；C反应蛋白 33.8mg/L。病人病情好转，停用阿米卡星，继续应用头孢哌酮/舒巴坦治疗。辅助检查（2017-08-08）：凝血指标均降至正常；C反应蛋白 2.2mg/L。胸部CT（2017-08-10）示病变较前明显吸收（图4-3-58），好转出院。2个月后复查（2017-10-10），病变进一步吸收（图4-3-59）。

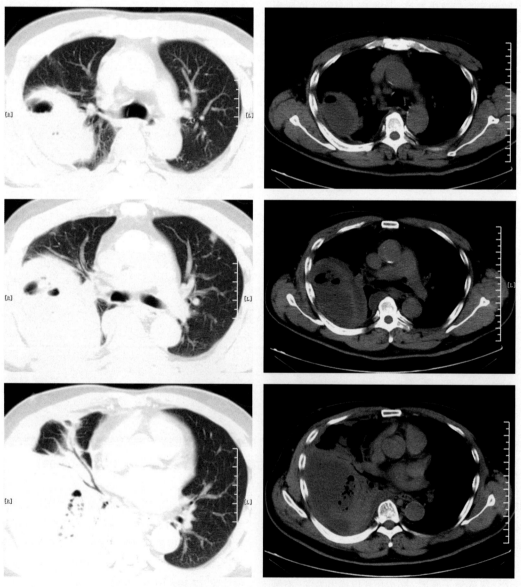

图4-3-55　右肺脓肿，内有多发空腔、空洞影（2017-06-16）

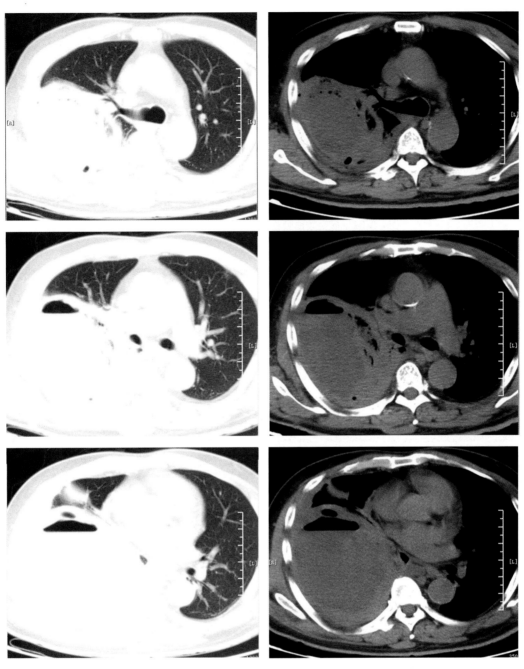

图4-3-56　右肺脓肿，可见液平，较前变化不大（2017-07-19）

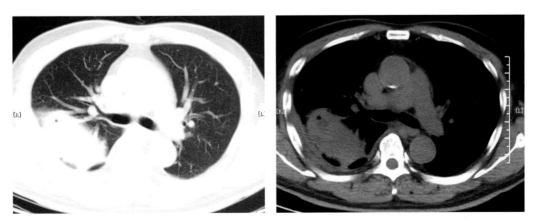

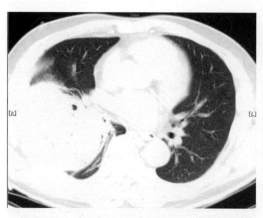
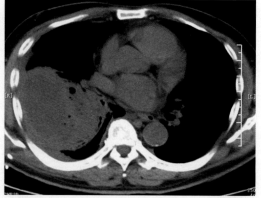

图4-3-57　病变较前吸收，无明显液平（2017-07-25）

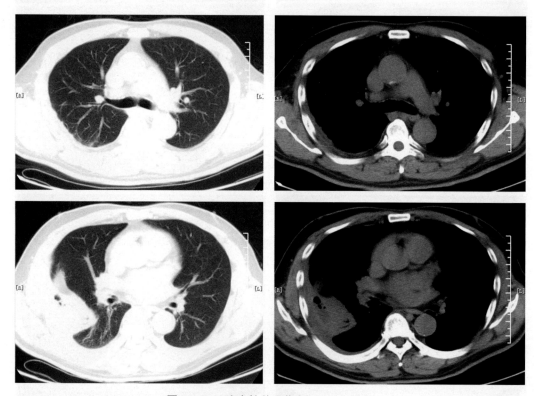

图4-3-58　病变较前吸收（2017-08-10）

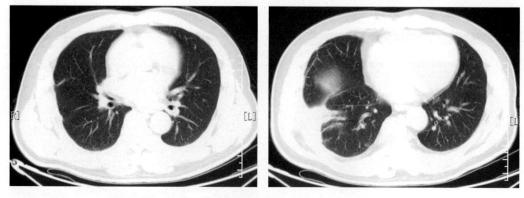

图4-3-59　右肺下叶实变影，周围可见纤维条索（2017-10-10）

【分析】血清学标志物，如白细胞、C反应蛋白、降钙素原及D-二聚体等，因客观性较强，在循证医学中具有较重要的地位。初始测定的血清学标志物可用于CAP的病因学诊断、危险度分级并指导治疗。

白细胞计数和中性粒细胞百分比作为传统的感染指标目前在细菌感染中仍作为常用指标，但在血流感染早期诊断及区分革兰阴性菌与革兰阳性菌感染方面作用不大，原因与影响白细胞计数和中性粒细胞百分比的因素较多有关。因为白细胞计数和中性粒细胞百分比在全身感染时既可升高也可以降低，白细胞计数和中性粒细胞百分比的升高并不一定能准确反映病情的严重程度。

C反应蛋白（C-reactive protein, CRP）属于γ球蛋白，由Tillet和Francis在1930年首先发现，由于其能够和肺炎链球菌荚膜上的C多糖发生化学沉淀反应，故将其命名为C反应蛋白。CRP是一种敏感的急性期炎症反应蛋白质，正常健康人群中血清CRP水平极低，通常不超过5mg/L，并在人体内长期保持稳定，因此微量的CRP变化就可以提示人体生理状况改变。发生细菌感染时，CRP与细菌细胞壁上的C多糖结合，通过经典途径激活补体，然后由补体系统发挥效应以清除外来细菌或分子。常见病毒感染是在细胞内进行的，完整的细胞膜上缺少暴露的磷脂蛋白而不能触发CRP的产生与结合，所以CRP在鉴别诊断细菌和病毒感染方面具有潜在价值。当机体受到创伤、感染及肿瘤破坏时，CRP由IL-6和其他细胞因子刺激下从肝脏释放出来，在数小时内急剧上升，对早期感染的诊断有良好的价值。当组织发生炎症时，CRP在炎症刺激后4～6小时开始升高，浓度每8小时翻一番，36～50小时后最高，其浓度可达正常值的数百倍；当感染控制后，CRP降低，半衰期为19小时。其浓度快速下降或消失，是反映全身炎症的非特异性标志物。一般来说，在进行抗感染治疗后，CRP水平会在48小时内下降。前48小时CRP增加至少22mg/L与抗生素治疗无效相关，而4天内CRP减少至少50mg/L与病情好转相关。CRP水平的升高或达到正常水平的延迟，与治疗失败及接受不恰当的抗生素治疗有关，故CAP病人初始治疗后第3天测定CRP水平很有必要。初始治疗后达到临床稳定病人的CRP水平显著下降，低于30mg/L时，不会发生严重并发症。监测初始治疗后的CRP水平可提高CAP严重并发症的预测能力。CRP虽然在菌血症中有一定作用，但由于其在非细菌感染引起的炎症反应中也会上升的特点，限制了其在菌血症诊断和监测中的价值。其特异性不及能反映细菌感染引起的全身炎症反应指标的降钙素原。

降钙素原（procalcitonin, PCT）是一种分子量为13kDa的糖蛋白，由116个氨基酸组成，结构上包括降钙蛋白、降钙素和N端残基片段。正常生理条件下由甲状腺的滤泡旁细胞（C细胞）生产，故又被称为甲状腺降钙素。降钙素原无激素活性，其检测过程几乎不受外界干扰，敏感性和特异性都很高，广泛地用于感染的诊断。此外，降钙素原还是降钙素的前体，可经特异性肽链内切酶裂解而产生降钙素。不过，在存在炎症时，该过程受到抑制。

正常条件下人血清PCT含量极低，浓度低于0.05ng/ml，老年人、慢性疾病病人、以及不足10%的健康人血浆PCT质量浓度高于0.05ng/ml，最高可达0.1ng/ml，但一般不超过0.3ng/ml。在全身炎症反应，尤其是细菌感染时，肝脏的巨噬细胞和单核细胞、肺及肠道组织的淋巴细胞及内分泌细胞，在内毒素、肿瘤坏死因子-α（TNF-α）、IL-1β及IL-6等作用下合成分泌大量的PCT，导致血清PCT水平显著升高。肺、肠道的感染PCT更容易升高。而在发生移植物宿主排异反应、肿瘤相关发热、病毒感染或过敏等非感染性炎性反应时，病人的降钙素原水平不升高或仅轻微升高，故降钙素原水平可用于感染性疾病的鉴别诊断。

法国学者Assicot等在1993年最早从脓毒症病人的血清中检测出PCT，并首次报道了血清PCT水平似与细菌感染的严重性有关。PCT水平在细菌感染后2～3小时即升高，并在12～24小时达到峰值，且几乎不受肾功能状态的影响；半衰期25～30小时，故有效抗感染治疗后最大日降幅为50%，并随病情减退而逐渐下降至正常水平。严重细菌感染或者脓毒症时，PCT显著升高，可达100ng/ml以上，通常见于肠道细菌产生的脂多糖或其他细菌成分跨肠道移位入血。血清PCT水平受病原体种类、感染及炎症反应程度的影响。一般细菌性肺炎的PCT水平高于病毒、结核及非典型病原体（军团菌除外）引起的肺炎。结核菌和病毒感染会引起γ-干扰素的上升，降低IL-1β对PCT的上调作用，导致PCT合成障碍。肺结核感染时PCT往往正常或轻度升高，病毒感染通常PCT不升高或仅轻度增高，严重感染时可升高，一般不会超过1～2ng/ml，其原因可能是由于病毒感染中释放的细胞因子（如干扰素-γ）抑制TNF-α的产生。2015年的一项Meta分析指出，PCT在鉴别严重的细菌感染和病毒感染方面的特异性为88%，敏感性仅为65%，因此PCT对鉴别细菌和病毒感染有应用价值，但不能用作指导治疗开始及中断的指标，且目前仍缺乏明确的截断值。此外，汉坦病毒感染引起出血热时血清PCT也可以明显升高，大于0.5ng/ml者可达50%以上。真菌感染时PCT数值变化很大，依真菌感染的类型而异：侵袭性真菌感染时PCT可以增高，局灶性真菌感染PCT很少增高，尤其免疫抑制及中性粒细胞减少合并真菌感染时病人的PCT不升高。长时间抗生素治疗后PCT不能回复到正常范围的感染病人需考虑合并真菌感染的可能。

PCT浓度与感染严重程度呈正相关，感染消失后恢复正常，因此对严重细菌感染的早期诊断、判断病情严重程度、预后、评价抗感染疗效、指导抗菌药物应用等方面都具有较高的临床价值。PCT的动态变化（升高）能够更加准确的反映感染的存在。Christ-Crain等对302例疑诊为社区性获得性肺炎病人研究发现，当血清PCT值小于0.25ng/ml时，通常认为不会发生感染，不推荐使用抗生素；处于（0.25～0.5）ng/ml时，表明可能存在感染，可以考虑使用抗生素；而大于0.5ng/ml时，则提示极可能存在感染，抗生素的应用被强烈推荐。以上述PCT界值指导可疑细菌性感染病人的抗生素治疗，不但可以降低抗生素选择性压力，并且不会明显增加不良预后；同时作为停药依据，还能显著缩短抗生素应用的周期。美国感染性疾病学会和美国胸科学会2016年联合发布的成人医院获得性肺炎和呼吸机相关肺炎管理的临床实践指南推荐，可依据PCT水平结合临床标准决定医院获得性肺炎和呼吸机相关肺炎病人是否停用抗生素。

PCT虽然在脓毒症诊断和用药指导中有着重要的作用，但在局部感染并不突出其诊断的优势，某些革兰阳性菌、真菌感染后PCT不升高。PCT水平在革兰阴性菌中明显高于革兰阳性菌，出现这种情况很有可能和菌体成分、体内代谢方式不同有直接关系。革兰阴性菌的细胞壁会产生内毒素，而革兰阳性菌的细胞壁则会产生外毒素。内毒素属于一种较强的致热源，能够对机体免疫细胞的合成以及释放造成很大的刺激，以促进血清PCT、CRP快速合成及释放；而且革兰阴性菌的表面脂多糖会和Toll样受体-4（TLR-4）快速结合，但革兰阳性菌表面肽聚糖是和Toll样受体-2（TLR-2）互相结合，最终激活信号转导通路，这就促使免疫细胞所分泌出的炎性介质释放水平出现较大差异。革兰阴性菌感染可能比革兰阳性菌感染更多地增加TNF-α的产生，并且在IL-1、IL-6、IL-10和IL-8的血浆水平中也发现了差异，会引起更大的炎症反应，这可能有助于解释为何革兰阴性菌血症中有较高的PCT水平。PCT水平可较好地区分革兰阴性菌与革兰阳性菌感染。

PCT的检测结果可受到某些药物的干扰：如重组人CD3单抗（OKT3）、单克隆抗体、多克隆抗体及白细胞介素等，这些药物可引起内源性细胞因子的急剧改变而导致PCT增高；其他一些药物如万古霉素、亚胺培南、头孢噻肟、去甲肾上腺素、多巴胺、多巴酚丁胺、肝素和呋塞米等，只有在大于常规治疗剂量时才有可能引起PCT的增高。常见可以影响CRP、末梢血白细胞等炎症指标的药物如肾上腺皮质激素和非甾体类药物，并不会引起PCT浓度的变化。另外，在严重应激状态下，如大手术、外伤、移植、重症胰腺炎、血液系统疾病、肿瘤等，PCT也可以异常升高。

对于自身免疫性疾病（如炎性肠病、颞动脉炎、结节性动脉炎、Still病、系统性红斑狼疮及痛风等），虽然多种细胞因子的表达增多，但PCT一般不会增高。但肉芽肿性多血管炎病人没有合并感染时PCT也可增高至1ng/ml，类风湿关节炎病人PCT也有轻度增高。在鉴别自身免疫性疾病是否合并感染时，PCT比CRP更有意义，PCT的敏感度和特异度均为75%，而CRP的敏感度为95%，特异度只有8%。在系统性红斑狼疮病人治疗过程中再次出现发热，PCT可作为一个非常好的标志物，用来鉴别是狼疮活动还是继发细菌感染，当PCT≥0.5ng/ml时强烈提示合并细菌感染，但PCT未增高并不能完全排除感染。

D-二聚体是纤维蛋白溶解的产物，其在炎症的发生、发展的不同时期被激活。血浆D-二聚体水平与CAP病人病情严重度密切相关。文献报道，轻中度CAP病人24小时及72小时血浆D-二聚体、CRP明显低于重症CAP病人。动态检测血浆D-二聚体对评估重症CAP病人的预后有一定价值。

IL-6是固有免疫系统对损伤和感染最初反应所表达的重要细胞因子，可促进肝脏产生急性阶段反应物如CRP，同时也可刺激和改变骨髓细胞，产生更多的多形核白细胞。IL-6指标比CRP在早期感染中更为灵敏，升高更早，恢复时下降更快，幅度更大。在感染早期、微弱的炎症刺激IL-6较CRP更灵敏，可提供更好的鉴别。细菌感染后IL-6水平迅速升高，几分钟内即可升高，半衰期约为1小时，可在2小时达高峰，其升高水平与感染的严重程度相一致，但IL-6用来鉴别感染与非感染的特异性不如PCT和CRP。某些非感染状态下也可以出现IL-6升高，如手术、创伤、无菌性急性胰腺炎及自身免疫性疾病等。IL-6水平与炎症程度、器官功能障碍严重程度及脓毒症相关死亡相关，可用来评价感染严重程度和判断预后，当IL-6>1000μg/L时提示预后不良。Weidhase等回顾性分析了莱比锡大学医院重症监护治疗病房（ICU）2009年9月至2012年1月收治的328例成人重症脓毒症和脓毒性休克病人的资料，收集入院及入院24小时、48～72小时的CRP、PCT、IL-6值。如果病人在ICU存活，抗生素治疗被定义为临床成功。48～72小时后，存活者IL-6中位数明显低于非存活者（114.2 pg/ml vs 746.6 pg/ml），而PCT（5.6 ng/ml vs 4.9 ng/ml）和CRP（158.5 mg/L vs 172.4 mg/L）无显著差异。该研究提示IL-6在预测48～72小时以非手术为主的脓毒症的治疗成功率方面优于PCT和CRP。动态观察IL-6水平也有助于了解感染性疾病的进展和对治疗的反应，但其确切的临床应用价值还有待更多的研究结果支持。

血清淀粉样蛋白A（serum amyloid protein A, SAA）是一种主要由肝细胞分泌的急性时相反应蛋白，结合于高密度脂蛋白上，是组织淀粉样蛋白A的前体物质。正常情况下，机体内的SAA含量极低，但在受到外源性的细菌、病毒以及支原体、衣原体等刺激后,肝细胞可大量合成分泌SAA,血液中的SAA水平可在5~6小时的时间内升高1000倍。鉴于以上特性,SAA可作为敏感的感染性疾病的标志物用于临床诊疗,成为继白细胞计数和CRP之后,感染性疾病早期辅助诊断的又一个新指标。SAA是病毒感染早期最灵敏的指标之一,在病毒感染和细菌感染中均可升高,特别是在呼吸道病毒感染和手足口病毒感染疾病初期,SAA均有明显升高,而CRP一般不升高或略有升高。在急性炎症和创伤刺激下,SAA的水平可在5~6小时迅速升高。SAA和CRP联合检测可鉴别诊断细菌感染和病毒感染,提高病毒感染早期的诊断率,并为病毒感染和细菌感染的治疗方案提供有用的参考。SAA和CRP、PCT联合检测可判断感染性疾病的严重程度,同时也可用于监控感染性疾病的治疗疗效观察和预后。

内毒素是革兰阴性细菌细胞壁的一种成分,是类脂多糖体,即脂多糖。它由细胞壁合成,然后被转运到细胞表面从而构成细胞壁的外膜成分,当细菌死亡后会释放出来。其具有多种毒害作用并导致组织损伤,因而与许多临床症状有关联。细菌内毒素是诊断和监测细菌性感染的一个重要参数。对于健康人群,血浆内毒素含量为5~10μg/ml,当发生脓毒症时,内毒素含量可在24小时内上升至30~40μg/ml。因而,内毒素水平含量变化可以用来预测脓毒症。

(上海市浦东医院呼吸科 沈 瑶 提供)

6.病例6:男,72岁。咳嗽、咳痰、发热3天,恶心、呕吐、呼吸困难5小时。病人3天前无明显诱因出现咳嗽、咳痰,痰为黄白色,量中等,发热,体温最高37.6℃,伴有进食呛咳,自服头孢类药物(具体不详)无明显好转。行胸部CT检查示双肺炎表现(图4-3-60),未处理。5小时前口服藿香正气水后出现恶心、呕吐,呕吐物为胃内容物,量较多,无咖啡色胃内容物,随后出现呼吸困难,症状逐渐加重,行胸部CT检查示病变较前进展(图4-3-61),于2018-07-05入院诊治。既往有高血压病史10年,血压最高达180/100mmHg,未规律用药。2型糖尿病病史10年,近6个月血糖正常,未服用降血糖药物。多发性脑梗死、血管性痴呆病史6年。直肠癌术后3年。饮酒40年,80g/d,戒酒8年。查体:T 37.4℃,R 23次/分,P 112次/分,BP 70/45mmHg,昏迷状态,右肺呼吸音弱,双肺底可闻及湿啰音。辅助检查:血常规示白细胞计数 $15.06×10^9$/L、中性粒细胞 0.92;血气分析:pH 7.05、PO_2 47mmHg、PCO_2 44mmHg、碳酸氢根 12.2mmol/L、碱剩余-18.3mmol/L、氧合指数<100;降钙素原>100ng/ml;C反应蛋白 108.09mg/L;N端脑钠肽前体 1560pg/ml;肾功能:肌酐 314.6umol/L、乳酸 6.9mmol/L。

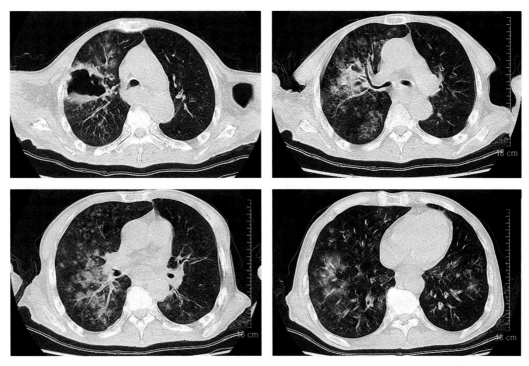

图4-3-60 双肺多发磨玻璃、片状密度影,部分可见支气管充气征,右肺上叶见空洞影(2018-07-04)

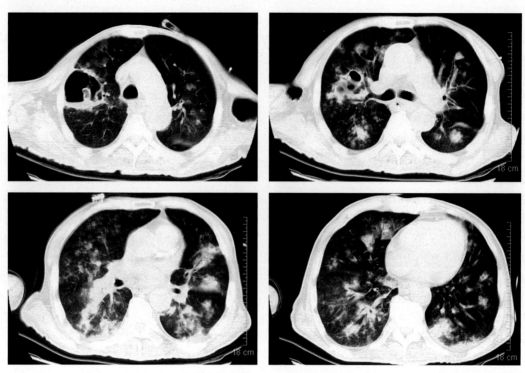

图4-3-61　右肺上叶见空洞影，壁厚薄不均，空洞内可见壁结节。双肺多发磨玻璃密度影及片状密度增高影，边界不清（2018-07-05）

【诊断】①重症肺炎、感染性休克、多器官功能障碍综合征；②高血压病；③2型糖尿病；④多发性脑梗死、血管性痴呆；⑤直肠癌术后。

【诊断依据】老年男性，既往有高血压、2型糖尿病、多发性脑梗死、血管性痴呆、直肠癌术后病史，1天前出现发热、咳嗽、咳黄痰症状，5小时前出现恶心、呕吐、呼吸困难，呈昏迷状态，低血压表现，胸部CT示双肺炎症，1天内较前明显进展，查体双肺底可闻及湿啰音，重症肺炎、感染性休克诊断明确。血气分析示呼吸衰竭、代谢性（乳酸）酸中毒。白细胞计数、C反应蛋白和降钙素原等炎性指标升高明显，提示细菌所致血流感染。降钙素原>100ng/ml，提示革兰阴性杆菌，特别是肠杆菌科细菌感染可能。入院后立即给予多功能监护，完善相关检查，气管插管呼吸机辅助通气并根据血气结果调呼吸机模式及参数，去甲肾上腺素及多巴胺维持血压，头孢哌酮/舒巴坦 3.0g 12小时1次联合替考拉宁 400mg每日1次（首日2次）抗感染治疗，潘托拉唑 40mg 12小时1次静脉滴注预防应激性溃疡，乌司他丁20万U 12小时1次静脉滴注抑制炎症反应治疗，补液及对症支持治疗。病人双侧血培养回报革兰阴性杆菌生长，考虑病人病情危重，同时肾功能异常，停头孢哌酮/舒巴坦，给予亚胺培南西司他丁1.0g 8小时1次静脉滴注抗感染治疗，并根据肌酐清除率调整抗生素用量。诊断性腹腔穿刺抽出淡血性腹水，腹部CT检查示直肠术后改变，符合肠梗阻改变，腹水、盆腔积液。考虑不除外肠坏死可能，向家属交代手术相关事宜，家属拒绝手术治疗。病人于2018-07-06 14:50

翻身过程中多功能监护示心室颤动，血压52/24mmHg［去甲肾上腺素2μg/（kg·min）持续泵入，多巴胺8μg/（kg·min）持续泵入］，未触及大动脉搏动，立即给予心肺复苏、电除颤（双向直流非同步电复律，能量200J），肾上腺素1mg每3分钟1次静脉推注，病人于14:52转复为窦性心律，但病情不稳定，于14:53至15:37之间多次出现心室颤动，给予电除颤（双向直流非同步电复律，能量200J），肾上腺素1mg每3分钟1次静脉推注，并给予胺碘酮负荷剂量后持续泵入治疗心室颤动，急查血气分析（吸氧浓度100%）：pH 7.26、PO$_2$ 162mmHg、PCO$_2$ 39mmHg、HCO$_3$17.5mmol/L、BE-9.6mmol/L、Lac 8.3mmol/L，给予碳酸氢钠250ml静脉滴注纠正代谢性酸中毒，病人于15:37恢复窦性心律。19:07多功能监护示心率0次/分，血压、脉搏、血氧饱和度测不出，查体：昏迷，双侧瞳孔6.0mm，对光反射消失，大动脉搏动消失，立即组织抢救，家属不同意除颤、胸外心脏按压，给予肾上腺素1mg每5分钟一次静脉推注，积极抢救至19:40，病人自主心律未恢复，描记心电图为等电位线，双侧瞳孔散大固定，所有反射均消失，大动脉搏动消失，心音不能闻及，临床死亡。实验室回报：肺炎克雷伯菌肺炎亚种（需氧瓶报阳时间70.08小时，厌氧瓶报阳时间46.08小时），对环丙沙星、左氧氟沙星、阿米卡星、哌拉西林/他唑巴坦、氨曲南、头孢他啶、头孢替坦、头孢西丁、头孢哌酮/舒巴坦、头孢吡肟、亚胺培南、美罗培南、替加环素敏感，对妥布霉素中介，对氨苄西林、哌拉西林、头孢克肟、头孢曲松、头孢噻肟、头孢呋辛、头孢孟多、庆大霉素、复方新诺明耐药。

【分析】脓毒症（sepsis）是感染、烧伤、创伤、休克等急危重病人的严重并发症。全球每年数百万人罹患脓毒症，现有的资料显示脓毒症病人的病死率仍居高不下，与多发伤、急性心肌梗死及卒中相似。脓毒症的产生机制涉及复杂的全身炎症网络效应、基因多态性、免疫功能障碍、凝血功能异常、组织损伤以及宿主对不同感染病原微生物及其毒素的异常反应等多个方面，是危及病人生命的危重症之一。2013年，纽约开始要求各医院根据相关治疗计划早期治疗脓毒症，其中包括3小时和6小时的集束化治疗方案。3小时集束化治疗方案指的是对于脓毒症病人，应在使用抗菌药物之前取得血培养，检测血乳酸水平，运用广谱抗菌药物；上述治疗方案需尽可能在3小时内完成。6小时的集束化治疗方案指的是，对于病人存在低血压或者血乳酸水平大于4mmol/L，按照每千克体重静脉补液30 ml；对于难治性低血压使用血管收缩药物；6小时后重新评估病人液体复苏后的血乳酸水平。快速识别脓毒症和感染性休克（septic shock）病人并开启快速治疗有助于降低这类病人的死亡率。

脓毒症的第一版国际共识（脓毒症1.0）由美国胸科医师协会和美国危重病医学会（ACCP/SCCM）于1991年发布，由感染引起的全身炎症反应综合征（systemic inflammatory response syndrome，SIRS）被定义为脓毒症，脓毒症合并器官功能障碍称为严重脓毒症，感染性休克则是严重脓毒症的特殊类型，即严重感染导致的循环衰竭，表现为经充分液体复苏仍不能纠正的组织低灌注和低血压。作为一种综合征，具有下列临床表现中两项以上者即可诊断为SIRS：①体温>38℃或<36℃；②心率>90次/分；③呼吸急促，呼吸频率>20次/分或过度通气，PCO_2<32mmHg；④白细胞计数计数>12×10⁹/L或<4×10⁹/L或幼稚细胞>10%。但应排除可以引起上述急性异常改变的其他原因（如化疗）。1973年Tilney报道了一组主动脉瘤破裂术病人术后出现多器官功能障碍综合征（multiple organ dysfunction syndrome，MODS）而死亡。首先展示了一个重要的事实：即局部的损伤，造成严重的生理紊乱可造成远距离器官功能的衰竭，但局部损伤如何导致远距离器官功能损伤的机制并不清楚。1985年，Goris和Bone等提出了SIRS的概念，指出MODS是由SIRS引起，并非直接由细菌及其毒素本身因素所致。与此同时，基础研究发现了一组细胞因子（TNF、IL-1、IL-6等）与SIRS及脓毒症有关。至此，炎症介质-SIRS-脓毒症-MODS之间的关系日益清晰。脓毒症1.0的诊断包括：①首先必须具有感染的确实证据，临床上存在可证实的感染灶，但血培养可以阳性或阴性；②其余指标则与SIRS完全一致。定义赋予脓毒症1.0更深层次的意义：除包含了感染及其病原微生物这一方面外，同时还包含了宿主对感染的反应。

根据脓毒症1.0定义，2012年拯救脓毒症数据显示，

脓毒症病人死亡风险为10%，严重脓毒症病人死亡风险为34%，脓毒性休克病人死亡风险为50%。一项来自澳大利亚及新西兰重症医学研究中心的长期趋势研究结果，显示在2000—2012年，澳大利亚和新西兰的重症感染以及有/无感染性休克的危重病人死亡率下降，重症感染病人的绝对死亡率从35%下降到了18.4%，总死亡率下降了16.6%，年绝对死亡率下降了1.3%，相对风险下降了47.5%。

随着对感染导致的生理和病理生理改变等研究和认识的深入，脓毒症1.0定义及诊断标准的缺陷越来越明显。首先，SIRS作为脓毒症的重要诊断依据，却不只由感染引起，创伤、应激等因素也均可导致SIRS。依据1991年诊断标准，2003—2011年脓毒症的诊断率提高了170%，而同期肺炎的诊断率却下降了22%，这提示并非所有被诊断的病人都是脓毒症。可见，基于SIRS的脓毒症诊断标准可能导致脓毒症的过度诊断和治疗。其次，感染除导致炎症反应外，也可引起抗炎反应的增强。来自澳大利亚和新西兰的研究显示，感染伴发器官功能衰竭的病人中，1/8病人并不符合SIRS诊断标准，且该标准不能确定病死率增加的临界点。因此，基于SIRS的脓毒症诊断标准缺乏特异性。再者，基于感染和SIRS的诊断标准不能客观反映感染导致器官功能损害及其严重程度的病理生理特征。另外，感染除引起炎症和抗炎反应的改变外，还可导致内分泌、代谢和凝血等的异常。因此，基于SIRS的脓毒症诊断标准不能对脓毒症做出科学客观的诊断，脓毒症的诊断标准亟需修订和更新。

感染性休克虽定义为经充分液体复苏仍不能纠正的组织低灌注和低血压，但在临床实际中组织低灌注和低血压等评价指标均缺乏统一的诊断操作标准。不同研究诊断采用的血压标准、乳酸水平、血管活性药物和液体复苏量及目标等均有差异，因而导致研究间产生明显的异质性，特别是感染性休克病人的病死率在不同的研究中差异较大，使得不同研究之间的比较较为困难。此外，原有的定义并不能很好地将感染性休克与脓毒症相关的心肌损害进行一个区分。而在原有的定义范围内所制定的感染性休克的临床诊断（脓毒症+低血压），也仅可以反映感染性休克部分的病理生理过程。

2001年美国重症医学会/欧洲重症医学会/美国胸科医师协会/美国胸科学会/美国外科感染学会（SCCM/ESICM/ACCP/ATS/SIS）联席会议对脓毒症的诊断标准进行修订。其核心仍是感染及其引起的SIRS，但增加了20余条临床症状和体征评估指标构成的诊断标准，即脓毒症2.0。然而该标准过于复杂，且缺乏充分的研究基础和科学研究证据支持，并未得到临床认可和应用，应用广泛的仍是脓毒症1.0标准。

2014年1月，ESICM和SCCM组织来自重症医学、感染性疾病、外科和呼吸系统疾病的19名专家，对脓毒症和感染性休克进行基于循证医学证据的探究和讨论，制定

新的定义和诊断标准（脓毒症3.0）。2016年拯救脓毒症运动（surviving sepsis campaign, SSC）：国际脓毒症与感染性休克治疗指南（2016）在 *Critical Care Medicine* 杂志（2017-1-17）与 *Intensive Care Medicine*（2017-1-18）杂志联合在线发表。

新定义认为，脓毒症是机体对感染的反应失调而导致危及生命的器官功能障碍。该定义包括感染、宿主反应（包含炎症反应和涉及多系统的非免疫性反应）和器官功能障碍等要素，更关注机体应对感染时所发生的复杂病理生理反应，强调了感染导致宿主产生内稳态失衡、存在潜在致命性风险、需要紧急识别和干预，这也是脓毒症与感染的主要区别与鉴别要点。由于SIRS通常情况下只反映机体对感染产生的适度反应，不具有损伤性，且缺乏敏感性和特异性。因此，脓毒症3.0的定义不再采用SIRS的概念。对于符合2条及以上SIRS标准但未出现器官功能障碍的感染病人将不被诊断为脓毒症。脓毒症新定义中包含器官功能损害，所以脓毒症1.0中的严重脓毒症定义和诊断被取消。

研究显示，应用脓毒症相关序贯器官衰竭评分系统（sequential organ failure assessment, SOFA）比SIRS诊断脓毒症更能反映预后。与SOFA<2分相比，SOFA>2分病人死亡风险增加2.0～2.5倍。从而提出新的脓毒症诊断标准，即SOFA评分≥2分作为脓毒症器官功能障碍的临床判断标准。对于普通院内疑似感染人群而言，SOFA≥2者的整体病死率约10%，显著高于ST段抬高心肌梗死8.1%的整体病死率。工作组同时也注意到目前已出现一系列新型标志物可能要优于现有SOFA指标更早地反映肝脏、肾脏和凝血系统的功能异常，但这需要进一步验证。虽然SOFA评分在临床的应用已有较长时间，但ICU以外的科室对此评分并不熟知，应用较少；研究显示，SOFA评分更适用于ICU病人。专家组将脓毒症2.0中的21条诊断指标进行数据分析，从而筛选出预测脓毒症病人不良预后最有效的指标，结果有3个指标脱颖而出：呼吸频率（RR）、格拉斯哥昏迷评分（GCS）、收缩压（SBP）。这3个指标被专家组命名为快速SOFA评分（quick SOFA, qSOFA）为此，在新的定义中，工作组推荐qSOFA作为院外、急诊室和普通病房的床旁脓毒症筛查工具，以鉴别出预后不良的疑似感染病人。qSOFA由意识状态改变、收缩压≤100mmHg和呼吸频率≥22次/分共3项组成，符合2项或以上，即qSOFA评分≥2则为疑似脓毒症。工作组认为意识状态改变就代表着格拉斯哥昏迷评分<15分，不仅未降低预测效能，还显著减少了评估的负担。qSOFA阳性将有助于促进临床医生提高对脓毒症的警惕性，尽早识别感染的严重程度并启动早期及时治疗。

根据脓毒症3.0的定义，作为脓毒症的一个亚型，感染性休克是指脓毒症发生了严重的循环、细胞和代谢功能异常，并足以使病死率显著增加。与以往不同的是，新定义的内涵更深刻，不仅指循环衰竭，且强调细胞和代谢异常。工作组推荐的感染性休克的临床诊断标准为脓毒症病人经充分容量复苏后仍存在持续性低血压，需缩血管药物维持平均动脉压≥65mmHg且血清乳酸水平>2mmol/L，根据这一组合标准，感染性休克的住院病死率超过40%。

抗菌药物是脓毒症治疗的关键。脓毒症3.0中抗感染治疗推荐了15条：①在怀疑或诊断脓毒症和感染性休克1小时内立即启动抗感染治疗。②对脓毒症病人应用一种或多种广谱抗生素进行经验性治疗，以覆盖所有可能的病原体（包括细菌和潜在真菌或病毒覆盖）。③一旦确定病原体和药敏结果和（或）有足够的临床改善，选择相应的窄谱抗生素。④对严重的非炎症疾病病人持续全身应用抗菌药预防感染（如严重的胰腺炎、烧伤）。⑤脓毒症或感染性休克病人应用抗菌药剂量的选择应基于药动学、药效学原理和特定药物的自身性质。⑥应用至少两种不同类别的抗生素进行经验联合治疗，这些抗生素针对最可能的细菌病原体，用于脓毒症急性期治疗。⑦对于大多数未伴休克的脓毒症病人，不常规进行抗生素联合治疗。⑧反对联合应用抗生素治疗中性粒细胞减少的感染性休克或脓毒症病人。⑨如果联合应用抗生素治疗脓毒症，在临床症状改善和（或）有病原学证据的最初几天停止联合治疗并采用抗生素降阶梯疗法，这一原则同样适用于靶向治疗（有病原学依据）和经验治疗（没有病原学依据）。⑩针对脓毒症相关的大多数严重感染，抗感染治疗的疗程为7～10天。⑪对临床治疗反应慢、原因不明的感染、金黄色葡萄球菌脓毒症、一些真菌和病毒感染或免疫缺陷如中性粒细胞减少症病人延长疗程。⑫腹腔感染或泌尿系感染对治疗临床反应好和单纯性肾盂肾炎的疗程适当缩短。⑬每日评估脓毒症病人以保障抗感染治疗中抗生素降阶梯疗法。⑭根据血液降钙素原水平调整抗生素疗程。⑮根据血液降钙素原水平决定病人经验用药停药时间。

Sager等发现，降钙素原指导治疗可以通过减少治疗的开始或持续时间而减少抗生素暴露。对于更严重的感染（如肺炎和感染性休克），通过监测血液降钙素原进行抗生素管理，可早期停止治疗，使抗生素使用时间缩短。通过监测血液降钙素原指导治疗安全，不增加死亡率、感染复发或治疗失败风险。监测血液降钙素原可预测预后、了解疾病严重程度（如胰腺炎、腹部感染）和预测疾病（如脓毒症）恢复。Ohji等进行系统综述和荟萃分析，发现抗生素降阶梯治疗对包括脓毒症的大多数感染是安全和有效的。Schuetz等发现，降钙素原降低不足80%是病人死亡的重要独立预测因素，可根据降钙素原下降处理脓毒症病人。

目前脓毒症3.0的不足包括：疑似感染的判断标准不详，过于主观；指南文件中对SOFA、qSOFA和休克临床标准的验证都是预计病死率的计算，即疾病严重性评价，而非诊断脓毒本身的敏感性与特异性比较；Sepsis 3.0诊断感染的特异性低于脓毒症2.0；此外，在诊断流程图中，

qSOFA作为筛查工具的特异度（84%）要远高于作为确证工具SOFA的特异度（67%），这显然不符合逻辑。

尽管Sepsis 3.0获得了31个国际学会的赞同，但美国胸科医师协会（ACCP）、美国感染病协会（IDSA）和急诊协会与住院医生协会均未参与，美国医疗保险中心（CMS）目前也尚未通过新的定义，而继续沿用脓毒症2.0。对脓毒症3.0的评价尚需通过大型临床实践不断验证。

（承德医学院附属医院放射科 白雪冬 提供）

7.病例7：男，64岁。咳嗽、咳痰3个月，加重2周，发热5天。病人3个月前因右舌癌行气管切开、右舌颌颈联合根治术。术后病人出现持续咳嗽、咳痰，为白黏痰。2周前咳嗽、咳痰症状加重，痰量多。5天前出现发热，体温最高达38.3℃，于2018-06-29入院诊治。查体：T 38℃，颈前可见窦道。辅助检查：血常规：白细胞计数 9.1×10⁹/L、中性粒细胞 0.90、血红蛋白 82g/L；红细胞沉降率 55mm/h；C反应蛋白 246.9mg/L；D-二聚体 1.6mg/L；生化和电解质：白蛋白 16.8g/L、葡萄糖 5.24mmol/L、K⁺ 2.69 mmol/L、Na⁺ 130.9mmol/L、氯 88.9mmol/L；血气分析：pH 7.53、PO₂ 52mmHg、PCO₂ 41mmHg、BE 10.6mmol/L。

【诊断】肺炎克雷伯菌肺炎。

【诊断依据】老年男性，右舌癌术后，咳嗽、咳痰伴发热，白细胞计数、中性粒细胞、C反应蛋白等炎性指标均升高，血气分析示低氧血症、低钾低氯性碱中毒。入院后给予头孢噻肟经验性抗感染治疗，纠正低蛋白血症和电解质紊乱。3天后行胸部CT检查示双肺实变、空洞影（图4-3-62），肺炎诊断明确。鉴于病人有手术史，气管切开，考虑杆菌感染可能性大。病人入院3天仍发热，咳嗽、咳灰绿色痰，辅助检查：血常规示白细胞计数 9.7×10⁹/L、中性粒细胞 0.89、血红蛋白 77g/L；C反应蛋白 177.1mg/

L；降钙素原 0.531ng/ml；电解质：K⁺ 3.07 mmol/L、Na⁺ 129.8 mmol/L、氯 90.8 mmol/L；血气分析：pH 7.51、PO₂ 81mmHg、PCO₂ 43mmHg、BE 10.3mmol/L，改用美罗培南继续抗感染治疗。病人进食呛咳，结合病变均在坠积部位，不除外吸入性肺炎可能，禁饮食。3天后病人体温有所下降，咳嗽、咳黄痰，痰培养及咽拭子培养回报：肺炎克雷伯菌（＋＋＋），ESBL（＋），对阿米卡星、头孢西丁、左氧氟沙星、替加环素敏感，对阿莫西林/棒酸、哌拉西林/他唑巴坦、头孢呋辛、头孢曲松、头孢他啶、头孢吡肟、头孢哌酮/舒巴坦、亚胺培南、厄他培南、复方新诺明耐药。辅助检查：白细胞计数 13.21×10⁹/L、中性粒细胞 0.86、血红蛋白 73g/L；C反应蛋白 59.4mg/L；降钙素原 1.12ng/ml；D-二聚体 4.86mg/L；生化和电解质：白蛋白 22.5g/L、K⁺ 3.86 mmol/L、Na⁺ 130.2 mmol/L、氯 93.5mmol/L。病人一般情况较前好转，电解质紊乱得到纠正，C反应蛋白较前降低，提示治疗有效，但痰培养及咽拭子培养示产ESBLs和耐碳青霉烯类肺炎克雷伯菌，且白细胞计数、D-二聚体和降钙素原较前升高，提示感染仍未控制，加用左氧氟沙星继续抗感染治疗。3天后复查胸部CT（2018-07-09）：左肺病变较前吸收，右肺实变、空洞影明显（图4-3-63）。病人次日行纤维支气管镜检查：右肺上叶后段、下叶背段开口见脓性分泌物，灌洗后送检。3天后灌洗液标本查到肺炎克雷伯菌，耐药情况同前。停用美罗培南，改用阿米卡星联合左氧氟沙星抗感染治疗。3天后病人再次出现发热，体温最高达38.9℃，复查胸部CT（2018-07-16）示病变较前进展（图4-3-64）。病人自动出院，外院应用美罗培南、利奈唑胺继续抗感染治疗，右侧胸腔积液穿刺引流，仍发热，咳嗽，咳黄痰，复查胸部CT（2018-08-02）示病变无明显吸收（图4-3-65）。

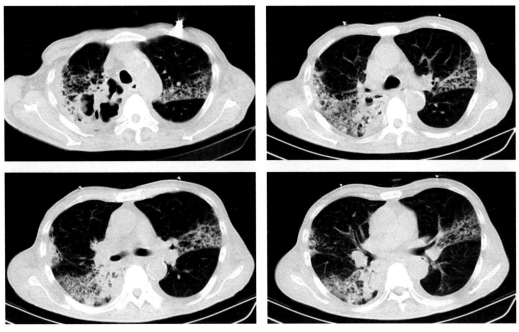

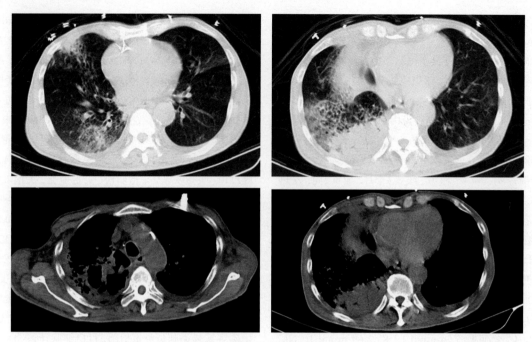

图4-3-62　左肺舌叶炎性改变，右肺上叶实变、空洞影，右肺中、下叶斑片、实变影，双侧胸腔积液（2018-07-02）

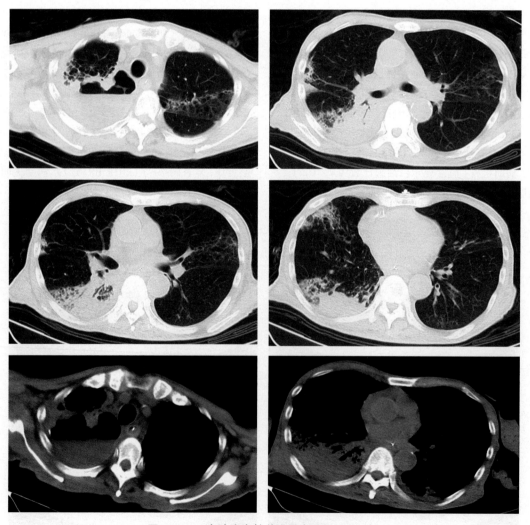

图4-3-63　右肺病变较前进展（2018-07-09）

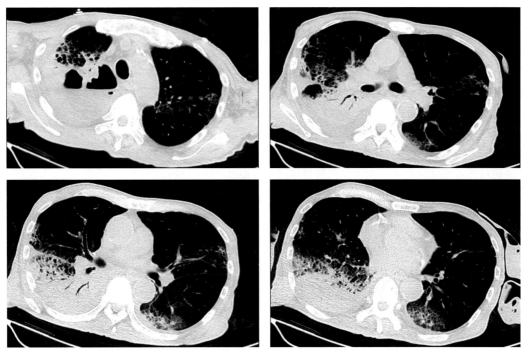

图4-3-64　病变较前进展（2018-07-16）

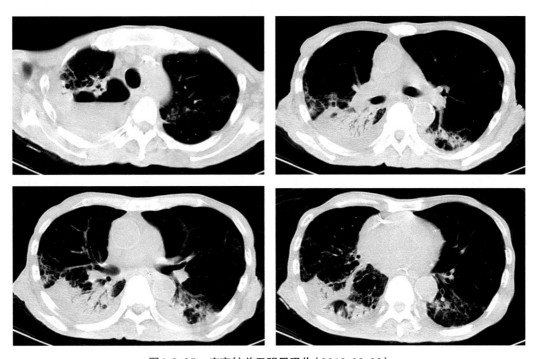

图4-3-65　病变较前无明显吸收（2018-08-02）

【分析】碳青霉烯类抗菌药物是治疗肺炎克雷伯菌等肠杆菌科细菌感染的最有效抗菌药物，然而，随着该类药物的大量使用，耐碳青霉烯类肺炎克雷伯菌（CRKP）在全球范围内出现，且呈不断增多趋势，感染后的死亡率达到35%。CRKP常合并产生ESBLs酶和AmpC酶，形成耐药基因的积聚共存现象，导致细菌的多重耐药。本例即产生CRKP和ESBLs。

2017年CHINET细菌耐药监测数据显示，肺炎克雷伯菌对亚胺培南和美罗培南的耐药率分别从2005年的3.0%和2.9%上升到了2017年的20.9%和24.0%，耐药率上升幅度达8倍，5所儿童医院中除1所医院分离的肺炎克雷伯菌对亚胺培南的耐药率为2.5%外，其余4所的耐药率范围为32.1%～45.5%。与此同时，肺炎克雷伯菌每年的分离率亦呈稳步上升趋势。从细菌分布看，8247株CRE菌株中，分离率占前三位的是肺炎克雷伯菌（68.8%）、大肠埃希菌（10.9%）和阴沟肠杆菌（6.9%）。研究显示，碳青霉烯类耐药菌株对多数临床常用抗菌药物高度耐药，多数为仅对替加环素和多黏菌素敏感的广泛耐药菌株。为应对此类超级耐药细菌所致感染，实验室需要积极与临床沟通，增做其他可能有效的抗菌药物如多黏菌素、替加环素和头孢他啶/阿维巴坦的药敏试验。但微生物实验室人员在进行药敏试验时，需特别注意多黏菌素和替加环素的药敏试验方法存在的问题。多黏菌素药敏试验方法目前CLSI不推荐纸片法、琼脂稀释法等其他药敏方法，必须用微量肉汤稀释法进行测定。替加环素体外药敏结果受多种因素的影响，包括培养基类型、配制时间、检测方法、菌种类型、折点选择等。因此，实验室用纸片扩散法和自动化仪器测定替加环素敏感性时，若出现中度敏感或耐药结果时，需采用微量肉汤稀释法确认其敏感性。

CRKP的感染一般发生在病人入院48小时以后，多从病人的尿液、痰、血液和伤口标本中分离。GHINET监测数据显示，肺炎克雷伯菌产ESBLs的比例为40%左右，且CRKP的检出率2016年已接近20%。2017年美国64所长期急护医院网络调查显示：CRKP感染者中位年龄73岁，呼吸衰竭占39.8%，中心静脉插管占50.9%，气管切开占64%。本例既有气管切开和呼吸衰竭。Hussein等通过多变量分析发现，抗菌药应用>14天是CRKP感染独立危险因素，单一变量分析CRKP感染与血液病、慢性肾衰竭、慢性肝病、骨髓移植、长期住院、机械通气、中心静脉插管、透析、入住ICU有关。

CRKP有多种分型方法，多位点序列分型（MLST）通过对细菌的一些保守基因进行序列分析进行分型，是目前研究细菌分子流行病学的主要方法。该方法通过对肺炎克雷伯菌的7个管家基因（$gapA$、$infB$、mdh、pgi、$phoE$、$rpoB$和$tonB$）进行扩增和序列分析，再将各基因固定区域的序列结果与数据库中的序列进行比对、分析，从而鉴定出具体的序列型别（ST）。1个分型组中包含4个或4个以上ST型的即定义为1个CC（克隆复合体）。每个克隆复合体中有1个经计算推测认为是起源的ST型，该克隆群中其他ST型则是在起源ST型的基础上进化而来。全球范围内CRKP以ST11和ST258为主，其次是ST340、ST437、ST512。我国

CRKP以ST11（64.2%）为主，其次是ST15（18.9%）、ST23（8.4%）、ST439（4.2%）等；美国CRKP以ST258（70%）为主，其次是ST21（14.9%）、ST234（5.0%）、ST228（2.8%）等。虽然两国CRKP主要流行株ST型差异较大，但研究显示，ST11和ST258属于同一克隆复合体CC258，ST258基因组80%起源于ST11。ST11型CRKP携带多种碳青霉烯酶耐药基因，主要有KPC-2、KPC-3、IMP-4、NDM-1、VIM及OXA-48等，这些基因编码多种碳青霉烯酶，导致肺炎克雷伯菌对碳青霉烯类抗菌药物耐药。

近年来研究发现替加环素、多黏菌素、阿米卡星、磷霉素和新型β-内酰胺酶抑制剂如阿维巴坦等对CRKP依然存在良好的杀菌效果，国内外相关治疗指南也推荐以多黏菌素、替加环素或碳青霉烯类抗菌药物为基础的联合用药作为目前CRKP感染治疗的重要手段之一，但国外已有多黏菌素、替加环素治疗CRKP失败及导致替加环素耐药CRKP的报道。有研究证明CXC趋化因子配体9和CXC趋化因子配体10能够杀死碳青霉烯和黏菌素耐药的病原体，提供了一个能够及时对抗各种抗生素耐药的"超级细菌"的治疗策略。了解肺炎克雷伯菌对碳青霉烯类抗生素的耐药机制和其感染现状对研发新型药物及临床上的治疗有重要作用，可有效指导临床合理用药，优化联合用药方案，控制耐药菌种发展。

（上海市普陀区医院呼吸科　施永美　提供）

8.病例8：男，55岁。胸闷、气急15天余，加重伴呼吸困难1天。病人15天前无明显诱因出现胸闷、气急，今日较前加重，伴明显呼吸困难，急诊就诊。查体：呼吸急促，P 140次/分，BP 71/40mmHg，SPO₂95%，立即给予吸氧，持续心电监护，开放静脉通路抗休克治疗。胸部CT检查：两肺多发感染，右下肺空洞，右侧胸膜增厚，右侧胸腔少量积液（图4-3-66）。肾功能、电解质：血钾 2.3mmol/L、肌酐160μmol/L、乳酸 11.4mmol/L。病人病情危重，于2018-07-18收入ICU科诊治。既往体质差，高血压病史5年余，服用雅思达，血压控制欠佳。4年前行肺癌根治术并行化疗，1年前因肺破裂行修补术。入院查体：T 38℃，P 120次/分，R 25次/分，BP 99/58mmHg。意识清晰，右肺呼吸音低，两肺可闻及干、湿啰音。

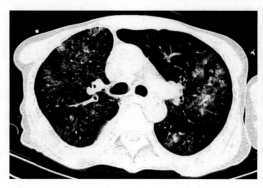
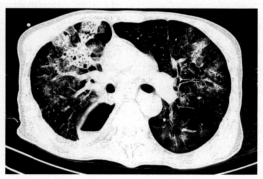

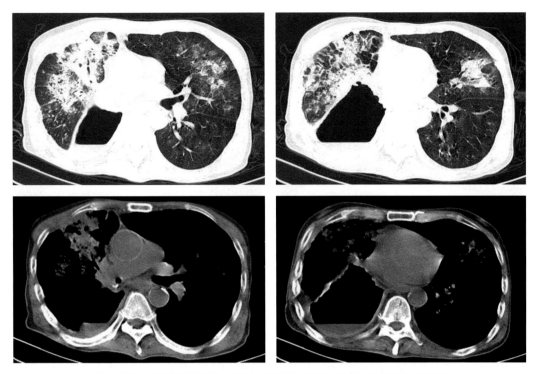

图4-3-66　双肺多发斑片、实变、空洞影，双侧胸腔积液（2018-07-18）

【诊断】肺部感染；感染性休克。

【诊断依据】中年男性，既往有肺癌手术史，15天前出现胸闷、气急，实验室检查，示血压偏低，需升压药维持，辅助检查示电解质紊乱，血清乳酸水平＞2mmol/L，胸部CT示双肺炎表现，感染性休克诊断成立。入院后给予泰能1g 6小时1次抗感染治疗、鼻导管吸氧及对症支持治疗。辅助检查：呼吸道病毒联检阴性；血常规：白细胞计数 11.64×10⁹/L、中性粒细胞 0.91、血红蛋白 68g/L、血小板计数 286×10⁹/L；血清淀粉样蛋白A 117mg/L；降钙素原 29.460ng/ml；C反应蛋白＞150mg/L；B型脑钠肽前体 5040pg/ml；尿常规：隐血（±）、尿胆原（＋）、酮体（＋）、葡萄糖（±）。入院3天后病人体温有所下降，血压波动在121/56mmHg左右（去甲肾上腺素维持），查体见双侧瞳孔不等大，神经系统检查未见明显异常。辅助检查：血常规示白细胞计数 7.29×10⁹/L、中性粒细胞 0.93、血红蛋白 67g/L、血小板计数 191×10⁹/L；C反应蛋白＞160mg/L；血清淀粉样蛋白A＞150mg/L；降钙素原 8.03ng/ml；B型脑钠肽前体 4508pg/ml；D-二聚体 4.79mg/L；生化：白蛋白 24.8g/L、葡萄糖 9.61mmol/L、乳酸 1.6mmol/L。头颅CT：两侧基底节区少许腔隙灶，脑萎缩改变。为覆盖阳性球菌感染，加用利奈唑胺抗感染治疗。2天后病人仍有发热，体温最高38.4℃，鼻导管吸氧（5L/min）条件下氧饱和度较前

下降（90%左右），血压150/66mmHg，夜间咳嗽、咳痰较前明显，痰液呈黄白色黏液状，活动后稍感胸痛、胸闷、气促。辅助检查：降钙素原 2.480ng/ml；D-二聚体 3.99mg/L；B型脑钠肽前体 6979pg/ml。复查胸部CT（2018-07-23）示病变较前明显进展（图4-3-67）。痰培养回报：肺炎克雷伯菌（＋＋＋），ESBL检测（－），对复方新诺明、哌拉西林/他唑巴坦、头孢唑林、头孢替坦、头孢他啶、头孢曲松、头孢吡肟、环丙沙星、亚胺培南、阿米卡星、庆大霉素、妥布霉素、厄他培南、氨曲南、左旋氧氟沙星均耐药，给予接触隔离，加用替加环素抗感染并转入呼吸科继续治疗。3天后病人无发热，胸闷、胸痛较前明显好转，咳嗽咳痰较前减少。复查胸部CT（2018-07-29）示病变较前吸收（图4-3-68）。辅助检查：血常规示白细胞计数 4.41×10⁹/L、中性粒细胞 0.89、血红蛋白 67g/L、血小板计数 55×10⁹/L；C反应蛋白 83.27mg/L；血清淀粉样蛋白A 19mg/L；降钙素原 0.227ng/ml；生化：白蛋白 28.4g/L、肌酐 44μmol/L、葡萄糖 11.01mmol/L、K⁺ 4.13mmol/L。病人炎性指标明显降低，结合症状和影像学检查，提示治疗有效，停用泰能和利奈唑胺，改用头孢哌酮/舒巴坦2.0g 8小时1次联用替加环素继续抗感染治疗。2天后痰培养回报：肺炎克雷伯菌（＋），耐药谱同前。好转出院。

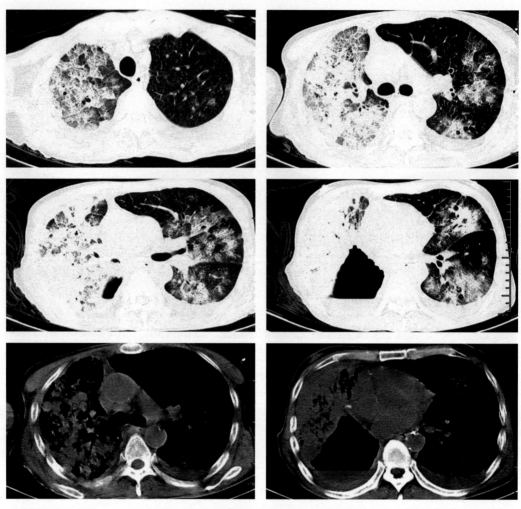

图4-3-67　病变较前进展（2018-07-23）

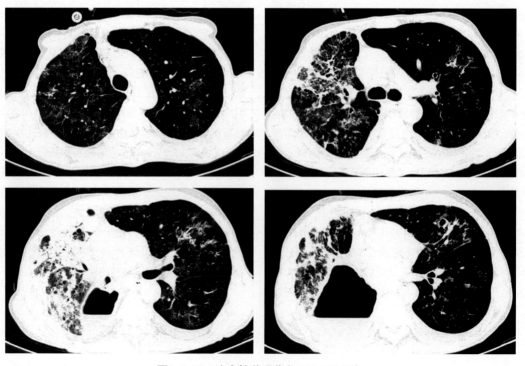

图4-3-68　病变较前吸收（2018-07-29）

【分析】常规药敏试验结果显示，部分碳青霉烯类耐药肠杆菌科细菌（CRE）菌株报告ESBL检测结果为阴性，本例即是如此。其原因为碳青霉烯酶的存在可干扰ESBL的检测，导致假阴性结果。对CRE菌株检测相关β-内酰胺酶耐药基因结果发现，90%以上的菌株同时产碳青霉烯酶和ESBL。因此，建议实验室对于CRE菌株的ESBL检测结果不做报告。

近二三十年间肺炎克雷伯菌表现出两大趋势：其一是越来越多肺炎克雷伯菌发展为多重耐药菌株甚至出现泛耐药菌株；其二是部分肺炎克雷伯菌表现为高毒力且常侵袭健康的宿主并造成严重的侵袭性疾病，出现了高毒力肺炎克雷伯菌（hvKP）。

细菌耐药性是细菌在自身生存过程中的一种特殊表现形式，其中抗生素选择性压力是导致耐药菌株过度繁殖的主要原因。广泛耐药（extensively drug resistant, XDR）是指除对1、2类抗菌药物（主要指多黏菌素和替加环素）敏感外，细菌对几乎所有类别抗菌药物不敏感的现象。最常见的XDR肠杆菌科细菌为肺炎克雷伯菌，其次为大肠埃希菌等。常见感染部位为肺部、尿路、腹腔、血流及皮肤软组织等。出现XDR肠杆菌科细菌感染的危险因素包括：严重原发病、老年人、近期广谱抗菌药物（特别是氟喹诺酮类和碳青霉烯类）的使用、入住ICU、血液肿瘤等疾病、实质脏器或造血干细胞移植、外科大手术及留置导管及引流管等。肠杆菌科细菌XDR表型主要由产碳青霉烯酶引起，某些菌株可同时产ESBLs和（或）AmpC酶，以及存在外排泵过度表达或膜孔蛋白突变而导致耐药。

本例即为XDR，且为产碳青霉烯酶菌株，因对头孢替坦耐药，不除外产AmpC酶可能。克雷伯菌属、沙门菌属和奇异变形杆菌缺乏染色体介导的AmpC酶，但可以通过质粒编码或获得性AmpC酶而耐药。对头孢西丁敏感性降低可用于筛选AmpC酶活性，但这种敏感性降低也可能是外膜孔蛋白丢失所致，使得识别产AmpC菌株复杂化。尽管如此，头孢西丁中介或敏感性降低仍是提示存在AmpC酶的有用指示物，需要进一步试验明确。目前常用的方法是先筛查头霉素类（如头孢西丁和头孢替坦）耐药性，然后再使用AmpC酶抑制剂如硼酸和氯唑西林进行确证试验。

并不是所有的产质粒介导的AmpC酶菌株都对头霉素类耐药，如蜂房哈夫尼亚菌染色体介导的头孢菌素酶ACC-1酶，不同于其他大多数质粒介导的AmpC酶，产该酶的菌株对头霉素敏感，但对头孢他啶敏感性降低。蜂房哈夫尼亚菌属于哈夫尼亚菌科，哈夫尼亚菌属，为条件致病菌，通常与严重腹泻、菌血症、呼吸道感染、脑膜炎、尿路感染、脓肿及伤口感染有关。该菌常与志贺菌、侵袭性大肠埃希菌等肠道致病菌的血清有交叉凝集反应而易被误诊。产ACC-1的菌株相对罕见，大多数报道来自英国、德国和法国。菌株（如大肠埃希菌、克雷伯菌和奇异变形杆菌）对头孢他啶中介，对头孢西丁敏感，而ESBL确证试验阴性，可进一步采用头孢西丁双纸片法确认是否产ACC-1。

针对产碳青霉烯酶肠杆菌科细菌严重感染的治疗可以首选以替加环素和多黏菌素为基础的单药或者多药联合方案，其中替加环素血浆浓度偏低，应用于血流感染需要联合用药。有研究指出，在治疗由多重耐药肺炎克雷伯菌或鲍曼不动杆菌为主要致病菌引起的重症感染病人中，高剂量替加环素（首剂200 mg，再100 mg，每12小时1次）可明显提高临床治愈率与细菌清除率，疗效更优。多黏菌素在20世纪60年代和70年代用来治疗革兰阴性菌引起的感染，但由于其较强的肾毒性和神经毒性，限制了它的使用。CRE的出现使得多黏菌素作为最后的防线再次被使用。Hirsch和Tam对15篇文章55例产KPC肺炎克雷伯菌感染病人分析发现，多黏菌素单药疗法效果更差。而由耐碳青霉烯革兰阴性菌引起的感染显示，多黏菌素单药疗法死亡率更高。随着其广泛应用，耐药率也在逐渐增加，世界各地先后暴发多黏菌素耐药事件。肺炎克雷伯菌对多黏素的耐药通常是由调节修饰细菌脂质A的调节基因$mgrB$突变所致，它能够降低多黏菌素的作用。2015年，我国首次在大肠埃希菌上发现质粒介导的多黏菌素耐药基因$mcr-1$。这一发现提示潜在的耐药基因传播性。但编码$mcr-1$的肺炎克雷伯菌引起的血流感染相较于大肠杆菌更为少见。针对CRKP血流感染的治疗，多黏菌素或替加环素与碳青霉烯类药物的联合方案较任何一种单药治疗方案可显著降低病人病死率，且该联合方案最为常用，病人病死率也最低。碳青霉烯类药物属于时间依赖性抗菌药物，其抗菌活性与两次给药时间间隔内血药浓度（T）大于最低抑菌浓度（MIC）的时间占比相关（T＞MIC），当超过给药周期的40%时，可发挥出最大的杀菌活性。同时，增加碳青霉烯类药物剂量并延长输注时间至2～3小时，这样可以达到更好效果。

2015年2月，头孢他啶被批准与β-内酰胺酶抑制剂阿维巴坦（avibactam）一起使用治疗腹腔内感染和尿路感染。许多临床经验表明，头孢他啶/阿维巴坦不但对包括肠杆菌科和铜绿假单胞菌在内的革兰阴性菌具有广谱杀菌活性，对于那些可以合成广谱β-内酰胺酶、AmpC酶，甚至是肺炎克雷伯菌碳青霉烯酶（KPC）的细菌同样有效。尽管头孢他啶很早就用于临床，但是与β-内酰胺酶抑制剂组合使用的安全评估报告有限，因此FDA只建议在没有其他抗生素选择的情况下使用。

2017年8月29日，美国食品药品监督管理局（FDA）批准Vabomere用于成人并发尿路感染，包括由特定的细菌引起的肾盂肾炎。Vabomere的成分由美罗培南和Vaborbactam组成，Vaborbactam是一种β-内酰胺酶抑制剂，该组分本身没有任何抗菌活性，但是可以保护美罗培南不受某些丝氨酸β-内酰胺酶的降解，比如KPC，同时不会降低美罗培南的活性。

Relebactam（MK-7655）是一种二氮杂双环辛烷抑制剂，具有广谱抗β-内酰胺酶活性，包括A类（超广谱β-内酰胺酶和KPC）和C类（AmpC酶）。Relebactam是一种新型β-内酰胺酶抑制剂，针对亚胺培南耐药的革兰阴性菌株，在联合应用Relebactam时将会变得对亚胺培南更加敏感。2014年Relebactam（MK-7655）正式进入FDA快速审批通道，并获得合格传染病产品（QIDP）认证。该注射液可用于尿路感染、复杂腹腔感染和院内细菌性肺炎。

（杭州市西溪医院呼吸科　王美华　提供）

9.病例9：女，52岁。发热7天，加重伴咳嗽、咳痰3天。病人7天前无明显诱因出现发热，体温最高达39.4℃，伴寒战，自行用药无好转。3天前出现咳嗽、咳黄痰，伴痰中带血，于当地医院治疗后无好转，于2018-07-01入院诊治。辅助检查：血常规示白细胞计数 $16.16×10^9/L$、中性粒细胞 0.84、血小板计数 $51×10^9/L$；随机血糖 13.2 mmol/L、糖化血红蛋白 13.2%；C反应蛋白 412.81mg/L；降钙素原 3.08ng/ml。行胸部CT检查（图4-3-69）。

【诊断】侵袭性肺炎克雷伯菌肝脓肿综合征。

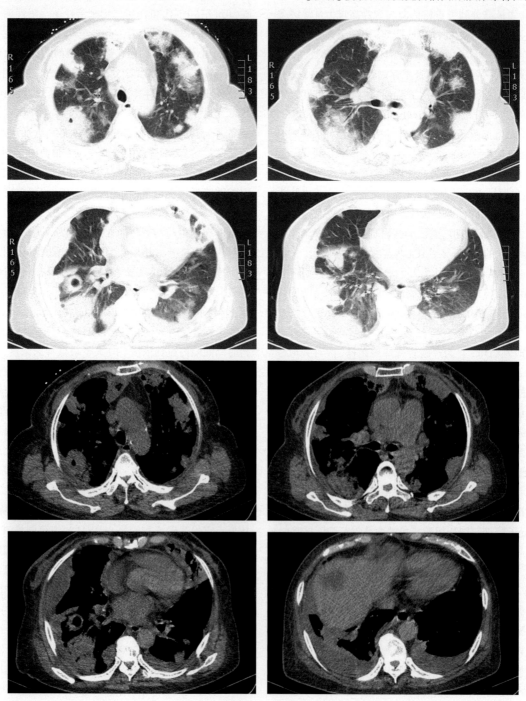

图4-3-69　双肺多发结节、实变、团块影，内见空洞，胸膜下分布为主，双侧胸腔积液；肝右叶低密度区（2018-07-01）

【诊断依据】中年女性,否认有糖尿病病史,但入院后监测血糖及糖化血红蛋白明显增高,存在未控制的高血糖。咳嗽、咳黄痰,C反应蛋白和降钙素原均明显升高,提示血流感染。胸部CT示双肺胸膜下分布大小不等、团块样高密度影,部分病灶内可见空洞影和楔形影,边缘模糊,结合肝脏内见类圆形稍低密度影,提示病人同时存在脓毒肺栓塞和肝脓肿,首先考虑侵袭性肺炎克雷伯杆菌肝脓肿综合症诊断。入院后痰培养和血培养:肺炎克雷伯杆菌,为敏感菌株。给予头孢哌酮/舒巴坦治疗7天后,咳嗽、咳痰症状减轻,复查胸部CT病变有所吸收(图4-3-70),好转出院。

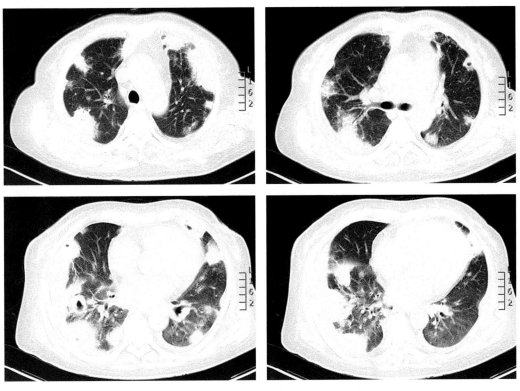

图4-3-70 病变略有吸收(2018-07-08)

【分析】血液中病原菌的早期快速诊断对于发热、感染病人有重要意义,尽快明确病原菌,可为临床医生及时、合理用药治疗提供重要依据。目前公认的血液病原学金标准是血培养。然而,血培养有一定的局限性,所需周期长,对于较难生长的病原菌、已行抗生素治疗的病人或存在导管相关性血流感染的病例敏感性不够。

近年来,多种分子检测方法相继出现并逐渐应用于实践。这些检测方法迅速、特异性强、敏感性高,但也仍存在一些问题,如缺乏抗生素敏感性检测,并且有时敏感性过高,存在假阳性的可能。一些分子生物方法学方法甚至还没有培养法敏感,而有些分子生物学方法反而可在非细菌血症或真菌血症者体内误测到核酸。此外,血液中某些蛋白质在某些核酸扩增试验中起着抑制剂的作用。综上所述,血培养方法仍然是诊断菌血症的不完美的金标准。

对高度怀疑为菌血症的病人,即使依照最优化的方法采集血标本,并选用最好的系统培养,通常也只有<20%的血培养可以分离出微生物,而且其中1/3～1/2还可能来自皮肤定植菌的污染。最可能的原因是许多血培养的血取自正处在菌血症的低风险期,甚至零风险期的病人。其他的原因还包括:许多病人在采集血标本时正在接受经验性抗生素治疗,因而降低了血培养的检出率;病人机体暂时清除了血中病原微生物;标本处理不当导致假阴性结果;标本中的一些微生物在肉汤基质的血培养瓶中不能被检出;标本中微生物的含量太低,以致用目前的方法不能检出;自动化系统现在采用4～5天的培养和监测时间,使得少部分病原菌不能被检出。

血培养的阳性率与采血量、血培养数量、血液的稀释、抗凝剂、摇动、培养基和添加剂有关。

对于成人和大龄儿童(≥12岁),每次应采血两瓶,每瓶8～10ml,必要时应采集2～4次血培养。对于幼儿,血培养的总采集量低于成年病人。对于新生儿、婴儿及小儿,减少血培养采集量需要遵循两个原则:减少培养的采血量和减少培养次数。血培养的采血量不应超过患儿血容量的1%。同一时间抽取的血培养瓶数对血培养结果的合理解释是很关键的。因此,儿科病人送检的血培养不应少于2瓶。

采集适当数量的血培养瓶有两个优点:确保有足够的血培养采血量;让医生能正确地解释血培养结果。单个血培养瓶的结果难以解释,除非分离的是一种罕见的病原菌。大多数分离株应该是从2瓶或2瓶以上血培养瓶中分离出，才考虑是致病菌。污染菌通常只会出现在同批送检的多瓶血培养液中的瓶中的一瓶中，而病原菌在典型情况下则会在同批送检的多瓶血培养液中出现。对于存在血管内感染病灶（如感染性心内膜炎）的病人，从同批送检的全部血培养瓶中，都应分离到同一病原菌。24小时内送检3份血培养可检出96%～98%的病原体，性价比较高。

现代化血培养系统采用标准化的培养基，其中含抗凝剂和其他因子，血液:培养液保持在1:5～1:10即可。加入添加剂后，它们可结合或隔离抗凝药物，血液/培养液比例1:4即可。

以前因为血液凝固会降低阳性率，血培养瓶中先后加入过几种抗凝剂。基于对血培养中抗凝剂的细菌抑制作用的研究，几乎所有抗凝剂均已被淘汰。如今大部分商业化血培养瓶都含低浓度的聚茴香脑磺酸钠（SPS），一些培养瓶只含柠檬酸钠或同时含有SPS。柠檬酸钠别名枸橼酸钠，具有抗凝作用。SPS除具有抗凝作用外，还能抑制补体活性、中和血液里的微量抗生素（某些氨基糖苷类抗生素）、灭活溶菌酶、并阻断吞噬作用。这4种特性对从血培养中分离病原微生物的影响未知。然面，临床对照试验已证实，适当浓度的SPS可提高血培养的阳性率，有助于革兰阴性菌和链球菌的检出。

无论哪种机器，摇动需氧血培养瓶都证明能增加病原菌的检出，而且所有自动化仪器都有摇动需氧瓶的设置，大多数厌氧瓶也可摇动。

目前大多数商品血培养瓶都使用大豆酪蛋白消化物肉汤，又名为胰蛋白酶大豆肉汤。与大豆酪蛋白消化物肉汤相比，其他类型的培养基并无优势，即使是那些用于分离特殊病原体的培养液。过去，培养液中加入过很多种添加剂，其中很

多已不再应用。目前的培养基添加剂，是为正在接受抗菌治疗的病人提高病原菌的分离而设计的，已确定其有助于病原菌的分离，其优点是适用于小采血量，且不会伴有微生物分离的下降。某些添加剂的使用也会导致污染菌检出的增加。

血培养阳性报警时间（time to positivity, TTP）是将血液标本开始培养到仪器产生微生物生长报警信号所用的时间。微生物在血培养瓶中生长代谢时产生二氧化碳，随着二氧化碳的蓄积及时反馈到仪器，判定结果为阳性并发出报警信号，时间的长短可能反映病情的严重程度，从而作为预后的预测因子。血培养阳性报警时间受很多因素的影响，如接种菌量、血液容积、孵育条件、上机时间等。若菌血症是实际存在的，则污染标本内细菌的数量会远远低于真正引起菌血症的标本内的细菌数量，因而在血培养仪报警时间上污染标本报阳时间一般会晚于真正阳性标本。孵育超过72小时后的分离株中大部分可认为是污染菌，但生长缓慢的致病性细菌和酵母菌要除外。正在接受抗生素治疗的病人其微生物的检出亦会出现延迟。

（吉林大学第一医院呼吸科 唐 颖 提供）

10.病例10：男，52岁。发热，右胸部不适20余天。病人20天前无明显诱因出现发热，伴寒战，体温最高达40℃，伴右侧胸部不适，当地医院治疗6天（具体不详），上述症状无缓解，入院行相关检查诊断为"肝脓肿"，给予抗感染及对症治疗12天，热退，仍感右胸部不适。1天前于某医院行上腹部彩超示肝脓肿（未液化），于2017-10-10再次入院。既往有2型糖尿病病史3年，口服阿卡波糖、诺和龙及应用诺和锐30笔芯治疗，血糖控制在7mmol/L左右。两次胸部CT检查见图4-3-71，图4-3-72。

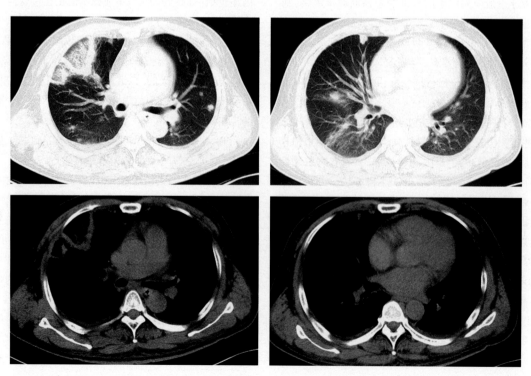

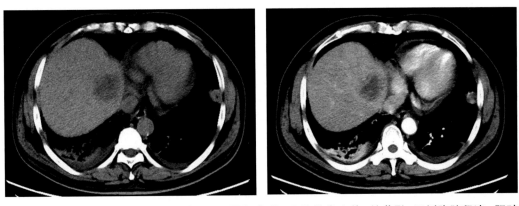

图4-3-71 右肺上叶前段胸膜下病变,呈反晕征表现,双肺散发斑片、结节影,双侧胸腔积液;肝脏S1、S8段交界处低密度灶(2017-09-19)

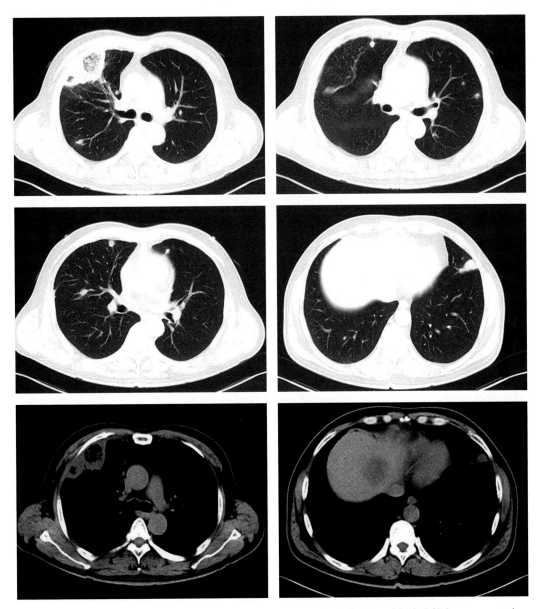

图4-3-72 右肺上叶前段胸膜下反晕征,较前吸收,双肺散发结节影,肝脏低密度灶(2017-09-30)

【诊断】侵袭性肺炎克雷伯菌肝脓肿综合征。

【诊断依据】中年男性，发热，右胸部不适，胸部CT示双肺多发结节样病变，外周为主，提示血流感染。右肺上叶前段胸膜下病变，呈反晕征表现。反晕征在真菌特别是曲霉、毛霉感染中代表病变处于早期阶段；在细菌感染过程中多处于病情好转阶段；亦可能是一种向肺梗死演变的过渡阶段。本例抗感染治疗有效，影像以胸膜下多发结节和反晕症为主，提示脓毒肺栓塞可能，结合病人有2型糖尿病和肝脓肿，首先考虑侵袭性肺炎克雷伯菌肝脓肿综合征。辅助检查（2017-10-10）：血常规示白细胞计数 5.55×10⁹/L、中性粒细胞 0.61；降钙素原<0.1ng/ml；

C反应蛋白 193mg/L；尿常规：葡萄糖（＋＋＋＋）；血糖11.9mmol/L；血培养和痰培养均为肺炎克雷伯菌，对抗生素敏感。给予头孢哌酮/舒巴坦联合左氧氟沙星抗感染治疗12天，复查胸部CT（2017-10-22）示右肺上叶实变影，双肺散在分布小斑片状、索条状影，较前吸收，肝脏左叶类圆形低密度灶，截面2.2cm×2.0cm，较前缩小，边缘较模糊（图4-3-73）。鉴于病情明显好转，改用哌拉西林/他唑巴坦单药治疗，复查胸部CT（2017-10-30）示病变较前略有吸收（图4-3-74），好转出院。3个月后随访胸部CT示肺部病变基本吸收（图4-3-75），腹部超声示肝脓肿完全消失。

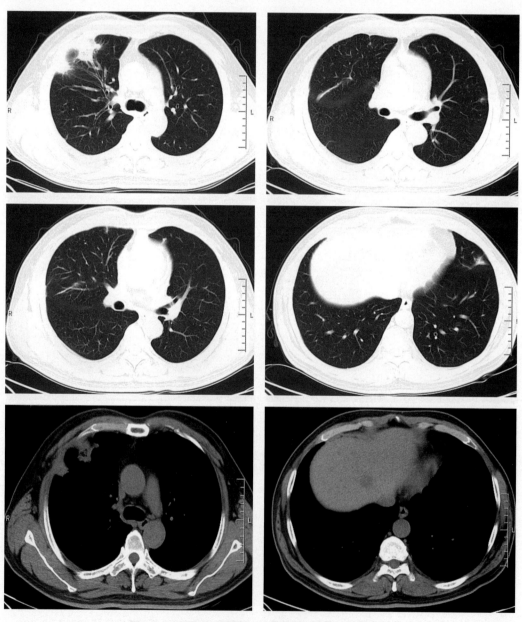

图4-3-73　双肺、肝脏病变较前吸收（2017-10-22）

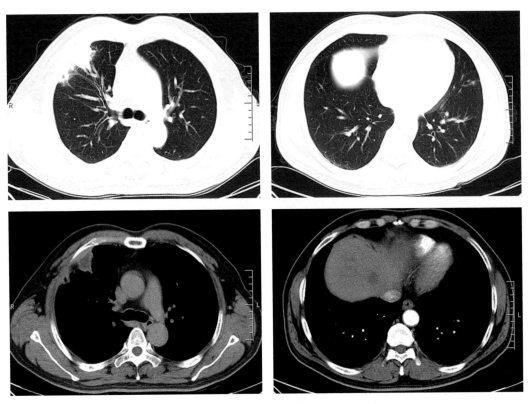

图4-3-74 病变较前略有吸收（2017-10-30）

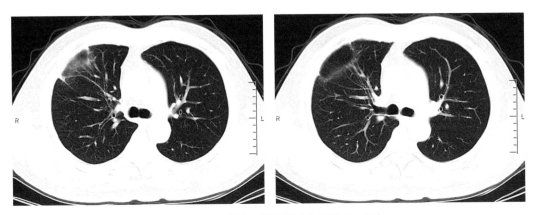

图4-3-75 肺部病变基本吸收（2018-01-03）

【分析】近年来，肺炎克雷伯菌已成为仅次于大肠埃希菌的第二大条件致病菌，是引起社区和医院获得性感染不可忽视的潜在病原体。1986年中国台湾学者首先报道了1例无肝胆管病史的病人感染肺炎克雷伯菌造成肝脓肿且伴有转移性眼内炎的病例。由于其相比经典肺炎克雷伯菌具有高毒力性而被称为高毒力肺炎克雷伯菌（hvKP），之后，整个亚洲地区该菌的报道越来越多，在欧洲等亚洲以外地区报道的hvKP感染病人也主要是亚裔。

hvKP血清型以K1（偶尔为K2）为主，约占93%，较其他血清型有更强的抗吞噬能力和对血清的抵抗性。hvKP也被称为高黏性肺炎克雷伯菌，菌株的高黏液性与其高毒力密切相关，是细菌耐受细胞吞噬作用和细胞杀伤作用的

物质基础。实验室用拉丝试验来测定肺炎克雷伯菌的黏性来判定是否为hvKP，具体方法为使用接种环轻触琼脂平板上已过夜培养的新鲜菌落向外牵拉，若有黏液丝并且牵拉长度≥5mm即判为高黏表型阳性。研究表明，并非所有的hvKP都具有高黏性，但缺乏其他特异性的检查方法，比较可靠的hvKP鉴定方法是拉丝试验结合临床表现（是否具有侵袭性表现）来综合判断。

hvKP与经典肺炎克雷伯菌不同，后者多发生在免疫力低下的病人，院内感染居多，而hvKP可以感染无基础疾病的年轻人群、糖尿病病人容易感染。hvKP感染多以原发性肝脓肿为首要症状，有10%～16%的病例可以转移感染，包括肺、骨、关节、肾、脾、软组织、皮肤、眼、前列腺和中

枢神经系统等，且远处转移的病人常伴有严重的后遗症，如失明和中枢神经系统后遗症等。中国台湾的脑膜炎发生率高于韩国，而眼内炎在冬季更常见。转移性感染的存在与重症监护治疗病房（ICU）入住率和死亡率的增加有关。肺炎克雷伯菌引起肝脓肿合并转移感染的临床症状又称为侵袭性肺炎克雷伯菌肝脓肿综合征（invasive Klebsiella pneumoniae liver abscess syndrome, IKLAS），这种从感染部位转移到非感染部位的能力在革兰阳性菌（如金黄色葡萄球菌）中常见，但在革兰阴性菌中少见。

肺炎克雷伯菌可定植于肠道，病理状态下可以穿过肠道黏膜屏障由门静脉系统入肝导致肝脓肿。美国学者回顾总结了93例IKLAS，约50%的病人为亚裔，仅有少数病人为白种人，提示亚洲人群更容易出现IKLAS。有研究显示，亚洲健康成年人肠道肺炎克雷伯菌的定植率为75%，且血清型K1或K2的比例居多。在韩国的一项研究中，从1175例粪便样本中分离出248例（21.1%）肺炎克雷伯菌，23%（57/248）的肺炎克雷伯菌菌株血清型为K1。相比之下，欧洲一项样本规模较小的研究报道显示欧洲健康成年人肠道肺炎克雷伯菌的定植率为10%～19%。这也许可以解释IKLAS为何在亚裔病人中高发。2002年Ko等研究发现，亚洲IKLAS病人分离出的肺炎克雷伯菌与其他地区分离出的肺炎克雷伯菌菌株在遗传学和表型上均明显不同，亚洲IKLAS病人分离出的肺炎克雷伯菌毒力和侵袭性更强，这意味着亚洲人群高发的原因也可能在于细菌本身。前往亚太地区旅游或接触该地区的人群可能是hvKP感染的危险因素。

IKLAS的发生可能与糖尿病病人通常存在免疫缺陷，高血糖利于革兰阴性菌生长繁殖，并抑制白细胞趋化和吞噬能力进而极易发生感染有关。病人血管内膜异常也易使肺炎克雷伯菌发生血源性播散。一篇报道显示，hvKP感染症状包括原发性肝脓肿（32.5%）、社区获得性肺炎（20.5%）、泌尿系统感染（10.8%）、胆道系统感染（8.4%）、软组织感染（6%）、脑膜炎（4.8%）、化脓性胸膜炎（4.8%）、自发性腹膜炎（2.4%）和眼内炎（1.2%），另外有22.9%病例主要表现是菌血症。在中国台湾地区，hvKP是坏死性筋膜炎的常见病原菌，患病率与A群链球菌所致的坏死性筋膜炎相近，但hvKP病死率更高（47% vs 19%）。另外还有hvKP感染导致化脓性关节炎合并尿毒症、自体心内膜炎、细菌性动脉瘤及lemierre综合征的报道。

肺炎克雷伯菌是CAP的常见细菌，根据中国台湾地区

2001—2008研究，148例CAP中，有49例是肺炎克雷伯菌肺炎，其中46例确定是hvKP肺炎，而肺炎链球菌肺炎只占了44例，更严重的是肺炎克雷伯菌肺炎的病死率比肺炎链球菌肺炎的病死率更高，肺炎克雷伯菌肺炎合并菌血症或呼吸衰竭是死亡的危险因素。中国台湾整个地区的病例研究发现，原发性肝脓肿后发生肺炎的风险是无肝脓肿病人的5.28倍，其中大多数是继发肺炎克雷伯菌肺炎（84.9%）。北京地区数据显示肺炎克雷伯菌肺炎中有33%病例的是hvKP感染，hvKP肺炎常双肺受累（65.3%）。

hvKP血流感染特点是病情重、进展快、发生脓毒性休克风险高。糖尿病血糖控制不佳的病人在感染肺炎克雷伯菌时，感染性休克出现的概率增加。尽管hvKP感染的病人多为无基础疾病的人群，但hvKP感染的病死率达3%～42%，hvKP肺炎合并菌血症病人病死率为55%，hvKP坏死性筋膜炎病人病死率为47%。国内hvKP感染的病死率与国外有差异，甚至病死率低于经典肺炎克雷伯菌（4.5% vs 16.7%）。笔者收集20余例，无一死亡。

（枣庄市峄城区人民医院呼吸科　张　蕾　提供）

11.病例11：男，28岁。咳嗽、发热12天。病人12天前受凉后出现咳嗽、发热，体温最高为38.8℃，伴畏寒、寒战，偶头痛、头晕，多饮、多尿。当地卫生所静滴青霉素（具体剂量不详）等药物，治疗1天后于当地县医院住院治疗。9天前行胸腹部CT检查（2017-06-13）示双肺炎性病变；肝右后叶胆管积气、积液，肝右叶空洞样病变（图4-3-76）。辅助检查：血常规示白细胞计数 12.99×10⁹/L、中性粒细胞 0.72、血小板计数 53×10⁹/L；降钙素原 37.4ng/ml；C反应蛋白 193mg/L；尿常规：葡萄糖（＋＋＋）、尿蛋白（＋＋）、酮体（＋＋＋）。7天前出现神志模糊、谵妄，抗感染治疗无效，转诊至市级医院，复查降钙素原>100ng/ml，随机血糖24.9 mmol/L。给予美罗培南、利奈唑胺、伏立康唑、降血糖药等药物治疗，6天前病人意识转清，但仍发热、咳嗽。3天前血培养示肺炎克雷伯菌，对抗生素敏感。尿常规：葡萄糖（＋＋＋＋）、酮体（＋）。复查胸腹部CT（2017-06-19）示肺炎加重，肝内胆管化脓性感染（图4-3-77）。于2017-06-22转入我院重症医学科。既往史：3年前行肛周脓肿手术，术后发现血糖高，未治疗。入院查体：T 38℃，神志清，精神差，全身皮肤可见散在丘疹，左眼结膜充血。双肺呼吸音低，可闻及少量湿啰音。全腹膨隆，右上腹轻度压痛，无反跳痛，肝脾肋下未触及。

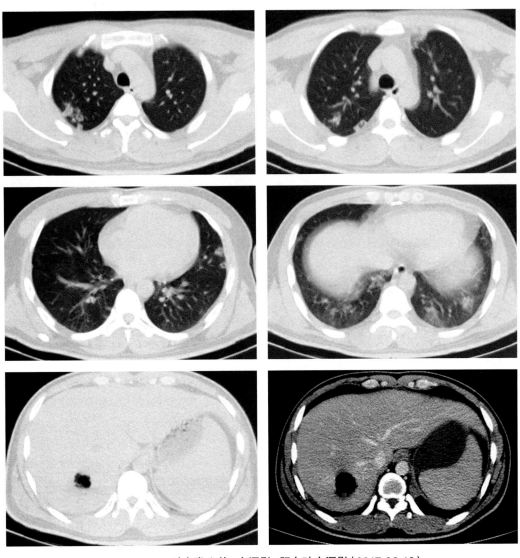

图4-3-76 双肺多发斑片、空洞影，肝右叶空洞影（2017-06-13）

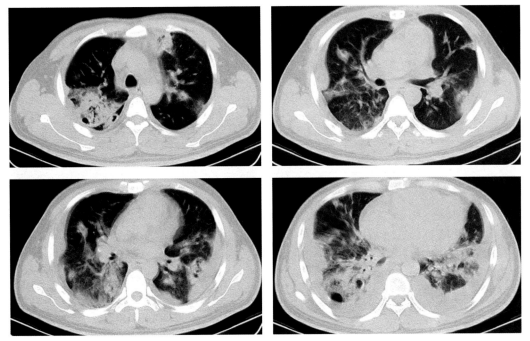

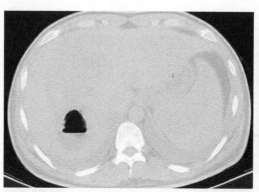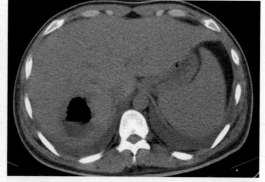

图4-3-77　双肺散在斑片、结节灶，部分内见空洞，双侧胸腔积液，肝右叶脓肿（2017-06-19）

【诊断】侵袭性肺炎克雷伯菌肝脓肿综合征。

【诊断依据】青年男性，有糖尿病病史3年，急性起病，发热、咳嗽、多饮、多尿，C反应蛋白、降钙素原等炎性指标升高，影像学检查示肝脓肿、左眼结膜充血、双肺多发炎性改变，胸膜下为主，提示血流感染，结合血培养为抗生素敏感肺炎克雷伯菌，该诊断成立。鉴于当地医院已应用美平、伏立康唑、斯沃抗感染治疗超过1周，改用头孢哌酮/舒巴坦继续抗感染治疗。辅助检查：血常规示白细胞计数$12.10×10^9$/L、中性粒细胞0.82；降钙素原3.48ng/ml；白蛋白30.8 g/L；胸腔积液常规：黄色浑浊液体、有核细胞计数 $6984×10^6$/L、多核细胞 0.98、李凡他试验（＋＋）；胸腔积液生化：腺苷脱氨酶43.80 U/L、葡萄糖11.16 mmol/L、氯96 mmol/L、蛋白定量39.9 g/L。复查胸腹部CT（2017-06-23）示双肺炎症合并脓肿形成，肝右叶脓肿，内见气-液平面（图4-3-78）。病人诊断明确，胸腔双侧、肝脏置管引流。入院4天后（2017-06-26）病人体温降至正常，痰培养结果示肺炎克雷伯菌肺炎亚种，敏感菌株。胸

腔积液细菌培养、引流液细菌培养结果均阴性。复查胸腹部CT（2017-06-30）病变较前好转（图4-3-79）。病人入院既有左眼红肿、流泪、眼眶疼痛，视力仅光感。给予可乐必妥滴眼液、红霉素眼膏外用未见明显好转，行眼部超声检查示左眼玻璃体混浊，视网膜脱离，脉络膜肿胀，球后积液。眼眶CT考虑左眼筋膜囊炎症（图4-3-80）。眼眶MR考虑炎症并脓肿形成可能（图4-3-81）。诊断考虑（内源性）左眼内炎、全眼球炎。病人头颅MR示双侧半卵圆中心多发异常信号（2017-07-04），鉴于病人有颅内感染的可能，停用头孢哌酮/舒巴坦，给予亚胺培南西司他丁继续抗感染治疗。辅助检查（2017-07-05）：生化（脑脊液）：葡萄糖5.69 mmol/L；血常规示白细胞计数$6.56×10^6$/L、中性粒细胞0.76。病人左眼睑肿胀（＋），结膜充血（＋＋＋），角膜混浊水肿，前房中深，房水混，瞳孔固定，对光反应消失，晶体混浊，眼底不清。全身麻醉下行左眼内容物剜除术（2017-07-06）。复查胸腹部CT（2017-07-07）病变较前进一步吸收（图4-3-82）。辅助检查（2017-07-12）：血常规

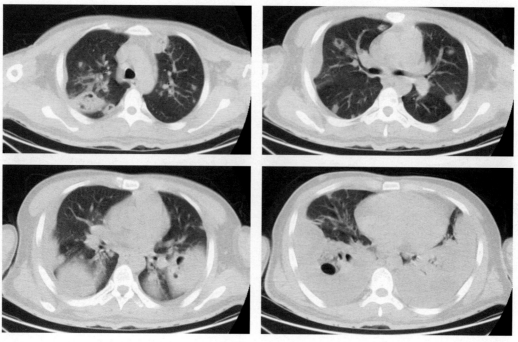

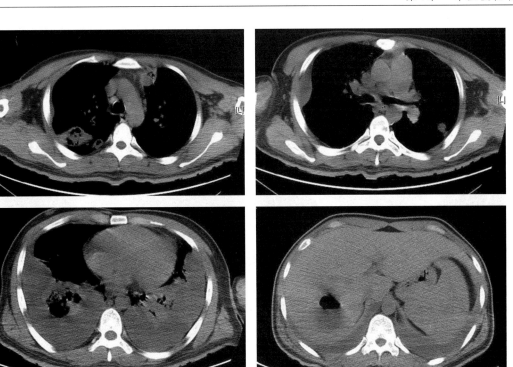

图4-3-78　双肺实变、结节、空洞影，空洞壁薄厚不均，双侧胸腔大量积液（2017-06-23）

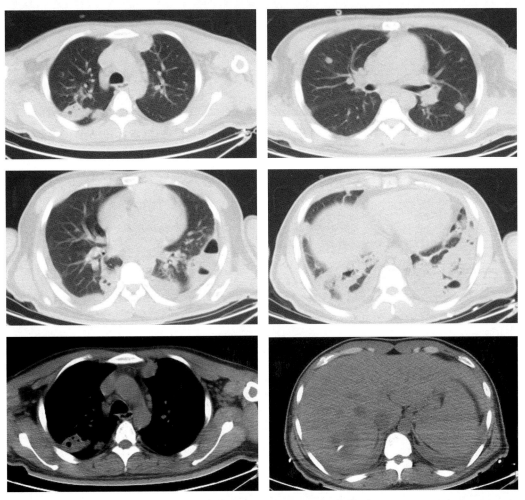

图4-3-79　双肺炎症合并多发脓肿形成，肝右叶脓肿，较前好转（2017-06-30）

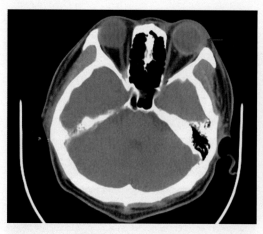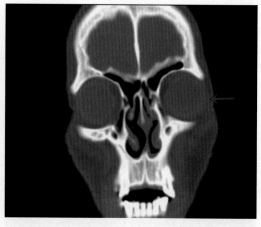

图4-3-80　左侧眼环增厚，眼环外侧可见条片状软组织密度影，密度尚均匀，边缘模糊，与泪腺及眼外肌止点分界欠清（红箭）

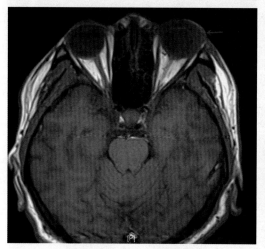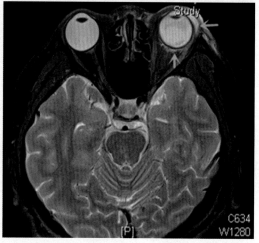

图4-3-81　左侧眼环增厚，眼环周围及眶周软组织增厚，T₁WI呈低信号（红箭），FS-T₂WI呈高信号（绿箭），DWI及ADC示弥散受限。左眼外直肌略增粗，T₂WI信号增高

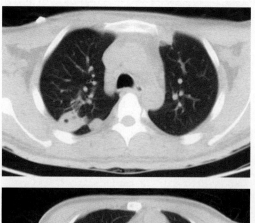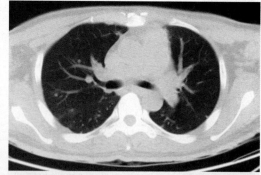
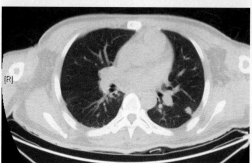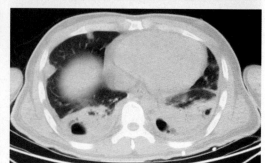

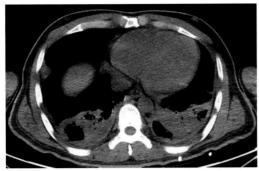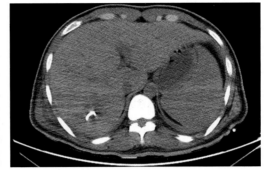

图4-3-82　双肺炎症合并多发脓肿形成，肝右叶脓肿，较前好转（2017-07-07）

示白细胞计数10.62×10⁶/L、中性粒细胞0.76；白蛋白38.6g/L。病人病情平稳，停用亚胺培南西司他丁钠，改应用邦达继续抗感染治疗，2天后病人自动出院，当地医院继续治疗。

【分析】在机体抵抗力降低的情况下，细菌可通过胆道或血流途径感染肝脏，门静脉与肝动脉双重血供增加了其感染风险，细菌性肝脓肿是严重的感染性疾病，若不及时治疗，其可发展成为脓毒血症、感染性休克。细菌性肝脓肿主要为单一致病菌感染，我国肝脓肿的病原谱随着时代的变迁发生着巨大的变化，解放初期以阿米巴肝脓肿多见。20世纪60年代细菌性肝脓肿的致病菌多为大肠埃希菌、葡萄球菌，直到21世纪初大肠埃希菌仍为主要致病菌。近10年文献报道肺炎克雷伯菌已经取代了大肠埃希菌成为细菌性肝脓肿的主要致病菌。在中国台湾地区，2004年原发性肝脓肿细菌培养阳性病人中79.9%为肺炎克雷伯菌，其中60%是K1荚膜型，10%左右为K2荚膜型。北京2008—2011年研究数据显示77.1%的原发性肝脓肿病原体是肺炎克雷伯菌，其中89.1%是高黏表型的hvKP。相比之下，西方国家肝脓肿的病原仍以大肠埃希菌和链球菌为主。肺炎克雷伯菌肝脓肿伴随有肝外感染并发症，尤其是中枢神经系统感染、肺部感染、眼内感染和坏死性筋膜炎时，临床可诊断为IKLAS。其临床表现为发热、寒战和腹痛，1/3的病人入院时就存在血源性转移感染，脑膜炎、眼内炎、脓胸和脓毒性肺梗死是主要的血源性转移感染病变。脑膜炎病死率最高。眼内感染常见于糖尿病病人，且症状常在肝脓肿症状出现前。骨髓炎、皮下和肌肉脓肿较坏死性筋膜炎常见。实验室检查无特异性，可见白细胞升高或降低、血小板减少，感染相关蛋白C反应蛋白和降钙素原升高，肝功能异常，血糖升高。

hvKP原发性肝脓肿的特点是易感染无胆道疾病的健康人群，引起肝脓肿的hvKP来源可能有两个。①肠道来源：亚洲国家健康成年人粪便中查到肺炎克雷伯菌的比例75%，而欧洲仅为10%～19%，毒力强的肺炎克雷伯菌的血清型K1和K2型在健康中国台湾成人占23%。粪便携带的K1型肺炎克雷伯菌与引起肝脓肿的肺炎克雷伯菌在序列分型上密切相关，肠道分离与肝脓肿分离的肺炎克雷伯菌携带一致的毒力基因，且半数致死量相同；这些定植在肠道的细菌可通过侵犯肠黏膜进入门静脉，继而到达肝脏而引起感染。hvKP感染的小鼠模型已经证实hvKP可以穿过肠黏膜屏障导致肝脓肿。②血液来源：有学者认为，吞噬了hvKP的中性粒细胞可随血流到达肝脏，并有助于肝脓肿的形成，血流中的hvKP能抵抗血清的杀菌作用和白细胞吞噬作用，经肝动脉进入肝脏后，易于在肝脏停留，进而形成脓肿。此外，吞噬了hvKP的中性粒细胞通过血液循环可将其带至机体的多个部位，导致皮下组织、肺、肝等形成脓肿。

糖尿病病人高血糖环境、渗透压的改变，中性粒细胞及单核-巨噬细胞形态的变化影响了细胞吞噬功能、趋化功能、黏附功能，容易并发细菌感染，尤其是细菌性肝脓肿。糖尿病病人并发细菌性肝脓肿的危险比无糖尿病者增加3.6倍，使细菌性肝脓肿的病死率增加1.5倍。产生气体的肝脓肿并不常见，占细菌性肝脓肿的7%～24%，多见于糖尿病病人。肺炎克雷伯菌是兼性厌氧的产气杆菌，可产生甲酸氢化酶，可在酸性环境中催化脓液产生气体，因此脓肿常形成含气腔，这种现象在糖尿病病人中发生率尤其高。肺炎克雷伯菌肝脓肿含气腔的比例高于其他类型的肝脓肿，且病死率高。糖尿病合并肝脓肿局部定位症状不典型，明显右上腹痛、肝脏增大及黄疸等临床表现不多见，可能与长期高血糖致内脏自主神经损害，痛阈减低有关。糖尿病病人肺炎克雷伯菌感染除易引起肝脓肿外，还具有肝内胆管积气的明显特征，其原因可能为：肺炎克雷伯菌最适pH为7.2，而胆管内胆汁pH为7～8，糖尿病病人胆汁中葡萄糖的增高及相对偏碱性条件促使发酵葡萄糖产气；败血症严重感染影响腹腔内环境，肠腔内气体进入胆管。

此外，还有报道显示肺炎克雷伯菌肝脓肿的发生与抗生素应用有关，如30天内应用氨苄西林和阿莫西林。在一项相关动物研究中，应用氨苄西林促进肺炎克雷伯菌定植的小鼠的肝脓肿形成。

肺炎克雷伯菌肝脓肿影像学表现为肝右叶多见，单发、实性、多房，脓肿壁薄、边缘模糊且无强化，部分可合并气腔,常并发血栓性静脉炎及迁徙性感染。实性特征可能与抗吞噬作用及荚膜血清型有关。另外,肺炎克雷伯菌快速入侵和破坏肝组织后,无充足时间使组织完全液化坏死,会出现多房囊、实性混杂。也有学者认为实性表现与糖尿病病史有关。肺炎克雷伯菌肝脓肿多并发血栓性静脉炎,并易通过血栓性静脉炎播散至全身。目前临床上往往对直径>3cm的脓肿行介入穿刺引流治疗,肺炎克雷伯菌肝脓肿早期引流量少,与其多房、实性有关。非肺炎克雷伯菌肝脓肿表现为厚壁、边缘强化的多个脓肿,且不易形成迁徙性病灶。既往有研究显示肺炎克雷伯菌肝脓肿的病死率明显低于非肺炎克雷伯菌肝脓肿。

研究发现,IKLAS病人的肝脓肿直径较单纯性肝脓肿小,脓肿直径≤5.8cm是IKLAS的独立预测因子。有学者认为,由于肺炎克雷伯菌的血源性播散出现在病程早期,较早出现的菌血症和转移性感染可以导致严重的临床症状,从而有利于肝脓肿的早期识别。

尽管实验室检查大多数肺炎克雷伯菌菌株对抗生素尚敏感,但临床上肺炎克雷伯菌引起的病变治疗效果却相对较差,这可能与多种毒力因子早期即突破防御机制引起严重病变相关。黏液相关基因A(magA)与hvKP的荚膜合成有关。黏液表型调控基因A(rmpA)辅助荚膜合成。大量荚膜多糖的存在使hvKP具有较强的抗中性粒细胞吞噬作用及抵抗血清补体杀菌活性,从而促进炎症反应和感染播散。上述毒力相关因素使hvKP得以在宿主体内生长存活并突破机体的防御机制导致各种严重感染。

肝脓肿的治疗主要包括抗菌药物治疗、脓肿穿刺引流及外科手术治疗。有效的抗菌药物是治疗的关键,在获得培养结果之前需进行经验性抗菌药物治疗,原则上需要覆盖引起上述肝脓肿的常见致病菌。早期血培养可提高培养阳性率,相对而言,脓液培养阳性率明显高于血培养(69.23% vs 23.83%),即使是在有效抗菌药物治疗后1周,脓液培养仍可阳性。根据热病、美国传染病学会(IDSA)复杂性腹腔内感染诊治指南,轻中症多选用第三代头孢菌素(头孢曲松、头孢哌酮等)、哌拉西林/他唑巴坦或氟喹诺酮类联合甲硝唑治疗。重症病人可直接选用碳青霉烯类治疗。当体温控制正常,血常规发现白细胞数下降后可改为口服给药,总疗程为4~6周。中国台湾学者研究推荐治疗单纯肝脓肿者静脉用头孢唑林和庆大霉素4~5周,再口服头孢菌素2~3个月以预防复发;合并IKLAS者,则推荐第三代头孢菌素。第三代头孢菌素优于第一代头孢菌素。与使用第二代或第三代头孢菌素治疗的病人相比,使用头孢唑林治疗

的病人转移性感染率更高。相关数据显示,在过去的20年间,美国更多使用氟喹诺酮和甲硝唑治疗肺炎克雷伯菌肝脓肿。亚洲治疗则首选头孢类抗菌药物。虽然氨基糖苷类抗生素不能很好地穿透脓肿腔,但临床医生经常联用氨基糖苷类药物。理论上,氨基糖苷类抗生素可以在感染早期消灭血液中的微生物,从而降低转移并发症的风险。然而,这一益处尚未得到证实,而且可能被氨基糖苷类的毒性所抵消。由于IKLAS病人除了肝脓肿还合并多脏器感染,病情较重,初期的抗感染治疗药物可以覆盖ESBL阳性细菌的抗生素为主,待药物敏感试验结果明确后降阶梯应用。一旦脓肿液化,则应及时行有效地引流,可显著缩短病程,并能降低病死率。有研究表明,对于那些患有更严重疾病的人来说,积极的肝切除术的治疗效果比常规的经皮引流更好。

由于细菌性肝脓肿病人人种、病情及病原学不同,其危险因素目前没有统一结论。有研究认为入院时急性生理学与慢性健康状况评分(APACHEⅡ)评分大于15分、脓肿内气体形成是细菌性肝脓肿危险因素。肺炎克雷伯菌肝脓肿大多可成功治愈,但其引起的内源性眼内炎预后较差。66%~78%肺炎克雷伯菌肝脓肿伴内源性眼内炎病人的患眼预后只达到手动或光感,严重者失明甚至需摘除眼球,本例即是如此。

12.病例12:女,70岁。发热5天,胸痛4天。病人5天前出现发热(体温未测),口服解热药后好转。次日再次发热,并出现前胸和后背部隐痛,再次口服解热药,发热可暂时减轻,胸痛进行性加重,口服罗红霉素无效,2天前就诊于省级机关医院,血常规示白细胞计数17.2×10⁹/L、中性粒细胞0.92;超敏C反应蛋白>64mg/L;生化:白蛋白31.1g/L、血糖17.3mmol/L;胸部CT:双肺多发结节,胸膜下、外周分布为主,肝脏低密度灶。给予物理降温,留置导尿,静脉滴注头孢曲松、泵入胰岛素等治疗。当日下午测体温40℃,躁动并自行拔除导尿管,血气分析:pH 7.4、PO₂ 92mmHg、PCO₂ 14.6mmHg、BE-16mmol/L。晚20:53转至上级医院急诊抢救室,测体温36.8℃,指脉氧98%,昏睡,双肺未闻及啰音。辅助检查:血常规示白细胞计数16.07×10⁹/L,中性粒细胞0.90;尿常规:尿隐血(+++),酮体(+++);超敏C反应蛋白272mg/L,PCT 31ng/ml。继续给予头孢曲松2.0g 每日1次抗感染,补液、胰岛素泵入(1~6U/h)治疗,血糖波动在8~17mmol/L,于2017-12-10收住急诊病房。既往有糖尿病史2年,未服药,未监测血糖。行胸部CT检查(图4-3-83)。

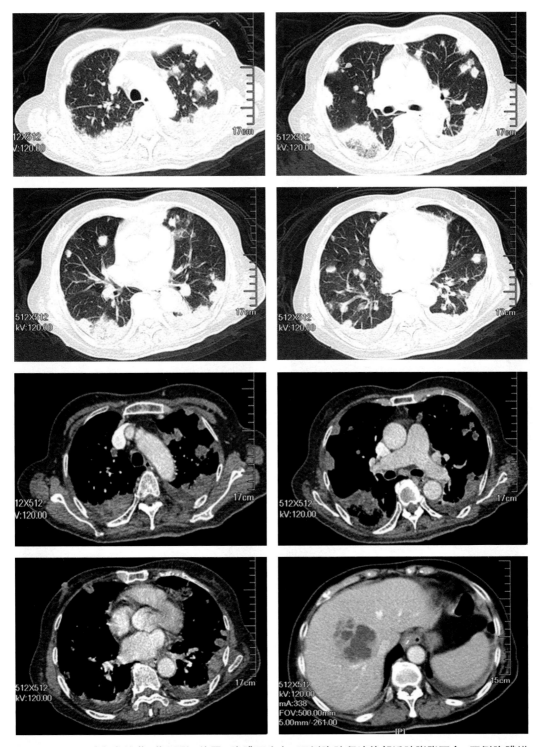

图4-3-83 双肺多发结节、楔形影，外周、胸膜下为主，双侧胸腔积液伴邻近肺膨胀不全，双侧胸膜增厚，肝右叶脓肿（2017-12-10）

【诊断】侵袭性肺炎克雷伯菌肝脓肿综合征。

【诊断依据】老年女性，有糖尿病病史2年，急性起病，发热明显，血气分析提示代谢性酸中毒代偿期，考虑为酮症酸中毒；白细胞计数、C反应蛋白、降钙素原等炎性指标明显升高，提示血流感染；影像学检查示双肺多发结节、楔形影，胸膜下、外周分布为主，滋养血管征明显，肝右叶低密度灶，提示肝脓肿、脓毒肺栓塞可能，综合考虑侵袭性肺炎克雷伯菌肝脓肿综合征。查体：T 39℃，P 96次/分，R 25次/分，BP 142/70mmHg，SO₂ 95%。结膜充血，左眼白内障。肝区叩击痛阳性。给予头孢曲松2.0g 12小时1次抗感染治疗，行肝穿刺引流（图4-3-84）。辅助检查（2017-12-11）：血常规示白细胞计数 19.18×10⁹/L、中性粒细胞 0.93；尿常规：葡萄糖（＋＋＋）、酮体（±）、隐血（＋＋）、尿蛋白（＋）、比重≥1.030；超敏C反应蛋白 153mg/L；降钙素原 19ng/ml；NT-proBNP 1330ng/L；血气分析：pH 7.548、PO₂ 73.0mmHg、PCO₂ 29.3mmHg、BE 3.1 mmol/L；生化：白蛋白 25.4g/L、血糖11.23mmol/L。肝脓液细菌涂片：革兰阴性杆菌，血培养（上下肢＋厌氧）＋肝脓肿穿刺液培养均为肺炎克雷伯菌肺炎亚种（图4-3-85），拉丝试验阳性。病人诊断明确，体温逐渐下降，左眼睑肿胀，结膜充血，眼科会诊考虑眼内炎，对症治疗。辅助检查（2017-12-14）：尿常规：隐血（＋＋），葡萄糖（＋＋），酮体（＋＋），蛋白（－）；超敏C反应蛋白 39.8mg/L；降钙素原 2.81ng/ml；生化：白蛋白 28.2g/L、血糖 5.84mmol/

L。病人炎性指标逐渐下降，体温降至正常。复查胸部CT（2017-12-16）示病变较前吸收，部分结节出现坏死、空洞，胸腔积液较前明显减少，肝脓肿引流术后（图4-3-86）。病人病情稳定，加用拜复乐抗感染治疗。辅助检查（2017-12-21）：血常规示白细胞计数 8.13×10⁹/L、中性粒细胞 0.77；超敏C反应蛋白 22.7mg/L；降钙素原 0.193ng/ml；生化：白蛋白 28.6g/L、血糖 7.07mmol/L。病人炎性指标继续下降，拔除肝脓肿引流管，复查胸部CT（2017-12-23）示病变较前吸收（图4-3-87）。2017-12-24停用头孢曲松，病人左眼失明，2017-12-27行全身麻醉下行左眼内容物剜除术，术后恢复良好（图4-3-88～图4-3-91），好转出院。

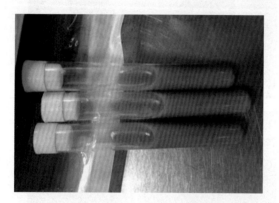

图4-3-84　肝脓肿脓液

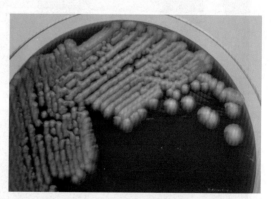

图4-3-85　血平板24小时，大菌落，灰白色，黏液状，菌落相互融合

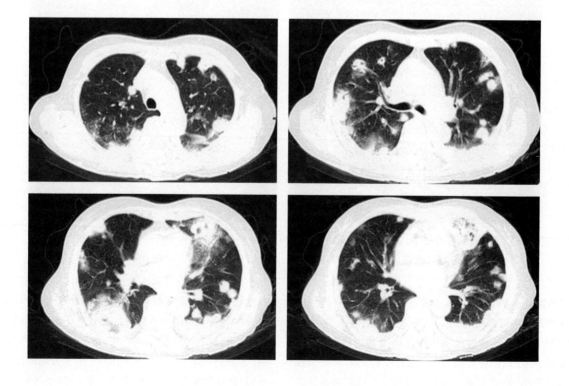

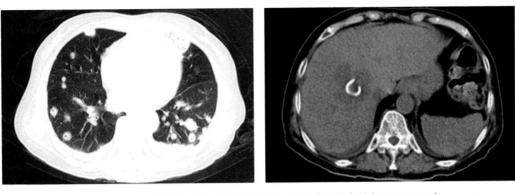

图4-3-86 双肺多发结节、空洞、楔形影，肝脓肿引流术后（2017-12-16）

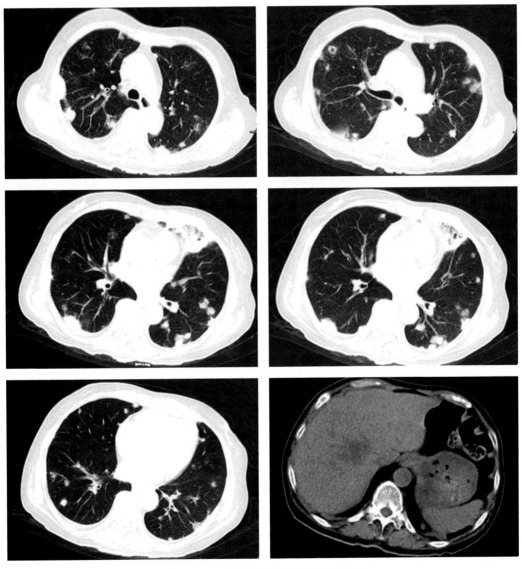

图4-3-87 病变较前吸收（2017-12-23）

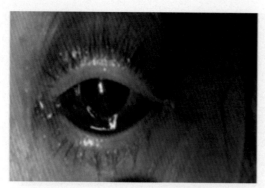

图4-3-88　左眼内炎（2017-12-14）

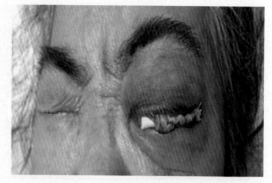

图4-3-90　术后2天（2017-12-29）

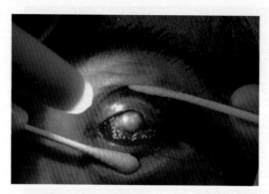

图4-3-89　左眼失明（2017-12-25）

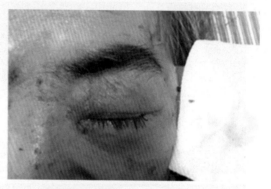

图4-3-91　恢复良好（2018-01-07）

【分析】感染性眼内炎是由病原微生物侵入眼内引起的眼内组织感染，因为玻璃体为无血管组织且富含水分和蛋白质，为细菌的繁殖提供了适宜的环境和养分，易引起炎症，并形成脓肿。感染性眼内炎依据病原微生物侵入眼内的途径又分为内源性眼内炎和外源性眼内炎，外源性眼内炎主要由外伤和手术引起，内源性眼内炎为致病微生物通过血液运输来到眼组织，穿过血-眼屏障进入眼内而引起的一种少见但会导致患眼视功能严重损伤甚至致盲的疾病。能引起内源性眼内炎的原发病包括肿瘤、酗酒、心血管疾病、糖尿病、留置导尿管、骨关节疾病、静脉注射毒品、血液透析、创伤和肝硬化等，其中糖尿病和肝脓肿是最常见的原发病。并发尿毒症、糖尿病合并肝脓肿及肺脓肿、菌血症等全身疾病的病人眼部红肿、眼痛等自觉症状明显，而类风湿关节炎、白塞病、干燥综合征，且长期全身使用免疫抑制剂及皮质类固醇激素的病人，机体免疫力下降，多数以视力下降就诊，眼痛症状不明显。

近年来的研究表明，肝脓肿性眼内炎占内源性眼内炎的比率正在逐年增长，致病微生物在不同的地域之间存在巨大的差异。在东亚地区，约70%病原菌是革兰阴性细菌，相反，在北美和欧洲以真菌和革兰阳性球菌更常见。东亚地区，内源性眼内炎的主要感染病灶是肝脓肿，致病菌以肺炎克雷伯菌为主，约占革兰阴性细菌性眼内炎的90%，在所有肝脓肿性眼内炎中占比高达63%。55%～65%的肝脓肿性眼内炎病人合并有糖尿病，且75%的糖尿病病人肝脓肿的致病菌为肺炎克雷伯菌，糖尿病被证明是肺炎克雷伯菌肝脓肿的一个独立危险因素，血糖调节受损可导致中性粒细胞吞噬功能减退，炎症不易控制。糖尿病病人发生肝脓肿性眼内炎的概率是正常人的3.6～11倍，且与眼内炎病人的不良视力预后有关联。严格地控制血糖可能会有助于阻止由于肺炎克雷伯菌引起的转移性并发症。

经典肺炎克雷伯菌是院内感染的常见病原菌，主要侵袭抵抗力较弱的人群，而社区获得性感染通常为高毒力肺炎克雷伯菌（hvKP）。hvKP所致感染主要导致健康人严重感染，最常见的是社区获得性肝脓肿，多无胆道疾病病史，吞噬了hvKP的中性粒细胞通过血液循环导致机体各个部位的脓肿，如肺脓肿、眼内炎、脑脓肿等。绝大多数的肝脓肿性眼内炎病人视力预后很差，往往是在症状出现后短期内快速进展为永久性视力丧失，这与多数肝脓肿性眼内炎是由hvKP菌株所致有关，也与延误最佳治疗时机有关。hvKP所致的眼内炎由中国台湾学者于1986年首次报道，hvKP的细菌栓子经血源性播散滞留于脉络膜和视网膜的末梢小血管内，引起化脓性视网膜、葡萄膜炎，并穿破视网膜进入玻璃体，继而引起玻璃体混浊、玻璃体机化、视网膜脱落和眼球萎缩，最终导致视力丧失。hvKP感染血行性传播导致内源性眼内炎是其感染的严重并发症，也是区别于经典肺炎克雷伯菌感染的特征性症状，其他肠道革兰阴性菌导致内源性眼内炎少见。

肺炎克雷伯菌眼内炎病人通常自觉眼睛疼痛、视物模糊、眼睛发红及突发性失明，检查可见眼前房积脓及眼压升高，单侧病变往往比双侧更常见。虽然hvKP眼内炎的发病率不高，但是hvKP眼内炎感染的病人即使积极治疗，仍可能遗留严重的后遗症，包括视力下降和失明。实验表明肺炎克雷伯菌感染眼内环境后，会于48小时内造成视网膜光感受器细胞的不可逆性损坏，最终导致有66%～78%的hvKP眼内炎病人严重视力下降至眼前手动视力或者更差，甚至有57.8%～62%的病人为无光感视力，其中有26.5%～75%的病人需要手术治疗。前房积脓是常见的预后不良的指标，对于糖尿病和治疗前视力损伤严重病人更容易导致预后不良。对于单眼感染者，尽早诊断和治疗可以避免另一只眼睛的损伤。

病人一经诊断应立即全身使用广谱抗生素，由于血-眼屏障的作用，血液中的药物很难通过血液到达眼内，静脉输注抗生素只能在玻璃体腔内达到很低的药物浓度，不能起到完全抑制细菌生长的作用，但考虑到原发感染病灶肝脓肿的存在，相对于其他外源性眼内炎，全身输注抗生素值得提倡。同时，局部应用抗生素滴眼液和糖皮质激素滴眼液。眼内注入地塞米松的时机应该选择在感染后36小时以内才能达到保护效应，如果在感染48小时后给予眼内注射则不能达到保护视网膜的效应，因为48小时后视网膜的光感受器细胞已经发生了不可逆性的损害。眼内注射类固醇对眼内炎的治疗机制在于可以减轻自身炎症反应对眼内组织的损害作用。抗生素与地塞米松联合眼内注射可以达到比单纯抗生素治疗更好的视力预后。

若肝脓肿性眼内炎玻璃体腔内存在大量脓液，应采取玻璃体腔内注射抗生素和玻璃体切除（割）术，尽量切除所有玻璃体及视网膜表面的灰白色脓苔和渗出。玻璃体腔注射抗生素可以快速、有效地达到局部较高的药物浓度，更为有效地杀灭病原菌，达到抑制细菌生长、控制炎症反

应的作用。有研究表明，48小时以内的玻璃体腔注射敏感抗生素可能会挽留一部分肝脓肿眼内炎病人的最终视力，而发病48小时以后给予药物干预的病人最终视力较差。如果眼内注药48小时以后仍有眼内活动性的炎症，证明细菌生长并没有被完全抑制，应再次行玻璃体腔注药，并且病人最终预后会比较差。玻璃体切除手术对改善肝脓肿性眼内炎视力预后，保持视网膜平伏，发挥了不可替代的作用。玻璃体切除术后保存有用视力的概率是未行玻璃体切除手术的3倍，未行玻璃体切除手术最终眼球剜除的概率是行玻璃体切除手术的3倍。由于肝脓肿眼内炎多由肺炎克雷伯菌感染引起，且肺炎克雷伯菌早期即会造成视网膜不可逆的损坏，所以玻璃体切除术的时机选择至关重要，原则上应在确诊后尽早实施玻璃体切除手术治疗。

糖尿病是hvKP的主要危险因素，且易并发眼内炎，因此控制血糖水平可阻止hvKP导致的转移性并发症的发生。

（东南大学附属中大医院急诊科 徐昌盛 提供）

13.病例13：男，57岁。3天前无意中发现右颈部肿块，黄豆大小，伴发热，最高达38℃。昨日来我院行颈部B超示：右颈部淋巴结稍大；血常规示白细胞计数 22.16×10⁹/L、中性粒细胞 0.87；血小板计数 142×10⁹/L；C反应蛋白137.5 mg/L；生化：血糖 17.3mmol/L、白蛋白40g/L。给予头孢及青霉素抗感染治疗，效果不佳，以右颈部淋巴结炎收入院。入院后给予头孢唑林治疗3天，病人仍发热，行胸部CT检查示（2017-03-09）右侧颈部见软组织结节，肺部正常（图4-3-92）。改用磺苄西林治疗，2天后加用甲硝唑和替考拉宁继续抗感染治疗。辅助检查（2017-03-14）：C反应蛋白 114.1mg/L；生化：血糖 12.9mol/L、白蛋白34g/L。鉴于病人右颈部皮肤破溃，2017-03-15沿皮肤破溃处皮纹方向取"一"字形切口，长约5cm，术中见脓肿位于右颈部皮下间隙及右胸锁乳突肌后组织间隙内，挤压切口周围皮肤可见大量白色脓性液体溢出，共挤出脓液约240ml，双氧水及碘伏水反复冲洗脓腔后，于胸锁乳突肌后组织间隙及皮下各放置负压球1根，缝合切口。术中出血约5ml。

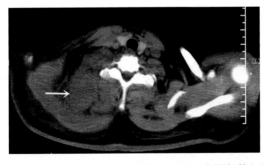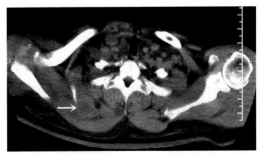

图4-3-92 右颈部软组织结节，内见坏死（白箭）

【诊断】坏死性筋膜炎。

【诊断依据】中年男性，右颈部肿块，抗炎治疗效果差，且出现皮肤破溃，术中见脓肿位于右颈部皮下间隙及右

胸锁乳突肌后组织间隙内，内含大量白色脓性液体，首先考虑坏死性筋膜炎。鉴于病人血糖明显升高，糖尿病诊断明确，致病菌需考虑肺炎克雷伯菌可能。辅助检查（2017-

03-17）：血常规示白细胞计数 12.42×10⁹/L、中性粒细胞0.97；血小板 33×10⁹/L；降钙素原8.66 ng/ml；D-二聚体 3.21mg/L；生化：血糖 14.5mmol/L、白蛋白28g/L；血气分析：pH 7.48、PCO_2 25.72mmHg、PO_2 69.52mmHg、SO_2 96.1%。病人引流液培养：肺炎克雷伯菌，对抗生素敏感。2017-03-18病人出现胸闷、气促，咽痛明显，给予地塞米松无好转。胸部CT示右肺可见大片炎症样改变，未见明显胸腔积液及气胸，肺野内可见散在斑片样灶（图4-3-93）。辅助检查：血常规示白细胞计数4.56×10⁹/L、中性

粒细胞 0.92、血小板 7×10⁹/L；血气分析：pH 7.14、PCO_2 39mmHg、PO_2 91.5mmHg、SO_2 94.6%；血糖 24.3mmol/L；C反应蛋白＞200mg/L；降钙素原84.8 ng/ml；凝血：凝血酶原时间17.40秒、国际标准化比值1.50、部分凝血活酶时间85.5秒、纤维蛋白原4.08g/L、D-二聚体19.83 mg/L；2次引流液培养：肺炎克雷伯菌。病人白细胞计数、C反应蛋白及降钙素原升高明显，提示血流感染严重，出现凝血延长、血小板进行性下降，考虑DIC可能，病人出现多脏器功能障碍，终因抢救无效，临床死亡。

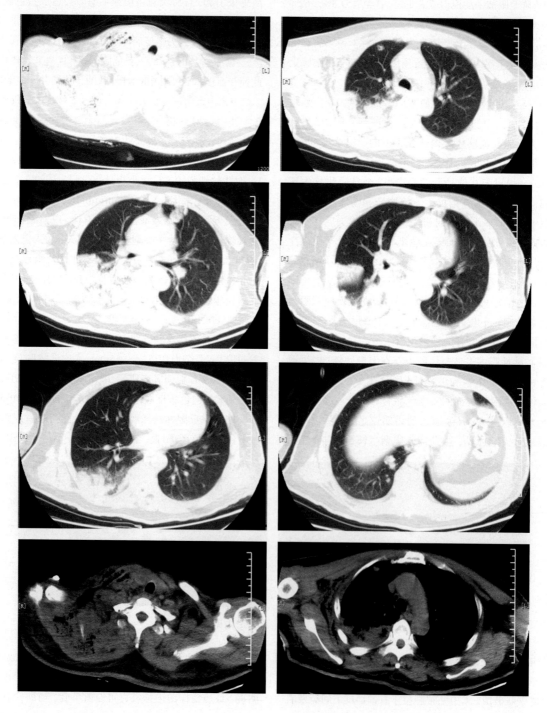

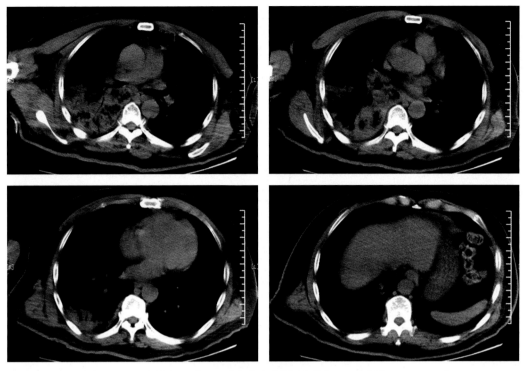

图4-3-93　颈部软组织炎，双肺多发实变影，内见坏死、空洞（2017-03-18）

【分析】坏死性筋膜炎（necrotizing fasciitis，NF）是一种相对少见的突发性、致死性软组织感染，以皮肤、皮下组织感染的迅速扩展，筋膜大面积坏死为特征，很少累及肌肉组织。常见部位胸部、腹部、腹股沟、会阴及四肢，颈部血供丰富，故发生于颈部者少见。颈部坏死性筋膜炎（cervical necrotizing fasciitis，CNF）多由口腔及咽喉疾病引起，起病急、进展快、病情凶险，其最大特点是感染可沿颈部筋膜板迅速向下蔓延，极易并发纵隔感染（超过40%），在短时间内致死。除纵隔感染外，CNF主要并发症包括感染性休克、胸腔积液、气道阻塞、大血管破裂、脑水肿、急性肾衰竭和呼吸衰竭等。单纯CNF病死率占20%，当合并纵隔炎和菌血症时病死率高达41%~64%。CNF早期多死于气道梗阻，晚期多死于菌血症及感染性休克。CNF的危险因素包括糖尿病、牙齿疾病、咽喉疾病、肥胖、酗酒、吸烟、免疫功能不全等。其中，2型糖尿病是CNF最常见的全身因素，占18%~72.3%，酗酒占22%~45%。糖尿病病人营养物质代谢紊乱，导致全身功能减退，抵抗力下降；中性粒细胞功能异常，导致吞噬和杀菌能力降低，单核细胞活力下降，抗体生成减少；长期高血糖使组织含糖量高，易于细菌生长。多种因素共同作用，导致感染的发生，而感染又可以加重糖尿病，诱发酮症酸中毒等，增加糖尿病的病死率。

大部分的CNF的致病菌为兼性厌氧菌，且多为多种致病菌混合感染。单一致病菌所致的CNF通常由链球菌属感染形成，其中最常见的是A群链球菌，其他致病菌包括金黄色葡萄球菌、创伤弧菌、嗜水气单胞菌及肺炎克雷伯菌等。单独由肺炎克雷伯菌感染引起的NF的临床表现与其他致病菌引起的类似，但它们的感染途径却不尽相同。其他致病菌引起的NF一般是由该致病菌直接接触创面感染造成的，但肺炎克雷伯菌更多地通过另外一条途径即血源性途径从身体其他感染灶（以肝脓肿最常见）迁移而来。血流感染导致的肺炎克雷伯菌NF最初报道于中国台湾，是由肝脓肿中的肺炎克雷伯菌迁徙感染引起的，并且好发于免疫功能低下，如糖尿病的病人。并且该现象逐渐从部分亚洲和欧美的亚裔病人向欧美非亚裔病人蔓延，因此命名为侵袭性肺炎克雷伯菌综合征。血清型为K1或K2的肺炎克雷伯菌毒力最强，容易引起NF伴远处迁移感染。有学者报道15例肺炎克雷伯菌所致NF，其中4例病人出现了脑、肝、肺、肾和（或）腹部的远处感染灶。其中有效的3例菌株血清型均为K1型，而无远处迁移的6例菌株均为非K1型，进一步证实了血清型K1的肺炎克雷伯菌的强迁徙感染能力。

及时治疗NF对于降低其病死率显得尤为重要。鉴于NF多由需氧菌及厌氧菌的混合感染所致，在未明确具体的致病菌之前，应联合应用抗生素以覆盖革兰阳性菌、革兰阴性菌及厌氧菌的感染，比较常用的是青霉素或头孢类抗生素与氨基糖苷类抗生素联合应用。早期为对抗脆弱拟杆菌的感染，一般采用克林霉素或氯霉素，随后甲硝唑被广泛采用。待细菌培养及药物敏感试验结果明确后再行针对性治疗。早期切开排脓及清创是CNF治疗的基础，若病情进展迅速，则需要大范围清创。颈部筋膜系统复杂，间隙相互连通。外科手术引流要做到间隙充分暴露和引流,彻底清除坏死筋膜组织。筋膜板受侵坏死是NF的主要特点,只有彻底切除坏死的筋膜组织才能减少感染源,控制病情发展,刺激新鲜组织生长。

多因素分析表明,贫血、血小板减少、未及时手术及年龄＞60岁等与CNF病死率相关。单纯药物治疗,无外科干预,并不能有效控制感染。肺炎克雷伯菌导致的NF是一个独特的病种,既可以单独发病,又可能是机体的一个迁移感染灶,当NF的坏死组织培养出肺炎克雷伯菌时需警惕有无全身其他部位迁移感染的发生。

（上海市浦东医院呼吸科　沈　瑶　提供）

14.病例14:男,62岁。发热2天。体温最高达38.5℃,伴呼吸困难,偶有恶心、呕吐,呕吐物为胃内容物,自行口服解热药物,症状未见明显缓解。既往有糖尿病病史5年。入院查体:T 38℃,双肺呼吸音粗,右肺可闻及少许湿啰音。辅助检查:血常规示白细胞计数 19.89×10⁹/L、中性粒细胞0.91;血生化:ALT 101 U/L、AST 103 U/L、K⁺ 3.22 mmol/L;C反应蛋白 396 mg/L;红细胞沉降率 32.00 mm/h;痰涂片:革兰染色阳性球菌、阴性球菌及阴性杆菌。X线胸片:右肺炎,右肺门影增大。入院后给予阿莫西林/克拉维酸钾及莫西沙星抗感染治疗,仍发热、寒战、头晕,伴恶心、呕吐,血氧饱和度最低至88%,喉部可闻及喘鸣音。入院第2天行胸部CT（2017-10-07）(图4-3-94):双肺炎症,双侧胸腔积液合并右肺膨胀不全,心包少量积液;肝脏低密度影。入院后第4天病人体温峰值下降,但出现咯血,复查血常规示白细胞计数 14.98×10⁹/L、中性粒细胞 0.77;血生化:ALT 33 U/L、AST 30 U/L、K⁺ 3.62 mmol/L;C反应蛋白 339 mg/L。降钙素原 2.74 ng/ml;曲霉检测阴性;多次送检抗酸杆菌涂片检查均阴性。反复痰细菌培养:肺炎克雷伯菌,拉丝试验阳性。

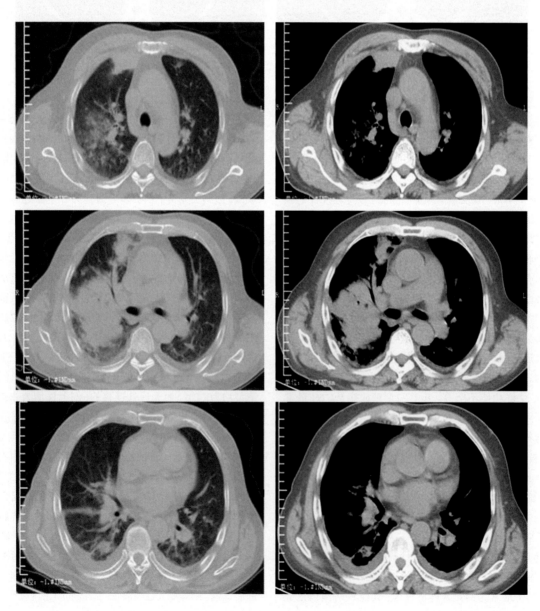

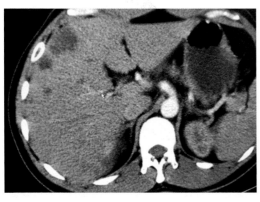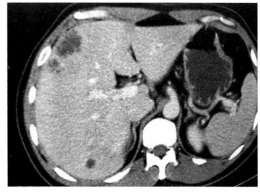

图4-3-94　双肺多发斑片影，右肺上叶实变影，内见支气管充气征，右肺下叶结节影，双侧胸腔积液，肝脏低密度影（2017-10-07）

【诊断】侵袭性肺炎克雷伯菌肝脓肿综合征。

【诊断依据】老年男性，病史较短，发热、恶心、呕吐，查体右肺可闻及少许湿啰音，白细胞、C反应蛋白、红细胞沉降率和降钙素原等炎性指标升高，影像检查示肝脏多发脓肿和双肺炎性改变，结合病人有糖尿病病史，痰细菌培养示肺炎克雷伯菌，上述诊断成立。入院后第6天将抗生素调整为美罗培南，入院后第9天病人无发热，总热程约11天。入院后第12天复查胸部CT示右肺大部分病灶较前缩小，病灶内出现空洞影，双侧胸腔积液较前减少，肝脏局部密度略偏低（图4-3-95）。入院第20天将抗生素调整为哌拉西林/他唑巴坦联合左氧氟沙星治疗。入院后第27天，病人无不适症状，炎性指标正常，出院，建议院外继续口服药物治疗，随诊。

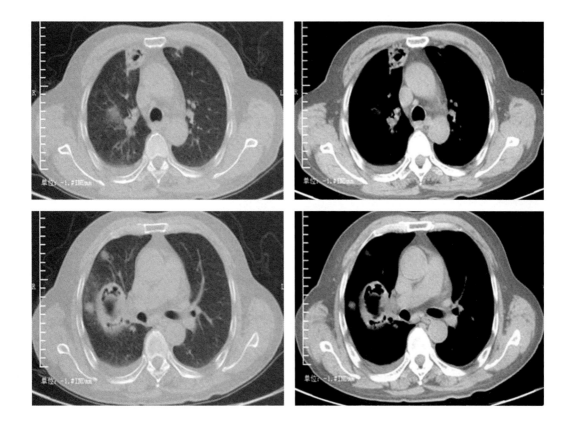

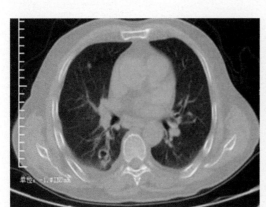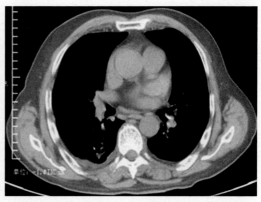

图4-3-95 双肺病变较前吸收，多数病变出现空洞，胸腔积液较前减少

【分析】hvKP具有特定的ST分型，如ST23、ST65、ST86最为常见；cKP常见的分型为ST11、ST15、ST65、ST258。尽管肺炎克雷伯菌的ST分布存在地域差异，但ST23是hvKP中最常见的序列基因型，并且与K1荚膜血清型和肝脓肿密切相关。K2血清型hvKP菌株具有遗传多样性，发现了ST65、ST66、ST86、ST373、ST374、ST375、ST380和ST434序列类型，主要类型为ST65（42%）和ST86（46%），ST65 hvKP克隆与各种侵入性感染相关。肺炎克雷伯菌分子致病机制研究较多且较清楚的主要有荚膜、脂多糖、黏附素和铁载体。这四大类毒力因子在经典肺炎克雷伯菌（cKP）中也存在，但在hvKP中存在的频率更高，并引发不同的免疫应答，从而使hvKP具有特征性表型。hvKP高毒力的主要原因是其自身厚重的荚膜抗吞噬作用及其强大的摄铁系统帮助细菌抵抗机体的杀菌作用并增加细菌在体内的存活率。

hvKP独特毒力一部分来自于其荚膜结构，包括荚膜多糖（K抗原）和脂多糖（O抗原）等，它决定了细菌的黏附、抗血清杀菌、抗吞噬和远处定植的特性。厚荚膜的肺炎克雷伯菌能通过封闭结合位点以及内在化来抵抗调理素作用和巨噬细胞、中性粒细胞、上皮细胞和树突状细胞的吞噬作用。与cKP相比，hvKP的荚膜菌株能明显地减少与巨噬细胞的交互作用。另外，hvKP被中性粒细胞吞噬后不仅能逃避中性粒细胞介导的杀菌作用，而且细菌可以利用中性粒细胞转移到其他组织器官，如转移到肝组织导致肝脓肿，这可能是hvKP容易导致原发性肝脓肿和转移感染的原因。

根据荚膜多糖血清分型，可将肺炎克雷伯菌分为至少78种荚膜型。至今已有报道与hvKP相关的荚膜型包括K1、K2、K5、K16、K20、K28、K54、K57、K63及KN1。特定的血清型和人类感染密切相关。其中，K1与化脓性肝脓肿有关，且几乎所有hvKP的K1型均属于ST23；K2、K5血清型与社区获得性肺炎有关；K54和K57血清型与侵袭性肝脓肿综合征相关，K54型是澳大利亚引起各种感染最常见的血清型。既往发现hvKP的荚膜类型主要是K1、K2型，K1和K2型曾被认为是hvKP的主要致病因子，且K1型常继发远处转移，因此通过鉴定荚膜类型来确定是否为hvKP，但近年来

研究发现hvKP中K1、K2和非K1、K2的比例为52%~61%、16%~20%和28%，而在小鼠实验中，荚膜K1和K2型菌株也出现在非感染克隆组，故有学者认为hvKP毒力强弱与其毒力基因有关，而非荚膜分型。与其他菌株相比，K1和K2菌株的毒力增强有几个原因。第一，K1和K2缺乏宿主因子识别的特定甘露糖残基重复序列（repeats），如巨噬细胞上的甘露糖结合受体和肺表面活性物质相关蛋白A（SP-A）。第二，K1和K2菌株在其表面具有宿主特异性的唾液酸单糖，这种单糖被认为可以模拟宿主细胞，从而可以逃避宿主免疫细胞。第三，K1和K2菌株与其他血清型菌株相比，可以诱导中性粒细胞释放更少的活性氧，从而在人体组织中获得更好的生存。第四，与其他K血清型相比，K1和K2菌株的O血清型更加多样化，O血清分型是基于对脂多糖（LPS）最外层O抗原的不同变异的识别，这可能有助于K1和K2菌株逃避宿主免疫系统。荚膜多糖传统的K抗原血清学分型易出现血清血交叉反应，结果不易判断。有研究通过比较不同血清型合成荚膜多糖的相应基因序列差异，得到wzy基因或wzx基因，该基因作为PCR技术对肺炎克雷伯菌血清分型的靶点，可快速筛查肺炎克雷伯菌血清型。目前实验室常采用PCR技术联合K抗原及某些毒力因子分析本地区hvKP的优势毒力基因型携带模式。

hvKP高毒力的基因表型主要为黏液表型调节基因A（regulatory mucoid phenotype gene A, rmpA）。rmpA基因能调控荚膜合成，是调控形成黏液性菌落的胞外多糖合成过程的重要调控因子。Hsu等研究的K1型NTUH-K2044种群含有3种rmpA基因，即位于染色体的rmpA（c-rmpA）以及位于质粒的rmpA（p-rmpA）和（p-rmpA2）。该研究发现只有p-rmpA能够增强荚膜多糖合成基因的表达和荚膜的产生；还发现在小鼠腹膜炎模型中使用致死剂量以及活体竞争指数都显示rmpA并没有增加其毒力，但可以导致人类肝脓肿。由此可以看出rmpA是导致人类肝脓肿的主要原因，而并不能导致其毒力的增加。有研究表明，55%~100%的hvKP菌株携带rmpA或rmpA2基因，而非hvKP菌株的携带率为7%~20%，说明rmpA基因为

hvKP菌株（特别是K1）所特有，但*rmpA*并不是独立发挥作用，而是与其他一些因子共同发挥调控作用。这些因子包括：TerW（亚碲酸盐抗性因子）、iucABCD-iutA（需氧菌素-铁离子复合体受体）、SilS（银抗性因子）等，因它们同时在pLVPK这一质粒上，故被命名为pLVPK derived coli（pLVPK衍生位点），且在大多数cKP中不存在。毒力质粒的获得可能是hvKP菌株毒力增强的重要机制。

90%以上肝脓肿病人的菌株表达黏液相关基因A（mucoviscosity-associated gene A，*magA*）。*magA*也与荚膜合成有关，携带*magA*基因的菌株具有黏性的胞外多糖网状结构，可以抵抗白细胞吞噬作用和血清补体系统杀菌作用，进而形成侵袭性感染。许多高黏液型菌株中并未检测出*magA*，而一些*magA*阳性的菌株拉丝实验为阴性，表明*magA*基因并非高黏特征的独立因素，可能和其他基因共同发挥作用。

病原微生物的铁载体与其毒力具有相关性，铁获取能力决定细菌感染的能力。铁作为生命活动中重要的微量元素，在细胞合成、细菌生长等过程中起重要作用。Fe^{3+}是铁常见的一种形式，但是其溶解性较低，难以直接利用，因而大多数微生物可以通过分泌铁载体来吸收宿主体内的铁，从而满足细菌对铁的需求。肺炎克雷伯菌不仅通过铁载体吸收宿主体内的铁来满足新陈代谢，而且会通过铁载体吸收的铁来增强毒力从而增加机体的感染。HvKP合成铁载体后，在细胞表面形成一种铁受体蛋白，可以识别铁-铁载体，将其运输到细胞内，从而完成其生命活动以及对宿主细胞的感染等过程。NTUH-K2044是第一株被报道的已测出完整基因序列的K1型hvKP，其序列型为ST23，在NTUH-K2044上有一套比cKP更成熟的铁载体系统产生如*iroA*、*iuC*、*kfu*等和高毒力相关的铁载体。

气杆菌素（aerobactin）、耶尔森菌素（yersiniabactin）、肠杆菌素（enterobactin）及沙门菌素（salmochetin）是铁载体的4种类型，在cKP中已被证实存在，但hvKP在腹水培养基及缺铁培养基中会产生更多的铁载体。在cKP和hvKP菌株中，肠杆菌素的表达几乎是普遍存在的，因此被认为是肺炎克雷伯菌的主要铁吸收系统。相比之下，在hvKP菌株中，气杆菌素、耶尔森菌素和沙门菌素的表达水平明显高于cKP菌株。耶尔森菌素仅存在于18%的cKP菌株中，但可在90%的hvKP菌株中分离出来。沙门菌素仅存在于2%～4%的医院肺炎克雷伯菌株中，但在hvKP菌株中普遍存在，一项研究表明其存在于90%的hvKP菌株中，且这些菌株与化脓性肝脓肿关系密切。气杆菌素（由*iuc*基因编码）只存在于约6%的cKP菌株中，在hvKP菌株中为93%～100%。气杆菌素是肠杆菌科病原体分泌的一种氧肟酸盐与羧酸盐混合型铁载体蛋白，与铁亲和力较低。研究发现气杆菌素主要从宿主组织细胞中运载铁，这可能是侵袭性菌株产生较多气杆菌素的原因。相较cKP，在hvKP中编码气杆菌素及其受体的基因簇*iucABCD-iutA*更普遍存在。有研究发现，在小鼠体内气杆菌素的存在可将肺炎克雷伯菌的毒力提高100倍，且气杆菌素铁载体在含有抗菌药物的血清中仍可发挥作用。在由肺炎克雷伯菌引起的肝脓肿病人中分离的菌株常是气杆菌素和*rmpA*同时表达，有研究发现编码气杆菌素和*rmpA*基因在同一个200Kb的质粒上，故高黏性常伴随着高毒力。即使是非K1或K2血清型的肺炎克雷伯菌表达*rmpA*和气杆菌素也会表现出像K1/K2型相似的毒力，*rmpA*和气杆菌素是决定肺炎克雷伯菌毒力的最重要因素之一。肠杆菌素、沙门菌素及耶尔森菌素都具有较强的铁亲和力，主要与血浆中的转铁蛋白结合，促进细菌生长及毒力增强。肠杆菌素的合成基因簇为*entABCDEF*，且其合成的基因*entB*可使细菌内环境中的铁增加，促进生物膜的形成使hvKP毒力增强；沙门菌素由基因簇*iroBCDN*编码合成，沙门菌素和气杆菌素的合成基因簇位于同一个质粒上，水平转移性获得此毒力质粒的肺炎克雷伯菌表达高黏液性表型，从而引起机体严重的转移性感染；耶尔森菌素是由强毒力岛基因簇*ybt*、*irpl-ybaA-ybtUTE-yfuA*合成，耶尔森菌素通过激活外膜蛋白促进生物膜的形成及抑制Haber-Weiss反应减少氧自由基而影响免疫反应从而增强细菌的毒力。将hvKP菌株的全基因序列与经典肺炎克雷伯菌菌株的全基因序列进行比较，发现铁载体相关基因（*iro*、*irp*）、高黏表型相关基因（*rmpA*）是hvKP特有的基因序列，进一步证明了高黏表型和摄铁能力对hvKP的高毒力发挥重要的作用。

hvKP的另一个特征性表现是高黏性，使其侵袭性和毒力明显更强。与荚膜作用一致，高黏表型的hvKP对补体介导的杀菌作用、中性粒细胞的杀菌作用更有抵抗力并能抑制早期的炎症反应和树突状细胞的成熟。

传统观点一直认为hvKP的耐药率低，除对氨苄西林天然耐药外，对临床常用抗菌药物通常敏感，这或许与hvKP感染多为社区获得性有关。也有学者推测hvKP菌株不能获得药物耐药质粒，或者一些耐药基因在变成高毒力菌株时丢失。近期研究显示hvKP耐药性逐步增高，产ESBLs的hvKP从2001年的1.6%上升至2011年的14.3%，并出现了对碳青霉烯类抗生素耐药的hvKP。产ESBLs和碳青霉烯类抗生素耐药的hvKP与耐药质粒在医院内传播有关。进一步分析显示，这些多重耐药的hvKP均来自院内，特别是来自重症监护治疗病房（ICU）。2016年浙江大学第二附属医院5名接受外科手术后病人在入住ICU期间先后因感染ST11型产KPC-2的hvKP，导致重症肺炎，最终因对多种抗生素无效，死于多器官衰竭和感染性休克，并将该菌命名为ST11 CR-hvKP（ST11碳青霉烯类耐药性高毒性肺炎克雷伯菌），是一种新型的真正的"超级细菌"。耐药的高毒力菌株越来越频繁地从中国病人中分离到，可能和hvKP

对亚裔人种的高感染力和CRKP菌株在我国的流行传播有一定关系。

（赤峰市第二医院呼吸科　张晓宇　窦海艳　提供）

15.病例15：男，64岁。发热、咳嗽5天，胸痛1天。病人5天前感冒后出现发热，初始体温37.6℃，以后逐渐升高，波动于38～39℃，伴阵发性咳嗽，咳痰，痰为铁锈色黏痰。1天前出现左侧胸痛，为持续性钝痛，深呼吸时加重。门诊检查：血常规示白细胞计数 8.97×10⁹/L、中性粒细胞0.78；降钙素原 1.97ng/ml；C反应蛋白 206mg/L；血气分析：pH 7.442、PCO_2 33.5mmHg、PO_2 61.3 mmHg；血糖24.7mmol/L。于2017-01-19入院治疗。既往有糖尿病病史8年，应用优必林早16U、晚16U皮下注射，血糖控制不详。行胸部CT检查（图4-3-96）。

【诊断】侵袭性肺炎克雷伯菌肝脓肿综合征。

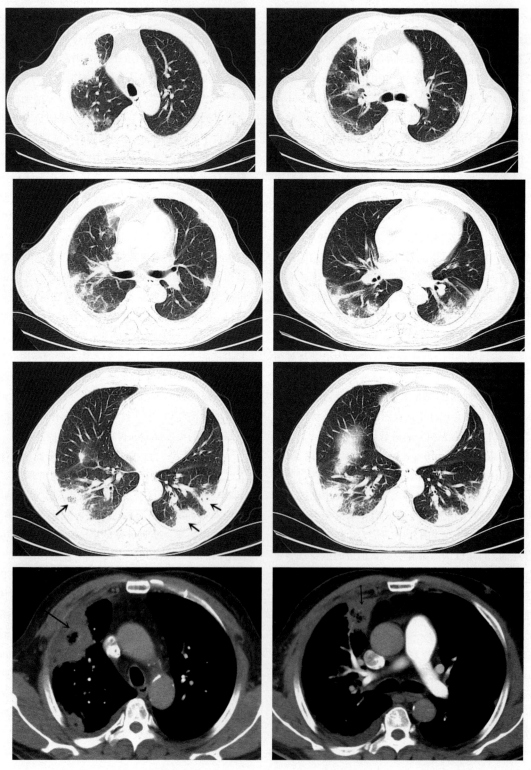

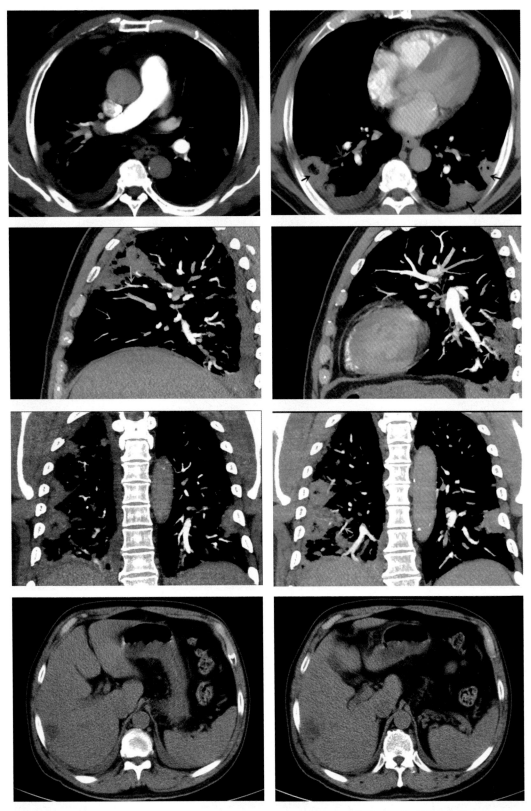

图4-3-96　双肺胸膜下多发楔形实变影、磨玻璃密度影，双侧胸腔积液，肝右叶低密度影（2017-01-19）

【诊断依据】老年男性，有糖尿病病史，发热、咳嗽、咳铁锈色痰、胸痛，C反应蛋白和降钙素原升高，提示血流感染可能。胸部CT示肝右叶脓肿和双肺多发炎性改变，侵袭性肺炎克雷伯菌肝脓肿综合征需考虑。病人肺部病变以双肺胸膜下楔形实变影（黑箭）和磨玻璃影为主，滋养血管征明显（红箭），肺动脉分支位于病变外周（绿箭），双下肺静脉增粗（蓝箭），结合病人有低氧血症，首先考虑脓毒性肺栓塞。病人入院后2次血培养均查到肺炎克雷伯菌

（＋＋＋＋），1次痰培养查到肺炎克雷伯菌（＋），对抗生素敏感。应用哌拉西林/他唑巴坦及左氧氟沙星联合抗感染治疗3天，体温降至正常，停用左氧氟沙星，单用哌拉西林/他唑巴坦继续治疗10天，辅助检查（2017-02-02）：血常规示白细胞计数 5.61×10⁹/L、中性粒细胞 0.63；降钙素原1.97ng/ml；血培养5天无细菌生长。胸部CT示双肺多发结节、空洞影，边界清楚，较前明显吸收（图4-3-97），好转出院。

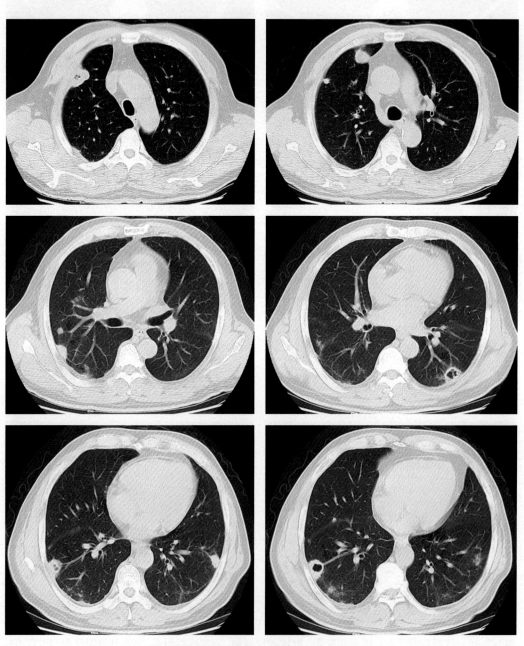

图4-3-97　双肺多发结节、空洞影，滋养血管征明显（2017-02-02）

【分析】脓毒性肺栓塞（septic pulmonary embolism, SPE）是指含有细菌或真菌病原体的栓子脱落后随血流进入肺动脉系统而导致肺小动脉栓塞（或梗死）和局灶性肺脓肿。肺炎克雷伯菌肺炎是导致肺炎克雷伯菌血流感染的主要原因，肺外器官肺炎克雷伯菌感染（特别是肝脓肿）也可血流至肺，导致SPE。SPE的常见病原微生物包括革兰阳性球菌，如金黄色葡萄球菌、草绿色链球菌；革兰阴性菌，如大肠埃希菌、铜绿假单胞菌、肺炎克雷伯菌、温和气单胞菌等细菌及曲霉、毛霉等真菌，细菌中以金黄色葡萄球菌最为常见。伴有肝脓肿的SPE以肺炎克雷伯菌最常见。2013年，Keller等报道肺炎克雷伯菌肝脓肿导致的肝外肺炎克雷伯菌感染中，SPE仅占0.5%，但具有高发病率、高死亡率特点。2015年中国台湾学者报道221例肺炎克雷伯菌肝脓肿，其中14例（6.3%）发生SPE，2例死亡。

SPE的影像学表现为双肺病灶散在、多发，各叶均有分布，以胸膜下区为主。这是因为肺外感染灶的感染性栓子反复脱落，进入肺动脉系统后，间断、反复栓塞不同节段的细小动脉分支，并以末梢动脉分支为主，造成病灶的多发、迁延。病灶可表现为结节影、楔形病灶，斑片影，边界多清楚。楔形实变中心常有坏死或空洞，多数结节最终亦因炎性坏死发展为空洞。气管内黏液活瓣作用可形成肺气囊，肺炎克雷伯菌所致SPE肺气囊罕见。CT轴位扫描常可见肺血管进入远端肺结节或肿块内，称滋养血管征。多平面重建和最大密度投影显示多数病人肺动脉绕过结节，进入结节的血管为引流肺静脉。滋养血管征亦见于转移瘤、血管炎和动静脉畸形等疾病。SPE其他CT表现还包括肺部浸润、胸腔积液或脓胸、纵隔肺门淋巴结肿大（图4-3-98）等。

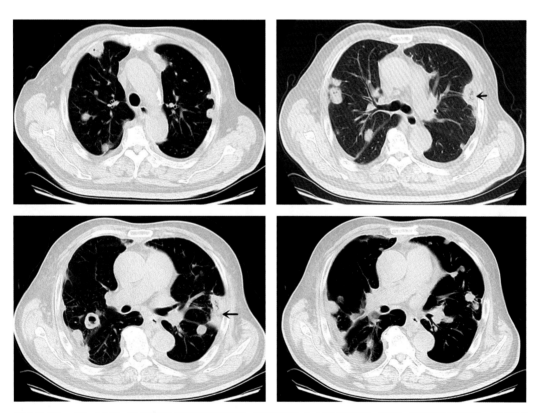

图4-3-98 男，66岁。肺炎克雷伯菌所致SPE。双肺多发大小不等结节、空洞、楔形影（黑箭），胸膜下为主，滋养血管征明显（红箭），纵隔淋巴结肿大，双侧胸腔积液

（烟台毓璜顶医院呼吸科 于鹏飞 提供）

第四节 肠杆菌属

肠杆菌属（enterobacter）隶属于细菌界，变形菌门，γ-变形菌纲，肠杆菌目，肠杆菌科。目前属内有21个种和2个亚种，包括阴沟肠杆菌（E.cloacae）、产气肠杆菌（E.aerogenes）、河生肠杆菌生物1型（E.aerogenes biogroup 1）、河生肠杆菌生物2型（E.aerogenes biogroup 2）、阿氏肠杆菌（E.asburiae）、神户肠杆菌（E.kobei）、路氏肠杆菌（E.ludwigii）、霍氏肠杆菌（E.hormaechei）、生癌肠杆菌（E.cancerogenus）、溶解肠杆菌

（E.dissolvens）、日勾维肠杆菌（E.gergoviae）、中间肠杆菌（E.intermedius）、超压肠杆菌（E.nimipressuralis）、梨形肠杆菌（E.pyrinus）和阪崎肠杆菌（E.sakazakii）等，代表菌种为阴沟肠杆菌。通过DNA-DNA杂交试验研究结果表明，产气肠杆菌与克雷伯菌属相关性极高，2017年，国际原核生物分类的官方期刊发布公告，将该菌更名为产气克雷伯菌。

一、阴沟肠杆菌的演变

1890年Jordon首次将阴沟肠杆菌称为阴沟芽胞杆菌（Bacillus cloacae），后经过数次更改，1896年Lehmann和Neumann将该菌改名为阴沟杆菌（Bacterium cloacae），1919年Castellani和Chalmers将其改名为Cloaca cloacae，1923年Bergey等又将其更名为阴沟气杆菌（Aerobacter cloacae），1960年由Hormaeche和Edwards改为阴沟肠杆菌并沿用至今。用热休克蛋白60（heat shock protein 60，hsp60）对阴沟肠杆菌进行检测分析，可将阴沟肠杆菌的基因组分为12个基因簇（Ⅰ～Ⅻ）和一个不稳定性基因簇（ⅩⅢ），后又根据阴沟肠杆菌基因组的异质性，把该菌重新分为6种：阴沟肠杆菌、阿氏肠杆菌、霍氏肠杆菌、神户肠杆菌、路氏肠杆菌和超压肠杆菌，这6种不同细菌之间的DNA相似度为61%～67%，在临床标本中常见的类型有阴沟肠杆菌和霍氏肠杆菌。

二、微生物学特点

1.形态与染色　阴沟肠杆菌为革兰阴性粗短杆菌（图4-4-1，图4-4-2），有周身鞭毛，一般6～8条，动力阳性，无芽胞，无荚膜。

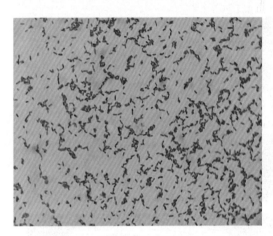

图4-4-1　纯培养（革兰染色×1000）

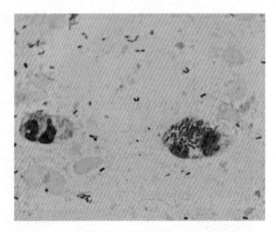

图4-4-2　被吞噬的阴沟肠杆菌

2.培养特性　肠杆菌属细菌为兼性厌氧菌，对营养需求不高，所有种均可在营养琼脂上生长。能耐受胆盐和去氧胆酸盐，在含胆盐的各种培养基如SS琼脂培养基、麦康凯培养基上生长良好。最适生长温度根据菌种来源不同而有所差别，一般来源于人体的菌种最佳生长温度为37℃，而来源于环境的菌种在20～30℃时生长。

阴沟肠杆菌最适生长温度为30℃，兼性厌氧，在普通培养基上能形成大而湿润的黄色或灰白色黏液状菌落，在血琼脂上不溶血（图4-4-3），在肠道选择性培养基上可发酵乳糖形成红色菌落。在伊红-亚甲蓝琼脂（EMB）形成微红、黏液状、凸起大菌落。在麦康凯琼脂上为粉红色或红色，呈黏稠状（图4-4-4）。在SS琼脂上若生长，则呈白色或乳白色（图4-4-5）。

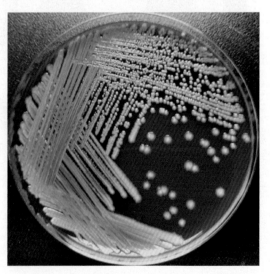

图4-4-3　血平板

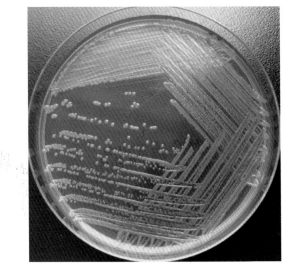

图4-4-4 麦康凯平板

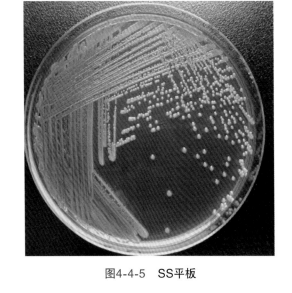

图4-4-5 SS平板

3.生化反应 阴沟肠杆菌发酵乳糖、蔗糖、山梨醇、棉子糖、鼠李糖、蜜二糖，不能产生黄色色素。鸟氨酸脱羧酶试验、精氨酸双水解酶试验呈阳性，而赖氨酸脱羧酶试验、吲哚试验为阴性。

三、致病机制

阴沟肠杆菌的致病性主要取决于该菌的毒力和数量，其中细菌毒力的强弱是决定致病能力的主要因素。阴沟肠杆菌在体内溶解时释放脂多糖，形成内毒素，为主要致病物质。人体对于内毒素非常敏感，微量的内毒素可以引起炎症反应。脂多糖一般由类脂A、核心寡糖和O抗原3个不同结构域构成，这3个部分完整组成的结构称为光滑型脂多糖，其致病作用较强。不同血清型的O抗原形成的多糖具有其独特的结构，这也使得阴沟肠杆菌的生物学特征不同于一般肠杆科菌。

四、流行病学

肠杆菌属细菌在自然环境中广泛存在，如水源、下水道、蔬菜及土壤等。阴沟肠杆菌和产气肠杆菌也存在于奶制品、肉类、医院环境、皮肤及人和动物的肠道内。霍氏肠杆菌和路氏肠杆菌分离自人体多个部位，包括血液。目前报道的路氏肠杆菌都分离自人类标本，植物可能是霍氏肠杆菌的自然栖息地。由于耐药性的不断提高，肠杆菌属越来越引起人们的关注。医院内肠杆菌属细菌的定植和感染与医疗仪器设备污染密切相关，同时肠杆菌属细菌也经常随食物摄入，因此内源性来源也需关注。

1961年英国首次报道了2例由阪崎肠杆菌引起的脑膜炎病例，之后美国、荷兰、加拿大等国家相继报道了新生儿阪崎肠杆菌感染事件。阪崎肠杆菌可以导致各年龄组别的人群感染，由于婴儿胃酸pH高于成人，对细菌的杀伤作用不够强且血-脑屏障也尚未发育完全，因此阪崎肠杆菌最容易侵袭1岁以下，特别是早产、低出生体重、免疫力低下的婴幼儿。多数患儿感染后临床症状轻微且不典型，易被忽略。新生儿可表现为精神萎靡、拒乳、黄疸加重等症状，严重者可引起坏死性小肠结肠炎、败血症、脑膜炎等，造成神经系统的后遗症或死亡。配方乳粉是婴儿感染阪崎肠杆菌的主要来源。婴儿感染阪崎肠杆菌的病死率高达20%～50%，幸存的婴幼儿也可能有严重的神经系统后遗症。

生癌肠杆菌原称Enteric Group 19，很少与人类感染有关。2014年Demir等报道了1例44岁女性因生癌肠杆菌所致社区获得性肺炎的病例。该微生物的鉴定和抗菌敏感性是由自动化的Vitek 2密密系统进行的（法国，生物材料）。临床病例表明，支气管哮喘、抗生素治疗、外伤、诊断性或治疗性操作是生癌肠杆菌致病的潜在因素。

阴沟肠杆菌在人和动物的粪便、水、泥土、植物中均可检出。另外，在受污染的静脉注射液、血液制品、蒸馏水、内镜、手、听诊器、棉花拭子、冰冻的胰岛素液体、脂肪溶液等均曾检出。该菌是肠道正常菌种之一，随着头孢菌素的广泛使用，以及侵袭性诊疗手段的应用，阴沟肠杆菌已成为医院感染越来越重要的病原菌，占所有肠杆菌属感染的60%～75%，常累及多个器官系统，包括皮肤及软组织感染、泌尿系统感染、呼吸道感染及菌血症等。此外，自身免疫力较低的儿童感染阴沟肠杆菌后，细菌还可透过血-脑屏障导致脑膜炎，可同时出现脑梗死、脑脓肿和脑囊肿等并发症，严重者甚至可威胁生命。

2005—2014年CHINET肠杆菌属的菌种分布主要为阴沟肠杆菌和产气肠杆菌，分别占71.1%和20.1%，此外阿氏肠杆菌、阪崎肠杆菌、河生肠杆菌、中间肠杆菌等少见肠杆菌均有检出。除阴沟肠杆菌和产气肠杆菌以外的少见肠杆菌未发现医院和人群的集中分布。肠杆菌属细菌主要分离自呼吸道标本，占55.2%，欧美的数据显示在ICU和非ICU分离自呼吸道标本的比例分别为46.4%和17.6%。药敏数据显示，肠杆菌属细菌对头孢唑林和头孢西丁耐药率均>90%，对亚胺培南、美罗培南和阿米卡星的敏感率>80%，对哌拉西林/他唑巴坦和头孢哌酮/舒巴坦的敏感率>70%。美国和欧洲2009—2011年监测数据显示，肠杆菌属对亚胺培南、美罗培南和阿米卡星的敏感率均>90%，美国ICU和非ICU分离株对哌拉西林/他唑巴坦的敏感率分别为76.0%和85.2%，欧洲为59.7%和74.6%。

2016年CHINET显示，在革兰阴性菌中，阴沟肠杆菌（占4.0%）仅次于大肠埃希菌（占29.8%）、肺炎克雷伯菌（占19.7%）、铜绿假单胞菌（占12.7%）、鲍曼不动杆菌（占10.8%），排名第5位。

五、临床表现

肠杆菌属临床表现类似于其他的兼性革兰染色阴性杆菌，可表现为皮肤、软组织、呼吸道、泌尿系统、中枢神经系统、胃肠道和其他器官的感染。最常见的感染部位是呼吸系统，其次是创面、泌尿系统和血液系统。下呼吸道感染病人一般均有严重基础疾病，尤以慢性阻塞性肺病及支气管肺癌为多。感染者多已使用抗生素并常有各种因素所致的免疫力低下，如使用免疫抑制剂、激素应用、化疗、放疗等。病人可有发热，甚至高热，多有咳痰，痰液可为白色、脓性或带血丝，可有呼吸急促，心动过速。老年病人症状较少，甚至无症状。感染可以表现为支气管炎、肺炎、肺脓肿、胸腔积液，休克和转移性病灶少见。

六、耐药机制

阴沟肠杆菌的耐药机制复杂多样，各种耐药机制协同作用，造成其对多类抗生素耐药。

1.产生β-内酰胺酶 AmpC酶是阴沟肠杆菌产生的以头孢菌素为优先底物的酶家族，主要由染色体介导，少数由质粒介导。AmpC酶由结构基因*ampC*编码形成，编码过程受到上游的Amp复合操纵因子（AmpD、AmpE、AmpR、AmpG）调控。染色体介导产生的AmpC酶，由于产生方式的差异，可以分为3种类型，即持续低产型、持续高产型及诱导高产型。持续低产型的菌株由于*ampR*基因发生突变或者*ampR*基因的调控基因缺乏，使得菌株不能产生AmpC酶，即使是产生了也存在缺陷，不论β-内酰胺类抗菌药物是否存在，都无法发挥作用，导致AmpC酶的表达在低水平状态，该类型可以在大肠埃希菌中见到。持续高产型菌株由于发夹结构中的衰减子发生了突变、调节基因*ampD*产生突变或者*ampC*基因中的启动子结构发生突变等，使得该菌株在β-内酰胺类抗菌药物存在与否的情况下，都可以产生高产的AmpC酶，也称去阻遏高表达。诱导

高产型的菌株中大都含有*ampC*基因，该基因在正常的情况下的表达量很少，只有在诱导性抗菌药物（β-内酰胺类抗菌药物）存在时，才可以使得表达量有明显的增加。质粒介导产生的AmpC酶大多数都是持续高产型，这种特性使得AmpC酶处在高水平表达状态，而且还能以接合或者转化的方式在细菌之间进行传播，比较容易形成耐药性菌株的暴发流行。有些质粒介导产生的AmpC酶由于受到某些操纵子的调节，使得菌株也可以产生诱导型的AmpC酶。由质粒介导的酶大多数都是固有的，这种酶不需要诱导剂的诱导就可以产生大量的酶，而这些酶对多种类型的抗菌药物会产生钝化作用和水解作用，比如氨基糖苷类抗菌药物、氟喹诺酮类抗菌药物、β-内酰胺类抗菌药物。质粒上存在的这些耐药基因可以在肠杆菌科之间、肠杆菌属之间或者肠杆菌科与肠杆菌属之间进行转移传播。AmpC酶的高水平表达同时合并外膜孔蛋白缺失可导致对多种抗菌药物同时耐药。

大部分的ESBLs由质粒介导，少数由染色体介导，属于丝氨酸蛋白酶类。ESBLs水解抗生素中的β-内酰胺环，对β-内酰胺类药物产生耐药；阴沟肠杆菌携带的ESBLs基因质粒通常也会携带其他多种抗菌药物的耐药基因，从而导致多重耐药的产生。

碳青霉烯酶主要包括A类酶（SME、NMC-A、IMI-1、KPC、GES）、B类酶（VIM、IMP、NDM）和D类酶（OXA）。NMC-A酶是1990年在法国感染阴沟肠杆菌的病人伤口脓性分泌物中分离发现的，这种产NMC-A酶的菌株对碳青霉烯类药物敏感度降低，对头孢菌素类和加酶的头孢菌素类药物敏感度增加。1984年在美国发现了IMI-1酶，临床中产IMI-1酶的菌株少见，但随着碳青霉烯类药物的应用，产IMI-1酶的菌株越来越多。VIM酶、IMP酶的临床检出率较低，有些含有VIM酶、IMP酶的菌株对抗生素依然敏感。KPC酶在肺炎克雷伯菌中最常见，由质粒介导使其传播广泛。碳青霉烯酶也可以通过质粒、转座子、整合子介导与其他耐药基因一起在不同细菌、不同地区之间广泛传播。目前只有少数的阴沟肠杆菌产生碳青霉烯酶，所以碳青霉烯类抗生素治疗阴沟肠杆菌感染的效果较好。

2.*qnr*基因介导 1998年Martinez等最先发现了质粒介导的喹诺酮类耐药基因*qnr*，随后陆续发现了*qnrA*、*qnrB*、*qnrS*等耐药基因。*qnr*基因编码产生的蛋白质能够与拓扑异构酶Ⅱ进行特异性的结合，可以对靶位进行保护，这种保护作用使得细菌对喹诺酮类抗菌药物敏感性有所下降。*qnrA*、*qnrB*、*qnrS*等耐药基因可通过IncHI2质粒在菌群内或菌群间播散，使对喹诺酮类抗生素耐药的阴沟肠杆菌不断增加。*qnr*基因主要存在于产ESBLs的阴沟肠杆菌中。此外，*qnr*基因也可以与细胞外膜孔道蛋白和外排泵等机制协同，造成细菌多重耐药。

3.整合子 1989年Strokes和Hall首次提出了整合子

的概念。整合子是一种运动性DNA分子,定位于质粒或转座子上,具有独特结构,可捕获和整合外源性基因,使之转变为功能性基因,参与表达。它通过转座子或接合性质粒,使细菌的基因组成处在不断变化当中。各类整合子中与临床最相关的是Ⅰ、Ⅱ类整合子。Ⅰ类整合子在多重耐药的阴沟肠杆菌中最常见,其移动性和整合能力可以特异性地俘获和表达外来基因,起到天然载体的作用。整合子一旦捕获耐药基因,往往可以在细菌中保存多年,使耐药基因在菌群间持续传播流动。

4.主动外排活跃和外膜蛋白缺失 大多数的阴沟肠杆菌对替加环素敏感,但近来在少数的耐药菌中发现由RamA转录调控因子介导的AcrAB-TolC外排泵系统过度表达,使菌体内的药物不断被排出而导致耐药;同时,AcrAB-TolC外排泵系统也可将染料、有害物质、四环素、氯霉素、β-内酰胺类抗生素、喹诺酮类抗生素、红霉素等排出菌体来抵御外界环境中有害物质的侵犯。

细菌细胞外膜上的外膜蛋白(Omp)构成了水溶性物质跨越细胞膜的扩散通道。某些细菌由于膜孔蛋白的通道较少或较小,使某些抗菌药物不能进入菌体内部形成固有性耐药。阴沟肠杆菌的外膜上至少存在两种以上的膜孔蛋白F和D,OmpC或OmpF的缺失导致细菌转运抗生素的效率下降,主要表现为氟喹诺酮类、厄他培南、头孢类等抗生素渗透菌体的能力下降或者通过其他途径缓慢渗透,影响抗生素的作用效率,延长用药时长,从而更加促进耐药。另外,OmpF的表达下调也会影响细菌对氨基糖苷类抗生素的摄取。

5.作用靶点的改变 阴沟肠杆菌主要通过此机制对氟喹诺酮类抗生素产生耐药,氟喹诺酮类药物的作用靶点是DNA解旋酶和拓扑异构酶,DNA解旋酶由*gyrA*、*gyrB*编码形成2个gyrA亚基和2个gyrB亚基,拓扑异构酶由*parC*、*parE*编码形成2个parC亚基和2个parE亚基。这4种编码基因发生突变,gyrA亚基的第83位氨基酸被置换为苯丙氨酸、异亮氨酸、苏氨酸或酪氨酸,87位氨基酸被天冬氨酸、苯丙氨酸等氨基酸置换,parC亚基的80位丝氨酸被置换为天冬氨酸,84位谷氨酸变为谷氨酰胺或酪氨酸,导致酶失去原有活性,氟喹诺酮类药物对两种酶的识别度降低,敏感性下降,造成耐药。

阴沟肠杆菌对氨基糖苷类抗菌药物耐药的机制主要有两种,一种与钝化酶有关,另一种则与甲基化酶有关。钝化酶是由抗菌药物的羟基或者氨基被酶修饰,然后结合在核糖体上不能进一步发挥抗菌药物作用,导致细菌无法被杀死。钝化酶包括了三类,即氨基糖苷乙酰转移酶、氨基糖苷磷酸转移酶及氨基糖苷类核苷转移酶。甲基化酶是由质粒介导产生的,这种酶可以由*armA*、*rmtD*、*rmtB*、*npmA*等基因编码。

七、治疗

随着头孢菌素类药物的广泛使用及AmpC酶、ESBLs的产生,肠杆菌属细菌对多种抗菌药物产生了耐药性,尤其是多重耐药株及碳青霉烯类耐药肠杆菌(CRE)的出现,使临床治疗面临了严峻挑战。

在治疗阴沟肠杆菌感染时,应根据药敏试验和耐药机制检测报告选药,避免滥用抗生素。临床上主张联合用药以减少耐药的发生。阴沟肠杆菌对氨苄西林、阿莫西林/克拉维酸、氨苄西林/舒巴坦、头孢菌素一代(头孢唑林、头孢噻吩)、头霉素类(头孢西丁、头孢替坦)、头孢菌素二代(头孢呋辛)天然(固有)耐药,三代头孢菌素对高产AmpC酶的选择能力最强,在治疗阴沟肠杆菌引起的感染时其耐药率较高,比较容易造成继发性耐药,所以要限制头孢菌素类药物的使用。酶抑制剂复合制剂中可选用头孢哌酮/舒巴坦、哌拉西林/他唑巴坦,因为阴沟肠杆菌对这些药物的耐药率较低。碳青霉烯类药物作用效果稳定,耐药率低,是目前治疗效果较好的抗菌药物。在氨基糖苷类药物中,阴沟肠杆菌对阿米卡星的敏感性最高,可达到80%以上,如无禁忌证,可将此类药物作为优先选择。

参 考 文 献

Clinical and Laboratory Standards Institute.Performance standards for antimicrobial susceptibility testing.24th informational supplement, 2014, M100-S24.

Demir T, Baran G, Buyukguclu T, et al.Pneumonia due to Enterobacter cancerogenus infection.Folia Microbiol (Praha), 2014, 59(6): 527-530.

Flamm RK, Rhomberg PR, Simpson KM, et al.In vitro spectrum of pexiganan activity when tested against pathogens from diabetic foot infections and with selected resistance mechanisms.Antimicrob Agents Chemother, 2015, 59(3): 1751-1754.

Hargreaves ML, Shaw KM, Dobbins G, et al.Clonal dissemination of Enterobacter cloacae harboring blaKPC-3 in the Upper Midwestern United States.Antimicrob Agents Chemother, 2015, 59(12): 7723-7734.

Hayakawa K, Miyoshi-Akiyama T, Kirikae T, et al.Molecular and epidemiological characterization of IMP-type metallo-β-lactamaseproducing Enterobacter cloacae in a Large tertiary care hospital in Japan.Antimicrob Agents Chemother, 2014, 58(6): 3441-3450.

Hennigs JK, Baumann HJ, Schmiedel S, et al.Characterization of Enterobacter cloacae pneumonia: a single-center retrospective analysis.Lung, 2011, 189(6): 475-483.

Huang L, Wang X, Feng Y, Xie Y, et al.First identification

of an IMI-1 carbapenemase-producing colistin-resistant Enterobacter cloacae in China.Ann Clin Microbiol Antimicrob, 2015, 14（1）: 51.

Izdebski R, Baraniak A, Herda M, et al.MLST reveals potentially high-risk international clones of Enterobacter cloacae.J Antimicrob Chemother, 2015, 70（1）: 48-56.

National Committee for Clinical Laboratory Standards. Perfermance standards for antimierobial susceptibility testing.Eleventh informational supplement.M 100-S11. Pennsylvania: NCCLS, 2001.

Pfaller MA, Jones RN.Ant imicrobial susceptibility of inducible AmpC beta-lactamase-producing Enterobacteriaceae from the Merop enem Yearly Susceptibility Test Information Collection（MYSTIC） Programme.Europe 1997-2000.Int J Antimicrob Agents, 2002, 19（5）: 383-388.

Stoesser N, Sheppard AE, Shakya M, et al.Dynamics of MDR Enterobacter cloacae outbreaks in a neonatal unit in Nepal:

insights using wider sampling frames and next-generation sequencing.J Antimicrob Chemother, 2015, 70（4）: 1008-1015.

Yuan M, Aucken H, Hall LM, et al.D.M.Epidemioiogical typing of klebsiellae with extendedspectrumbetalactamases from European intensive care units.J Antimicrob. Chemother, 1998, 41（5）: 527-539.

病例解析

1.病例1: 男, 31岁。咯血2个月, 发热4天。病人2个月前受凉后出现咯血, 鲜红色, 每次数口至10余口不等, 伴咽痛、咽痒, 血常规检查正常, 胸部CT（2017-04-02）示右肺下叶前基底段不规则高密度影。给予哌拉西林/他唑巴坦治疗3天后好转。4天前病人受凉后再次出现咯血, 鲜红色, 4～5口/日, 发热, 未测体温, 胸部CT（2017-06-07）示右肺下叶团片状高密度影, 范围较前增大（图4-4-6）, 收入院。

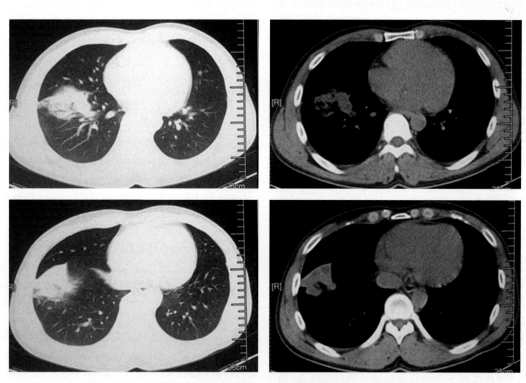

图4-4-6　右肺下叶团片状高密度影, 内见支气管充气征（2017-06-07）

【诊断】阴沟肠杆菌肺炎。

【诊断依据】青年男性, 近期咯血、发热, 胸部CT示右肺下叶前基底段肺炎表现。入院查体: T 38.3℃。辅助检查: 血常规示白细胞计数 20.42×10⁹/L、中性粒细胞0.86; C反应蛋白100.25mg/L; 降钙素原17.73ng/ml; IL-6 245.7pg/ml。给予哌拉西林/他唑巴坦抗感染治疗, 入院第2天突发右侧胸痛, 复查胸部CT（2017-06-09）示病变较前进展, 右侧胸腔积液（图4-4-7）。胸腔积液检查: 外观浑

浊, 细胞总数 247.31×10⁶/L, 白细胞计数 204.22×10⁶/L, 多核细胞0.89。给予置管引流。3天内两次痰培养查到阴沟/阿氏肠杆菌, 对哌拉西林、头孢曲松、头孢他啶、头孢吡肟、氨曲南、哌拉西林/他唑巴坦、亚胺培南、美洛培南、环丙沙星、左氧氟沙星、庆大霉素、妥布霉素敏感, 对头孢呋辛、头孢唑林、头孢替坦耐药。病人治疗3天后热退, 自动出院。5个月后随访, 病变基本吸收（图4-4-8）。

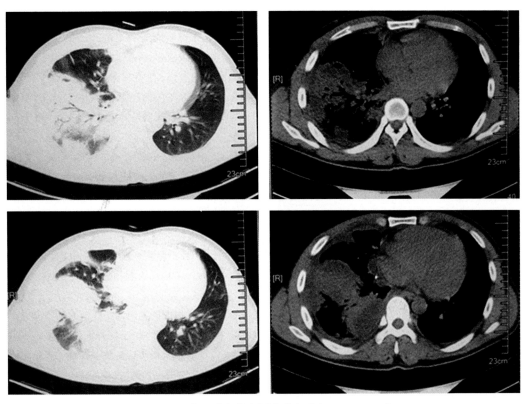

图4-4-7 右下肺炎并右侧胸腔积液（2017-06-09）

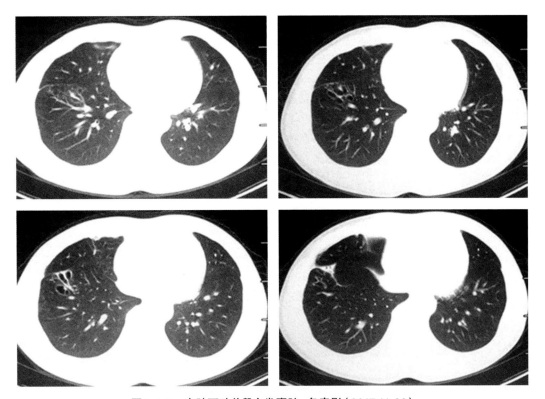

图4-4-8 右肺下叶前段多发囊腔、条索影（2017-11-26）

【分析】阴沟肠杆菌在肺部及泌尿系统感染的病人中常见，可能与阴沟肠杆菌菌体表面结构的黏附力等侵袭因素较强，易定植于尿道口周围及呼吸道等部位有关。接受侵入性操作（如引流和导尿）和长期住院是阴沟肠杆菌感染的主要危险因素。Hennigs等在一所大型医院进行了为期1年的回顾性研究，对呼吸道标本阴沟肠杆菌阳性病人的临床和微生物特点进行了总结。115名呼吸道标本阴沟肠杆菌阳性的病人中有97人进展为肺炎。病人主要为男性（68%）、老年人（中位年龄62岁）和存在免疫功能缺陷（54%）。78%的病人需要入住ICU，97%的病人需要机械通气。呼吸机相关肺炎（VAP）的发生率为58%，死亡率为24%。在VAP病人中，气管插管和女性病人预后较差。多变量分析证实，男性是一个保护性因素。因此，阴沟肠杆菌所致VAP有较高的死亡率，特别是女性病人。

阴沟肠杆菌对各类临床常用的抗菌药物均呈现出不同程度的耐药，第一代头孢菌素是产生AmpC酶的强诱导性抗菌药物，并比较容易于被所产生的AmpC酶水解。阴沟肠杆菌对头孢唑林、氨苄西林、阿莫西林/克拉维酸、氨苄西林/舒巴坦呈现出较高的耐药率（>85%），临床应避免使用上述药物经验性治疗阴沟肠杆菌引起的感染。第三代头孢菌素对高产AmpC酶的选择能力最强，阴沟肠杆菌表达的AmpC酶将破除β-内酰胺类抗菌药物的酰胺键，且不能被β-内酰胺抑制剂（克拉维酸）抑制，临床可依据MIC值正确选择第三代头孢类抗菌药物。头孢吡肟（第四代头孢类抗菌药物）的耐药率相对缓和（<20%），可能与AmpC酶对其氨基噻唑侧链亲和力较低，同时可快速穿透细胞外膜蛋白有关。碳青霉烯类抗菌药物耐药率均<10%，推荐作为经验性用药治疗多重耐药阴沟肠杆菌引起的感染。

随着碳青霉烯类药物的广泛应用，2003年Jeong等

首先报道了产VIM-2型金属酶的阴沟肠杆菌，之后，很多文献报道了携带碳青霉烯酶基因（如IMP、KPC、VIM、NDM）的阴沟肠杆菌，且此类细菌往往同时携带有其他β-内酰胺酶基因，使得临床出现越来越多的多重耐药菌。其耐药机制主要包括产生A、B和D的碳青霉烯酶，外膜上外排泵高表达和通透性降低和药物作用靶位的改变等耐药机制。

CLSI推荐过的碳青霉烯酶检测方法包括改良Hodge试验（MHT）、Carba NP和mCIM等。CLSI于2016年明确将Carba NP试验作为确证肠杆菌科细菌产碳青霉烯酶的表型试验，其主要是通过将酶释放到体外，水解亚胺培南使特定pH范围内的酚红由红变黄而鉴定碳青霉烯酶的活性。2017年CLSI新指南推荐采用mCIM检测碳青霉烯酶，常规可不做mCIM，并且mCIM阳性菌株无须改变碳青霉烯类药敏试验结果解释，mCIM通常用于流行病学或感控目的。及时掌握准确的阴沟肠杆菌的临床分布及耐药情况，对减少该菌的耐药性变迁具有重要价值。

（北京市顺义区医院呼吸科　龚秀文　提供）

2.病例2：男，70岁。咳嗽、咳痰1个月余，加重伴发热6天。病人1个月前受凉后出现咳嗽、咳痰，痰为白色泡沫痰，量少，不易咳出，口服药物治疗，效果欠佳。21天前于当地医院住院治疗15天，效果欠佳。2017-11-27行胸部CT检查（图4-4-9）。6天前出现咳嗽、咳痰加重，为黄色黏痰，偶有痰中带血丝，伴发热，体温最高达38.9℃。1天前就诊于我院急诊科，行胸部CT示：符合双肺感染性病变，右侧胸腔积液，右肺门、纵隔淋巴结肿大（图4-4-10）。给予拜复乐等药物治疗后，仍有咳嗽、咳痰及发热，为求进一步诊治，于2017-12-11入院治疗。既往有冠心病病史20年；脑梗死病史2年；糖尿病史1年，规律应用胰岛素，近1个月未用；糖尿病肾病病史1年，平素口服醋酸泼尼松12片，近1个月未用；高血压病史6个月，血压最高达160/120mmHg。

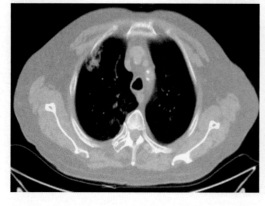
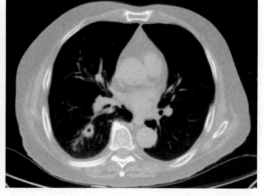

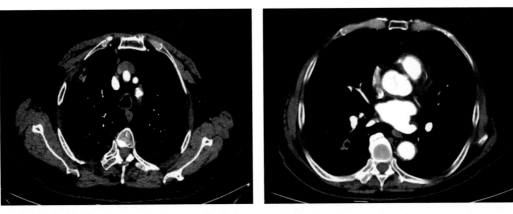

图4-4-9 右肺上叶、下叶实变、空洞影,右侧胸腔积液,右肺门、纵隔淋巴结肿大(2017-11-27)

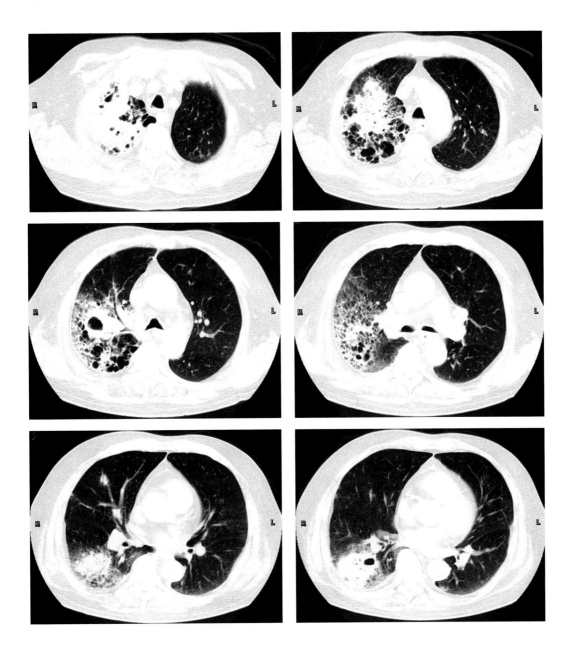

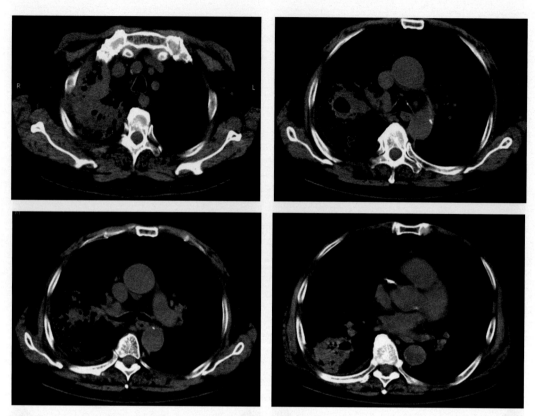

图4-4-10　双肺散在大小不等片状、条索样、结节样高密度影,大部分可见空洞,较大者可见液平,右肺为著,局部呈蜂窝状改变,右侧胸腔积液(2017-12-10)

【诊断】阴沟肠杆菌肺炎。

【诊断依据】老年男性,病史较长,初以右肺炎为主,见空洞和树芽征,抗生素治疗效果差。2周后复查胸部CT病变为双肺多发,以实变、空洞影为主,肺炎诊断明确。鉴于病人有多种疾病,免疫力低下,近期有住院史,考虑革兰阴性杆菌感染可能性大,给予哌拉西林/他唑巴坦抗感染治疗。查体:T 38.3℃,双肺呼吸音粗,右下肺闻及少量湿啰音。辅助检查:红细胞沉降率90 mm/h;降钙素原4.45 ng/ml;D-二聚体4.23 mg/L;24小时痰涂片抗酸染色:未检出抗酸杆菌。痰培养3次查到阴沟肠杆菌(++++),对头孢

曲松、头孢他啶、头孢吡肟、氨曲南、庆大霉素、妥布霉素、环丙沙星、左氧氟沙星、复方新诺明耐药,对哌拉西林/他唑巴坦、头孢哌酮/舒巴坦中介,对亚胺培南、美洛培南、厄他培南、阿米卡星敏感。病人哌拉西林/他唑巴坦治疗3天热退,继续治疗4天后病人再次出现发热,体温38.3℃,根据药敏试验,改用亚胺培南西司他丁继续抗感染治疗后热退。病人病情稳定,治疗1周后复查胸部CT病变较前吸收(图4-4-11),自动出院,建议当地继续治疗。24天后复查胸部CT病变明显吸收(图4-4-12)。

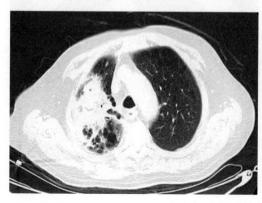

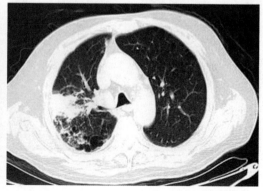

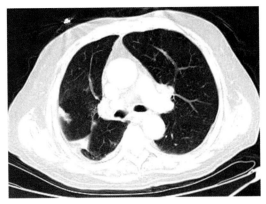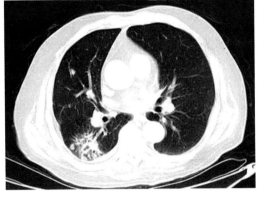

图4-4-11 病变较前明显吸收（2017-12-26）

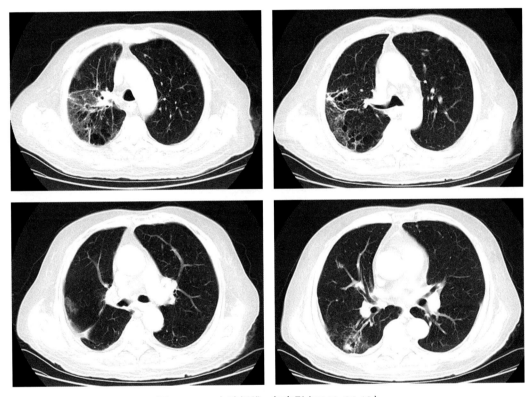

图4-4-12 右肺纤维、条索影（2018-01-19）

【分析】近年来，由于广谱抗菌药物的大量及不合理使用，临床出现产ESBLs和AmpC酶的阴沟肠杆菌，给临床治疗带来新困难。产ESBLs及AmpC酶阴沟肠杆菌对β-内酰胺类抗生素显示较高耐药性，同时对氨基糖苷类、喹诺酮类抗生素也有不同程度的耐药。

ESBLs由细菌质粒介导，除β-内酰胺酶抑制剂复合制剂和碳青霉烯类抗菌药物以外，其他β-内酰胺类药物体内治疗均失去疗效。1967年Henwessey等在阴沟肠杆菌菌株上首次发现AmpC酶，主要由染色体介导，能水解第三代头孢菌素且不被β-内酰胺酶抑制剂所抑制。AmpC酶具有很强的可诱导性，抗菌药物诱导调节是染色体介导AmpC酶基因表达的一种经典模式。例如，在缺乏β-内酰胺类抗菌药物（如头孢西丁、亚胺培南等）诱导时，许多革兰阴性杆菌只产生少量的AmpC酶，导致其对青霉素类，第一、二代头孢菌素和头霉素类天然耐药。但在β-内酰胺类抗菌药物存在时，AmpC酶的产量明显增加，其表型为产高诱导型AmpC酶。

最初分离的敏感菌株在第三代头孢菌素和含酶抑制剂的复合制剂治疗后3～4天可变为产AmpC酶耐药菌株；在肠杆菌科细菌中阴沟肠杆菌AmpC酶检出率较高。同时产AmpC酶及ESBLs菌株对青霉素类、第三代头孢类、单环类抗菌药物均表现出高度耐药性，对第四代头孢药物头孢吡肟的耐药率也超过70%；对喹诺酮类与氨基糖苷类抗菌药物也有较高的耐药率；对阿米卡星较敏感，对亚胺培南敏感。本例药敏试验完全符合上述规律。常规检测ESBLs和AmpC酶，对于监测阴沟肠杆菌多重耐药菌株的流行及指导临床合理使用抗菌药物具有重要意义。

阴沟肠杆药耐药机制复杂多样，除了产β-内酰胺酶外，还与质粒介导耐氟喹诺酮基因、氨基糖苷类修饰酶基因、整合子、主动外排系统作用、药物作用靶位的改变、外膜通透性改变等有密切关系。

无论产ESBLs阴沟肠杆菌株还是非产ESBLs菌株均对碳青霉烯类抗菌药物敏感。另外，碳青霉烯类抗菌药物是AmpC酶的强诱导剂，但因其空间构象特殊，使其具有很强的抗菌活性，能在诱导产生足量AmpC酶之前快速杀灭

细菌，且对AmpC酶高度稳定，所以是治疗产酶菌株感染的有效药物，可作为阴沟肠杆菌重症感染的首选抗菌药物，但其易导致二重感染，所以需谨慎使用。次选药物为阿米卡星，其他抗菌药物对产AmpC酶和ESBLs的耐药状况各地报道不一，需根据当地药敏情况进行选择。

3.病例3：男，76岁。咳嗽、咳痰20余天。病人20天前受凉后出现咳嗽、咳痰，初为黄白痰，后出现痰中带血，量不等。就诊于当地医院，行胸部CT检查发现肺部病变，考虑炎症。先后给予"美洛西林/舒巴坦、依替米星、泰能"抗感染治疗10余天，咳嗽、咳痰症状减轻，痰中带血消失。复查胸部CT示右肺病变较前增多。为进一步诊治，入院治疗。胸部CT检查见图4-4-13。

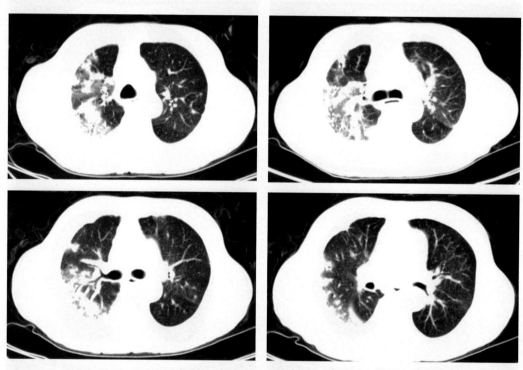

图4-4-13　右肺上叶中外带大片状密度增高影，边缘模糊，其内密度不均，右侧胸膜增厚、粘连，右肺下叶膨胀不全（2016-02-24）

【诊断】产气肠杆菌肺炎。

【诊断依据】老年男性，咳嗽、咳黄白痰、痰中带血，胸部CT示双肺炎症，右肺为主，抗感染治疗症状缓解，肺炎诊断明确。入院查体：双肺呼吸音粗，右肺深吸气末闻及少量细湿啰音。辅助检查：血常规示白细胞计数$6.03×10^9/L$、中性粒细胞0.55、血红蛋白128g/L；血气分析：pH 7.38、PO_2 66mmHg、PCO_2 47mmHg；红细胞沉降率16mm/h；降钙素原、生化全套、血清肿瘤系列、免疫功能基本正常。入院后给予哌拉西林/他唑巴坦钠2.25g 8小

时1次联合莫西沙星0.4g 每日1次静脉滴注。2周后复查胸部CT（2016-03-8）病变未见明显吸收（图4-4-14），2016-03-07及2016-03-10痰中均查出产气肠杆菌（图4-4-15，图4-4-16），对头孢唑林、头孢噻肟、头孢呋辛、头孢吡肟、头孢西丁、复方新诺明、庆大霉素均耐药，对四环素、氟喹诺酮类、阿米卡星、头孢他啶及碳青霉烯类敏感。2016-03-10将抗生素改为亚胺培南西司他丁1.0g 8小时1次静脉滴注，复查胸部CT（2016-03-21）病变较前略有吸收（图4-4-17），好转出院。

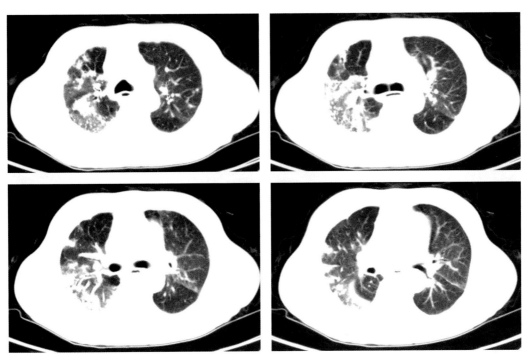

图4-4-14　病变较前无明显吸收（2016-03-08）

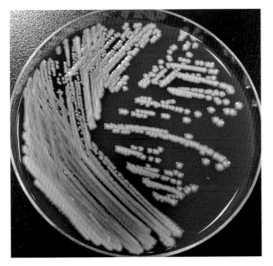

图4-4-15　血平板

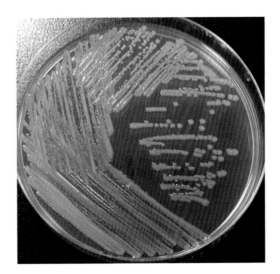

图4-4-16　麦康凯平板

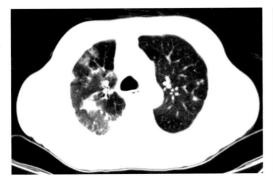

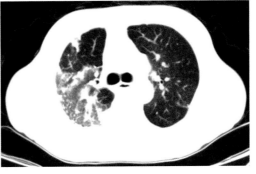

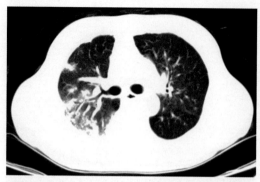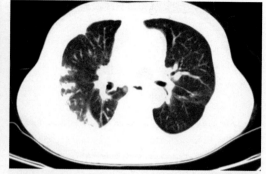

图4-4-17　病变较前略有吸收（2016-03-21）

【分析】产气肠杆菌为肠杆菌科常见的条件致病菌，正常寄居于机体肠道内，当人体免疫力低下或细菌侵入肠道以外部位时可引起呼吸道感染、泌尿生殖道感染、伤口感染、血液感染等。随着广谱抗生素在临床中的广泛和不合理使用，使产气肠杆菌的分离率呈上升趋势，逐渐成为临床感染的主要病原菌。2017年，国际原核生物分类的官方期刊发布公告，将该菌更名为产气克雷伯菌。

产气肠杆菌是老年或医院获得性肺炎的常见致病菌，具有病情重，致死率高的特点。多种耐药机制共存是产生MDR和（或）XDR产气肠杆菌的原因。产气肠杆菌同时携带ESBLs与AmpC酶比较常见，这些酶能水解灭活头孢菌素类抗菌药物和单环β-内酰胺类抗菌药物氨曲南等。对产气肠杆菌抗菌活性较高的药物包括阿米卡星、碳青霉烯类、头孢吡肟、喹诺酮类、庆大霉素等，本例药敏试验符合该特点。

第四代头孢菌素因能快速通过细菌外膜屏障，对高产AmpC酶细菌的抗菌活性较好。碳青霉烯类（美罗培南、亚胺培南）和氨基糖苷类（阿米卡星）的耐药率最低，且碳青霉烯类抗菌药物对绝大多数β-内酰胺酶，包括ESBLs和AmpC稳定，对肠杆菌科细菌一直保持很高的抗菌活性，是目前治疗肠杆菌科细菌感染最有效的抗菌药物。

目前，产气肠杆菌普遍出现对碳青霉烯类抗菌药物的耐药菌株，耐碳青霉烯类抗生素产气肠杆菌的主要耐药机制是产KPC-2型碳青霉烯酶，接合试验表明此基因通过质粒介导水平传播。产NDM-1的肠杆菌科细菌多发现于大肠埃希菌和肺炎克雷伯菌，可以分解青霉素类、头孢菌素类和碳青霉烯类等β-内酰胺类抗菌药物，并因NDM-1的基因通常位于质粒上，在其基因周围常有其他耐药基因插入，会使菌株具有更加复杂的耐药表型。产NDM-1的产气肠杆菌偶有报道。为了避免产生耐碳青霉烯类抗生素，临床上使用碳青霉烯类药治疗时应考虑联合用药。

第五节　非发酵菌的鉴别和临床意义

非发酵菌（nonfermenters）指一群需氧或兼性厌氧、不发酵糖类、氧化酶阳性或阴性、无芽胞、能在普通培养基上生长的的革兰阴性杆菌。非发酵菌有相似的形态特征，但在分类学上分别属于不同的科、属和种。主要存在外界环境中，种类繁多，多为条件致病菌或医院内感染菌。主要包括假单胞菌属（pseudomonas）、产碱杆菌属（alcaligenes）、无色杆菌属（achromobacter）、不动杆菌属（acinetobacter）、窄食单胞菌属（stenotrophomonas）、伯克霍尔德菌属（burkholderia）、金黄杆菌属（chryseobacterium）、黄杆菌属（实际上是弱发酵菌）、莫拉菌属（moraxella）、艾肯菌属（eikenella）、土壤杆菌属（agrobacterium）、黄单胞菌属（xanthomonas）、丛毛单胞菌属（comamonas）、食酸菌属（acidovorax）、鞘氨醇单胞菌属（sphingomonas）和金氏杆菌属（kingella）等20多个菌属。其中假单胞菌属、不动杆菌属和窄食单胞菌属在临床上较常见。

一、鉴别要点

非发酵菌因其严格的呼吸代谢，大多需利用空气中的氧分子作为最终电子受体，故需良好的有氧环境。由于液体培养基的通气条件不佳，故大多数非发酵菌在液体培养基中生长较为缓慢。因此，适用于肠杆菌科细菌培养的微量接种方法并不适用于非发酵菌；鉴定肠杆菌科的生化反应试验培养基，如糖（醇、苷）类发酵、赖氨酸、鸟氨酸反应试验等也不适合非发酵菌的鉴定。

1.氧化酶试验　氧化酶（细胞色素氧化酶）是细胞色素呼吸酶系统的最终呼吸酶。具有氧化酶的细菌，首先使细胞色素C氧化，再由氧化型细胞色素C使对苯二胺氧化，生成有色的醌类化合物。在血琼脂平板或其他原始分离培养基上，生长有氧化酶阳性革兰阴性杆菌，应怀疑为非发酵菌。虽然不是所有非发酵菌均为氧化酶阳性，但氧化酶阳性细菌，则基本可排除肠杆菌科细菌（除邻单胞菌属外氧化酶均阴性）。但应注意不动杆菌属、嗜麦芽窄食单胞菌等细菌氧化酶可阴性。另外，并非所有的氧化酶阳性的均为非发酵菌，如弧菌属、气单胞菌属、邻单胞菌属、巴斯德菌属等。

2.O/F试验　O/F试验即葡萄糖氧化发酵试验，非发酵菌通常为氧化分解葡萄糖和对糖不利用，因此，在O/F培养基中生长，表现为氧化型或产碱型或不利用。相反，肠杆菌科和弧菌科细菌为发酵型。非发酵菌的O/F试验不能采用常规检查革兰阴性杆菌和检查肠杆菌科细菌产酸用的培养基，而应选择专门用于非发酵菌的O/F培养基。

3.在KIA或TSI生长情况　在克氏双糖铁琼脂（KIA）或三糖铁琼脂（TSI）培养基内，斜面及高层均呈碱性反应，则表示该细菌在上述培养基内不产酸，如为革兰阴性杆菌，提示为非发酵菌。如无反应，表示细菌不能利用葡萄糖，这是非发酵菌的特征之一。肠杆菌科及弧菌科细菌可利用葡萄糖产酸。

4.麦康凯平板上生长能力　在血琼脂平板上生长，而不能在麦康凯琼脂平板上生长的任何革兰阴性杆菌，则应怀疑为非发酵菌。检查生长时将细菌接种在麦康凯平板上，孵育24～48小时以后，利用反射光检查有无细菌生长，也可以借助放大镜或解剖显微镜观察。但应注意某些非发酵菌可在麦凯康平板上生长，如嗜麦芽窄食单胞菌、不动杆菌、铜绿假单胞菌、无色杆菌属、粪产碱杆菌、洋葱伯克霍尔德菌、唐菖蒲伯克霍尔德菌、奥斯陆莫拉菌和亚特兰大莫拉菌等。

二、初步分群

根据氧化酶试验、动力的有无以及鞭毛种类、麦康凯平板上生长能力和色素产生等对非发酵菌进行初步分群。根据动力、鞭毛种类和氧化酶结果，通常可分为以下4个组。

1.有动力、极鞭毛　假单胞菌属、伯克霍尔德菌、丛毛单胞菌属、短波单胞菌属、窄食单胞菌、金色杆菌属、黄单胞菌属、鞘氨醇单胞菌属、希瓦菌属、甲基杆菌属、玫瑰胞菌属和浴者菌属等。

2.有动力、周鞭毛　产碱杆菌属、无色杆菌属、博德特属、土壤杆菌属、人苍白杆菌属和寡源菌属等。

3.无动力、氧化酶阳性　黄杆菌属、金黄杆菌属、伊丽莎白菌属、稳杆菌属、威克菌属、伯杰菌属、鞘氨醇杆菌属、莫拉菌属和尿道寡源菌属等。

4.无动力、氧化酶阴性　不动杆菌属和霍氏博德特菌属。

三、药敏报告审核要点

1.天然耐药　非发酵糖菌对多种药物天然耐药，应告知临床，但不应出现在结果栏中。

2.方法学　除铜绿假单胞菌、不动杆菌、伯克霍尔德菌、嗜麦芽窄食单胞菌外，其他非发酵糖菌，目前只能用MIC方法，不能用纸片法检测。

3.碳青霉烯类耐药　需报告是否为碳青霉烯类耐药鲍曼不动杆菌（CRAB）和碳青霉烯类耐药铜绿假单胞菌（CRPA）。

4.氨基糖苷类　当仪器法检测CRAB出现"庆大霉素R、阿米卡星S"时，需用其他方法复核阿米卡星的药敏结果。

5."矛盾"耐药表型　阿米卡星耐药而庆大霉素敏感；左氧氟沙星耐药而环丙沙星敏感（鲍曼不动杆菌）；左氧氟沙星敏感而环丙沙星耐药（铜绿假单胞菌）等，以上情况应当复核。

四、临床意义

非发酵菌广泛存在于自然界、医院等环境中，是目前医院感染的重要病原菌之一。当机体自身免疫力下降或免疫缺陷时，容易引起肺部感染、中枢神经系统感染、创口感染和血流感染等相关感染，造成院内感染的传播流行。由于各种侵入性操作的广泛应用和广谱抗生素的不合理使用，导致非发酵菌对多种抗生素高度耐药，而且其耐药机制复杂，给临床感染治疗带来了极大的困难。

第六节　假单胞菌属

一、概述

1894年由Migula首先提出假单胞菌属这一概念，Stanier等于1966年建立了假单胞菌属的分类体系。在20世纪70年代初，Palleroni通过rRNA-DNA杂交技术将其分为5个不相关的群。目前，假单胞菌属严格来讲在同源性上属于rRNA Ⅰ群；Ⅱ群包括伯克霍尔德菌属和罗尔斯顿菌属中某些种；Ⅲ群包括丛毛单胞菌属、食酸菌属和代尔夫特菌属；Ⅳ群包括短波单胞菌属中某些种；Ⅴ群包括窄食单胞菌属中某些种。

（一）Ⅲ群简介

丛毛单胞菌属（*comamonas*）隶属于细菌界，变形菌门，β-变形菌纲，伯克霍尔德菌目，丛毛单胞菌科（*comamonadaceae*）。该科包括丛毛单胞菌属、食酸菌属和代尔夫特菌属。

丛毛单胞菌属设立于1985年，属内目前包括土生丛毛单胞菌（*C.terrigena*）、水生丛毛单胞菌（*C.aquatica*）、脱硝丛毛单胞菌（*C.denitrificans*）、凯斯特丛毛单胞菌（*C.kerstersii*）、朝鲜丛毛单胞菌（*C.koreensis*）和睾酮丛毛单胞菌（C.testosteroni）等16个合格命名的菌种，主要来源于环境。丛毛单胞菌属DNA G＋C含量为60～69mol%，代表菌种为土生丛毛单胞菌。

食酸菌属（acidovorax）目前属内有12个种和3个亚种，多为植物病原菌和环境菌种。只有德氏食酸菌（A.delafieldii）、温和食酸菌（A.temperans）和沃特食酸菌（A.wautersii）分离自人类临床标本。食酸菌属DNA G＋C含量为62～70mol%，代表菌种为敏捷食酸菌。

1999年，澳大利亚学者Wen等通过对丛毛单胞菌科的成员和一些未分类菌株的16S rRNA基因序列分析，将食酸丛毛单胞菌从丛毛单胞菌中转移出，另立一个新属称为代尔夫特菌属（delftia），重新命名为食酸代尔夫特菌（D.acidovorans）。该属细菌为革兰阴性杆菌，氧化酶和触酶阳性，无芽孢，不产生荧光色素，细胞内积有聚β-羟丁酸盐。属内与临床有关菌种只有食酸代尔夫特菌一个种，还包括D.tsuruhatensis和D.lacustris等环境来源菌种。代尔夫特菌属DNA G＋C含量为65.3～79mol%，代表菌种为食酸代尔夫特菌，该菌于1926年分离于荷兰代尔夫特市含有丰富乙酰胺的土壤中，故而得名。

丛毛单胞菌属中，睾酮丛毛单胞菌与人类感染密切相关。睾酮丛毛单胞菌是一种非发酵革兰阴性需氧杆菌，能利用睾酮、4-羟基苯甲酸酯、乙酸和乳酸作为唯一碳源，但不能利用葡萄糖和大部分糖类，故名。该菌在自然界中分布广泛，尤其是在土壤和水源中大量存在，可从冻虾、牛乳中分离得到，易导致医疗器具污染，为条件致病菌。当人体有创伤、手术、器官移植、严重的基础疾病、使用免疫抑制剂或抗肿瘤药物时，破坏了宿主自身正常菌群的微生态平衡，该菌便可引起人体发病，引起菌血症、心内膜炎、脑膜炎、尿路感染及肺部感染等。

食酸代尔夫特菌为人类少见的机会致病菌，广泛分布于自然界。由该菌引起的多种机会感染有见许多报道。早在1976年，Weinstein报道了该菌引起的留置血压监视器相关的医院菌血症，随后，Brinser等1977年报道了食酸代夫特菌所致的角膜溃疡，两例病人均对羧苄青霉素耐药。1990年，Horowitz等首次报道了食酸代夫特菌心内膜炎病例，该病人为42岁女性，有长期酗酒和10年的静脉吸毒史。之后，又有许多感染病例报道，如急性化脓性耳炎、眼睛感染、中心静脉导管相关菌血症、肺炎、腹膜炎等。食酸代夫特菌致病性不强，多发生在免疫力低下，或伴有严重基础疾病，或有侵入性操作的病人中，且均为散发病例，尚未见暴发感染的报道。该菌对氨基糖苷类抗生素天然耐药，对喹诺酮类、碳青霉烯类及部分第三代头孢菌素等敏感。

（二）Ⅳ群简介

短波单胞菌属（brevundimonas）隶属于细菌界，变形菌门、α-变形菌纲，柄杆菌目（Caulobacterales），柄杆菌科（Caulobacteraceae）。1994年Segers等学者根据全细胞蛋白电泳图谱、脂肪酸组成和表型特征的数值分析，以及对DNA的G＋C含量和同源性的测定结果，将缺陷假单胞菌（P.diminuta）和泡囊假单胞菌（P.vesicularis）从假单胞菌属分离出来，另立新属，称为短波单胞菌属。属内目前有24个有效命名菌种，缺陷短波单胞菌（B.diminuta）、泡囊短波单胞菌（B.vesicularis）和范氏短波单胞菌（B.vancaneytii）已从人类临床标本分离出。其他菌种包括桔黄短波单胞菌（B.aurantiaca）、B.alba、B.aveniformis、B.bacteroides、B.bullata、B.intermedia、B.kwangchunensis、B.lenta、B.mediterranea、B.naejangsanensis、B.nasdae、B.subvibrioides、B.terrae和B.variabilis等。短波单胞菌属DNA G＋C含量为62～68mol%，代表菌种为缺陷短波单胞菌。

泡囊短波单胞菌为革兰染色阴性弧状杆菌，广泛存在于水、土壤、植物等自然界中，一般并不致病，仅偶尔在免疫力低下病人（如癌肿化疗、移植）的血、尿、胸腔积液、宫颈等标本中分离到，属条件致病菌，可引起中枢神经系统感染、血流感染、肺炎等。

缺陷短波单胞菌原称微小假单胞菌，为革兰染色阴性的短小杆菌，一般分布于自然界的土壤及河湖中，是一种条件致病菌，主要感染免疫缺陷病人，已从病人的血液、痰液、尿、胸腔积液、腹水和脑脊液等标本分离出来。

参 考 文 献

Almuzara M, Barberis C, Veiga F, et al.Unusual presentations of Comamonas kerstersii infection.New Microbes New Infect, 2017, 19: 91-95.

Armitage MH.Ultrastructure of metacercarial cysts of six heterophyid trematodes from fish.Parasitol Res, 2000, 86（12）: 1003-1007.

Bilgin H, Sarmis A, Tigen E, et al.Delftia acidovorans: A rare pathogen in immunocompetent and immunocompromised patients.Can J Infect Dis Med Microbiol, 2015, 26（5）: 277-279.

Brinser JH, Torczynski E.Unusual Pseudomonas corneal ulcers.Am J Ophthalmol, 1977, 84（4）: 462-466.

Calzada M, Roig M, Martínez-Toldos MC, et al.Urinary tract infection associated with Delftia acidovorans.Rev Esp Quimioter, 2015, 28（6）: 326-327.

Farooq S, Farooq R, Nahvi N.Comamonas testosteroni: Is It Still a Rare Human Pathogen? Case Rep Gastroenterol, 2017, 11（1）: 42-47.

Hatayama K.Comamonas humi sp.nov., isolated from soil.Int J Syst Evol Microbiol, 2014, 64（Pt 12）: 3976-3982.

Horowitz H, Gilroy S, Feinstein S, et al.Endocarditis associated with Comamonas acidovorans.J Clin Microbiol,

1990, 28（1）: 143-145.

Khalki H, Deham H, Taghouti A, et al.Comamonas testosteroni appendicitis.Med Mal Infect, 2016, 46（3）: 168-170.

Otto LA, Deboo BS, Capers EL, et al.Pseudomonas vesicularis from cervical specimens.J Clin Microbiol, 1978, 7（4）: 341-345.

Penna VT, Martins SA, Mazzola PG.Identification of bacteria in drinking and purified water during the monitoring of a typical water purification system.BMC Public Health, 2002, 2: 13.

Subhash Y, Bang JJ, You TH, et al.Description of Comamonas sediminis sp.nov., isolated from lagoon sediments.Int J Syst Evol Microbiol, 2016, 66（7）: 2735-2739.

Vijay AK, Willcox MDP.Adhesion of Stenotrophomonas maltophilia, Delftia acidovorans, and Achromobacter xylosoxidans to Contact Lenses.Eye Contact Lens, 2018, 44 Suppl 2: S120-S126.

Zalesak M, Ruzicka J, Vicha R, et al.Cometabolic degradation of dichloroethenes by Comamonas testosteroni RF2. Chemosphere, 2017, 186: 919-927.

二、假单胞菌属

假单胞菌属（pseudomonas）隶属于细菌界、变形菌门、γ-变形菌纲、假单胞菌目、假单胞菌科。假单胞菌属是一大群复杂的、具有重要意义的革兰阴性杆菌，包括来自临床和环境的菌种。大多数菌种属于腐生菌或植物致病菌。由于细菌代谢的多样性，该菌属内大多数菌种可以降解低分子量有机物、芳香族化合物和环境中的污物。

假单胞菌属12个种与人类致病性有关。根据产荧光素能力分为2个群，产荧光种包括铜绿假单胞菌（P.aeruginosa）、荧光假单胞菌（P.fluorescens）、恶臭假单胞菌（P.putida）、威隆假单胞菌（P.veronii）、蒙氏假单胞菌（P.monteilii）和摩氏假单胞菌（P.mosseli）；不产荧光种包括施氏假单胞菌（P.stutzeri）、门多萨假单胞菌（P.mendocina）、产碱假单胞菌（P.alcaligenes）、假产碱假单胞菌（P.pseudoalcaligenes）、浅黄假单胞菌（P.luteola）和栖稻假单胞菌（P.oryzihabitans）。

（一）生物学特性

假单胞菌属为革兰阴性杆菌，菌体直或微弯，无芽胞、无荚膜，有单鞭毛（铜绿假单胞菌、施氏假单胞菌、产碱假单胞菌）或丛鞭毛（荧光假单胞菌、恶臭假单胞菌），运动活泼。本属细菌专性需氧，生长温度范围广，最适生长温度35℃（荧光假单胞菌25℃），少数细菌可在4℃（荧光假单胞菌）或42℃（铜绿假单胞菌）生长，可以此来鉴别细菌。细菌生长的pH 5~9，最适pH为7。营养要求不高，在普通培养基上均可生长，可产生多种水溶性色素，主要有绿脓素

（pyocyanin）和青脓素（pyoverdin）。青脓素（黄脓菌素）是一种水溶性的黄绿色或黄棕色色素，在360nm紫外光下可发出黄绿色荧光，故又称荧光素。细菌在液体培养基中呈混浊生长，常在其表面形成菌膜。在麦康凯平板上生长良好，各种菌在血平板上形成不同的菌落特征，根据生长特性可进行初步鉴定。在血平板上，荧光假单胞菌30℃孵育24小时后形成灰白色、扁平稍隆起、湿润、光滑、边缘整齐的菌落，无溶血，挑取菌落呈黏丝状。产碱假单胞菌和恶臭假单胞菌都形成光滑、湿润、边缘整齐的灰色菌落，无溶血。

（二）鉴别

1.产荧光假单胞菌的鉴别 主要生物学特性是能产生水溶性色素青脓素，即荧光色素。铜绿假单胞菌还可产生绿脓素、红脓素和黑脓素。根据培养物的菌落特征、产生水溶性绿色色素、特殊的生姜气味、氧化酶试验、葡萄糖氧化发酵（O/F）试验等即可对铜绿假单胞菌做出初步鉴定。但对色素产生不典型的铜绿假单胞菌（占4%~10%）还需要做其他生化反应与其他假单胞菌相鉴别，包括O/F试验为氧化型，鞭毛染色呈极端鞭毛（少于3根），动力、氧化酶和精氨酸双水解酶试验阳性等。与同样产荧光素的荧光假单胞菌和恶臭假单胞菌的鉴别要点在于铜绿假单胞菌42℃时可生长，后两者不能生长。与不产荧光素的浅黄假单胞菌和栖稻假单胞菌的鉴别在于铜绿假单胞菌氧化酶阳性，可产生蓝绿色色素；而浅黄假单胞菌、栖稻假单胞菌氧化酶阴性。

荧光假单胞菌和恶臭假单胞菌以不还原硝酸盐，氧化木糖产酸区别于本群其他菌种。荧光假单胞菌在4℃生长和水解明胶（4~7天），这两个特性可与恶臭假单胞菌相鉴别（后者均阴性）。

威隆假单胞菌能还原硝酸盐产生氮气，但是不能水解乙酰胺，42℃不生长。蒙氏假单胞菌不能还原硝酸盐、水解明胶和分解木糖产酸，区别于其他产荧光细菌。摩氏假单胞菌同样不能将硝酸盐还原为亚硝酸盐或者氮气，也不能分解木糖产酸，但是92%的分离株能水解明胶。

2.不产荧光假单胞菌的鉴别 施氏假单胞菌落以其干燥、皱褶的特点有别于其他假单胞菌，该菌精氨酸双水解酶阴性，不分解乳糖产酸，其独特的生化特性是水解淀粉。门多萨假单胞菌落光滑、扁平、无皱褶、产褐色色素，关键生化试验包括还原硝酸盐产生氮气、精氨酸双水解酶阳性，不水解淀粉和乙酰胺。

产碱假单胞菌和假产碱假单胞菌生化反应不活泼，与其他生化反应不活泼的革兰阴性杆菌的区别在于：氧化酶反应阳性、有动力（单极鞭毛）且能在麦康凯琼脂上生长。产碱假单胞菌不分解果糖，区别于假产碱假单胞菌。

浅黄假单胞菌和栖稻假单胞菌氧化酶阴性，产生不溶

性黄色素。菌落通常粗糙、皱缩、黏附性和罕见光滑型菌落。浅黄假单胞菌β-半乳糖苷酶试验（ONPG试验）阳性和水解七叶苷，此两点可与栖稻假单胞菌相鉴别。

（三）临床意义

假单胞菌属分布广泛，土壤、水和空气中均有存在，是植物根际土壤周围起生物防治功能的主要细菌类群。目前，世界各地对假单胞菌的应用研究有了大量的报道，涉及领域包括用于农业生物防治、植物生长调节、生物杀虫、环境保护和医药开发等。假单胞菌对植物生长的促进作用主要通过其产生的植物生长激素。在环境保护方面，假单胞菌主要被用于化学农药的降解、废水处理、油污处理等。

该属大多数细菌常常以生物膜的形式附着在物体表面而使物体表面黏滑。在卫生保健机构中，该菌可见于下水道、淋浴喷头、呼吸机和牙医所用的冷却钻牙设备的水中。该属的某些菌种能在恶劣环境如消毒液中生长，可导致假性菌血症。人感染主要来源于环境、污染的医疗器械、输液或注射等，成为医院感染的主要病原菌。在人类非发酵菌感染中，假单胞菌属占70%～80%，主要为铜绿假单胞菌，其次为恶臭假单胞菌、荧光假单胞菌等。

铜绿假单胞菌不仅广泛存在于环境中，也存在于正常人体的肠道、皮肤及外耳道，当宿主正常的防御机制被改变或损伤时，如烧伤、留置导尿管、气管切开插管等，以及免疫机制缺损时，如肿瘤病人、器官移植病人等，可导致皮肤、呼吸道、泌尿系统、眼部等感染。当细菌毒力强、数量多而机体抵抗力降低时，细菌可在血中繁殖引起菌血症、脑膜炎。

荧光假单胞菌具有极强的代谢能力，能够在哺乳动物宿主以外的广泛环境中存活，包括土壤、根际和植物表面、非无菌药物、淋浴喷头，甚至室内墙壁表面等。荧光假单胞菌的毒性比铜绿假单胞菌小得多，可从伤口、痰、胸腔积液、尿或血液中分离出。大多数报道的病例归因于输血或使用与静脉输液有关的受污染设备。由于荧光假单胞菌具有嗜冷性，可在血库储存的血中繁殖，若输入含有此种细菌的库存血液或血制品，可导致菌血症、感染性休克或血管内凝血等严重后果，其内毒素的磷脂部分可导致输血后不可逆的休克。在低温温度下生长和在物体表面形成生物膜的能力使得荧光假单胞菌污染成为血液相关感染和暴发的一个特殊问题。虽然在荧光假单胞菌特异性抗体和克罗恩病之间已经发现了相关性，但是这种联系的根本机制还没有被确认。荧光假单胞菌可从呼吸道标本中培养出来，但其在肺炎或其他呼吸道感染中的作用尚不清楚。在一项对1000多种从囊性纤维化病人获得的呼吸道标本的调查中，荧光假单胞菌约占2%，并认为其是定植菌，而非急性感染菌。在密歇根大学医院的一项细菌培养分离的调查中，在11年的时间里，荧光假单胞菌从240多个不同

的呼吸标本中培养出来，大约每月2个标本。在荧光假单胞菌阳性的病人中，最常见的肺部基础疾病是囊性纤维化（38.8%），其次是其他慢性呼吸道疾病（16.1%），包括慢性阻塞性肺病、哮喘和非囊性纤维化的支气管扩张症。荧光假单胞菌常与其他微生物共同分离，最常见的是口腔菌群（85.1%），其次是铜绿假单胞菌（25.6%）、金黄色葡萄球菌（15.7%），以及嗜麦芽窄食单胞菌（11.6%）。该调查提示荧光假单胞菌通常不是急性感染的病因。临床调查也发现，即使在没有急性感染或暴发的情况下，也会定期从临床样本中培养出荧光假单胞菌。总之，文献报道的在疾病暴发/极端情况下发现荧光假单胞菌感染的报道和在没有急性疾病的情况下在人体样本中发现荧光假单胞菌的临床调查之间存在着明显的差异。前者认为荧光假单胞菌是因为污染或宿主免疫功能受损而偶然与人类宿主相关；后者认为荧光假单胞菌可以在人类宿主中定植和繁殖。在基因组学、分子微生物学和宿主对荧光假单胞菌的免疫反应等方面的进一步研究将有助于深入了解这些细菌在人类健康和疾病中所起的作用。

恶臭假单胞菌为鱼的一种致病菌，常从腐败的鱼中检出，也可作为人类咽部的正常菌群，是人类少见的条件致病菌，当病人出现菌群失调、宿主免疫力低下或创伤后等免疫功能下降情况时，极易引起呼吸道、泌尿系统、切口、伤口、骨髓、血流等部位感染，分泌物有腥臭味，且多与医院感染有关。恶臭假单胞菌感染通常病情较重，因为该菌自溶后释放出内毒素而致中毒症状，可造成多器官感染、菌血症、感染性休克，甚至危及生命。

施氏假单胞菌在人类的呼吸道、泌尿系统均可发现，为条件致病菌，可引起原发性或继发性感染，如呼吸道感染、中耳炎、关节炎、尿路感染及菌血症等。

产碱假单胞菌广泛存在于多种水源中，是医疗用水污染的主要原因。产碱假单胞菌如污染新生儿温箱湿化用水和氧气湿化用水，极易导致新生儿呼吸道感染甚至菌血症等。产碱假单胞菌还可引起化脓性脑膜炎、尿道炎、骨髓移植受体导管相关性心内膜炎、肺炎等感染性疾病。

栖稻假单胞菌是一群非发酵，氧化酶阴性、过氧化氢酶阳性的革兰阴性杆菌。在自然界中，该菌从稻田中分离出来。在医院里，已经从排水管和呼吸治疗设备中分离出来。栖稻假单胞菌是一种罕见的条件致病菌，是导致带有中央静脉装置的免疫抑制病人菌血症的原因。栖稻假单胞菌可引起多种疾病，如菌血症、伤口感染、鼻窦炎、肺炎、脑膜炎、软组织感染及腹膜炎等。1997年Lin等报道了中国台湾地区某医院12例栖稻假单胞菌菌血症病例。1998年Glacometti等报道了4例栖稻假单胞菌感染所致社区获得性肺炎，3例为HIV阳性病人，1例患有慢性粒细胞白血病。2017年Owusu报道了1例1岁女孩因头皮和颈部脓肿入院病例，病人血培养查到栖稻假单胞菌，经庆大霉素治疗后，病

情缓解。健康人群偶可感染栖稻假单胞菌。Tenad等对6例栖稻假单胞菌所致皮肤和软组织感染进行了回顾性分析。76.9%的病人有易感因素，包括既往手术史、免疫抑制、糖尿病、创伤、咬伤和哺乳等。在大多数情况下，环境可能是感染的来源。Bhatawadekar等2013年报道了1例45岁健康男性因栖稻假单胞菌感染导致泌尿系统感染。栖稻假单胞菌多对抗生素敏感，临床治疗效果较好。

浅黄假单胞菌在土壤、水和其他潮湿环境中经常被发现，可以污染溶液，如蒸馏水、消毒剂和静脉溶液等，是有基础疾病病人或留置导管病人的条件致病菌。浅黄假单胞菌可引起与静脉留置导管、假体瓣膜内膜炎、胰腺炎、异物和皮肤脓肿有关的血液感染。非菌血症如神经外科术后感染、致死性脑膜炎、股骨脓肿、眼内炎、面部蜂窝织炎、肾周脓肿、镰状疾病病人腿部溃疡和手部感染等病例偶被报道。

门多萨假单胞菌1992年首次被报道可引起人类感染，菌血症病例多见于感染性心内膜炎，非菌血症病例多与骨和软组织感染有关。威隆假单胞菌与肠道炎症性假瘤相关。其他假单胞菌亦可从人类各种标本中分离出，但临床意义尚不明确。

参考文献

Aragone MR, Maurizi DM, Clara LO, et al.Pseudomonas mendocina, an environmental bacterium isolated from a patient with human infective endocarditis.J Clin Microbiol, 1992, 30(6): 1583-1584.

Barton MD, Petronio M, Giarrizzo JG, et al.The genome of Pseudomonas fluorescens strain R124 demonstrates phenotypic adaptation to the mineral environment.J Bacteriol, 2013, 195: 4793-4803.

Bayhan GI, Senel S, Tanir G, et al.Bacteremia caused by Pseudomonas luteola in pediatric patients.Jpn J Infect Dis, 2015, 68(1): 50-54.

Bhatawadekar SM.Community-Acquired urinary tract infection by pseudomonas oryzihabitans.J Glob Infect Dis, 2013, 5(2): 82-84.

Bouallègue O, Mzoughi R, Weill FX, et al.Outbreak of Pseudomonas putida bacteraemia in a neonatal intensive care unit.J Hosp Infect, 2004, 57(1): 88-91.

Dickson RP, Erb-Downward JR, Freeman CM, et al.Changes in the lung microbiome following lung transplantation include the emergence of two distinct Pseudomonas species with distinct clinical associations.PLoS One, 2014, 9: e97214.

Glacometti A, Cirioni O, Quarta M, et al.Unusual clinical presentation of infection due to Flavimonas oryzihabitans. Eur J Clin Microbiol Infect Dis, 1998, 17: 645-648.

Kim SE, Park SH, Park HB, et al.Nosocomial Pseudomonas putida Bacteremia: High Rates of Carbapenem Resistance and Mortality.Chonnam Med J, 2012, 48: 91-95.

Klinger JD, Thomassen MJ.Occurrence and antimicrobial susceptibility of gram-negative nonfermentative bacilli in cystic fibrosis patients.Diagn Microbiol Infect Dis, 1985, 3: 149-158.

Korcova J, Koprnova J, Krcmery V, et al.Bacteraemia due to Pseudomonas putida and other Pseudomonas non-aeruginosa in children.J Infect, 2005, 51(1): 81.

Lin RD, Hsueh PR, Chang JC, et al.Flavimonas oryzihabitans bacterimia: Clinical features and microbiological characteristics of isolates.Clin Infect Dis, 1997, 24: 867-873.

Murray AE, Bartzokas CA, Shepherd AJ, et al.Blood transfusion-associated Pseudomonas fluorescens septicaemia: is this an increasing problem? J Hosp Infect, 1987, 9: 243-248.

Ochi F, Tauchi H, Nagai K, et al.Pseudomonas oryzihabitans bacteremia in a child with peripheral T-cell lymphoma after allogeneic bone marrow transplantation.Pediatr Int, 2018, 60(5): 486-488.

Owusu M, Owusu-Dabo E, Acheampong G, et al.Pseudomonas oryzihabitans sepsis in a 1-year-old child with multiple skin rashes: a case report.J Med Case Rep, 2017, 11(1): 77.

Panagopoulos GN, Megaloikonomos PD, Liontos M, et al.Pseudomonas oryzihabitans Infected Total Hip Arthroplasty.J Bone Jt Infect, 2016, 1: 54-58.

Pereira CS, Amorim SD, Santos AF, et al.Characterization of Aeromonas spp isolates from newborns hospitalized.Rev Soc Bras Med Trop, 2008, 41(2): 179-182.

Rapsinski GJ, Makadia J, Bhanot N, et al.Pseudomonas mendocina native valve infective endocarditis: a case report. J Med Case Rep, 2016, 10(1): 275.

Silby MW, Winstanley C, Godfrey SA, et al.Pseudomonas genomes: diverse and adaptable.FEMS Microbiol Rev, 2011, 35: 652-680.

Sutton CL, Kim J, Yamane A, et al.Identification of a novel bacterial sequence associated with Crohn's disease. Gastroenterology, 2000, 119: 23-31.

Tena D, Fernández C.Pseudomonas oryzihabitans: an unusual cause of skin and soft tissue infection.Infect Dis(Lond), 2015, 47(11): 820-824.

Tena D, Fernández C.Pseudomonas oryzihabitans: an unusual cause of skin and soft tissue infection.Infect Dis(Lond), 2015, 47(11): 820-824.

Yang CH, Young T, Peng MY, et al.Clinical spectrum of Pseudomonas putida infection.J Formos Med Assoc, 1996, 95: 754-761.

Yoshino Y, Kitazawa T, Kamimura M, et al.Pseudomonas putida bacteremia in adult patients: Five case reports and a review of the literature.J Infect Chemother, 2011, 17: 278-282.

病例解析

1.病例1：男，82岁。咳嗽、憋喘7年，再发4天。病人7年前出现咳嗽、憋喘，诊断为COPD，间断应用信必可都保、噻托溴铵等药物治疗。近2年病情反复发作，每年住院3～5次。4天前受凉后出现咳嗽，咳少量白黏痰，活动后胸闷明显，入院治疗。查体：T 36.5℃，双肺广布哮鸣音及少许湿啰音。辅助检查（2016-02-16）：白细胞计数 17.6×10⁹/L、中性粒细胞 0.77；C反应蛋白 140.06mg/L。病人既往多次胸部CT检查均示肺气肿表现，故入院当日拒绝胸部CT检查。入院后给予哌拉西林他唑巴坦4.5g 8小时1次联合左克0.4g每日1次静脉滴注。入院3天后仍咳嗽、憋喘，行胸部CT检查（2016-02-20）示双肺多发大片密度增高影，内见支气管充气征（图4-6-1）。

【诊断】施氏假单胞菌肺炎。

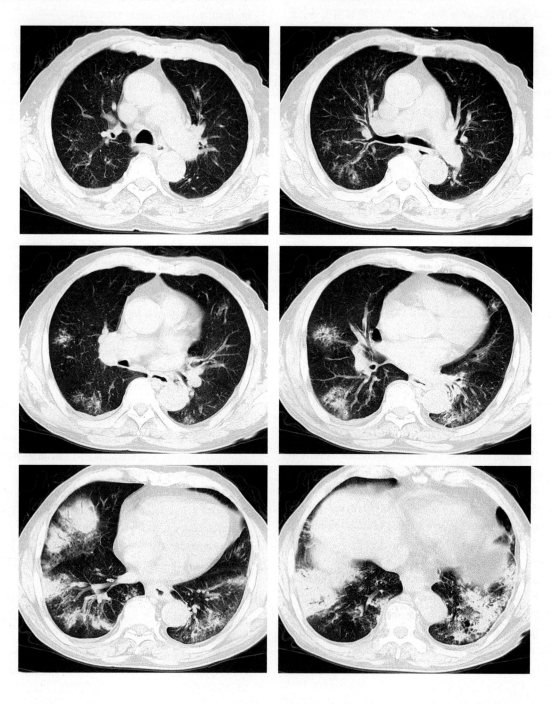

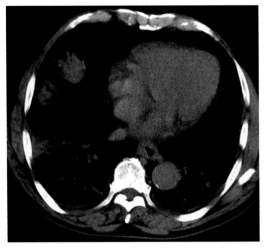
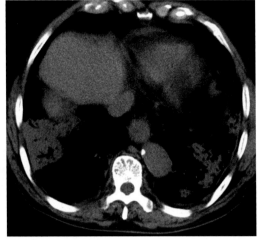

图4-6-1　双肺多发斑片、实变影（2016-02-20）

【诊断依据】老年男性，胸部CT示双肺多发斑片、实变影，沿支气管走行，外周为主，肺炎诊断明确。病人既往有COPD病史，多次住院治疗，影像提示肺部炎症，结合病变多发，首先考虑杆菌感染可能。病人经验性应用哌拉西林/他唑巴坦和左氧氟沙星治疗疗效差，提示可能存在耐药可能，改用亚胺培南西司他丁1.0g 8小时1次静脉滴注治疗。2天后辅助检查：血常规示白细胞计数 15.4×10⁹/L、中性粒细胞0.70；C反应蛋白59.83mg/L。2次痰培养结果回报：施氏假单胞菌（图4-6-2），对阿莫西林、阿莫西林/克拉维酸、哌拉西林、哌拉西林/他唑巴坦、替卡西林、替卡西林/克拉维酸、头孢噻吩、头孢西丁、头孢噻肟、头孢他啶、头孢吡肟、头孢呋辛、美罗培南、亚胺培南、复方新诺明、妥布霉素、阿米卡星、庆大霉素、环丙沙星、奈替米星均耐药。调整抗生素后，病人病情逐渐好转。辅助检查（2016-02-26）：血常规示白细胞计数 7.2×10⁹/L、中性粒细胞 0.63；C反应蛋白 12.99mg/L。复查胸部CT（2016-02-27）病变较前有所吸收（图4-6-3），好转出院。

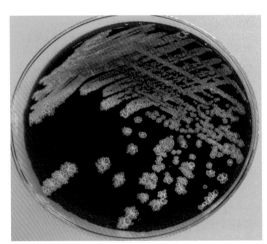
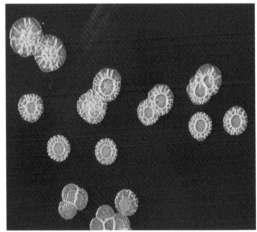

图4-6-2　血平板，干燥、褶皱、棕黄色、干花样菌落

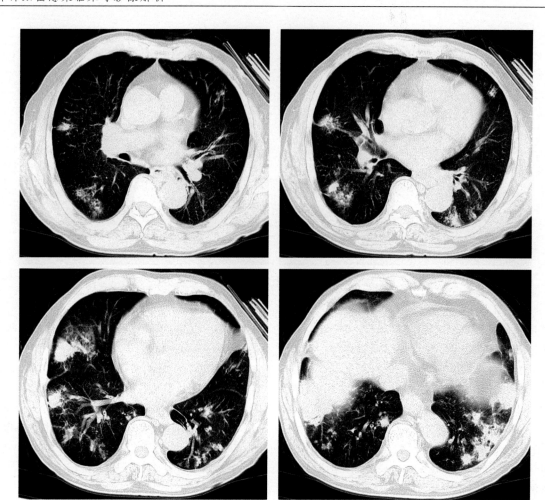

图4-6-3　双肺炎症，较前吸收（2016-02-27）

【分析】施氏假单胞菌（Pseudomonas stutzeri）无芽胞，无荚膜，单鞭毛。在血琼脂平板上35℃培养18～24小时，呈圆形、湿润、灰白色菌落；部分会形成淡黄色、干燥、稍扁平、皱褶样菌落，类似于类鼻疽伯克霍尔德菌，鉴别在于其缺乏精氨酸双水解酶活性和不能分解乳糖产酸。在麦康凯琼脂平板上呈圆形或不规则无色半透明菌落。氧化酶试验和触酶试验均阳性。施氏假单胞菌呈浅褐色到棕色，能水解淀粉，为其特有生化特性，可与其他假单胞菌相鉴别。多次转种后光滑型菌落增多，呈迁徙生长及扩散。

施氏假单胞菌通常在土壤、水和医院环境中发现。该菌是条件致病菌，一般情况下不致病，临床检出率较低，其感染罕见。然而，患有各种基础疾病的病人（肝硬化、COPD、尿毒症、恶性肿瘤和HIV感染等）偶可引起施氏假单胞菌感染。肺炎和血液透析有关的血液感染报道最多，也有关于脓胸、脓毒性关节炎、骨髓炎和软组织感染的报道。病人也可能通过创伤或医疗操作引起感染。

长期大量的使用抗菌药物容易导致耐药的发生，也易导致菌群失调，使原来不致病的细菌优势生长，导致感染的发生。施氏假单胞菌虽属少见病原菌，但该菌已经具有一定耐药性，对庆大霉素、阿米卡星、部分β-内酰胺类药物耐药比较明显，对多黏菌素B、头孢他啶、亚胺培南较敏感。本例即为广泛耐药菌株，β-内酰胺抑制剂和喹诺酮类药物联合多黏菌素B治疗可提高治疗效果。

（日照市结核病防治所呼吸科　冯连彩　提供）

2.病例2：男，34岁。发热、干咳、胸痛1天。体温最高39℃，自服感冒灵、布洛芬治疗无效。于2018-11-17入院。发病前2天曾接触观赏鱼。入院查体：T 37.9℃，BP 148/101mmHg。双肺呼吸音粗，未闻及干、湿啰音。辅助检查：血常规示白细胞计数 13.5×10⁹/L、中性粒细胞 10.0×10⁹/L；血清淀粉样蛋白A 491.5mg/L；血糖6.24mmol/L；尿常规、大便常规、肺炎支原体抗体等检查未见异常。行胸部CT检查（图4-6-4）。

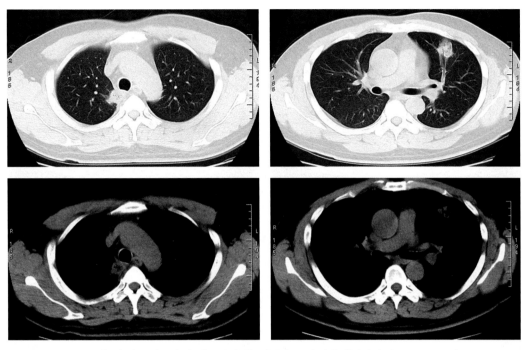

图4-6-4　左肺舌叶、右肺上叶后段胸膜下实变影，内见坏死和支气管充气征（2018-11-17）

【诊断】社区获得性肺炎。

【诊断依据】青年男性，社区发病，白细胞和血清淀粉样蛋白A升高，胸部CT示双肺炎症，诊断明确。入院后给予哌拉西林/他唑巴坦 4.5g 8小时1次、左氧氟沙星 0.5g 每日1次静脉滴注治疗。病人仍有发热，痰培养（2018-11-20）回报恶臭假单胞菌，对阿米卡星、庆大霉素、亚胺培南、美罗培南、头孢他啶、头孢吡肟、哌拉西林、哌拉西林/他唑巴坦、环丙沙星、左氧氟沙星敏感，对头孢唑林、氨曲南、阿莫西林/克拉维酸、氨苄西林/舒巴坦、复方新诺明、氯霉素耐药。复查胸部CT（2018-11-21）示双肺炎症较前进展（图4-6-5）。病人未再发热，胸痛、咳嗽明显减轻，复查血常规：白细胞计数 11.6×10⁹/L、中性粒细胞 8.7×10⁹/L。痰培养（2018-11-25）再次查到恶臭假单胞菌。病人两次查到该菌，且发病前曾接触观赏鱼，敏感抗生素治疗临床症状缓解，考虑恶臭假单胞菌为致病菌。继续抗感染治疗，复查CT（2018-11-28）病变较前吸收（图4-6-6），好转出院。

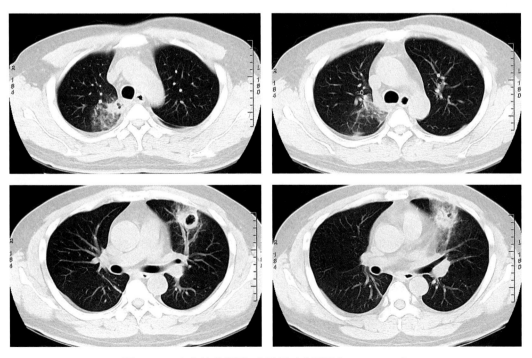

图4-6-5　病变较前进展，左肺舌叶空洞影（2018-11-21）

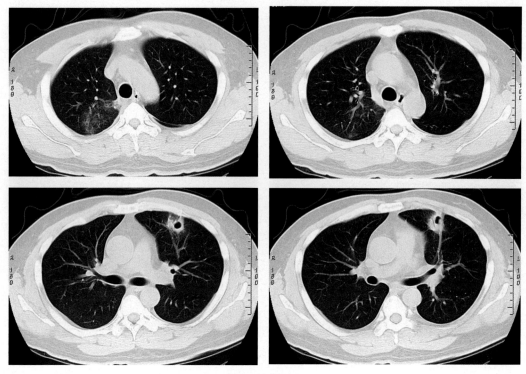

图4-6-6 病变较前吸收（2018-11-28）

【分析】恶臭假单胞菌为无芽胞革兰阴性需氧细长杆菌，属假单胞菌属，一般认为是鱼类的一种病原菌及环境污染菌，对人体是一种少见的机会致病菌，较罕见、毒力相对较低、抗菌药物敏感性较高，未引起临床重视。但随着抗菌药物的广泛应用，此菌耐药性上升，当病人出现菌群失调、宿主免疫力低下或创伤后等情况时，导致其感染率上升。恶臭假单胞菌感染一般局限于免疫缺陷病人和有侵入性医疗设备的病人。除儿童和因输入受污染血液或液体而暴发的病例外，很少报告恶臭假单胞菌菌血症。Yang等报道了1988年4月至1993年3月间中国台湾某医疗中心53位病患分离出的55株恶臭假单胞菌的临床及微生物学特征。其来源为尿样（24株）、痰液（12株）、血液（10株）、创口分泌物（3株）、腹腔积液（3株）、脑脊液（2株）、脐带拭子（1株），23%（12/53）的病例被认为是恶臭假单胞菌污染或定植。在41例有明显疾病的病人中，17人（41%）有尿路感染，10人（24%）有肺炎，8人（19%）有菌血症，3人（7%）有伤口感染，2人（5%）有脑膜炎，1人（2%）有腹膜炎。55%病人为医院内感染，病死率为29%（12/41）。病人死亡率与细菌引起的疾病类型之间没有显著相关性。体外药敏试验结果表明，亚胺培南和头孢他啶比其他抗菌药物更有效。Yoshino等报道了5例成人恶臭假单胞菌菌血症病例，并回顾以前报道的23例病例。5例病人包括3例导管相关性血流感染、1例留置胆管引流相关性胆管炎和1例胆囊炎。在以前报道的23例病例中，许多也包括导管相关性血流感染。在所有28例病例中，有24例（85.7%）

存在免疫功能低下。在临床治疗中，几乎所有存在导管相关性血流感染病例（92.9%）都去除了相关装置。恶臭假单胞菌菌血症预后良好，28例病人中有26例（92.9%）治愈。

恶臭假单胞菌对各种抗生素具有较高的敏感性，但恶臭假单胞菌多药耐药和碳青霉烯类耐药报道日渐增多。2005年，韩国全国抗菌耐药监测项目（KONSAR）收集了除铜绿假单胞菌以外的12株对亚胺培南具有耐药性的假单胞菌。其中8株（67%）为产金属β-内酰胺酶（MBL）的病原菌，均鉴定为恶臭假单胞菌。Kim等回顾性分析了2005年1月至2011年12月期间18例院内恶臭假单胞菌菌血症病例。其中，77%病例为导管相关性血流感染，56%病例为免疫缺陷状态（如实体瘤、血液系统恶性肿瘤、肝硬化）。18例恶臭假单胞菌分离株中分别有4株（22%）和5株（23%）对亚胺培南和美罗培南具有耐药性。同期同一医院共收集了171株铜绿假单胞菌血液分离株，并与18株恶臭假单胞菌分离株进行抗生素敏感性比较。碳青霉烯类耐药率与铜绿假单胞菌无显著差异，其他抗生素的耐药率也相似。说明多药耐药和碳青霉烯类耐药不仅在铜绿假单胞菌菌血症中普遍存在，而且在恶臭假单胞菌菌血症中也普遍存在。恶臭假单胞菌常见的原发性感染部位为中央静脉导管（7例，39%）、肺炎（5例，28%）和胆管炎（2例，11%）。14例（78%）病人有与主要感染部位相关的留置装置。30天死亡率为39%（7/18），碳青霉烯耐药的恶臭假单胞菌菌血症病人的病死率为40%（2/5），而碳青霉烯敏感的恶臭假单胞菌菌血症病人的病死率为38%（5/13）。院内恶臭假单胞菌菌血症病人对β-内酰胺类和碳青霉烯类药物耐药性更高，且与高病死率相关。与以前的报道相比，该研究恶臭假单胞菌菌血症病人的病死率很高。其可能原因首先是该研究中肺炎作为主要感染部位的发生率较高（28%），且病死率较高（40%，2/5），而既往研究报道恶臭假单胞菌感染病例中仅有13%的病人发生肺炎。其次是重症病人抗感染治疗不足。死亡的7名病人中有3名（43%）接受了不适当的抗生素治疗，而11名幸存者中仅有2名（19%）接受了不适当的抗生素治疗。

恶臭假单胞菌对氨曲南耐药率超过50%，不应作为治疗首选抗菌药物。对阿米卡星、头孢他啶、亚胺培南、美罗培南、环丙沙星、左氧氟沙星和多黏菌素多敏感，可作为临床治疗恶臭假单胞菌感染的可选择抗菌药物。耐药菌株的形成与细菌产生氨基糖苷类修饰酶、β-内酰胺酶（尤其是金属酶VIM、IMP）、消毒剂/磺胺耐药基因、整合子、外膜蛋白缺失和外排泵等机制有关。

三、铜绿假单胞菌

1862年Luckez最先发现铜绿假单胞菌（pseudomonas aeruginosa，PA），1882年Gessard首次成功分离出该细菌，直到1890年Charrin才确认其致病性。铜绿假单胞菌为假单胞菌属的代表菌种，能产生蓝绿色的水溶性色素，感染伤口时形成绿色有臭味的脓液，故又名绿脓杆菌。aeruginosa原意铜绿，即铜与空气中的氧气、二氧化碳和水等物质反应产生的物质，又称铜锈，正好表达了这种细菌所产生的水溶性色素。

（一）微生物学特点

1.形态与染色　铜绿假单胞菌是一种非发酵革兰阴性杆菌，菌体呈球杆状或长丝状，长短不一；单个、呈双或短链状排列（图4-6-7）；无芽胞，有荚膜，一端有单鞭毛，运动活泼，临床分离株常有菌毛。黏液型铜绿假单胞菌痰涂片镜下呈蛙卵样排列（图4-6-8）。

2.培养特性　该菌专性需氧，部分菌株能在兼性厌氧环境中生长，营养要求不高，在普通培养基上生长良好，可生长温度范围是25～42℃，4℃不生长而42℃生长是该菌的鉴别点之一。可形成5种不同形态的菌落。①典型型：菌落呈灰绿色，大小不一，扁平湿润，边缘不规则，呈伞状伸展，表面常可见金属光泽（图4-6-9，图4-6-10），这种光泽与菌落的自溶有关。②粗糙型：菌落呈纽扣状，表面粗糙，或菌落中央隆起，边缘扁平（图4-6-11，图4-6-12）。③大肠埃希菌样型：菌落圆形凸起，灰白色半透明，似大肠埃希菌菌落（图4-6-13，图4-6-14）。④黏液型：菌落光滑，隆起，呈黏液状，嵌入培养基中，不易挑起，似肺炎克雷伯菌菌落，但菌落无色半透明（图4-6-15，图4-6-16）。黏液性菌落变异型在囊性纤维化病人的呼吸道标本中尤为常见。⑤侏儒型（小菌落变异型）：生长缓慢，培养18小时尚不见菌落，24小时后才有细小、无光泽、半透明菌落（图4-6-17，图4-6-18）。

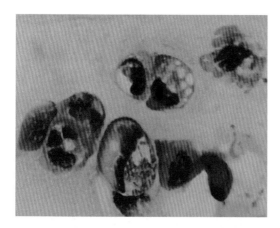

图4-6-7　痰涂片，革兰染色，被吞噬的铜绿假单胞菌

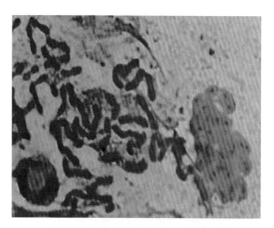

图4-6-8　痰涂片，黏液型铜绿，蛙卵样排列，可多种形态，菌体间的缝隙较大，黏液层不融合

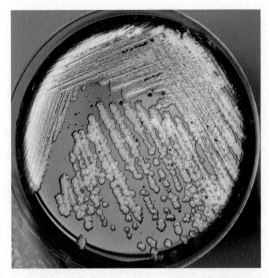

图4-6-9 血平板24小时,典型金属光泽

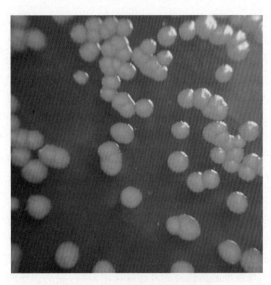

图4-6-12 麦康凯平板24小时

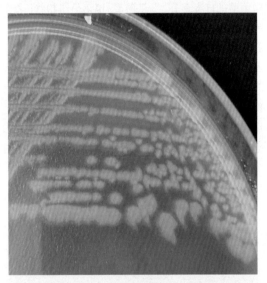

图4-6-10 麦康凯平板24小时

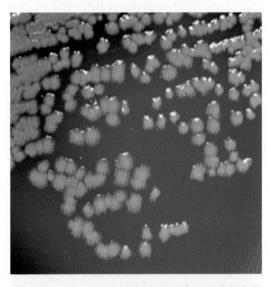

图4-6-13 血平板24小时,灰白色半透明隆起菌落

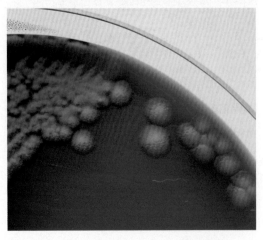

图4-6-11 血平板48小时,粗糙型菌落

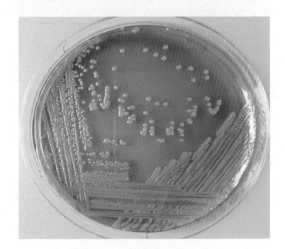

图4-6-14 麦康凯平板24小时

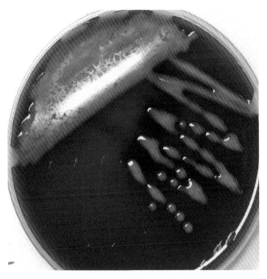

图4-6-15 血平板24小时,中等大小菌落,相邻菌落融合生长,一区有金属光泽

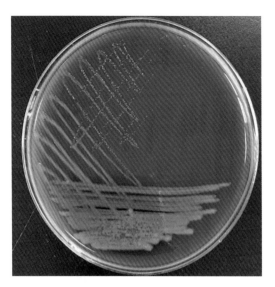

图4-6-17 血平板24小时,细小、无光泽、半透明菌落

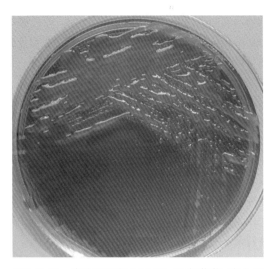

图4-6-16 麦康凯平板24小时,无色菌落,有金属光泽

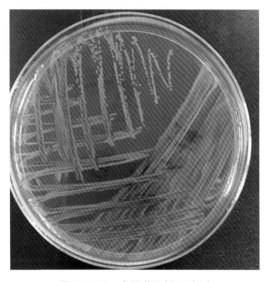

图4-6-18 中国蓝平板24小时

铜绿假单胞菌在血平板上35℃培养18~24小时,形成大而扁平、湿润、有金属光泽、蓝绿色、透明溶血环的菌落,有生姜气味;在液体培养基中呈浑浊生长,表面可形成菌膜,菌液上层为蓝绿色,而在培养基底部的细菌生长不良;在麦康凯平板上生长为乳糖不发酵菌落;在SS琼脂平板上,该菌经过24小时培养形成较小无色半透明菌落,一般不易与沙门菌和志贺菌菌落相区别,但经48小时培养菌落中央呈棕绿色。来自肺囊性纤维化病人的菌株常形成黏液型菌落(M型菌落)。

铜绿假单胞菌在普通琼脂平板上生长时,可产生多种水溶性色素,主要为绿脓素(绿脓菌素)和青脓素,前者为铜绿假单胞菌特征性色素,溶于水和氯仿,为蓝绿色色素(图4-6-19),无荧光性,具有抗菌作用;后者为荧光素,呈绿色,与绿脓素相结合会形成铜绿假单胞菌特征性的亮绿色,这一特征可将铜绿假单胞菌与产荧光的菌种相鉴别。从临床标本分离的铜绿假单胞菌有80%~90%产生绿脓素和青脓素,亦可产生其他水溶性色素,如红脓素(红色)(图4-6-20)和黑脓素(棕黑色)等。

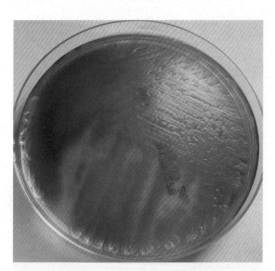

图4-6-19　产绿脓素菌落

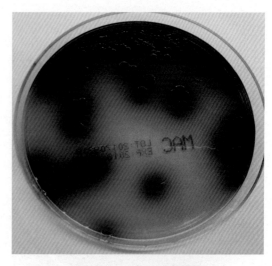

图4-6-20　产红脓素菌落

3.生化反应　该菌氧化酶阳性，能氧化分解葡萄糖和木糖，产酸不产气，但不分解乳糖和蔗糖。液化明胶、可分解尿素，还原硝酸盐为亚硝酸盐并产生氮气，吲哚阴性，利用枸橼酸盐，精氨酸双水解酶阳性。

4.血清分型　铜绿假单胞菌有菌体（O）抗原、鞭毛（H）抗原、黏液（S）抗原和菌毛抗原。利用O抗原进行分型，目前可分20个血清型，此外还可利用噬菌体或铜绿假单胞菌素分型。O抗原有两种成分：一种是外膜蛋白，为保护性抗原，免疫性强，具有属特异性；另一种为脂多糖（LPS），具有型特异性，可用于细菌分型。

5.抵抗力　铜绿假单胞菌对外界因素的抵抗力比其他无芽胞菌强，在潮湿的环境中能长期生存。对干燥、紫外线有抵抗力，但对热抵抗力不强，临床分离菌株对多种抗生素不敏感。

（二）致病机制

铜绿假单胞菌为条件致病菌，健康人的咽部、肠道和皮肤很少有铜绿假单胞菌定植，长时间游泳和潜水者的外耳例外。完整皮肤是天然屏障，活力较高的毒素亦不能引起病变。多形核中性粒细胞是对抗铜绿假单胞菌感染最重要的防御力量，正常健康人血清中含有调理素及补体，可协助中性粒细胞和单核细胞-巨噬细胞吞噬及杀灭铜绿假单胞菌，故不易致病。但如果改变或损伤宿主正常防御机制，如：皮肤黏膜破损、留置导尿管、气管切开插管或免疫机制缺损（如粒细胞缺乏、低蛋白血症、各种肿瘤病人、应用激素或抗生素的病人），在医院环境中常可从带菌发展为感染。烧伤焦痂、婴儿或儿童的皮肤、脐带和肠道、老年人的尿道是较常见的原发病灶或入侵门户。如果人体抵抗力降低或细菌毒力强，数量多，就可在血中生长繁殖，发生菌血症。

铜绿假单胞菌黏附于黏膜或异物上的能力较强，可

在菌落表面形成非特异通透性降低的生物膜，导致抗菌药物难以渗入其中而难以发挥抗菌作用。铜绿假单胞菌的致病性与其产生的大量毒力因子密切相关，除外细菌结构组分如脂多糖（内毒素）、荚膜、鞭毛、菌毛、Ⅲ型分泌系统，还可以分泌外毒素A（ToxA）、胞外酶、弹力蛋白酶、群体感应系统信号分子和绿脓菌素等许多毒力因子。其中，内毒素是引起全身炎症反应综合征的关键因素，但通常其含量较低。铜绿假单胞菌分泌的外毒素A是最重要的致病、致死性物质，可抑制哺乳动物的蛋白合成受阻并引起组织坏死，造成局部或全身疾病过程。动物模型表明：给动物注射外毒素A后可出现肝细胞坏死、肺出血、肾坏死及休克等，如果注射外毒素A抗体则对铜绿假单胞菌感染有保护作用。约90%的临床分离菌株产生外毒素A，外毒素A高转录水平与严重感染密切相关。在烧伤病人，其致死作用特别突出。铜绿假单胞菌尚能产生蛋白酶，外毒素A及弹力蛋白酶同时存在时则毒力最大。铜绿假单胞菌的弹力蛋白酶能特异裂解内皮细胞间连接的重要组成部分，即血管内皮细胞钙黏蛋白，不仅导致连接的中断，也破坏了内皮细胞的屏障作用。研究表明，弹力蛋白酶可以降解机体组织中的Ⅰ、Ⅲ和Ⅳ型胶原蛋白。胞外酶是铜绿假单胞菌所产生的一种不同于外毒素A的ADP-核糖转移酶，可以破坏细胞骨架，促进铜绿假单胞菌的侵袭扩散。感染产此酶的铜绿假单胞菌病人，可有肝功能损伤而出现黄疸。铜绿假单胞菌群体感应系统及其调节的毒力产物鼠李糖脂和弹性蛋白酶有助于铜绿假单胞菌在肺部的定植。绿脓素是铜绿假单胞菌产生的一种电化学活性代谢产物，参与各种重要的生物功能，包括基因表达、维持细菌细胞与生物膜形成的适应性，具有较强的氧化还原活性，可扩散并渗透进入细胞膜，过量产生氧自由基导致细胞死亡。绿脓菌素亦能干扰多种细胞功能，但是临床感染中的作用尚不明确。

（三）流行病学

铜绿假单胞菌广泛分布于潮湿环境并能长期生存，但在干燥环境中其生存能力明显下降。正常人皮肤（尤其潮湿部位如腋下、会阴部或耳道内）、呼吸道和肠道均有该菌存在，但分离率较低。近年来，铜绿假单胞菌感染的流行病学特点突出地表现在两个方面，一是院内感染，尤其是肺部感染的发病率不断增加，二是铜绿假单胞菌的耐药率居高不下。铜绿假单胞菌是重要的院内感染条件致病菌，占世界范围内院内感染细菌的10%～15%。2011—2012年中国CHINET细菌耐药监测调查显示，该菌在血流感染病原菌中占7.2%，居革兰阴性菌第3位，仅次于大肠埃希菌与肺炎克雷伯菌，较2010年度上升了3.1%。2014年综合性教学医院铜绿假单胞菌的分离率占所有分离菌株9.46%，位居第4位。美国疾病预防控制中心的全国医院获得性肺炎研究数据显示，1975—2003年HAP中铜绿假单胞菌比例从9.6%上升至18.1%；我国13家大型教学医院HAP的调查结果显示，铜绿假单胞菌的分离率为20.9%，占据第2位。铜绿假单胞菌菌株主要分离自住院病人（90.3%），以呼吸道标本分离株最多见（70.6%），其次是尿液（7.2%）。

全球性的细菌耐药监测SENTRY连续多年的监测数据显示，铜绿假单胞菌是引起医院获得性肺炎和呼吸机相关肺炎主要的革兰阴性杆菌。这可能与病人呼吸道分泌功能减退，纤毛活动减弱，分泌物增加，机体免疫力降低有关。当不合理的使用广谱抗菌药物时，杀灭了大量敏感细菌，使得定植生长的铜绿假单胞菌增多。另一组全球抗菌药物耐药趋势监测SMART10年监测结果显示，铜绿假单胞菌也是尿路感染和腹腔感染的重要病原体。

2005—2014年CHINET细菌耐药监测显示铜绿假单胞菌对常用抗菌药物的耐药率保持在较高水平，其中，全耐药菌株数量显著增多，在2011年和2012年分别达到1.8%和1.5%。但受益于抗菌药物的规范应用，该菌对所有受试抗菌药物的耐药率均有所下降。对庆大霉素和哌拉西林的耐药率分别由46%明显下降至4.9%和由44%明显下降至19.8%。对哌拉西林/他唑巴坦、环丙沙星和阿米卡星的耐药率分别由34%降至14.4%、由32%降至14.9 %和由23%降至9.4%。2015年CHINET细菌耐药监测显示，7700株铜绿假单胞菌对亚胺培南和美罗培南的耐药率分别为27.6%和23.4%；对多黏菌素B和阿米卡星的耐药率分别为1.1%和9.2%，对酶抑制剂复合制剂、庆大霉素、环丙沙星、头孢他啶、头孢吡肟和哌拉西林的耐药率＜20%。2017年CHINET细菌耐药监测显示，16562株铜绿假单胞菌对亚胺培南和美罗培南的耐药率分别为23.6%和20.9%；对多黏菌素B和阿米卡星的耐药率分别为0.9%和6.1%；对所测试的两种酶抑制剂复合制剂、庆大霉素、环丙沙星、左氧氟沙星、头孢吡肟和哌拉西林的耐药率＜20%。

铜绿假单胞菌导致的社区获得性肺炎（CAP）非常少见。在美国CAP中，铜绿假单胞菌的分离率仅有0.9%～11.9%，中国的流行病学调查结果类似，只有1.0%。Fine等1996年进行的一项包括127项研究、涉及33 148例病人的荟萃分析结果提示，由铜绿假单胞菌引起的CAP病人只有18例，但是总病死率高达61.1%（11/18）。Hatchette等2000年报道了1例67岁健康女性患上了致命的铜绿假单胞菌CAP，并回顾了11例已发表的健康成年人铜绿假单胞菌CAP病例。所有病人的平均年龄为45.3岁，5位病人是吸烟者，平均吸烟时间为40年。临床表现是非特异性的，虽然肺炎可以迅速致命，但只有33%病人死亡。暴露在被污染水的气溶胶中，是造成该人群中铜绿假单胞菌CAP的一个危险因素。另外，2/3的病人有右肺上叶病变，其原因可能为铜绿假单胞菌是专性需氧菌，上叶较高的通气和灌注比率为铜绿假单胞菌提供了一个更有利的生长环境。2014年Takajo等报道了1例50岁健康女性因呼吸困难进展迅速而被送到急症室。胸部影像学检查显示右肺上叶完全实变，提示大叶性肺炎。病人在入院当天因支气管出血而死于呼吸衰竭。尸检结果显示，右肺上叶肺泡腔满布炎症细胞，主要由巨噬细胞和中性粒细胞组成，肺泡腔和血管壁内的巨噬细胞铜绿假单胞菌抗体均阳性。2016年Cillóniz等对2023例有明确病因的CAP病例进行回顾性研究。其中，77例（4%）为铜绿假单胞菌感染。在68例有抗生素药敏试验数据的铜绿假单胞感染病例中，22例（32%）的分离株为MDR。49例（64%）铜绿假单胞菌所致CAP治疗不正确，包括17例（77%）MDR感染病例。男性、慢性呼吸道疾病、C反应蛋白＜12.35mg/dl和肺炎严重度指数为Ⅳ～Ⅴ级是铜绿假单胞菌感染的独立危险因素。与非MDR铜绿假单胞菌CAP病例相比，MDR铜绿假单胞菌CAP病例应用抗生素治疗更为频繁（58% vs 29%），抗生素治疗是诱发铜绿假单胞菌耐药的唯一风险因素。在多变量分析中，年龄≥65岁、铜绿假单胞菌所致CAP、慢性肝病、神经系统疾病、入住养老院、ARDS评分、急性肾衰竭、入住ICU和不适当的经验治疗是30天内死亡的危险因素。2017年Maharaj等报道了1例63岁健康女性因铜绿假单胞菌感染导致的CAP，并最终进展为坏死性肺炎而死亡。Maharaj等进一步对2001—2016年文献报道的9例铜绿假单胞菌CAP病例进行了回顾性分析。数据显示，铜绿假单胞菌的危险因素包括吸烟、饮酒、慢性阻塞性肺病、鼻窦炎和热水浴缸使用。铜绿假单胞菌的感染途径尚不清楚，但在7/9的病例中，病变部位都与右肺上叶有关，提示临床医生看到明显的上叶坏死或空洞性CAP时，在诊断时应考虑铜绿假单胞菌感染可能。2018年Sakamoto等报道了1例47岁的患有慢性阻塞性肺疾病的病人，因急性呼吸困难入院。影像学显示左上肺叶实变并空洞形成。血液和痰培养均检测出铜绿假单胞菌，病人最终死于呼吸衰竭，尸体解剖显示有多个小的坏死空洞融合。Rahdar等亦于2018年报道1例27岁的男性运动员感染了铜绿假单胞菌,导致CAP。在运动员中,胸部外伤可能是造成铜绿假单胞菌感染的一个危险因素。Rahdar等回顾性分析了15例文献报道的铜绿假单胞菌所致CAP病例。其中,53.3%的病人为女性,46.67%为男性,平均年龄为44岁,8例病人是吸烟者。病人的死亡率为46.6%,抗生素应用方案、性别和吸烟与病人的死亡率无明显相关性。快速、及时的诊断和治疗对社区获得性铜绿假单胞菌肺炎的预后至关重要。

(四)临床表现

健康人群能抵抗所有假单胞菌属细菌引起的严重感染。当宿主正常防御机制和免疫机制受损时,常引起呼吸

系统、骨及关节、皮肤及软组织等部位的感染。铜绿假单胞菌可引起内源性感染,即发生于机体抗定植能力受到破坏的病人,如中性粒细胞减少宿主胃肠道定植该菌后继发菌血症、气管插管个体发生肺炎(呼吸机相关性肺炎)、与肺部基础疾病如支气管扩张相关的慢性肺炎(图4-6-21)等。铜绿假单胞菌引起的感染亦可以是外源性的,如烧伤创面感染(常在受伤1周后出现)、结膜炎和角膜炎(多见于隐形眼镜使用者)、尿路感染、外耳炎(游泳者耳,见于长时间游泳和潜水者)、静脉吸毒者感染性心内膜炎、脑膜炎(多发生在创伤或外科术后)、毛囊炎(热水浴缸使用者多见,因铜绿假单胞菌在42℃时亦可存活)和骨髓炎(如在糖尿病足条件下)等。

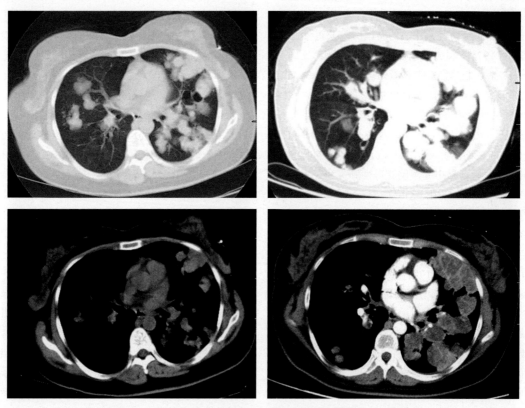

图4-6-21　女,40岁。双肺囊性支气管扩张并铜绿假单胞菌感染

(温州医科大学附属第一医院呼吸内科　陈彦凡　提供)

铜绿假单胞菌下呼吸道感染病人多有危险因素,常见的包括:①皮肤黏膜屏障发生破坏,如气管插管、机械通气、严重烧伤、留置中心静脉导管或胃管;②免疫功能低下,如中性粒细胞缺乏、实体肿瘤放化疗、糖皮质激素治疗及获得性免疫缺陷综合征(AIDS);③慢性结构性肺病,如支气管扩张症、COPD、肺囊性纤维化;④长期住院,尤其是长期住ICU;⑤曾经长期使用第三代头孢菌素、碳青霉烯类或者含酶抑制剂等抗菌药物,致菌群失调。当病人存在这些危险因素时,如再与已感染铜绿假单胞菌的病人

处于同一病房,或不合理使用抗菌药物等,则可发生铜绿假单胞菌感染。

在呼吸系统疾病中,COPD是最常见的容易发生铜绿假单胞菌感染的基础疾病之一,尤其是进展期以及因病情加重需要住ICU和机械通气的病人。当慢阻肺急性加重病人出现以下4项中的2项时,应考虑铜绿假单胞菌感染的可能:①近期住院史;②有经常(>4个疗程/年)或近期(近3个月内)抗菌药物应用史;③病情严重($FEV_1 < 30\%$);④口服糖皮质激素(近2周服用泼尼松龙>10 mg/d)。

铜绿假单胞菌肺炎一般是医院获得性感染，也可以为社区获得性感染。一般分为3种类型：慢性气道疾病合并铜绿假单胞菌感染，吸入性肺炎（社区获得性或医院获得性），血源性铜绿假单胞菌肺炎。临床表现常为突然发病，伴寒战、发热、严重的呼吸困难、咳黄色或黄绿色脓性痰。胸膜炎性胸痛不常见。原有肺部慢性疾病的病人，平时常伴慢性咳嗽、咳痰，当出现黄绿色脓痰、呼吸困难加重及肺功能进行性减退时，应考虑铜绿假单胞菌感染的可能。

铜绿假单胞菌菌血症多继发于大面积烧伤、静脉导管、心脏瓣膜置换术及各种严重慢性疾病等的过程中，病死率高，可有高热，常伴休克、急性呼吸窘迫综合征（ARDS）或弥散性血管内凝血等。在严重全身感染时炎症标志物，如内毒素和降钙素原可以出现升高。

（五）影像学表现

铜绿假单胞菌肺炎的影像学表现与支气管肺炎相同，为双肺多发的实变影（图4-6-22），可按小叶、亚段或段分布，斑片状或融合灶。其病理特征是血管侵袭和坏死，可见微脓肿、出血和局灶性坏死。所有肺叶均可受累，但其所致CAP以右肺上叶受累为主。不常见的影像学表现包括大叶性实变（图4-6-23～图4-6-26）、多发结节状阴影或（偶有）网格状表现。铜绿假单胞菌肺炎形成空洞（图4-6-27，图4-6-28）和脓胸的概率较低，可能与及时的诊断和治疗有关。部分病人可显示单侧或双侧胸腔积液。

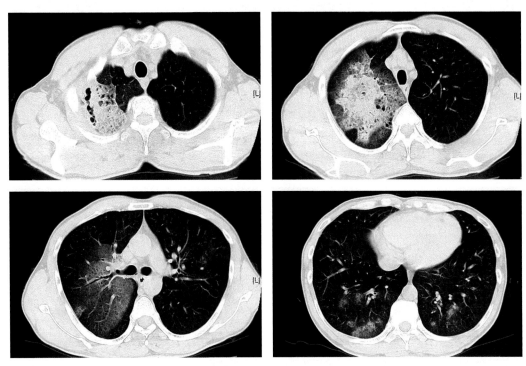

图4-6-22　男，36岁。发热、咳嗽、咳黄痰5天。右肺上叶实变影，双肺多发斑片影（2017-08-18）

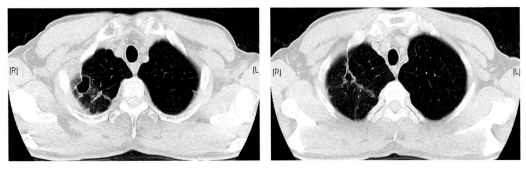

图4-6-23　哌拉西林/他唑巴坦联合左氧氟沙星治疗9天，病情明显好转。3个月后复查，病变吸收，残存囊腔和纤维条索影（2017-11-23）

（莱芜市人民医院影像科　陶宗贵　提供）

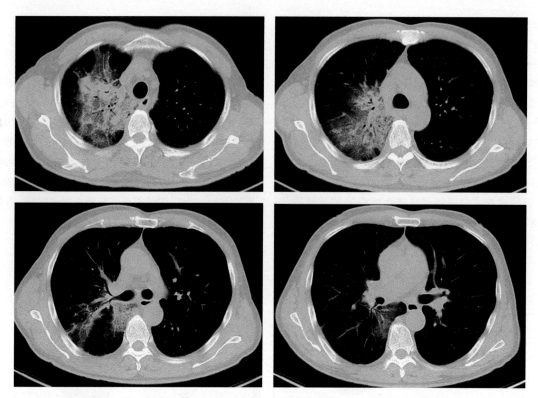

图4-6-24　男，62岁。发热、咳嗽、乏力4天。右肺实变影，边缘模糊（2018-07-19）

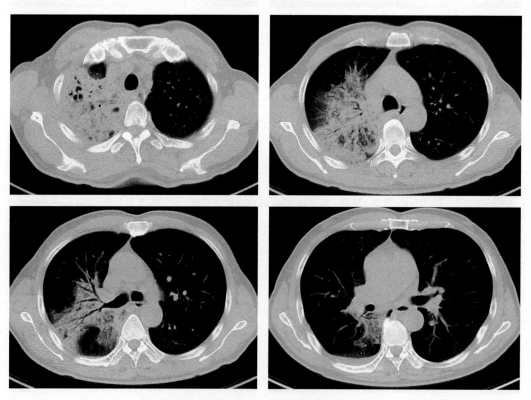

图4-6-25　美罗培南联合可乐必妥治疗5天，病变较前进展（2018-07-23）

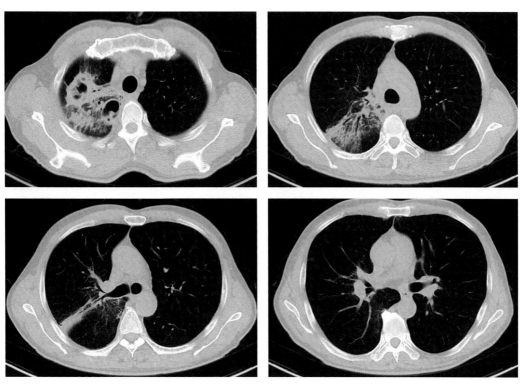

图4-6-26 可乐必妥联合头孢哌酮/舒巴坦治疗3天，舒普深单独治疗7天后复查胸部CT示病变明显吸收，可见空洞影（2018-08-03）

（浙江省立同德医院呼吸科 李国平 提供）

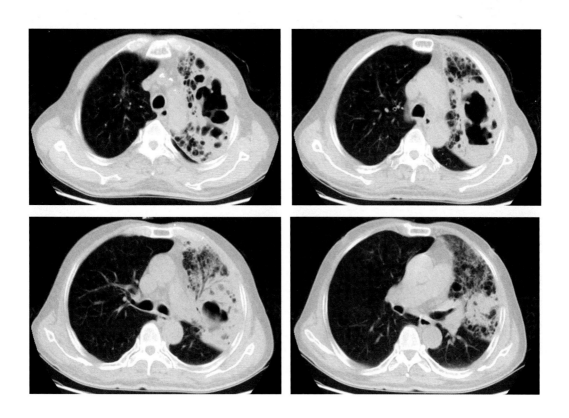

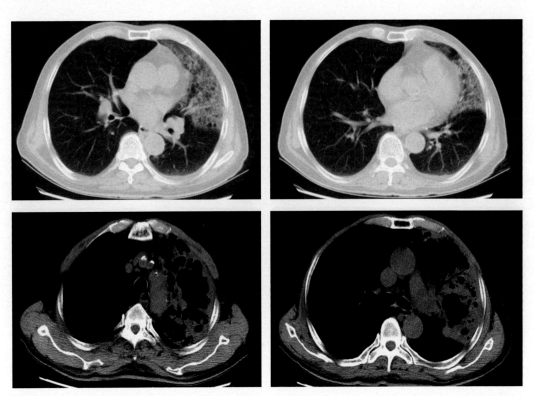

图4-6-27　男，71岁。发热伴咳嗽、咳痰45天。慢性支气管炎、肺气肿、左肺上叶实变、空洞影（2018-08-28）

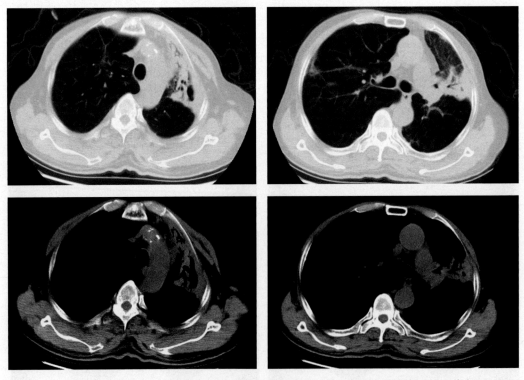

图4-6-28　病人多次痰培养和气管镜刷检均见铜绿假单胞菌，抗感染治疗后病变明显吸收（2018-10-23）

（山东省立医院东院保健呼吸科　倪玉华　提供）

（六）病原学诊断

从病人血液及无菌体液、尿液中分离到本菌，特别是反复检出者，结合临床表现即可确定是感染病原菌。铜绿假单胞菌很少血培养阳性，所以难以通过血培养确定病原学诊断，判断感染与否的证据主要来自呼吸道标本，而铜绿假单胞菌在呼吸道定植极为常见，尤其是广谱抗菌药物的使用能增加呼吸道中铜绿假单胞菌定植，因此呼吸道分泌物中铜绿假单胞菌培养阳性，必须慎重评估是定植还是感染。

首先，临床医生应严格掌握呼吸道标本的正确留取方法，如对病人进行充分培训，留取深部咳出的痰液，并尽量避免上呼吸道分泌物的污染。气管吸引标本、支气管肺泡灌洗液和保护性毛刷标本要比自然咳痰标本更可靠、更有价值，应尽可能采用，以提高呼吸道分泌物标本的质量。微生物实验室要严格把握标本质量，痰标本接种前应进行革兰染色镜检，判断痰标本是否合格，同时注意有无白细胞吞噬或伴行现象及细菌的染色和形态。定植菌很少引起体内的炎症反应，很少能够看到噬菌现象；如果涂片看到大量的炎症细胞，且在细胞胞质内看到大量的噬菌现象，病人发生感染的可能性比较大。应尽量采用定量培养，至少做半定量培养。细菌定量培养结果：气管内吸引标本（铜绿假单胞菌≥10^5CFU/ml）、支气管肺泡灌洗液（铜绿假单胞菌≥10^4CFU/ml）、防污染保护性毛刷采集的标本（铜绿假单胞菌≥10^3CFU/ml）时，有较大的参考价值。

其次，当培养阳性时，临床医生应考虑病人是否有相关临床表现，是否有铜绿假单胞菌感染的危险因素。如果无呼吸道症状又没有危险因素，即使培养阳性也多考虑为污染或定植，只需要采取感染控制措施。如果有肺部感染的临床表现或存在高危因素，应高度警惕铜绿假单胞菌感染可能，此时需充分参考其他临床指标如痰涂片镜检和定量、半定量培养结果、C反应蛋白和降钙素原等综合判断。当病人出现呼吸道感染症状时第一次铜绿假单胞菌培养阳性的意义较大，应结合临床表现和危险因素分析是否为致病菌；在采用非抗铜绿假单胞菌活性药物治疗过程中，治疗有效但反复铜绿假单胞菌培养阳性，应考虑为抗菌药物筛选的结果。

此外，临床上有时会碰到具有铜绿假单胞菌感染危险因素病人，呼吸道分泌物同时培养出铜绿假单胞菌和其他病原体，需慎重判定责任菌。如果是常见的对抗菌药物敏感的细菌如肺炎克雷伯菌、肠杆菌属，铜绿假单胞菌为定植菌可能性大；如果是多重耐药菌如耐甲氧西林金黄色葡萄球菌、鲍曼不动杆菌，需分析各自的定量和半定量结果，如铜绿假单胞菌为低浓度培养阳性则定植菌的可能性大。

（七）耐药机制

1.天然耐药 天然耐药（固有耐药）是细菌对某类抗生素的天然耐受，由天然耐药基因决定。天然耐药基因是指存在于某类细菌染色体上位置保守的与耐药相关的一类基因。天然耐药基因包括两种，一种是在原菌中有明显耐药表型的天然耐药基因，另一种是在原菌中没有表现出较为明显的耐药表型，但通过突变和提高表达量可导致较强的耐药表型，这种基因也被称为隐性天然耐药基因。

铜绿假单胞菌对多种药物存在天然耐药，如对氨苄西林、阿莫西林、头孢曲松、头孢噻肟、厄他培南、四环素及复方磺胺甲噁唑等抗生素天然耐药，而且在使用抗菌药物后还容易发生获得性耐药。铜绿假单胞菌难以被清除的重要原因是其天然耐药。铜绿假单胞菌拥有5567个基因编码6.26Mbp碱基对，相比之下，流感嗜血杆菌只有1714个基因编码1.83Mbp碱基对，而细菌只需1500个基因即可保证生长与繁殖，如此庞大的基因库，使得铜绿假单胞菌获得很强的天然耐药能力。

天然耐药机制主要包括膜孔蛋白缺失、钝化酶的产生及主动外排泵。虽然抗铜绿假单胞菌药物作用各有不同，但他们必须首先通过细胞膜进入相应靶位，所有革兰阴性杆菌均含有细胞膜以阻止大的、亲水性分子通过。为了进入细胞内，这些分子必须穿过细胞膜表面的孔蛋白。β-内酰胺类及喹诺酮类需穿过细胞膜上的孔蛋白，而氨基糖苷类及多黏菌素类需与细胞膜上的脂多糖结合，改变其通透性从而进入细胞内。铜绿假单胞菌外膜通透性低的主要原因是膜孔蛋白的缺失。铜绿假单胞菌产生几种和天然耐药有关的蛋白通道，主要的通道是OprF。铜绿假单胞菌上的特殊通道还包括：OprB（糖蛋白特殊通道）、OprP（磷酸盐特殊通道）、OprO（多聚磷酸盐特殊通道）、OprD（带正电荷的氨基酸特殊通道）。

钝化酶的产生主要包括β-内酰胺酶及氨基糖苷类钝化酶，大多数酶是铜绿假单胞菌由质粒编码从外界获得的。铜绿假单胞菌产生一种诱导型染色体AmpC酶，这种酶使它对氨苄西林、阿莫西林、阿莫西林/克拉维酸、第一代头孢菌素、第二代头孢菌素、头孢噻肟和头孢曲松耐药。氨基糖苷类钝化酶能导致药物不易进入菌体内，也不易与细菌内靶位（核糖体30S亚基）结合，从而失去抑制蛋白质合成的能力。

外排泵系统是一种更为普遍的天然耐药机制。在铜绿假单胞菌中存在着多药外排系统RND家族，它能导致β-内酰胺类、氯霉素、氟喹诺酮类、大环内酯类、新生霉素、磺胺类、四环素和氨基糖苷类等抗菌药物的泵出，促使细菌适应不同的环境并对大多数抗菌药物耐药。铜绿假单胞菌的外排系统也可排出毒力因子，增强了它们对宿主的毒性。

天然耐药基因并不意味着其不会发生移动。天然耐药基因可以被移动元件获得，进而进行水平转移，最终导致对抗生素的耐药。

2.获得性耐药 很多抗生素能克服铜绿假单胞菌的天

然耐药,从而对该种细菌有活性,但铜绿假单胞菌对所有抗假单胞菌抗生素都可产生获得性耐药。获得性耐药是细菌通过突变和水平转移获得耐药的特性。

(1)染色体突变:一些染色体基因的突变已经确定和耐药有关。铜绿假单胞菌可以通过突变增加外排泵、产生β-内酰胺酶及改变细菌的作用靶位。例如,*MexZ*基因突变可以导致MexXY-OprM外排泵表达,从而对氨基糖苷类、氟喹诺酮及头孢吡肟产生耐药。*gyrA*基因的改变能够使DNA解旋酶的结构改变,而后者是喹诺酮作用的靶位,核糖体30S亚基的突变可以导致对链霉素的耐药。青霉素结合蛋白突变可导致对β-内酰胺类的耐药。有研究证实,囊性纤维化病人染色体突变增加细菌耐药性。当存在生物膜时,这些突变率明显增加,例如当生物膜存在时,铜绿假单胞菌对环丙沙星耐药的突变率增加近100倍。

(2)通过质粒获得耐药基因:许多质粒编码的基因都被证实和获得性耐药有关,质粒通过结合及转导耐药基因导致铜绿假单胞菌耐药甚至多重耐药的产生。铜绿假单胞菌被证实可以产生以下β-内酰胺酶:丝氨酸β-内酰胺酶(PSE、CARB 和TEM),超广谱β-内酰胺酶(包括TEM、SHV、CTX-M、PER、VEB、GES和IBC),金属β-内酰胺酶(IMP、VIM、SPM 和 GIM)和碳青霉烯酶(KPC)。铜绿假单胞菌可以通过质粒获得氨基糖苷类修饰酶,这些酶可使氨基糖苷类药物磷酸化、乙酰化或者酰苷化,这些酶的表达使铜绿假单胞菌耐药性增加。

3.适应性耐药 适应性耐药指可以诱导的依赖环境刺激或抗生素持续应用而产生的耐药。当受到外界环境刺激及应用抗菌药物时细菌可以通过改变自身生存环境而产生耐药,主要表现形式为群体感应系统(QS)的产生、群集运动及生物膜生成。这种耐药机制主要通过基因表达的诱导改变或抗生素靶位改变介导,而不是通过筛选耐药突变体发生。该机制可介导铜绿假单胞菌对β-内酰胺类、氨基糖苷类、多黏菌素类、氟喹诺酮类抗生素耐药。据报道,一旦菌株遇到某种浓度的特定抗生素,便可在随后的暴露中耐受更高浓度的抗生素,同时也可能发生对其他抗生素的交叉耐药。适应性耐药早在1966年被发现,触发因素包括:抗生素、氧化应激(由抗生素诱导)、杀菌剂、pH、厌氧生活、阳离子、碳源以及生物膜的形成和群集运动。这些刺激因子导致许多基因的调节,影响外排泵、生物膜形成及酶的产生。适应性耐药的一个重要特点是一旦外界诱因祛除后,有机体又恢复了天然的敏感性,这可能可以解释为什么铜绿假单胞菌治疗体外试验有效而体内试验无效,可能是由于适应性耐药的影响,尤其多见于肺间质纤维化、呼吸机相关性肺炎、导管相关感染等铜绿假单胞菌感染并存在生物膜的病人。

4.铜绿假单胞菌具体耐药机制

(1)产生灭活酶:铜绿假单胞菌可产生β-内酰胺酶、氨基糖苷类修饰酶等,使铜绿假单胞菌对β-内酰胺类、氨基糖苷类药物耐药。β-内酰胺酶引起药物灭活是一种重要的耐药机制。β-内酰胺类抗菌药物主要通过抑制铜绿假单胞菌的D-丙氨酰-D-丙氨酸转肽酶,进而影响其细胞壁的正常合成而导致细菌死亡。β-内酰胺酶主要包括头孢菌素酶(AmpC)、超广谱β-内酰胺酶(ESBLs)和金属β-内酰胺酶(MBLs)等。

AmpC酶是是由肠杆菌科细菌和(或)绿脓假单胞菌的染色体或质粒介导产生的一类β-内酰胺酶,对第三代头孢菌素耐药但对第四代头孢菌素如头孢吡肟敏感且不被酶抑制剂克拉维酸和他唑巴坦所抑制,但其酶活性可被氯唑西林和硼酸抑制,又称作头孢菌素酶。

AmpC酶由*AmpC*基因编码产生,有很强的诱导性,主要以头孢菌素为底物,可水解除碳青霉烯类以外的所有抗铜绿假单胞菌的β-内酰胺类药物。大多数铜绿假单胞菌菌株天然存在*AmpC*基因,通常只表达少量AmpC酶。当β-内酰胺类抗菌药物存在时,部分细菌的细胞壁代谢底物N-乙酰胞壁酰三肽在胞内大量积累并将转录调控因子AmpR激活,从而诱导AmpC酶高表达,形成产AmpC酶的耐药菌株。AmpC酶分为诱导型、结构型和质粒型。质粒型AmpC酶可致耐药质粒在相同菌种间或不同菌种间相互传播,使治疗更加困难。

ESBLs是指由质粒介导的能水解所有青霉素类、头孢菌素类和氨曲南的一类酶。ESBLs通常由位于质粒上编码的广谱TEM-1、TEM-2或SHV-1酶结构基因突变,使酶活性中心一个或数个氨基酸发生取代而引起。ESBLs不能水解头霉素类和碳青霉烯类药物,能被克拉维酸、舒巴坦和三唑巴坦(他唑巴坦)等β-内酰胺酶抑制剂所抑制。铜绿假单胞菌中存在的ESBLs,主要以TEM、OXA、VEB、PER、CTX-M等群属最为常见。因抗菌药物使用特点的区别,各国家和地区ESBLs类型在不同细菌中具有较大的差异。

MBLs又称金属酶,作为最广谱的β-内酰胺酶,可水解除单环类(氨曲南)外所有的β-内酰胺类抗菌药物,从而使细菌对青霉素、头孢菌素和碳青霉烯类均耐药。除GES-2外,铜绿假单胞菌中所有碳青霉烯酶菌属于金属酶。目前在铜绿假单胞菌株中主要发现4种MBLs,分别是IMP、VIM、SPM 和GIM,其中VIM-2型占主导地位,亚洲地区多以IMP型和VIM型最为常见。VIM常见于铜绿假单胞菌,目前已经播散到肠杆菌科部分种和不动杆菌属,存在于以下细菌的整合子:铜绿假单胞菌、恶臭假单胞菌、施氏假单胞菌、荧光假单胞菌、鲍曼不动杆菌、肺炎克雷伯菌、产酸克雷伯菌、产气肠杆菌、黏质沙雷菌、木糖氧化无色杆菌和大肠埃希菌。大多数的MBLs位于耐药细菌的I类整合子中,常与其他耐药基因共存,极易发生水平传播。

氨基糖苷类钝化酶又称氨基糖苷类修饰酶。钝化酶可使铜绿假单胞菌对阿米卡星等氨基糖苷类抗菌药物产生耐药，主要原因是该酶能通过磷酸化、乙酰化或核苷转移修饰氨基糖苷类抗生素的氨基或羟基，使得抗菌药物的活性基团发生钝化，导致其结构改变；抗生素在往细胞内转运的过程中，未经钝化酶修饰的药物与经过钝化修饰的药物竞争结合位点，导致该类药物失去抗菌活性。

（2）菌体细胞膜通透性的改变：细胞膜是革兰阴性杆菌阻止抗生素进入的屏障，菌体细胞膜通透性的改变主要指菌体外膜抗生素通道蛋白的缺失或者表达量减少，导致抗生素不能进入菌体或进入菌体的量减少，从而导致耐药。细胞膜通透性降低是铜绿假单胞菌天然耐药非常重要的原因。铜绿假单胞菌外膜是一层半渗透性膜，由许多微孔蛋白组成，包括小通道微孔蛋白OprC、OprD、OprE和大通道微孔蛋白OprF等，其中OprD又分为OprD1、OprD2和OprD3。铜绿假单胞菌的孔蛋白OprD不仅是氨基酸和小肽分子进入细胞的通道，同时也是碳青霉烯类抗生素（美罗培南除外）进入细胞内的重要通道蛋白，而其他β-内酰胺类抗生素（如青霉素和头孢菌素类）不能通过此通道。铜绿假单胞菌的外膜通透性只有大肠埃希菌的1%～8%，这也是导致铜绿假单胞菌多重耐药的重要原因之一。当其编码基因oprD由于突变、删除和插入等原因导致表达量降低时，常常造成铜绿假单胞菌临床株对亚胺培南敏感性降低，但对美罗培南无影响，这也导致美罗培南对铜绿假单胞菌的敏感率要高于亚胺培南。同时，调控子MexT也能下调oprD基因的表达，最终导致对亚胺培南敏感性降低。研究发现，亚胺培南敏感株外膜蛋白OprD2的含量明显高于耐药株，因此oprD2基因编码的外膜蛋白OprD2被认为是亚胺培南进入菌体内发挥抗菌作用的特异性通道，其表达量的减少或缺失是铜绿假单胞菌对亚胺培南耐药的重要机制。Yoneyama等对铜绿假单胞菌菌株进行研究时发现，当实验人员将含有微孔蛋白oprD2基因的质粒导入到微孔蛋白oprD2基因缺失且对亚胺培南耐药的铜绿假单胞菌菌株体内时，该菌株即可恢复OprD2的表达，对亚胺培南由耐药变成了敏感。此外，还有其他孔蛋白能阻止抗生素进入细胞内，如铜绿假单胞菌的OprF，以及大肠埃希菌的OmpF和OmpC。然而，这些低通透性的外膜蛋白并不能完全阻碍抗生素进入细胞内，只能减少这些抗生素进入细胞的量，它们要与其他耐药机制如外排泵协同作用才能导致细菌产生明显耐药表型。

铜绿假单胞菌对喹诺酮类抗菌药物的耐药机制中也有一些是与其外膜有关，外膜蛋白和脂多糖的扩散作用是喹诺酮类抗菌药进入细菌体内发挥抗菌作用的重要机制，一旦细菌外膜蛋白或者脂多糖出现变异，抗菌药物进入细菌体内的量将会减少，细菌将会产生耐药性。喹诺酮类药物进入到铜绿假单胞菌内发生作用主要经过的孔蛋白有OmpC、OmpD2、OmpF、OmpG等。应用喹诺酮类抗菌药物治疗铜绿假单胞菌感染时，OmpD2、OmpF将会发生变

异而导致缺失，此类菌株将会对喹诺酮类药物耐药，而且在此种情况下，使用氯霉素、四环素等抗菌药治疗铜绿假单胞菌感染通常也是无效的。

（3）主动外排系统的作用：染色体编码的外排泵又称为转运蛋白，位于细菌的细胞质膜上，能导致其对特定的抗生素耐药。根据外排泵的功能和结构，可以分为单组分泵（single-component pumps）和多组分泵（multi-component pumps）。单组分泵只能将药物从细胞基质泵出到细胞周质，还需借助孔蛋白或者其他类型的蛋白通道才能实现将药物排出细胞的过程，如位于大肠埃希菌染色体上的多药外排泵MdfA和MdtM，可以将多种抗生素从细胞质转移至周质间隙。多组分泵在细胞基质或者内膜捕获底物后，能直接将其泵出至细胞外。单组分外排泵和多组分外排泵可以协同作用，进而对多种抗生素产生抗性，如MdtM和AcrAB-TolC。

虽然多药外排泵系统在铜绿假单胞菌的天然耐药中发挥了重要作用，但他们同时也对多重耐药的发生至关重要。外排系统的高表达常与通透性和毒力的缺失有关，所以，微生物需要确保仅在必要的时候才表达外排编码基因，其表达受到局部和整体调节子的严密调控。铜绿假单胞菌主动外排泵系统最早于1993年被报道，具有编码超过50个潜在多药转运体的能力，能有效清除多黏菌素外的所有抗菌药物，从而导致铜绿假单胞菌多重耐药。

目前在铜绿假单胞菌中已报道MexAB-OprM、MexCD-OprJ、MexEF-OprN、MexGHI-OprD、MexJK-OprM、MexMN-OprM、MexPQ-OprE、MexVW-OprM和MexXY-OprM等12种外排泵系统。这些外排泵引起铜绿假单胞菌对大环内酯类、β-内酰胺类、氟喹诺酮类和氨基糖苷类抗生素耐药，只有多黏菌素类药物不能通过外排泵出体外。铜绿假单胞菌的主动外排系统主要由3部分组成：一是具有药物识别作用的内膜蛋白，如MexB、MexD、MexF和MexY等；二是可以将药物泵出菌体的外膜通道蛋白，如OprM、OprJ和OprN等；三是起到连接作用的辅助蛋白，如MexA、MexC和MexE等。正是由于这些主动外排系统的存在，铜绿假单胞菌对多种抗菌药物能够形成天然耐药（MexAB-OprM）或获得性耐药。

MexAB-OprM外排系统是在铜绿假单胞菌中最早发现、迄今为止最有意义、底物最广泛、研究也相对透彻的药物外排系统，也是外排系统中参与耐药形成的主要因素。MexAB-oprM外排系统在所有铜绿假单胞菌菌株中均呈组成型表达，由3部分组成：①外膜通道蛋白OprM，形成门通道，位于细胞外膜，使药物排出菌体外。②内膜蛋白MexB，主动外排蛋白，具有识别药物并将其主动转运出细胞膜的功能，但不具有特异性。③膜融合蛋白MexA，位于细胞内膜和外膜之间，具有连接内、外膜蛋白的功能，与它们一起形成了主动外排系统并开口于外膜的复合体，使药

物直接泵出到菌体外。MexAB-OprM外排系统会造成铜绿假单胞菌对多种类型的抗生素天然耐药，主动外排β-内酰胺类、四环素类、喹诺酮类、氨基糖苷类、大环内酯类等抗生素，但碳青霉烯中的亚胺培南、羧苄西林等却不是其底物。研究发现，mexR是MexAB-OprM的阻遏调控基因，当其上调或突变（nalB突变子）时，可使MexAB-OprM去抑制而表达增强，导致外排泵过度表达和多种抗生素MIC值显著升高，从而形成对喹诺酮类、青霉素、头孢菌素、氨曲南和美罗培南（低水平耐药MIC值，8~32μg/ml）的获得性耐药，但不包括亚胺培南。

MexCD-OprJ外排系统受调控蛋白NfxB的负调控，正常情况下能完全抑制MexCD-OprJ的表达，当NfxB发生突变失活后解除了对MexCD-OprJ的抑制，MexCD-OprJ表达水平提高，最终导致对多种抗生素耐药。铜绿假单胞菌对普通头孢、第四代头孢类抗菌药及氟喹诺酮耐药的主要机制与MexCD-OprJ外排系统密切相关，但氨曲南和羧苄青霉素这两种抗生素的耐药性与此外排系统无关。此类外排系统多与野生株的固有多重耐药性无关。

MexXY-OprM外排系统可介导铜绿假单胞菌的天然耐药和获得性耐药。MexXY外排泵高度表达可引起对氨基糖苷类抗生素、红霉素和氟喹诺酮类药物耐药。分离自囊性纤维化病人的铜绿假单胞菌，其外排泵的上调（MexCD-OprJ和MexXY-OprM）分别是喹诺酮类和氨基糖苷类药物耐药的重要决定因素。mexXY基因受氧化应激诱导，这种情况见于囊性纤维化病人的肺中。

MexJK-OprM外排系统在铜绿假单胞菌野生株中不表达，其主要作用主要是与OprM协同作用排出四环素、红霉素和环丙沙星。

MexEF-OprN外排系统也不存在于野生菌株中，高度表达于变异菌株nfxC，与氟喹诺酮、甲氧苄胺嘧啶及氯霉素的耐药性有关。当OprD表达下调时，碳青霉烯类抗菌药治疗铜绿假单胞菌将会失效。

MexGH-OpmD外排系统只在部分菌株中表达，由铜绿假单胞菌4205、铜绿假单胞菌4206、铜绿假单胞菌4207、铜绿假单胞菌4208基因编码，可表达于野生株中，与细菌对钒的耐受有关。此类外排系统一旦失活，细菌对钒将高度敏感，但其能导致细菌对奈替米星、四环素和克拉维酸耐药。

在临床分离的耐药株中，已发现主动外排机制与Ⅱ型拓扑异构酶突变共同存在，而多种耐药机制在同一菌株中同时存在，容易产生菌株对药物的高耐药性。

（4）药物作用靶位的改变：包括青霉素结合蛋白（PBPs）、拓扑异构酶突变和16S rRNA甲基化酶等。β-内酰胺类抗生素（如青霉素、头孢菌素等）产生耐药的主要机制是细菌编码PBPs的基因发生缺失、插入或突变，从而导致其编码的PBPs结构和功能发生改变，导致细菌与β-内酰

胺类抗生素的结合或者亲和能力降低或消失，最终造成耐药。国外学者在研究对美罗培南和亚胺培南等碳青霉烯类抗生素耐药的铜绿假单胞菌时发现，PBPs不仅可作为β-内酰胺类抗生素的作用靶位，其还可诱导AmpC酶的产生，导致多重耐药菌出现，使铜绿假单胞菌的耐药情况变得更加复杂。Ropy等研究PA低分子量PBPs在β-内酰胺类药物耐药机制中的作用时发现，PBP4失活会导致ampC表达明显增加约50倍，而当PBP4、PBP5和PBP7连续失活时ampC表达增加更多（约1000倍），试验结果表明低分子量PBPs突变菌株的β-内酰胺类抗生素敏感性与AmpC表达水平密切相关，同时AmpC的表达与肽聚糖循环紧密相关。

拓扑异构酶Ⅱ（DNA解旋酶）、Ⅳ是导致喹诺酮类耐药的主要机制。DNA解旋酶由GyrA和GyrB两个亚基组成，编码基因分别是gyrA和gyrB，拓扑异构酶Ⅳ由ParC和ParE两个亚基组成，编码基因分别是parC和parE。当这些编码基因发生突变时，喹诺酮类药物作用的靶位结构改变，使药物失去抗菌作用。低水平的喹诺酮类药物耐药由gyrA或gyrB单一突变导致，而高水平耐药则由gyrA、parC、parE等基因双突变引起。

16S rRNA甲基化酶是导致氨基糖苷类耐药的原因之一。2002年以来，研究者们先后在波兰、日本、巴西、美国、阿根廷的临床分离的革兰阴性耐药菌株中发现了8种16S rRNA甲基化酶基因：arnN（弗氏柠檬酸杆菌）、rmtA（铜绿假单胞菌）、rmtB（黏质沙雷菌）、rmtC（奇异变形杆菌）、npmA（大肠埃希菌）、rmtD（铜绿假单胞菌）、rmtD2（产气肠杆菌）和rmtE（大肠埃希菌）。这些基因与可移动基因原件（整合子或转座子）密切关联，通常位于细菌接合型质粒上，编码甲基化酶，甲基化16S rRNA高度保守的A位点核苷酸，保护细菌的核糖体30S小亚基的16S rRNA避免受到氨基糖苷类抗菌药的攻击。根据转录后修饰的核苷酸不同分为N7-G1450甲基化酶和N1-A1408甲基化酶。该酶不仅导致致病菌对几乎所有氨基糖苷类抗生素高水平耐药，更令人担忧的是，其编码基因常与其他耐药基因如NDM-1型金属β-内酰胺酶或CTX-M型ESBLs共存于质粒上，互相产生协同耐药作用，导致泛耐药甚至全耐药菌株的出现。

（5）整合子介导的耐药基因盒转移和水平传播：整合子是一种介导耐药基因水平传播的可移动基因元件，它通过位点特异性重组捕获外源性基因盒并使之表达。整合子本身不能转移，但是它能插入到转座子或接合性质粒中来传播其携带的重组耐药基因盒，从而引起耐药基因的传播。一般临床上分离的多重耐药铜绿假单胞菌含有的整合子主要是Ⅰ类和Ⅲ类。整合子由3个局部组成，两端各有一个高度保守序列（conserved sequence, cs），中间为一个或者多个可变序列（可插入编码某种功能的基因盒）构成。波兰东北部比亚韦斯大学临床医院在研究临床分离的耐碳青

霉烯铜绿假单胞菌中的金属β-内酰胺酶基因时发现：由整合子编码的耐碳青霉烯酶是最普遍的获得性耐药机制，且以VIM和IMP为主，目前发现的是第Ⅰ类整合子系统携带VIM-2、VIM-4或VIM-38。第Ⅲ类整合子系统也常携带编码β-内酰胺酶的基因盒。

（6）形成生物膜：生物膜（biofiim，BF）是指细菌附着在机体黏膜组织或无生命的物体表面后，由细菌及其分泌的胞外多聚物共同组成的细菌群体，BF中存在多糖、DNA、RNA、蛋白质、肽聚糖、磷脂等多种大分子物质。BF是相较于浮游状态的一种细菌生长方式，其对抗菌化合物的抵抗能力比浮游菌高出10～1000倍，可通过阻止和抑制白细胞、抗菌药物等进入生物膜中杀灭细菌从而使得细菌产生耐药性。超过80%的细菌感染与生物膜形成相关。

总之，低外膜通透性等天然特性使得铜绿假单胞菌对β-内酰胺类、氨基糖苷类、喹诺酮类等抗生素天然耐药，天然耐药提高了最低抑菌浓度值，导致许多抗生素无效。染色体突变以及通过质粒获得耐药基因本身可以导致抗生素耐药的产生，而且还可以增加天然耐药性。适应性耐药可以使铜绿假单胞菌改变周围生存环境，极大地提高了对抗菌药物的耐药性。另外，细菌的耐药现象不仅局限在抗生素范围内，研究者研究发现某些细菌在亚致死剂量消毒剂或消毒剂作用时间不当的长期作用下，能够表现出对消毒剂的抗性。耐消毒剂细菌的出现将对医院消毒的效果产生影响并可能导致院内感染的发生。1951年Lowbury观察到铜绿假单胞菌对季铵盐类化合物有耐药现象，随后研究者陆续发现不同细菌对消毒剂产生耐药现象。消毒剂的滥用、使用方法不当及用量不足是消毒剂产生抗性的主要原因。

（八）多重耐药

多重耐药（multidrug-resistant，MDR）是指细菌对于在抗菌谱范围内常见抗菌药物（包括头孢菌素类、碳青霉烯类、β-内酰胺酶抑制剂复合制剂、氟喹诺酮类和氨基糖苷类）中3类或3类以上的获得性（而非天然的）药物不敏感（包括耐药和中介）。广泛耐药（extensively drug-resistant，XDR）是指细菌对至多两类之外的其他类抗菌药物中的每一类抗菌药物至少一种药物不敏感（即细菌分离株仅对一类或两类抗菌药物敏感）。革兰阴性杆菌仅对多黏菌素和替加环素敏感，革兰阳性球菌仅对糖肽类和利奈唑胺敏感。全耐药（pan drug-resistant，PDR）则是指对目前所有临床应用的有代表性的各类抗菌药物均不敏感的菌株。

用于定义铜绿假单胞菌MDR、XDR、PDR的抗菌药物类别包括氨基糖苷类（庆大霉素、妥布霉素、阿米卡星、奈替米星）、抗假单胞菌碳青霉烯类（亚胺培南、美罗培南、多尼培南）、抗假单胞菌头孢菌素类（头孢他啶、头孢吡肟）、抗假单胞菌氟喹诺酮类（环丙沙星、左氧氟沙星）、抗假单胞菌β-内酰胺酶抑制剂复合制剂（替卡西林/克拉维酸、哌拉西林/他唑巴坦）、单环β-内酰胺类（氨曲南）、磷酸类（磷霉素）和多黏菌素类，共八大类。

MDR对8类抗菌药物中的3类或3类以上（每类中的1种或1种以上）抗菌药物不敏感。XDR对8类抗菌药物中的6类或6类以上（每类中的1种或1种以上）抗菌药物不敏感。PDR对所有代表性抗菌药物均不敏感。

不同标本类型中分离的铜绿假单胞菌对不同抗菌药物的耐药率不尽相同，2012年CHINET监测数据显示对碳青霉烯类耐药率最高的是呼吸道标本，对青霉素类以及头孢菌素类药物耐药率最高的是胆汁标本，对氨基糖苷类耐药率最高的是创面标本。

（九）治疗

在治疗方面，若感染位于外表而且局限，可用1%醋酸冲洗或局部应用多黏菌素B或多黏菌素E，即可奏效。坏死组织必须扩清，而脓肿则必须引流。对于下呼吸道感染，常用药物包括抗假单胞菌青霉素和头孢菌素、氨曲南、氨基糖苷类、氟喹诺酮类及碳青霉烯类等。近年来在大型综合医院内由于铜绿假单胞菌对碳青霉烯类耐药性迅速增加，且同时对其他多种抗菌药物耐药，导致XDR甚至PDR菌株不断增多，使可应用的敏感药物非常有限，治疗困难。

2014年铜绿假单胞菌下呼吸道感染诊治专家共识指出其治疗应遵循以下原则：①选择有抗铜绿假单胞菌活性的抗菌药物，通常需要联合治疗；②根据药动学/药效学（PK/PD）理论选择正确的给药剂量和用药方式；③充分的疗程；④消除危险因素；⑤重视抗感染外的综合治疗。

1.具体用药

（1）抗铜绿假单胞菌青霉素类及其与β-内酰胺酶抑制剂复合制剂：包括替卡西林、羧苄西林、哌拉西林、美洛西林、阿洛西林、哌拉西林/他唑巴坦、替卡西林/克拉维酸，其中最具代表性的药物是哌拉西林/他唑巴坦。2012年CHINET细菌耐药性检测结果显示，铜绿假单胞菌对哌拉西林/他唑巴坦的敏感度为68.4%，高于单药哌拉西林（62.6%），而替卡西林/克拉维酸的敏感度仅为19.7%。即使在HAP中铜绿假单胞菌对哌拉西林/他唑巴坦的敏感度同样可达78.0%，而单药哌拉西林为67.1%，显示了良好的抗铜绿假单胞菌活性，是治疗铜绿假单胞菌感染的基础用药之一。

（2）抗铜绿假单胞菌头孢菌素类及其与β-内酰胺酶抑制剂复合制剂：2012年CHINET细菌耐药性检测结果显示，铜绿假单胞菌对头孢他啶、头孢哌酮、头孢吡肟、头孢哌酮/舒巴坦的敏感度分别为74.0%、49.6%、71.7%和62.5%。

（3）抗假单胞菌碳青霉烯类：碳青霉烯类药物的适应

证如下。①多重耐药但对该类药物敏感的需氧革兰阴性杆菌所致严重感染，包括血流感染、肺炎、上尿路感染、中枢神经系统感染、腹腔感染等；②脆弱拟杆菌等厌氧菌与需氧菌混合感染的重症病人；③粒缺伴发热等病原菌尚未查明的免疫缺陷病人中重症感染的经验治疗；④耐碳青霉烯类肠杆菌科细菌（CRE）感染。

目前我国上市的碳青霉烯类抗菌药物有5个品种：亚胺培南、美罗培南、帕尼培南、比阿培南和厄他培南。亚胺培南、帕尼培南分别与西司他丁及倍他米隆组成合剂，后二者分别为肾脱氢肽酶抑制剂及近端肾小管有机阴离子输送系统抑制剂，并不起到抗菌作用。亚胺培南、美罗培南、帕尼培南及比阿培南的体外抗菌活性相仿（最低抑菌浓度接近），厄他培南可用于中、重度细菌性感染，其半衰期长，可以每日1次给药。除厄他培南可用于直结肠择期手术的预防用药外，碳青霉烯类抗菌药物无其他预防用药指征，不可作为预防用药。该类药物主要通过肾脏排泄，肾功能不全病人或存在肾功能下降的老年人需要减量使用；肝功能不全病人使用时一般无须剂量调整。美罗培南与厄他培南为妊娠B类药物，有明确指征时可用于孕妇，其他品种为C类。

2012年CHINET各种标本分离细菌耐药性检测结果显示，铜绿假单胞菌对亚胺培南、美罗培南的敏感度分别为66.6%和67.7%。但在教学医院HAP病人痰中分离到的铜绿假单胞菌对这两种药物的敏感度只有30%左右。对铜绿假单胞菌引起的严重感染，美罗培南的常用剂量为1g，6～8小时1次，最好使用静脉泵给药，每次静脉滴注时间持续3小时。亚胺培南的常用剂量为1g，6～8小时1次，使用静脉泵给药，每次持续2小时。其他如帕尼培南，常用剂量为0.5g，6～8小时1次，或1g，12小时1次；比阿培南的常用剂量为0.3g，6小时1次，或0.6g，12小时1次。需要注意的是，厄他培南抗菌谱相对较窄，对铜绿假单胞菌无抗菌活性。法罗培南属青霉烯类而非碳青霉烯类，但为口服制剂，很少用于铜绿假单胞菌感染的治疗。

（4）噻肟单酰胺菌素类：2012年CHINET细菌耐药性检测结果显示，铜绿假单胞菌对氨曲南的敏感度为49.9%，可试用于对青霉素、头孢菌素过敏者及产金属酶的革兰阴性菌感染者，但氨曲南一般不单独用于抗铜绿假单胞菌感染，应联合其他抗铜绿假单胞菌的有效药物，可以发挥协同作用。

（5）抗铜绿假单胞菌喹诺酮类：此类药物中环丙沙星和左氧沙星都具有较强的抗铜绿假单胞菌活性，但环丙沙星的抗铜绿假单胞菌活性更强，MIC值为0.5mg/L，低于左氧沙星（1.0mg/L）；左氧沙星的抗菌活性与环丙沙星相仿，其口服吸收率高，肺组织浓度高，但左氧沙星通常不用于铜绿假单胞菌的肺外感染。2012年CHINET细菌耐药性检测结果显示，铜绿假单胞菌对环丙沙星和左氧沙星的敏感度

分别为75.2%和72.5%。此类药物为浓度依赖性抗生素，半衰期较长者多主张每日1次给药，如左氧沙星0.5～0.75g，静脉滴注，每日1次；欧洲建议重症感染可用到0.5g，静脉滴注，12小时1次。环丙沙星由于半衰期较短，同时日剂量单次给药会明显增加不良反应，故依然采用日剂量分次给药。

（6）氨基糖苷类：常用的有阿米卡星、庆大霉素和妥布霉素，应用于临床的还有异帕米星、奈替米星、依替米星，以阿米卡星的活性最强。2012年CHINET细菌耐药性检测结果湿示，铜绿假单胞菌对阿米卡星和庆大霉素的敏感度分别为82.3%和71.3%。此类药物通常不单独应用于肺部感染。根据PK/PD理论，此类药物的药效为浓度依赖性，且耳、肾的毒性反应并不依赖于血药浓度，主张无论半衰期长短都为日剂量单次给药，但国内外的推荐剂量之间有差别。国内通常推荐剂量阿米卡星为15mg/（kg·d），静脉滴注，每日1次；妥布霉素和庆大霉素为7mg/（kg·d），静脉滴注，每日1次；我国常用的还有异帕米星、奈替米星和依替米星。阿米卡星欧洲推荐的剂量为15～20 mg/（kg·d），高于我国的推荐剂量；另外，欧美推荐的剂量是否适合我国人群，其安全性尚需要我国高等级循证医学证据来支持。为减少不良反应的发生，此类药物建议疗程通常不超过1周。

（7）多黏菌素：多黏菌素由多黏芽胞杆菌产生，是含有A、B、C、D、E等成分的一组环肽类抗生素，临床常用的是多黏菌素B和多黏菌素E（Colistin，黏菌素），其抗菌机制为多黏菌素与外膜上的脂多糖作用，使外膜膨胀，然后通过"自促摄取"机制穿过外膜，破坏细胞膜磷脂双分子层的完整性，使渗透失衡而杀菌。除变形杆菌外，几乎对所有革兰阴性杆菌均有抗菌作用，包括大肠埃希菌属、肠杆菌属、克雷伯菌属、铜绿假单胞菌、沙门菌属、流感嗜血杆菌、痢疾杆菌、百日咳杆菌、霍乱杆菌，对梭状杆菌及部分拟杆菌亦有抗菌活性。主要应用于铜绿假单胞菌及其他假单胞菌引起的创面、尿路及眼、耳、气管等部位感染，也可用于菌血症、腹膜炎。适用于铜绿假单胞菌XDR菌株或联合治疗应用于PDR菌株感染。CHINET细菌耐药性检测显示，2012年铜绿假单胞菌对多黏菌素B的敏感度为99.0%，2013年为99.7%，2014年为97.6%。此类药物的肾毒性明显，剂量选择必须根据肌酐清除率调整。多黏菌素B抗菌作用比多黏菌素E强，毒性较多黏菌素E高。该类药物存在一定的异质性耐药，可与抗铜绿假单胞菌碳青霉烯类或氨基糖苷类、喹诺酮类、抗铜绿假单胞菌其他β-内酰胺类联合使用，对铜绿假单胞菌感染可发生协同作用。研究表明，PmrAB和PhoPQ调节系统的基因突变能赋予铜绿假单胞菌低至中等水平的黏菌素耐药性。Moskowitz SM等从长期接受黏菌素治疗的囊性纤维化病人中分离出高水平多黏菌素耐药的铜绿假单胞菌菌株，发现这些菌株含有获得功能型*pmrB*等位基因，突变体的*pmrB*

等位基因的表达会诱导arnB操纵子的启动子的转录，从而促使4-氨基-L-阿拉伯糖添加至细菌的脂质A上，对脂多糖进行修饰，导致铜绿假单胞菌对多黏菌素的低水平或中等水平甚至是高水平耐药。但这并不是唯一的调节铜绿假单胞菌对多黏菌素耐药的机制。

（8）磷霉素：磷霉素通过与细菌催化肽聚糖合成的磷酸烯醇转移酶不可逆结合来抑制细菌细胞壁合成，从而起到杀菌作用。磷霉素对包括铜绿假单胞菌在内的多种致病菌均有较弱的抗菌活性。2012年CHINET细菌耐药性检测结果显示，铜绿假单胞菌对磷霉素的敏感度为53.6%。磷霉素钠注射剂可与其他抗菌药物联合应用，治疗由敏感铜绿假单胞菌所致中、重症感染，如血流感染、腹膜炎、呼吸道感染、泌尿系感染及骨髓炎等，但一般不单独应用。

2.抗菌药物的合理使用

（1）抗菌药物的选择：对于分离菌为非MDR的较轻症下呼吸道感染病人，没有明显基础疾病，可以采用上述具有抗假单胞菌活性的抗菌药物单药治疗，通常采用抗铜绿假单胞菌β-内酰胺类抗生素，如酶抑制剂复合制剂（哌拉西林/他唑巴坦、头孢哌酮/舒巴坦）、头孢菌素类（头孢他啶、头孢吡肟）和碳青霉烯类（美罗培南、亚胺培南），经静脉给药，并给予充分的剂量。氟喹诺酮类和氨基糖苷类可在β-内酰胺类过敏或其他原因不能使用时采用，或作为联合治疗用药。对于分离菌为非MDR但有基础疾病或存在铜绿假单胞菌感染危险因素的下呼吸道感染病人，需要根据其具体情况决定，通常轻症病人也可以采用单药治疗，但应避免选择近期内病人曾经使用过的药物；而重症病人常需要联合治疗。对耐药铜绿假单胞菌感染病人的初始治疗应采用联合治疗。

（2）联合治疗：主要用于MDR下呼吸道感染病人。体外抗菌研究结果显示，某些联合治疗方案存在不同程度的协同作用，多药联合治疗可降低铜绿假单胞菌肺部感染病人的病死率。联合用药组的病死率较单药治疗组低10%～20%。β-内酰胺类抗生素与氨基糖苷类或氟喹诺酮类抗菌药物联合后均可提高对铜绿假单胞菌的抗菌活性，但氨基糖苷类对β-内酰胺类抗生素的增效作用略强于氟喹诺酮类。所以，铜绿假单胞菌肺炎治疗的国内外指南均推荐联合用药，包括抗铜绿假单胞菌β-内酰胺类＋氨基糖苷类，或抗铜绿假单胞菌β-内酰胺类＋抗铜绿假单胞菌喹诺酮类，或抗铜绿假单胞菌的喹诺酮类＋氨基糖苷类；也可采用双β-内酰胺类药物治疗，如哌拉西林/他唑巴坦＋氨曲南。而对碳青霉烯类耐药尤其是PDR肺部感染，国外推荐在上述联合的基础上再加上多黏菌素。

14元环和15元环大环内酯类抗生素虽然没有对抗铜绿假单胞菌的作用，但能抑制生物膜的形成，因此可以与抗铜绿假单胞菌药物联合治疗生物膜相关感染。抑制生物膜的形成也有助于慢性铜绿假单胞菌感染的治疗。大环内酯

类抗生素如红霉素、克拉霉素、阿奇霉素和罗红霉素等自身没有抗铜绿假单胞菌的作用，但都能抑制生物膜的形成，同时可增强吞噬细胞的吞噬作用，其中以阿奇霉素的作用最强。但16元环大环内酯类抗生素如麦迪霉素、交沙霉素、乙酰螺旋霉素等则对生物膜无效。磷霉素与抗铜绿假单胞菌有效药物联合应用对铜绿假单胞菌感染具有协同或相加作用。近年提出磷霉素与其他抗铜绿假单胞菌药物联合应用时间差治疗学的方案，系指提前1小时应用磷霉素，可以提高合并用其他药物对铜绿假单胞菌细胞壁的渗透性，增强疗效。磷霉素与氨基糖苷类药物联合应用可以减轻后者的耳毒性和肾毒性。

（3）PK/PD理论的应用：抗铜绿假单胞菌的青霉素类和头孢菌素类及其与酶抑制剂复合制剂均属于时间依赖性抗生素，T>MIC%与临床疗效密切相关。这类药物需日剂量分3～4次给药，以延长药物与铜绿假单胞菌的接触时间，加强杀菌作用，提高临床疗效。

抗铜绿假单胞菌碳青霉烯类属于时间依赖性但抗菌后效应持续时间较长的抗生素，可通过延长滴注时间提高对铜绿假单胞菌严重感染的疗效，如美罗培南、亚胺培南和多尼培南可缓慢持续静脉输注2～3小时，目的是延长给药间隔内血药浓度高于MIC的时间。

浓度依赖型抗菌药物，其杀灭致病菌的效果主要取决于24小时用药时曲线下面积（AUC24）与最低抑菌浓度（MIC）的比值，以及血药浓度峰值（Cmax）与MIC的比值。峰浓度和MIC的比值越大，药物的抗菌作用越强。氨基糖苷类药物是浓度依赖性抗生素，Cmax/MIC与细菌清除率和临床有效率密切相关，同时肾小管上皮细胞与耳蜗毛细胞对较高浓度的氨基糖苷类摄取有"饱和"现象。国外大量文献报道其日剂量单次给药可保证疗效，减少耳、肾毒性，遏制细菌耐药性，故临床实施氨基糖苷类药物日剂量单次给药方案来控制感染性疾病。

氟喹诺酮类的杀菌效果通过浓度依赖的方式和持续的抗生素后效应来体现。抗铜绿假单胞菌的氟喹诺酮类药物主要有环丙沙星和左氧沙星，均为浓度依赖性抗菌药物，AUC/MIC与临床有效率和细菌清除率相关性最高，Cmax/MIC与细菌清除率和预防耐药性的产生也呈正相关。临床数据显示，Cmax/MIC比在10∶1以上和AUC24/MIC在100～125时在医院获得性铜绿假单胞菌下呼吸道感染中能达到最大的细菌清除率并能预防耐药性的产生。日剂量单次给药可提高临床疗效，但其毒性具有浓度依赖性。目前左氧沙星因半衰期较长，推荐日剂量单次给药，但环丙沙星由于其半衰期较短，且单次给药会明显增加不良反应，故依然采用日剂量分2～3次给药的方案。

多黏菌素也表现出浓度依赖性的抗菌活性，但从药效学角度为达到尽可能的抑制耐药菌，每6～8小时给药1次最为理想。磷霉素是时间依赖性抗生素，临床用药应日剂量

分3～4次给药,可发挥最佳疗效。

(4)局部抗菌药物的雾化治疗:主要用于有结构性肺病变的铜绿假单胞菌感染,如支气管扩张症、COPD、肺囊性纤维化和肺移植术后。抗菌药物雾化吸入后局部肺内药物浓度高而血浆浓度低,通常建议局部抗菌药物应在全身应用的基础上应用,或作为静脉治疗的补充。雾化吸入的抗菌药物主要有氨基糖苷类(妥布霉素、阿米卡星、庆大霉素)和多肽类(多黏菌素E、多黏菌素B),如多黏菌素B和妥布霉素雾化吸入作为静脉治疗的补充用于MDR难治性铜绿假单胞菌肺炎的治疗。头孢他啶和氨曲南也用于局部雾化治疗,但考虑有可能导致过敏反应和支气管痉挛,一般不建议β-内酰胺类抗生素雾化吸入。通常使用的剂量:妥布霉素和庆大霉素每次200 mg,每日2次;阿米卡星每次400 mg,每日2次;环丙沙星每次400 mg,每日2次;通常疗程为7～14天。

(5)疗程:对于铜绿假单胞菌感染的临床诊断不确定且临床症状在3天内稳定者,推荐8天疗程。如果分离的铜绿假单胞菌为MDR或PDR菌株,或者为重症HAP,则推荐10～14天疗程,特殊情况下可以适当延长。欧美指南中通常推荐2周疗程。值得注意的是,在有结构性肺病变等慢性气道疾病或长期机械通气的病人中,可根据病情适当延长疗程,但治疗的目标应该是临床表现好转,而不应将铜绿假单胞菌的清除作为停用抗菌药物的指征。

(十)预防措施

铜绿假单胞菌广泛存在于自然界,通过多种途径在医院内传播。因此,必须严格消毒器械、敷料;医务人员及护理员勤洗手,认真执行无菌操作;病人应给予隔离;其敷料应予焚毁并同时积极治疗原发疾病,去除诱发因素等,以控制铜绿假单胞菌的传播。抗菌药物的管理同样重要,包括:①缩短抗菌药物疗程。②限制或防止细菌耐药性产生。制定抗菌药物治疗指南,采用抗菌药物轮换使用策略;在医院中对某些抗菌药物的使用加以限制;对轻、中度感染尽可能采用窄谱抗菌药物;对MDR感染者采用联合治疗,尤其是粒细胞减低和血流感染的病人。③主动监测和隔离医院内MDR铜绿假单胞菌感染的病人。

参 考 文 献

徐涛,陈玉莲,李磊邦,等.正常人下呼吸道痰标本主要需氧条件致病菌携带率.吉林医学, 2012, 33(11): 2344-2346.

中华医学会呼吸病学分会感染学组.铜绿假单胞菌下呼吸道感染诊治专家共识.中华结核和呼吸杂志, 2014, 37(1): 9-15.

Aghazadeh M, Hojabri Z, Mahdian R, et al.Role of efflux pumps: MexAB-OprM and MexXY(-OprA), AmpC cephalosporinase and OprD porin in non-metallo-beta-lactamase producing Pseudomonas aeruginosa isolated from cystic fibrosis and burn patients.Infect Genet Evol, 2014, 24: 187-192.

Arabestani MR, Rajabpour M, Yousefi MR, et al.Expression of efflux pump MexAB-OprM and OprD of Pseudomonas aeruginosa strains isolated from clinical samples using qRT-PCR.Arch Iran Med, 2015, 18(2): 102-108.

Castanheira M, Deshpande LM, Costello A, et al.Epidemiology and carbapenem resistance mechanisms of carbapenem-non-susceptible Pseudomonas aeruginosa collected during 2009-11 in 14 European and Mediterranean countries.J Antimicrob Chemother, 2014, 69(7): 1804-1814.

Cillóniz C, Gabarrús A, Ferrer M, et al.Community-Acquired Pneumonia Due to Multidrug-and Non-Multidrug-Resistant Pseudomonas aeruginosa.Chest, 2016, 150(2): 415-425.

Fine MJ, Smith MA, Carson CA, et al.Prognosis and outcomes of patients with community-acquired pneumonia: a meta-analysis, JAMA, 1996, 275: 134-141.

Fjitani S, Sun HY, Yu VL.et al.Pneumonia due to Pseudomonas aeruginosa: partl: epidemiology, clinical diagnosis, and source.Chest, 2011, 139: 909-919.

Gaynes R, Edwards JR.National Nosocomial Infections Surveillance System.Overview of nosocomial infections caused by gram-negative bacilli.Clin Infect Dis, 2005, 41: 848-854.

Hatchette TF, Gupta R, Marrie TJ.Pseudomonas aeruginosa community-acquired pneumonia in previously healthy adults: case report and review of the literature.Clin Infect Dis, 2000, 31(6): 1349-1356.

Karatuna O, Yagci A.Analysis of quorum sensing-dependent virulence factor production and its relationship with antimicrobial susceptibility in Pseudomonas aeru ginosa respiratory isolates.Clin Microbiol Infect, 2010, 16(12): 1770-1775.

Liu Y, Li XY, Wan LG, et al.Efflux system overexpression and decreased OprD contribute to the carbapenem resistance among extended-spectrum beta-lactamase-producing Pseudomonas aeruginosa isolates from a Chinese university hospital.Microb Drug Resist, 2013, 19(6): 463-468.

Maharaj S, Isache C, Seegobin K, et al.Necrotizing Pseudomonas aeruginosa Community-Acquired Pneumonia: A Case Report and Review of the Literature. Case Rep Infect Dis, 2017, 2017: 1717492.

Park SY, Park HJ, Song MM, et al.Impact of adequate empirical combination therapy on mortality from bacteremic Pseudomonas Aeruginosa pneumonia.BMC Infect Dis, 2012, 12(1): 1-6.

Pereira SG, Reis T, Mendez IP, et al.Prevalence and molecular epidemiology of imipenem-resistant Pseudomonas aeruginosa carrying metallo-beta-lactamases from two central hospitals in Portugal.Microb Drug Resist, 2013, 19 (5): 392-396.

Rahdar HA, Kazemian H, Bimanand L, et al.Community Acquired Pseudomonas Aeruginosa Pneumonia in a Young Athlete Man: A Case Report and Literature Review.Infect Disord Drug Targets, 2018, 18（3）: 249-254.

Sakamoto N, Tsuchiya K, Hikone M.Community-acquired necrotizing pneumonia with bacteremia caused by Pseudomonas aeruginosa in a patient with emphysema: An autopsy case report.Respir Investig, 2018, 56（2）: 189-194.

Song W, Woo HJ, Kim JS, et al.In vitro activity of beta-lactams in combination with other antimicrobial agents against resistant strains of Pseudomonas Aeruginosa.Int J Antimicrob Agents, 2003, 21（1）: 8-12.

Takajo D, Iwaya K, Katsurada Y, et al.Community-acquired lobar pneumonia caused by Pseudomonas aeruginosa infection in Japan: a case report with histological and immunohistochemical examination.Pathol Int, 2014, 64（5）: 224-230.

Takayanagi N, Kagiyama N, Ishiguro T, et al.Etiology and outcome of community-acquired lung abscess.Respiration, 2010, 80（2）: 98-105.

Zeng ZR, Wang WP, Huang M, et al.Mechanisms of carbapenem resistance in cephalosporin-susceptible Pseudomonas aeruginosa in China.Diagn Microbiol Infect Dis, 2014, 78（3）: 268-270.

病例解析

1.病例1：男，65岁。咳嗽、咳痰、憋喘40余年，加重5天。病人40年前受凉后出现咳嗽、咳痰、憋喘，多于寒冷季节或受凉后加重，抗细菌治疗可缓解。近4年上述症状较前加重，每年均需住院治疗方能缓解。5天前病人咳喘较前加重，咳大量白色泡沫样黏痰，当地医院给予青霉素、头孢菌素等药物治疗，效果不佳而入院。行胸部CT检查（图4-6-29）。

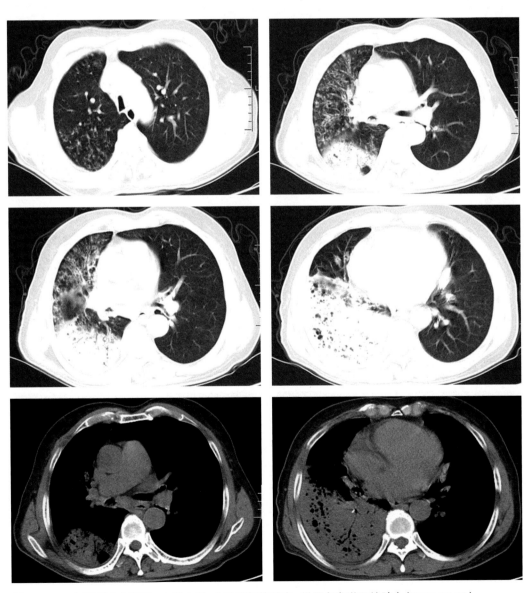

图4-6-29 右肺下叶实变影，右肺上叶、中叶支气管扩张，纵隔多发淋巴结肿大（2017-10-16）

【诊断】支气管扩张并感染。

【诊断依据】老年男性，青年时既有咳嗽、咳痰、憋喘，近4年反复住院治疗，胸部CT示右下肺炎，支气管扩张表现，诊断明确。查体：T 38.5℃，右肺可闻及湿啰音。辅助检查（2017-10-16）：血常规示白细胞计数 25.76×10⁹/L、中性粒细胞 0.93；降钙素原3.56 ng/ml；C反应蛋白150.06mg/L；红细胞沉降率 68mm/h。鉴于病人反复入院，影像示支气管扩张和肺炎表现，考虑杆菌感染可能性大，入院后给予哌拉西林/他唑巴坦4.5g 8小时1次联合左氧氟沙星0.4g 每日1次静脉滴注。入院3天后病人无发热，入院后痰培养示大肠埃希菌，对喹诺酮类药物耐药，余皆敏感。复查胸部CT（2017-10-22）示右肺大片密度增高影，范围较前扩大，内见支气管充气征，右侧少量胸腔积液（图4-6-30）。辅助检查：血常规白细胞计数 13.97×10⁹/L、中性粒细胞 0.75；降钙素原0.53 ng/ml；C反应蛋白40.20mg/L；红细胞沉降率 52mm/h。病人影像虽较前进展，但病人病情平稳，炎性指标均较前降低，考虑治疗有效，停用左氧氟沙星，继续应用哌拉西林/他唑巴坦抗感染治疗。复查胸部CT（2017-10-30）示右肺上叶、中叶支气管扩张表现，右肺下叶实变影，较前明显吸收（图4-6-31）。复查降钙素原0.18 ng/ml，好转出院。病人1个月后外院继续住院治疗，辅助检查（2017-12-01）：血常规示白细胞计数 8×10⁹/L、中性粒细胞 0.60；C反应蛋白 0.3mg/L。入院后给予泰能亚胺培南/西拉司丁1.0g每12小时1次静脉滴注，分别于2017-12-05和2017-12-09两次在支气管肺泡灌洗液中查到黏液型铜绿假单胞菌，对所有检测抗生素敏感。复查胸部CT（2017-12-11）病变较前进一步吸收（图4-6-32），出院。

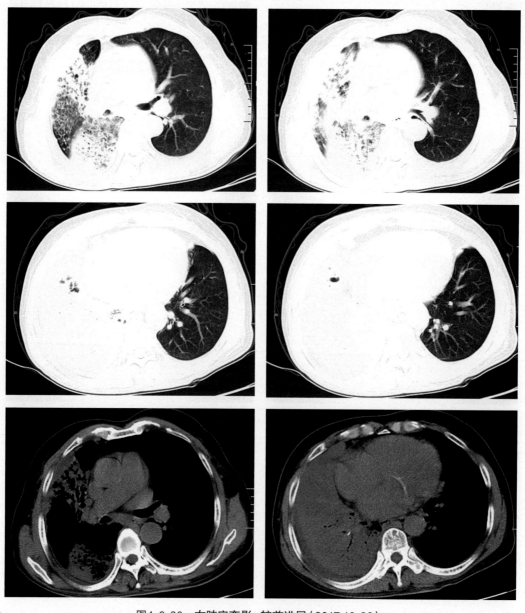

图4-6-30　右肺实变影，较前进展（2017-10-22）

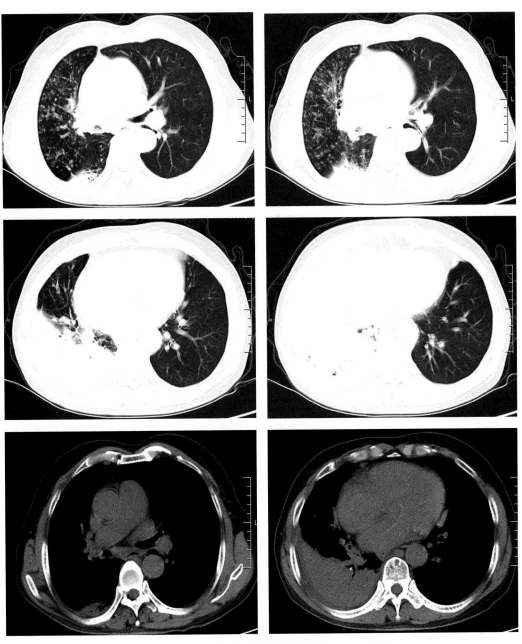

图4-6-31　右下肺炎，较前明显好转（2017-10-30）

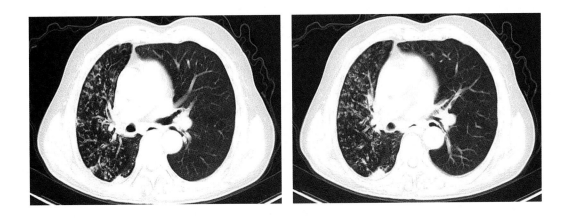

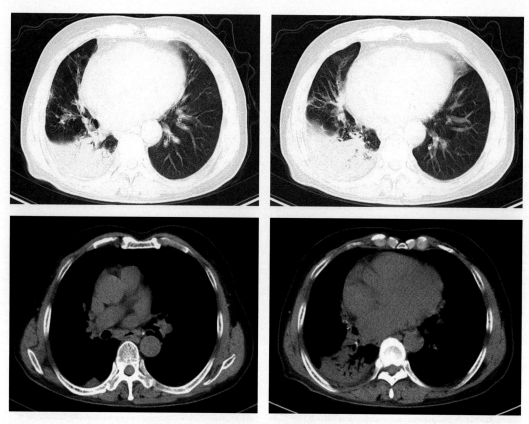

图4-6-32 病变较前进一步吸收（2017-12-11）

【分析】细菌定植是指细菌在皮肤、消化道、呼吸道、泌尿生殖道等部位黏膜表面持续存在而未出现宿主反应和不利作用，显微镜下见微生物黏附于细胞或在滞留的黏液分泌物中生长。定植可以是细菌和宿主之间建立长期持续的共生关系或是无害关系的一步，在条件变化时也可转化为感染和疾病。

定植细菌必须具有黏附力、适宜的环境和相当的数量。定植细菌通过表面的特殊蛋白质黏附素配体与宿主细胞相应的受体特异性结合，并由人体不断供给营养才能生长和繁殖，进而对人体产生影响，导致局部或全身感染。一种细菌往往只能特定地定植在某种组织或器官，即组织特异性。pH、氧化还原电势、营养物质等是某个环境细菌定植不可或缺的条件。细菌主要依赖其与黏膜、上皮细胞的黏附而定植于人体，细菌数量会影响定植的结果。在细菌定植过程中，部分细菌因黏附不牢固而脱落，部分已定植的细菌也可能随黏膜上皮的代谢被清除。

细菌进入机体能否引起感染取决于两方面的因素：一是细菌的致病力，二是机体的防御能力。细菌感染是致病菌或条件致病菌在局部组织或侵入血液循环中生长繁殖，产生毒素和其他代谢产物所引起的急性全身性感染，临床上出现寒战、高热、皮疹、关节痛及肝脾大等相关症状，还可出现烦躁、四肢厥冷及发绀、脉细速、呼吸增快、血压下降等病理生理改变。在接受抗生素治疗、住院、侵入性操作

及治疗等情况下，人体局部微生态环境发生改变，使细菌易于定植及定植的种类发生变化，尤其病原菌为耐药菌定植后，发生感染的风险性将大大增加。当定植菌致病力强、数量多及机体防御功能不良时，会进一步发生定植菌的感染。国外文献报道，30%～40%普通住院病人住院48小时内即有细菌定植，而危重病人则达70%～75%，入院后有细菌定植者较无定植者医院感染率高。

正常无菌的体腔（血液、脑脊液、胸腔积液、腹水等）中分离到的病原体，首先考虑责任病原体；非无菌部位（皮肤、黏膜或创面）分离的病原体，需结合有无临床、影像、生化及组织病理依据，多倾向于定植；但如果脓液培养，或反复为同一结果，或保护性标本，或菌落计数达到一定量则倾向于感染。若应用针对性抗菌药物之后临床症状减轻，同时感染部位目标性细菌数减少则为病原菌，仅有数量减少而临床症状没有改变则可能为定植菌。

呼吸系统作为面积最大、与外环境接触最多的器官，上呼吸道成为细菌最容易发生定植的部位。痰中常见的定植菌或污染菌包括：念珠菌、嗜麦芽窄食单胞菌、洋葱伯克霍尔德菌、凝固酶阴性葡萄球菌、弗劳地柠檬酸杆菌（枸橼酸菌）、阴沟肠杆菌、肠球菌和木糖氧化产碱杆菌等。研究证实正常人的下呼吸道也并非呈无菌状态，而是也存在着细菌定植。国内学者对2660名正常人下呼吸道的痰标本进行了检测，447例检出条件致病菌，检出率为16.8%。其中

肺炎克雷伯菌占9.0%，大肠埃希菌占2.2%，铜绿假单胞菌占2.1%，鲍曼不动杆菌占1.8%，金黄色葡萄球菌占1.7%。

目前临床细菌感染的实验室诊断方法包括显微镜检查、分离培养、免疫和分子生物学方法。涂片染色镜检和分离培养是实验室诊断细菌感染的传统方法。中性粒细胞是最主要的免疫细胞，白细胞浸润吞噬病原菌是感染过程中发生的免疫病理现象，标本直接涂片镜检观察白细胞吞噬相应细菌或与之并存可以作为判断细菌感染最客观和直接的证据，应视为感染菌而进行鉴定和药敏试验。细菌涂片中每一油镜视野细菌数大于20个或占所有细菌的50%以上的优势菌可能为病原菌。呼吸系统痰培养依然是应用最广、最为简单方便、经济安全的病原学诊断技术。将筛选合格痰标本接种培养，据菌落形态特征，对细菌菌种做出初步判断、菌落计数，再按照常规做细菌鉴定。根据细菌数量<10^5～10^6CFU/ml的阈值来确定致病菌或条件致病菌。对于痰培养而言，入院2天内或气管插管前标本较应用抗生素后培养结果更有意义。合格培养标本结合痰涂片白细胞吞噬相应细菌对判断致病菌价值较大。由于基础疾病、抗生素的使用，细菌的定植概率明显增加，咳痰标本遭到上呼吸道寄生菌的污染，故分离的细菌不能真实反映下呼吸道定植或感染的致病菌，还要结合病人所处环境、临床表现等综合评估。痰标本半定量培养法对鉴别致病菌或条件致病菌也有帮助。细菌半定量培养多采用四区划线法（即五级法），将痰液四区划线接种，35℃，培养1～2天观察菌落，判读各种细菌的数量。若某菌仅见于一区，为（＋）；见于一、二区，为（＋＋）；见于一、二、三区，为（＋＋＋）；四个区皆有，为（＋＋＋＋）；四个区皆无，为（－）。细菌浓度≥＋＋＋有参考价值，低于该浓度意义不大。其他取痰方法如加保护套管的纤维支气管镜检查或经环甲膜气管穿刺吸取的下呼吸道分泌物培养虽可避免鼻咽部菌群对于痰液的污染，直接获得下呼吸道标本，或经胸壁行肺穿刺直接经感染局部取抽吸物培养，但这些均为创伤性检查，对病人有一定损害，且难于接受。

免疫学方法为快速检测细菌抗原或抗体的技术，包括抗血清凝集反应、乳胶凝集反应。主要用于难以培养的致病菌引起的感染，大多数细菌感染后病人机体产生特异性免疫应答，但其特异性不能等同于病原菌检出，因为抗体常产生时间较晚，更适合于流行病学调查和回顾性分析。

分子生物学技术如PCR体外扩增，对标本中混有的其他细菌不影响检测结果，但只能做定性检出，易受污染，假阳性较多。其中，实时荧光定量PCR（RT-PCR）不受抗生素使用及标本中病原菌活菌少、定植等因素的影响，因其灵敏度高、特异性强，在临床早期快速检测病原菌上具有优势。

C反应蛋白（CRP）是非特异性免疫机制的一部分，健康人血清CRP浓度很低，当细菌感染引发炎症或组织损伤和术后，其浓度显著增高，而且出现时间较早（在炎症后6～8小时血清CRP即迅速增加），CRP值随病情加重而显著升高，随病情的恢复显著下降。因此可作为细菌感染早期的检测指标。

与其他非发酵菌相同，在痰标本中分离出铜绿假单胞菌的临床意义很难正确评价。有无感染的临床表现最为重要，即使是合格痰标本分离到多量单一铜绿假单胞菌，但临床并不存在任何下呼吸道感染的表现，也无须针对铜绿假单胞菌治疗。如果同时分离到其他细菌，又有下呼吸道感染的临床表现，则需要区别何种是真正的致病原或为混合感染。当针对单一铜绿假单胞菌治疗后疗效满意时较易确定是铜绿假单胞菌感染，但当疗效不满意时也难以完全否定，因为尚有剂量、疗程、联合用药与否、是否有混合感染（特别是厌氧菌）等许多问题的干扰，也可能在治疗过程中产生急性耐药（以单药治疗最为常见）。

在呼吸道标本分离到铜绿假单胞菌的病人是否需要抗菌药物治疗应当参考以下几点：①有与下呼吸道感染相符合的临床症状、体征和影像学上出现新的、或持续的、或加重的肺部渗出、浸润、实变；②宿主因素，如基础疾病、免疫状态、先期抗菌药物治疗、其他与发病相关的危险因素如机械通气与否及时间等；③正在接受非抗铜绿假单胞菌抗菌药物治疗的病人如果病情一度好转，复又加重，在时间上与铜绿假单胞菌的出现相符合，并排除其他因素引起的病情加重；④从标本采集方法、标本质量、细菌浓度（定量或半定量培养）、涂片所见等，综合评价阳性培养结果的临床意义，如痰培养多次提示铜绿假单胞菌优势生长则具有较大的临床意义。一旦决定针对铜绿假单胞菌进行治疗后，应在72小时内评价疗效，判定是否继续原治疗方案。

临床工作中，合并慢性阻塞性肺疾病、支气管扩张、囊性肺纤维化、慢性肺脓肿、肺结核等肺正常结构遭到破坏病人，其致病菌以革兰阴性杆菌为主，且耐药菌增多。本例既往有支扩史，反复入院治疗，入院后降钙素原、C反应蛋白、红细胞沉降率等炎性指标升高，入院后痰培养示大肠埃希菌，经抗炎治疗后肺部病变较前进展，但上述炎性指标较前降低，临床症状平稳，提示治疗有效，大肠埃希菌为致病菌。病人积极抗感染治疗后影像明显好转而出院，1个月后再次入院治疗，但白细胞和C反应蛋白不高，提示无明确活动性感染。入院后给予广谱抗生素治疗，且病人基础疾病为支扩，虽两次支气管肺泡灌洗中查到黏液型铜绿假单胞菌（敏感菌株），仍考虑为定植菌可能。复查胸部CT病变较前进一步吸收，支持上述考虑。

铜绿假单胞菌呼吸道定植/感染的危险因素包括病人住院时间、老年病人、气管插管、使用呼吸机和雾化治疗等。铜绿假单胞菌是引起支气管扩张并感染等疾病的重要病原菌，从菌落形态上可分为黏液型和非黏液型，非黏液型铜绿假单胞菌在渗透压较高、氯化钠较多、磷酸盐较少等环境下容易转化为黏液型。在慢性呼吸道铜绿假单胞菌感染症中，容易培养分离出黏液型铜绿假单胞菌。

黏液型铜绿假单胞菌生长缓慢，35℃培养24小时形成的菌落较小，容易被忽视。48小时在血平板上形成大而融合、透明或半透明的黏液状菌落，无典型铜绿假单胞菌的色素、金属光泽及气味。黏液型铜绿假单胞菌黏附于黏膜表面，在菌体周围产生大量黏液性物质-多糖藻酸盐，形成保护性生物膜，使得抗菌药物不易与细菌直接接触，且生物膜下的细菌代谢率也降低，可有效抵抗吞噬细胞的吞噬及抗菌药物的作用，使细菌持续定植。在免疫力下降或其他诱因条件下生物膜内的细菌大量繁殖，从而造成感染的反复发作，感染很难从病人体内清除。

黏液型铜绿假单胞菌体外药敏试验结果常出现较高的敏感性，对抗菌药物的耐药率明显低于非黏液型铜绿假单胞菌。但生物膜的形成可使其免于被药物清除，造成慢性反复性感染，导致体外药物敏感试验结果与临床治疗效果不一致，给临床用药带来困难。黏液型铜绿假单胞菌在囊性纤维化病人的呼吸道标本中很常见，与间歇性定植相关，黏液型细菌的出现也是慢性感染的一个标志。

黏液型铜绿假单胞菌由于自身特点，在实验室培养生长较为缓慢，使得体外药物敏感性试验的难度大为增加。对黏液型铜绿假单胞菌进行常规药物敏感性试验时可能出现不生长或生长缓慢现象，导致抗菌药物信息缺失。而且，不同检测方法得到的结果往往不尽相同，难以给临床提供有效的抗菌药物使用信息。

藻酸盐对铜绿假单胞菌生物膜的形成及耐药性起着重要作用。铜绿假单胞菌生物被膜感染免疫逃逸，可能与其分泌藻酸盐免疫抑制作用密切相关。大环内酯类抗生素可抑制藻酸盐生物合成途径中的鸟苷酸二磷酸甘露糖脱氢酶活性，减少藻酸盐合成，影响细菌生物膜形成，从而增强其他敏感抗生素渗透生物膜而达到杀菌的目的。同时，大环内酯类抗菌药物能有效地抑制由藻酸盐介导的抗原抗体反应，增强中性粒细胞对铜绿假单胞菌生物膜的吞噬作用。联合大环内酯类抗生素与其他敏感抗生素，可以增强治疗效果。抗藻酸盐血清，能够降低黏液型铜绿假单胞菌对于生物医学材料的黏附性，增强抗生素对于生物膜的渗透能力。另外，喹诺酮类（左氧氟沙星、环丙沙星、莫西沙星）药物对生物膜渗透性最强。以这两种抗生素为核心的联合用药的研究报道多见。

综上所述，黏液型铜绿假单胞菌菌体被大量黏液层包裹，使得其对所有物质的渗透性均降低。对营养物质摄取能力不足，表现为生长缓慢。对抗生素渗透能力下降，表现为非特异性的多重耐药。联合用药或针对生物膜治疗可有效控制感染，延缓和阻止耐药菌的产生。

（枣庄市峄城区人民医院呼吸科　张　蕾　提供
枣庄市立医院呼吸二科　范磊兰　提供）

2.病例2：男，54岁。发热、咳嗽、咳黄脓痰，右侧肢体活动无力6小时。于2017-07-15入院。既往有支气管扩张病史30余年。入院查体：双下肺可闻及湿啰音。右侧肢体肌力4级，肌张力正常。左侧巴氏征、查多克征阳性。辅助检查：血常规示白细胞计数 $10.7×10^9$/L、中性粒细胞 0.82；C反应蛋白 113.7mg/L、降钙素原 0.08 ng/ml。颅脑MRI：左侧基底节区急性梗死，双侧额顶叶缺血变性梗死灶。2017-07-18查胸部CT（图4-6-33）。

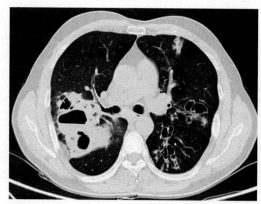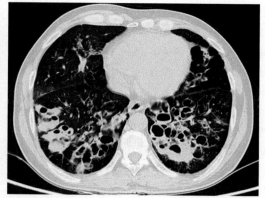

图4-6-33　双肺囊状支气管扩张，内见液平（2017-07-18）

【诊断】支气管扩张并感染。

【诊断依据】中年男性，有支气管扩张病史30余年，现咳嗽、咳黄痰，查体双下肺可闻及湿啰音，中性粒细胞计数和C反应蛋白升高，降钙素原升高不明显，提示为局部感染，胸部CT示囊状支扩，内有液平，支气管扩张并感染诊断明确。鉴于支气管扩张常见致病菌为铜绿假单胞菌，故应

用左氧氟沙星0.6g每日1次联合依替米星0.2g 每日1次经验性治疗，同时行气管镜检查，管腔内见较多黄脓痰（图4-6-34）。给予体位引流、体外振荡排痰和支气管镜吸痰等综合治疗。抗感染治疗3天，咳嗽、咳痰无减轻，出现发热，体温波动于38～39℃，伴喘息。询问病史，病人近年因感染反复应用抗生素、激素治疗，3个月前因肺部感染加重曾应用碳

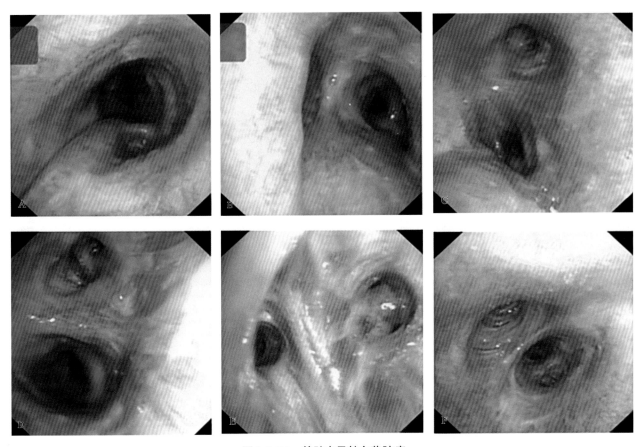

图4-6-34 管腔内见较多黄脓痰

注：A.气管中段；B.隆突；C.左主支气管；D.右主支气管；E.右肺上叶；F.右中间支气管

青霉烯类抗菌药物治疗，效果可。查体：双肺呼吸音低，可闻及低调哮鸣音，双下肺可闻及较多湿啰音。辅助检查：血常规示白细胞计数 $6.0×10^9$/L、中性粒细胞 0.76；C反应蛋白 131.3mg/L、降钙素原 0.15ng/ml；血气分析：pH 7.47，PO_2 64mmHg，PCO_2 43mmHg，SO_2 93%。（吸氧2L/min）；3次痰涂片、气管内吸引物、肺泡灌洗液查抗酸杆菌阴性；3次痰涂片、气管内吸引物、肺泡灌洗液未查到真菌孢子及菌丝；痰培养：铜绿假单胞菌，仅对环丙沙星中介，对其他抗生素敏感。病人症状无减轻，且出现发热，C反应蛋白和降钙素原较前略有升高，提高感染控制不佳，根据痰培养结果和药敏试验，停用左氧氟沙星和依替米星，改用亚胺培南1.0g 8小时1次静脉滴注，3天后病人仍发热，咳黄色脓性痰，黏稠不易咳出。查体：双肺哮鸣音消失，但仍可闻及较多痰鸣音。气管吸引物和肺泡灌洗液均培养出铜绿假单胞菌：对哌拉西林、哌拉西林/他唑巴坦、头孢他啶、头孢哌酮/舒巴坦钠、头孢吡肟、氨曲南、庆大霉素、阿米卡星敏感，对亚胺培南、美罗培南、环丙沙星、左氧氟沙星耐药。鉴于病人近3个月内有碳氢酶烯类药物使用史，考虑为耐碳青霉烯类铜绿假单胞菌。停用亚胺培南，给予头孢哌酮舒巴坦3.0g 8小时1次静脉滴注，3天后病人体温趋于正常，查体：双肺痰鸣音明显减少。辅助检查：血常规示白细胞计数 $6.8×10^9$/L、中性粒细胞 0.48；C反应蛋白 11.8mg/L、降钙素原 0.55ng/ml。病人症状好转，炎性指标较前下降，治疗有效。继续治疗5天后，行气管镜检查（2017-07-28），黄脓痰较前减少（图4-6-35），复查胸部CT，病变有所吸收（图4-6-36），出院，随诊。

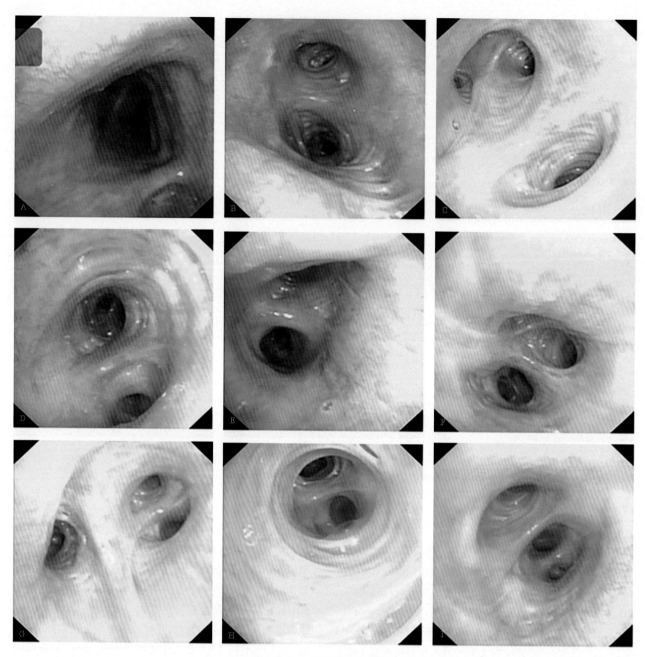

图4-6-35　黄脓痰较前减少

注：A.隆突；B.左主支气管；C.左肺上叶；D.左肺下叶；E.右主支气管；F.右肺上叶；G.右中间支气管；H.右肺中叶；I.右肺下叶

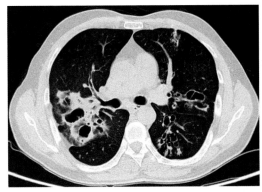
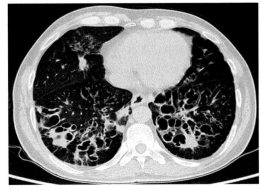

图4-6-36 病变较前好转（2017-07-29）

【分析】铜绿假单胞菌引起的社区感染主要通过水源传播如热水澡、喷流式气泡浴和游泳等，可引起眼角膜炎、毛囊炎和灰指甲等；在吸毒病人中会引起脓毒性关节炎；在免疫力低下人群及糖尿病病人中可引起外耳炎、皮肤及软组织炎症等。铜绿假单胞菌是免疫缺陷病人院内感染和致命感染的最常见病原菌，其可引起一系列急性和慢性感染，如院内肺炎、医院获得性泌尿系感染、外科伤口感染、血液感染、中性粒细胞减少症病人的感染、气管插管病人的通气相关感染以及烧伤创面感染等。在呼吸道慢性感染中也很常见，如弥漫性泛细支气管炎、支气管扩张症、肺囊性纤维化等。

结构性肺病具体指导致肺部结构不可逆改变的肺疾病（如COPD、支气管扩张症、囊性肺纤维化、慢性肺脓肿、严重肺大疱、导致肺结构改变的肺结核等）。病理表现为气道纤毛功能受损，管壁结构扭曲，气道重塑，这些导致呼吸系统清除和自净功能严重下降，使局部抵御能力低下，病原菌容易定植并难以清除，细菌定植，气道结构破坏，上皮细胞完整性破坏、黏膜纤毛清除受损、黏液分泌过多，导致黏膜进一步损伤及炎症发生，如此反复形成恶性循环，导致病人急性发作次数增加、发病持续时间长、病情重。在慢性疾病过程中，机体抵抗力下降，易于合并感染并住院治疗、长期、反复应用抗生素、甚至应用激素的综合治疗，使得合并肺部感染时其致病菌有别于其他单纯性肺部感染，其中铜绿假单胞菌、不动杆菌等非发酵菌的感染率逐年升高，同时多药耐药细菌的产生也成为一个广受瞩目的问题。

碳青霉烯类抗菌药物是对革兰阴性杆菌特别是铜绿假单胞菌抗菌活性最强的抗菌药物之一，是治疗铜绿假单胞菌重症感染的首选。Song等报道亚胺培南联合阿米卡星在体外抗多重耐药铜绿假单胞菌时46%呈现部分协同作用，而美罗培南联合阿米卡星时则50%呈部分协同作用。Park等研究亦证实多药联合治疗方案较单药方案可显著降低铜绿假单胞菌肺部感染病人的病死率。

目前，亚胺培南的选择性压力已经导致耐亚胺培南细菌的数量越来越多。2015年全国分离的铜绿假单胞菌对碳青霉烯类的耐药率为22.4%；2016年为22.3%，不同地区的耐药率为9.8%～31.6%；2017年铜绿假单胞菌对亚胺培南和美罗培南的耐药率分别为23.6%和20.9%，这给临床治疗带来了极大困难和挑战。

耐碳青霉烯铜绿假单胞菌的耐药机制极为复杂，耐药相关基因繁多，不同的耐药基因通过不同的机制从调节药物的主动转运系统、抗菌药物渗透障碍、产生药物灭活酶及形成生物膜等方面调控铜绿假单胞菌对碳青霉烯类药物的耐药性，并且，耐药性的产生往往不是由单一因素造成的，常常是几种机制协同作用的结果。我国铜绿假单胞菌对碳青霉烯类的耐药机制主要是膜孔蛋白（OprD2）缺失，加上外排泵（Mex-Opr）高表达及产生金属酶（如IMP、VIM、NDM）等。由于铜绿假单胞菌在抗生素治疗的过程中可产生诱导性耐药，因此，对于初代敏感的菌株，在治疗3～4天后有必要重复检测分离株，并进行药敏检测。本例既往对亚胺培南治疗有效，初始痰培养亦显示对亚胺培南敏感，但实际治疗疗效差，再次培养结果显示对亚胺培南耐药，考虑为获得性耐药。

除了常见的耐药种类外，近年来，研究者还发现了一种新的耐药方式，即异质性耐药（heteroresistance，HR）。异质性耐药是具有相同遗传背景的不同克隆亚群对抗菌药物敏感性各不相同的现象，是细菌由敏感状态进化至耐药状态的中间阶段和必经过程。直接观察到的异质性耐药现象为：异质性耐药菌株在进行 E-test法和K-B法药敏试验中，可以观察到抑菌圈内多个菌落生长。优势亚群"敏感"而圈内亚群"耐药"的这类菌株潜在性危害最大，该类异质性耐药菌株的检测需要特殊的实验方法，实验室的临床常规药敏方法多无法检出耐药亚群，药敏实验结果常误报为"敏感"，从而误导医生用药，导致反复感染和治疗失败。异质性耐药广泛存在于多种细菌及真菌对各种抗菌药物中，自1947年Alexander HE等第一次发现了流感嗜血杆菌对链霉素的异质性耐药现象，随后相继出现了革兰阳性菌对青霉素和万古霉素异质性耐药现象的报道；革兰阴性菌对头孢菌素类抗生素、碳青霉烯类抗生素和多黏菌素等异质性耐药现象；真菌对氟康唑和伊曲康唑等异质性耐药现象。1997年，日本学者首次从传染病病人痰液标本中分离出1例对甲氧西林异质性耐药的金黄色葡萄球菌。近年研究表明，鲍曼不动杆菌对多黏菌素和碳青霉烯类，铜绿假单胞菌对碳青霉烯类都能发生异质性耐药。欧洲国家也发现了碳青霉烯异质性耐药的阴沟肠杆菌和肺炎克雷伯菌。

铜绿假单胞菌的异质性耐药报道最常见于碳青霉烯类。早在2005年，Tam等通过体外实验证实铜绿假单胞菌暴露于一定浓度的美罗培南条件下可选择性放大异质性亚群的比例。2007年，又有学者应用菌群生长分析试验对异质性耐药亚群进行了筛选，原始菌株在临床药敏结果中显示为"敏感"，其亚胺培南、美罗培南MIC值分别在0.5～4μg/ml和0.25～2μg/ml，筛选出异质性耐药亚群其MIC值高达10～20μg/ml和4～14μg/ml，均提示铜绿假单胞菌可通过碳青霉烯类抗生素选择出耐药亚群，导致感染的反复出现和治疗失败。不同于一般耐药，异质性耐药菌株均未检出MBL，因此铜绿假单胞菌对亚胺培南异质性耐药的机制可能与MexAB外排泵的高表达及生物膜有关。由于MexAB外排泵的高表达，铜绿假单胞菌能将药物泵出菌膜，或者生物膜的出现阻止了药物的进入，从而产生耐药。不同型别的铜绿假单胞菌异质性耐药机制也不尽相同，多与各类外排泵过达相关。

在临床防治感染过程中，铜绿假单胞菌会暴露在不同浓度的抗菌剂中，产生不同的选择压力。此时，抗菌剂的作用不仅限于抑菌或杀菌，而是作为生态系统中细胞间的传导信号。耐药突变菌需要在菌群中成为优势菌才能使细菌产生耐药性，不同环境中总是适应性强的菌群占据优势。最低选择浓度下耐药菌株与野生菌株的生长速度相同；亚抑菌浓度指低于最低抑菌浓度，可选择性扩增耐药突变株；最低抑菌浓度下野生菌株几乎不生长，而突变菌株被选择性扩增；防突变浓度为能够同时抑制野生菌株和耐药菌株生长的抗菌药物浓度。亚抑菌浓度的抗菌剂持续存

在下，细菌可能产生新的耐药突变或选择性扩增已有的耐药突变株，也可能降低其耐药性。细菌对抗生素的反应结果可能由抗生素种类、浓度、干预时间、细菌种类等因素决定。

β-内酰胺酶抑制剂的复合制剂中，哌拉西林/他唑巴坦敏感率2008—2011年保持较高水平，但2012年后敏感率下降，而头孢哌酮/舒巴坦的敏感率一直较平稳，这可能与这两种药物之间存在药物敏感性漂移有关。头孢菌素类药物中，铜绿假单胞菌对头孢他啶和头孢吡肟的敏感率较高，分别为72.4%和71.2%。10年来，铜绿假单胞菌对阿米卡星敏感率一直是最高的，这可能是因为氨基糖苷类修饰酶介导的耐药存在底物特异性，较少表现出高度耐药；同时临床应用也较其他类抗菌药物少。使用单一抗菌药物治疗铜绿假单胞菌易引起耐药，因此CLSI建议对铜绿假单胞菌所致严重感染病人的治疗应联合用药。

头孢哌酮/舒巴坦为时间依赖性速效杀菌剂，临床疗效与T＞MIC%密切相关，由于两药的血浆消除半衰期均比较短（头孢哌酮为1.7小时，舒巴坦钠为1小时），且无显著的抗生素后效应，为确保其在给药间隔内能有40%～60%的时间药物的血药浓度大于MIC，增大与细菌的接触时间以到达最优化的疗效和最低的细菌耐药率，故将日剂量分3～4次给药，以延长药物与铜绿假单胞菌的接触时间，加强杀菌作用，提高临床疗效。

（山东省立第三医院呼吸科　王　雷　提供）

3.病例3：女，15岁。咳嗽、咳痰、发热、食欲缺乏20天。病人20天前无明显诱因出现咳嗽，咳中等量黄白色黏痰，发热，体温最高达39.6℃，药物治疗无效（具体不详）。8天前行胸部CT检查（2017-08-13）示左下肺炎表现（图4-6-37）。血常规：白细胞计数 16.49×10⁹/L、中性粒细胞 0.76；肺炎支原体抗体阳性。于当地医院住院治疗，给予阿奇霉素 0.5g 每日1次联合哌拉西林/他唑巴坦 4.5g 8小时1次，静脉滴注，治疗5天后复查胸部CT（2017-08-20）病变较前明显进展（图4-6-38）而入上级医院继续治疗。

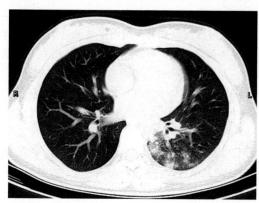
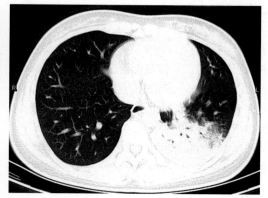

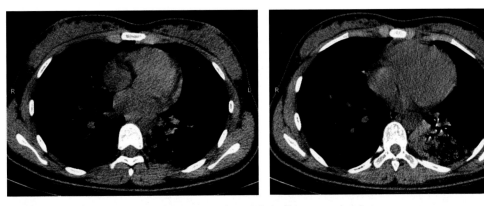

图4-6-37　左下肺炎表现（2017-08-13）

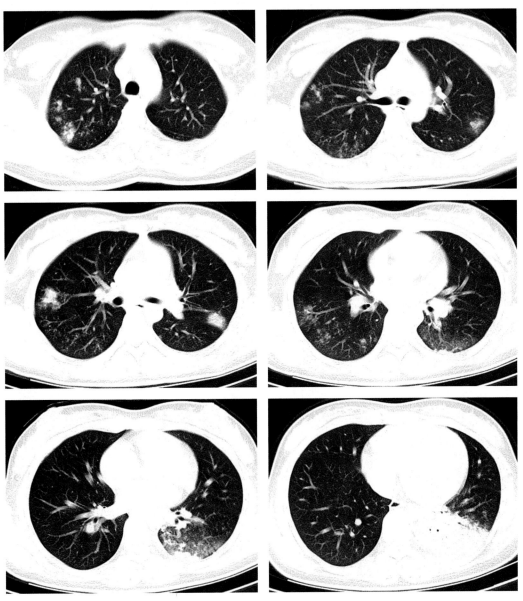

图4-6-38　病变较前进展（2017-08-20）

【诊断】社区获得性肺炎。

【诊断依据】青少年女性，有发热、咳嗽、咳黄痰症状，白细胞计数明显升高，支原体抗体阳性，胸部CT示左下肺炎表现，支持社区获得性肺炎诊断，且考虑为混合感染可能。阿奇霉素和哌拉西林/他唑巴坦联合治疗病变较前进展，提示阿奇霉素耐药或支原体非主要致病菌可能。入院后给予头孢哌酮/舒巴坦3.0g 8小时1次静脉滴注，多次

痰培养查到铜绿假单胞菌，对所有对该菌有活性的抗生素敏感，治疗1周后病人病情平稳，改用头孢他啶1.5g 8小时1次、阿米卡星0.4g 每日1次继续治疗，复查血常规（2017-09-02）：白细胞计数 6.99×10⁹/L、中性粒细胞 0.64。胸部CT（2017-09-03）示病变较前明显吸收（图4-6-39），总疗程2周后出院。随访（2017-09-21），病变进一步吸收（图4-6-40）。

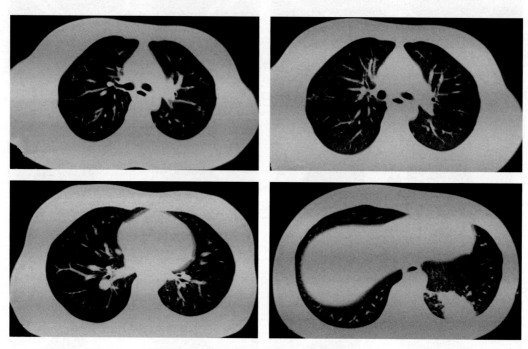

图4-6-39　病变较前明显吸收（2017-09-03）

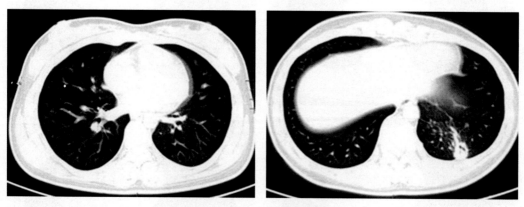

图4-6-40　病变进一步吸收（2017-09-21）

【分析】社区获得性肺炎（CAP）是儿童尤其是婴幼儿常见的感染性疾病，也是5岁以下儿童死亡的重要病因。在年幼儿，约50%CAP由病毒引起；在年长儿常由细菌、支原体感染所致。儿童CAP常见革兰阳性致病菌包括肺炎链球菌、金黄色葡萄球菌、A群链球菌等；常见革兰阴性致病菌包括流感嗜血杆菌、大肠埃希菌、肺炎克雷伯菌和卡他莫拉菌等。其中肺炎链球菌是儿童期CAP最常见的致病菌，可导致重症肺炎、坏死性肺炎；肺炎链球菌和病毒的混合

感染常见，使病情加重。儿童CAP可由混合感染所致，年龄越小越易发生。婴幼儿常见有病毒-细菌、病毒-病毒混合感染，年长儿多为细菌和非典型病原混合感染。与单独细菌或者病毒感染相比，混合感染可导致更严重的炎症反应及临床表现。

病人支原体抗体阳性，且咳黄痰，初起抗生素治疗病变明显进展，支持混合感染。入院48小时后多次痰培养为铜绿假单胞敏感菌株，鉴于病人有明确的院外治疗史和住

院史，所以需考虑医院获得性铜绿假单胞菌感染可能。革兰阴性杆菌引起的儿童肺炎多以小叶性肺炎为主，可伴多发坏死性空洞及脓肿，甚至发生脓胸。本例初起以左下肺实变为主，后表现为双肺多发斑片、结节影，树芽征明显，符合小叶性肺炎表现，支持铜绿假单胞菌感染诊断。

（滨州市中心医院结核科 丁瑞东 提供）

4.病例4：男，46岁。发热3个月，咳嗽、咳痰1个月。病人3个月前无明显诱因出现发热，体温最高可达38.5℃，午后为主，自行服用退热药物后热退，当地医院行胸部CT检查考虑"肺脓肿"，静脉滴注左氧氟沙星（具体剂量不详）20天，

复查胸部CT，病灶稍有改善，未进一步诊疗。1个月前病人出现咳嗽、咳痰，痰量较少，多为白色，偶为黄色，偶有胸背部疼痛，复查胸部CT病灶较前有所增大，为求进一步诊治，于2017-07-16入院治疗。入院前胸部CT检查见图4-6-41。病来乏力明显，无盗汗。20年前曾患黄疸型肝炎。入院查体：T 36.5℃，慢性消耗性病容，体质消瘦。左肺叩诊浊音，听诊呼吸音粗糙，未闻及干、湿啰音。辅助检查：血常规、肝功能、生化、肝炎五项正常；红细胞沉降率 42mm/h；尿常规：胆红素（＋）、尿胆原（＋）。腹部B超：肝大、肝脏弥漫性改变、肝脏强回声，考虑肝内胆管结石或钙化斑。

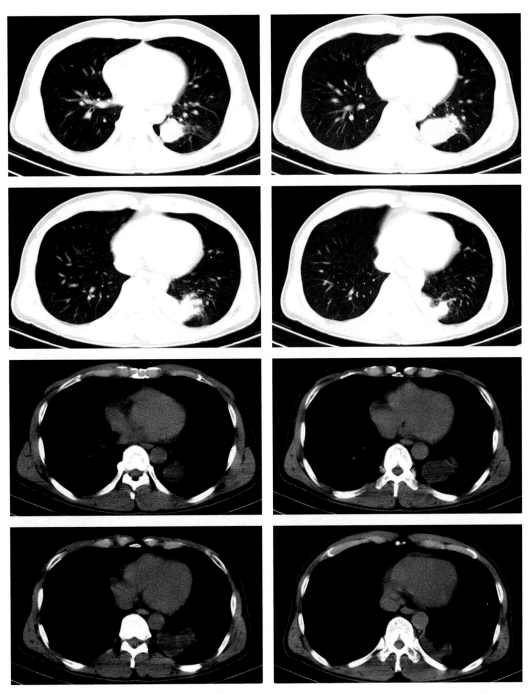

图4-6-41 左肺下叶实变影，边缘清晰，可见纤维条索影，内有空洞、坏死（2017-07-03）

【诊断】左下肺脓肿。

【诊断依据】中年男性，既往有黄疸型肝炎病史，提示存在免疫受损。病史较长，以发热、咳嗽、咳痰为主要表现，影像检查提示为社区获得性肺炎、肺脓肿，喹诺酮类药物治疗有效，但未痊愈，停药后病变较前进展，考虑治疗不系统所致。入院后给予奥硝唑注射液（圣诺安）100ml 每日1次和磺苄西林钠（万普健）4.0g 每日2次静脉滴注，同时于2017-07-18行经皮肺穿刺活检术。术后1天病人咳嗽、咳痰稍减轻，感胸闷、气短明显。查体：双侧触觉语颤不对称，左上肺叩诊鼓音，左下肺叩诊浊音，左肺上听诊呼吸音消失，左下肺听诊呼吸音粗，考虑穿刺所致气胸可能。复查胸部CT（2017-07-19）：左肺下叶空洞性病变，内见气-液平，增强后动脉期病变未见明显强化，CT

值为33～42HU。静脉期病变强化明显，内液化坏死区无强化，CT值为42～65HU。左侧胸腔可见气体影（图4-6-42）。鉴于胸腔气体量较多，给予胸腔闭式引流。穿刺活检标本细菌涂片：见革兰阴性杆菌，未见抗酸杆菌，未见真菌孢子及菌丝。穿刺活检致病菌回报：铜绿假单胞菌，对氨曲南耐药，余均敏感。病人肺脓肿（铜绿假单胞菌感染）诊断明确，给予哌拉西林/他唑巴坦钠3.375g 8小时1次联合左氧氟沙星250ml 每日1次静脉滴注。胸部CT（2017-07-24）：双肺下叶见斑片、索条状密度增高影，较前好转（图4-6-43）。拔除引流管，继续目前的治疗。病人于2017-07-31自动出院。复查胸部CT（2017-08-17）：病变进一步吸收（图4-6-44）。

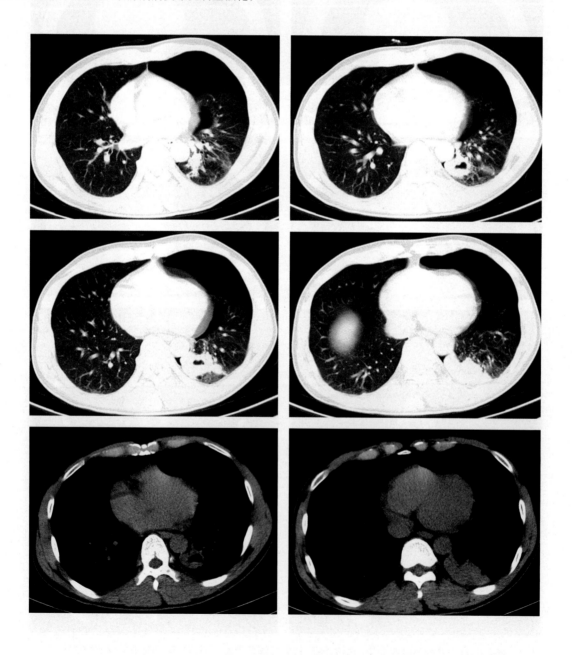

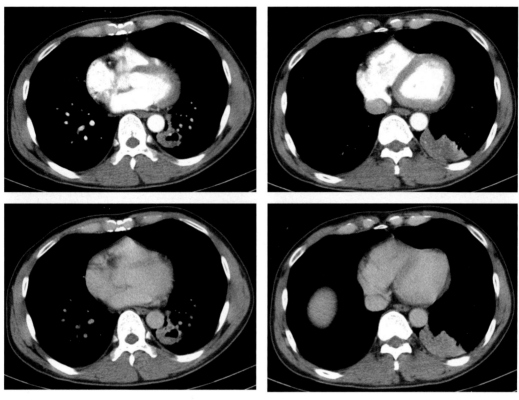

图4-6-42　左肺下叶空洞性病变，左侧气胸（2017-07-19）

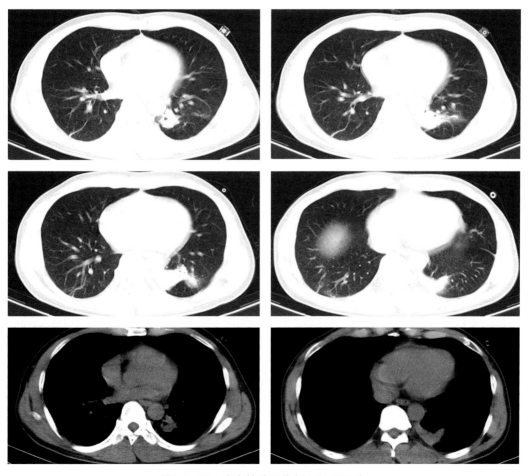

图4-6-43　病变较前吸收（2017-07-24）

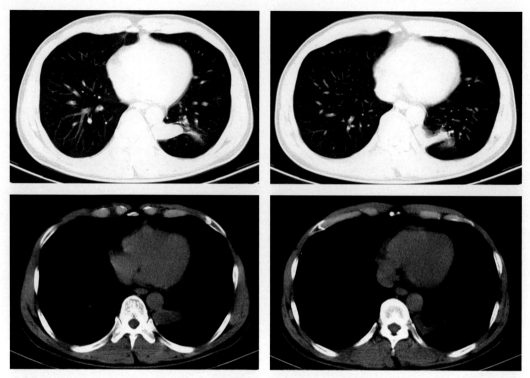

图4-6-44　病变进一步吸收（2017-08-17）

【分析】肺组织由于化脓菌感染引起组织炎症坏死，继而形成肺脓肿，如与支气管相通，则出现脓腔。临床上以高热、咳嗽、咳大量臭脓痰为其特征。原发性脓肿是因为吸入致病菌或肺炎引起，继发性脓肿是在已有病变（如梗阻）的基础上，由肺外播散、支气管扩张和（或）免疫抑制状态引起。能引起肺脓肿的细菌很多，且多为混合感染，一般与上呼吸道、口腔常存细菌一致，包括需氧、兼性厌氧和厌氧细菌：如肺炎链球菌、金黄色葡萄球菌、溶血性链球菌、变形杆菌、肺炎克雷伯菌、大肠埃希菌、铜绿假单胞菌等。原发性肺脓肿和继发性肺脓肿的病死率及社区获得性肺脓肿和医院获得性肺脓肿的病死率均有显著差异，继发性肺脓肿和医院获得性肺脓肿的病死率明显增高。本例考虑为原发性社区获得性肺脓肿。在西方国家，厌氧菌占肺脓肿病原菌的60%～80%，其次是微需氧链球菌，中国台湾则是肺炎克雷伯菌居多。Takayanagi等2010年的一项的研究表明，205例社区获得性肺脓肿病人中有122例分离出致病菌，共187株。在90例（73.8%）、17例（13.9%）和15例（12.3%）病人中分离出需氧、兼性厌氧和厌氧菌。有无牙周疾病对病原菌的分布无影响。4种最常见的病原体是链球菌属（59.8%）、厌氧菌（26.2%）、孪生球菌属（9.8%）和肺炎克雷伯菌（8.2%）。铜绿假单胞菌分离出6株，排在第5位。在122例确定病因的病人中，73例病人共分离出85株链球菌：24例缓症链球菌，17例星座链球菌，16例唾液链球菌，5例中间链球菌等。32例病人分离出46株厌氧菌：10例厌氧消化链球菌，9例普雷沃菌属，7例韦荣球菌属，7例梭杆菌属等。由铜绿假单胞菌感染导致的社区获得性肺脓肿十分罕见，一项纳入90例社区获得性肺脓肿病人经胸壁穿刺培养的细菌学研究显示，厌氧菌占34%，革兰阳性球菌占26%，咽峡炎链球菌群占16%，肺炎克雷伯菌占25%，诺卡菌属占3%，铜绿假单胞菌仅占0.8%。

抗菌药物联用方案的选择应考虑其能否改善感染病人的病程和结局，能否防止耐药发生。β-内酰胺类联合喹诺酮类的理论基础为扩大抗菌谱、协同抗菌作用、防止或延迟耐药菌产生。社区获得性铜绿假单胞菌肺脓肿发病率极低，但病死率高，治疗方案应个体化，以提高病人的治愈率。

（哈尔滨市胸科医院影像科　王秀峰　提供）

第七节　伯克霍尔德菌属

一、概述

1992年，根据16S rRNA序列分析、DNA-DNA同源性、细胞类脂及脂肪酸组成等特征的研究结果，对假单胞菌属rRNA同源群Ⅱ组进行重新分类，包括伯克霍尔德菌属（burkholderia）和罗尔斯顿菌属。它们是人类、动物和植物的原发性或条件性致病菌，也是在生物学防治、修复和植物促生方面具有很大潜力的环境微生物。

2000年，Coenye等将分离于囊性纤维化病人痰标本或土壤的一些分类学位置介于伯克霍尔德菌属和罗尔斯顿菌属之间，且具有独特的系统发育谱系的菌种，定义为新的菌属，即潘多拉菌属（*pandoraea*）。该菌属由需氧、不形成芽胞、不还原硝酸盐、不发酵乳糖、依靠端鞭毛运动的革兰阴性杆菌组成，包括分离自人类临床标本的5个菌种：奸诈潘多拉菌（P.apista）、居肺潘多拉菌（P.pulmonicola）、留肺潘多拉菌（P.pnomenusa）、痰潘多拉菌（P.sputorum）和纽伦堡潘多拉菌（P.norimbergensis）。鸡粪潘多拉菌（P.faecigallinarum）分离自鸡粪，尚有一些菌种来源于环境。

伯克霍尔德菌属隶属于细菌界、变形菌门、β-变形菌纲，伯克霍尔德菌目，伯克霍尔德菌科。伯克霍尔德菌属DNA G+C含量为59～69.5mol%，模式菌种为洋葱伯克霍尔德菌。

（一）微生物学特点

1.形态与染色　伯克霍尔德菌属为革兰染色阴性、直或微弯曲杆菌，单个或成对排列，有1根或数根极生鞭毛，可运动。鼻疽伯克霍尔德菌无鞭毛，缺乏动力，无芽胞。

2.培养特性　伯克霍尔德菌属为需氧菌，在血平板上35℃培养18～24小时，形成中等大小、不透明、湿润、凸起的菌落（图4-7-1，图4-7-2）。某些菌株可产生黄色、棕色、红色或紫色等色素。在麦康凯琼脂平板上形成中等大小、湿润菌落。某些菌种有特殊的菌落形态（皱褶状、黏液样等）、特别的色素、特异的气味及β-溶血。有些菌种能在42℃生长，但大部分菌种最适生长温度为30～37℃。

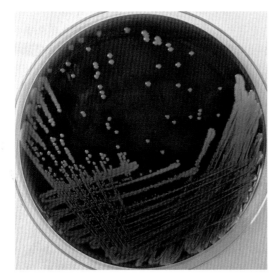

图4-7-1　洋葱伯克霍尔德菌，血平板35℃培养24小时

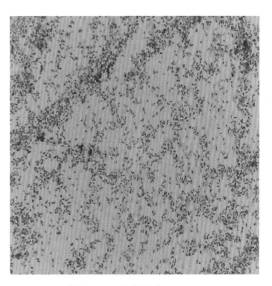

图4-7-2　革兰染色1000×

3.生化特性　触酶阳性，氧化酶试验阳性，分解葡萄糖、甘露醇和麦芽糖，葡萄糖O/F试验为氧化型，动力、赖氨酸脱羧酶、枸橼酸盐和硝酸盐还原试验阳性，胆汁七叶苷、吲哚、H$_2$S和精氨酸双水解酶试验均阴性。

（二）临床意义

目前伯克霍尔德菌属内有75个种，大部分菌种分离自土壤、水、植物和动物，只有少数几个种与人和动物感染相关，包括洋葱伯克霍尔德菌复合群（B.cepacia complex）、唐菖蒲伯克霍尔德菌（B.gladioli）、鼻疽伯克霍尔德菌（B.mallei）和类鼻疽伯克霍尔德菌（B.pseudomallei）。其他种大多数与人类疾病无关。真菌伯克霍尔德菌、荚壳伯克霍尔德菌、泰国伯克霍尔德菌、热带伯克霍尔德菌、真菌内生伯克霍尔德菌和根瘤菌素伯克霍尔德菌等菌种引起人类感染的相关报道非常少见。

1.唐菖蒲伯克霍尔德菌　唐菖蒲伯克霍尔德菌最初在植物中被发现，以植物病原菌闻名，导致剑兰、鸢尾花、水稻等植物致病，故名。唐菖蒲伯克霍尔德菌包含3个不同的植物致病型，B.gladioli pv gladioli是导致树叶等腐烂的病原菌，B.gladioli pv alliicola是导致洋葱腐烂的病原菌，B.gladioli pv agaricicola是由腐烂的蘑菇中分离到的病原菌。椰毒假单胞菌酵米面亚种是我国学者于1977年在东北酵米面中毒食物中发现的一种新的食物中毒菌，米酵菌酸和毒黄素是该菌产生的两种主要毒素，前者是引起食物中毒和死亡的主要毒性代谢产物。1995年Gillis等将其划归为伯克霍尔德菌属，命名为椰毒伯克霍尔德菌（B.cocovenenans）。1999年Coenye等将其划为唐菖蒲伯克霍尔德菌，该菌可发酵椰子。2003年焦振泉等建议将椰毒伯克霍尔德菌列为唐菖蒲伯克霍尔德菌的第4个致病型。

唐菖蒲伯克霍尔德菌很少引起人类疾病，1989年Christenson等发现其亦可引起肺囊性纤维化（cystic fibrosis, CF）病人呼吸道感染。唐菖蒲伯克霍尔德菌作为条件致病菌，可以从医院的自来水、体温表、喷雾器上分离得到，主要感染新生儿、CF、慢性肉芽肿病（chronic granulomatous disease, CGD）病人，偶尔也感染其他免疫力低下病人。成年病人中，国外易感人群以CF病人最多见，国内多见于有基础疾病病人。该菌能够在筛选洋葱伯克霍尔德菌的选择平皿上生长，常常被商品化鉴定系统错误鉴定为洋葱伯克霍尔德菌，对评价CF病人中该菌感染的流行病学意义和临床意义造成干扰。通过表型、脂肪酸分析不能区分洋葱伯克霍尔德菌复合群和唐菖蒲伯克霍尔德菌。和洋葱伯克霍尔德菌复合群菌种相比，唐菖蒲伯克霍尔德菌氧化酶阴性，不氧化麦芽糖（maltose）和乳糖（lactose）。对伯克霍尔德菌属的遗传学分析显示，除了多食伯克霍尔德菌和新洋葱伯克霍尔德菌外，唐菖蒲伯克霍尔德菌在CF病人中导致的感染比洋葱伯克霍尔德菌复合群其他菌种更为普遍。2011年Quon等报道了1例36岁CF病人肺移植后因免疫抑制导致了唐菖蒲伯克霍尔德菌感染所致的鼻窦炎，并最终死于菌血症。2012年Brizendine等报道了1例CF病人肺移植后感染了唐菖蒲伯克霍尔德菌，导致菌血症、坏死性肺炎、肺脓肿和脓胸。通过回顾性分析发现，CF病人感染唐菖蒲伯克霍尔德菌可导致肺炎、气管支气管炎、菌血症和肺脓肿，即使经内科抗感染和外科手术治疗，其1年死亡率仍达23%。

在缺乏CF、CGD和免疫抑制等诱因时，唐菖蒲伯克霍尔德菌引起菌血症罕见。最初发现其与肺部感染有关，也有报道其与肺移植后感染、新生儿脓毒症、新生儿血流感染等有关。感染部位包括血液、肺、胸腔、支气管和眼球等。该细菌被认为是血流感染的一个重要的条件致病菌，也是医院感染的病原菌之一。Dursun等回顾性分析了2008—2011年该院新生儿唐菖蒲伯克霍尔德菌血流感染病例。3年期间，该院从14例新生儿的血液培养中分离出唐菖蒲伯克霍尔德菌（每1000名病人分离出3.7例）。其中5例（35.7%）在首次入院时即血培养阳性。新生儿主要基础疾病为严重先天畸形、先天性白血病、早产儿呼吸窘迫综合征、肺炎和肺炎旁胸腔积液。10例患儿（71.4%）接受≥2次侵入性操作。住院的总死亡率为21.4%，因唐菖蒲伯克霍尔德菌感染导致的死亡率为7%。患儿免疫系统缺陷、抵抗力低下、呼吸系统发育不完善，以及各种侵入性诊疗操作、联合抗菌药物治疗影响体内的微生态等，都易引起唐菖蒲伯克霍尔德菌血流感染。2008年Lestin等报道了2例唐菖蒲伯克霍尔德菌所致角膜炎和角膜溃疡病例，并经外用抗生素治愈。2009年Church等报道1例唐菖蒲伯克霍尔德菌所致肺移植后纵隔脓肿病例。2013年Tong等报道1例持续性不卧床腹膜透析（CAPD）

相关腹膜炎病例，该病人从腹水中分离出唐菖蒲伯克霍尔德菌，通过腹腔内注射头孢唑林和庆大霉素后腹膜炎痊愈。

2.鼻疽伯克霍尔德菌 鼻疽伯克霍尔德菌曾命名为鼻疽费氏杆菌（1918年）、鼻疽放线杆菌（1933年）、鼻疽不动杆菌（1964年）、鼻疽假单胞菌（1966年）等。1993年，国际上根据新发现该菌的生物学特性，将其列入伯克霍尔德菌属。该菌是一种革兰阴性、无运动性、不形成芽胞的兼性胞内寄生菌，需氧，温度在37～38℃、pH 6.8～7.0时生长最适宜。本菌生长较缓慢，一般需48小时，在普通培养基上生长不佳，但在1%～5%的甘油肉汤中发育良好，在马铃薯培养基上能产生一层淡黄色蜂蜜样菌苔，以后逐渐变为棕红色。正常菌落为光滑型，变异后的菌落可出现粗糙型、皱襞型、矮小型、黏液型或假膜型等。

该菌与类鼻疽伯克霍尔德菌相近，不同的是，类鼻疽伯克霍尔德菌是一种腐生菌，而鼻疽伯克霍尔德菌是一种专性哺乳动物病原菌。到目前为止，从未在环境中分离到鼻疽伯克霍尔德菌。鼻疽伯克霍尔德菌易被热失活（74℃，10分钟），对紫外线和常用消毒剂敏感，但有报道该菌在温水中可存活1个月。值得注意的是，对鼻疽伯克霍尔德菌进行MLST分型，在过去30年中从3个大洲分离到的鼻疽伯克霍尔德菌都具有相同的等位基因型，呈现高度保守性。这与类鼻疽伯克霍尔德菌不同，类鼻疽伯克霍尔德菌具有高度的基因多样性。这表明鼻疽伯克霍尔德菌可能是类鼻疽伯克霍尔德菌的一个亚种，而不是一个独立的种。

鼻疽伯克霍尔德菌主要感染马科动物（马、驴、骡），偶尔感染人、犬和猫等其他动物。本病主要通过接触传播，人因接触病畜或染有致病菌的物品而受感染，病菌经破损的皮肤和黏膜侵入人体，也通过呼吸道、消化道感染而发现。临床表现主要为急性发热，呼吸道、皮肤、肌肉等处出现蜂窝织炎、坏死、脓肿和肉芽肿。有些呈慢性经过，间歇性发作，病程迁延可达数年之久。在发达国家，鼻疽病非常罕见。从1965年，美国、加拿大、西欧和澳大利亚已经消灭了鼻疽。目前，该病局限于非洲部分地区、中东地区、亚洲和中南美地区，该病仍存在地方性疫源地。

鼻疽主要是在卫生条件较差的环境中，通过气溶胶、污染的水和饲料、污染物等途径在马类之间传播。其他动物可通过食用患病马肉、皮肤接触或气溶胶的途径感染。在鼻疽流行地区，对于可能暴露于病原的实验室人员、马屠宰场工人、兽医、饲养人员等极有可能感染，应采取适当的防护措施。推荐在生物安全3级实验室进行相关试验活动。鼻疽伯克霍尔德菌被CDC列为B类生物恐怖战剂，也被世界动物卫生组织列为法定传染病。

由于在抗生素治疗后，患病动物仍具有后续亚临床感染的能力，并有人兽共患的风险，因此通常不建议对病马进行治疗。在体外，鼻疽伯克霍尔德菌对多西环素、氨基糖苷类、新的大环内酯类（阿奇霉素和克拉霉素）、碳青霉烯类、磺胺类、头孢他啶、环丙沙星、左氧氟沙星、利福平、哌拉西林等抗生素敏感，对青霉素和链霉素等抗生素具有不同程度的耐药性。实验室可以选择肉汤稀释法对头孢他啶、亚胺培南、多西环素和四环素进行药敏试验。

参考文献

Brizendine KD, Baddley JW, Pappas PG, et al.Fatal Burkholderia gladioli infection misidentified as Empedobacter brevis in a lung transplant recipient with cystic fibrosis.Transpl Infect Dis, 2012, 14（4）：E13-18.

Church AC, Sivasothy P, Parmer J, et al.Mediastinal abscess after lung transplantation secondary to Burkholderia gladioli infection.J Heart Lung Transplant, 2009, 28（5）：511-514.

Coenye T, Falsen E, Hoste B, et al.Description of Pandoraea gen.nov.with Pandoraea apista sp.nov., Pandoraea pulmonicola sp.nov., Pandoraea pnomenusa sp.nov., Pandoraea sputorum sp.nov.and Pandoraea norimbergensis comb.nov.Int J Syst Evol Microbiol, 2000, 50：887-899.

Coenye T, Holmes B, Kersters K, Govan JR, et al.Burkholderia cocovenenans（van Damme et al.1960）Gillis et al.1995 and Burkholderia vandii Urakami et al.1994 are junior synonyms of Burkholderia gladioli（Severini 1913）Yabuuchi et al.1993 and Burkholderia plantarii（Azegami et al.1987）Urakami et al.1994, respectively. Int J Syst Bacteriol, 1999, 49：37-42.

Dursun A, Zenciroglu A, Karagol BS, et al.Burkholderia gladioli sepsis in newborns.Eur J Pediatr, 2012, 171（10）：1503-1509.

Imataki O, Kita N, Nakayama-Imaohji H, et al.Bronchiolitis and bacteraemia caused by Burkholderia gladioli in a non-lung transplantation patient.New Microbes New Infect, 2014, 2（6）：175-176.

Jiao Z, Kawamura Y, Mishima N, et al.Need to differentiate lethal toxin-producing strains of Burkholderia gladioli, which cause severe food poisoning：description of B.gladioli pathovar cocovenenans and an emended description of B.gladioli.Microbiol Immunol, 2003；47（12）：915-925.

Lestin F, Kraak R, Podbielski A.Two cases of keratitis and corneal ulcers caused by Burkholderia gladioli.J Clin Microbiol, 2008, 46（7）：2445-2449.

Quon BS, Reid JD, Wong P, et al.Burkholderia gladioli-a predictor of poor outcome in cystic fibrosis patients who receive lung transplants? A case of locally invasive rhinosinusitis and persistent bacteremia in a 36-year-old lung transplant recipient with cystic fibrosis.Can Respir J, 2011, 18（4）：e64-65.

Tong Y, Dou L, Wang C.Peritonitis due to Burkholderia gladioli.Diagn Microbiol Infect Dis, 2013, 77（2）：174-175.

二、洋葱伯克霍尔德菌复合群

洋葱伯克霍尔德菌原名为洋葱假单胞菌，于1949年由美国微生物学家Walter Burkholder首次自洋葱根部分离，因引起洋葱球茎腐烂而得名，1971年首次有引起人类感染的报道，1992年归为伯克霍尔德菌属。以前文献报道该菌主要从肺囊性纤维化（CF）和慢性肉芽肿病（CGD）病人中分离。近年来，由于各种侵袭性操作及免疫功能低下病人的增多，该菌在非肺CF病人中的分离日益增多。

洋葱伯克霍尔德菌是一个复合群，截至2016年7月，洋葱伯克霍尔德菌复合群（Burkholderia cepacia complex，Bcc）包含多达22个种。具体包括：洋葱伯克霍尔德菌（B.cepacia）、新洋葱伯克霍尔德菌（B.cenocepacia）、稳定伯克霍尔德菌、双向（或两面）伯克霍尔德菌、花园伯克霍尔德菌、吡咯菌素伯克霍尔德菌、污染伯克霍尔德菌（B.contaminans）、种子伯克霍尔德菌（B.seminalis）、扩散（或广布）伯克霍尔德菌、欺瞒伯克霍尔德菌（B.dolosa）、金属伯克霍尔德菌、森林伯克霍尔德菌（B.arboris）、隐蔽伯克霍尔德菌、广泛伯克霍尔德菌、多食伯克霍尔德菌（B.multivorans）、假多食伯克霍尔德菌（B.pseudomultivorans）、礁湖伯克霍尔德菌、乌汶伯克霍尔德菌、领地伯克霍尔德菌和越南伯克霍尔德菌（B.vietnamiensis）等。双向伯克霍尔德菌意指其有两面性，即既具有作为生物固氮的好的一面，又具有引起人类感染的坏的一面。欺瞒伯克霍尔德菌在洋葱伯克霍尔德菌选择性培养基上不生长，临床感染可能被漏检，有欺骗性，故名。在不同的菌种中，新洋葱伯克霍尔德菌最具毒性，其导致的死亡率是其他菌种的5倍。

Bcc菌株各基因型之间的16S rRNA基因序列相似性很高（98%～99%），仅通过表型及16S rRNA分子鉴定方法只能将Bcc鉴定到种的水平，而无法鉴定到基因型。非核糖体管家基因recA由于其基因序列的多态性可对整个复合群进行鉴定和分型，已成为洋葱伯克霍尔德菌分子流行病学研究的主要目的基因之一。方法包括recA限制性片段长度多态性（RFLP）分析、recA基因特异引物PCR检测、DNA-DNA同源性分析及全细胞蛋白电泳检测。相比较而言，recA基因特异引物PCR检测法更为简便、灵敏。

（一）致病机制

抗生素耐药、适应低氧、铁的获取、生物膜形成和呼吸上皮表面黏附能力均有助于Bcc的生存。Bcc的致病毒力因子主要包括黏附素、脂肪酶、蛋白酶、溶血素、脂多糖、过氧化氢酶等，这些因素有助于Bcc的黏附、入侵、细胞内存活和毒力调节。Bcc主要的致病因子是黏附素，该黏附素为电缆菌毛蛋白，是生物膜形成以及黏附和入侵上皮细胞所必需，通过TLR5识别菌毛蛋白，有助于加剧肺上皮炎症反应。Bcc一旦感染很难清除。Bcc脂多糖具有内毒素活性,其诱导产生肿瘤坏死因子(TNF-α)水平是铜绿假单胞菌的9倍,TNF-α强烈的促炎反应导致组织坏死。脂肪酶的产生也对肺上皮细胞的侵袭起了一定的作用。Bcc在体外可形成生物膜,并可与铜绿假单胞菌形成混合生物膜,生物膜的形成有利于其存在于CF病人肺中,也保护其免于抗生素的破坏和宿主细胞的防御,引起持续感染。

(二)流行病学

Bcc因通常具有抗真菌、抗线虫或促植物生长的特性,成为引人关注的生物杀虫剂或肥料。该群细菌营养来源的多样性使之用于污染土壤的生物修复。Bcc的农业应用可能导致水污染,并随后导致潜在的人类感染。例如,Balwdin等通过多位点序列分型研究发现,人类20%以上的Bcc临床感染与自然环境中的分离株有相同的序列分型。当生长条件适宜且足以抑制环境中其他大量的细菌时,很容易从一些土壤标本中分离到Bcc的某些菌种,特别是双向伯克霍尔德菌、花园伯克霍尔德菌和吡咯菌素伯克霍尔德菌。

Bcc很少存在于水槽、游泳池和淋浴器等处,但其有很大的趋水性,非常容易污染溶液与凝胶。曾有报道,经0.22μm滤膜过滤的纯化水里,也检出洋葱伯克霍尔德菌,并且用这些纯化水稀释消毒液后导致消毒液被洋葱伯克霍尔德菌污染。有关各类食物和瓶装水的研究显示,未经巴斯德法消毒的乳制品中可发现Bcc。由于其对抗生素和消毒剂的天然耐药性,Bcc也是人们熟知的药物制剂污染菌。许多医疗相关的Bcc感染暴发是由受污染的医疗设备和产品引起的,包括漱口水、超声波凝胶、皮肤消毒剂和药物等。自从1996年首次报道膀胱镜操作时使用污染的水进行膀胱冲洗引起泌尿道Bcc感染暴发流行之后,又多次报道因Bcc污染蒸馏水、消毒液、医疗器械等引起呼吸道、泌尿道等部位的医院感染大流行,多通过亲密接触或吸入带菌的气溶胶而传播。例如,2004年,被Bcc污染的非处方药羟甲唑啉鼻喷剂造成美国多个州该菌感染的暴发流行。2016年,因液体多库酯钠(docusate)大便软化剂被污染,在美国12个州暴发了Bcc感染,共导致63人严重感染和45人疑似感染,从病人的呼吸道、血液、腹腔、尿液、大便和外周静脉导管等多个部位分离出病原菌。同样,受污染的洗涤手套导致了2015年瑞士该菌群感染的暴发流行。在韩国,被污染的防腐剂与2014年11月至2015年1月期间新生儿重症监护病房21例Bcc感染的暴发有关。

Bcc是常见的条件致病菌,在慢性肉芽肿病(CGD)和囊性纤维化(CF)病人中的感染尤为易感,使病人出现无症状带菌、慢性感染或洋葱伯克霍尔德菌综合征,并且是导致CF病人死亡率升高的一个显著的独立危险因素。

美国约3%的CF病人感染的致病菌为Bcc菌种。感染

率随病人年龄的增长而上升,成年CF病人的感染率一般为5%~7%。许多菌株对广谱抗菌药物耐药,肺部感染通常难以治疗。分离自CF病人的Bcc群内不同菌种的毒力水平和对临床造成的影响不尽相同。例如,有关肺移植受者的研究表明,术前感染新洋葱伯克霍尔德菌的病人比感染其他Bcc菌种的病人术后死亡率更高。然而,严谨的移植预后的多因素分析尚无结论。此外,由于Bcc感染的病人术后预后差,大多数CF治疗中心将其感染视为肺移植的一个绝对禁忌证,而肺移植是目前提高晚期肺病病人中期存活率的唯一治疗选择。

在分离自CF病人的Bcc最常见的菌种中,只有多食伯克霍尔德菌很少来源于环境。乌汶伯克霍尔德菌和领地伯克霍尔德菌不能从CF病人中分离。多食伯克霍尔德菌或新洋葱克霍尔德菌是CF最常见的机会致病菌。在美国,80%左右的Bcc感染由多食伯克霍尔德菌或新洋葱克霍尔德菌引起,而另外15%的感染由越南伯克霍尔德菌、洋葱伯克霍尔德菌和欺瞒伯克霍尔德菌引起。其余Bcc菌种则很少分离自人类。最近几年,CF病人中多食伯克霍尔德菌和新洋葱伯克霍尔德菌的感染率已经发生了转换。过去CF病人中伯克霍尔德菌属感染大部分是由新洋葱伯克霍尔德菌引起,目前,美国CF病人中多食伯克霍尔德菌感染人数约是新洋葱伯克霍尔德菌感染人数的3倍。在英国,Kenna等一项研究显示,CF病人中多食伯克霍尔德菌的分离率(56%)也超过了新洋葱伯克霍尔德菌(15%);在非CF病人中,洋葱伯克霍尔德菌最常见,占34%。

基因型和传统流行病学调查为Bcc菌株在CF病人个体间传播或局部流行提供了有力的证据。20世纪80年代和90年代,在加拿大东部和英国的CF病人中,隶属于种系ET12(电泳型12)的某一克隆株很常见。该菌即新洋葱伯克霍尔德菌,其特点为:具有独特的电缆样菌毛,并产生一种与介导黏附呼吸道上皮细胞相关的黏附素。在美国大西洋沿岸中部地区,CF病人的感染主要是由新洋葱伯克霍尔德菌PHDC菌株引起,而在一些欧洲国家的农业土壤及CF病人中也能检出该菌株。新洋葱伯克霍尔德菌的中西部克隆株(midwest clone)则常见于美国中西部的CF病人。全世界范围的严格的隔离措施减少了新洋葱伯克霍尔德菌的流行,但出现了Bcc非克隆菌株,如多食伯克霍尔德菌、污染伯克霍尔德菌和欺瞒伯克霍尔德菌较常见。

与Bcc某些菌株不同的是,唐菖蒲伯克霍尔德菌、类鼻疽伯克霍尔德菌、鼻疽伯克霍尔德菌尚缺乏人与人之间传播的证据。

Bcc也可导致CF和免疫缺陷病人以外人群感染。美国的一项研究利用美国退伍军人健康管理局(VHA)的数据,对既往17年(1999—2015年)全国范围内Bcc感染的248例非CF病人所致血流感染情况进行分析。所有病人以男性为主,平均年龄为68岁,多患有慢性疾病和严重疾病。最常见的病原菌来源是中心静脉导管(41%)和肺炎

（20%）。大多数病例是住院病人（62%）或与医疗保健有关（28%），仅23例没有免疫损害或医疗保健相关记录。14天、30天和90天的死亡率分别为16%、25%和36%。复方新诺明和氟喹诺酮类药物对94%和88%的分离菌株均有活性。约70%的分离菌株对头孢他啶和美罗培南敏感。最常用的抗生素是氟喹诺酮类（36%），其次是碳青霉烯类（21%）、复方磺胺甲噁唑（18.5%）和头孢他啶（11%）。回归分析发现，年龄和PBS评分（the Pitt bacteremia score）与30天死亡率相关。

中国台湾的一项研究调查了2013年1月至2015年2月54例非CF病人感染Bcc所致菌血症的临床特点。recA基因测序显示，54株血液分离株中，37株（68.5%）为新洋葱伯克霍尔德菌，9株（16.7%）为洋葱伯克霍尔德菌，4株（7.4%）为多食伯克霍尔德菌，森林伯克霍尔德菌、假多食伯克霍尔德菌、种子伯克霍尔德菌和越南伯克霍尔德菌各1株。细菌性肺炎（23例，42.6%）和导管相关菌血症（21例，38.9%）是最常见的感染类型。头孢他啶和美罗培南对洋葱伯克霍尔德菌的耐药率（33.3%和22.2%）高于新洋葱伯克霍尔德菌（21.6%和10.8%）和其他菌株（12.5%和12.5%）。30天的整体死亡率为38.9%（21/54）。由新洋葱伯克霍尔德菌和洋葱伯克霍尔德菌以外的Bcc菌种引起的菌血症和高SOFA分数者30天内死亡率较高。不同菌种所致菌血症的预后和对抗生素的敏感性不同。

Kim等对该院2004年1月至2014年12月期间Bcc血培养阳性病例进行了回顾性研究。共有14名儿童和69名成人被确认患上了Bcc菌血症。12名儿童需要入住重症监护治疗病房。11名儿童进行了痰培养检查，其中5名儿童痰培养和血培养分离到的菌株相同。虽然根据抗生素药敏结果应用抗生素治疗，仍有4名儿童死亡。成人数据与儿童相似。

2017年CHINET中国细菌耐药性监测结果显示，洋葱伯克霍尔德菌对CLSI推荐的美罗培南、头孢他啶、米诺环素、复方新诺明和氯霉素等抗菌药物的耐药率较低，细菌敏感率均为82.9%～92.2%；但对左氧氟沙星的敏感率仅为67.6%。

（三）临床表现

Bcc在医院环境中常可通过污染的自来水、喷雾器、体温表、导管、湿化瓶、药品及消毒剂（如碘伏、苯扎氯胺）、介入性治疗、呼吸道等途径感染，是引起医院感染较重要的条件致病菌，主要引起菌血症（特别是有内置导管的病人）、尿路感染、化脓性关节炎、腹膜炎、角膜炎等。其细胞膜的不通透性使其对大多数抗生素产生耐药，在医院易引起暴发流行。曾发生过因喷雾器或雾化吸入药物如沙丁胺醇的污染而引起重症监护病房机械通气病人呼吸道院内感染的暴发。该菌除可引起医院获得性感染外，也可导致社区获得性感染，包括肺炎（图4-7-3～图4-7-5）和皮肤软

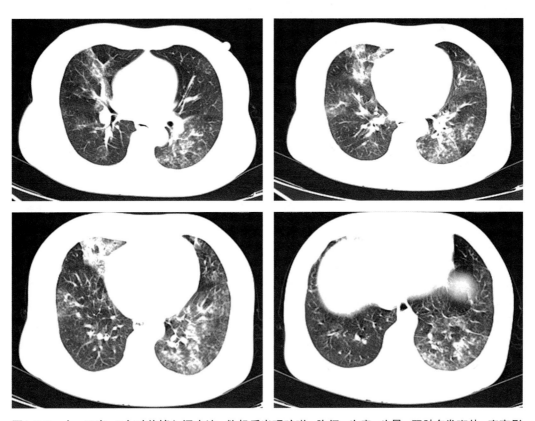

图4-7-3　女，49岁。3小时前掉入污水池，救起后出现咳嗽、胸闷，头痛、头晕。双肺多发斑片、实变影（2018-05-07）

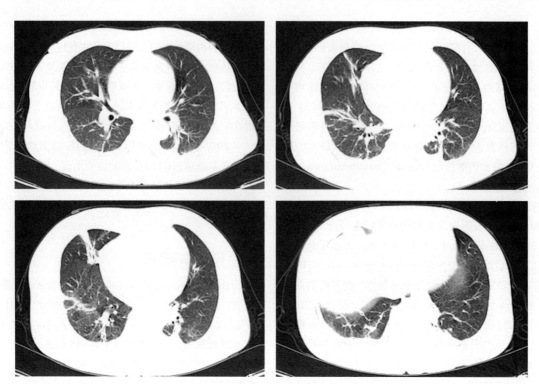

图4-7-4　入院当天支气管镜检查肺泡灌洗液培养出洋葱伯克霍尔德菌，对美罗培南、头孢他啶、左氧氟沙星、米诺环素和氯霉素敏感。给予哌拉西林/他唑巴坦4.5g 8小时1次联合左氧氟沙星0.5g每日1次静脉滴注治疗7天，病变明显吸收（2018-05-14）

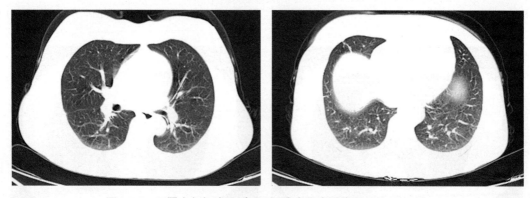

图4-7-5　口服左氧氟沙星1个月后，病变完全吸收（2018-06-14）

（淅川县人民医院呼吸科　王保龙　提供）

组织感染，甚至继发菌血症和急性肾衰竭，往往需抗感染、血透、免疫增强等综合治疗才能治愈。近几年来，洋葱伯克霍尔德菌院内感染率呈现出逐年上升的趋势，是非发酵菌所致感染常见菌种之一，已经成为继铜绿假单胞菌、嗜麦芽窄食单胞菌以及鲍曼不动杆菌后，医院的第4大感染菌。

　　由于呼吸道与外界相通，病人往往易从呼吸道感染。近年来介入性检查和治疗、气管插管、机械通气治疗、纤维支气管镜诊断和治疗等措施导致感染不断增加，尤其是频繁使用侵入性操作（如导管插管、使用呼吸机等）已成为该菌感染的重要诱因，且感染与病人免疫力低下、基础疾病、医疗器械侵入、住院时间长、大量使用抗生素及皮质激素等有关。再者，免疫功能低下、中性粒细胞功能低下也是Bcc感染的主要危险因素，感染后死亡率高，治疗难度极大。ICU病人是洋葱伯克霍尔德菌的易感人群，在机械通气时间长的病人中，由于频繁吸痰、纤维支气管镜操作可将细菌带入下呼吸道、气管套管气囊周围分泌物淤积下漏，更易引起下呼吸道感染导致住院时间延长及反复感染，是感染率较高的一个重要原因。CF病人感染Bcc后可导致原发病情加重，肺部症状急进性进展，引起进行性呼吸衰竭，1年病死率可达62%。

（四）耐药机制

Bcc耐药基因种类较多，包括β-内酰胺酶相关基因、氨基糖苷类修饰酶基因、消毒剂/磺胺耐药基因、喹诺酮类耐药基因、整合子及插入序列共同区携带的耐药基因等。

1.抗菌药物渗透障碍 细菌细胞膜的渗透性屏障具有脂质双层结构，其中镶嵌有通道蛋白，一些β-内酰胺类、氨基糖苷类药物很容易通过通道蛋白进入菌体内而发挥作用。Bcc细胞膜通透性差，因此天然耐多黏菌素和氨基糖苷类抗菌药物。

2.药物的主动转运 Bcc的外排泵系统具有与铜绿假单胞菌泵出系统类似的外膜脂蛋白，可以把进入菌体的抗菌药物泵出菌体外，表现出对喹诺酮类抗菌药物和氯霉素的高度耐药，亦导致对氯己定（一种常见的消毒剂）耐药。

3.诱导产生灭活抗生素的酶 Bcc可产生青霉素酶，其特性与其他革兰阴性菌不同，不仅能水解青霉素，并可利用β-内酰胺类抗菌药物作为碳源，因而表现为对青霉素耐药。Bcc亦可产生金属β-内酰胺酶，对β-内酰胺酶抑制剂的敏感性较差，可水解包括亚胺培南在内的一大类β-内酰胺类抗生素。该酶对美罗培南和头孢他啶等水解作用较弱。该菌也可由于特异性膜孔蛋白通道OprD缺失导致亚胺培南无法扩散进入细菌而造成对亚胺培南耐药。该酶可通过质粒或整合子在不同细菌间水平扩散，造成耐药性广泛性播散。

4.生物膜形成 生物膜形式生存的细菌对抗菌药物、外界环境压力和宿主免疫系统的抵抗力明显增强，生物膜可对其内部细菌有保护作用，使抗菌药物难以发挥作用从而造成感染慢性化或反复发作。

5.可移动遗传元件介导的耐药机制 Bcc可以通过质粒或整合子等可移动耐药元件的转移而产生耐药性。质粒介导的喹诺酮耐药由qnrA及qepA等参与。整合子是细菌中的一种可移动性基因元件，一方面整合子可通过对基因盒的捕获和剪切使基因盒发生移动，另一方面整合子自身可位于转座子、质粒等可移动基因元件上使整合子发生移动，使耐药基因发生播散。

（五）治疗

Bcc感染治疗常选用复方新诺明、头孢他啶、美罗培南、米诺环素等药物，亦可选用氯霉素、亚胺培南和一些喹诺酮类药物。首选方案为复方新诺明：8～10mg/（kg·d）静脉注射6～8小时1次。不同的耐药表型可能与不同地理分布和用药情况习惯有关。由于Bcc的本身耐药机制较复杂，不同抗菌药物的耐药表型不同，经验性用药困难，感染后预后较差，病死率高，医生应及时根据药敏试验选取合适的抗菌药物，两种及两种以上抗菌药物恰当的联用，可增强疗效、缩短病程、减少Bcc耐药。

（六）预防

Bcc可在原有基础疾病及使用大剂量抗生素的病人中产生细菌移生。医院内Bcc暴发流行屡有报道。应加强隔离、手卫生、环境清洁消毒、做好导管相关性感染的防控工作。侵入性操作前应严格消毒，及时引流痰液，可疑深静脉导管及时拔除，勤换呼吸机管路，提高病人自身免疫力，努力减少医源性感染。临床上一旦发现Bcc感染，应尽早监测其耐药性，及时选择敏感的抗菌药物进行治疗，这是减少其院内感染，减少耐药菌株产生的关键。

参 考 文 献

Baldwin A, Mahenthiralingam E, Drevinek P, et al.Environmental Burkholderia cepacia complex isolates in human infections.Emerg Infect Dis, 2007, 13（3）：458-461.

Bayram M, Babalık M, Bakan ND, et al.Community-acquired Burkholderia cepacia pneumonia: a report of two immunocompetent patients.Tuberk Toraks, 2011, 59（4）：380-383.

Chien YC, Liao CH, Sheng WH, et al.Clinical characteristics of bacteraemia caused by Burkholderia cepacia complex species and antimicrobial susceptibility of the isolates in a medical centre in Taiwan.Int J Antimicrob Agents, 2018, 51（3）：357-364.

Coenye T, Vandamme P, Govan JR, et al.Taxonomy and identification of the Burkhokderia cepacia complex.J Clin Microbiol, 2001, 39（10）：3427-3436.

Coenye T, Vandamne P, Govan JR, et al.Taxonomy and identification of Burkhokderia cepacia complex.J Chin Microboil, 2001, 39（10）：3427-3436.

El Chakhtoura NG, Saade E, Wilson BM, et al.A 17-Year Nationwide Study of Burkholderia cepacia Complex Bloodstream Infections Among Patients in the United States Veterans Health Administration.Clin Infect Dis, 2017, 65（8）：1253-1259.

Ishizuka T, Oyama T, Sato M, et al.Fatal pneumonia caused by Burkholderia cepacia 9 months after resection of aspergilloma.Respirology, 2003, 8（3）：401-403.

Kaitwatcharachai C, Silpapojakul K, Jitsurong S, et al.An outbreak of Burkhokderia cepacia bactercmia in hemodialysis patients: an epidemiologic and molecular study.Am J Kidney Dis, 2000, 36（1）：199-204.

Kenna DTD, Lilley D, Coward A, et al.Prevalence of Burkholderia species, including members of Burkholderia cepacia complex, among UK cystic and non-cystic fibrosis patients.J Med Microbiol, 2017, 66：490-501.

Kim KY, Yong D, Lee K, et al.Burkholderia Sepsis in Children as a Hospital-Acquired Infection.Yonsei Med J,

2016, 57（1）: 97-102.

Mahenthiralingam E, Baldwin A, Dowson CG.Burkholderia cepacia complex bacteria: opportunistic pathogens with important natural biology.J Appl Microbiol, 2008, 104（6）: 1539-1551.

Murray PR, Baron ET, Pfaller MA, et al.Manual of clinical microbiology 7th edition.Washington Dc: American Society for Microbiology, 1999: 526-538.

Ranjan R, Chowdhary P, Kamra A, et al.Community Acquired Bacteraemia Presenting as MODS in an Immunocompetent Individual: An Unusual Case.J Clin Diagn Res, 2017, 11（3）: 1-2.

Sfeir MM.Burkholderia cepacia complex infections: More complex than the bacterium name suggest.J Infect, 2018, 77（3）: 166-170.

Song JE, Kwak YG, Um TH, et al.Outbreak of Burkholderia cepacia pseudobacteraemia caused by intrinsically contaminated commercial 0.5% chlorhexidine solution in neonatal intensive care units.J Hosp Infect, 2017, 98（3）: 295-299.

Waterer GW, Jones CB, Wunderink RG.Bacteremic community-acquired pneumonia in an immunocompetent adult due to Burkholderia cepacia.Chest, 1999, 116（6）: 1842-1843.

病例解析

病例：女，48岁。咳嗽、咳痰1个月，加重5天。病人1个月前无明显诱因出现咳嗽，咳黄痰，偶有痰中带血。胸闷、气短，活动后加重，休息可缓解。偶有胸痛，恶心、呕吐，呕吐物为胃内容物。于当地医院抗感染、祛痰治疗后，症状好转不明显。5天前病人出现发热，体温最高达38℃，胸部CT示左肺见大片状高密度影，其内可见多发空洞影，并见点状钙化影，两肺见多发斑片状、索条状高密度影，双侧胸腔积液、心包积液，右侧胸膜钙化，肝、脾大。于2016-09-24入院诊治。查体：T 38.3℃，双肺呼吸音粗，左肺可闻及散在湿啰音。辅助检查：血常规示白细胞计数 16.5×10⁹/L、中性粒细胞 0.82。入院诊断：肺脓肿、胸腔积液（两侧）、心包积液。病人入院前曾使用过青霉素、头孢类等抗生素，因病人胸部CT示化脓性改变，给予美罗培南 1.0g 8小时1次静脉滴注。病人入院后多次行痰培养及痰抗酸涂片、痰脱落细胞学检查均未查到致病菌，于2016-09-28行支气管镜检查，镜下见左主支气管、左肺上叶管腔内大量脓性分泌物，吸出后可见黏膜红肿，表面尚光滑。脓性分泌物培养出洋葱伯克霍尔德菌，对复方新诺明、左氧氟沙星敏感，对头孢他啶耐药。并于左肺上叶行TBLB术，术后病理：肺组织内有大量急、慢性炎症细胞浸润，纤维组织增生。加用左氧氟沙星 0.5g 每日1次静脉滴注。8天后病人体温降至正常，但仍咳脓痰，复查血常规：白细胞计数 7.7×10⁹/L、中性粒细胞 0.55。复查胸部CT（2016-10-05）示斑片状影吸收不明显，左下肺见新发渗出病灶（图4-7-6）。改用哌拉西林/他唑巴坦联合左氧氟沙星抗感染治疗。3天后再行支气管镜检查，镜下见左肺上叶管腔可见少量脓性分泌物，清除后见黏膜充血、水肿，管腔通畅，未见明显新生物及黏膜坏死。再次留分泌物行细菌、真菌培养，未再培养出洋葱伯克霍尔德菌，气管镜下于左肺上叶前、后段行TBLB术，术后病理：肺组织内有大量急、慢性炎细胞浸润，浆细胞及泡沫细胞丰富，有微脓肿形成，局部见有陈旧性出血。此后病人无发热，10天后复查胸部CT（2016-10-21）见双肺斑片状高密度影较前吸收（图4-7-7），好转出院。

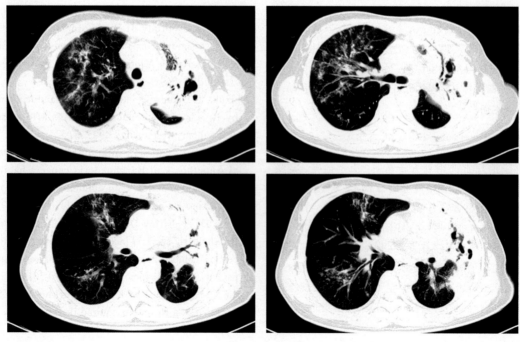

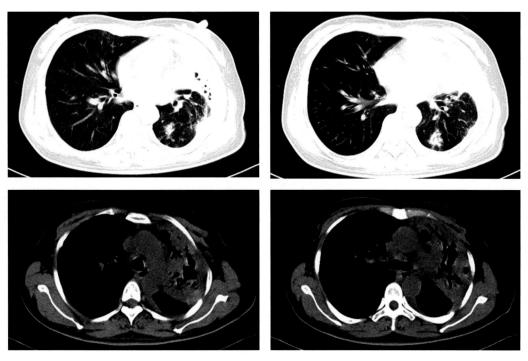

图4-7-6 左肺上叶实变、空洞影，两肺多发斑片、索条、实变影，左侧胸腔积液（2016-10-05）

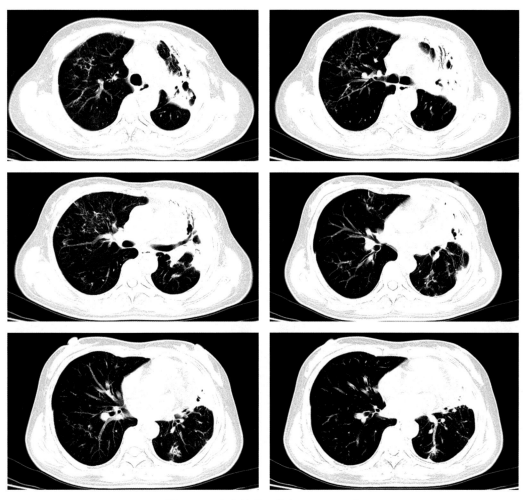

图4-7-7 病变较前吸收（2016-10-21）

【分析】洋葱伯克霍尔德菌可引起免疫功能低下的住院病人和个别健康个体感染,该菌目前已成为一种重要的医院内感染致病菌,呼吸系统最易受侵,其次是血液系统、泌尿系统。呼吸道中的洋葱伯克霍尔德菌高分离率可能与病人已存在较严重的呼吸系统基础疾病以及频繁使用呼吸机、导管插管、气管镜检查等侵入性操作及广泛使用高效广谱抗菌药物,从而导致呼吸道分泌功能减退,使得耐药性较强的该菌定植生长有关;还与洋葱伯克霍尔德菌菌株有非常特殊的黏附素有关,一旦感染很难清除。

1999年,Waterer等首先报道了1例健康个体感染洋葱伯克霍尔德菌。该例为32岁非洲裔美国人,因发热、咳嗽、咳黄绿色痰、呼吸困难、恶心和呕吐等症状到医院接受诊治。否认饮酒或吸烟,偶尔吸食毒品,否认使用任何其他非法药物。其职业为厨师,没有任何肺部疾病的家族史,发病前也没有接触过任何患有肺部疾病的人。影像学检查示左肺下叶实变影。血培养示洋葱伯克霍尔德菌生长,对喹诺酮类、哌拉西林和头孢他啶敏感。应用喹诺酮类抗生素治疗2周,病情好转,1个月后病变完全吸收。该例既往体健,6个月内该院仅查到另1例洋葱伯克霍尔德菌菌株,且非同源,故其感染来源考虑为社区性。鉴于洋葱伯克霍尔德菌最初是在农产品中发现的,而其职业为厨师,故考虑其感染源可能来源于工作环境。

2003年Ishizuka等报道了1例因洋葱伯克霍尔德菌感染引起的致死性肺炎病例。该例为69岁男性,9个月前行左肺上叶曲霉球切除术,术后口服伊曲康唑治疗。此次因高热、咳嗽3天入院,影像学检查示左肺上叶空洞影,左肺上叶前段、上舌段、下叶背段实变影。2周后痰培养查到洋葱伯克霍尔德菌,转上级医院治疗。病人空洞灌洗液中查到烟曲霉,予两性霉素B和美罗培南治疗10天后,复查胸部CT示病变进展为双侧肺炎,予呼吸机辅助通气。病人转院后从痰中6次分离出洋葱伯克霍尔德菌,机械通气后从气管分泌物和支气管灌洗液中10次分离出洋葱伯克霍尔德菌,同一病房的其他病人均未分离出洋葱伯克霍尔德菌。该菌对大多数抗生素具有耐药性,病人病情继续恶化,最终因呼吸衰竭于发病70天后死亡。尸检示右肺和左肺分别重900g和700g,组织病理学示肺泡内充满吞噬细胞,肺实质大部分被肉芽组织所取代。此外,还观察到两肺的炎性渗出和微脓肿。胸膜腔内有烟曲霉生长,但肺实质没有烟曲霉侵袭。尸检过程中从肺分泌物中培养出洋葱伯克霍尔德菌。该例免疫功能正常,其患上洋葱伯克霍尔德菌肺炎的确切原因尚不清楚。

2011年Bayram诊治了2例没有免疫力低下的社区发病病人,影像学表现类似肿瘤或结核,广谱抗生素治疗无效,痰涂片检查抗酸杆菌阴性,经支气管镜检查,灌洗液培养出洋葱伯克霍尔德菌,且均对喹诺酮类抗生素敏感,经治疗后病变吸收。

2017年Ranjan等报道了1例23岁健康男性因洋葱伯克霍尔德菌感染所致菌血症和多器官功能障碍综合征。该例血培养阳性,对环丙沙星、左氧氟沙星、亚胺培南和美罗培南敏感,经环丙沙星治疗15天后,复查血培养阴性,好转出院。该例职业为快餐店的厨师,其同事和兄弟也有同样的症状,推测其感染源来源于工作或家庭。因为病人有腹痛和呕吐症状,最可能的感染途径是口服污染食物。该例和所有已报道病例的不同之处是没有肺部损害。

本例病人亦经支气管镜灌洗液培养出洋葱伯克霍尔德菌,但病人既往无呼吸道疾病病史,未行侵入性治疗,属社区获得性感染。以上病例说明洋葱伯克霍尔德菌可感染健康人群导致社区获得性肺炎,支气管肺泡灌洗对诊断有重要价值。

洋葱伯克霍尔德菌肺炎常为重症肺炎,病情变化快。治疗不及时,病情常迅速恶化,引起多器官功能衰竭而死亡。因此临床实践中要求早期诊断、早期治疗。本例病人入院前曾使用青霉素、头孢类抗生素,治疗效果不佳,入院后应用美罗培南联合左氧氟沙星抗感染治疗,体温虽有下降但仍咳出大量脓痰,换用哌拉西林/他唑巴坦联合左氧氟沙星后,脓痰量减少,支气管镜灌洗液未再培养出洋葱伯克霍尔德菌。其疗效好与病人治疗及时、支气管镜下去除痰液并迅速诊断有关。另外,该例社区发病,故对抗生素相对敏感,合理应用抗生素是本例治疗成功的关键。

(吉林大学第二医院呼吸科　林苏杰　提供)

三、类鼻疽伯克霍尔德菌

类鼻疽伯克霍尔德菌(Burkholderia pseudomallei)早在1911年即由英国医生Alfred Whitmore和他的助手C.S.Krishnaswami在缅甸仰光从一名吗啡成瘾者体内分离出来,是一种革兰阴性杆菌,两端钝圆、两极浓染、无芽胞、有鞭毛和菌毛,运动活跃,1992年被正式命名。Tuanyok等将类鼻疽伯克霍尔德菌、鼻疽伯克霍尔德菌、泰国伯克霍尔德菌(B.thailandensis)、俄克拉何马伯克霍尔德菌(B.oklahomensis)和汉普蒂杜社伯克霍尔德菌(B.humptydooensis)归入类鼻疽伯克霍尔德菌复合群(B.pseudomallei complex)。除泰国伯克霍尔德菌毒力较弱外,其他几个菌种均可在人或动物之间引起严重的鼻疽或类鼻疽病。

俄克拉何马伯克霍尔德菌最早分类于1973年美国俄克拉何马(Oklahoma)州一位27岁农场工人的腿部伤口中,最初鉴定为类鼻疽假单胞菌(即现在的类鼻疽伯克霍尔德菌)。尽管该菌株的16S rRNA基因序列与类鼻疽伯克霍尔德菌相近,但通过多位点序列分型(MLST)分型发现,Oklahoma分离株与类鼻疽伯克霍尔德菌的差异较大。2006年,该临床菌株C6786和原病人感染地点的环境分离株C7532和C7533,正式分类为俄克拉何马伯克霍尔德菌,且以C6786（T）为模式菌株。俄克拉何马伯克霍尔德菌与类鼻疽伯克霍尔德菌具有相似的环境来源，如农田和土壤；并且，该菌引起的临床感染症状与类鼻疽病相类似。但是，类鼻疽伯克霍尔德菌感染主要存在于热带地区，即南北纬20°之间，而俄克拉何马伯克霍尔德菌感染主要发生在美国，纬度高达33°35′～37°N。

2008年Gee等在澳大利亚北部类鼻疽伯克霍尔德菌流行地区的水井进行常规筛查时，在Ashdown培养基上分离出形态和生化模式方面与类鼻疽伯克霍尔德菌和泰国伯克霍尔德菌相似的革兰阴性菌株MSMB43T、MSMB121和MSMB122。2017年，Tuanyok等对3个分离株进行MLST分析，发现了一个新的序列类型（ST318），证实其为类鼻疽伯克霍尔德菌复合群中的一个新菌种，正式命名为汉普蒂社伯克霍尔德菌，模式菌株为MSMB43T。

类鼻疽病（melioidosis）是由类鼻疽伯克霍尔德菌感染所致全身各器官均可累及的热带、亚热带地方性人畜共患疾病。类鼻疽伯克霍尔德菌主要分布于热带和亚热带地区的土壤和地表水（特别是稻田中），通常仅存在于在南北纬20°之间，因此，类鼻疽通常流行于东南亚、澳大利亚北部和南太平洋地区，除此之外，其他地区也有一些散发，包括加勒比海地区、美洲中部和南部、非洲西部和东部、印度次大陆和中东地区。在温带地区，类鼻疽伯克霍尔德菌感染极为罕见，几乎均由旅行者或移民输入。

（一）致病机制

类鼻疽伯克霍尔德菌广泛分布于自然界的土壤和水中，人类和动物可通过受损的皮肤黏膜接触疫水，吸入含病原菌的水汽、气溶胶或灰尘以及饮用污染的水源等多种方式而感染；某些环境条件，如热带风暴和特定职业（如水稻种植）会增加感染的风险。细菌进入机体后虽可被天然免疫细胞（如巨噬细胞、中性粒细胞）吞噬，却能通过一系列的逃逸机制阻止内吞体与溶酶体融合，降低胞质免疫压力，从而将巨噬细胞、中性粒细胞等宿主细胞作为复制、生存的生态环境和营养来源。

类鼻疽伯克霍尔德菌基因组全长7.14Mb，编码多种毒力因子和抗原结构，主要包括荚膜多糖、鞭毛、菌毛、群体感应分子、Ⅲ型分泌系统（type three secretion system，T3SS）及Ⅵ型分泌系统等，不同菌株之间还存在多种基因岛。这些毒力因子都只是参与了类鼻疽伯克霍尔德菌的致病过程，但不能直接导致宿主细胞的死亡。研究发现，类鼻疽伯克霍尔德菌也能分泌胞外酶或者外毒素，2011年，Cruz-Migoni等发现了首个能直接导致宿主细胞死亡的类鼻疽伯克霍尔德菌致死因子（Burkholderia lethal factor 1，BLF1）。BLF1由*BPSL1549*基因编码，该基因位于类鼻疽伯克霍尔德菌株K96243的1号染色体的1797528～1798163位碱基，全长636 bp，含有211个氨基酸，相对分子质量为23 000。BLF1可作用于真核细胞起始翻译因子eIF4A的Gln339，使其脱酰胺变为Glu339，从而失去mRNA的解旋酶活性，使细胞蛋白质合成受到广泛抑制，从而导致宿主疾病。这可能更好地解释为何类鼻疽伯克霍尔德菌极易造成脓毒症、皮下脓肿等症状。

（二）流行病学

1911年，在缅甸地区出现了全球首例类鼻疽伯克霍尔德菌感染性疾病。1913年，吉隆坡首次报道了类鼻疽伯克霍尔德菌导致的严重的动物疫情，1920年新加坡报告了1例类鼻疽感染病例。1921年，Krishnaswami在仰光报道了近百例人类病例。第二次世界大战后报道了几例散发的人类病例，因难以诊断，类鼻疽病一直被认为是少见病。1949年在澳大利亚北部首次发现类鼻疽伯克霍尔德菌，考虑为该菌的起源地。类鼻疽伯克霍尔德菌似乎从澳大利亚北部传播到东南亚，并从那里传播到非洲和美洲。泰国直到1955年才有文献记载的类鼻疽病。20世纪70年代初，美国士兵不仅在战争期间，甚至在战后回到美国仍频繁受到该病的袭扰，故受到重视。类鼻疽伯克霍尔德菌分布区域正在扩大，超出了传统的流行地区，如东南亚（泰国东北部、柬埔寨西部、老挝、越南中部及南部）和澳大利亚北部，来自美洲、马达加斯加、一些非洲国家、毛里求斯、印度和南亚其他地区、中国台湾地区的病例均有报道。全球气候变暖加剧了类鼻疽伯克霍尔德菌的地域扩张。

在离地表≥10cm深的土壤中（最常见的是在25～45cm的深度），类鼻疽伯克霍尔德菌含量最丰富，由于耕作、台风或下雨，该菌可以从更深的土层移动到地表或水中，然后在那里繁殖。澳大利亚的土壤样品调查发现，60～90cm厚的土壤中依然可以检测出类鼻疽伯克霍尔德菌的存在。在泰国，大多数患有类鼻疽病的病人都是农民，他们在农业活动中大量接触到类鼻疽伯克霍尔德菌。类鼻疽伯克霍尔德菌亦可以在极端条件下生存，如蒸馏水（无养分，≥16年）、缺乏养分的土壤或沙漠环境。土壤的pH、太阳强度、湿度、有机或无机物含量、温度变化和土壤盐度都影响着类鼻疽伯克霍尔德菌在环境中的生长。该菌耐酸，在缺乏营养的条件下仍可在水中长期存活。在澳大利亚北部，类鼻疽伯克霍尔德菌的分布情况与下列因素有关：原生态土地上的草种、非原生态环境中的家畜动物和土壤较低的pH，以及土壤呈现的不同质地和颜色等。

Inglis等1999年的研究发现，澳大利亚北部地区发生了由受污染的、未氯化的水供应引起的类鼻疽的暴发，并与澳大利亚西部地区的氯化失败有关（即水中添加的氯不足）。在泰国农村地区的未氯化水供应和饮用水中，也普遍发现了类鼻疽伯克霍尔德菌。医院感染被认为是由类鼻疽伯克霍尔德菌污染的伤口冲洗液、防腐剂和洗手液等引起。类鼻疽伯克霍尔德菌很少在空气中发现，1989年首次从气溶胶中分离中该菌。2015年,利用定量PCR技术,在过滤后的空气中检测到了类鼻疽伯克霍尔德菌。全基因组测序将在空气中发现的细菌与临床分离的纵隔类鼻疽病病人联系起来。皮肤渗透、摄入和吸入都是感染类鼻疽伯克霍尔德菌的重要途径。1975年,一位在越南服役的美国士兵由于直升飞机起飞使其吸入灰尘而感染类鼻疽伯克霍尔德菌,从而引发了人们对鼻疽伯克霍尔德菌的吸入感染的广泛关注。此后,一位在新加坡旅游的意大利人也发生情况相类似的感染。在澳大利亚的北部也曾发生一起干燥环境下当地居民吸入该菌而出现类鼻疽病的暴发感染。这也是美国CDC之所以把类鼻疽伯克霍尔德菌列为B类生化生物制剂的考虑重要原因。新生儿病例可能是由母婴传播、医疗相关机构感染或社区感染所致。近年来,婴幼儿发生感染类鼻疽伯克霍尔德菌的病例逐渐增多,这与婴幼儿摄入受类鼻疽伯克霍尔德菌污染的奶制品和食物有关。

2016年,首次尝试从发病和死亡人数的角度估算全球类鼻疽病负担。预计每年发病和死亡人数分别为165 000人和89 000人,死亡人数与麻疹相似(每年95 600人),高于钩端螺旋体病(每年50 000人)和登革热(每年12 500人),这些疾病被许多国际卫生组织视为高度优先疾病。类鼻疽病可影响所有年龄组。在澳大利亚和泰国进行的前瞻性研究中,类鼻疽病病人的平均年龄为50岁,其中5%~10%的病人<15岁。这项研究强调了类鼻疽病诊断不足是一个主要问题,尤其是在印度次大陆。该地区预测有44%的发病率(印度、印度尼西亚和孟加拉国的预测发病人数分别为每年约52 500、20 000和16 900例)。然而,自2010年以来,全世界每年报道的病例只有1300例,占预计年发病率的1%。在澳大利亚北部和泰国东北部类鼻疽病流行地区,每年的发病率高达50/10万,而在以前没有类鼻疽伯克霍尔德菌流行的地区,例如巴西东北部,则出现了类鼻疽病,部分原因是由于对该疾病认识的提高和诊断的改进。虽然在非洲赤道地区,关于类鼻疽伯克霍尔德菌从土壤和动物中分离出来的报道有限,但仍认为类鼻疽伯克霍尔德菌在这一地区广泛分布。例如,预计尼日利亚类鼻疽病每年的发病人数约为13 400例,与印度、印度尼西亚和孟加拉国等流行地区的发病人数相当。

在泰国南部,类鼻疽病亦不少见。Churuangsuk等回顾性分析了泰国南部Songklanagarind医院2002年1月至2011年6月期间134例经微生物学明确诊断的类鼻疽病病例。住院病人类鼻疽病的患病率为36.8/10万,中位年龄为49岁,以男性为主。最常见的基础疾病是糖尿病(47.01%),50%的病例为局部感染。多发、菌血症和播散性感染的比率分别为12.7%、23.1%和14.2%。肺部是最常见的受累器官,约占24.63%。脾脓肿和肝脓肿分别占20.90%和19.40%。12.5%的病人在发病时出现脓毒性休克,总死亡率为8.96%。影响死亡的因素有肺炎、脓毒性休克、血培养阳

性、院内感染和抗生素应用不当。

Chien等对2001—2016年发生在新加坡中央医院(SGH)的219例类鼻疽伯克霍尔德菌感染病例进行了研究。其中,83.1%的病人为男性,平均年龄为(55.7±14.3)岁,63.0%的病人患有糖尿病。71.7%的病人在4周内出现症状,发热为最常见的症状。大多数病人有菌血症(67.6%)和呼吸系统的感染(71.2%),多表现为多发性肺炎。34例(15.5%)死亡病例发生在初次住院期间,从发病到死亡的平均时间为6.0天,33.3%病人在诊断明确前死亡。单因素分析发现,症状持续时间超过4周、菌血症、需要机械通气、肌力支持或临时透析等因素与死亡率显著相关。多变量分析显示,菌血症和需要机械通气仍然是统计学上的重要因素。21例(11.4%)病人出现至少1次经证实的复发感染,其中15例在最初感染的12个月内复发。8例病人出现了超过1次的经培养明确的复发感染。多发性感染的病人更易发生反复感染。这项研究提醒当地医生,类鼻疽伯克霍尔德菌感染仍是影响当地男性糖尿病病人的严重感染,重症多发性肺炎和脓毒性休克是重要的鉴别诊断。

由于前往东南亚和澳大利亚北部的旅行日渐频繁,因此,在返回的旅客中,有关类鼻疽的报道越来越多。2016年Pelerito等报道了葡萄牙第1例输入性类鼻疽病病例。类鼻疽伯克霍尔德菌分离自病人的血液和左臀部脓肿,且对复方新诺明耐药。全基因组测序显示该菌株与东南亚的分离株相似,提示其起源于泰国,旅行所致。Hadano等回顾了日本14例类鼻疽病病例,均从东南亚输入。所有病人均为男性,平均年龄为52.4岁(33~69岁)。最常见的潜在疾病是糖尿病(包括糖耐量异常),共8例。13例为急性感染,1例为慢性感染。入院时最常见的感染部位是肺部(8例),其次是骨骼(5例)、皮肤(4例)、胃肠道脓肿形成(3例)、尿路(3例)、主动脉(2例)、纵隔淋巴结肿大(1例)和中枢神经系统(1例)。9例出现菌血症,大多数对头孢他啶和碳青霉烯类抗生素敏感,死亡率为14.3%。Dan等回顾了2015年7月之前文献报道的72例旅行相关类鼻疽病。泰国旅行后发生类鼻疽病的人数最多,占总数的46%。在类鼻疽病流行地区的平均停留时间为36天(7~330天),症状通常在离开后23天(1~360天)出现。临床表现各不相同,脓毒症最常见(34%),其次是肺炎(29%)和脓肿形成(25%)。在东南亚,旅客类鼻疽病的发生与易感危险因素的相关性较小,仅为37.5%,糖尿病(21%)为最常见危险因素,也是唯一与死亡率相关(30%)的危险因素。旅客类鼻疽病死亡率(17%)低于东南亚本地感染病例(40%~68%),与澳大利亚报道的死亡率(14%)相近。Saïdani等回顾性分析了1968年3月至2014年12月之间文献报道的82例旅行相关类鼻疽病病例。平均年龄是50.95岁,仅有1例<15岁。男性病人占多数,为66人(80.5%)。旅行种类包括旅游(51.2%)、探亲(15.8%)和商务(14.6%)。最常见的目的地是亚洲

（80.5%）、美国（9.7%）和非洲（7.3%）。68例病人有基础疾病，37.8%的病人有糖尿病病史。32例病人存在接触风险，包括与水接触。41例肺部受累，23例皮肤受累，14例腹部受累，10例泌尿生殖器官受累。43例病人血培养阳性。57例（69.5%）病人完全康复，12例（14.6%）死亡，3例病人在停止静脉治疗1周至1.5年后复发（3.7%），10例病人无随访资料。整体死亡率（14.6%）低于东南亚，与澳大利亚相近。该回顾性分析强调旅行相关类鼻疽病不仅与传统上的地方病流行地区（澳大利亚和东南亚）有关，也与美国和非洲等其他疫源地有关。令人惊讶的是，到澳大利亚旅游的人群中没有该病发生的报道。这可能与东南亚、大洋洲不同的旅行类型和不同的暴露因素有关，在大洋洲，类鼻疽病主要影响原住（土著）人民。

对CF病人而言，类鼻疽病是一个特别重要的潜在旅行相关性疾病，即使对CF病人进行延长治疗，类鼻疽伯克霍尔德菌仍可在呼吸道持续定植，且疾病反复发作，并导致肺功能日益恶化。对曾去过类鼻疽伯克霍尔德菌感染流行区的病人出现不明原因发热或结核病样症状进行鉴别诊断时，需要考虑此类微生物感染的可能。

我国类鼻疽伯克霍尔德菌的疫源地主要分布于海南、广东、广西、福建、香港、台湾等地。随着我国旅游人群及"候鸟人群"（北方居民到海南过冬）的增加，南方染病北方发病已有发生，了解病人居住史，有助于临床诊断。

该菌对马、牛、羊、猪、犬、猫、鸟类等动物感染均有报道，在疫区的水和土壤中常有该菌，特别多见于稻田。1970年法国巴黎各个动物园和赛马场发生类鼻疽病疫情，其病原菌来源与一只来自东南亚的熊猫有关，大量动物死亡或扑杀处理，此外还造成2人感染死亡。针对此次暴发，法国政府花费了大量代价，但环境污染依然持续多年。动物类鼻疽病的暴发或流行不仅会带来严重的经济损失，更是一个不容忽视的公共卫生问题。类鼻疽伯克霍尔德菌偶尔可通过患有类鼻疽病的动物在温和环境下存活。人类通过破损的皮肤接触带菌的土壤或水源引起感染，也可通过吸入或食入污染物而导致感染，蚤类、蚊子叮咬人后也可传播此病。与牲畜接触而导致的人畜共患病是极其罕见的，在澳大利亚仅发现3例疑似病例。同样，人-人传播和实验室获得性感染也很少见。

在疾病流行地域，感染发生呈季节性，高达85%的病例发生在季风雨季期间，台风和水患易导致该菌流行。在热带季风风暴、旋风（南半球）、飓风（北半球）和台风（如菲律宾）等恶劣天气下，类鼻疽伯克霍尔德菌的传播方式可能出现从接种（皮肤感染）到吸入的转变。中国台湾学者Chen等研究证实台风过后空气中类鼻疽伯克霍尔德菌阳性率高达80%～100%。台风卷起的尘埃及由其带来的洪涝，加剧了水源污染和气溶胶形成，可能是其散发、甚至暴发流行的重要原因。2004年12月的亚洲海啸导致此类疾病

遍及整个受灾地区。众多海啸相关肺炎病例的发生大多与吸入类鼻疽伯克霍尔德菌有关。中国台湾西南部二仁溪流域在2005年经历一场台风及由台风带来的洪水后出现类鼻疽病暴发流行。在2001年11月至2006年8月期间，54.1%（72/133）的中国台湾类鼻疽病例发生在二仁溪流域。2005年，中国台湾人口感染类鼻疽病例为0.3/10万，而二仁溪流域发病率为70/10万，其下游地区发生率高达122/10万，远高于泰国和澳大利亚北部的7.98～21.31/10万和5.4～24.2/10万。其中，约75%的病人患有菌血症，50%的病人伴有肺部感染，20%的病人在住院期间死亡。脉冲场凝胶电泳（PFGE）分型显示，这次暴发的基因型克隆为ST58和ST99。在2005年以前，中国台湾地区的类鼻疽伯克霍尔德菌鞭毛蛋白抗体阳性率为2.8%～5%，而在二仁溪下游、中游和上游地区，该比率分别上升至36.6%、21.6%和10.9%。血清阳性率与类鼻疽病的发病率有关，如：下游地区为120例/10万，中游地区为68例/10万，上游地区为36例/10万。类鼻疽伯克霍尔德菌仅仅在二仁溪上游土壤中分离出来，提示人们似乎是通过接触污染的土壤感染类鼻疽伯克霍尔德菌，由于台风带来的大雨，污染的土壤从上游河流流出导致中下游受灾人群类鼻疽病的暴发。遭遇洪水和赤脚行走等因素是感染类鼻疽伯克霍尔德菌的潜在危险因素。2007年7～8月，湛江地区因台风及雨水超历史记录，类鼻疽病病人呈暴发式增长。2008—2012年，中国台湾左楠地区因台风导致类鼻疽病暴发流行，空气传播（气溶胶）是主要传播方式。在澳大利亚，与严重天气事件相关的类鼻疽病病例已被证明是由不同的类鼻疽伯克霍尔德菌MLST基因型引起的，这表明空气传播可能有不同的来源。

类鼻疽病病人中农民占多数，可能与农民经常接触到受病菌污染的土壤或水有关。泰国东北部的农田是类鼻疽伯克霍尔德菌检出率很高的地方，约有81%的类鼻疽伯克霍尔德菌感染者为水稻种植的农民及其家人。由于该菌也存在于水中，故经常与水接触的海事人员或渔民也是类鼻疽伯克霍尔德菌感染的高危职业。灾害性天气事件与呼吸道感染及高病死率的关联归因于该菌由皮肤侵入转为呼吸道吸入。类鼻疽伯克霍尔德菌吸入感染较皮肤破损的接触感染程度更严重，死亡率也更高。无类鼻疽病流行区旅游史的病人一旦分离出此菌，应立即报告当地或国家公共卫生监管部门。

大多数有类鼻疽伯克霍尔德菌暴露史的人员不会发生临床感染，某些地域普通人群中的血清阳性率高达80%。血清学研究表明，在泰国东北部，抗体阳性者的发病率为1/4600。与成人相比，儿童类鼻疽病并不常见，占总数的5%～15%，且二者临床特点差异较大。McLeod等对1989—2013年澳大利亚皇家达尔文医院16岁以下儿童类鼻疽病病人的流行病学和临床疾病谱进行了分析，并与成人数据进行了比较。共有45例经培养确诊的儿童病例，占

24年中820例类鼻疽病病例的5%。大多数儿童（84%）没有公认的类鼻疽病的危险因素，80%的感染发生在雨季。与成人相比，儿童中原发性皮肤类鼻疽病（60% vs 13%）最常见，而成人中以肺炎为主（54% vs 20%），儿童发生菌血症的比例低于成人（16% vs 59%）。3名无危险因素的儿童发生脑干脑炎。19例（42%）与特定的接种事件（皮肤感染）有关，其中14例（74%）有原发性皮肤疾病。有3名儿童死亡（7%），与成人死亡率无显著差异。4例患有局部皮肤类鼻疽病的儿童单独口服药物3月治疗成功，无复发。2例皮肤损伤自行消除。另外，该项研究没有发现类鼻疽腮腺炎病例，这与东南亚儿童的高发病率（30%～40%）形成鲜明对比。这可能与后者从未氯化的家庭供水和其他水源中摄入或吸入了类鼻疽伯克霍尔德菌污染的水有关，这也可以解释为什么泰国的肝脓肿发病率比澳大利亚高。

类鼻疽伯克霍尔德菌是条件致病菌，感染后潜伏期的长短不同，如果一次感染机体的菌量足够大（或以气溶胶形式感染），潜伏期一般3～5天，可能导致急性或暴发性类鼻疽；如感染量少，病人免疫力强，病菌也可长期无症状潜伏体内，抵抗力下降时可突然发病，慢性类鼻疽潜伏期3个月至15年或更长。在越战美军中有9%的亚临床型病例，回国后相继发病，其中最长的潜伏期为26年，故类鼻疽伯克霍尔德菌有"越南定时炸弹"之称。由于类鼻疽伯克霍尔德菌的高致病性、强抵抗力、易传播（可经气溶胶传播）、易培养等特性，美国疾病预防控制中心和WHO将其列为B类生物恐怖制剂和I级病原微生物。

（三）临床表现

类鼻疽病虽然最常累及肺部，但几乎可侵犯宿主每一器官。该菌常感染免疫功能损伤的病人，有糖尿病、酗酒、恶性肿瘤、慢性肺部和肾脏疾病、皮质激素使用、地中海贫血（可能因铁超载而导致中性粒细胞功能障碍）、风湿性心脏病、系统性红斑狼疮和心力衰竭等危险因素的病人更易患类鼻疽病。约80%的成年病人有已知的危险因素，23%～60%的病人有糖尿病病史，主要是2型糖尿病。经年龄、性别及其他危险因素调整平衡后，糖尿病病人感染概率是普通人的12倍。糖尿病病人由于血糖波动易损伤防御机制，加之免疫功能减低等原因，对类鼻疽伯克霍尔德菌易感性增加。80%的儿科病人和约20%的成年病人没有明确的危险因素，没有危险因素的成年人多发生在暴露于高细菌负荷的人群中，病死率通常较低。

类鼻疽病临床分为急性脓毒症型、亚急性型、慢性型和亚临床型，主要有两种临床表现形式：脓肿和菌血症。在所有被诊断为类鼻疽病的病人中，40%～60%出现菌血症，20%出现脓毒性休克，约50%的病人表现为肺炎。细菌传播到内脏很常见，常表现为脓肿，可发生于脾、肝、肾、肾上

腺和前列腺等。在澳大利亚，泌尿生殖道感染很常见，高达21%的男性病人存在前列腺脓肿。尽管腮腺肿胀是泰国和柬埔寨类鼻疽病患儿公认的重要临床表现，但在整个儿童病人中并不多见。

绝大多数类鼻疽病病例都是近期感染，平均潜状期为9天（1～21天）。肺类鼻疽病的急性期主要表现为化脓性感染、急性肺炎或急性菌血症伴高热。慢性期与肺结核症状相似，出现浸润性改变、空洞及肺门淋巴结肿大。上述临床表现与其他细菌引起的肺炎临床症状很难区别，导致误诊、漏诊可能性增大。慢性类鼻疽病的定义为病程>2个月，仅发生于10%～20%的病例。血液中细菌>100 CFU/ml和血培养最初24小时出现细菌生长是高病死率的标志。亚临床型无任何临床表现，常于体检发现病灶，可表现为皮肤溃疡或脓肿而无全身表现。隐性（潜伏性）类鼻疽病被定义为无症状感染，可在临床上无症状多年，在最初感染后的某个时间内可重新激活。无类鼻疽病流行的美国曾出现1例新发病例，推测该病人于62年前曾在泰国感染了此菌。在澳大利亚一项为期20年的研究中，在540例类鼻疽病隐性感染病例中，约4%的病例出现了症状激活。

其他常见临床表现包括皮肤和软组织感染、化脓性关节炎和骨髓炎等。关节炎以膝关节受累最常见，其次是踝关节、髋关节和肩部关节。腮腺炎、淋巴结炎、鼻窦炎、睾丸炎、肌炎（尤其是腰肌脓肿）、感染性动脉瘤，以及心包和纵隔积液都有报道，病变可为完全化脓性，也可包括微脓肿、肉芽肿或这些病症的组合。在澳大利亚北部，约4%的病例为类鼻疽伯克霍尔德菌引起的脑膜炎，但该疾病却在东南亚地区很罕见。该疾病常引起病人出现意识障碍、脑神经麻痹（尤其是第VII对脑神经）、脊髓炎和周围神经无力等症状。有关脑脊液能培养出类鼻疽伯克霍尔德菌的报道并不多，但是脑脊液生化常规检测常常发现单核细胞增多。目前对类鼻疽伯克霍尔德菌脑脊液培养阴性的病人的诊断主要是根据其典型的临床症状、流行区域的居住史、脑脊液的生化检查、影像学和血清学的检查。有研究报道，澳大利亚地区类鼻疽伯克霍尔德菌出现bimA基因发生变异，其变异能够促使该菌通过肌动蛋白动力系统沿神经通路进入到脑神经从而引起脑膜炎。

类鼻疽病在流行地区死亡率高，达10%～50%，其中急性菌血症型病死率高达90%以上，而且该病易复发和重感，复发率达5%～28%。这可能是由于原菌株未完全清除，并在休眠状态下持续存在，从而导致再次发作；或是感染了不同的菌株。类鼻疽病病人死亡的最主要原因是严重菌血症及由此导致的器官功能衰竭。

（四）影像学表现

类鼻疽伯克霍尔德菌所致肺部炎症多呈斑片状浸润、实变、结节和空洞影，斑片状浸润影可以融合成大片状实

变影，进展后可出现空洞（图4-7-8～图4-7-10）。多发小结节和空洞与类鼻疽伯克霍尔德菌菌血症血源性传播有关（图4-7-11～图4-7-13）。空洞可为薄壁或厚壁，空洞内外缘光滑，薄壁空洞内少见液平，厚壁空洞内有较深液平，空洞周围卫星灶罕见（图4-7-14～图4-7-16）。少数病人并发胸腔积液、胸膜粘连及纵隔淋巴结肿大（图4-7-17，图4-7-18）。慢性类鼻疽伯克霍尔德菌感染的典型影像表现包括肺结节、空洞，或伴有纤维化的浸润性改变等模式，使之容易与肺部结核性或真菌性感染相混淆（图4-7-19）。其他脏器感染易形成脓肿，常见于肝、脾（图4-7-20，图4-7-21）。

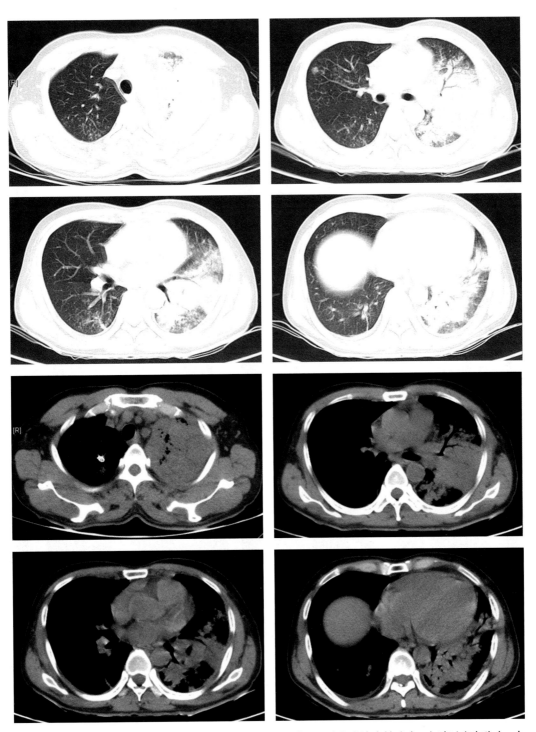

图4-7-8　男，38岁。咳嗽、咳痰、发热10天。有糖尿病病史。双肺多发渗出性病变，左肺以实变为主，右肺以树芽征为主，双侧少量胸腔积液（2012-08-06）

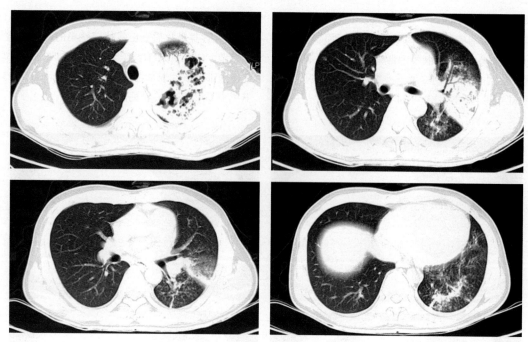

图4-7-9　病人2次痰培养示类鼻疽伯克霍尔德菌，亚胺培南、头孢他啶治疗9天后，病变明显吸收（2012-08-15）

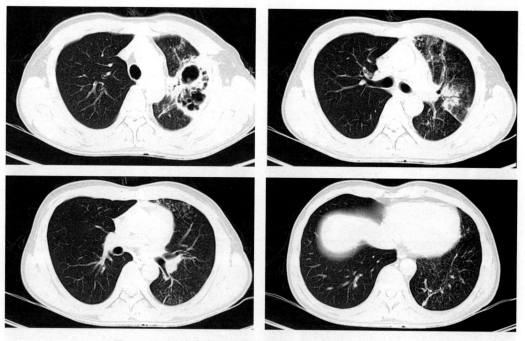

图4-7-10　继续治疗12天，病变进一步吸收（2012-08-27）

（海口市人民医院放射科　战跃福　提供）

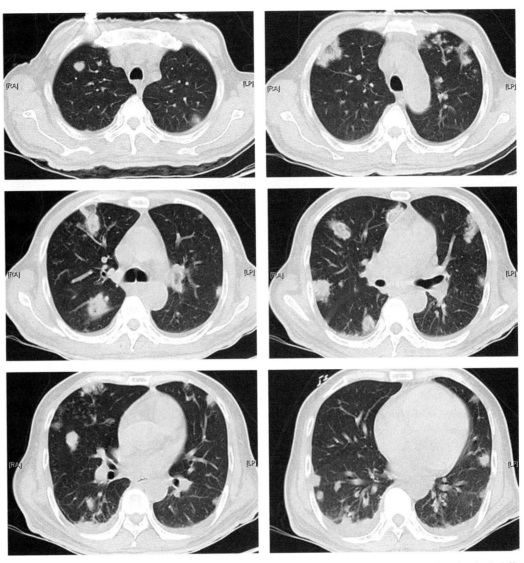

图4-7-11　男，43岁。2型糖尿病病史3年，发热1周。双肺多发结节、反晕症，胸膜下分布为主，部分为楔形影，双侧胸腔积液（2013-01-25）

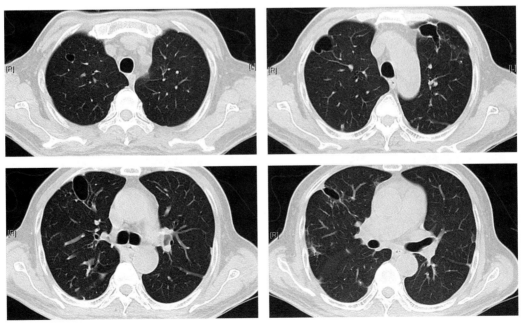

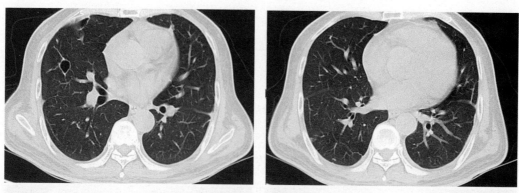

图4-7-12 病人血培养示类鼻疽伯克霍尔德菌，抗生素治疗5个月，病变明显吸收，残存囊腔影（2013-06-14）

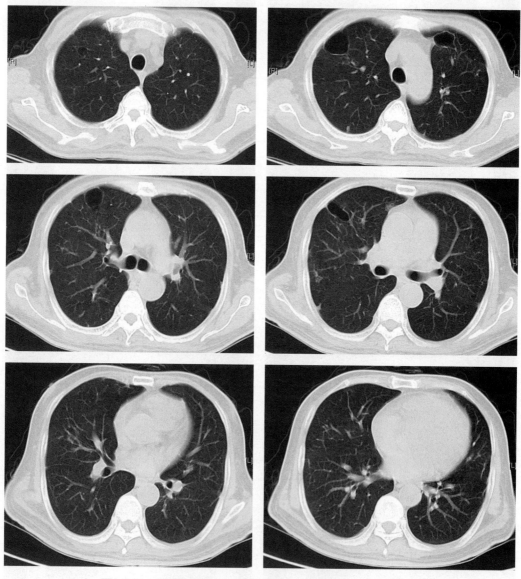

图4-7-13 继续治疗20天，囊腔略有扩大或闭合（2013-07-03）

（海口市人民医院放射科 战跃福 提供）

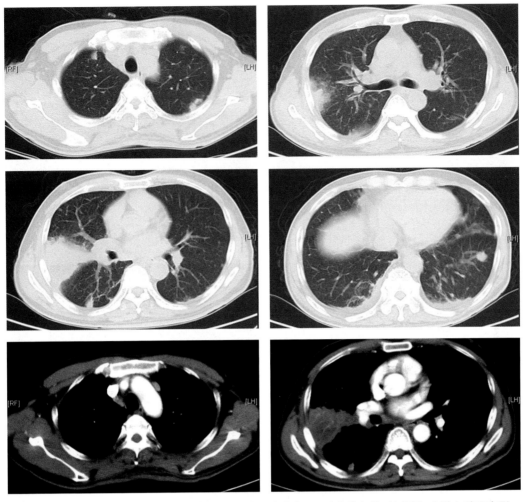

图4-7-14 男，49岁。咳嗽、咳痰、发热1周。2型糖尿病病史。双肺多发斑片、结节影，右肺上叶实变影，内见坏死，双侧胸腔积液，纵隔淋巴结肿大（2014-10-11）

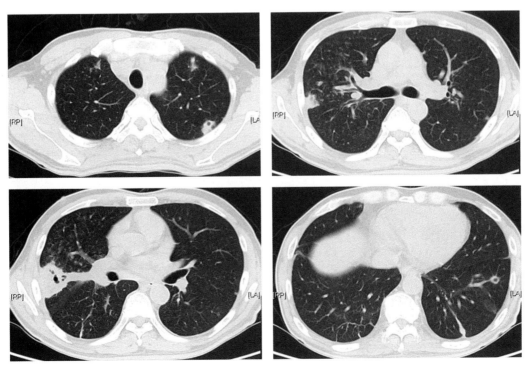

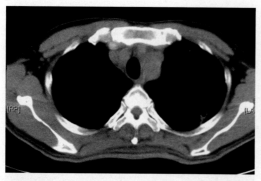
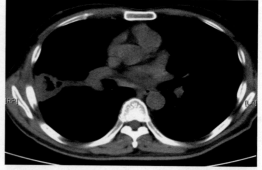

图4-7-15　病人血培养示类鼻疽伯克霍尔德菌，抗生素治疗20天，双肺多发结节、空洞影，病变较前明显吸收（2014-10-31）

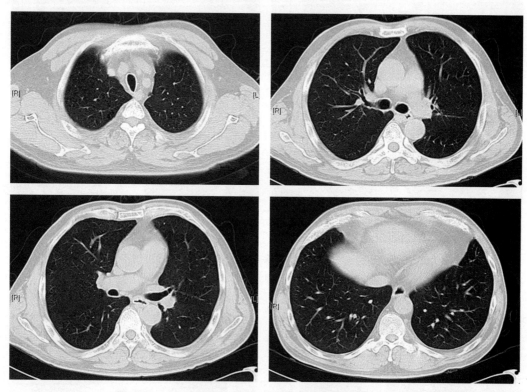

图4-7-16　3年后复查，病变完全吸收，无复发（2017-11-20）

（海口市人民医院放射科　战跃福　提供）

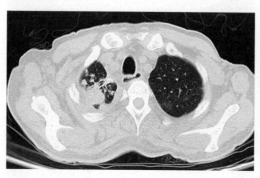
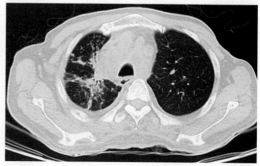

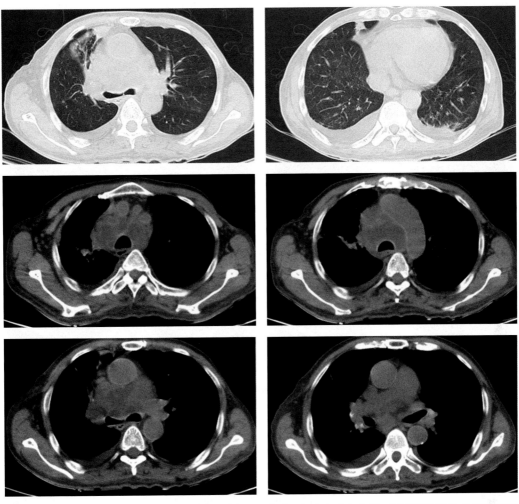

图4-7-17　男,68岁。咳嗽1个月。双肺多发斑片、结节影,右肺上叶实变影,周围可见纤维条索和树芽征,双侧胸腔积液,局部胸膜增厚,纵隔多发淋巴结肿大(2013-02-23)

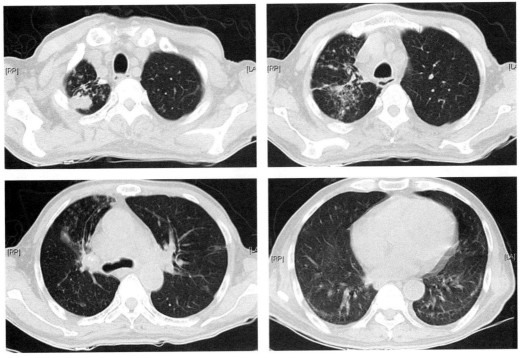

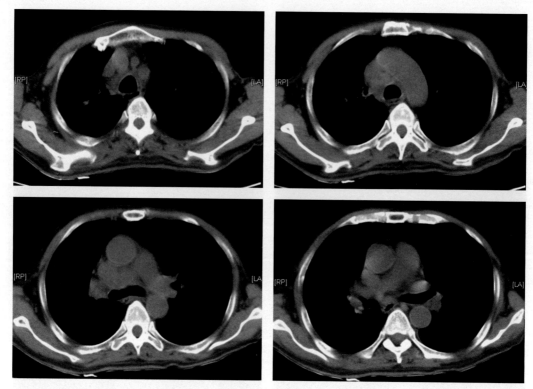

图4-7-18 抗感染、对症治疗后，病变吸收，纵隔淋巴结缩小，胸腔积液减少（2013-04-22）

（海口市人民医院放射科 战跃福 提供）

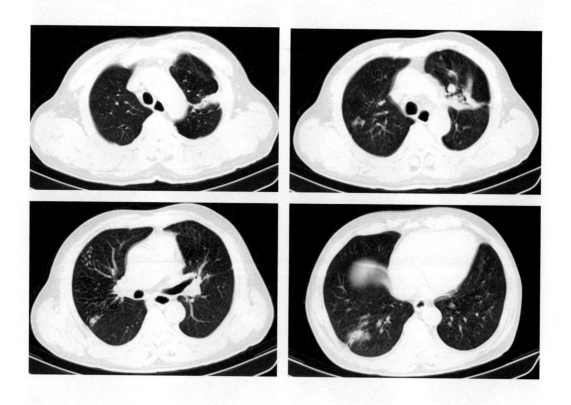

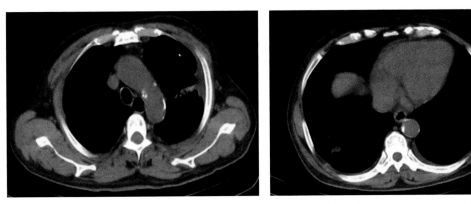

图4-7-19 男，52岁。畏寒、发热1月余。左肺上叶实变影，邻近胸膜增厚，左侧胸腔积液；右肺上叶树芽征表现，下叶实变影

（海南医学院第一附属医院放射科 陈 红 提供）

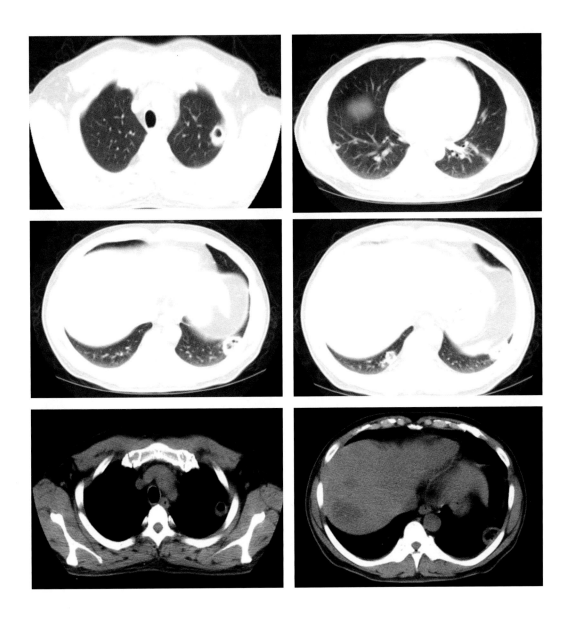

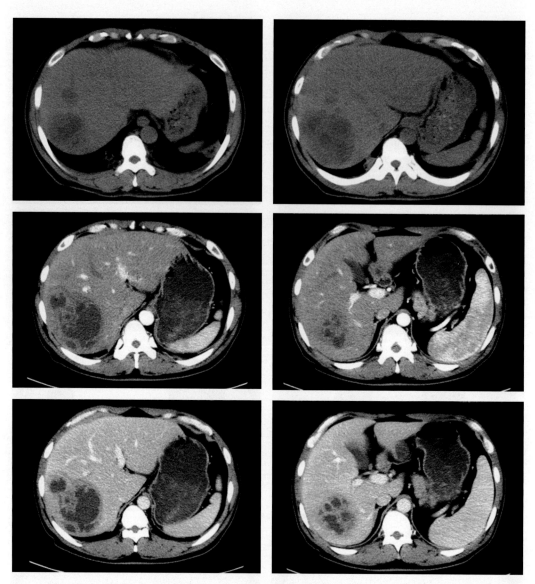

图4-7-20　男，48岁。2型糖尿病10年。胸腹部CT示肺、肝多发脓肿，脾大（2012-01-28）

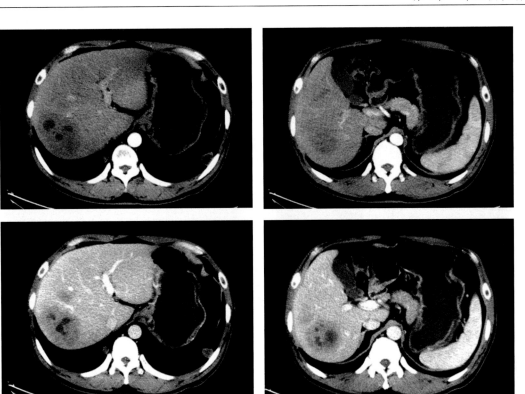

图4-7-21 抗感染治疗20天后,病变有所吸收(2012-02-21)

(海南医学院第一附属医院放射科 陈 红 提供)

(五)诊断

类鼻疽病诊断的金标准为各种临床标本培养出类鼻疽伯克霍尔德菌,因为该菌不是人体定植菌。类鼻疽伯克霍尔德菌营养要求不高,普通营养琼脂平板上可以生长,麦康凯平板上生长形成分解乳糖的红色菌落。在血平板上生长24~48小时后菌落湿润,24小时内通常呈小而光滑菌落,48小时后菌落开始干燥,逐渐变成表面褶皱、粗糙型菌落(图4-7-22,图4-7-23),有灰白或银白色金属光泽,96小时才能形成典型的车轮状菌落(图4-7-24),纯培养菌落有强烈的霉臭味。该菌氧化酶、触酶、精氨酸、硝酸盐还原试验均阳性,赖氨酸阴性。革兰染色镜下形态为革兰阴性短小杆菌,两端钝圆、两极浓染、无芽胞(图4-7-25)。类鼻疽伯克霍尔德菌需与泰国伯克霍尔德菌相鉴别,可通过能否利用 L-阿拉伯糖进行区分。泰国伯克霍尔德菌能够利用 L-阿拉伯糖作为唯一碳源,但类鼻疽伯克霍尔德菌不能。

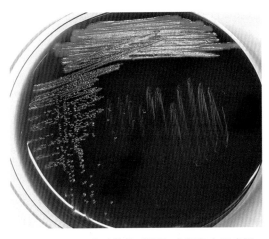

图4-7-22 24小时菌落,湿润,有银色金属光泽

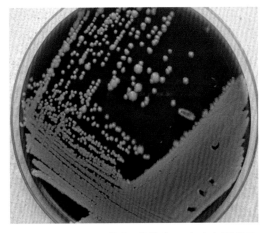

图4-7-23 48小时菌落,菌落变干,银白色更明显

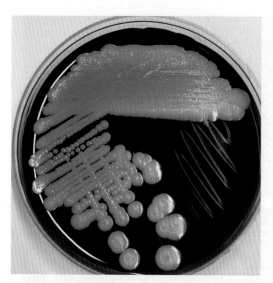

图4-7-24　血平板37℃培养96小时车轮状

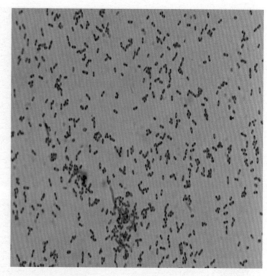

图4-7-25　革兰染色1000×

（海口市第三人民医院检验科　麦文慧　提供）

不同临床标本的病原菌含量差别很大，血液含菌量最低（0.1~100 CFU/ml），痰液中含菌量最多（10^2~10^9 CFU/ml）。分离培养疑似类鼻疽病病例的痰、伤口和直肠拭子标本可使用选择性肉汤培养，尿液通过离心浓缩增加细菌量来提高检出率。

目前，类鼻疽病血清学诊断方法主要有间接血凝、胶乳凝集、免疫荧光、酶联免疫吸附和免疫层析试验等。临床上最常用的血清学方法仍然是间接血凝试验，可作为流行病学调查或大规模样本筛选的工具。但该法敏感性与特异性较低，特别是在疫区由于人群血清抗体阳性率较高，容易产生假阳性，而且容易与鼻疽产生交叉反应。相比之下，一些类鼻疽病病人从来没有产生过抗体反应，与他们的免疫系统受到了损害有关。据报道，澳大利亚和泰国类鼻疽病病人间接血凝试验的敏感性分别为56%和73%。在澳大利亚的一项研究中，68%的入院测试为阴性的病人随后出现血清学改变。因此，类鼻疽病的诊断不应依赖于间接血凝试验。

类鼻疽伯克霍尔德菌分子生物学检测鉴定技术主要是基于PCR的方法，特别是实时定量PCR的出现为其提供了一种快速准确、高度敏感特异的检测方法。原位荧光杂交技术（FISH）可从培养和病理组织中快速鉴定鼻疽和类鼻疽伯克霍尔德菌。以16S rRNA基因为基础的PCR方法在临床微生物实验室应用最为广泛。虽然16S rRNA基因测序能够区分类鼻疽伯克霍尔德菌和大部分其他的伯克霍尔德菌，但类鼻疽伯克霍尔德菌和泰国伯克霍尔菌的16S rRNA基因序列差异约只有1%，因此常会与之混淆。

多位点序列分型（MLST）也逐渐应用于类鼻疽伯克霍尔德菌的诊断鉴定。MLST是通过PCR扩增细菌7个保守基因约450bp的核心片段并测定其序列，使用软件分析数据实现其诊断鉴定并分析菌株变异。MLST操作简单，具有很高的分辨能力，结果能快速得到并且便于不同实验室间菌株分型的比较，并了解不同菌株间的亲缘和进化关系。因此，MLST已逐渐成为分子流行病学分析的常用研究方法。一项泰国对类鼻疽伯克霍尔德菌展开的分子流行病学分析显示，在泰国地区类鼻疽伯克霍尔德菌的主要ST型为ST46，与马来西亚地区相似。中国台湾地区对2000—2010年194株分离自病人和59株分离自土壤的类鼻疽伯克霍尔德菌进行MLST分析发现，当地两种来源的主要ST型是ST58。海南地区类鼻疽伯克霍尔德菌主要的ST型亦是ST58。eBURST分析显示，在泰国地区主要存在CC48和CC70两个克隆复合体。在2009年的一项研究发现，CC48涵盖了MLST数据库中53%（348/652）的ST型，是目前最大的克隆复合体。

蛋白质组学的发展和完善为类鼻疽伯克霍尔德菌的检测诊断提供了新的方法和思路。通过细菌培养和直接标本检测，构建完善的类鼻疽伯克霍尔德菌质谱图库及代谢物数据库，筛选用于鉴定类鼻疽伯克霍尔德菌的特异生物标志物，都将有助于指导和辅助类鼻疽伯克霍尔德菌的快速鉴定诊断。

（六）耐药机制

类鼻疽伯克霍尔德菌的耐药包含两类，天然耐药和获得性耐药。类鼻疽伯克霍尔德菌的天然耐药包括对青霉素类、第一代和第二代头孢菌素、部分第三代头孢菌素、利福霉素类、氨基糖苷类抗生素和多黏菌素的耐药性。大多数分离株在体外对哌拉西林、头孢曲松和头孢噻肟钠敏感，但这些药物的临床疗效较差。对喹诺酮类、大环内酯类的相对耐药性也妨碍了这些抗生素的临床应用。获得性耐药也是类鼻疽伯克霍尔德菌获得抗生素耐药性的重要手段，其通过染色体编码基因导致的酶失活、靶位缺失和外排泵机制获得或增强产生对多种抗生素的耐药性。

类鼻疽伯克霍尔德菌的某些基因编码产生Ambler A、B和D β-内酰胺酶，最重要的是penA基因。青霉素结合蛋白2（PBP2）是β-内酰胺类抗生素作用的主要靶点，由penA基因编码。penA基因突变和过度表达可引起PBP2结构及功能发生改变，β-内酰胺类抗生素与PBP2的亲和力下降，导致类鼻疽伯克霍尔德菌对大部分β-内酰胺类抗生素耐药。类鼻疽伯克霍尔德菌对头孢他啶耐药的机制包括：penA基因突变导致氨基酸替换，常见的有：Cys69Tyr和Pro167Ser；PBP3缺失。其中，以penA基因突变最为常见。类鼻疽伯克霍尔德菌对阿莫西林/克拉维酸的耐药也是由penA基因突变引起，但是其penA基因突变位点与头孢他啶耐药株有所不相同，主要见于Ser72Phe氨基酸突变。因此，尽管氨基酸替换都同时发生在penA基因上，但是由于抗生素作用的靶点不同，所以极少出现上述两种抗生素交叉耐药的情况，也许正因为这种同类药物（β-内酰胺类）极少出现交叉耐药，美国热病指南也将头孢他啶＋阿莫西林/克拉维酸联合治疗推荐为主要的经验性治疗方案。

类鼻疽伯克霍尔德菌存在外排泵等相关蛋白，与其耐药性有关，如Omp38突变与菌体对头孢他啶和碳青霉烯类药物的外排有关。以二氢叶酸还原酶基因编码的folA和外排泵BpeEF-OprC表达为靶点的突变导致了对复方新诺明的耐药。外排泵BpeEF-OprC具有外排复方新诺明、氯霉素和四环素等药物的作用。基因组分析显示，由于在其大约800kb基因出现倒置，导致bpeT基因最后面的24个密码子丢失，从而使BpeEF-OprC转录的调节蛋白BpeEF发生变异。这种变异使外排泵BpeEF-OprC持续表达，导致类鼻疽伯克霍尔德菌对复方新诺明呈现耐药。类鼻疽伯克霍尔德菌的糖被结构可能与抗生素对菌体的渗透有关，但具体机制还不清楚。类鼻疽伯克霍尔德菌可形成生物膜，能抑制抗生素的侵入，从而导致该菌耐药。

（七）治疗

类鼻疽伯克霍尔德菌属于细胞内寄生菌，很多药物不能渗入细胞内，即使使用敏感的药物，常规剂量也可能会受到影响。尽管药敏结果显示出左氧氟沙星对类鼻疽伯克霍尔德菌显示良好的抗菌活性，然而在临床治疗使用方面却颇具争议，其原因与左氧氟沙星在体内对类鼻疽伯克霍尔德菌需要的杀菌浓度难以在血清中实现有关。目前有关左氧氟沙星对类鼻疽伯克霍尔德菌感染治疗的疗效鲜有报道。因此，喹诺酮类抗生素是否用于类鼻疽伯克霍尔德菌感染的治疗，仍需大量的临床数据予以证实。类鼻疽伯克霍尔德菌对阿莫西林/克拉维酸、头孢他啶、亚胺培南、美罗培南、复方新诺明、多西环素、氯霉素敏感。在澳大利亚，复方新诺明耐药率约为2%，在泰国东北部为13%～16%。类鼻疽病治疗应早期、大剂量、长疗程应用抗生素。

类鼻疽病治疗方案分为初始强化治疗和后期病原菌根

除治疗。初始强化治疗的一线药物至少包含头孢他啶（2.0 g静脉注射6～8小时1次）或亚胺培南（1.0 g静脉注射8小时1次）、美罗培南（是中枢神经系统类鼻疽伯克霍尔德菌感染首选的初始静脉注射药物，剂量应加倍），而β-内酰胺酶抑制剂（阿莫西林/克拉维酸）则作为二线药物，静脉用药10～14天。可将推荐剂量的复方新诺明（具有良好的组织穿透性）加入初始强化治疗中，用于治疗中枢神经系统类鼻疽伯克霍尔德菌感染、骨髓炎和化脓性关节炎、皮肤和软组织感染及泌尿生殖系统感染（包括前列腺脓肿）。复杂性肺炎、深部位感染（包括前列腺脓肿）、中枢神经系统类鼻疽伯克霍尔德菌感染、骨髓炎和化脓性关节炎建议静脉注射治疗较长时间（≥4～8周）。病原菌根除治疗可采用口服方案，包括复方新诺明（5mg/kg 每日2次）和多西环素（2mg/kg 每日2次），治疗周期至少3个月。中枢神经系统类鼻疽伯克霍尔德菌感染和骨髓炎建议至少治疗6个月。阿莫西林/克拉维酸是妊娠期病人根除治疗阶段的推荐用药，也可替代儿童（≤8岁）中复方新诺明的使用。替加环素体外试验敏感，但需要临床资料证实。也有尝试在治疗中辅助应用细胞因子如IFN-γ、G-CSF其他提高免疫力的药物，被证明有一定效果。

对于肝脏和肌肉的单发大脓肿和前列腺脓肿，通常需要手术引流，但对于脾脏、肝脏和肾脏的多个小脓肿则不需要。感染性关节炎通常需要引流和冲洗，必要时可重复操作。其他的内脏脓肿很少需要引流，经常可以通过药物治疗痊愈。当诊断和适当的抗生素治疗被延误时，骨髓炎可能是非常广泛的，在这种情况下，侵入性和反复的坏死骨的外科清创通常是必要的。然而，早期没有脓肿形成的长骨骨髓炎和没有硬膜外脓肿的脊椎骨髓炎可能不需要清创。感染性动脉瘤（由动脉壁的细菌浸润引起）需要紧急手术，通常需要植入假体血管移植物。复方新诺明可用于接受过感染性动脉瘤假体移植的病人的终身维持治疗。

即使进行了规范化的抗生素治疗，类鼻疽病的复发率仍在10%～20%，这可能与类鼻疽伯克霍尔德菌的耐药性有关。随着治愈率的提高，复发率可降至5%以下，类鼻疽病幸存者的新感染比复发更常见。已有研究表明，类鼻疽伯克霍尔德菌慢性感染者能持续向环境中排放病菌，机体的免疫力促使病菌发生遗传变异，使环境中的病菌拥有更强的适应力和毒力。随着全球变暖的趋势和国际交往的增加，类鼻疽伯克霍尔德菌的播散范围会越来越广，影响也会越来越大。因此，规范化的临床治疗方案和切实的临床研究亟待解决。

（八）预防

目前尚无可用的疫苗，灭活的类鼻疽伯克霍尔德菌不能使动物产生免疫力。研究显示抗类鼻疽伯克霍尔德菌鞭毛蛋白抗体可明显降低菌体活力并能提供被动免疫保护作用，脂多糖或荚膜多糖亚单位疫苗在小鼠模型中可起部分免疫保护作用。

预防本病主要是防止病菌扩散和切断传播途径。防止感染的最好办法是避免接触受污染的土壤或水；建议旅行者一定要穿鞋；如果需要接触土壤或环境中的水，则应穿防护装备，包括橡胶手套、靴子或水靴，应在接触后立即用肥皂和清洁水清洗；在疫区，伤口要立即做消毒处理，开放伤口应被覆盖，并避免与土壤或水接触，直到完全愈合；不应在伤口上使用任何草药或其他药物；只应饮用瓶装水或开水；不应食用被土壤或灰尘污染的食物；发现类鼻疽病病人应立即进行隔离治疗，对可疑感染者应进行医学观察；潜在的带菌动物可将病菌从流行区带至新的环境造成污染，因此疫源地进口的动物应进行严格检疫，发现传染源应立即做焚烧或深埋处理；接触病人和病畜时应注意个人防护，对其排泄物和脓性分泌物应彻底消毒；加强疫情的监测与报告，一旦发现异常情况，应立即上报。

实验室生物安全问题也不容忽视。类鼻疽伯克霍尔德菌操作应在生物安全3级实验室进行，生物实验室必须建立监管体系，健全监督机制，实验人员必须严格落实制度，提高自身应急处置能力，确保实验室生物安全，防止类鼻疽伯克霍尔德菌的泄露和逃逸事件发生。

此外，应建立类鼻疽病疫情监测、流行病学调查、防治方面的应急储备，包括类鼻疽伯克霍尔德菌快速检测试剂、疫苗、抗生素药品等，以应对可能发生的类鼻疽病疫情或生物恐怖事件。

参 考 文 献

Brett PJ, Deshazer D, Woods DE.Characterization of Burkholderia pseudomallei and Burkholderia pseudomallei-like strains.Epidemiol Infect, 1997, 118: 137-148.

Chen YL, Lin YC, Chen YS, et al.Characterisation of predominant molecular patterns of Burkholderia pseudomallei in Taiwan.Trans R Soc Trop Med Hyg, 2013, 107(3): 165-169.

Chen YL, Yen YC, Yang CY, et al.The concentrations of ambient Burkholderia pseudomallei during typhoon season in endemic area of melioidosis in Taiwan.PLoS Negl Trop Dis, 2014, 8(5): e2877.

Chien JM, Saffari SE, Tan AL, et al.Factors affecting clinical outcomes in the management of melioidosis in Singapore: a 16-year case series.BMC Infect Dis, 2018, 18(1): 482.

Churuangsuk C, Chusri S, Hortiwakul T, et al.Characteristics, clinical outcomes and factors influencing mortality of patients with melioidosis in southern Thailand: A 10-year retrospective study.Asian Pac J Trop Med, 2016, 9(3): 256-260.

Cruz-Migoni A, Hautbergue GM, Artymiuk PJ, et al.A Burkholderia pseudomallei toxnhibits helicase activity of translation factor eIF4A.Science, 2011, 334(6057): 821-824.

Currie BJ, Haslem A, Pearson T, et al.Identification of Melioidosis Outbreak by Multilocus Variable Number Tandem Repeat Analysis.Emerging Infect Dis, 2009, 15(2): 169-174.

Currie BJ, Jacups SP, Cheng AC, et al.Melioidosis epidemiology and risk factors from a prospective whole-population study in northern Australia.Tropical Medicine and International Health, 2004, 9: 1167-1174.

Dan M.Melioidosis in Travelers: Review of the Literature.J Travel Med, 2015, 22(6): 410-414.

Francisco AP, Bugalho M, Ramirez M, et al.Global optimal eBURST analysis of multilocus typing data using a graphic matroid approach.BMC Bioinformatics, 2009, 10(1): 152.

Gee JE, Glass MB, Novak RT, et al.Recovery of a Burkholderia thailandensis-like isolate from an Australian water source.BMC Microbiol, 2008, 8: 54.

Glass MB, Steigerwalt AG, Jordan JG, et al.Burkholderia oklahomensis sp.nov., a Burkholderia pseudomallei-like species formerly known as the Oklahoma strain of Pseudomonas pseudomallei.Int J Syst Evol Microbiol, 2006, 56(9): 2171-2176.

Hadano Y.Imported melioidosis in Japan: a review of cases.Infect Drug Resist, 2018, 24(11): 163-168.

Hsueh PT, Huang WT, Hsueh HK, et al.Transmission Modes of Melioidosis in Taiwan.Trop Med Infect Dis, 2018, 3(1): 26.

Inglis TJ, Garrow SC, Adams C, et al.Acute melioidosis outbreak in Western Australia.Epidemiol Infect, 1999, 123(3): 437-443.

Lim TK, Siow WT.Pneumonia in the tropics.Respirology, 2018, 23(1): 28-35.

Limmathurotsakul D, Wongratanacheewin S, Teerawattanasook N, et al.Increasing incidence of human melioidosis in Northeast Thailand.The American Society of Tropical Medicine and Hygiene, 2010, 82: 1113-1117.

McLeod C, Morris PS, Bauert PA, et al.Clinical presentation and medical management of melioidosis in children: a 24-year prospective study in the Northern Territory of Australia and review of the literature.Clin Infect Dis, 2015, 60(1): 21-26.

Meumann EM, Cheng AC, Ward L, et al.Clinical features and epidemiology of melioidosis pneumonia: results from a 21-year study and review of the literature.Clin Infect Dis, 2012, 54(3): 362-369.

Ninan F, Mishra AK, John AO, et al.Splenic granuloma: Melioidosis or Tuberculosis?J Family Med Prim Care, 2018, 7(1): 271-273.

Pelerito A, Nunes A, Coelho S, et al.Burkholderia pseudomallei: First case of melioidosis in Portugal.IDCases, 2016, 25(3): 10-11.

Perumal Samy R, Stiles BG, Sethi G, et al.Melioidosis: Clinical impact and public health threat in the tropics.PLoS Negl Trop Dis, 2017, 11; 11（5）: e0004738.

Saïdani N, Griffiths K, Million M, et al.Melioidosis as a travel-associated infection: Case report and review of the literature.Travel Med Infect Dis, 2015, 13（5）: 1-15.

Sarovich DS, Price EP, Von Schulze AT, et al.Characterization of ceftazidime resistance mechanisms in clinical isolates of Burkholderia pseudomallei from Australia.Plos One, 2012, 7（2）: e30789.

Su HP, Yang HW, Chen YL, et al.Prevalence of melioidosis in the Er-Ren River Basin, Taiwan: implications for transmission.J Clin Microbiol, 2007, 45（8）: 2599-2603.

Tuanyok A, Mayo M, Scholz H, et al.Burkholderia humptydooensis sp.nov., a New Species Related to Burkholderia thailandensis and the Fifth Member of the Burkholderia pseudomallei Complex.Appl Environ Microbiol, 2017, 83（5）: e02802-02816.

Vesaratchavest M, Tumapa S, Day NP, et al.Nonrandom Distribution of Burkholderia pseudomallei Clones in Relation to Geographical Location and Virulence.J Clin Microbiol, 2006, 44（7）: 2553-2557.

Wibulpolprasert B, Dhiensiri T.Visceral organ abscesses in melioidosis: sonographic findings.J Clin Ultrasound, 1999, 27（1）: 29-34.

病例解析

1.病例1：男，43岁。海南人，农民。咳嗽、发热10天，气促5天。病人10天前无明显诱因出现咳嗽，初为阵发性干咳，后咳黄色黏稠样痰，伴发热，最高体温达40℃，午后为主，热型不定，于当地医院输液治疗2次（具体药名不详），症状无好转。5天前出现气促，夜间高枕卧位，伴胸闷，呈持续性憋闷感。当地医院住院治疗，辅助检查（2014-10-08）：C反应蛋白 137.6mg/L；降钙素原>25ng/ml；血糖22.76mmol/L。胸部CT检查示双肺内多发大小不等结节灶。先后给予万古霉素治疗5天、美罗培南治疗3天、伏立康唑治疗1天，症状无好转，仍发热，气促进行性加重。辅助检查（2014-10-12）：血常规示白细胞计数 12.86×10⁹/L、中性粒细胞 0.82、血红蛋白 94g/L、血小板 28×10⁹/L；血生化：AST 61U/L、ALB 21.1g/L、LDH 362U/L；血培养：革兰阴性杆菌；随机血糖23.8mmol/L。于2014-10-13转院诊治。病来精神疲倦，食欲、睡眠差，留置导尿管入院。既往史：4个月前有铁钉划伤史，现已愈合结痂，大小约3cm，未行任何治疗。吸烟17年，每日20支。查体：T 40℃，R 43次/分，P 136次/分，BP 105/56mmHg，精神疲倦，急性病容。双肺呼吸音粗，可闻及大量湿啰音。心电监护：心率波动在140～150次/分，血氧波动在90%～92%（面罩吸氧5L/min），呼吸35～45次/分。辅助检查：血常规示白细胞计数 12.60×10⁹/L、中性粒细胞 0.89、中毒颗粒0.05、血红蛋白 76g/L、血小板 73×10⁹/L；血生化：ALB 16.2g/L、LDH 283U/L；随机血糖18.6mmol/L；降钙素原>25ng/ml；血气分析：pH 7.508，PO₂ 11.21kPa，PCO₂ 3.67kPa，SB 21.4mmol/L（面罩吸氧5L/min）。给予面罩吸氧、半卧位、心电监护、降血糖、抗感染、纠正低蛋白血症等对症治疗。行胸部CT检查（图4-7-26）。

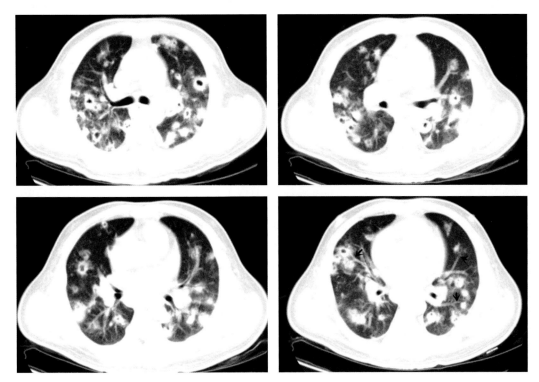

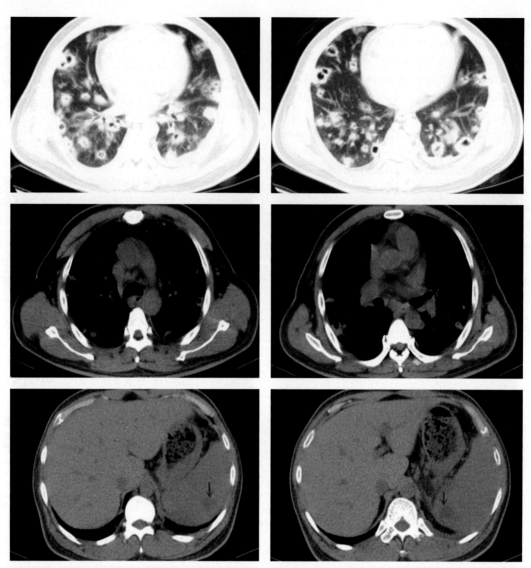

图4-7-26 双肺大小不等结节灶，伴厚壁空洞形成，纵隔多发肿大淋巴结，左侧胸腔少量积液，脾大伴多发常密度灶（2014-10-17）

【诊断】类鼻疽病。

【诊断依据】青年男性，社区发病，咳嗽、发热、气促，进行性加重，查体可闻及湿啰音，白细胞和C反应蛋白升高，降钙素原明显升高，提示细菌所致血流感染。病人为海南人，农民，有铁钉划伤史和糖尿病病史，胸部CT初为多发结节影，迅速进展为结节、空洞影，外周和胸膜下分布为主，滋养血管征明显（黑箭），结合脾多发脓肿（红箭），提示血源性肺脓肿（脓毒肺栓塞）可能。病人有低氧血症、低蛋白血症、肝功能损害，起病急，进展快，万古霉素、美罗培南、伏立康唑等治疗效果差，需考虑地域性疾病-类鼻疽病可能。病人入院后2次血培养证实为类鼻疽伯克霍尔德菌，接触隔离，选用敏感药物亚胺培南西司他丁联合头孢他啶抗感染治疗，病情明显缓解，体温逐渐下降，2014-10-20体温降至正常。继续治疗10天，病人偶有

咳嗽，无咳痰。查体：T 36.5℃，双肺湿啰音较前减少。辅助检查（2014-10-30）：C反应蛋白17.79mg/L；降钙素原正常；血培养无致病菌生长；ALB 32g/L；24小时血糖波动在6.7～10.6 mmol/L。复查胸部CT：双肺多发结节较前减少、缩小，空洞呈薄壁改变，部分空洞已闭合；纵隔淋巴结较前缩小；左侧胸腔积液基本吸收；脾脏低密度灶较前缩小（图4-7-27）。鉴于病人症状好转，病变较前吸收，各项炎症指标明显下降，治疗有效，将亚胺培南西司他丁减少剂量继续抗感染治疗。2014-11-04解除接触隔离和停用亚胺培南西司他丁。6天后复查胸部CT（2014-11-10）示双肺多发结节较前稍减少、缩小，大部分空洞已闭合；脾脏多发低密度灶，较前减少，缩小（图4-7-28）。病人病情明显好转，出院，继续服用复方新诺明片治疗。1个月后复查胸部CT（2014-12-11）病变进一步吸收（图4-7-29）。

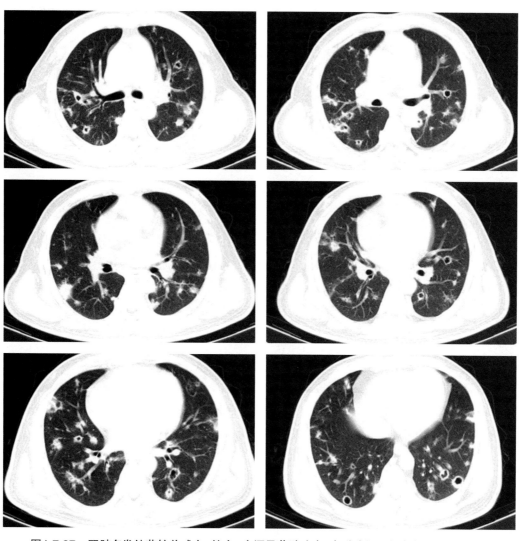

图4-7-27 双肺多发结节较前减少、缩小，空洞呈薄壁改变，部分空洞已闭合（2014-10-30）

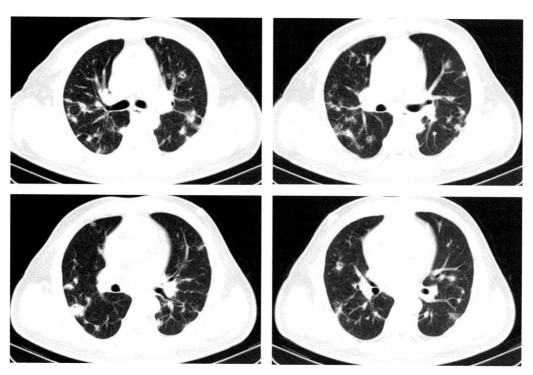

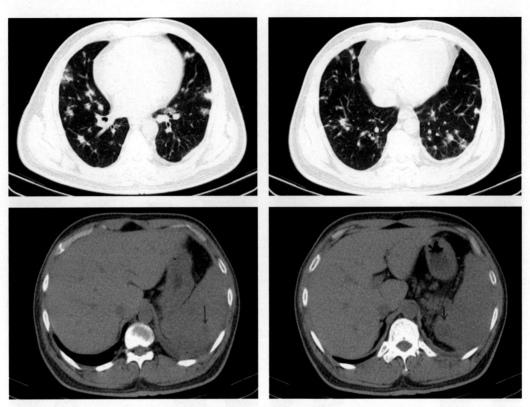

图4-7-28　双肺多发结节较前稍减少、缩小，大部分空洞闭合；脾脓肿较前吸收（2014-11-10）

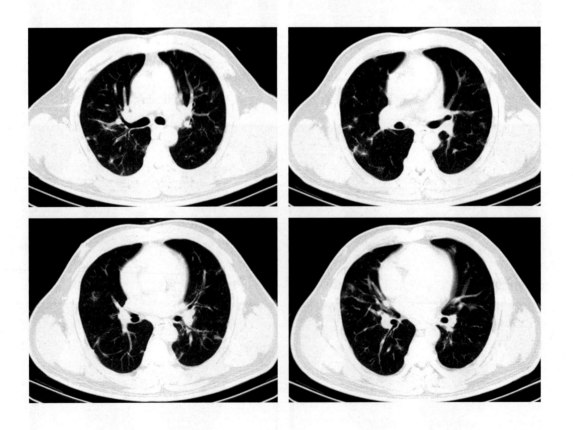

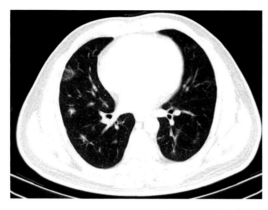
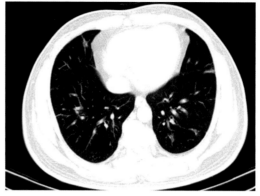

图4-7-29 病变较前明显吸收（2014-12-11）

【分析】类鼻疽病呈地方性流行，我国主要见于海南、广西、广东、福建，尤其是沼泽、农田、坡地、橡胶林和丛林地区。该病一般为散发，也可呈暴发流行。人群对该病普遍易感，主要经口、鼻和皮肤、黏膜的伤口或吸入气溶胶而感染。一般认为吸入10～100个细菌就足以使人发病。类鼻疽的临床症状多变，病变几乎涉及所有器官（眶、面、中枢神经系统、腮腺、头颈皮下、肺、腹腔、肝、脾、肾、前列腺、骨等）。吸入可引起肺炎，直接接种到皮肤会造成皮下脓肿，之后可能会蔓延到更深的组织，导致骨髓炎、窦道形成。通过血液播散，类鼻疽可表现为菌血症、类鼻疽肺炎、皮肤软组织感染或脓肿、泌尿系统感染，甚至出现肝、脾、肾等深部脏器脓肿。不同流行区域的类鼻疽病临床表现和易累及的器官组织也不相同，如澳大利亚类鼻疽病例中前列腺脓肿较泰国多；后者则腮腺受累的病人较多。中国海南地区类鼻疽的临床表现以肺部症状为主，影像学多表现为多发性小脓肿或空洞形成。

脾脓肿是一种少见病，发病率为0.14%～0.7%，病因主要为血行感染、外伤、继发性脾缺血、邻近器官病变的累及等。许多造成机体免疫功能低下的因素能诱发脾脓肿，如糖尿病、肿瘤、艾滋病及长期激素或免疫抑制治疗等。脾脓肿致病菌以革兰阴性菌为主，也有革兰阳性菌和真菌，或者混合感染。文献报道，类鼻疽病脾脓肿CT表现呈多发或单发蜂窝状改变，大小不一。类鼻疽病脾脓肿病理主要为肉芽肿样改变，由中心区域坏死和渗出物组成，周围有巨噬细胞、上皮样细胞、淋巴细胞和偶尔的多核巨细胞包绕。病理上难于与结核分枝杆菌或真菌引起的其他感染性肉芽肿鉴别。Wibulpolprasert等在1999年回顾性分析了1985—1993年泰国一家医院80例有腹腔脓肿的类鼻疽病病人的腹部超声资料。病人入院时最常见的疑似诊断为菌血症和未名热（39%），只有28%的病人怀疑腹部脏器脓肿。57例（71%）为单器官受累，23例（29%）为多器官受累。59例（74%）病人有脾脓肿，37例（46%）病人由肝脓肿，10例（12%）病人有肾脓肿。多发脓肿在每个器官中均比单发脓肿更常见，在脾脓肿、肝脓肿和肾脓肿中的比例分别为83%、68%和75%。也有研究表明，在地方病流行地区，只有不到1/4的病例出现孤立

的脾脓肿。即使在非地方病流行地区，糖尿病病人合并脾脓肿和不良的治疗反应也应考虑类鼻疽病可能。

本例有皮肤外伤和糖尿病病史，主要表现为类鼻疽肺脓肿和脾脓肿，经控制血糖和抗感染治疗2个月后病变基本吸收。糖尿病病人由于营养不良、低蛋白血症、血糖波动易损伤防御机制，免疫功能减退等原因，容易感染本病，常伴肝、脾等组织器官脓肿形成。类鼻疽病脾脓肿治疗目前主要采用敏感抗菌药物治疗，深部脾脓肿至少需要治疗4周。脓肿较大或接近表面，采用手术引流联合敏感抗菌药物治疗效果更佳。对于多发脓肿等经皮穿刺引流效果欠佳者可考虑行脾切除术。

（海南医学院第一附属医院放射科 陈 红 提供）

2.病例2：女，37岁。海南人。咳嗽、咳痰3天，呼吸困难半天。病人3天前无明显诱因出现咳嗽、咳痰，痰量较少，为黄白色黏液痰。当地诊所按"感冒"治疗（具体不详）后，症状无明显缓解。病程中出现发热，体温最高达40℃，偶有头晕，并有一过性下腹轻微疼痛。半天前出现呼吸困难，无法自行缓解，当地医院行胸部CT检查示双肺多发渗出性病变，右肺上叶部分实变。遂来我院就诊，门诊测量血压最高达185/95mmHg，随机血糖23mmol/L，于2014-11-06入院诊治。既往有2型糖尿病史2年，平素不规律服用二甲双胍治疗，近期监测血糖控制不佳。查体：T 38.6℃，P 145次/分，R 45次/分，BP 125/75mmHg，SPO_2 95%。神清，表情淡漠，气促明显，呼吸深快，双肺呼吸音粗，满布湿啰音。

【诊断】社区获得性肺炎。

【诊断依据】青年女性，社区发病，发热、咳嗽、咳黄痰、呼吸困难，查体双肺满布湿啰音，胸部CT示双肺多发渗出性病变，右上肺炎表现，社区获得性肺炎诊断明确。结合病人为海南人，有2型糖尿病史，血糖控制不佳，需考虑类鼻疽病可能。辅助检查：血常规示白细胞计数 $22.52×10^9$/L、中性粒细胞 0.92、血红蛋白 137g/L、血小板 $220×10^9$/L；肝功能生化：ALT 100.45U/L、AST 63U/L、ALB 27.6g/L；电解质：K^+ 3.05mmol/L、磷 0.24mmol/L；降钙素原 16.63ng/ml；C反应蛋白 293.9mg/

L。血气分析：pH 7.069、PCO$_2$ 7.44kPa、PO$_2$ 7.08kPa、BE-14.8mmol/L。心脏超声：左心收缩功能未见明显异常，心包腔未见积液，EF 69%；腹部超声：脾脏稍大。入院诊断急性肺部感染、心功能不全、I 型呼吸衰竭、急性呼吸窘迫综合征、糖尿病酮症酸中毒、低蛋白血症、电解质紊乱，给予吸氧、无创呼吸机辅助呼吸、强心、美罗培南和左氧氟沙星抗感染、监控血糖和血压、维持酸碱平衡及纠正电解质紊乱等对症支持治疗。2014-11-11病人体温降至正常，气促较前改善，咳嗽、咳痰较前减少，双肺呼吸音粗，双肺可闻及湿啰音。辅助检查：血气分析：pH 7.509、PCO$_2$ 5.03kPa、PO$_2$ 7.88kPa、BE 6mmol/L；电解质：K$^+$ 4.52mmol/L、磷 0.3mmol/L、钙 1.91mmol/L；血培养：无需氧菌和厌氧菌生长；血糖波动在9.9～17.1mmol/L。X线胸片：双肺炎症，伴右肺上叶实变可能性大。病人病情好转，停用美罗培南，换用哌拉西林/他唑巴坦抗感染治疗。病人有低磷血症，继续应用果糖二磷酸钠、ATP补磷治疗。辅助检查（2014-11-12）：血常规示白细胞计数 17.72×10^9/L、中性粒细胞 0.81、血红蛋白 108g/L、血小板 180×10^9/L；血气分析：pH 7.465、PCO$_2$ 5.26kPa、PO$_2$ 15.93kPa、BE 3.7mmol/L；电解质：K$^+$ 3.92mmol/L、钙 1.82mmol/L、磷 0.46mmol/L；血培养：革兰阴性杆菌。病人SPO$_2$

98%，血气分析提示无低氧血症，停用无创呼吸机辅助呼吸，给予吸氧治疗。2014-11-14血培养回报为类鼻疽伯克霍尔德菌，对亚胺培南、头孢他啶敏感，改用亚胺培南西司他丁联合多西环素片继续加强抗感染治疗，并给予接触隔离。2014-11-15复查胸部CT示双肺感染，右肺上叶尖段、后段实变影，双侧少量胸腔积液（图4-7-30）。2014-11-18痰培养查到类鼻疽伯克霍尔德菌，对亚胺培南和头孢他啶敏感。辅助检查（2014-11-21）：血常规示白细胞计数 9.15×10^9/L、中性粒细胞 0.72、血红蛋白 94g/L、血小板 600×10^9/L；血电解质未见明显异常；白蛋白 32.3g/L；超敏C反应蛋白 25.92mg/L；降钙素原 0.09ng/ml；血糖波动在10.6～19.1mmol/L。病人病情好转，血培养阴性，停用亚胺培南西司他丁，换用哌拉西林/他唑巴坦降阶梯治疗。病人血小板高，给予羟基脲片1g 每日1次降血小板治疗。2014-11-25病人再次出现发热，体温最高达39℃，咳嗽，咳少许黄痰。复查胸部CT示右肺上叶胀肿，双肺散在炎症，双侧胸腔积液较前基本吸收（图4-7-31）。停用哌拉西林/他唑巴坦，改用亚胺培南西司他丁抗感染治疗。病人仍发热，2014-12-01加用头孢他啶和复方新诺明继续抗感染治疗，1天后热退。复查胸部CT（2014-12-08）示病变较前吸收（图4-7-32），病人病情好转，自动出院。

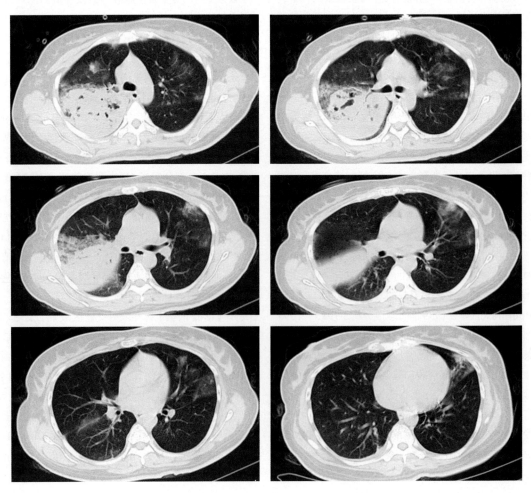

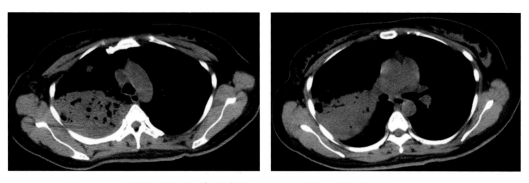

图4-7-30 双肺多发斑片、磨玻璃影,右肺上叶尖段、后段实变影(2014-11-15)

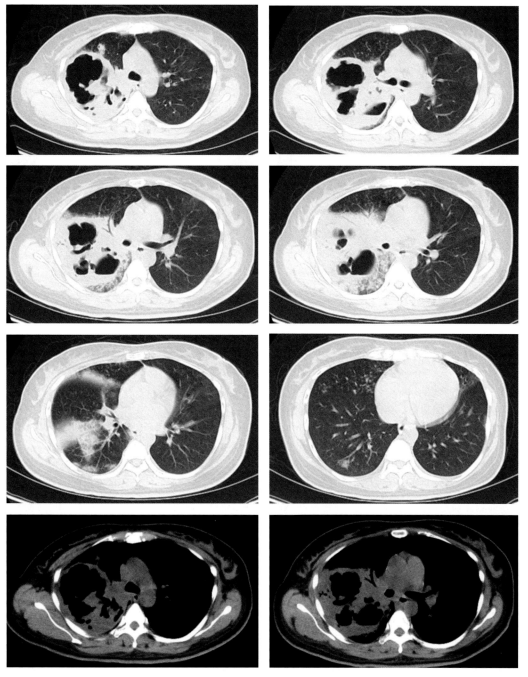

图4-7-31 左肺病变较前吸收,右肺上叶多发空洞影(2014-11-25)

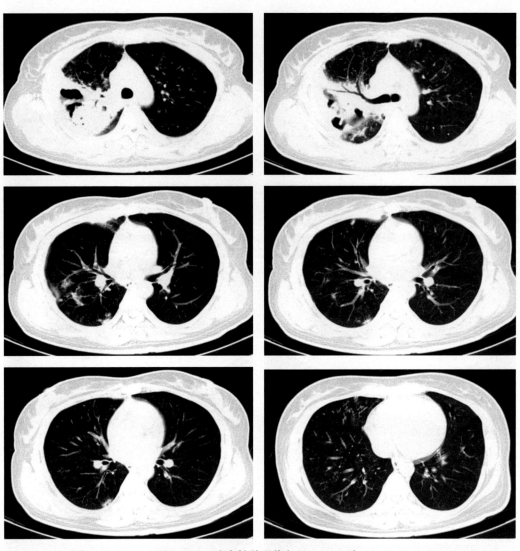

图4-7-32　病变较前吸收（2014-12-08）

【分析】糖尿病是类鼻疽病发生的重要诱因。糖尿病导致急性感染期间类鼻疽伯克霍尔德菌特异性细胞反应减弱，包括巨噬细胞吞噬和杀死细菌的能力降低、脂多糖（LPS）诱导的CD4$^+$调节性T细胞（regulatery T cell，Treg）生成减少、Toll样受体（Toll-like receptors，TLR）介导的下游蛋白髓样分化因子88（Myeloid differentiation protein88，MyD88）炎症信号通路受损。Treg细胞和辅助性T17（Th17）细胞分别是两类功能独特的T细胞亚群，在自身免疫性疾病、感染、肿瘤等疾病及排斥反应中有重要的作用。Treg细胞是一类具有较强免疫调节作用的T淋巴细胞亚群，能够分泌多种具有免疫调节功能的细胞因子，对效应T淋巴细胞具有抑制作用，在维持自体免疫稳态、调控免疫应答方面起重要作用。Treg细胞缺失可导致效应T细胞过度增殖，引发相关疾病。单核细胞在固有免疫反应过程中扮演重要角色，同时也是巨噬细胞和树突状细胞的储备细胞。TLR在单核细胞上表达，TLR4的活化是启动单核细胞固有免疫应答的起始部分。LPS能通过Toll/IL-1同

源结构域（toll interleukin-1 homologous region，TIR）激活TLR4信号通路。LPS刺激TLR4，TLR4与下游的MyD88的结合，引起细胞内激酶的级联反应，激活转录因子NF-κB信号通路，促进细胞释放炎性细胞因子，诸如白细胞介素12（IL-12）、肿瘤坏死因子α（TNF-α）等。MyD88是TLR通路下游重要的接头分子，可以与大部分TLR结合，直接或间接地影响适应性免疫应答。MyD88分子减少或缺失，机体不能够有效地清除病原体。单核细胞中TLR4信号通路表达的减少，将导致机体抵抗力不足，从而导致感染发生。IL-12和TNF-α的过度表达可增加感染性休克发生的风险。

细胞毒性T淋巴细胞相关抗原-4（cytotoxic T lymphocyte-associated antigen-4，CTLA-4）是一种白细胞分化抗原，也是T细胞上的一种跨膜受体，CTLA-4仅表达于活化的T细胞表面，在T细胞活化后迅速上调，一般在T细胞活化后48小时达到高峰。CTLA-4与CD28共同享有B7分子配体，在抑制T细胞的激活、维持机体免疫耐受中

具有重要作用,目前,许多学者接受CTLA-4在不同细胞类型和水平上阻断T细胞介导的免疫反应这一观点。糖尿病病人中性粒细胞程序性细胞死亡配体1表达增加,从而导致活化的CD4⁺T细胞(表达高水平的CTLA-4)增殖减少和CD4⁺T细胞功能丧失,从而导致疾病进展和加重。在糖尿病病人中,研究表明中性粒细胞黏附、趋化和胞内杀伤存在缺陷,从而导致感染的发生。

在泰国,即使仅服用格列本脲治疗糖尿病,类鼻疽病合并糖尿病病人的总体死亡率仍较低。入院前服用格列本脲的病人炎症反应减弱。

该例对亚胺培南和头孢他啶敏感,给予亚胺培南抗感染、补充白蛋白、保肝、营养支持等治疗后,病情有所好转,但降级治疗后病情反复,联合头孢他啶和复方新诺明治疗后病情得到控制,充分说明规范治疗的重要性。本例肺部表现为化脓性感染,初始治疗疗程原则上应延长至6周(4~8周)。另外,临床上遇到治疗类鼻疽伯克霍尔德菌感染效果不佳时,还应考虑是否合并其他细菌感染可能。

(海南医学院第一附属医院放射科 陈 红 提供)

3.病例3:男,47岁。海南人。发热伴咳嗽、咳痰6天。病人6天前无明显诱因出现发热,最高体温达40.3℃,伴畏寒,无寒战。阵发性咳嗽,咳黄白色黏痰,量中等,伴头晕,当地医院就诊,行胸部CT检查示双肺炎症,左上肺为著。给予头孢唑肟、多西环素等药物抗感染治疗后,症状无明显好转。2天前行相关检查:血常规示白细胞计数 12.4×10⁹/L、中性粒细胞 0.76;血生化和电解质:ALT 129.65 U/L、AST 66U/L、ALB 14.4g/L、Na⁺ 129mmol/L;随机血糖 26.79mmol/L;C反应蛋白 113.7mg/L;降钙素原 1.55 ng/ml。为进一步诊治,于2017-10-25入院诊治。入院查体:T 39℃,双肺呼吸音粗,双肺闻及少许湿啰音。既往有糖尿病病史3年,治疗不规律。

【诊断】社区获得性肺炎。

【诊断依据】中年男性,急性起病,有发热、畏寒、头晕、咳嗽、咳黄痰症状,查体双肺闻及少许湿啰音,胸部CT检查示双肺炎症,白细胞、C反应蛋白和降钙素原等炎性指标均升高,首先考虑社区获得性肺炎,血流感染。病人为海南人,有糖尿病病史,头孢唑肟、多西环素等药物抗感染治疗疗效差,需考虑类鼻疽病可能。同时,病人肝功能受损明显,有低钠血症和严重低蛋白血症,给予头孢他啶抗感染、对症治疗。病人行支气管镜检查:双侧支气管黏膜炎性改变,左上叶开口狭窄。4天后(2017-10-29)病人仍发热,体温38.4℃,咳痰较前减少。痰培养和肺泡灌洗液均见类鼻疽伯克霍尔德菌生长,对头孢他啶、亚胺培南、美罗培南、复方新诺明敏感。辅助检查:血生化和电解质:ALT 75.85 U/L、AST 46U/L、ALB 18.2g/L、Na⁺ 134mmol/L;血糖波动于6.3~15.8mmol/L;PCT正常。根据药敏试验加用复方新诺明抗感染治疗。复查胸部CT(2017-11-01):左肺上叶舌段实变、空洞影,未见液平;右肺上叶斑片影,上叶、中叶树芽征明显,支扩管扩张样改变(图4-7-33)。2天后病人体温降至37℃,气管镜盲检病理:(左肺)送检少许黏膜组织,被覆鳞状上皮,间质散在中性粒细胞和淋巴细胞浸润。腹部B超示脾稍大。心脏超声示左、右心室舒张功能减退,三尖瓣轻度反流。继续治疗1周后,病情稳定,自动出院。1个月后病人再次出现发热,体温最高达40.5℃,持续4天后复查胸部CT(2017-12-13)示左肺病变较前明显吸收,右肺病变基本吸收,右肺上叶可见斑片影(图4-7-34)。辅助检查:血常规示白细胞计数 12.49×10⁹/L、中性粒细胞 79.9;肝肾功能:ALT 56 U/L、AST 89.1U/L、ALB 22g/L、BUN 8.64 mmol/L、Cre 175.4μmol/L;血糖 15.46mmol/L;C反应蛋白 175 mg/L;降钙素原 11.46 ng/ml。给予哌拉西林他唑巴坦联合左氧氟沙星抗感染治疗,3天后体温降至正常。5天后(2017-12-21)血培养示类鼻疽伯克霍尔德菌。继续治疗2周后好转出院。22天后复查胸部CT(2018-01-27)示病变进一步吸收,残存实变、囊腔影(图4-7-35)。

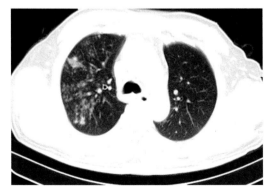
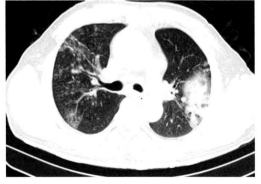

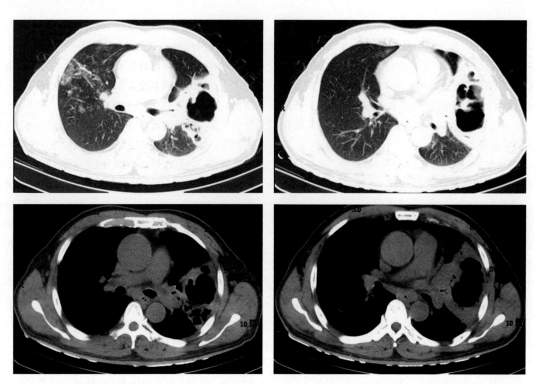

图4-7-33 左肺上叶舌段实变、空洞影，未见液平；右肺上叶斑片影，上叶、中叶树芽征明显，支扩管扩张样改变（2017-11-01）

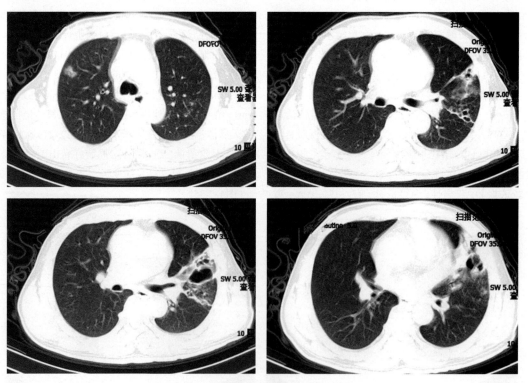

图4-7-34 病变较前明显吸收（2017-12-13）

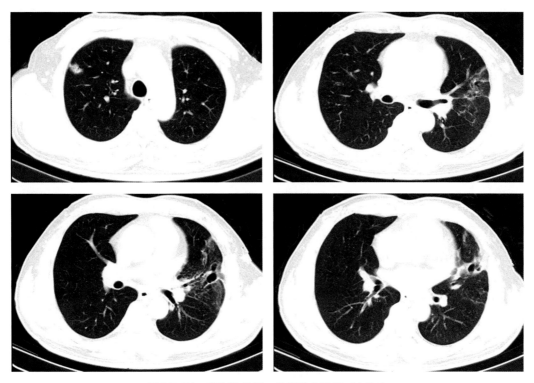

图4-7-35 病变较前进一步吸收（2018-01-27）

【分析】类鼻疽伯克霍尔德菌是条件致病菌，感染后潜伏期的长短不同，如感染量大，潜伏期一般3～5天，可呈急性暴发型；如感染量少，病人免疫力强，病菌也可长期无症状潜伏体内；少数也有数年后发病，即所谓潜伏型类鼻疽病。然而，大多数类鼻疽病病例被认为是在暴露后不久发生的，本例即属于急性暴发型。

50%的类鼻疽伯克霍尔德菌感染病例表现为肺炎，具有多样性，可表现为从急性、暴发性脓毒症合并多发性肺浸润到慢性感染。急性肺类鼻疽病通常表现为叶、段实变或多肺叶浸润，可迅速形成空洞性病变，上叶最常受累，达95%。肺类鼻疽病的空洞性病变并不经常显示气-液平，除非空洞比较大。孤立或多发性肺结节亦是常见的影像学表现。类鼻疽伯克霍尔德菌可产生毒力极强的外毒素，这是该菌感染极易造成脓肿和脓毒症的原因。

Meumann等回顾性分析了1989年至2010年期间澳大利亚皇家达尔文医院所有类鼻疽病病人的资料。在624例经细菌培养证实的类鼻疽病病人中，319例（51%）以肺炎为最初诊断。91%的原发性肺炎病人为急性/亚急性发作，仅9%表现为慢性过程，56%（281例）发生在雨季。以肺外脏器受累为首发表现的类鼻疽病病人中有19%出现继发性肺炎，在血液培养阳性的病人中尤为常见。与上述病人相比，原发性肺炎病人的危险因素包括风湿性心脏病、充血性心力衰竭、慢性阻塞性肺病、吸烟和糖尿病，且较易出现脓毒性休克（33% vs 10%）和死亡（20% vs 8%）。28%原发性肺炎病人表现为多肺叶受累，与单肺叶受累病人相比，其

死亡率更高（32% vs 14%）。与其他国家相比，多肺叶受累和死亡的发生率低于泰国东北部和新加坡，上叶的发病率高于新加坡，但低于泰国。这可能与不同地区在菌株毒性、感染方式和规模、医疗水平以及抗生素应用等方面的差异有关。

类鼻疽伯克霍尔德菌对多种抗菌药物天然耐药，对头孢他啶、亚胺培南、阿莫西林/克拉维酸敏感。临床确诊前可先经验用药，确诊后治疗则需使用敏感的抗菌药物，急性期治疗推荐首选头孢他啶或亚胺培南静脉滴注，同时给予复方新诺明可明显降低病死率，疗程至少10天以上。即使经过适当的抗生素治疗，复发仍然频繁，通常与获得性抗生素耐药有关。

主要流行国家对临床分离菌株进行的观察研究表明，澳大利亚（2.5%）、马来西亚（10%）和泰国（13.2%）对头孢他啶的耐药性水平不同。基于对类鼻疽伯克霍尔德菌基因组高通量芯片分析发现，其对头孢他啶的耐药性可能与类鼻疽伯克霍尔德菌在机体内的适应性变异有关，类鼻疽伯克霍尔德菌能够通过基因缺失（或丢失）的方式实现原有的青霉素结合蛋白的功能缺失，介导其对头孢类抗生素的耐药。Sarovich等对头孢他啶耐药的类鼻疽伯克霍尔德菌感染病人进行回顾分析发现，单独使用头孢他啶静脉滴注作为初始治疗药物并长期反复不规律使用是导致类鼻疽伯克霍尔德菌对头孢他啶耐药的原因，并认为头孢他啶联合阿莫西林/克拉维酸的序贯疗法有利于减少耐药菌株的产生。

类鼻疽伯克霍尔德菌对碳青霉素类药（亚胺培南和美罗培南）的耐药率最低，几乎为0。碳氢酶烯类抗生素对头孢他啶和阿莫西林/克拉维酸耐药菌株仍然保持强大的抗菌活性，而且时间杀菌曲线显示，美罗培南或亚胺培南在24小时内可杀灭约90%的耐药株。澳大利亚学者对63例使用美罗培南和头孢他啶治疗的类鼻疽病严重菌血症病人资料进行回顾性分析发现，美罗培南治疗组病人的死亡率为25%，明显低于头孢他啶治疗组的75%。其原因与美罗培南在细胞内的最低抑制浓度比头孢他啶低，具有更好的细胞内杀菌作用有关。早期及时给予正确的抗生素是治疗和改善预后的关键。

（海南医学院第一附属医院放射科　陈　红　提供）

4.病例4：男，41岁。海南人。发热1个月余，咳嗽、咳痰3天。病人1个月前无明显诱因出现畏寒、发热，体温最高达42℃，热型不定。就诊于当地县医院，胸部CT示双肺散在分布结节影，考虑血源性肺脓肿，血培养示革兰阴性杆菌生长，给予哌拉西林/他唑巴坦抗感染治疗，病变较前进展。3天前病人出现咳嗽、咳痰，痰为黄白色黏痰，为进一步诊治，于2018-02-28转入上级医院。既往有糖尿病病史1年，自诉血糖控制可；慢性胃炎病史半年余。吸水烟20余年，饮酒20余年，0.75kg/d。查体：T 38.8℃，双肺呼吸音粗，可闻及湿啰音。辅助检查：血常规示白细胞计数 3.82×10⁹/L；C反应蛋白 108.38mg/L；肝功能生化：ALT 55.94U/L、AST 47U/L、ALB 22.1g/L、血糖 9.43 mmol/L；血气分析：pH 7.47、PCO₂ 3.72kPa、PO₂ 9.61kPa。

【诊断】类鼻疽病。

【诊断依据】中年男性，社区发病，发热、咳嗽、咳黄白痰，查体双肺可闻及湿啰音，胸部CT示双肺多发结节影，社区获得性肺炎诊断明确。结合病人为海南人，有2型糖尿病史、吸烟、酗酒，血培养示革兰阴性杆菌生长，哌拉西林/他唑巴坦抗感染治疗疗效差，需考虑类鼻疽病可能。入院后给予美罗培南联合左氧氟沙星抗感染、保肝、降糖等治疗。完善相关检查：心脏超声：二尖瓣、三尖瓣轻度反流，左心室功能正常；腹部超声：肝大，脾大并多发异常回声区，考虑脓肿可能。6天后体温有所下降，行胸腹部CT（2018-03-06）检查：双肺多发结节、空洞影，胸膜下分布为主；脾多发脓肿形成（图4-7-36）。病人行B超引导下脾穿刺引流术，引流出暗红色脓性液体，送检。病人痰培养、血培养和脓液培养均查到类鼻疽伯克霍尔德菌，对亚胺培南、美罗培南、头孢他啶、复方新诺明敏感，诊断明确。8天后病人体温降至正常，咳嗽，咳白痰，复查胸部CT示双肺多发结节、空洞影，空洞性病变较前增多，部分病变吸收，部分区域可见新发病变；脾脓肿较前好转（图4-7-37）。病人病情稳定，自动出院，院外继续口服复方新诺明治疗。病人4个月后再次出现发热，体温最高达41℃，咳嗽，咳黄痰，痰中带血，当地医院住院治疗13天，病情无明显好转，于2018-07-02转入上级医院。查体：T 40℃，双肺呼吸音粗，可闻及湿啰音。辅助检查：血常规示白细胞计数 5.82×10⁹/L、中性粒细胞 0.75；血糖 9.49 mmol/L。痰培养查到类鼻疽伯克霍尔德菌，给予美罗培南联合头孢他啶抗感染治疗。3天后病人体温降至正常，2周后（2018-07-26）行胸部CT检查示双肺多发空洞及炎性渗出，较前增多、增大，脾脏及脾周脓肿较前吸收（图4-7-38）。继续治疗4天后，自动出院。

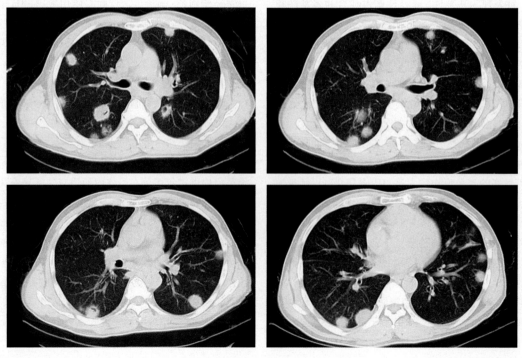

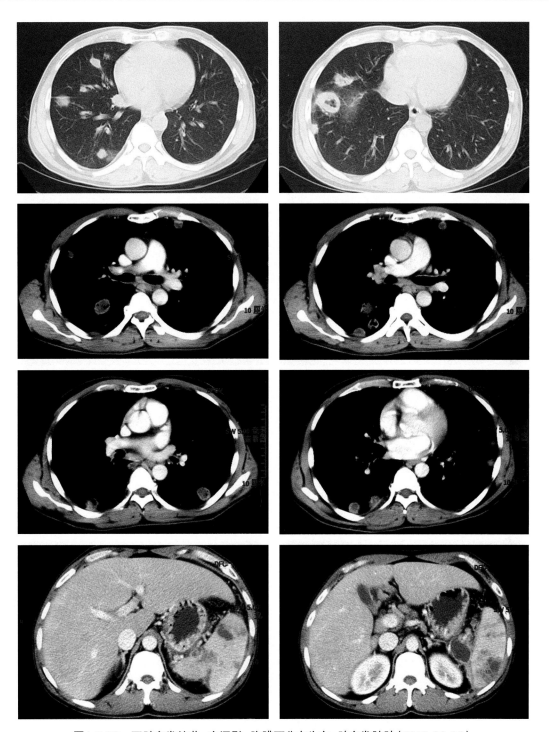

图4-7-36　双肺多发结节、空洞影，胸膜下分布为主；脾多发脓肿（2018-03-06）

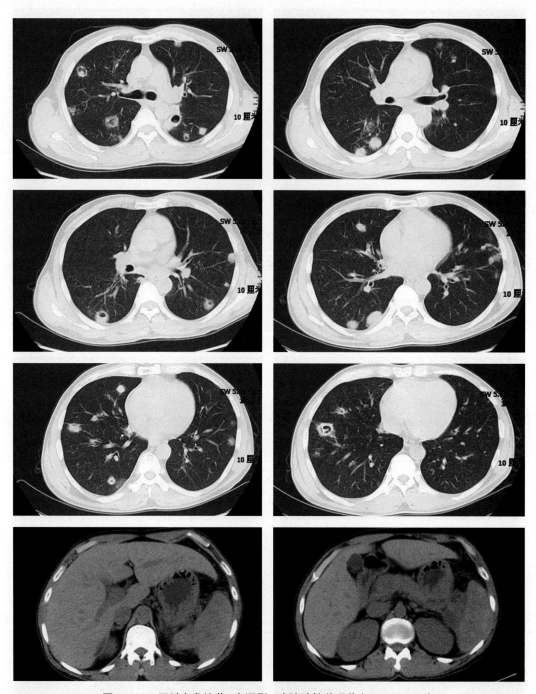

图4-7-37　双肺多发结节、空洞影，脾脓肿较前吸收（2018-03-15）

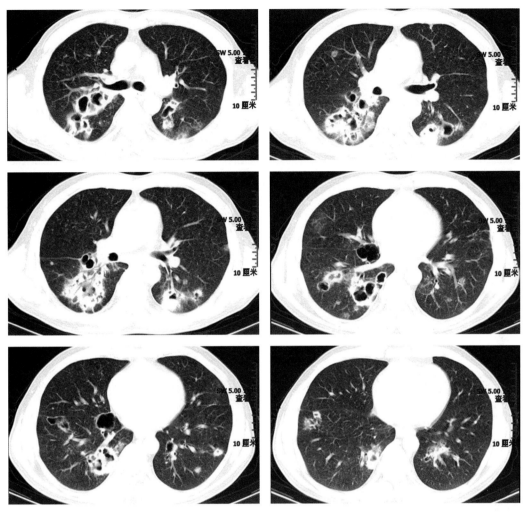

图4-7-38 病变较前进展（2018-07-26）

【分析】超过80%的糖尿病病人生活在低收入和中等收入国家，预计到2050年，全球糖尿病人数将增加55%，热带国家将首当其冲。在热带地区，肺炎亦是一种沉重的疾病负担。气候变化、人类迁徙影响和社会经济因素之间的复杂的相互作用，导致了热带及温带地区呼吸道感染模式的变化。热带国家，尤其是东南亚国家，多较贫穷，也是全球结核病高发地区，比例接近1/3。随着交通便利和全球旅游的兴起，来自热带地区的传染病已经导致了全球的呼吸系统疾病的大流行，比如类鼻疽伯克霍尔德菌肺炎，少见疾病包括如钩端螺旋体病、基孔肯亚病（chikungunya）和登革热等。在未来的几十年里，类鼻疽病将越来越多地被旅客播散至全球。近年来，随着我国经济水平的提高，出国旅游（尤其是到类鼻疽病疫区，如老挝、泰国、新加坡及澳大利亚等）开始盛行，类鼻疽病开始由流行区域扩散到非流行区域。有趣的是，与东南亚旅游相关类鼻疽病病例特点相比，其他地域旅游相关类鼻疽病病人暴露于水稻田的风险更少，在雨季出行的风险也更少。这表明，其他行为因素在类鼻疽伯克霍尔德菌感染过程中扮演着更重要的角色。因此，临床医生对

从亚热带或热带地区返回的患有严重肺炎或脓毒症的旅客的应考虑将类鼻疽伯克霍尔德菌感染作为鉴别诊断。医生应询问旅客是否在自然灾害、雨季或洪水泛滥地区旅行，是否徒步、长途跋涉或进行水上运动等。皮肤开放性伤口、糖尿病或慢性肾脏疾病的病人患上类鼻疽的风险较高，在地方病流行地区应避免直接接触土壤和疫水。

类鼻疽伯克霍尔德菌在自然条件下抵抗力较强，在粪便中可存活27天，尿液中可存活17天，腐败尸体中可存活8天，在水和土壤中可存活1年以上。同时，该菌对青霉素、头孢、红霉素和庆大霉素等多种临床应用广泛的抗生素具有天然耐药性，增加了类鼻疽病临床治疗的难度。分子生物学诊断的进步和抗生素治疗正在改善亚洲流行地区的疾病预后。预防类鼻疽的疫苗目前正在研究和开发。

（海南医学院第一附属医院放射科 陈 红 提供）

5.病例5：男，48岁。海南人。咳嗽、咳痰20天。病人20天前无明显诱因出现咳嗽、咳白色黏痰，偶有痰中带血。行胸部CT检查示双肺上叶病灶（图4-7-39），考虑肺结核伴空洞形成可能，于2017-02-22入院诊治。

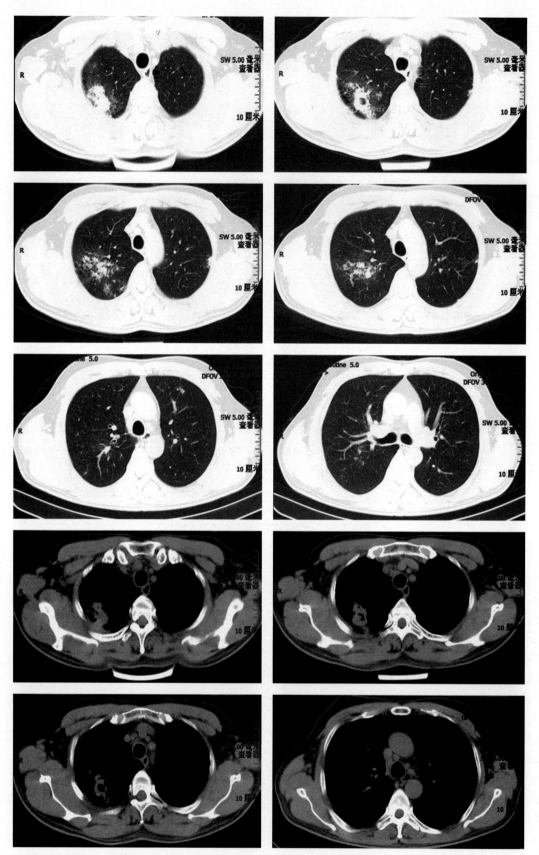

图4-7-39　右肺上叶实变影，内见多发空洞，周围渗出明显；左肺上叶尖后段结节影，可见胸膜牵拉；左肺上叶胸膜下实变影，周围见微结节；纵隔淋巴结肿大（2017-02-22）

【诊断】社区获得性肺炎。

【诊断依据】中年男性，咳嗽、咳白痰，胸部CT示双肺病变，右肺上叶实变、空洞影，首先考虑社区获得性肺炎。查体：T 37.7℃，双肺呼吸音粗，未闻及湿啰音。辅助检查：血常规示白细胞计数 10.84×10⁹/L、中性粒细胞 0.73；C反应蛋白 143.7mg/L；红细胞沉降率72mm/h；降钙素原0.01ng/ml；血糖 9.37 mmol/L；尿糖（＋＋＋＋）。给予头孢他啶联合左氧氟沙星抗感染治疗。4天后痰培养查到类鼻疽伯克霍尔德菌，对复方新诺明、头孢他啶和亚胺培南敏感。病人类鼻疽病诊断明确，继续治疗10天后咳嗽、咳痰较前明显缓解，无痰中带血，复查胸部CT（2017-03-09）示右肺上叶病变较前吸收（图4-7-40）。2周后复查病变进一步吸收（图4-7-41），好转出院。5个月后复查（2017-08-24）示病变进一步吸收，右肺上叶单发空洞影（图4-7-42）。9个月后复查（2018-05-24）示右肺上叶空洞结节较前增大，新增两个实性结节（图4-7-43），考虑类鼻疽病复发，再次入院诊治。

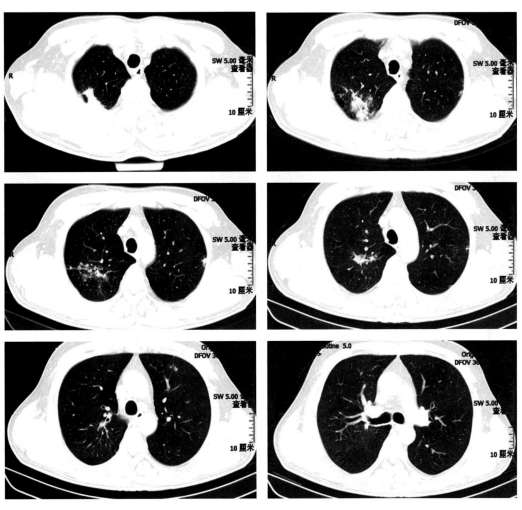

图4-7-40　右肺上叶病变较前吸收（2017-03-09）

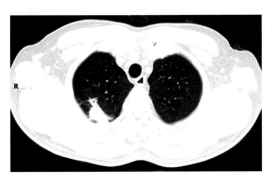
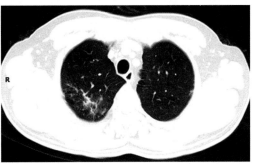

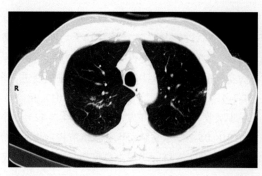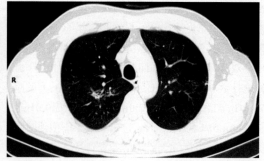

图4-7-41　病变较前进一步吸收（2017-03-24）

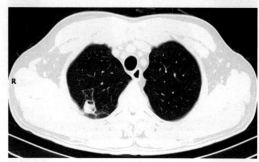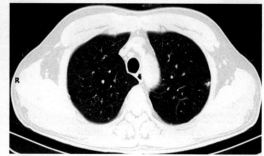

图4-7-42　右肺上叶单发空洞影（2017-08-24）

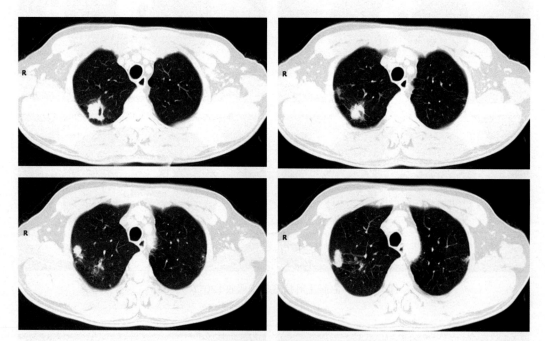

图4-7-43　病变较前进展（2018-05-24）

【分析】在泰国东北部，类鼻疽是一种高度流行的疾病，是仅次于获得性免疫缺陷综合征（AIDS）和结核病的第三大传染病致死原因，在澳大利亚北部也是如此。在未使用有效的抗菌药物治疗的人群中，类鼻疽的死亡率达到80%。类鼻疽可表现为各种临床表现，包括脓毒症、肺炎、关节炎和内脏脓肿等，可与一系列疾病混淆。肺部是类鼻疽伯克霍尔德菌感染最常见器官，受感染的病人出现急性肺部症状，伴有发热及咳嗽，与结核感染的病人非常相似。急性类鼻疽伯克霍尔德菌感染病人中，咯血或痰中带血罕见，但31%的慢性病人可出现该症状。类鼻疽肺炎有类似空洞型肺结核的影像学表现，因此常被误诊为肺结核。如果不对肺类鼻疽进行治疗，细菌会进一步向不同的器官播散，导致严重的菌血症和多器官衰竭，此点有助于和结核鉴别。在组织病理学上，类鼻疽和结核不同。

在类鼻疽病中，肺、肝和脾都有嗜中性粒细胞浸润，偶见多核巨细胞。而结核以慢性肉芽肿性炎症为特征，肉芽肿有中央坏死、上皮样巨噬细胞和多核巨细胞。慢性类鼻疽病可在影像学和组织病理学上表现为肉芽肿，并可模仿其他肉芽肿性疾病。约10%的慢性类鼻疽病病人临床和影像特征模拟肺结核，此特点重申了基于细菌培养的诊断的重要性。

有学者认为，凡生活在疫区（热带、亚热带），有糖尿病等基础疾病者，患有原因不明发热或抗结核治疗无效的"肺结核"病或化脓性疾病，均应考虑类鼻疽伯克霍尔德菌感染可能，应及时做病原学检查，包括渗出物、脓液等作涂片、培养和免疫学试验，尽快确诊。本例病人有疫区居住史（海南人）和糖尿病病史，肺部影像学表现类似"肺结核"，经痰细菌学检查证实为类鼻疽伯克霍尔德菌感染。流行区遇有临床上有持续高热等中毒表现病人，应行胸部CT扫描，根据CT结果决定快速细菌学检查，力求达到早期诊断，早期治疗，尽可能减少死亡率。

（海南医学院第一附属医院放射科 陈 红 提供）

第八节 罗尔斯顿菌属

罗尔斯顿菌属（ralstonia）隶属于细菌界，变形菌门，β-变形菌纲，伯克霍尔德菌目，伯克霍尔德菌科。罗尔斯顿菌属是1995年Yabuuchi提议建立的一个新的细菌种属，之前一直归于伯克霍尔德菌属，属假单胞菌属的rRNAⅡ群，1996年《国际细菌分类与进化杂志》正式公布有效。该菌属可溯源到1976年美国微生物学家E.Ralston命名的皮氏假单胞菌（pseudomonas pickettii），拉丁属名"Ralstonia"即来源于E.Ralston的名字。16S rRNA序列分析显示，在所有的罗尔斯顿菌中，存在2个序列差异大于4%的不同的亚系（sublinesges），即皮氏罗尔斯顿菌群和富养罗尔斯顿菌群，因此建议将富养罗尔斯顿菌群的菌种重新分类为沃特斯菌属（wautersia）。2004年，Vandamme和Coenye对富养沃特斯菌和1987年Makkar和Casida报道的钩虫贪铜菌（C.necator）进行了DNA-DNA杂交、表型特征、DNA的碱基比率及16S rRNA序列分析，证明二者为同义名。并提议将沃特斯菌属所有菌种重新分类为贪铜菌属（cupriavidus）。

到目前为止，罗尔斯顿菌属包括皮氏、解甘露醇（R.mannitolytica）、危险（谲诈）（R.insidiosa）、青枯（茄科）（R.solanacearum）、假茄科（R.pseudosolanacearum）和丁香（蒲桃）罗尔斯顿菌（R.syzygii）6个菌种，前3种与临床关系密切。贪铜菌属包括钩虫、C.laharis、C.numazuensis、C.pampae、C.pinatubonensis、嗜碱（C.alkaliphilus）、巴赛尔（C.basilensis）、克姆品（C.campinensis）、吉拉迪（C.gilardii）、金属

（C.metallidurans）、草酸盐（C.oxalaticus）、罕见（C.pauculus）、呼吸（C.respiraculi）和中国台湾贪铜菌（c.taiwanensis）14个菌种。贪铜菌属细菌对铜等金属离子耐受（促进生长），DNA G+C含量为63～69mol%，模式菌种为钩虫贪铜菌。罗尔斯顿菌属DNA G+C含量为64.0～68.0mol%，皮氏罗尔斯顿菌是其模式菌种，曾被称为皮氏假单胞菌或皮氏伯克霍尔德菌。

一、微生物学特点

1.形态与染色 罗尔斯顿菌属细菌为非发酵、革兰阴性、不形成芽胞和荚膜的杆菌。除丁香罗尔斯顿菌无鞭毛、无动力外，其他均凭借1～4根端毛运动，可单个或成双，偶见短链状排列（图4-8-1）。

2.培养特性 罗尔斯顿菌属的细菌严格需氧，多生长缓慢，常需要培养72小时才能出现肉眼可见的菌落。生长温度25～41℃，最佳生长温度为30～37℃，青枯罗尔斯顿菌在41℃不生长。在胰蛋白胨大豆琼脂培养基上28～30℃孵育48小时，形成直径<1mm的菌落，当菌落完全成熟时，其直径>1mm。大部分菌株形成米色或淡棕色的菌落，凸起的菌落呈半球形，光滑，反光，边缘整齐（图4-8-2～图4-8-4）。皮氏罗尔斯顿菌、解甘露醇罗尔斯顿菌和危险罗尔斯顿菌能在洋葱伯克霍尔德菌选择琼脂（BCSA）上生长，解甘露醇罗尔斯顿菌在BCSA上35℃培养24小时后显示红色透明菌落，48小时后形成红蓝色菌落。大多数贪铜菌属菌株不能在BCSA上生长。

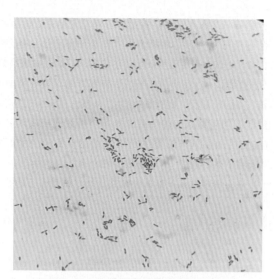

图4-8-1　纯培养（革兰染色×1000）

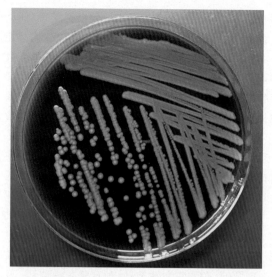

图4-8-3　血平板，35℃，48小时

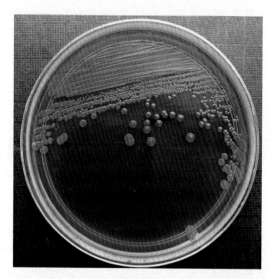

图4-8-2　麦康凯平板，35℃，48小时

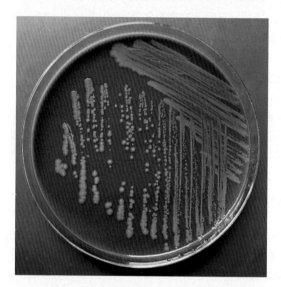

图4-8-4　巧克力平板，35℃，48小时

3.生化特性　此类菌触酶、氧化酶均阳性，不产生赖氨酸脱羧酶、鸟氨酸脱羧酶、精氨酸双水解酶、胰蛋白酶、糜蛋白酶、α/β-半乳糖苷酶、α/β-葡萄糖苷酶、β-葡萄糖醛酸酶、α-甘露糖苷酶、α-岩藻糖苷酶和淀粉酶，不产生吲哚和硫化氢，不液化明胶，除中国台湾贪铜菌以外不水解七叶苷。大多数菌种可氧化降解葡萄糖并可将硝酸盐分解为亚硝酸盐或氮气。大多数解甘露醇罗尔斯顿菌能发酵乳糖产酸，而其他菌种的大多数菌株则不能发酵乳糖产酸。

4.鉴别　罗尔斯顿菌属对黏菌素耐药，氧化葡萄糖产酸；而贪铜菌属对黏菌素敏感，不产酸或同化于葡萄糖。16S rRNA靶向PCR能够可靠鉴定所有罗尔斯顿菌属和贪铜菌属菌种，并使它们与伯克霍尔德菌属和潘多拉菌属内表型相近的菌种得以区分。

二、流行病学

罗尔斯顿菌属是存在于水、土壤、根际及植物（包括水果和蔬菜）中的环境微生物，在全球均有分布，能够在缺乏营养的潮湿环境中生长繁殖。该菌属为公认的植物致病菌，由于能在含水的环境中生存，故可作为院内感染的机会致病菌。此菌可分离于尿液、鼻咽、创伤、血液、痰液和脑脊液等标本，所致感染包括由污染溶液如蒸馏水、注射用水、氯己定溶液等引起的菌血症或败血症、脑膜炎、脓毒性关节炎和骨髓炎等。2013年中国CHINET监测结果显示罗尔斯顿菌属细菌占所有分离细菌百分比为0.03%，临床分离标本中以痰液最多。

皮氏罗尔斯顿菌引起的感染的案例报道最多。1995年，法国波尔多儿童医院在5天内从4个不同病房的6例儿科病人血液培养中分离出此菌，这些儿童不存在发热或其他任何菌血症的症状。流行病学调查显示，当地药房采用离子交换树脂技术制备的蒸馏水和用于局部消毒的0.05%氯己定溶液是该菌传播的根源。1999年Jaime等报道1998年2月1日至4月30日期间，4家医院共34例病人临床标本中发现皮氏罗尔斯顿菌，除1例外均在气道吸痰过程中使用了同一家公司生产的0.9%生理盐水，脉冲场凝胶电泳（PFGE）试验证实从生理盐水以及病人临床标本中分离的菌株的基因型相似。2004年，Zellweger等报道了1例由皮氏罗尔斯顿菌引起脓毒性关节炎、应用头孢曲松治疗失败的病例。2005年，Kimura等报道了发生在美国加利福尼亚医院的新生儿ICU病房的、由于污染的肝磷脂制剂引起的一起皮氏罗尔斯顿菌暴发感染，此次暴发从2001年7月30日至8月30日，持续1个月，共涉及18例婴幼儿，研究发现，医护人员的手污染是本次暴发感染的重要原因。巴西癌症研究院1999年7月至2006年2月共发生19例皮氏罗尔斯顿菌感染病例，导致2例死亡，发病原因可能为污染的输液操作和皮氏罗尔斯顿菌在医疗器械的定植。Forgie等2007年报道了2例与体外膜肺氧合治疗相关的皮氏罗尔斯顿菌血症病例。中国台湾学者陈等对该院2015年5月3日至6月11日皮氏罗尔斯顿菌培养阳性病例进行分析，30例病人共57份标本阳性，24例血培养阳性，其中14例病人阳性样本超过2个，6例从内植式中央静脉导管静脉通路装置中提取。所有的病人都被注射20ml 0.9%的生理盐水进行导管冲洗。在2瓶未使用的生理盐水瓶中发现皮氏罗尔斯顿菌，中国台湾疾病控制与预防中心对同一批产品进行取样与测试，并鉴定为同一菌株。脉冲场凝胶电泳试验表明，所有临床分离菌株的相似度均大于90%，证实了皮氏罗尔斯顿菌的克隆暴发。Ryan等总结了100多例病例报道，发现皮氏罗尔斯顿菌广泛存在于环境中，尤其是水环境中，包括市政饮用水供水、瓶装水、牙科供水、医院供水、航天飞机水系统等，该菌与免疫力低下人群有密切关系，可造成轻微呼吸系统感染或者严重的侵袭性感染，如：菌血症、脑膜炎、骨髓炎和肾衰竭等。

解甘露醇罗尔斯顿菌易在温暖、潮湿、极低营养条件下生长繁殖，可在4℃蒸馏水中存活5周，37℃蒸馏水中存活26周；该菌亦能通过0.2μm滤膜，对消毒剂有一定的抵抗。解甘露醇罗尔斯顿菌引起的感染包括囊性纤维化病人的呼吸道定植、复发性脑膜炎、菌血症、泌尿系感染和腹腔感染等。Coenye等2005年分析了111例囊性纤维化病人呼吸道菌种的分布，以解甘露醇罗尔斯顿菌最常见（51株，46.0%）。近年来，解甘露醇罗尔斯顿菌引起人类其他感染的病例报道日趋增多。解甘露醇罗尔斯顿菌感染大多与暴发感染有关，各种医疗用水均是感染解甘露醇罗尔斯顿菌的高危因素。早在1972年，Phillips等报道了此菌（当时认为是托马斯假单胞菌）引起一次涉及25例病人的暴发感染，临床症状表现为菌血症和菌尿症，所有血培

养阳性的菌血症病人均存在发热，有2例死亡。该次暴发感染通过污染的去离子水制备的注射用水传播。1992年，中国台湾的潘等从25例病人分离到39株细菌，初步鉴定为皮氏罗尔斯顿菌，有23株最终鉴定为解甘露醇罗尔斯顿菌，此次暴发感染是由于医院药房自制的盐水污染所致。2001年，Vaneechoutte等报道了两例由解甘露醇罗尔斯顿菌引起的感染：一例是由植入脑室导管引起的复发性脑膜炎；另一例是胆管癌并发症引起腹腔积血感染。2003年，Mukhopadhyay等首次报道了肾移植病人感染该菌，一名14岁的男性病人在接受肾移植两天后出现发热症状，在其引流液中分离出解甘露醇罗尔斯顿菌。2007年，Jhung等报道了因医院输氧设备污染而导致全美儿科病人解甘露醇罗尔斯顿菌感染性肺炎暴发流行。2011年，Daroy等报道了在眼部感染未知病原体中检测到该菌。同年，Block等报道了以色列6~7月份由于加湿呼吸设备导致解甘露醇罗尔斯顿菌感染，其中，10株分离株与2005年美国暴发流行的分离株高度相关。2012年，Dotis等报道了该菌引起小儿腹膜透析病人感染性腹膜炎，这是该菌引起腹膜炎的第一例病例报道。2018年Shankar等报道了因无菌水污染而导致5名门诊血液透析病人感染了解甘露醇罗尔斯顿菌，其中1人表现为感染性心内膜炎，所有病人均经敏感抗生素治愈。上述资料提示，环境中解甘露醇罗尔斯顿菌主要通过医疗器材引起儿童与老年等免疫低下人群机会性感染，尽管感染的组织和器官多样，但以菌血症和肺炎为主。

危险（谲诈）罗尔斯顿菌通常分离自天然水源以及各种水系统，引起的感染病例报道较少，主要分离自免疫力低下病人和血液透析菌血症病人，在肺部囊性纤维化病人中也有发现。2005年比利时报道了1例65岁有白血病病史女性病人，呼吸道感染后在痰标本中培养出危险罗尔斯顿菌，菌株对头孢噻肟、头孢吡肟、复方新诺明、环丙沙星、哌拉西林/他唑巴坦、美罗培南敏感，对氨苄西林、庆大霉素、阿米卡星耐药。给予哌拉西林/他唑巴坦、万古霉素，临床改善不明显，改用美罗培南、复方新诺明治疗后痊愈出院。同年，比利时再次报道1例75岁女性病人，既往慢性阻塞性肺疾病病史，痰标本中培养出危险罗尔斯顿菌，菌株同样对头孢噻肟、头孢吡肟、复方新诺明、环丙沙星、哌拉西林/他唑巴坦、美罗培南敏感，对氨苄西林、庆大霉素、阿米卡星耐药，给予环丙沙星治疗失败后改用哌拉西林/他唑巴坦治疗，预后不详。2011年捷克报道了8例肾功能不全病人，血培养中查见危险罗尔斯顿菌，菌株对头孢唑林、呋喃妥因敏感，对庆大霉素、阿米卡星耐药，具体治疗用药不详，病人经治疗后均痊愈。

三、治疗

罗尔斯顿菌对氨曲南、氨苄西林、头孢替坦、呋喃妥

因天然耐药，对β-内酰胺类复合制剂、第三代头孢菌素、第四代头孢菌素、喹诺酮类、复方新诺明、碳青霉烯类药物敏感性较好，可优先选择。

参 考 文 献

Chen YY, Huang WT, Chen CP, et al.An Outbreak of Ralstonia pickettii Bloodstream Infection Associated with an Intrinsically Contaminated Normal Saline Solution.Infect Control Hosp Epidemiol, 2017, 38（4）：444-448.

Coenye T, Spilker T, Reik R, et al.Use of PCR analyses to define the distribution of Ralstonia species recovered from patients with cystic fibrosis.J Clin Microbiol, 2005, 43（7）：3463-3466.

Forgie S, Kirkland T, Rennie R, et al.Ralstonia pickettii bacteremia associated with pediatric extracorporeal membrane oxygenation therapy in a Canadian hospital. Infect Control Hosp Epidemiol, 2007, 28（8）：1016-1018.

Gales AC, Jones RN, Andrade SS, et al.Antimicrobial susceptibility patterns of unusual nonfermentative gram-negative bacilli isolated from Latin America: report from the SENTRY Antimicrohial Surveillance Program（1997—2002）. Mem Inst Oswaldo Cruz, 2005, 100：571-577.

Jhung MA, Sunenshine RH, Noble-Wang J, et al.A national outbreak of Ralstonia mannitolilytica associated with use of a contaminated oxygen-delivery device among pediatric patients.Pediatrics, 2007, 119（6）：1061-1068.

Kimura AC, Calvet H, Higa JI, et al.Outbreak of Ralstonia Pickettii bacteremia in a neonatal intensive care unit.Pediatr Infect Dis J, 2005, 24（12）：1099-1103.

Küçükbayrak A, Uğurman F, Dereli N, et al.A community acquired pneumonia case caused by Ralstonia pickettii. Mikrobiyol Bul, 2009, 43（2）：331-334.

Pan W, Zhao Z, Dong M.Lobar pneumonia caused by Ralstonia pickettii in a sixty-five-year-old Han Chinese man: a case report.J Med Case Rep, 2011, 5：377.

Pellegrino FL, Schirmer M, Velasco E, et al.Ralstonia pickettii bloodstream infections at a Brazilian cancer institution.Curr Microbiol, 2008, 56（3）：219-223.

Ralston E, Pallemni NJ, Douderoff.Pseudomonas pickettii, a new species of clinical origin related to Pseudomonas solanacearum.Int J Syst Bacleriol, 1973, 23：15-19.

Ryan MP, Adley CC.The antibiotic susceptibility of water-based bacteria Ralstonia pickettii and Ralstonia insidiosa.J Med Microbiol, 2013, 62（Pt 7）：1025-1031.

Ryan MP, Pembroke JT, Adley CC.Ralstonia piekettii: a persistent gram-negative nosocomial infectious organism.J Hosp Infect, 2006, 62：278-284.

Shankar M, Rampure S, Siddini V, et al.Outbreak of Ralstonia mannitolilytica in Hemodialysis Unit: A Case Series.Indian J Nephrol, 2018, 28（4）：323-326.

Yabuuchi E, Kosako Y, Yano I, et al.Transfer of two Burkbolderia and Alcaligenes species to Ralstonia gen. nov.: proposal of Ralstonia pickettii（Ralston, Palleroni and Doudoroff 1973）comb.Nov, Ralstonia solanacearum（Smith 1896）comb.Nov.and Ralstonia eutropha（Davis 1969）comb. Nov.Microbial Immunol, 1995, 39：897-904.

Zellweger C, Bodmer T, Tauber MG, et al.Failure of ceftriaxone in an intravenous drug user with invasive infection due to Ralstonia pickettii.Infection, 2004, 32（4）：246-248.

病例解析

病例：女，25岁。咳嗽、咳痰、乏力10天，发热1天。病人10天前无明显诱因出现轻微咳嗽，咳少量白色泡沫痰，伴周身乏力。2天前胸部X线检查示左肺斑片状、云絮状阴影。1天前出现发热，体温不超过38.5℃，于2015-10-23入院。辅助检查：血常规示血红蛋白95g/L；白蛋白29.6g/L。查体：T 37.5℃，左上肺可闻及少许湿啰音，双下肢无水肿。同日行胸部CT检查（图4-8-5）。

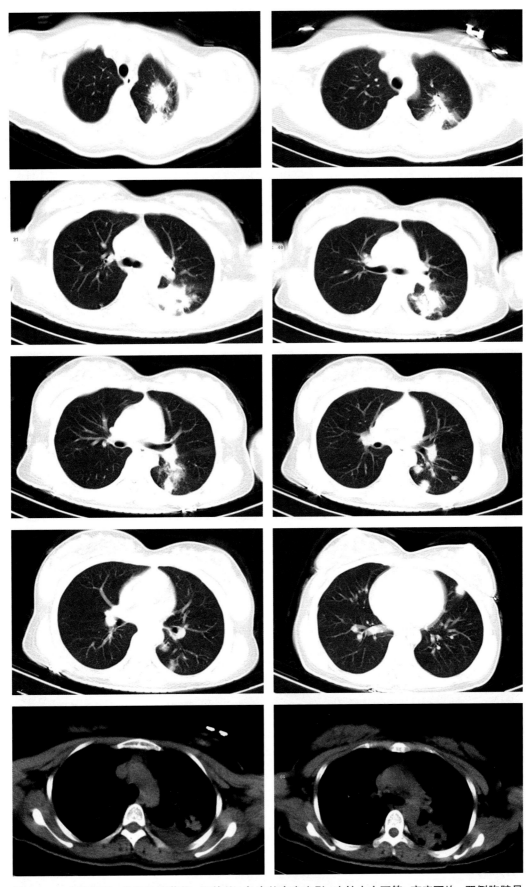

图4-8-5　右肺下叶、左肺见结节状、斑片状、条索状高密度影，病灶大小不等，密度不均。双侧胸腔见液体密度影，左侧明显，部分形成包裹、粘连（2015-10-23）

【诊断】双肺炎症。

【诊断依据】青年女性，以间断咳嗽伴发热、乏力起病，有贫血和低蛋白血症，提示一般状况较差，胸部CT示双肺炎表现，病变多发，以实变、结节为主，可见虫蚀样空洞，结合病人有胸腔积液，肺结核不能除外。入院后给予异烟肼0.3g 每日1次静脉滴注、利福喷丁0.45g 每日2次每周1次、乙胺丁醇0.75g 每日1次、硫酸阿米卡星0.4g 每日1次静脉滴注。病人入院5天后咳嗽、咳痰、乏力症状较前减轻，但仍发热，加用头孢吡肟 2.0g 每日2次静脉滴注。入院10天后仍间断发热，停用硫酸阿米卡星，加用拜复乐0.4g 每日1次静脉滴注。复查胸部CT（2015-11-05）示右肺下叶、左肺见结节状、索条状、片状密度增高影，病灶浓淡不均，肺内病灶较前略有增大（图4-8-6）。病人入院20天仍间断发热，体温波动于37.8~38.5℃，伴胸闷，辅助检查：血常规：白细胞计数13.1×10⁹/L、单核细胞0.11、血红蛋白78g/L；白蛋白26g/L；结核杆菌特异性细胞免疫反应检测阳

性；痰结核菌涂片5次均阴性；痰结核杆菌培养阳性，为人型结核杆菌。骨髓穿刺：增生性贫血伴感染骨髓象。复查胸部CT（2015-11-20）示左肺见多发斑片、团片状高密度影，密度不均，双肺下叶胸膜下见线状高密度影，双侧胸腔积液、胸膜增厚（图4-8-7）。病人发热，体温波动于39℃左右，抗感染、抗结核经验治疗疗效差，虽痰结核杆菌培养阳性，不除外污染可能。于2015-11-23行CT引导下经皮肺穿刺活检，肺穿刺液基涂片和病理：散在部分纤毛柱状上皮，少许组织细胞，偶见肺泡细胞，大量中性粒细胞，偶见淋巴细胞。肺活检穿刺物培养出皮氏罗尔斯顿菌生长，对氨曲南、头孢他啶、庆大霉素、妥布霉素耐药，对阿米卡星中介，余皆敏感。改用哌拉西林/他唑巴坦3.375g 6小时1次静脉滴注。治疗1周后体温有所下降，波动于38℃左右，将哌拉西林/他唑巴坦改为3.375g 8小时1次静脉滴注。2015-12-10停用哌拉西林/他唑巴坦，继续经验性抗结核治疗。辅助检查（2015-12-17）：血常规示白细胞6.33×10⁹/L、血红

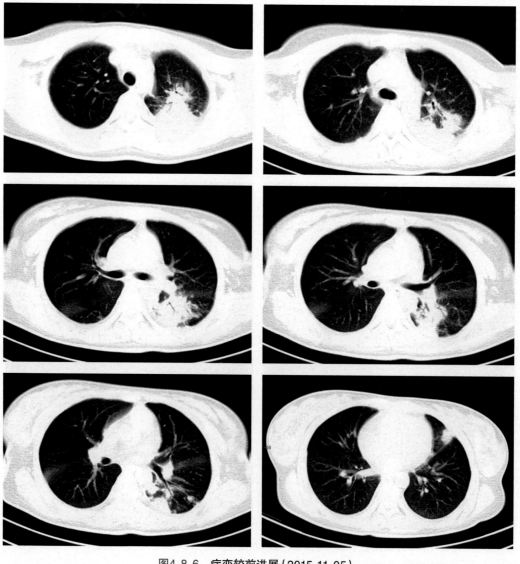

图4-8-6 病变较前进展（2015-11-05）

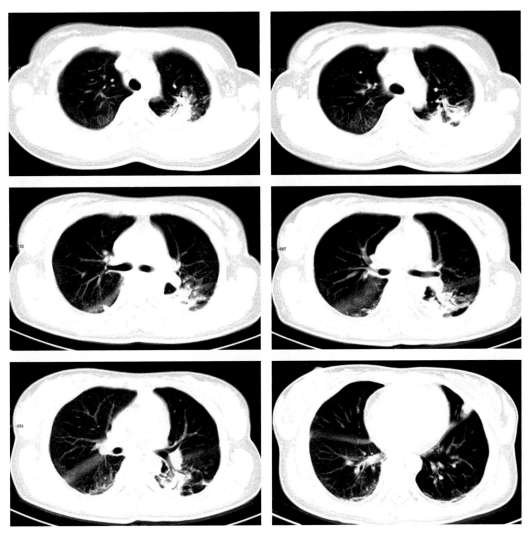

图4-8-7　病变较前变化不明显（2015-11-20）

蛋白73g/L；白蛋白29.2g/L。胸部CT示双肺见索条状、片状、结节状密度增高影，病灶浓淡不均；双侧胸腔内见液体密度影，呈包裹性，胸膜增厚、粘连（图4-8-8）。鉴于病人仍发热，于2015-12-22加用左氧氟沙星0.5g每日1次静脉滴注。病人2016-01-15痰结核菌培养阳性，对抗结核药均敏感。2016-01-20病人腹部针刺样疼痛，左臀部肌肉疼痛。查体：左下腹压痛（＋），有反跳痛，肝脾未触及，双下肢无水肿。辅助检查：血常规示白细胞计数 11.53×10⁹/L、血红蛋白64g/L；白蛋白37g/L。磁共振：①肝脏、脾脏体积明显增大，弥漫性信号异常，考虑贫血可能；②盆腔炎，周围软组织受累；③后腹膜及双侧腹股沟区多发淋巴结。经对症治疗后腹痛缓解，但出现头痛，颜面疼痛。颅脑MRI：①右侧额叶皮质下白质腔隙灶；②双侧中耳乳突炎。病人先后出现盆腔感染、腹腔感染、右侧部分腰大肌、臀中肌及双侧梨状肌，闭孔内肌，闭口外肌，耻骨肌感染，双侧中耳乳突炎，考虑皮氏罗尔斯顿菌导致多脏器受累可能。2016-02-01病人诉心悸，胸闷气短，肩部肌肉疼痛，复查胸部CT：

双肺见结节状、索条状、片状密度增高影，病变旁肺实质密度减低；心影增大，心包腔内见液体密度影；双侧胸腔内见液体密度影，呈包裹性，胸膜增厚、粘连（图4-8-9）。病人病程超过3个月，皮氏罗尔斯顿菌感染并肺结核诊断明确，但治疗效果较差，易倦怠，食欲缺乏，体重减轻明显，夜间盗汗。贫血、低蛋白血症明显，先后输注红细胞6U，人血白蛋白30瓶，低蛋白血症得到纠正，但仍贫血。病人自动出院，出院后1HRZELfx/6HRE继续抗结核治疗。病人出院后仍间断咳嗽、咳痰，2016-05-28出现肩痛、腹痛，呈放射样疼痛，复查胸部CT：病变较前吸收不明显（图4-8-10）。查体（2016-06-06）：一般状态欠佳，慢性消耗面容，T 36.0℃，P 110次/分，R 20次/分，BP 96/62mmHg。胸廓对称，双肺呼吸音粗，心律齐，腹部平软，腹部有压痛及反跳痛，肝脾未触及，双下肢无水肿。辅助检查：血常规示白细胞计数 15.61×10⁹/L、中性粒细胞 0.82、血小板 72 g/L；白蛋白28g/L。磁共振：盆腔炎，盆腔积液，周围软组织肿胀，与前片（2016-01-20）比较均有所好转；腹水，

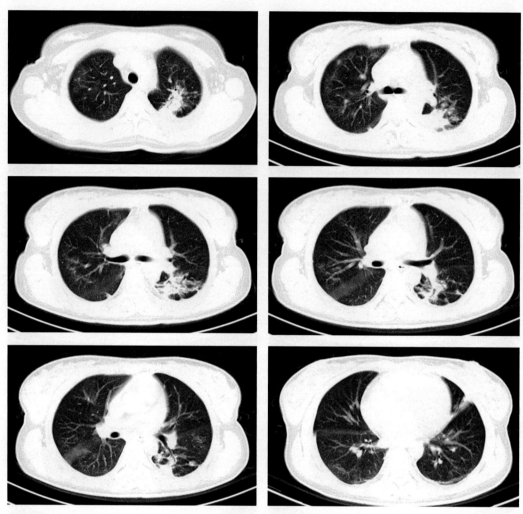

图4-8-8　病变较前略有吸收（2015-12-17）

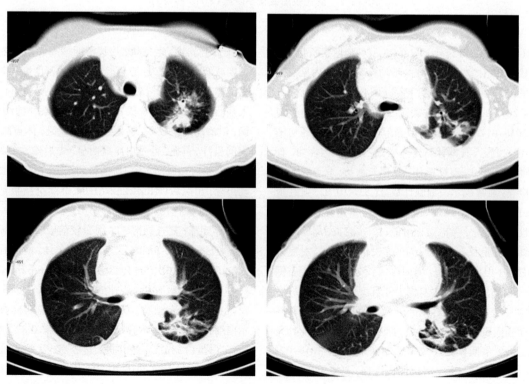

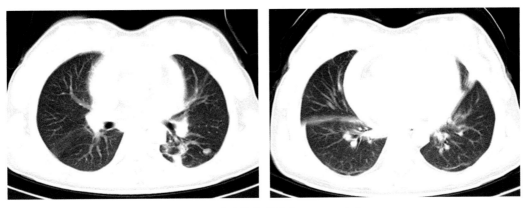

图4-8-9　病变较前吸收（2016-02-01）

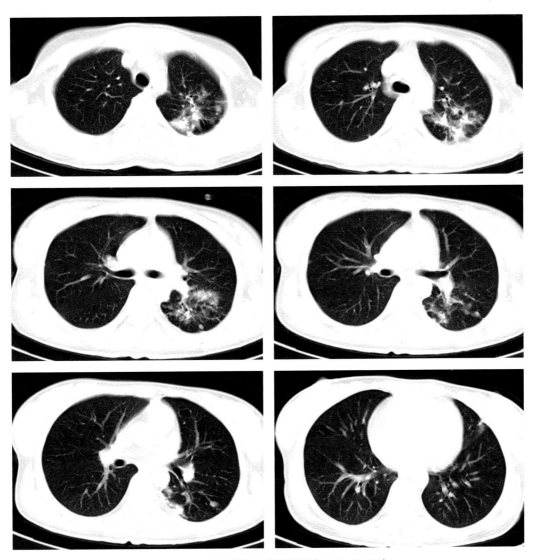

图4-8-10　病变较前变化不明显（2016-05-28）

腹膜增厚，较前片好转，腹膜后淋巴结肿大。经过抗炎、抗结核治疗、纠正低蛋白血症等对症治疗，病人咳嗽减轻，无胸闷、气短，但背部疼痛明显，磁共振（2016-07-04）示T8～9结核，给予3HRZELfx/9HRE继续抗结核治疗。2个月后出现右侧面部肿胀，疼痛，不能张嘴进食，伴有牙痛，

在当地医院静点头孢类抗生素1天、左氧氟沙星5天，自觉右侧面部肿胀缓解，左侧面部出现肿胀、疼痛。彩超（2016-09-12）：右侧颌面部扫查（与左侧对比），皮下脂肪层见一不规则形略低回声，大小约28.2mm×18.1mm，边界欠清晰，内部回声欠均匀，内见点条状血流信号。该病变向深方

延伸,邻近下颌骨。颌面部磁共振(2016-09-18):①右侧腮腺肿胀,信号异常伴周围软组织肿胀,考虑炎性病变;②右侧腮腺旁、右侧颌下、双侧颈静脉血管周围多发淋巴结肿大;③颌面部软组织肿胀,左侧为重。给予抗炎(哌拉西林/他唑巴坦4.5g 8小时1次静脉滴注)、抗病毒(单磷酸阿糖腺苷0.4g 每日1次静脉滴注)治疗。彩超(2016-09-26):右侧下颌下及胸锁乳突肌内外侧缘见多个肿大淋巴结,较大者大小约19.5mm×6.8mm,边界清晰,包膜完整,皮髓质界线尚清晰,皮质回声减低、增宽。右侧颌面部扫查(与左侧对比),皮下脂肪层见一不规则形略低回声,大

小约25.6mm×9.7mm,边界欠清晰,内部回声欠均匀,内见点条状血流信号。该病变向深方延伸,邻近下颌骨。下肢静脉彩超(2016-09-30):右侧肱静脉远端管腔内径增宽,较宽处约3.5mm,向下扫查见局部管壁增厚呈低回声,较厚处约1.3mm,该处管腔狭窄,内径约1.2mm,狭窄段长度约12.5mm,局部彩色血流变细,色彩明亮。诊断意见:考虑右侧肱静脉远端静脉炎。病人继续治疗8天后症状好转,自动出院。9个月后(2017-06-13)随诊,病人一般情况可,无不良主诉,颅脑、腹部MRI未见异常,胸部CT示病变较前好转(图4-8-11)。胸椎结核好转,继续治疗1个月后停用抗

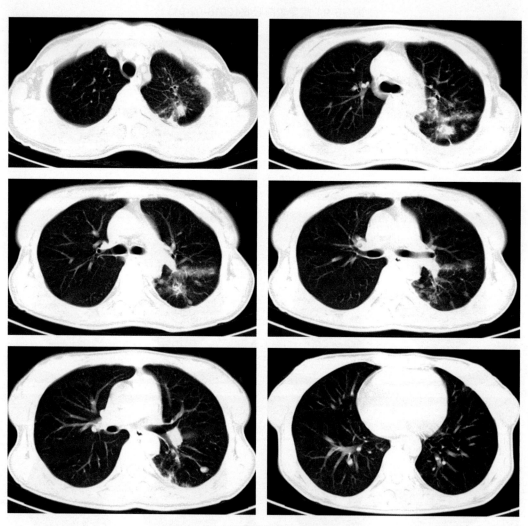

图4-8-11 病变较前吸收(2017-06-13)

结核药物。

【分析】皮氏罗尔斯顿菌于1973年被Ralston等发现,命名为皮氏假单胞菌,1992年被命名为皮氏伯克霍尔德菌。1995年根据其生物学特征、脂质和脂肪酸分析、16S rRNA核苷酸序列分析和rRNA-DNA杂交分析,建立了一个新的菌属,即罗尔斯顿菌属,其模式菌种为皮氏罗尔斯顿菌。皮氏罗尔斯顿菌是一种非发酵革兰阴性杆菌,单个、成双出现,很少形成短链,有动力,最适宜生长温度为35℃,

41℃能生长,但在4℃不生长,有极生单鞭毛,偶尔可见两端鞭毛。

皮氏罗尔斯顿菌是罗尔斯顿菌属的代表菌株,是医院感染的少见条件致病菌,感染多由血液制品、无菌水、生理盐水、氯己定溶液、呼吸道治疗液、静脉导管的污染所致。尽管引起人类感染的频率较低,但所致感染往往较为严重,可引起菌血症、脑膜炎、肺炎、心内膜炎、前列腺炎、化脓性关节炎、骨髓炎等,甚至死亡。

皮氏罗尔斯顿菌偶尔可引起社区感染。2009年土耳其学者报道了1例56岁男性COPD病人因呼吸短促、咳嗽、咳脓痰、虚弱、疲劳和腹泻而入院治疗。肺部听诊右下叶呼吸音减低。实验室检查血气分析示Ⅱ型呼吸衰竭，红细胞、血红蛋白、血尿素和肌酐水平升高。胸部X线显示右下肺浸润影。病人行气管插管，并应用亚胺培南和奈替米星抗感染治疗。深部痰标本涂片示伴有白细胞吞噬的革兰阴性杆菌，血琼脂和伊红亚甲蓝（EMB）琼脂上生长出非发酵革兰阴性杆菌，经VITEK 2系统鉴定为皮氏罗尔斯顿菌，对头孢曲松、亚胺培南、哌拉西林/他唑巴坦、阿米卡星、庆大霉素、复方新诺明和环丙沙星敏感。亚胺培南治疗14天，病人完全康复。该例提示皮氏罗尔斯顿菌可导致社区获得性下呼吸道感染。2011年潘等报道1例65岁汉族男子出现咳嗽、咳痰、胸痛和发热，持续20余天。该病人既往有高血压病史10余年，吸烟40余年。胸部CT检查示右肺局灶性肺炎。行肺部活检，病理证实肺炎诊断。两个不同部位的肺活检标本培养出皮氏罗尔斯顿菌。6天后复查胸部CT示右侧肺脓肿。行胸腔穿刺，化脓性液体中培养出皮氏罗尔斯顿菌。置管引流，无菌生理盐水冲洗空洞。应用头孢哌酮/舒巴坦治疗18天和亚胺培南治疗12天，发热和呼吸困难症状改善，胸部X线复查示病变吸收。

皮氏罗尔斯顿菌耐药率较高的抗菌药物为氨曲南、呋喃妥因、氨苄西林、头孢替坦、阿米卡星、庆大霉素、妥布霉素、头孢唑林、头孢他啶，敏感率较高的抗菌药物为复

方新诺明、环丙沙星、左氧氟沙星、哌拉西林/他唑巴坦、头孢哌酮/舒巴坦、头孢曲松、头孢吡肟、氨苄西林/舒巴坦及亚胺培南。另外，同为第三代头孢菌素类抗菌药物，头孢他啶的耐药率要高于头孢曲松。本例药敏试验符合该特点。

罗尔斯顿菌对氨曲南高度耐药是由于广谱β-内酰胺酶的存在，目前已在皮氏罗尔斯顿菌基因组中确认存在广谱β-内酰胺酶的基因。对氨基糖苷类（如庆大霉素）耐药是由于细菌中药物外排泵和氨基糖苷类乙酰转移酶的作用。罗尔斯顿菌染色体上存在OXA-22和OXA-60，为D类β-内酰胺酶，造成了碳青霉烯类（如美罗培南和亚胺培南）和头孢菌素（如头孢吡肟和头孢噻肟）抗生素的耐药。印度学者2013年发现一株对亚胺培南和美罗培南耐药的皮氏罗尔斯顿菌，进一步研究发现菌株携带含VIM-2的耐药性质粒，并通过接合转移实验证实该质粒为可接合性质粒，提示随着抗生素选择压力的不断增加，皮氏罗尔斯顿菌获得性耐药的能力开始出现，为临床该菌感染的治疗带来新的挑战。

本例为年轻女性，既往体健，发病后曾于外院治疗，并有长期医院住院治疗史，考虑院内感染可能。病人病史较长，虽根据菌种特点进行针对性用药，并加强病人自身免疫功能和其他基础疾病的治疗，仍迁延不愈，累及肺、脑、中耳乳突、腮腺、腹部、盆腔等部位，充分说明基础疾病（肺结核）对其治疗的影响和其治疗本身的复杂性。

（哈尔滨市胸科医院影像科　王秀峰　提供）

第九节　窄食单胞菌属

窄食单胞菌属（*stenotrophomonas*）隶属于细菌界，变形菌门，γ-变形菌纲，黄单胞菌目，黄单胞菌科（*xanthomonadaceae*）。嗜麦芽窄食单胞菌于1958年由Huge等首先从口腔肿瘤病人咽拭子中分离发现，最初分类为假单胞菌属rRNAV群，1961年根据鞭毛特征命名为嗜麦芽假单胞菌（*pseudomonas maltophilia*）。1983年根据核酸同源性和细胞脂肪酸组成等归入黄单胞菌属（*xanthomonas*），命名为嗜麦芽黄单胞菌。由于该菌株能代谢的物质种类十分有限，为丛毛菌，具有不产生黄单胞菌素和黄聚糖、无植物病原性、能在37℃生长等特点，与其他黄单胞菌差别较大，1993年Palleroni等将其从黄单胞菌属分离出来，新菌属以该菌特点命名为窄食单胞菌属，当时属内仅有一个种，称其为嗜麦芽窄食单胞菌（*stenotrophomonas maltophilia*）。窄食单胞菌目前属内有8个种，还包括亚硝酸盐还原窄食单胞菌（S.nitritireducens）、微嗜酸窄食单胞菌（S.acidaminphila）、嗜根窄食单胞菌（S.rhizophilia）、S.dokdonensis、S.humi、韩国窄食单胞菌（S.koreensis）和土窄食单胞菌（S.terrae）。窄食单胞菌属DNA G＋C含量

为66.1～67.7mol%，代表菌种为嗜麦芽窄食单胞菌。

一、微生物学特点

1.形态与染色　窄食单胞菌属为革兰阴性、直或弯曲杆菌，单个或成对排列，菌体大小0.5μm×1.5μm（图4-9-1），有2根或多根极生鞭毛，有动力，无芽胞。

2.培养特性　窄食单胞菌属为需氧菌。嗜麦芽窄食单胞菌专性需氧，营养要求不高，可在普通琼脂、血琼脂（图4-9-2）和麦康凯琼脂平板（图4-9-3）上生长，生长需要蛋氨酸，可形成黏液型菌落，SS琼脂平板上不生长。最适生长温度35℃，在4℃或41℃不生长。细菌在血琼脂平板上35℃培养18～24小时，形成圆形、光滑、湿润、浅黄色菌落；培养48小时菌落增大，可呈黄色、绿色或灰白色；孵育时间48小时以上，菌落可变为暗棕色，菌落周围血琼脂变为绿色，不溶血，有氨气味。在琼脂平板上菌落呈针尖状，淡黄色或无色，中央凸起。嗜麦芽窄食单胞菌在琼脂平板上孵育48小时以上时，菌落中心有变透明的趋势，也称为"猫眼"现象（图4-9-4）。

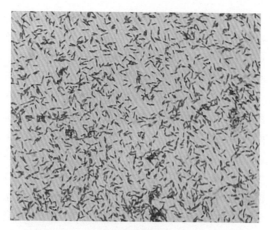

图4-9-1　嗜麦芽窄食单胞菌，纯菌落涂片

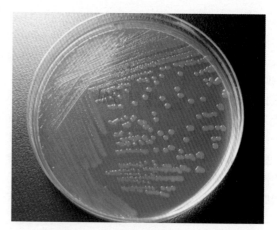

图4-9-3　麦康凯平板35℃ 24小时

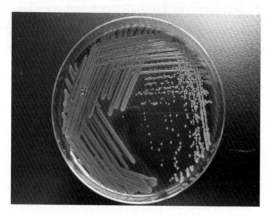

图4-9-2　血平板35℃ 24小时

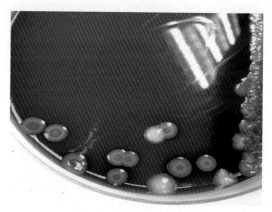

图4-9-4　巧克力平板35℃ 72小时

3.生化特性　嗜麦芽窄食单胞菌触酶阳性，氧化酶阴性，DNA酶阳性，水解明胶和七叶苷，能产生硝酸盐还原酶、赖氨酸脱羧酶和降解脂肪的酶类。在氧化发酵试验中，产酸缓慢或不产酸，但可利用葡萄糖和麦芽糖。精氨酸双水解酶、鸟氨酸脱羧酶、枸橼酸盐和尿素试验均为阴性。

二、致病机制

嗜麦芽窄食单胞菌的毒性不强，有一些菌株甚至被应用于生物技术，如生物去污、生物降解以及生物防治等。该菌致病性与其产生的酶类和黏附能力有关。酶类包括蛋白酶、脂肪酶、弹性蛋白酶等，能引起局部组织损伤及出血。嗜麦芽窄食单胞菌细胞膜的脂多糖中富含脂质A、核心寡糖及O抗原（菌体抗原），使菌体具有强大的黏附能力，能黏附在塑料物质及上皮细胞表面，增加感染的概率。菌体的生物膜能抵抗吞噬作用和耐受抗生素，且有助于其长期黏附于医用材料（如气管插管）上，大大增加了病原菌感染的机会。

三、流行病学

嗜麦芽窄食单胞菌广泛存在于自然界，在水、土壤、植物根茎、医院环境、医疗喷雾装置、气管插管、吸痰器、人工呼吸循环装置、导管、肥皂水和氯己定液中均能分离到。该菌常寄居在人体呼吸道、泌尿生殖道及皮肤等，为条件致病菌，其分离率在非发酵菌中，仅次于鲍曼不动杆菌和铜绿假单胞菌，位居第3位。该菌与其他菌有共生现象，如铜绿假单胞菌、鲍曼不动杆菌、金黄色葡萄球菌、大肠埃希菌、肺炎克雷伯菌、肠杆菌属、肠球菌和洋葱伯克霍尔德菌等。

嗜麦芽窄食单胞菌具有一定的黏附性，可耐受常规消毒，从而使得病人感染的概率大大增加。近年来，由于医院内广谱抗菌药物尤其是碳青霉烯及第三代头孢菌素的广泛使用，免疫抑制剂的广泛大剂量使用及侵入性操作（如各种有创性穿刺、气管插管、机械通气等）的普及，使得该菌已逐渐成为医院感染的重要病原菌之一，尤其成为重症监护病房感染的重要致病菌。

嗜麦芽窄食单胞菌并不是一种毒性很强的病原体，很少感染健康人，但对免疫力低下或长期大量使用广谱抗菌药物者，该菌已成为重要的条件致病菌和医院病原菌，社区获得性嗜麦芽窄食单胞菌感染的病例也有报道。儿童和成人都可能感染嗜麦芽窄食单胞菌。直接接触是主要的传播方式，可通过人与人、人与物体表面的接触使易感人群感染。卫生保健人员的手接触可在重症监护病房（ICU）传播嗜麦芽窄食单胞菌感染。嗜麦芽窄食单胞菌与铜绿假单胞菌共生于CF病人呼吸道中。CF病人咳嗽产生的气溶胶有可能通过空气传播嗜麦芽窄食单胞菌。

不同国家对嗜麦芽窄食单胞菌院内感染进行了监测。美国1993—2004年一项针对ICU病人感染的多医院研究报告称，嗜麦芽窄食单胞菌是11种最常见的病原微生物之一（占74 394株革兰阴性杆菌分离株总数的4.3%）。中国台湾地区北部某医学中心1993—2003年的数据显示，成人嗜麦芽窄食单胞菌菌血症的死亡率与入住ICU、中央静脉导管和机械通气有关。同期儿童嗜麦芽窄食单胞菌菌血症的死亡率与恶性肿瘤、中央静脉导管和缺乏有效的抗生素治疗有关。另有研究表明，血小板减少症及感染性休克是导致嗜麦芽窄食单胞菌菌血症病人死亡的独立危险因素。英国1985—2005年的回顾性研究显示，成人CF病人呼吸道嗜麦芽窄食单胞菌检出率从1%升高到4%，16～25岁年龄组检出率（7%）高于25岁以上年龄组（4%）。Berdah等对23例痰培养嗜麦芽窄食单胞菌阳性CF病人进行了回顾性分析。嗜麦芽窄食单胞菌阳性CF病人的肺功能、肺部恶化次数、住院次数和静脉注射抗生素疗程均劣于对照组。因此，嗜麦芽窄食单胞菌似乎是CF肺部疾病严重程度的一个标志。

2005—2011年中国CHINET细菌耐药监测网数据显示，嗜麦芽窄食单胞菌分离率居所有革兰阴性菌的第5～6位，非发酵菌的第3位。嗜麦芽窄食单胞菌对米诺环素的耐药率最低，为1%～4%；对左氧氟沙星的耐药率为10.0%～16.4%；对复方新诺明的耐药率为11%～18%；对头孢哌酮/舒巴坦耐药率为3.8%～19.1%。2011年中国CHINET监测网耐药监测数据表明，嗜麦芽窄食单胞菌占所有革兰阴性菌的4.45%，非发酵菌的11.61%。2017年中国CHINET细菌耐药性监测结果显示，嗜麦芽窄食单胞菌对复方新诺明、米诺环素和左氧氟沙星的耐药率低，细菌敏感率近90%或以上。

美国对临床分离的202株嗜麦芽窄食单胞菌进行药敏试验，结果显示，其中99.5%菌株对米诺环素敏感，98.5%对复方新诺明敏感，73.1%对左氧氟沙星敏感，39%对头孢他啶敏感。另有研究对从临床分离的80株嗜麦芽窄食单胞菌进行药敏试验显示，米诺环素对该菌的抗菌活性最强，其次是复方新诺明，该菌对两者的敏感率分别为95.0%和93.8%；对左氧氟沙星、替卡西林/克拉维酸和头孢他啶的敏感度分别为83.8%、80.0%和20.0%；对替加环素敏感度为96.1%。

四、临床表现

嗜麦芽窄食单胞菌不仅仅是一种医院病原体，亦与社区获得性感染有关。在免疫缺陷病人中，嗜麦芽窄食单胞菌通常引起肺炎和菌血症，并伴有中央静脉导管感染。嗜麦芽窄食单胞菌可引起的其他感染包括脑膜炎、附睾炎、尿道炎、关节炎、心脏内膜炎、滑膜炎、胆管炎、眼内膜炎、角膜炎、腹膜炎、软组织感染及皮肤黏膜感染等。慢性呼吸道疾病、免疫功能低下、重度营养不良、低蛋白血症、肿瘤化疗、重症监护治疗病房（ICU）入住时间长、气管插管或气管切开、留置中心静脉导管、长期接受广谱抗菌药物尤其是碳青霉烯类抗生素治疗是嗜麦芽窄食单胞菌感染的易患因素。在菌血症病人中，其所致病死率为14%～69%，当菌血症继发于中心静脉导管感染时，以及当病人需要机械通气时，病死率更高。

嗜麦芽窄食单胞菌常从呼吸道标本中分离，但通常为定植，其感染引起的肺炎并不多见，多数发生于住院2周以上者。嗜麦芽窄食单胞菌产生一种蛋白酶（StmPr1），这种蛋白酶被认为在其增殖过程中对细小血管具有破坏性，因此，肺出血为嗜麦芽窄食单胞菌肺炎的最严重的并发症，并且多在伴有血液系统恶性肿瘤的病人中出现，特别多见于近期接受化疗或造血干细胞移植的病人。这种感染通常是致命的，因为肺泡出血会导致急性呼吸衰竭。几乎所有病人均在出现咯血或胸痛后几天内死亡。有研究表明，血小板减少和长期中性粒细胞减少与嗜麦芽窄食单胞菌出血性肺炎的发生密切相关。

五、耐药机制

嗜麦芽窄食单胞菌对多种抗菌药物固有耐药（包括对β-内酰胺类、氨基糖苷类、喹诺酮类、碳青霉烯类耐药）。其对某种抗生素的耐药性是在多种抗生素的压力下、多种机制共同作用的结果，与医院环境、抗生素的应用情况密切相关。其耐药机制主要可以包括6个方面。

1.产生β-内酰胺酶 嗜麦芽窄食单胞菌对β-内酰胺类药物的耐药机制主要是表达β-内酰胺酶，嗜麦芽窄食单胞菌至少产生2种β-内酰胺酶，即L1型金属β-内酰胺酶和L2型头孢菌素酶，亚胺培南是这两型酶的强诱导剂。L1型金属β-内酰胺酶可以水解除单环类以外，包括碳青霉烯类抗生素在内的的所有β-内酰胺类抗生素，其活性能被EDTA、巯基类等螯合剂所抑制，但不被克拉维酸和舒巴坦所抑制。L1型金属酶对碳青霉烯类抗生素天然固有耐药，其水解亚胺培南、青霉素类和头孢菌素速度相似。L2型头孢菌素酶能水解单环类抗生素和头孢类抗生素，不能水解碳青霉烯类抗生素，但能够被克拉维酸所抑制。L2型酶与CTX-M、TEM型β-内酰胺酶的氨基酸序列存在同源性。嗜麦芽窄食单胞菌产生的β-内酰胺酶几乎水解所有的β-内酰胺类抗生素以及某些酶抑制剂的复合制剂，其产生量与菌株16S rRNA基因型有关，导致对β-内酰胺类抗生素敏感性差异。

2.氨基糖苷类钝化酶 嗜麦芽窄食单胞菌能产生氨基糖苷类钝化酶,能够降低其对氨基糖苷类抗生素的敏感性。嗜麦芽窄食单胞菌对氨基糖苷类的耐药机制包括天然与获得性的机制,除钝化酶外,还有温度依赖的外膜通透性变化、多药外排泵以及受体结构的改变等。

3.外膜通透性改变 虽然多数嗜麦芽窄食单胞菌外膜孔蛋白的理化性质及孔径与(大肠埃希菌)十分相似,但嗜嗜麦芽窄食单胞菌外膜孔蛋白数目远比大肠埃希菌少,有研究报道抗菌药物通过嗜麦芽窄食单胞菌外膜的效率仅为大肠埃希菌的3%～5%,说明嗜麦芽窄食单胞菌外膜渗透性较低,可以阻碍多种药物进入,增加其耐药性。同时,其外膜孔蛋白的丢失使其对碳青霉烯类抗生素有天然耐药性。有研究表明,Ca^{2+}、Mg^{2+}等金属阳离子在细菌外膜渗透性方面起重要的稳定作用,某些金属螯合剂如 EDTA、枸橼酸盐、多磷酸钠能够将外膜脂多糖中Ca^{2+}、Mg^{2+}移除,从而破坏外膜稳定性,增加嗜麦芽窄食单胞菌外膜渗透性,从而提高其对某些抗生素的敏感性。

4.主动外排机制 这是嗜麦芽窄食单胞菌具有天然耐药性的重要原因,嗜麦芽窄食单胞菌主要通过SmeABC和SmeDEF两个外排泵系统外排氨基糖苷类、四环素、氯霉素、喹诺酮类和大环内酯类抗生素。

5.抗生素作用靶位改变和整合子介导的耐药机制 部分嗜麦芽窄食单胞菌发生DNA解旋酶和拓扑异构酶活性位点突变产生对喹诺酮类耐药性。嗜麦芽窄食单胞菌菌株之间通过质粒、转座子及噬菌体进行耐药性传播,加强了其对头孢菌素类、碳青霉烯类、β-内酰胺类、氨基糖苷类的耐药性。复方新诺明耐药机制与二氢叶酸合成酶(编码基因包括*sul1*、*sul2*)有关,同时二氢叶酸还原酶(编码基因为*dfrA*)亦可发挥协同作用,诱导嗜麦芽窄食单胞菌对复方新诺明耐药。*sul*基因首次发现于革兰阴性细菌中,如大肠埃希菌、沙门菌等,并表现为对磺胺类抗菌药物耐药。*sul1*基因由I类整合子介导,可在不同菌株间传递;*sul2*基因既可存在大的质粒上,也可由染色体介导,但绝大部分存在于质粒上,*sul2*与插入序列共同区(insertion sequence common region, ISCR)元件连锁;*sul1*、*sul2*基因的存在与细菌耐磺胺类抗菌药物有直接关系,并且整合子-ISCR结构可以更容易地把几个耐药基因一起从一个质粒整合到另一个质粒或染色体上,增加耐药性传播。ISCR是一类能定位于染色体或质粒上的新型耐药基因捕获及耐药传播媒介,在结构上与插入序列家族IS91相似,不同的是其末端缺少反向重复序列,并具有转座酶活性,能转座邻近的基因。其他的磺胺耐药可能机制还包括*dfrA*基因、SmeDEF和SmeYZ外排泵的高表达。

6.生物膜的形成 嗜麦芽窄食单胞菌借助生物膜不仅可以黏附于医用材料(如气管插管),也可黏附于组织细胞上,长期定植于体内,是慢性感染反复发作的主要原因。

六、治疗

嗜麦芽窄食单胞菌的治疗选用药物有复方新诺明(TMP-SMX)、β-内酰胺酶抑制剂复合制剂(头孢哌酮/舒巴坦、替卡西林/克拉维酸)、氟喹诺酮类(环丙沙星、左氧氟沙星、莫西沙星)、四环素类(米诺环素、多西环素)、甘氨酰环素类(替加环素)和黏菌素。抗假单胞菌头孢菌素耐药率高,且应用过程中可诱导耐药;碳青霉烯类抗生素天然耐药;氨基糖苷类耐药率高,单药不推荐。

联合治疗适用于严重脓毒症、中性粒细胞缺乏、混合感染病人,或无法应用或不能耐受复方新诺明的病人,亦可用于广泛耐药或全耐药嗜麦芽窄食单胞菌感染的治疗。由于多数治疗药物仅有抑菌作用,联合用药有助于减缓或避免治疗过程中细菌耐药性的产生。文献推荐以复方新诺明为基础,15～20mg/(kg·d),每日3次,联合其他抗菌药物如抗假单胞菌头孢菌素(头孢哌酮/舒巴坦、头孢他啶)、氨基糖苷类(阿米卡星、妥布霉素)、氟喹诺酮类(环丙沙星、左氧氟沙星、莫西沙星)、替卡西林/克拉维酸和米诺环素。亦可选用喹诺酮类联合抗假单胞菌头孢菌素。无法应用或不能耐受复方新诺明者,最常用的联合用药包括氟喹诺酮类、β-内酰胺酶抑制剂复合制剂(国内多用头孢哌酮/舒巴坦,国外多用替卡西林/克拉维酸或头孢他啶),尤其是同时存在其他革兰阴性耐药菌,如铜绿假单胞菌、鲍曼不动杆菌、产超广谱β-内酰胺酶肠杆菌科细菌感染的病人。

嗜麦芽窄食单胞菌血流感染抗菌治疗的疗程取决于感染严重程度、并发症、病原菌的耐药性。无植入物及免疫正常的非复杂血流感染,若治疗反应好,则抗感染治疗至末次血培养阳性和症状体征好转后10～14天。复杂血流感染,应延长疗程:感染性心内膜炎4～6周,骨髓炎6～8周,感染性血栓性静脉炎4～6周,必要时外科干预。

参 考 文 献

Araoka H, Fujii T, Izutsu K, et al.Rapidly progressive fatal hemorrhagic pneumonia caused by Stenotrophomonas maltophilia in hematologic malignancy.Transpl Infect Dis, 2012, 14: 355-363.

Behnia M, Logan SC, Fallen L, et al.Nosocomial and ventilator-associated pneumonia in a community hospital intensive care unit: a retrospective review and analysis.BMC Res Notes, 2014, 7: 232.

Berdah L, Taytard J, Leyronnas S, et al.Stenotrophomonas maltophilia: A marker of lung disease severity.Pediatr Pulmonol, 2018, 53(4): 426-430.

Fujita J, Yamadori I, Xu G, et al.Clinical features of Stenotrophomonas maltophilia pneumonia in immunocompromised patients.Respiratory Medicine, 1996, 90: 35-38.

Guyot A, Turton JF, Garner D.Outbreak of Stenotrophomonas maltophilia on an intensive care unit.J Hosp Infect, 2013, 85: 303-307.

Hayashi Y, Morisawa K, Klompas M, et al.Toward improved surveillance: the impact of ventilator-associated complications on length of stay and antibiotic use in patients in intensive care units.Clin Infect Dis, 2013, 56: 471-477.

Jones RN.Microbial etiologies of hospital-acquired bacterial pneumonia and ventilator-associated bacterial pneumonia. Clin Infect Dis, 2010, 51: S81-S87.

Lai CH, Chi CY, Chen HP, et al.Clinical characteristics and prognostic factors of patients with Stenotrophomonas maltophilia bacteremia.J Microbiol Immunol Infect, 2004, 37(6): 350-358.

Lockhart SR, Abramson MA, Beekmann SE, et al.Antimicrobial resistance among Gram-negative bacilli causing infections in intensive care unit patients in the United States between 1993 and 2004.J Clin Microbiol, 2007, 45(10): 3352-3359.

Millar FA, Simmonds NJ, Hodson ME.Trends in pathogens colonising the respiratory tract of adult patients with cystic fibrosis, 1985-2005.J Cyst Fibros, 2009, 8(6): 386-391.

Palleroni NJ, Bradbury JF.Stenotrophomonas, a new bacterial genus for Xanthomonas maltophilia(Hugh 1980) Swings et al.1983.Int J Syst Bacteriol, 1993, 43(3): 606-609.

Scholte JB, Zhou TL, Bergmans DC, et al.Stenotrophomonas maltophilia ventilator-associated pneumonia.A retrospective matched case-control study.Infect Dis(Lond), 2016, 48(10): 738-743.

Senol E, DesJardin J, Stark PC, et al.Attributable mortality of Stenotrophomonas maltophilia bacteremia.Clin Infect Dis, 2002, 34(12): 1653-1656.

Swings J, De Vos P, Van den Mooter M, et al.Transfer of Pseudomonas maltophilia Hugh 1981 to the genus Xanthomonas as Xanthomonas maltophilia(Hugh 1981) comb.nov.Int J Syst Bacteriol, 1983, 33: 409-413.

Takahashi N, Yoshioka T, Kameoka Y, et al.Fatal hemorrhagic pneumonia caused by Stenotrophomanas maltophilia in a patient with non-Hodgkinlymphoma.J Infect Chemother, 2011, 17: 858-862.

Waite TD, Georgiou A, Abrishami M, et al.Pseudo-outbreaks of Stenotrophomonas maltophilia on an intensive care unit in England.J Hosp Infect, 2016, 92: 392-396.

Wang WS, Liu CP, Lee CM, et al.Stenotrophomonas maltophilia bacteremia in adults: four years' experience in a medical center in northern Taiwan.J Microbiol Immunol Infect, 2004, 37(6): 359-365.

Windhorst S, Frank E, Georgieva DN, et al.The major extracellular protease of the nosocomial pathogen Stenotrophomonas maltophilia: characterization of the protein and molecular cloning of the gene.J Biol Chem, 2002, 277: 11042-11049.

Wu PS, Lu CY, Chang LY, et al.Stenotrophomonas maltophilia bacteremia in pediatric patients--a 10-year analysis.J Microbiol Immunol Infect, 2006, 39(2): 144-149.

病例解析

病例：男，20岁。发热3天。病人3天前无明显诱因出现发热，体温37.6℃。在学校医院给予药物肌内注射治疗（具体药物不详），体温降至正常。次日晨起体温升至40℃，伴头痛、头晕、恶心、呕吐，呕吐物为胃内容物，在学校医院输液治疗（具体药物不详），体温降至正常后复升至40℃，就诊于区医院，行血常规检查示白细胞偏高，未行特殊治疗。病人于当日下午转诊至我院急诊，行脑电图检查示异常脑电图，给予脱水、抗病毒等治疗。病人1天前出现意识模糊，烦躁不安。查体：T 40.5℃，P 100次/分，R 20次/分，BP 141/89mmHg。神志模糊，右侧瞳孔2.5mm，左侧瞳孔3.0mm，双侧对光反射略迟钝，颈抵抗，克氏征阳性，其他神经系统检查不配合。颅脑MRI检查示：右侧额、顶、颞叶、海马及右侧丘脑异常信号，符合脑炎MRI表现。于2106-09-27收入神经内科。入院后查布氏杆菌抗体及乙脑抗体均阴性。给予物理降温、积极抗病毒治疗、万古霉素联合头孢曲松抗感染、丙球和甲泼尼龙冲击治疗、甘露醇脱水降颅压和营养支持等治疗。因病人双眼球结膜水肿较重，考虑颅内压高，暂未行腰穿检查。2天后转入内科ICU治疗。

【诊断】颅内感染、肺部感染。

【诊断依据】青年男性，急性起病，高热、意识障碍，深昏迷状态，格拉斯哥评分3分，双侧瞳孔不等大，颈抵抗，克氏征阳性，脑电图和颅脑MRI检查支持颅内感染诊断。病人咳痰无力，吸出血性黄脓痰，痰量多，考虑存在肺炎可能。病人应用甲泼尼龙500mg/d冲击治疗，抵抗力差，考虑到万古霉素的潜在肝肾毒性作用，改用头孢曲松联合利奈唑胺联合抗感染治疗。2016-10-01病人双瞳孔2mm，对光反射消失。体温高，持续冰毯物理降温，体温仍持续38℃以上。心率快，110～130次/分。血压144/80mmHg。自主呼吸微弱，浅快。晨6时病人呼吸困难，心率较前增快。血气分析：pH 7.19、PCO_2 116mmHg、PO_2 85mmHg、Lac 0.9mmol/L。予气管插管、呼吸机辅助通气。行支气管镜检查，镜下见左右主支气管大量黄白色黏稠痰液，左、右各分支气管黏膜充血、水肿、糜烂，管腔充满大量黄色黏稠痰液。给予生理盐水反复灌洗，送检。给予深静脉置管。辅助检查：降钙素原0.23 ng/ml；血常规：白细胞计数

13.13×10^9/L、中性粒细胞0.81；肝功能：谷草转氨酶407 U/L、谷丙转氨酶567 U/L、白蛋白32.7 g/L。痰培养和肺泡灌洗液回报：肺炎克雷伯菌，对阿米卡星、氟喹诺酮类、头孢哌酮/舒巴坦、碳青霉烯类、头孢他啶、头孢西丁敏感。将激素减量至240mg/d。2016-10-06痰培养回报示鲍曼不动杆菌，仅对替加环素中介，余皆耐药。2016-10-07病人痰培养和肺泡灌洗液培养查见鲍曼不动杆菌，对替加环素中介；嗜麦芽窄食单胞菌，对复方新诺明、头孢哌酮/舒巴坦、米诺环素和左氧氟沙星敏感。改用舒普深联合米诺环素抗感染治疗；阿昔洛韦、更昔洛韦、可耐三联抗病毒治疗；甲泼尼松减至120mg/d抗炎治疗。病人可执行简单命令，仍有发热，体温最高达38.3℃，于2016-10-09局部麻醉下行腰椎穿刺脑脊液检查。隐球菌荚膜试验阴性。2016-10-10于局部醉麻下行气管切开术，呼吸机辅助呼吸。间断吸痰为白色黏痰，呛咳反射较前有所恢复。查体：清醒状态，可执行简单命令。颈软，双侧球结膜水肿减轻，眼球有活动，有光感，压眶有反射，双侧瞳孔直径3mm，对光反射可。双肺呼吸音粗，未闻及明显干、湿啰音。双上肢和双下肢腱反射消失，肌力0级，双侧巴氏征未引出。神经内科会诊考虑急性播散性脑脊髓神经根炎。2016-10-12病人痰培养和肺泡灌洗液再次查见嗜麦芽窄食单胞菌和鲍曼不动杆菌。病人病情有所好转，多次血培养和真菌培养均阴性，行肺部CT（2016-10-12）检查示双下肺炎表现（图4-9-5）。病人意识转清，仍发热，体温波动在38℃左右，间断吸出黄黏痰，肺泡灌洗液培养（2016-10-13）示鲍曼不动杆菌，对氨基糖苷类、复方新诺明敏感。将激素减量至甲泼尼松80mg/d，继续丙种球蛋白冲击治疗。病人自主呼吸较前好转，呼吸机模式改为SIMV。病人多次痰培养和肺泡灌洗液查见肺炎克雷伯菌、鲍曼不动杆菌和嗜麦芽窄食单胞菌，考虑混合感染可能。2016-10-17根据药敏结果调整抗生素，停用米诺环素，加用复方新诺明抗感染治疗。2016-10-21病人仍发热，多次痰培养结果为鲍曼不动杆菌。头孢哌酮/舒巴坦用时较长，予以停用，根据药敏结果改为依替米星联合复方新诺明抗感染治疗。辅助检查（2016-10-23）：血常规：白细胞计数9.71×10^9/L、中性粒细胞 0.74；降钙素原0.14 ng/ml。痰培养结果为肺炎克雷伯菌。尿常规：红细胞计数137.80 个/μl、白细胞60 个/μl、细菌16917 个/μl、类酵母菌65.3 个/μl。3次尿培养均查见肺炎克雷伯菌，且细菌计数明显升

高，提示存在尿路感染。行膀胱冲洗，将甲泼尼松减量为60mg/d，停用抗病毒药物。2016-10-31痰培养回报示：泛耐药鲍曼不动杆菌、肺炎克雷伯杆菌。颅脑MRI示脑水肿明显减轻。停用甘露醇，泼尼松60mg 每日1次治疗。2016-11-02病人神志清，仍发热，肺泡灌洗液培养示肺炎克雷伯菌、嗜麦芽窄食单胞菌。复查胸部CT示右肺斑片、不张、空洞影，左肺下叶斑片、条索影（图4-9-6）。病人长期大量应用激素治疗，肺部曲霉感染不能排除，加用伏立康唑抗真菌治疗。鉴于病人仍发热，痰培养和肺泡灌洗液培养多次查见肺炎克雷伯菌、鲍曼不动杆菌和嗜麦芽窄食单胞菌，治疗效果欠佳，于2018-11-08改用美罗培南联合米诺环素抗感染治疗。病人体温有所下降，波动于37.5℃左右，复查胸部CT（2016-11-11）示右肺上叶斑片状、结节状密度增高影范围较前缩小，余双肺多发斑片样、磨玻璃影，范围较前增大，部分实变（图4-9-7）。肺泡灌洗液培养见鲍曼不动杆菌，对阿米卡星、庆大霉素敏感，头孢哌酮/舒巴坦中介；嗜麦芽窄食单胞菌，对左氧氟沙星、米诺环素、复方新诺明和头孢哌酮/舒巴坦敏感。2016-11-15病人自主呼吸可，脱机。2016-11-18病人肺泡灌洗液培养再次查到鲍曼不动杆菌、嗜麦芽窄食单胞菌。病人再次出现高热，体温波动于39.5℃左右，复查胸部CT（2016-11-21）示双肺感染性病变并右肺部分实变；右侧胸腔积液（图4-9-8）。病人肺部感染无明显好转，且再次出现高热，咳大量黄黏痰，结合痰培养结果及药敏试验，停用美罗培南，加用头孢哌酮/舒巴坦 3.0g 6小时1次、依替米星 0.1g 12小时1次抗感染治疗，停用伏立康唑，改为泊沙康唑口服。2016-11-23血培养查见G^+球菌，结合导管尖端培养结果为凝固酶阴性葡萄球菌，加用利奈唑胺抗球菌治疗，并继续应用舒普深、依替米星、米诺环素、泊沙康唑抗感染治疗。辅助检查：血气分析：pH 7.51、PCO_2 49mmHg、PO_2 97mmHg、BE 16.1；肝功能：谷草转氨酶43 U/L、谷丙转氨酶88 U/L；血常规：白细胞计数5.51×10^9/L、中性粒细胞0.53；降钙素原0.17 ng/ml。查体：神志清，面部表情较前丰富，双手指活动较前幅度增大，可行简单指令动作，双侧瞳孔等大等圆，双侧直接、间接对光反射灵敏。双肺呼吸音粗，右肺呼吸音稍低，未闻及明显干、湿啰音。四肢肌萎缩，肌张力下降，双上肢远端肌力1级，双下肢远端肌力1级，双侧巴氏征未引出。病人于2016-11-28自动出院。

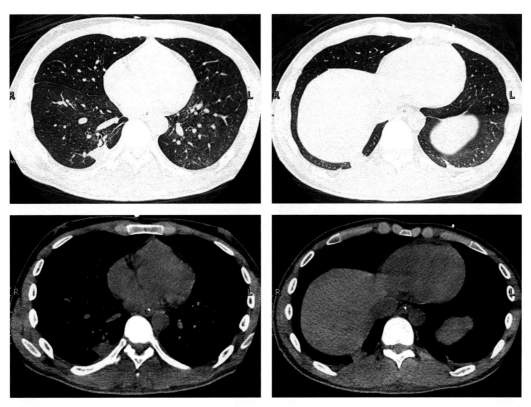

图4-9-5 双下肺炎症（2016-10-12）

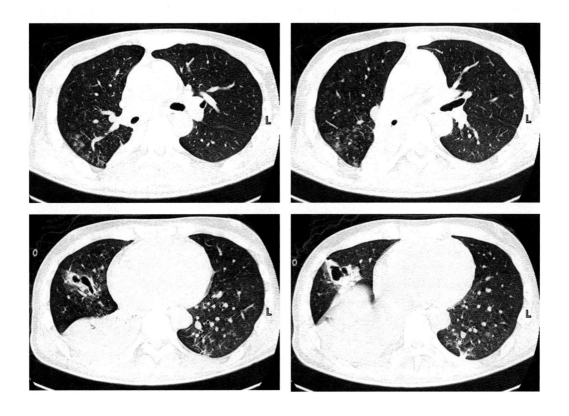

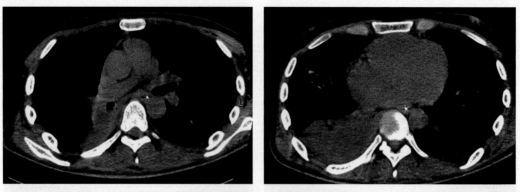

图4-9-6　右肺斑片、不张、空洞影，左下肺斑片、条索影（2016-11-02）

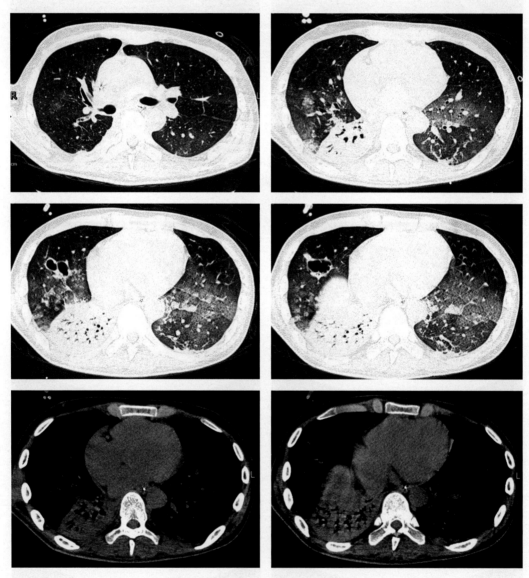

图4-9-7　病变较前进展（2016-11-11）

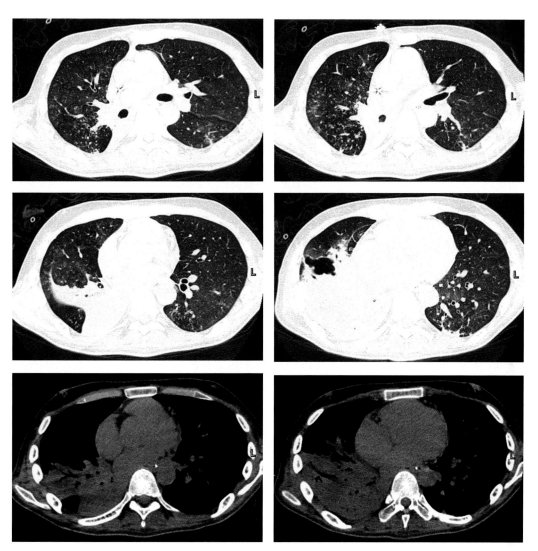

图4-9-8 病变较前进展（2016-11-21）

【分析】嗜麦芽窄食单胞菌是一种广泛存在于自然界和医院环境的条件致病菌，既可通过外源性引起感染，也可因宿主免疫力低下、不合理应用抗菌药物等造成细菌定位转移，引起内源性感染。对于从病人标本中分离到的嗜麦芽窄食单胞菌是定植菌还是感染菌的判断，要根据病人临床症状和标本种类而定。送检合格痰标本培养出嗜麦芽窄食单胞菌，同时新增有呼吸道感染临床症状或加重者，可视为该菌感染；无呼吸道感染临床症状的，视为定植菌株或污染菌株。通过容易受细菌污染的留置管采集来的体液（胸腔积液、腹水、尿液等），多次分离到嗜麦芽窄食单胞菌，呈优势菌生长或单一菌生长，并且病人新增临床感染症状或加重者，也视为该菌感染。从规范采集（无污染）的无菌体液（血液、脑脊液、胸腔积液、腹水等）中培养出嗜麦芽窄食单胞菌，可诊断为该菌感染。嗜麦芽窄食单胞菌感染胸部CT可为单侧或双肺同时受累，以中下肺野为主，常表现为淡薄斑片状的浸润阴影，可合并胸腔积液，一般无空洞形成。

本例为青年男性，急性起病，入住ICU60天、呼吸机辅助通气、留置中心静脉导管，长期接受多种抗生素治疗，接受碳青霉烯类抗生素治疗过程中，病情一度好转，复又加重，影像学表现进行性加重，结合痰培养和肺泡灌洗液多次查到肺炎克雷伯菌、鲍曼不动杆菌和嗜麦芽窄食单胞菌，且尿培养多次查到肺炎克雷伯菌，考虑三者均为致病菌，为混合感染可能。

Hayashi等报道，在ICU的呼吸机相关性肺炎（VAP）病例中，嗜麦芽窄食单胞菌是仅次于金黄色葡萄球菌、流感嗜血杆菌、铜绿假单胞菌、沙雷菌和肺炎克雷伯菌的第六大检出病原体。Behnia等研究表明，2011—2012年，该院ICU中有43名病人被诊断为CAP。85%的微生物标本中存在一种或多种革兰阴性杆菌，最常见的是嗜麦芽窄食单胞菌（34%）、铜绿假单胞菌（40%）和鲍曼不动杆菌（32%）。肺部感染嗜麦芽窄食单胞菌的耐药性高，混合其他细菌感染的比例也高（最常见与铜绿假单胞菌和肺炎克雷伯菌混

肺部细菌感染临床与影像解析

合感染），通常需要采用联合治疗，可提高治疗的成功率、降低治疗期间抗菌药物耐药形成的风险。嗜麦芽窄食单胞菌肺部感染通常不建议短疗程，停药应重点参考临床病情的改善、而非细菌学的清除。

第十节　不动杆菌属

一、概述

不动杆菌属（Acinetobacter）隶属于细菌界，变形菌门，γ-变形菌纲，假单胞菌目，莫拉菌科。不动杆菌属的细菌严格需氧、氧化酶阴性、硝酸盐还原试验阴性、触酶阳性、呈球杆状。不动杆菌属DNA中的G＋C含量为39%～47%，代表菌种为醋酸钙不动杆菌。

（一）分类

不动杆菌最初由荷兰微生物学家Beijerinck于1911年从土壤中分离出来，其名称几经变更，直到1954年才由Brisou和Prévot建议命名为不动杆菌。1968年Baumann等提出不动杆菌属，该属模式菌株为醋酸钙不动杆菌。1974年版的《伯杰氏细菌学手册》将不动杆菌列入奈瑟菌科，仅有醋酸钙不动杆菌一个种。后来，依据对细菌16S rRNA的研究及rRNA-DNA杂交试验将不动杆菌列入变形菌门，γ-变形菌纲，假单胞菌目，莫拉菌科（moraxellaceae）。该科包括莫拉菌属（moraxella）、不动杆菌属、冷杆菌属（psychrobaeter）及相关生物体和寡源杆菌属（oligella）。1986年Bouvet和Grimont使用DNA杂交技术将该菌属分为12个基因种，并且对其中的一些种进行了正式的命名。后来人们又陆续发现和命名了一些菌种，目前该菌属包括40多个基因种，常见的有鲍曼不动杆菌（A.baumannii）、醋酸钙不动杆菌（A.calcoaceticus）、溶血不动杆菌（A.haemolytius）、洛菲不动杆菌（A.lwoffii）、皮特不动杆菌（A.pittii）、琼氏不动杆菌（A.junii）、约翰逊不动杆菌（A.johnsonii）和抗辐射不动杆菌（A.radioresistens）等。临床标本中分离到的不动杆菌绝大数为鲍曼不动杆菌，其他菌种引起的感染比较少见。

（二）生物学特性

不动杆菌属细菌为革兰染色阴性杆菌，菌体多为球杆状，在静止生长期，菌体通常成球形，常成对排列，或可变长呈链状。革兰染色常不易脱色，直接涂片染色，易染成革兰阳性。无芽胞、无鞭毛，黏液型菌株有荚膜。细胞壁受抗菌药物作用后，菌体可呈丝状或不规则形状。

本菌属为专性需氧菌，大部分菌株生长温度范围为20～37℃，某些菌株（如约翰逊不动杆菌和吉洛不动杆菌）体外37℃生长不良或不生长。该菌属生长不需要特殊生长因子，营养要求不高，在普通培养基上生长良好，在血平板上形成圆形、光滑、湿润、边缘整齐、灰白色菌落，溶

血不动杆菌在血平板上可产生β-溶血。在麦康凯培养基上生长良好，形成无色或粉红色（氧化乳糖）菌落，部分菌株呈黏液状。许多菌株能够利用各种有机化合物作为单一的碳源和能量来源。

鉴定不动杆菌属主要特征包括：在血平板和麦康凯平板上均能生长，革兰阴性，为成双排列的球杆菌，形态似奈瑟菌；氧化酶阴性，葡萄糖O/F试验为氧化型或产碱型，无动力，据此可初步确定为不动杆菌属；然后依据生化反应进行属内种的鉴定。

（三）临床意义

不动杆菌广泛分布于自然界，包括土壤、水、污物和食品中，也存在于人类和动物的样本中。不动杆菌可以在人体局部皮肤上形成菌群，尤其是潮湿部位，如腋窝、腹股沟、趾间等。不动杆菌有时还可以从健康成年人的口腔及呼吸道分离到。但除皮肤外，非住院人群其他部位的带菌率是比较低的。有些不动杆菌属菌种主要分离于人类（如鲍曼不动杆菌、医院不动杆菌和乌尔新不动杆菌），而其他的菌种则栖息于不同的生态系统（约翰逊不动杆菌和吉洛不动杆菌）或限定在特定的微生态环境中（琼浆不动杆菌和布瓦西耶不动杆菌）。

鲍曼不动杆菌、皮特不动杆菌、医院不动杆菌和乌尔新不动杆菌是主要分离于医院的临床样本。在医院外，人体皮肤表面鲍曼不动杆菌的携带率低，而热带地区鲍曼不动杆菌、皮特不动杆菌和医院不动杆菌的携带率较高。文献报道，包括多重耐药在内的鲍曼不动杆菌可分离于患病的动物和住院治疗的马匹，但尚未发现动物或环境中该菌的储备库。

鲍曼不动杆菌黏附力极强，能够很好地存活于环境中，病人皮肤和黏膜多个部位可定植鲍曼不动杆菌，并持续数日至数周。易在各类医用材料上黏附，是引起医院感染的常见病原菌。易感者为老年病人、早产儿和新生儿，手术创伤、严重烧伤、气管切开或插管、使用人工呼吸机、行静脉导管和腹膜透析者以及广谱抗菌药物或免疫抑制剂应用者等。鲍曼不动杆菌在人体定植比感染更为常见，在鲍曼不动杆菌易感人群中亦是如此。所致疾病包括肺炎、尿路感染、皮肤和伤口感染、心内膜炎、脑膜炎和腹膜炎等。鲍曼不动杆菌独特的临床表现在于其引起战争中重伤的士兵和自然灾害受害者的感染，该菌因此也享有"伊拉克菌"之称。

约翰逊不动杆菌、洛菲不动杆菌、抗辐射不动杆菌和

— 600 —

琼氏不动杆菌亦常定植于人体皮肤的表面。琼氏不动杆菌和土壤不动杆菌与新生儿感染暴发有关。小不动杆菌通常分离于血培养。上述菌种的多数感染与血管内留置导管或其他医源性操作有关,病程通常缓慢。

约翰逊不动杆菌在O.5144g/L的琥珀酸钠培养基上能够使马拉硫磷快速降解和细菌成倍的生长。约翰逊不动杆菌在污水和污物处理磷化合物的降解和碳链分解方面具有重要的作用。约翰逊不动杆菌引起人类疾病的传播途径包括呼吸道传播和接触传播等,医院感染多与侵袭性操作有关(如静脉输液、气管等插管和留置导尿管等),可引起医院内的暴发与流行,该菌也是输血传播常见的病原体。

洛菲不动杆菌是临床样本中的常见菌种,主要分离于血液或血管内留置导管,可引起下呼吸道感染、肺炎,以及尿路感染、心内膜炎、脑膜炎、菌血症和烧伤创面的感染,是医源性感染的重要病原体之一。

抗辐射不动杆菌为条件致病菌,Visca等2001年首次报道1例32岁HIV阳性女性病人由抗辐射不动杆菌所致社区获得性菌血症。Savov等2016年报道了1例老年肺炎病人的痰培养中分离出对亚胺培南和美罗培南敏感的抗辐射不动杆菌菌株的病例。

乌尔新不动杆菌(A.ursingii)是2001年Nemec等报道的一种新的不动杆菌。2003年Loubinoux等报道了1例肺腺癌病人感染乌尔新不动杆菌,导致菌血症,该菌株对亚胺培南、氨基糖苷类、利福平和氟喹诺酮类敏感。de la Tabla Ducasse等于2008年首次报道了1例患有胆石症和胆管炎的健康女性行内镜下胆管造影术后导致乌尔新不动杆菌感染所致胆道源性脓毒症。2010年Máder等报道了2个月内同一新生儿重症监护病房发生的3例乌尔新不动杆菌感染所致菌血症,3名新生儿中有一人死亡,其他两人住院数月后康复出院。2011年Horii等报道了2例产科病房孕妇感染乌尔新不动杆菌所致的血流感染。环境调查显示,该菌株来源于病房浴室,具体感染的来源和传播途径尚未明确,提示乌尔新不动杆菌可在医院环境中存在和定植。2016年Salzer等报道了1例HIV阴性女性因静脉注射毒品导致的乌尔新不动杆菌感染所致的社区获得性血流感染,并应用美罗培南治愈。同年,Atas等报道了1例乌尔新不动杆菌感染所致腹膜透析相关腹膜炎。除了作为人类的条件致病菌,Salavati等于2017年首次报道了乌尔新不动杆菌可感染动物,导致犬尿路感染。

不动杆菌耐药性强,对氨苄西林、头孢菌素、氯霉素和喹诺酮类药物大多耐药。虽然不动杆菌对碳青霉烯类抗生素敏感性较好,但耐药性呈上升趋势。不同菌株对同样的抗生素耐药性不同,所以对分离菌株均应进行药敏试验。多重耐药多见于醋酸钙不动杆菌、鲍曼不动杆菌和溶血不动杆菌,耐碳青霉烯类抗生素的鲍曼不动杆菌成为各医院重点监测对象。

参 考 文 献

Atas DB, Velioglu A, Asicioglu E, et al.Peritoneal Dialysis-Related Peritonitis With Acinetobacter Ursingii.Ther Apher Dial, 2016, 20(2): 205-206.

de la Tabla Ducasse VO, González CM, Sáez-Nieto JA, et al.First case of post-endoscopic retrograde cholangiopancreatography bacteraemia caused by Acinetobacter ursingii in a patient with choledocholithiasis and cholangitis.J Med Microbiol, 2008, 57(Pt 9): 1170-1171.

Horii T, Tamai K, Mitsui M, et al.Blood stream infections caused by Acinetobacter ursingii in an obstetrics ward.Infect Genet Evol, 2011, 11(1): 52-56.

Loubinoux J, Mihaila-Amrouche L, Le Fleche A, et al.Bacteremia caused by Acinetobacter ursingii.J Clin Microbiol, 2003, 41(3): 1337-1338.

Máder K, Terhes G, Hajdú E, et al.Outbreak of septicaemic cases caused by Acinetobacter ursingii in a neonatal intensive care unit.Int J Med Microbiol, 2010, 300(5): 338-340.

Nemec A, De Baere T, Tjernberg I, et al.Acinetobacter ursingii sp.nov.and Acinetobacter schindleri sp.nov., isolated from human clinical specimens.Int J Syst Evol Microbiol, 2001, 51(Pt 5): 1891-1899.

Salavati S, Taylor CS, Harris JD, et al.A canine urinary tract infection representing the first clinical veterinary isolation of Acinetobacter ursingii.New Microbes New Infect, 2017, 1(22): 4-5.

Salzer HJ, Rolling T, Schmiedel S, et al.Severe Community-Acquired Bloodstream Infection with Acinetobacter ursingii in Person who Injects Drugs.Emerg Infect Dis, 2016, 22(1): 134-137.

Savov E, Pfeifer Y, Wilharm G, et al.Isolation of Acinetobacter radioresistens from a clinical sample in Bulgaria.J Glob Antimicrob Resist, 2016, 4: 57-59.

Visca P, Petrucca A, De Mori P, et al.Community-acquired Acinetobacter radioresistens bacteremia in an HIV-positive patient.Emerg Infect Dis, 2001, 7(6): 1032-1035.

二、鲍曼不动杆菌

鲍曼不动杆菌(acinetobacter baumannii)属于非发酵糖类革兰阴性杆菌,具有极强的环境适应能力、耐药性以及克隆传播能力,是引起医院获得性感染的常见病原菌,曾多次引起地区暴发流行。

(一)微生物学特点

鲍曼不动杆菌的名称来自希腊文akineto,意思是无动力或不动的,有荚膜、菌毛,无鞭毛和芽胞(图4-10-1～图

4-10-4)。该菌在某些物体表面可快速地传播，可能是颤搐运动（一种表面易位形式）导致的结果。24℃培养时，低强度白光（特别是其蓝色组分）能够刺激调节一些代谢过程，

抑制细菌动力和生物膜及薄膜的形成；而37℃培养时，鲍曼不动杆菌的光调节现象消失。

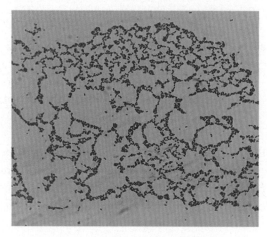

图4-10-1　纯培养（革兰染色×1000）

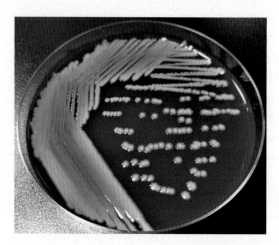

图4-10-3　血平板　灰白色、湿润菌落

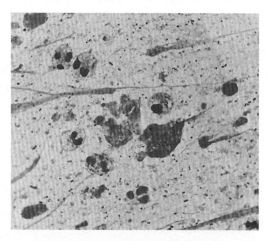

图4-10-2　被吞噬的鲍曼不动杆菌

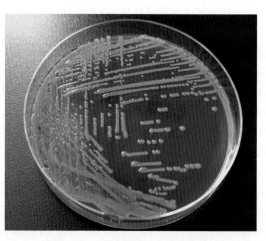

图4-10-4　麦康凯　粉红色菌落

不动杆菌生化反应不活泼，临床实验室很难通过生化表型把不动杆菌鉴定到基因型水平。最初，人们发现醋酸钙不动杆菌和鲍曼不动杆菌难以区分，故统称为醋酸钙/鲍曼不动杆菌复合群。2011年，Nemec A等在该复合群内，进一步命名了皮特不动杆菌（原称不动杆菌基因型3）和医院不动杆菌（A.nosocomialis）（原称不动杆菌基因型13TU）。由于菌种数目由2个增加至4个，原醋酸钙/鲍曼不动杆菌复合群也改成了鲍曼不动杆菌复合群。美国2012年的一项研究显示，不动杆菌属血流感染中，主要由鲍曼不动杆菌引起，占63%，医院不动杆菌占21%，皮特不动杆菌占8%，病死率分别为36.9%、16.4%和13.0%，提示与其他两种不动杆菌比较，由鲍曼不动杆菌引起感染的死亡风险更高。一般认为，大部分地区医院感染均由不动杆菌群中的鲍曼不动杆菌引起，然而，有些地区，如爱尔兰

与德国则主要由皮特不动杆菌所致，挪威则主要由医院不动杆菌所致。2014年，Sarunyou Chusri对222株生化鉴定的鲍曼不动杆菌复合群菌种进行分子鉴定，鲍曼不动杆菌197株（89%），医院不动杆菌18株（8%），皮特不动杆菌7株（3%）。2015年，Nemec等以德国微生物学家Harald Seifert的名字命名了一个塞弗特不动杆菌（A.seifertii）。2016年，Cosgaya等以丹麦微生物学家Lenie Dijkshoorn的名字命名了一个戴克肖不动杆菌（A.dijkshoorniae）。截至目前为止，鲍曼不动杆菌复合群已包括6个菌种，即：醋酸钙不动杆菌、鲍曼不动杆菌、医院不动杆菌、皮特不动杆菌、塞弗特不动杆菌和戴克肖不动杆菌。除醋酸钙不动杆菌主要是存在于土壤中的微生物，与人感染的相关性不大，其他5个种均与临床感染有关。采用生化鉴定系统，群内所有菌种均可能鉴定为鲍曼不动杆菌或鲍曼不动杆菌复合

群，而质谱技术可能是有效区分鲍曼不动杆菌复合群各个菌种的有效方法。

（二）致病机制

目前，鲍曼不动杆菌中发现的毒力因子主要包括外膜蛋白A（Outer membrane protein A，OmpA）、脂多糖（LPS）、荚膜多糖、磷脂酶、青霉素结合蛋白和外膜囊泡（Outer membrane vesicles，OMV）等，其发病机制的特点主要涉及运动性、黏附性、生物膜的形成和铁的获取等。

1.鲍曼不动杆菌与宿主的相互作用

（1）细菌生物膜的形成：细菌的生存和播散是导致感染的始发因素，鲍曼不动杆菌具有极强的生存能力，并且能够在医院广泛传播，与其生物膜形成能力有关。生物膜是细菌在其依附的载体表面形成的膜性结构，在该结构中细菌被嵌入由其自身分泌的蛋白质、多糖、核酸组成的聚合物内，细菌细胞之间紧密连接并相互协调。生物膜中的鲍曼不动杆菌抵抗干燥、营养缺乏等不利于生存的能力增强，抗消毒剂和耐药性也增强，因此能够在医院环境中长期存在，鲍曼不动杆菌定植于呼吸机、尿管，甚至便携X线成像设备或轮椅等都可导致交叉感染。鲍曼不动杆菌生物膜形成能力与毒力的关系尚无定论，但生物膜的形成促进了鲍曼不动杆菌在医院环境中的生存及定植，从而导致该细菌在院内传播引发院内感染已获一致认可。与生物膜相关的毒力因素包括：Csu菌毛装配系统、双组份系统调节（bfmR/bfmS）、OmpA、生物膜相关蛋白（Bap）和诱导合成酶AbaI等。

（2）细菌的黏附：鲍曼不动杆菌能黏附于多种真核细胞，包括喉上皮细胞、气管上皮细胞和肺泡上皮细胞等，与宿主细胞的黏附是导致感染的第一步。OmpA与鲍曼不动杆菌对宿主细胞的黏附密切相关，但具体机制或与宿主细胞表面何种受体结合尚不清楚。Bap也与鲍曼不动杆菌的黏附机制有关，表达Bap的鲍曼不动杆菌菌株与Bap缺陷株相比，对人支气管上皮细胞和人新生角化细胞黏附显著增加，其机制可能与Bap提高了细菌表面的疏水性有关。不同鲍曼不动杆菌菌株对真核细胞的黏附能力存在差异，而同一菌株对不同种类细胞的黏附力亦可不同。鲍曼不动杆菌在非生物体表面形成生物膜的能力与对肺泡上皮细胞黏附能力成正比，但不同黏附能力的菌株对病人预后无显著影响。

（3）细菌的侵袭：鲍曼不动杆菌与宿主细胞黏附后启动侵袭机制而进入细胞内，产生促炎反应，诱导产生细胞因子、趋化因子和抗菌肽。侵入宿主细胞也是该细菌逃避免疫识别的一种方式。与鲍曼不动杆菌侵袭有关的因子主要有OmpA、Omp33～36和磷脂酶D，这些因子的缺失或灭活等均可导致鲍曼不动杆菌对真核细胞侵袭能力下降甚至丧失，但其详细机制尚需进一步研究。

（4）细菌的细胞内生存：铁元素是鲍曼不动杆菌生存的必需物质之一，是其有氧传递链中细胞色素和多种酶类的重要组成成分。鲍曼不动杆菌最主要的铁摄取系统依赖于铁载体-acinetobactin，它是一种高亲和力的铁螯合分子，在细菌细胞内合成的acinetobactin能够被释放至细胞外，从而结合铁蛋白、乳铁蛋白中的铁，携铁后再进入细胞内将铁供给细菌利用。除了铁载体acinetobactin的调节外，亚铁血红素及二价铁摄取系统也可能参与了缺铁环境下的铁摄取。不同鲍曼不动杆菌菌株的铁摄取系统不同。除了铁的摄取，鲍曼不动杆菌可能还通过其他金属物质的获取以利于在宿主体内的生存。

（5）细菌对免疫细胞的作用：鲍曼不动杆菌突破上皮细胞屏障后，可以与不同的免疫细胞如中性粒细胞、巨噬细胞和NK细胞等相互作用启动早期免疫反应。同时，鲍曼不动杆菌诱导激活的天然免疫反应，刺激分泌趋化因子，募集大量免疫细胞至感染部位，诱导产生炎性因子，以及抗菌因子如防御素、抗菌肽、活性氧和活性氮，从而消除入侵的病原体。临床研究表明，鲍曼不动杆菌是医院内中性粒细胞减少性发热病人分离的最常见的革兰阴性菌之一。相比较于NK细胞和巨噬细胞，中性粒细胞对于清除鲍曼不动杆菌十分必要。

（6）诱导宿主细胞凋亡、坏死：鲍曼不动杆菌具有细胞毒性，诱导宿主细胞凋亡和坏死是其致病的关键所在，OmpA、Omp33～36、BauA和BasD等多种因子参与这一过程。鲍曼不动杆菌可直接将毒力因子分泌到胞外，也可以形成OMV，将毒力因子分泌其中，由OMV携带毒力因子作用于宿主细胞。OMV由细菌的外膜、磷脂、脂多糖和周质蛋白组成，OmpA在囊泡中含量最高并能够调节OMV的合成。虽然在宿主细胞尚未发现OmpA的受体，在染色体和线粒体上也未发现OmpA的作用靶位点，但OmpA可以诱导宿主细胞发生凋亡级联反应，编码OmpA的基因缺失可导致被侵袭的细胞凋亡数量明显减少。进一步研究显示，OmpA诱导上皮细胞凋亡与诱导生成IL-8等细胞因子有关。磷脂酶C基因缺失的鲍曼不动杆菌菌株较野生型菌株诱导上皮细胞凋亡减少，说明磷脂酶C对诱导宿主细胞凋亡也发挥着作用。

（7）血流感染：鲍曼不动杆菌血源性感染是常见的院内感染之一，尤以ICU病人和免疫低下人群易发。血清中的补体可以结合在细菌细胞膜上直接溶解细菌，巨噬细胞可以吞噬细菌，此外还有自然杀伤细胞等，鲍曼不动杆菌可通过多种因子作用逃避这些免疫机制。

2.鲍曼不动杆菌的致病机制 病原微生物表面存在一些人体宿主所没有，但可为许多相关微生物所共享，结构恒定且进化保守的分子结构，称为病原体相关分子模式（pathogen-associated molecular patterns，PAMP），固有免疫识别的PAMP往往是病原体赖以生存，因而变化较少的主要部分, 如病毒的双链RNA和细菌的脂多糖, 对此, 病原体很难产生突变而逃脱固有免疫的作用。PAMP主要包括两类: ①以糖类和脂类为主的细菌胞壁成分。如LPS、肽聚糖、脂磷壁酸、甘露糖、类脂、脂阿拉伯甘露聚糖、脂蛋白和鞭毛素等。其中最为常见且具有代表性的是: 革兰阴性菌产生的LPS; 革兰阳性菌产生的肽聚糖; 分枝杆菌产生的糖脂和酵母菌产生的甘露糖。②病毒产物及细菌胞核成分, 如非甲基化寡核苷酸CpGDNA、单链RNA、双链RNA。需要指出的是, 上述PAMP可以表达在病原体表面或游离于免疫细胞之外, 也可以出现在免疫细胞的胞质溶胶, 以及溶胶中各种携带病原体的胞内区室, 如内体和吞噬溶酶体。

鲍曼不动杆菌侵入宿主后, 其PAMP如LPS、肽聚糖等, 可以被Toll样受体 (TLR) 和NOD样受体 (NLR) 等宿主细胞的模式识别受体 (pattern recognition receptor, PRR) 识别, 并主要通过NF-κB和MAPK通路, 诱发大量趋化因子以及促炎因子的释放。

(1) LPS的致病机制: 鲍曼不动杆菌LPS具有高度的免疫原性。鲍曼不动杆菌LPS可以被TLR4及其受体CD14识别, 激活NF-κB, 分泌巨噬细胞炎性蛋白-2 (MIP-2)、趋化因子, 随后招募中性粒细胞。在LPS的3个组成部分 (脂质A、核心多糖和O抗原) 中, 脂质A是激活免疫的主要部分。其他的免疫机制亦参与了鲍曼不动杆菌引发的炎性反应。目前为止, 能够识别细菌磷脂壁酸的TLR2、能够识别CpG DNA的TLR9和能够识别细菌肽聚糖成分的NOD1/NOD2也被证实参与了鲍曼不动杆菌致病过程。

(2) Omp的致病机制: OmpA是一种低通透性孔蛋白, 鲍曼不动杆菌OmpA属于多聚合孔蛋白家族中的单聚体外膜孔蛋白, 分子量大小为38kD (以前称为Omp38), 在细菌细胞膜表面所形成的孔道直径约为2nm, 仅为大肠埃希菌OmpF的1/70, 与鲍曼不动杆菌感染引起的肺部病理损伤和血行播散有关。在鲍曼不动杆菌黏附和侵入真核细胞、生物膜形成、血清抗性、免疫调节、OMV起源等方面亦起重要作用, 是目前功能研究得最透彻的毒力因子之一。

Omp33～36是一种典型的革兰阴性菌外膜孔蛋白, 与碳青霉烯类抗生素的耐药有关, 在菌体中充当一种水通道蛋白。Omp33～36可以随OMV一起被分泌到菌体外, 作用于宿主细胞发挥其致病效应, 诱导宿主细胞凋亡。

OmpW是一个由183个氨基酸构成的疏水性孔蛋白, 在已报道的鲍曼不动杆菌中其同源性超过91%, 且与铜绿假单胞菌和大肠埃希菌的OmpW也具有很好的同源性。OmpW不仅镶嵌于外膜, 也存在于细胞质中, 与细菌多种功能有关。OmpW属于铁调节子, 与铁离子的摄取有关。当鲍曼不动杆菌生长在铁离子丰富的环境中, 铁载体不能表达, OmpW可以高表达并促进铁的摄取。Huang等研究发现, OmpW可以转运替加环素分子到外膜蛋白, 但当OmpW缺

失后并不影响鲍曼不动杆菌对替加环素和亚胺培南的敏感性。这说明OmpW可能参与了对替加环素和亚胺培南的耐药机制, 但并不是决定性成分。

(3) OMV的致病机制: OMV是革兰阴性菌普遍分泌的直径为20～250nm的球形微粒, 从某种意义上来说, OMV是一种PAMP复合物, 可以作用于宿主的PRR, 如Toll样受体4 (TLR4), 启动促炎信号级联, 导致细胞因子、趋化因子和抗菌肽的产生。鲍曼不动杆菌OMV可以传递致病因子至宿主细胞, 引起细胞死亡, 而不需要细菌与宿主细胞直接接触, 还可以作为宿主天然免疫的有效激活物, 参与病原体炎性反应及宿主的天然免疫过程。蛋白组学分析显示广泛耐药菌分泌的OMV中含有更多的毒力相关因子, 如OmpA、EpsA、Ptk、GroEL等。其中, OmpA是OMV中含量最多的蛋白, OMV可以运输OmpA至宿主细胞, 作用于线粒体及核酸引起宿主细胞死亡, 而ompA基因敲除的菌株未见类似现象。也有研究指出, 碳青霉烯类基因 (OXA-24) 的水平转移与OMV关系密切, 这说明鲍曼不动杆菌OMV不仅携带大量的致病毒力因子, 而且对其耐药性的形成具有巨大的作用。

(4) 磷脂酶的致病机制: 磷脂酶主要包括磷脂酶A1、A2、B、C和D, 可以特异地作用于磷脂双分子内各个脂键, 形成不同的代谢产物。其中, 鲍曼不动杆菌主要可以分泌磷脂酶C和D。磷脂酶C参与了对宿主细胞的侵袭和凋亡过程。磷脂酶D能够影响鲍曼不动杆菌的血清抗性、对上皮细胞的侵入能力及致病力。

(5) 其他毒力因子的致病机制: 补体是血清中的一个主要杀菌成分, 补体旁路途径可以杀死人类血清中的鲍曼不动杆菌。然而, 鲍曼不动杆菌具有血清抗性, 且不同的鲍曼不动杆菌菌株在人类血清有显著不同的增殖和生存能力。关于鲍曼不动杆菌血清抗性的机制还有相当大的争议。研究表明补体旁路途径抑制因子H失活、鲍曼不动杆菌释放LPS、青霉素结合蛋白PBP 7/8修饰肽聚糖等均可能参与了血清抗性。鲍曼不动杆菌LpsB敲除菌株对血清补体的抵抗力降低, 说明LpsB在鲍曼不动杆菌抵抗血清补体中发挥着作用。表面多糖和荚膜也可以保护细菌免受宿主血清中的抗菌成分损伤, 并且部分鲍曼不动杆菌能够产生多糖荚膜。EpsA和Ptk能够促进K1荚膜多糖的合成, K1荚膜多糖能够保护鲍曼不动杆菌逃避宿主的天然免疫系统。鲍曼不动杆菌分泌的蛋白酶也可以通过降解补体分子和抗体来介导免疫逃避。

(三) 流行病学

鲍曼不动杆菌可分离自土壤及水标本中, 主要分离自医院环境。鲍曼不动杆菌在不同环境中的存活能力较强, 特别是在干燥物体的表面, 鲍曼不动杆菌亦可存活超过20天。该菌在医院环境中分布很广且可以长期存活, 极易造

成危重病人的感染,因此常从被感染病人的血、尿、脓液及呼吸道分泌物等标本中分离出。

根据CHINET监测结果,2006年不动杆菌占所有临床分离菌的8.8%,2010年约占11.5%,2012年约占12%,呈上升趋势。不动杆菌院内感染最常见的部位是肺部,2010年CHINET监测提示不动杆菌占所有呼吸道标本分离革兰阴性菌的19.4%,不动杆菌位居脑脊液及其他无菌体液分离革兰阴性菌的第1位,分离率为7.2%,占血流感染革兰阴性菌的3.9%,伤口脓液分离革兰阴性菌的7.2%,尿液分离革兰阴性菌的2.7%,腹腔感染分离菌的4.2%。

2005年至2015年,鲍曼不动杆菌在不动杆菌属中的构成比从86.1%上升到93.4%,且每年构成比变化不大。科室分布以ICU最多,其次为呼吸内科病人。感染的病人多是老年病人、危重疾病及机体抵抗力弱的病人,以及使用各种侵入性操作和长期使用广谱抗生素治疗的病人。又因为该菌对湿热、紫外线及化学消毒剂有较强抵抗力,常规消毒只能抑制其生长而不能杀灭,而抵抗力弱或有创伤的病人较易被从医务人员的手或消毒不彻底的医疗器械所带有的细菌感染。

近年来,耐药鲍曼不动杆菌的发病率及分离率呈逐年增加的趋势。鲍曼不动杆菌耐药已经成为全球性问题,世界七大洲只有南极洲没有分离到多耐药的鲍曼不动杆菌,碳青霉烯类药物耐药鲍曼不动杆菌位列世界卫生组织"新型抗生素研发重点病原体清单"中第1位。该菌已在欧洲、北美、南太平洋及中国、韩国等亚洲国家和地区流行。早期研究发现,欧洲流行的耐药鲍曼不动杆菌主要为3种克隆株,即欧洲克隆Ⅰ、Ⅱ和Ⅲ(EUⅠ、EUⅡ和EUⅢ),之后证实这3种克隆在全世界多个国家都有流行,因此改为国际克隆(IC)。全球来源菌株后来又发现了WW4~WW8 5个克隆系,其中ICⅡ最主要,约占50%。研究显示,鲍曼不动杆菌的耐药率在北美最低(<47%),欧洲和中东最高(>93%),几乎在所有地区的ICU病房的耐药率均高于非ICU病房。

2017年中国CHINET耐药监测显示,不发酵糖革兰阴性杆菌占所有分离菌株的24.1%(45 985/190 610),其中最多见者为鲍曼不动杆菌(38.3%)。19 246株不动杆菌属中91.5%(17 602/19 246)为鲍曼不动杆菌。在我国,鲍曼不动杆菌从2005年开始就对测试的大多数抗菌药物耐药,对头孢菌素类、喹诺酮类、氨基糖苷类药物的耐药率均在60%以上。2005年耐药率较低的药物为含酶复合制剂头孢哌酮/舒巴坦和氨苄西林/舒巴坦,耐药率分别为28.8%和47.7%;对碳青霉烯类药物亚胺培南和美罗培南的耐药率分别为32.9%和41.3%。然而这两大类药物的耐药率从2008年开始不断增高,对头孢哌酮/舒巴坦的耐药率上升到2017年的44.4%;对亚胺培南和美罗培南的耐药率上升到2017年的66.7%和69.3%,对多黏菌素B和替加环素的耐

药率较低(0.1%和6.0%)。洛菲不动杆菌对测试抗菌药物的耐药率远低于鲍曼不动杆菌,其对所有测试药物的耐药率均低于50%,对亚胺培南和美罗培南的耐药率均低于20%,且每年耐药率变化不大。

(四)临床表现

不动杆菌可在人体咽喉和皮肤部位定植,土壤、牲畜和其他动物也被证明是不动杆菌的社区来源。鲍曼不动杆菌感染的临床意义一直存在争议,虽然鲍曼不动杆菌可以引起严重感染,但其定植更为常见,且感染与定植较难区分。Seifert等进行了一项流行病学研究,调查40名在心内科病房住院的病人和40名健康对照组的皮肤和黏膜的不动杆菌属定植情况。从9个不同的身体部位,即前额、耳、鼻、喉咙、腋窝、手、腹股沟、会阴和足趾取材,利用表型特性对不动杆菌分离株进行鉴定。在健康的个体中,不动杆菌属定植率为42.5%,住院病人的定植率为75%。最常见的分离株是洛菲不动杆菌(47%)、约翰逊不动杆菌(21%)、抗辐射不动杆菌(12%)和皮特不动杆菌(11%)。相比之下,不动杆菌属最重要的院内不动杆菌鲍曼不动杆菌(0.5%)和医院不动杆菌(1%)在人类皮肤上很少被发现。健康的个体皮肤和黏膜表面定植的鲍曼不动杆菌可能因国家和季节的不同而不同。在德国,鲍曼不动杆菌的定植率较低,只有2.5%(1/40),且与季节无关。而在中国香港,鲍曼不动杆菌的定植率略高,医学生和实习护士定植率为5%,冬季定植率(3.75%,5/133)与夏季(5%,3/60)相比略低,而正式护士的定植率为6.89%(10/145)。尽管鲍曼不动杆菌引起了严重的呼吸系统疾病,但社区鲍曼不动杆菌咽喉部定植比率只被调查过少数几次。鲍曼不动杆菌咽喉部定植在德国没有发现。在澳大利亚,10%(2/20)的有过量饮酒史的健康个体在雨季会在咽喉部发现鲍曼不动杆菌定植。

尽管不常见,但鲍曼不动杆菌引起的社区获得性感染仍有发生。尤其在热带地区,如东南亚和地处热带的澳大利亚。该菌所致的社区获得性肺炎的报道日益增多。鲍曼不动杆菌社区获得性肺炎(CAP-AB)重要的危险因素包括吸烟、酗酒、慢性肺部疾病和糖尿病等。很少有社区鲍曼不动杆菌(CA-AB)感染发生在没有危险因素的个体中。CA-AB感染的主要危险因素似乎因地理位置而异,在澳大利亚,过量饮酒和糖尿病是主要危险因素,而慢性肺部疾病在亚洲国家是更常见的危险因素。症状通常迅速进展,表现为严重的肺炎,右肺受累常见。双侧肺浸润、ARDS、白细胞减少和菌血症都很常见。CAP-AB与鲍曼不动杆菌医院获得性肺炎(HAP-AB)不同,HAP-AB通常发生在既往定植的病人中,起病缓慢、隐匿。CAP-AB通常发生在糖尿病和有吸烟史的病人中,与之前的定植无关。此外,该病进展迅速,常伴有呼吸衰竭和感染性休克。CAP-AB比HAP-AB有更高的死亡率(40%~64% vs 35%)。除了急性

肺炎外，在过去的30年里，其他一些社区感染，包括慢性肺炎、脑膜炎、软组织感染、原发性瓣膜心内膜炎和尿路感染等，亦有报道。

鲍曼不动杆菌具有耐干燥、易形成生物膜等特点，可定植于病人体内、医疗设备及医院环境中并引起医院内流行和暴发，可引起医院获得性肺炎、血流感染、腹腔感染、中枢神经系统感染、泌尿系统感染、皮肤软组织感染、呼吸机相关性肺炎等。鲍曼不动杆菌在医院的环境中分布很广且可长期存活，对危重病人和CCU及ICU中的病人威胁很大，也将此类感染称做ICU获得性感染。

肺部感染就感染来源而言，既有外源性感染，亦有内源性感染。口咽部菌体的吸入很可能是内源性感染的主要发病机制。常有发热、咳嗽、胸痛、气急及血性痰等表现。肺部可有细湿啰音。肺部影像常呈支气管肺炎的特点，亦可为大叶性或片状浸润阴影，偶有肺脓肿及渗出性胸膜炎表现。

菌血症为不动杆菌感染中最严重的临床类型，病死率达30%以上。多为继发于其他部位感染或静脉导管术后，少数原发于输液，包括输注抗生素、皮质类固醇、抗肿瘤药物等之后。有发热、全身中毒症状、皮肤瘀点或瘀斑及肝脾大等症状和体征，重者有感染性休克。少数可与其他细菌形成复合菌菌血症。

（五）耐药机制

鲍曼不动杆菌的耐药机制包括当前所有的已知机制，如酶降解作用、靶位改变、主动外排和抗生素进入减少等。近年的基因组研究在多重耐药的鲍曼不动杆菌耐药决定簇遗传结构方面取得了进展。研究发现，引起多重耐药的大片段水平基因转移和散在的可移动遗传元件（耐药岛）可整合到多数菌株特定的基因组位点上。尽管耐药岛存在高度的克隆内变异，但在两种主要的鲍曼不动杆菌克隆中（ICⅠ和ICⅡ），这些结构看起来是独立进化的。

据对抗菌药物耐药程度的不同，耐药鲍曼不动杆菌被分为多重耐药鲍曼不动杆菌（multidrug-resistance A.baumannii，MDRAB）、广泛耐药鲍曼不动杆菌（extensively drug-resistance A.baumannii，XDRAB）及全耐药鲍曼不动杆菌（pandrug-resistance A.baumannii，PDRAB）。具体耐药机制包括：

1.产生灭活酶　包括β-内酰胺酶、氨基糖苷类钝化酶（AMEs）、16S rRNA甲基化酶等，其中β-内酰胺酶种类颇多，且不断有新的耐药基因被发现。

（1）产生β-内酰胺酶：β-内酰胺酶是细菌对β-内酰胺类耐药的主要机制，根据Ambler分类主要有A、B、C、D 4类。

①A类：为丝氨酸蛋白酶，主要是超广谱β-内酰胺酶（ESBLs），在鲍曼不动杆菌中以TEM型和CTX-M型检出率较高，对应的编码基因为bla_{TEM}及bla_{CTX-M}，主要对哌拉西林、替卡西林、头孢他啶等产生耐药。

②B类：即金属β-内酰胺酶（BMLs），能够水解除氨曲南以外的大部分β-内酰胺类药物。主要有IMP型、VIM型、GIM型、SIM型和NDM型，国内以IMP及VIM两型多见。

③C类：即AmpC酶，由染色体或质粒介导。Hujer等发现一种不动杆菌所特有，染色体介导的非诱导型高产AmpC酶，命名为不动杆菌来源的头孢菌素酶（acinetobacter-derived cephalosporinases，ADC），简称ADC酶。它们能水解第四代头孢菌素类和头霉素类等更多的抗菌药物。鲍曼不动杆菌产AmpC酶以染色体介导（ADC）为主，质粒介导（DHA）较少。

④D类：又称苯唑西林酶（OXA酶），是对碳青霉烯类抗菌药物耐药的主要机制，由染色体或质粒编码。根据氨基酸序列的同源性，与耐药有关的OXA酶有6组：OXA-23组、OXA-24组、OXA-51组、OXA-58组、OXA-143和OXA235，OXA-51为鲍曼不动杆菌天然固有的碳青霉烯酶，对碳青霉烯类抗菌药物有弱的水解性；OXA-23、OXA-24、OXA-58、OXA-143和OXA235为获得性碳青霉烯酶，有较强的水解活性，产生OXA-23酶是鲍曼不动杆菌对碳青霉烯类耐药的重要机制之一。

（2）产生氨基糖苷类钝化酶（AMEs）：鲍曼不动杆菌可产生三类常见的AMEs，如乙酰转移酶，使游离氨基乙酰化；磷酸转移酶，使游离羟基磷酸化；核苷转移酶，使游离羟基核苷酰化，从而使氨基糖苷类抗菌药物发生钝化，难以进入细菌体内与相应靶位结合而导致耐药。

（3）产生16S rRNA甲基化酶：16S rRNA是氨基糖苷类药物的作用靶位，甲基化的16S rRNA与氨基糖苷类药物亲和力下降，从而产生对除链霉素以外的其他氨基糖苷类药物高度耐药。有研究表明，耐氨基糖苷类药物的鲍曼不动杆菌中广泛存在16S rRNA甲基化酶。目前发现的16S rRNA甲基化酶有armA、rmtA、rmtB、rmtC、rmtD、rmtE、npmA，鲍曼不动杆菌中存在的甲基化酶基因只有armA。我国armA基因在鲍曼不动杆菌中的检出率十分高，并且与多重耐药性有关。研究发现大多数armA基因阳性菌株对碳青霉烯类抗菌药物表现为耐药，这提示16S rRNA甲基化酶基因和β-内酰胺酶基因之间可能存在连锁传播，彼此之间可以共同发挥多重耐药性，甚至泛耐药性。

2.膜通透性下降　细菌主动外排作用增强及膜孔蛋白丢失或表达下降导致细菌膜通透性下降。

（1）主动外排泵系统过度表达：外排系统位于细菌细胞膜上，是一类具有转运功能的蛋白质，不但可以排出细菌自身的代谢产物，而且可以主动泵出进入菌体的抗菌药物，使细菌胞内有效药物浓度减少，是细菌多重耐药的重要机制。目前已知的外排泵系统共有5类家族：耐药结节分化家族（RND）、主要易化因子超家族（MFS）、多药及毒性化合物外排家族（MATE）、ATP结合盒式蛋白家族（ABC）、小多重耐药家族（SMR）。外排泵系统不仅由染色体编码介导固有耐药，也可以由质粒等遗传元件携带而获得耐药。当外环境发生变化，如抗菌药物或消毒剂的使用，外排泵系统表达也会增加，其外排底物包括氨基糖苷类、氟喹诺酮类、β-内酰胺类等多类抗菌药物。

RND外排泵是革兰阴性杆菌中最重要的主动外排系统，主要由染色体编码，包括AdeABC、AdeDE、AdeFGH、AdeIJK、AdeXYZ外排泵等。鲍曼不动杆菌的RND外排系统包括AdeABC、AdeFGH和AdeIJK，三者介导了β-内酰胺类、氨基糖苷类、喹诺酮类、四环素类等多种抗菌药物的耐药。AdeDE、AdeXYZ主要存在于皮特不动杆菌菌株中。

2001年法国学者Magnet等首次证实AdeABC外排泵系统与鲍曼不动杆菌多重耐药密切相关。AdeABC外排泵系统由结构基因adeABC和调控基因adeSR构成。AdeABC在蛋白结构上是由一个染色体编码的三联泵，由膜融合蛋白（AdeA）、外排蛋白（AdeB）和外膜通道蛋白（AdeC）组成。AdeB充当三联体最重要的运载体，在外排过程中，AdeB的作用为摄取底物，AdeC和AdeA经过协调使底物转运到细胞外。AdeC缺失时细菌的耐药性没有明显变化，说明AdeC可能并不是这个外排泵系统所必需的蛋白。在adeABC结构基因上游存在相邻的两个调控基因adeS和adeR，呈反向转录，分别编码感受器蛋白和调节器蛋白，当环境条件改变时，感受器蛋白AdeS受到刺激，在组氨酸位点处自身磷酸化，然后将磷酸基转移到调节器蛋白AdeR的天冬氨酸上，AdeR磷酸化后可以增强外排泵AdeABC的表达；AdeS的磷酸酶可以使AdeR去磷酸化，AdeS通过对AdeR磷酸化或去磷酸化两种状态进行调节，进而控制外排泵AdeABC的表达。一般情况下AdeABC在鲍曼不动杆菌中不表达或低表达，AdeSR复合调控基因的突变以及插入序列可使AdeABC表达增高，从而导致耐药性增加。近年来国内许多研究表明AdeABC与多重耐药，甚至是泛耐药相关，并且AdeABC可与D类碳青霉烯酶或外膜蛋白共同介导碳青霉烯类抗生素耐药。有研究表明，AdeABC表达增加与替加环素敏感性减少有关。

AdeIJK外排泵系统由结构基因adeIJK和调控基因adeN组成。AdeIJK的表达受AdeN调节因子的调控，与AdeSR相似，AdeN的某些突变可导致AdeIJK过度表达。经Northern blot分析，adeIJK是共转录基因，其在鲍曼不动杆菌中天然存在，并引起固有耐药，研究显示AdeIJK可导致β-内酰胺类、喹诺酮类、四环素、替加环素、林可霉素、利福平、氯霉素、复方磺胺甲噁唑、新生霉素、夫西地酸耐药，但对氨基糖苷类没有影响。AdeIJK过高表达对细菌本身也是有毒性的，因此其高表达水平相对于AdeABC

较低。

AdeFGH外排泵系统由结构基因adeFGH和调控基因adeL组成。AdeFGH通常在鲍曼不动杆菌中是隐藏的或者沉默的。研究显示其过量表达可导致对氯霉素、克林霉素、喹诺酮类、甲氧苄氨嘧啶产生高水平耐药，并且对四环素、替加环素和磺胺类敏感性降低，对β-内酰胺类和氨基糖苷类无影响。

（2）膜孔蛋白丢失或表达下降：外膜通道蛋白（OMP）是外膜上一种能形成通道、允许外分子通过脂质双层膜的蛋白。功能上具有半透膜特性，允许较小的亲水性药物穿透外膜，对疏水性药物的通透性极低。细菌的外排泵和外膜的低通透性存在着相互协同的作用，使抗菌药物在细菌体内达不到有效抑菌浓度，从而产生多重耐药。OMP的缺失、突变及表达量下降导致药物难以进入细菌细胞内。OMP主要包括CarO、OmpA、OprD等。OmpA蛋白具有免疫原性、致病性、免疫保护作用、物质转运等功能，且能通过与其他蛋白相互作用加强细菌自我保护提高耐药能力。鲍曼不动杆菌外膜可能存在通透活动较低的单聚体膜孔蛋白OmpA，在泛耐药鲍曼不动杆菌中膜孔蛋白CarO基因突变率达100%。

3.药物作用靶位改变　靶位经过修饰（如前述产生16S rRNA甲基化酶）或靶位基因发生突变导致药物与靶位亲和力下降而发生耐药。

（1）DNA解旋酶和拓扑异构酶Ⅳ：是喹诺酮类药物对鲍曼不动杆菌的作用位点，DNA解旋酶由gyrA亚基和gyrB亚基组成，拓扑异构酶Ⅳ由parC亚基（与gyrA同源）和parE亚基（与gyrB同源）组成。因DNA解旋酶gyrA亚基及拓扑异构酶ⅣparC亚基发生了突变，使得氟喹诺酮类药物与DNA解旋酶的亲和力降低，导致耐药。

（2）青霉素结合蛋白的改变：青霉素结合蛋白（PBPs）是广泛存在于细菌表面的一种膜蛋白，参与肽聚糖的合成，是细胞壁的重要组成部分，是β-内酰胺类抗菌药物的作用靶位，药物通过与PBPs结合干扰细菌细胞壁的合成。当PBPs发生改变，抗菌药物不能与该蛋白结合或亲和力下降而导致细菌对β-内酰胺类抗菌药物耐药。有研究表明，与敏感株比较，MDRAB的PBP1a、PBP2基因序列存在有义突变。PBP7/8可以帮助鲍曼不动杆菌抵抗血清中补体的杀伤作用，是鲍曼不动杆菌适应环境和逃脱宿主杀灭的重要因素之一。

4.生物膜形成　鲍曼不动杆菌在体外培养12小时就可以形成生物膜，生物膜加强了细菌间的粘连及细菌对机体上皮细胞与外环境等各种界面的定植力，导致机体迁延性反复感染，最终形成耐药。目前发现的影响鲍曼不动杆菌生物膜形成的因素主要有：菌毛合成系统，BfmRS双组分调控系统、细菌群体感应系统、生物膜相关蛋白（Bap）及外膜蛋白等几个方面。除此之外，blaPER-1、O-糖基化系统、核糖核酸酶T2家族蛋白、pgaABCD、金属离子浓度、蓝光、乙醇和环境温度等多种因素都可影响生物膜的形成。

5.插入序列 细菌插入序列不仅可携带β-内酰胺酶基因、氨基糖苷类修饰酶基因等多种耐药基因，还可阻止被插入基因的转录而使被插入基因失活，如插入序列ISAba1插入与碳青霉烯类抗生素耐药相关的外膜孔蛋白（carO）基因致外膜孔蛋白CarO失活而耐碳青霉烯类药物，也可因插入序列自带启动子而使相邻基因高表达，如ISAba1位于OXA-23基因和ADC基因的上游，为其表达提供启动子，使OXA-23基因和ADC基因表达增强，鲍曼不动杆菌表达的β-内酰胺酶增加，表现为对碳青霉烯类和头孢他啶耐药。

6.耐药基因 鲍曼不动杆菌的耐药基因可由染色体或质粒介导。研究发现，细菌染色体基因库大小与细菌耐药性的进化能力有一定相关性，当基因大于3Mb时，可能形成多重耐药性。鲍曼不动杆菌的基因库大小为3~4Mb。

（六）治疗

鲍曼不动杆菌对氨苄西林、阿莫西林、阿莫西林/克拉维酸、氨曲南、厄他培南、甲氧苄氨嘧啶、氯霉素、磷霉素天然耐药。由于舒巴坦对其有活性，可能会对氨苄西林/舒巴坦敏感。对鲍曼不动杆菌可能有效的药物包括：第三代或第四代头孢菌素、舒巴坦、抗假单胞菌的青霉素类/β-内酰胺酶抑制剂复合制剂、碳青霉烯类、氨基糖苷类、氟喹诺酮类、多黏菌素类和四环素类。中国细菌耐药监测网（CHINET）和中国院内感染的抗菌药物耐药监测（CARES）的数据显示，对鲍曼不动杆菌而言，敏感率较高的抗菌药物为多黏菌素B（97%~100%）和替加环素（85%~100%）。

1.治疗原则 鲍曼不动杆菌感染的治疗应综合考虑感染病原菌的敏感性、感染部位及严重程度、病人病理生理状况和抗菌药物的作用特点。主要原则有：① 根据药敏试验结果选用抗菌药物：鲍曼不动杆菌对多数抗菌药物耐药率达50%或以上，经验选用抗菌药物困难，故应尽量根据药敏结果选用敏感药物；② 联合用药，特别是对于XDRAB或PDRAB感染常需联合用药；③ 通常需用较大剂量；④ 疗程常需较长；⑤ 根据不同感染部位选择组织浓度高的药物，并根据PK/PD理论制订合适的给药方案；⑥ 肝、肾功能异常者、老年人，抗菌药物的剂量应根据血清肌酐清除率及肝功能情况作适当调整；⑦ 混合感染比例高，常需结合临床覆盖其他感染菌；⑧ 常需结合临床给予支持治疗和良好的护理。

2.常用药物

（1）舒巴坦及含舒巴坦的β-内酰胺酶抑制剂：因β-内酰胺酶抑制剂舒巴坦对不动杆菌属细菌具抗菌作用，故含舒巴坦的复合制剂对不动杆菌具有良好的抗菌活性，舒巴

坦的常用剂量4.0g/d，对MDRAB、XDRAB、PDRAB感染国外推荐可增加至6.0g/d，甚至8.0g/d，分3~4次给药。头孢哌酮与舒巴坦在体外对不动杆菌存在协同抗菌活性，敏感性优于氨苄西林/舒巴坦，故国内将其作为不动杆菌感染重要的治疗药物。

（2）碳青霉烯类抗生素：包括亚胺培南、美罗培南、帕尼培南及比阿培南，可用于敏感菌所致的各类感染，或与其他药物联合治疗XDRAB或PDRAB感染。亚胺培南和美罗培南的剂量常需1.0g 8小时1次或1.0g 6小时1次，静脉滴注。中枢神经系统感染治疗时，美罗培南剂量可增至2.0g 8小时1次。

（3）多黏菌素：多黏菌素是由多黏类芽胞杆菌培养液中提取出的多肽类抗生素，有A、B、C、D、E 5种，临床上常用的为多黏菌素B和E，其作用机制主要是药物分子中带正电荷的游离氨基能与革兰阴性菌细胞膜磷脂中带负电荷的磷酸根结合，或可竞争性取代钙镁离子通道，破坏外膜的通透性，导致菌体内的氨基酸、核酸等重要物质漏出而死亡。但由于肾毒性及神经毒性限制了其在临床上的应用。国内该类药物的临床应用经验少。国外临床应用的多为多黏菌素E，可用于XDRAB、PDRAB感染的治疗，推荐的剂量为每天2.5~5mg/kg 或每天200万~400万U（100万U相当于多黏菌素E甲磺酸盐80mg），分2~4次静脉滴注。国外学者于2006年首次报道了鲍曼不动杆菌对多黏菌素异质性耐药。异质性耐药是指临床单一分离株，在治疗浓度高于MIC时，一部分细菌被杀死，但仍存在一部分对抗生素敏感程度提高的"亚群"。鲍曼不动杆菌易对多黏菌素异质性耐药，但异质性耐药菌株可部分恢复对其他抗菌药物的敏感性，因此多黏菌素联合β-内酰胺类抗生素或替加环素是可供选择的方案，但尚缺少大规模临床研究。该类药物的肾毒性及神经系统不良反应发生率高，对于老年人、肾功能不全病人特别需要注意肾功能的监测。

（4）替加环素：替加环素具有抗菌谱广、分布广泛、稳定性好、用量小、靶器官毒性低、不易产生耐药性、半衰期长、使用方便等特点，且不受β-内酰胺酶、靶位修饰、外排泵及酶靶位改变等耐药机制的影响，在临床中主要用于复杂性、难治性细菌感染的治疗。体外研究发现替加环素对不动杆菌敏感率高，可用于广泛耐药不动杆菌的治疗。早期研究发现其对全球分离的碳青霉烯类抗生素耐药鲍曼不动杆菌的MIC90为2mg/L。替加环素的临床疗效与MIC值相关，对于MIC值≥1mg/L的不动杆菌感染应该加量（200mg 每日1次或100mg 12小时1次）或者联合治疗，加量治疗可能增加病人消化道不良反应，联合治疗宜根据体外药敏选用MIC值较低的药物。

（5）四环素类抗菌药物：原核生物的70S核糖体由30S和50S两个亚基组成。30S亚基对调控翻译过程中解码mRNA时密码子和反密码子之间的碱基配对非常重要。

50S亚单位主要促进肽基转移和阻止肽基水解。四环素通过与30S核糖体亚基结合发挥活性。细菌通过外排泵的活化或者产生Tet蛋白与70S核糖体结合产生耐药作用。四环素能够阻止这种机制，但是仍会被鲍曼不动杆菌Ade型的外排泵排出，特别是当这些外排泵过表达时。美国FDA批准米诺环素针剂用于敏感鲍曼不动杆菌感染的治疗，给药方案为米诺环素100mg 12小时1次静脉滴注，但临床资料不多。虽然单独使用米诺环素治疗有效，但仍建议临床医生尽量联合使用，避免发生耐药。近年来多项研究表明，米诺环素联合头孢哌酮/舒巴坦治疗MDRAB肺炎有很好的效果。也有研究表明，米诺环素、头孢哌酮/舒巴坦、美罗培南三联治疗方案也有较强的抗菌活性。米诺环素联合多黏菌素B增加了细菌细胞内的米诺环素浓度，增强了米诺环素对DRAB的杀菌活性，这一效果可能是由于外排泵中断所致，这种组合的临床应用有待进一步研究。临床上亦可使用口服片剂或多西环素针剂（100mg 12小时1次）与其他抗菌药物联合治疗鲍曼不动杆菌感染。

（6）氨基糖苷类抗生素：氨基糖苷类与30S核糖体亚基的16S核糖体RNA结合抑制蛋白质合成。鲍曼不动杆菌分泌各种氨基糖苷类修饰酶获得氨基糖苷类耐药性。另一个氨基糖苷耐药的机制是16S核糖体RNA转移酶的产生，特别是16S rRNA甲基化酶（ArmA）。ArmA使与氨基糖苷结合的16S核糖体鸟嘌呤残端甲基化，以保护其不与氨基糖苷类结合。产ArmA的鲍曼不动杆菌与耐药高度相关，这通常在ICⅡ中见到。

这类药物多与其他抗菌药物联合治疗敏感鲍曼不动杆菌感染。国外推荐剂量阿米卡星或异帕米星每天15～20mg/kg，国内常用0.6g每日1次静脉滴注给药，对于严重感染且肾功能正常者，可加至0.8g每日1次给药。用药期间应监测肾功能及尿常规，有条件的最好监测血药浓度。

（7）其他：对鲍曼不动杆菌具抗菌活性的其他抗菌药物尚有：喹诺酮类抗菌药物如环丙沙星、左氧氟沙星、莫西沙星，第三、第四代头孢菌素如头孢他啶、头孢吡肟，其他β-内酰胺酶抑制剂复合制剂如哌拉西林/他唑巴坦，但耐药率高，达64.1%～68.3%，故应根据药敏结果选用。

另外，由于鲍曼不动杆菌对抗生素耐药的迅速发展，目前迫切需要发现治疗耐药鲍曼不动杆菌感染的新方法。抗菌药物之外的新型治疗方法如噬菌体疗法、抗菌肽、铁螯合剂疗法、光动力疗法（photodynamic therapy，PDT）和基于一氧化氮（NO）的疗法等具有潜在的抑菌、杀菌作用，可以作为未来治疗耐药鲍曼不动杆菌的候选方法。

3.疗程　鲍曼不动杆菌血流感染抗菌治疗的疗程取决于感染严重程度、并发症、病原菌的耐药性。无植入物及免疫正常的单纯血流感染，若治疗反应好，则抗感染治疗至末次血培养阳性和症状体征好转后10～14天；若出现迁徙性感染等严重并发症，应延长疗程（感染性心内膜炎4～6周，骨髓炎6～8周，感染性血栓性静脉炎4～6周）。所有血流感染病人，均应排查可能的来源。导管相关性感染，应尽可能拔除导管，特别是短期留置导管及分离菌株为耐药菌时。对装有起搏器或置入性除颤器、人工心脏瓣膜的病人及敏感抗菌药物治疗并拔除导管后仍表现为持续性菌血症和（或）发热的，应查找感染迁徙灶。外科治疗也是处理严重并发症的手段之一，如感染性心内膜炎、感染性血栓性静脉炎，必要时应考虑外科手术治疗。

（七）不动杆菌属感染的控制策略

不动杆菌属医院感染的控制措施包括：①应进行分子流行病学调查，以确定是否存在单克隆菌株暴发流行。②应对环境进行培养，以确定是否存在环境感染源，并将其清除。③对环境进行彻底清洁，以清除环境感染源。推荐周期性的病房环境及医疗设施物体表面清洁消毒。有报道，通过对呼吸机及血液净化仪除尘及更换空气过滤器成功控制医院感染暴发。④强化隔离措施，旨在优化接触隔离（处理感染病人或进入隔离区需戴手套和穿隔离衣），并强化手卫生制度。由于医院环境中鲍曼不动杆菌无处不在，因此，实行严格的个人手卫生及清洁消毒是切断传播的必要手段。通常医护人员手带有鲍曼不动杆菌是短暂的，但若皮肤受损，则带菌时间可能会较长。在某些情况下，可对病人实行分组队列护理，但最好还是于隔离区配专人护理。⑤实行抗生素管理，使"风险"抗生素不被滥用，应逐一分析确定引起MDRAB风险增加的抗生素（这些抗生素包括：广谱头孢菌素、碳青霉烯类和氟喹诺酮类药物等）。⑥有时虽经上述努力，感染暴发流行仍未控制，则需继续监测，仔细分析，约50%的感染暴发流行可明确原因。

在东南亚地区，日本是多重耐药鲍曼不动杆菌检出最低的国家，中国、韩国、印度各大医院都是多重耐药鲍曼不动杆菌感染的重灾区。多重耐药鲍曼不动杆菌病死率较高。日本鹿儿岛大学附属医院2016年9月至2018年4月一共有15位病人被证实感染多重耐药鲍曼不动杆菌，其中14位病人是在ICU住院期间或转出ICU后发现被感染的，最终有8位病人死亡。追查原因，2017年10月在监护室洗手处检测出携带有*IMP-1*基因的多重耐药鲍曼不动杆菌，因此考虑在洗手处清理病人口腔护理用品和经胃肠营养物品时医务人员的手被该细菌污染，然后传播给病人。2018年4～5月对监护室环境检测，从16台预防压疮的床垫中的3台分离出多耐药鲍曼不动杆菌，因此考虑预防压疮的床垫很可能是多重耐药鲍曼不动杆菌的源头。为杜绝此类事件，该院要求所有人员重视和加强手卫生，对ICU医务人员加强感染防控对策的学习，对医师加强合理使用抗生素的学习；鲍曼不动杆菌一旦被检出，对被感染病人周围环境进行检测，对检测到被污染区域进行消毒；病人所使用口腔护理及营养管全部采用一次用品，对污水管道进行重新改造；

洗手处进行一日一消毒，此后该区域再未检测出相关耐药菌；对ICU所使用床垫进行全部更换，更换为防菌床垫；2018年5月调查委员会对监护室整改进行审查，彻底贯彻手卫生制度，加强监护室清洁区域的分区管理，针对多耐药菌防控设立专职人员。经过上述整改措施的落实，该院再未发现多重耐药鲍曼不动杆菌。

不动杆菌属，尤其鲍曼不动杆菌，已成为医院感染的主要病原体，由于鲍曼不动杆菌生存能力强，医院环境中分布广泛，且耐药率高，治疗困难，在目前缺乏更多有效药物的情况下，预防不动杆菌属医院感染的暴发流行显得尤为重要，因此加强医院感染防控，强化卫生宣教，重视手卫生、无菌操作以及消毒隔离等措施，特别是抗生素的合理应用，在防止耐药菌的产生和播散方面具有重要的作用。

参 考 文 献

陈佰义，何礼贤，胡必杰，等.中国鲍曼不动杆菌感染诊治与防控专家共识.中华医学杂志，2012，92（2）：76-85.

Anstey NM, Currie BJ, Withnall KM.Community-acquired Acinetobacter pneumonia in the northern territory of Australia.Clin Infect Dis, 1992, 14: 83-91.

Bowers DR, Cao H, Zhou J, et al.A ssessment of minocycline and polymyxin Bcombination against Acinetobacter baumannii.Antimicrob A gents Chem other, 2015, 59（5）：2720-2725.

Brossard KA, Campagnari AA.The acinetobacter baumannii biofilm-associated protein plays a role in adherence to human epithelial cells.Infect Immun, 2012, 80（1）：228-233.

Chen J, Li H, Yang J, et al.Prevalence and Characterization of Integrons in Multidrug Resistant Acinetobacter baumanniiin Eastern China: A Multiple-Hospital Study.Int J Environ Res Public Health, 2015, 12（8）：10093-10105.

Chen MZ, Hsueh PR, Lee LN, et al.Severe community-acquired pneumonia due to Acinetobacter baumannii. Chest, 2001, 120: 1072-1077.

Chu YW, Leung CM, Houang ETS, et al.Skin Carriage of Acinetobacters in Hong Kong.J Clin Microbiol, 1999, 37（9）：2962-2967.

Chusri S, Chongsuvivatwong V, Rivera JI, et al.Clinical outcomes of hospital-acquired infection with Acinetobacter nosocomialis and Acinetobacter pittii.Antimicrobial Agents & Chemotherapy, 2014, 58（7）：4172.

Cosgaya C, Marí-Almirall M, Van Assche A, et al.Acinetobacter dijkshoorniae sp.nov., a member of the Acinetobacter calcoaceticus-Acinetobacter baumannii complex mainly recovered from clinical samples in different countries.International Journal of Systematic & Evolutionary Microbiology, 2016, 66（10）：4105-4111.

Farrugia DN, Elbourne LD, Hassan KA, et al.The complete genome and phenome of a community-acquired Acinetobacter baumannii.PLoS One, 2013, 8（3）：e58628.

Gaddy JA, Arivett BA, McConnell MJ, et al.Role of acinetobactin-mediated iron acquisition functions in the interaction of acinetobacter baumannii strain ATCC 19606T with human lung epithelial cells, Galleria mellonella caterpillars, and mice.Infect Immun, 2012, 80（3）：1015-1024.

Hujer KM, Hamza NS, Hujer AM, et al.Identification of a new allelic variant of the Acinetobacter baumannii Cephalosporinase, ADC-7 β-Lactamase: Defining a unique family of class C enzymes.Antimicrob Agents Chemother, 2005, 49（7）：2941-2948.

Kalil AC, Metersky ML, Klompas M, et al.Management of Adults With Hospital-acquired and Ventilator-associated Pneumonia: 2016 Clinical Practice Guidelines by the Infectious Diseases Society of America and the American Thoracic Society.Clin Infect Dis, 2016, 63（5）：e61-e111.

Lenhard JR, Bulitta JB, Terry D, et al.High-intensity meropenem combinations with polymyxin B: new strategies to overcome carbapenem resistance in Acinetobacter baumannii.J Antimicrob Chemother, 2017, 72（1）：153-165.

Lob SH, Hoban DJ, Sahm DF, et al.Regional differences and trends in antimicrobial susceptibility of Acinetobacter baumannii.Int J Antimicrob Agents, 2016, 47（4）：317-323.

Marí-Almirall M, Cosgaya C, Higgins PG, et al.MALDI-TOF/MS identification of species from the Acinetobacter baumannii（Ab）group revisited: inclusion of the novel A.seifertii and A.dijkshoorniae species.Clinical Microbiology & Infection, 2017, 23（3）：210.e1-210.e9.

Nemec A, Krizova L, Maixnerova M, et al.Genotypic and phenotypic characterization of the Acinetobacter calcoaceticus-Acinetobacter baumannii, complex with the proposal of Acinetobacter pittii, sp.nov.（formerly Acinetobacter genomic species 3）and Acinetobacter nosocomialis, sp.nov.（formrly Acinetobacter genomic species 13TU）.Research in Microbiology, 2011, 162（4）：393-404.

Peleg AY, Adams J, Paterson DL.Acinetobacter baumannii: emergence of a successful pathogen.Clin Microbiol Rev, 2008, 21: 538-582.

Seifert H, Dijkshoorn L, Gerner-Smidt P, et al.Distribution of Acinetobacter species on human skin: comparison of phenotypic and genotypic identification methods.J Clin Microbiol, 1997, 35（11）：2819-2825.

Serota DP, Sexton ME, Kraft CS, et al.Severe Community-Acquired Pneumonia due to Acinetobacter baumannii in North America: Case Report and Review of the Literature. Open Forum Infect Dis, 2018, 5（3）：ofy044.

Son YW, Jung IY, Ahn MY, et al.A case of community-acquired pneumonia caused by multidrug-resistant

Acinetobacter baumannii in Korea.Infect Chemother, 2017, 49（4）：297-300.

Tuon FF, Rocha JL, Merlini AB.Combined therapy for multi-drug-resistant Acinetobacter baumannii infection-is there evidence outside the laboratory?.J Med Microbiol, 2015, 64（9）：951-959.

Vijayakumar S, Rajenderan S, Laishram S, et al.Biofilm-Formation and Motility Depend on the Nature of the Acinetobac-terbaumannii Clinical Isolates.Front Public Health, 2016, 24（4）：105.

病例解析

1.病例1：男，70岁。反复咳嗽、咳痰、活动后胸闷10余年，加重1月余。病人10年前受凉、劳累后反复出现胸闷、气喘，伴咳嗽、咳黄白痰，量不等。近5年来上述症状反复发作，需住院治疗方能缓解。1个月前上述症状再次加重，再次于当地乡镇卫生院住院治疗14天，症状缓解不明显，胸部CT检查（2015-03-06）示桶状胸，双肺近胸膜处见少量条索影，纵隔见小淋巴结。病人家属要求转院至南乐县人民医院重症监护室，治疗3天后转至濮阳市人民医院就诊，复查胸部CT（2015-03-10）示桶状胸，左下肺大片密度增高影及网格影，右下肺近胸膜处见片状密度增高影。考虑慢性阻塞性肺病急性发作、肺部感染，给予平喘、解痉、抗炎等综合治疗病情未见好转，于2015-03-19入院治疗。次日行胸部ＣＴ检查（图4-10-5）。

【诊断】AECOPD、医院获得性肺炎。

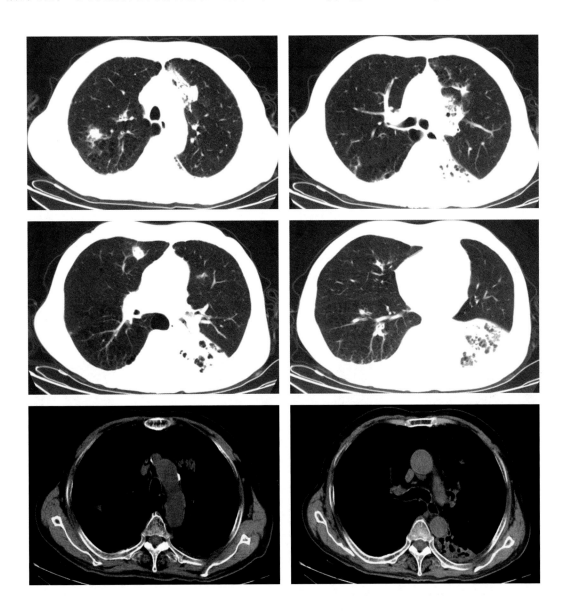

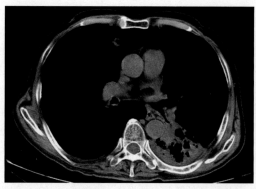
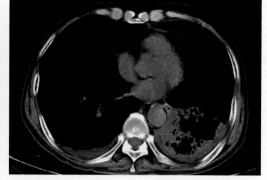

图4-10-5　左肺下叶大片实变、不张，双肺散在分布斑片、结节样密度增高影，病变内见空泡影，边缘
模糊，双肺散在大小不等灶性空气低密度影，双侧胸腔积液（2015-03-20）

【诊断依据】老年男性，有COPD病史10余年，1个月前再次住院2周，胸部CT未见明显实变影，入住重症监护病房3天后复查胸部CT示双肺多发炎症表现，医院获得性肺炎诊断成立，致病菌考虑杆菌感染可能。入院后给予莫西沙星0.4g每日1次静脉滴注。入院查体：T 36℃，慢性病容，双肺呼吸音粗，双下肺闻及湿啰音。辅助检查（2015-03-20）：血气分析：pH 7.45、PCO_2 37mmHg、PO_2 77mmHg、氧饱和度 97.4%、吸氧浓度 29%；血常规示白细胞计数8.31×10^9/L、中性粒细胞0.89、红细胞 3.70×10^{12}/L、血红蛋白113g/L；红细胞沉降率 39mm/h；降钙素原 1.57ng/ml；生化：总蛋白 47.9g/L、白蛋白 26.5g/L；凝血4项：活化部分凝血活酶时间 47.8秒（↑）、纤维蛋白原 4.538g/L（↑）；CD4/CD8 0.56↓。病人2015-3-20、2015-3-24及2015-3-28送检痰中均查到鲍曼不动杆菌，药敏试验全耐药。鉴于病人为老年男性，有AECOPD病史，低蛋白血症，

CD4/CD8比值提示免疫力低下，有长期抗生素应用史，多次住院治疗且入住重症监护病房3天后出现肺部炎症，降钙素原升高，以上特点支持鲍曼不动杆菌为致病菌，给予替加环素50mg 12小时1次联合头孢哌酮钠/舒巴坦钠3.0g 8小时1次静脉滴注治疗。辅助检查（2015-03-25）：血气分析：pH 7.47、PCO_2 35mmHg、PO_2 93mmHg、氧饱和度98.4%、吸氧浓度 29%；血常规示白细胞计数 9.47×10^9/L、中性粒细胞0.73；红细胞沉降率 23mm/h；降钙素原0.09ng/ml；白蛋白 31.2g/L。病人病情平稳，炎性指标降低，复查胸部CT（2015-04-01）示双肺病灶略有吸收，右侧胸腔积液吸收（图4-10-6）。病人2015-04-04、2015-04-07及2015-04-09痰培养均示正常菌群生长，未再培养出鲍曼不动杆菌。复查胸部CT（2015-04-09）病变较前吸收，空洞闭合（图4-10-7），好转出院。

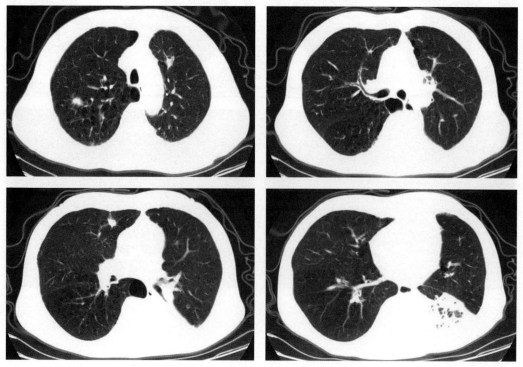

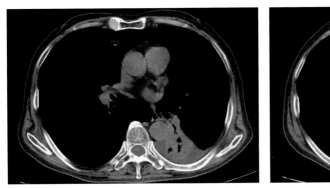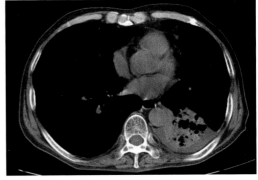

图4-10-6 病变较前吸收，右侧胸腔积液吸收（2015-04-01）

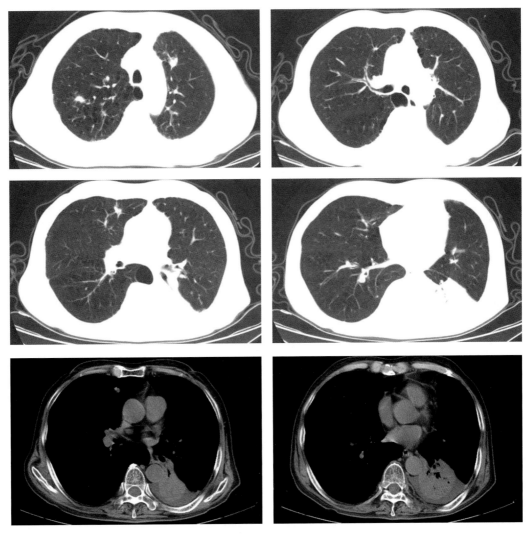

图4-10-7 病变较前吸收，空洞闭合（2015-04-09）

【分析】鲍曼不动杆菌是最容易在体表定植的革兰阴性杆菌，约1/4的正常成人可以定植该菌。长期应用广谱抗菌药物、皮质激素和免疫抑制剂、气管插管、气管切开、呼吸机的应用、静脉导管的留置等有创介入，使鲍曼不动杆菌感染的机会增加。入住ICU的病人50%以上存在细菌定植，而鲍曼不动杆菌的定植率也非常高。对ICU病人鲍曼不动

杆菌分布的调查结果显示，体表定植鲍曼不动杆菌的病人中，73.7%痰培养结果显示为鲍曼不动杆菌阳性。

呼吸道标本分离的鲍曼不动杆菌需要区别定植菌还是感染菌。鲍曼不动杆菌定植与感染存在明显相关性，鲍曼不动杆菌定植病人感染率随住院时间延长而增加。判断鲍曼不动杆菌肺部感染，除了有细菌感染的一般表现（如

发热，白细胞和（或）中性粒细胞、C反应蛋白增高）以外，应当参考以下几点：① 与肺炎相符合的临床症状、体征和影像学上出现新的，或持续的，或加重的肺部渗出、浸润、实变；② 宿主因素，包括基础疾病、免疫状态、先期抗菌药物使用、其他与发病相关的危险因素如机械通气时间等；③ 正在接受抗菌药物治疗的病人如果一度好转，复又加重，在时间上与鲍曼不动杆菌的出现相符合；④ 从标本采集方法、标本质量、细菌浓度（定量或半定量培养）、涂片所见等，评价阳性培养结果的临床意义；⑤ 2次以上痰培养显示纯鲍曼不动杆菌生长或鲍曼不动杆菌优势生长。对于鲍曼不动杆菌HAP或VAP治疗疗程缺乏明确的规范，应重点参考临床病情的改善，而非细菌学的清除，有学者推荐疗程不小于2周。

非多重耐药鲍曼不动杆菌感染可根据药敏结果选用β-内酰胺类抗生素等抗菌药物。MDRAB感染根据药敏选用头孢哌酮/舒巴坦、氨苄西林/舒巴坦或碳青霉烯类抗生素，可联合应用氨基糖苷类抗生素或氟喹诺酮类抗菌药物等。XDRAB感染常采用两药联合方案，甚至三药联合方案。两药联合用药方案有：①以舒巴坦或含舒巴坦的复合制剂为基础的联合，联合以下一种：米诺环素（或多西环素）、多黏菌素E、氨基糖苷类抗生素、碳青霉烯类抗生素等；② 以多黏菌素E为基础的联合，联合以下一种：含舒巴坦的复合制剂（或舒巴坦）、碳青霉烯类抗生素；③ 以替加环素为基础的联合，联合以下一种：含舒巴坦的复合制剂（或舒巴坦）、碳青霉烯类抗生素、多黏菌素E、喹诺酮类抗菌药物、氨基糖苷类抗生素。上述方案中，国内目前较多采用以头孢哌酮/舒巴坦为基础的联合方案和以替加环素为基础的联合治疗方案，临床有治疗成功病例，但缺乏大规模临床研究。PDRAB感染常需通过联合药敏试验筛选有效的抗菌药物联合治疗方案，也可结合抗菌药物PK/PD参数要求，尝试通过增加给药剂量、增加给药次数、延长给药时间等方法设计给药方案。

2.病例2：女，78岁。反复咳嗽、胸闷、喘憋30余年，再发并加重20天。病人30年前出现咳嗽、胸闷、喘憋，活动时明显，咳少许白色黏痰，多于感冒或剧烈活动后出现，当地卫生院口服药物治疗，可缓解。20天前病人感冒后再次出现喘憋、咳嗽，轻微活动即可出现明显喘憋，全身乏力，睡眠差，就诊于某县人民医院心内科，完善检查考虑"心力衰竭、心房颤动"，治疗期间病人氧合差，转入ICU治疗，行气管插管等治疗后好转出院。7天前病人"进食水果"后出现腹痛、腹泻，共腹泻7次，自服PPA，腹痛、腹泻症状好转，夜间出现喘憋并较前加重，伴乏力，咳嗽、咳少量白痰，以"呼吸衰竭"再次收入县人民医院，胸部CT（2017-12-15）示支气管扩张并感染表现，给予机械通气、头孢哌酮/舒巴坦抗感染、祛痰、平喘、抗凝、利尿、扩冠、呼吸兴奋等治疗，病人症状改善不理想，为行进一步诊疗，2017-12-21转

至上级医院住院诊治。既往史：有高血压病史10余年，最高收缩压达170mmHg，口服硝苯地平缓释片治疗，血压控制可。有糖尿病史10余年，口服消渴丸治疗，血糖控制可。查体：T 35.8℃，双肺呼吸音粗，可闻及干、湿啰音。

【诊断】AECOPD、Ⅱ型呼吸衰竭。

【诊断依据】老年女性，病史提示AECOPD、Ⅱ型呼吸衰竭。入院后给予无创呼吸机辅助呼吸。辅助检查：血气分析示pH 7.48、PCO_2 51mmHg、PO_2 96mmHg、BE 14.5mmol/L；PCT 0.02ng/ml；NT-proBNP 321ng/L。X线胸片：双肺纹理增多、紊乱，心影增大。心脏超声示左心增大，肺动脉高压（40mmHg），左心室收缩功能下降，EF 46%。病人体温正常，无明显咳嗽、咳痰，白细胞计数、PCT均在正常范围，中性粒细胞百分比稍高，外院已应用舒普深抗感染治疗7天，目前感染不明显，给予哌拉西林/他唑巴坦抗感染治疗，并给予扩张支气管、祛痰等药物对症治疗。入院2天后体温升高，最高达38.7℃。辅助检查：血气分析：pH 7.54、PCO_2 39mmHg、PO_2 81mmHg、BE 10.9mmol/L；PCT＜0.12ng/ml；NT-proBNP 5070ng/L；血常规：白细胞计数 13.0×10⁹/L、中性粒细胞0.93；凝血：凝血酶时间23.2秒、纤维蛋白原含量 5.27g/L；生化：白蛋白29.5g/L。入院第4天（2017-12-24），病人呈嗜睡状态，痰培养示多重耐药鲍曼不动杆菌。结合病人发热、血常规白细胞计数及中性粒细胞百分比升高，不除外致病菌可能，上报院感，严格进行隔离，避免交叉感染，根据药敏结果，改用米诺环素抗感染治疗。入院第5天，病人精神状态较前改善，体温峰值下降，最高37.6℃，辅助检查（2017-12-25）：血气分析：pH 7.43、PCO_2 55mmHg、PO_2 76mmHg、BE 9.8mmol/L；PCT 0.4ng/ml；NT-proBNP 1240ng/L；血常规：白细胞 11.9×10⁹/L、中性粒细胞0.95、血红蛋白97g/L、血小板94×10⁹/L；红细胞沉降率120mm/h；生化：白蛋白25.4g/L、酮体 1.36mmol/L、尿素氮11.65mmol/L、肌酐72.2μmol/L；凝血：纤维蛋白原含量 5.37g/L、凝血酶时间 17.4秒。X线胸片示双肺炎症，加用替加环素抗感染治疗。入院第7天，床旁超声：右侧胸腔积液，胆囊内少量积液，双下肢动脉内膜增厚，伴硬化斑块形成。心脏彩超：左心增大，升主动脉增宽，主动脉瓣退变，主动脉瓣狭窄（轻度）并反流（轻中度），二、三尖瓣反流（轻中度），肺动脉高压（轻度），卵圆孔未闭或重新开放可能。血气分析：pH 7.40、PCO_2 67mmHg、PO_2 66mmHg、BE 13.5mmol/L；PCT 1.2ng/ml；NT-proBNP 3520ng/L。病人体温升高持续4天，喘憋症状未见好转，新发肺部炎症，双肺明显干湿啰音，PCT较前升高，且病人存在抗生素长期应用史，考虑鲍曼不动杆菌为致病菌可能。病人无创呼吸机辅助呼吸下末梢血氧饱和度维持在81%～89%，呼吸频率快，为加强心肺功能支持，给予经鼻气管插管接呼吸机辅助呼吸，模式为SIMV+PSV+PEEP，参数为（VT 500ml、PS

12cmH₂O、PEEP 5cmH₂O、FiO₂ 60%），同时给予丙泊酚镇静减轻氧耗，病人末梢血氧饱和度升至96%。入院第8天，胸部CT（2017-12-28）示双肺炎症，双侧胸腔积液（图4-10-8）。辅助检查：血常规示白细胞计数 9.6×10⁹/L、中性粒细胞0.92，血红蛋白84g/L，血小板86×10⁹/L；红细胞沉降率69mm/h；PCT 4.3ng/ml；NT-proBNP 1540ng/L；尿常规：红细胞80.6个/HPF，尿隐血（＋＋）；痰革兰染色查见较多革兰阴性杆菌。加用舒普深联合抗感染治疗。入院第9天，痰培养示多重耐药鲍曼不动杆菌；PCT 2.5ng/ml；NT-proBNP 1250ng/L。入院第10天，将呼吸模式改为SPONT，PS 15cmH₂O、PEEP 5cmH₂O、FiO₂ 55%。辅助检查：PCT 1.1ng/ml；NT-proBNP 361ng/L。X线胸片示双肺野内见斑片状密度增高影，双肺炎症略好转。入院第11天，PCT 0.68ng/ml；NT-proBNP 755ng/L。入院第12天，呼吸模式SPONT，PS 14cmH₂O、PEEP 5cmH₂O、FiO₂ 45%。PCT 0.57ng/ml；NT-proBNP 2400ng/L。入院第13天，最高

体温37.1℃。PCT 0.41ng/ml；NT-proBNP 1660ng/L；红细胞沉降率52mm/h。病人应用自主呼吸模式生命体征较平稳，复查血气分析示氧和指数较前好转，脱机并行高流量吸氧。入院第18天，病人神志清，血气分析（吸入氧浓度40%）：pH 7.50、PCO₂ 49mmHg、PO₂ 55mmHg、BE 13.1mmol/L；红细胞沉降率28mm/h；PCT 0.20ng/ml。复查胸部CT：右肺下叶及左肺炎症略减少，右肺上叶炎症较前增加，右侧少量气胸，左侧胸腔积液增多，左肺下叶膨胀不全（图4-10-9）。入院第22天，血气分析（吸入氧浓度35%）：pH 7.46、PCO₂ 53mmHg、PO₂ 63mmHg、BE 13.2mmol/L；PCT 0.16ng/ml；NT-proBNP 439ng/L；凝血：D-二聚体 0.96mg/L、凝血酶时间24.7秒、纤维蛋白原含量1.81g/L、活化部分凝血活酶时间40.8秒；血常规：白细胞计数11.8×10⁹/L、中性粒细胞0.88、血红蛋白88g/L、血小板计数218×10⁹/L；红细胞沉降率12mm/h；生化：白蛋白26.3g/L、尿素氮11.74mmol/L。病人病情有所好转，炎性指标日趋好转，自动出院。

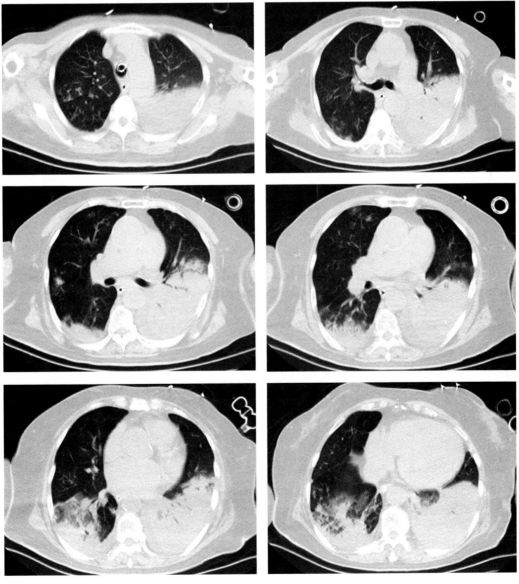

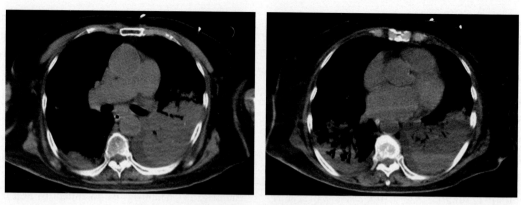

图4-10-8　双肺炎症，双侧胸腔积液（2017-12-28）

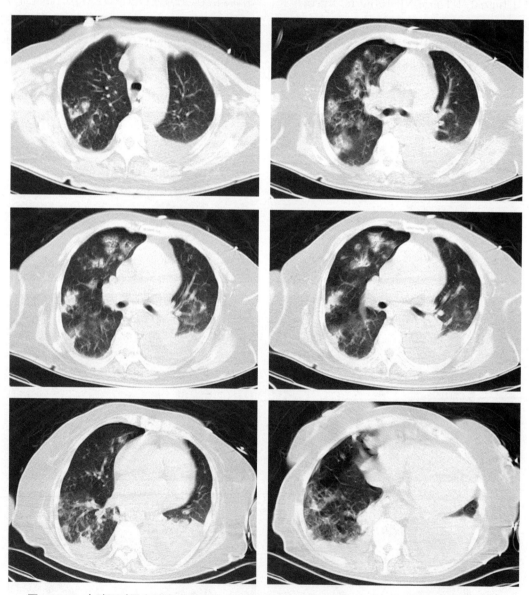

图4-10-9　右肺下叶及左肺炎症略减少，右肺上叶炎症较前增加，右侧少量气胸（2017-01-08）

【分析】鲍曼不动杆菌属于条件致病菌，感染来源包括内源性感染与外源性感染。前者是由潜在性病原微生物所致，常存在于有肺损伤或者气管插管病人的口咽部或者胃肠道。后者包括接触传播及空气传播。接触传播是鲍曼不动杆菌最常见的传播方式，见于病人之间或者病人与医务工作者之间，大部分因医疗器械、监测设备被污染、或未严格消毒、或病人之间共用器械所致。空气传播多由于空气中的尘粒可带有病原菌，通过飞沫等移动导致病原菌传播。鲍曼不动杆菌可广泛定植于ICU各种干燥或潮湿物体表面（如导管、机械通气设备等）和人体皮肤，往往是造成该菌在ICU传播的重要原因。

监护室内鲍曼不动杆菌感染危险因素包括：先前有鲍曼不动杆菌定植；免疫抑制；非计划入监护室；入监护室时存在呼吸衰竭；先前使用过抗生素；入ICU前有脓毒症；接受多项有创操作；先前使用过碳青霉烯类抗生素和第三代头孢菌素；老年；长时间居住ICU。

多药耐药鲍曼不动杆菌肺部感染相关危险因素分为宿主自身因素和医源性因素两大类。宿主自身危险因素主要包括高龄、基础疾病、免疫功能低下、免疫防御功能受损。高龄病人往往免疫力低下并伴有心血管系统、呼吸系统等慢性基础疾病，易感染且病情重，而致住院时间延长。住院时间延长，病人长期处于多药耐药鲍曼不动杆菌定植的环境中，会增加此菌的感染风险。医源性因素是引起多药耐药鲍曼不动杆菌医院感染的另一重要原因，如侵入性操作、长期使用抗菌药物、激素/免疫抑制剂的使用及某些临床干预治疗

等。侵入性操作包括气管插管、呼吸机的使用、纤维支气管镜、鼻饲管、留置导尿管、静脉留置针等。这些有创操作给相应部位的定植菌提供了入侵机会。长期使用广谱抗生素容易使细菌产生耐药基因，从而产生耐药性，而且对多种抗生素耐药。过多的临床干预治疗如输血、肠内营养、有创血压监测、水疗等治疗手段，均可传播鲍曼不动杆菌。

目前临床上对于鲍曼不动杆菌的定植或感染尚无检测的金标准。鲍曼不动杆菌的定植能力强，许多病人存在鲍曼不动杆菌定植，但菌株的繁殖尚未达到发生病理改变的程度，此时的病人并无明显的临床症状发生，易被临床所忽视。一旦发现鲍曼不动杆菌培养数量接近临界值 $10^5 \sim 10^6$ CFU/ml，则应主动给予药物干预，可有效降低院内感染的发生率，明显改善鲍曼不动杆菌的耐药性。

（滨州医学院附属医院呼吸科 刘伟丽 提供）

3.病例3：男，60岁。反复憋喘50余年，加重伴咳嗽、咳痰1周，发热1天。病人自幼有哮喘病史，10余年前诊断为COPD，同时行左侧肺大疱切除术。长期使用无创呼吸机辅助通气，规律吸入舒利迭。2017-09-22出现COPD症状急性加重，辅助检查（2017-09-23）：血常规示白细胞计数 17.89×10^9/L、中性粒细胞 0.88；降钙素原 4.34ng/ml；C反应蛋白 190.3mg/L；红细胞沉降率 112mm/h。给予哌拉西林/他唑巴坦2.5g 每日2次抗感染治疗。2017-09-28出现发热，体温39℃，辅助检查：血常规示白细胞计数 26.45×10^9/L、中性粒细胞 0.89；降钙素原 0.57ng/ml；C反应蛋白 95mg/L，入院诊治。2017-09-29行胸部CT检查（图4-10-10）。

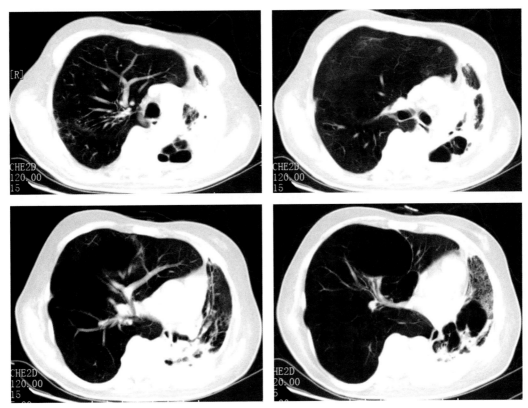

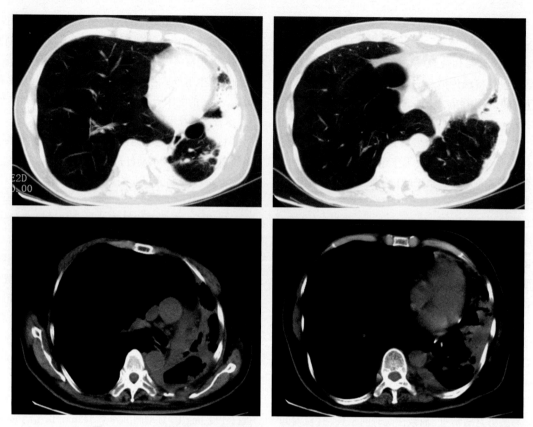

图4-10-10 左肺毁损，右肺肺气肿、肺大疱，纵隔左移（2017-09-29）

【诊断】AECOPD。

【诊断依据】老年男性，既往有COPD病史，发热、咳嗽，炎性指标明显升高，诊断明确。病人经哌拉西林/他唑巴坦治疗后，降钙素原和CRP等炎性指标较前降低，但发热明显，入院后（2017-09-28）给予吸氧、心电监护、无创呼吸机辅助通气，停用哌拉西林/他唑巴坦，改为美罗培南 0.5g12小时1次静脉滴注3天，体温降至38℃。辅助检查（2017-09-30）：血常规示白细胞计数 25.68×10⁹/L、中性粒细胞 0.91；降钙素原 2.09ng/ml；C反应蛋白＞200mg/L；痰培养：正常菌群生长：革兰染色G⁺85%、G⁻15%；无真菌生长，抗酸杆菌未找到；血培养阴性。将美罗培南改为0.5g 8小时1次（2017-10-01），加用替考拉宁 0.2g 12小时1次联合治疗3天，体温波动于38.5℃左右。辅助检查（2017-10-04）：血常规示白细胞计数 21.52×10⁹/L、中性粒细胞 0.87；降钙素原＜0.05ng/ml；C反应蛋白 112.8mg/L；痰培养见鲍曼不动杆菌，对头孢他啶、环丙沙星、左氧氟沙星、头孢哌酮/舒巴坦、氨苄西林/舒巴坦、头孢吡肟、亚胺培南、美罗培南、庆大霉素、妥布霉素、复方新诺明敏感，对头孢曲松中介，对头孢唑林、头孢替坦耐药。病人联用替考拉宁体温不降反升，痰培养查到鲍曼不动杆菌，属敏感菌

株，考虑定植可能，原因不除外应用碳青霉烯类药物及免疫低下所致。停用替考拉宁，加用莫西沙星治疗，体温降至正常，痰培养（2017-10-05）：正常菌群生长；革兰染色 G⁺80%、G⁻20%。2017-10-08病人体温再度升至38.5℃，改用可乐必妥0.5g每日1次静滴治疗，体温下降后回升。2次痰培养（2017-10-11、2017-10-13）均见鲍曼不动杆菌，对上述抗菌药物均耐药。病人体温波动于37.5～38℃，不除外鲍曼不动杆菌由定植菌转变为感染菌可能，且为广泛耐药鲍曼不动杆菌，给予替加环素50mg 12小时1次和头孢哌酮/舒巴坦钠3.0 8小时1次联合治疗（2017-10-16）。辅助检查（2017-10-17）：血常规示白细胞计数 22.51×10⁹/L、中性粒细胞 0.91；降钙素原 0.18ng/ml；C反应蛋白74.6mg/L。胸部CT示病变较前略有吸收（图4-10-11）。病人咳嗽、咳痰症状改善，3天后体温降至正常。痰培养（2017-10-19）见鲍曼不动杆菌，对氨苄西林/舒巴坦、庆大霉素、妥布霉素、亚胺培南、美罗培南敏感，对头孢曲松、头孢他啶、头孢吡肟中介，对环丙沙星、左氧氟沙星、头孢唑林、复方新诺明耐药。血常规（2017-10-30）：白细胞计数 6.68×10⁹/L、中性粒细胞 0.89。病人无发热，咳嗽、咳痰较前好转，炎性指标较前好转，病情尚平稳，出院。

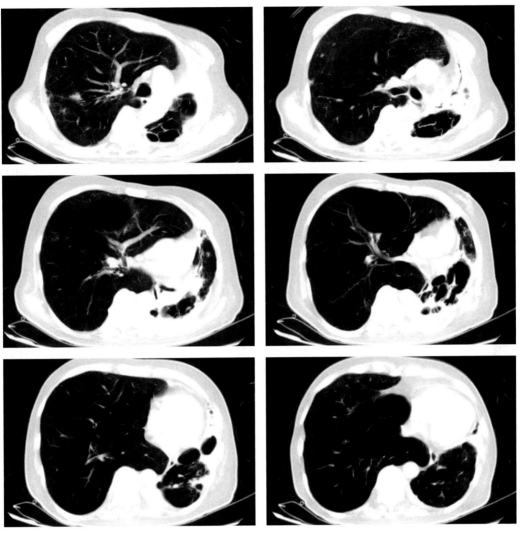

图4-10-11 病变较前略有吸收（2017-10-17）

【分析】多重耐药革兰阴性菌越来越受到医疗服务和社区健康管理的关注。多重耐药革兰阴性菌感染延长病人的住院时间，增加其医疗费用和死亡率。美国疾病预防控制中心（CDC）报告每年因耐药菌感染导致的直接死亡人数约为23 000。鲍曼不动杆菌由于其天然和获得性耐药以及超强的适应能力，已成为最常见的多重耐药细菌。近年来，鲍曼不动杆菌对常用抗生素的耐药率不断升高，约63%的不动杆菌为多重耐药菌，导致临床抗感染治疗失败，病死率高达10%~43%。多重耐药不动杆菌为医疗健康的最大威胁。

鲍曼不动杆菌对碳青霉烯类的耐药机制包括产生β-内酰胺酶，尤其是获得性D类碳青霉烯水解酶、金属β-内酰胺酶及少见的A类碳青霉烯酶；与孔蛋白丢失或表达减少相关的外膜渗透性降低以及外排泵的过度表达。鲍曼不动杆菌能先天或后天产生碳青霉烯酶，从而对碳青霉烯类抗生素耐药。鲍曼不动杆菌通过染色体编码OXA-5基团表达低水平的碳青霉烯酶，通过插入序列获得增强启动子，与β-内酰胺酶类似，使得碳青霉烯的最小抑菌浓度升高。当

鲍曼不动杆菌的质粒获得了某种OXA基团，β-内酰胺酶基因也会对碳青霉烯产生耐药。近来有研究发现无OXA基团的鲍曼不动杆菌能从大肠埃希菌获得对碳青霉烯的耐药性，如新德里金属β-内酰胺酶1（NDM-1）。鲍曼不动杆菌获得的其他类型的金属β-内酰胺酶也有报道。

舒巴坦是1978年由Englikh发现的一类人工合成的、不可逆的竞争性β-内酰胺酶抑制剂，本身的抗菌活性弱，但对淋球菌及不动杆菌属具有杀菌作用，其对大多数细菌产生的绝大多数β-内酰胺酶具有强大的抑制作用，故舒巴坦联合氨苄西林或头孢哌酮一起使用以减轻A型β-内酰胺酶的水解作用，扩大了抗菌谱。舒巴坦除了可以抑制鲍曼不动杆菌所产生的β-内酰胺酶活性以外，还可与鲍曼不动杆菌的青霉素结合蛋白2a结合，从而表现出对鲍曼不动杆菌的独特杀菌作用。舒巴坦对MDRAB的敏感性减低可能与近年来在临床上被广泛应用有关，加大药物剂量或联合用药可提高疗效。舒巴坦联合美罗培南或多黏菌素均具有显著杀菌效果，但是由于多黏菌素具有肾毒性，舒巴坦联合

美罗培南可能是更好的抗菌组合。鲍曼不动杆菌来源的头孢菌素酶（ADC）与对舒巴坦的耐药有关。也有报道称青霉素结合蛋白的表达以及TEM-1β-内酰胺酶的产生均与鲍曼不动杆菌对舒巴坦耐药有关。

替加环素是继米诺环素后的另1个四环素衍生物，同时它也是新型甘胺酰环素家族中第1个被用于临床的抗生素。相较于四环素和米诺环素，替加环素的杀菌活性更强，与其他四环素类或其他抗菌药物不易产生交叉耐药。替加环素有效对抗四环素类两大耐药机制，即核糖体保护和外排泵机制。替加环素与核糖体结合位置不同，结合方式独特，具有很高的结合力。外排泵无法识别替加环素，不会将其泵出。

2005年6月，经美国食品药品监督管理局批准通过，替加环素被用于治疗皮肤和软组织感染，2009年，其被用于治疗社区获得性肺炎。2012年，鲍曼不动杆菌感染诊治与防控专家共识推荐将替加环素用于治疗鲍曼不动杆菌感染所致的肺部、颅脑、泌尿系统等疾病。替加环素可通过与鲍曼不动杆菌的核糖体30S亚基结合，阻断tRNA进入核糖体A部位，进而抑制氨基酸残基肽链形成，最终导致蛋白翻译过程受阻，继而抑制细菌蛋白质合成，达到杀菌或抑制细菌增殖的作用。替加环素特别对鲍曼不动杆菌等多重耐药及泛耐药病原菌的抗菌效果明显。替加环素联合头孢哌酮/舒巴坦钠在治疗鲍曼不动杆菌感染更具优越性。

随着替加环素的广泛应用，鲍曼不动杆菌对替加环素的耐药率不断增加。RND家族主动外排泵是其主要的耐药机制。鲍曼不动杆菌对替加环素耐药与AdeABC外排泵系统相关，将ISAba-1插入到AdeABC操纵子上游或AdeABC外排泵系统中AdeR突变点（Pro116→Leu）和AdeS突变点（Thr153→Met或Gly30→Asp）引起外排泵的过度表达，导致耐药率升高。鲍曼不动杆菌对替加环素耐药的机制除与RND外排泵相关外，还包括ATP结合盒家族的MacAB-TolC外排泵中的macB表达上调、黄素依赖的单加氧酶TetX和TetX1的产生有关。在没有外排泵参与的情况下，rpsJ基因突变是替加环素耐药的主要因素。rpsJ基因缺失突变不依赖于细菌种类，具有高度特异性耐药。此外，质子泵抑制剂可以浓度依赖的方式减弱替加环素的体外活性，因此建议体内避免与质子泵抑制剂联用以增加其对鲍曼不动杆菌的活性。

目前，鲍曼不动杆菌对替加环素的耐药率尚不超过20%，而临床治疗有效率可达60%以上，临床疗效确切，因此可作为治疗多重耐药鲍曼不动杆菌的有效方案。

（上海浦东医院呼吸科 沈 瑶 提供）

4.病例4：男，71岁。突发意识障碍、右侧肢体活动障碍4小时。病人4小时前劳动后出现意识障碍及右侧肢体活动障碍，进行性加重。行颅脑CT检查提示左顶脑出血、脑疝，收入脑外科。查体：浅昏迷状态，刺痛后可睁眼，双侧瞳孔等大等圆，直径约3mm，对光反射存在，颈部无抵抗感，双肺呼吸音略粗，腹部平软，右侧肢体刺痛后肌力1级，左侧肢体刺痛后可活动。入院后（2017-12-17）完善相关辅助检查，即行全身麻醉下颅内血肿清除术＋去骨瓣减压术。术中见血肿位于左顶叶，术中清除血肿量约70ml，血肿腔见少量畸形血管，给予切除并送检。术后转入重症医学科，给予舒普深预防感染，硝酸甘油控制血压，甘露醇降低颅内压，以及抑酸、化痰、补液、纠正低蛋白血症及维持电解质平衡等治疗。次日行胸部CT检查（图4-10-12）。

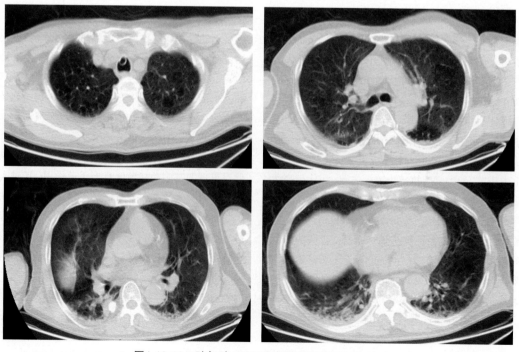

图4-10-12 肺气肿，双下肺炎表现（2017-12-18）

【诊断】脑出血术后；肺气肿；肺部炎症。

【诊断依据】老年男性，突发脑出血，行相关手术处理，诊断明确。辅助检查（2017-12-20）：降钙素原0.47ng/ml；入院后3次痰培养（2017-10-18、2017-10-23、2017-10-24）均查见产ESBLs大肠埃希菌（＋＋＋）；脑脊液检查（2017-12-26）：红色、浑浊、有核细胞计数2046×10⁶/L、多核细胞0.91、潘氏试验（＋＋）。胸部CT（2017-12-24）示病变略有吸收（图4-10-13）。鉴于病人病情重，手术创伤大，手术时间长，一般情况差，2017-12-26将抗生素升级为万古霉素联合美罗培南抗感染治疗。辅助检查（2017-12-27）：降钙素原1.23ng/ml；脑脊液检查：红色、浑浊、有核细胞计数1775×10⁶/L、多核细胞0.77、潘氏试验（＋＋）。病人多次痰真菌培养示光滑念球菌，且G＋GM试验较高，2017-12-28加用卡泊芬净抗真菌治疗。病人病情危重，为纠正低氧血症和CO_2潴留、利于排痰和肺复张，行气管插管。2017-12-29行气管切开。脑脊液检查（2018-01-01）：红色、浑浊、有核细胞计数2136×10⁶/L、多核细胞0.85、潘氏试验（＋＋＋）。脑脊液生化：蛋白3.77g/L、葡萄糖1.54mmol/L。复查降钙素原（2018-01-04）0.11ng/ml；胸部CT：双肺炎症，较前范围稍增大；双肺肺气肿、肺大疱；双侧少量胸腔积液，较前未见明显变化（图4-10-14）。头颅CT：颅内血肿清除术＋去骨瓣减压术后改变，原颅内血肿、双侧侧脑室积血较前好转；双侧颞叶、右侧额叶多发血肿，双侧额、顶、颞部、大脑镰旁硬膜下血肿，

蛛网膜下腔出血；脑内多发缺血、梗死灶。脑脊液检查：淡红色、浑浊、有核细胞计数420×10⁶/L、多核细胞0.90、潘氏试验（＋＋）。病人病情稳定，2018-01-05将抗生素调整为舒普深＋斯沃＋卡泊芬净抗感染治疗。2018-01-08和2018-01-09痰培养均查见鲍曼不动杆菌，仅对替加环素中介。胸部CT（2018-01-10）示病变较前略有进展（图4-10-15）。病人仍处于昏迷状态，家属要求自动出院。病人2018-01-17再次入院，2018-01-20痰培养：鲍曼不动杆菌（＋＋＋＋），对阿米卡星、替加环素敏感，对哌拉西林/舒巴坦、头孢哌酮/舒巴坦中介；铜绿假单胞菌（＋＋＋＋），仅对亚胺培南中介，余皆敏感。脑脊液检查：黄色、有核细胞计数10 946×10⁶/L、多核细胞0.92、潘氏试验（＋＋＋）。脑脊液生化：蛋白4.03g/L、葡萄糖0.09mmol/L。2次脑脊液细菌培养：鲍曼不动杆菌，仅对替加环素敏感。根据药敏结果调整抗生素，应用依替米星、舒普深联合抗感染治疗。鉴于病人颅内和肺部感染较重，2018-01-21 10:51行腰大池引流。脑脊液检查：黄色、浑浊、有核细胞计数56 987×10⁶/L、多核细胞0.96、潘氏试验（＋＋＋）。15:30血压突然降至47/24mmHg，给予去甲肾上腺素、多巴胺持续泵入，血压升至96/53mmHg。2018-01-24 9:40病人家属强烈要求停用升压药物，放弃治疗，病人血压逐渐下降，10:10左右病人血压不能测及，随后血氧饱和度、心率逐渐下降，10:53病人心电活动消失，心电图呈直线，宣布临床死亡。

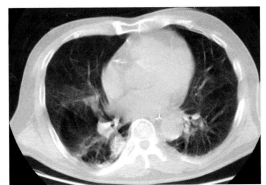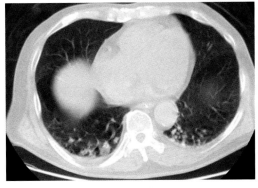

图4-10-13　病变较前略有吸收（2017-12-24）

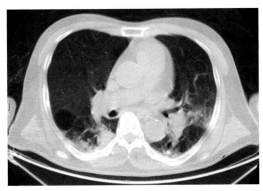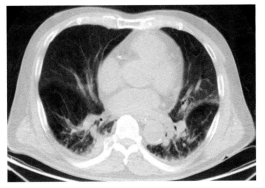

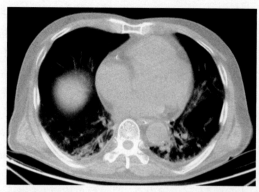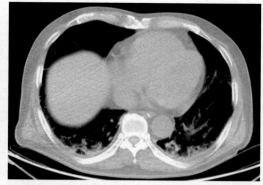

图4-10-14　双肺病变较前稍进展（2018-01-04）

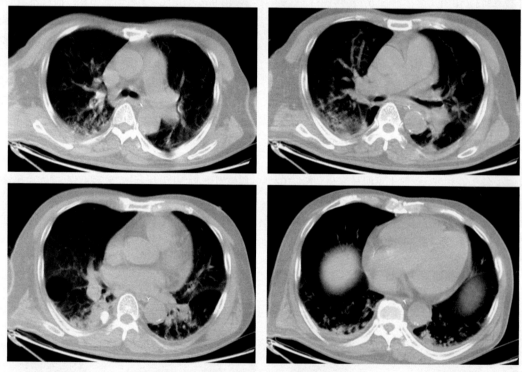

图4-10-15　病变较前略有进展（2018-01-10）

【分析】本例入院后第2天痰培养即查到产ESBL大肠埃希菌，此后痰培养2次阳性，但病人炎性指标和肺部影像学变化不明显，结合病人影像学有肺气肿表现，不除外既往抗生素治疗所致大肠埃希菌气道定植可能。潘氏试验，又称Pandy试验，是指脑脊液中的蛋白测定，也称球蛋白定性试验。正常脑脊液含有极微量的蛋白质，其中以白蛋白为主，潘氏试验为阴性反应。化脓性脑膜炎、结核性脑膜炎及颅内出血等，均见蛋白质增加，且多为球蛋白增加，球蛋白遇酚而变性，出现沉淀而成阳性。病人脑脊液检查示白细胞数升高、潘氏试验阳性，提示颅脑感染，经抗生素治疗后，白细胞数和蛋白含量一度有所降低，但痰培养查到泛耐药鲍曼不动杆菌后，病人病情加重，随之脑脊液亦查到泛耐药鲍曼不动杆菌，有核细胞计数进行性升高，蛋白含量升高，葡萄糖含量显著降低，提示感染加重，鲍曼不动

杆菌为颅脑感染致病菌，且病人最终死于颅脑感染。

鲍曼不动杆菌是引起颅脑术后病人颅内感染的最常见病原菌。2012年《中国鲍曼不动杆菌感染诊治与防控专家共识》指出，鲍曼不动杆菌颅内感染最重要的高危因素为外伤或手术导致血脑屏障破坏及术后留置引流管，其他还包括术后大剂量糖皮质激素应用、术后脑脊液漏、广谱抗菌药物使用等。该病人为老年男性，脑出血术后入住重症监护病房，行气管切开、气管插管、留置中心静脉导管、鼻饲饮食、应用广谱抗生素，具有鲍曼不动杆菌感染的多种高危因素；除此之外，病人存在血-脑屏障在病理状态下受到破坏，具有一定程度的开放性，细菌可经颅底逆行进入颅内，进而引起颅内感染。

鲍曼不动杆菌颅内感染的抗菌治疗需根据药敏结果选择敏感、易透过血-脑屏障的抗菌药物。如为耐药鲍曼不

动杆菌感染,推荐联合治疗,疗程往往需要4～6周。病人入院后先后应用万古霉素联合美罗培南、卡泊芬净以及舒普深联合利奈唑胺、卡泊芬净抗感染治疗。美罗培南与亚胺培南均属于碳青霉烯类药物,与亚胺培南相比,美罗培南在脑脊液中浓度较高,对中枢神经系统毒性较低,故美罗培南在颅内感染中的应用较为广泛。利奈唑胺可有效覆盖临床常见的G⁺球菌,包括MRSA及多药耐药的肺炎链球菌,但对G⁻菌包括鲍曼不动杆菌没有临床疗效,且其在脑脊液中的浓度尚不明确,故与美罗培南联用不能增加其对鲍曼不动杆菌的抗菌疗效。

该病人培养出泛耐药鲍曼不动杆菌,仅对阿米卡星及替加环素敏感,对碳青霉烯类耐药。替加环素在人体中分布广泛,但其透过血脑屏障的能力较差,不能用于耐碳青霉烯鲍曼不动杆菌所致脑膜炎的治疗。但另有个案研究认为,在炎症状态下,血脑屏障通透性增加,可使替加环素透过血脑屏障的能力增加。另外,替加环素对铜绿假单胞菌天然耐药,故本例选用依替米星、舒普深联合抗感染治疗,但病人病情较重、进展较快,治疗无效,临床死亡。

5.病例5:男,52岁,咳嗽、咳痰、发热20小时。病人2015-09-07下午14:00左右无明显诱因出现咳嗽、咳黄痰、畏寒、发热,伴乏力、食欲缺乏、胸闷、气急、中上腹痛。2015-09-08晨9:00许上述症状加重,就诊于当地医院,测体温39℃,胸部CT提示右肺上叶大叶性肺炎,右肺中叶少许炎症,右肺门增大,给予左氧氟沙星0.5g静脉滴注抗感染、口服酚氨咖敏片解热及补液等对症治疗后,收入院。既往有烟酒嗜好。入院查体:T 37.9℃,R 40次/分,P 102次/分,BP 120/82mmHg,两肺呼吸粗,均可闻及湿啰音,右肺明显。腹平,腹肌紧张,上腹压痛明显,肝脾肋下未触及。辅助检查:血常规:白细胞计数 3.7×10⁹/L、中性粒细胞 0.88、血红蛋白 159g/L、血小板 70×10⁹/L;C反应蛋白>200mg/L;降钙素原 41.04ng/ml;生化:谷丙转氨酶 54U/L、总胆红素 49.2μmol/L、肌酸激酶 227U/L、CK同工酶 20U/L、乳酸脱氢酶 464U/L、淀粉酶 73U/L、尿素氮 16.8mmol/L、肌酐 128μmol/L、葡萄糖 5.97mmol/L;血气分析:pH 7.485、PCO₂ 25.4mmHg、PO₂ 58.9mmHg、碳酸氢根 18.9mmol/L、SaO₂ 95.7%、全血乳酸 5.9mmol/L。腹部B超示腹腔胀气。

【诊断】社区获得性肺炎;Ⅰ型呼吸衰竭。

【诊断依据】中年男性,既往体健,社区发病,起病急,病程短,胸部CT提示大叶性肺炎,查体两肺可闻及湿啰音,辅助检查外周血中性粒细胞比例增高,CRP和降钙素原明显升高,社区获得性肺炎诊断明确。血常规提示白细胞及血小板偏低,肾功能、胆红素升高,氧分压偏低,乳酸偏高,提示感染严重,予面罩吸氧(8L/分)、行血培养及痰培养、亚胺培南西司他丁 1.0g 8小时1次静滴抗感染并化痰、护胃、护肝、补液等对症支持治疗。入院第2天病人血压偏低,90～100/60～70mmHg,咳嗽较前有所减少,痰转白,痰量有所减少,胸闷、气急稍有缓解,吸氧5L/min,经皮血氧饱和度95%,两肺呼吸音粗,湿啰音较入院时明显减少。入院第3天血培养及痰培养回报均为鲍曼不动杆菌,对哌拉西林、哌拉西林/他唑巴坦、氨曲南耐药,替卡西林/克拉维酸中介,余皆敏感。入院第4天(2015-09-12)体温降至正常,复查胸部CT示右肺上叶大叶性肺炎,较前略有吸收,双侧胸腔少量积液(图4-10-16)。辅助检查:血常规示白细胞计数 17.7×10⁹/L、中性粒细胞 0.92、血红蛋白 119g/L、血小板 51×10⁹/L;C反应蛋白 53mg/L;降钙素原 4.86ng/ml;血气分析:pH 7.466、PCO₂ 34.9mmHg、PO₂ 99.6mmHg、全血乳酸 3.4mmol/L;生化、肾功能:白蛋白 23.4g/L、尿素氮 9.8mmol/L、肌酐 49μmol/L。根据血培养及痰培养结果,鲍曼不动杆菌感染明确,药敏提示亚胺培南西司他丁敏感,治疗后症状、体征明显好转,血气分析、肾功能好转,CRP及PCT均下降,肺部炎症有所吸收,继续目前治疗。双侧胸腔积液考虑重症感染、低蛋白血症所致,加强营养治疗。病人左眼结膜疼痛、发红、瘙痒,加用左氧氟沙星滴眼液对症治疗。5天后复查胸部CT示右肺上叶实变影,较前吸收,双侧侧胸腔少量积液(图4-10-17)。左眼上睑皮肤破溃、红肿,结膜囊大量分泌物,左眼角膜荧光素染色(+),前房(-)。考虑左眼睑腺炎,角膜炎。给予泪道冲洗(左眼欠通畅,右眼通畅),加用阿昔洛韦和贝复舒眼药水治疗。继续治疗2天,病人左眼仍疼痛,伴视力下降,考虑重症感染后抵抗力下降,继发病毒感染,加用更昔洛韦 0.3g 12小时1次静脉滴注抗病毒治疗。查体肺部未闻及干湿啰音。辅助检查:C反应蛋白94mg/L;白蛋白 28.1g/L;肾功能、电解质基本正常。病人感染控制良好,停用亚胺培南西司他丁,给予头孢他啶 2.0g 每日2次联合左氧氟沙星 0.5g 每日1次静脉滴注。2015-09-23复查胸部CT示炎性病变变化不明显,胸腔积液基本吸收。辅助检查:C反应蛋白 45mg/L;降钙素原 0.17ng/ml;血培养阴性,病人炎性指标明显下降,病情稳定,好转出院。2个月后复查胸部CT(2015-11-20)示病变较前吸收(图4-10-18)。2个月后再次复查胸部CT(2016-01-14)示病变进一步吸收(图4-10-19)。

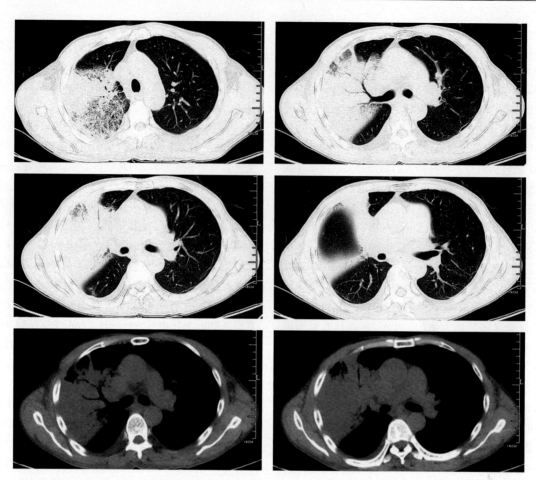

图4-10-16　右肺上叶实变影,内见支气管充气征,双侧少量胸腔积液(2015-09-12)

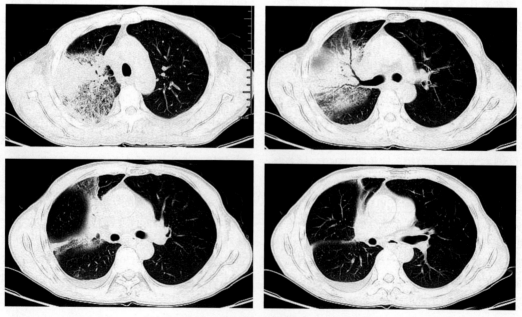

图4-10-17　右肺上叶实变影,较前吸收,双侧侧胸腔少量积液(2015-09-17)

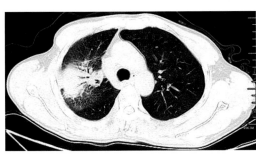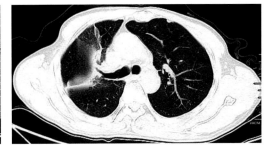

图4-10-18 右肺上叶实变影，较前吸收（2015-11-20）

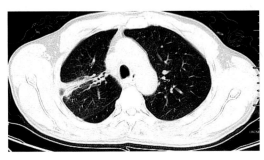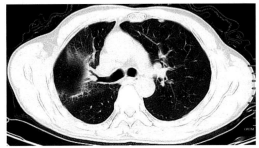

图4-10-19 病变进一步吸收（2016-01-14）

【分析】社区获得性鲍曼不动杆菌肺炎（CAP-AB）通常影响老年合并基础疾病病人，如糖尿病、肾病、恶性肿瘤或潜在的呼吸系统疾病。吸烟和酗酒也是公认的危险因素。有研究表明，接触土壤和蔬菜等环境资源亦是危险因素。有趣的是，鲍曼不动杆菌在战争和自然灾害中被发现。据报道，从伊拉克和阿富汗战区遣返的伤员中，大面积暴发鲍曼不动杆菌深部创伤感染、烧伤感染和骨髓炎。最初认为，它可能源于与战区污染土壤的接触，但现在认为战场医院环境污染和医疗救援转运污染是感染鲍曼不动杆菌的主要原因。Peleg等报道了多药耐药鲍曼不动杆菌通过交叉感染从战区遣返的受伤军人传播到平民医院。该例没有基础疾病，但病人有烟酒嗜好，是CAP-AB发生的危险因素。

CAP-AB在澳大利亚、亚洲和中东等热带和亚热带地区多见。20世纪90年代，澳大利亚达尔文市CAP-AB占所有细菌性肺炎的10%，占革兰阴性杆菌肺炎的21%。尽管在气候温暖的国家发病率较高，但在北美也有报道病例。Serota等回顾性分析了北美报道的19例CAP-AB病例。大多数病例发表于1959—1981年，最近的报道发表于1999年。大多数病人为中年人（54岁），男性（15/19）居多，多有饮酒史（10/19）。除了2名病人外，所有病人病情均在3天内迅速进展。15名需要呼吸支持的病人中11人行机械通气，死亡率高达42%。

CAP-AB有明显的季节性，更易发生在温暖和湿润的月份，在这几个月中有71.4%～88%的病人住院。大多数病人出现急性发热、气短、咳嗽和胸痛。新加坡对2007年1月至2008年9月发现的8例CAP-AB的研究表明，7例病人有菌血症，5例痰培养阳性，5例发生在温暖的6～9月份，没有病人发病在10月到2月期间。6例病人临床表现为脓毒性休克、乳酸酸中毒、急性肾损害和呼吸衰竭。所有病人都入住ICU病房，5例病人最终死亡。CAP-AB具有侵袭性强、死亡率高的特点，其中大多数病人在入院后48小时内死亡。

有学者将中年男性、酒精滥用（特别是狂饮）、吸烟、急性起病迅速进展、温暖潮湿的环境和右肺浸润为主等特点称为CAP-AB综合征。全球化、气候变化和日益普遍的酒精滥用可能导致这种综合征日益增多。

CAP-AB的预后取决于对鲍曼不动杆菌有效的适当抗生素的使用。治疗方面可以经验性应用氨苄西林/舒巴坦、第三代头孢、氨基糖苷类、氟喹诺酮类和碳青霉烯类抗生素。CA-AB菌株对抗生素的敏感性明显高于HA-AB菌株。Farrugia等对澳大利亚北部一株CA-AB菌株的完整基因组序列进行了描述，发现该菌株缺乏鲍曼不动杆菌耐药岛（AbaR）。鲍曼不动杆菌耐药岛可以编码对多种抗生素的耐药性，包括氨基糖苷类、β-内酰胺类、磺胺类和四环素类药物。鲍曼不动杆菌耐药岛的缺乏可能部分解释了为什么社区鲍曼不动杆菌菌株对抗生素更敏感。本例发生在我国南方地区，时间为9月份，病情进展较快，临床表现为血压偏低，乳酸偏高，急性肾损害和I型呼吸衰竭，痰培养和血培养均阳性，先后应用碳青霉烯类、第三代头孢和氟喹诺酮类药物治疗后病情好转，社区获得性鲍曼不动杆菌肺炎诊断正确。

（温州医科大学附属第五医院抗生素临床应用
指导中心 黄金伟 提供）

第十一节 军团菌属

军团菌科（legionellaceae）隶属于细菌界，变形菌门，γ-变形菌纲，军团菌目。军团菌科属于嗜常温、可运动、不分解糖类、专性需氧、营养要求高的革兰阴性杆菌。军团菌科与柯克斯体科关系最近，两科共同组成军团菌目。许多军团菌样细菌只能在自由生活阿米巴（free-living ameba, FLA）体内生长，称为军团菌样的阿米巴致病菌（legionella-like amoebal pathogens, LLAPs）。溶解军团菌（30℃生长，而非37℃）是一种LLAP，可导致人类疾病。军团菌科包括一个属，即军团菌属（Legionella），含58个种和3个亚种，70多个血清型。嗜肺军团菌（L.pneumophila）、米克戴德军团菌（L.micdadei）、长滩军团菌（L.longbeachae）、博杰曼军团菌（L.bozemanae）和杜莫夫军团菌（L.dumoffii）是临床最重要的军团菌。军团菌属DNA G＋C含量为39～43mol%，代表菌种为嗜肺军团菌。

一、军团菌简介

军团菌（legionella）是一种广泛存在于自然界中的机会致病菌，能引起以发热和呼吸道症状为主的疾病，称军团病（Legionnaires diseases, LD），其中最为多见和严重的临床类型为以肺部感染为主同时伴有全身多系统损害的军团菌肺炎。LD起因于1976年7月23日美国费城58届退伍军人年会参加者中发生了一种以发热、咳嗽、腹泻及呼吸困难为主的疾病暴发，90%的病例胸部X线片检查都显示出肺炎迹象，大会总部所在Bellevue-Stratford酒店附近的居民中有36人也出现了相同症状，最终导致221发病、34人死亡，病死率高达15%。当时由于原因不明，被称为退伍军人病，亦称军团病。在费城肺炎暴发几个月后，美国疾病控制和预防中心（CDC）的Joseph McDade及其同事于1977年1月首次从死者肺部组织中分离到一种新的革兰阴性菌，并确定该菌是导致此次暴发的病原体，该菌亦从宾馆空调冷却塔水中分离到。1978年，国际上正式将该病原体命名为嗜肺军团菌（legionella pneumophila, LP），为新的呼吸道细菌传染病，之后世界各地陆续有病例报道。随后对保留的以前标本的重新分析显示，该菌不是新发现，其历史可以追溯到1947年的一起不明原因肺炎，首次以该菌描述的流行出现于1957年。另外，1965年7月至8月发生在华盛顿特区圣伊丽莎白医院的暴发性肺炎（在78名感染者中造成16人死亡），1968年发生在美国密西根州庞蒂克城卫生局大楼中的庞蒂亚克热（pontiac fever）及一些散发病例均由军团菌引起。我国于1982年在南京首次从1例肺炎病人中分离到嗜肺军团菌。军团病是近30年新发的传染病之一，多个国家已将军团菌肺炎定为法定传染病。

二、微生物学特点

1.**形态与染色** 军团菌为革兰阴性杆菌，长2～4μm，宽0.3～0.4μm，呈杆状或长丝状，菌端钝圆，有的略弯曲，并常见到中间大而两端渐细的纺锤状菌体（图4-11-1）。不形成芽胞和荚膜，有端生或侧生鞭毛，能运动。革兰染色着色浅，延长复染时间或用0.05%碱性复红单染能增加着色强度。染色后可见菌体有空泡，不同生长阶段的细菌可出现多形性，如菌丝状、短菌丝状等。军团菌细胞壁成分与其他革兰阴性杆菌不同，内含有大量支链脂肪酸，此点与分枝杆菌相似，但其不抗酸，抗酸染色阴性。苏丹黑、碱性沙黄染色可见菌体内有蓝黑色或蓝灰色脂滴。其细胞壁具有独特的脂肪酸谱和泛醌结构，革兰染色不明显，故多用Dieterle镀银法染色或Giemsa法染色，分别染成黑褐色和红色。

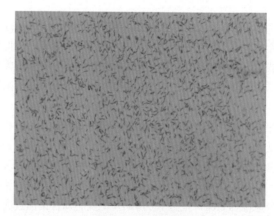

图4-11-1 纯培养

2.**培养特性** 军团菌为专性胞内寄生菌，体外培养营养要求苛刻，需氧，2.5%～5.0%的CO_2能促进生长。嗜肺军团菌可在20～42℃条件下生长，最适生长温度为35～37℃。细菌的表型，包括免疫原性、大小和毒力，会因生长温度不同而有所改变。生长的pH范围较窄，最适pH 6.4～7.2。营养要求特殊，体外生长需要的能量来源为氨基酸，而不是碳水化合物。军团菌自身无法合成半胱氨酸，故不能在不含半胱氨酸营养成分的普通细菌培养基上生长。除个别种外，所有已知军团菌种的原代分离都需要在培养基中加入L-半胱氨酸后才能增殖。多数军团菌种在矿物质缺乏的培养基上也能生长，但生长不佳。为达到最佳生长，需要在培养基中补充铁。培养基中加入α-酮戊二酸（0.1%）可通过尚未明确的非营养机制促进嗜肺军团菌生长。军团菌在普通营养琼脂或血平板上不生长，在含特殊营养成分的培养基上生长缓慢，初次分离培养一般需要3～5天，有时可达7～10天，某些非嗜肺军团菌的培养时间可长达2周。目前公认的最适宜培养基是含有铁、L-半胱氨酸和α-酮戊二酸的活性炭酵母浸膏（buffered charcoal yeast extract, BCYE）培养基，在此培养基上，军团菌经3天孵育后，形成直径1～2mm，灰白色，凸起，有特殊臭味的圆形菌落，数日后菌落可增大至4～5mm，呈黏性（图4-11-2）。在F-G（Feeley-Garman）培养基中孵育3～5天可见针尖大小菌落，不同菌种在紫外线照射下可发出不同的荧光。在解剖显微镜下观察，军团菌菌落呈现出彩虹般的光辉或呈碎玻璃样外观。虽然菌落本身完整、光滑，但在光照下菌落有斑点状表面以及复杂的内部结构特征。

很多因素可以抑制人工培养基上嗜肺军团菌的生长，包括高浓度氯化钠、有毒的过氧化物、其他细菌或真菌的产物，以及某些脂质。

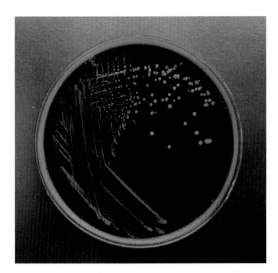

图4-11-2 军团菌GVPC选择性琼脂平板培养6天，分离出乳白色、表面光滑、边界清晰的军团菌菌落

（温州医科大学附属第一医院医学检验中心 吴 庆 提供）

3.生化特性 本菌不发酵也不氧化糖类，不还原硝酸盐，脲酶阴性，氧化酶试验阴性或弱阳性，触酶阳性，可水解明胶。本菌对氯的抵抗力较大肠埃希菌强，但常用的消毒剂如1%福尔马林、70%乙醇、1:8000氨溶液、0.05%石炭酸等均可在1分钟内将其杀死。

三、致病机制

军团菌是一种兼性胞内寄生菌，致病性与其能侵入靶细胞，并在细胞内生存繁殖密切相关。Timothy Rowbotham首先证明嗜肺军团菌可以感染阿米巴，并描述了这种原生动物的生命周期。感染周期从细菌黏附宿主细胞开始，然后进入细胞，这是涉及鞭毛、菌毛和细菌表面蛋白的最基本步骤。这些蛋白包括主要的外膜蛋白（MOMP）、热休克蛋白60（HSP60）和巨噬细胞感染增强蛋白（macrophage infectivity potentiator, mip）等。军团菌的鞭毛是影响军团菌致病的重要因素。1997年，Bosshardt发现有鞭毛的军团菌分离株能成功的感染阿米巴并在阿米巴细胞内复制，而没有鞭毛的军团菌分离株大多数不能在阿米巴体内复制。嗜肺军团菌的15个血清型都有鞭毛，在其他军团菌中只有少数有鞭毛，说明鞭毛是军团菌致病机制中的一个重要因素。有无鞭毛在很大程度上决定着嗜肺军团菌的毒力特征，没有鞭毛的嗜肺军团菌基本上不具有感染巨噬细胞和阿米巴的能力。鞭毛主要由鞭毛蛋白组成，鞭毛蛋白是基因flaA的表达产物，鞭毛蛋白表达的调节主要发生在转录水平，而环境中的许多因素如温度、渗透压、营养等都影响鞭毛蛋白的表达。这说明上述环境因素能够影响嗜肺军团菌的感染能力，也是影响嗜肺军团菌毒力的因素。Ⅳ型菌毛存在于嗜肺军团菌表面，由维管束成分形成，受到温度的影响较大，具有促进细菌黏附于宿主细胞表面的作用，也参与生物膜的形成。MOMP是一种29KD的穿孔素样蛋白，该蛋白可以与补体系统中的C3b及C3bi相互结合，主要起到调理吞噬和黏附的作用，并且可以使军团菌更容易进入到宿主细胞中。HSP60在军团菌感染宿主细胞的初始阶段发挥了重要作用。mip基因是第一个检测到的嗜肺军团菌病毒相关基因，分泌效应蛋白存在于细胞表面，影响巨噬细胞吞噬能力，促进嗜肺军团菌在机体内的传播，是有效的宿主细胞感染所必需。

军团菌可直接进入宿主呼吸系统的细支气管和肺泡，通过其外膜蛋白、菌毛等菌体表面结构成功黏附于靶细胞（巨噬细胞、单核细胞及肺泡上皮细胞等），并诱导靶细胞（特别是肺泡巨噬细胞）的吞噬作用。该菌能对抗细胞的需氧杀菌系统，因此，被吞噬后仍能存活繁殖。Marcus Horwitz的实验表明，嗜肺军团菌通过避免吞噬体-溶酶体融合在人巨噬细胞内增殖。在吞噬过程中，军团菌启动了一系列复杂的级联过程，包括抑制氧化裂解（oxidative burst）、减少吞噬体酸化、阻断吞噬体成熟以及改变细胞器转运。一般而言，吞噬体利用细胞内吞作用形成可以被消化的囊泡，随后与溶酶体融合后通过酸化和蛋白酶的作用将大多数微生物降解消化。然而，含有军团菌的囊泡（Legionella containing vesicles, LCV）却能够推迟与溶酶体的融合，且军团菌能调节人单核细胞吞噬体内的pH，这对其在细胞内的寄生与繁殖有重要作用。军团菌通过吸收宿主蛋白Rab1来阻止吞噬体的酸化。军团菌为了维持其细胞内的生活方式，从细胞中提取必需的铁，阻断炎症反应，并操纵转运以避免与溶酶体融合。含军团菌的细胞最终被裂解并释放出大量细菌，后者可产生和释放各种毒素和酶,逃避吞噬细胞的杀伤,导致肺泡上皮和内皮的急性损伤,并伴有肺水肿,可引起低氧血症和呼吸障碍,同时细菌可再次侵入周围细胞。

嗜肺军团菌不仅具有多种传统的细菌毒力因子,例如脂多糖、鞭毛、Ⅱ型分泌系统和外膜蛋白等,还能够利用Dot/Icm Ⅳ型分泌系统(T4SS)向真核宿主细胞内传递将近300种效应蛋白,并影响宿主生理活动。Dot/Icm Ⅳ型分泌系统利用宿主细胞调控囊泡转运、形成LCV,进而逃避降解、抑制宿主细胞凋亡,破坏和降解吞噬体膜,破坏宿主细胞膜,使细菌进入细胞外环境。缺少Ⅳ型分泌系统的细菌没有毒力。Ⅱ型分泌系统分泌的蛋白不仅在嗜肺军团菌侵袭宿主时发挥重要作用,还能帮助嗜肺军团菌在低温环境下生长和促进生物膜形成。

军团菌产生的有害物质可造成组织损伤:细菌的外膜蛋白可破坏吞噬细胞杀菌功能;细胞毒素可抑制吞噬细胞的活化。肺部感染后军团菌合成的毒素、酶可经支气管、淋巴管及血液循环传播到其他部位,造成肺外多系统的损伤。炎症反应的激活显然是嗜肺军团菌毒力的关键点,军团菌的整个致病过程是其基因组上各个毒力基因及其表达产物共同作用的结果,不同军团菌致病力的强弱与其毒力因子不同有关。编码脂多糖核心区及O侧链的基因主要存在于嗜肺军团菌血清1型菌株中,这可能是该血清型为LD主要致病菌的原因。

铁是嗜肺军团菌在体外培养、细胞内复制和毒力的关键。嗜肺军团菌在体外培养时需要较高的铁浓度,但是在细胞内,铁和转铁蛋白或铁酸盐是一体的,不能被嗜肺军团菌直接利用,目前尚不知道嗜肺军团菌在细胞内利用铁的具体机制。Lettinga等通过回顾性研究发现,嗜肺军团菌感染病人的IFN-γ水平比非军团菌感染病人低,提示IFN-γ产生能力降低与嗜肺军团菌的易感性相关。IFN-γ通过降低细胞内的铁浓度来抑制嗜肺军团菌在单核细胞内复制,通过增加铁可以逆转IFN-γ的这种抑制效应,说明了铁元素对于嗜肺军团菌的重要作用。培养基中铁含量对军团菌毒力研究具有重要意义。

哺乳动物宿主对军团菌具有对抗策略,包括释放促炎细胞因子、激活caspase和抗体介导免疫。针对军团菌,宿主细胞可能激活caspase-1、caspase-11(小鼠)或caspase-4(人类)。小鼠caspase-11和人caspase-4刺激caspase-1独立通路导致细胞凋亡。未受感染的旁观者细胞产生有助于清除细菌的炎症细胞因子。Caspase-3和细胞凋亡被分泌的细菌效应物激活。Caspase-3被RpsL激活,RpsL是嗜肺军团菌释放到宿主细胞胞质中的一种效应物,它意外地促进了宿主的凋亡免疫反应。宿主对细菌及其分泌的毒性物质产生强烈的炎症反应,这些反应进一步损伤了宿主的肺部组织。另外,特异性抗体亚类对军团菌有很强的保护作用。

此外,外环境中的非致病性腐物寄生菌,如黄色杆菌、游离的阿米巴等与军团菌相伴随,增强了军团菌的毒力和致病性。另外,具有一定抗体水平的人群仍可发生LD,因此,体液免疫是次要的。在人类嗜肺军团菌感染的研究中已证实存在细胞介导的免疫反应,但成果有限。根据临床观察发现,接受激素治疗和艾滋病,以及某些类型的血液疾病是罹患LD的风险因素。宿主有关的危险因素和菌种特征这两个因素都参与影响LD。

四、流行病学

军团菌只感染人并致病。马、牛、羊、猪、犬、兔及某些野生动物均不感染致病,人工感染马4天后凝集抗体即显著升高,可持续4个月之久。嗜肺军团菌发现最早,也最为常见,是引起流行性、散发性社区获得性肺炎和医院获得性肺炎的重要病原菌。不同军团菌菌株的毒力差异明显。在所有种类中,嗜肺军团菌致病性最强,80%以上的军团菌感染是由嗜肺军团菌引起。嗜肺军团菌具有O抗原和H抗原。根据O抗原的差异,目前将其分为15个血清型,嗜肺军团菌血清1(Lp1)和6型多见,前者在欧美占70%～92%,而在澳大利亚仅约占50%。在某些地区,尤其是大洋洲,长滩军团菌是LD的主要病因。在园艺发达的澳大利亚和新西兰,长滩军团菌感染占30%～55%。长滩军团菌肺炎的临床特征除了春或夏季的季节偏向性,其他与常见种群社区获得性军团菌肺炎类似。嗜肺军团菌通常经水生生物传播,长滩军团菌则与肥料或土壤暴露有关,该菌含有帮助其在土壤昆虫和蠕虫体内定植或致病的基因。

在法国的调查中,嗜肺军团菌占临床菌株的98.8%,人工环境菌株的75.5%。在英国的调查中,96%的临床菌株为嗜肺军团菌。Lee等对韩国人工环境中军团菌调查发现,嗜肺军团菌占所有军团菌的85.5%。相对于嗜肺军团菌在临床及人工环境中所占较高的比例,其他一些在自然水环境中较常见的军团菌,如菲氏军团菌(L.feeleii)、长滩军团菌和戈尔曼军团菌(L.gormanii)在人工环境及临床中比较少见(例外情况是长滩军团菌在澳大利亚和新西兰是主要的致病军团菌)。这些结果说明,与非嗜肺军团菌相比,嗜肺军团菌可以更好地适应人工环境和人类体内环境,其在临床菌株中占绝对优势,并不是因为其在自然水环境中占绝对优势,而是因为其具有更强的感染能力或更好的细胞内生存能力,从而在更复杂的人工环境及人类体内生存下来,引起人类疾病。

军团菌不仅可从病人的肺组织、胸腔积液、气管抽取物和血液等标本中分离到,而且普遍存在于各种水环境和潮湿的土壤中,特别是与日常生活密切相关的自来水、空调、冷却塔、淋浴器等供水系统中。虽然该菌在自由流动的冷水和经杀虫剂处理的水中浓度很低,但在温暖的水中,尤其是死水中能够繁殖。25～42℃水温、水流停滞、水中的沉积物、生物膜的存在、铁锈和阿米巴等因素能促进军团菌生长、繁殖并增强其存活能力。军团菌在水环境中以生物膜形式存在,生物膜可利用复杂的营养物质支持军团菌在宿主细胞外生存和繁殖。生物膜不仅存在于液体和固体的交界面,而且存在于液体与气体的交界面,当水面受到干扰时,位于水面的漂浮生物膜中的军团菌会以气溶胶的形式释放到空气中,造成人类感染,因此消除水环境中的生物膜是阻止LD的重要措施。很多军团菌菌种在自然界中存在于自由生活阿米巴体内,这使得其既可以在阿米巴体内增殖,又能避免接触杀菌剂。军团菌在河水和自来水的存活时间分别是3个月和1年以上,因此对人体健康造成很大的威胁。湖泊、池塘、河流等天然水源军团菌含量较低,很少确定为人类的传染源。在人类制水系统如大型管道建筑(如热水器、储存罐和管道)、冷却塔、装饰喷泉或浴缸,军团菌可扩增,并通过雾化水传播至易感宿主体内。清洁不当、未进行维护或消毒的水系统存在军团菌扩增的风险。根据文献,在欧洲一些国家,当水体中嗜肺军团菌数量>100 CFU/100ml时,就必须对这种水体进行消毒处理。虽然到目前为止,对军团菌感染剂量还没有精确的定义,但数据表明,在军团菌水污染达10^2～10^4 CFU/100ml时,可能会导致散发病例,当数值超过10^4 CFU/100ml可能会引起军团菌感染暴发。

自1976年费城美国退伍军人年会首次描述军团菌感染以来,通过大气传播的LD在世界各地反复报道。暴发性LD占总病例数的4%～11%。2001年西班牙穆尔西亚发生了迄今为止最大规模的LD暴发,截至2001年7月22日最后2例确诊时,共记录了800多例疑似病例,这些病例中有636例为临床诊断病例,449例确诊,6例死亡,病死率为1%。LD对一个种群的污染概率受到致病源影响区域内种群浓度、控制措施的适当实施以及气象条件的限制。与暴发有关的最常见的报道来源包括冷却塔、自来水、喷泉、温泉或高度集中的公共建筑,如医院、商场和其他公共设施。Tranminh调查法国一起LD暴发时,应用大气扩散模型计算出受军团菌污染的冷却水释放的气溶胶可扩散到6km外的位置,对人体健康形成潜在危害。2006—2015年,美国纽约市发生了6起社区相关LD暴发,感染213例病人和导致18人死亡。2015年发生了3次疫情,包括有记录以来美国历史上规模最大、最致命的LD暴发之一,共有138例病人发病和导致16人死亡。每天进行的聚集检测系统(cluster detection systems)分析发现,南布朗克斯区两个社区的病例数分别超出历史均值7.6和24.5个标准差,从而发现了此次暴发。138例病人平均年龄55岁,共有107人患有慢性疾病,其中43人患有糖尿病,40人酗酒,24人感染HIV病毒。通过对人与环境军团菌分离株的分子比较,发现3起疫情与

冷却塔有关,另外3起疫情的来源尚未确定。冷却塔一直是人们关注的焦点,因为它们无处不在,并直接向大气中排放可能受到军团菌污染的雾。在纽约市,5886个注册的冷却塔中有75%位于曼哈顿区,但布朗克斯区仅有294个(5%)冷却塔,排在倒数第2位。冷却塔中军团菌的浓度似乎不能预测LD是否或在何处暴发。其他因素,如冷却塔设计、维护和标高也需要评估。例如,曼哈顿的屋顶冷却塔平均海拔比布朗克斯区要高。曼哈顿冷却塔的中位高度为14层,其中50%位于7～46层。相比之下,布朗克斯区的冷却塔平均高度只有4层,50%的建筑是2～8层。在曼哈顿,冷却塔的升高可能会降低疾病传播的风险,这是由于更大的颗粒扩散、蒸发或细菌死亡造成的。另外,受污染的雾在较高海拔地区的扩散可能使暴发更加难以发现。贫穷可能会加重LD的负担,因为易受感染、获得医疗服务延迟和冷却塔难以得到及时维护,所有这些因素都在LD暴发中发挥作用。布朗克斯区是纽约市人口第4大区,人口密度第3大区,贫困人口比例最高。在较贫穷的社区,并发症(如糖尿病和艾滋病)和吸烟的比率升高。此外,较贫困社区的业主可能缺乏财政资源来雇佣员工或接受冷却塔维修相关培训,以及为他们的冷却塔实施水安全计划。集中空调冷却塔一直是最为关注的军团菌污染源,很多国家环境监测均证实冷却塔水中军团菌的普遍存在,部分国家强行规定要对冷却塔水军团菌进行常规监测。

冷却塔是社区获得性LD暴发最常见的可疑传染源,但作为医院获得性LD的传染源几乎被否定。目前认为饮用水可能是LD散发或暴发流行的重要来源。大型建筑供水系统和汽车出行亦是散发性LD的重要原因。2016年和2017年,一个生物污水处理厂被确定为荷兰连续2个军团菌聚集发病的共同来源。序列分型和传播模型显示军团菌可直接和远距离传播,提示在散发性LD病例中也应调查来源类型。此外,医院温热水系统、被污染的呼吸道治疗器械等常常能引起医院内感染。调查显示,军团菌在12%～70%的医院热水分配系统中繁殖。两份报告强调了新生儿在水中分娩时可能感染军团菌的事实。对这3例(其中1例死亡)的调查发现了感染预防方面的不足:水的化学处理不当,促进军团菌生长的水温,以及使用喷射式非一次性浴缸。调查发现,在家庭水中分娩期间,助产士的感染控制措施存在差距。

Sivagnanam等对华盛顿州西雅图的一个移植中心的军团菌感染进行了15年的回顾性研究,该中心同时关注实体器官移植(SOT)和造血干细胞移植(HCT)受者。32例LD病人中,移植病人占22例(68.8%),包括10例SOT受者和12例HCT受者,21例(95.5%)移植病人有移植物抗宿主病史,其中6例SOT病人因器官排斥使用免疫抑制剂。10例非移植病人中,4例感染嗜肺军团菌,3例感染米克戴德军团菌,2例感染长滩军团菌,1例感染杜莫夫军团菌。22例

移植病人中,11例(50%)感染嗜肺军团菌(7例为嗜肺军团菌血清1型),7例(31.8%)感染米克戴德军团菌,2例感染长滩军团菌,图森军团菌(L.tucsonensis)和沃斯沃军团菌(L.wadsworthii)感染各1例。10例(45.5%)移植病人有严重并发症,7例(32%)需要入住ICU,4例(18.2%)因呼吸衰竭需要机械通气。另有3名病人(13.6%)在没有转到ICU的情况下死于进行性加重的呼吸衰竭。LD导致的30天死亡率为32%(7/22),4例为嗜肺军团菌感染,3例为米克戴德军团菌感染。嗜肺军团菌和非嗜肺军团菌感染的严重程度和结局相似,死亡率分别为36%(4/11)和27%(3/11),所有非嗜肺军团菌死亡均发生在感染米克戴德军团菌的病人中。LD临床和放射学特征与其他条件致病菌相似,32%(7例)的病人在诊断时未进行经验性治疗。这些数据强调了对出现肺部病变的移植受者进行常规军团菌检测和经验性军团菌敏感抗生素治疗的必要性。

嗜肺军团菌血清1型导致了95%~98%的社区获得性LD。在该血清型临床分离株中,80%~90%为单克隆抗体(MAb)3/1亚型。嗜肺军团菌血清1型、MAb亚型中,仅几个克隆型即引起了50%散发的社区获得性感染。主要见于临床的嗜肺军团菌血清1型在环境中并不常见,而大多数环境中常见的嗜肺军团菌很少引起LD。血清1型庞蒂亚克亚型嗜肺军团菌在医院获得性LD中并不常见,尤其在免疫功能低下的病人中更为少见。高达60%的医院获得性LD可能是由嗜肺军团菌血清1型的其他亚型、其他血清型,甚至其他军团菌种所致。

不同地区有不同的流行病学模式。在美国,1982—2012年,嗜肺军团菌血清1型临床和环境分离株序列类型(ST)流行情况的研究表明,ST1、ST35、ST36、ST37和ST222是暴发和散发性病例的常见原因。暴发菌株和散发菌株之间有较强的相似性,82%的暴发ST型(14/17)可以在散发病例中发现,其多态性方面也没有显著差异。环境菌株的多样性指数为0.751,低于暴发菌株和散发菌株。Kozak等2009年对美国嗜肺军团菌血清1型环境分离株与临床分离株的基因序列分型(sequeace-based typing,SBT)分析显示,100株临床分离株共分为41个ST型,多样性指数为0.946,ST1、ST213和ST222最常见,占所有临床菌株的35%;50株环境分离株共分为21个ST型,多样性指数为0.822,其中ST1和ST8最常见,占所有菌株的56%。ST型在环境菌株和临床菌株之间的分布依然存在着差异,但临床菌株的多态性却高于环境菌株,这种差异主要是由于ST1菌株造成,环境菌株中有40%为ST1,而临床菌株中仅有19%为ST1。Reimer等对加拿大1981—2009年的嗜肺军团菌菌株进行的SBT分析,得出了与美国相似的结果,128株临床分离株可以分为64个ST型,多样性指数为0.964,86株环境分离株共分为39个ST型,多样性指数为0.888,其中ST1最常见,占所有菌株的30.2%。而86株环境分离

株中有73株分离自人工环境,多样性指数为0.866,13株分离自自然环境,多样性指数为0.974。自然环境菌株的多态性不仅高于人工环境菌株,也高于临床菌株的多态性。Amemura-Maekawa等对日本的嗜肺军团菌菌株进行的SBT分型显示,135株环境菌株可以分为50个ST型,多样性指数为0.886,其中ST1最多,占29%,84株临床菌株可以分为53个ST型,多样性指数为0.979。目前对嗜肺军团菌环境菌株的研究主要集中在人工环境中的菌株,上述多个研究中仅加拿大和日本的研究中涉及了少部分自然环境菌株,发现自然环境菌株不但与临床菌株存在较大的差异,而且与人工环境中的菌株也存在较大的差异。美国、加拿大及日本的临床菌株多态性均高于环境菌株的多态性,一个重要原因是人工环境菌株中有大量的ST1菌株,分别占环境菌株的40%、30.2%和29%,因为多样性指数的高低有两个重要的决定因素:丰富度和均匀度,单一ST型菌株过多直接导致了环境菌株的多态性低于临床菌株。在欧洲,STs报道的数据在一些国家之间存在相似性。在英格兰和威尔士,2000—2008年收集的临床和环境分离株的亚型如下:98%的临床分离株为嗜肺军团菌血清1型,92%的分离株MAb 3/1阳性,ST47、ST37和ST62占所有分离株的46%;在环境分离株中,嗜肺军团菌血清1型占56%,MAb 3/1阳性株为8%,ST1和ST79为34%。这两个人群之间几乎没有重叠,并且在环境中很少发现常见的临床STs。在英格兰和威尔士发现的主要临床STs也被确认为法国和荷兰的感染原因。相比之下,德国临床ST最常见的是ST1。综上所述,嗜肺军团菌临床分离株的ST型分布中存在着地区间的差异和共性。一些ST型在全球范围内常见,如ST1在日本、比利时、加拿大、美国的临床分离株中均是常见ST型;另外一些ST型则在某个区域内常见,如ST47型是欧洲临床分离株中常见的一个ST型,在比利时、英国和荷兰的临床分离株中均是常见ST型;另外还有一些国家和地区拥有自己特有的常见临床ST型,如葡萄牙的ST100,日本ST306和ST138,挪威ST15和ST40,荷兰的ST62和ST46,美国的ST36、ST35和ST222。嗜肺军团菌中一部分基因型在临床散发和暴发病例中占据优势地位,说明并不是所有基因型的嗜肺军团菌均具有同等的致病能力,而是部分基因型的嗜肺军团菌具有较高的致病能力(如ST1、ST47等)。

传染途径常见的是从饮用水系统、空调冷却水和热水器水等与人群密切接触水体以气溶胶的形式经呼吸道传播给人,也可以通过误吸入含嗜肺军团菌的水如鼻胃管饮食或在手术过程中直接接触开放性伤口中的军团菌而引起传播。气溶胶吸入是目前普遍认同的军团菌传播途径,直径<5μm的气溶胶颗粒可直接进入呼吸道细支气管和肺泡造成感染,人体吸入被军团菌污染的气溶胶颗粒后可引发LD。LD病人咳嗽、咳痰所产生的飞沫含有军团菌,但由于这种飞沫颗粒较大而无法定植于人类肺泡中,只有直接感

染肺泡的军团菌才会导致发病，侵袭与黏附于上呼吸道的军团菌不会造成病理损害。因此，目前尚无人与人之间能传播的有效依据。但Correia等的一份病例报告表明，在适当的情况下，嗜肺军团菌可以在人与人之间传播，这可能是社区暴发LD的原因。2014年，在葡萄牙里斯本附近Vila Franca de Xira发生了暴发了大规模LD，导致377人发病，14人死亡。1位48岁的吸烟男性在2014年10月6日对一个工业冷却塔进行了维修，后来发现该冷却塔被嗜肺性军团菌污染。他于10月11日和10月19日晚上返回位于波尔图（距离Vila Franca de Xira约300km）与他74岁母亲同住的家。他的症状始于10月14日，10月19日出现严重的呼吸道症状，伴有剧烈咳嗽。当晚，他的母亲一直照顾他，直到大约8小时后他被送进了医院，并于10月22日转院接受体外膜氧合治疗。10月27日，病人母亲出现发热、咳嗽和食欲不振症状，于11月3日因肺炎所致感染性休克入院，并于12月1日死亡。病人于2015年1月7日死亡。两例病人的尿液标本军团菌抗原检测结果均为阳性，为嗜肺军团菌血清1型，菌株被送往位于里斯本的国家卫生研究院进行序列分型和全基因组测序，均为嗜肺军团菌ST1905型菌株。嗜肺军团菌ST1905型相关疾病发生在10月14日（该聚集发病起始时间）至11月21日（聚集发病被认为得到控制时）在Vila Franca de Xira生活或居住的人群中。病人母亲在这几个月里一直住在波尔图，从未去过Vila Franca de Xira，在聚集发病期间波尔图没有发现军团菌感染病例。该母子单独住在波尔图，他们的房子由没有空调设备和房间加湿器的不通风的小房间组成。从浴室、厨房收集的水样和淋浴排水管相关军团菌检查均呈阴性。研究者怀疑，当母亲照顾重病儿子时，可能发生了人与人之间的传播。该例提示人与人之间传播的因素包括儿子的呼吸系统症状的严重程度，母亲在照顾儿子的连续8小时内发生的非常密切的接触，以及发生这种接触的居住环境较小且空气不流通。此外，事件的时间线是高度一致的。母亲在与儿子密切接触1周后出现症状，这与军团病的典型潜伏期（中位时间为6～7天）一致。另外，调查人员推测，气象现象导致了此次疫情的大规模暴发，包括2～3m/s从东北方向吹来的风、高湿度（80%）和空气中高浓度的小颗粒物质。

LD夏、秋季多发。天气温暖潮湿时，患LD的风险增加。在美国，62%的LD发生在6～10月份，这段时间通常是温暖的天气，商业空调系统，包括有冷却塔的空调系统，都在运行。约28%的散发性LD病例可能由冷却塔排放引起。2014年11月葡萄牙里斯本附近暴发了大规模LD的主要传播源是受污染的雾化水，吸入后导致非典型肺炎。2014年10月的异常高温可能是导致军团菌在冷却塔系统中增殖的原因之一，较高的相对湿度和限制细菌扩散的逆温现象（thermal inversion）进一步加重了暴发。散发病例全年均有发生，各年龄均可发生，但通常影响50岁以上患有肺部

疾病或免疫抑制（特别是由皮质类固醇引起的免疫抑制）的男性。疾病的易感性与老年、吸烟、酗酒、近期夜间旅行、基础疾病（包括糖尿病、恶性肿瘤、艾滋病毒感染和终末期肾脏疾病）有关。2015年8月，美国加州一所监狱暴发了大规模LD。64名囚犯可能患有LD，14人经实验室确诊为LD。13名（17%）犯人住院治疗，没有人员死亡。年龄65岁、慢性阻塞性肺疾病、糖尿病、丙肝感染或终末期肝脏疾病是易感因素。这些病人住在监狱各处的10个住房单元内。在潜伏期，所有人都居住在或靠近中心临床大楼。从中心诊所顶部的3个冷却塔中培养出嗜肺军团菌血清1型（880～1200 CFU/ml）。不完善的水管理计划、冷却塔内密集的生物膜以及暴发前的高环境温度为军团菌的扩散创造了理想环境。纽约的一项研究表明，职业和其他社会决定因素也可能是LD的风险因素。虽然只有少数LD病例发生在20岁以下，但对于儿童，尤其是患有癌症等潜在疾病的儿童，LD不应被忽视。

LD的全球发病率未知，在许多国家报道不足，主要原因是缺乏认识、诊断不足和缺乏有效的LD监测系统。美国CDC通过国家疾病通报监测系统（the National Notifiable Disease Surveillance System, NNDSS）、军团病补充监测系统（Supplemental Legionnaires Disease Surveillance System, SLDSS）、水源性疾病和疫情监测系统（WBDOSS）和主动细菌核心监测（Active Bacterial Core surveillance, ABCs）收集军团菌感染数据。1980年至1998年共确认军团菌感染6757例，其中死亡1202例，每年的发病人数相差并不明显，最少的是1986年的259例，最多的是1988年的485例，而死亡率下降趋势明显，从1985年的34%下降至1998年的11.5%。进入2000年后，LD的发病人数显著上升。2000—2009年，美国LD的粗发病率增加了192%，每百万人口的发病率从2000年的3.9例上升到2009年的11.5例。发病表现为季节性变化，62%的病例发生在夏季和初秋。24%的病例与旅行有关，只有4%的病例与已知的暴发或可能的聚集发病有关，尽管一些散发性病例可能与未确认的暴发或聚集有关。97%的病例通过尿抗原检测确诊，仅有5%通过培养确诊。2000—2011年，美国LD的发病率增长了近3.5倍。较高的发病率可能代表与多种因素有关的疾病发生频率的真实增加，例如由于潜在疾病或免疫损害药物而导致感染军团菌风险的人数增多、美国人口老龄化、管道基础设施老化或气候变化。2011—2012年，WBDOSS报道的32起与饮用水有关的疫情，至少造成431人感染、102人住院治疗和14人死亡。军团菌与21起（66%）暴发和所有死亡有关，LD占所有发病人数的26%。饮用水相关LD的暴发主要来自于建筑管道系统（66%）和未经处理的地下水（13%）。2013—2014年，报道了42起与饮用水有关的暴发，至少造成1006人感染、124人住院治疗和13人死亡。军团菌与57%的暴发和所有死亡有关，LD占

所有发病人数的13%。在社区获得性LD病人中，住院率为82.0%～83.8%，死亡率为10%～12.6%。2000—2014年，CDC共调查了27起LD暴发，共感染415人，65人死亡。57%的病例和85%的死亡与卫生保健暴发有关。CDC的调查人员审查了27起暴发中的23起的数据，他们发现每次暴发至少有一次供水系统维护不足。最常见的缺陷是流程失败（15，65%），其次是人为错误（12，52%）、设备故障（8，35%）和未受监督的外部更改（8，35%）。具体缺陷包括水消毒剂含量不足（16，70%）和水温在军团菌生长的最佳范围内（12，52%）。附近的建筑（3，43%）和水管问题（3，43%）是最常见的未受监督的外部变化。大多数与暴发有关的热水浴缸和装饰性喷泉没有得到充分的维护。2015年，NNDSS共报道6079例LD，是2001年的4倍。LD的发病率因地区而异，10个ABCs监测点的发病率从加州的0.4/10万到纽约的4.0/10万不等。发病率最高的3个地区（纽约、马里兰和康涅狄格）位于美国东北部或大西洋中部地区。LD在黑色人种（1.5/10万）中的发病率高于白色人种（1.0/10万）。每10万人口的发病率也随年龄增长：0.4（<50岁）、2.5（50～64岁）、3.6（65～79岁）和4.7（≥80岁）。

在欧洲，2005—2010年每年报道5500～6500例LD病例，约70%的报道病例是社区获得性LD，20%与旅行有关，10%与卫生保健有关。2011年向LD监测网报道的LD病例为4897例，每百万人口中有9.7人患病。病例按采集地点分布为：67%为社区获得性，24%旅行相关，7%与医疗保健相关。只有7%的病例报告为聚集发病。大部分病例（77%）经尿抗原检测确诊。在2010年达到高峰后，2011年欧盟/欧洲经济区的LD呈报率恢复到2005—2009年的水平，当时每10万人中每年报道1例。并非所有国家都调查了2010年LD发病数意外上升的原因，但荷兰的一项研究强烈表明，这与夏季的温暖和潮湿天气有关。在2011—2015年，29个国家向欧洲疾病控制和预防中心（ECDC）报道了30 532例LD病例（确诊28 188例，92.3%），发病率从2011年的0.97/10万人上升到2015年的1.30/10万人。约70%的病例为社区获得性，80%发生在50岁以上的人群中。法国、德国、意大利和西班牙占所有报道病例的70.3%，尽管它们的总人口仅占研究人口的49.9%。临床结果已知23 164例病人中，有2161例（9.3%）病人死亡。总病死率从2011年的10.5%稳步下降到2015年的8.1%。几个因素可能导致2011至2015年欧洲通报的LD病例增加。既往研究表明，环境条件，尤其是降雨和温度，会影响散发性社区获得性LD的发生。此外，欧盟/欧洲经济区的人口结构正在发生变化，老年人患LD的比例越来越高。2004年，65岁及65岁以上人口占欧盟/欧洲经济区总人口的16.4%，2014年，65岁及65岁以上人口占比为18.5%。最后，正如在法国进行的一项评价所表明的那样，一些欧洲国家对LD的监测正在改善。2011年至2015年，在德国、葡萄牙、西班牙和英国记录了大规模LD暴发，

例如2014年在葡萄牙Vila Franca de Xira发生的社区疫情，2012年在英国爱丁堡发生的社区疫情，2012年在西班牙Calp发生的旅行相关疫情。除了Vila Franca de Xira暴发之外，与这些聚集有关的报道病例数只占国家一级报道病例的一小部分。总之，欧洲国家LD的负担似乎在不断加重，每年仍有至少450人死于LD。流行病学与在美国观察到的情况非常相似，通报率相当，感染环境相似。

Han等分析了韩国和日本LD的流行病学资料。2010—2014年，韩国共有134例LD病人，累积发病率为0.05/10万。同一时期，日本有4840例LD，其累积发病率为0.76/10万。日本的累积发病率明显高于韩国，但病死率处于类似水平（3.0% vs 5.9%）。此外，LD对男女的影响不同，分别占韩国和日本男性与女性发病率比的2.05和4.41。在这两个国家，发病率主要发生在40岁以上的人群中，在夏季达到高峰（37.3% vs 33.7%）。两国首都和城镇的LD发病率存在显著差异。这些LD危险因素的差异反映了水库/宿主对自然或人工水生环境的不同影响。

为了比较LD散发病例和暴发病例的差别，Hashmi等回顾性分析了该院2010—2015年55例散发性感染病例和2015年暴发期间收治的35例病例。结果显示两组在人口统计学、吸烟习惯、酒精摄入量、潜在疾病或居住类型方面没有显著差异。单因素和多因素分析显示，散发性病例在医院和重症监护病房的住院时间较长，机械通气时间较长。两组的短期死亡率、出院情况和大多数临床参数均无显著差异。该研究未发现有明确的临床放射学特征可将散发病例与流行病例区分开来。对军团病的早期识别和高度怀疑是提供适当治疗的关键。聚集性发病应考虑LD暴发的可能。Sopena等比较了自采用尿抗原检测以来，西班牙加泰罗尼亚两家医院收治的138例散发病例（1994—2004年）和113例突发性病例（2002年）的危险因素、表现和转归。单因素分析显示，男性、慢性肺部疾病、HIV感染和免疫抑制治疗在散发性病例中占优势。散发性病例易出现呼吸系统症状、意识混乱和生化改变，如低钠血症、天冬氨酸氨转移酶和血尿素氮升高，氧分压<60mmHg在散发性病例中也更为常见。暴发病例中头痛常见。散发性病例治疗延迟明显，病情较严重，预后较差。多变量分析亦显示性别、慢性肺部疾病、HIV感染和头痛有统计学意义。两组之间临床和转归的差异可能与暴发病例病情较轻、治疗较早和较少有潜在疾病有关。

我国自1982年首次证实LD以来，各省、市均有散发病例报道。2005年，李旭等报道一起由热水淋浴系统污染引起的非肺炎型军团病暴发。一些调查还发现，在空调系统、呼吸治疗器、超声波加湿器、医院水龙头、浴室喷头等均可检出军团菌，其中空调系统冷却塔水中该菌的检出率最高，阳性率可达到50%以上。广东地区对部分宾馆、饭店、学校、医院和公共娱乐场所中央空调冷凝塔水和湖泊水样作

了初步调查,结果显示嗜肺军团菌分离培养阳性率平均为35.1%,PCR法检测嗜肺军团菌的平均阳性率达66.7%,表明军团菌已成为人们日常生活当中威胁健康的重要因素。

近年来,军团菌除引起常见的社区获得性肺炎外,还可引起医院内感染和旅行性肺炎。2016年10月1日至2017年8月31日期间,来自英国、瑞典和荷兰的51例LD被确认与前往迪拜的旅行有关。并非所有病人都住在同一住所,这表明没有任何单一住所可能是所有这些感染的来源。欧洲疾病预防控制中心(ECDC)报道称,2016年10~12月,迪拜本地肺炎通报数量没有增加。这可以用环境来源来解释,在这种环境中,外国游客比当地居民更容易受到感染。另外,迪拜当地的人口构成较年轻,只有8.7%居民在2016年超过50岁,因此感染LD的风险较低。世界卫生组织(WHO)已将LD列入传染病报道范围。

五、临床表现

军团菌是人类单核细胞和巨噬细胞的兼性胞内寄生菌,人感染军团菌引起的军团病主要有两种临床表现形式,一种为军团病,也称肺炎型;另一种为庞蒂亚克热,又称流感样型,以散发为主,病情较轻,仅表现为发热、头痛、肌痛等类似流感症状而无肺部炎症的非肺炎型,病程呈自限性,3~5天自愈。庞蒂亚克热最早发生在美国密西根州庞蒂亚克城卫生局,卫生局大楼中95%的到访者及工作人员会出现一种流感样疾病,但没人会发展成肺炎且不经治疗可自愈,最终鉴定出是空调水中的军团菌感染所致。庞蒂亚克热潜伏期较短(暴露后的6~48小时),并且通常好发于年轻的健康成人,与暴露于含军团菌的环境气溶胶有关。该病的病原学和致病机制尚未阐明,很可能是由吸入细菌毒素(如内毒素)所致,或可能发生了针对细菌的急性变态反应。因为引起庞蒂亚克热的气溶胶中存在多种微生物和内毒素,所以军团菌是否是全部病例的致病原因还不清楚。

超过95%的LD临床表现为肺炎,嗜肺军团菌是LD的主要病因,占所有需要住院治疗的社区获得性肺炎的2%~15%,占需要重症监护病房住院的社区获得性肺炎的30%。肺炎型潜伏期一般为2~10天,中位数约为4天。1999年发生于荷兰的一次大暴发的最长潜伏期达19天,中位数

为7天。临床表现多样化,典型病人亚急性发病,可有发热,常超过38.8℃,呈弛张热;畏寒、寒战、厌食、乏力、肌痛或关节痛;通常伴随着相对缓脉;并有肺部和肺外表现。肺部表现有咳嗽,初为干咳,后有脓痰或黏液痰,少数痰中带血或血痰;胸痛,多呈胸膜炎性疼痛;痰中可能有血丝,但严重咯血罕见;可有呼吸困难,一般不严重。军团菌可通过血液和涉及肝、肾、脾、心脏、骨髓、淋巴结、胃肠道和中枢神经系统的淋巴管向内脏器官传播。肺外感染大多与洗澡、与定植水源接触或使用盆栽土壤时将微生物直接接种到伤口部位有关。与嗜肺军团菌相关的肺外感染包括髋关节和胸骨伤口感染、人工瓣膜心内膜炎、肾盂肾炎、鼻窦炎和蜂窝织炎等。肺外表现可有神经系统症状,如严重头痛、意识模糊、嗜睡、定向力障碍等;消化系统可有恶心或呕吐、腹泻、肝功能异常等;肾脏可有镜下血尿、蛋白尿,少数发生肌红蛋白尿、肾衰竭等;心脏及血液系统受累少见,偶可引起心内膜炎、心肌炎、心包炎。重症军团菌肺炎可引起肺间质纤维化,导致难以纠正的低氧血症,继之出现多脏器功能衰竭而死亡。与其他非典型病原体相比,LD与严重CAP和高致死率有关,近50%住院的军团菌感染的病人需入住ICU,病死率高达5%~30%。

实验室异常常见,但非特异性,包括肾和肝功能障碍,血小板减少,白细胞增多,淋巴细胞减少和低磷血症。低钠血症在军团病中的发生率明显高于其他病因的肺炎。血尿和蛋白尿常见,血清铁蛋白水平可升高(2倍以上)。降钙素原水平升高是疾病严重程度的标志。

六、影像学表现

军团菌肺炎影像学表现通常是非特异性的,主要表现为迅速进展的非对称性、边缘不清的肺实质性浸润阴影,呈叶或段分布,上、下肺叶受累的概率差别不大或下叶受累略多,亦可同时受累。早期单侧分布,继而涉及两肺。病变区常进展为大叶性肺炎,可并发肺间质纤维化和胸腔积液,有15%~50%的病人有明显的胸腔积液,疾病进展中新发的胸腔积液常常出现于第1周(图4-11-3)。部分病人有肺脓肿和空洞(10%),特别是使用大量糖皮质激素或其他免疫功能低下者。空洞可延迟至入院接受适当治疗后14天形成,可以破裂形成脓胸或支气管胸膜瘘。

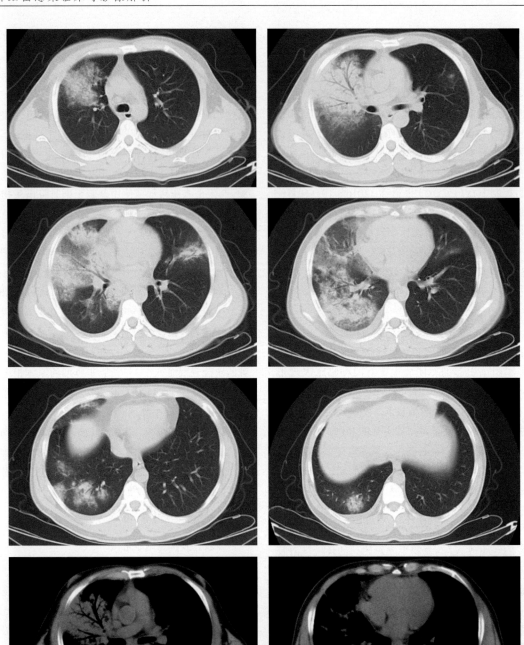

图4-11-3　男，38岁。发热、咳嗽、咳痰1周。军团菌尿抗原阳性。左肺上叶、右肺实变、磨玻璃影，支气管充气征明显，右侧胸腔积液

（辽宁省阜新市第二人民医院呼吸科　李　微　提供）

实变与磨玻璃影是军团菌肺炎最常见的CT表现，且常常伴随出现。病变内常可见支气管充气征，偶见晕征或反晕征。不同免疫状态的病人的CT表现存在差异：实变多见于免疫缺陷病人，而在免疫正常病人多表现为磨玻璃影，磨玻璃影提示病变较轻，经适当治疗可完全吸收而不发展成实变。实变或磨玻璃影多分布于胸膜下，仅少数沿支气管血

管束分布。少见影像包括球形实变（球形肺炎）、单发或多发结节、肿块样实变等。在治疗过程中，少数病例还可表现为游走性，极似过敏性肺炎。

在免疫功能低下病人，军团菌肺炎的影像不典型，初始常常表现为球形肺炎或结节状实变，周围可呈现类似侵袭性肺曲霉病的晕征，部位也不常见，多为上肺受累，因而

常常误诊。其进展迅速,常出现致密的叶内实变,可以出现脓肿、空洞或类似于肺梗死的楔形影。其机制可能由于细胞免疫力降低,病灶内菌量增多,非免疫特异性防御机制在局限炎症反应的同时促成脓肿及空洞的形成。胸腔积液及肺门淋巴结肿大也更多见于免疫功能低下病人。

军团菌肺炎影像学改善滞后于临床。肺部实变体征和影像学改变可以随临床症状的改善而有所进展。大多数病例,尽管治疗后临床改善,影像改变常在治疗的2~7天恶化,表现为同一肺叶内实变范围的扩大,播散至同侧的不同肺叶或是对侧肺,或是出现胸腔积液或空洞。播散方式包括:①最常见的是播散至邻近肺组织(同一肺叶或不同肺叶),系渗出沿肺泡间孔(pores of Kohn)及Lambert管(canals of Lambert)播散,导致实变或扩散到其他区域。②播散至非邻近肺组织,常常是支气管播散的结果。③初始渗出吸收,在其他部位出现新渗出(最少见)。影像滞后的可能机制有:①军团菌生活在肺泡巨噬细胞内,红霉素等药物细胞穿透力不好;②住院期间的液体管理。

军团菌肺炎吸收缓慢,甚至可表现为无反应性肺炎。肺部浸润阴影几周甚至几个月才完全吸收。因增龄或基础疾病导致的机体防御能力的降低与吸收缓慢密切相关。

七、病原学诊断

LD既未得到充分诊断,也未得到充分报道,因此需要

对嗜肺军团菌血清1型和其他血清型及种类进行更好的诊断。目前军团菌的检测方法主要有细菌培养法、免疫学方法、尿抗原检测法(UAT)、分子生物学等。军团菌感染的诊断方法各有利弊,每一种检测方法均有其局限性,使临床上军团菌的诊断处于被低估状态。

下呼吸道样本培养仍是检测LD的金标准。因为它可以诊断所有军团菌感染,进行暴发调查,并进一步对流行病学进行研究,甚至进行抗菌药物敏感性试验。非呼吸样本(血液或胸腔积液)的培养只有在临床高度怀疑该疾病存在于其他部位时才有必要。

LD病人通常会产生稀薄的橘黄色水样痰(图2-11-4),其中含有少量中性粒细胞(图2-11-5)。LD病人产生脓液和分泌物均有限,因此痰标本镜检评分标准不能用来决定是否进行军团菌培养。如果基于痰液有脓性才处理的标准,可能会有多达80%的军团菌培养阳性标本因不合格而被拒收。肺组织和痰标本中的嗜肺军团菌为短小球杆或短杆菌,长3~5μm。这与采自培养基上的形态大不相同,后者通常呈长10~25μm的纤细杆菌。革兰染色很难发现痰或肺组织活检标本中的嗜肺军团菌。人体组织中的嗜肺军团菌为胞内寄生,形态很小,革兰染色很难查见菌体;痰液和组织中存在蛋白质类物质,染色剂会被周边这些物质摄取而造成检测困难。

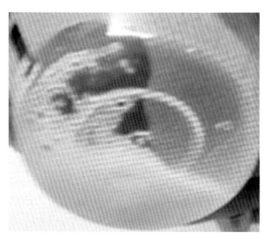

图4-11-4 橘黄色水样痰

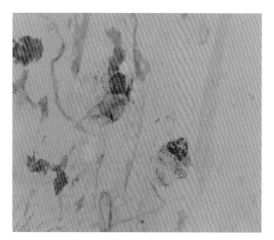

图4-11-5 痰涂片

军团菌在普通的培养基中不生长,培养难度较大。目前常用的培养基是含有缓冲炭末酵母浸膏和α-酮戊二酸、L-半胱氨酸以及抗生素的BCYE和BMPA选择性培养基。在2.5%~5%CO_2环境下培养,多数嗜肺军团菌生长需3~7天,其他生长较慢的菌种需要10天以上,故有"苛性菌"之称。由于培养所需时间长,培养基易被杂菌污染使军团菌分离培养失败,对标本进行酸处理或热处理,或应用军团菌选择性培养基(MWY或GVPC),即在BCYE培养基上添加军团菌天然耐药的抗生素(万古霉素、多黏菌素、茴

香霉素或放线菌酮)可提高军团菌的培养阳性率。由于受实验室条件及人员技术的影响,军团菌培养阳性率相差较大(10%~80%)。此外培养阳性率也与疾病严重度呈正相关,应用抗菌药物治疗后阳性率降低。近年来也有用细胞培养和阿米巴培养检测嗜肺军团菌的报道。细菌学培养法的优点是对疾病的诊断具有良好的敏感性和特异性,可以作为临床确诊和鉴定标准。但是其不足之处是需特殊培养基,价格昂贵,培养比较困难,细菌生长比较慢,不利于临床的快速诊断,而且对实验人员的技术要求比较高,费时

费力。总之细菌学培养对嗜肺军团菌生物学特性、毒力、耐药性、基因分型等方面的研究具有重要意义，但是对于样本量比较大的环境中军团菌的分布调查，其应用受到很大的限制。

免疫学方法包括血清抗体检测法以及检测呼吸道标本或组织标本抗原的直接荧光抗体法。常用血清抗体检测法包括间接荧光抗体法（IFA）、酶联免疫吸附实验（ELISA）、试管凝集法、玻片凝集法等。比较而言，ELASA方法结果比较直观，不受主观感觉影响，可自动化完成，被普遍应用。LD病人在首次症状出现一周后，血清中会出现IgM和IgG两种特异性抗体。IgM抗体可在1周左右检出，是军团菌感染的早期指标；2周左右可检测到特异性IgG抗体，1个月左右达到高峰，出现晚，持续存在时间长，可以作为回顾性调查检测指标。急性期、恢复期双份血清嗜肺军团菌抗体效价IgG抗体滴度皆呈4倍或4倍以上变化（增高或降低），且抗体滴度≥1:128，可作为军团菌肺炎诊断依据（急性期为发病7天以内，恢复期为发病21～42天）。单份血清嗜肺军团菌抗体滴度≥1:256提示军团菌感染，但需结合临床表现综合分析。急性期血清样本中的高抗体滴度不能作为诊断依据，因为以前的亚临床军团菌感染的抗体可能存在，异源细菌感染的交叉反应抗体也可能存在。机体的免疫系统在受到抗原（包括细菌、病毒、甚至自身肿瘤细胞等）刺激后会产生抗体，从免疫细胞（B细胞）开始产生抗体算起，将血清中无法检测到抗体至能够检测到抗体的这个"转换点"定义为血清转换。在大多数经培养证实的LD病人中，血清转换至少在感染后3周才能检测到，而且在经培养证实的病人中，多达1/4的病人从未发生血清转换。高度免疫抑制的病人可能永远不会产生抗体。以嗜肺军团菌全菌为抗原，通过微量凝集试验（MAT）与试管凝集试验（TAT）检测病人血中凝集抗体，于起病时及相隔4～8周后2次采血检查，如后一次血清抗体滴度升高≥4倍，TAT≥1:160，MAT≥1:64为阳性；如果单次血清抗体滴度≥1:320也为阳性。由于军团菌感染病人常表现为干咳，对于无痰且尿抗原阴性的病人，抗体检测法为其主要诊断方法。如果病人处于免疫妥协状态或伴有基础疾病，机体可能出现抗体分泌延迟或不产生抗体滴度的变化。临床上对疑似军团菌感染病例，如果仅检测急性期单份血清抗体或对于上述特殊人群仅检测抗体用于诊断均会造成漏诊。目前由于其他快速检测方法的广泛应用，欧美国家应用血清抗体检测法诊断军团菌感染的比例呈明显下降趋势。

单克隆直接荧光抗体法（DFA）是应用军团菌抗体检测病人呼吸道标本或组织标本中的抗原，可在2小时内得到结果，能进行相对快速诊断。DFA阳性对军团菌感染有诊断意义。即使病人应用抗菌药物治疗数天后仍可检出抗原，因此不受治疗影响，但会因交叉反应引起假阳性。该方法对技术设备要求高，且试剂昂贵，目前在临床应用较少。

约80%军团菌感染病人的尿液中可排出一种具有热稳定性及抗胰蛋白酶活性的抗原，其在尿液中的浓度是血清中的30～100倍。尿抗原可在发病1天内即被检测到，多数在症状出现48～72小时呈阳性，可持续数周或数月，个别病人尿抗原阳性可达300多天。因此，可通过检测尿抗原来实现军团菌感染的快速、早期诊断，且不受治疗的影响。目前，检测尿抗原的方法包括放射免疫法（RIA）、酶联免疫测定法（EIA）和免疫层析法（ICA）。尿抗原检测法是国外诊断军团菌肺炎的一线方法。在欧洲，使用尿抗原诊断的病例比例自1995年以来显著增加（1995年为15%，2006年超过90%）。检测到的抗原是军团菌细胞壁脂多糖的组成部分。2012年的荷兰成人CAP指南中甚至建议所有的重症CAP病人，在入院后均应检测军团菌尿抗原。该方法准确性较好，其诊断嗜肺军团菌血清1型军团菌感染的敏感度为80%～90%，特异度＞99.5%。其敏感度还可能与病人感染类型有关，如旅行相关性、社区获得性及医院获得性军团菌感染病人的检测敏感度分别为94%、76%～87%和44%～46%。军团菌尿抗原阳性与否也可能与疾病严重程度相关，轻症病人尿抗原敏感度为40%～53%，而重症病人的敏感度可达88%～100%。对于重症非典型肺炎病人，军团菌尿抗原检测可以起到快速筛查的作用。用浓缩的尿标本可提高检测的敏感度。尿抗原检测法的缺点在于目前仅限于诊断嗜肺军团菌血清1型军团菌，有文献报道在用来检测其他菌种及血清型时其敏感度可下降至29%～31%，可能会导致漏诊。此外，部分病人抗原转阴时间过长，不能确定是新近感染还是既往感染。

核酸扩增试验（NAAT）可特异性扩增军团菌DNA，可在短时间内报告结果，可检测所有军团菌和血清型。聚合酶链反应（PCR）和实时 PCR（RT-PCR）是检测军团菌核酸最常用的方法。近年来环介导恒温扩增技术（loop-mediated isothermal amplification，LAMP）等也应用于临床。检测标本主要为下呼吸道分泌物，也可以用组织活检或胸腔积液标本，而血液和尿标本较少用，阳性率低。常用的检测位点包括*16S rRNA*、*5S rRNA*、*mip*基因、16S～23S间区等。*16S rRNA*、*5S rRNA*、*mip*这些基因较为保守，在不同微生物种属之间存在差异，检测中只能鉴定到军团菌的属种，不能确定其血清型分型。由于*mip*基因遗传稳定，一般不发生重组，目前嗜肺军团菌PCR检测的商品试剂盒主要以*mip*基因为主来设计引物探针。*rpoB*、*dotA*、*PAI*、*dnaJ*等基因研究都认为在不同血清型之间存在序列差异，即核酸序列中碱基不同，如需应用于血清分型则应以基因测序为主，对实验室设备硬件条件要求较高。核酸检测阳性对军团菌感染具有诊断意义，尤其对相对轻症、军团菌培养阴性的病人，该方法灵敏度高、特异性强，具有快速和可检测嗜肺军团菌以外的其他军团菌的优点，是有应用前景的早期诊断方法。不足之处是该方法需要昂贵的仪器设备和专业技术人员。Avni等进行了系统的文献综述，比较PCR单独诊断和尿抗原检测军团菌的准确性。尿抗原的敏感性和特异性分别为77.0%（55.3%～90.0%）和99.9%（99.9%～99.9%），PCR的敏感性和特异性分别为93.1%（63.9%～99.0%）和99.1%（98.0%～99.5%）。PCR比尿液抗原多鉴定出18%～30%的军团菌感染。研究者得出结论，在呼吸道标本上进行PCR是一种有效的诊断工具。

随着基因组学研究和高通量测序等技术的不断进步，嗜肺军团菌的核酸分子生物学检测技术也得到了长足发展。基因分型是指将待测个体的DNA序列经生物学方法处理后，再与已知个体的基因型进行对比分析的技术。环境及病人生物样本中军团菌同源性分析，是流行病学追踪污染源的重要技术手段。主要方法有：核糖分型、扩增片段长度多态性分析（AFLP）、脉冲场凝胶电泳（PFGE）、限制性片段长度多态性分析（RFLP）、限制性内切酶分析（REA）、多位点序列分型（MLST）等，须通过观察电泳图谱判定结果，存在一定的主观性。

目前嗜肺军团菌基因分型的"金标准"是基于测序的分型法（sequence-based typing，SBT），可直接做序列对比，避免了这一缺陷。SBT分型是在MLST的基础上发展出来的一种嗜肺军团菌分型方法，共选用7个基因来进行分型，分别是：*flaA*、*pilE*、*asd*、*mip*、*mompS*、*proA*和*neuA*，在嗜肺军团菌的临床调查、环境调查、传染源的溯源等方面发挥了重要作用。2011年意大利罗马一位82岁女性病人在接受牙科治疗后感染LD，利用SBT确定传染源来自于牙科治疗机的供水系统，临床株及环境株具有相同的ST型：ST593。2012年一位6个月的婴儿感染嗜肺军团菌，利用SBT确定传染源来自于空气加湿器，临床株及环境株具有相同的ST型：ST1。SBT也存在着一些局限性，如对血清1型嗜肺军团菌的分型结果较好，其他血清型不能完整扩增出7个基因等。

新一代测序（next generation sequencing，NGS），又称高通量测序（high-throughput sequencing，HTS），能一次对几十万到几百万条核酸分子进行序列测定，大大减少了测序所需的时间和费用，使得将测序用于流行病实时监控分析成为可能。2013年，澳大利亚一所大型医院暴发的LD中，SBT与毒力基因分析均无法分辨出致病菌株。Graham等运用全基因组测序，从9株嗜肺军团菌血清型1型菌株中成功地找到了致病菌株，并发现了它与2011年同一所医院的一个LD病例的联系。除此之外，测序提供了大量高质量的生物信息学数据，使嗜肺军团菌的研究更为细致与深入。

分子检测多以样品中的DNA为靶标，亦即无论样品中的嗜肺军团菌是否存活均可得到阳性结果，使得分子检测与培养法相比可能存在假阳性。当然，已有研究表明，

DNA提取前用氮溴化乙锭和叠氮溴化丙锭进行预处理后，可以只扩增活细胞的基因。值得一提的是，冷却塔水、自来水等人工水体属寡营养环境，且多处于低温状态或含有消毒剂，在此环境下嗜肺军团菌会进入"活的不可培养状态（viable but non culturable state，VBNC）"而无法在常规培养基上培养检出。目前并没有VBNC状态的军团菌能在人类细胞或哺乳动物模型中复苏的案例，然而也没有研究表明能完全排除VBNC状态的军团菌致病的可能性。军团菌检测的复杂性使我们认识到，分子检测法并不能完全取代传统的检测手段；根据需要选择相应的检测方法，或几种检测手段组合使用，才能获得最佳效果。

其他检测方法包括MALDI-TOF-MS法和流式细胞仪法。MALDI-TOF-MS法是通过分析蛋白表达谱来鉴别微生物，其在军团菌属和种的水平检测敏感度分别为99.2%和89.9%，主要缺点是无法区分军团菌血清型，且存在假阳性。流式细胞仪技术以评价细胞的荧光性为基础，可从呼吸道标本中检出军团菌，并可快速评价军团菌的药物敏感度。这两种方法对实验仪器设备以及实验技术要求较高，目前在临床尚未广泛开展。

军团菌肺炎病理常表现为多中心急性纤维素性化脓性肺泡炎及急性渗出性肺泡损害，在肺组织切片中应用W-S法染色，如在巨噬细胞及坏死组织中发现染色呈阳性的杆菌可提示为军团菌感染。W-S法在其他组织切片中还可显示胃幽门螺杆菌、放线菌、猫抓病球杆菌、螺旋体等病原微生物。

八、诊断标准

凡具有以下第1～2项加第3～6项中的任何一项即可诊断军团菌肺炎。①临床表现：有发热、寒战、咳嗽、胸痛等症状；②胸部X线检查：具有浸润性阴影，或伴胸腔积液；③呼吸道分泌物、血液或胸腔积液在BCYE培养基或其他特殊培养基培养有军团菌生长；④呼吸道分泌物用荧光抗体检查军团菌阳性；⑤血间接荧光法检测急性期和恢复期血清军团菌抗体滴度皆呈4倍或4倍以上变化（增高或降低），同时军团菌抗体滴度（间接免疫荧光法）≥1：128；⑥军团菌1型抗原检测阳性。

九、治疗

军团菌是细胞内的病原体，治疗上应选择容易进入肺组织、支气管分泌物和吞噬细胞内可杀灭军团菌的药物。早期诊断及选用合适的抗菌药物治疗，可降低病死率。β-内酰胺类或氨基糖苷类药物由于不能穿透细胞膜，难以进入巨噬细胞内，在临床治疗中无效。军团菌对氟喹诺酮类、大环内酯类、四环素类药物通常敏感，酮内酯类和磺胺类亦有效。利福平对军团菌的体外和体内试验均有较好的活性，抗军团菌的效力比红霉素强200倍，但易产生耐药性，

仅推荐作为联合治疗的一部分,并在病人临床状况改善后立即停用。2007年,IDSA/ATS推荐的治疗时间为5~14天,直到体温持续正常48~72小时,阿奇霉素因半衰期较长,可适当缩短疗程。对于免疫抑制、严重疾病、脓胸、肺外感染和初始治疗不当者,建议延长疗程。在大多数情况下,如果治疗得当,病人在一周内康复,没有重大并发症或晚期后遗症。

重症军团菌肺炎常表现严重低氧血症、急性呼吸窘迫综合征,甚至多脏器功能障碍综合征,预后差。有报道,APACHE-Ⅱ>15分及低钠血症是影响重症LD死亡率的独立因素。临床症状、肺部病变进展迅速的重症军团菌肺炎病人常需机械通气等治疗。有条件可考虑血液净化等措施以清除军团菌毒素、保护脏器功能。有研究表明,体外膜肺氧合技术(ECMO)可改善机体缺氧。

十、预防

LD不在人与人之间传播,因此没有必要对住院病人进行隔离。庞蒂亚克热通常在流行环境中描述,是军团菌污染环境的标志。因此,它的发现应促使采取预防措施,以避免LD的暴发。目前尚无有效的疫苗可以预防军团菌感染,各种排水管道、空调、加湿器等大量应用加大了军团菌污染的可能性。因此要重点做好水源管理,对室内空调系统、饮水系统、人工管道系统等进行定期消毒,减少军团菌生长预防疫情发生。群居性发病、初始经验性治疗无效、重症肺炎、合并胸腔积液、双肺多叶病灶、免疫缺陷发病期前两周内外出旅行史者应常规筛查军团菌。对军团菌感染病例做到早诊断、早控制、早治疗,降低病死率。LD在美国、英国等国家已列为法定传染病,建立了完善的监测网络,各种法规、监控及检测手段比较完善。WHO的水安全计划是实施预防风险管理系统的机制,应成为旨在控制LD的指导方针或法规的基础。该提案涉及饮用水质量、安全的娱乐用水环境、船舶卫生和管道卫生等方面。卫生部2006年颁布的《公共场所集中空调通风系统管理办法》,明确规定空调系统不得检出军团菌,各项工作正在逐步开展中。2015年,ASHRAE(前身为美国供热、制冷和空调工程师协会)发布了《军团病一级预防共识标准》,呼吁在大型或复杂的建筑供水系统中开发和实施水管理计划,包括风险评估。如果系统存在风险,机构必须组成专门的管理团队,识别危险条件,制定和实施具体的控制措施。CDC及其合作伙伴于2016年6月发布了一个工具包,帮助军团菌管理团队遵守该标准。

参考文献

宁召起, 王宝兰, 刘晓峰, 等.一起军团病暴发调查报告.中国公共卫生, 2004, 20(7): 859.

Avni T, Bieber A, Green H, et al.Diagnostic accuracy of PCR alone and compared to urinary antigen testing for detection of Legionella spp.: a systematic review.J Clin Microbiol, 2016, 54: 401-411.

Bodro M, Carratala J, Paterson DL.Legionellosis and biologic therapies.Respir Med, 2014, 108: 1223-1228.

Bopp LH, Baltch AL, Ritz WJ, et al.Activities of tigecycline and comparators against Legionella pneumophila and Legionella micdadei extracellularly and in human monocyte-derived macrophages.Diagn Microbiol Infect Dis, 2011, 69(1): 86-93.

Carratala J, Garcia VC.An updateoflegionella.Current Opinion Infectious Diseases, 2010, 23: 152-157.

Centers for Disease Control and Prevention(CDC). Legionellosis-United States, 2000-2009.MMWR Morb Mortal Wkly Rep, 2011, 60: 1083-1086.

Correia AM, Ferreira JS, Borges V, et al.Probable person-to-person transmission of Legionnaires' disease.N Engl J Med, 2016, 374: 497-498.

Durando P, Orsi A, Alicino C, et al.A fatal case of nosocomial Legionnaires' disease: implications from an extensive environmental investigation and isolation of the bacterium from blood culture.Infect Control Hosp Epidemiol, 2015, 36(12): 1483-1485.

Fairbank JT, Mamourian AC, Dietrich PA, et al.The chest radiograph in Legionnaires' disease.further observations. Radiogy, 1983, 147(1): 33-34.

Fiumefreddo R, Zaborsky R, Haeuptle J, et al.Clinical predictors for Legionella in patients presenting with community-acquired pneumonia to the emergency department.BMC Pulmo Med, 2009, 9: 4.

Fritschel E, SanyalK, Threadgill H, et al.Fatal legionellosis after water birth, Texas, USA, 2014.Emerg Infect Dis, 2015, 21: 130-132.

Granseth G, Bhattarai R, Sylvester T, et al.Notes from the field: Two cases of Legionnaires' disease in newborns after water births-Arizona.MMWR Morb Mortal Wkly Rep, 2017, 66: 590-591.

Han BS, Lee MJ, Kwon YH, Lee WC, et al.A Comparative Study of the Epidemiological Aspects of Legionnaires' Disease: Outbreaks in Korea and Japan, 2010-2014.J Clin Med Res, 2017, 9(1): 67-70.

Hashmi HRT, Saladi L, Petersen F, et al.Legionnaires' Disease: Clinicoradiological Comparison of Sporadic Versus Outbreak Cases.Clin Med Insights Circ Respir Pulm Med, 2017, 11: 1-8.

Haubitz S, Hitz F, Graedel L, et al.Ruling out Legionella in community-acquired pneumonia.Am J Med, 2014, 127(10): e11-19.

Ito A, Ishida T, Washio Y, Yamazaki A, et al.Legionella pneumonia due to non-Legionella pneumophila serogroup 1:

usefulness of the six-point scoring system.BMC Pulm Med, 2017, 17（1）: 211.

Jonkers RE, Lettinga KD, Pels Rijcken TH, et al.Abnormal radiological findings and a decreased carbon monoxide transfer factor can persist long after the acute phase of Legionella pneumophila pneumonia.clin Infect Dis, 2004, 38（5）: 605-611.

Kao WF, Wang JT, Sheng WH, et al.Community-acquired Legionnaires' disease at a medical center in northern Taiwan.J Microbiol Immunol Infect, 2017, 18: 1-6.

Lanternier F, Tubach F, Ravaud P, et al.Incidence and risk factors of Legionella pneumophila pneumonia during antitumor necrosis factor therapy: a prospective French study.Chest, 2013, 144: 990-998.

Lettinga KD, Weijer S, Speelman P, et al.Reduced interferon-amma release in patients recovered from Legionnaires' disease.Thorax, 2003, 58（1）: 63-67.

Lucas KD, Wheeler C, McLendon P, et al.Outbreak of Legionnaires' disease associated with cooling towers at a California state prison, 2015.Epidemiol.Infect, 2018, 146（3）: 1-6.

McDade JE, Shepard CC, Fraser DW, et al. Legionnaires' disease: isolation of a bacterium and demonstration of it's role in other respiratory disease.N Engl J Med, 1977, 297（22）: 1197-1203.

Miyashita N, Higa F, Aoki Y, et al.Clinical presentation of Legionella pneumonia: Evaluation of clinical scoring systems and therapeutic efficacy.Journal of Infection and Chemotherapy, 2017, 23（11）: 727-732.

Sakai F, Tokuda H, Goto H, et al.Computed tomographic features of Legionella pneumophila pneumonia in 38 cases.J Comput Assist Tomogr, 2007, 31: 125-131.

Schuetz P, Haubitz S, Christ-Crain M, et al.Hyponatremia and anti-diuretic hormone in Legionnaires' disease.BMC Infect Dis, 2013, 13: 585.

Sivagnanam S, Podczervinski S, Butler-Wu SM, et al.Legionnaires' disease in transplant recipients: a 15-year retrospective study in a tertiary referral center.Transpl Infect Dis, 2017, 19（5）.

Sopena N, Force L, Pedro-Botet ML, et al.Sporadic and epidemic community legionellosis: two faces of the same illness.Eur Respir J, 2007, 29（1）: 138-142.

Tronel H, Hartemann P.Overview of diagnostic anddetection methods for legionellosis and Legionellaspp.Lett Appl Microbiol, 2009, 48（6）: 653-656.

Valve K, Vaalasti A, Anttila VJ, et al.Disseminated Legionella pneumophila infection in an immunocompromised patient treated with tigecycline.Scand J Infect Dis, 2010, 42（2）: 152-155.

Wuerz TC, Mooney O, Keynan Y.Legionella pneumophila Serotype 1 Pneumonia in Patient Receiving Adalimumab. Emerg Infect Dis, 2012, 18: 1872-1874.

Yu H, Higa F, Hibiya K, Furugen M, et al.Computed tomographic features of 23 sporadic cases with Legionella pneumophila pneumonia.Eur J Radiol, 2010, 74: e73-e78.

病例解析

1.病例1: 女, 28岁。发热、咳嗽5天。病人5天前"感冒"后出现发热, 体温最高达40℃, 剧烈咳嗽, 咳少量黄脓痰, 偶有鲜红色血痰。抗感染治疗1天, 病情无好转, 胸部CT示右肺上叶云雾影, 右肺中叶楔形致密影, 左肺下叶近肺门处团片影, 于2016-11-02入院诊治。查体: T 38.4℃, P 82次/分, R 22次/分, BP 140/80mmHg。双肺呼吸音粗, 偶及哮鸣音。辅助检查: 血常规示白细胞计数 5.2×10^9/L、中性粒细胞 0.80; C反应蛋白 192mg/L; 红细胞沉降率 30mm/h; 肝功能: ALT 104U/L。

【诊断】社区获得性肺炎。

【诊断依据】青年女性, 发热、咳嗽、咳少量黄脓痰, C反应蛋白和红细胞沉降率升高, 胸部CT示双肺炎表现, 社区获得性肺炎诊断明确。入院后给予头孢西丁静滴5天, 发热无缓解, 并出现进行性乏力、呕吐、腹泻, 咳大量黄脓痰。辅助检查: 血常规: 白细胞计数 7.0×10^9/L、中性粒细胞 0.88; C反应蛋白 192mg/L; 红细胞沉降率 30mm/h; 肝功: ALT 439U/L、AST 213U/L; 电解质: K^+ 3.11mmol/L、Na^+ 129.3 mmol/L、Cl^- 90.3 mmol/L。复查胸部CT示病变较前进展（图4-11-6）。病人头孢类药物治疗无效, 有呕吐、腹泻等消化道症状, 且出现明显肝功损害和低钠血症、低钾血症, 考虑非典型病原体, 特别是军团菌感染可能性大。行军团菌尿抗原检测阳性, 诊断明确, 给予左氧氟沙星治疗10天后病变完全吸收。

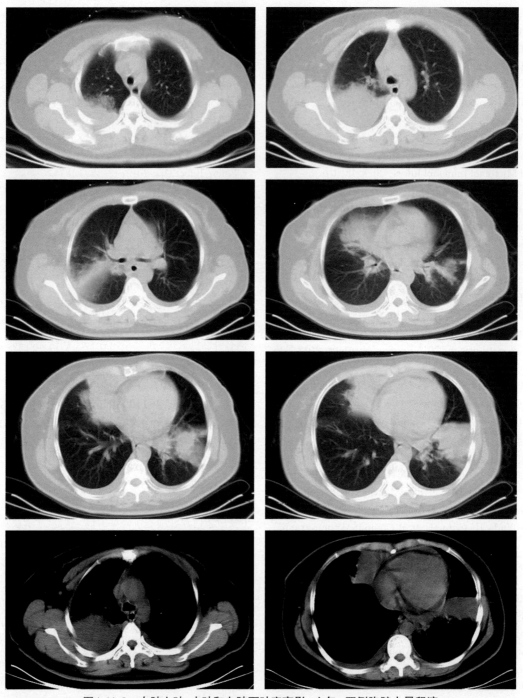

图4-11-6　右肺上叶、中叶和左肺下叶实变影，心包、双侧胸腔少量积液

【分析】军团病是一种以肺部受累为主的系统性疾病，当以发热、咳嗽、肺部炎症为表现时，则为军团菌肺炎。嗜肺军团菌被认为是社区获得性肺炎的常见病原体，但很少是医院获得性肺炎的病原体，除非发生医院暴发。近年来，国外大多数军团菌病例都是通过尿液抗原检测确诊的。然而，本试验只能可靠地检测到嗜肺军团菌血清1型，当怀疑军团菌感染时，尿液抗原检测提供了一个快速的结果，但可能漏掉26%的病例。因此，许多研究者对军团菌进行了研究并提出了诊断预测因子，因为与非军团菌感

染相比，军团菌感染更容易出现心律失常、意识障碍、胃肠道症状等临床症状。然而，军团菌社区获得性肺炎的独立诊断预测因子在不同的报道中存在差异。目前，尚无法通过临床表现、影像学检查线或非特异实验室检查将军团病和其他社区获得性肺炎相鉴别。研究者多次尝试建立临床评分系统把军团病同其他肺炎相鉴别，但均告失败。

Fiumefreddo等2009年回顾性比较了同一机构两项研究中82例军团菌社区获得性肺炎和368例非军团菌社区获得性肺炎病人的临床和实验室数据，确定了6个临床

和实验室参数作为军团菌社区获得性肺炎的独立预测因子，并将其纳入了瑞士评分系统。这些参数包括：高体温（＞39.4℃）、高C反应蛋白（＞187 mg/L）、高LDH（＞225 mmol/L）、低血小板计数（＜171×10⁹/L）、低血钠浓度（＜133 mmol/L）和无痰。曲线下面积（Area Under Curve，AUC）为0.86时，诊断准确率较高。在191名（42%）仅符合2个参数以下（0分或1分）的社区获得性肺炎病人中，只有3%的病人患有军团菌肺炎；73名（16%）符合4个参数以上（≥4分）的病人中，66%的病人有军团菌肺炎。利用上述参数，Haubitz等于2014年应用大型跨国数据库对1939例社区获得性肺炎进行回顾性分析，已知感染原因的有594例（28.9%），其中，肺炎链球菌264例（13.6%），军团菌37例（1.9%）。研究发现，在AUC为0.91时，上述6个参数也表现出了很好的辨别能力，参数小于2的病人的高阴性预测值为99%。上述两项研究将军团菌社区获得性肺炎与非军团菌社区获得性肺炎进行了比较，其中许多病例致病菌未知。

为了评估军团菌肺炎的评分系统以及军团菌肺炎的治疗效果，Miyashita等分析了176例军团菌肺炎病人，并与217例肺炎链球菌肺炎和202例肺炎支原体肺炎病人进行了比较。176例军团菌肺炎病人中，173例尿抗原检测阳性，23例培养阳性，8例PCR阳性，10例血清抗体阳性。该团队评估了军团菌肺炎其他3种评分系统，即温斯普大学医院（Winthrop-University Hospital score，WUH）评分、社区获得性肺炎发生率研究组（Community-Based Pneumonia Incidence Study Group score，CBPIS）评分和日本呼吸学会（Japan Respiratory Society score，JRS）评分，但它们在预测军团菌肺炎方面的敏感性和特异性有限。根据Fiumefreddo等报道的6个临床和实验室参数，只有6%的军团菌肺炎病人少于2个参数。该方法可准确排除军团菌肺炎，可能有助于优化初始经验治疗。众所周知，肺炎支原体肺炎的临床特征包括是发热和干咳，因此，高体温和无痰并不是军团菌社区获得性肺炎的可靠诊断预测因子。低血小板计数亦无统计学意义，这些参数仅在原始研究中得到确认，Miyashita和Haubitz的研究均未发现血小板计数过低。通过多变量分析，LDH在肺炎链球菌肺炎中有统计学意义，但在肺炎支原体肺炎中无统计学意义。CRP和低钠血症显示了良好的可重复性，可能是军团病的诊断预测因子。Miyashita的研究有几个局限性。首先，许多军团菌感染病例是通过尿抗原检测确诊的。因此，该研究的诊断预测因子更多的是反映了嗜肺军团菌血清1型引起的社区获得性肺炎。如果分析其他军团菌血清组引起的社区获得性肺炎，其临床表现可能有所不同。此外，该研究还对军团菌社区获得性肺炎的诊断预测因子与肺炎链球菌和（或）肺炎支原体肺炎进行比较。如果与其他致病菌进行比较，则军团菌社区获得性肺炎的诊断预测因子可能有所不同。

军团菌肺炎病人常合并低钠血症，发生率约为46%。低钠血症是军团菌肺炎病死率和入住重症监护病房的独立预测因子之一。近年来已有较多文献报道肺炎病人合并低钠血症是由抗利尿激素分泌失调综合征（SIADH）引起的。SIADH是指由于多种原因引起的内源性抗利尿激素（ADH）分泌异常增多，血浆ADH浓度相对于体液渗透压而言呈不适当的高水平，从而导致水潴留、尿排钠增多以及稀释性低钠血症等相关临床表现。军团菌肺炎中合并低钠血症的发病率极高，但目前缺乏军团菌肺炎病人的低钠血症由SIADH引起的直接证据。其他因素同样不容忽视，如缺氧、高碳酸血症、严重感染的应激反应、炎症因子的刺激等引起内源性ADH分泌过多，以及军团菌抗原毒性或其分泌的内毒素导致肾小管的损伤及间质性肾炎而引起钠丢失。

低磷血症的机制尚无法解释，但几乎普遍存在于军团菌感染者中，持续时间较短，发病3天后可恢复正常。临床上，多数病人入院时发病已超3天，因此低磷血症可较实际少。

肺炎的严重程度、基础疾病和特定抗生素使用的及时性是影响预后的重要因素。无其他健康问题的军团病若能得到及时治疗，治愈率可达95%～99%。如延迟治疗、免疫抑制或呼吸衰竭时，对治疗有反应的病人可能不足50%。既往体健的军团病病人，未经治疗其病死率约为15%，而重度免疫功能抑制病人则可高达75%。

由于军团菌尿抗原测试以及PCR在国内基层医院尚未普及，只根据培养、军团菌血清抗体来确诊军团菌肺炎给临床医生带来巨大的挑战。因此，临床医生需进一步加强对军团菌肺炎的认识，根据低钠血症、胃肠道或肾功能受损等肺外多系统受损表现，尽早识别军团菌感染，从而做到早期筛查和早期经验性抗感染治疗，同时依据病人特点，选择合理的策略来纠正低钠血症，维持机体水钠平衡，避免延误病情。

（河北省张家口市肺科医院呼吸科　张丽红　提供）

2.病例2：男，36岁。持续发热4天，咳嗽、咳痰1天。病人4天前受凉后出现发热，最高体温达40℃，畏寒、无寒战、头晕、乏力、肌肉酸痛，腹泻，为黄色不成形样便，无腹痛。自服"解热药"后体温可暂时降低，但不能降至正常。1天前病人出现咳嗽，咳黄色黏痰，于外院静滴阿奇霉素、口服头孢丙烯胶囊，体温未降。就诊于急诊科，静滴莫西沙星抗感染治疗，于2016-02-03入院诊治。既往饮酒10年，否认吸烟史。查体：T 40℃，R 18次/分，P 102次/分，BP 130/80mmHg。双肺呼吸音粗，左肺底可闻及湿啰音。辅助检查：血常规：白细胞计数5.4×10⁹/L、中性粒细胞0.80、血红蛋白134g/L、血小板178×10⁹/L；C反应蛋白109mg/L；降钙素原0.446ng/ml；血钠132mmol/L；肌酸激酶413U/L；血气分析：pH 7.44、PO₂ 58mmHg、PCO₂ 33mmHg。肺炎链球菌和军团菌尿抗原阴性,军团菌抗体检测阴性。

【诊断】社区获得性肺炎。

【诊断依据】青年男性,急性起病、高热、腹泻、咳嗽、咳黄色黏痰,查体左肺底可闻及湿啰音,C反应蛋白升高,需考虑社区获得性肺炎可能。病人血气分析示Ⅰ型呼吸衰竭,提示重症肺炎,结合有低钠血症,需考虑军团菌肺炎可能。病人军团菌尿抗原和军团菌抗体检测阴性,可能与非嗜肺军团菌血清1型或病史较短有关。给予头孢噻肟/舒巴坦联合莫西沙星抗感染治疗,同时对症支持治疗。入院3天,体温仍高于38.5℃,咳嗽、咳痰较前加重,为黄色黏痰,仍有腹泻,为黄色稀水样便。辅助检查:血常规示白细胞计数5.19×10⁹/L、中性粒细胞0.88;C反应蛋白254mg/L。胸部CT(2016-02-07)示左肺下叶实变影,左侧少量胸腔积液(图4-11-7)。病人症状无明显缓解,C反应蛋白较前升高明显,提示炎症控制不佳,停用头孢噻肟/舒巴坦,给予厄他培南联合莫西沙星抗感染治疗,体温逐渐降至正常。入院第6天,病人出现精神神经症状,表现为谵语,意识障碍,活动后肌肉颤抖,并出现呼吸困难,因不除外喹诺酮类药物副作用,停用莫西沙星,改用阿奇霉素继续抗炎治疗。入院第7天,实验室回报,胶体金法(天津瑞爱金生物公司)检测嗜肺军团菌抗体阳性,应用间接免疫荧光方法(德国欧盟公司)检测嗜肺军团菌4型抗体阳性,定量检测滴度1:100,痰军团菌核酸检测阴性、培养阴性,军团菌肺炎诊断明确。入院第8天病人精神神经症状仍未好转,呼吸困难加重,氧合指数由入院时276mmHg(未吸氧)降为206mmHg(吸氧3L/min,动脉氧分压68mmHg)。复查胸部CT(2016-02-10)示左肺病灶较前进展,双肺上叶磨玻璃密度渗出影,双侧少量胸腔积液(图4-11-8)。停用上述抗菌药物,改用替加环素50mg(首剂100mg)每12小时1次静滴,同时应用甲泼尼松龙40mg每天1次、人免疫球蛋白20g每天1次治疗3天,病人呼吸困难和精神神经症状有所缓解,腹泻较前好转。复查胸部CT(2016-02-22)炎症较前明显吸收(图4-11-9)。应用替加环素继续治疗4天后,病人病情稳定,好转出院。

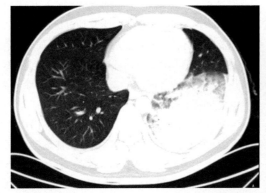 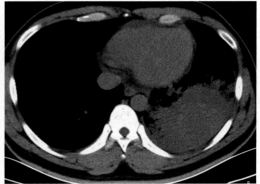

图4-11-7 左肺下叶实变影,左侧少量胸腔积液(2016-02-07)

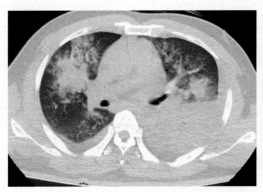 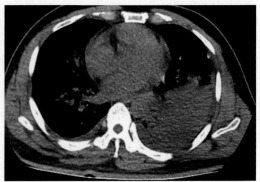

图4-11-8 病变较前进展(2016-02-10)

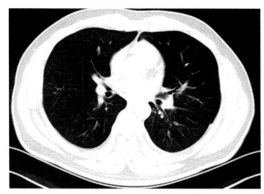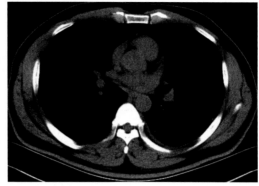

图4-11-9　病变基本吸收（2016-02-22）

【分析】Cunha等报道，军团菌肺炎的非特异性症状有发热（67%～100%），常>38.8℃、咳嗽（41%～92%）、寒战（15%～77%）、胸痛（14%～50%）、呼吸困难（36%～56%），以及肺外表现，如神经异常（38%～53%）、肌痛或关节痛（20%～43%）、腹泻（19%～47%）、头痛（17%～43%）、恶心或呕吐（9%～25%）等。军团菌肺炎最常见的致病原是嗜肺军团菌血清1型，可通过尿抗原检测快速诊断。约20%的军团菌肺炎病例为非嗜肺军团菌血清1型所致。Ito等回顾性分析了2001年3月至2016年6月期间11例非嗜肺军团菌血清1型肺炎病例的临床特征，包括症状、实验室检查、放射学检查、肺炎严重程度、初始治疗和预后，并使用Fiumefreddo等设计的6分评分系统进行评估。11例病人的中位年龄为66岁，男性8例（72.7%）。病原菌包括嗜肺军团菌血清3型（6例）、嗜肺军团菌血清9型（3例）、嗜肺军团菌血清6型（1例）和长滩军团菌（1例）。非嗜肺军团菌血清1型肺炎病例中，发热（8/11，72.7%）和咳嗽（6/11，54.5%）常见，但仅有少数病人出现关节痛或肌痛（2/11，18.2%）和意识障碍（1/11，9.1%）。没有病人出现腹泻、恶心、呕吐等症状。6例病人（54.5%）肝酶升高，但未发生低于130 mmol/L的低钠血症。9例（81.8%）表现为大叶性肺炎，7例（63.6%）表现为实变及磨玻璃影。非嗜肺军团菌血清1型肺炎的严重程度从轻、中度（可在门诊治疗）到严重（需入住重症监护室，预后不良）不等。轻、中度病人根据CURB-65评分为10人（90.9%），根据肺炎严重程度指数为5人（45.5%）。在所有病人中，4人入住重症监护室，尽管给予了适当的经验性治疗，仍有3人死亡。非嗜肺军团菌血清1型肺炎病人与嗜肺军团菌血清1型肺炎病人（23例）比较，临床特征无显著差异。设定Fiumefreddo的6分评分系统≥2分时，非嗜肺军团菌血清1型肺炎病人的敏感性为54.5%（6/11），而嗜肺军团菌血清1型肺炎病人的敏感性为95.7%（22/23），提示该方法在预测非嗜肺军团菌血清1型肺炎病例时并不适用。

Yu等报道了23例军团菌肺炎病人的CT表现以实变和磨玻璃影为主，几乎所有病人（82.6%）的CT表现为非节段性分布。Sakai等报道的38例病人中，35例（92.1%）合并磨玻璃影，23例（60.5%）有胸腔积液，同侧肺门和（或）纵隔淋巴结肿大17例（44.7%）。他们还指出，与肺炎链球菌肺炎相比，磨玻璃影中混杂有边界相对清晰的实变影为军团菌肺炎相对特异的表现。同样，Ito等的研究也显示，实变（72.7%）和磨玻璃影（81.8%）是常见的放射学表现，在63.6%的病人中可见。然而，胸腔积液（27.3%）和淋巴结肿大（27.3%）的发生率较之前的报道相对较低。

由于军团菌为胞内寄生菌，治疗上应选择组织穿透力强、细胞内浓度高的抗菌药物，可选择药物包括喹诺酮类、大环内酯类和四环素类等。当前，不需要入住重症监护室的社区获得性细菌性肺炎病人的经验治疗通常包括应用呼吸喹诺酮类药物（左氧氟沙星、莫西沙星或吉米沙星）的单一疗法。单独使用阿奇霉素或喹诺酮类药物治疗军团菌肺炎疗效相当，很少有病人需要接受联合治疗。本例院外应用阿奇霉素，入院后应用莫西沙星治疗6天，体温虽逐渐降至正常，但炎性指标较前升高，并出现精神神经症状和呼吸困难，提示病情进展，改用阿奇霉素治疗3天后复查胸部CT示病变较前进展，精神神经症状未见好转，呼吸困难加重。鉴于喹诺酮类和大环内酯类药物疗效差，故改用四环素类药物治疗。四环素抗生素的特点是具有广谱的抗菌活性，包括革兰阳性、大多数革兰阴性、厌氧和非典型病原体（军团菌、衣原体和支原体）。然而，四环素最初的临床用途已经受到损害，因为它们在以前易受感染的常见病原体中耐药性增加。通过对各种四环素衍生物之间的结构-活性关系的研究，发现替加环素既不受特异性外排泵影响，也不受核糖体的耐药保护机制影响，对广泛的常见医院和社区细菌病原体具有强大活性，包括那些获得了对较老的同源物（四环素、米诺环素和多西环素）耐药机制的病原体。

替加环素是第一个进行临床开发的甘氨酰环素类药物，作用机制与四环素类抗生素相似，都是通过与细菌30S核糖体结合，阻止转移RNA的进入，使得氨基酸无法结合成肽链，最终起到阻断细菌蛋白质合成，限制细菌生长的作用。但替加环素与核糖体的结合能力是其他四环素类药物的20倍。2009年，美国食品药品监督管理局批准通过替加环素用于治疗社区获得性肺炎。

Bopp等通过时间杀灭试验，比较了替加环素、左氧氟沙星、红霉素对嗜肺军团菌血清型1、5、6和米克戴德军团菌的临床分离株的杀伤作用。根据MIC值，替加环素细胞外活性低于左氧氟沙星或红霉素。然而，替加环素在72小时内对嗜肺军团菌和米克戴德军团菌的杀伤作用均大于红霉素和左氧氟沙星，支持替加环素作为治疗军团菌感染的二线药物。Valve等报道了第1例应用替加环素治疗军团菌软组织感染和肺炎的病例报告。该例为48岁男性，于2005年8月因肝硬化及肝癌接受肝脏移植。急性排斥反应后，每日应用激素、他克莫司和吗替麦考酚酯等免疫抑制治疗。2006年2月，病人诊断为左腿坏疽性脓皮病。局部治疗包括洗浴、有效的局部类固醇和保护性的伤口敷料，甲泼尼龙增加到32mg每日1次。溃疡的炎症活性降低，但大小不变。2006年4月19日，腿部疼痛和溃疡的大小增加，怀疑继发细菌感染，口服克林霉素（300mg，每日3次）。随后，从溃疡中培养出对甲氧西林和克林霉素敏感的金黄色葡萄球菌。病人于2006年4月25日入院治疗。尽管应用抗生素治疗（美罗培南 8小时1次），病人仍发热，体温38.5℃，并出现了呼吸困难。胸部影像学显示双侧肺炎，于5月9日转至重症监护室。病人病情危重，但不需要辅助通气。支气管肺泡灌洗显示白色念珠菌，嗜肺军团菌免疫荧光抗体检测阳性。从腿部溃疡培养出嗜肺军团菌血清5型和白色念珠菌。大环内酯类抗生素与环孢素、他克莫司等抑制移植排斥反应的药物具有显著的相互作用，氟喹诺酮类药物更适合治疗接受这些药物治疗的病人。经莫西沙星和氟康唑口服后，病人肺炎吸收，但软组织感染进展。5月21日和27日对左足踝化脓性腱鞘炎以及小腿和大腿脓肿进行了外科治疗。尽管进行了有针对性的抗菌治疗，但术中采集的所有样本均出现白色念珠菌和嗜肺军团菌生长。继续治疗3周后因复发脓肿、持续发热而加用替加环素治疗，并停止激素治疗。替加环素初始给药剂量为100mg 每日1次，维持给药剂量为

50mg 12小时1次。病人热退，没有出现新的软组织表现。持续治疗2周，因胃肠道副作用（呕吐）而停用替加环素，继续使用莫西沙星和氟康唑治疗。在康复期间，左大腿的缺损行皮肤移植治疗。莫西沙星和氟康唑共持续应用100天。

对氟喹诺酮类药物耐药的军团菌肺炎病例偶有报道，四环素类药物作为军团菌肺炎治疗的二线药物是一个可行的选择。

（中国医科大学附属盛京医院呼吸科
金丽媛 陈愉 提供）

3.病例3：男，70岁。咳嗽、咳痰伴发热2天。病人2天前受凉后出现咳嗽，咳少量白痰，伴发热，最高体温39.6℃，寒战，略感胸闷，晚餐进食鸡蛋后全腹胀痛，恶心，呕吐出少许淡黄色胃内容物，无腹泻，尿频。1天前就诊于当地急诊，行全腹部CT提示肝胆脾胰未见异常，右下肺炎（图4-11-10）。给予头孢孟多联合奥硝唑静滴无好转，于2016-01-23入院诊治。病人1965年外伤导致骨盆骨折损伤尿道，后尿道狭窄，7次因膀胱结石手术治疗，后长期自行间断口服左氧氟沙星，近1周口服该药4天（0.2g 每日3次）。7年前诊断为支气管哮喘，长期口服泼尼松治疗。5个月前于泌尿外科住院81天，诊断为"泌尿系产ESBL大肠埃希菌感染"。查体：T 38.2 ℃，R 20次/分，P 90次/分，BP 135/70mmHg。急性病容，神清不振，平车推入病房。右下肺呼吸音减弱，未闻及干、湿啰音。辅助检查：血常规白细胞计数18.6×10⁹/L、中性粒细胞0.87；尿常规：白细胞（＋＋＋）、隐血（＋＋）、蛋白（＋＋）、尿胆原弱阳性、红细胞276个/μl、白细胞1255个/μl；肾功能：BUN 8.76mmol/L、Cr 125μmol/L；电解质：K⁺ 3.5mmol/L、Na⁺ 131 mmol/L、Cl⁻ 93mmol/L；Glu 6.5mmol/L；红细胞沉降率 41mm/L；C反应蛋白 87mg/L；PCT 0.909ng/ml；血气分析：pH 7.45、PO₂ 64mmHg、PCO₂ 37mmHg；痰培养：草绿色链球菌、奈瑟菌；抗酸杆菌涂片阴性；血培养正常。心脏超声：二尖瓣后瓣环钙化并关闭不全，升主动脉扩张，静息状态下左心室整体收缩功能正常，松弛功能异常。腹部超声：胆囊内胆汁淤积，右肾多发囊性占位病变，肝脾胰及左肾未见异常。

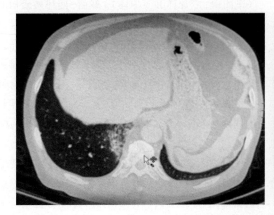
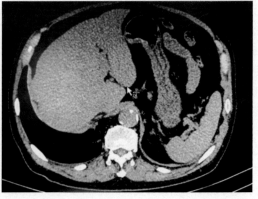

图4-11-10　右肺下叶脊柱旁磨玻璃、实变影（2016-01-22）

【诊断】军团菌肺炎。

【诊断依据】老年男性，急性起病，有高热、咳嗽、咳痰、恶心、呕吐等症状，白细胞和红细胞沉降率等炎性指标升高，CT检查提示右下肺炎，社区获得性肺炎诊断成立。病人长期口服激素，免疫低下，有神经系统、消化系统和泌尿系统受累表现，有低钠血症和低氧血症，需考虑军团菌肺炎可能。鉴于病人长期自服左氧氟沙星，选用比阿培南0.6g 12小时1次静滴抗感染治疗。行胸部CT检查（2016-01-24）：右肺下叶实变、磨玻璃影，较前进展（图4-11-11）。抗生素治疗5天，病人仍发热，复查胸部CT（2016-01-

28）示病变较前进展（图4-11-12），改用莫西沙星抗感染治疗。病人体温逐渐降至正常，复查胸部CT（2016-02-03）示病变吸收不明显（图4-11-13）。莫西沙星治疗12天后，病人病情平稳，辅助检查：血常规示白细胞 6.6×10⁹/L、中性粒细胞 0.71；尿常规：红细胞 265个/μl、白细胞36个/μl；肾功能、电解质正常；C反应蛋白56mg/L；PCT 0.13ng/ml；支原体、衣原体、军团菌抗体阴性。入院第32天，嗜肺军团菌血清1型抗体阳性，军团菌肺炎诊断明确，复查胸部CT（2016-02-25）示病变较前吸收，实变明显（图4-11-14），好转出院。

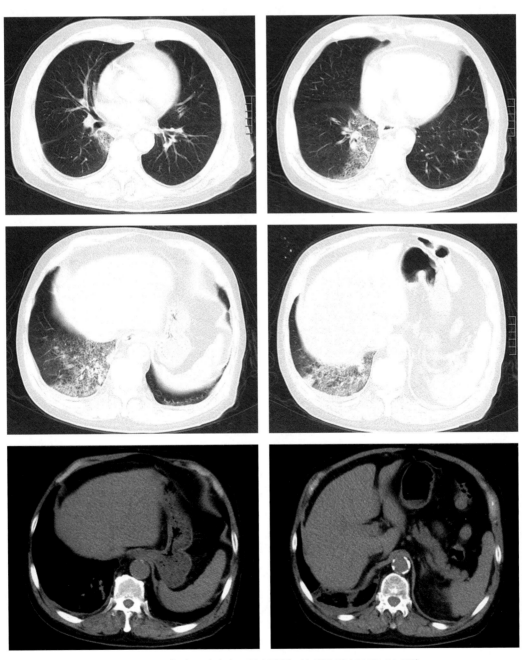

图4-11-11　右肺下叶实变、磨玻璃影，较前进展（2016-01-24）

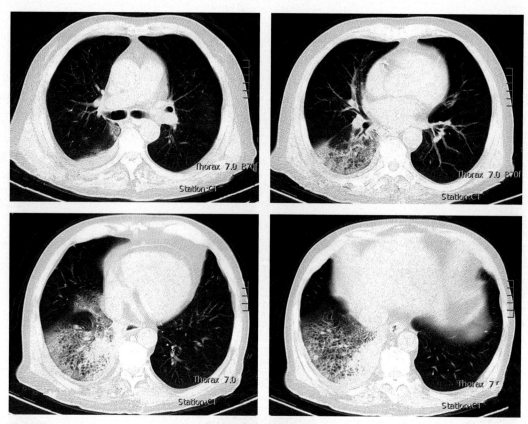

图4-11-12 病变较前进展（2016-01-28）

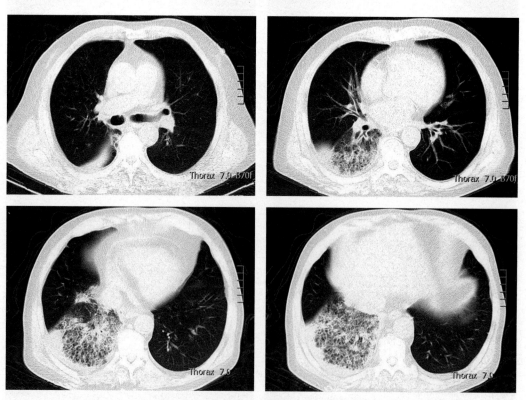

图4-11-13 病变无明显吸收（2016-02-03）

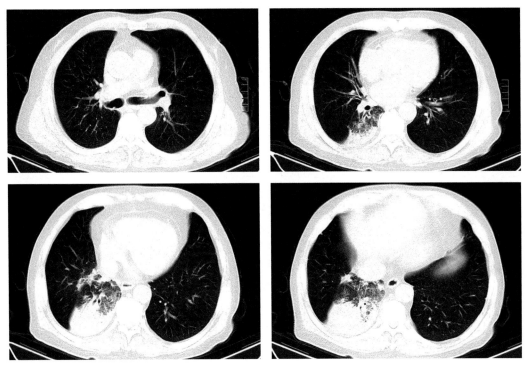

图4-11-14 病变吸收,实变明显(2016-02-25)

【分析】军团病可表现为散发性或流行型。有些人对感染的抵抗力较低,更容易发生军团病。已知的危险因素有器官移植、年龄(>50岁老年人更容易患病)、大量吸烟、酗酒、潜在的医疗问题(呼吸系统疾病、糖尿病、艾滋病、癌症、肾透析等)、免疫系统减弱(免疫抑制疗法,如糖皮质激素)等。本例为老年男性,长期口服激素,且最后确诊为糖尿病,均为军团病的易感因素。糖尿病与重症军团菌肺炎相关。轻中度的糖尿病病人,如有肺外表现,亦应进行军团菌的相关检测。

军团病是一个与人造水系统相关的肺炎,分为社区获得性肺炎(70%)、医院获得性肺炎(10%)和旅行相关性肺炎(20%)。嗜肺军团菌已被确认为社区获得性肺炎的重要病原体。在临床表现上,军团菌较为特异的除高热、无痰、咳橘黄色痰、咯血、呼吸困难等肺部感染表现外,还常伴有肌肉酸痛、头痛、谵妄、意识障碍等神经系统症状及腹泻、恶心、呕吐等消化系统症状,且神经系统影像学、脑脊液检查无异常。Kao等对2012年6月至2017年2月期间,中国台湾北部地区一个三级医疗中心的32例成人社区获得性军团菌肺炎资料进行了回顾性分析。病人的平均年龄为64.3岁,以男性为主(27例,84.3%)。大多数由慢性疾病引起,如糖尿病(31%)和吸烟(40.6%)。最常见的症状是咳嗽(68%)和发热(59.3%)。超过半数(18例,56.2%)的军团病病人最初可出现肺外表现。肺外表现以胃肠道症状(腹泻、恶心、呕吐、腹痛)为主(14例,43.8%),其次为肌肉骨骼症状(10例,31.2%)和神经系统异常(2例,6.2%),例如精神状态改变和肢体无力。16例(50%)病人最初未

采取合适的抗生素治疗,其在重症监护病房住院的比例(11/16,68.7%)高于充分治疗的病人(5/16,31.2%)。总之,中国台湾军团病常表现为肺外表现,延误治疗可能会导致病情恶化,需要更严格的管理。7例病人(21.9%)在住院期间死亡。血流动力学不稳定的病人需要血管加压素治疗,是与死亡率相关的独立危险因素。

Durando等描述了1名58岁、有酒精性肝硬化的男性病人因呼吸困难加重于2014年1月5日入院。入院时胸腹摄影未发现异常。2014年2月6日,病人因急性肺水肿发生严重呼吸衰竭,X线胸片检查提示肺炎。2014年2月7日,病人因呼吸衰竭和多脏器功能衰竭死亡。6天后血培养示嗜肺军团菌生长。通过实时聚合酶链反应(RT-PCR)检测,从病人日常使用的水龙头收集的热水样本中查到军团菌,为20 CFU/L,表明极低的嗜肺军团菌浓度亦可对易感宿主构成风险。总之,当临床和放射学提示肺部感染,且病人有严重免疫损害时,应始终怀疑军团菌感染可能。

军团菌肺炎临床症状好转而影像学仍进一步恶化是本病的特点之一,本例病人应用莫西沙星治疗后症状明显缓解,但影像吸收不明显,因此,肺部影像学改变不是判断病程的主要依据。血清抗体检查可用于回顾性诊断和流行病学调查,鉴于其抗体血清转换的时间延迟和大于20%的假阴性率,本试验对疾病早期诊断的价值不大。血清抗体呈阳性一般需要数周,有报道约有40%病人在4~6周血清抗体仍呈阴性。本例病人反复多次查血军团菌抗体均为阴性,最终在4周后抗体阳性,明确诊断。

以往的研究发现LD很少在儿童及青少年中发生,大部

分病人（74%～91%）的年龄在50岁以上。目前，我国正逐渐步入老龄化社会，因此，LD对社会经济的影响不容忽视。

（大连大学附属中山医院呼吸科　张黎川　提供）

4.病例4：男，32岁。发热、咳嗽1周，神志改变2天。病人工友代诉病人1周前发热、咳嗽，最高体温不详，咳嗽呈阵发性干咳，伴有咽痛、声嘶，感胸闷、气促，自行口服药物降温治疗无效。4天前当地医院就诊，给予头孢唑林抗感染治疗3天，症状无明显好转。2天前病人出现神志改变，言语欠清，饮水呛咳，感乏力，行走不稳，伴尿失禁，行胸部CT检查示右肺上叶及下叶背段炎症，右肺中叶实性结节，右侧胸腔少量积液，纵隔淋巴结肿大。血常规示白细胞计数6.57×10^9/L、中性粒细胞0.94、血小板 113×10^9/L，于2018-11-26收入ICU诊治。病来精神、食欲、睡眠差。病人有强直性脊柱炎家族史（母亲、胞姐），10岁左右于当地医院诊断为"强直性脊柱炎"，2010年起口服类克（英夫利昔单抗）每月200mg，2018-02减至每2个月200mg，并口服至2018-11-01，并加用甲氨蝶呤2.5mg每周1次口服（近1周未服）。有吸烟史，20支/日；不定期饮酒，5～8两/次。查体：T 38.6℃，R 30次/分，P 124次/分，BP 130/88mmHg。神志欠清，回答不切题。双肺呼吸音粗，未闻及啰音。辅助检查：血常规示白细胞计数6.57×10^9/L、中性粒细胞0.94、血红蛋白142g/L、血小板90×10^9/L；红细胞沉降率 100mm/h；C反应蛋白 367mg/L；PCT 73.23 ng/ml；电解质：K^+ 3.3 mmol/L、Na^+ 126mmol/L；肌酶谱：肌红蛋白 3485.1ng/ml、肌钙蛋白I 0.11 ng/ml、肌酸激酶＞1600U/L；肝肾功能：AST 517 U/L、ALT 73 U/L、ALb 35.7g/L、LDH 6730 U/L、血糖 8.4 mmol/L、肌酐178μmol/L、尿素氮 11.25umol/L；D-二聚体 6.14mg/L；血气分析：pH 7.503、PO_2 81.3mmHg、PCO_2 24mmHg。

【诊断】社区获得性肺炎。

【诊断依据】青年男性，急性起病，胸部CT示右肺炎表现，ESR、CRP和PCT明显升高，社区获得性肺炎诊断明确。病人呼吸次数超过22次/分，有神志改变，考虑脓毒症诊断。病人症状以发热、干咳为主，首先考虑非典型肺炎可能。病人迅速出现神志改变，肝、肾功能受累，低氧血症，考虑多脏器功能衰竭。结合病人血小板降低、LDH明显升高、低钠血症，且有强直性脊柱炎病史，长期服用免疫抑制剂，存在免疫低下，有烟酒不良嗜好，需考虑军团菌肺炎可能。病人入院后行军团菌尿抗原、高通量二代测序等检查，给予美罗培南抗感染治疗。辅助检查（2018-11-27）：内毒素鲎定量测定＞2.5Eu/ml；肺泡灌洗液未查到真菌；颅脑CT未见异常。病人氧合逐渐恶化，给予气管插管辅助通气，病情逐渐平稳后改为气管切开、高流量吸氧治疗。2018-11-30回报军团菌尿抗原阳性。2018-12-03痰标本高通量二代测序回报查到嗜肺军团菌。复查胸部CT示双肺炎症，右肺上叶为著，右侧中等量胸腔积液，右肺下叶不张，纵隔内淋巴结增大。腹部CT：结肠淤张积液；腰椎骨突关节硬化，双侧骶髂关节融合，符合强直性脊柱炎表现。诊断明确后予拜复乐抗感染治疗。复查胸部CT（2018-12-11）：气管插管，胃管留置，双肺炎症，右肺实变较前减轻，右侧胸腔积液稍减少，右肺下叶部分膨胀不全，左侧胸膜增厚。辅助检查（2018-12-17）：血常规：白细胞计数6.07×10^9/L、中性粒细胞0.60、血红蛋白119g/L、血小板383×10^9/L；C反应蛋白28.7mg/L；电解质、肌酶谱、肝肾功均恢复正常。复查胸部CT（2018-12-25）示双肺炎症，右侧少量胸腔积液（图4-11-15）。病人影像学示双肺弥漫性分布树芽征和支气管管壁增厚，结合病人入院时即存在吞咽困难、饮食呛咳等情况，考虑存在吸入性细支气管炎可能。病人生命体征平稳，好转出院。

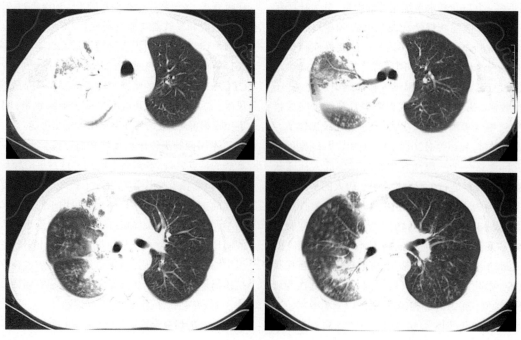

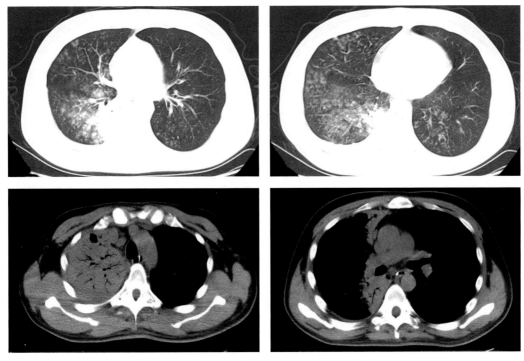

图4-11-15 双肺炎症,右侧少量胸腔积液

【分析】军团菌通常引起社区获得性肺炎,很少引起医院获得性肺炎,其肺外特征可作为诊断线索。在欧洲、美国和澳大利亚,社区获得性军团病每年报告的病例为10~15例/百万。因为许多国家缺乏足够的监测系统或诊断感染的适当方法,军团菌感染被严重低估,其实际的发生率是未知的。酒店、公寓楼、长期居住设施、医院以及其他供水和通风系统复杂的建筑是军团病暴发的共同起源地。许多产生气溶胶的系统与散发和暴发有关,包括冷却塔、热水浴缸、工业设备、家庭管道系统、温泉浴场、出水口、呼吸装置和喷雾器,或医院的鼻胃管。军团菌也可能在口咽定植。调查显示,军团菌在特定地理区域的12%~70%的医院的热水分配系统中存在。在匈牙利的一项研究中,90%的调查医院在供水中发现军团菌,大多数医院的历史都超过了30年。接触源的累积暴露(即接触的频率和持续时间以及与源头的距离)是获得疾病的危险因素。致病来源引起感染的可能性取决于细菌浓度、细菌集落的毒性、传播的有效性和气溶胶类型。军团病的发生取决于水源污染的程度、病人接触水的强度以及宿主的易感性。

军团菌侵入肺部后,在肺泡和终末细支气管产生炎症反应,肺泡内有巨噬细胞和嗜中性粒细胞浸润。其病理特征为急性化脓性、浆液化脓性或纤维素性化脓性支气管炎和肺炎。肺部炎症呈大叶性或小叶性分布,有出血、坏死及脓肿形成。胸膜可有炎症改变,为浆液性、浆液纤维素性或化脓性纤维素性炎症,最后发生纤维性肥厚。除肺部病变外,还可发生心肌炎、心包炎、肌炎、中毒性中枢神经损伤、肾小管坏死、肾小球肾炎或并发休克、DIC等。

军团病的发病率随着年龄的增长而增加,尽管这可能是由于老年人的合并症发病率较高而不是直接相关。吸烟与军团病的易感性密切相关。移植受体和接受癌症化疗的病人感染军团菌的风险较高。糖皮质激素和其他与免疫抑制相关的疾病也是独立的危险因素。接受生物疗法会增加军团菌感染的风险。

尿抗原检测是军团病的一线诊断方法,经其确诊的病例在欧洲和美国分别占全部病例的90%和97%。抗原系菌体细胞壁脂多糖成分,起病后48~72小时即可在尿内检出。但该法仅对嗜肺军团菌血清型1 MAb 3/1亚型敏感。以核酸扩增为基础的分子杂交技术是分子水平检测和鉴定的方法,具有快速、敏感的优点,但易出现假阳性,且过程复杂、成本高。二代测序的问世极大降低了每个碱基的测序成本,为深入研究军团菌的基因组、转录水平提供了有力支持。军团病的诊断"金标准"是军团菌分离培养法。理想的培养标本是从下呼吸道提取的分泌物包括痰、胸膜液、支气管吸出液、支气管肺泡灌洗液,甚至曾有文献报道可用肺组织、黏膜活检标本、关节液、血液和软组织来培养分离军团菌。适用于军团菌所有种和亚种的检测并可以进行药敏试验,但敏感性低且耗时较长。联合应用上述各种检查方法可以最大程度地提高高敏感性和特异性。

实验室检测方面,军团病可表现为:低钠血症、低磷血症;转氨酶、胆红素升高、碱性磷酸酶升高、胆碱酯酶减低等肝功能受损;肌酐、尿素氮升高、尿隐血、尿蛋白等肾功能受损;肌酸激酶升高、甚至出现横纹肌溶解、纤维蛋白化脓性肌炎等临床表现。有报道提出,高热及军团菌引起的血管收缩可导致肌肉缺血坏死、横纹肌溶解，且常伴有急性肾功能损伤，病理表现主要为急性间质性肾炎或急性肾小管坏死。横纹肌溶解所致肌酶升高是急性肾功能损伤的主要因素。本例即合并多脏器功能衰竭，基本涵盖了上述表现。

生物疗法广泛应用于炎性疾病，特别是风湿免疫性疾病，其对风湿性关节炎、强直性脊柱炎、类风湿关节炎治疗取得了突破。批准临床使用的生物制剂包括肿瘤坏死因子抑制剂，如依那西普、英夫利昔单抗、阿达木单抗、戈利木单抗（golimumab）和赛妥珠单抗（certolizumab pegol）；白细胞介素-1受体拮抗剂阿那白滞素（anakinra）；细胞共刺激抑制剂阿巴西普；白介素-6受体拮抗剂托珠单抗（tocilizumab）；抗B细胞特异性CD20抗体利妥昔单抗；可特异性结合可溶性B细胞刺激因子的人源IgG1γ单抗-贝利木单抗（belimumab）；VLA-4单克隆抗体那他珠单抗（natalizumab）。这些生物疗法广泛应用于炎性疾病的治疗，一些研究报道了肉芽肿和细胞内感染风险的增加，如结核、李斯特菌病和军团病。肿瘤坏死因子（tumor necrosis factor, TNF）主要由活化的单核/巨噬细胞产生，能杀伤和抑制肿瘤细胞，促进中性粒细胞吞噬，抗感染，引起发热，诱导肝细胞急性期蛋白合成，促进髓样白血病细胞向巨噬细胞分化，促进细胞增殖和分化。TNF是重要的炎症因子，并参与某些自身免疫病的病理损伤。小鼠研究发现，TNF对实验动物嗜肺军团菌感染具有保护作用。它的抗原成分，尤其是脂多糖，是产生TNF-α的强烈刺激物，TNF-α可诱导细胞介导的免疫反应。与对照组相比，嗜肺军团肺炎大鼠经抗TNF-α拮抗剂治疗后出现持续性肺炎，细菌载量较高，感染巨噬细胞较多，外周血单核细胞向肺的募集较少。Bodro等回顾性分析了105例采用生物疗法治疗的军团菌肺炎病人的临床资料。64例（65.3%）病人接受英夫利昔单抗治疗，23例（23.5%）病人接受阿达木单抗治疗，5例（5%）病人接受依那西普治疗，3例（3%）病人接受利妥昔单抗治疗。71%的病人因风湿性疾病接受治疗，16%的病人因炎症性肠病接受治疗。大多数病人同时服用一种或多种免疫抑制药物，尤其是类固醇（43%），总体死亡率为19%。军团菌肺炎可能会使生物疗法的治疗复杂化，尤其是在病人接受英夫利昔单抗或阿达木单抗治疗的前6个月，并同时给予其他免疫抑制药物者。医生应该意识到这种潜在的严重联系，早期发现和治疗可能会降低发病率和死亡率。

对于发热超过38.9℃的住院成人，相对心动过缓是军团病的一个重要诊断发现。相对心动过缓也发生于鹦鹉热和Q热，但不发生于典型细菌性病因（如肺炎链球菌）引起的社区获得性肺炎，或非人畜共患的非典型病原体肺炎，如肺炎支原体肺炎和肺炎衣原体肺炎。军团病模仿者（Legionnaire's disease mimics）是指那些与军团病有

共同临床或实验室检测结果但无法用军团病解释的社区获得性肺炎，例如，精神错乱、水性腹泻、急性肾衰竭、C反应蛋白或红细胞沉降率明显升高、镜下血尿、无法解释的铁蛋白水平升高、血清转氨酶水平轻度升高、低磷血症或低钠血症。文献报道，血清铁蛋白显著增高对于军团菌肺炎有一定的诊断价值。血清铁蛋白水平增高>5倍时，诊断军团菌肺炎的可能性较大。支原体肺炎的发热通常低于38.9℃，且无相对心动过缓，红细胞沉降率、C反应蛋白和铁蛋白水平没有明显升高。血清转氨酶水平不升高，低磷血症或低钠血症也不出现。在因社区获得性肺炎住院的成人病人中，冷凝集素滴度（>1:64）的明显升高提示支原体肺炎，并强烈反对诊断为军团病。

影像学上，军团病表现为快速进展的不对称多灶性肺炎，可能类似于典型的社区获得性细菌性肺炎，包括肺炎链球菌、克雷伯菌和葡萄球菌引起的肺炎。其影像学表现更常类似于其他非典型肺炎，尤其是支原体肺炎和病毒性肺炎。肺炎链球菌肺炎通常表现为局限于单叶的实变。然而，在一些病人中，它可以是多灶性或双侧的，且几乎总是与脏层胸膜表面相连，通常有支气管充气征，胸腔积液在50%的病例中可见；在CT上，实变的范围通常比预期的要广泛，在实变周围有磨玻璃影。虽然社区获得性肺炎链球菌肺炎和军团病均可表现为磨玻璃影，肺炎链球菌肺炎的磨玻璃影通常只发生在肺实变的周围部分。此外，肺炎链球菌的实变通常没有军团病的实变那么明显。与军团病不同，肺炎链球菌肺炎经适当的治疗后病变通常不进展。50%的肺炎链球菌肺炎有淋巴结肿大，空洞和脓肿相对罕见。肺炎链球菌亦可表现为支气管肺炎，间质性肺炎少见。

克雷伯菌肺炎影像学表现为肺叶实变，在30%的病例中可见膨出的叶间裂，30%～50%的病例中可以看到空洞，可多发或表现为慢性，可类似于结核病的影像表现，胸膜积液也很常见。克雷伯菌肺炎的实变最初为非节段性，但很快变为大叶性，可出现坏死，表现为低密度区和小空腔强化实变。16%～50%的病例可在CT上看到肺脓肿，淋巴结肿大少见。其他CT表现包括小叶间隔增厚、支气管壁增厚、纤维化和支气管扩张。

葡萄球菌肺炎典型的影像学表现是实变，其范围可从斑片状非节段性到双侧多叶分布。该病通常快速进展。与军团菌肺炎和肺炎链球菌肺炎（脓肿很少见）不同，15%～30%的葡萄球菌肺炎病例中存在脓肿。其他CT表现包括小叶中心结节和实质肿块，胸腔积液亦很常见。

由于其临床表现的相似性，支原体肺炎常被列入军团菌肺炎的鉴别诊断。CT对支原体肺炎的诊断有一定的帮助，因为几乎所有的病人都有弥漫性支气管管壁增厚。支原体肺炎的CT表现还包括小叶中心结节、树芽征和局部淋巴结肿大。另一种非典型性肺炎衣原体肺炎也在CT上表现为

弥漫性支气管管壁增厚，但周围气道也会扩张。

病毒性肺炎具有可变的影像学表现。典型的影像学表现为细支气管炎伴过度充气，伴模糊的小结节空洞影。与军团菌肺炎不同，肺叶实变在病毒性肺炎病人中并不常见。

曾有学者指出仅少数军团病病人痊愈后肺内残留异常影像。但Fairbank等的研究表明，经过平均104天随访，70%的个体仍然存在影像学异常。Jonkers等在对122例军团病病人进行平均16个月的随访研究中发现：57%的病人仍有呼吸困难症状；在接受HRCT检查的86例病人中，21例（24%）存在由军团病导致的异常，包括条索样改变、段或亚段实变、细支气管扩张、气囊以及肺气肿，肺功能显示一氧化碳弥散量平均下降20%。进一步研究表明，急性期接受机械通气治疗、药物治疗延迟以及慢性阻塞性肺疾病是

病后残存影像异常的危险因素。本例影像吸收较慢符合军团病特点。

（聊城市冠县中医院呼吸科　马立珍　提供）

5.病例5：男，63岁。发热10余天。病人10余天前外出旅游淋雨后出现发热，最高体温41.5℃，伴畏寒、寒战、咳嗽、无痰，腹泻，为水样便，日数次，无腹痛及里急后重感。同时伴尿频、尿急，无尿痛。食欲差、头晕、乏力、周身不适，于当地社区医院间断输液（左氧氟沙星）治疗6天，发热等症状好转，自觉胸闷不适，活动后气短，深呼吸时加重，为进一步诊治入院治疗。入院查体：双肺呼吸音低，未闻及干、湿啰音。病人自诉旅游同伴中另有4人出现发热、腹泻等不同程度症状，用药后缓解，未再继续诊疗。既往有双侧颈动脉狭窄病史，对青霉素和磺胺类药物过敏。行胸部CT检查（图4-11-16）

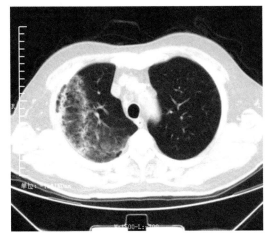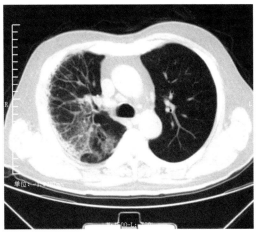

图4-11-16　右肺上叶斑片、磨玻璃、网格影

【诊断】军团菌肺炎。

【诊断依据】老年男性，夏季旅游（5月），有受凉淋雨史，高热、干咳，胸部CT示右肺炎表现，症状符合非典型肺炎诊断，左氧氟沙星治疗6天，症状略好转，支持该诊断。病人旅游同伴中另有4人发病，提示有小暴发，病人有发热、畏寒、寒战、厌食、乏力等非特异性症状，并有肺部（咳嗽）和肺外表现（腹泻、水样便、尿频、尿急），提示多脏器受累，军团菌肺炎可能性大。入院后实验室检查：血常规示白细胞计数7.35×10⁹/L；C反应蛋白13.30mg/L；尿素

3.42mmol/L；Na⁺ 143mmol/L；白蛋白36.3g/L；嗜肺军团菌抗体（IgM）阳性（＋）；肺炎支原体抗体、Q热立克次体抗体、肺炎衣原体抗体、腺病毒抗体、呼吸道合胞病毒抗体、甲型流感病毒抗体、乙型流感病毒抗体、副流感病毒抗体均（－）。病人军团菌肺炎诊断明确，因病情已10天，不发热，交替给予左氧氟沙星和阿奇霉素静脉滴注，治疗2周后（发病25天）病人胸闷及气短明显减轻，复查CT病变大部分阴影吸收（图4-11-17）。

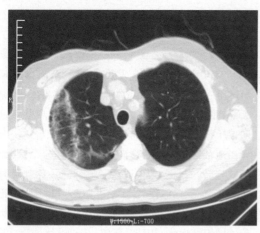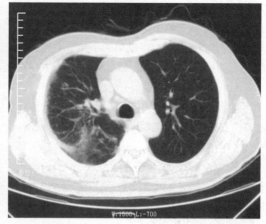

图4-11-17　病变较前吸收

【分析】军团菌广泛存在于自然环境和人工环境的水体、土壤中。环境监测结果表明军团菌已成为人们日常生活中威胁健康的重要因素。军团菌感染通常通过吸入冷却塔、淋浴和水龙头等供水系统产生的污染气溶胶而发生。军团病通常不是由于暴露于湖泊和溪流等自然环境中的水而发生的，但与暴露于温泉和地热加热治疗温泉有关。温泉和公共浴池是军团菌感染的来源与军团菌容易在热水中生长繁殖的特性有关。军团菌肺炎的定义是指急性下呼吸道感染并伴有肺炎和（或）放射学特征的病灶征象以及军团菌感染的微生物学证据的病人。如果病人在发病前10天内曾离家一晚或以上，则认为该病例与旅行有关。超过20%的病人发病和近期旅行史有关。旅客感染军团病的风险特别高，不仅因为他们可能住在军团菌高度集中的住宿地，还因为他们可能没有寻求或获得足够及时和（或）适当的医疗服务。由于潜伏期较长（2～10天），旅客可能在一个国家接触军团菌，但在另一个国家（如本国）出现症状并就医。如果不集中收集信息，就很难识别住宿地点的疫情。及时报告旅行相关病例有助于早期确认和控制已知来源的感染。因此，许多欧洲国家于1986年成立了欧洲军团菌感染工作组（EWGLI），于1987年建立了军团菌感染监测网络（EWGLINET），使用统一的病例定义和报告程序对不同国家军团病的发病情况进行监测。EWGLI提出了3种方法，每一种方法都可以独立限制嗜肺军团菌的生长。第一，对生活热水（domestic hot water，DHW）系统进行适当的监控是非常重要的。关键部位需要适当检查，以便迅速发现问题并限制可能的感染。第二，在许多国家最常用的措施是在储水箱中设置足够高的温度以防止嗜肺军团菌的生长。第三，为了防止嗜肺军团菌的扩散，应避免系统的某些部分出现水停滞。EWGLI设定的临界浓度可以由每个国家单独解释。以法国卫生保健机构军团菌浓度极限值为例，医疗机构中的个体多有风险因素，如老年人和酗酒或吸烟者，嗜肺军团菌的目标水平需<1000 CFU/L，最大程度为

10 000 CFU/L。对于高危病人，如有严重免疫抑制或移植者，其目标或警戒水平需<250 CFU/L。2010年，为了控制和预防欧盟成员国散发和暴发的军团病的发生，EWGLI与欧洲疾病预防控制中心（ECDC）合作，更名为欧洲军团病监测网络（ELDSNET），这是目前国际上比较完善的军团病监测网络。1993—2012年，该监测网络共报告LD病例75 057例，发病数呈逐年上升趋势。当发现与旅行相关的单个病例时，感染国的合作者需要向病人所在地发送一份清单，以将军团菌感染风险降到最低。当住宿地点与旅行相关的聚集流行病学调查（包括风险评估）有关时，将启动抽样和控制措施。

旅行相关军团病（travel-associated Legionnaires' disease，TALD）最常见的感染源是酒店中受到污染的水，断断续续使用供水设施所造成的积水和低流量是军团菌污染严重的主要原因。Burnsed等报道，2004年3月，在美国俄克拉荷马州的一家宾馆中发生了军团病暴发，6例军团菌肺炎病例和101例庞蒂亚克热病例被确诊，通过对宾馆住客、员工的回顾性队列研究以及环境卫生评价确定感染的来源，结果室内温泉和热水洗浴池暴露是危险因素，随着热水浴池停留时间的增加，罹患军团病的危险性随之增加，温泉和热水浴池水样中嗜肺军团菌血清1型阳性。Campese等报道法国2010年3例聚集性军团菌感染病人10天内到过同一家洗浴中心，经过流行病学、环境卫生和微生物学调查，结果表明为公共洗浴池水军团菌污染导致的聚集性病例，感染菌型为嗜肺军团菌血清1型。TALD也与游轮和营地有关。Beyrer等报道2003年8月往北欧海航行的一艘轮船上，215名德国乘客中有8人罹患军团病，1人死亡，通过一项病例对照研究发现洗浴中心长时间停留为感染可能的危险因素，嗜肺军团菌血清1型菌株从临床和环境样本中分离出来，支持船上浴池水污染是此次军团病暴发的源头。

军团病的聚集定义随时间而变化。2001年以前，聚集

TALD被定义为两个或两个以上的军团病病人在潜伏期期间停留在相同的住宿地点，其发病在6个月时间内，超过6个月被归类为"关联"。2001年初对集群定义进行了更改，并于2002年获得了《欧洲军团病预防和控制指南》的批准。根据新的定义，聚集定义为两个或两个以上军团病病人，他们在发病前2～10天住在或访问了同一商业住宿地，且发病时间在2年之内。聚集定义的这种变化使检测到的聚集数量从2000年的28个增加到2001年的72个，其中43个（60%）符合旧的聚集定义，增加了29个聚集。事实上，以前的定义所识别的许多关联案例都被吸收到这些新聚集中。

在1993—2008年，向EWGLI报告的军团病病例总数为53 494例。2007年和2008年分别报道了5907例和5960例，分别对应于百万分之11.3和11.8的发病率。62%为社区获得性，6%为医院获得性，35%为旅行相关，其余为"其他"或"未知"。ELDSNET数据显示，2010年共报道6035例军团病，发病率为1.2/10万。59%病例发生在6～10月份，85%的病例由嗜肺军团菌血清1型引起，病死率为11%左右。43%的感染人群年龄超过65岁，其中73%为男性病人。冷却塔污染是社区获得性军团病暴发的主要原因，而医院获得性军团病暴发的主要原因是冷热水系统污染。同年，ELDSNET报道了863例TALD，其中41例（4.75%）死亡。

根据ECDC的数据，2010—2015年，欧洲平均每年报道约900例TALD病例，2014—2015年增加了20%。意大利是欧洲报道TALD病例最多的国家之一，而西班牙巴利阿里群岛每年报道的病例很少。有趣的是，尽管规模不同，两者在百分比上非常相似，而且都与欧洲的数据一致：60%～65%的散发性病例、35%～40%的聚集病例和18%～23%的复发位点病例。唯一相关的区别是，与巴利阿里群岛复发病例有关的住宿地点与病例的联系少于意大利。这种差异可能受到来访人口的规模和人口特征的差异的影响。嗜肺军团菌MAb 3/1阳性菌株是大多数LD病例的致病原因，因此被认为毒性更强：疏水细胞包膜的增加被认为可以增强气溶胶中的生存能力，从而增加导致感染的能力。有文献表明，环境分离株中MAb 3/1阳性菌株的高流行率（81.2%）强烈表明这是复发位点一个重要特征，并强调了MAb分型的重要性。在4个复发病例的位点，MAb

3/1阳性菌株在不同年份被反复分离，其中一个位点在首次发现后的12年后仍能被分离出。在3/4（75%）的位点，环境菌株与临床菌株无法区分。

1971年，美国CDC、环境保护署、国家和领土流行病学委员会建立了水源性疾病暴发监测网络。1976年以后，军团病在美国属于法定传染病，被列为监测疾病之一。据估计美国每年有8000～18 000人因军团菌感染就医。2003—2004年，共报道19起军团菌暴发，病例180例，其中与饮用水相关病例27例，娱乐用水相关病例117例，其他用途用水相关病例36例。2005—2006年，共报道军团菌病例1332例，其中旅行相关性病例319例，非旅行相关性病例1013例。2005—2008年，美国报道的TALD病例增加了85%，这与美国各地启动了加强TALD病例监测系统有关。

近年来，我国开展了许多血清流行病学调查研究，检测结果表明，我国人群中军团菌感染普遍存在，军团菌抗体阳性率从0.15%至35.80%不等，宾馆、商场等集中空调使用单位从业人员的军团菌抗体阳性率显著较高。

TALD将继续是旅行相关呼吸道感染的一个重要原因，特别是在前往可能没有预防或减少接触军团菌风险的专门知识或资源的发展中国家的旅行日益增多的时代。监测项目对于发现军团病至关重要，以便能够及时采取预防行动。

（赤峰市第二医院呼吸内科　窦海艳　提供）

6.病例6：男，62岁。高热7天。病人7天前受凉后出现发热，体温最高达41℃，伴干咳、乏力，先后静脉滴注依替米星1天、头孢菌素类药物3天、美罗培南1天，体温未降，并出现一过性谵语，以"社区获得性肺炎"收入院。既往有糖尿病7年。发病前有公共浴室洗浴史。查体：T 39.0℃，R 18次/分，P 101次/分，BP 140/80 mmHg。嗜睡，左肺可闻及少许湿啰音。辅助检查：血常规示白细胞计数 5.7×10⁹/L、中性粒细胞0.76；尿常规：隐血（++）、蛋白（+++）、葡萄糖（++）、白细胞1.15个/HPF；血气分析：pH 7.5、PaO₂ 65mmHg、PaCO₂ 30mmHg；C反应蛋白 125mg/L；肝功、生化：丙氨酸氨基转移酶107 U/L、天冬氨酸氨基转移酶105 U/L、血糖9.46mmol/L；电解质：K⁺ 3.74mmol/L、Na⁺ 126 mmol/L；D-二聚体977μg/L，心肌酶、肌钙蛋白I、肾功能、血淀粉酶未见异常；支原体抗体、军团菌抗体、军团菌尿抗原、血细菌培养均阴性。行胸部CT检查（图4-11-18）。

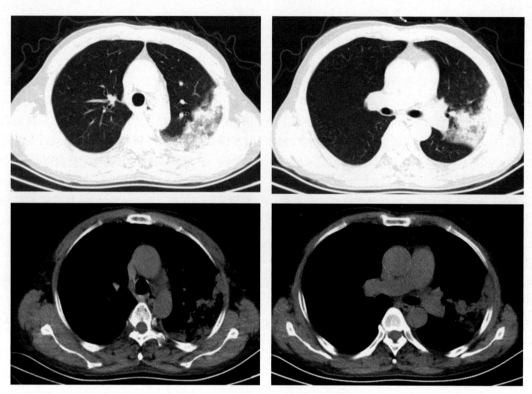

图4-11-18　胸部CT：左肺上叶实变影

【诊断】军团菌肺炎。

【诊断依据】老年男性，有糖尿病病史，高热、干咳，查体可闻及肺部啰音，辅助检查示肝功损害，CRP升高，血气分析示低氧血症，肺部影像学检查见左肺舌叶实变影，社区获得性肺炎诊断明确。病人有肺内和肺外表现，氨基糖苷类、头孢类和碳青霉烯类药物治疗疗效差，首先考虑非典型肺炎，结合病人有神志改变和低钠血症，首先考虑军团菌肺炎可能。病人支原体抗体、军团菌抗体阴性，考虑病程较短所致；军团菌尿抗原阴性，考虑漏诊或非嗜肺军团菌感染可能。病人入院后静滴莫西沙星抗感染及对症支持治疗，入院72小时体温降至正常。莫西沙星静滴8天，序贯口服治疗4天，复查各项指标均恢复正常，胸部CT检查示肺部病变较前明显吸收（图4-11-19），达到社区获得性肺炎出院标准。病人出院前的血清标本军团菌抗体检测（间接免疫荧光方法-德国欧盟试剂）结果示米克戴德军团菌抗体阳性，滴度为1∶320，确诊为米克戴德军团菌肺炎。出院后未继续治疗，3天后体温再次升至37.6℃，嘱其继续口服莫西沙星，体温恢复正常，总疗程3周，未再复发。

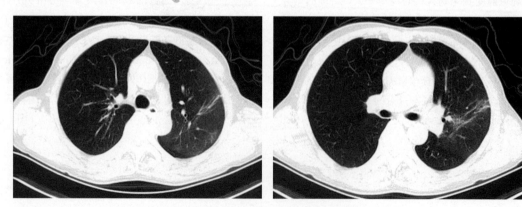

图4-11-19　病变吸收，残存纤维条索影

【分析】1979年，美国首次报道一种侵入性肺病原体感染，匹兹堡市基督教长老会医院病理科Pasculle和他的同事从两例患急性化脓性肺炎的肾移植病人的肺组织中分离出一种独特的革兰阴性、弱耐酸菌，暂定名为"匹兹堡肺炎菌"（pittsburgh Pneumonia Agent, PPA）。同年晚些时候，PPA被确认为发生在弗吉尼亚州匹兹堡市8例免疫抑制病人和弗吉尼亚州另外5例免疫抑制病人所患肺炎的致病菌。匹兹堡市的8例病人包括6例肾移植病人、1例慢性淋巴细胞白血病病人和1例皮肤带状疱疹病人，所有病人发病前均接受高剂量类固醇激素治疗。这种杆菌的分离导致了对1943年和1959年首次发现的两种立克次体样微生物TATLOCK和HEBA的回顾性鉴定。此细菌只能用鸡胚或豚鼠培养，其在细菌学、染色、超微结构及血清学等方面，与嗜肺军团菌不同。1980年，为了纪念首次分离嗜肺军团菌的Joseph E.McDade，这种微生物被正式命名为为米克戴德军团菌。

嗜肺军团菌尿抗原在米克戴德军团菌感染中不呈阳性，阴性表达不能排除感染的可能性，该例即是如此。血清抗体检测法用于诊断时，单份血清抗体阳性无法判断是现症感染还是既往感染，双份血清抗体滴度的4倍增长更有意义，但需要至少2~3周时间。本例入院时军团菌尿抗原、军团菌抗体均阴性，且无法进行痰培养和核酸检测，在发病第18天其血清米克戴德军团菌抗体由阴转阳，滴度达1:320，得到病原学诊断。该病例提示对疑诊军团菌感染者，应采用多种方法检测，入院时军团菌抗体阴性者应检测双份血清抗体，以免漏诊。

米克戴德军团菌尽管革兰阴性，但它能快速地对弱酸性染料染色，容易与分枝杆菌混淆。米克戴德军团菌在组织标本上的诊断更加复杂，采用标准革兰染色，对复染液吸收不良，往往难以初步鉴定。米克戴德军团菌是军团菌的第二大常见种类，仅次于嗜肺军团菌，约占军团菌病例的9%。由于培养困难，其真正的流行情况尚不清楚。

米克戴德军团菌所致感染表现多种多样，包括发热、咳嗽、胸膜炎、胸痛等，肺外感染病例较少，包括皮肤感染、脑脓肿、人工瓣膜心内膜炎和人工关节感染等，通常感染免疫功能低下病人。免疫功能低下的宿主通常伴有高热和干咳，胸膜炎性胸痛也是一个常见的特征。相反，在免疫功能正常的病人中，咳嗽、咳痰和低热更为常见，胸膜炎性胸痛少见。在一项研究中，与米克戴德军团菌肺炎相关的其他非特异性症状或体征包括精神状态的变化（60%）、腹痛（36%）和腹泻（26%）。虽然轻度腹泻是军团菌感染的常见症状，但也有大量腹泻的病例。本例病人有糖尿病病史，为军团菌肺炎易感人群，发病前公共浴室洗浴史可能为其感染途径。

米克戴德军团菌肺炎的临床和影像学特征与其他军团菌引起的肺炎无明显区别，常见的影像学表现为大叶性肺炎，也有肺脓肿或肺结节的描述。在对最初8例米克戴德军团菌感染病人影像的原始描述中，X线检查4例病人表现为斑片状肺浸润，另外4例表现为结节影，大小在2~4cm，尽管使用了广谱的抗生素，但影像仍然进展。2例病人影像学表现未见空洞，但尸检见到。免疫缺陷病人感染米克戴德军团菌所致肺炎的影像学可表现为结节浸润，且有结节增大和形成空洞的趋势。肺部结节的病因因免疫抑制程度、预防措施、暴露程度和病史而异，病原体包括真菌、诺卡菌、军团菌、分枝杆菌和病毒等。肺结节在免疫功能低下的病人中很常见，在发病率和死亡率中占有重要地位。在一项研究中，接受肾移植的米克戴德军团菌肺炎病人，18.5%（5/27）出现肺脓肿。

美国胸科协会/感染疾病协会（ATS/IDSA）CAP指南推荐氟喹诺酮类药物或阿奇霉素作为治疗军团菌的一线药物，多西环素为二线药物。β-内酰胺类和氨基糖苷类药物对军团菌无效。有趣的是，与嗜肺军团菌不同，米克戴德军团菌不产生β-内酰胺酶，在体外对青霉素和头孢菌素敏感。然而，军团菌体外药敏试验与临床疗效相关性不大。对于有基础疾病或重症肺炎的病人，推荐疗程为3周（静脉和口服序贯治疗），疗程不足可能复发。本例病人入院前曾应用β-内酰胺类及氨基糖苷类药物无效，应用莫西沙星后病情好转，因疗程不足复发，整体治疗反应符合军团菌感染的特点。

（中国医科大学附属盛京医院呼吸科 陈 愉 提供）

第 5 章

厌 氧 菌

厌氧菌(anaerobic bacteria)尚无公认的确切定义,通常认为是一类只能在低氧分压或无氧条件下生长,而不能在空气(18%氧气)和(或)10%二氧化碳浓度下的固体培养基表面生长的细菌。这类细菌缺乏完整的代谢酶体系,其能量代谢以无氧发酵的方式进行。厌氧菌广泛分布于自然界和人体中,除梭状芽胞杆菌能以芽胞的形式在自然界长期存活外,其他绝大多数厌氧菌存在于人和动物体内。

一、分类

厌氧菌按对氧的耐受程度的不同,可分为专性厌氧菌、微需氧厌氧菌和兼性厌氧菌。专性厌氧菌是指在无氧的环境中才能生长繁殖的细菌。此类细菌缺乏完善的呼吸酶系统,只能进行无氧发酵,不但不能利用分子氧,而且游离氧对其还有毒性作用。如破伤风杆菌、肉毒杆菌、产气荚膜杆菌等。微需氧厌氧菌在低浓度氧的条件下能生长。兼性厌氧菌在有氧或缺氧条件下,可通过不同的氧化方式获得能量,兼有有氧呼吸和无氧发酵两种功能。如酵母菌在有氧环境中进行有氧呼吸,在缺氧条件下发酵葡萄糖生成酒精和二氧化碳。

根据革兰染色特性及是否形成芽胞,可将厌氧菌分为有芽胞的革兰阳性杆菌和无芽胞的革兰阳性及革兰阴性杆菌和球菌五大类。产芽胞革兰阳性杆菌,代表菌属为梭状芽胞杆菌属;无芽胞革兰阳性杆菌,代表菌属为双歧杆菌属、真杆菌属、丙酸杆菌属、放线菌属、乳杆菌属、动弯杆菌属等;无芽胞革兰阴性杆菌,代表菌属为拟杆菌属、普雷沃菌属、卟啉单胞菌属和梭杆菌属;无芽胞革兰阳性球菌,代表菌属为消化链球菌属、消化球菌属;无芽胞革兰阴性球菌,代表菌属为韦荣球菌属。

二、发病机制

在正常情况下,人的口腔、牙周、牙龈、鼻咽部、皮肤、消化道和生殖道均有大量厌氧菌寄居,它们与需氧菌一起共同组成人体的正常菌群,并维持相对稳定的体内微生态平衡。当机体防御功能减弱时,寄居的正常菌群发生变化,厌氧菌离开原处转移到通常非寄居的组织器官,导致内源

性感染。内源性感染的发生主要取决于致病菌的毒力和宿主的抵抗力两个方面。厌氧菌的毒力主要靠侵袭力和产生毒素引起疾病,侵袭力与某些细菌表面成分(如荚膜脂多糖)和酶(如透明质酸酶和蛋白酶)有关。厌氧菌所产生的一些酶可提高厌氧菌在不利空气条件下的生存能力。毒素通过各种途径起作用,如水解膜或其他身体结构的完整性所必需的物质,通过对血管内皮的作用或溶血活性引起毛细血管通透性增高。不同类型的细菌产生不同的毒素,从而在临床上引起不同的症状。

厌氧菌感染可发生在人体的各个部位,正常情况下,人体组织的氧化还原电势可阻止厌氧菌繁殖。当组织缺血缺氧时可使局部氧化还原电势降低,形成厌氧菌生长繁殖的适宜环境,而易于厌氧菌感染。皮肤黏膜的防御屏障损伤是厌氧菌感染和发病的关键。拔牙或外科手术等损伤了局部皮肤黏膜的屏障作用,大面积外伤、刺伤及烧伤等均可造成局部组织氧张力或氧化还原电势降低,造成厌氧菌感染。在低免疫球蛋白血症、补体缺乏、中性粒细胞缺乏、细胞介导免疫缺陷等免疫损害时,宿主对厌氧菌感染的机会增多。长期或大量使用广谱抗菌药物如头孢菌素、喹诺酮类、氨基糖苷类或四环素等,导致菌群失调,亦可诱发厌氧菌感染。

三、临床表现

在厌氧菌感染中,绝大多数是由无芽胞的厌氧菌引起的内源性感染,并且多为与需氧菌或兼性厌氧菌共同引起的混合感染,仅少数为单纯厌氧菌感染。厌氧菌内源性感染可发生于任何部位和脏器,但以胸腔、腹腔和盆腔感染多见,占厌氧菌内源性感染的70%～90%以上。厌氧菌感染临床常表现为发热、白细胞总数升高及嗜中性粒细胞升高,具有细菌感染的特征。厌氧菌能引起人体不同部位的感染,包括阑尾炎、胆囊炎、中耳炎、口腔感染、心内膜炎、子宫内膜炎、脑脓肿、心肌坏死、骨髓炎、腹膜炎、脓胸、输卵管炎、脓毒性关节炎、肝脓肿、鼻窦炎、肠道手术或创伤后伤口感染、盆腔炎以及菌血症等。

肺部作为体内气体交换的最主要场所,氧气含量相

对较高，厌氧菌不易生长。肺部厌氧菌感染主要来自于口咽部内容物吸入所致，或从腹腔膈下脓肿穿透膈肌或通过淋巴道感染胸腔，亦可从远处感染灶（以盆腔或腹腔感染为多见）或脓毒性血栓脱落播散而来。厌氧菌是下呼吸道感染中较为常见的病原体，通常所致肺部感染主要为吸入性肺炎，继而呈化脓性经过，形成肺脓肿或并发脓胸。本病多见于50岁以上老年人和男性。临床表现差异甚大，可呈一般急性细菌性肺炎表现，病人通常有发热，偶有寒战、咳嗽、咳黄脓性恶臭痰，咯血，常伴有胸痛；也可以起病即呈亚急性、慢性经过或类似结核病的隐匿性感染。40%～60%肺脓肿或脓胸病人可有体重下降或贫血，慢性肺脓肿或脓胸病人几乎均有消瘦、贫血，而在单纯性厌氧菌肺炎则极少出现（5%）。肺部体征表现为实变或胸腔积液。慢性肺脓肿病人常有杵状指（趾）。

四、影像学表现

吸入性厌氧菌肺炎多呈叶段性分布，初期肺泡壁水肿和中性粒细胞等炎性细胞浸润，伴有肺间质炎症及轻中度单核细胞反应。一般经过7～16天炎症可发展为坏死性肺炎或肺脓肿，呈现多发性小空洞，大小1～1.5μm，坏死区有大量脓细胞或多核粒细胞浸润。慢性肺脓肿一般壁较厚，多个或单个，较大，多位于胸膜下，破溃形成脓胸。肺部厌氧菌感染具有化脓性坏死、脓肿形成、并发脓胸（或支气管胸膜瘘）的倾向性。

五、治疗

临床上几乎总是有效的抗厌氧菌药物是硝基咪唑类（除外某些无芽胞革兰阳性球菌）、氯霉素、碳青霉烯类、β-内酰胺酶抑制剂复合制剂，而通常有效的主要有克林霉素、头孢西丁、头孢替坦、头孢美唑、抗假单胞菌青霉素。梭菌属对氨基糖苷类天然耐药，拟杆菌属对氨基糖苷类、青霉素、氨苄西林天然耐药。硝基咪唑类（甲硝唑、替硝唑和奥硝唑）是目前疗效最好的抗厌氧菌药物，对大多数厌氧菌具杀菌作用，能够覆盖大多数厌氧球菌、拟杆菌、梭杆菌。该类药物组织分布浓度高，器官、体液中均可达有效浓度，能通过血脑屏障；毒性低，对正常菌群影响小。甲硝唑价格低，代谢物也有抗菌作用，耐药株很少，适用于各种厌氧菌感染；替硝唑对血脑屏障的穿透性较甲硝唑高，这与替硝唑的脂溶性较高有关；奥硝唑的致畸作用低于甲硝唑与替硝唑。甲硝唑为浓度依赖性抗生素，但因其蛋白结合率低，仍需12小时1次或者8小时1次给药，这与其他浓度依赖性药物不同。碳青霉烯类适用于治疗由敏感的需氧菌/厌氧菌株引起的混合感染，这些混合感染主要与粪便、阴道、皮肤及口腔的菌株污染有关。多重耐药的革兰阴性菌、混合菌所致严重院内感染也有效。产气荚膜梭菌、破伤风梭菌等皆对青霉素敏感，目前，青霉素仍被作为治疗厌氧菌肺炎的首选药物。大多数头孢素类药物对厌氧菌的作用比青霉素弱，与其他抗厌氧菌药物相比并无特殊优点。林可霉素和克林霉素对大多数革兰阳性菌及各种厌氧菌具良好的抗菌作用，最重要的特点是在骨、骨髓中浓度高。但需注意该类药物对艰难梭菌耐药，且容易引起艰难梭菌肠炎。万古霉素主要用于革兰阳性球菌感染，对革兰阳性厌氧菌也有很好的抗菌活性。

抗菌治疗疗程在无并发症的厌氧菌肺炎为2～4周，坏死性肺炎或肺脓肿为6～12周。引流对于厌氧菌肺部感染出现化脓性并发症者十分重要。体位引流有助于痰液排出。纤维支气管镜有时亦被用于肺脓肿痰液吸引。内科非手术治疗无效或怀疑有肿瘤者为外科手术适应证，10%～20%肺脓肿病人需手术治疗。临床中毒症状明显、外科手术危险性大或不能耐受者，可借助介入放射学技术经皮脓腔穿刺引流。脓胸应做肋间切开引流，引流无效需行胸膜剥脱术。

参 考 文 献

Kerttula AM, Carlson P, Sarkonen N, et al.Enzymatic/biochemical analysis of Actinomyces with commercial test kits with an emphasis on newly descryibed species. Anaerobe, 2005, 11: 99-108.

Kulekci G, Leblebicioglu B, Kesk in F, et al.Salivary detection of periodontopathic bacteria in periodontally healthy children.Anaerobe, 2008, 14(1): 49-54.

Leblebicioglu B, Kulekci G, Ciftci S, et al.Salivary detection of periodontopathic bacteria and periodontal health status in dental students.Anaerobe, 2009, 15(3): 82-86.

Lee SY, Ning Y, Fenno JC.23S rRNA point mutation associated with erythromycin resistance in Treponema denticola.FEMS Microbiol Lett, 2002, 207(1): 39-42.

Lim KS, Huh CS, Baek YJ.Antimicrobial susceptibility of Bifidobacteria.J Dairy Sci, 1993, 76(8): 2168-2174.

Masco L, Hoorde KV, Brandt ED, et al.Antimicrobial susceptibility of Bifidobacterium strains from humans, animals and probiotic products.J Antimicrobial Chemother, 2006, 58(1): 85-94.

Mazzei T.The Pharmacokinetics and Pharmacodynamics of the carbapenems: focus on doripenem.J Chemother, 2010, 22(4): 219-225.

Mckellar OA, Bruni SFS, Jones DG.Pharmacokinetic/pharmacodynamic relationships of antimicrobial drugs used in veterinary medicine.J Vet Pharmacol Ther, 2004, 27(6): 503-514.

Roberts MC.Update on acquired tetracycline resistance genes. FEMS Microbiol Lett, 2005, 245(2): 195-203.

Steffens LS, Nicholson S, Paul LV, et al.Bacteroides fragilis RecA protein overexpression causes resistance to metronidazole.Res Microbiol, 2010, 161(5): 346-354.

第一节 梭 菌 属

梭状芽胞杆菌属，简称梭菌属（clostridium），是能形成芽胞、专性厌氧（或微需氧）的革兰染色阳性杆菌，隶属于细菌界，厚壁菌门，梭菌纲，梭菌目，梭菌科。

一、分类

目前属内有210个种和5个亚种，大多数菌种为腐物寄生菌，少数菌种可产生毒性很强的外毒素和侵袭性酶，对人或动物致病。与临床有关的梭菌有近20个种，其中最重要的为产气荚膜梭菌（C.perfringens）、破伤风梭菌（C.tetani）、肉毒梭菌（C.botulinum）、艰难梭菌（C.difficile）、诺维梭菌（C.novyi）和索德里梭菌（C.sordllii）等。

目前构成梭菌属的微生物在系统发育和表型特征上不一致，物种之间差异大。大量基于16S rRNA基因的系统发育研究表明，梭状芽胞杆菌可分为19个群，群I组成了梭菌属的基础，模式菌丁酸梭菌（C.butryicum）及大多数临床相关梭菌种聚集在rRNA同源性的组I中。梭菌属应被限定为梭菌属群I，作为狭义梭菌属。尽管有这方面认识，梭菌属新物种仍持续增加，这些新物种并不能与梭菌属群I和标准菌丁酸梭菌形成一致分枝，引发梭菌属分类上的混乱。多样化的非组I梭菌需要重新分类。16S rRNA基因序列可能并不适合单独作为梭菌属的分类条件，有必要寻找其他基因与表型特征用以快速鉴别不同梭菌。

梭菌属DNA的G＋C含量的摩尔分数为22%～55%，而产毒素梭菌的G＋C含量在24%～29%的小范围波动。习惯上用以鉴定梭菌的形态学和表型特征包括：形成芽胞；厌氧菌能量代谢方式；不能够将硫酸盐降解成硫化物；革兰阳性细胞壁结构。

二、生物学特性

梭菌属通常多形态，为革兰阳性粗大杆菌，芽胞呈正圆形或卵圆形，直径大于菌体，位于菌体中央、极端或次极端，使菌体膨大为梭状而得名。少数菌种为球杆状或长丝状，单个或成对排列，亦可成链状排列。梭菌在生长初期多呈革兰染色阳性，而有的菌种呈阴性，如哈氏梭菌、无害梭菌、多枝梭菌和梭形梭菌。少数菌种如破伤风梭菌，在形成芽胞时，常为革兰阴性。大多数梭菌能够通过周生鞭毛运动。无动力梭菌包括产气荚膜梭菌、多枝梭菌和无害梭菌。

梭菌属代谢方式各异。大多数梭菌为化能异养菌，有的是化能自养菌或无机化能异养菌。化能异养菌是指不能以无机碳化合物（CO_2）作为唯一的碳源，必须利用有机碳化物的细菌。化能自养菌又称无机营养菌（或生物）或无机化能营养菌（或生物）。是一类不依赖任何有机营养物即可正常生长、繁殖的微生物（或生物），能氧化某种无机物并利用所产生的化学能还原二氧化碳和生成有机碳化合物。梭菌属对蛋白质分解和糖类发酵能力随菌种而异，通常从糖或蛋白胨产生混合的有机酸和醇类。溶组织梭菌分解蛋白，产气荚膜梭菌发酵糖类，破伤风梭菌两种能力均无。大多数梭菌不产生过氧化氢酶，不还原硫酸盐。

梭菌较其他菌属能产生更多种类的蛋白毒素。梭菌属群I中至少15种梭菌产生蛋白毒素。梭菌属产生的蛋白毒素和毒性蛋白包括神经毒素、肠毒素、细胞毒素、胶原酶、通透酶、坏死毒素、脂肪酶、卵磷脂酶、溶血素、蛋白酶、透明质酸酶、DNA酶、ADP核糖转移酶、神经氨酸酶及其他一些致死性毒素蛋白。肉毒神经毒素和破伤风神经毒素是已知毒性最大的毒素。

三、临床意义

梭菌属因能够产生耐久性的芽胞而在自然界广泛存在，常见于土壤、粪便、污水及海洋沉积物。产气荚膜梭菌在土壤中的分布明显受畜牧业规模和持续时间的影响，含有产气荚膜梭菌的土壤污染战伤创面会引起气性坏疽。研究显示，梭菌性气性坏疽在欧洲农业用地周围的发病率比非洲撒哈拉地区要高。同理，破伤风和食源性肉毒中毒的发病率与土壤、水和多种食物中梭菌芽胞的存在密切相关。院感艰难梭菌肠道感染的暴发大多可追踪到环境来源和其他典型的院感背景因素。梭菌在人和动物肠道、女性生殖道及口腔黏膜的正常菌群中大量存在。

本属细菌多数为腐生菌，少数为致病菌，在适宜条件下，芽胞发芽形成繁殖体，产生强烈的外毒素和侵袭性酶类，引起人和动物疾病。引起的人类疾病主要有破伤风、气性坏疽、肉毒中毒和假膜性肠炎等。头颈部感染、脑脓肿、鼻窦炎、耳炎、吸入性肺炎、肺脓肿、脓胸、胆囊炎、腹腔内感染、妇产科感染、软组织感染、肌坏死和化脓性关节炎亦与梭菌相关。常见诱因有外科手术、创伤、血管淤伤、肠梗阻、恶性肿瘤、应用免疫抑制药物、糖尿病、需氧菌感染及使用对梭菌低活性的抗菌药物等。

1.破伤风梭菌　破伤风梭菌大多数有周身鞭毛，能运动，无荚膜。芽胞圆形，较菌体大，位于顶端。专性厌氧，适温37℃，营养要求一般。菌落中心紧密、周边不整齐，血琼脂平板上有明显溶血圈。肉渣培养基中生长浑浊，部分肉渣消化并产生气体。一般不发酵糖类，对蛋白质有微弱消化作用。芽胞对外界因素的抵抗力强。DNA中的G＋C含量为

25%。

破伤风梭菌是专性厌氧菌，平时存在于人、畜的肠道内，随着粪便排出体外后会以芽胞状态分布于自然界，以土壤中最为常见。此外，破伤风梭菌也可见于正常人的皮肤，尤其是腋窝、腹股沟等处，主要通过皮肤或黏膜伤口侵入人体。破伤风梭菌在环境中的抵抗力非常强，可以抵抗高温和各种消毒液，甚至煮沸都不能完全灭活，可引起人类的外源性感染（破伤风）。破伤风（tetanus）是破伤风梭菌经由皮肤或黏膜伤口侵入人体，在缺氧环境下生长繁殖，产生毒素而引起肌痉挛的一种特异性感染，感染方式包括脐带感染和创伤感染两种。破伤风常和创伤相关联，各种类型和大小的创伤都可能受到污染，特别是开放性骨折、含铁锈的伤口、伤口小而深的刺伤、盲管外伤、火器伤，更易受到破伤风梭菌的污染。小儿病人以手脚刺伤多见。若以泥土、香灰、柴灰等土法敷伤口，更易致病。虽然创伤伤口的污染率很高，战场中污染率可达25%～80%，但破伤风发病率只占污染者的1%～2%，提示发病必须具有其他因素，主要因素就是缺氧环境。创伤时，破伤风梭菌可污染深部组织（如盲管外伤、深部刺伤等）。如果伤口外口较小，伤口内有坏死组织、血块充塞，或填塞过紧、局部缺血等，就形成了一个适合该菌生长繁殖的缺氧环境。如果同时存在需氧菌感染，后者将消耗伤口内残留的氧气，使本病更易于发生。除了可能发生在各种创伤后，破伤风还可能发生于不洁条件下分娩的产妇和新生儿、非正规的人工流产术后。中耳炎、压疮、拔牙及宫内放环等均有引起本病的可能。吸毒人员因使用不洁注射器静脉注射毒品而患破伤风者亦呈增多趋势。

破伤风梭菌无侵袭力，仅在侵入局部生长繁殖，其致病作用完全依赖于所产生的强烈外毒素-破伤风神经毒素（tetanus neurotoxins, TeNTs）。该毒素由质粒编码，属于神经毒素，毒性极强，仅次于肉毒毒素，不耐热，65℃ 30分钟即可被破坏；亦可被肠道中存在的蛋白酶所破坏，所以存在于正常人和动物肠道中不会致病。破伤风梭菌本身不进入血流，但破伤风神经毒素可经血液、淋巴吸收到达中枢神经系统，尤其对脑干神经和脊髓前角运动神经细胞有高度亲和力，能与神经节苷脂结合，封闭脊髓抑制性触突，从而阻止抑制性触突末端释放抑制性神经递质，破坏正常的抑制性调节功能，导致肌肉痉挛性收缩，主要表现为骨骼肌痉挛，典型的症状是咀嚼肌痉挛所造成的牙关紧闭、苦笑面容及持续性背部肌肉痉挛（角弓反张）。机体呈强直性痉挛、抽搐、呼吸困难，最终可因窒息而死亡。不同血清型菌株产生的痉挛毒素的抗原性相同，能被任一型痉挛毒素的抗毒素所中和。

破伤风症状比较典型，其诊断主要依据临床表现和有无外伤史。重点在于早期诊断，因此凡有外伤史，不论伤口大小、深浅，如果伤后出现肌紧张、扯痛、张口困难、颈部发硬、反射亢进等，均应考虑此病的可能性。伤口分泌物培养阴性亦不能排除本病。对怀疑破伤风的病人，可采用被动血凝分析测定血清中破伤风抗毒素抗体水平，抗毒素滴定度超过0.01U/ml者可排除破伤风。需注意与其他引起肌痉挛的疾病如各种化脓性脑膜炎、脑炎，手足搐搦症相鉴别。

破伤风是一种极为严重的致命性疾病，可发生于任何年龄，老年人和婴幼儿是高危人群，而且病情更加严重，如果不及时给予治疗，破伤风的病死率接近100%；即使经过积极的综合治疗，从全球范围来看，该病的病死率仍为30%～50%。未曾接种过疫苗及60岁以上人群的病死率更高。由于有效的疫苗接种计划，破伤风在工业化国家和发展中国家都变得越来越罕见。2010年全球大约报道了9600例破伤风病例。与1980年超过11万例的年发病率相比，这是一个很大的下降。与20世纪80年代末相比，全世界死于破伤风的新生儿减少了93%。然而，在许多疫苗接种率低、医疗条件差的热带和亚热带国家，该病仍然广泛分布，尤其适用于新生儿破伤风，每年约有5万新生儿和婴儿死于这种严重疾病。

破伤风的治疗包括阻断毒素的产生，中和游离毒素，控制肌肉痉挛，处理自主神经功能障碍和适当的支持治疗。适当使用抗生素可以消灭伤口部位的局部增殖细菌。破伤风的预防包括主动免疫和被动免疫，主动免疫就是应用疫苗（破伤风类毒素），接种疫苗仍然是降低破伤风发病率和病死率的关键因素。被动免疫则使用破伤风抗毒素和破伤风免疫球蛋白，以中和游离毒素。

2.肉毒梭菌　肉毒梭菌广泛存在于土壤和水生环境中，在家畜肠道内也常可找到。肉毒梭菌为严格厌氧革兰阳性杆菌，具有4～8根周生鞭毛，运动迟缓，没有荚膜，可形成卵圆形大于菌体的芽胞，位于菌体近端，使菌体在显微镜下呈匙形或网球拍状。在形成芽胞的后期阶段，菌体会变成革兰阴性。肉毒梭菌在胃肠道内既能分解葡萄糖、麦芽糖及果糖，产酸产气，又能消化分解肉渣，使之变黑，腐败恶臭。肉毒毒素对酸的抵抗力特别强，胃酸溶液24小时内不能将其破坏，故可被胃肠道吸收，损害身心健康。DNA中的G＋C含量为26%～28%。

肉毒梭菌在有氧环境中并不生长，而是以孢子形式存在。在厌氧环境中，肉毒梭菌菌体裂解后能分泌强烈的外毒素-肉毒毒素，导致肉毒中毒。肉毒中毒是由肉毒梭菌毒素所导致的神经肌肉接头功能障碍，以肌张力减退、弛缓性瘫痪及脑神经麻痹为主要临床表现。肉毒毒素根据抗原性分为A、B、Ca、Cb、D、E、F和G 8个型，其中A、B、E、F型对人类致病，以A、B型最为常见，A型在美国西部最为普遍，B型在美国东部和欧洲最为普遍。E型与世界各地生吃海洋动物有关。我国报道的肉毒中毒（botulism）多为A型，其次为B、E型。肉毒梭菌C和D型主要与鸟和哺乳动物的肉毒中毒相关。肉毒梭菌芽胞不能繁殖，也不产生毒素。肉毒梭菌神经毒素（botulinum neurotoxins, BoNTs）是已知最剧烈的毒物，主要由肉毒梭菌产生，也可由丁酸梭菌、巴氏梭菌、阿根廷梭菌等其他梭菌产生。丁酸梭菌、巴氏梭菌分别能产生E型和F型神经毒素，主要引起婴幼儿肉毒中毒。阿根廷梭菌能够产生G型神经毒素。不同毒素型别间差异不大。

与典型的外毒素不同，BoNTs并非由活体细菌释放，而是在细菌细胞内产生无毒的前体毒素，等待细菌死亡自溶后游离出来，经肠道中的胰蛋白酶或细菌产生的蛋白酶激活后方始具有毒性，且能抵抗胃酸和消化酶的破坏。BoNTs由胃肠道吸收后，经淋巴和血行扩散，作用于外周神经肌肉接头以及自主神经末梢，阻碍乙酰胆碱释放，影响神经冲动的传递，导致肌肉的松弛性麻痹。肉毒毒素不能通过血脑屏障，故肉毒中毒仅表现为外周胆碱能神经受累，包括神经肌肉接头、副交感神经。神经功能的恢复有赖于毒素的半衰期和新的神经末梢运动终板生成，故此病程较长，亚致死剂量肉毒中毒的小鼠通常需要4～6天才能恢复。

早期识别肉毒中毒的体征和症状是很重要的。最典型的体征是脑神经麻痹和下行性弛缓性麻痹。眼睛最先受到的影响是复视和上睑下垂。通常会导致面瘫和与咀嚼和吞咽有关的肌肉瘫痪，从而导致吞咽和构语困难。此后，手臂和腿部会出现由近端到远端的麻痹。如果麻痹继续，毒素可能最终影响膈肌和辅助呼吸肌，导致呼吸窘迫或呼吸衰竭。由于上呼吸道塌陷，呼吸衰竭可以发生在疾病早期，导致病人需要插管和入住ICU。

肉毒毒素根据其感染途径不同，可分为食物源性肉毒中毒、婴儿肉毒中毒、创伤性肉毒中毒、成人肠道感染性肉毒中毒、吸入性肉毒中毒和因化妆品或治疗性肉毒梭菌毒素过量而引起的医源性肉毒中毒。

肉毒梭菌食物型中毒是由于食入腐败变质含有肉毒梭菌的食物而发生的一种中毒性疾病。人进食病原菌后并不致病，只有在缺氧的条件下肉毒梭菌才能生长繁殖并产生外毒素。人若进食其外毒素后即能引起中毒。引起中毒的食物有腊肠、火腿、鱼及鱼制品和罐头食品等。在美国以罐头食品引起中毒为主，日本以鱼制品中毒较多，我国则是以发酵食品有关，如自制豆酱、豆腐乳和面酱。其次，薄膜包装食品因其保存环境有利于肉毒梭菌繁殖，也能引起中毒。另外，若肉毒梭菌毒素附着于水果、蔬菜、谷物或厨具上亦可引起中毒。2008年，Sheth等报道了一起由市售胡萝卜汁引起的肉毒中毒暴发事件。2006年9月8日，3名美国乔治亚州居民在饮用了同一瓶胡萝卜汁后出现食源性肉毒梭菌中毒症状，表现为颅内神经病变和弛缓性麻痹，所有病人均需机械通气。佛罗里达州和加拿大安大略省的各1病例在食用胡萝卜汁的病人者中确诊。5例病人血清中A型肉毒梭菌

毒素检测呈阳性。此次暴发是由商业生产、国际销售的胡萝卜汁被肉毒梭菌毒素污染所致。肉毒梭菌中毒的临床表现与其他食物中毒不同，胃肠道症状很少见，以出现运动中枢神经系统麻痹和延髓麻痹为特征，死亡率很高。人误食含有该毒素的食物后发生复视、眼肌麻痹、吞咽困难、膈肌麻痹等特殊神经症状，并常因呼吸困难和心力衰竭而死亡。

婴儿肉毒中毒（Infant botulism）是因婴儿摄入肉毒梭菌芽胞，该芽胞在婴儿肠道内发芽、定植，并产生热不稳定的神经毒素而引起的一系列以末梢神经功能渐进性损伤为主的中毒症状。1976年，美国加利福尼亚州伯克米微生物病研究所两位专家发现两例出生不久的婴儿出现全身瘫软的症状，并从他们的粪便中检测出了A型肉毒毒素，命名为婴儿肉毒中毒，这是在世界上第1次发现肉毒毒素袭击婴儿的案例。但有文献报道第一个已知的病例（诊断）早在1931年就在加利福尼亚发生。此后，加州之外的州也出现婴儿肉毒中毒案例，而且数量越来越多。截至2011年，全球报告的病例有3000多例，美国共报告近2892例确认病例，占肉毒中毒总病例数的80%，年平均报告例数为83例，45%的病例来自加州。截至2006年，世界其他国家报告的病例数仅为524例，这可能与美国CDC的完善的婴儿肉毒中毒监测体系密切相关。

婴儿肉毒中毒发病年龄多为1岁以下、特别是6个月以内的婴儿，95%的报告病例为6周到6个月的婴儿，最常见于2～4个月的婴儿。该疾病与婴儿性别和种族无关，引起婴儿肉毒中毒的梭菌类型与土壤中存在的肉毒梭菌存在一定的相关性。在美国，几乎所有的婴幼儿肉毒中毒病例都是由A、B类肉毒毒素引起。美国西部（密西西比河以西各州）婴儿肉毒中毒病例多由A型肉毒毒素引起，而B型疾病在美国东部（密西西比河以东地区）更为普遍。生活在农村/农场环境中的婴儿似乎比生活在城市环境中的婴儿更容易感染肉毒梭菌中毒，这可能是因为他们接触到的粉尘颗粒更多。丁酸梭菌、巴氏梭菌分别产生的E型和F型神经毒素偶尔亦可导致婴儿肉毒中毒。

婴儿食品中测不出肉毒毒素，但患儿粪便中可查到肉毒梭菌及其毒素。这是由于摄入肉毒梭菌后，在肠道内繁殖并产生外毒素被吸收所致。婴儿肠道与成人肠道菌群不同，缺乏肉毒梭菌的抑制菌如类杆菌、乳酸杆菌，食入的肉毒梭菌的芽胞可成为繁殖体而大量繁殖。母乳喂养婴儿占发病者66%～100%，多见于母乳喂养婴儿添加辅食后1个月左右。母乳喂养本身带来的风险和好处还不太清楚：虽然住院治疗肉毒中毒的婴儿更有可能是母乳喂养，而不是配方奶喂养，但一些研究表明，母乳喂养可以延缓肉毒中毒的进展，因此具有保护作用。另一方面，配方奶粉喂养的婴儿更容易在较早的年龄患上肉毒梭菌中毒，可能会出现更严重的症状。鉴于肉毒中毒的发生率相对较低，目前的建议支持母乳喂养，即使是在已经出现肉毒中毒的病人中也

是如此。

婴儿肠道菌群发育不成熟，对肉毒梭菌在肠道的定植特别敏感。断奶及添加辅食后由于肠道菌群改变，更有利于肉毒梭菌的定植。动物实验和临床病例研究显示，肠道菌群失调、pH升高等因素可促进肉毒梭菌的定植和生长。肉毒梭菌在肠道定植后，存活时间最长可达到5个月。蜂蜜是唯一被确认为污染肉毒芽胞的高风险食品，与B型肉毒中毒密切相关。1981年美国儿科学会及CDC建议12个月以下婴儿不要进食蜂蜜。另有报道显示，婴儿配方奶粉也可能是导致婴儿肉毒中毒的原因之一。多数病例并不能找到明确的肉毒梭菌来源，其来源被认为是吸附在空气粉尘中的芽胞。玉米糖浆之前被发现含有肉毒梭菌芽胞，但生产实践的改变显然已经消除了这一问题，迄今为止还没有婴儿肉毒梭菌中毒的案例被明确追溯到受污染的玉米糖浆。尽管如此，美国儿科学会仍然建议12个月以下的婴儿不要饮用未经巴氏灭菌的玉米糖浆。

临床上，肉毒梭菌感染可导致婴儿出现多种症状，从轻度低张力到双侧脑神经麻痹、延迟性麻痹和膈肌无力，甚至需要机械通气。在一些病人中，这种表现可能非常迅速和严重。A型肉毒梭菌中毒病人的临床表现往往比B型肉毒梭菌中毒病人更为严重，这些病人的平均住院时间更长。最先出现的症状是便秘（≥3天无排便），95%的病例均可出现，这是由肉毒毒素所致肠道麻痹、不蠕动所致。便秘除了是肉毒梭菌中毒的常见症状外，还被证明是2个月以上婴儿肉毒梭菌中毒的独立危险因素。这可能是由于结肠运动能力下降，使得肉毒梭菌的芽胞在胃肠道内进一步繁殖并产生毒素。患儿通常不发热，随后出现的症状是嗜睡、自发性活动减少和食欲下降。进一步出现头部控制的丧失（由于颈部肌肉无力），接着出现对称性、渐进性肌肉麻痹，早期为肌肉张力下降，延髓神经麻痹，哭声减弱，吸吮功能减弱，面部表情缺乏变化，颈部发软；尔后可出现由脑部神经控制的肌肉到躯干和四肢的对称性麻痹。从便秘到神经末梢损伤症状出现的时间为0～24d，病程进展在2个月以下的婴儿最快，由于肌张力下降，可迅速出现咽部肌肉塌陷，可引起阻塞性窒息，严重的病例可出现呼吸骤停。大约有一半的病人在住院期间需要机械通气。

1997年，美国FDA批准了静脉注射的肉毒梭菌免疫球蛋白（botulinum immune globulin，BIG-IV）用于治疗婴儿肉毒中毒。婴儿肉毒中毒不建议使用抗生素治疗。抗生素治疗不能清除肉毒梭菌和毒素，不影响病程，故仅在怀疑因其他微生物引起脓毒症后使用。另外，对肉毒梭菌有效的抗生素，可促进释放毒素，增加肠道内毒素的浓度。再者，抗生素的使用可改变肠道菌群，可能会造成肉毒梭菌在肠道比例的增加。在高剂量条件下，氨基糖苷类抗生素可引起非去极化型肌肉神经节阻断，增强肉毒毒素对肌肉神经末梢的损伤，导致完全神经阻滞和彻底的麻痹，建议

这类抗生素在怀疑婴儿肉毒中毒的患儿中慎用。美国婴儿肉毒中毒的死亡率不到1%。多数病例经正确治疗，预后良好，病程从几天到数月不等。

创伤性肉毒中毒是伤口被肉毒梭菌芽胞污染后，芽胞在局部的厌氧环境中发芽成为繁殖体，生长繁殖、产生毒素，创面局部吸收外毒素后引起中毒。创伤性肉毒中毒类似于食源性肉毒中毒，表现为面部、吞咽和呼吸肌肉的下降性弛缓性麻痹，但通常不伴有胃肠道症状。创伤性肉毒中毒与注射毒品有关，也有描述与土壤接触的伤口有关。2000年初至2002年12月底，英国和爱尔兰共有33例经临床诊断为创伤性肉毒中毒的病例。所有的病例都是通过肌肉或皮肤（皮丘）注射海洛因。其中20例经实验室检查证实。18例为A型毒素所致，2例为B型毒素所致。美国疾病控制与预防中心（CDC）自2001年以来每年对所有报告的肉毒中毒病例进行监测研究，并根据类型、发现的毒素和发生肉毒中毒的州，提供有关肉毒中毒病例数量的数据。CDC最新的2016年度肉毒梭菌中毒调查报道了24例确诊的创伤性肉毒中毒病例（占当年所有肉毒梭菌中毒病例的12%），另有2例可能的创伤性肉毒中毒。其中23例（95.8%）为注射吸毒者（22例注射黑焦油海洛因，1例注射甲基苯丙胺）。自2001年以来，创伤性肉毒中毒个案数目稳定，平均每年23例。2016年创伤性肉毒中毒病例以加州为主（15例），其次为新墨西哥州（3例）。其他报告病例的州包括亚利桑那州、科罗拉多州、犹他州、德克萨斯州、新泽西州和夏威夷州，每个州各有1例。1998年发表在《美国医学会杂志》（JAMA）上的一项研究观察了从1994—1996年发生在加利福尼亚州的26例创伤性肉毒中毒病例，目的是在这些病例中找出共同的危险因素。他们将这些病例与110例对照病人进行了比较，所有对照病人都在加利福尼亚参加美沙酮项目研究，从来没有发生过肉毒梭菌中毒。两组报告的黑焦油海洛因（BTH）使用率相似，分别为96%和97%。结果显示，与对照组相比，创伤性肉毒中毒病人皮下或肌内注射BTH的比例较高（92% vs 44%）。其他研究也发现了类似的结果。Martin等分析了欧洲25例创伤性肉毒中毒病人的资料。所有病人均为静脉吸毒者，最常见的症状是构音障碍（76%），其次是吞咽困难（48%）、视物模糊（40%）和复视（32%）。及时使用抗毒素和伤口清创可缩短住院时间。女性病人的入院时间似乎更长，这或许与她们体型较小、注射习惯较差（为了隐藏注射部位，她们更易采用皮下或皮内注射）有关。创伤性肉毒中毒也可由烫洗法吸食海洛因、使用无证肉毒毒素制剂进行注射美容或拔牙手术引起。

肉毒梭菌中毒的治疗包括注射肉毒梭菌抗毒素。对于创伤性和食源性肉毒中毒，特指马源的七价抗毒素，包括A、B、C、D、E、F和G类毒素。抗毒素的作用原理是与任何游离的肉毒梭菌毒素结合，防止它们与神经末梢结合，阻

止瘫痪的发展。使用抗毒素不会影响已经结合的毒素，因此，它不会逆转已经形成的麻痹，但会防止麻痹的进一步形成。

3.产气荚膜梭菌 产气荚膜梭菌是革兰阳性、产胞、非严格厌氧、无鞭毛、杆状细菌，是临床上气性坏疽病原菌中最多见的一种梭菌，因能分解肌肉和结缔组织中的糖，产生大量气体，导致组织严重气肿，继而影响血液供应，造成组织大面积坏死，加之本菌在体内能形成荚膜，故名。由于该菌膨胀呈梭形，故又名梭状芽胞杆菌。该菌由美国病理学家William H.Welch等于1891年从一名38岁男子的尸检中首次分离出，因而又称魏氏梭菌（bacillus Welchii）。产气荚膜梭菌在有氧环境下不能生存，但芽胞的抵抗力强，能在自然界中长期存活，经高压蒸汽灭菌或煮沸1小时可被杀灭。

产气荚膜梭菌37℃厌氧条件下培养24～48小时后，血琼脂平板上形成灰白色、圆形、边缘成锯齿状的大菌落，多数菌株菌落周围有双溶血环，内环是由θ毒素引起的完全溶血，外环是由α毒素引起的不完全溶血（图5-1-1，图5-1-2）。产气荚膜梭菌糖发酵能力强，产酸产气。在深层葡萄糖琼脂中大量产气，致使琼脂破碎；在含铁牛乳培养基中能分解乳糖产酸，使酪蛋白凝固，同时产生大量气体，气体穿过凝固的酪蛋白，使之变成海绵状，形成汹涌发酵（stormy fermentation）现象；在卵黄琼脂培养基上产气荚膜梭菌水解卵磷脂，在菌落周围形成乳白色的浑浊带。产气荚膜梭菌无动力，能将硝酸盐还原为亚硝酸盐。DNA中的G＋C含量为24%～27%。

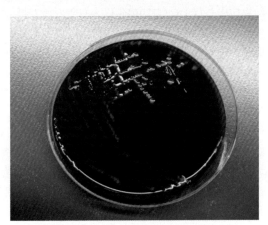

图5-1-1　血平板厌氧环境培养1天

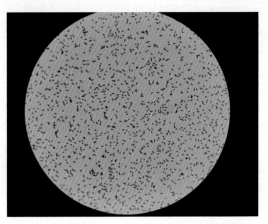

图5-1-2　革兰染色

（温州医科大学附属第一医院医学检验中心
微生物室 吴 庆 提供）

产气荚膜梭菌广泛存在于土壤、人和动物的肠道中，一直与人类和动物的各种重大系统性和肠道疾病相关，包括气性坏疽（梭菌性肌坏死）、食物中毒和非食源性腹泻、小肠结肠炎以及菌血症等。产气荚膜梭菌能产生超过20种外毒素和侵袭性酶。根据产气荚膜梭菌产生4种致死性毒素（α、β、ε、ι毒素）的能力，将其分为5种血清类型：A、B、C、D、E型，对人体致病的主要是A型和C型。A型产气荚膜梭菌产α毒素，在动物的坏死性肠炎、肠毒血症、人畜创伤性气性坏疽等疾病中起关键致病作用。此外，A型产气荚膜梭菌还可引起人食物中毒，与该菌有关的食物中毒病例在美国等西方国家位于细菌性食物中毒的第3位，占总病例的10%。B型产气荚膜梭菌产α、β、ε毒素，可导致新生牛犊和小马的出血性肠炎，绵羊、山羊及马属动物的肠毒血症，羔羊的慢性肠炎以及羔羊痢疾等病症。在人类，由β毒素引起的坏死性肠炎，一般认为是由于食物中的胰蛋白酶阻止了肠道中该毒素的分解，从而导致该病的发生。此外，该毒素可能还是一种神经毒素。B型菌的ε毒素分泌量少，不耐热，可促使动物的主动脉和其他动脉收缩而导致血压升高；此外，还具有与血脑屏障内血管上皮受体结合的能力，从而引起血管通透性增高，最终导致致死性水肿。C型产气荚膜梭菌产α、β毒素，可致人和动物坏死性肠炎、绵羊肠毒血症和猝死等。D型产气荚膜梭菌产α、ε毒素，可引起羔羊、绵羊、山羊、牛及灰鼠的肠毒血症，其中绵羊的肠毒血症也称软肾病，各种年龄的绵羊都可发生。ε毒素是D型菌的主要致病因子之一，可导致血压、血管通透性增高，并可以使组织器官发生充血和水肿；ε毒素可以提高脑血管通透性从而通过血脑屏障，所以中毒后发生肠毒血症的动物会有一些神经症状：角弓反张、惊厥、濒死期挣扎等。E型产气荚膜梭菌产α、ι毒素，可导致兔肠炎、牛犊和羔羊肠毒血症等。E型菌的ι毒素虽具有致死性和坏死性，但毒性较弱，报道不多。各型均能产生α毒素，表明α毒素是产气荚膜梭菌的主要致病因子。

产气荚膜梭菌是人类气性坏疽（gas gangrene）的主要病原菌，因能分解肌肉和结缔组织中的糖，产生大量气体，导致组织严重气肿，继而影响血液供应，造成组织大面积坏死。诱发条件包括挤压性损伤、大中型动脉撕裂伤和被含有细菌芽胞泥土污染的长骨开放性骨折。在受到刀伤、枪伤等破坏肠道完整性的穿透伤之后，肠内容物渗漏并暴露到软组织中，引起腹壁及侧腹气性坏疽。由于产气荚膜梭菌存在于人畜粪便与周围环境中，特别是泥土中，所以气性坏疽常发生于战伤、枪弹伤及地震灾害后。第一次和第二次世界大战中，气性坏疽是战场伤害的主要并发症，对梭菌产生的致命毒素的现有认识大多来自于当时的研究。虽然受伤后感染产气荚膜梭菌的机会会增加，但在实际临床工作中，气性坏疽的发病率较低。这是因为产气荚膜梭菌是厌氧菌，在人体内生长繁殖需具备缺氧的环境。即使如此，临床工作中也应注重对病人受伤环境的询问，若病人在接触土地的劳作中受伤，或开放骨折发生后有严重的泥土污染、植物或农作物接触史，伴有会阴撕裂伤，肌肉软组织损伤严重或挤压伤的病人应警惕气性坏疽的可能。

导致气性坏疽的病原菌还有诺维梭菌、败毒梭菌、溶组织梭菌、索德里梭菌等。有报道指出，在美国和北欧，吸毒人群因皮下注射"黑焦油海洛因"而感染产气荚膜梭菌、诺维梭菌A型和索德里梭菌，引起皮肤气性坏疽。

气性坏疽的发病机制：产气荚膜梭菌在局部生长繁殖，产生多种外毒素（如α毒素和θ毒素）和酶（胶原酶、透明质酸酶、纤纤维酶和脱氧核糖核酸酶等）。α毒素是一种致死性的卵磷脂酶，同时具有磷脂酶C和鞘磷脂酶活性，能分解细胞膜上的磷脂和蛋白质的复合物，破坏细胞膜，引起溶血、组织坏死和血管内皮细胞损伤，使血管通透性增加，造成水肿；同时，α毒素还能够在血管内激活血小板导致血小板凝聚，形成闭塞性血栓且不可逆地堵塞毛细血管、小静脉和小动脉，使局部组织缺血。如果没有充足的组织灌注，随之而来的是厌氧环境扩张，活体组织快速破坏，产生特征性的梭菌性气性坏疽。θ毒素（也称为产气荚膜梭菌溶素）是硫醇激活溶细胞素家族蛋白之一，该家族现命名为胆固醇结合溶细胞素，其他成员包括A群链球菌的链球菌溶血素O、肺炎链球菌溶细胞素等。与宿主细胞膜上胆固醇接触后，θ毒素单体寡聚体化并插入细胞膜中，形成孔洞并导致细胞裂解。调节这一活性的是一个11个氨基酸多肽的信号序列：ECTGLAWEWWR，它在胆固醇结合溶细胞素家族中高度保守。θ毒素可能通过调节感染的炎症反应引起气性坏疽。酶具有强烈的促进糖和蛋白质分解的作用，可以产生大量的不溶性气体如硫化氢和氮等，使机体组织中淤积大量的积气。上述物质共同作用破坏周围组织的胶原纤维，使感染迅速沿肌束和肌肉群扩散，这也是气性坏疽蔓延的特点之一。积气和水肿使局部组织压力骤升，血管受压引起血运障碍，加重组织的缺血和缺氧，加快细菌繁殖，使病人病情恶化。机体吸收大量外毒素可引起严重的毒血症，直接侵犯心、肝、肾等脏器，引起休克、肾功能不全甚至多脏器功能衰竭等。从病理学角度分析，病灶

处可见特有的皮肤红紫色或青铜色样改变，周围皮肤出现血性水疱，出现大量组织坏死，而坏死灶内极少有白细胞浸润，缺少炎性表现。

梭菌性气性坏疽以感染部位突发剧烈疼痛和病变发展迅速、有血性浆液渗出、含气泡的恶臭伤口为特征。产气荚膜梭菌气性坏疽的剧烈疼痛、迅速进展、组织显著破坏和中性粒细胞缺失都是由α毒素诱发、血小板和中性粒细胞介导的血管闭塞所致。气性坏疽的潜伏期较短，通常在伤后1～4天（一般仅为8～48小时）发病。病人多有明显的全身和局部表现。全身表现主要表现为严重的毒血症状，体温可高达40℃以上，病人极度虚弱，表情淡漠但神志清楚，面色苍白。呼吸急促、心率增快、进行性贫血，全身症状迅速恶化，晚期可出现溶血性黄疸，外周循环衰竭、多脏器功能衰竭。最早的局部症状是受伤部位剧痛，呈胀痛感，一般镇痛药难以缓解。随后伤口周围肿胀，皮肤苍白，紧张发亮，伤口中有大量浆液性血性渗出物，有时可见气泡冒出。随着病情进展，局部肿胀加剧，静脉回流障碍，皮肤由红变白，再转为暗红、黑紫，表面呈现大理石样斑纹。组织分解、液化、腐败产生硫化氢气体，伤口恶臭，轻压之有捻发音。肌肉病变是梭菌性肌坏死的特点，肌肉失去弹性和收缩力，切割不出血，肌纤维肿胀、发黑。远端肢体苍白，厥冷，水肿，严重者整个肢体坏死。如果不进行合适的抗生素治疗，坏死组织的边缘通常以每小时几英寸的速度扩展，根治切断术仍然是唯一可靠的救命治疗方法。气性坏疽通常伴随休克及器官衰竭，当病程进入菌血症时，病死率超过50%。

产气荚膜梭菌所致外伤性气性坏疽的诊断并不难，因为感染总是始于明显的创伤部位，组织中有气体产生，病程进展迅速，伤口周围触诊有捻发感或捻发音。渗液细菌涂片发现粗大的革兰阳性杆菌，无炎症细胞。气性坏疽多为混合细菌感染，有时产气荚膜梭菌不占优势时，导致不产气或产气量很少，触诊无捻发感或捻发音。影像学检查发现肌群中有气体存在，实验室检查血红蛋白显著下降，白细胞通常不超过(12～15)×10⁹/L，血清肌酸激酶水平升高。确诊依据为厌氧菌培养检测到致病梭菌，或PCR方法检测病原菌DNA阳性。根据急诊流程，伤口渗液细菌涂片检查的有效时间为4小时，如果时间超过4小时，需要再次检查，目的是尽量减少假阴性结果。

彻底清创是预防创伤后发生梭菌性肌坏死的最可靠方法。对一切开放性创伤，特别是有泥土污染和损伤严重、肌肉坏死者，均应及时进行彻底的清创术，去除一切失活坏死组织和异物。对疑有梭菌性肌坏死的伤口，可用3%过氧化氢等冲洗、湿敷；对已缝合的伤口，应拆线敞开伤口。青霉素对预防梭菌性肌坏死有较好的作用，可根据创伤情况在清创前后应用，但不能代替清创术。对梭菌性肌坏死病人进行手术时，应严格按照相关隔离消毒要求处理。根

据《抗菌药物临床应用指导原则（2015年版）》，气性坏疽的临床治疗宜选用青霉素、克林霉素、甲硝唑、头孢曲松、多西环素、氯霉素或碳青霉烯类等药物。

此外，产气荚膜梭菌的A型菌株和有些C型、D型菌株可产生肠毒素，通过污染食物引起食物中毒。引起食物中毒的食品大多是畜禽肉类和鱼类食物，牛奶也可因污染而引起中毒，原因是因为食品加热不彻底，芽胞不仅不杀灭，反而由于受到"热刺激"，在较高温度长时间储存（即缓时冷却）或不充分的再次加热过程中芽胞发芽、生长、繁殖，而且随食物进入人肠道的繁殖体容易再形成芽胞，同时产生肠毒素（C.perfringens enterotoxin, CPE），聚集于芽胞内，当菌体细胞自溶和芽胞游离时，肠毒素将被释放出来，一般通过在宿主细胞膜上形成孔洞发挥作用，在摄入病原菌污染的食物7～30小时后，引起腹泻。一般来说，病情温和并有自限性，但儿童、老年人和免疫功能不全病人症状较重，偶致死亡。在美国，产气荚膜梭菌占细菌性食物中毒的30%左右，位居第2位。人和动物对产气荚膜梭菌的毒素的免疫主要表现为抗肠毒素的产生，健康者血清常含有抗肠毒素，似乎表明产气荚膜梭菌作为正常菌群，在肠道内可能在不断地产生肠毒素。产肠毒素产气荚膜梭菌是导致养老院和三级医疗机构中老年病人持续性腹泻的病原体，并在非假膜性结肠炎型抗生素相关性腹泻（antibiotic-associated diarrhea, AAD）的发生中有重要作用。非食源性疾病如AAD和散发腹泻中分离得到的产气荚膜梭菌株在质粒上携带cpe，可以传递给其他菌株。

产α毒素和β毒素的产气荚膜梭菌能够引起坏死性肠炎。位于质粒上的β毒素基因是主要的致病机制。产气荚膜梭菌菌血症罕见，引起产气荚膜梭菌血流感染的来源包括结肠、肝胆、肺、卵巢、压疮等，其主要临床特点是引起病人严重血管内溶血，病程进展快，病人迅速死亡。肝硬化、胃肠道的恶性疾病及控制不好的糖尿病病人容易发生本病。

4.艰难梭菌 艰难梭菌，又称难辨梭菌、难辨梭状芽胞杆菌，是一种革兰阳性厌氧芽胞杆菌，1935年首次从一名婴儿大便中分离出来，由于其培养和分离困难而得名。艰难梭菌芽胞为卵圆形，位于菌体次极端，无荚膜，革兰染色阳性，但培养2天后有转为革兰阴性的趋向。本菌为严格的专性厌氧菌，用常规的厌氧培养法不易生长。生长温度为25～45℃，而最适温度为30～37℃。在血琼脂、牛心脑浸液琼脂及CCFA等平板，经48小时培养后，菌落的直径3～5mm，圆形、略凸起、白色或淡黄色、不透明、边缘不整齐、表面粗糙。在血平板上不溶血，在卵黄琼脂平板上不形成乳浊环。CCFA平板上生长的菌落在紫外线照射下可见黄绿色荧光。本菌经肉汤培养2天以上，菌体有溶融现象。

艰难梭菌广泛分布于自然生境中，如土壤、干草、沙、一些大型动物（牛、驴和马）的粪便，以及犬、猫、啮齿动

物和人的粪便，除此之外还大量存在于水和动物的肠道中。婴儿的粪便中常含有艰难梭菌，为新生儿肠道中正常菌群，约50%12月龄婴儿的肠道中有艰难梭菌，2岁以上儿童的带菌率约为3%，但此菌在健康成人中出现频率较低，无症状带菌的成人在瑞典是1.9%，在日本为15.4%。其繁殖体通常在离开肠腔24小时内死亡。直到1977年发现本菌与临床长期使用某些抗生素（氨苄西林、头孢菌素、红霉素、克林霉素、氯林可霉素等）引起的假膜性肠炎有关，方被重视。

艰难梭菌在人与人之间主要通过粪-口途径传播。正常肠道菌群可有效抑制艰难梭菌的繁殖，而抗菌药物等因素所致的菌群平衡破坏可导致该菌过度生长，艰难梭菌已成为医院获得性感染性腹泻最普遍的病因。临床上，15%～25%的抗菌药物相关性腹泻、50%～75%的抗菌药物相关性结肠炎和95%～100%的假膜性肠炎由艰难梭菌感染（C.difficile infection, CDI）引起，并可导致病人平均住院时间延长，基础疾病加重，死亡率显著增加。此外，艰难梭菌感染已被证实是炎症性肠病病情加重或复发的危险因素，而炎症性肠病的生物治疗药物英夫利昔单抗又可增加艰难梭菌感染机会。由于2002年高毒力菌株BI/NAP1/027（限制性内切酶分型BI；脉冲场凝胶电泳分型NAP1；PCR核糖体分型027）的出现，导致CDI的暴发及世界范围的流行，以北美、欧洲为甚。在美国，艰难梭菌已经逐渐取代耐甲氧西林金黄色葡萄球菌成为医疗保健相关性感染的首要病原菌。虽然很多国家已发现027型高产毒株，但并非所有国家都以027型为优势流行菌株。亚洲常见PCR核糖体分型型别为002、012、017和018，最常见的型别为017（ST37）。在中国，引起感染的艰难梭菌主要流行菌株为017（ST37）、046（ST35）和012（ST54）。而中国健康人分离的艰难梭菌则以多位点序列分型ST54、ST3和ST2为主。

艰难梭菌能产生毒素A（TcdA）、毒素B（TcdB）、毒素C（TcdC）、毒素R（TcdR）、毒素E（TcdE）和二元毒素（CDT）6种毒素，TcdA、TcdB和二元毒素为主要的致病因子。艰难梭菌的毒素A、B属于大梭菌细胞毒素家族，分别由基因*tcdA*和*tcdB*编码，均位于致病性决定区（pathogenicity locus, PaLoc）。TcdA为308 kDa的肠毒素，可与肠道黏膜受体结合，使细胞浸润，产生各种炎性因子，还可诱导紧密连接蛋白重新分配，使肠黏膜上皮屏障功能改变，通透性增加，导致肠道大量分泌液体和出血性坏死。TcdB为270 kDa的细胞毒素，能通过解聚肌动蛋白，破坏细胞骨架，对肠壁细胞造成损伤，使肠道黏膜细胞发生凋亡、变性、坏死、脱落等变化。只有产生TcdA和（或）TcdB的菌株才能引起CDI，TcdB能单独介导结肠炎症，少数CDI或假膜性结肠炎病例由TcdA⁻TcdB⁺菌株引起。TcdA的作用尚存争议，有文献报道TcdA⁺TcdB⁻菌株不会引起

结肠炎，但也有实验证明TcdA可单独介导肠炎发生。这些不一致的发现可能与菌株、实验动物及其微生物群组成以及抗菌药物敏感性的差异有关。综合多个实验室的随访研究显示，TcdB是介导结肠上皮损伤、炎症和死亡的主要毒力因子，其毒力在胃肠道内的浓度几乎是TcdA的10倍，而TcdA是一个作用相对较弱的炎症反应驱动者。PaLoc还编码另3个调控蛋白TcdR、TcdC和TcdE。tcdR和tcdC为调节基因，TcdR为RNA聚合酶转录起始因子，能与TcdA和TcdB上游的启动区结合，起正向调节毒素基因转录作用，而TcdC为抗转录起始因子，具有对tcdA和tcdB基因转录的负向调节作用。有研究证明当tcdC基因碱基的突变和缺失时，TcdA和TcdB表达增加，菌株表现为高毒力性。TcdE的功能可能与穿孔素相类似，可促进毒素从细胞内释放，对CDI起到辅助作用，也有研究证实在TcdE完全失活的情况下毒素依然可以分泌。二元毒素为一种腺苷二磷酸核糖转移酶，编码基因位于PaLoc之外，名称的由来是因为它由两个亚基组成，分别命名为CDTA和CDTB，是细胞产生和分泌的两个单独多肽，这些多肽结合成一个强有力的细胞毒素，即CDT。具有ADP-核糖转移酶活性的CDTA能不可逆地解聚肌动蛋白细胞骨架；具有结合能力的CDTB能与宿主细胞结合，促进CDTA释放至胞质。CDT的核糖基化作用可干扰构成细胞膜的肌动蛋白网聚合，诱导肠上皮细胞微管突起形成，更多的纤连蛋白黏附至细胞表面，从而显著增强艰难梭菌黏附细胞的能力。因此，携带二元毒素意味着菌株有更强的毒力，与艰难梭菌相关性腹泻发病密切相关。

粪便中检测到艰难梭菌可能是产毒艰难梭菌、不产毒艰难梭菌或者是两者都存在。不产毒艰难梭菌没有PaLoc，不产生毒素。一般认为不产毒菌株与人类疾病的发生无关，但已有研究证实PaLoc的水平转移可能导致不产毒艰难梭菌产生活性毒素。一般情况下，CDI病人的恶化程度会因毒素量的增加而加重。而BI/NAP1/027型产生毒素A和毒素B的量均高于普通产毒株，从而导致CDI的致病率、复发率和病死率升高。此外，高产毒株还携带二元毒素基因CDTA和CDTB，该毒素的致病机制目前仍在研究中。

CDI最主要的危险因素是近期（8周内）有抗生素使用史。长期暴露于广谱抗菌药物，尤其是克林霉素、氟喹诺酮类和第三代头孢菌素病人，具有严重基础疾病病人、老年人、使用免疫抑制剂或免疫低下、糖尿病、肾衰竭、胃肠手术、管饲、肠道准备、营养不良、炎症性肠病（尤其是溃疡性结肠炎）病人，以及长期使用质子泵抑制剂和抗组胺剂（如H₂受体阻滞剂）等病人容易发生CDI，尤以胃肠手术后合并使用广谱抗菌药物的病人发生风险最高。

CDI临床症状最早可出现在开始用药后数小时至2天之内，最晚可于停药后3周内出现。其严重程度可从轻、中

度腹泻到暴发性甚至致命性伪膜性结肠炎、中毒性巨结肠、肠穿孔、菌血症。严重感染者须行肠切除，甚至死亡。同时伴有发热、痉挛、腹痛、腹胀、恶心、食欲缺乏等局部或全身症状等。艰难梭菌也可引起气性坏疽、脑膜炎、菌血症、肾盂肾炎及腹腔感染等。

CDI已成为基础研究、公共卫生和临床治疗等多个领域广为关注的问题，对于重症或反复发作性病例缺乏切实有效的治疗措施。甲硝唑历来被认为是轻、中度CDI病人的一线治疗药物，但在临床观察试验中，严重病例中万古霉素的治愈率优于甲硝唑。即使应用对艰难梭菌敏感的万古霉素或甲硝唑治疗，仍有15%～25%的病人复发。美国传染病学会（IDSA）2018年2月发表的临床实践指南不推荐甲硝唑作为CDI初始治疗方案，一线治疗推荐口服万古霉素或非达霉素。尽管新的抗菌药物如利福昔明、硝唑尼特、非达霉素相继应用于艰难梭菌的治疗，并且有相关报道已证实如非达霉素对原发性CDI或CDI首次复发治疗临床治愈率不逊于万古霉素，甚至在接受非达霉素治疗后复发率低于万古霉素，但在治疗复发性艰难梭菌感染仍缺乏明确有效的抗菌药物。非达霉素治疗的早期复发率仍可达8%，晚期复发率高达20%，027型变异菌株复发率甚至高达50%～80%；而标准抗菌药物治疗易进一步加重菌群失调，引起感染复发。未来针对CDI的检测将向快速、特异和精准诊断的方向发展，以期及时早期治疗CDI，减轻病人痛苦及社会负担。

参 考 文 献

Brett MM, Hallas G, Mpamugo O, et al.Wound botulism in the UK and Ireland.J Med Microbiol, 2004, 53: 555-561.

Chun P, Ying-Zi H, Yi Y, et al.Titration of high dose sedation is effective in severe tetanus: a case report.Cases J, 2009, 2: 6865.

Firth PG, Solomon JB, Roberts LL, et al.Airway management of tetanus after the Haitian earthquake: new aspects of old observations.Anesth Analg, 2011, 113: 545-547.

Gilligan JE, Lawrence JR, Clayton D, et al.Tetanus and the evolution of intensive care in Australia.Crit Care Resusc, 2012, 14: 316-323.

Housman ST, Thabit AK, Kuti JL, et al.Assessment of Clostridium difficile burden in patients over time with first episode infection following fidaxomicin or vancomycin. Infect Control Hosp Epidemiol, 2016, 37: 215-218.

Khanna S, Baddour LM, Huskins WC, et al.The epidemiology of Clostridium difficile infection in children: a population-based study.Clin Infect Dis, 2013, 56: 1401-1406.

Khanna S, Pardi DS, Aronson SL, et al.The epidemiology of community-acquired Clostridium difficile infection: a population-based study.Am J Gastroenterol, 2012, 107:

89-95.

Lessa FC, Mu Y, Bamberg WM, et al.Burden of Clostridium difficile infection in the United States.N Engl J Med, 2015, 372: 825-834.

Lindström M, Kiviniemi K, Korkeala H.Hazard and control of group Ⅱ（non-proteolytic）Clostridium botulinum in modern food processing.Int J Food Microbiol, 2006, 108: 92-104.

Martin SJ, Penrice G, Amar C, et al.Wound botulism, its neurological manifestations, treatment and outcomes: A case series from the Glasgow outbreak, 2015.Scott Med J, 2017, 62（4）: 1-6.

McDonald LC, Gerding DN, Johnson S, et al.Clinical Practice Guidelines for Clostridium difficile Infection in Adults and Children: 2017 Update by the Infectious Diseases Society of America（IDSA）and Society for Healthcare Epidemiology of America（SHEA）.Clin Infect Dis, 2018, 66（7）: el-e48.

Norredam K, Hainau B.Treatment of tetanus in tropical Africa: a comparison between a barbiturate and diazepam in the treatment of non-neonatal tetanus.Ann Soc Belges Med Trop Parasitol Mycol, 1970, 50: 239-246.

Orko R, Rosenberg PH, Himberg JJ.Intravenous infusion of midazolam, propofol and vecuronium in a patient with severe tetanus.Acta Anaesthesiol Scand, 1988, 32: 590-592.

Passaro DJ, Werner SB, McGee J, et al.Wound botulism associated with black tar heroin among injecting drug users. JAMA, 1998, 279: 859-863.

Petit L, Gibert M, Popoff M.Clostridium perfringens: toxinotype and genotype.Trends Microbiol, 1999, 7: 104-110.

Petitjeans F, Turc J, Coulet O, et al.The use of boluses of propofol for the management of severe tetanus in a child. Trop Doct, 2009, 39: 52-53.

Sheth AN, Wiersma P, Atrubin D, et al.International outbreak of severe botulism with prolonged toxemia caused by commercial carrot juice.Clin Infect Dis, 2008, 47: 1245-1251.

Silva FVM, Gibbs PA.Non-proteolytic Clostridium botulinum spores in low-acid cold-distributed foods and design of pasteurization processes.Trends Food Sci Technol, 2010, 21: 95-105.

Welch WH, Nuttall GHF.A gas-producing bacillus（Bacillus aerogenes capsulatus, Nov, Spec.）capable of rapid development in the body after death.Bull John Hopkins Hosp Baltim, 1891, 3: 81-91.

Yuan J, Inami G, Mohle-Boetani J, et al.Recurrent wound botulism among injection drug users in california.Clin Infect Dis, 2011, 52: 862-866.

第二节　革兰阳性无芽胞杆菌

革兰阳性无芽胞厌氧杆菌种类较多，广泛分布于放线菌门和硬壁菌门，与人类健康有关的主要有丙酸杆菌属、放线菌属、双歧杆菌属、动弯杆菌属、乳杆菌属、真杆菌属等。革兰阳性无芽胞厌氧杆菌主要引起黏膜表面的混合感染，很少单独引起感染。引起头颈部感染的厌氧菌主要来源于口腔，大多数阴道和膀胱的病原菌来源于粪便。对于外科手术病人，厌氧菌是发生感染和死亡的重要病原菌。对于厌氧菌血症，胃肠道是最主要的感染源，其次是脓肿、妇科感染和伤口感染。

1.丙酸杆菌属　丙酸杆菌属（propionibacterium）隶属于细菌界，放线菌门，放线菌纲，放线菌目，放线菌科。目前有16个种和亚种，该属细菌因发酵葡萄糖产生丙酸而得名。能引起人类感染的主要有痤疮丙酸杆菌（P.acnes）、贪婪丙酸杆菌（P.avidum）、颗粒丙酸杆菌、产酸丙酸杆菌、费氏丙酸杆菌（P.freudennreichii）等，其中以痤疮丙酸杆菌最常见，代表菌种为费氏丙酸杆菌。

丙酸杆菌属的细菌为革兰阳性杆菌，菌体微弯或呈棒状，一端钝圆，另一端尖细，染色不均。可单个、成对或呈X、V、Y字形排列，形似类白喉棒状杆菌。无鞭毛、无芽胞、无荚膜。厌氧或微需氧，大部分菌株在严格厌氧条件下生长较好，部分菌株多次传代后，可变为兼性厌氧菌。在30～37℃，pH为7.0的环境培养时生长最快。在厌氧血琼脂平板上培养48小时后，形成圆形凸起、不透明、有光泽、白色或随菌种和培养时间不同而呈灰白色、红色、黄褐色或橙色的菌落，多数菌株不溶血。

主要生化特征包括：发酵葡萄糖产生丙酸，大部分菌株触酶试验阳性、硝酸盐还原试验阴性、不产生吲哚。痤疮丙酸杆菌通常可产生吲哚，液化明胶，硝酸盐还原试验阳性，不水解七叶苷，不发酵乳糖、蔗糖、麦芽糖和棉子糖等。

丙酸杆菌属的细菌主要寄居在人的皮肤、皮脂腺、肠道以及乳制品和青饲料中。丙酸杆菌可见于多种系统性或播散性的机会感染中，如心内膜炎、中枢神经系统感染、骨髓炎、骨炎、关节炎等，约20%见于犬和猫咬伤感染。

痤疮丙酸杆菌存在于人的毛囊、皮脂腺和汗腺中，与痤疮和酒糟鼻等发生有关，也是血液培养、腰穿及骨髓穿刺液培养最常见的污染菌。痤疮是由多种因素所致的慢性炎症性疾病，其炎症反应主要位于毛囊皮脂腺单元。因此，在皮脂腺分布密集的部位，如面部（占痤疮病人总人数的99%）、背部（占痤疮病人总人数60%）和胸部（占痤疮病人总人数15%）可发现痤疮的特征性皮损。目前，关于痤疮发病机制的研究中，主要还是以皮脂腺细胞分泌皮脂、角化进程的改变、炎症介质的释放和痤疮丙酸杆菌的定植为主。痤疮的临床发展演变是由非炎症性反应向炎症性反应转化的一个过程。在此演变过程中，痤疮丙酸杆菌作为其中一种促成因素，联合人类皮肤本身存在的固有免疫、角质细胞角化和皮脂腺细胞分泌皮脂这些因素，最终导致了炎症反应、角质细胞角化过度和皮脂分泌旺盛这三个基本的痤疮病理表现。痤疮丙酸杆菌不仅是寻常痤疮的重要病原菌，也是心内膜炎、人工关节感染的重要致病菌，还可能是前列腺癌和类肉瘤样病的潜在致病菌。目前痤疮丙酸杆菌抗生素治疗主要有七大类：四环素类、林可霉素类、大环内酯类、头孢菌素类、喹诺酮类、硝基咪唑类和磺胺类等。四环素类药物和大环内酯类药物具有较强的抗炎作用、且在毛囊皮脂腺部位浓度较高，根据指南临床上治疗痤疮首选四环素类和大环内酯类。

贪婪丙酸杆菌感染多出现于皮肤破损或皮肤完整性丧失后，主要与外科手术及相关器械操作有关，特别是在乳房、心脏或相关设备（如骨科）手术后。该菌具有一种特殊的类似胞外聚合物的结构，有助于形成生物膜，抵抗免疫清除作用，最终导致慢性的顽固感染。贪婪丙酸杆菌可引起乳腺炎，如乳房成形术后乳腺感染、老年人乳腺脓肿及非哺乳期乳腺炎。急性腹部感染通常由肠杆菌科、肠球菌、以及厌氧菌（如脆弱拟杆菌）引起。2013年，Janvier等报道了贪婪丙酸杆菌引起的腹壁和腹腔脓肿作为腹部成形术的并发症，并需要清创处理。Wang等2002年也报道了由贪婪丙酸杆菌引起的1名肝硬化病人的肛周脓肿，手术引流后效果良好。贪婪丙酸杆菌引起的皮肤脓肿、脾脓肿、感染性心内膜炎、骨和关节感染、前列腺感染等亦有报道。

2.双歧杆菌属　双歧杆菌属（bifidobacterium）隶属于细菌界，放线菌门，放线菌纲，双歧杆菌目，双歧杆菌科。包括46个种和亚种，与人类有关的有11个种。由于末端常分叉，故名双歧杆菌。双歧杆菌为本菌属的代表菌种。

本菌为革兰阳性杆菌，菌体直或弯曲，常有分叉，可一端或两端膨大，菌体染色不均。单个、成双、短链、Y形或V形排列。无鞭毛、无芽胞、无荚膜。专性厌氧，不同菌种对氧的敏感性不同，在厌氧血琼脂平板上培养48小时形成圆形、光滑、不透明、不溶血、乳白色或灰褐色菌落。

主要生化特征包括：发酵葡萄糖和乳糖，主要代谢产物是乙酸和乳酸，不产生丁酸和丙酸。大多数菌株触酶试验阴性，不产生吲哚，不还原硝酸盐。

双歧杆菌是人和动物肠道中重要的正常菌群，小肠上部几乎无本属细菌，在小肠下部肠内容物中本菌数量可达$10^3 \sim 10^5$CFU/g，在粪便中可达$10^8 \sim 10^{12}$CFU/g。在口腔和阴道中也有双歧杆菌的寄居。这些细菌能合成多种人体所必需的维生素，可拮抗多种肠道致病菌，故有增强机体免疫力、抗感染、抗肿瘤、维持机体微生态平衡、营养保健和

抗衰老、控制内毒素血症、提高人体的抗辐射能力等作用。本菌无毒无害，是目前应用最广泛的益生菌。

3.动弯杆菌属　尽管人们早在1895年就已在阴道分泌物中观察到厌氧、弯曲、有动力且革兰染色可变的杆菌，但直到1913年才由Curtis首次在实验室分离成功。1984年Spiegel和Roberts才正式将其命名为新的菌属-动弯杆菌属（mobiluncus）。

动弯杆菌属隶属于细菌界，放线菌门，放线菌纲，放线菌亚纲，放线菌目，放线菌亚目，放线菌科。根据革兰染色、细菌形态、对甲硝唑的敏感性、精氨酸产氨、马尿酸水解及β-半乳糖苷酶试验，将动弯杆菌属划分为2个种和2个亚种，包括柯氏动弯杆菌、柯氏动弯杆菌柯氏亚种、柯氏动弯杆菌霍氏亚种和嘧生动弯杆菌，代表菌种为柯氏动弯杆菌。

动弯杆菌属革兰染色阳性，抗酸染色阴性，形态多样，可呈特征性的分枝状或球杆状。本菌严格厌氧，生长缓慢，在厌氧血琼脂平板上，37℃厌氧孵育7天以上，生长出无色、透明、光滑、凸起的小菌落。兔血清能促进生长。甲酸和延胡索酸的混合物不能促进生长。

主要生化特征包括：发酵糖类如糖原、海藻糖、蜜二糖产酸，主要产物为琥珀酸和乙酸，乳酸（＋/－）。氧化酶和触酶阴性。马尿酸水解试验、硝酸盐还原、精氨酸产氨、CAMP反应及软琼脂扩散生长试验结果则因不同菌种而异。

动弯杆菌是一种条件致病菌，与细菌性阴道病关系密切，也有报道分离自乳腺脓肿液、脐脓肿液、血培养及早产孕妇胎盘羊膜、绒毛膜羊膜炎病人。柯氏动弯杆菌在健康妇女的阴道中很少出现，与细菌性阴道病变高度相关，治疗失败与其持续性存在有关。

4.乳杆菌属　乳杆菌属（lactobacillus）隶属于细菌界，硬壁菌门，芽胞杆菌纲，乳杆目，乳杆菌科。目前属内有185个种和亚种，因能发酵糖类产生大量乳酸而得名。与人类密切相关的有鼠李糖乳杆菌（L.rhamnosus）、干酪乳杆菌（L.casei）、嗜酸乳杆菌（L.acidophilus）、发酵乳杆菌（L.fermentium）、德氏乳杆菌（L.delbrueckii）、阴道乳杆菌等，德氏乳杆菌为本菌属的代表菌种。乳杆菌可分为两类：一类为同源发酵菌种，利用葡萄糖发酵后主要产生乳酸。这组的代表为干酪乳杆菌和嗜酸乳杆菌，它们与龋病密切相关。另一类为异源发酵菌种，发酵后产生乳酸和较大量的乙酸、乙醇和CO_2，其代表为发酵乳杆菌。在唾液样本中最常分离到的菌种是嗜酸乳杆菌，在牙菌斑中最常见的是发酵乳杆菌。戊糖乳杆菌、类植物乳杆菌和植物乳杆菌同属植物乳杆菌群。

本菌为革兰阳性细长杆菌，单个及成双、短链或栅栏状排列。有些菌种具有多形性，有些菌株两端染色较深。无芽胞、无荚膜，多数菌种无鞭毛。本菌可为专性厌氧、兼性

厌氧或微需氧，从人体分离的乳杆菌有20%为专性厌氧，最适温度为30～40℃，具有嗜酸性，最适pH为5.5～6.2，在pH为3.5时仍能生长。在厌氧血琼脂平板上的菌落为圆形、凸起、表面粗糙、边缘不整齐，一般呈灰白色或乳褐色，有的菌种也可呈黄色、橙色、铁锈色或砖红色。

主要生化特征包括：发酵多种糖类，主要产生乳酸，不分解蛋白质，触酶试验、硝酸盐还原试验、吲哚试验、明胶液化试验均阴性。

乳杆菌是存在于人和动物口咽部、消化道、女性生殖道的正常菌群，可发酵糖类生成乳酸而抑制病原菌的生长，是维持寄居部位微生态平衡的重要菌群之一。乳杆菌还广泛分布于水、污水和乳制品、肉类、鱼类和谷物等食品中。乳杆菌是食品发酵工业、医药保健和畜牧业中的常用菌。某些菌种如嗜酸乳杆菌、保加利亚乳杆菌等被广泛用于奶酪、酸奶等食品的制造。乳杆菌细菌素因其抑菌作用而被广泛用作食品的天然保护剂。随着抗生素的长期使用、耐药菌株的出现，人们把目光放到了具有抑菌作用的乳杆菌素上。最初，乳杆菌素是用于治疗葡萄球菌和链球菌引起的牛乳腺炎及结核病，后来出现了可用来杀死肠道内致病微生物、治疗伤寒和痢疾的商品菌株。在肠道抗感染方面，微生态制剂应用广泛，主要含有嗜酸乳杆菌、双歧杆菌和保加利亚乳杆菌。在防治阴道炎方面，许多使用乳杆菌的研究已取得成功，在使用乳杆菌治疗阴道炎的同时辅以维生素，可促进乳杆菌的生长繁殖，提高疗效。此外，还有研究报道，乳杆菌可有效抑制基因与染色体变异。乳杆菌的基因工程在医药领域取得了不少成果，尤其是在制备疫苗方面。乳杆菌既可定植于肠道内，又能刺激机体产生免疫应答反应。随着乳杆菌质粒载体系统和电穿孔技术的发展，已经陆续有以乳杆菌为载体研制疫苗的相关报道。据报道，将HPV抗原蛋白E7利用Pkv-Pald-PgsA-E7表达载体在乳杆菌内表达，直接用作疫苗，可发生黏膜免疫应答，对治疗宫颈癌有一定疗效。同样，Sung等用Pkv-Pald-PgsA-Amylase在乳杆菌中表达HPV抗原蛋白，为制备宫颈癌疫苗提供了可能。

许多研究评估了乳杆菌的致病潜力。乳杆菌具有多种毒力因子，如产生分解人类糖蛋白的酶，与纤维连接蛋白、纤维原和胶原蛋白等细胞外蛋白结合，这可能在早期定植和黏附中起重要作用。此外，乳杆菌具有聚集人血小板的能力，这被认为是各种感染发病机制中的重要致病特性。

本属细菌是益生菌，只有少数有致病性，在免疫功能低下的个体中主要引起机会性感染。由其引起的常见感染是伴或不伴有心内膜炎的菌血症。这些感染更可能发生在具有潜在免疫抑制条件的病人中，如骨髓移植、糖尿病和中性粒细胞减少症、使用广谱抗生素或有侵入性胃肠道或呼吸道器械史。Cannon等对乳杆菌感染病例进行回顾性分析。在241例临床相关病例中，52.5%（129/241）为乳杆菌

菌血症，仅有16%（39/241）为局部感染。癌症、糖尿病和移植是更常见的与乳杆菌感染相关的潜在因素。Husni等人回顾分析了45例乳杆菌菌血症合并心内膜炎病例，发现大多数病人病情严重，48%的病人入住重症监护室，40%为恶性肿瘤，27%为糖尿病。乳杆菌的毒性较低，只发现1例直接由乳杆菌菌血症引起的死亡。Wood等描述了1例重症病人因乳杆菌感染导致呼吸机相关性肺炎（VAP）。机械通气、胸外伤、糖尿病、肥胖、吸烟是VAP发生的重要因素。由于定量支气管肺泡灌洗（BAL）培养结果显示乳酸菌数量≥10⁵CFU/ml，因此对分离的乳杆菌与VAP进行了临床相关性分析，并强调了在免疫功能正常呼吸机辅助通气病人中乳杆菌作为VAP病原体中的意义。Doern等报道1例因益生菌鼠李糖乳杆菌（L.rhamnosus）菌株引起的吸入性肺炎。病人为1名11个月大的患有呼吸道合胞病毒（RSV）感染的21-三体综合征的儿童，在患病前3个月服用了一种益生菌菌株-鼠李糖乳杆菌。采用重复序列PCR法对益生菌和临床分离的鼠李糖乳杆菌菌株进行分型，结果表明，二者的相似性指数>99%。已有其他益生菌菌株引起血流感染、尿路感染和腹膜炎的报道。Jones等报道了1例肺移植病人感染乳杆菌肺炎的个案。虽然只有1例报道，但它在肺移植病人中具有更大的意义。供体和受体都应进行乳杆菌筛选，如发现需进行治疗。这种低毒力的细菌在免疫功能低下的病人中发挥更大的作用。Husni等报道了2例肺移植病人合并乳杆菌菌血症。此外，也有报道肝和心脏移植术后出现乳酸杆菌菌血症。

乳杆菌很少有局部感染，如妇科和胸膜肺感染。Datta等报道了1例胸膜肺部感染病例。该例为45岁小细胞肺癌伴纵隔淋巴结、胸膜及肝转移男性病人，右侧大量胸腔积液，在无菌条件下，右侧诊断性胸膜穿刺。革兰染色显示脓细胞和革兰阳性杆菌生长，最终鉴定为棒状乳杆菌（L.coryniformis）。该菌对氯霉素、青霉素、万古霉素、红霉素、多西环素、替考拉宁、庆大霉素敏感，对环丙沙星、克林霉素、复方新诺明耐药。此外，第2份胸膜标本亦培养出相同的菌株，表现出相同的敏感性。Datta等回顾了14例既往报道的乳杆菌引起胸膜肺部感染的病例。所有病人均存在免疫抑制、癌症、慢性疾病等危险因素。14例分别分离自痰液（7例）、支气管肺泡灌洗液（5例）和胸腔积液（2例）。在14株分离的乳杆菌中，有8株被进一步鉴定到种水平，包括5例鼠李糖乳杆菌、1例发酵乳杆菌、1例嗜酸乳杆菌和1例副干酪乳杆菌。Salminen等也发现了类似的结果，他们的报道中，53%的菌血症是由鼠李糖乳杆菌引起的，其次是发酵乳杆菌（20%）和干酪乳杆菌（15%）。14例中有10例为单纯乳杆菌生长。在其余4例中，除乳杆菌外，伴生病原菌分别为Bacteroides distansonis、假单胞菌、酿酒酵母菌、耐甲氧西林金黄色葡萄球菌。在14例病人中，只有1例血培养阳性，该病人为食管癌继发气管食管瘘，支气管肺

炎可能是血源性传播的原因。从胸膜肺感染病例中分离出该菌可能是预后不良的一个标志。这些感染的诊断需要微生物学和临床医生排除污染可能。在抗菌药物的选择上没有达成共识。现有药敏数据表明，乳杆菌属对氨苄西林、红霉素、庆大霉素、克林霉素敏感，而对头孢曲松、环丙沙星、甲氧苄啶-磺胺甲噁唑敏感性较差。

卷曲乳杆菌、加氏乳杆菌、詹氏乳杆菌和惰性乳杆菌负责维持正常阴道内环境。阴道菌群中乳杆菌属的减少是细菌性阴道病的特征之一。相对于其他乳杆菌属菌种，惰性乳杆菌与细菌性阴道炎的临界状态密切相关。

乳杆菌对人类的致龋作用较弱，且更多涉及牙本质龋，在牙本质龋损、根面龋损中有较多的乳杆菌存在。研究发现，当饮食中蔗糖含量增高，口腔中有蔗糖滞留部位或有龋洞的部位乳杆菌数量增加；当龋洞修复，滞留乳杆菌的部位消除后，其数量下降。故多数学者认为，乳杆菌可能不是龋病发生的初始致病菌，但参与龋病的发展。乳杆菌数量增加不是导致龋病开始的原因，而是龋病进展的结果。

5.真杆菌属　真杆菌属（*eubacterium*）隶属于细菌界，硬壁菌门，梭菌纲，梭菌目，真杆菌科。有56个种和亚种，与临床感染有关的有10多个菌种，最常见的有迟缓真杆菌（E.lentum）和黏液真杆菌（E.limosum），黏液真杆菌是本菌属的代表菌种，其DNA中G ＋C为30%～55%。

真杆菌为革兰阳性杆菌，具有多形性，可呈杆状或球杆状，很少形成丝状体。菌体不规则，常膨大或端尖，有时弯曲，可一单个、成对或链状排列。部分菌株有鞭毛，无芽胞、无荚膜。专性厌氧，在厌氧血琼脂平板上，培养48小时可形成圆形、凸起或扁平、半透明或不透明、不溶血的小菌落。20%胆汁可促进其生长。

主要生化特征包括：多数菌种发酵糖类，主要产生丁酸，不产生吲哚，触酶试验阴性，硝酸盐还原试验阴性。迟缓真杆菌硝酸盐还原试验阳性，不发酵任何糖类，不凝固牛乳，不液化明胶，不水解七叶苷。黏液真杆菌发酵葡萄糖及阿拉伯糖，凝固牛乳，水解七叶苷。

真杆菌属的细菌是人口腔和肠道中的正常菌群，具有生物拮抗、营养及维持肠道微生态平衡等功能。少数菌种如迟缓真杆菌和黏液真杆菌等常与其他厌氧菌或兼性厌氧菌一起引起混合感染，如心内膜炎、伤口感染、口腔感染及菌血症等。一般认为真杆菌属与植牙失败有关。

参 考 文 献

Barrangou R, Fremaux C, Deveau H, et al.CRISPR provides acquired resistance against viruses in prokaryotes.Science, 2007, 315: 1709-1712.

Cannon JP, Lee TA, Bolanos JT, Danzinger LH.Pathogenic relevance of Lactobacillus: a retrospective review of over 22 cases.Eur J Clin Microbiol Infect Dis, 2005, 24: 31-40.

Datta P, Gupta V, Mohi GK, Chander J, et al.Causing Pulmonary Infection in a Patient with Metastatic Small Cell Carcinoma: Case Report and Review of Literature on Pleuro-Pulmonary Infections.J Clin Diagn Res, 2017, 11（2）: DE01-DE05.

Hoyles L, Collins MD, Falsen E, et al.Transfer of members of the genus Falcivibrio to the genus Mobiluncus, and emended description of the genus Mobiluncus.Syst Appl Microbiol, 2004, 27（1）: 72-83.

Husni RN, Gordon SM, Washington JA, et al.Lactobacillus bacteraemia and endocarditis: review of 45 cases.Clin Infect Dis, 1997, 25: 1048-1055.

Janvier F, Delacour H, Larréché S, et al.Abdominal wall and intra-peritoneal abscess by Propionibacterium avidum as a complication of abdominal parietoplasty.Pathol Biol, 2013, 61: 223-225.

Mak TN, Fischer N, Laube B, et al.Propionibacterium acnes host cell tropism contributes to vimentin-mediated invasion and induction of inflammation.Cell Microbiol, 2012, 14: 1720-1733.

McDowell A, Valanne S, Ramage G, et al.Propionibacterium acnes types I and Ⅱ represent phylogenetically distinct groups.J Clin Microbiol, 2005, 43: 326-334.

Onderdonk AB, Delaney ML, Fichorova RN.The Human Microbiome during Bacterial Vaginosis.Clin Microbiol Rev, 2016, 29（2）: 223-238.

Petrina MAB, Cosentino LA, Rabe LK, et al.Susceptibility of bacterial vaginosis（BV）-associated bacteria to secnidazole compared to metronidazole, tinidazole and clindamycin. Anaerobe, 2017, 47: 115-119.

Querol JM, Manresa F, Barbe F, et al.Lactobacilli and pleuropulmonary infection.Eur Resp J, 1989, 2: 1021-1022.

Schwebke JR, Lawing LF.Prevalence of Mobiluncus spp among women with and without bacterial vaginosis as detected by polymerase chain reaction.Sex Transm Dis, 2001, 28（4）: 195-199.

Wang TKF, Woo PCY, Yuen KY.Perianal abscess caused by Propionibacterium avidum in a cirrhotic patient.New Microbiol, 2002, 25: 239-242.

Wood GC, Boucher BA, Croce MA, et al.Lactobacillus species as a cause of ventilator-associated pneumonia in a critically ill trauma patient.Pharmacotherapy, 2002, 22（9）: 1180-1182.

第三节 革兰阴性无芽胞杆菌

革兰阴性无芽胞厌氧杆菌是临床厌氧菌感染中最常见的病原菌，属于人体的正常菌群，部分菌株可作为条件致病菌而引起机体感染。该类菌大多数属于拟杆菌门，拟杆菌目，包括拟杆菌、卟啉单胞菌、普雷沃菌和理研菌科；梭杆菌门，梭杆菌目，包括梭杆菌科和纤毛菌科。此外，该类杆菌还可存在于一些其他细菌门，例如硬壁菌、变形菌和互养菌。

1.拟杆菌属 拟杆菌属（bacteroidetes）隶属于细菌界，拟杆菌门，拟杆菌纲，拟杆菌目，拟杆菌科，是由分解糖、耐胆汁的不产色素的菌种组成，主要分离于肠道。目前属内有78个种和5个亚种，该菌属主要限于脆弱拟杆菌群，含40多个菌种，其中25种可以从人类标本分离，以脆弱拟杆菌（B.fragilis）、多形拟杆菌（B.thetaiotaomicron）和卵形拟杆菌（B.ovatus）与人类感染高度相关。

脆弱拟杆菌单个存在或两端相连。在陈旧培养基中呈多形性，有长丝状出现。无动力，氯化血红素和10%～20%胆汁能促进其生长。在肉汤培养基中呈均匀浑浊生长，有白色沉淀物。拟杆菌属可发酵葡萄糖、麦芽糖和蔗糖，水解七叶苷，触酶试验阳性，硝酸盐还原和脲酶试验阴性。

拟杆菌是寄生于人类口腔、肠道及女性生殖道的正常菌群。健康状态下，拟杆菌是肠道菌群的重要组成部分，与其他细菌一起参与人体的营养及维持肠道的正常生理。拟杆菌可以吸收和降解膳食中人体不能够降解的多种植物多糖，水解和发酵多种外源的纤维类物质及内源性的黏液素，也可代谢胆酸和类固醇，另外它还参与体内的拮抗反应，调节细菌毒素的产生，增强宿主固有的免疫反应。过量的拟杆菌能引起各种感染如腹泻、内源性腹部脓肿、伤口感染、菌血症等。

临床标本的厌氧菌中，耐胆汁的脆弱拟杆菌比其他厌氧菌更常见，毒力更强，对抗菌药物更耐药。尽管小肠中其他种类的拟杆菌属细菌比脆弱拟杆菌数量上要多数十倍，但血液、溃疡、脓肿、支气管分泌物、骨髓、腹腔内感染、阑尾及脑部标本中脆弱拟杆菌是最常分离到的厌氧菌。脆弱拟杆菌可占临床厌氧菌分离株的25%，拟杆菌分离株的50%。Snydman等对1997—2007年美国13个医疗中心的6574个拟杆菌属分离株进行了研究。脆弱拟杆菌最常见，占51%，其次是多形拟杆菌（19.3%）、卵形拟杆菌（10.3%）、普通拟杆菌（B.vulgatus）（6%）、单形拟杆菌（B.uniformis）（4.4%）和吉氏拟杆菌（B.distasonis）（3.9%）。大多数分离株来自血液和腹腔内感染。

10%～20%的脆弱拟杆菌菌株能合成分泌一种相对分子量20 000的肠毒素，称为脆弱拟杆菌毒素（B.fragilis toxin, BFT）。根据是否能合成、分泌BFT可将脆弱拟杆菌分为产肠毒素脆弱拟杆菌（enterotoxin b.fragilis, ETBF）和非产肠毒素脆弱拟杆菌（NTBF）。BFT为ETBF的唯一已知的毒力因子，具有蛋白水解酶活性，不耐热，与儿童和成人腹泻有关。ETBF可通过诱导激活Stat-3信号通路，上调IL-17的表达，诱发肠上皮内瘤变的发生，从而促进结直肠癌的发生。常从心包炎病人的标本中分离到脆弱拟杆菌，拟杆菌相关的心内膜炎比其他厌氧菌引起的感染更严重，也更致命。

脓毒性关节炎和骨髓炎病人亦异能分离到该群细菌，分离菌落常为单个菌落。原发性化脓性关节炎是一种潜在的危及生命的疾病，可导致关节迅速破坏和不可逆转的功能丧失。大量革兰阳性和革兰阴性细菌已被确定为致病因子。总体而言，金黄色葡萄球菌是最常见的致病菌，占报道病例的50%以上；近25%的病例由链球菌引起，10%～15%的病例由革兰阴性杆菌引起，厌氧病原体极其罕见。研究表明，厌氧菌性关节炎主要影响接受创伤性损伤外科治疗或选择性肌肉骨骼手术（关节成形术或其他骨科器械）的病人，脆弱拟杆菌是主要的致病微生物。Nolla等分析了该研究所308例原发性化脓性关节炎病例，仅2例（0.6%）以脆弱拟杆菌感染为主。通过对1981—2015年的病例进行回顾性分析，发现了另外19例脆弱拟杆菌化脓性关节炎病例。21例病例中，19例（90%）有潜在的全身感染易感因素，最常见的相关疾病是类风湿关节炎（8例）。65%（13/20）的病例有菌血症的记录。甲硝唑是最常用的抗生素，手术引流11例（52%），总死亡率为5%。

尽管由厌氧菌引起的椎间盘炎不常见，但在可能为小肠源性菌血症的病例中需要考虑脆弱拟杆菌感染的可能。腹膜透析的病人很少发生厌氧菌性腹膜炎，脆弱拟杆菌和多形拟杆菌偶可致病。脆弱拟杆菌群细菌和其他拟杆菌属细菌可以通过血源性播散到达脑部，引起脑脓肿。此外，本群细菌是烧伤感染分离到的优势菌，可能引起脓毒症。拟杆菌属细菌也会引起部分混合性坏死性软组织感染，而脆弱拟杆菌群细菌是除革兰阳性厌氧菌外，糖尿病所致的中-重型足感染最常分离到的厌氧菌。许多新的拟杆菌属细菌，例如马赛拟杆菌（B.massiliensis）、诺德拟杆菌和萨耶斯拟杆菌（B.salyers）也已经从各种临床标本中检出。

2.卟啉单胞菌属 卟啉单胞菌属（porphyromonas）隶属于细菌界，拟杆菌门，拟杆菌纲，拟杆目，卟啉单胞菌科。卟啉单胞菌科有5个菌属可从人类标本中检出：巴恩斯菌属、臭气杆菌属、紫单胞菌属、卟啉单胞菌属和坦纳菌属。卟啉单胞菌属与临床关系最密切，最常见的菌种是不解糖卟啉单胞菌（P.asaccharolytica）、牙髓卟啉单胞菌

（P.endodontalis）、牙龈卟啉单胞菌（P.gingivalis）、本诺卟啉单胞菌、卡托氏卟啉单胞菌、索氏卟啉单胞菌和上野卟啉单胞菌（P.tenons），不解糖卟啉单胞菌为本属代表菌种。

卟啉单胞菌属为无芽胞、无荚膜、无鞭毛的革兰阴性球杆或杆菌，两端圆，染色不均。专性厌氧菌，对营养要求较高，生长较缓慢，不耐胆盐。本属细菌均产生黑色素，在厌氧血琼脂平板上，厌氧培养3~5天后形成圆形、凸起、光滑、有光泽的棕色菌落，继续培养6~10天后菌落逐渐变为黑色。在色素产生之前，用波长为366nm的紫外线照射，可见红色荧光。

本属细菌均不发酵糖类，生长几乎不受糖类的影响，触酶、脂酶和胆汁七叶苷试验均为阴性，能液化明胶，吲哚试验大多阳性。

卟啉单胞菌属主要存在于人的口腔、肠道和泌尿生殖道中，可引起人的牙周炎、牙髓炎、根尖周炎、胸膜炎、阑尾炎及阴道炎等。被动物咬伤后也可引起皮肤和软组织感染。不同卟啉单胞菌属菌种的致病能力不同。卟啉单胞菌属中除牙龈卟啉单胞菌的个别菌株在单独接种时能诱发脓肿和感染之外，牙髓卟啉单胞菌等大部分菌种在单独接种时并不具有感染性，只有与牙龈卟啉单胞菌等其他细菌共同接种时才引起感染。

在口腔卟啉单胞菌属菌种中，牙髓卟啉单胞菌和牙龈卟啉单胞菌为已知的与人类口腔疾病关系最密切的两种细菌。牙龈卟啉单胞菌寄生于牙龈下生物膜群落中，生长过程中与周围牙龈组织发生相互作用。牙龈卟啉单胞菌主要致病因子有菌毛、荚膜、脂多糖等。牙龈卟啉单胞菌为主要的牙周病原菌之一，其检出率随着年龄的增长而增加。研究发现85%以上牙周病病人病变部位可检出该菌，而健康部位却极少被检出。除可从牙周炎病例检出外，它还常从坏死溃疡性龈炎、感染性牙根管、周围植入性损伤、急性舌尖脓肿等疾病的口腔标本中检出。除口腔外，牙龈卟啉单胞菌也可造成全身系统性疾病，其重要性早已超出口腔疾病范畴。例如：腹腔、细菌性阴道病的阴道、羊水、风湿性关节炎和银屑病关节炎患者的滑液；还可从血栓闭塞性血管炎患者堵塞的下肢动脉中检出该菌及其他一些牙周微生物。牙髓卟啉单胞菌被公认是牙髓及根尖周感染的重要病原菌，可以从大多数感染根管和根尖周炎病变组织中检出，也可能是慢性牙周炎的病原菌之一。

表型特征与牙髓卟啉单胞菌和不解糖卟啉单胞菌类似的菌种上野卟啉单胞菌可从腰部以下的混合感染中检出，导致阑尾炎、腹膜炎、藏毛脓肿、卧位骶溃疡感染及细菌性阴道病。不解糖卟啉单胞菌和索氏卟啉单胞菌可从中-重度糖尿病足部感染分离。本诺卟啉单胞菌可从感染性伤口和脓肿标本分离，尤其是直肠周围、臀部和腹股沟的皮肤和软组织慢性损伤组织标本。动物来源的卟啉单胞菌属菌种，例如犬齿龈液卟啉单胞菌（P.cangingivalis）、犬嘴卟啉单胞菌（P.canorus）、犬口腔卟啉单胞菌（P.cansule）和猕猴卟啉单胞菌（P.macaca）在动物咬伤感染的人标本也有检出。

3.普雷沃菌属 普雷沃菌属（prevotella）隶属于细菌界，拟杆菌门，拟杆菌纲，拟杆菌目，普雷沃菌科。目前属内有43个种和1个亚种，包含一些能分解糖或中度分解糖的短杆菌，其发酵产生的主要终产物为乙酸和丁二酸。二路普雷沃菌、产黑普雷沃菌（P.melaninogenica）、口颊普雷沃菌、人体普雷沃菌、栖牙普雷沃菌、中间普雷沃菌和唾液普雷沃菌等可在人临床标本中检出。代表菌种为产黑素普雷沃菌。

该菌种为多形态杆菌，不产芽胞，不运动，专性厌氧，营养要求较高，分离培养时培养基中需加入氯化血红素和维生素K_1等以促进其生长，在厌氧血琼脂平板上生长较好，培养48小时后可形成圆形、微凸、半透明的菌落，多数菌株呈β溶血。产黑色素的细菌菌落初期为灰白色，随后呈黄色并逐渐变为浅棕色，5~7天后再变为黑色。在黑色素产生之前，用波长366nm紫外线照射，可见橘红色荧光，但色素出现后荧光即消失。黑色素只在含血液的培养基上才能产生，在卡那-万古霉素冻溶血琼脂平板（KVLB）上早期可产生黑色素。

本属绝大多数菌株对20%胆汁敏感，在含20%胆汁的培养基中不生长。不水解七叶苷，不产生吲哚，触酶和脂酶试验阴性。

普雷沃菌是寄生于人的口腔和女性生殖道等部位的正常菌群，仅次于脆弱拟杆菌。在一定条件下可以引起内源性感染，主要引起牙周炎、牙龈炎、前庭腺炎、尿道旁腺炎、阴道脓肿、子宫内膜炎等，常与其他厌氧菌、需氧菌或兼性厌氧菌混合感染。

4.梭杆菌属 梭杆菌属（fusobacterium）隶属于细菌界，梭杆菌门，梭杆菌纲、梭杆菌目，梭杆菌科，因其形态细长、两端尖锐如梭形而得名。临床上，最重要的梭杆菌属细菌为具核梭杆菌（F.nucleatum）和坏死梭杆菌。具核梭杆菌为本属的代表菌种，其DNA的G+C的摩尔分数为26%~34%。

本属专性厌氧，对无氧条件要求较高，在厌氧血琼脂平板上，厌氧培养48小时后形成直径1~2 mm、圆形、中央凸起、边缘不整齐，透明或半透明的菌落，呈面包屑样，一般不溶血，菌落有恶臭味。

大部分菌种对胆汁敏感，在含20%胆汁培养基中不生长。多数菌株不发酵糖类，不水解七叶苷、不还原硝酸盐，触酶和脂酶试验阴性。少数菌株葡萄糖、果糖可出现弱发酵反应。大多数菌种吲哚和DNA酶试验阳性。

梭杆菌属是存在于人类口腔、上呼吸道、胃肠道和泌尿生殖系统的正常菌群，可引起牙髓炎、溃疡性咽峡炎、肺脓肿、胸腔感染，也可引起腹腔、肠道、泌尿生殖道感染及菌血症等。临床感染中以具核梭杆菌最常见，以坏死梭杆菌毒力最强，可在儿童或年轻人中引起严重感染，是年轻人扁桃体周围脓肿中最常分离到的厌氧菌。具核梭杆菌是一种革兰阴性口腔共生菌，因形状似纺锤而得名。2011年10月，美国和加拿大的2个研究小组同时公布了相似的研究发现，即具核梭杆菌主要存在于结直肠癌的癌区黏膜内而很少在正常肠黏膜被检出，这是科学家第1次发现具核梭杆菌与结直肠癌存在联系。

5.纤毛菌属　纤毛菌属（leptotrichia）隶属于细菌界，梭杆菌门，梭杆菌纲，梭杆菌目，梭杆菌科，是由无动力、高度分解糖、产生乳酸的长杆菌构成。目前属内有6个种，代表菌种为口腔纤毛菌。

纤毛菌属菌体直或微弯，一端或两端尖，常呈链状或成对排列，中间有丝状体相连。菌体内有革兰阳性颗粒（紫色颗粒），沿菌体长轴分布。幼龄培养物可染成革兰阳性。无鞭毛，无芽胞。

纤毛菌为定植于人类口腔和女性生殖道等处的正常菌群之一。由纤毛菌感染引起的全身性疾病在临床上并不常见；但随着病原菌检测手段的发展，有报道显示纤毛菌从临床标本中被检出的比例在增加。

参考文献

Cuchural G, Tally FP.Factors affecting the choice of antimicrobial therapy for anaerobic infection.J Antimicrob Chemother, 1982, 10（Suppl A）: 11-22.

Dubost JJ, Couderc M, Tatar Z, et al.Three-decade trends in the distribution of organisms causing septic arthritis in native joints: single-center study of 374 cases.Joint Bone Spine, 2014, 81: 438-440.

Mantri CK, Chen CH, Dong X, et al.Fimbriae-mediated outer membrane vesicle production and invasion of Porphyromonas gingivali.Microbiologyopen, 2015, 4（1）: 53-65.

Moreno S, Jaramillo A, Parra B, et al.Porphyromonas gingivalis Fim-A genotype distribution among Colombians. Colomb Med（Cali）, 2015, 46（3）: 122-127.

Nguyen MH, Yu VL, Morris AJ, et al.Antimicrobial resistance and clinical outcome of Bacteroides bacteremia: findings of a multicenter prospective observational trial.Clin Infect Dis, 2000, 30: 870-876.

Nichols RL, Smith JW.Wound and intraabdominal infections: micro-biological considerations and approaches to treatment. Clin Infect Dis, 1993, 16（Suppl 4）: S266-272.

Nolla JM, Murillo O, Narvaez J, et al.Pyogenic arthritis of native joints due to Bacteroides fragilis: Case report and review of the literature.Medicine（Baltimore）, 2016, 95（25）: e3962.

Rosenblatt JE, Brook I.Clinical relevance of susceptibility testing of anaerobic bacteria.Clin Infect Dis, 993, 16（Suppl 4）: S446-448.

Snydman DR, Jacobus NV, McDermott LA, et al.Lessons learned from the anaerobe survey: historical perspective and review of the most recent data（2005—2007）.Clin Infect Dis, 2010, 50（Suppl 1）: 26-33.

Takemoto T, Hino T, Yoshida M, et al.Purification of arginine-sensitive hemagglutinin from Fusobacterium nucleatum and its role in coaggregation.J Periodontal Res, 1993, 28（1）: 21-26.

Tally FP, Snydman DR, Gorbach SL, et al.Plasmid-mediated, transferable resistance to clindamycin and erythromycin in Bacteroides fragilis.J Infect Dis, 1979, 139: 83-88.

第四节　厌　氧　球　菌

厌氧球菌是临床厌氧菌感染的重要病原菌，主要包括革兰染色阳性的消化球菌属、消化链球菌属、小单胞菌属及革兰染色阴性的韦荣球菌属、氨基酸球菌属和巨球形菌属等。对于大多数厌氧球菌，主要能量来源是蛋白水解产物。

1.消化球菌属　消化球菌属（peptococcus）隶属于细菌界，硬壁菌门，梭菌纲，梭菌目，消化球菌科。黑色消化球菌（P.niger）是消化球菌属中唯一的菌种，其DNA的G＋C的摩尔分数为50%～51%。

本菌为革兰阳性球菌，单个、成双、成堆或呈短链状排列。营养要求高，生长缓慢，在厌氧血琼脂平板上，厌氧培养2～4天可形成圆形凸起、表面光滑、有光泽、边缘整齐、不溶血的黑色小菌落。暴露在空气中后菌落呈浅灰色。

传代数次后，在血琼脂平板上菌落黑色消失。通过庖肉培养基培养后可恢复产生黑色素。营养肉汤培养呈白色或灰白色沉淀而不浑浊。

本菌有微弱触酶活性，不发酵葡萄糖、乳糖、蔗糖及麦芽糖，吲哚、脲酶、凝固酶、七叶苷水解及硝酸盐还原试验均为阴性。

黑色消化球菌为寄居于人体体表及与外界相通腔道中的正常菌群，常与需氧菌共同引起腹腔、盆腔、外阴、阴道的混合感染，也可引起肝脓肿或肺部、口腔、颅内等部位的感染。

2.消化链球菌属　消化链球菌属（peptostreptococcus）隶属于细菌界，硬壁菌门，梭菌纲，梭菌目，消化链球菌科。属内菌种分类地位变化较大，许多菌种被重新分类到厌氧球菌、嗜胨菌、叶瓣菌、芬戈尔德菌、小单胞菌、瘤胃球菌和斯莱克菌等中。厌氧消化链球菌（P.anaerobius）为本菌属的代表菌种。

消化链球菌属革兰染色阳性，有些菌种在培养48小时后易染成阴性。菌体呈球形或卵圆形，直径为0.3～1.0μm，成双、短链或成堆排列。无鞭毛、无芽胞。消化链球菌为专性厌氧菌，营养要求较高。在厌氧血琼脂平板上，厌氧环境培养48～72小时，可形成灰白色、光滑、中间呈白色光亮、轻微凸起、不透明、不溶血的小菌落，培养物有果糖气味。

生化反应不活泼，触酶、脲酶、凝固酶、七叶苷水解及硝酸盐还原试验均呈阴性，可微弱发酵葡萄糖，不发酵乳糖、蔗糖及麦芽糖。厌氧消化链球菌和口炎消化链球菌对聚茴香脑磺酸钠敏感，而其他厌氧革兰阳性球菌对聚茴香脑磺酸钠耐药，据此可对该菌进行快速鉴定，正确率可达98%。厌氧消化链球菌和口炎消化链球菌可用脯氨酸芳基酰胺酶试验进行鉴别，前者为阳性、后者为阴性。

消化链球菌属是寄居在人和动物口腔、上呼吸道、肠道及女性生殖道的正常菌群，在一定条件下可以引起人体各组织器官的感染，如口腔、颅内、肺部、胸部、肝脏、腹腔、阴道及盆腔等感染。厌氧消化链球菌是临床感染中最常见的厌氧菌之一，占临床厌氧菌分离株的20%～35%，且多为混合感染，与金黄色葡萄球菌、溶血性链球菌协同可引起严重的创伤感染。也可由原发病灶如口腔、牙周和泌尿道感染扩散而引起细菌性心内膜炎。

3.小单胞菌属 小单胞菌属（parvimonas）隶属于细菌界，硬壁菌门，梭菌纲，梭菌目，消化链球菌科，目前属内仅有微小小单胞菌。

微小小单胞菌为革兰阳性球菌，成对、链状（0～6个菌细胞相连）或成簇排列，无鞭毛，无动力，无芽胞。专性厌氧，最佳生长温度37℃，在血琼脂平板孵育5天后，形成白色或灰白色、有反光、凸起菌落，菌落周围琼脂上常出现2mm宽的棕黄色晕环，β-溶血。

小单胞菌属触酶、凝固酶、尿素酶和精氨酸双水解酶均阴性，不发酵糖类，吲哚、硝酸盐还原试验阴性，不液化明胶。

4.韦荣球菌属 韦荣球菌属（veillonella）隶属于细菌界，硬壁菌门，梭菌纲，梭菌目，韦荣球菌科。目前属内有8个种，临床最常见的有小韦荣球菌和产碱韦荣球菌，本菌属的代表菌种为小韦荣球菌。

韦荣球菌属的细菌为极小的革兰阴性球菌，直径为0.3～0.5μm，成对或短链状排列，近似奈瑟菌。无鞭毛、无芽胞。专性厌氧，营养要求较高，分离培养时接种于厌氧血琼脂平板上，厌氧环境培养48小时后，形成直径为1～2mm的圆形凸起、灰白色或黄色菌落，不溶血。新鲜培养物立即置于紫外线下照射，菌落可见红色荧光，但暴露在空气中5～10分钟后荧光消失。在含血清的硫乙醇酸钠肉汤中浑浊生长，并产生小气泡。同时接种于含万古霉素的乳酸盐琼脂（韦荣球菌培养基）有助于本菌的分离。

韦荣球菌属不发酵糖类，氧化酶试验阴性，吲哚试验阴性，硝酸盐还原试验阳性，小韦荣球菌触酶试验阴性，产碱韦荣球菌触酶试验可出现阳性。

韦荣球菌属是人口腔、上呼吸道、肠道及女性生殖道中的正常菌群，为条件致病菌，可引起内源性感染，如牙周炎、慢性鼻窦炎、肺部感染、腹膜炎及伤口感染等，多为混合感染。小韦荣球菌可引起上呼吸道感染，产碱韦荣球菌多见于肠道感染。

5.氨基酸球菌属 氨基酸球菌属（acidaminococcus）隶属于细菌界，硬壁菌门，梭菌纲，梭菌目，韦荣球菌科。目前属内有2个种，即发酵氨基酸球菌和肠氨基酸球菌，代表菌种为发酵氨基酸球菌。

6.巨球形菌属 巨球形菌属（megasphaera）隶属于细菌界，硬壁菌门，梭菌纲，梭菌目，韦荣球菌科。目前属内有5个种，代表菌种为埃氏巨球菌。

氨基酸球菌属和巨球形菌属是肠道正常菌群的一部分，偶见于部分感染部位。

病例解析

病例：男，56岁。咳嗽、咳痰20天，胸闷、憋气9天，胸痛、发热4天。病人20天前出现咳嗽、咳黄黏痰，伴剑突下不适，静脉应用头孢类抗生素（具体不详）3天，咳嗽、咳痰好转。9天前出现胸闷、憋气，活动后加重，胸部CT示右下肺阴影，右侧胸腔积液（图5-4-1）。应用阿奇霉素治疗5天，症状无明显好转。4天前病人出现右侧胸痛，咳嗽及深呼吸时明显，发热，体温最高38.4℃，复查肺CT示右下肺病变较前进展（图5-4-2），辅助检查：血常规示白细胞计数$9.47×10^9$/L、中性粒细胞0.83、血红蛋白125g/L；C反应蛋白 142mg/L；PCT 2.22ng/ml。于当地住院治疗，左氧氟沙星 600mg每日1次静脉滴注3天，体温仍升高，为进一步诊治于2016-12-26入院。既往有糖尿病史6年，未规律诊治。

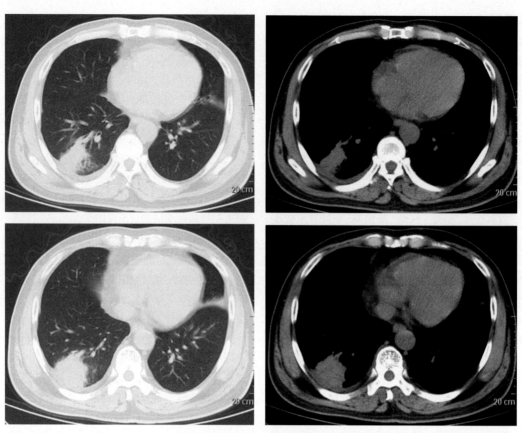

图5-4-1　右肺下叶实变影，右侧胸腔积液（2016-12-17）

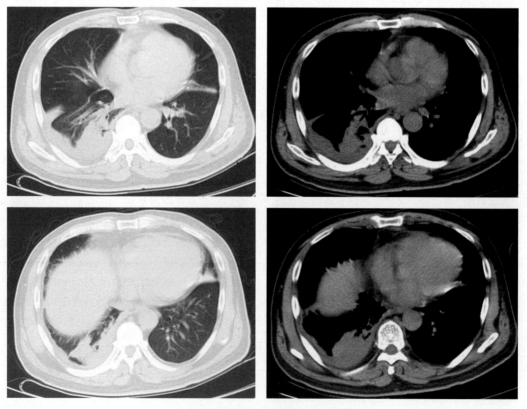

图5-4-2　右肺下叶病变较前进展（2016-12-22）

【诊断】右肺下叶肺炎并肺炎旁积液；2型糖尿病。

【诊断依据】中年男性，有发热、胸痛、咳嗽、咳黄痰等症状，胸部CT示右下肺炎，进而出现胸腔积液，右肺下叶肺炎并肺炎旁积液诊断明确。查体：T 37.7℃，右下肺叩浊音，听诊呼吸音低，双肺未闻及干、湿啰音。辅助检查：血常规：白细胞计数$9.47×10^9$/L、中性粒细胞0.86；红细胞沉降率84mm/h；PCT 1.4ng/ml；血糖16.03mmol/L。追问病史，病人发病前1个月有拔牙及假牙安装病史，平日口腔卫生不洁，查体局部牙龈肿胀，溢脓，表面可见牙菌斑（图5-4-3），考虑不除外厌氧菌感染，给予头孢西丁2.0g 8小时1次联合替硝唑0.4g 每日1次静脉滴注、胰岛素控制血糖及对症治疗。行气管镜检查（2016-12-27）示各叶段支气管

黏膜充血、水肿，于右肺下叶后段及右中叶行支气管肺泡灌洗。灌洗液细菌及真菌培养阴性，肺炎支原体、衣原体核酸检测阴性，结核分枝杆菌鉴定及耐药点检测阴性。行B超引导下行经皮肺活检及胸腔穿刺抽液检查（2016-12-28）。病人于2016-12-29出现呼吸困难加重，尿量减少，血气分析：pH 7.44、PO_2 49mmHg、PCO_2 42.4mmHg、SaO_2 85%。胸部CT示右肺脓肿及脓腔明显进展，可见气-液平，张力较大，上下脓腔不相通（图5-4-4）。行B超引导下右肺脓肿穿刺置管引流术，分别引流上、下脓腔，引流出大量深黄色脓性液体。更改抗生素为亚胺培南西司他丁0.5g 6小时1次静脉滴注，积极补液及对症治疗，病人体温渐下降至正常，胸闷、憋气减轻。胸腔穿刺液病原学回报：涂片示

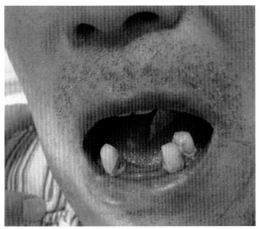
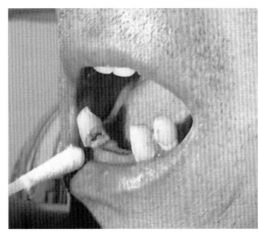

图5-4-3　牙龈肿胀，溢脓，表面可见牙菌斑

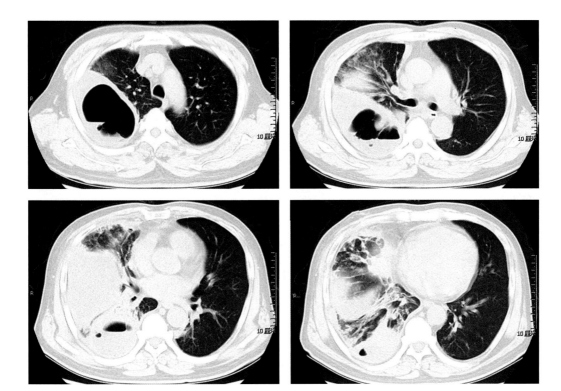

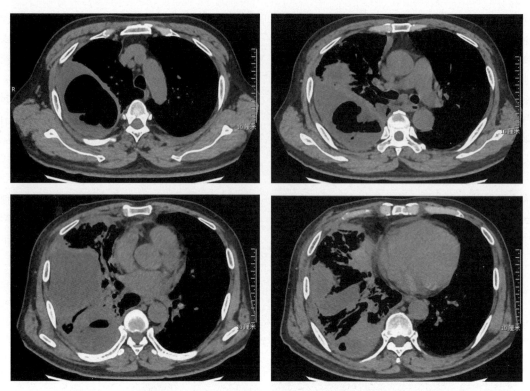

图5-4-4　右肺多发脓肿，液平明显（2016-12-29）

大量G⁺成链球菌，少量G⁺杆菌，未见真菌孢子及假丝，培养后分离出4种细菌，其中两种厌氧菌为微小小单胞菌（图5-4-5）和口炎消化链球菌（图5-4-6），两种需氧菌为缓症链球菌和口腔链球菌；肺脓肿穿刺液培养为微小小单胞菌。肺组织病理：肺组织肺泡间隔增宽，中性粒细胞、淋巴细胞浸润，以中性粒细胞浸润为主，伴炎性渗出及肺泡上皮细胞增生，形态学不除外急性感染性病变。6天后复查肺CT示病变较前好转（图5-4-7）。于2017-01-10拔除引流管，病情好转出院。2个月后复查胸部CT（2017-03-10）示肺内渗出及右侧胸腔积液较前进一步吸收（图5-4-8）。

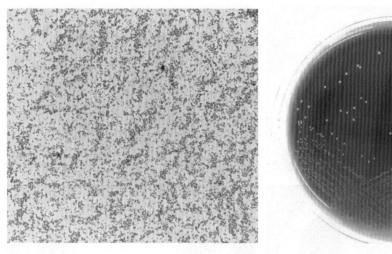

图5-4-5　微小小单胞菌

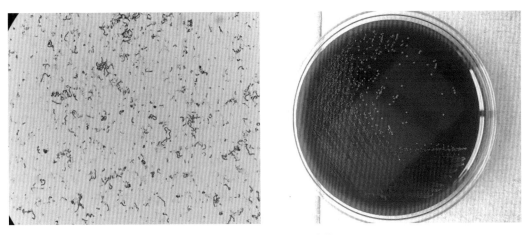

图5-4-6　口炎消化链球菌

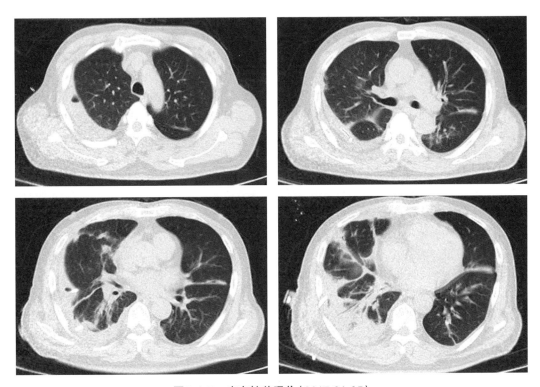

图5-4-7　病变较前吸收（2017-01-05）

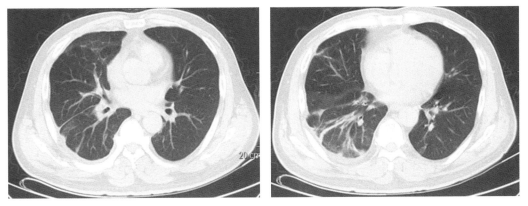

图5-4-8　右肺纤维条索影，少量胸腔积液（2017-03-10）

【分析】厌氧菌肺炎的主要发病环节包括：上呼吸道菌群改变、异常定植、各种诱因所致吸入，以后者最为重要。牙周疾病（牙龈炎和牙周炎）是厌氧菌寄居的通常来源。牙周疾病改变内源性菌群，增加厌氧菌寄殖。意识障碍、酗酒、脑血管意外、颅脑外伤、吸毒、全身麻醉、癫痫发作、吞咽困难、食管疾病、精神异常等为诱发吸入的常见原因。支气管狭窄、支气管新生物或其他原因的支气管阻塞、支气管扩张、肺栓塞等肺部疾病亦易并发厌氧菌感染。感染性血栓性静脉炎引起血源性栓塞致肺部厌氧菌感染、隔下脓肿，并引起同侧脓胸。厌氧菌产生的挥发性的短链脂肪酸与肺部厌氧菌感染恶臭痰形成可能相关。在酸性环境下，短链脂肪酸还抑制肺泡巨噬细胞和中性粒细胞的吞噬杀菌作用，这种作用无选择性，其他细菌因此也得到保护，故厌氧菌常与需氧革兰阴性杆菌和葡萄球菌等形成混合感染。

本病人存在糖尿病基础疾病，发病前拔牙及假牙安装病史，平日口腔卫生不洁，查体局部牙龈肿胀，溢脓，表面可见牙菌斑，虽无酗酒及意识障碍，但仍有吸入感染危险因素，且胸腔积液培养出多种细菌，均为口腔牙周感染常见病原体。临床分离的厌氧菌中，革兰阳性球菌占25%～30%。在肺脓肿、坏死性肺炎、吸入性肺炎和脓胸等胸膜和肺部感染的病原菌中，厌氧球菌的比例达到40%。

口腔菌群中的革兰阳性厌氧球菌绝大多数是微小小单胞菌，其本身也是口腔共生菌之一，只有数量明显增多时才会引起牙周疾病，是口腔感染的主要病原菌。其次，在牙髓炎和扁桃体炎等其他口腔感染性疾病中也常分离到微小小单胞菌。该菌细胞呈球形，直径0.3～0.7μm，成对或链状排列。微小小单胞菌不只局限于口腔感染性疾病，亦可参与身体其他部位的混合感染，如一些皮肤感染、伤口感染、中耳炎、鼻窦感染、脓胸、腹腔感染、肛周脓肿、脓毒血症、妇科感染、脊髓炎和人工关节感染等疾病。口炎消化链球菌属于厌氧消化链球菌属，菌体成对或短链状排列，圆形、灰色、有光泽、透明、凸起菌落。该菌与人类口腔感染有关，如牙槽脓肿和牙髓炎，也是根周脓肿的常见致病菌。

存在下列情况者应怀疑有厌氧菌感染。①感染发生在黏膜附近：口腔、鼻咽腔、肠道、阴道等部位黏膜上均有大量厌氧菌寄居，这些部位及附近若有损伤，常易发生厌氧菌感染，如流产后、胃肠道手术后发生的感染。②深部外伤：如枪伤、人被动物咬伤后的继发感染，伤口较深且有泥土异物等，常为厌氧菌感染。③感染局部组织有气体产生：有些厌氧菌在感染局部可产生大量气体，引起组织肿胀和坏死，局部有捻发感、皮下有捻发音，如产气荚膜梭菌引起的气性坏疽。感染局部组织有气体产生是厌氧菌感染的重要特征之一。④有特殊的分泌物：分泌物恶臭，或呈暗红色，并在紫外光下发出红色荧光，均可能是厌氧菌感染。如产黑色素普雷沃菌和不解糖卟啉单胞菌引起的感染。⑤某些抗生素治疗无效的感染：长期应用氨基糖苷类抗生素治疗无效的病人，可能为厌氧菌感染。⑥细菌学特征：标本直接涂片革兰染色镜检，发现细菌着色不均匀、形态奇特、呈明显多形性；镜检发现有细菌，而需氧培养阴性者；或在液体及半固体培养基深部有细菌生长，均可能是厌氧菌感染。

此病人入院时通过详细询问病史和查体已考虑到有厌氧菌感染，抗菌谱已覆盖厌氧菌，但病情仍出现进展，出现呼吸衰竭及脓毒症早期征象，直至置管引流后病情方好转。对于肺脓肿而言，抗生素治疗和充分引流是必不可少的治疗手段。同时，尽一切可能获取病原学诊断亦是治疗成功的关键。对于有高吸入风险的人群，应采取措施减少吸入性肺脓肿的风险，如避免酗酒，尽量减少卧床时间，如卧床尽量半卧位，增加咳嗽和吞咽，减少镇静剂使用，避免意识障碍加深，保持口腔卫生等，糖尿病人应控制血糖等，预防吸入性肺脓肿的发生尤为重要。

（青岛大学附属医院黄岛院区呼吸科　郭彩宏　提供）

第6章

支原体和相关细胞内寄生菌

第一节　支原体属和脲原体属

支原体属（mycoplasma）和脲原体属（ureaplasma）属于细菌界，厚壁菌门，柔膜菌纲，支原体目，支原体科。1898年Nocard和Roux首先从牛胸膜肺炎标本中培养出支原体，现在称为丝状支原体丝状亚种。1937年Dienes和Edsall等从巴氏腺（前庭大腺）脓肿中分离出支原体，命名为人型支原体（M.hominis），这是支原体在人类致病的首例报道。肺炎支原体（M.pneumoniae, MP）于1944年由Eaton等首先从一名原发性非典型性肺炎病人的痰中提取出来，并命名为Eaton agent。在20世纪50年代和60年代早期对志愿者进行的测试和研究提供了确凿的证据证明Eaton agent导致了人类下呼吸道感染，但它被认为是一种病毒，直到人们清楚地认识到抗生素可以有效地对抗它。1961年，Marmion和Goodburn假设Eaton agent是胸膜肺炎样生物体（pleuropneumonia-like organisms, PPLO）而不是病毒。Chanock等成功地在无细胞培养基上培养了Eaton agent，并于1963年提出肺炎支原体的分类命名。

支原体为目前发现的最小、最简单的原核生物。支原体细胞中唯一可见的细胞器是核糖体。目前支原体属内有122个种和4个亚种，脲原体属内有7个种。常见的菌种主要有肺炎支原体、人型支原体、嗜精子支原体、生殖（道）支原体（M.genitalium）、穿通支原体（M.penetrans）、梨支原体（M.pirum）、唾液支原体（M.salivarium）、口腔支原体（M.orale）、颊支原体（M.buccale）、咽支原体（M.faucium）、嗜脂支原体（M.lipophilum）、发酵支原体（M.fermentans）、灵长类支原体（M.primatum）、解脲脲原体（U.urealyticum）和差异脲原体（U.diversum）等。与人类感染有关的主要有肺炎支原体、人型支原体、穿通支原体、解脲脲原体和生殖支原体，以肺炎支原体和解脲脲原体最常见。支原体属DNA G＋C含量为23～40mol%，代表菌种为肺炎支原体。脲原体属DNA G＋C含量为25～32mol%，代表菌种为解脲脲原体。

一、微生物学特点

1.形态与染色　柔膜菌纲细菌大多是兼性厌氧菌，由3层膜结构组成，内、外层为蛋白质及多糖，中层为含胆固醇的脂质成分，形态结构不对称，一端细胞膜向外延伸形成黏附细胞器，黏附于呼吸道上皮。柔膜菌纲细菌缺乏细胞壁，细胞壁屏障永久性的缺失使柔膜菌纲成为独一无二的原核生物，使之区别于L型细菌（L型细菌细胞壁的缺陷是细菌对恶劣环境暂时的反应）。

细胞壁缺陷使其对作用于细胞壁的抗菌药物固有耐药，同时阻止了菌体被革兰染液着色，也是其具有多形性（有球形、杆状、丝状体等）的主要原因。与人类有关的支原体大小不一，球形直径大小0.2～0.3μm（如脲原体属的某些种和人型支原体）；杆状大小为长1～2μm，宽0.1～0.2μm（如肺炎支原体和穿通支原体）。支原体革兰染色阴性，不易着色，可用Giemsa染色法进行染色，肺炎支原体呈淡紫色，解脲脲原体呈紫色。

2.培养特性　支原体基因组特别小（生殖支原体基因组＜600kb），且生物合成能力有限，因此必须以寄生或腐生方式生存，营养要求高。所有支原体代谢均需胆固醇，部分需要精氨酸和葡萄糖。胆固醇是三层支原体细胞膜的必要组成部分，为渗透性脆弱的支原体提供一定的结构支持。培养基成分除基础营养物质外，还需加入10%～20%马或小牛血清（提供胆固醇）、生长因子（如酵母提取物）、青霉素G及pH指示剂。由于不同的支原体具有不同的特征，有不同的最适pH和底物需求，所以，没有一种培养基对所有种的支原体是最理想的。目前，SP4肉汤和琼脂（pH 7.5）是最好的培养基，可用于培养肺炎支原体，加入精氨酸可用于人型支原体的培养。Shepard 10B肉汤（pH 6.0）可用作人型支原体和脲原体的培养基，A8也可作为这两种支原体的固体培养基。

支原体生长的最适pH为7.8～8.0，解脲脲原体最适pH为6.0～6.5。肉汤培养应在空气条件下37℃孵育，琼脂平板在含5%～10%CO₂气体环境中或95%氮气、5%CO₂的厌氧环境中生长最佳。培养基中加入青霉素G和广谱β-内酰胺类抗菌药物以抑制杂菌的生长。由于支原体细胞微小，通常在液体培养基不产生浑浊，所以添加pH指示剂（如酚红）对于检验其生长非常重要。在培养基上的生长速度因菌种而异，人型支原体和脲原体生长速度相对较快，多数在2～4天得以鉴定，而肺炎支原体通常需要21天或更久。标本应至少培养7天，才能诊断生殖支原体阴性；至少培养6周，才能诊断肺炎支原体阴性。

当进行肉汤培养时，由于脲原体在培养基中很快会死亡，应每日2次、连续7天观察由尿素水解引起的培养液颜色变化。支原体则无须这样严格，肉汤每天观察1次即可。脲原体琼脂平板培养基，应每天用相差显微镜放大20～60倍观察结果；人型支原体每隔1～3天观察1次；肺炎支原体和其他生长缓慢的支原体，每3～5天观察1次。

典型的支原体菌落大小为15～300μm。某些种的菌落，如人型支原体的菌落外观似油煎蛋样，中央厚，边缘薄，脲酶阴性，在液体选择培养基中呈红色。其他种的菌落，如肺炎支原体和生殖支原体，可有非常小的球形菌落，可呈或不呈油煎蛋样。支原体形成的菌落肉眼可见，而脲原体菌落直径在15～60μm，需用低倍显微镜观察（图6-1-1，图6-1-2）。

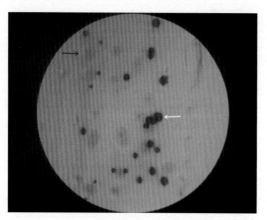

图6-1-1　人型支原体（红箭），外观似油煎蛋样；解脲支原体（白箭）

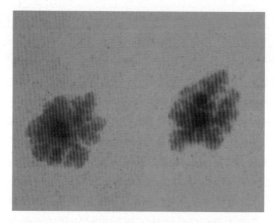

图6-1-2　血平板培养11天的人型支原体菌落

3.鉴定　与传统细菌相比，肺炎支原体对蛋白质、糖类和脂类的代谢和生物合成活动非常有限。支原体发酵葡萄糖，具有血吸附作用，溶解豚鼠、羊的红细胞，对亚甲蓝、醋酸铊、青霉素等具有抵抗力。人源性支原体和脲原体可以根据其对葡萄糖、精氨酸或尿素的利用进行分类。利用尿素产生代谢能是脲原体独特的特征，除此之外的其他生化特征不足以用于种属鉴别。标本来源和生长速度，结合生化特点可以为鉴定提供线索。脲原体在A8培养基上的菌落可根据产生的脲酶使培养基中的氯化钙指示剂发生变化进行鉴定。当不确定琼脂平板上是否有支原体菌落时，将亚甲蓝染液直接滴在平板上有助于判断。支原体菌落可被染成蓝色。在含0.002%亚甲蓝的培养基中，肺炎支原体能生长且将亚甲蓝还原而褪色，其他口腔、唾液或发酵支原体均被抑制生长，此法可鉴定肺炎支原体。人型支原体是唯一能在普通细菌培养基如巧克力平板和血平板上生长的对人有致病性的支原体。

生化特点，如葡萄糖（0.5%）、精氨酸（0.2%）和尿素（0.1%）的利用，都是基于在合适的肉汤中不产生混浊时的颜色改变进行判断的。支原体在SP4培养液中利用葡萄糖产生酸性改变（红色变成黄色），而利用精氨酸使肉汤颜色在以酚红（0.002%）为pH指示剂时从红色变成深红色。肺炎支原体分解葡萄糖，使pH降低，酚红指示剂由红变黄。因此，分离自呼吸道、生长缓慢、分解糖、培养5～20天后在SP4培养基上呈球形菌落、在有豚鼠红细胞培养基上表现为溶血活性和红细胞吸附现象的病原体，很可能是肺炎支原体。口腔共生支原体可以单独存在或与肺炎支原体同时存在，它们在SP4培养基中发生碱性改变（颜色由粉红色变成深红色），在琼脂培养基上呈油煎蛋样菌落。人型支原体分解L-精氨酸不分解尿素，生成NH₃使pH升高，酚红指示剂变红。泌尿生殖道标本在含有精氨酸的肉汤中24～72小时出现碱性反应，则很有可能是人型支原体。利用菌落形态鉴定脲原体很有用，但要注意它常与人型支原体共存于泌尿生殖道标本中。脲原体分解尿素不分解精氨酸，生成NH₃使培养基的pH升高，酚红指示剂变红。在含有尿素的10B肉汤中过夜培养，不出现浑浊，但出现碱性颜色改变，极有可能是脲原体。

许多技术可将大菌落支原体鉴定至种的水平。由于这些技术较为复杂，缺少商品化试剂盒，因此，更适用于参考实验室，而不是医院微生物实验室。PCR比其他方法操作更简单，而且不需要一些无法获得的免疫试剂，成为最好的支原体鉴定方法。

二、致病机制

支原体虽然能独立生存、自我繁殖且具有多形性，但大多数支原体并不会引起疾病，只有某些种类的支原体会引起人和动物致病，如肺炎支原体、生殖支原体等。

1.支原体较少侵入血液及组织内，当人体免疫系统薄弱时，这些致病性支原体会趁机侵入宿主各个系统，通过其特殊的结构，紧密地黏附于易感宿主细胞（上皮细胞、巨噬细胞、精细胞、红细胞等）表面的受体，引起细胞及机体受损。

支原体的侵袭力主要与其表面结构（主要为黏附素及辅助蛋白）、荚膜及侵袭性酶等相关。呼吸道黏膜的纤毛定向摆动及吞噬细胞可清除机体中的异物。肺炎支原体黏附于宿主呼吸道细胞，是其定植和感染的前提。肺炎支原体与宿主细胞表面的结合依赖于唾液酸和硫酸脂质修饰的蛋白。肺炎支原体入呼吸道后，借滑行运动定位于纤毛之间，通过黏附细胞器上的170kDa的P1黏附素等黏附于上皮细胞表面，可逃避黏膜纤毛的清除作用及吞噬细胞的吞噬作用。这种黏附作用可直接破坏呼吸道黏膜，而且其致病性的强弱与其黏附力成正比，并可以在吸附过程中吸取自身所需要的营养，同时释放有毒的代谢产物，促进支原体对宿主上皮细胞产生直接损害。

生殖支原体具有一种终端结构，即MgPa黏附素，该结构有助于菌株黏附于上皮细胞。与肺炎支原体相比，脲原体和人型支原体中与黏附相关的因素尚未研究清楚，这些支原体缺乏明确的与黏附有关的细胞器。有学者认为，可变黏附相关抗原是人型支原体主要的黏附素，它也有助于人型支原体通过抗原变异逃避宿主免疫。脲原体可通过细胞表面黏附蛋白的介导黏附于多种细胞。MB抗原包含血清特异性和交叉反应的抗原表位，是人类脲原体感染过程中可持续检测的抗原。脲原体可产生IgA蛋白酶，这可能与疾病发生有关，并通过尿素水解作用释放氨气。

2.肺炎支原体黏附于宿主细胞后其合成的过氧化氢可引起呼吸道上皮细胞的氧化应激反应，并分泌社区获得性肺炎呼吸窘迫综合征（community-acquired respiratory distress syndrome，CARDS）毒素等对呼吸道上皮造成损伤。

肺炎支原体基因组小，缺乏超氧化物歧化酶和过氧化氢酶，合成的过氧化氢、超氧化物基团以及宿主细胞产生的内源性毒性氧分子堆积于宿主细胞内，是肺炎支原体重要的致病毒力因素，可使上皮细胞线粒体肿胀，发生空泡变性，宿主细胞的触酶失去活力、纤毛运动减弱停止乃至纤毛脱落消失、RNA及蛋白合成减少且功能受损，最终致宿主细胞溶解死亡。

2005年首次报道肺炎支原体可产生毒素致病，该毒素蛋白与百日咳毒素S1亚基同源，具有ADP核糖转移酶

功能，在ADP核糖转移酶功能完善的培养细胞中，毒素蛋白导致宿主细胞空泡变性及纤毛脱落，表明毒素蛋白具有外毒素作用。根据肺炎支原体导致的临床特征，毒素蛋白又被称为CARDS毒素。小鼠模型表明支气管肺泡灌洗液中CARDS毒素浓度与特定肺炎支原体菌株的定植、生长、复制、繁殖能力直接相关，并导致肺组织病理学改变。CARDS毒素是导致肺炎支原体脓毒症及气道高反应性甚至哮喘样症状的关键因素。菌株间的差异性可以预测肺疾病病人病情的严重程度。到目前为止，CARDS毒素如何进入宿主细胞、作用靶点、如何与肺表面活性蛋白A相互作用仍有待研究，但已有试验证明，CARDS毒素与细胞表面结合，并且迅速通过网格蛋白介导途径以剂量及时间依赖型模式进入细胞内部。CARDS毒素也被用作聚合酶链反应（PCR）的靶点或者血清学检测的抗原。

3.肺炎支原体感染除引起呼吸系统症状外，同时也能引起其他系统的表现，提示免疫因素多个环节在肺炎支原体感染的致病中起重要的作用。

宿主免疫包括巨噬细胞、肥大细胞、中性粒细胞、自然杀伤细胞及T、B淋巴细胞。肺炎支原体对T淋巴细胞和B淋巴细胞以丝裂原的方式起作用，并通过分泌细胞因子或直接作用于巨噬细胞等炎症细胞，激发广泛的免疫反应。但是若炎症细胞过多地被激活，正常T淋巴细胞亚群的比例会被破坏，同时会诱导抗自身T淋巴细胞的数目增加，严重时可引起细胞增殖紊乱。另一方面，细胞因子产生减少或紊乱，可促使B淋巴细胞多克隆化，会导致机体体液免疫功能减低及发生免疫调节功能紊乱，并产生自身免疫反应。作为抗原的肺炎支原体可诱导机体产生与心、肺、脑等存在共同抗原的特异性抗体，称之为自身抗体，自身抗体既可单独存在，也可与抗原结合形成损害机体能力更强的抗原-抗体免疫复合物。补体和免疫细胞会在自身抗体和免疫复合物的诱导下被激活，促使机体产生强大的免疫反应。相关临床数据表示肺炎支原体肺炎病人发生类风湿、多发性肌炎、系统性红斑狼疮等自身免疫性疾病的比例高于普通肺炎病人。

三、流行病学

柔膜菌纲包括4目、5科、8属和200多个种。柔膜菌纲细菌见于几乎所有的哺乳类以及多种其他脊椎动物。虽然很多柔膜菌纲细菌有宿主特异性，但动物源性支原体和无胆甾原体却可存在于多种动物宿主。柔膜菌纲中的螺原体属（spiroplasma）、中间原体属（mesoplasma）、虫原体属（entomoplasma）及无胆甾原体属（acholeplasma）能够寄生于昆虫及植物。

很多柔膜菌纲细菌在口腔及泌尿生殖道与宿主呈共生状态，只在少数情况下才导致侵袭性感染。口腔支原体和唾液支原体常定植于人类的口咽部，除了少数例外，通常

涉及免疫抑制的病人，口咽共生菌种是不致病的。支原体和脲原体主要存在于呼吸道及泌尿生殖道黏膜，很少穿透黏膜下层，但机体免疫力下降或者侵入性操作时可能进入血液，播散至其他组织器官。发酵支原体可存在于人体多个部位，如泌尿生殖道、咽喉部、下呼吸道及关节等，但目前尚不完全清楚其主要定植部位及主要致病性。从少数婴儿（主要是女婴）的生殖道中能分离到脲原体，多来自母体，3个月以后迅速减少。青春期前男性生殖道很少有支原体寄居，但8%～22%的女性携带支原体。青春期后生殖道出现支原体主要是性接触的结果。生殖道支原体的检出率与年轻、多性伴、黑色人种及非屏障避孕等因素有关。一项调查表明，性成熟、无症状的女性下生殖道人型支原体分离率为17.7%，脲原体分离率为56.8%。很多研究发现，健康女性下泌尿生殖道生殖支原体阳性率不足6%，远低于人型支原体及脲原体。其他种可在下泌尿生殖道中存在，但目前尚未发现其与疾病相关。利用PCR技术常在男性尿道炎病人泌尿生殖道标本以及女性上泌尿生殖道和下泌尿生殖道标本中检出生殖支原体，在HIV感染男性同性恋者尿液检出穿通支原体。通常认为支原体为胞外微生物，但细胞内定植有利于发酵支原体、穿通支原体、生殖支原体及肺炎支原体生长。这种细胞内定植可能是支原体逃避抗体和抗菌药物作用，使疾病慢性化和某些病例培养困难的原因。人型支原体及脲原体表面抗原的变异与它们在侵袭部位持续存在有关。支原体及脲原体在人类能够通过直接接触传播，如生殖器-生殖器或口-生殖器性交传播。肺炎支原体可在出生时或在子宫内经呼吸道气溶胶或胎粪发生母婴垂直传播，甚至经移植组织发生医院感染。

肺炎支原体只寄生于人类，而其他一些人类支原体也已从非人类灵长类动物身上获得。肺炎支原体可引起上呼吸道和下呼吸道感染，在全球范围内发生地方性和流行性疾病。自2010年以来，一些欧洲国家经历了肺炎支原体感染数量的增加，特别是在北部地区（如丹麦、瑞典、挪威、英格兰、德国、苏格兰、芬兰、荷兰和法国）。在同一时期，智利、巴西、以色列、韩国、日本和中国亦报道了更多的感染病例。虽然气管支气管炎是较为常见的临床表现，但肺炎是与肺炎支原体感染相关的最重要的临床疾病。肺炎支原体肺炎广泛存在于全球范围内，多为散发病例，3～7年发生一次地区性流行，流行时间可长达1年，流行年份的发病率可以达到非流行年份的数倍，容易在学校、幼儿园及军队等人员比较密集的环境中集中发病，经飞沫和直接接触传播，潜伏期1～3周，潜伏期内至症状缓解数周均有传染性。在散发期间，肺炎支原体可能占社区获得性细菌性肺炎（CABP）的4%～8%。在流行期间，肺炎支原体引起20%～40%的普通人群的CABP，而在封闭人群中可高达70%。在美国，每年估计有200万人发病，导致大约10万成年人住院治疗。

肺炎支原体感染通常在夏季或初秋更为常见，但一年中的任何时候都可能发生。在美国，绝大多数的暴发流行都发生在夏末秋初；我国北方地区秋冬季多见，南方地区则是夏秋季节高发。日本的研究发现，气温升高与肺炎支原体感染的发生呈正相关，这可能有助于解释在较温暖的月份可能发生的数量增加。肺炎支原体肺炎可发生于任何年龄，但在学龄期儿童、青壮年、无基础疾病的社区获得性肺炎病人中所占比例更高，在老年人和5岁以下儿童中亦可发生局部和偶尔的流行。

尽管许多国家没有针对肺炎支原体的有组织的监测项目，但一些国家和地区的重点监测项目提供了数据。2011—2012年，通过对鼻咽和口咽拭子进行实时定量PCR检测，英格兰和威尔士监测数据显示，16岁以下儿童肺炎支原体感染发生率为9%，5～14岁上升至14.3%。在60名5岁以下的儿童中，只有1名（1.6%）PCR阳性。相比之下，在对2008—2011年间从苏格兰获得的1232份PCR阳性实验室样本进行分析时，Gadsby及其同事注意到肺炎支原体的最高发病率发生在最小的儿童中。约29%的阳性样本来自≤4岁儿童，另外18%来自5～9岁的儿童。然而，在血清学检测中，肺炎支原体感染在5～9岁儿童中比在0～4岁儿童中更为常见（分别为18%和10.4%）。2010—2012年，美国疾病控制和预防中心（CDC）对住院儿童和成人中经放射学证实的社区获得性肺炎进行了监测，使用实时PCR检测肺炎支原体。81%的儿童（1802/2222）检测到病毒或细菌病原体，26%的儿童检测到多种病原体。呼吸道病毒是儿童最常见的病原体，仅175例（8%）为单独细菌感染。肺炎支原体的检出率为8%，而肺炎链球菌的检出率为4%，肺炎支原体在≥5岁儿童中更为常见。只有2%（43/2247）的成人病人检测到肺炎支原体，大部分成人病人未检出病原菌。

肺炎支原体与CABP的其他病原体共存也很常见，2010—2012年CDC研究报道了28%的病人存在混合感染。2016年另一项来自CDC的针对CABP住院病人的研究发现，在60%（125/209）的鼻咽和口咽拭子标本中，使用TaqMan阵列检测出肺炎支原体阳性的一个或多个混合感染，且主要发生在儿童中。34例（16%）为细菌与病毒混合感染，17例（8%）为单独病毒感染，74例（45%）为单独细菌感染。肺炎支原体与其他多种病原体的混合感染是否与病人的病情严重程度有关尚不清楚，但Mandell等2015年的研究指出，细菌和病毒的混合感染往往与更严重的疾病预后有关。

在社区、封闭或半封闭的环境中，如军事基地、医院、宗教社区，都有肺炎支原体感染暴发的记录。美国CDC描述了既往不同州的肺炎支原体感染的几个群集和暴发，使用血清学、分子检测和菌株分型技术来描述这些事件。2006—2013年，有17起由CDC协助的对肺炎支原体散发性病例、群集和局部暴发的调查。2006—2007年，肺炎支原体在罗德岛州4所学校中诱发57名学生产生暴发性肺炎，并导致2名儿童患上危及生命的脑炎。调查人员证明，来自学校的感染也会在家庭中传播，进一步扩大了疫情。2011年西弗吉尼亚州暴发的疫情涉及两个县的全部8所学校，其中有125例肺炎病例，53%（23/43）的病例PCR阳性。2012年，乔治亚州一所大学暴发了一场疫情，确诊了83例肺炎病例，这是自1979年以来规模最大的一次疫情。63%（12/19）的病例PCR阳性。有5人需要住院治疗，这表明感染的潜在严重性以及需要迅速确认暴发并实施公共卫生控制措施以限制传播和并发症。2013年，CDC对一名健康的南卡罗来纳州女性进行了调查，该女性因患肺炎机械通气治疗13天。此外，她55岁的叔叔和26岁的表妹也因类似症状住院，因呼吸衰竭行机械通气治疗，肺炎支原体的PCR鉴定来自于该病例的表妹。2014年，内布拉斯加州的一家长期护理机构暴发疫情。该疫情最终涉及55人，7人死亡，导致该机构对新病人关闭一段时间。其中，肺炎支原体肺炎疑似病例41例，经PCR确诊病例14例。在另一场暴发中，2013年科罗拉多州住院的几名儿童的主要表现为Stevens-Johnson综合征，伴有黏膜和皮肤大疱性病变，这是众所周知的肺炎支原体感染的并发症，在流行病学群集中很少发生。在CDC的调查中，菌株分型证实了主要亚型和多个多位点可变数目串联重复序列分析（MLVA）类型的共循环，单个暴发中的菌株具有多样性。MLVA型4-5-7-2、3-5-6-2和3-6-6-2占2006—2013年分析的所有感染的97%。由于肺炎支原体潜伏期长，携带时间长，暴发可持续数月。2006—2007年，一艘美国海军舰艇上发生了另一起呼吸道疾病暴发。在4个月期间，军事人员报告了179例急性呼吸道疾病，包括50例经X线确诊的肺炎。通过培养和PCR技术，肺炎支原体被确认为病因。这是首次记录在案的船载肺炎支原体疫情，尽管军事基地的疫情是众所周知的。

一些前瞻性研究也评估了肺炎支原体在上呼吸道感染中的作用。Esposito等利用血清学和（或）PCR检测报道，在127名6个月至14岁的急性咽炎患儿中，肺炎支原体是最常见的细菌病因（25例，19.7%）。相比之下，Centor等2015年通过实时PCR检测对某大学健康诊所患急性咽喉痛的312名15～30岁学生的研究发现，21%的病人为坏死梭杆菌（Fusobacterium necrophorum）感染，10%的病人为化脓链球菌感染，9%的病人为C或G群β-溶血链球菌感染，只有1.9%的病人为肺炎支原体感染，表明肺炎支原体不是一个重要的引起咽炎的致病菌。Piacentini等2010年对接受增殖腺扁桃体切除术治疗复发性上呼吸道感染的儿童的研究报告显示，55名儿童中有6名（11%）扁桃体或腺样组织肺炎支原体PCR检测阳性。肺炎支原体在其他上呼吸道疾病中也不常见，如中耳炎、鼻窦炎和普通感冒等。

值得注意的是，肺炎支原体进入体内不一定均会出现感染症状。对肺炎支原体感染的自然免疫通常是短暂的，

自然免疫系统未能消灭这些微生物，在某些情况下导致携带时间延长。此外，常用于治疗支原体感染的大环内酯类和四环素类抗生素是抑菌剂，因此可能有助于延长携带时间。荷兰学者Spuesens等2013年的一项研究发现21%无症状儿童的肺炎支原体DNA与16%有症状儿童的肺炎支原体DNA存在差异，且细菌载量相似。他们还发现，这些微生物在没有临床疾病的情况下可以存活4个月，而且携带率在季节和取样年份之间存在变化。同年，美国学者Wood等的一项研究报告称，56%的健康儿童在上呼吸道携带肺炎支原体，在一次疫情调查中，携带率为6.7%～13%。然而，Centor等研究发现，在一所大学的健康诊所，180名没有咽炎或其他呼吸道感染症状的学生中，经口咽拭子PCR检测，所有人肺炎支原体均为阴性。其他研究也报告了健康人的低携带率。Palma等发现在智利只有4/185名无症状儿童的PCR呈阳性。在已发表的研究中，携带率不同的原因并不明显，可能与当地社区在某一特定时间内的生物流行程度有关。似乎没有一种单一的检测方法或解释能够可靠地区分定植和感染。

四、临床表现

（一）呼吸道感染

肺炎支原体感染受性别、年龄、遗传背景和环境压力的影响，这些因素可能导致人类感染的广泛临床表现。肺炎支原体在呼吸道的存在可表现为感染的3个不同阶段：①上呼吸道无症状的传播；②上呼吸道有症状的感染；③下呼吸道有症状的感染。肺炎支原体最典型的临床表现为支气管炎，常伴有上呼吸道感染症状（如急性咽炎）。下呼吸道感染的特点是破坏支气管上皮和产生TNF-α、IL-1β、IL-6和IL-8等细胞因子，组织学显示支气管周围有中性粒细胞和巨噬细胞为主的炎性细胞浸润。约1/3的感染者可发展为肺炎，潜伏期一般为1～3周，家庭内传播常见。肺炎支原体在肺部一般不引起破坏性损伤，故临床表现多不严重，多数病人仅以发热、疲乏为主，部分病人可出现突发高热并伴有明显的头痛、肌痛及恶心等全身中毒症状。呼吸道症状以干咳最为突出，多伴有明显的咽痛，偶有胸痛、痰中带血。发热可持续2～3周，体温恢复正常后仍有持续数周的咳嗽、乏力和全身不适症状。肺炎支原体在感染后滞留于呼吸道的时间可达数月，而低丙种球蛋白血症病人有时可达数年，原因可能是病原体紧紧地黏附或侵入上皮细胞。肺部体征多不明显。

肺炎支原体肺部感染可能在哮喘病人中更为常见，可先于哮喘发作，也可导致哮喘急性加重，也被认为是成人哮喘发病、发展的触发器。Biscardi等发现，因哮喘急性加重而需要住院治疗的患儿中，有20%肺炎支原体呈阳性，其中50%的患儿出现了初始加重。在成人病人中进行的一项类似研究

显示，18%因急性哮喘发作住院的病人肺炎支原体呈阳性。由肺炎支原体引起的其他呼吸相关疾病包括肺脓肿、伴机化性肺炎的闭塞性细支气管炎、细胞性细支气管炎、支气管扩张、肺栓塞、伴脓胸的胸腔积液、慢性间质纤维化和成人呼吸窘迫综合征。在42例感染后闭塞性细支气管炎患儿中，10例检测到肺炎支原体IgM抗体，仅次于腺病毒。

多达25%的肺炎支原体感染者在发病后或甚至在无呼吸系统疾病的情况下，可能在不同时期发生肺外并发症。肺炎支原体感染呼吸道以外的症状中，以耳痛、麻疹样或猩红热样皮疹较多见，极少数病人可伴发胃肠炎、心包炎、心肌炎、脑膜脑炎、上行性麻痹、横断性脊髓炎、溶血性贫血、弥漫性血管内凝血、关节炎及肝炎等。自身免疫反应在肺外并发症中发挥一定的作用。已从脑脊液、心包液、滑膜液及其他肺外部位分离到肺炎支原体，用PCR方法也检测到该病原体直接侵袭的证据。仅凭临床特征不足以与其他常见细菌（尤其是肺炎衣原体）引起的肺部感染相区别。肺外并发症多在病程7～14天出现，以年长儿童居多。肺外并发症常随肺炎支原体感染的好转而好转，但对神经系统、心血管系统及肾脏的损害则持续时间较长。

发酵支原体最早于1952年由Ruiter和Wentholt从人类泌尿生殖道分离出来，此后，发酵支原体作为多种疾病的病原体的作用逐渐显现。已从肺炎患儿咽喉部分离出发酵支原体，但该病原体在健康儿童中的携带率尚不清楚。此外，急性流感样疾病、艾滋病和呼吸道疾病病人的支气管肺泡灌洗液、外周血淋巴细胞和骨髓中亦分离到发酵支原体。发酵支原体呼吸道感染与免疫缺陷没有必然联系，但可以成为呼吸道的条件致病菌。目前，尚未在尿道炎和子宫颈炎病人标本中培养或用PCR方法检测到发酵支原体，但组织绒毛膜羊膜炎病人羊水通过PCR法检测到该菌，表明发酵支原体可垂直传播。

迄今，仅在欧洲及非洲北部分离到嗜脂支原体。除了在一系列免疫缺陷、慢性支气管炎及支气管扩张病人中通过培养或PCR法检出嗜脂支原体外，有关该病原体的资料很少。其生化反应、菌落形态、生长特征以及运动特征与肺炎支原体较为相似，但两者遗传学特征差异明显。反复分离到该病原体以及抗菌药物治疗后病人临床症状得以改善，表明嗜脂支原体可能是病原体，但还需更多研究证实。

（二）泌尿生殖道感染

泌尿生殖道支原体感染由解脲脲原体（尿道炎和阴道炎的病原体）、微小脲原体（ureaplasma parvum）（多数为腐生菌，很少引起尿道炎）和人型支原体（兼性致病菌）引起。泌尿生殖道支原体感染成人主要通过性接触传播，新生儿则由母亲生殖道分娩时感染。成年男性的感染部位在尿道黏膜，女性感染部位在宫颈。新生儿主要引起结膜炎和肺炎。在青春期，许多性活跃健康成人下生殖道中能分

离到脲原体和人型支原体。人型支原体与早、中期流产有关，尤其是在阴道菌群异常的情况下。近来，生殖支原体的致病性也引起了重视。生殖支原体是一种常见的、主要无症状的、通常未诊断的性传播感染，与男性和女性的泌尿生殖系统和生殖系统炎症综合征有关。由于大多数国家没有进行程序性筛查，且经验性传播感染管理中使用的抗生素耐药性不断增强，未确诊的生殖支原体感染使许多妇女面临宫颈炎和盆腔炎的风险。慢性感染还可导致输卵管型不孕、孕妇不良妊娠结局，也与孕妇的早产和流产的病因有关，是获得和传播人类免疫缺陷病毒的危险因素。

人和动物接种研究结果以及免疫抑制病人观察表明，脲原体是男性非衣原体、非淋球菌性尿道炎（nongonococcal urethritis, NGU）的病因。近50%～60%的NGU病人中分离到脲原体（与或不与沙眼衣原体合并存在）。在沙眼衣原体检查阴性的NGU病人尿道中，脲原体的检出率显著高于衣原体阳性的NGU病人或无NGU的对照组。自从两种不同的脲原体生物变种，生物变种1型（微小脲原体，以往称为Parvo型）和2型（解脲脲原体，以往称为T960型）被鉴定出来之后，多数研究认为生物变种2型与NGU密切相关，而1型则否。脲原体进一步可分为14个血清型，许多研究试图将很多疾病与脲原体的某一血清型联系起来，但是单一的血清型很少单独存在，并且不同血清型之间会发生明显的基因水平传播，这些现象不支持疾病与某些独特的血清型相关的观点。

目前尚缺乏证据证实人型支原体是NGU的病因。生殖支原体于1980年首次从患有NGU的男性中分离出来，此后与若干生殖和泌尿生殖综合征有关。采用PCR技术检测发现，急性NGU男性病人尿液标本生殖支原体检出率明显高于无尿道炎男性，提示生殖支原体是该病的病因之一。通常，生殖支原体阳性病人尿道炎症状比沙眼衣原体阳性病人更明显。该支原体也可导致灵长类动物尿道炎。生殖支原体在极少数情况下也可导致尿道炎相关的结膜炎。PCR技术未曾在男性尿道炎病人尿道中检出发酵支原体、穿通支原体和梨形支原体，提示这些支原体不太可能引起男性尿道炎。尚无证据表明人型支原体是引起女性尿道症状的病因，但脲原体可能与之有关。

支原体引起的尿路感染其临床表现与一般的细菌性尿路感染相似。可有发热、腰痛、膀胱刺激征及尿沉渣白细胞增多等急性肾盂肾炎表现；也可表现为下尿路感染症状；典型表现为尿道刺痒及轻重不等的尿痛及烧灼感，尿道口轻度红肿，常有浆液性或浆液脓性尿道分泌物，较淋病性尿道炎分泌物稀薄而少，或仅在晨起时发现尿道口有白膜形成。有部分病人可完全无任何尿路感染的症状和体征，尿沉渣也可无白细胞增多，仅尿支原体培养阳性，因此，临床上常易漏诊。女性病人主要感染部位为子宫颈，尿道炎症状不明显，表现为急、慢性宫颈炎和宫颈糜烂、白带

增多或者轻度排尿困难和尿频，亦可完全无症状。

脲原体产生脲酶，在体外尿液中产生磷酸铵镁和磷酸钙结晶，在动物模型中形成结石。此外，感染性结石病人脲原体检出率高于代谢性结石病人，提示该病原体可能和感染性结石有关。人型支原体仅在有急性肾盂肾炎症状，常伴抗体应答病人的上尿道分离到，在上述病例的检出率约为5%，尿道阻塞或人工尿道是主要影响因素。

柔膜菌纲细菌不引起阴道炎，但在细菌性阴道病病人中与其他病原体一起增殖。有研究表明，人型支原体促进细菌性阴道病的发生，尚无证据表明脲原体与细菌性阴道病有关。虽有研究显示生殖支原体与细菌性阴道病有关，但也有无关报道，因此，对它是否为此病的独立因素仍存在争议。

细菌性阴道病可导致盆腔炎。约有10%的经腹腔镜诊断的输卵管炎病人在子宫内膜和输卵管分离到人型支原体，并伴特异性抗体应答。此支原体对混合感染病人的临床意义难以评价。但是，血清学试验证实人型支原体是输卵管型不孕症的独立危险因素。脲原体可直接从感染的输卵管中输出，但并非单一病原体。将此因素和其他因素如血清学试验阴性、灵长类动物（非人类）试验，以及输卵管接种试验结果综合进行考虑，不支持脲原体与盆腔炎的因果关系。

自发性流产胚胎、死胎及早产儿脏器中，脲原体分离率高于引产或者足月产婴儿。已有很多证据表明解脲支原体可以导致羊膜腔内感染。但是，20世纪在美国进行了一项多中心临床研究，该研究共纳入4900余名妊娠妇女，研究结果表明，母体孕中期阴道解脲支原体的定植与胎儿低出生体重、胎膜早破及早产的发生无显著相关性。胎膜中的脲原体与炎症有直接联系，并可能在妊娠早期出现完整胎膜时入侵羊膜囊，导致持续感染和不良妊娠。在恒河猴动物研究中发现，无胆甾原体及人型支原体能使羊水中的白细胞上升，上调前炎细胞因子、前列腺素、金属蛋白酶类以及子宫活跃，导致绒毛膜炎、全身性胎儿炎症反应、早产及胎儿肺损伤。但目前很难确定该病原体是导致细菌性阴道病的独立危险因素。此外，关于解脲脲原体和无胆甾原体在早产中的作用尚存在争议。目前尚无证据表明生殖支原体是导致早产及流产的原因。目前，大多数临床研究认为不需要对孕期下生殖道检出脲原体的病人进行干预和治疗。因此，如果怀疑下生殖道支原体上行感染至宫腔导致绒毛膜羊膜炎及早产，需要从上生殖道取样进行评估。

大约从10%产后发热妇女的血标本中可分离到人型支原体，而在流产但不发热和正常分娩产妇未分离到此病原体。此外，约半数发热流产妇女检出抗体，而无发热者极少检出。因此，有学者认为，人型支原体可引起一些流产后或正常分娩后的妇女发热，其原因可能是造成了子宫内膜炎。脲原体也有类似的报道。

很多临床研究显示，解脲脲原体可能影响精子活动度。其原因可能是支原体可以黏附于精子表面，从而阻止精子运动，其产生神经氨酸酶样物质可干扰精子与卵子的结合，这可能是支原体感染引起不孕不育的原因之一。也有可能是支原体诱导抗精子抗体的产生，对精子产生损伤。支原体与精子活动度之间有相关性，但未能明确其致病性。多项研究表明，男女双方生殖道脲原体培养阳性对试管婴儿的受精率、异常受精率、卵裂率、临床妊娠率及流产率均没有明显影响，认为宫颈脲原体阳性不影响体外授精及胚胎移植的妊娠结局。

（三）新生儿感染

在分娩或妊娠早期，生殖道的支原体可经由母体下生殖道上行而使婴儿感染，但可能是一过性并没有后遗症。由感染的母亲传染给婴儿的垂直传播率为18%～55%。在自然分娩的婴儿和剖宫产的婴儿中，均可分离到脲原体和人型支原体。极低体重儿的脲原体下呼吸道感染可发生先天性肺炎、菌血症。由于炎性细胞因子在气管内浸润进而发展成慢性肺病，甚至死亡。有学者对20世纪80年代起发表的相关文献做了Meta分析，分析结果支持脲原体感染与慢性肺病的发展有关，但到目前为止，还没有证据支持用红霉素治疗早产儿感染可以降低慢性肺病的发病率和病死率。已从妊娠妇女血、脐血以及新生儿血液分离到人型支原体和脲原体，这两种支原体也可侵入新生儿脑脊液。继而出现轻微的、亚临床的无后遗症脑膜炎或永久性的神经损害。支原体在健康足月儿出生3个月后定植率下降。儿童和没有性经历成人生殖道的支原体定植率低于10%。目前已有报道称生殖支原体可以通过垂直传播的方式由母亲传给新生儿，但其在新生儿的临床意义还不明确。鉴于许多健康新生儿存在生殖道支原体定植而不致病，因此，新生儿常规筛查生殖道支原体缺乏临床价值。但若有临床指征、影像学或实验室证据支持肺炎、脑膜炎，尤其是没有明显的其他病原体感染的早产儿，应考虑人型支原体或脲原体感染。

（四）全身性感染和免疫抑制宿主

支原体及脲原体可引起免疫功能正常或受损人群的各种全身感染，且逐年增加。柔膜菌纲在免疫抑制病人，尤其是低丙种球蛋白血症病人中，可通过生殖道和呼吸道播散，引起侵袭性关节病。先天性抗体缺陷者化脓性关节炎诊断应始终先考虑柔膜菌纲感染。人型支原体菌血症发生于肾移植、创伤和泌尿生殖系统手术后，脑脓肿、骨髓炎病变和伤口感染病人可检出人型支原体。通过PCR方法在类风湿关节炎和其他关节炎病人关节滑膜液中检出各种支原体，主要包括发酵支原体、解脲脲原体和唾液支原体，但这些支原体与疾病间的关系尚不明确。几年前，发酵支原体和其他支原体可能是海湾战争综合征的病原体的观点受到了极大的关注，但目前还没有证据支持它们与此病相关或为病原体。

生殖支原体和HIV感染之间存在联系。相较于HIV阴性男同性恋人群,生殖支原体更常在HIV阳性男同性恋人群的尿道和直肠部位被检出,而且HIV阳性女性比HIV阴性女性更常发生生殖支原体性宫颈炎。生殖支原体高载量女性比不携带此病原体的女性更容易排出HIV-1,原因可能在于支原体刺激了HIV的复制和增强了病毒的传播。Meta分析结果强烈支持生殖支原体和HIV感染呈显著正相关。

五、影像学表现

肺炎支原体肺炎影像学改变主要与其导致的肺部病理变化相关,而其病理特点与发病机制直接相关。肺炎支原体肺炎最早从气道的纤毛呼吸上皮侵犯开始,引起支气管壁水肿、溃疡形成,炎性浸润向支气管血管周围发展,表现为气管-支气管炎、毛细血管炎;然后再引起小叶、肺泡间隔的间质浸润,进一步累及肺泡时导致肺泡内渗出,表现为间质性肺炎、支气管肺炎甚至大叶性肺炎。当渗出累及胸膜时,胸膜可有纤维蛋白渗出和少量渗液,影像上则表现为胸腔积液。其影像学可表现以下4种类型:①与小叶性肺炎相似的点状或小斑片状浸润影;②与病毒性肺炎类似的间质性改变;③与细菌性肺炎相似的节段性或大叶性实质浸润影;④单纯的肺门淋巴结肿大型。

肺炎支原体肺炎的CT影像可表现为结节状或小斑片状影(图6-1-3,图6-1-4)、实变影、磨玻璃影(图6-1-5,图6-1-6)、支气管壁增厚、支气管扩张样改变(图6-1-7,图6-1-8)、树芽征(图6-1-9,图6-1-10)、支气管充气征(图6-1-11,图6-1-12)、小叶间隔增厚(图6-1-13~图6-1-15)、淋巴结肿大、胸腔积液(图6-1-16)等。少数肺炎支原体肺炎病人影像学会出现类圆形结节状阴影(图6-1-17)。如表现为游走性的浸润病灶(图6-1-18,图6-1-19),亦有一定提示作用。肺炎支原体肺炎的CT改变以支气管壁增厚最常见(81%),其次是磨玻璃影(78%)、小叶中心结节(78%)和小叶分布实变影(61%)(图6-1-20,图6-1-21)。小叶中心结节伴肺小叶分布的磨玻璃密度影,高度提示肺炎支原体肺炎。支气管壁增厚对肺炎支原体肺炎的诊断亦有参考价值。由于支气管扩张和管壁的增厚往往具有局限性,不同肺野的支气管比较有助于诊断。有效治疗后扩张支气管可恢复正常,故称作假性支气管扩张或支气管扩张样改变比较合适。机制可能为这种假性支气管扩张正处于支气管扩张发病过程中的早期可逆性阶段,通过有效的治疗,同时避免反复肺部感染,阻止了感染的进程,使支气管扩张恢复正常。

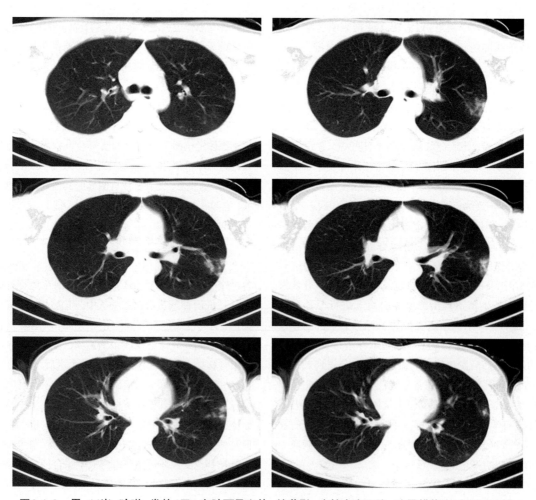

图6-1-3　男,14岁。咳嗽、发热4天。左肺可见斑片、结节影,病灶密度不均,边界模糊(2017-12-12)

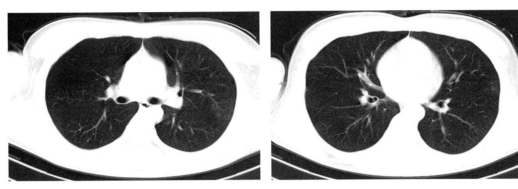

图6-1-4 发病第5天肺炎支原体抗体阳性,阿奇霉素治疗10天病变基本吸收(2017-12-21)

(哈尔滨市胸科医院影像科 王秀峰 提供)

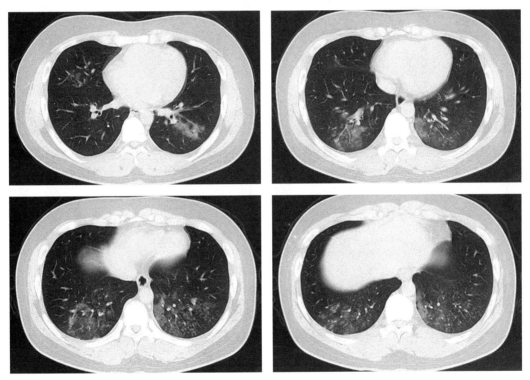

图6-1-5 男,18岁。咳嗽、咳痰、发热4天。发病后第4天肺炎支原体抗体(被动颗粒凝集法)滴度1:40。
双肺多发斑片、磨玻璃、结节影(2018-04-22)

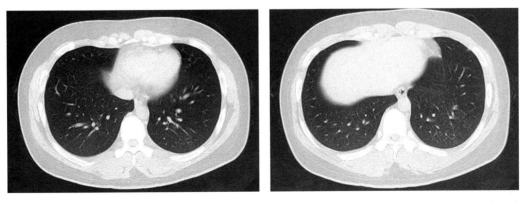

图6-1-6 发病后第14天肺炎支原体抗体滴度1:320,左氧氟沙星治疗10天后病变明显吸收,左肺下叶
小结节影(2018-05-01)

(金乡县人民医院呼吸科 王 陆 提供)

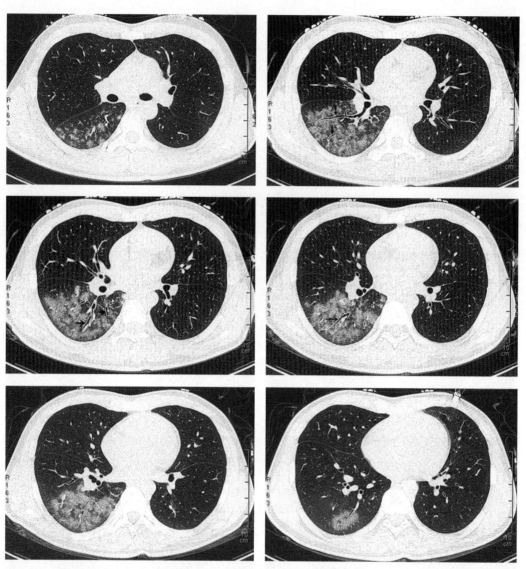

图6-1-7　男，24岁。发热、咳嗽、咳痰1周。右肺下叶磨玻璃、结节影，支气管管壁增厚、支气管扩张样
　　　　改变（红箭）（2014-09-07）

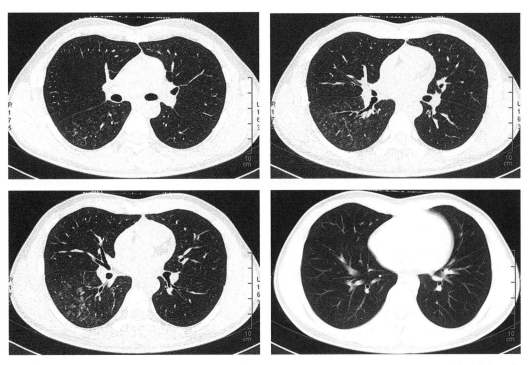

图6-1-8　病人被动颗粒凝集法MP-IgM滴度≥1：160，阿奇霉素治疗1周后病变吸收明显，管壁恢复正常（2014-09-14）

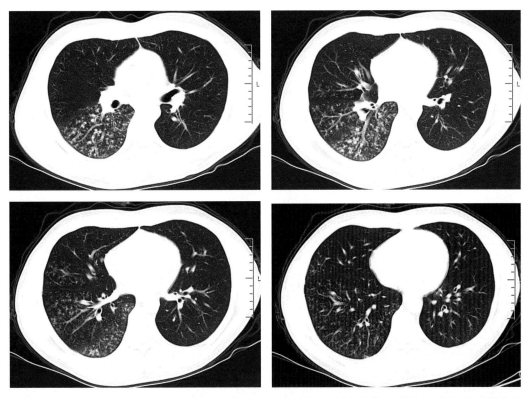

图6-1-9　男，36岁。发热、咳嗽10天，痰中带血5天。右肺中、下叶支气管壁增厚、支气管扩张样改变（红箭）、树芽征明显（2018-04-07）

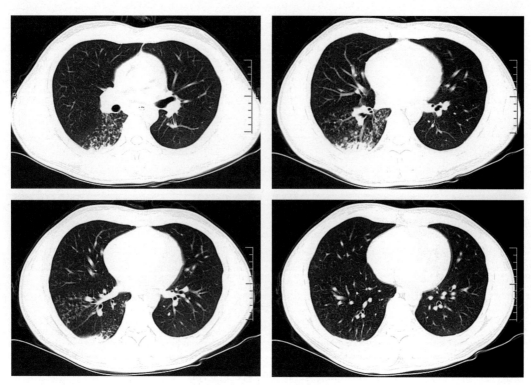

图6-1-10 左氧氟沙星治疗10天病变有所吸收,支气管扩张样改变消失(2018-04-07)

(枣庄市峄城区人民医院呼吸科 张 蕾 提供)

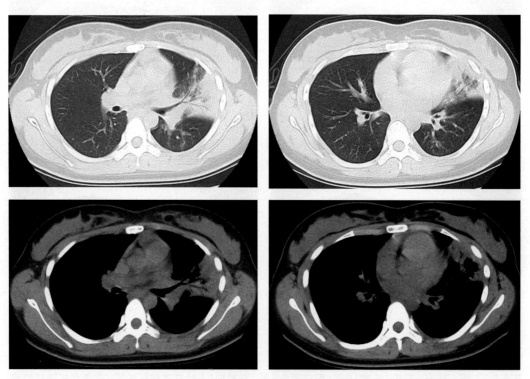

图6-1-11 女,15岁。发热、咳嗽6天。呼吸道病原体核酸检测肺炎支原体阳性、冷凝集试验阳性(1:32)、
肺炎支原体抗体阳性(1:640)。左肺舌叶实变影,支气管充气征明显(2017-12-04)

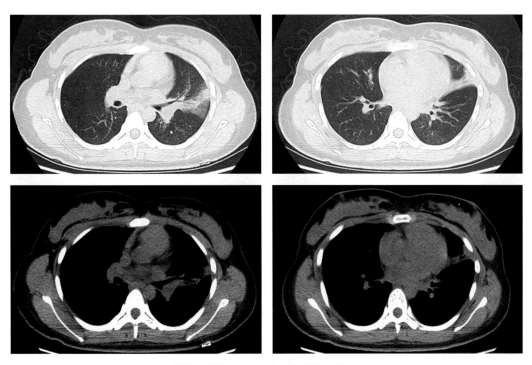

图6-1-12 阿奇霉素治疗10天后病变明显吸收（2017-12-10）

（烟台毓璜顶医院呼吸科 于鹏飞 提供）

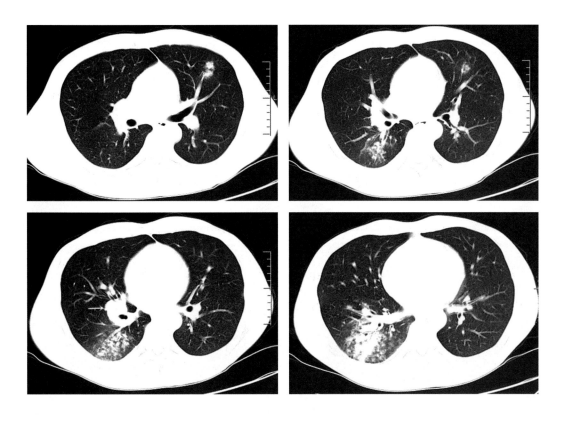

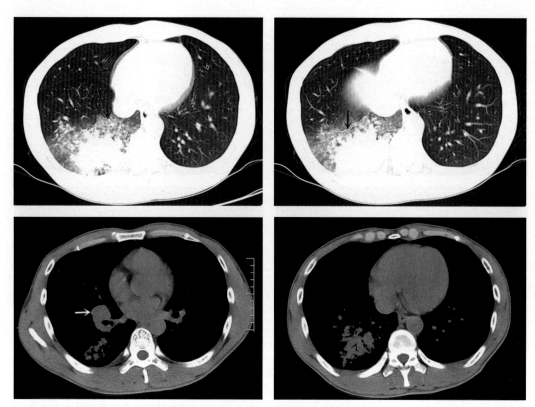

图6-1-13　男，33岁。发热、咳嗽、咳黄痰1周。肺炎支原体IgM抗体阳性。左肺舌叶实变影；右肺下叶结节、树芽征、磨玻璃、实变影，小叶间隔增厚（红箭），右肺门淋巴结肿大（白箭）（2018-08-02）

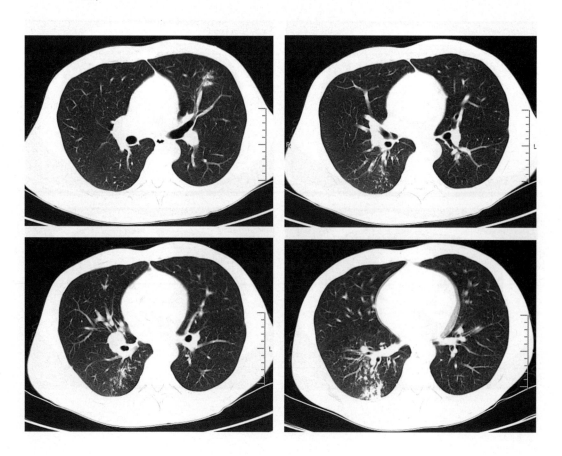

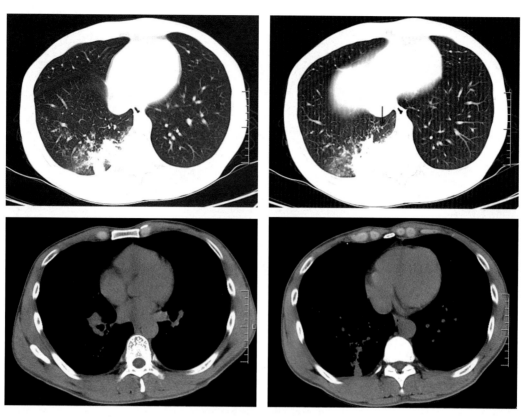

图6-1-14 左氧氟沙星治疗8天，病变较前吸收（2018-08-11）

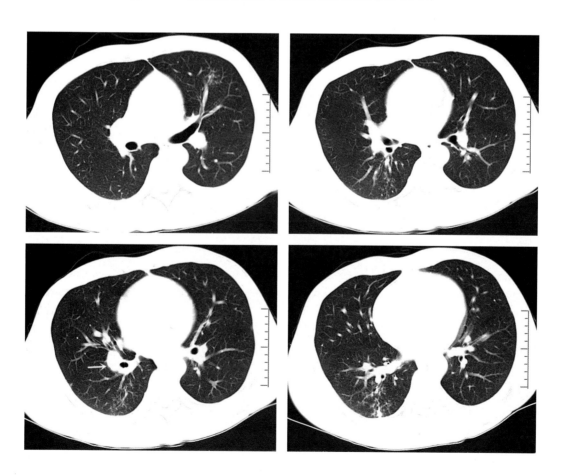

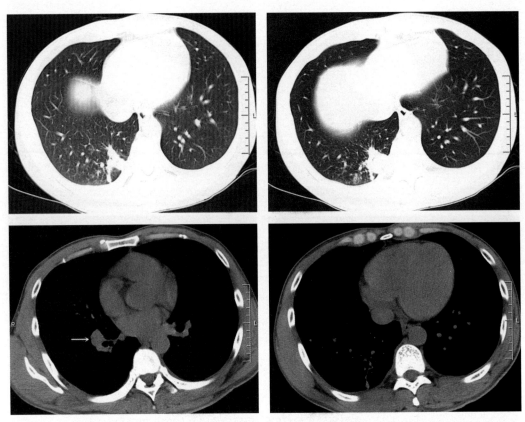

图6-1-15 继续治疗8天，病变进一步吸收，右肺下叶可见小叶间隔增厚（红箭），肺门淋巴结略有缩小（白箭）（2018-08-19）

（枣庄市峄城区人民医院呼吸科 张 蕾 提供）

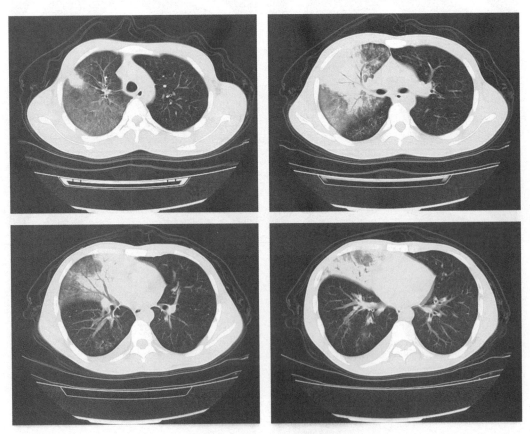

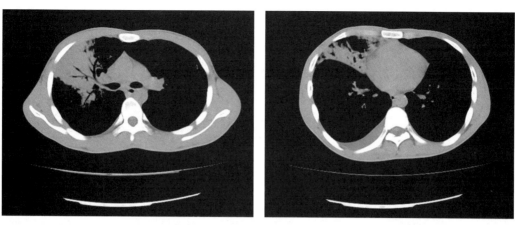

图6-1-16　男，21岁。咳嗽、发热1周。支原体抗体1：2560。右肺上叶、中叶实变、磨玻璃影，右肺下叶斑片影，右侧胸腔积液。左氧氟沙星治疗10余天后病灶吸收

（太原市第四人民医院结核科　段慧萍　提供）

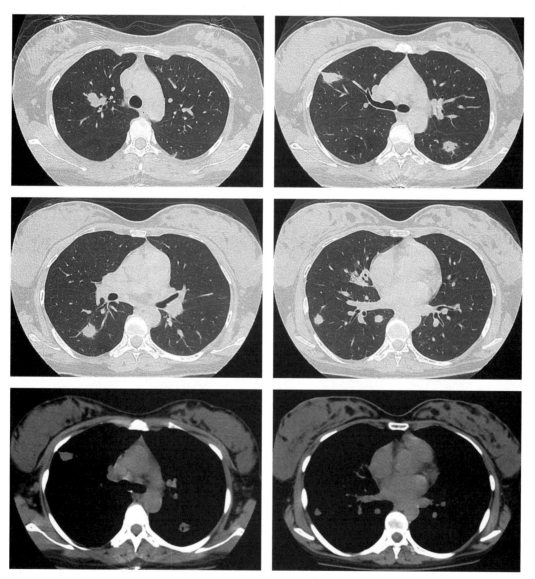

图6-1-17　女，17岁。发热、咳嗽1周。双肺多发不规则结节影，部分病灶内含空洞，少数结节可见毛刺。血清学检查诊断为支原体肺炎，阿奇霉素治疗1周后病变吸收

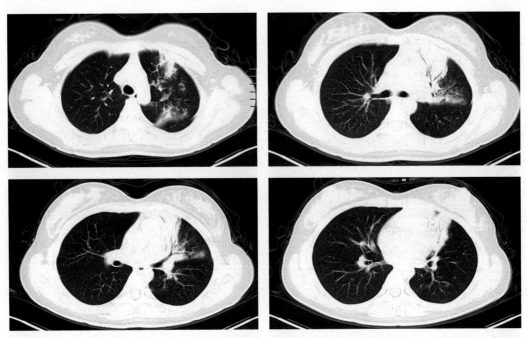

图6-1-18　女，17岁。发热、咳嗽5天。青霉素治疗3天无效。肺炎支原体核酸检测阳性。左肺上叶实变影
　　　　　（2017-04-07）

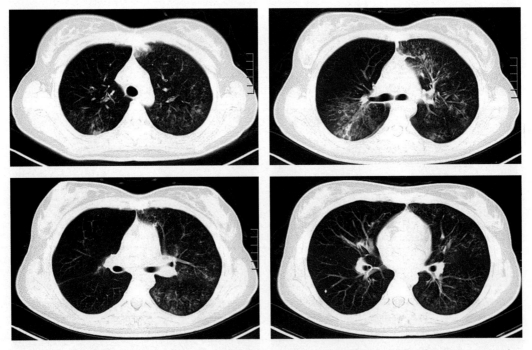

图6-1-19　阿奇霉素治疗6天，左肺上叶实变影吸收，双肺新发磨玻璃影，树芽征明显（2017-04-13）

（吉林大学第一医院呼吸科　刘　伟　提供）

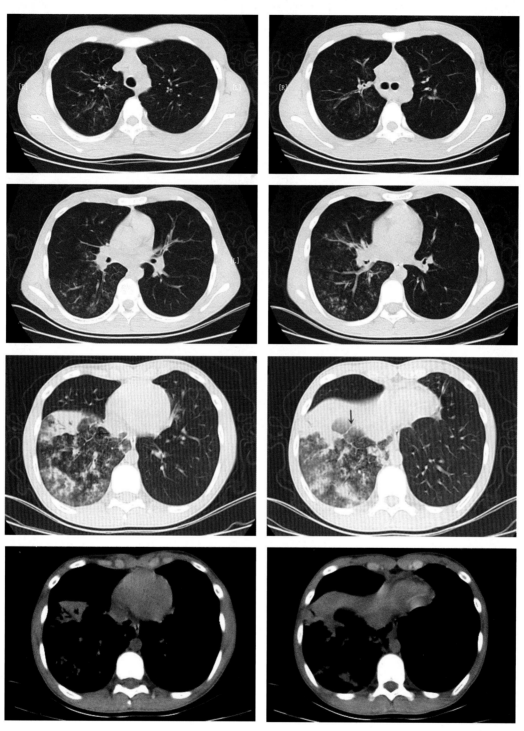

图6-1-20　男，16岁。咳嗽、发热1周。肺炎支原体血清学试验1:20。头孢唑林抗感染治疗2天，咳嗽较前加重，加用阿奇霉素继续抗感染治疗3天。复查肺炎支原体血清学试验1:160。右肺多发小叶中心结节、支气管管壁增厚、磨玻璃影，右肺下叶斑片、实变影，小叶间隔增厚（2018-10-30）

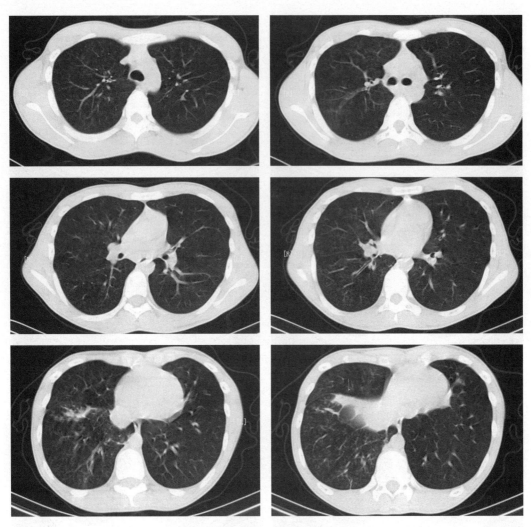

图6-1-21　阿奇霉素继续治疗9天，病变明显吸收（2018-11-08）

（沈阳市胸科医院呼吸科　白国峰　提供）

　　婴幼儿肺炎支原体肺炎多见斑片影、片状密度增高影或间质性病变，双肺均可受累（图6-1-22，图6-1-23）。学龄前及学龄儿童肺炎支原体肺炎主要表现为肺段或肺叶的实变影，且以单侧受累为主（图6-1-24，图6-1-25），这可能与年长儿支原体肺炎感染后机体全身炎症反应强烈有关，可伴胸腔积液。重症肺炎支原体肺炎患儿的肺部影像学多表现为大片状阴影，伴有肺不张、胸腔积液及坏死性肺炎/肺脓肿等肺内并发症。坏死性肺炎为节段性或大叶性实变内出现液化坏死，呈壁薄空洞影像表现，与肺脓肿的厚壁空洞相区别（图6-1-26，图6-1-27）。部分病例可遗留支气管扩

张、闭塞性细支气管炎、肺不张等。7%～30%的患儿出现肺门淋巴结大，大多数为单侧，纵隔淋巴结大多位于气管前、腔静脉后。经有效抗感染治疗后淋巴结肿大常迅速减小，可与肺结核鉴别。

　　成人肺炎支原体肺炎病变单侧多见，多为边缘模糊、密度较低的云雾样片状浸润影，从肺门向外周肺野放射（图6-1-28～图6-1-30），肺实质受累时也可呈大片实变影（图6-1-31，图6-1-32）。部分病例表现为段性分布或双肺弥漫分布的网状及结节状间质浸润影（图6-1-33，图6-1-34），胸腔积液少见。

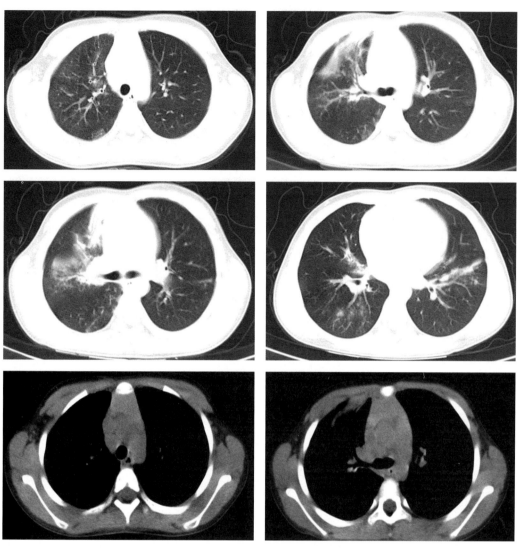

图6-1-22 女，5岁。咳嗽伴发热8天。头孢克肟治疗4天无效。左肺下叶、右肺多发斑片、实变、磨玻璃影，纵隔见肿大淋巴结（2017-11-24）

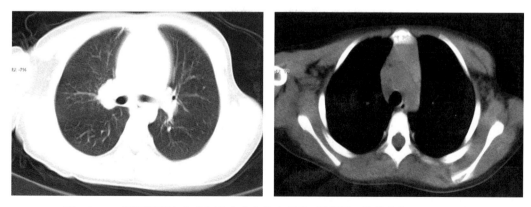

图6-1-23 阿奇霉素治疗1周，肺内病变基本吸收，纵隔淋巴结缩小（2017-11-30）

（哈尔滨市胸科医院影像科 王秀峰 提供）

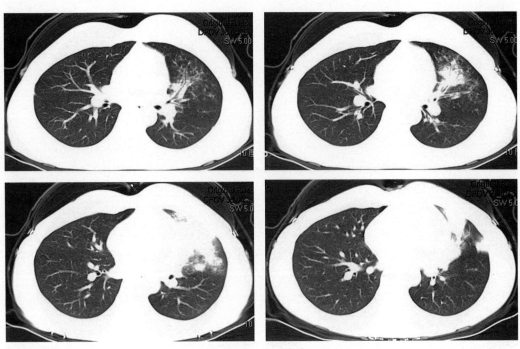

图6-1-24　女，13岁。发热、咳嗽、咳痰5天。左肺上叶实变影，可见树芽征（2017-11-20）

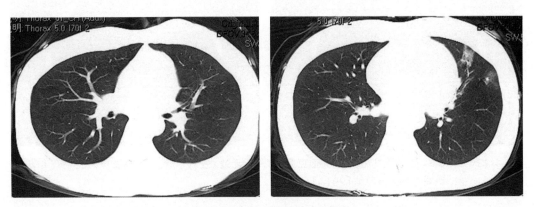

图6-1-25　阿奇霉素治疗12天后病变基本吸收（2017-12-02）

（日照市中医院呼吸科　孙中美　提供）

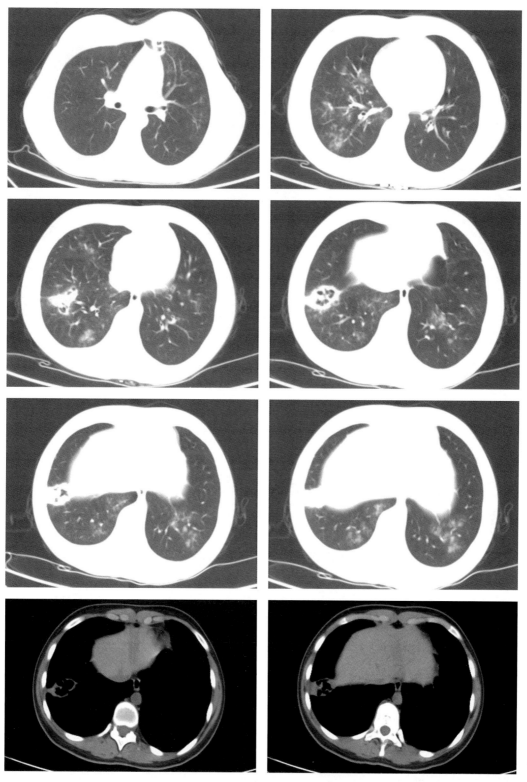

图6-1-26 女,15岁。发热10余天。给予阿奇霉素治疗4天,哌拉西林、泰能等药物治疗7天,仍发热,起初时有干咳,近2日咳白色黏痰,偶有黄痰。双肺多发斑片、磨玻璃影,左肺上叶、右肺下叶实变、空洞影(2018-08-16)

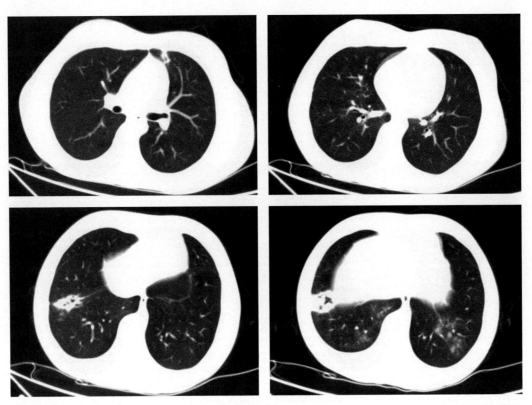

图6-1-27 病人抗肺炎支原体抗体IgM（酶联免疫法）150.60BU/ml，阿奇霉素治疗10天后病变吸收（2018-08-26）

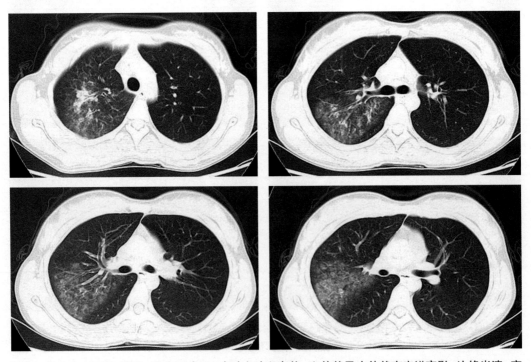

图6-1-28 女，20岁。咳嗽、咳痰20余天。右肺上叶斑点状、斑片状及大片状密度增高影，边缘尚清，密度欠均，可见支气管充气征和支气管扩张样改变（2018-04-09）

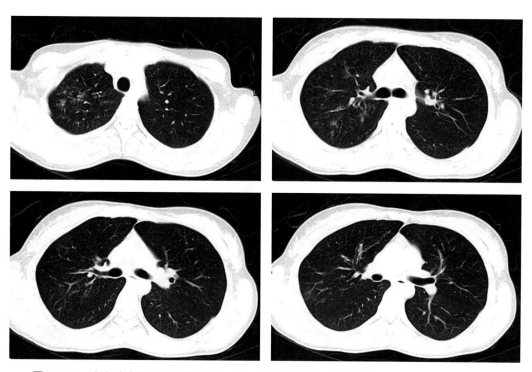

图6-1-29 病人肺炎支原体抗体滴度1:1280,拜复乐治疗1周后病变明显吸收(2018-04-18)

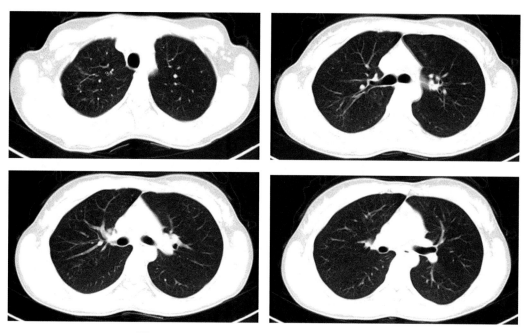

图6-1-30 1个月后,病变基本吸收(2018-05-19)

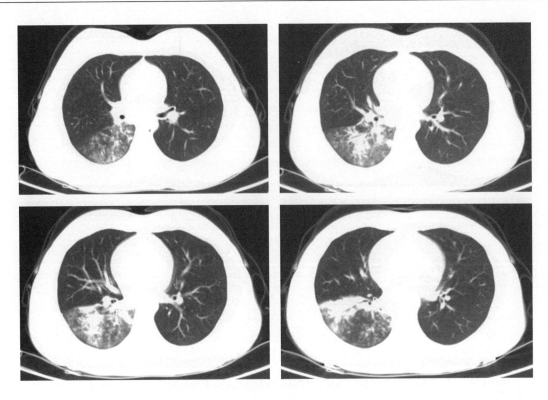

图6-1-31　女,18岁。发热、咳嗽、咳痰10天。肺炎支原体血清学试验25.25 BU/ml(正常值0～20BU/ml)。右肺下叶大片状实变影,其内可见支气管气相(2018-04-10)

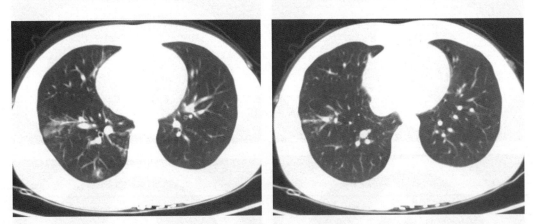

图6-1-32　阿奇霉素治疗10天,病变基本吸收(2018-04-19)。复查肺炎支原体血清学试验108.5 BU/ml

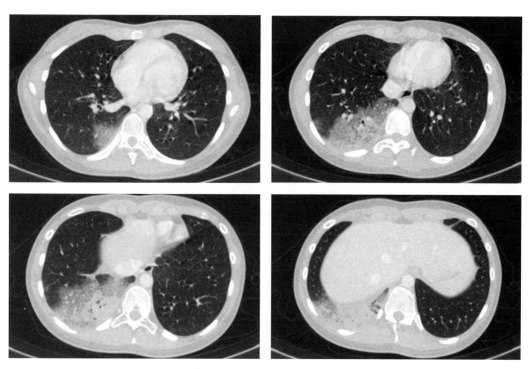

图6-1-33 女，20岁，发热4天。右肺下叶实变、磨玻璃影（2018-09-13）

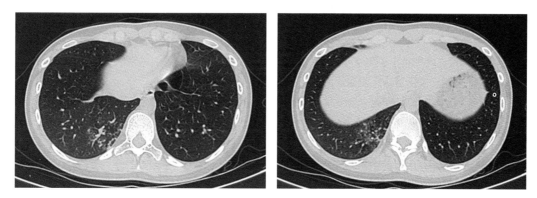

图6-1-34 病人支原体抗体1：1280，阿奇霉素治疗5天后病变吸收（2018-09-18）

病程的不同阶段胸部CT影像表现常有不同。磨玻璃样改变和小叶间隔增厚多出现在病程的早期，小叶间隔增厚主要位于磨玻璃样密度影内及其周围，提示早期肺炎支原体肺炎以肺间质病变为主。继而为散在分布的多发斑片状实变影，而大片实变影、支气管壁增厚则相对更晚。

肺炎支原体肺炎肺实变较间质病变吸收慢，合并混合感染时吸收亦慢。即使经过有效治疗，也需要2～3周才能吸收，部分病人甚至延迟至4～8周才能完全吸收。也有症状消失1年后胸部影像才完全恢复的报道。

六、病原学诊断

以培养或分子为基础的方法检测肺炎支原体呼吸道感染的标本包括鼻咽或口咽拭子、气管抽吸物、活检获得的肺组织、胸膜液、痰液和肺泡灌洗液。肺外标本包括血液、脑脊液、心包液、皮肤损伤或任何器官的组织。多项研究的普遍共识是，痰是PCR检测肺炎支原体的最佳标本，优于其他标本。Loens等报道痰中肺炎支原体的数量为10^2～10^7CFU/ml，口咽拭子的数量为10^2～10^3CFU/ml，这为痰作为诊断标本的优越性提供了一个合理的解释。由于许多儿童和成人在肺炎支原体感染后不产生痰，结合临床，鼻咽拭子和口咽拭子在标本获取方面，相较于痰更有优势。

1.支原体培养 肺炎支原体培养通常采用SP4培养基，有液体和固体两种。在液体培养基中加有酚红，肺炎支原体水解葡萄糖使培养基pH发生变化从而使培养基颜色发生变化。在固体培养基上，肺炎支原体呈典型的油煎蛋样菌落。肺炎支原体培养既耗时又极不敏感，很少用于临床诊断，常用于回顾性诊断和研究。但是呼吸道标本肺炎支原体分离培养在大多数情况下是有临床意义的，因为存在少数无症状携带者，其结果的解释应结合呼吸道临床表现。疑似支原体感染的呼吸道或无菌部位标本需通过培养鉴定到种。

2.血清学检测 肺炎支原体含有脂质和蛋白抗原，能诱导感染者的抗体应答。血清学检测方法是肺炎支原体诊断和流行病学调查的主要方法，检测的抗体包括IgM和IgG两种。IgM通常在临床发病后约1周内检测到，约2周后检测到IgG。抗体水平在感染后3~6周达到高峰，之后逐渐下降。目前诊断肺炎支原体感染的血清学方法包括特异性试验和非特异性试验，前者常用的有明胶颗粒凝集试验（particle agglutination, PA）和酶联免疫吸附试验（ELISA）等。

PA检测的是IgM和IgG的混合抗体，PA滴度越高时IgM阳性可能性越大，但PA滴度与IgG是否阳性无明显关系。PA试验单次抗体滴度≥1:160可作为诊断肺炎支原体近期感染或急性感染的参考。ELISA是国内目前诊断肺炎支原体感染血清学试验中常用的方法，可分别检测肺炎支原体特异性IgG和IgM，其中特异性IgM对早期诊断更有价值，但部分反复发生肺炎支原体感染的成年病人，特异性IgM可能持续阴性，免疫抑制者甚至不产生抗体。因此，即使肺炎支原体特异性IgM多次阴性，也不能排除肺炎支原体急性感染。另外，IgM有时可存在数周甚至数月，仅凭IgM检测难以判断急性感染。仅使用急性期血清学缺乏特异性和敏感性。在5岁以上健康儿童中，肺炎支原体特异性IgM和IgG阳性者分别高达20%和50%。而且，血清学检测感染性疾病的敏感性一般在感染早期和两岁以下儿童中较低。无论采用何种检测方法，急性期及恢复期的双份血清标本中（间隔7~14天），肺炎支原体特异性抗体滴度呈4倍或4倍以上增高或减低时，均可确诊为肺炎支原体感染。

冷凝集试验（cold agglutination, CA）属于非特异性诊断，肺炎支原体感染时阳性率仅为50%左右，腺病毒、巨细胞病毒、EB病毒等感染也可诱导血清冷凝集素的产生，正常人血清中也有少量的冷凝集素，故仅作为肺炎支原体感染的参考。支原体肺炎病人感染后第2周可达1:40~1:80或更高，第4周达到高峰。

由于肺炎支原体是黏膜致病原，IgA是感染早期产生的抗体，可以很快升高和降低，因此它可能是急性感染较好的诊断指标，但很少有商业化试剂盒包含IgA检测。特异性IgA的产生时间与IgM类似，在成人尤其是老年人中的反应水平更高。IgA抗体水平升高可能是急性期肺炎支原体感染的重要提示，相较于IgM反应更快，可作为某些不能产生IgM的成人肺炎支原体的感染的补充参考指标。老年人感染肺炎支原体时，IgA抗体滴度升高可能更有利于诊断。慢性阻塞性肺疾病急性加重期伴发肺炎支原体感染时，血清学检验采用IgA抗体滴度变化往往更可靠。

3.分子生物学方法 分子诊断技术能够及时诊断肺炎支原体感染，随着包括核酸扩增技术、多位点可变数目串联重复分析、多位点序列分型等在内的大量实验室技术的发展，分子诊断技术正迅速成为临床诊断的支柱。这些测试由于具有快速产生高特异性和敏感性结果的能力而迅速成为首选。最常用的分子诊断方法为PCR技术，针对肺炎支原体的ATP酶基因序列，P1黏附素基因序列及16S rRNA的保守区域等设计引物进行PCR扩增。PCR检测具有敏感性高、特异性强、简便快捷，存在交叉反应的特点，现被广泛用于肺炎支原体的早期快速诊断。用药2周后仍可得到阳性结果，还可用于判断疗效。

分子生物学方法虽然能在肺炎支原体感染急性期做出诊断，但研究发现在健康人群中肺炎支原体携带率达0.1%~13.5%，肺炎支原体感染后DNA可在上呼吸道存在7周至7个月，即使分子生物学检测到肺炎支原体DNA，也不能区分为肺炎支原体感染还是肺炎支原体携带者。须结合临床症状及其他诊断方法做出诊断。基因扩增时污染、感染后肺炎支原体的持续存在、无症状的肺炎支原体携带者都可能造成假阳性，荧光定量PCR法虽避免了普通PCR操作中的污染问题，提高了检测特异性，但技术要求高，基层医院应用困难。另外，不同的个体用PCR方法诊断肺炎支原体感染存在较多影响因素，包括：病人的年龄、症状出现的间隔、标本采集时间、样本的采集方法及PCR靶基因和实验员技术水平等。

目前，没有一种试验能够明确地将肺炎支原体感染与肺炎支原体携带或既往的肺炎支原体感染区分开来。目前学者多推荐采用2种或2种以上诊断方法相结合，以提高诊断的准确性。对于不超过3岁的肺炎支原体感染病人，由于患儿体内的免疫反应不成熟，采用分子生物学诊断方法可能较血清学诊断更为准确。由于疾病不同时期，机体免疫状态不同，感染菌量不同，选择不同的诊断方法可能也会影响诊断的准确性。在疾病的早期阶段，由于机体免疫应答的产生需要一定时间，培养和核酸扩增为更可取的诊断方法。在后期阶段，由于肺炎支原体在气道中负荷量较低，可能血清学诊断相对更有意义。

七、药敏试验

2011年，CLSI推出关于人型支原体体外药敏试验，即CLSI M43-A指南。该指南为临床支原体体外药敏试验的规范化和标准化提供参照依据。

该指南推荐的肺炎支原体的折点值：左氧氟沙星MIC≤1mg/L为敏感；莫西沙星MIC≤0.5mg/L为敏感；四环素MIC≤2mg/L为敏感；红霉素MIC≤0.5mg/L为敏感，MIC≥1mg/L为耐药；阿奇霉素MIC≤0.5mg/L为敏感，MIC≥1mg/L为耐药。

推荐脲原体的折点值：左氧氟沙星MIC≤2μg/ml为

敏感，MIC≥4μg/ml为耐药；莫西沙星MIC≤2μg/ml为敏感，MIC≥4μg/ml为耐药；四环素MIC≤1μg/ml为敏感，MIC≥2μg/ml为耐药；红霉素MIC≤8μg/ml为敏感，MIC≥16μg/ml为耐药；泰利霉素MIC≤4μg/ml为敏感。

八、治疗

因为支原体没有细胞壁，因此支原体对作用于细胞壁的抗生素耐药。因此，所有β-内酰胺类、糖肽类抗生素和磷霉素对支原体无效。柔膜菌纲亦对磺胺类和利福平天然耐药。抑制蛋白合成的抗生素对大多数支原体有效。柔膜菌纲对大环内酯类和林可酰胺类的耐药性因种而异，人型支原体对红霉素和其他十四、十五元大环内酯类耐药，对克林霉素敏感；与之相反，脲原体属对红霉素敏感，但对林可霉素耐药。协同试验的结果表明，根治解脲脲原体相当困难，这可能与阴道的酸性环境使红霉素等抗生素失活有关。

对肺炎支原体有效的主要药物包括作用于细菌核糖体以抑制蛋白质合成的药物，如大环内酯、酮内酯、链霉素和四环素，以及抑制DNA复制的药物，如氟喹诺酮类。一般认为肺炎支原体对喹诺酮类、四环素类及大环内酯类敏感，所以不推荐对以上抗菌药物进行敏感度试验。然而，日本、中国、欧洲和美国的研究表明，急性呼吸道感染儿童和成人23S rRNA基因的Ⅴ区突变不断增加，使肺炎支原体对大环内酯类呈现高水平耐药。该结构域是肺炎支原体与大环内酯类药物直接结合的位点，碱基点突变可导致大环内酯药物与核糖体亲和力下降而引起耐药，其中以C2611G、A2063G、A2064G位点突变常见，A2063G是最常见的突变。由于23S rRNA基因仅存在于肺炎支原体基因组的一份拷贝中，单个突变事件可使大环内酯易感表型由极度易感变为高度耐药，同时对链阳菌素B、林可酰胺类和酮内酯产生耐药性。2617位点突变会产生低水平的耐药，2063位点和2064位点的突变会导致高水平的大环内酯类耐药，阿奇霉素MICs常常超过64μg/ml。由于支原体的突变率很高，这样的突变事件可以在发生选择的群体中迅速累积。另外，核糖体蛋白的突变也可导致大环内酯抗生素耐药。而且，肺炎支原体可产生一种针对大环内酯类抗生素的钝化酶，其主要作用是使大环内酯类抗生素的结构发生变化，使其失去抗菌的活性。大环内酯类药物对肺炎支原体的耐药率在欧美国家仅为0～15%，在亚洲国家可达到惊人的90%～100%。

对肺炎支原体抗感染治疗的疗程通常需要10～14天，部分难治性病例的疗程可延长至3周左右，但不宜将肺部阴影完全吸收作为停用抗菌药物的指征。在上述三类抗菌药物中，氟喹诺酮类药物能对骨骼发育产生不良影响，一般情况下应避免用于18岁以下的未成年人；四环素类药物可引起牙齿黄染及牙釉质发育不良，也不宜用于8岁以下患儿。因此，大环内酯类抗生素可作为治疗儿童肺炎支原体肺炎的首选药物，其中阿奇霉素及克拉霉素等新型大环内酯类药物具有半衰期长、用药次数少、胃肠道反应轻、生物利用度高及细胞内药物浓度高等特点，与红霉素相比，病人的依从性和耐受性更好，临床应用更有优势。口服克拉霉素7～14天或口服阿奇霉素5天，可用于治疗肺炎支原体引起的社区获得性肺炎。对大环内酯耐药的肺炎支原体菌株，可采取替代抗生素治疗，包括四环素，如强力霉素和米诺环素，或氟喹诺酮类，主要是左氧氟沙星。2016版《中国成人社区获得性肺炎诊断和治疗指南》中对肺炎支原体肺炎的治疗阿奇霉素已不作为首选，指南建议首选方案：多西环素首剂200mg口服，后100mg口服，每日2次；米诺环素100mg口服，每日2次；左氧氟沙星500mg静脉滴注/口服，每日1次；莫西沙星400mg静脉滴注/口服，每日1次。次选方案为阿奇霉素、克拉霉素和吉米沙星。氟喹诺酮和四环素方案在大环内酯耐药肺炎支原体感染病人中比大环内酯类药物方案更有效。然而，大环内酯类药物在一些大环内酯耐药菌株的病人中显示出临床有效性，这一现象可以解释为肺炎支原体感染往往是自限性疾病，大环内酯的抗炎作用可能改善临床症状。

根据日本儿科学会2013年的建议，尽管大环内酯耐药率超过80%，但在日本，大环内酯仍然是一线治疗药物，该国大环内酯的有效性必须在使用这些抗菌剂后48～72小时通过是否退热来评估。在最初使用大环内酯治疗失败的肺炎病例中，考虑使用呼吸性氟喹诺酮类或四环素类抗生素替代治疗。与欧洲和美国不同，日本批准口服氟喹诺酮类抗生素托氟沙星（tosufloxacin）作为社区获得性支原体肺炎患儿的二线治疗药物。事实上，在日本进行的托氟沙星注册申请的一项研究中，关节软骨损害的发生率仅为0.85%（2/235），关节磁共振成像未见异常发现。Sakata等2012年另一项对83名儿童肺炎支原体肺炎病人使用托氟沙星治疗的研究报道，副作用包括轻度腹泻，但没有病人出现关节症状。虽然托氟沙星在24小时内达到退热和降低肺炎支原体DNA负荷方面不比米诺环素或多西环素更有效，仍可作为8岁以下儿童的治疗选择。在托氟沙星不可用的国家，尽管有禁忌证，但在严重病例中，可选择其他可获得的呼吸性氟喹诺酮类药物。对于8岁以上儿童和成人，米诺环素可作为二线治疗。肺炎支原体肺炎预后良好，死亡率在0.1%～1%。

在20世纪80年代中期，已有文献报道了对四环素耐药的人型支原体和脲原体属菌株，该耐药性由编码一种与核糖体结合的蛋白质tetM基因介导，保护支原体免受这些抗菌药物的作用。人型支原体和脲原体属的四环素耐药程度因地理分布和不同人群抗菌药物应用史不同而异，在一些地区，支原体对四环素耐药率可达40%～50%。近期的研究发现了一些核糖体突变介导的高水平大环内酯类抗菌药物耐药的脲原体属。在四环素无效的情况下，可以选择克林霉素治疗人型支原体感染。针对性治疗解脲支原体时，主要是治疗男性的NGU的时候，如四环素无效，可以选择红霉素或氟喹诺酮类抗菌药物。生殖支原体阳性的NGU病人或宫颈炎妇女对阿奇霉素的敏感度较四环素高,可能与其MICs值低有关。但是,已有文献报道了具有临床意义的rRNA突变介导的大环内酯类耐药生殖支原体。

左氧氟沙星、莫西沙星等喹诺酮类抗菌药物通常对所有人源性支原体和脲原体具有较好的活性。然而,在耐喹诺酮类抗菌药物的人型支原体、脲原体属和生殖支原体菌株中已发现了DNA解旋酶和(或)扑拓异构酶Ⅳ基因位点突变。

柔膜菌纲的某些种对链霉素、氨基糖苷类和氯霉素等抗菌药物在体外显示有抑制活性,但这些药物极少用于柔膜菌纲感染的治疗。

生殖道外感染可由多重耐药支原体和脲原体引起,这种情况常发生于免疫功能不全者,因此,这些病人的体外药敏试验对指导临床用药非常重要。在这些情况下,根除感染是极其困难的,即使细菌对所用抗菌药物敏感,仍需要延长治疗时间。这表明体内可达到有效浓度的大多数抗菌药物,对柔膜菌纲具有抑制作用,并无杀菌作用。而且免疫功能在根除支原体感染中发挥重要作用。

九、展望

全基因组测序和其他"组学"的应用为了解肺炎支原体打开了一扇新的大门。自第一个肺炎支原体基因组序列于1996年发表以来,已有58个基因组序列被保存在国家生物技术信息中心(NCBI)。其中57个是通过二代测序(NGS)技术测序的,55个是在2014年后发布的。目前基因组测序的瓶颈不在于序列的获取,而在于序列信息的分析、理解和应用。同样的情况也适用于其他的"组学",例如转录组学和蛋白质组学。因此,在"大数据"时代,支原体学家和生物信息学家之间的密切合作,应该有助于更广泛和更深入地了解肺炎支原体及其与宿主的相互作用,以促进对肺炎支原体生物学的了解。

参 考 文 献

Biscardi S, Lorrot M, Marc E, et al.Mycoplasma pneumoniae and asthma in children.Clin Infect Dis, 2004, 38(10): 1341-1346.

Centor RM, Atkinson TP, Ratliff AE, et al.The clinical presentation of Fusobacterium-positive and streptococcal-positive pharyngitis in a university health clinic: a cross-sectional study.Ann Intern Med, 2015, 162: 241-247.

Diaz MH, Cross KE, Benitez AJ, et al.Identification of bacterial and viral codetections with Mycoplasma pneumoniae using the TaqMan array card in patients hospitalized with community-acquired pneumonia.Open Forum Infect Dis, 3: ofw071.

Gadsby NJ, Reynolds AJ, McMenamin J, et al.Increased reports of Mycoplasma pneumoniae from laboratories in Scotland in 2010 and 2011-impact of the epidemic in infants. Euro Surveill, 2012, 17(10).

Harris M, Clark J, Coote N, et al.British thoracic society guidelines for the management of community acquired pneumonia in children: update 2011.Thorax, 2011, 66(Suppl 2): i11-i23.

Himmelreich R, Hilbert H, Plagens H, et al.Complete sequence analysis of the genome of the bacterium Mycoplasma pneumoniae.Nucleic Acids Res, 1996, 24: 4420-4449.

Ho PL, Law PY, Chan BW, et al.Emergence of macrolide-resistant Mycoplasma pneumoniae in Hong Kong is linked to increasing macrolide resistance in multilocus variable-number tandem-repeat analysis type 4-5-7-2.J Clin Microbiol, 2015, 53: 3560-3564.

Ishiguro N, Koseki N, Kaiho M, et al.Therapeutic efficacy of azithromycin, clarithromycin, minocycline and tosufloxacin against macrolide-resistant and macrolide-sensitive Mycoplasma pneumoniae pneumonia in pediatric patients. PLoS One, 2017, 12(3): e0173635.

Izumikawa K, Takazono T, Kosai K, et al.Clinical features, risk factors and treatment of fulminant Mycoplasma pneumoniae pneumonia: a review of the Japanese literature. J Infect Chemother, 2014, 20: 181-185.

Jacobs E, Ehrhardt I, Dumke R.New insights in the outbreak pattern of Mycoplasma pneumoniae.Int J Med Microbiol, 2015, 305: 705-708.

Jain S, Williams DJ, Arnold SR, et al.CDC EPIC Study Team. Community-acquired pneumonia requiring hospitalization among U.S.children.N Engl J Med, 2015, 372: 835-845.

Kawai Y, Miyashita N, Kubo M, et al.Therapeutic efficacy of macrolides, minocycline, and tosufloxacin against macrolide-resistant Mycoplasma pneumoniae pneumonia in pediatric patients.Antimicrob Agents Chemother, 2013, 57: 2252-2258.

Kim JH, Kim JY, Yoo CH, et al.Macrolide Resistance and Its Impacts on M.Pneumoniae Pneumonia in Children: Comparison of Two Recent Epidemics in Korea.Allergy Asthma Immunol Res, 2017, 9(4): 340-346.

Kumar S Garg IB, Sethi GR, et al.Detection of immunoglobulin M and immunoglobulin G antibodies to Mycoplasma pneumoniae in children with community-acquired lower respiratory tract infections.Indian J Pathol Microbiol, 2018, 61(2): 214-218.

Li SL, Sun HM, Zhu BL, et al.Whole Genome Analysis Reveals New Insights into Macrolide Resistance in Mycoplasma pneumoniae.Biomed Environ Sci, 2017, 30(5): 343-350.

Liu JR, Lu J, Dong F, et al.Low Bacterial Co-infection Invalidates the Early Use of Non-anti-Antibiotics in Pediatric Refractory Pneumonia Patients.Front Pediatr,

2018, 6: 296.

Loens K, Goossens H, Ieven M.Acute respiratory infection due to Mycoplasma pneumoniae: current status of diagnostic methods.Eur J Clin Microbiol Infect Dis, 2010, 29: 1055-1069.

Mandell LA.Community-acquired pneumonia: an overview. Postgrad Med, 2015, 127: 607-615.

Meyer Sauteur PM, Unger WW, Nadal D, et al.Infection with and Carriage of Mycoplasma pneumoniae in Children.Front Microbiol, 2016, 7: 329.

Miyashita N, Akaike H, Teranishi H, et al.Chest computed tomography for the diagnosis of Mycoplasma pneumoniae infection.Respirology, 2014, 19: 144-145.

Palma SC, Martinez TM, Salinas SM, et al.Asymptomatic pharyngeal carriage of Mycoplasma pneumoniae in Chilean children.Rev Chilena Infectol, 2005, 22: 247-250.

Piacentini GL, Peroni DG, Blasi F, et al.Atypical bacteria in adenoids and tonsils of children requiring adenotonsillectomy.Acta Otolaryngol, 2010, 130: 620-625.

Sliman JA, Metzgar D, Asseff DC, et al.Outbreak of acute respiratory disease caused by Mycoplasma pneumoniae on board a deployed U.S.navy ship.J Clin Microbio, 2009, 147: 4121-4123.

Spuesens EB, Fraaij PL, Visser EG, et al.Carriage of Mycoplasma pneumoniae in the upper respiratory tract of symptomatic and asymptomatic children: an observational study.PLoS Med, 2013, 10: e1001444.

Tanaka T, Oishi T, Miyata I, et al.Macrolide-Resistant Mycoplasma pneumoniae Infection, Japan, 2008—2015. Emerg Infect Dis, 2017, 23（10）: 1703-1706.

Tashiro M, Fushimi K, Kawano K, et al.Comparison of Efficacy of Antimicrobial Agents Among Hospitalized Patients With Mycoplasma pneumoniae Pneumonia in Japan During Large Epidemics of Macrolide-Resistant M.pneumoniae Infections: A Nationwide Observational Study.Clin Infect Dis, 2017, 65（11）: 1837-1842.

Waites KB, Atkinson TP.The role of Mycoplasma in upper respiratory infections.Curr Infect Dis Rep, 2009, 11: 198-206.

Waites KB, Xiao L, Liu Y, et al.Mycoplasma pneumoniae from the Respiratory Tract and Beyond.Clin Microbiol Rev, 2017, 30（3）: 747-809.

Waites KB.What's new in diagnostic testing and treatment approaches for Mycoplasma pneumoniae infections in children.Adv Exp Med Biol, 2011, 719: 47-57.

Wood PR, Hill VL, Burks ML, et al.Mycoplasma pneumoniae in children with acute and refractory asthma.Ann Allergy Asthma Immunol, 2013, 110: 328-334.14.

Yan Y, Wei Y, Jiang W, et al.The clinical characteristics of corticosteroid-resistant refractory Mycoplasma Pneumoniae pneumonia in children.Sci Rep, 2016, 6: 39929.Atkinson TP, Boppana S, Theos A, et al.Stevens-Johnson syndrome in a boy with macrolide-resistant Mycoplasma pneumoniae pneumonia.Pediatrics, 2011, 127: e1605-e1609.

Zhang X, Chen Z, Gu W, et al.Viral and bacterial co-infection in hospitalised children with refractory Mycoplasma pneumoniae pneumonia.Epidemiol.Infect, 2018, 146（11）: 1-5.

病例解析

1.病例1：女，20岁。发热，咳嗽1周。病人1周前受凉后出现发热，体温最高达39℃，畏寒、寒战、咳嗽，咳较多黄白痰，夜晚较剧烈，当地治疗（具体药物不详）2天后仍发热，咳嗽，就诊于当地医院，查胸部CT示：右肺上叶感染（图6-1-35），于2017-12-05入院诊治。

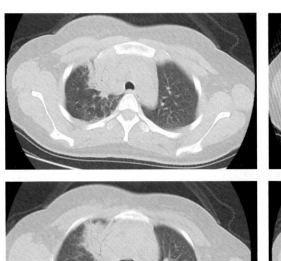
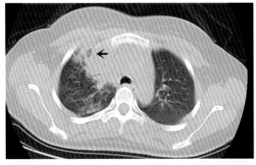
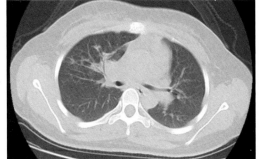

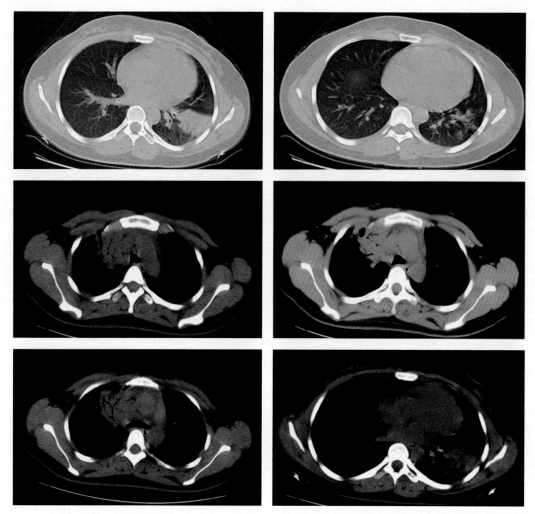

图6-1-35　胸部CT（2017-12-05）：右肺上叶斑片、实变、空洞影，左肺下叶实变影

【诊断】肺炎支原体肺炎。

【诊断依据】青年女性，社区发病，高热、咳嗽，胸部CT示右肺上叶斑片、实变、空洞影（红箭）；左肺下叶实变影，局部支气管壁增厚（黑箭），实变影内均见支气管充气征，首先考虑社区获得性肺炎，肺炎支原体肺炎可能性大。查体：T 38.7℃，双肺未闻及干、湿啰音。辅助检查：血常规示白细胞 7.1×10⁹/L、中性粒细胞0.66；C反应蛋白 12.5 mg/L；甲流抗原阴性。

入院后给予哌拉西林/他唑巴坦3.375每8小时1次联合左氧氟沙星0.5g每天1次静脉滴注抗感染治疗。2017-12-06肺炎支原体抗体IgM阳性（1:320）。2017-12-08痰培养无细菌生长，病人热退，停用哌拉西林/他唑巴坦。5天后复查（2017-12-13）：血常规示白细胞：9.20×10⁹/L、中性粒细胞0.64；C反应蛋白1.95mg/L；肺炎支原体抗体IgM滴度明显升高（1:1280）。复查胸部CT提示肺部病变基本吸收（图6-1-36），出院。

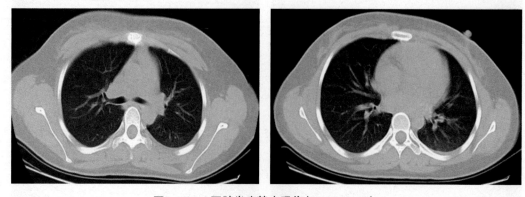

图6-1-36　双肺炎症基本吸收（2017-12-13）

【分析】肺炎支原体是社区获得性肺炎（CAP）常见的病原体，我国CAP有20%～30%是由肺炎支原体感染引起，这一比例显著高于欧美国家。美国胸科协会指南以及我国CAP诊治指南推荐CAP抗感染治疗要覆盖肺炎支原体等非典型致病菌。CAP初始治疗如果没有覆盖肺炎支原体等非典型病原体，将导致病死率增加、临床治疗显效所需时间延长。

由肺炎支原体引起的下呼吸道感染与由肺炎链球菌引起的肺炎表现不同：经常出现流感样症状，如头痛和肌痛，病情较轻，但较持久。肺炎支原体下呼吸道感染通常是自限性的，病人可完全康复。部分病人可因急性呼吸窘迫综合征导致的严重呼吸功能不全。肺炎支原体肺炎病人以中青年为主，合并基础疾病较少，女性多于男性，临床表现以发热和刺激性咳嗽为主。支原体肺炎体格检查肺部可无阳性表现，血清炎性指标正常或偏低。出现严重并发症者少，病死率低，临床预后较好。

目前，实验室诊断肺炎支原体感染的常规方法主要是基于血清学分析。本例为青年女性，发病1周后支原体抗体阳性，7天后复查抗体滴度4倍升高，喹诺酮类药物治疗8天后病变完全吸收，肺炎支原体肺炎诊断明确。在肺炎支原体感染初期，人体的非特异性免疫机制会使相应的细胞分泌抑制剂、补体，同时伴有吞噬细胞的吞噬，两周后，补体的浓度开始下降，导致中性粒细胞接触肺炎支原体，感染后7～15天人体开始产生IgM，其浓度在3～4周达高峰，并持续数月。肺炎支原体感染的儿童血清中IgM水平较健康儿童有明显升高，在青少年时期达高峰，之后随年龄增长下降，至成人时期可能只产生IgG。这导致IgM抗体水平诊断儿童肺炎支原体感染更有意义，对诊断成人感染灵敏度稍差。Beersma等采用美国食品药品监督管理局批准的用于诊断儿童肺炎支原体感染的ImmunoCard试剂盒，仅检测IgM抗体水平，灵敏度也很高，可用于诊断儿童肺炎支原体感染。Talkington等报道约20%的成人感染肺炎支原体后并未检测到IgM抗体滴度的升高，单独检测IgM在诊断成人肺炎支原体感染方面的意义相较于儿童较弱。特异性IgG较IgM出现晚，通常在感染4～6周达高峰，上升速度较慢且在体内的持续时间较长（最长可达4年左右）。目前我国临床上多采取同时检测IgG和IgM 两种抗体水平变化确诊肺炎支原体感染。

在检测肺炎支原体感染的各种血清学检测中，酶联免疫吸附法（ELISA）法被认为最敏感、特异性最强。Kumar等采用ELISA和颗粒凝集试验（PA）检测肺炎支原体IgM和IgG抗体，对280例6个月至12岁的社区获得性下呼吸道感染住院患儿进行研究。ELISA/PA联合检测出84例（30%）儿童肺炎支原体感染。女性34例（32.3%），男性50例（28.5%），无统计学意义。其中，<5岁的219例儿童中，51例（23.2%）肺炎支原体阳性，≥5岁的61例儿童中，33例（54.0%）肺炎支原体阳性。ELISA法检测出肺炎支原体78例，急性期血清标本中，23例（29.4%）IgM抗体单独阳性，7例（8.9%）IgM和IgG抗体均阳性，18例（23%）IgG抗体阳性；恢复期血清标本中，30例（38.4%）IgG抗体滴度比急性期血清高4倍，17例（56.6%）IgM阳性，13例（43.3%）IgM阴性。急性期血清IgG阳性与IgM阳性呈中度相关。PA法检测出39例，33例（84.6%）ELISA阳性，6例（15.4%）ELISA阴性。ELISA法对肺炎支原体的敏感性、特异性、阳性和阴性预测值分别为84.62%、81.33%、42.31%和97.03%，PA法对肺炎支原体的敏感度、特异度、阳性和阴性预测值分别为42.31%、97.03%、84.62%和81.33%，差异有统计学意义。肺炎支原体在社区获得性下呼吸道感染患儿中起着重要作用，尤其是在≥5岁儿童患儿中。

（杭州市萧山区第三人民医院呼吸科 华茂红 提供）

2.病例2：男，21岁。发热、咳嗽、咳痰9天。病人9天前受凉后出现发热，最高体温达40℃以上，伴畏寒、寒战、咳嗽，初为干咳，后咳黄白痰，当地诊所静脉滴注头孢类药物治疗7天，仍高热，咳黄痰。就诊于市中心医院，胸片示双肺炎症，血常规示白细胞5.9×10⁹/L、中性粒细胞0.84；C反应蛋白 118.85mg/L，于2017-12-12收入院。查体：T 39.6℃，双肺呼吸音粗，右下肺可闻及湿啰音。次日行胸部CT检查（图6-1-37）。

【诊断】肺炎支原体肺炎。

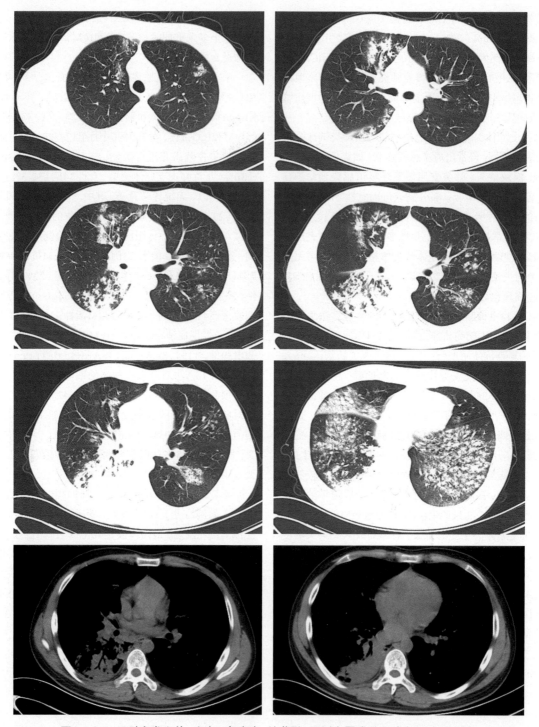

图6-1-37 双肺多发斑片、实变、磨玻璃、结节影，双侧少量胸腔积液（2017-12-13）

【诊断依据】青年男性，发热，咳嗽，胸部CT示双肺多发斑片、实变、磨玻璃、结节影，可见支气管充气征和树芽征，首先考虑社区获得性肺炎。头孢类药物治疗7天，疗效差，影像重，症状和体征轻，需考虑非典型病原体感染特别是肺炎支原体肺炎可能。该影像需与肺结核鉴别。病人高热为主，咳嗽，渐咳黄痰，CRP升高明显，不支持肺结核诊断。辅助检查：血常规示白细胞 $3.1×10^9/L$、中性粒细胞0.75；

红细胞沉降率 83mm/h；降钙素原 0.29 ng/ml；D-二聚体2.43ng/ml；痰培养示正常菌群生长；血培养5天无细菌生长；痰查抗酸杆菌阴性；白蛋白 30.8g/L；肺炎支原体抗体滴度1∶320。病人肺炎支原体肺炎诊断明确，给予阿奇霉素和头孢噻肟联合治疗3天，咳嗽、咳痰症状缓解，仍高热，间断应用退热药物。转至当地人民医院继续治疗。查体：T 37.5℃，双肺可闻及干、湿啰音。辅助检查（2017-12-16）：血常规：

白细胞1.42×10⁹/L、中性粒细胞0.70；血气分析：pH 7.45、PaCO₂ 28mmHg、PaO₂ 67mmHg；C反应蛋白 72.8mg/L；红细胞沉降率 16mm/h；D-二聚体 4.37ng/ml；白蛋白 25.4g/L；肺炎支原体IgM抗体检测（酶联免疫法）：2.92（0～1.1）。给予吸氧、雾化、纠正低蛋白血症和重组人粒细胞刺激因子升高白细胞等对症治疗，白细胞减少考虑应用解热药物所致。

抗生素改用左氧氟沙星治疗，1天后体温降至正常。复查胸部CT（2017-12-17）示病变较前略有吸收（图6-1-38）。复查肺炎支原体IgM抗体（2017-12-20）：7.34（0～1.1）。4天后复查血常规：白细胞8.29×10⁹/L、中性粒细胞0.52。病人病情平稳，复查胸部CT（2017-12-27）示病变明显吸收（图6-1-39），好转出院，院外继续口服左氧氟沙星治疗。

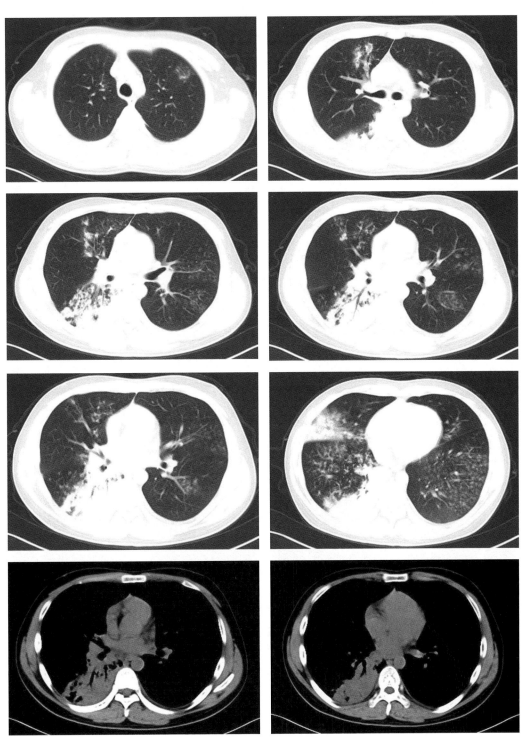

图6-1-38　病变较前略有吸收（2017-12-17）

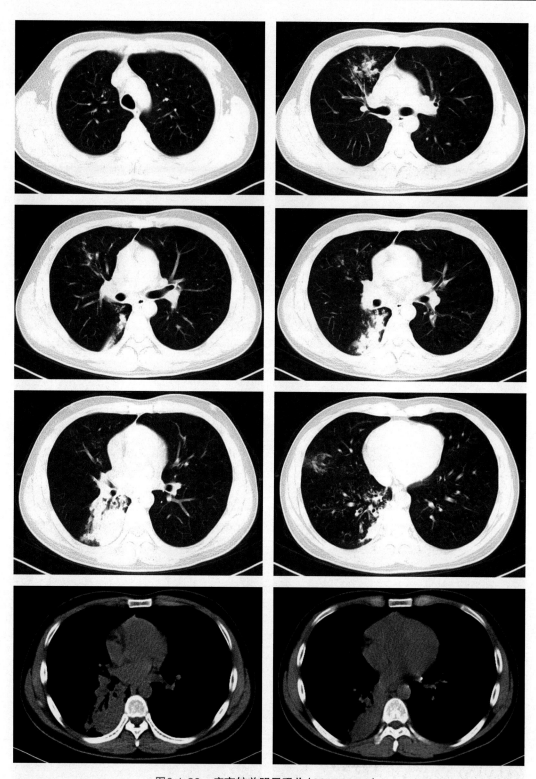

图6-1-39 病变较前明显吸收（2017-12-27）

【分析】肺炎支原体肺炎发病形式多样,肺部常无阳性体征,少数病人可闻及干、湿啰音。肺炎支原体肺炎中,外周血白细胞计数和中性粒细胞一般正常,少数病人可升高。肺炎支原体肺炎病人血清PCT和CRP水平均高于健康人,但显著低于细菌性肺炎病人。PCT与CRP联合应用可作为肺炎支原体肺炎的早期鉴别诊断方法。本例CRP值升高明显,且病人有低氧血症和低蛋白血症,考虑病情较重,与超正常水平的炎症介质释放促使先前致敏的淋巴细胞对组织构成严重损伤有关。

2001年日本学者Okazaki首次报道肺炎支原体对大环内酯类抗生素耐药,随后在亚洲传播,最终传到欧洲和北美。世界各国相继报道肺炎支原体耐药菌株的出现,且耐药率呈逐年上升趋势。在欧洲,大环内酯类耐药率明显低于亚洲和其他国家,从斯洛文尼亚的1%、丹麦的1.6%到德国的3.6%、法国的9.8%、英国的19%、意大利的26%不等,在以色列大约为30%。Yamada等对2007—2010年在密苏里州收集的49例肺炎支原体阳性标本进行了检测,发现8.2%的样本对大环内酯类药物具有耐药性,并包含A2063G突变。CDC公布了从2006—2013年发生的199病例的研究结果,大环内酯类抗生素耐药的肺炎支原体(macrolide-resistant mycoplasma pneumoniae, MRMP)肺炎的发生率为10%。他们还对2010年1月至2012年6月期间住院的儿童和成人肺炎支原体分离株进行了大环内酯耐药试验。202例PCR阳性标本中,3.5%(7/202)为大环内酯耐药。郑等报道,2012—2014年,美国多个地区的MRMP流行率为13.2%,类似于加拿大安大略省的一项研究,该研究报道,2010—2011年,12.1%的成人和儿童出现了大环内酯类药物耐药。

亚洲地区对大环内酯类抗生素的耐药现象更普遍。有数据表明,我国肺炎支原体对大环内酯类药物的耐药率高达90%。韩国同样有较高的耐药率(87.2%)。韩国2017年的一项研究发现,感染耐药肺炎支原体的患儿总发热天数和使用大环内酯类药物治疗后的退热时间明显长于敏感肺炎支原体感染患儿。耐药株感染的患儿应用糖皮质激素

治疗的例数也明显多于敏感株感染者。但两组病人的白细胞计数、CRP水平及肺外症状发生率等无统计学差异。提示除了退热时间延长外,两组患儿在疾病严重程度上并无明显差异。肺炎支原体耐药对儿童肺炎支原体的治疗影响大部分仅限于发热热程和住院时间延长,尚没有临床研究显示肺炎支原体耐药与严重治疗失败或严重并发症的发生相关。

肺炎支原体对大环内酯类耐药的机制主要与靶位改变、主动外排及药物灭活有关。在体外,肺炎支原体暴露于亚抑制浓度的阿奇霉素会导致与自然产生耐药性的生物体相同的突变,这表明大环内酯的广泛使用导致了大环内酯耐药性的全球传播。本例阿奇霉素治疗3天后病人仍有高热,考虑阿奇霉素耐药可能。Tanaka等对2008—2015年日本5个地域的1448株肺炎支原体临床分离株(全部来自儿科患儿)进行了23S rRNA结构域点突变分析。发现携带耐药突变位点的菌株共1016株(70.2%),其中95.8%为A2063G点突变。以时间段划分,2008—2010年耐药率为67.6%;2011—2012年为74.6%,达到最高峰;但在2013—2015年却下降至49.5%。对于耐药率下降的原因,作者推测可能与2011年后新型氟喹诺酮类药物托氟沙星获批在儿科病人中应用有关。因其在一定程度上减少了大环内酯类药物的使用,从而减轻了药物选择压力。对于大环内酯类抗生素治疗72小时仍无明显改善的成人肺炎支原体肺炎病人,应考虑大环内酯类抗生素耐药菌株感染的可能,若无明确禁忌证,可换用呼吸喹诺酮类或四环素类抗生素。

(日照市中心医院呼吸科 辛全娟 提供)

(日照市人民医院呼吸科 陈 凯 提供)

3.病例3:男,58岁。发热、咳嗽5天。病人5天前感冒后出现发热,体温最高达38.1℃,咳嗽,夜间明显,咳黄色黏痰,偶有痰中带血。当地医院对症治疗(具体不详)4天,体温降至正常,但咳嗽、咳痰未见好转,辅助检查:血常规:白细胞 11.69×10⁹/L、中性粒细胞0.71;C反应蛋白 42.7mg/L;胸片:肺野内异常密度影,于2017-11-28入院诊治。次日行胸部CT检查(图6-1-40)。

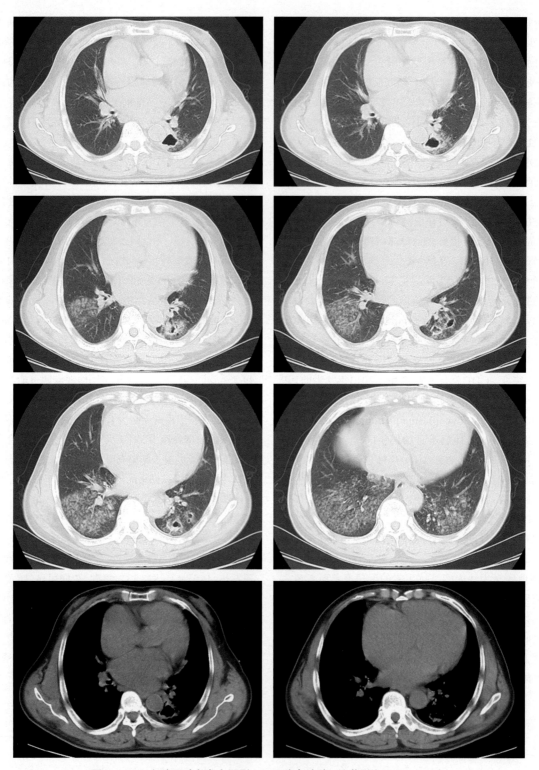

图6-1-40 左肺下叶多发空洞影，双下肺磨玻璃、结节影（2017-11-29）

【诊断】肺炎支原体肺炎。

【诊断依据】中年男性，病史较短，发热、咳嗽、咳黄色黏痰，偶有痰中带血。C反应蛋白略有升高，胸部CT示双下肺磨玻璃、腺泡结节影，可见树芽征和支气管扩张样改变，病人虽年龄偏大，影像特点符合肺炎支原体肺炎表现。辅助检查：降钙素原 0.147ng/ml；呼吸道病原体核酸检测肺炎支原体阳性；冷凝集试验1∶64；抗肺炎支原体IgM/IgG阳性。肺炎支原体肺炎诊断明确，给予左氧氟沙星0.4g每天1次静脉滴注8天后复查胸部CT示双下肺磨玻璃影吸收，空洞有所缩小，可见实变、条索影（图6-1-41）。复查血常规：白细胞8.23×10⁹/L、中性粒细胞0.71，好转出院。

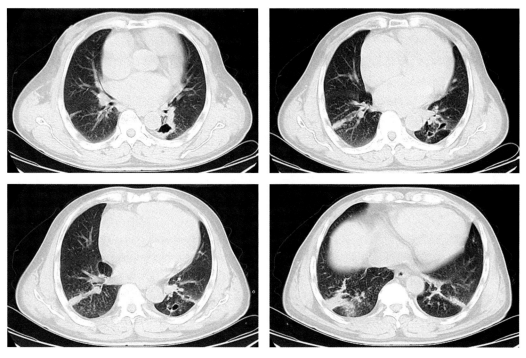

图6-1-41　病变较前吸收，双下肺实变、条索影（2017-12-06）

【分析】肺炎支原体是细菌和病毒之间最小的病原微生物，能够在无细胞培养基上独立生存，无细胞壁，呈多种形态，如杆状、球状或丝状，革兰染色阴性、兼性厌氧，主要经飞沫传播，全年均可发病。肺炎支原体肺炎可发生于任何年龄，多见于儿童、青少年和青壮年，近年来在高龄人群中支原体肺炎发病率呈上升趋势。老年人免疫力下降，呼吸道组织发生退行性变，使呼吸道的防御功能减弱，从而容易受到病原体侵犯。老年人器官功能减退，且大多患有基础性疾病，感染后更容易引起肺外并发症。肺炎支原体肺炎影像学出现空洞样改变多见于儿童，成人少见。本例发病年龄较大，左肺下叶见多发空洞影，经治疗后略有吸收，鉴于无既往影像对比，尚不能断定单纯由肺炎支原体感染所致。

肺炎支原体的基因组测序工作于1996年已经完成，其基因长为816394bp，由687个基因构成。肺炎支原体的各个不同菌株间存在着基因多态性，与其致病、耐药及流行趋势密切相关。目前关于肺炎支原体基因分子特征研究，主要包括以下几个方面：基于P1黏附基因上的两个重复序列RepMP2/3和RepMP4的限制性内切酶片段长度多态性（RFLP）、基于可变数目串联重复序列区域（VNTR）的多位点可变重复序列分析（MLVA）及基于23S rRNA中耐药相关基因突变研究等。P1基因是由4881个碱基组成的单拷贝区，位于肺炎支原体基因的第180 858～185 741位，编码产生约1627个氨基酸组成的蛋白质。P1基因PCR-REFP分型方法是肺炎支原体分型最常用的方法，由于P1黏附蛋白基因具有高度保守性，可将肺炎支原体分为P1-Ⅰ和P1-Ⅱ型，Ⅰ型分为5个亚型，Ⅱ型分为3个亚型。在不同的暴发流行期间，P1基因型可能会发生型别转换现象。有研究表明，肺炎支原体的严重程度与肺炎支原体的型别无关，与其呼吸道的肺炎支原体载量有关，因过多的肺炎支原体载量可能导致机体产生更为严重的免疫反应。

MLVA是一种以PCR为基础，根据所检测的菌株基因序列中不同位点的、VNTR的重复单元拷贝数的差异来进行分子分型的技术。这种分型方法简单、快速，与P1分型相比更具有高分辨率和高通量的优势，对肺炎支原体基因突变及其流行趋势尤其在暴发流行时的研究有着重要的意义。2009年，Degrange等首次将MLVA方法应用于肺炎支原体基因分型研究，选择了5个串联重复（TRs）区域：Mpnl、Mpnl3、Mpnl4、Mpnl5和Mpnl6，从256例肺炎支原体菌株中分离了26个型别（A~Z）。由于Mpnl位点的不稳定性，且大多数新发现的型别都是因为Mpn1位点突变，因此可采用剩余的4个位点Mpnl3、Mpnl4、Mpnl5及Mpnl6对肺炎支原体进行基因分型分析。中国、日本、德国、丹麦、伊朗等地区关于肺炎支原体基因型研究显示MLVA分型中肺炎支原体基因型以M4-5-7-2、M3-5-6-2和M3-6-6-2为主，这3种亚型是全球主要的流行株。Sun等对北京地区2003—2015年儿童感染的肺炎支原体基因分型结果分析，该地区肺炎支原体感染以M4-5-7-2为主，占91%，M3-5-6-2型感染率有逐渐增长的趋势。此外，99.8%的M4-5-7-2型为P1-Ⅰ型，100%的M3-5-7-2、M3-5-6-2和M3-6-6-2型为P1-Ⅱ型，提示位点Mpnl3可能与P1基因分型可能存在一定的关联性。Kenri等对日本肺炎支原体基因型分析发现1995—2001年肺炎支原体基因型以P1-Ⅰ型为主，2002—2005年以P1-Ⅱ型为主，认为肺炎支原体基因型在3~7年存在型别转换现象。Sun等对北京地区2003—2015年儿童感染的肺炎支原体基因分型结果显示，该地区肺炎支原体感染均以P1-Ⅰ型为主，未发生型别转换现象，但近几年来P1-Ⅱ型流行率有上升的趋势，因此这一结论还有待进一步证实。

肺炎支原体基因型之间以及基因型与耐药间可能存在着某种联系。在北美、欧洲和亚洲的研究发现P1亚型或某一MLVA型与大环内酯类耐药之间没有明显的联系，表明大环内酯耐药的多克隆起源。中国香港2015年的一项研究表明，MRMP住院病人显著增加的疫情暴发期间，主要MLVA类型没有变化，这表明现有MLVA类型的传播增加，而不是在社区中引入新类型。特别是，MRMP增加主要是M4-5-7-2型增加的结果，其是世界范围内常见的一种类型。2011—2014年，该MLVA型的大环内酯类耐药率从25%上升至100%，而其他MLVA型对大环内酯类敏感。Qu等2013年也报道了M4-5-7-2与大环内酯类耐药显著相关，并且该MLVA型也与更严重的疾病相关。Chironna等2016年也描述了M4-5-7-2型的克隆传播导致在同一家族的7个成员中对大环内酯类耐药。

随着分子生物学技术的不断发展，越来越多的肺炎支原体基因亚型和突变型被人们发现。着重对肺炎支原体基因型和耐药突变研究，有助于了解肺炎支原体的流行趋势，及时掌握肺炎支原体的致病机制和耐药情况，为肺炎支原体感染的预防和治疗提供依据，甚至能有效地控制肺炎支原体的流行和暴发。

（烟台毓璜顶医院呼吸科 于鹏飞 提供）

4.病例4：男，53岁。发热、咳嗽2天。病人2天前受凉后出现发热，体温波动于39~39.5℃，伴畏寒、寒战、咳嗽，干咳为主。胸部CT检查示右肺炎，给予舒普深、左氧氟沙星等药物治疗，体温稍下降，咳嗽无好转，于2013-05-13收入院。既往有高血压病史5年，2型糖尿病5年，服药及血压、血糖控制情况不详。饮酒20年，主要饮烈性酒，200ml/d。行胸部CT检查（图6-1-42）。

【诊断】社区获得性肺炎。

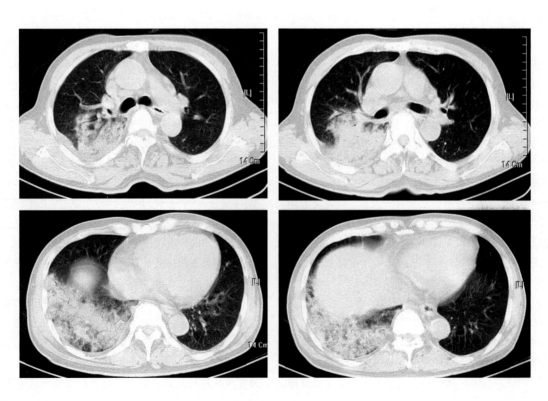

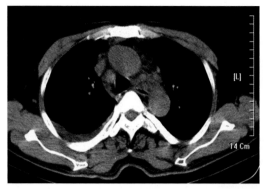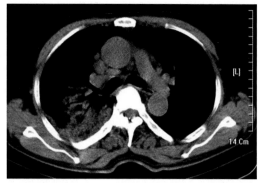

图6-1-42 右肺实变影,右侧胸腔积液,纵隔淋巴结肿大(2013-05-13)

【诊断依据】中年男性,病史较短,症状以高热、干咳为主。胸部CT检查示右肺炎症,以上叶后段、下叶为主,抗生素治疗有效,首先考虑社区获得性肺炎。查体:T 39.0℃、BP 102/64mmHg。神志淡漠,口唇发绀,右肺闻及湿啰音。辅助检查(2013-05-14):血常规示白细胞9.70×10⁹/L、中性粒细胞0.93;CRP>200mg/L;降钙素原>10ng/ml;红细胞沉降率112mm/h;尿常规:尿蛋白(±)、尿隐血(+)、尿胆原(+)、尿白细胞8个/μl;血气分析(吸氧2L/min):pH 7.38、PaO₂ 54mmHg、PaCO₂ 38mmHg、氧饱和度88%;血生化:谷草转氨酶257U/L、谷丙转氨酶150U/L、Na⁺ 133.0mmol/L、K⁺ 3.15 mmol/L、白蛋白 22.1g/L、尿酸 399μmol/L、尿素氮 15.9mmol/L、肌酐275μmol/L;DIC系列、凝血四项、血肿瘤系列基本正常;支原体抗体滴度<1:40;痰找抗酸杆菌3次均阴性。给予吸氧、降血糖、保肝、哌拉西林/他唑巴坦4.5g每8小时1次联合阿奇霉素0.5g每天1次静滴抗感染治疗。3天后病人仍发热,体温波动于39.0~39.4℃。睡眠差,神志淡漠,呼吸急促,口唇发绀,胃纳差,有阵发性腹痛,每日腹泻3~4次。辅助检查(2013-05-16):血常规:白细胞 8.71×10⁹/L、中性粒细胞0.91;C反应蛋白>200mg/L;降钙素原 2~10ng/ml;血生化:谷草转氨酶87U/L、谷丙转氨酶121U/L、Na⁺ 139.0mmol/L、白蛋白19.9g/L、尿酸 399μmol/L、尿素氮10.2mmol/L、肌酐171μmol/L;甲流抗体(胶体金)阴性。给予以补充20%人白蛋白50ml每12小时1次。复查胸部CT(2013-05-17)示病变较前进展(图6-1-43)。病人经相关治疗后,精神稍好转,肝、肾功能有所好转,炎性指标较前下降,但病人体温无明显下降,影像学多肺叶受累,抗感染治疗仍进展,且病人有Ⅰ型呼吸衰竭,电解质紊乱,肝、肾功能不全,氮质血症,意识障碍(神志淡漠、反应较差),血压较低,以上特点符合重症肺炎诊断标准。病人无动物

接触史,甲流抗体(胶体金)阴性,病毒性肺炎暂不考虑。该病例起病急,炎性指标升高明显,倾向细菌感染。虽病变以上叶后段、下叶分布为主,但无虫蚀样空洞和树芽征,痰找抗酸杆菌阴性,不支持肺结核诊断。社区获得性肺炎细菌感染以肺炎链球菌、金黄色葡萄球菌、肺炎克雷伯菌、非典型病原体多见。肺炎链球菌对抗生素多敏感,肺外表现较少,本例不符合。病人有酗酒和糖尿病病史,金黄色葡萄球菌和肺炎克雷伯菌所致肺炎需考虑。但二者多进展相对较快,易形成化脓性病变,短期内形成空洞和气囊样改变,本例不符合。鉴于病人肺外表现明显,多脏器受累,结合影像学特点,需考虑非典型病原体,特别是军团菌或支原体感染可能。停用哌拉西林/他唑巴坦,改用莫西沙星针0.4g每日1次联合阿奇霉素0.5g每日1次静脉滴注治疗。应用2天后体温降至正常。辅助检查(2013-05-18):血常规示白细胞 5.08×10⁹/L、中性粒细胞 0.67;C反应蛋白 83.7mg/L;降钙素原 0.5~2ng/ml;血生化:谷草转氨酶 81U/L、谷丙转氨酶 89U/L、Na⁺ 142 mmol/L、K⁺ 3.7 mmol/L、尿素氮 6.6mmol/L、肌酐118μmol/L。4天后再次复查:白细胞6.71×10⁹/L、中性粒细胞0.67;C反应蛋白 8.5mg/L;降钙素原<0.5ml;谷草转氨酶 34U/L、谷丙转氨酶 52U/L、Na⁺ 141 mmol/L、K⁺ 4.5mmol/L、尿素氮 6.3mmol/L、肌酐102μmol/L。期间痰培养、痰涂片、血培养未见异常,3次军团菌抗体阴性。病人无发热,CRP和降钙素原降至正常,肝肾功能好转,电解质正常,提示治疗有效,2013-05-23停用阿奇霉素,改用阿奇霉素片0.5g 每日1次治疗3天。2013-05-27查支原体抗体滴度1:160,考虑肺炎支原体肺炎。复查胸部CT(2013-05-28):右肺病变较前吸收(图6-1-44),好转出院,院外口服莫西沙星治疗6天。2013-06-08支原体抗体滴度>1:1280,2013-07-03支原体抗体滴度1:640,2013-07-24支原体抗体滴度1:320。2013-07-03复查胸部CT示病变基本吸收(图6-1-45)。

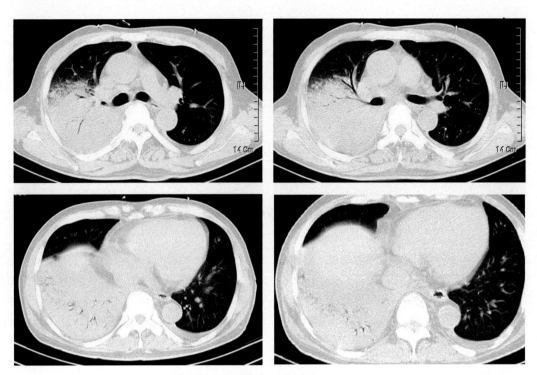

图6-1-43　病变较前进展（2013-05-17）

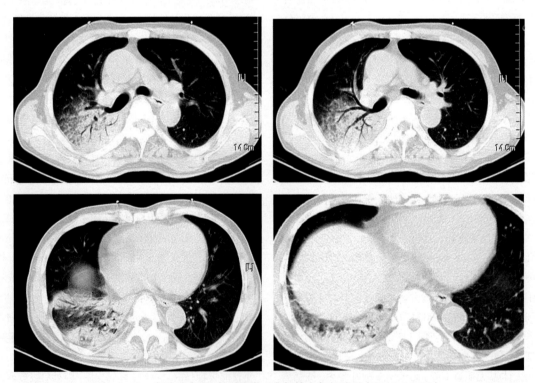

图6-1-44　右肺实变影，较前吸收，支气管充气征明显（2013-05-28）

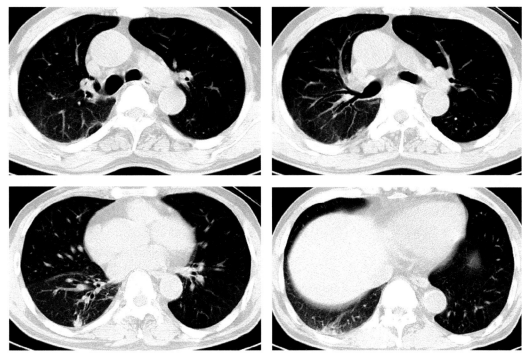

图6-1-45 病变基本吸收 (2013-07-03)

【分析】重症社区获得性肺炎目前多采用2007年美国IDSA/ATS判定标准。2项主要标准：①需要有创机械通气治疗；②需要使用血管紧张素的感染性休克。9项次要标准：①呼吸频率≥30次/分；②PaO_2/FiO_2≤250；③多肺叶浸润；④定向障碍；⑤尿素氮≥20mg/dl；⑥白细胞减少（白细胞计数<4000/mm³）；⑦血小板减少（血小板计数<100 000/mm³）；⑧低体温（核心体温<36℃）；⑨低血压（收缩压<90 mmHg，需要积极液体复苏）。符合2项主要标准之一或3项次要标准，即考虑为重症肺炎。临床亦常用CRUB-65评分评价病情严重程度。本例完全符合重症肺炎诊断标准。肺炎支原体感染后第1周开始出现IgM抗体，3～6周达到高峰，以后逐渐下降，本例符合该规律。

所有肺炎支原体肺炎病例中有0.5%～2%为暴发性（重症）肺炎支原体肺炎。日本学者Izumikawa对1979年9月至2010年2月共52例暴发性（重症）肺炎支原体肺炎进行研究。约50%发生在20～49岁的病人中，13.5%发生在老年人中（年龄>70岁），只有4例发生在较年轻的病人（年龄<20岁）。所有病人均有低氧血症，从感染开始到呼吸衰竭发展的平均持续时间为11.2天（5～21天）。临床症状主要为咳嗽（97%）、发热（100%）和呼吸困难（83.3%），61.5%的病人初始抗菌治疗未覆盖支原体，约45.1%病人诊断呼吸衰竭后接受激素治疗，激素治疗3～5天后好转。共有2例病人死亡，病死率为3.8%。

大多数严重肺炎支原体肺炎病例表现为中度炎症反应。实验室检查显示白细胞和C反应蛋白水平升高。肝功能异常在暴发性肺炎支原体肺炎中很常见，表现为谷丙转氨酶和谷草转氨酶升高。观察到的肝功能异常不一定是肺炎支原体直接侵入肝组织所致，也可能是肝组织对病原体的间接免疫应答所致。在暴发性肺炎支原体肺炎病例中，总蛋白和乳酸脱氢酶（LDH）水平也升高。

细胞介导的宿主免疫反应在肺炎支原体感染过程中发挥重要作用，而且这种反应的程度与肺部损害的严重程度密切相关，动物实验证实Th1反应过度能够加重鼠肺损害，而且应用环孢素A治疗后病变减轻。IL-18作为一种前炎症细胞因子，最初作为IFN-γ诱生因子被认知，后来证实同样能促进Th1样反应，在机体抵抗感染过程中起着非常重要的作用。血清IL-18水平与LDH水平相关，可作为更严重或难治性疾病的预测因子。2014年日本学者Inamura认为LDH≥410 IU/L是加用激素的合适时机。Miyashita等在2015年提出，因为LDH在临床实验室比IL-18更容易测量，LDH升高可以作为启动皮质类固醇治疗严重支原体肺炎的一个参数，血清LDH 302～364 U/L水平似乎是青少年和成人中严重或难治性肺炎支原体肺炎病人开始皮质类固醇治疗的合适标准。当LDH≥364 U/L时，则必须加用糖皮质激素。

肺炎支原体感染可产生广泛的肺外表现，几乎可以影响身体的每一个器官。Narita对肺炎支原体感染的肺外并发症提出了3种不同的机制：①肺炎支原体直接作用宿主释放细胞因子介导的炎性反应。②肺炎支原体通过自身免疫或免疫复合物的产生间接导致肺外表现。③直接或间接的导致血管炎或血栓形成，可能伴有全身血液高凝状态。这3种途径可单独存在，也可同时存在，并且三者之间无相互影响的证据。其中第三者途径关于血栓阻塞性疾病的肺外表现的作用机制包括两类。①直接型：炎症诱导血管内皮细胞，释放IL-8、TNF-α等，进而导致血管炎或血管闭塞，不伴有全身高凝状态。②间接型：炎症通过激活的补体等物质致使全身高凝状态，进而导致血栓性血管阻塞。以上几种机制协同作用造成多器官损伤，甚至导致多器官功能衰竭。Chan报道了7例无呼吸衰竭的肺炎支原体肺炎死亡病例，死亡原因包括肺血栓栓塞、心肌炎、肺炎、脑炎和精神病。宿主异常的免疫反应在肺炎支原体感染引起的肺外表现的发展中起着至关重要的作用。因此，免疫调节剂，如皮质类固醇或免疫球蛋白，可被认为是最严重病例（如脑炎）的治疗方式。此外，抗凝治疗对血管闭塞型表现应具有较高的应用前景。在任何情况下，必须同时使用对肺炎支原体有效的抗生素，以减少呼吸道中肺炎支原体细胞的数量。

与大环内酯类抗生素日益严峻的耐药形势相比，氟喹诺酮类药物和四环素类抗生素仍然对肺炎支原体保持了良好的体外抗菌活性。在临床常用的氟喹诺酮类药物中，左氧氟沙星、莫西沙星及吉米沙星等呼吸喹诺酮类药物对肺炎支原体的体外抗菌活性良好，而且具有较好的肺组织穿透性和较高的吞噬细胞内浓度，是治疗成人肺炎支原体肺炎的理想药物。与上述药物相比，诺氟沙星和依诺沙星等对肺炎支原体的抗菌活性较差，不宜作为肺炎支原体肺炎的常规治疗药物。虽然环丙沙星对肺炎支原体也有较好的

抗菌活性，但考虑到部分支原体肺炎可能合并肺炎链球菌感染，且其肺组织穿透性和吞噬细胞内浓度与呼吸喹诺酮类药物相比没有优势，因此，也不推荐常规用于肺炎支原体肺炎的治疗。

（浙江省乐清市人民医院呼吸科 李云雷 提供）

5.病例5：女，17岁。咳嗽、发热、咽痛1周。病人1周前无明显诱因出现发热，最高体温达40℃，咳嗽，咳少许白色黏痰，伴咽痛，乏力，食欲差，咳嗽时胸痛，略感胸闷，无咯血。胸部CT检查示：左肺炎，不排除结核。社区门诊抗炎治疗无好转而入院。入院查体：T 38.7℃，咽充血，双肺呼吸音粗，未闻及干、湿啰音。辅助检查：血常规：白细胞 $10×10^9/L$，中性粒细胞 0.85、淋巴细胞 0.13；C反应蛋白 121 mg/L；红细胞沉降率 21mm/h。入院后初步诊断为社区获得性肺炎，给予头孢呋辛联合阿奇霉素抗感染治疗，仍高热不退，并出现呼吸困难，低氧血症，PaO_2 54 mmHg。入院第3天复查胸部CT：双肺斑片影，左肺上叶、下叶大片实变影，右肺上叶、中叶斑片影，左侧胸腔积液（图6-1-46）。查体：左下肺可闻及湿啰音。辅助检查：多次痰涂片查抗酸菌阴性；痰TB-DNA＜500 U/ml；肺炎支原体特异性抗体滴度1:640（正常1:40以下）；甲型流感病毒抗原筛查试验阴性。胸腔积液常规：渗出液，白细胞计数 $1.01×10^9/L$、中性粒细胞 0.40、淋巴细胞0.60。胸腔积液生化：葡萄糖 6.54mmol/L、氯 104.1mmol/L、腺苷脱氨酶 53.2 U/L。

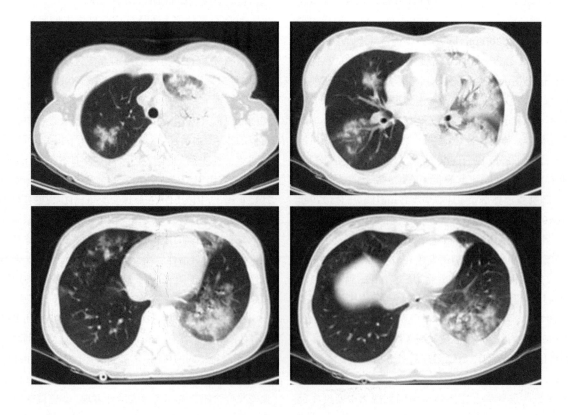

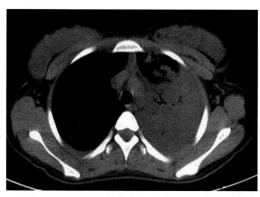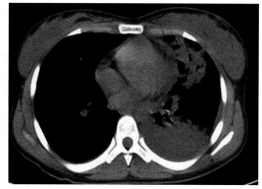

图6-1-46 左肺上叶、下叶大片实变影，右肺上叶、中叶斑片影，左侧胸腔积液（病程10天）

【诊断】肺炎支原体肺炎。

【诊断依据】青少年女性，病史较短，以高热、咳嗽为主，影像学示双肺病变，以实变为主，首先考虑社区获得性肺炎。病程进展迅速，伴低氧血症，为重症肺炎改变。血白细胞不高，支原体抗体滴度1∶640，结合痰TB-DNA检查阴性，甲型流感病毒抗原筛查试验阴性，首先考虑肺炎支原体肺炎。病人病情较重，复查白细胞数下降至2.97×10⁹/L，血浆白蛋白下降至28g/L，考虑重症、难治性肺炎支原体肺

炎可能。加用甲泼尼松龙及丙种球蛋白抗炎、调节免疫治疗。入院后1周（病程14天）体温正常。入院后2周（病程21天）复查支原体抗体滴度为1∶1280，复查胸部CT：左肺大片实变影及右肺阴影消散，胸腔积液吸收，左肺上叶见两个空洞影（图6-1-47）。病人病情好转后出院，出院后未再药物治疗。病程3个月复查胸部CT：左肺上叶空洞缩小，洞壁变薄（图6-1-48）。

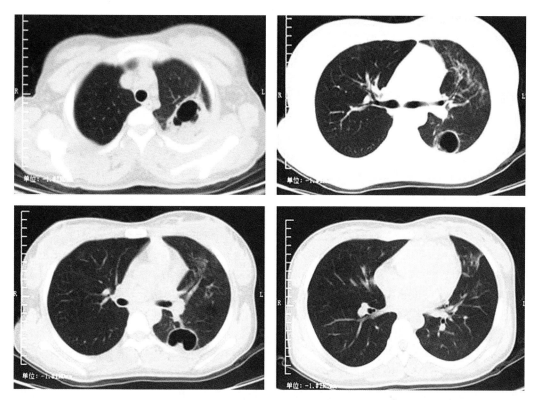

图6-1-47 病变基本吸收，左肺上叶见两个空洞影（病程21天）

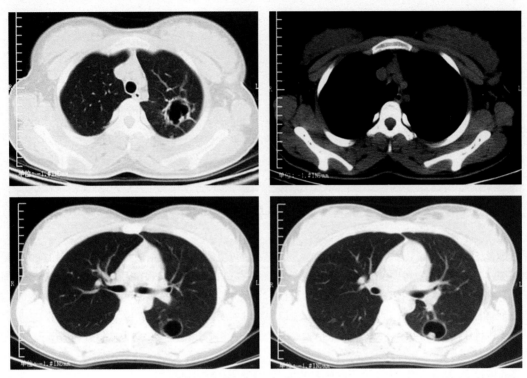

图6-1-48　空洞缩小，洞壁变薄（病程3个月）

【分析】肺炎支原体感染通常是一种自限性疾病。近年来，肺炎支原体感染在难治性肺炎支原体肺炎（refractory mycoplasma pneumoniae pneumonia，RMPP）、急性呼吸窘迫综合征、坏死性肺炎、暴发性肺炎等病例中可发展为严重危及生命的疾病。RMPP多表现为体温持续升高、剧烈咳嗽、肺部影像学加重，合并肺外多系统并发症，病程长、治疗难度大、复发率高，若治疗不及时，常导致严重肺内外并发症，可遗留肺不张、支气管扩张、闭塞性细支气管炎等后遗症，甚至致死性肺炎。

目前国内外对于儿童RMPP尚无明确、统一的诊断标准，通常认为在符合肺炎支原体肺炎的临床诊断标准的基础上，符合以下标准中任意1项：①大环内酯类抗生素治疗效果不佳（正规应用大环内酯类抗生素1周左右，病情仍未见好转）；②合并肺外多系统并发症，病情重（除严重肺部病变外还伴肺外多系统损害）；③病程较长（一般可>3～4周），甚至迁延不愈。2013年中华医学会儿科学分会认为：肺炎支原体肺炎患儿通过正规应用大环内酯类抗生素治疗≥1周，但临床症状无缓解，持续发热，咳嗽剧烈，并且肺部影像学表现加重则诊断为RMPP。RMPP年长儿多见，病情较重，发热时间及住院时间长，常表现为持续发热、剧烈咳嗽、呼吸困难等，多数病人以发热为首发症状，部分重症病人呼吸道症状出现晚。RMPP容易累及其他系统，甚至引起多器官功能障碍。胸部影像学多有整叶致密实变影或多个肺叶受累，进行性加重，表现为肺部病灶范围扩大、密度增高、胸腔积液，甚至有坏死性肺炎和肺脓肿。坏死性肺炎

的肺实变吸收缓慢，可完全吸收或遗留纤维条索影，也可转变为肺不张或囊变。本例转归过程与文献报道一致。

实验室检查方面，白细胞计数被认为是诊断细菌感染的有效指标，而对于肺炎支原体感染该指标意义不大。CRP在炎症急性期时合成迅速，其含量越高，提示炎症反应越重；并且它的变化不受外在因素影响，如年龄、性别、有无妊娠及贫血等，即使在病人机体反应低下，白细胞正常的情况下，仍可呈阳性。近年来，CRP被广泛应用于炎症的诊断，同时可反映心血管疾病、自身免疫疾病及机体的防御反应。当肺炎支原体感染机体时，CRP可不同程度增高，若存在肺部大片实变或肺外并发症时，CRP显著增高，可≥100mg/L。国内外研究普遍认为，RMPP的CRP水平明显高于普通肺炎支原体肺炎，争论焦点在于CRP水平增高至何种程度提示RMPP的发生。1937年法国学者Laufberger首次发现血清铁蛋白。铁分子在铁蛋白内部以水合氧化铁的形式储存，铁蛋白增高对炎症有提示作用，在不同病原菌引起的肺炎中，铁蛋白水平存在差异。2008年Tamura等提出在RMPP中，铁蛋白水平显著高于普通肺炎支原体肺炎，这有助于RMPP的早期识别。一旦患儿确诊为肺炎支原体肺炎，并且血清铁蛋白增高明显，不排除RMPP的可能，动态监测血清铁蛋白水平，对激素应用有指导意义。乳酸脱氢酶（LDH）是一种细胞质酶，存在于人体多个重要脏器，如心、肝、脑、肺及肾，当发生细胞裂解或细胞膜受损时，LDH释放入血，因此它是组织分解的标记物。研究证明LDH水平增高与许多肺部疾病相关，如阻塞性肺疾病、间

质性肺疾病等。由于RMPP肺组织损伤重，并且多数伴有肺外、多系统并发症，导致LDH水平明显升高，因此LDH升高对RMPP的早期识别有重要意义，可作为给予全身糖皮质激素治疗的参考指标。LDH不仅对判断肺炎支原体肺炎的严重程度、对激素应用时机及用量有提示作用，而且可以有效评估RMPP的疗效。本例病人为年轻女性，病程中出现低氧血症、低蛋白血症，病情进展迅速，并合并胸腔积液，支原体抗体滴度持续升高，符合RMPP表现。

大环内酯类药物可以与细菌核糖体形成可逆性结合，阻止tRNA转位，从而阻断其蛋白质的合成，同时可提高机体对急性呼吸道感染的免疫力，减少肺部炎症反应、防止上皮细胞损伤，并能降低呼吸道反复感染的发生，提高治疗呼吸道感染的成功率，从而能改善和调节免疫系统的功能，既往被认为是治疗肺炎支原体肺炎最为有效的药物。RMPP与肺炎支原体对大环内酯类抗生素耐药、过度的免疫与炎症反应参与、混合感染和治疗延迟等因素有关。

RMPP病人免疫功能紊乱，机体免疫力低下，可合并细菌、病毒、真菌等感染。合并其他病原体感染时，IgG、IgA分泌增加，可使免疫损伤增强；RMPP病人合并其他病原体感染时肺外并发症发生率亦明显增高。Zhang等回顾性分析2011年1月1日至2016年12月31日期间收治的396例RMPP患儿，采集鼻部标本进行病原菌检测。在396例RMPP病例中，107例（27.02%）与其他病原体合并感染，以肺炎链球菌、流感嗜血杆菌、金黄色葡萄球菌为最常见的感染细菌，以人博卡病毒（Human bocavirusl, HBoV1）、鼻病毒、呼吸道合胞病毒为最常见的感染病毒。与单独感染相比，合并感染的儿童比单独感染的儿童年龄小，同时感染病毒和细菌的儿童年龄最小。合并感染患儿发热过程较长，白细胞计数较高，C反应蛋白较高。合并感染患儿胸部X线表现为气胸百分率较高，炎症范围更广泛。然而，Izumikawa等的研究显示，仅5.7%（2/35）的暴发性MPP病人检测到肺炎支原体以外细菌，且均不是致病因子。Liu等回顾性分析2008年1月至2015年12月期间675例RMPP患儿的临床资料，采用传统细菌培养法和二代测序法分别检测675例和18例支气管肺泡灌洗液中的细菌。675例患儿中仅18例（2.67%）合并其他细菌感染，包括10例肺炎链球菌（55.56%）、3例（16.67%）金黄色葡萄球菌、3例流感嗜血杆菌（16.67%），2例（11.11%）卡他莫拉菌，表明RMPP患儿很少合并细菌感染。另外18例NGS分析未见阳性菌感染，与细菌培养结果一致。该研究发现，RMPP中细菌共感染罕见，非抗肺炎支原体抗生素对RMPP病人早期治疗无任何疗效。

RMPP治疗一般包括：大环内酯类或氟喹诺酮类药物、糖皮质激素、静脉用免疫球蛋白、改善循环与抗凝和纤维支气管镜的应用。尽管存在耐药的现象，部分RMPP患儿应用阿奇霉素仍有一定疗效，考虑原因有两方面：①阿奇霉素细胞内药物浓度高、释放缓慢、组织渗透性好、维持时间长，高浓度药物也许对耐药菌株有一定作用；②大环内酯类药物除具有抗菌作用外，还具有免疫调节作用，因而能够抑制促炎症细胞的产生，减轻炎症反应。但绝大多数患儿经正规大环内酯类抗生素治疗无效时，需要选择其他类别抗生素，如四环素类、喹诺酮类抗生素等。本例病人年龄未满18周岁，抗生素选择上限制了氟喹诺酮类的应用，单用大环内酯类效果欠佳，炎症反应强烈，加用了糖皮质激素和丙种球蛋白进行免疫调节治疗，控制了病情。

免疫损害在肺炎支原体肺炎发病机制中有重要作用，激素通过减轻充血、阻止炎性介质反应、抑制炎性细胞移动、增强气道对β_2受体激动剂的敏感性等方式，解除支气管痉挛、舒张支气管，发挥抗炎、抗过敏及免疫调节等作用，抑制和下调由肺炎支原体感染后激发的机体过度免疫反应和炎性反应，降低肺损伤、缩短病程及减少并发症，对治疗RMPP有一定疗效。多数研究采用常规剂量与短疗程，甲泼尼龙1～2mg/（kg·d），疗程3～5天。也有研究采用冲击疗法取得良好的效果。不同的治疗方案孰优孰劣，目前尚缺乏对照研究，需要进行多中心随机对照研究探索最佳的疗程与剂量。对肺炎支原体肺炎急性期患儿，如有明显咳嗽、喘息，胸部X线显示肺部有明显炎性反应及肺不张，可应用吸入型糖皮质激素，疗程1～3周。

皮质激素敏感型RMPP定义为在静脉注射甲泼尼松龙2mg/（kg·d）后72小时退热，皮质激素治疗后至少7天不发热。抗皮质激素的RMPP定义为在静脉注射2mg/（kg·d）甲泼尼松龙72小时后仍持续或复发发热。使用标准的皮质类固醇治疗方案，约有20%RMPP患儿在治疗后发热持续3天以上。Yan等回顾性分析2012年1月1日至2014年12月31日期间收治的183例RMPP患儿。其中，36例（19.7%）为皮质类固醇耐药RMPP病例。糖皮质激素耐药RMPP患儿比糖皮质激素敏感RMPP患儿发热和住院时间更长。123例（83.7%）皮质激素敏感RMPP患儿的影像学表现在皮质激素治疗1周后明显好转，仅4例（11.1%）皮质激素抵抗RMPP患儿的影像学表现明显好转。24例（75%）接受支气管镜检查的糖皮质激素抵抗RMPP患儿有黏液栓塞形成，糖皮质激素敏感RMPP患儿均无黏液栓塞形成。多元回归分析表明，发热持续时间≥11天、淋巴细胞百分比≤32%、C反应蛋白≥48.73 mg/L和LDH≥545.7 U/L是糖皮质激素耐药RMPP的重要预测因子。皮质类固醇耐药RMPP患儿临床和影像学表现更严重。

丙种球蛋白是一种人体免疫系统主要效应分子，主要是通过抗原与IgG发生反应，从而产生抗原抗体复合物，避免病原体对机体造成损害，使病人从无免疫或低免疫状态迅速恢复至暂时免疫保护状态，抑制肺炎支原体黏附、促进肺炎支原体外排、调节肺炎支原体引起的免疫缺陷状态，可有效增强机体免疫和抗感染能力，有助于缓解病情。

丙种球蛋白不常规推荐用于普通肺炎支原体肺炎的治疗，但如果合并中枢神经系统病变、免疫性溶血性贫血、免疫性血小板减少性紫癜等自身免疫性疾病时，可考虑应用丙种球蛋白，一般采用1g/(kg·d)，1~2天。

不论是细菌性肺炎或是肺炎支原体肺炎，D-二聚体水平均可增高，提示在肺炎急性期，机体往往存在不同程度的血管内皮损伤，故可为肺炎患儿血液是否存在高凝状态提供参考信息。机体的高凝状态是RMPP的发病机制之一，缺氧、感染等危险因素使炎症因子大量释放，血管内皮进而收缩，内皮细胞功能受损，微循环血流减慢导致形成微血栓，致使机体出现凝血功能紊乱。当RMPP病人的血

小板、纤维蛋白原、D-二聚体增高时会出现高凝状态，血栓形成或肺栓塞及血供障碍，导致支气管黏膜与肺坏死，因此可以使用低分子肝素改善循环与抗凝。

（赤峰市第二医院呼吸内科　窦海艳　提供）

6.病例6：女，17岁。发热1周。病人1周前无明显诱因出现发热，初始37.5℃，后逐渐升高，波动于38~40℃，服用解热药后体温可暂时下降，伴有阵发性咳嗽，咳黄色黏痰，量多。查血常规：白细胞 $8.0×10^9/L$、中性粒细胞0.76，给予头孢米诺静滴及莲花清瘟胶囊口服治疗，病情未见好转，于2017-12-06收入院。行胸部CT检查（图6-1-49）。

【诊断】肺炎支原体肺炎。

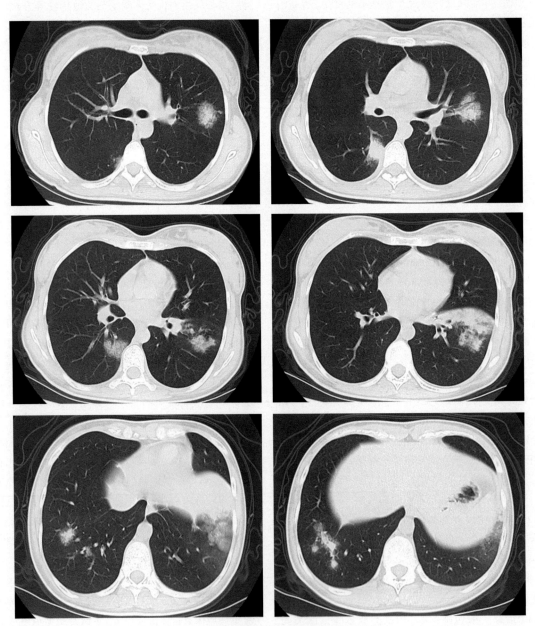

图6-1-49　双肺多发实变、结节影（2017-12-06）

【诊断依据】青少年女性，发热、咳嗽，双肺多发病变，实变为主，考虑社区获得性肺炎。头孢类药物无效，首先考虑非典型肺炎特别是肺炎支原体肺炎可能。辅助检查：血常规：白细胞 5.54×10⁹/L、中性粒细胞0.89；C反应蛋白 206.5mg/L；呼吸道病原体核酸检测肺炎支原体阳性、冷凝集试验阳性（1:64）、肺炎支原体抗体阳性（1:1280）。病人肺炎支原体肺炎诊断明确，给予阿奇霉素治疗1周后复查血常规：白细胞 8.3×10⁹/L、中性粒细胞0.57；C反应蛋白 3.1mg/L，胸部CT检查示病变有所吸收（图6-1-50）。病人病情平稳，CRP明显降低，好转出院。

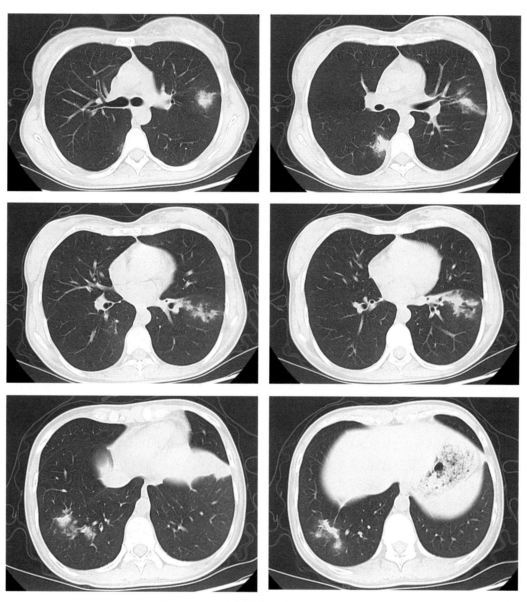

图6-1-50 病变较前吸收（2017-12-14）

【分析】中国《儿童肺炎支原体肺炎诊治专家共识》（2015年版）总结了儿童肺炎支原体肺炎的临床表现。呼吸系统症状起病可急可缓，以发热和咳嗽为主要表现。中高度发热多见，也可低热或无热。部分患儿发热时伴畏寒、头痛、胸痛、胸闷等症状。病初大多呈阵发性干咳，少数有黏痰，偶有痰中带血丝，咳嗽会逐渐加剧，个别患儿可出现百日咳样痉咳，病程可持续2周甚至更长。由于支气管管壁尚未发育完善，常因各种病理因素导致管腔变窄，从而诱发气喘，研究发现，肺炎支原体和支气管哮喘的发病存在密切的联系。多数患儿精神状况良好，多无气促和呼吸困难，而婴幼儿症状相对较重，可出现喘息或呼吸困难。年长儿肺部湿啰音出现相对较晚，可有肺部实变体征。肺炎支原体肺炎重症病例可合并胸腔积液和肺不张，也可发生纵隔积气和气胸、坏死性肺炎等。少数患儿表现危重，发展迅速，可出现呼吸窘迫，甚至需要呼吸支持或体外膜肺支持，可导致死亡。

Meyer等报道肺炎支原体肺炎病人肺外损伤的发生率高达25%，包括皮肤黏膜系统、心血管系统、血液系统、神经系统、消化系统等。常发生在起病2天至数周，也有一些患儿肺外表现明显而呼吸道症状轻微。有报道，对大环内酯类耐药的肺炎支原体肺炎感染更易有其他系统表现。皮肤、黏膜损伤常见，皮肤受累的程度不一、表现多样，斑丘疹多见，重者表现为斯蒂文斯-约翰逊综合征（Stevens-Johnson syndrome, SJS）；黏膜损伤通常累及口腔、结膜和泌尿道，可表现为水疱、糜烂和溃疡。心血管系统受累亦较常见，多为心肌损害，也可引起心内膜炎及心包炎、血管炎，可出现胸闷、头晕、心悸、面色苍白、出冷汗等症状。血液系统以自身免疫性溶血性贫血常见，其他还有血小板减少性紫癜及单核细胞增多症、噬血细胞综合征、弥散性血管内凝血等。肺炎支原体感染还可导致肺、脑、脾脏等器官及外周动脉的栓塞。神经系统的损害者病情相对严重，如脑炎、中毒性脑病、急性播散性脑脊髓炎、多发性神经炎、周围神经炎多见，也可表现为吉兰-巴雷综合征等多种神经系统疾病。消化系统受累可引起肝大和肝功能障碍，少数患儿表现为胰腺炎。其他尚有肾小球肾炎和IgA肾病、中耳炎、突发性耳聋、结膜炎、虹膜炎、葡萄膜炎、关节炎及横纹肌溶解等。

肺炎支原体肺炎的组织学特征为肺泡间隔与肺实质内小血管周围间质内的单核炎性细胞浸润。感染时常见小气道受累（细支气管炎），表现为小叶中心结节与分枝状线状影，类似发芽的树枝。树芽征是急性感染性细支气管炎的特征性表现，多见于病毒、肺炎支原体感染、结核或非结核性分枝杆菌的支气管内播散引起的细支气管炎。本例影像为细支气管炎的特征性表现。肺结核组织学特征为坏死性肉芽肿，影像学亦可表现为小叶中心性结节与分枝状线状影、大叶性实变、空洞形成与支气管壁增厚，有时较难与肺炎支原体肺炎相鉴别。鉴别要点包括：肺炎支原体肺炎病人发热以中、高程度为主，刺激性咳嗽为本病突出的症状，无痰或仅有少量黏痰，偶有黏液脓痰及痰中带血；肺部影像表现明显，肺部体征多不明显，甚至全无；白细胞总数多正常范围，中性粒细胞细胞略有升高；短期内肺炎支原体肺炎病灶发展快，治疗效果明显好于肺结核。

（烟台毓璜顶医院呼吸科 于鹏飞 提供）

7.病例7：男，7岁。发热4天，咳嗽2天。患儿4天前无明显诱因出现发热，体温最高达40℃，口服复方锌布颗粒及布洛芬后体温能降至正常，但反复发热，发热时头晕。就诊于当地医院，辅助检查：血常规示白细胞9.39×10⁹/L、中性粒细胞 0.56；C反应蛋白 25.75mg/L，给予口服头孢克肟100mg、蒲地兰10ml及利巴韦林100mg治疗2天，病情未见好转。2天前出现咳嗽，干咳，辅助检查：血常规示白细胞6.27×10⁹/L、中性粒细胞0.55；C反应蛋白 37.48mg/L。给予头孢西丁、利巴韦林静脉滴注治疗2天，患儿仍发热、咳嗽，胸片示右肺上叶大片状密度增高影，于2015-11-25入院诊治。

【诊断】肺炎支原体肺炎。

【诊断依据】男性患儿，病史较短，高热、干咳，白细胞计数和中性粒细胞分类、CRP均升高不明显，头孢类药物治疗4天无效，胸片示肺上叶大片状密度增高影，考虑右上肺炎，综合考虑，首先考虑肺炎支原体肺炎可能。辅助检查（2015-11-25）：病毒系列和肺炎支原体抗体阴性；降钙素原 0.54ng/mL，给予阿奇霉素、头孢美唑、甲泼尼龙治疗4天，患儿仍发热，行胸部CT检查（2015-11-29）示右肺上叶实变影，支气管充气征明显，纵隔淋巴结肿大、右侧胸腔积液（图6-1-51）。辅助检查（2015-11-30）：支原体抗体阳性（1:1280）；降钙素原0.32ng/mL；C反应蛋白 14.35mg/L，患儿肺炎支原体肺炎诊断明确。2015-12-01行支气管镜检查示：左右主支气管、右肺各段支气管痰液附着，右上叶前段、后段支气管炎性狭窄。患儿发热间隔延长，但仍有反复发热，2015-12-05复查血常规：白细胞 9.10×10⁹/L、中性粒细胞 0.56；C反应蛋白 52.75mg/L；红细胞沉降率80mm/h。鉴于患儿仍发热、咳嗽，C反应蛋白较前略有升高，停用头孢美唑和阿奇霉素，改用泰能和红霉素继续抗感染治疗。5天后复查胸部CT（2015-12-09）示右肺上叶实变区内多发空洞影（图6-1-52），患儿应用大环内酯类药物2周仍发热，考虑难治性、坏死性肺炎支原体肺炎，转至我院继续治疗。入院查体：T 38℃，双肺呼吸音粗，右肺可闻及中小水泡音。辅助检查（2015-12-10）：血常规：白细胞计数8.94×10⁹/L、中性粒细胞 0.66；C反应蛋白 25.10mg/L；红细胞沉降率 75mm/h；降钙素原 1.37ng/ml；凝血六项：D-二聚体2.69mg/L、纤维蛋白降解产物6.51μg/ml、凝血酶原时间14.10秒、纤维蛋白原5.20g/L；肺炎支原体核酸检测阳性；血清铁蛋白、抗核抗体谱、病毒系列、肝功、生化、心肌酶、真菌D-葡聚糖检测、GM试验、结核杆菌T细胞检测、血培养、痰培养、尿便常规、凝血常规均未见明显异常。鉴于患儿肺部病变吸收较慢，不除外混合感染可能，入院后给予泰能治疗3天后改用阿奇霉素联合头孢哌酮/舒巴坦治疗。2015-12-15行支气管镜检查示：右上叶后段支气管痰液壅塞，管口炎性狭窄，给予生理盐水共35ml冲洗，灌洗液浑浊。术中给予布地奈德0.5mg于右上叶升支局部保留。患儿体温波动于37.5～40.5℃，先后给予丙种球蛋白共35g。2015-12-18复查胸部CT示双肺炎症并右肺上叶不张、多发空洞样改变。抗生素改为泰能联合红霉素继续治疗。2015-12-20患儿体温降至正常。2015-12-24停用红霉素，改用阿奇霉素继续治疗。辅助检查（2015-12-26）：红细胞沉降率 66mm/h；降钙素原 0.09 ng/ml。2015-12-27复查胸部CT：符合双肺炎症治疗后好转CT表现（图6-1-53），好转出院。出院后先后4次行气管镜下治疗，复查胸部CT（2016-07-11）示病变较前吸收，右肺上叶不张（图6-1-54）。

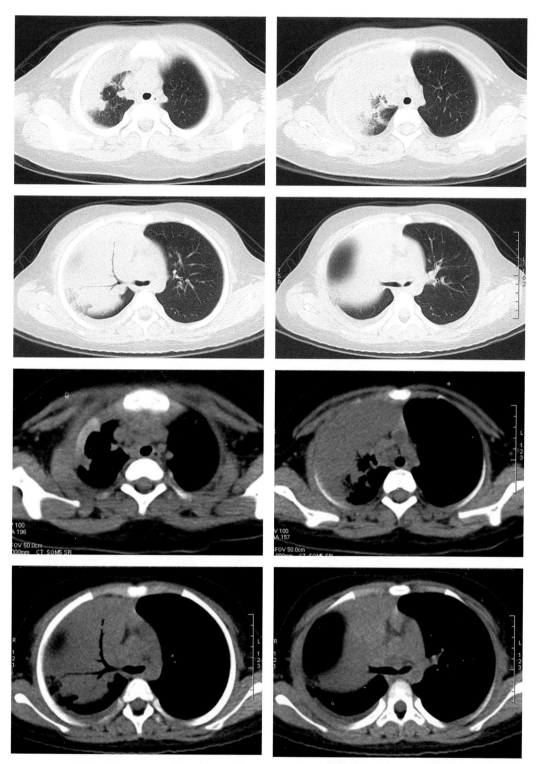

图6-1-51　右肺上叶实变影，支气管充气征明显，右侧胸腔积液（2015-11-29）

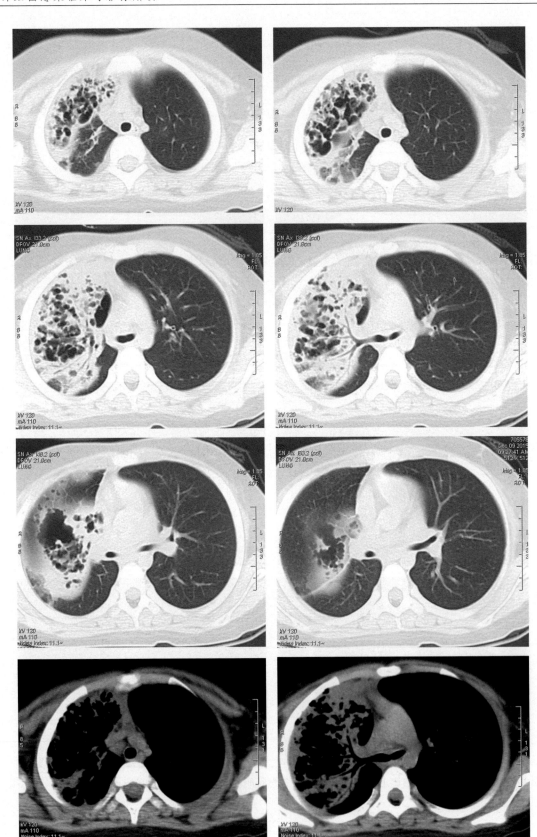

图6-1-52　右肺上叶实变区内多发空洞影（2015-12-09）

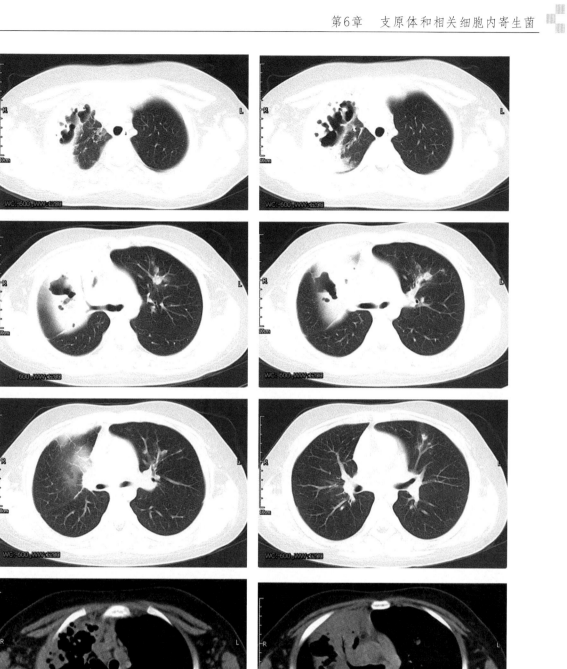

图6-1-53 病变较前吸收（2015-12-27）

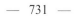

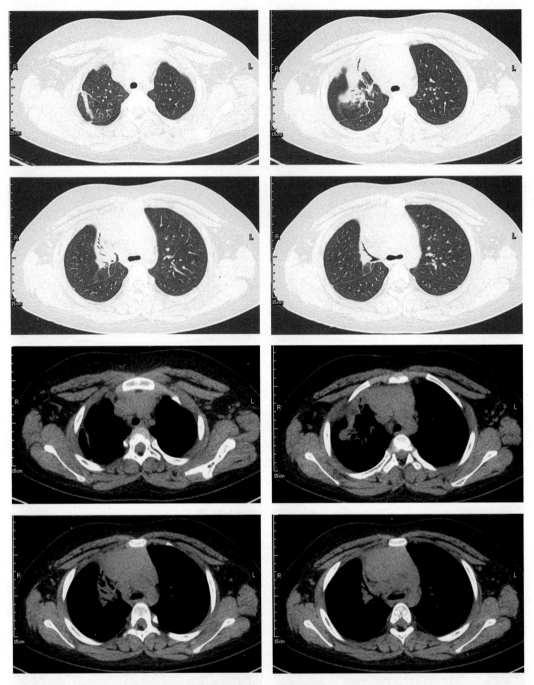

图6-1-54　病变较前吸收，右肺上叶不张（2016-07-11）

【分析】肺炎支原体可无症状地定植于上呼吸道。一项对健康儿童的研究显示，21.2%的儿童在上呼吸道携带肺炎支原体。儿童被认为是传播给其他家庭成员的媒介。自实施肺炎链球菌疫苗接种以来，下呼吸道感染的流行病学发生了变化。肺炎支原体是目前儿童社区获得性肺炎住院治疗最常见的细菌原因，在5～9岁儿童和10～17岁青少年中的比例已上升到16%和23%。多数肺炎支原体肺炎患儿病情轻微，预后较好，还有部分患儿病情呈自限性，肺部炎症被吸收后无明确后遗症，而少部分也会发展成重症肺炎，本例即为肺炎支原体感染所致难治性、坏死性肺炎支

原体肺炎。引发坏死性肺炎的首要原因是细菌感染，其中最常见的是肺炎链球菌和金黄色葡萄球菌，肺炎支原体感染导致坏死性肺炎的报道日渐增多。坏死性肺炎是肺炎的一种严重疾病形式，诊断主要依赖CT等影像学检查。CT早期主要表现为肺实变，可伴有胸腔积液，48小时内即可从液化坏死发展致空洞形成，故典型影像学表现为在肺实变的基础上出现肺实质缺损及多发薄壁空洞。肺炎支原体感染所致的坏死性肺炎CT表现特点以单个或多个肺叶出现实变，且实变区内出现强化减低区和（或）空洞、空腔为特点。强化减低区是因为炎症引起肺动脉分支与肺泡毛细血

管的血栓性闭塞,导致肺实质缺血、梗死、坏死,坏死物排出后形成空洞、空腔。坏死性肺炎的肺实变吸收缓慢,病程可长达数月至数年,可完全吸收或遗留纤维条索影,也可转变为肺不张。空洞或空腔早期扩大融合,以后可逐渐缩小、闭合,也可继续扩大最终形成囊性变而遗留。本例即表现为肺不张和遗留条索影。肺炎支原体肺炎肺不张原因多考虑为支原体感染引起细支气管壁上皮细胞坏死,支气管黏膜肿胀,平滑肌痉挛,呼吸道管腔被黏液、纤维素及破碎细胞堵塞,引起闭塞;也有可能为分泌物阻塞所致。

儿童坏死性肺炎支原体肺炎在CT上表现为空洞或空腔样病变,需要与金黄色葡萄球菌肺炎、真菌感染、结核导致的空洞及肺囊肿伴感染等疾病相鉴别。坏死性肺炎支原体肺炎是在大片状实变区域内出现的液化坏死及空洞,空洞大小不一,可单发也可多发,张力较低,随病情进展可融合,洞壁厚薄不一,内壁可光滑也可有壁结节存在,CT增强扫描空洞壁可呈环形强化或无明显强化,经积极治疗后肺实变与空洞可基本吸收消失。金黄色葡萄球菌肺炎好发于两肺中上野的中外带,可形成单个或多个肺气囊,张力较大,发展迅速,同时脓胸或脓气胸等胸膜病变也较坏死性肺炎支原体肺炎更多见、发展更迅速。真菌感染性空洞具有典型的晕征及空气新月征,与坏死性肺炎支原体肺炎表现不同。肺结核空洞好发于上叶尖段与下叶背段,形态多不规则,洞壁光滑规则,周围多见卫星灶,洞内气-液平面相对少见,洞壁及周边可见钙化灶,易与坏死性肺炎支原体肺炎鉴别。肺囊肿为肺内单个或多个大小不等的薄壁囊腔,伴有感染时囊壁增厚,周围可出现渗出改变,抗炎治疗后囊腔不消失,此征象有利于本病诊断。

儿童支原体肺炎较易合并胸腔积液。其可能机制为肺炎支原体通过直接毒性作用、免疫反应损害、病原菌与巨细胞接触释放化学介质的毒性和炎性反应等方式造成上呼吸道黏膜上皮细胞损害,累及胸膜,产生胸膜炎症,受损的细胞释放各种酶、补体以及生物活性物质,如组胺等,使胸膜毛细血管通透性增加,促使胸腔积液形成。

气管镜已成为儿科呼吸疾病诊治中安全、有效和不可缺少的手段。肺炎支原体感染后会刺激体内产生肿瘤坏死因子、IL-2、IL-6、IL-8等各种细胞因子分泌增多,上皮细胞通透性增加,表达MUC5AC基因和黏蛋白明显增多,且细胞因子会促进杯状细胞增多,上皮细胞生成减少,加重气道阻塞,黏液分泌增多,常有呼吸道黏液阻塞,甚至较大的支气管塑形分泌物栓塞,少数可有支气管炎症性狭窄甚至肉芽组织增生,及时解除呼吸道阻塞对减轻高热等症状、促进肺复张、减少后遗症的发生有重要意义。此外通过对肺泡灌洗液的培养能准确判断是否存在其他病原微生物的混合感染,以指导抗生素的应用和调整。软式支气管镜的治疗价值在于通过局部灌洗通畅呼吸道,结合异物钳或活检钳、细胞毛刷等,清除下呼吸道分泌物与痰栓。少数患儿存在黏膜肉芽组织增生,或因管壁纤维化收缩导致不可逆的支气管闭塞,可采用支气管镜下球囊扩张治疗,而呼吸道内炎性肉芽肿致呼吸道堵塞、狭窄,影响远端通气且有相应症状或导致反复感染者可采用支气管镜下冷冻治疗。考虑到多数炎症性病变的可逆性及支气管镜尤其是介入治疗的侵入损伤性,该类患儿的介入治疗应严格掌握指征。术前应仔细评估,权衡利弊,操作技术娴熟,术中术后严密观察,及时处理可能出现的并发症。

（山东省立医院儿科呼吸　刘奉琴　提供）

8.病例8:女,16岁。咳嗽、咳痰伴发热4天。病人4天前受凉后出现发热,最高体温达39.6℃,咳嗽、咳黄黏痰,不易咳出。抗感染(头孢呋辛2天、阿奇霉素1天)治疗后症状无明显好转。2天前胸片检查示右上肺炎症,改用头孢曲松抗感染后仍发热、咳嗽、咳痰,于2017-05-27入院诊治。

胸部X线(2017-05-25):右肺上叶片状模糊影(图6-1-55)。胸部X线(2017-05-29):右肺上叶实变影,病变较前进展(图6-1-56)。

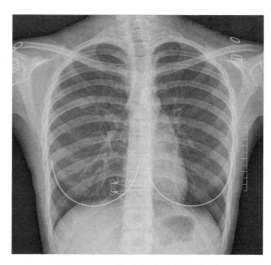

图6-1-55　右肺上叶片状模糊影

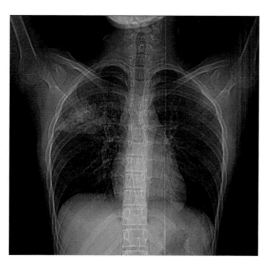

图6-1-56　肺上叶实变影,较前进展

【诊断】肺炎支原体肺炎。

【诊断依据】青少年女性，发热、咳嗽，胸片示右上肺炎表现。辅助检查：血常规示白细胞计数 $5.05×10^9/L$、中性粒细胞 0.65；C反应蛋白 37.7mg/L；降钙素原 0.09ng/ml；肺炎支原体抗体阴性。患儿社区获得性肺炎诊断明确，入院后给予阿莫西林/克拉维酸钾抗感染治疗3天仍高热，行胸部CT（2017-05-29）检查示右肺上叶斑片、实变、磨玻璃影，病变较前进展，边缘模糊，支气管壁增厚、支气管扩张样改变（图6-1-57）。患儿痰培养回报正常菌群生长，头孢类抗生素治疗无效，影像符合肺炎支原体肺炎表现，经验性加用阿奇霉素抗感染治疗3天，仍高热。查体：双肺可闻及少许湿啰音，散在哮鸣音。血气分析：pH 7.40，PO_2 61.7mmHg，PCO_2 40mmHg。考虑患儿为难治性肺炎支原体肺炎，肺炎支原体抗体检查阴性，考虑病程较短

所致。2017-06-01加用激素治疗1天，体温正常，应用3天后停用。复查血气分析：pH 7.43，PO_2 80 mmHg，PCO_2 39mmHg。停用阿奇霉素，改用米诺环素口服治疗。患儿无发热，咳嗽较前明显减少，痰呈黄色黏痰，易咳出。查体：双肺呼吸音粗，右上肺及左下肺可闻及少许湿啰音，未闻及哮鸣音。复查胸部CT（2017-06-04）右肺上叶实变较前消散，但出现空洞影，双肺其他部位出现磨玻璃影（图6-1-58）。患儿病情平稳，虽影像有所变化，考虑治疗有效。辅助检查（2017-06-06）：血常规：白细胞计数 $6.10×10^9/L$、中性粒细胞 0.55；C反应蛋白<0.499mg/L；肺炎支原体核酸检测阳性。复查胸部CT（2017-06-09）：两肺多发炎症较前明显吸收，右肺上叶支气管扩张（图6-1-59）。患儿病情平稳，查体无阳性体征，好转出院。

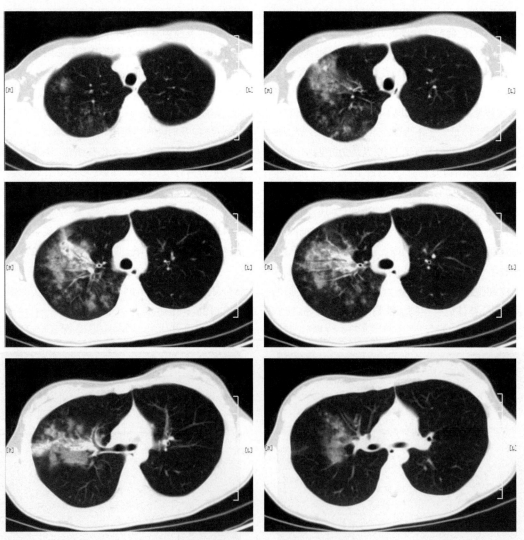

图6-1-57　右肺上叶斑片、实变、磨玻璃影，边缘模糊，支气管壁增厚、支气管扩张样改变（2017-05-29）

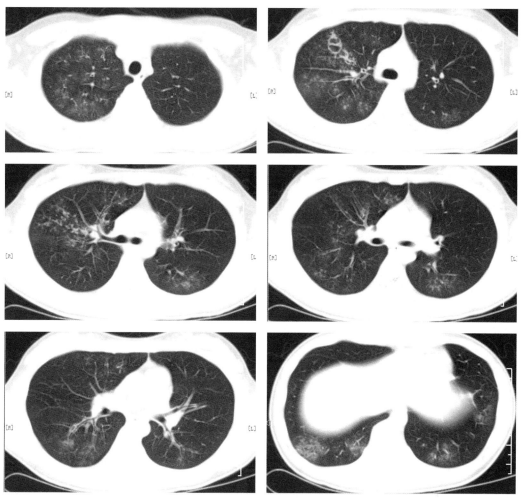

图6-1-58 右肺上叶实变影较前消散,见空洞影,双肺多发磨玻璃密度影,树芽征明显(2017-06-04)

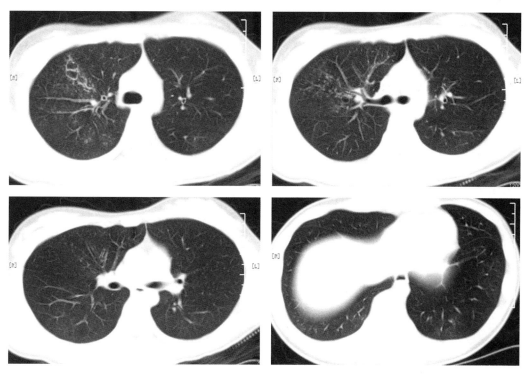

图6-1-59 病变较前明显吸收(2017-06-09)

【分析】本例病人性别、年龄为支原体肺炎好发人群，影像特征包括斑片、实变、树芽征、树雾征、支气管壁增厚、支气管扩张等，符合肺炎支原体肺炎特征，头孢类药物治疗无效，阿奇霉素治疗3天仍发热，且有低氧血症，查体闻及干、湿啰音，考虑难治性肺炎支原体肺炎可能。病变进展迅速且出现空洞，激素治疗有效，亦支持难治性支原体肺炎诊断。阿奇霉素联合激素治疗难治性肺炎支原体肺炎可明显提高治疗效果，改善临床症状，缩短住院时间，且安全可靠。

自2000年以来，大环内酯类抗生素耐药的肺炎支原体（MRMP）已在亚洲、欧洲、加拿大和美国出现。MRMP感染率在欧洲为3%～26%，中国为63%～97%，日本为25%～93%。研究显示，喹诺酮类、四环素（多西环素或米诺环素）或甘氨酰环素（替加环素）等替代药物可改善儿童大环内酯治疗失败后的临床症状。Atkinson等2011年报道了一例严重的SJS患儿，该患儿被证明具有MRMP，且阿奇霉素治疗失败，但对左氧氟沙星有反应。意大利2013年的一项研究，8例MRMP感染病人中有7例（87.5%）症状持续，导致克拉霉素被左氧氟沙星取代，随后发热咳嗽症状迅速缓解。Okada等2012年报道，在日本儿童MRMP感染暴发后3天内，米诺环素和多西环素在24小时退热和减少肺炎支原体DNA拷贝数方面均显著优于托氟沙星。在这项研究中，之前服用大环内酯类药物与大环内酯耐药的发生显著相关。Kawai等2013年也报道了类似的结果，证明米诺环素优于托氟沙星。Matsubara等2009年报道，22名（45.5%）大环内酯耐药感染儿童中，有10名需要用左氧氟沙星或米诺环素替代治疗。Morozumi等2008年的一项研究也描述了类似的发现。在53名（35.8%）大环内酯耐药感染病人中，有19名病人将大环内酯治疗改为左氧氟沙星或米诺环素，而在易感分离株患儿中，这一比例仅为6.9%（4/58）。其他喹诺酮类药物，如加雷沙星（garenoxacin），在体内和体外都对肺炎支原体均有活性，有时在日本使用。通常情况下，氟喹诺酮类和四环素类药物不会用于儿童，但在针对MRMP有效的新药物出现之前，可能没有其他现实的选择。

米诺环素是一种半合成四环素类抗菌药物，对革兰阳性球菌、阴性杆菌、支原体及立克次体均有高效杀灭作用。米诺环素起效时间仅2小时，半衰期长达15～18小时，且口服吸收率高达95%。而药物敏感性筛选试验证实，大环内酯类抗菌药物耐药支原体菌株对米诺环素敏感性高于其他四环素类、喹诺酮类、氨基糖苷类抗菌药物，这可能与米诺环素可特异性结合核糖体30S亚基，抑制氨酰基tRNA进入mRNA核糖体复合物，进而干扰耐药菌株蛋白质合成密切相关。同时米诺环素相较于其他类型抗菌药物脂溶性更高，可增加进入肺组织的药物剂量，从而发挥强效抗菌作用。目前，米诺环素已作为成人或8岁以上患儿的一线治疗方案。

四环素类药物可与牙本质和牙釉质的磷酸盐结合，使牙釉质发育不良和牙齿发黄，抑制婴幼儿骨骼生长，不建议小于8岁儿童使用。考虑到四环素对儿童的潜在毒性更大，日本2011年的指南建议在怀疑MRMP感染时使用托氟沙星治疗。2012年Okada提出对于MRMP感染的8岁以上的患儿，建议应用米诺环素和多西环素，可有效改善症状，并且缩短病程，大环内酯类药物并不作为首选。儿科传染病学会/美国传染病学会推荐阿奇霉素作为首选治疗方案，红霉素和左氧氟沙星作为替代方案，而英国胸科学会的文件只提到大环内酯类药物。鉴于大环内酯类药物在小儿呼吸道感染中的普遍应用，应强调合理使用抗菌药物。瑞典研究人员认为，在某些情况下，轻微的呼吸道感染可能根本不需要抗生素。Okada等报道，大环内酯类药物在日本处方的所有口服抗菌药物中占30%，并得出结论，过去几年日本大环内酯类耐药菌的增加与大环内酯类药物的广泛使用导致的选择压力密切相关。然而，表现出大环内酯耐药的多个克隆的快速传播也会导致大环内酯类耐药率的增加。定期监测全世界的耐药性将有助于监测这一趋势。在耐药率极高的亚洲，临床医生应考虑使用大环内酯类的替代药物作为疑似或确诊肺炎支原体感染的初始治疗。然而，在欧洲和北美，耐药性仍然不太常见，大环内酯类可能仍被认为是一线治疗，但如果临床反应不满意，则需仔细随访并考虑更换其他药物类别。

（上海浦东医院呼吸科　沈　瑶　提供）

第二节　衣原体属

衣原体（chlamydia）是一类能通过细菌滤器、专性细胞内寄生、有独特双相发育周期的原核细胞型细菌。衣原体与其他细菌的主要区别是其缺乏合成生物能量来源的ATP酶，其能量完全依赖被感染的宿主细胞提供；与病毒的主要区别在于其具有DNA和RNA两种核酸、核糖体和一个近似细胞壁的膜，并以二分裂方式进行增殖，能被抗生素抑制。1957年开始将衣原体分类于细菌类。衣原体无运动能力，广泛寄生于人类、鸟类及哺乳动物，仅少数有致病性。

1999年，16S rRNA和23S rRNA基因的系统发育分析为重新修订衣原体目的排列顺序和完善衣原体科的分类提供了理论依据。衣原体目的成员是指一类专性细胞内寄生、具有独特衣原体样发育周期的细菌，且其基因序列与衣原体16S rRNA和（或）23S rRNA一致性≥80%。目前，衣原体目下设8个科，11个属，21个种。

衣原体属（chlamydia）隶属于细菌界，衣原体门，衣原体纲，衣原体目，衣原体科。属内有12个种，包括沙眼衣原体（C.trachomatis）、鹦鹉热衣原体（C.psittaci）、肺炎衣原体（C.pneumoniae）、鼠衣原体（C.muridarum）、猪衣原体（C.suis）、猫衣原体（C.felis）、流产衣原体（C.abortus）、豚鼠衣原体（C.caviae）、兽类衣原体（C.pecorum）、鸟衣原体（C.avium）、家禽衣原体（C.gallinacea）和朱鹭衣原体（C.ibidis）。与人类感染有关的主要有沙眼衣原体、鹦鹉热衣原体、肺炎衣原体，其中以沙眼衣原体最常见。1999年Everett等学者提议将肺炎衣原体、鹦鹉热衣原体和兽类衣原体归为新的属-嗜衣原体属（chlamydophila）。然而，该命名法存在争议，现已弃用嗜衣原体属这一术语。衣原体科各成员间16S rRNA和23S rRNA的基因多样性均小于10%。衣原体的基因组大小为1.0~1.24Mbp，G＋C含量为39~45mol%，代表菌种为沙眼衣原体。

一、微生物学特点

1.形态与染色　衣原体在宿主细胞内生长繁殖，可观察到原体（elementary bodies，EB）和网状体（reticulate bodies，RB）两种颗粒结构。原体有较致密而坚韧的细胞壁，存在于细胞外，Giemsa染色呈紫红色，而网状体体积较大，呈蓝色。肺炎衣原体形成的包涵体呈致密的卵圆形，因不含糖原，碘染色阴性。

2.培养特性　衣原体专性活细胞内寄生，以二分裂的方式繁殖，在宿主细胞质内增殖，形成光镜可见的包涵体。可采用鸡胚、组织细胞学和动物培养3种方法，为了提高分离培养时的成功率，可在培养基中加入DEAE-葡聚糖或放线菌酮，并通过离心或X线照射等方法，使更多的衣原体吸附到易感细胞表面，以利于衣原体的寄生性生长。

3.抵抗力　三种衣原体中，鹦鹉热衣原体抵抗力较强，从低温-20℃储存1年至数年以上的火鸡组织曾分离到鹦鹉热衣原体。在禽类的干粪和褥草中，鹦鹉热衣原体可存活数月之久；鹦鹉热衣原体对温度的耐受性与宿主的体温有关，禽类体温高，适应的衣原体株就较耐热；哺乳动物体温较低，适应的衣原体株则不耐热。

沙眼衣原体在56℃中5~10分钟即可灭活。在干燥的脸盆上仅半小时失去活性。在-60℃可保持5年。液氮内可保存10年以上。冰冻干燥保存30年以上仍可复苏，说明沙眼衣原体对冷冻干燥有一定耐受性。不能用甘油保存，一般保存在pH7.6磷酸盐缓冲液中或7.5%葡萄糖脱脂乳溶液中，这一点和病毒不同。

许多普通消毒剂可使衣原体灭活，但耐受性有所不同。如对沙眼衣原体用0.1%甲醛溶液或0.5%石炭酸溶液经24小时即杀死；用2%来苏水仅需5分钟。对鹦鹉热衣原体用3%来苏水溶液则需24~36小时才可杀死；用75%乙醇30秒；1:2000的升汞溶液5分钟中即可灭活；紫外线照射可迅速灭活。四环素、氯霉素和红霉素等抗生素有抑制衣原体繁殖作用。

二、致病机制

衣原体科的成员都具有独特的双相发育周期：在细胞外是有感染性而无代谢活性的原体，在细胞内是有代谢活性而无感染性的网状体。衣原体的原体可感染真核宿主细胞，原体在宿主细胞外仅能短时间存活。原体与易感细胞接触时，以被细胞吞饮的方式进入宿主细胞内，形成空泡，原体在空泡中逐渐发育、增大成为代谢活跃的网状体；网状体在空泡内以二分裂方式繁殖，形成众多的子代原体，并最终形成一个大的胞质包涵体；最后，成熟的子代原体从感染细胞中释放出来，再感染新的易感细胞，开始新的发育周期。每个发育周期为48~72小时。包涵体为衣原体在宿主细胞内的生长繁殖提供屏障保护作用，同时也是衣原体与宿主细胞进行物质交换和信息传递的门户；衣原体不仅可从宿主细胞摄取营养物质和能量物质，而且分泌包涵体膜蛋白（inclusion-membrane proteins，Incs）等效应蛋白与宿主细胞相互作用。由于衣原体的生长发育高度依赖宿主细胞，因此在细胞因子、抗生素和营养素缺乏等特殊条件下，可诱导衣原体失去典型的发育周期，在网状体向原体分化过程中形成中间体，其形状和大小不同于网状体和原体。称为异形体（aberrant body，AB）。异形体代谢活性发生异常，具体表现为感染性和繁殖性缺乏，当去除诱因后，衣原体又可恢复正常的发育周期，因此异形体称为衣原体的持续性感染形式。

不同种衣原体的组织亲嗜性有差异，感染部位和所致疾病也有所不同，但其致病物质有一定的相似性。衣原体通过获取宿主细胞的营养物质和能量维持自身的生长繁殖，在此过程中能通过直接或间接作用造成机体病理损伤，同时衣原体还能有效免疫逃逸，以躲避宿主免疫系统的识别和清除。

衣原体外层类似于革兰阴性菌的细胞壁，由外膜蛋白、多形态膜蛋白、脂质和脂多糖组成，中层为含磷脂和蛋白质的细胞膜，膜内主要由细胞器和遗传物质组成。衣原体的毒力因子主要包括主要外膜蛋白（major outer membrane protein，MOMP）、多形态膜蛋白（polymorphic membrane proteins，Pmps）、Ⅲ型分泌系统（type three secretion system，T3SS）、脂多糖、热休克蛋白（HSP）、质粒及衣原体蛋白酶样活性因子（chlamydial protease-like activity factor，CPAF）等。

衣原体感染宿主重要的步骤之一是黏附蛋白与宿主细胞的相互作用。目前已经鉴定了衣原体的几种黏附蛋白，包括MOMP、HSP、外膜复合物B（OmcB）和Pmps等。衣原体约60%的蛋白质为MOMP，其大小为40kDa，是重要的外膜结构成分，主要起到离子通道的作用，参与能量转换，与衣原体黏附于宿主细胞有关。该蛋白质由ompA基因编码，常用于衣原体的鉴定和进化分析。MOMP由暴露在表面的4个亲水可变区（VD1~VD4）和5个内部疏水保守区（CD1~CD5）组成，可变区位于保守区之间，主要是VD2和VD4区在衣原体黏附中发挥功能。沙眼衣原体的可变结构域使其具有多个血清型，不同血清型沙眼衣原体造成的眼生殖器感染临床症状各异。肺炎衣原体MOMP的同源性高度一致，因此，目前未对肺炎衣原体进行血清学分型。OmcB与宿主细胞的黏附是通过与细胞上的硫酸乙酰肝素蛋白聚糖结合来实现，但这只是衣原体黏附于宿主细胞表面的一种手段。其后又发现了衣原体多形态膜蛋白（Pmps）家族成员也具有黏附功能。Pmps是衣原体特有的一类膜结合蛋白，之前被称为90kDa蛋白族。Pmps在鹦鹉热衣原体中首先被发现，随后的研究发现衣原体属的其他成员也存在Pmps。Pmps作为具有自动转运系统的黏附蛋白，不仅与MOMP一样对衣原体的新陈代谢和感染性相关，而且可以使宿主细胞发生炎症反应。阻断Pmps蛋白和OmcB蛋白的黏附途径，衣原体的感染率减少了70%，剩余30%的感染可能由其他衣原体成分参与完成，由此可见衣原体的黏附涉及至少两种以上的途径。

目前研究发现革兰阴性菌含有6种入侵宿主细胞的特异性分泌系统（Ⅰ~Ⅵ型），其中最关键的是Ⅲ型分泌系统（T3SS）。T3SS是一种特殊的毒力因子，进化复杂、蛋白种类多，包括效应因子、分泌外排装置（T3SA）和伴侣蛋白。不像其他病原体的T3SS是由组合在一起的毒力岛编码，衣原体科的成员拥有至少13个分布在整个染色体上的基因与其T3SS相关，并且与鞭毛系统具有很高同源性。T3SS的致病作用主要是通过向宿主细胞释放其效应蛋白（T3SE）来实现。在衣原体中，易位性复原活动磷酸化蛋白（translocated actin-recruiting phosphoprotein, Tarp）、外膜蛋白CopN和包涵体膜蛋白（Incs）等是主要的T3SE。Incs等效应因子在早期合成于网状体中，发育至包涵体分裂时T3SA基因开始合成，随后网状体转化为原体，效应基因的激活发生终止。具有功能的T3SS存在于原体中，感染发生时与宿主细胞膜接触时会激活效应因子，因此，在衣原体发育周期中，网状体转换为原体时已将外排装置、效应因子和伴侣蛋白预装到原体中。在衣原体感染过程中，T3SS定植在宿主细胞的质膜上并将T3SE直接通过其注射器状结构注射到宿主细胞胞质，调节宿主细胞结构并干扰免疫信号传导，从而影响正常细胞器功能及免疫应答，导致宿主新陈代谢和免疫反应紊乱。

衣原体感染主要是由于慢性炎症造成组织损伤。研究发现衣原体热休克蛋白 HSP60（GroEL或GroEL1）、HSP10（GroES）和HSP70（DnaK）与这种有害的宿主免疫应答相关。作为衣原体的保护性蛋白，HSP通过黏附、介导产生促炎细胞因子，使机体诱发炎症反应。像大多数革兰阴性菌一样，衣原体外膜最外层有脂多糖存在。脂多糖作为衣原体外膜的主要成分之一，具有衣原体属特异性的抗原决定簇。脂多糖是革兰阴性菌致病的关键因子，可激活多

种炎症细胞释放炎性介质引起炎症反应，还能导致机体微循环功能紊乱，造成机体器官损伤和休克等病症的发生。衣原体细胞壁的脂多糖与其他微生物细胞壁脂多糖不同点在于其内毒素活性较低。实验显示，在衣原体脂多糖受抑制的情况下，网状体仍然可以形成包涵体，但不表达发育周期中的晚期蛋白，从而不能转化为原体，脂多糖缺失的情况下，衣原体可以存活但不具有感染性。

衣原体感染机体可引起或轻或重的炎性/免疫性病理反应，如果感染持续存在，最终可导致严重的并发症。宿主感染衣原体后，体内的固有免疫应答和适应性免疫应答均发挥重要的保护性作用。在呼吸道衣原体感染时，衣原体主要侵入机体的上皮细胞，这些细胞分泌的多种细胞因子和趋化因子，诱导中性粒细胞、树突状细胞、单个核细胞等募集到炎症部位，参与宿主抗衣原体感染的免疫应答。在衣原体感染早期，可诱导非特异性免疫细胞浸润并释放多种前炎性因子，这些炎症因子通过多重效应参与炎症过程，进一步引起中性粒细胞、单核细胞等局部浸润，加重局部组织损伤。而在感染后的免疫清除中，Th1型细胞介导的免疫应答发挥重要作用，当Th1细胞免疫应答强度适合时，能清除衣原体的感染，发挥免疫保护作用；当机体产生的Th1细胞免疫应答不足或过强，都会导致机体的病理损伤。单次的感染并不直接引起组织器官的严重病理损伤，但慢性持续性的衣原体感染可刺激机体产生细胞免疫和体液免疫应答，并通过分子模拟机制引起机体自身免疫的炎症损伤。衣原体通过原体与网状体间的相互转化来延续感染周期，并长期寄生于宿主体内，引起持续性感染，最终造成不可逆的病理损伤。衣原体发育周期的基因组转录分析显示，一小簇基因控制着生长周期中的分化阶段，并且具有真核细胞系的进化起源。此外，被感染的宿主细胞可产生细胞因子、蛋白酶及黏附分子，造成持续的炎症反应。目前认为，衣原体感染引起的炎症反应是多种疾病发病的主要原因，但其具体机制仍有待进一步探索。

有证据显示，包括γ干扰素、抗生素和营养缺乏状况在内的多种因素可促使衣原体进入持续存在状态。形态学特征表现为异常增大的网状体位于较小的细胞内容物内，它们以一种可分裂但无感染性的状态存在。有学者认为这种持续存在状态是衣原体逃宿主免疫应答的另一种生命周期。研究证明，慢性感染可促进衣原体持续存在状态的形成，然而，衣原体持续存在状态的临床意义仍存在争议，目前尚缺乏检测宿主机体内持续存在状态衣原体的方法。

衣原体在某些情况下可诱导宿主细胞发生凋亡，而在另一些情况下则会抑制细胞凋亡。这说明衣原体已经进化到可通过调节宿主细胞程序性死亡来促进自身的存活。

衣原体在宿主细胞中复制和持续性存在是其致病的主要原因。衣原体通过逃避吞噬细胞溶酶体对包涵体的破坏、抑制宿主细胞MHC分子表达、干扰宿主细胞凋亡信

号通路等机制逃逸宿主的免疫清除。在沙眼衣原体、鼠衣原体和鹦鹉热衣原体中都含有一个隐蔽质粒，衣原体质粒是一个分子质量约为7.5kb、基因序列高度保守的非整合DNA分子。衣原体质粒不仅参与免疫逃避，还与消化道的定植及炎症反应有关。*CT135*基因是新发现的毒力因子，作用似乎在于维持慢性感染或长期持续感染，而质粒的功能则是加重早期感染和加强衣原体生长繁殖。CPAF是分泌到宿主细胞胞质中保守的丝氨酸蛋白酶，大小约70kDa，不仅在免疫逃避中起重要作用，而且在衣原体的定植和持续性感染中起到一定的作用。

目前，包括性病淋巴肉芽肿菌株、鹦鹉热衣原体、肺炎衣原体、豚鼠衣原体、流产衣原体、猫衣原体和鼠类衣原体在内的衣原体基因序列已明确。基因组的比较分析已经为衣原体感染及其寄生于哺乳动物胞内的生物学过程提供了全新的理解，并以新的视角审视了衣原体的进化动力学、宿主组织嗜性及其毒力因子。随着研究的深入，衣原体与宿主细胞的相互作用以及衣原体的免疫逃逸机制将得到进一步的阐明，从而为衣原体的诊断、治疗和预防打下坚实基础。

三、流行病学

衣原体广泛存在于真核生物中，是原生生物、无脊椎动物和脊椎动物的共生菌和致病菌，通过感染结膜上皮细胞、呼吸道和生殖道而引起广泛的人类疾病。人类的衣原体感染在全世界广泛存在，与人口密度呈正相关，感染没有性别差异，四季均可发生，具有散发和流行交替出现的特点。衣原体是欧盟和美国最常见的应呈报疾病。美国预防服务专责小组（USPSTF）自2007年以来建议筛查所有25岁以下的性活跃女性，并在2014年再次加强筛查。2014年，美国疾病控制与预防中心（CDC）报道了140多万例衣原体感染病例，是迄今为止报道的感染人数最多的一年。多达80%的女性生殖器衣原体感染无症状，但就长期健康后果而言，如盆腔炎、不孕不育和异位妊娠，以及艾滋病毒感染的风险会增加。衣原体本身具有高传染性和危险性，早期诊断和治疗可避免上述并发症。

机体感染衣原体后，体内虽能产生特异性的细胞免疫和体液免疫，但这种免疫力极其微弱，易造成持续感染和反复感染。鹦鹉热衣原体可通过感染有该种衣原体的禽类，如鹦鹉、孔雀、鸡、鸭、鸽等的组织、血液和粪便，以接触和吸入的方式感染给人类。沙眼衣原体和肺炎衣原体主要在人类之间以呼吸道飞沫、母婴接触和性接触等方式传播。家庭、学校、军队以及其他人口集中的工作区域可存在小范围的流行。

四、临床表现

（一）沙眼衣原体感染

目前，全世界范围内最常见的性传播疾病病原体就是

沙眼衣原体，可引起人体的广泛感染，如非淋菌性尿道炎、宫颈炎、输卵管炎、盆腔炎，此外还能引起其他部位感染如沙眼、关节炎等，并引起较为严重的并发症，如异位妊娠和不孕不育。有学者提出沙眼衣原体感染可以诱导和促进人乳头瘤病毒持续感染，从而诱发宫颈癌，甚至可能是单独诱发宫颈癌的高危因素之一。

沙眼衣原体主要是人类沙眼和生殖系统感染的病原体。成人主要经性交直接传播，危险因素有年龄小、多个性伴及新的性伴。衣原体感染常伴有淋病，10%～50%的衣原体感染者可发现淋病奈瑟菌。沙眼衣原体包括三个生物变种，即沙眼生物变种、性病淋巴肉芽肿（LGV）生物变种和鼠生物变种。基于MOMP的抗原反应性，目前沙眼衣原体共分为18个血清型。沙眼生物变种有A、B、Ba、C、D、Da、E、F、G、H、I、Ia、J、K 14个血清型，其中A、B、Ba、C血清型主要引起眼部疾病，D-K型引起生殖器疾病。LGV生物变种有4个血清型：L1、L2、L2a和L3。鼠生物变种可感染啮齿类动物，被广泛应用于针对沙眼衣原体呼吸道和生殖道感染的研究。

血清型A、B、Ba和C可自沙眼病人检出，这些病人分布在非洲、中东、亚洲和南美洲贫穷国家的疾病流行地区。沙眼的急性临床表现主要为滤泡性角膜、结膜炎，晚期表现包括结膜瘢痕伴倒睫、眼睑内翻、视力下降甚至失明。据世界卫生组织统计，全球约130万人遭受了沙眼引发的可预防性失明。世界卫生组织旨在2020年消灭致盲性沙眼。在卫生条件很差的情况下，沙眼可在家庭成员之间传播；非家庭成员之间可通过共用被病人眼分泌物污染的设施而传播。

沙眼衣原体血清型D-K，包括Da、Ia和变异的Ja，均与生殖道疾病有关，D、E、F型最常见，它们是工业化国家性传播疾病最常见的病原微生物。沙眼衣原体主要感染柱状上皮及移行上皮，病理改变是慢性炎症造成的组织细胞损伤，形成瘢痕。沙眼衣原体血清型D-K在男性中主要引起非淋菌性尿道炎，在女性中则主要引起宫颈炎，检查见宫颈管脓性分泌物、宫颈红肿、触血阳性。尿道和下生殖道感染可致排尿困难、白色或透明尿道分泌物或脓性阴道分泌物和性交后出血。尿道炎、罕见的直肠炎和结膜炎在男性和女性中均可发生。大多数感染因无明显症状而难以被发现，这易造成上行性感染，如男性的附睾炎，女性的子宫内膜炎、输卵管炎和盆腔感染合并肝周炎（菲茨-休-柯蒂斯综合征）。女性上生殖道感染的临床症状是不规则的子宫出血、盆腔不适或慢性腹痛。输卵管炎可导致输卵管瘢痕和严重的生殖系统并发症，如输卵管引起的不孕和异位妊娠。沙眼衣原体感染引起的输卵管因素不孕使其成为感染相关不孕不育的最常见病原体。在性生活活跃的人群中，低龄与感染密切相关，发病率最高人群年龄在25岁或以下。此外，性工作者、有新的性伴侣或有多个性伴侣的人群感

染风险会增加。研究发现,被关押在青少年和成人教养院的女性流行率更高。筛查高危女性沙眼衣原体感染可预防盆腔炎等严重的并发症。

沙眼衣原体偶可引起新生儿和成人免疫抑制者的肺部感染。沙眼衣原体感染孕妇可能在分娩时将病原体传播给新生儿,使其存在患新生儿包涵体性结膜炎和(或)肺炎的风险。新生儿肺炎主要见于2~12周新生儿及婴儿,大多数无发热,起始症状通常是鼻炎、鼻腔黏液性分泌物和鼻塞,随后发展为断续的咳嗽,呼吸急促,可闻及肺部啰音,可伴有心肌炎和胸腔积液,半数患儿可伴有急性包涵体性结膜炎。为了防止婴幼儿感染衣原体,孕妇应常规筛查沙眼衣原体。成人免疫抑制病人可见咽炎、支气管炎和肺炎等呼吸道感染,可有干咳、发热、肌痛、寒战、咯血和胸痛。肺部影像多为间质浸润,亦可见支气管肺炎或网状结节样阴影。沙眼衣原体肺炎不经治疗多数在数周后也可逐渐自愈。

沙眼衣原体感染的后遗症包括HLA-27相关的反应性关节炎,通常表现为急性非对称性单关节炎,伴或不伴肌腱和肌肉骨骼外症状。生殖道沙眼衣原体感染所致的莱特尔综合征(以结膜炎、尿道炎、关节炎为特点的三联征)一般发生在尿道炎之后4周左右,病人关节液中可分离到衣原体。

沙眼衣原体血清型L、L2、L2a和L3可导致LGV,这是一种系统性性传播疾病,流行于非洲、亚洲、南美洲部分地区和加勒比海地区,但在工业化国家却极为罕见。然而,在欧洲、澳大利亚和美国不断有关于L2b突变株暴发流行的报道,这些报道指出医疗机构应该高度警惕LGV病人,尤其是那些男同性恋者。机体早期损伤常在暴露部位形成易被忽略的无痛性丘疹,可发展为溃疡。直肠炎在肛交人群中较常见,肛肠涂片标本中丰富的白细胞可提示病人感染LGV。溃疡形成可促进HIV和其他性传播和血液传播疾病的发生。LGV的基本特征是造成疼痛性腹股沟和(或)股骨淋巴结疾病。LGV的并发症为可移动性淋巴结融合(腹股沟淋巴结炎),可进一步导致窦道和瘘管的形成。如未及时治疗,纤维化可致淋巴管阻塞,进而造成生殖器象皮肿。

(二)肺炎衣原体感染

1965年Grayston首次在一中国台湾儿童的结膜分泌物中分离出一株与其他衣原体不同的衣原体,当时命名为TW(Taiwan)-183。1983年又在美国西雅图1名急性呼吸道感染的大学生咽部分泌物中分离出另一株衣原体而命名为AR-39(acute respiratory-39)。后经研究鉴定,发现此两株实为同一种衣原体,并将其命名为TWAR。其包涵体形态与鹦鹉热衣原体类似,但其网状体超微结构、单克隆抗体反应及DNA同源性均有别于沙眼衣原体和鹦鹉热衣原体,最终在1989年正式命名肺炎衣原体。因此,直至20世纪80年代末,人们才认识到肺炎衣原体是一种重要的呼吸道感染病原体。

肺炎衣原体在发达国家和发展中国家均分布广泛,具有较高的血清阳性率,约50%的成年人血清肺炎衣原体IgG抗体阳性。学龄前儿童的感染率相当低,但学龄后迅速上升,并持续上升到老年。肺炎衣原体感染的潜伏期较长,可引起上呼吸道感染,如鼻窦炎、中耳炎和咽炎,也可引起下呼吸道感染,如支气管炎和肺炎。在成人及儿童社区获得性肺炎的病原体中占10%~15%,但有数据显示肺炎衣原体的患病率不到1%,不规范的非典型病原体标准化检测方法和重视程度是各大洲和国家之间的广泛异质性的原因之一。2012年,Capelastegui等对社区获得性肺炎中的病因及其对预后的影响进行了一项研究。他们研究了151名非典型病原体肺炎病人,其中37人(24.5%)患有肺炎衣原体肺炎。非典型肺炎病人的住院率为25.8%,ICU住院率为0.7%,机械通气率为0.7%。除机械通气外,非典型肺炎的住院率和ICU住院率明显低于典型细菌引起的肺炎。非典型肺炎病人30天死亡率为1.3%,而典型细菌引起的肺炎死亡率为4.3%,尽管这一差异没有统计学意义。Gramegna等对GLIMP数据库进行二次分析,该数据库是一项国际、多中心、点流行率研究,研究对象是2015年6大洲54个国家222家医院收治的成人社区获得性肺炎病人。该研究评估了非典型病原体(包括嗜肺军团菌、肺炎支原体、肺炎衣原体)检测的频率及其流行程度。在3702例社区获得性肺炎病人中,1250例(33.8%)接受了至少一次非典型病原体检测。其中,嗜肺军团菌检测(尿抗原或血清学)1186例(32.0%),肺炎支原体检测(血清学)251例(6.8%),肺炎衣原体检测(血清学)228例(6.1%)。各国间的检测差异很大,欧洲的检测频率高于其他地区(46.0% vs 12.7%),非洲和南美洲的检测频率最低(分别为5.8和5.0%)。嗜肺军团菌尿抗原检测是全世界最常见的检测方法(32.0%)。重度社区获得性肺炎病人非典型病原菌检测频率低于非重度社区获得性肺炎病人,ICU病人嗜肺军团菌检测率更低。在进行非典型病原体检测的病人中,62例病人(4.7%)中至少分离出1种非典型病原菌,包括30例嗜肺军团菌(30/1186,2.5%)、26例肺炎支原体(26/251,10.3%)和8例肺炎衣原体(8/228,3.5%)。与其他成人社区获得性肺炎住院病人相比,非典型病原体所致社区获得性肺炎病人明显更年轻,心血管、肾脏疾病和混合感染更少。在现实生活中,社区获得性肺炎住院病人的非典型病原体检测标准不高,不能反映不同环境下的非典型病原体患病率,特别是在低收入国家。

肺炎衣原体原发感染多见于学龄儿童,高流行率的原因可能是肺炎衣原体通过飞沫在人与人之间传播,感染或传播与该地区的密切接触和高人口密度有关。成人则多为再次感染或慢性感染。下呼吸道感染,尤其是肺炎,是肺炎衣原体感染最常见的表现,而上呼吸道感染,如鼻窦炎和咽炎不太常见。最初的症状可能是鼻漏、咽喉痛和声音嘶哑（但不是发热），然后逐渐减轻，1周后出现咳嗽（干咳为主）、气短，直至非特异性肺炎症状。病人体温一般轻微升高，很少高于38～39℃，如果病人在感染过程中没有及早发现，常常会错过发热。白细胞增多并不常见。即使给予适当的抗生素治疗，咳嗽和不适可能持续数周或数月。

儿童和青少年感染病情通常较轻，有自限性，易被忽视，致病情迁延，呈慢性咳嗽。成人则患肺炎者较多，且病情较重，特别是在已有慢性疾病或重复感染的老年人。肺炎衣原体感染临床表现轻重不一，可从无症状到致死性肺炎。在急性白血病和治疗性中性粒细胞减少症病人中，已经有严重的、危及生命的肺炎衣原体感染的报道。肺炎衣原体所致呼吸系统疾病的暴发曾见于军营、长期看护机构和监狱。肺炎衣原体感染的临床症状缺乏特异性且难以与其他呼吸道病毒和肺炎支原体引起的感染相区别，受累的肺叶部位可听到湿啰音。

肺炎衣原体对人类有较广泛的致病性，尚可引起虹膜炎、肝炎、心内膜炎、脑膜炎及结节性红斑等。肺炎支原体感染已被确认为多种慢性疾病的可能促发因素。研究显示，哮喘、冠心病、动脉粥样硬化的发病与肺炎衣原体感染有关，也是艾滋病、恶性肿瘤或白血病等疾病发生继发感染的重要原因。近年来发现，肺炎衣原体感染在COPD中常见。COPD病人肺炎衣原体特异性抗体阳性率明显高于健康人群，且是日本人群COPD的独立危险因素。肺炎支原体与COPD和慢性支气管炎急性感染有关，尤其是＞50岁的COPD病人4%以上的急性发作与肺炎衣原体感染有关。在30%的成人社区获得性肺炎病例中，存在肺炎支原体与其他细菌的联合感染，约20%肺炎衣原体感染病人为合并肺炎支原体的混合感染。

（三）鹦鹉热衣原体感染

鹦鹉热衣原体病又称鹦鹉热（psittacosis）、鸟疫（omithosis）、饲鸟病，是人兽共患病病原体，能引起禽类呼吸道和消化道疾病，感染人类则可引起呼吸道感染和菌血症。鹦鹉热衣原体严格细胞内寄生，最初认为鹦鹉是该病原体的宿主而将其引起的疾病称为鹦鹉热。鹦鹉及许多其他鸟类是鹦鹉热衣原体的自然宿主，此外多种哺乳动物也可作为其宿主。

根据 *ompA* 基因差异以及多位点序列分型（MLST），鹦鹉热衣原体可分为10个基因型，包括基因型A-G、E/B、M56和WC，基因型A-G和E/B的自然宿主为鸟类。基因型跟其宿主种类和致病性有很大关系，基因型A常见于鹦鹉类，也是暴露于其中的人类呼吸道疾病和（或）流感样症状的常见原因。基因型B在鸽子、鸡、雀形目和野生鸟类中发现。基因型C和D主要与水禽和家禽（鸡和火鸡）相关。基因型E可感染多种鸟类，包括鸽子、水禽和火鸡，最早于20世纪20年代末被描述为可感染人类。另外，在鹦鹉

（psittacines）中发现F基因型，鸭子中发现E/B基因型，红尾鹰中发现G基因型，啮齿动物中发现M56基因型，牛中发现WC基因型。在鹦鹉和野生鸟类中，又鉴定出6个 *ompA* 基因型（CPX0308、1V、R54、6N、YP84和Mat116）。虽然所有鸟类基因型都可能感染人类，但基因型A似乎最常与人类鹦鹉热/鸟疫（ornithosis）相关。

早在1874年Juergensen曾发现感染本病病人。1879年Ritter也曾报道因与笼养的鹦鹉和金翅雀有关而引起称作"肺伤寒"的7例非典型肺炎，此为第一篇关于人类衣原体感染的科学文章。1892年Morange在阿根廷首都布宜诺斯艾利斯发现，与鹦鹉鸟接触的人会突然发病，从而最终肯定了鹦鹉在人类感染和罹病中的重要作用，并提出了鹦鹉热这一新病名。1890—1930年，在南美和北美以及欧洲不同地区观察到几次人类鹦鹉热流行，都是由于人类接触了感染了鹦鹉热衣原体的外来鸟类。我国于1964年在家畜中分离到了鹦鹉热衣原体。

一些之前被认为是属于鹦鹉热衣原体的菌株被划归其他动物菌种，如流产衣原体、鼠类衣原体、猪衣原体、猫衣原体、豚鼠衣原体。所有鸟类都易感，但宠物鸟（鹦鹉、长尾鹦鹉、金刚鹦鹉和澳洲鹦鹉）及家禽（火鸡和鸭）是将病原体传播至人最常见的媒介。家禽中潜在的鹦鹉热衣原体感染可导致间歇性和慢性疾病，有症状或无症状病禽脱落物均可成为感染源，且其感染力可存在数月。直接接触病禽或吸入其呼吸道分泌物、粪便或羽毛灰尘等气溶胶均可导致人体感染鹦鹉热衣原体。人与人之间传播曾被提出但尚未被证实，不建议采用特定的隔离程序。鹦鹉热衣原体还没有被报道为人类免疫缺陷病毒病人中较常见的细菌感染之一，目前，人们认为宠物鸟对免疫缺陷病人的健康风险较低。已有妊娠期间与鹦鹉热衣原体感染有关的不良妊娠结局的病例报告，这些病例中鹦鹉热感染的诊断主要基于血清学检测。家禽感染与人群发病关系的调查显示，鸭类多是东欧和俄罗斯人群间的传染源，火鸡次之；美国的人群感染主要来自火鸡；西欧各地则以观赏鸟类中鹦鹉为主，其他如金丝雀及鸽等也是常见的传染源，偶有从海鸟获得感染；法国还有由边缘革蜱传播给人的报道。本病亚洲国家时有散发病例报告，发病率低于欧洲及澳洲，可能与欧洲鹦鹉病原菌携带率高于亚洲鹦鹉有关。

人类通过呼吸系统被感染，发病的潜伏期通常为5～14天，但从历史上看，根据血清学检测结果报告的潜伏期较长。首次接种后，细菌通过血流传播到网状内皮系统。鹦鹉热衣原体肺炎常见于成人，儿童较少。鹦鹉热主要影响肺，但也可累及其他器官系统，包括肝、脾、脑膜和中枢神经。临床表现因疾病而异，从轻微症状到严重肺炎不等。鹦鹉热的典型症状包括突然出现头痛、不适、发冷、发热、干咳、肌痛和呼吸困难。并发症包括肝炎、心内膜炎、关节炎、心肌炎、脑炎和角膜结膜炎。此外，鹦鹉热衣原体的持续性感染能

促进细胞有丝分裂及细胞增殖，并使宿主细胞抗凋亡，从而促进肿瘤的发生，鹦鹉热衣原体已被报道可诱发眼附属器MALT（黏膜相关淋巴组织）淋巴瘤（ocular adnexal MALT lymphoma，OAML）。研究者还证实鹦鹉热衣原体与非胃肠道结节外边缘区淋巴瘤的发生高度相关。

由于进口禽类检疫的加强和兽医卫生措施的完善，目前鹦鹉热的暴发和散发病例都很罕见。2006—2012年，共向美国疾病控制和预防中心报道了58例人类鹦鹉热（平均8.3/年，范围2～21/年）。在58例病例中，仅有30例获得了明确的诊断信息，其中仅有2例（7%）经培养证实。其余报告仅以血清学检测为诊断依据，缺乏特异性。由于试验有限和历史诊断技术的不足，上述统计数字可能不能准确反映实际发病人数。虽然已经报道了导致疾病的其他类型的接触，但与鸟类的接触似乎是导致疾病的主要危险因素。面临最大危险的人群包括那些通过娱乐或职业接触鸟类的人，如宠物鸟的主人和饲养员、宠物商店雇员、动物园雇员、家禽工人、兽医、诊断实验室管理员和野生动物工作者。据普查，北京郊区鸭子血清中鹦鹉热衣原体抗体阳性率最高的达47.1%，养鸭场职工血清抗体阳性率最高达79.1%。由于不是所有的病人都能回忆起禽类接触过的情况，所以临床症状一致的病人应考虑感染鹦鹉热可能。例如，在2006—2012年报道的26例有记录的接触病例中，有19例（73%）报道鸟类接触。除了通过直接接触鸟类，特别是患病或最近获得性感染的鸟类，人类感染也可以通过间接环境接触造成。抗菌药物问世之前，15%～20%的呼吸道衣原体感染病人死亡。然而，自从抗生素问世以来，死亡率非常低。随着抗生素的应用，人类鹦鹉热的致死病例变得极为罕见。

（四）流产衣原体感染

流产衣原体是一种与反刍动物流产相关的衣原体，曾被划分在鹦鹉热衣原体中。流产衣原体被认为是绵羊流产和胎儿死亡的原因之一，并且可在牛犊中普遍检出。流产衣原体病是流产衣原体引起的一种接触性人兽共患传染病。本病在许多国家和地区均有发生，母羊感染流产衣原体后一般表现为隐性感染，直到发生妊娠后出现流产、早产、死产或产弱羔，新生羔羊发生脑炎、关节炎，种公羊发生睾丸炎、附睾炎。女性感染本病主要表现是盆腔炎，孕妇在接触被流产衣原体感染的动物后，可造成流产、早产、死产，严重者可发生脓毒败血症，对孕妇的生命安全有严重威胁。由于本病与布病等疾病临床症状的相似性，且感染后有较长的潜伏期，所以仅靠临床症状观察、病理剖检等常规方法确诊还有一定困难，需配合一些实验室诊断方法才能确诊。

五、影像学表现

衣原体肺炎与其他非典型肺炎有许多相似之处，影像学表现可多种多样，并无明显特异性，主要表现为气腔实变（图6-2-1，图6-2-2）、磨玻璃状不透明影、网织状影、小片模糊影、结节影（图6-2-3，图6-2-4）和胸腔积液。病变多呈小叶性分布，以两下肺多见（图6-2-5，图6-2-6），可单发或多发。部分病例同时有两种或两种以上的CT表现，反映了本病从细支气管逐步发展到周围肺小叶并互相重叠的病理过程。

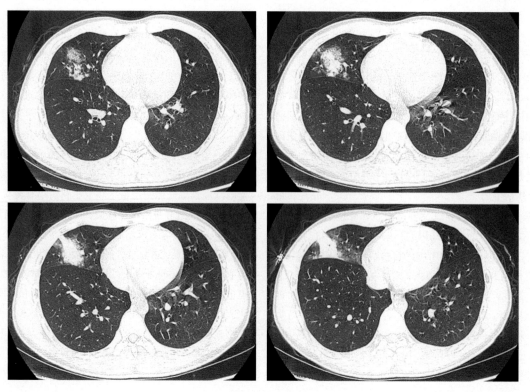

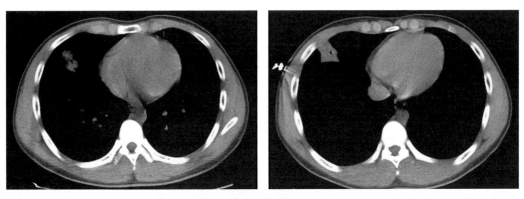

图6-2-1 男，17岁。高热、咳嗽4天。肌酸激酶进行性升高（1397～2045 U/L）。胸部CT示右肺中叶外侧段实变影，边缘模糊，内见空洞（2018-02-13）

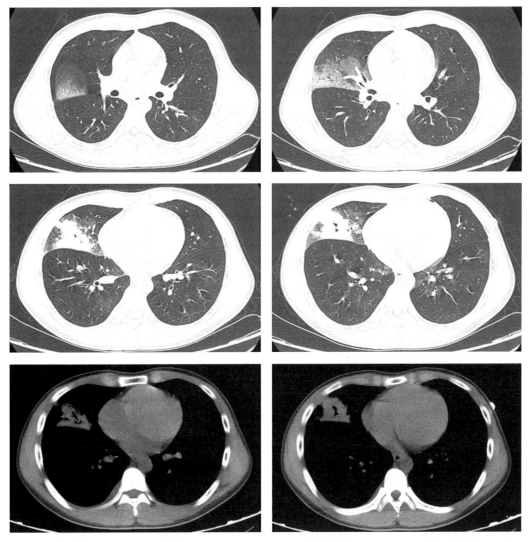

图6-2-2 经阿奇霉素、拜复乐治疗6天后体温降至正常，影像较前进展（2018-02-19）。2018-02-24肺炎衣原体IgM阳性，肌酸激酶227.6U/L，好转出院，1个月后随访病变较前吸收

（长沙市第一医院呼吸科 周志国 提供）

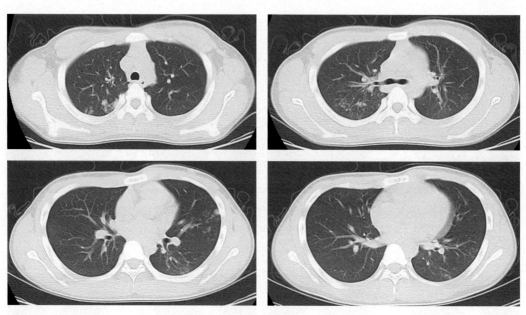

图6-2-3 男，13岁。发热、咳嗽1天。肺炎衣原体IgM阳性。双肺上叶、左肺下叶多发点片状、结节状高密度影（2018-04-09）

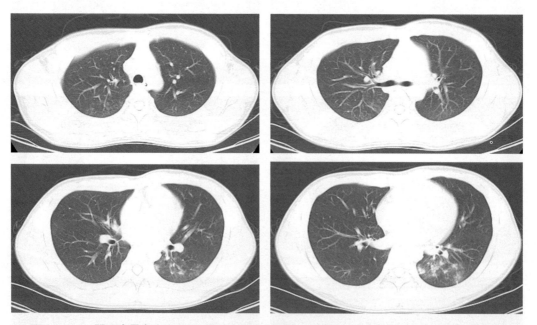

图6-2-4 口服阿奇霉素治疗10天，双肺上叶病变吸收，左肺下叶病变较前进展（2018-04-20）

（菏泽市定陶区人民医院呼吸科 盛桂珍 提供）

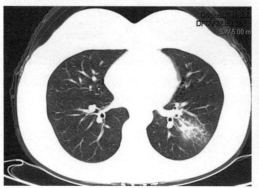
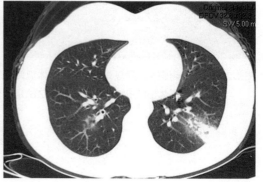

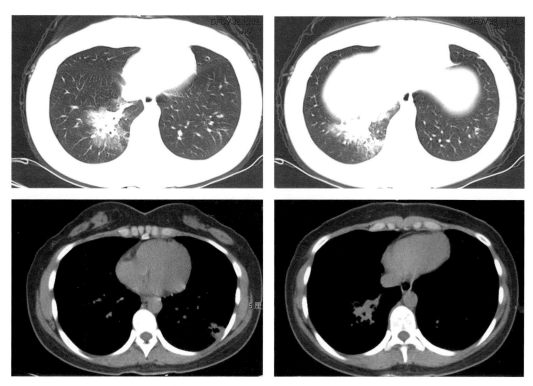

图6-2-5　女，22岁。发热、咳嗽1周。双肺下叶实变影，边缘模糊（2017-12-21）

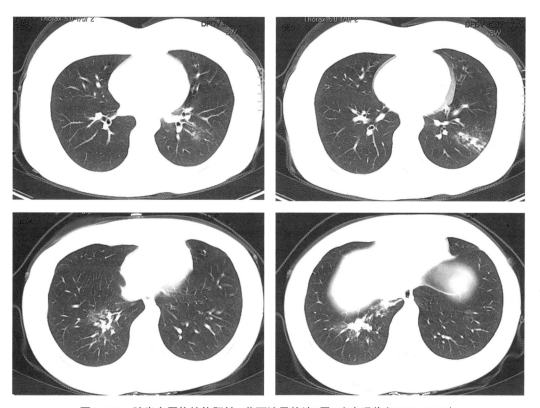

图6-2-6　肺炎衣原体抗体阳性，莫西沙星静滴1周，病变吸收（2017-12-29）

（日照市中医院呼吸科　孙中美　提供）

六、病原学诊断

公认的鉴别衣原体感染的技术包括血清学检测和呼吸道样本的培养或PCR。由于衣原体的培养要求高，一般实验室难以做到。血清学试验有助于人类鹦鹉热、性病淋巴肉芽肿、由沙眼衣原体引起的新生儿肺炎以及呼吸道肺炎衣原体感染的诊断，但对于无症状的沙眼衣原体感染的初筛以及非复杂性泌尿生殖道或下生殖道感染的诊断，则不推荐应用血清学试验。推荐首选沙眼衣原体抗体检测为输卵管性不孕的筛查试验。沙眼衣原体抗体与妊娠率降低和盆腔炎的复发率独立相关。由于没有确定参考标准，一些血清学试验对慢性或持续性衣原体感染的诊断价值很难评估。衣原体血清学诊断中普遍存在的问题包括难以获得衣原体感染急性期和恢复期双份血清样本、成人肺炎衣原体血清阳性率高、缺乏标准化的种特异性试验方法等。最常用的血清学试验包括：补体结合（CF）试验、微量免疫荧光（MIF）试验以及酶免疫试验（EIA），检测血清中IgM、IgA、IgG或具有科、种或血清型特异性的总抗体水平。

衣原体补体结合试验是基于衣原体科所有种属共同抗原脂多糖和抗衣原体脂多糖抗体之间的抗原抗体反应。该试验有助于具有临床症状的性病淋巴肉芽肿病人的诊断，效价≥256，充分支持临床诊断；效价＜32，则排除该诊断，但在疾病早期阶段也可低于此效价。此外，补体结合试验对鹦鹉热衣原体亦具有一定的诊断价值，对于缺乏鹦鹉等病禽接触史的病人，补体结合试验阳性则可能提示肺炎衣原体感染。补体结合试验对急性原发性衣原体感染的敏感度为60%，对再次感染的敏感度低于10%。由于潜在的血清学交叉反应以及检测再次感染的敏感度低，因此，不推荐将补体结合试验作为肺炎衣原体的血清学诊断试验。另外，补体结合试验对诊断沙眼、包涵体结膜炎以及由沙眼衣原体引起的非复杂性生殖系统感染等亦缺乏敏感度。在许多实验室补体结合试验正被淘汰，这限制了它的用途。

微量免疫荧光（MIF）试验是目前最常用的衣原体血清学诊断方法，该试验通过检测病人血清中衣原体种特异性抗体和血清型特异性抗体从而诊断衣原体感染，能特异性鉴别鹦鹉热衣原体、肺炎衣原体和沙眼衣原体及其亚型，并可定量检测血清中特异性的IgM和IgG抗体，区别近期感染和既往感染。MIF试验可用来诊断婴幼儿沙眼衣原体肺炎，IgM抗体水平升高经常与疾病相关。对于疑似由沙眼衣原体引起的新生儿肺炎，仅IgM效价≥32即可支持诊断。婴幼儿血清中含有来自母体的高水平IgG抗体时，可以出现典型的症状，因此检测其血清中的IgG效价意义不大。虽然由沙眼生物变种D-K血清型引起的侵袭性泌尿生殖系统感染，如盆腔炎、输卵管炎和附睾炎等也可引起

病人血清中抗衣原体抗体效价升高，但对于疑似性病淋巴肉芽肿病人，MIF试验IgG效价≥128即充分支持其临床诊断。MIF试验是诊断急性肺炎衣原体感染的可供选择的血清学试验。若急性期和恢复期双份血清效价呈4倍增加，或单份血清IgM抗体效价≥16，和（或）IgG抗体效价≥512，可诊断急性肺炎衣原体感染。若仅IgG抗体效价≥512，诊断时则应慎重，因为在疾病临床症状消失的数年内病人血清中IgG抗体效价仍可持续保持在较高水平。既往感染者IgG≥1∶16，≤1∶512。MIF试验诊断鹦鹉热衣原体时应谨慎，除病人具有病鸟接触史以外，血清标本应同时检测沙眼衣原体、肺炎衣原体和鹦鹉热衣原体抗体并比较抗体滴度，以滴度最高作为感染的衣原体种，从而确定是否是鹦鹉热衣原体，这三个衣原体种之间可能存在血清学交叉反应。

PCR法检测衣原体DNA，敏感度和特异度高，可用于急性感染诊断及特殊人群流行病学研究，也可以检测外周血单核细胞内衣原体包涵体或抗原来诊断衣原体感染，已成为诊断的首选方法。与单项PCR检测相比，多重PCR检测可检测多种潜在的呼吸道病原体，且敏感性无明显降低。然而，PCR的特异性仍然有限，1%～5%的健康成人可表现为衣原体的无症状携带。在一些病人的临床症状消失后，在呼吸道拭子上发现的衣原体持续存在的现象进一步限制了其特异性。在衣原体感染的一次暴发中，经呼吸样本PCR检测为衣原体感染阳性的病人中，约80%在症状消除后8周内仍为阳性。43例病人在没有症状的情况下，即使经适当的抗生素治疗后，衣原体也可能继续潜伏长达11个月。因此，在有肺炎衣原体感染史的病人中，PCR阳性结果很难明确地将其归因于再次感染、持续感染或持续无症状地携带其他可能引起新症状的病原体。此外，在呼吸样本中鉴定的衣原体并不排除与其他病原体共同感染的可能，这已在多项研究中发现，并可能影响临床表现。

七、治疗

由于缺乏标准化的抗微生物药物敏感度试验，且体外抗微生物药物敏感度有时并不能准确预测临床疗效，因而治疗衣原体感染的抗微生物药物耐药性和临床治疗失败的风险评估受到了限制。衣原体的抗微生物药物敏感度试验目前仅用于某些科研实验室，极少应用于临床。衣原体药敏试验是通过将上皮细胞内生长繁殖的衣原体在含有浓度递增的抗生素的培养基中进行培养，从而检测药物敏感度。细胞用异硫氰酸荧光素（FITC）标记的抗衣原体抗体染色，培养48h后，可抑制包涵体形成的最低药物浓度即最低抑菌浓度（MIC）。最低杀衣原体浓度定义在含一定浓度抗生素至无抗生素的一系列培养基中传代培养后，确定无子代活菌的最低抗生素浓度。然而，由于存在许多影响因素，如所用的宿主细胞类型、接种量、感染时间、加入的抗

菌剂等,因此药敏试验结果常常出现差异。

衣原体对作用于细胞壁的药物耐药,如青霉素类、万古霉素、杆菌肽,对于抑制膜蛋白和胞质蛋白合成药物敏感。四环素类、大环内酯类、氟喹诺酮类和利福平是衣原体感染治疗中常用的抗生素。单剂1g阿奇霉素可有效治疗成人非复杂性生殖道沙眼衣原体感染,与多西环素(100mg,每日2次)标准的7日疗法一样有效。备选方案包括7日疗法的红霉素、氧氟沙星或左氧氟沙星。更多的数据和临床经验支持阿奇霉素治疗妊娠妇女感染的疗效和安全性。鉴于合并感染的频率很高,应考虑对淋病病人进行衣原体的联合治疗或检测。红霉素全身治疗已推荐用于沙眼衣原体引起的新生儿眼炎和婴儿肺炎。在成人包涵体结膜炎的治疗中,单剂阿奇霉素与多西环素标准的10日疗法一样有效。多西环素的21日疗法是腹股沟腺炎、肛门和生殖器性病淋巴肉芽肿抗生素治疗的首选方案。多西环素、阿奇霉素、红霉素、左氧氟沙星和新的大环内酯类抗生素(如克拉霉素和罗红霉素)已被推荐用于治疗肺炎衣原体感染。

单剂量阿奇霉素口服的依从性较高,而多西环素疗程不足势必会影响疗效。Khosropour等在随访中发现,28%的男性不能足量疗程完成多西环素的治疗,依从性差的病人其治疗失败率是依从性好的病人的9倍。一些研究证实,病人的依从性与服药频率有关。每日1次服药的依从性为87%,而每日4次服药的依从率仅为39%。此外,超过70%的病人倾向于接受单剂量治疗。依从性除了给药物疗效带来不良影响外,还会导致耐药性的出现。

衣原体对推荐的抗微生物药物产生耐药性的报道罕见,仅限于沙眼衣原体的少许临床分离株,对于肺炎衣原体或鹦鹉热衣原体感染病例尚未见报道。然而,耐药性已引起了人们的关注,因为在经充分治疗的妇女沙眼衣原体感染和少许肺炎衣原体感染病例中,观察到反复发作或持续的衣原体感染。沙眼衣原体对抗生素耐药的具体机制尚未被完全阐明,从分子机制上讲与多种基因突变有关。沙眼衣原体在体外实验中表现为"异型耐药",即仅在某一阶段仅有一小部分表达耐药基因。异型耐药的产生可能并非与临床中治疗失败有关,因为研究显示,利用优化细胞培养传代方法,在高浓度抗菌药物(>100倍最低抑菌浓度)作用下,仍有沙眼衣原体存活,对存活菌株耐药性检测显示,存活的衣原体株其抗菌药最低抑菌浓度并没有增加。因此,存活的衣原体株并非耐药菌株,而是高抗生素浓度产生的异型生存,即异型耐药的产生。对44例首次机会感染衣原体病人及复发或持续感染病人分泌物中的沙眼衣原体菌株的研究显示,异型生存可在所有菌株中出现,这意味着体外耐药试验结果可能与病人临床表现并非完全一致。迄今为止,尚未发现在所有治疗失败病人中的同源耐药的衣原体菌株出现。

在含抗生素的条件下体外培养大量病原体可诱导衣原体对氟喹诺酮类、大环内酯类、四环素类以及利福平产生耐药性。已通过动物模型证实在经过抗菌药物治疗后,肺炎衣原体可出现持续感染。在家畜中分离出含有染色体稳定性tet(C)耐药基因的猪衣原体,引起了学者们对于在动物饲料中使用抗生素这一问题的关注。

衣原体肺炎治疗反应比支原体肺炎慢,治疗时间要长,以防止复发和清除存在于呼吸道的病原体。

参 考 文 献

Aung AK, Thompson PJ, Teh BM, et al.Pseudobronchiectasis after pertussis and mycoplasma infection.Am J Respir Crit Care Med, 2012, 186(3): 292-294.

Conklin L, Adjemian J, Loo J, et al.Investigation of a Chlamydia pneumoniae outbreak in a Federal correctional facility in Texas.Clin Infect Dis, 2013, 57(5): 639-647.

Dumke R, Schnee C, Pletz MW, et al.Mycoplasma pneumoniae and Chlamydia spp.infection in community-acquired pneumonia, Germany, 2011—2012.Emerging Infect Dis, 2015, 21(3): 426-434.

Eisolh AA, Niederman MS, Drinka P.Nursing home-acquired pneumonia: a review of risk factors and therapeutic approaches.Curr Med Res Opin, 2010, 26(12): 2707-2714.

Everett KD, Bush RM, Andersen AA.Emended description of the order Chlamydiales, proposal of Parachlamydiaceae ram.nov.and Simkaniaceae fam.nov.each containing one monotypic genus, revised taxonomy of the family Chlamydiaceae, including a new genus and five new species, and standards for the identification of organisms.Int J Syst Bacteriol, 1999, 49(2): 415-440.

Fajardo KA, Zorich SC, Voss JD, et al.Pneumonia Outbreak Caused by Chlamydophila pneumoniae among US Air Force Academy Cadets, Colorado, USA.Emerg Infect Dis, 2015, 21(6): 1049-1051.

Gramegna A, Sotgiu G, Di Pasquale M, et al.Atypical pathogens in hospitalized patients with community-acquired pneumonia: a worldwide perspective.BMC Infect Dis, 2018, 18: 677.

Grayston JT, Campbell LA, Kuo CC, et al.A new respiratory tract pathogen: Chlamydia pneumoniae strain TWAR.J Infect Dis, 1990, 161(4): 618-625.

Grayston JT, Kuo CC, Campbell LA, et al.Chlamydia pneumoniae sp.nov.for Chlamydia sp.strain TWAR.Int J Syst Bacteriol, 1989, 39: 88-90.

Grayston JT, Kuo CC, Wang SP, et al.A new Chlamydia psittaci strain, TWAR, isolated in acute respiratory tract infections.N Engl J Med, 1986, 315(3): 161-168.

Khosropour CM, Manhart LE, Colombara DV, et al.Suboptimal adherence to doxycycline and treatment outcomes among men with non-gonococcal urethritis: a prospective cohort study.Sex Transm Infect, 2014, 90（1）: 3-7.

Kumar S, Saigal SR, Sethi GR, et al.Application of serology and nested polymerase chain reaction for identifying Chlamydophila pneumoniae in community-acquired lower respiratory tract infections in children.Indian J Pathol Microbiol, 2016, 59（4）: 499-503.

Kuo CC, Jackson LA, Campbell LA, et al.Chlamydia pneumoniae（TWAR）.Clin Microbiol Rev, 1995, 8（4）: 451-461.

Miyashita N, Fukano H, Yoshida K, et al.Seroepidemiology of Chlamydia pneumoniae in Japan between 1991 and 2000. J Clin Pathol, 2002, 55（2）: 115-117.

Sentausa E, Fournier PE.Advantages and limitations of genomics in prokaryotic taxonomy.Clin Microbiol Infect, 2013, 19（9）: 790-795.

Spoorenberg SM, Bos WJ, van Hannen EJ, et al.Chlamydia psittaci: a relevant cause of community-acquired pneumonia in two Dutch hospitals.Neth J Med, 2016, 74（2）: 75-81.

病例解析

1.病例1：女，63岁。发热、畏寒半个月。病人半个月前无明显诱因出现发热，体温最高达40.5℃，伴畏寒、寒战、乏力、食欲缺乏。就诊于当地医院，给予相关治疗后仍反复发热，乏力明显，反应迟钝。1天前出现血压下降，就诊于当地急诊，辅助检查：血常规示白细胞 $5.45×10^9/L$、中性粒细胞 0.84、血红蛋白 112g/L；血气分析：pH 7.33、PO_2 44.5mmHg、PCO_2 28.9mmHg、SaO_2 78.8%；降钙素原0.17ng/ml；白蛋白31g/L；电解质：Na^+ 125.9mmol/L、K^+ 3.35 mmol/L。考虑感染性休克，给予补液、升压等治疗后，于2018-01-07收入院。行胸部CT检查（图6-2-7）。

【诊断】社区获得性肺炎。

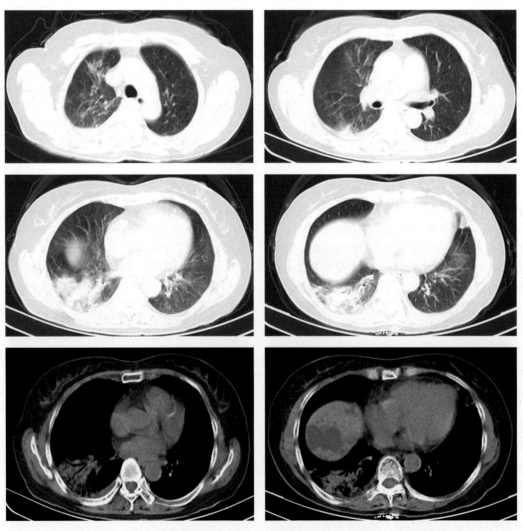

图6-2-7　右肺上叶磨玻璃影，右肺下叶实变影，右侧胸腔积液，肝多发囊肿

【诊断依据】老年女性，社区发病，发热、畏寒、乏力、食欲缺乏，抗生素治疗疗效差，胸部CT示右下肺炎表现，社区获得性肺炎诊断明确。病人肺外表现明显，血压突然下降，血气分析示Ⅰ型呼吸衰竭，电解质紊乱，重症肺炎诊断成立，首先考虑非典型病原体肺炎可能。入院查体：T 37.2℃，BP 88/50mmHg，SPO$_2$ 99%。双肺呼吸音粗，右下肺可闻及湿啰音。给予吸氧、补液、导尿、哌拉西林/他唑巴坦钠联合左氧氟沙星抗感染等对症治疗。4天后病人病情缓解，阵发性咳嗽，干咳为主，辅助检查：白细胞计数 5.45×10^9/L、中性粒细胞 0.84、血红蛋白 112g/L；血气分析：pH 7.46、PO$_2$ 92.9mmHg、PCO$_2$ 44.5mmHg；降钙素原0.14ng/ml；C反应蛋白 34.93 mg/L；白蛋白30.5g/L；电解质正常；肺炎衣原体抗体阳性，军团菌抗体阴性，RT-PCR检测衣原体阳性，肺炎衣原体肺炎诊断明确。治疗10天后复查胸部CT示病变较前吸收不明显（图6-2-8）。鉴于病人病情稳定，好转住院，院外口服左氧氟沙星继续治疗2周。2个月后复查病变基本吸收（图6-2-9）。

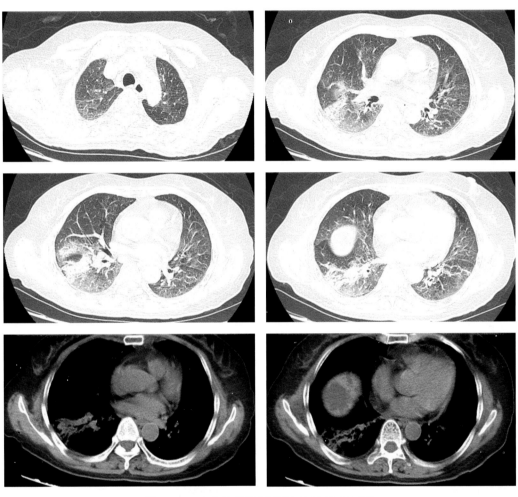

图6-2-8　病变较前吸收不明显（2018-01-17）

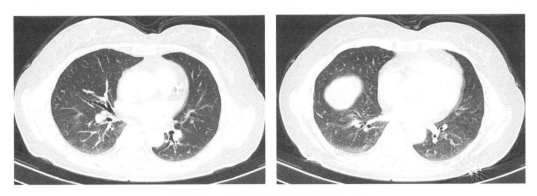

图6-2-9　病变基本吸收（2018-03-27）

【分析】衣原体是一类专性真核细胞内寄生、具有独特发育周期、可以在多种真核生物宿主（包括人、动物、原虫等）中繁殖的细菌。在亿万年进化中高度保守，临床中以低毒力、亚感染状态、多部位途径和多种病原菌伴随感染为主，是衣原体独特的生物学特点。衣原体具有以下基本特征：有原始的核质，遗传物质包括DNA和RNA；缺乏代谢所需能量，需要严格真核细胞内寄生生活；具有独特的发育周期，生命活动中主要表现为原体和网状体形式上的交替；原体细胞壁缺乏肽聚糖，革兰染色阴性；以二分裂方式进行繁殖；对多种抗生素敏感。肺炎衣原体感染后潜伏期平均为15～30天，人感染肺炎衣原体后，能产生特异性IgM和IgG抗体，且在首次感染后3周内以IgM抗体为主。肺炎衣原体感染后IgG水平可以持续数年，并且随着年龄的增长IgG水平可能随之增加，因此，对于病程较长及老年病人，IgG参考价值较小。由于肺炎衣原体感染机体后可引起特异性的细胞免疫和体液免疫，但这种保护性免疫较弱，且肺炎衣原体属胞内寄生，代谢活跃，不易清除，所以易造成持续和反复感染，导致宿主细胞的超敏反应，从而易合并其他致病原感染。加之肺炎衣原体肺炎常常没有特征性表现，而且易出现合并症，所以肺炎衣原体感染是肺炎复杂化和迁延不愈的原因之一。本例为老年女性，病史较长，病情较重，初始治疗效果一般，后明显吸收，符合肺炎衣原体肺炎特点。

肺炎支原体和肺炎衣原体是与社区获得性肺炎有关的两种常见致病菌，临床有时难以区分。在2011—2012年，Dumke等对德国确诊的成年社区获得性肺炎病人进行了支原体和衣原体的相关检测。肺炎支原体阳性率为12.3%（96/783）、衣原体阳性率为3.9%（31/794），鹦鹉热衣原体（2.1%）的检出率高于肺炎衣原体（1.4%）。肺炎支原体P1-I亚型占多数，大环内酯类耐药水平较低（3.1%）。肺炎支原体阳性率率呈明显的季节性变化趋势，2012年第3季度感染率最低，为1.5%，2011年第4季度感染率最高，为27.3%，但衣原体属检测率全年保持一致，无流行高峰。

（长沙市第一医院呼吸科　周志国　提供）

2.病例2：男，68岁。发热1个月，厌油1周。病人1个月前无明显诱因出现发热，发热以下午及夜晚明显，体温波动于38～39℃，伴畏寒、寒战，自行服用解热药物后，体温可降至正常。20天前当地社区医院就诊，胸部X线检查示"肺炎"，给予每日口服莫西沙星1片，治疗8天后病人仍发热。12天前行胸部CT检查示双肺多发不规则团块影（图6-2-10）。1周前出现厌油。4天前行G试验及GM试验、隐球菌荚膜试验、ANCA、抗核抗体谱、血管紧张素转化酶、痰脱落细胞等检查未见异常。1天前痰找抗酸杆菌、T-SPOT（A、B）等检查未见异常，PPD试验＋。病人持续发热，于2014-08-19入院治疗。病人发病以来食欲差，体重较前下降5kg。既往有高血压病史；吸烟30年，20支/日。入院查体：T 38℃，无明显阳性体征。辅助检查：血常规示白细胞13.97×10⁹/L、中性粒细胞 0.85；C反应蛋白 86mg/L；红细胞沉降率86mm/h；ENA抗体全套阴性；痰集菌及涂片抗酸杆菌阴性；ANCA阴性；CEA 5.47ng/ml（正常0～5 ng/ml）；NSE16.88 ng/ml（正常0～15.2 ng/ml）；腹部超声正常。

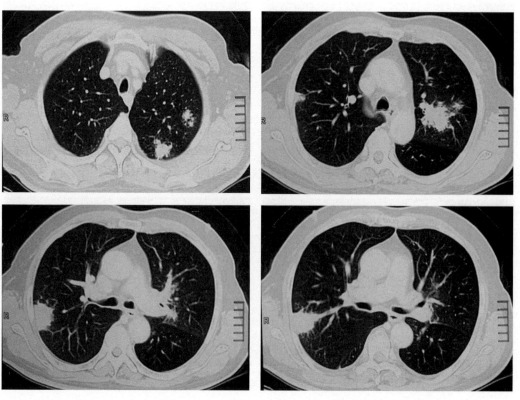

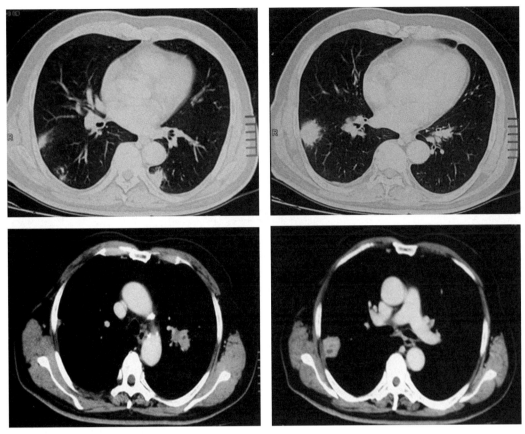

图6-2-10 双肺多发不规则团块影,病变内见支气管充气征,分布以双肺外周为主,增强扫描,病灶显著强化,部分可见液化坏死(2014-08-07)

【诊断】非典型肺炎。

【诊断依据】老年男性,肺内多发病变,以实变为主,病变强化明显,近胸膜病变边缘平直,内见坏死,坏死边界清晰,首先考虑感染性疾病。病人病史较长,抗生素治疗无效,常见细菌性肺炎不支持;病变周围无卫星灶和树芽征,结核不考虑;病变外周分布为主,隐球菌感染需考虑,但病人多次隐球菌相关检查均阴性,不支持该诊断。综上所述,考虑特殊病原体感染可能性大。病人住院后追问病史,发现其饲养两只鹦鹉已数年,遂疑诊为鹦鹉热衣原体肺炎,给予利复星0.5g每日1次联合头孢唑肟2.0g每日2次静脉滴注,体温当日即降至正常,次日衣原体抗体IgG为100.66 Ru/ml(大于22 Ru/ml即为阳性),初步诊断为鹦鹉热衣原体肺炎。抗炎治疗10天后复查胸部CT示病变较前吸收(图6-2-11)。继续治疗12天后复查胸部CT示肺部阴影吸收不明显。为除外肿瘤性病变,遂行CT引导下经皮肺穿刺活检,结果未见肿瘤细胞。再次复查衣原体抗体结果仍显示正常值5倍以上增高,维持原诊断,换用莫西沙星0.4g每日1次静脉滴注15天,病人病情好转出院,15天后复查胸部CT(2014-10-09)病灶明显吸收(图6-2-12)。结合临床、流行病学、血清学结果及治疗结果,确诊为鹦鹉热衣原体肺炎。

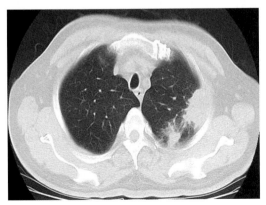
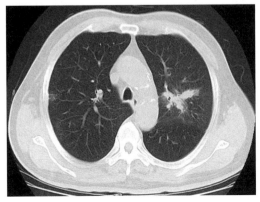

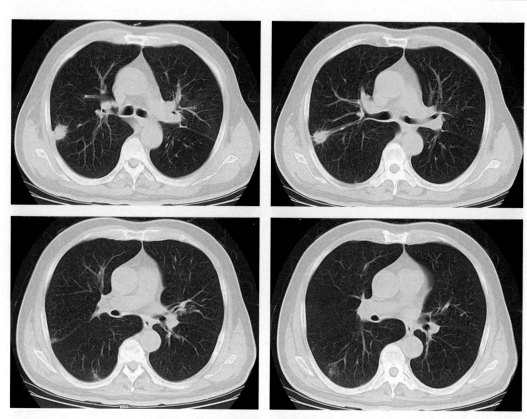

图6-2-11　病变较前吸收（2014-08-28）

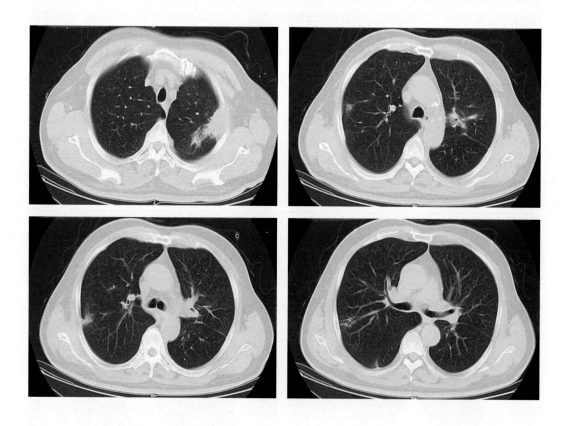

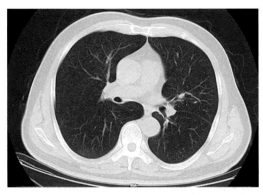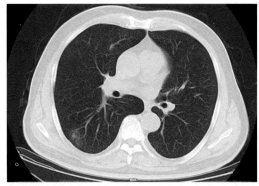

图6-2-12 病变较前吸收（2014-10-09）

【分析】鹦鹉热衣原体具有广泛的自然宿主，到目前为止已经发现其能够感染30目470多种鸟类（包括所有的家禽）以及多种哺乳动物和人类，是常见的人兽共患病病原，是人类健康潜在的危害和影响社会公共卫生安全的重要疾病之一。鸟类鹦鹉热衣原体感染被称为鸟类衣原体病，最常见于鹦鹉，尤其是凤头鹦鹉和虎皮鹦鹉（也称为长尾小鹦鹉）。在非鹦鹉鸟类中，鹦鹉热衣原体感染最常见于鸽子。在家禽种类中，职业性疾病与美国和其他国家的火鸡以及欧洲的鸡鸭有关。禽类衣原体病可在禽类中以雀形目出现，如金丝雀和雀鸟，但诊断较不常见。

鹦鹉热衣原体属于严格细胞内寄生病原菌，病原菌经肺吸入后，首先入血在肝脾单核巨噬系统内增殖，再由血播散至全身器官，表现为肺、肝脾、肾脏及中枢神经系统累及，疾病临床症状变异较大，可以长期无症状，或以肺部受累为主要表现，肺部受累有时也可仅仅表现为不明原因发热而缺乏呼吸系统症状，有时也可仅仅表现为不明原因肝炎。肺部病变主要是小叶性及间质性肺炎，肺泡内有炎症细胞浸润和渗出，肺泡腔可充满液体，偶见出血及大量纤维蛋白渗出。肺泡壁和肺间质组织明显增厚，出现水肿及坏死。肝脏有炎症及小灶性坏死，脾可增大。在肺巨噬细胞、心包和心肌、肝星形细胞内均可见到嗜碱性包涵体。本例临床表现仅有发热，后期伴厌油，无咳嗽、咳痰等呼吸系统症状。本病若无流行病学支持，常常误诊为一般的非典型肺炎。同时又由于常常合并多器官系统受累，易误诊为军团菌肺炎。

文献报道影像学上主要表现为沿胸膜下分布的单发结节、实变、磨玻璃影或间质改变，本例双肺均有累及，且阴影呈沿支气管血管束分布特点，可能与病原菌血行播散有关。此外本例右下肺结节伴晕征，这一特征需除外真菌感染诊断，但本例真菌相关检查阴性，未给予抗真菌治疗而体温正常、阴影吸收可除外隐球菌感染等侵袭性肺真菌病。有学者甚至认为晕征是本病的典型影像学改变。

四环素类抗生素是治疗人类鹦鹉热衣原体感染的首选药物。一般来说，轻微到中度的疾病可以用口服强力霉素或四环素来治疗。重症病人通常需要静脉注射强力霉素治疗。大多数鹦鹉热衣原体感染在1~2天对抗生素有反应，然而，复发可能发生。虽然体内疗效尚未确定，但大环内酯类抗生素被认为是四环素禁忌病人的最佳替代药物。喹诺酮类亦有效，但疗效远不如四环素和大环内酯类，也曾有喹诺酮类治疗失败的鹦鹉热病例报告。预防性抗生素治疗在怀疑暴露于鹦鹉热衣原体后不常规使用，但在某些情况下可予以考虑。本病与一般的非典型肺炎不同，病变吸收较慢，病灶吸收时间一般平均6周，长者疗程可达20周。本例治疗开始后体温迅速恢复正常，而肺部阴影治疗50天后方明显吸收，提示本病治疗疗程可能较长。

（北京市垂杨柳医院呼吸科 刘 领 提供）

3.病例3：男，52岁。发热1周。病人1周前无明显诱因出现发热，体温最高达40℃，咳嗽、咳黄色黏痰、胸闷、气促，就诊于当地医院，给予头孢哌酮/舒巴坦、奥硝唑等药物抗感染及解热等对症支持治疗4天，疗效欠佳。1天前行肺部CT检查示左上肺炎（图6-2-13）。急诊就诊，辅助检查：血常规示白细胞计数9.51×10^9/L、中性粒细胞0.95、血红蛋白131g/L、血小板 182×10^9/L；凝血常规：纤维蛋白原8.6g/L、凝血酶原活动度68.2%；降钙素原1.61ng/ml；肝功能：白蛋白29.1g/L、总胆汁酸 55.6μmol/L、总胆红素42.8μmol/L、直接胆红素 32μmol/L、天冬氨酸氨基转移酶146U/L、丙氨酸氨基转移酶228U/L；血气分析：pH 7.49、PCO_2 25.9mmHg、PO_2 57.5mmHg、氧浓度29%、氧饱和度 91.6%、乳酸1.7mmol/L；电解质：Na^+ 131.5mmol/L、氯96.7mmol/L、钙2.01mmol/L。心肌酶谱：肌酸激酶699U/L、肌酸激酶同工酶34U/L、乳酸脱氢酶715U/L、肌红蛋白214.9ng/ml。乙型流感病毒抗原、甲型流感病毒抗原检测均阴性。于2018-12-22收入院。查体：T 38.4℃，R 39次/分，P 98次/分，BP 156/95mmHg。左肺可闻及少许湿啰音。

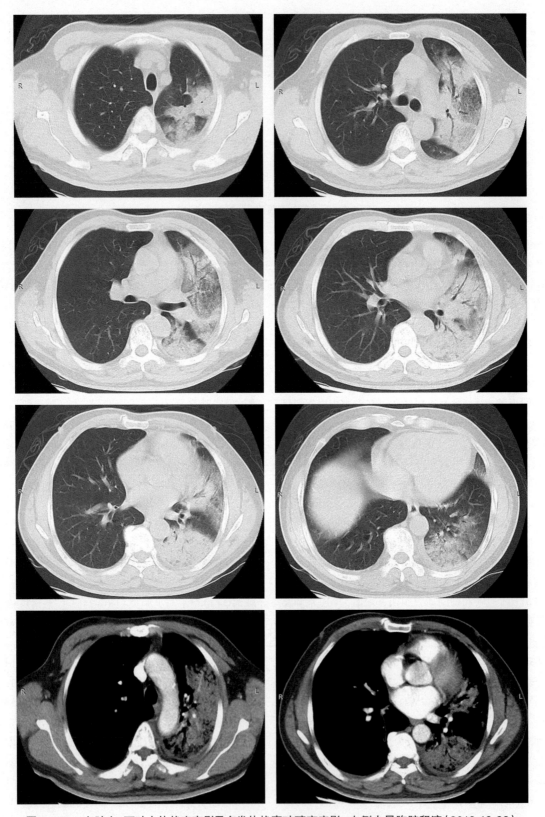

图6-2-13　左肺上、下叶大片状实变影及多发片状磨玻璃密度影,左侧少量胸腔积液(2018-12-23)

【诊断】社区获得性肺炎、I型呼吸衰竭。

【诊断依据】中年男性，既往体健，急性起病，有发热、咳嗽、咳黄痰等症状，中性粒细胞百分比、降钙素原均升高，胸部CT示左肺炎表现，查体左肺可闻及湿啰音，社区获得性肺炎诊断明确。病人血气分析提示I型呼吸衰竭，为重症肺炎，肝脏、心脏受累，头孢哌酮/舒巴坦、奥硝唑等药物疗效差，甲型、乙型流感病毒抗原检测阴性，需考虑非典型病原体感染可能。入院后给予莫西沙星0.4g每日1次静脉滴注抗感染、甲泼尼松 80mg 每日1次抗炎，并给予无创辅助通气、保肝、补充白蛋白等对症治疗。辅助检查：血常规示白细胞计数$3.92×10^9$/L、中性粒细胞0.86、血红蛋白116g/L、血小板 $148×10^9$/L；红细胞沉降率 82mm/h；降钙素原0.448ng/ml；C反应蛋白 240.8mg/L；病毒全套：肺炎衣原体IgG弱阳性、肺炎支原体IgG弱阳性、肺炎支原体IgM阳性、柯萨奇病毒IgG弱阳性、麻疹病毒IgG病毒血清学试验弱阳性。腹部彩超：脾稍大。于2018-12-24行支气管镜检查：气管、支气管通畅，黏膜稍充血肿胀，可见中量白色稀薄分泌物，未见出血及新生物。于左肺下叶背段留取灌洗液标本送检。灌洗液结果：GM染色、抗酸染色、细菌及真菌培养，痰涂片＋革兰染色均阴性。病检：（肺泡灌洗液）涂片中见大量红细胞，少量柱状上皮细胞，鳞状上皮细胞及中性粒细胞，个别细胞核稍大，未见肯定肿瘤细胞，抗酸染色（-）。肺泡灌洗液NGS查见鹦鹉热衣原体。询问病史，病人楼下邻居养鸟。病人鹦鹉热衣原体肺炎诊断明确，于2018-12-27加用多西环素0.2g 每日1次静脉滴注，甲泼尼松减为40mg 每日1次。治疗2周后复查胸部CT示病变吸收（图6-2-14），好转出院。

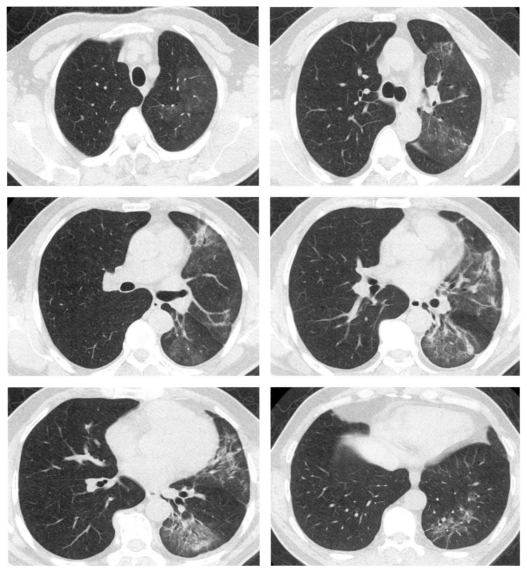

图6-2-14　病变较前吸收（2019-01-08）

【分析】鹦鹉热衣原体在鸟类、家禽及哺乳动物中致病性极强，感染后主要累及眼、呼吸道、消化道、关节及盆腔等。人类或鸟类感染鹦鹉热衣原体后表现出两种状态：急性感染或持续性感染。在急性感染状态下，机体表现出暴发性的呼吸道及系统性疾病，由于症状明显，易引起人们的重视，通过及时的抗生素治疗及宿主的免疫反应，鹦鹉热衣原体可很快被清除，故对宿主的损伤较低。因病毒感染、营养缺乏、热休克、细胞因子刺激、抗生素等不利的环境条件可引起鹦鹉热衣原体持续性感染，在这种状态下，衣原体不分裂、不感染，且仍具有活力，形成小包涵体和少量巨大的、形态异常的网状体，称为中间体（intermediate）。鹦鹉热衣原体的持续性感染在人类中易导致慢性、隐匿性的炎症反应，并逐渐引起某些严重的并发症，如COPD等。由于持续性感染前期通常表现为不典型的临床症状，极易被忽视，当感染后期出现严重临床症状时应用传统的抗生素治疗已效果不佳。

鹦鹉热诊断多建立在临床表现和阳性血清学结果的基础上。虽然微免疫荧光（MIF）通常比补体结合（CF）试验更敏感和更特异，但在某些情况下，该测试仍与其他衣原体物种有交叉反应。因此，当滴度小于1:128时应谨慎解释，需要进行真正的急性（接近症状出现时获得）和恢复期（理想情况下2～4周后）标本试验以进行正确解释。此外，如果已开始抗生素治疗，抗体反应可能延迟或减少，因此应考虑在急性标本4～6周后采集第三份血清标本。所有血清学检测应在同一实验室同时进行，以确保结果的一致性。由于血清学检测的固有局限性，近年来，涉及核酸扩增的分子检测，如PCR，在可靠性和有效性方面都有了提高，如果有必要，这些检测可以在呼吸道标本、血液和组织中进行。除了对鹦鹉热衣原体具有高度敏感性和特异性外，基于核酸的检测还可以提供菌株基因分型的能力。由于正确的样品采集技术和处理方法对获得准确的检测结果至关重要，因此，应直接与进行这些检测的临床实验室联系，了解提

交标本的具体情况。诊断测试应始终根据病人的病史、临床表现和对治疗的反应来解释。

在所有住院的社区获得性肺炎中，只有少数已知是由鹦鹉热衣原体引起，发病率为0～2.1%。由于社区获得性肺炎的常规微生物诊断或血清学方法中通常不包括鹦鹉热衣原体的检测，实际发病率有可能被低估。Spoorenberg等对荷兰两家医院147名社区获得性肺炎住院病人的痰液进行的常规鹦鹉热衣原体RT-PCR检测。其中，119名病人还进行了配对补体结合试验（CFT），以检测衣原体抗体的存在，并用微免疫荧光法检测CFT阳性者对鹦鹉热的特异性。鹦鹉热的诊断标准是PCR阳性或CFT抗体滴度升高四倍，经微免疫荧光法证实。共有7例病人（4.8%）诊断为鹦鹉热：6例PCR阳性，1例PCR阴性，但CFT阳性且经经微免疫荧光法证实。与其他社区获得性肺炎病人相比，鹦鹉热病人有较高的温度（39.6℃ vs 38.2℃），但白细胞计数较低（中位数7.4×10^9/L vs 13.7×10^9/L）。PCR是一种快速的检测方法，额外的血清学检测可以优化流行病学调查。

2011年，鹦鹉热衣原体全基因组序列公布，为研究者在鹦鹉热衣原体全基因组水平上研究其急性感染与持续性感染的基因表达差异提供了可能。基于宏基因组新一代测序技术（metagenomics next generation sequencing, mNGS）不依赖于传统的微生物培养，直接对临床样本中的核酸进行高通量测序，然后与数据库进行比对分析，根据比对到的序列信息来判断样本包含的病原微生物种类，能够快速、客观的检测临床样本中的较多病原微生物（包括病毒、细菌、真菌、寄生虫），且无须特异性扩增，尤其适用于急危重症和疑难感染的诊断。mNGS对胞内菌和厚壁微生物检出率低，因此，即使在检测报告中某种/某些胞内菌/厚壁菌检出序列数不高，也要考虑其为致病病原体的可能。本例肺泡灌洗液NGS查见鹦鹉热衣原体，且有鸟类接触史，诊断明确。

（中南大学湘雅三医院呼吸科　刘　纯　提供）